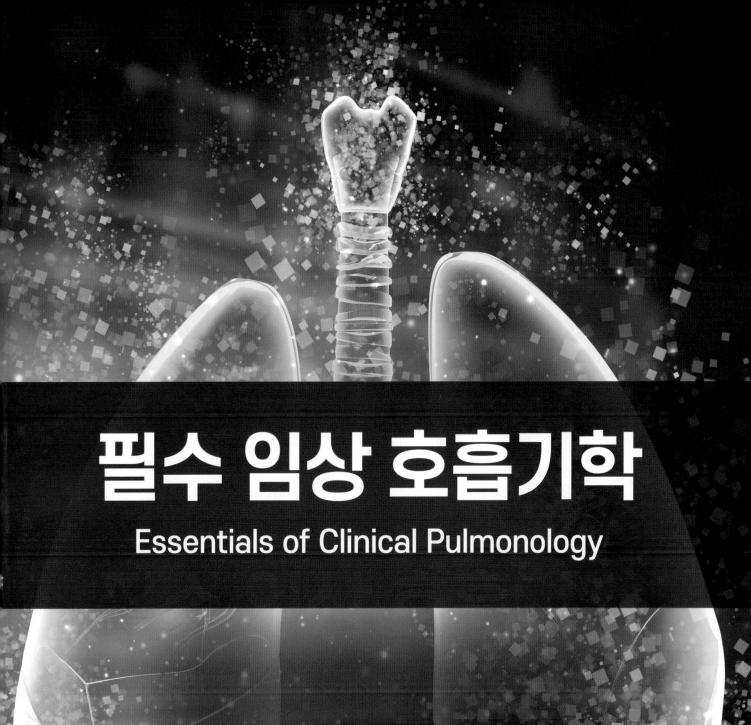
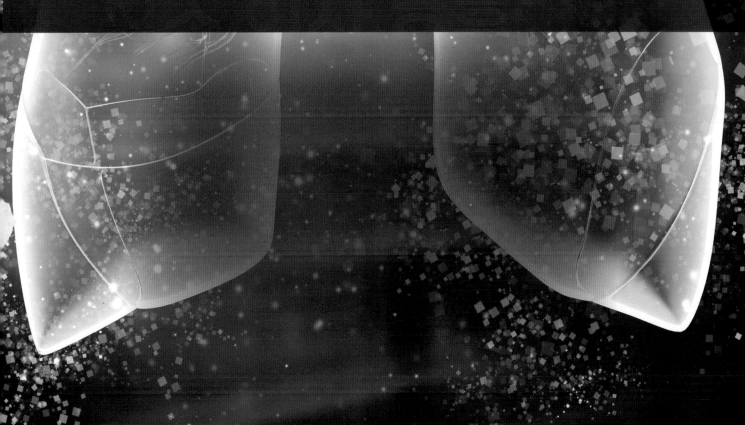

필수 임상 호흡기학

Essentials of Clinical Pulmonology

Essentials of Clinical Pulmonology

1판 1쇄 인쇄	|	2022년 10월 13일
1판 1쇄 발행	|	2022년 10월 28일

지 은 이 Pallav L. Shah Felix J.F. Herth Yun Chor Gary Lee Gerard J. Criner
역   자 고성민
감   수 홍성용, 장항제, 이재하
발 행 인 장주연
출 판 기 획 김도성
출 판 편 집 이민지
편집디자인 양은정
표지디자인 김재욱
제 작 담 당 이순호
발 행 처 군자출판사(주)
         등록 제4-139호(1991. 6. 24)
         본사 (10881) 파주출판단지 경기도 파주시 회동길 338(서패동 474-1)
         전화 (031) 943-1888   팩스 (031) 955-9545
         홈페이지 | www.koonja.co.kr

ISBN 979-11-5955-926-6

정가 50,000원

목차

역자 서문

서문

편집자

저자

파트 1	기초 과학	1
1	폐의 구조 및 발생	2
2	병리	15
3	폐 질환의 유전학	37

파트 2	임상 검사	43
4	병력	44
5	신체 검사	49
6	영상 기법	57
7	비종양학적 폐 핵의학	85
8	종양학적 폐 핵의학에서 PET-CT	98
9	폐 기능 검사와 운동 검사	109

파트 3	임상 술기	123
10	기관지 내시경	124
11	기관지 초음파(EBUS)와 내시경 초음파(EUS)	143
12	가슴막 술기	152
13	내과적 흉강경 검사	169
14	중재 영상의학	174

파트 4	임상 평가 및 안전	189
15	전신마취 적합성	190
16	비행 적합성	195
17	운전과 졸음에 관한 지침	198

파트 5   치료   **203**

  18   호흡 재활   204
  19   비침습 환기   213

파트 6   상기도 질환   **223**

  20   알레르기 비염과 비부비동염   224
  21   수면 무호흡과 수면 호흡 장애   236

파트 7   기도 질환   **245**

  22   천식   246
  23   만성 폐쇄 폐 질환   268
  24   기관지 확장증   289
  25   낭성 섬유증   301

파트 8   신생물   **325**

  26   폐암   326
  27   희귀 폐 종양 및 폐로 전이하는 암종   353
  28   세로칸 종양   363

파트 9   감염   **373**

  29   세균 폐 감염   374
  30   결핵   383
  31   호흡기 곰팡이 감염   399
  32   바이러스 감염   416
  33   HIV 감염의 호흡기 합병증   423

파트 10   광범위 폐 질환   **437**

  34   폐 유육종증   438
  35   특발 폐 섬유증   449
  36   과민 폐렴   460
  37   결합 조직 질환과 관련된 사이질 폐 질환   470
  38   폐 혈관염   483
  39   희귀 폐 질환   491

파트 11   환경 및 직업 폐 질환   505

  40   금연   506

  41   직업 폐 질환   510

  42   석면증, 진폐증, 기타 직업 폐 질환   522

  43   약물 유발 폐 질환 및 방사선 유발 폐 질환   533

파트 12   세로칸 질환   543

  44   세로칸 질환   544

파트 13   가슴막 질환   549

  45   가슴막 질환   550

  46   악성 가슴막 중피종   574

파트 14   폐 혈관 질환   585

  47   폐 고혈압 및 기타 폐 혈관 질환   586

  48   폐 색전증   604

파트 15   중환자 치료   615

  49   급성 호흡 곤란 증후군   616

  50   중환자 치료에서 감염: 환기기 관련 폐렴   626

파트 16   발달 장애   633

  51   성인의 발달 장애   634

파트 17   폐외 질환의 호흡기 양상   641

  52   골수 이식과 혈액 질환   642

  53   뼈대 장애와 신경근육병   653

  54   심혈관 질환   660

  55   폐 신장 증후군   680

해답   687

찾아보기   691

역자 서문

한글판 Little ICU Book 2판 번역에 참여한 뒤로 또 다른 공부 겸 번역하기 좋은 책을 찾던 와중에 군자출판사에서 좋은 제안을 주셔서 국내에는 2004년 이후로 출간된 적이 없는 한글로 된 임상 호흡기학 번역이라는 큰 일을 맡게 되었습니다.

5년 전 Little ICU Book 2판 번역 당시에 적용했던 한글 의학 용어 제5판이 이제는 6판까지 개정되었고, 여전히 임상에서 주로 쓰기에는 어색한 느낌이 있지만, 한글 의학 용어는 판이 개정될 때마다 많은 분들의 노력으로 점점 더 의미 전달이 명확한 한글 용어로 바뀌고 있습니다. 이를 바탕으로 아직은 갈 길이 멀지만, 더 많은 한글 의학 용어가 실제 임상에서도 사용되었으면 좋겠습니다. 본문에 사용한 한글 의학 용어는 2020년 출간된 대한의사협회 의학용어집 제6판을 기준으로 하여 여기에 기재되지 않은 용어는 2018년 대한결핵 및 호흡기학회의 용어집, 대한심장학회 용어집, 2016년 대한영상의학회의 흉부영상의학 용어집, 대한진단검사의학회의 검사 용어를 적용하였습니다.

번역에 집중할 수 있도록 많은 배려를 해준 아내에게 감사의 말을 전합니다. 아내가 지지해 준 덕분에 장기간의 번역에 완전히 집중할 수 있었고, 책이 세상에 나오기까지의 시간을 상당히 줄일 수 있었습니다. 검수와 번역 과정에 많은 도움을 주신 인제대학교 해운대 백병원 중환자의학과의 홍성용 교수님, 인제대학교 해운대 백병원 호흡기내과의 장항제 교수님과 이재하 교수님께 감사의 말씀을 전합니다. 교수님들께서 도와주신 덕분에 번역 중 의문이 드는 부분, 그리고 문제 있는 부분들을 수월하게 해결할 수 있었습니다.

한글판 번역을 기획하고 번역 일정 전반을 관리해주신 군자출판사의 김도성 차장님, 수많은 편집 요청을 묵묵히 반영해주신 이민지 대리님을 비롯한 군자출판사 편집팀, 한글판에 어울리는 그림을 새로 만들어 주신 군자출판사 일러스트팀에 진심으로 감사의 말씀을 전합니다.

이 책이 호흡기학이라는 학문에 조금이라도 가까이 다가갈 수 있는 기회를 제공하고, 호흡기 질환을 앓고 있는 환자의 진료에 조금이라도 도움이 되었으면 좋겠습니다.

경희의료원 교육협력 중앙병원 심장혈관흉부외과
고성민

옮긴이
고성민　경희의료원 교육협력 중앙병원 심장혈관흉부외과

감수
홍성용　인제대학교 해운대 백병원 심장혈관흉부외과
장항제　인제대학교 해운대 백병원 호흡기내과
이재하　인제대학교 해운대 백병원 호흡기내과

서문

수많은 호흡기 참고 서적이 있지만, 더 폭 넓은 독자층을 만족시킬 수 있는 새로운 형식의 참고 서적을 쓰고 싶었습니다. 시각 이미지는 학습에 매우 중요하며 또한 우리 모두가 직면하고 있는 시간의 압박으로 인해 정보는 간결한 형식이어야 한다는 근거는 상당히 많습니다. 이를 염두에 두고, 수련 중인 의사와 간호사, 빠른 복습 혹은 간결한 참고서를 원하는 전문의를 비롯한 다양한 독자를 위한 호흡기 교과서 출판을 노력해왔습니다. 수많은 그림, 방사선 영상, 질병 관리를 위한 알고리듬 및 주요 학습 포인트를 강조하는 텍스트 상자를 이용하여 이 교과서의 내용에 대한 보다 시각적인 접근 방식을 만들었습니다. 또한 질병 관리에 있어 중요한 학습 포인트와 중요한 접근 방식을 강조 및 강화하는 임상 사례들도 통합했습니다.

책 출판에 기여하신 모든 저자에게 감사의 말을 전합니다. 저자들은 4개 대륙의 주요 병원 소속으로, 이 교과서가 호흡기학에서 촉망받는 가장 높은 국제 표준을 대표하는 국제적인 교과서가 될 수 있도록 해주었습니다. 저자들의 끈기와 헌신이 없었다면 최종 출판은 불가능했을 것입니다. 또한, 의학 발전과 지식이 빠르게 전달될 수 있도록 하기 위해서는 그 뒤에 숨은 가족 구성원 모두의 희생이 크다는 점을 너무나도 잘 알고 있기 때문에 저자들의 가족에게 그 인내와 희생에 대해 감사의 말씀을 전합니다.

마지막으로, 참신한 접근 방식을 지닌 이 크기의 새로운 교과서는 출판에 항상 인내가 필요하며, 이 교과서는 3개의 편집팀과 함께 여기까지 진화해왔습니다. 우리의 비전을 믿고 기획을 시작한 Caroline Makepeace, 그리고 기획이 열매를 맺을 수 있도록 해 주신 Alice Oven, Gabriel Schenk의 열정에 대해 감사를 전합니다.

Pallav L. Shah
Felix J.F. Herth
Yun Chor Gary Lee
Gerard J. Criner

편집

Pallav L. Shah는 Guys Hospital 의과 대학을 졸업한 후 Royal Brompton Hospital에서 수련을 받았으며, University of London에서 연구 학위를 받았다. 현재 런던의 Imperial College 의과대학에 교수로 재직 중이다. 또한 Royal Brompton Hospital과 Chelsea and Westminster Hospital의 선임 고문 의사다. Shah 교수는 새로운 치료법의 연구와 개발 모두에서 활발히 활동하고 있다. 저서로는 핵심 의학 교과서인 Gray's Anatomy (39판, 40판)와 Oxford Textbook of Medicine (6판)이 있다. 국가 및 국제 지침 모임에 속해 있으며, NICE (National Institute of Clinical Excellence) 및 심혈관, 당뇨, 신장, 호흡기 및 알레르기 의약품 위원회의 전문가 자문 집단에서 전문 고문역을 맡고 있다.

Felix J.F. Herth는 University of Freiburg를 졸업하고 독일 하이델베르크의 칼스루에와 미국 보스턴에서 수련을 받았다. 현재 University of Heidelberg의 호흡기내과 교수로 재직 중이다. 그가 속해 있는 호흡기 중환자 의학과는 폐기종, 낭성 섬유증, 섬유화 폐포염, 폐 고혈압 같은 호흡기 질환의 진단 및 치료, 호흡 결핍 혹은 호흡 부전이 있는 환자에 대한 비침습 환기 보조, 수면 관련 장애 호흡 등에 중점을 두고 있다. 기관지 내시경의 모든 분야에서 뛰어난 전문성을 보여주며, 진단 및 치료 목적을 위한 장비 개발에서 주도적인 역할을 하고 있다. Felix J.F. Herth의 연구 관심 분야는 폐암, 사이질 폐질환, 중재 기관지 내시경이며, European Health Commission와 긴밀히 협력 중인 유럽 보건 선도자 중 한 명이다.

Yun Chor Gary Lee는 가슴막 질환의 중개연구에 관심을 가지고 있는 호흡기내과 의사이자 임상 과학자다. 그의 가슴막 프로그램에는 활성 3차 임상 가슴막 질환 서비스와 밀접하게 통합된 실험실 및 임상 연구 부서가 있다. 그의 작업물은 많은 경우가 임상 실습으로 전환되었으며, 환자 치료에서 사망률, 이환율 및 의료 비용을 감소시키는데 직접적으로 기여했다. 또한 임상 펠로우와 박사과정이 끝난 연구원을 수련한 강력한 기록도 보유하고 있다. 그는 University of Western Australia의 호흡기 의학 교수이자 Sir Charles Gairdner Hospital의 가슴막 서비스 책임자이며, 호주 퍼스에 있는 호흡기 건강 연구소에서 가슴막 의학 연구 집단을 이끌고 있다.

Gerard J. Criner는 Temple University 의과대학을 졸업했다. 현재 Temple University의 Lewis Katz 의과대학의 흉부 의학 및 흉부 외과의 교수이자 과장이다. 또한 Temple 폐 센터의 소장이자, 폐 염증 연구 센터의 공동 소장이기도 하다. 그는 GOLD (Global Initiative for Chronic Obstructive Lung Disease)의 이사회에 속해 있다. 그는 지난 25년 동안 다기관 시험을 수행, 설계 및 선도하는데 있어 폭넓은 경험을 가지고 있다. 또한, 지난 20년 동안 여러 NIH (National Institutes of Health) 운영 위원회, 임시 기술 패널 및 카포 워크 그룹에 참여했다.

저자

Jason Akulian
Section of Interventional Pulmonology
Division of Pulmonary and Critical Care
University of North Carolina in Chapel Hill
Chapel Hill, North Carolina, USA

Amandeep Aneja
Department of Pathology and Laboratory Medicine
Lewis Katz School of Medicine at Temple University
Philadelphia, Pennyslvania, USA

Jouke T. Annema
Department of Respiratory Medicine
Academic Medical Center
University of Amsterdam
Amsterdam, The Netherlands

Chloe Anthias
Anthony Nolan Research Institute
and
The Royal Marsden Hospital
Sutton, United Kingdom
and
UCL Cancer Centre
London, United Kingdom

Brett C. Bade
Division of Pulmonary, Critical Care, and Sleep
Medicine
Medical University of South Carolina
Charleston, South Carolina, USA

Karim Bahmed
Department of Thoracic Medicine and Surgery and
Center for Inflammation, Translational and Clinical Lung
Research (CILR)
Lewis Katz School of Medicine at Temple University
Philadelphia, Pennsylvania, USA

Jeffrey Barry
Internal Medicine
Temple University Hospital
Philadelphia, Pennsylvania, USA

Resham Baruah
Chelsea and Westminster NHS Foundation Trust and
Royal Brompton and Harefield NHS Trust London,
United Kingdom

Scott C. Bell
Department of Thoracic Medicine
The Prince Charles Hospital
and
QIMR Berghofer Medical Research Institute Brisbane,
Australia

Amelia Bercusson
National Heart and Lung Institute
Imperial College London
London, United Kingdom

Simon Brill
National Heart and Lung Institute
Imperial College London
London, United Kingdom

Andrew Bush
National Heart and Lung Institute
Imperial College London
and
Royal Brompton Harefield NHS Foundation Trust London,
United Kingdom

Aron Chakera
Department Renal Medicine
Sir Charles Gairdner Hospital Nedlands,
Western Australia

Sandra Chartrand
Department of Medicine
Hôpital Maisonneuve-Rosemont
Université de Montréal Montréal, Canada

Julia Choy
Chelsea and Westminster Hospital London,
United Kingdom

Tamera J. Corte
Department of Respiratory Medicine
Royal Prince Alfred Hospital
and
Faculty of Medicine
University of Sydney
Sydney, Australia

Gerard J. Criner
Department of Thoracic Medicine and Surgery Lewis Katz
School of Medicine at Temple University Philadelphia,
Pennsylvania, USA

Karla M. Criner
Lewis Katz School of Medicine at Temple University
Philadelphia, Pennsylvania, USA

Laurence Crombag
Department of Respiratory Medicine
Academic Medical Center
University of Amsterdam
Amsterdam, The Netherlands

Gilbert E. D'Alonzo
Department of Thoracic Medicine and Surgery Lewis Katz
School of Medicine at Temple University Philadelphia,
Pennsylvania, USA

Chandra Dass
Department of Radiology
Lewis Katz School of Medicine at Temple University
Philadelphia, Pennsylvania, USA

Gary Davies
Chelsea and Westminster Healthcare
NHS Foundation Trust
London, United Kingdom

Helen E. Davies
Department of Respiratory Medicine
University Hospital of Wales
Wales, United Kingdom

Marc S. Diamond
Department of Thoracic Medicine and Surgery Lewis Katz
School of Medicine at Temple University Philadelphia,
Pennsylvania, USA

Hendrik Dienemann
Department of Thoracic Surgery
Heidelberg University Hospital
Heidelberg, Germany

Steve Durham
Royal Brompton and Harefield Hospitals
NHS Foundation Trust
and
Allergy and Clinical Immunology
National Heart and Lung Institute
Imperial College London
London, United Kingdom

Benjamin Egenlauf
Center for Pulmonary Hypertension
Thoraxklinik, University of Heidelberg
Heidelberg, Germany

David Feller-Kopman
Section of Interventional Pulmonology
Division of Pulmonary and Critical Care
The Johns Hopkins University
Baltimore, Maryland, USA

Aryeh Fischer
Department of Medicine
School of Medicine
University of Colorado in Denver
Denver, Colorado, USA

Jonathan A. Galli
Department of Thoracic Medicine and Surgery Lewis Katz
School of Medicine at Temple University Philadelphia,
Pennsylvania, USA

Luke Garske
Thoracic Medicine
The Wesley Hospital
Brisbane, Australia

Peter M. George
Department of Interstitial Lung Disease
Royal Brompton Hospital
London, United Kingdom

Daniela Gompelmann
Pneumology and Respiratory Critical Care Medicine
Thoraxklinik, University of Heidelberg
and
Translational Lung Research Center Heidelberg German
Center for lung Research (DZL) Heidelberg, Germany

Matthew Gordon
Department of Thoracic Medicine and Surgery Lewis Katz
School of Medicine at Temple University Philadelphia,
Pennsylvania, USA

Robert J. Hallifax
Oxford Centre for Respiratory Medicine
Churchill Hospital
Oxford, United Kingdom

Felix J.F. Herth
Pneumology and Respiratory Critical Care Medicine
Thoraxklinik, University of Heidelberg
and
Translational Lung Research Centre Heidelberg German
Center for Lung Research (DZL) Heidelberg, Germany

James H. Hull
Lung Function Department
Royal Brompton Hospital
London, United Kingdom

Joseph Jacob
Department of Respiratory Medicine
and
Centre for Medical Image Computing
University College London
London, United Kingdom

Fredric Jaffe
Department of Respiratory Medicine
and
Centre for Medical Image Computing
University College London
London, United Kingdom

Helen E. Jo
Respiratory Medicine Department
and
Royal Prince Alfred Hospital
University of Sydney
Sydney, Australia

Marc A. Judson
Division of Pulmonary and Critical Care Medicine Albany
Medical College
Albany, New York, USA

Samuel Kemp
Royal Brompton Hospital
London, United Kingdom

Laurie E. Kilpatrick
Department of Thoracic Medicine and Surgery Lewis Katz
School of Medicine at Temple University Philadelphia,
Pennsylvania, USA

Coenraad F.N. Koegelenberg
Division of Pulmonology
Department of Medicine
Stellenbosch University
Stellenbosch, South Africa
and
Tygerberg Academic Hospital
Cape Town, South Africa

Onn Min Kon
Imperial College Healthcare NHS Trust
and
National Heart and Lung Institute
Imperial College London
London, United Kingdom

Daniel Körner
Department of Thoracic Surgery
Heidelberg University Hospital
Heidelberg, Germany

Beata Kosmider
Department of Physiology
Department of Thoracic Medicine and Surgery and
Center for Inflammation Translational and Clinical Lung
Research (CILR)
Lewis Katz School of Medicine at Temple University
Philadelphia, Pennsylvania, USA

Samuel Krachman
Department of Thoracic Medicine and Surgery Lewis Katz
School of Medicine at Temple University Philadelphia,
Pennsylvania, USA

Jennifer Kraft
Department of Internal Medicine
Lewis Katz School of Medicine at Temple University
Philadelphia, Pennsylvania, USA

Michael Kreuter
Pneumology and Respiratory Critical Care Medicine
Center for Interstitial and Rare Lung Diseases
Thoraxklinik, University of Heidelberg
and
Translational Lung Research Centre Heidelberg German
Center for Lung Research (DZL) Heidelberg, Germany

Raekha Kumar
Department of Radiology
Northwick Park Hospital
and
Royal Marsden Hospital
London, United Kingdom

Yun Chor Gary Lee
Centre for Respiratory Health
School of Medicine and Pharmacology
University of Western Australia
and
Department of Respiratory Medicine
Sir Charles Gairdner Hospital
Perth, Australia

Su Lyn Leong
Department of General Medicine
Rockingham General Hospital
and
School of Medicine and Pharmacology
University of Western Australia
Perth, Australia

Cole Liberator
Internal Medicine
Temple University Hospital
Philadelphia, Pennsylvania, USA

Toby M. Maher
NIHR Biological Research Unit
Royal Brompton Hospital
and
National Heart and Lung Institute
Imperial College London
London, United Kingdom

Robert Marron
Internal Medicine
Temple University Hospital
Philadelphia, Pennsylvania, USA

Nick A. Maskell
School of Clinical Sciences
University of Bristol
Bristol, United Kingdom

Leon Menezes
Institute of Nuclear Medicine
University College Hospital London
London, United Kingdom

Patrick Mulhall
Department of Thoracic Medicine and Surgery
Lewis Katz School of Medicine at Temple University
Philadelphia, Pennsylvania, USA

Arjun Nair
University College Hospital London
London, United Kingdom

Erin R. Narewski
Department of Thoracic Medicine and Surgery
Lewis Katz School of Medicine at Temple University
Philadelphia, Pennsylvania, USA

Deena Neriman
Institute of Nuclear Medicine
University College Hospital London
London, United Kingdom

Tom Newsom-Davis
Department of Oncology
Chelsea and Westminster Hospital London
United Kingdom

Richard Ngo
Department of Internal Medicine
The Philadelphia College of Medicine
Philadelphia, Pennsylvania, USA

Chris O'Callaghan
Nuffield Department of Medicine Henry Wellcome
Building University of Oxford Roosevelt Drive
Oxford, United Kingdom

Simon Padley
Royal Brompton Hospital
Chelsea and Westminster Hospital
and
Imperial College London
London, United Kingdom

Muhammad Perwaiz
Division of Pulmonary and Critical Care Medicine Albany
Medical College
Albany, New York, USA

José M. Porcel
Pleural Medicine Unit
Department of Internal Medicine
Biomedical Research Institute of Lleida
Arnau de Vilanova University Hospital
Lleida, Spain

Michael N. Potter
Department of Haemato-Oncology
The Royal Marsden Hospital
Sutton, United Kingdom

Anton Pozniak
Department of HIV
Chelsea and Westminster Hospital
London, United Kingdom

Laura Price
Royal Brompton Hospital
London, United Kingdom

Joseph Ramzy
Department of Thoracic Medicine and Surgery
Lewis Katz School of Medicine at Temple University
Philadelphia, Pennsylvania, USA

Muhammad Redzwan S. Rashid Ali
Respiratory Medicine
Sir Charles Gairdner Hospital
Perth, Western Australia

Thomas J. Rogers
Department of Thoracic Medicine and Surgery
and
Center for Inflammation, Translational and Clinical Lung
Research (CILR)
Lewis Katz School of Medicine at Temple University
Philadelphia, Pennsylvania, USA

Fernando Rukshan
Department of Diagnostic Radiology
McGill University
Montreal, Canada

Georgina Russell
Imperial College Healthcare NHS Trust
London, United Kingdom

Jay H. Ryu
Division of Pulmonary and Critical Care Medicine
and
Mayo Clinic College of Medicine
Rochester, Minnesota, USA

Seyer Safi
Division of Thoracic Surgery
University Hospital Rechts der Isar
Technical University of Munich
Munich, Germany

Daniel Salerno
Department of Thoracic Medicine and Surgery Temple
University
Philadelphia, Pennsylvania, USA

Aditi Satti
Department of Thoracic Medicine and Surgery Lewis Katz
School of Medicine at Temple University Philadelphia,
Pennsylvania, USA

Peter Saunders
NIHR Biological Research Unit
Royal Brompton Hospital
and
National Heart and Lung Institute
Imperial College London
London, United Kingdom

Guy Scadding
Royal Brompton and Harefield Hospitals
NHS Foundation Trust
and
Allergy and Clinical Immunology
National Heart and Lung Institute
Imperial College London
London, United Kingdom

Maren Schuhmann
Pneumology and Respiratory Critical Care Medicine
Thoraxklinik, University Hospital Heidelberg
Heidelberg, Germany

Anand Shah
Royal Brompton Hospital
Chelsea and Westminster Hospital
and
Imperial College London
London, United Kingdom

Pallav L. Shah
Department of Respiratory Medicine
Royal Brompton Hospital
Chelsea and Westminster Hospital
and
Department of Respiratory Medicine
Imperial College London
London, United Kingdom

Bhupinder Sharma
Royal Marsden Hospital
London, United Kingdom

Rakesh Sharma
Royal Brompton and Harefield NHS Trust
London, United Kingdom

Kartik Shenoy
Department of Thoracic Medicine and Surgery Lewis Katz
School of Medicine at Temple University Philadelphia,
Pennsylvania, USA

Laura J. Sherrard
QIMR Berghofer Medical Research Institute Brisbane,
Australia
and
School of Pharmacy
Queen's University Belfast
Belfast, United Kingdom

Gerard A. Silvestri
Division of Pulmonary, Critical Care, and Sleep Medicine
Medical University of South Carolina
Charleston, South Carolina, USA

Nicholas J. Simmonds
Adult Cystic Fibrosis Centre
Royal Brompton Hospital
and
National Heart and Lung Institute
Imperial College London
London, United Kingdom

Anita K. Simonds
Sleep and Ventilation Unit
Royal Brompton and Harefield NHS Foundation Trust
London, United Kingdom

Scott Simpson
Department of Radiology
Lewis Katz School of Medicine at Temple University
Philadelphia, Pennsylvania, USA

Suveer Singh
Chelsea and Westminster Hospital
Imperial College
London, United Kingdom

Evangelos Skondras
Imaging Department
Harefield Hospital
Royal Brompton and Harefield NHS Foundation Trust
London, United Kingdom

Joanna Szram
Royal Brompton and Harefield NHS Foundation Trust
and
National Heart and Lung Institute
Imperial College
London, United Kingdom

Irene J. Tan
Section of Rheumatology
Department of Medicine
Lewis Katz School of Medicine at Temple University
Philadelphia, Pennsylvania, USA

Claire Tobin
Royal Perth Hospital
Perth, Australia

Richard J. Toshner
NIHR Biological Research Unit
Royal Brompton Hospital
and
National Heart and Lung Institute
Imperial College London
London, United Kingdom

Maria Elena Vega Sanchez
Department of Thoracic Medicine and Surgery Lewis Katz
School of Medicine at Temple University Philadelphia,
Pennsylvania, USA

Emily S. Wan
Channing Division of Network Medicine
Brigham and Women's Hospital
Boston, Massachusetts, USA

He Wang
Department of Pathology and Laboratory Medicine
Lewis Katz School of Medicine at Temple University
Philadelphia, Pennsylvania, USA

Simon Ward
Lung Function Department
Royal Brompton and Harefield NHS Foundation Trust
London, United Kingdom

Mark Weir
Department of Thoracic Medicine and Surgery Lewis Katz
School of Medicine at Temple University Philadelphia,
Pennsylvania, USA

Athol U. Wells
Department of Interstitial Lung Disease
Royal Brompton Hospital
London, United Kingdom

S. John Wort
Royal Brompton Hospital
London, United Kingdom

Xu Zeng
Department of Pathology and Laboratory Medicine
Lewis Katz School of Medicine at Temple University
Philadelphia, Pennsylvania, USA

Zaid Zoumot
Respiratory and Critical Care Institute
Cleveland Clinic Abu Dhabi
Abu Dhabi, United Arab Emirates

Richard ZuWallack
Pulmonary and Critical Care
Trinity Health of New England
University of Connecticut
Hartford, Connecticut, USA

PART 1

기초 과학

1 폐의 구조 및 발생   2
Jonathan A. Galli, Marc S. Diamond, and Gilbert E. D'Alonzo

2 병리   15
Beata Kosmider, Karim Bahmed, Xu Zeng, He Wang, and Thomas J. Rogers

3 폐 질환의 유전학   37
Emily S. Wan

폐의 구조 및 발생

JONATHAN A. GALLI, MARC S. DIAMOND, AND GILBERT E. D'ALONZO

폐

도입: 폐엽과 가슴막

호흡의 중심 장기인 폐는 흉곽에서 심장 양쪽에 위치한다. 폐의 뿌리인 폐문(hilum)은 기도와 혈관이 통과하여 폐와 만나는 길이다. 폐는 원추 모양이며, 주변을 둘러싸고 있는 구조물과 같은 형태를 지니고 있다. 예를 들자면, 아래에 있는 가로막(diaphragm) 때문에 아래쪽이 오목한 모양이다. 오른쪽 폐는 두 개의 폐엽사이 틈새(interlobar fissure)를 통해 상엽(upper lobe), 중엽(middle lobe), 하엽(lower lobe)으로 나뉜다. 수평 틈새(horizontal fissure)는 상엽과 다른 두 엽을 나누며, 경사 틈새(oblique fissure)는 중엽과 하엽을 나눈다. 수평 틈새와 경사 틈새는 중간겨드랑선(midaxillary line)에서 만난다. 왼쪽 폐는 반대로 상엽과 하엽으로만 나뉜다. 왼쪽 폐의 경사 틈새는 좌상엽과 좌하엽을 나눈다(그림 1.1).

좌우 폐는 안쪽의 내장 가슴막(visceral pleura)과 바깥쪽의 벽 가슴막(parietal pleura)으로 둘러싸여 있다. 이 두 가슴막의 표면에는 긴 미세섬모(long microvilli)가 있는 편평상피(squamous epithelium)인 중피(mesothelium)가 늘어서 있다. 가슴막 공간(pleural space)에는 장액(serous fluid)인 가슴막액(pleural fluid)이 얇게 막을 이루고 있으며, 이는 표면 사이에서 윤활제 역할을 한다. 성인에서 정상 가슴막액의 양은 15-20 mL 정도다. 가슴막 공간에 비정상적인 공기가 있을 때, 이를 기흉(pneumothorax)이라고 하며 중심 정맥 도관 삽입 같은 술기 중에 발생하는 의인성 손상, 흉부 관통상, 소기포(bleb) 파열 때문에 나타날 수 있다(그림 1.2).

기관지폐 구역

기관지폐 구역(bronchopulmonary segment)은 특정 3차 기관지(tertiary bronchus) 및 혈관이 분포하는 폐 구역을 의미한다. 기관지폐 구역은 폐의 기능적, 구조적, 외과적 기본 구성단위다. 오른쪽 폐에는 기관지폐 구역이 총 10개가 있으며, 우상엽에 3개, 우중엽에 2개, 우하엽에 5개가 있다. 반대로, 왼쪽 폐에는 기관지폐 구역이 총 8개가 있으며, 좌상엽에 4개, 좌하엽에 4개가 있다. 대다수 성인은 발생 단계에서 일부 구역들이 융합되기 때문이다. 기관지폐 구역의 해부학적 위치는 그림 1.3에 나와있다.

> **학습 요점**
> - 오른쪽 폐는 10개의 기관지폐 구역으로 구성되고, 왼쪽 폐는 8개의 기관지폐 구역으로 구성된다.

기도

사람의 호흡 계통에서 기도는 가스 교환의 필수 과정이 일어나는 복잡한 그물망으로 구성되어 있다. 기도를 나누는 가장 단순한 방법은 흉곽내 기도(intrathoracic airway)와 흉곽외 기도(extrathoracic airway)로 나누는 방법이다. 흉곽외 기도에는 성문위(supraglottic) 부분, 성문(glottis), 성문아래(infraglottic) 부분이 포함된다. 흉곽내 기도는 기관부터 시작하여 수많은 세부 기관지로 나누어지다가 마지막에는 폐포로 끝난다. 이번 장에서는 주로 흉곽내 기도를 다룰 예정이다.

기관

연골(cartilage) 및 섬유근육 관(fibromuscular tube)인 기관은 흉곽내 기도에서 가장 근위부(proximal, cephalad) 기도다. 기관은 6번째 목 척추 높이의 윤상연골(cricoid cartilage)에서 시작하여 5번째 흉추 높이의 주 용골(main carina)까지 아래쪽으로 뻗어 나간다. 성인은 기관 길이가 10-12 cm이며, 직경은 15-20 mm이다. 기관에는 "C" 모양의 연골 고리가 약 16-20개 있다. 기관의 뒷벽에는 연골이 없으며, 대신에 얇은 평활근 층이 지지하고 있다(그림 1.4). 따라서, CT에서 기관은 흡기 중에 일어나는 뒷벽

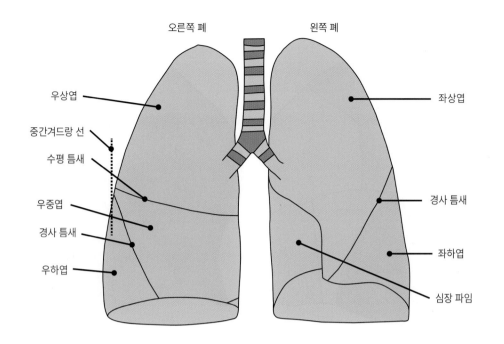

오른쪽 폐 　　　　　왼쪽 폐

우상엽

중간겨드랑 선

수평 틈새

우중엽

경사 틈새

우하엽

좌상엽

경사 틈새

좌하엽

심장 파임

그림 1.1 좌우 폐의 폐엽과 틈새

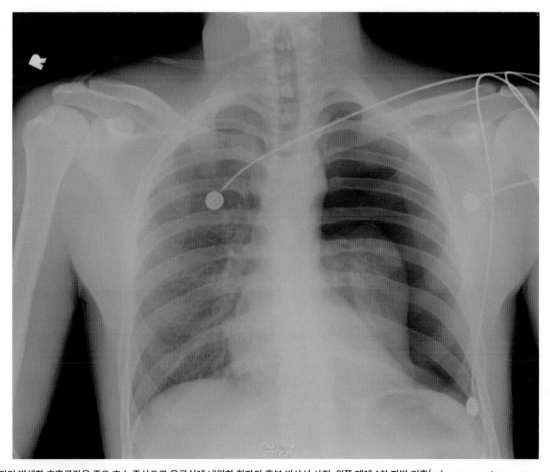

그림 1.2 갑자기 발생한 호흡곤란을 주요 호소 증상으로 응급실에 내원한 환자의 흉부 방사선 사진. 왼쪽 폐에 1차 자발 기흉(primary spontaneous pneumothorax)이 있다.

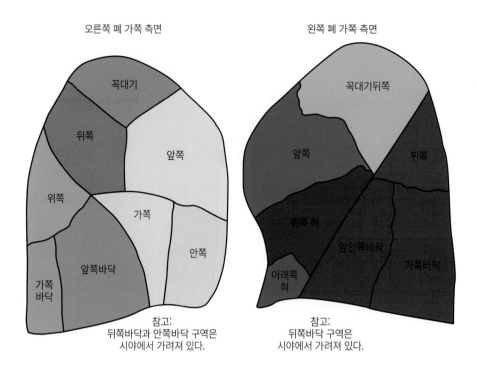

오른쪽 폐 가쪽 측면

꼭대기

뒤쪽

앞쪽

위쪽

가쪽

안쪽

앞쪽바닥

가쪽
바닥

참고:
뒤쪽바닥과 안쪽바닥 구역은
시야에서 가려져 있다.

왼쪽 폐 가쪽 측면

꼭대기뒤쪽

앞쪽

위쪽

위쪽 혀

앞안쪽바닥

아래쪽
혀

가쪽바닥

참고:
뒤쪽바닥 구역은
시야에서 가려져 있다.

그림 1.3 기관지폐 구역의 모식도. 오른쪽 폐는 10개의 기관지폐 구역으로 구성되고, 왼쪽 폐는 8개의 기관지폐 구역으로 구성된다.

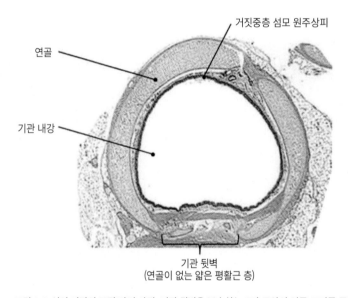

거짓중층 섬모 원주상피

연골

기관 내강

기관 뒷벽
(연골이 없는 얇은 평활근 층)

그림 1.4 성인 기관의 조직 단면 사진. 기관 뒷벽을 보호하는 C자 모양의 연골 고리를 주목한다.

의 함입 때문에 호흡에 따라 다양한 모양을 취한다.

기관 뒷벽에 연골이 없다는 점은 임상적으로 다양한 기관 이상(tracheal abnormality)의 서로 다른 침범 양상들을 이해하는데 중요하다. 재발 다발연골염(relapsing polychondritis)과 기관기관지이소성 골연골형성증(tracheobronchopathia osteochondroplastica)이라는 두 개의 희귀질환은 연골에 영향을 미치며, 그 결과 기관에 이상이 나타나지만, 뒷벽은 정상이다. 뒷벽 침범이 관찰된다면, 아밀로이드증(amyloidosis)이나 유육종증(sarcoidosis) 같은 연골 기능장애와 관계없는 다른 원인을 생각해야 한다.

학습 요점
- 기관지 뒷벽에는 연골이 없다. 기관기관지이소성 골연골형성증처럼 기관의 연골에 영향을 미치는 질환에서 뒷벽은 영향을 받지 않는 특징이 있다.

좌우 주 기관지

용골(carina)은 갈라져 연골이 있는 좌우 주 기관지(mainstem bronchus)로 나뉜다. 왼쪽 주 기관지는 왼쪽 폐로 가기 위해 대동맥 활(aortic arch) 아래를 지나야 하므로, 오른쪽 주 기관지보다 길이가 길다. 오른쪽 주 기관지는 왼쪽 주 기관지보다 길이가 짧고, 지름이 굵으며, 더 수직으로 위치하기에 흡인물이 들어갈 위험이 더 크다. 따라서, 오른쪽 폐의 중력 의존부위(dependent region)에 흡인 폐렴(aspiration pneumonia)이 흔히 발생한다(그림 1.5). 오른쪽 주 기관지는 진행하면서 우상엽 기관지와 중간 기관지(bronchus intermedius)로 나뉜다. 이와 반대로 왼쪽 주 기관지는 좌상엽 기관지와 좌하엽 기관지로 나뉜다(그림 1.6).

학습 요점
- 흡인물은 오른쪽 주 기관지를 통해 오른쪽 폐의 중력 의존부위에 더 잘 들어가는 경향이 있다. 이는 오른쪽 주 기관지가 왼쪽 주 기관지보다 길이가 짧고, 지름이 크며, 더 수직으로 위치하기 때문이다.

기도의 분류

기관에서 폐포에 이르기까지, 기도는 계속해서 두 갈래로 갈라지며 최소 23개의 분지를 형성한다. 전도구역(conducting zone)이라고 하는 첫 14개의 분지는 기관, 기관지, 종말 세기관지(terminal bronchiole)로 구성된다. 전도구역에는 폐포가 없어서 가스 교환에 관여할 수 없으며, 따라서 해부학적 사강(dead space)을 이룬다. 이행구역(transitional zone) 혹은 호흡구역(respiratory zone)이라고 하는 마지막 분지는 호흡 세기관지(respiratory bronchioles), 폐포 관(alveolar duct), 폐포 주머니(alveolar sac)로 구성된다(그림 1.7).

학습 요점
- 세기관지의 벽은 섬유연골 층(fibrocartilaginous layer)이 없다는 특징이 있다.

기도 벽의 구조적 특징은 후속 분지 및 이에 따른 세분화에 따라 달라진다(표 1.1). 기관과 기관지 같은 전도구역의 큰 기도는 거짓중층 섬모 원주상피(pseudostratified ciliated columnar

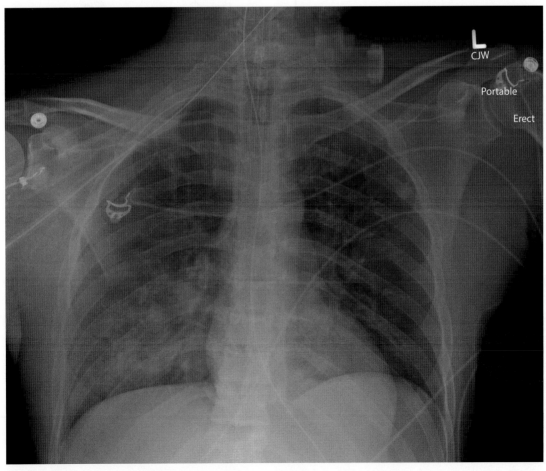

그림 1.5 약물 과다복용 때문에 흡인 폐렴이 발생한 38세 남자 환자의 흉부 방사선 사진. 흡인물은 오른쪽 주 기관지를 따라 오른쪽 폐로 더 잘 들어가는 경향이 있다. 이는 오른쪽 주 기관지가 왼쪽 주 기관지보다 길이가 짧고, 지름이 크며, 더 수직으로 위치하기 때문이다.

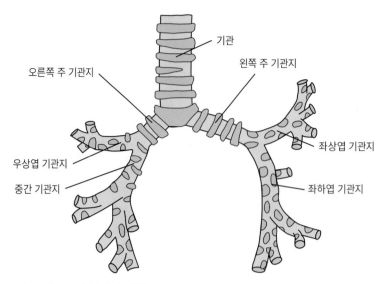

그림 1.6 좌우 주 기관지의 기도 분류

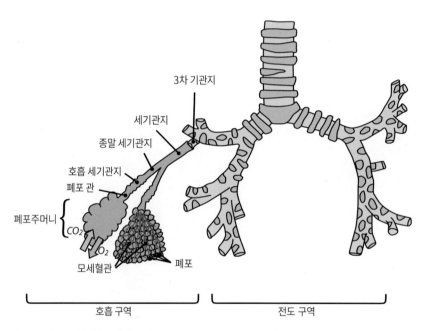

그림 1.7 전도구역과 호흡구역의 모식도

표 1.1 중요 해부학적 부위에 따른 기도 벽의 특징 비교

	연골	상피 세포	평활근	특이 분비 세포
기관/기관지	+	거짓중층 섬모 원주	+	술잔 세포
세기관지	-	입방 섬모	+	클라라 세포
폐포	-	• 편평(I형 세포) >90% 폐포 표면 • 입방(II형 세포)	-	II형 표면활성물질 세포

epithelium)를 공유한다. 섬모(cilia)는 미세관(microtubule) 형성이 특징이다. 즉, 중심부에 2개의 반지모양 고리가 있고, 이를 둘러싸는 주변부에 9개의 이중고리가 있다(그림 1.8). 또한, 상피(epithelium)에는 술잔 세포(goblet cell)라고 알려진 분비 세포(secretory cell)가 있어 점액(mucous)을 만들고 분비한다. 점액 생성과 섬모의 율동적인 움직임이 더해져 흡입된 먼지 입자를 회수 및 "청소"하여 호흡기 밖으로 내보낼 수 있도록 해준다. 상피에 있는 또 다른 특수 세포인 바닥 세포(basal cell)는 예비 세포로 기능하여 필요할 때 술잔 세포나 원주 상피 세포로 분

화할 수 있다. 상피 아래쪽은 평활근(smooth muscle)과 점액샘(mucous gland)으로 구성된 점막하층(submucosal layer)이며, 마지막으로 섬유연골 층이 있어 지지를 위한 골격 역할을 한다(그림 1.9).

학습 요점
● 폐포 수준에서는 기도 벽의 구성요소 중 평활근이 사라지고 주로 I형 폐포 세포(type I pneumocyte)로 대체된다.

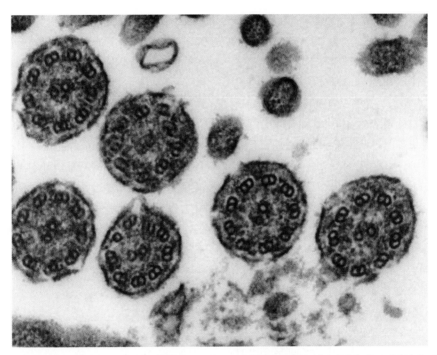

그림 1.8 호흡 섬모 단면의 전자 현미경 영상. 운동 섬모의 미세관 배열이 지니는 특징인 9개의 주변부 이중 고리와 중앙에 있는 2개의 반지모양 고리에 주목한다.

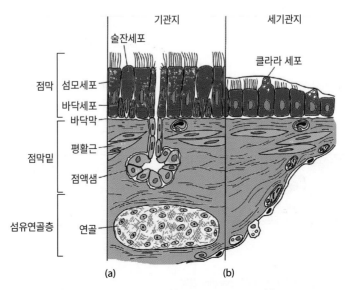

그림 1.9 기도벽을 구성하는 세포의 모식도. 큰 기도와(a) 비교해 작은 기도에만(b) 있는 구조물에 유의한다.

세기관지(bronchioles)의 기도 벽은 큰 전도성 기도와 구분되는 뚜렷한 특징을 지니고 있다. 세기관지는 기관과 기관지 벽에는 있는 섬유연골 층이 없다. 게다가, 세기관지 수준에서는 평활근 층이 얇아지며, 상피 세포는 섬모 입방 상피 세포(ciliated cuboidal epithelium)로 이행한다. 종말 세기관지에는 입방 비섬모 분비 세포(cuboidal nonciliated secretory cell)인 클라라 세포(Clara cells)가 있으며, 사이토크롬 P-450계(cytochrome P-450 system)를 통해 독성 물질의 해독을 돕는다. 술잔 세포는 드물게 나타나다가 종말 세기관지에서는 결국 사라진다. 폐포 수준에서는 평활근 층이 사라지고 상피는 주로 편평 세포(squamous cell)인 I형 상피(type I epithelium) 층으로 진화한다.

폐포-모세혈관 단위

종말 세기관지(terminal bronchiole)에서 호흡 세기관지(respiratory bronchiole)로의 진화는 호흡구역(respiratory zone)으로의 이행을 의미한다. 여기서 폐포가 나타나기 시작하고, 원위부 분지는 마지막에는 주변을 둘러싸고 있는 모세혈관 그물망과 상호 연결된 폐포로 가득한 그물망에서 끝난다. Kohn의 폐포사이 구멍(interalveolar pore of Kohn)이라고 하는 상피의 작은 통로도 존재한다. 이러한 폐포-모세혈관 단위는 폐에서 수동 확산으로 가스 교환이 일어나는 곳이다.

폐포에는 넓은 표면적을 지닌 얇은 상피 층이 있어서 가스 교환 과정에서 높은 효율을 낼 수 있다(그림 1.10). 사람의 폐포는 표면적이 약 50-75 m²이며, 이는 테니스 경기장의 절반 정도 크기다. 얇은 폐포 상피는 주로 95% 이상이 편평 I형 폐포 세포(squamous type I pneumocyte)로 구성되며, 그 외에는 입방 II형 폐포 세포(cuboidal type II pneumocyte)로 구성된다. I형 폐포 세포는 얇은 세포질 층(cytoplasmic layer), 작은 핵(nucleus),

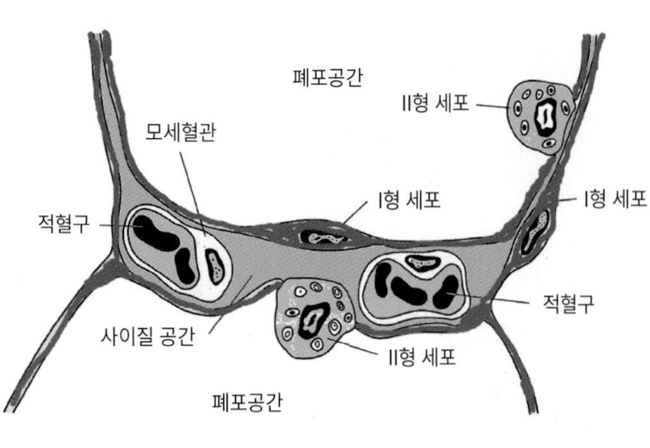

그림 1.10 주변을 둘러싸는 모세혈관과 사이질 공간(interstitial space)을 함께 표시한 정상 폐포 구조의 모식도

적당한 수의 소기관(organelle)이 모인 단순한 형태를 지니고 있다. 이러한 기본 구성은 대사 활동(metabolic activity)에는 불리하지만, 효과적인 가스 교환에는 최적의 통로 역할을 한다. I형 세포는 넓은 표면적을 얇게 덮고 있는 형태로 인해 손상에 취약하지만, 세포 내 구조가 단순하므로 유사분열(mitosis)로 손상을 복구할 수 없다.

입방 폐포 상피 세포인 II형 폐포 세포에는 기능성을 높여주는 수많은 세포내 소기관(intracellular organelle)이 있다. II형 폐포 세포는 두 가지 중요한 역할을 한다. 먼저 I형 폐포 세포로 분화하여 상피 손상을 복구하며, 다음으로 폐 표면활성물질(pulmonary surfactant)을 생성한다. 폐 표면활성물질은 주로 폐포의 표면 장력을 감소시켜 폐포 허탈(alveolar atelectasis)을 예방하는 지질 분자(lipid molecule)인 DCCP (dipalmitoylphosphatidylcholine)로 구성된다. 영아(infancy)에서 표면활성물질 부족은 신생아 호흡 곤란 증후군(respiratory distress syndrome of the newborn)과 관련 있으며, 성인에서 표면활성물질의 과도한 축적은 폐포 단백질증(pulmonary alveolar proteinosis)으로 이어질 수도 있다. II형 폐포 세포에 의한 상피 복구 과정은 2-5일이 걸리며, 이는 정상 상태라면 폐포 상피를 유지하기에 충분한 시간이다. 급성 호흡곤란 증후군(acute respiratory distress syndrome, ARDS) 같은 극한의 스트레스 상황에서는 복구 속도가 I형 세포의 파괴 속도를 따라가지 못해 폐포 상피에 "누출(leak)"이 나타나며, 이는 폐포 부종(alveolar edema)을 유발하여 가스 교환을 방해한다(그림 1.11).

학습 요점
- DPPC (dipalmitoylphosphatidylcholine)는 폐포의 표면장력을 감소시키는 지질 분자며, 폐 표면활성물질의 주요 구성 요소다.

폐포-모세혈관 단위의 핵심 구성요소인 모세혈관 상피에는 느슨한 이음(loose junction)이 있어 용질(solute)과 작은 분자(smaller molecule)가 혈액과 사이질 공간(interstitial space) 사이를 거의 무제한에 가깝게 이동할 수 있다. 폐포 중격(alveolar septum)은 사이질이 얇으며 여기에는 섬유모세포(fibroblast), 림프구(lymphocyte), 비만 세포(mast cell), 과립구(granulocyte), 형질 세포(plasma cell) 같은 다양한 세포가 있다. 폐포 대식 세포(alveolar macrophage)는 중요한 면역 세포로 거짓다리(pseudopodia)를 이용해 상피 표면을 자유롭게 이동한다. 대식 세포의 탁월한 포식 능력은 흡인된 병원체(pathogen)에 대해 중요한 숙주 방어 역할을 한다.

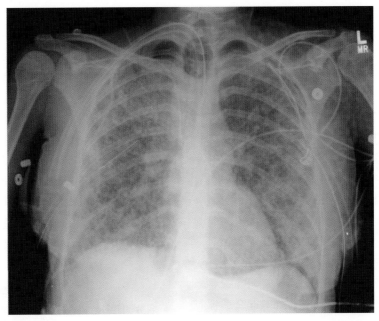

그림 1.11 폐렴으로 인한 급성 호흡곤란 증후군(acute respiratory distress syndrome, ARDS)이 있는 32세 남자 환자의 흉부 방사선 사진. 추가로 양쪽 폐 꼭대기 (apex)에 기흉도 있다. ARDS에서는 I형 폐포 세포의 과도한 파괴로 인해 폐포 상피에 "누출"이 생긴다. 이 때문에 비심장성 폐 부종(noncardiogenic pulmonary edema)이 나타난다.

폐 순환계

폐 순환계에는 "가스 교환을 위해 탈산소화된 혈액(deoxygenated blood)을 폐포로 전달"하는 중요한 역할을 위한 복잡한 혈관 구조가 있다. 폐동맥 순환은 오른쪽 심장(right side of heart)의 심장 박출량(cardiac output)을 모두 받으며, 성인에서는 약 6 L/ min에 달한다. 폐 순환계에서 가장 큰 혈관인 주 폐동맥(main pulmonary artery)은 우심실에서 시작하여 좌우 폐동맥으로 나뉜다. 소엽(lobule) 중간에 있는 폐동맥 분지는 인접한 기관지 및 그 분지와 유사한 경로를 따라 평행하게 주행한다. 폐동맥은 주행하며 세동맥(arteriole)이 되고, 마지막에는 폐포 벽을 둘러싸는 얇은 벽을 지닌 촘촘한 모세혈관 그물망을 형성한다.

폐포-모세혈관 단위에서 가스 교환이 이루어진 후, 모세혈관 그물망은 세정맥(venule)을 형성하고 세정맥은 합쳐져 폐정맥이 된다. 폐동맥이 인접한 기관지 및 그 분지와 평행하게 주행하는 것과는 다르게 폐정맥은 소엽 사이의 결합 조직을 통과하는 경로로 주행한다. 폐정맥은 합쳐져 총 4개의 커다란 좌우 상하 폐정맥이 되어 좌심실로 산소화된 혈액을 보낸다.

두 번째 폐 혈관계인 기관지 순환계는 기도와 폐의 결합조직에 영양분을 공급한다. 기관지 동맥은 흉부 대동맥 혹은 위 갈비사이 동맥(upper intercostal artery)에서 시작한다(그림 1.12). 또한, 기관지 동맥은 폐동맥과 연결되어 내장 가슴막(visceral pleura)의 혈액 공급에도 일조한다. 참고로, 기관지 동맥에서 오는 혈액에만 산소가 풍부하다. 기관지 동맥으로 들어온 혈액

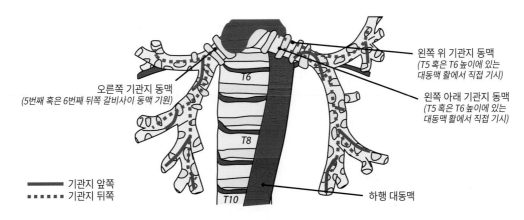

그림 1.12 기관지 동맥 순환계. 왼쪽 상하 기관지 동맥은 대동맥에서 직접 시작되지만, 오른쪽 기관지 동맥은 갈비사이 동맥에서 시작된다.

중 일부분만 기관지 정맥으로 돌아가고, 나머지는 폐정맥으로 들어간다. 따라서 정상적으로 폐정맥은 산소화된 혈액과 탈산소화된 혈액이 섞이는 곳이다.

호흡기계의 림프관

복잡한 폐 림프계는 방어와 흉부 체액 항상성(thoracic fluid homeostasis)에 중요한 역할을 한다. 림프계 순환은 단방향이며, 모세혈관에서 새어 나온 사이질액(interstitial fluid)이 배액 되어 시작되며, 림프 모세관을 지나 림프관으로 배액 된다. 림프관에는 평활근과 판막이 있어 림프가 중격 구조물을 지나 폐문(hilum) 쪽으로 효율적으로 이동할 수 있도록 한다. 주 림프관은 위쪽으로 주행하여 기관기관지 가지를 따라간다. 왼쪽 림프관은 마지막에 가슴 림프관(thoracic duct)으로 배액 되며, 오른쪽 림프관은 직접 오른쪽 빗장밑 정맥(subclavian vein)으로 배액된다.

흉부 림프절(thoracic lymph node) 그물망은 림프관으로 모인 림프액을 거르는 역할을 한다. 림프절은 기관분지를 따라 분포하며, 주 기관지 및 연관된 구역기관지 가지(subsegmental bronchus) 근처에 위치한다. 림프계가 위쪽 및 중심 쪽으로 갈수록, 정상 림프절은 지름이 커지며, 용골밑 림프절(subcarinal lymph node)과 기관곁 림프절(paratracheal lymph node)은 지름이 5-10 mm가 된다. IASLC (International Association for the Study of Lung Cancer)는 림프절 명칭을 표준화하고 종양학적 병기결정을 돕기 위한 구역별 흉부 림프절 위치 지도(regional thoracic lymph node station map)를 제안하였다(그림 1.13).

> **학습 요점**
> ● 왼쪽 림프관은 가슴 림프관으로 배액되며, 반대로 오른쪽 림프관은 오른쪽 빗장밑 정맥으로 직접 배액된다.

폐의 신경분포

폐는 자율 신경계가 지배하며, 교감 신경섬유와 부교감 신경섬유가 모두 있다. 폐의 부교감 신경 지배는 제10 뇌신경인 미주신경(vagus nerve)이 담당하며, 교감 신경 지배는 흉곽 위쪽(upper thoracic)과 목 신경절(cervical ganglia)에서 기원하는 교감 섬유가 담당한다. 폐문(hilum)에서 이 섬유들이 합쳐져 폐 신경얼기(pulmonary nerve plexus)를 형성하여 기관지 분지와 내장 가슴막(visceral pleura)을 지배한다.

호흡기 신경계의 구심(afferent) 감각 섬유와, 원심(efferent) 운동 섬유는 서로 상호작용하여 다양한 물리적, 화학적 상황에 적응할 수 있도록 해 준다. 폐의 감각 수용체는 크게 느린 적응 수용체(slowly adapting receptor, SAR), 빠른 적응 수용체(rapidly adapting receptor, RAR), 무수 C 섬유(unmyelinate C fiber)라는 3가지 군으로 나뉜다. C 섬유는 폐에서 구심 섬유 중 대부분을 차지하며(75%), 흡연, 히스타민(histamine), 브라

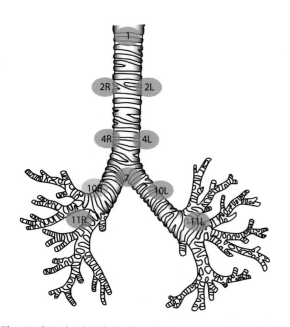

그림 1.13 흉부 림프절 위치 지도의 모식도. 기관지초음파 유도하 기관지경유 바늘 흡인(endobronchial ultrasound-guided transbronchial needle aspiration, EBUS-TBNA)으로 접근할 수 있는 림프절 위치가 표시되어 있다.

표 1.2 폐의 주요 구심 수용체에 대한 자극 및 이에 대한 반사 효과

	C 섬유	느린 적응 수용체(SAR)	빠른 적응 수용체(RAR)
말이집 유무(myelinated)	−	+	+
주요 자극	● 폐용적 변화 ● 화학자극 ● 온도 변화	● 폐용적 변화 ● 화학자극	● 폐용적 변화 ● 화학자극
반사 효과	● 기관지수축 ● 혈관 확장 ● 느린 맥 ● 무호흡 ● 점액분비 증가	● 기관지확장 ● 빠른 맥 ● 들숨 노력 증가	● 기관지확장 ● 기침 ● 점액분비 증가

디키닌(bradykinin), 프로스타글랜딘(prostaglandin), 세로토닌 (serotonin) 같은 수많은 자극에 반응한다. 각각의 구심 수용체 (afferent receptor)에 대한 주요 자극 및 이에 대한 반사 효과는 표 1.2에 요약되어 있다. 운동 섬유에는 교감 및 부교감 요소가 모두 있으며, 혈관과 기도의 평활근 긴장도에 영향을 미친다.

폐에 세 번째 신경계가 있음이 밝혀졌고, 이를 비아드레날린성 비콜린성(nonadrenergic, noncholinergic, NANC) 체계라고 한다. 신경조절물질인 혈관작용 장 폴리펩타이드(vasoactive intestinal polypeptide, VIP)와 산화질소(nitric oxide, NO)가 NANC 신경에서 발견되었다. NANC 체계는 기도의 평활근 수축에 영향을 미치며, 이 체계의 조절장애는 천식 같은 반응 기도 질환 (reactive airway disease)에서 역할을 하는 것으로 추정된다.

> **학습 요점**
> - NANC 체계에는 신경조절물질인 VIP와 NO가 있으며, 기도 평활근 수축에 영향을 미친다.

폐의 발생

폐의 발생학적 발달은 복잡한 과정이며, 최종 목표는 효율적인 가스 교환이 가능한 장기 형성이다. 이 과정에 오류가 발생하면 선천 결함(congenital defect)으로 이어지거나 심한 경우 태아가 사망하기도 한다. 폐 발달 과정을 이해함으로써 이후에 발생하는 질병 과정에 대한 통찰력을 얻을 수 있다.

폐의 발생 단계

폐는 임신 4주 후에 발달하기 시작하며, 이는 출생 후에도 수년간 이어진다. 폐 발달의 시간적 단계는 총 5단계로, 배아 단계 (embryonic stage), 거짓샘 단계(pseudoglandular stage), 소관 단계 (canalicular stage), 소낭 단계(saccular stage), 폐포 단계(alveolar stage)로 나뉜다(그림 1.14). 표 1.3에는 각 단계별 주요 발달 내용이 요약되어 있다.

> **학습 요점**
> - 폐 발달은 일반적으로 5단계로 구성되며, 배아 단계, 거짓샘 단계, 소관 단계, 소낭 단계, 폐포 단계로 나뉜다.

배아 단계

임신 후 약 4주가 지나면, 원시 창자(primitive gut)의 배쪽면 (ventral surface)에서 원시 폐(primitive lung)가 형성된다(그림 1.15). 이러한 상피 돌출(evagination)이 진행되어 7주 차에는 식도 좌우에서 두 개의 폐싹(lung bud)으로 나뉜다. 세 가

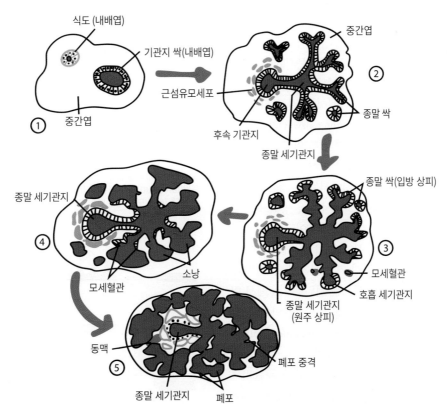

그림 1.14 폐의 다섯 가지 발달 단계. ①-배아 단계. ②-거짓샘 단계. ③-소관 단계. ④-소낭 단계. ⑤-폐포 단계

표 1.3 시간에 따른 폐 발달의 다섯 가지 단계

	배아 단계 4-7주	거짓샘 단계 7-17주	소관 단계 16-25주	소낭 단계 24-38주	폐포 단계 32주-출산 후 18개월
기도와 실질	• 원시 창자의 배쪽면에서 폐 싹이 기원 • 중배엽은 결합조직을 형성하고 기도 방향을 지시 • 내배엽은 상피 구성요소를 형성	• 분지 형태발생이 전세엽 기도로 이어짐 • 3가지 형태의 분기: 영역, 직각, 평면 • 20세대의 기도를 형성 • 입방 세포는 미성숙 II형 폐포 세포를 대표	• 종말 기도와 호흡 세기관지 형성 • I형 및 II형 폐포 세포로 분화 • 혈액 가스 장벽 형성	• 종말 소낭 발달 • 26주에 표면활성물질 생성 • 폐 실질 확장 • 사이질 공간의 얇아짐	• 종말 폐포를 형성하기 위한 2차 중격 • 폐포 발달의 85%는 출생 후 나타난다.
혈관 체계	• 6번째 대동맥 활에서 폐동맥이 기원 • 7주에 폐엽 및 구역 가지가 나타난다.	• 성인 형태의 전세엽 혈관이 완성	• 모세혈관 그물망이 형성되기 시작	• 2중 모세혈관 그물망이 미성숙 폐포에 혈액을 공급	• 2중 모세혈관 체계가 단일 모세혈관 체계로 재구성

지 1차 배엽(primary germ layer) 중 내배엽(endoderm)과 중배엽(mesoderm)이 폐 발달에 관여한다. 중배엽은 폐의 결합조직 요소(connective tissue element)가 되며, 또한 추후 기도가 될 부분의 분기 패턴을 지시한다. 내배엽은 성장 중인 장기의 상피 요소(epithelial element)를 구성한다. 혈관 형성도 이 단계에서 일어나며, 7주가 되면 폐엽 및 구역 분지가 분명해진다. 폐동맥 2개는 6번째 대동맥 활에서 시작하며, 마지막에는 왼쪽 심장에서 시작한 폐정맥과 합쳐진다.

거짓샘 단계

거짓샘 단계의 초기에, 발달 중인 폐는 샘 구조(glandular structure)와 비슷하다. 일반적으로 이 단계는 7주에서 17주 사이며, 전세엽 기도(preacinar airway) 형성으로 이어지는 분지 형태발생(branching morphogenesis)이 특징이다. 발달 중인 쥐의 폐를 대상으로 한 연구에서 기도 생성에는 영역 분기(domain branching), 평면 분기(planar bifurcation), 직각 분기(orthogonal bifurcation)라는 3가지 패턴이 있음이 밝혀졌다(그림 1.16). 영역 분기에서는 모기도(parent airway)에서 둘레를 따라 줄(circumferential row) 형태로 딸기도(daughter airway)가 생성된다. 모기도가 앞뒤 두 개의 딸기도로 갈라질 때 이를 평면 분기라고 한다. 이렇게 생성된 딸기도는 같은 방식으로 다시 갈라져 총 4개의 기도를 형성한다. 직각 분기에서는 두 개의 딸기도가 모기도에서 90° 각도로 생성되며, 또다시 같은 방식으로 갈라진다. 최종 결과는 끝에서 보면 기도의 방향이 서로 사각형 모양으로 보인다. 이와 반대로 평면 분기에서는 끝에서 보면 직선 모양으로 보인다. 이 단계가 끝나면 기도 분지가 총 20 세대(generation) 정도 만들어진다. 상피 세포는 원위부 기도에서 미성숙 II형 폐포 세포인 입방 세포(cuboidal cell)로 분화한다. 중간엽 세포(mesenchymal cell)는 연골세포(cartilaginous cell)와 평활근 세포(smooth muscle cell)를 형성하며, 기도 상피는 술잔 세포(goblet cell)와 신경내분비 세포(neuroendocrine cell)로 채워진다. 또한, 이 단계의 끝자락에서 전세엽 혈관(preacinar vasculature)이 성인과 같은 구성을 갖춘다.

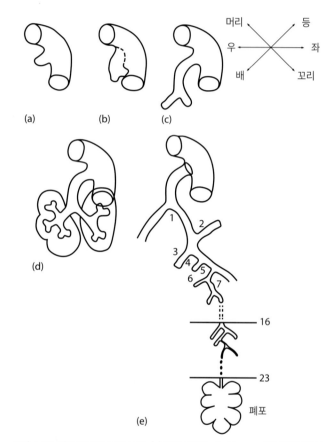

그림 1.15 폐의 발달과 기도 분열. (a) 원시 창자(primitive gut)의 배쪽면에서 폐싹(lung bud)이 생성된다. (b) 주요 기도의 발달. (c) 첫 기도 분열. (d) 원시 폐싹 발달. (e) 기도가 계속 나뉘어져 23 세대로 분열

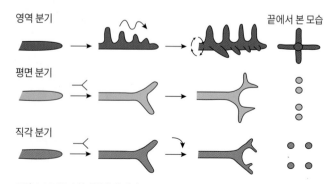

그림 1.16 분지 형태발생의 패턴

소관 단계

16주에서 25주 동안 기도는 계속 발달하여 종말 기도(terminal airway)와 호흡 기관지(respiratory bronchioles)가 된다. 폐 실질은 혈액-가스 장벽(blood-gas barrier)이 형성되면 성숙을 시작한다. 입방 상피 세포(cuboidal epithelium)는 편평해지며 I형 폐포 세포와 II형 폐포 세포로 분화한다. II 형 상피 세포에서 층판체(lamellar body)가 나타나 표면활성물질(surfactant) 생성을 준비한다. 폐 혈관계는 이 단계 동안 증식하여 모세혈관 그물망을 형성하기 시작한다.

소낭 단계

소낭 단계는 24주에서 38주 사이에 나타나며, 사람 태아는 소낭 단계가 되면 생존할 수 있다. 소낭 단계가 시작되면, 기도는 얇은 벽을 지닌 종말 주머니(terminal saccule)로 끝나게 되며, 이는 계속 성숙하여 기도의 최종 가지를 생성한다. 26주가 되면 표면활성물질이 생성되며, 30주가 되면 기도로 분비된다. 이 기간에 폐 실질은 막대하게 성장하며 사이질 공간이 얇아진다. 폐혈관은 계속해서 성장하며, 대다수 미성숙 폐포는 이중 모세혈관 그물망에서 혈액을 공급받는다.

> **학습 요점**
> - 표면활성물질 생성과 분비는 소낭 단계에서 시작된다.
> - 태아는 24주가 되면 생존할 수 있다.

폐포 단계

출생 시에 폐포 중 대부분은 아직 완전히 발달하지 않은 상태다. 약 32주에 미성숙 폐포가 형성되기 시작한다. 출생 후, 미성숙 폐포와 종말 주머니(terminal saccule)는 2차 중격 형성 과정(secondary septation)을 거쳐 종말 폐포(terminal alveoli)가 된다. 사실, 폐포 발달은 많게는 85%가 출생 후 첫 몇 년 동안 진행된다. 중격이 생성되면서 표면활성물질 생성도 증가한다. 폐 모세혈관은 폐포와 함께 발달한다. 2중 모세혈관 구조(double capillary bed)는 조정을 거쳐 단일 모세혈관 구조가 된다. 폐포와 모세혈관 성장은 18개월경에 느려지기 시작하지만, 폐 성숙은 긴 뼈 성장(long bone growth)이 끝날 때까지 계속된다.

> **학습 요점**
> - 폐포 성숙은 약 32주에 시작되며 출생 후 18개월이 되면 느려진다.

폐 성장에 관여하는 요인

효과적인 가스 교환을 위한 장기인 폐가 발달하기 위해서는 물리적 신호와 세포 신호 양쪽의 효과적인 상호작용이 필요하다.

내배엽(endoderm) 분화는 Wnt/Wnt2b 발현에 영향을 받는 전사인자 Nkx2-1의 발현으로 시작된다. 이 단백질 중 하나가 없는 유전자 결핍 쥐는 폐를 발달시키지 못한다. 기관(trachea) 발달은 뼈 형성 단백질(bone morphogenic protein, BMP) 신호가 조절한다. 폐와 기관이 제대로 발달하기 위해서는 레티노산(retinoic acid)이 중요하다. 레티노산 신호 경로에 문제가 발생하면 폐 발육부전(agenesis)과 기관식도 샛길(tracheoesophageal fistula)이 발생할 수 있다. 초음파 고슴도치 신호(sonic hedgehog signaling)를 이용하는 Gli-2, Gli-3 같은 Gli 전사 인자 군(transcription factor family)도 폐와 기관이 제대로 발달하는데 필요하다. 이 경로에 문제가 발생하면 폐에 이상이 나타날 수 있다.

> **학습 요점**
> - 전사 인자 Nkx2-1과 Wnt는 폐가 제대로 발달하기 위해 중요하다.

분지 형태발생에서 공간 통제는 Fg10이 담당한다. 분지에 영향을 미치는 또 다른 단백질은 Spry (Sprouty)다. Spry2가 과다 발현 된 쥐는 분지 생성과 상피 증식이 억제된다. 좌우 비대칭은 전사 인자 Lefty1, Lefty2, NODAL, PITX2에 영향을 받는다. Lefty1에 삭제 돌연변이(null mutation, -/-)가 생긴 쥐는 폐가 대칭 형태를 지닌다.

혈관 형성은 내피세포와 주변 세포 사이의 주변분비 신호(paracrine signaling)에 영향을 받는다. 혈소판 유래 성장 인자(platelet derived growth factor, PDGF), 섬유모세포 성장 인자(fibroblast growth factor, FGF), 혈관 내피 성장 인자(vascular endothelial growth factor, VEGF), 전환 성장 인자 β (transforming growth factor β, TGF β)는 모두 혈관이 제대로 분지를 내고 발달하는데 영향을 미친다. VEGF 신호는 내피세포의 생존 및 분화에 중요하다. PDGF와 TGFβ는 혈관 벽의 발달과 안정성에 관여한다.

자궁 안에서 태아의 폐는 관내액(intraluminal fluid) 덕분에 팽창된 상태를 유지한다. 이 체액은 상피 세포에 있는 Na^+/K^+-ATPase 펌프가 생성하는 Cl^-의 화학 기울기(chemical gradient)에 의해 유지된다. 관 안으로 Cl^- 이온이 순유출(net efflux)되면서 삼투 기울기 때문에 물을 끌어당긴다. 정상 발달에서 태아 폐의 지속 팽창은 중요하다. 양수과소증(oligohydramnios), 선천 가로막 탈장(congenital diaphragmatic hernia)처럼 폐 팽창을 방해하는 상태가 발생하면, 폐 형성저하증이 나타날 수 있다.

> **학습 요점**
> - 관내액은 미성숙 폐를 팽창된 상태로 유지하기 위해 중요하며, 이는 적절한 폐 성장을 보장한다.

조산의 영향

조산은 불완전 폐 성숙으로 이어진다. 미숙의 정도는 태아의 임신 주수에 따라 다르지만, 일반적으로 종말 호흡 단위(terminal respiratory unit)가 감소하고 표면활성물질 생성이 충분하지 않으며, 이는 비효율적인 가스 교환으로 이어진다. 기도 벽에 평활근이 적으며, 상피 세포의 상호작용이 약하기 때문에 폐 순응도(lung compliance)가 높아진다. 결과적으로, 출생 후 호흡 곤란 증후군(respiratory distress syndrome, RDS)의 발생률이 높아지며, 미국에서는 매년 약 5만 명 정도가 영향을 받는다. 임신 주수가 낮을수록 RDS의 발생률이 증가한다. 임신 주수가 30주 미만이라면 미숙아 중 약 50%에서 RDS가 발생한다. 의학이 진보하면서 미숙아의 생존율이 비약적으로 상승했지만, 이와는 별개로 미숙아에게는 기관지폐 형성이상(bronchopulmonary dysplasia)이 흔하게 나타난다.

학습 요점
● 미숙아는 RDS가 발생할 위험성이 높다.

조산의 장기 결과는 장기간의 기계 환기(mechanical ventilation), 고산소증(hyperoxia), 출생 후 감염(postnatal infection) 등에 영향을 받는다. 이로 인해 천식, 폐 기능 저하, 호흡기 감염 증가 등의 위험성이 높아진다. 미숙아는 1초간 노력 날숨량(forced expiratory volume in 1 second, FEV_1)이 낮으며, 이는 초기 성인기까지도 계속된다. 일산화탄소 확산능력(diffusion capacity of the lung for carbon monoxide, DLCO) 감소, 사강(dead space) 증가, 운동 내성(exercise tolerance) 감소 같은 비정상 소견도 나타날 수 있다.

학습 요점
● 조산의 장기 결과에는 천식이 발생할 위험 증가, 폐 기능이 감소할 위험 증가, 운동 내성 감소 등이 있다.

문제

1. 다음 중 전도구역에 해당하지 않는 것은?
   ① 기관
   ② 폐포 관
   ③ 기관지
   ④ 종말 기관지

2. 폐포 상피의 표면은 주로 어떤 세포로 구성되는가?
   ① 클라라 세포
   ② 술잔 세포
   ③ I형 폐포 세포
   ④ II형 폐포 세포

3. 다음 중 일반적으로 기관 뒷벽(평활근)을 침범하지 않는 질환은?
   ① 유육종증
   ② 아밀로이드증
   ③ 예전에는 Wegener 육아종증이라고 부른 육아종증 다발혈관염(granulomatosis with polyangiitis)
   ④ 기관기관지이소성 골연골형성증

4. 다음 중 성인 폐의 구조에 대한 설명 중 틀린 것은?
   ① 폐의 표면활성물질은 주로 DPPC로 구성된다.
   ② II형 폐포 세포에 의한 상피 복구 기전은 2일에서 5일 정도가 걸린다.
   ③ 세기관지에는 기관과 기관지의 벽에는 있는 섬유연골 층이 없다.
   ④ 섬모의 미세관 배열은 중앙에 있는 2개의 반지모 양 고리와 6개의 주변부 이중고리가 특징이다.

5. 표면활성물질 생성은 폐 발달의 단계 중 어느 단계에서 시작되는가?
   ① 배아 단계
   ② 거짓샘 단계
   ③ 소낭 단계
   ④ 폐포 단계

더 읽을거리

Barnes PJ. The third nervous system in the lung: Physiology and clinical perspectives. Thorax 1984;39(8):561-7.

Charan NB, Thompson WH, Carvalho P. Functional anatomy of bronchial veins. Pulm Pharmacol Ther 2007;20(2):100-3.

Kubin L, Alheid GF, Zuperku EJ, McCrimmon DR. Central pathways of pulmonary and lower airway vagal afferents. J Appl Physiol 2006;101(2):618-27.

Mullassery D, Smith, N. Lung development. Semin Pediatr Surg 2015;24(4):152-5.

Pinkerton K, Harding R, Plopper C (Eds.). The Lung: Development, Aging and the Environment. Academic Press; 2003.

Rusch VW, Asamura H, Watanabe H, Giroux DJ, Rami-Porta R, Goldstraw P. The IASLC lung cancer staging project: A proposal for a new international lymph node map in the forthcoming seventh edition of the TNM classification for lung cancer. J Thorac Oncol 2009;4(5):568-77.

2

병리

BEATA KOSMIDER, KARIM BAHMED, XU ZENG, HE WANG, AND THOMAS J. ROGERS

세포 생물학과 면역 방어 기전

폐 세포와 기도의 세포 체계

호흡기계는 정상 조직의 기능에 필요한 산소를 전달하고 유산소 세포 대사의 산물인 이산화탄소를 제거하는 기능을 한다. 기도 세포와 폐포는 산-염기 균형과 폐 방어 기전을 유지한다. 기관지는 커다란 관이며 연골이 보강해주는 근육으로 된 벽이 있다(그림 2.1). 세기관지는 작은 관이며, 근육으로 된 벽이 불완전하며, 연골이 없으며, 폐포와 연결된다. 섬모(ciliated) 세포, 점액(mucous) 세포, 신경내분비(neuroendocrine) 세포로 분화하는 바닥 세포(basal cell)는 기관지의 줄기세포(stem cell)로 추정된다. 전도 기도(conducting airway)는 주로 섬모 세포, 클라라 세포(Clara cell), 바닥 세포, 술잔 세포(goblet cell)로 구성된다. 기도에는 거짓중층 원주 상피(pseudostratified columnar epithelium)가 늘어서 있으며, 이 상피는 종말 세기관지(terminal bronchiole) 수준에 도달하면 입방 상피(cuboidal epithelium)로 변한다. 하부 기도에서는 추가로 술잔 세포 및 섬모 세포가 클라라 세포 및 장액 세포(serous cell)로 대체된다. 섬모 세포는 분화의 마지막 형태지만, 클라라 세포와 장액 세포는 적절한 생리 조건이 갖춰지면 점액을 생성하는 술잔 세포로 변할 수도 있다. 섬모 세포는 운동성 섬모를 이용해 흡입한 입자와 점액층을 이동시킨다. 대다수 기도 상피 세포는 이온(ion), 인지질(phospholipid), 점액(mucus), 클라라 세포 분비 단백질(Clara cell secretory protein) 같은 면역보호 단백질(immunoprotective protein)을 분비한다.

폐포 상피는 I형 폐포 세포와 II형 폐포 세포라는 2가지 주요 상피로 구성된다(그림 2.1). I형 폐포 세포는 크고 편평한 형태를 하고 있으며, 여기서 가스 교환이 일어난다. I형 폐포 세포는 폐포 표면의 약 95%를 덮고 있으며, 말초 폐 세포(peripheral lung cell) 중 약 8%를 차지한다. II형 폐포 세포는 폐포 표면의 약 5%를 덮고 있으며, 말초 폐 세포 중 약 15%를 차지한다. II형 폐포 세포는 폐 표면활성물질(surfactant)을 생성하고 분비하며, 첨부 미세섬모(apical microvilli)와 층판체(lamellar body)라는 특징적인 구조물이 있다. 손상에 보다 민감한 I형 폐포 세포가 손상되면 II형 폐포 세포가 상피를 복구한다. 표면활성물질은 공간(airspace)근처에 있는 상피 표면을 덮고 있으며, 이러한 인지질(phospholipid)과 단백질 혼합체는 표면 장력(surface tension)을 줄여주며, 이는 작은 기도의 안정성을 유지하기 위해 중요하다. 폐는 대량의 공기를 이송하는 역할과 다양한 환경 오염물질과 미생물 병원체에 대한 방어막 역할이라는 두 가지 기능을 해야만 한다. 상부 기도에는 표면 상피(superficial epithelium)가 늘어서 있고, 이 중 거의 대부분은 섬모 세포(ciliated cell)가 차지하며 나머지는 점액을 생성하는 술잔 세포로 구성된다. 점액은 기도 기능에 중요한 물리 장벽과 화학 장벽을 생성하며, 흡입한 입자 형태 물질은 정상적으로 이 점액층에 잡힌다. 그 후, 섬모는 통합된 움직임으로 점액을 기도에서 입인두(oropharynx)로 이동시킨다. 이 점액은 일반적으로 입인두에서 소화기로 삼켜진다. 이 과정을 "점액섬모 상승운동(mucociliary escalator)"이라고 한다. 이러한 방법으로 점액층과 섬모주변 체액(periciliary fluid)은 섬모 움직임과 효과적으로 조화를 이루어 점액에 잡힌 입자 형태 물질을 제거한다.

폐포 대식 세포(alveolar macrophage)는 폐포 내부의 세포 구성 중 90-95%를 차지한다. 이들은 조직에 상주하는 세포로 내부 상피 표면에 늘어서 있으며, 폐 발달과 면역 감시에 결정적인 역할을 한다. 사이질 대식 세포(interstitial macrophage)는 그 수가 적으며, 아직 제대로 연구된 바가 없다. 폐의 사이질 안에서 주로 관찰되는 세포는 상주하는 섬유모세포(resident fibroblast)다. 이들은 손상 복구 과정에서 작동 세포(effector cell)로 기능하며, 주로 세포바깥 바탕질(extracellular matrix, ECM) 생성을 담당한다.

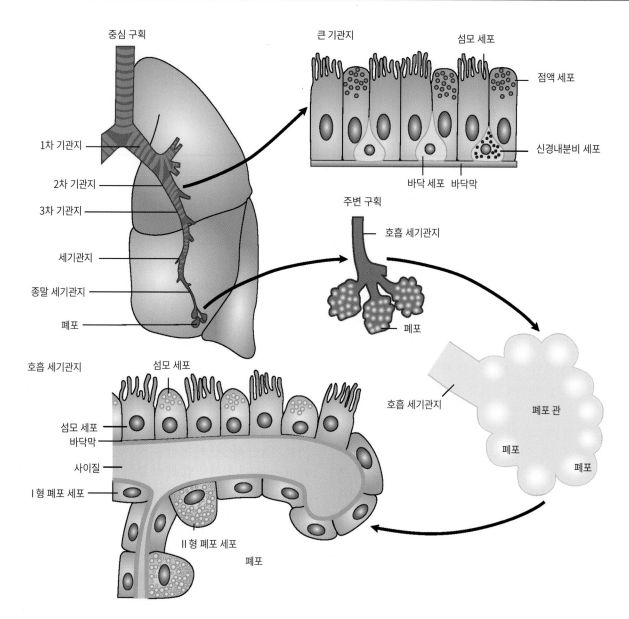

그림 2.1 근위부 및 원위부 폐 세포의 모식도(Adapted from Sun, S, Schiller, JH, Gazdar, AF, *Nat Rev Cancer*, 7, 778-790, 2007. With permission.)

폐 세포 손상

폐는 해부학적 구조의 특성상 특히 환경 산화 스트레스로 인한 손상에 취약하다. 이 때문에, 흡입된 환경 인자들은 세포 손상을 유발할 수 있으며, 폐 질환을 악화시킬 수도 있다. 또한 폐는 미토콘드리아 호흡(mitochondrial respiration)으로 생성된 내부 산화 스트레스(endogenous oxidative stress)에 지속해서 노출된다. 항산화 방어 시스템의 수용한계보다 더 많은 반응 산소종(reactive oxygen species, ROS)이 생성되면 산화 스트레스가 나타나며, 지질(lipid), 단백질, DNA 손상으로 이어진다. 담배 연기는 가스 단계(gas phase)와 타르 단계(tar phase) 모두에서 수많은 산화제와 자유 라디칼(free radical)을 함유하고 있다. 이는 중성구(neutrophil)를 폐 미세순환계에 격리시키며 대식 세

포(macrophage)가 호흡 세기관지(respiratory bronchiole)에 축적되도록 한다. 중성구와 대식 세포는 산화제를 배출할 가능성이 있다. 폐포 상피 세포 손상에 대한 담배 연기의 효과는 기도 저항을 높이고, 기도 수축을 증가시키며, 이는 직접 산화제-매개 기전(direct oxidant-mediated mechanism)을 통해 발생한다. 또 다른 잠재적 산화제는 오존(ozone)으로, 오존은 지질 과산화(peroxidation)를 통해 세포 손상을 유발한다. 오존 흡인은 중성구 증가, 기도 반응성 증가, 폐 기능 저하로 이어질 수도 있다. 또한, 이산화질소(nitrogen dioxide)와 이산화황(sulfur dioxide)은 반응성 친전자체(reactive electrophile) 배출과 산화제 생성을 통해 폐 기능을 변형시킬 수도 있다. 게다가, 대기 오염 미립자(50% 효율로 포집한 공기역학 지름이 10 μm인 입자, PM_{10})에서 생성된 산화제를 흡입하면, 기도 상피 세포에서 염증 사이토카

인(inflammatory cytokine)이 분비된다.

환경 인자는 또한 염증 유전자 발현 증가, 염증 반응 해소 실패, 항산화 방어 시스템 유도능력 감소를 유발할 수 있으며, 이는 폐 노화로 이어진다. ROS는 세포자멸사를 비롯한 세포 손상과 조직 손상의 주요 원인이며, 수많은 만성 염증 질환과 관련있다. 게다가, 폐 세포는 산화 스트레스에 반응하여 종양 괴사 인자-α (tumor necrosis factor-α, TNF-α), 인터루킨-1 (interleukin-1, IL-1), IL-6, IL-8, 과립 대식 세포 집락 자극 인자(granulocyte macrophage colony stimulating factor, GM-CSF) 같은 염증 매개물질(inflammatory mediator)과 사이토카인/케모카인을 분비한다. 이러한 매개물질은 중성구 보충(neutrophil recruitment)을 유발하고 핵심 전사 인자를 활성화하여, 염증 반응과 조직 손상을 증가시킨다. 따라서, 만성 폐쇄 폐 질환, 천식, 급성 호흡 곤란 증후군, 특발 폐 섬유증(idiopathic pulmonary fibrosis, IPF), 낭성 섬유증(cystic fibrosis) 같은 수많은 폐 질환의 발병 원인에는 급성 및 만성 폐포/기관지 염증 반응이 관여한다.

호흡기 방어와 염증

상피 세포

폐에서 세균, 곰팡이, 바이러스 같은 감염원에 대한 방어는 주로 염증 백혈구(inflammatory leukocyte)가 관여하는 과정이라 보는 것이 일반적이다. 그러나, 폐의 "면역"을 이러한 관점으로 보는 것은 너무나도 단순한 방법이다. 왜냐하면, 내피 세포와 상피 세포를 포함한 폐를 구성하는 세포가 중요한 면역학적 매개물질의 근원이기 때문이다. 실제로, 이러한 매개물질은 상당한 양이며 폐 조직에서 염증 반응의 진행을 주도적으로 조절할 수 있다. 상피 세포는 다양한 염증전 사이토카인(proinflammatory cytokine)과 케모카인(chemokine)을 생성하지만, 폐 질환에서 이러한 상피 세포 생성물의 역할은 아직 완전하게 밝혀지지 않았다. 염증 자극에 대한 반응은 부착 분자(adhesion molecule)를 상향조절(upregulation)할 수 있으며, 이는 염증이 일어난 곳에 백혈구를 끌어들여 머물게 한다. 게다가, II형 폐포 세포는 표면활성물질 단백질 SP-A와 SP-D를 생성한다. 마지막으로, 상피 세포는 β-디펜신(β-defensins)과 락토페린(lactoferrin) 같은 항균 매개물질도 분비하며, 이는 정균 및 살균 모두를 매개한다.

섬모 상피 세포 또한 섬모주변 체액(periciliary fluid)에 용균 효소(lysozyme), 과산화효소(peroxidase), 분비 면역글로불린A(immunoglobulin A, IgA) 같은 항균 물질을 생성하여 보호 활동을 한다. 섬모주변 체액층은 점액층으로 덮여 있으며, 이러한

층들은 효과적인 청소를 위해 고도로 조율된 방식으로 작동해야만 한다. 게다가, 섬모주변 층은 폐 표면에 충분한 수분공급을 위해 필요하며, 폐 표면의 윤활 정도도 조절한다. 충분한 수분이 공급되지 않으면 점막층이 상피 세포 표면에 붙어버리며, 이는 호흡기계 폐쇄(pulmonary obstruction) 혹은 국소 염증으로 이어질 수도 있다. 섬모주변 층이 얇아지면, 점막층의 섬모가 유착될 수도 있다. 반대로, 섬모주변 체액이 너무 많다면, 정상적인 섬모 운동이 일어나지 않아 점액을 이동시킬 수 없다. 세포를 최적의 상태로 기능하게 하려면 섬모주변 체액층을 적절한 이온 균형, 삼투 균형, pH로 조절해야 한다. pH에 민감한 디펜신, 용균효소, 락토페린의 활동을 보조하기 위해서는 섬모주변 pH를 최적의 상태로 유지해야만 한다. 최적의 섬모주변 체액 구성과 섬모의 움직임 조절은 담배 연기에 손상된다는 점을 유의해야 한다.

점액층에서 가장 현저한 구성요소는 커다란 점액소 당단백질(mucin glycoprotein)이다. 점액소 당단백질에는 물리적 특성을 기반으로 구분할 수 있는 3개의 군이 있다. 첫 번째 군은 겔형성 점액소(gel forming mucin)며, 여기에는 MUC5AC, MUC5B, MUC2가 있다. 두 번째 군은 막-연관 점액소(membrane-associated mucin)로 MUC1, MUC4, MUC20 등이 있다. 마지막은 비겔형성 점액소(non-gel forming mucin)로 MUC7이 여기에 해당한다. 점액소는 크기가 크고 강하게 당화된 단백질(heavily glycosylated protein)이며, 점액소 생성과 배치는 폐 안에서 구분되어 진행된다. 주요 점액소는 MUC5AC와 MUC5B이며, 주로 술잔 세포(goblet cell)가 생성한다. MUC5B는 점막밑 샘(submucosal gland)의 점액 세포가 발현하는 주요 점액소다. MUC7은 주로 장액 세포(serous cell)가 발현한다. MUC1과 MUC4는 주로 섬모 세포(ciliated cell)의 첨부 표면(apical surface)에서 생성되고 배치된다. 점액소의 발현 정도는 낭성 섬유증(cystic fibrosis), 천식, 만성 폐쇄 폐 질환 같은 특정 만성 폐 질환의 단계에 따라 변할 수 있다. 또한, 특정 감염원, 일부 염증전 매개체, 담배 연기 때문에도 점액소 생성이 증가할 수 있다.

상피 세포는 또한 표면활성물질 생성이라는 역할을 통해 방어와 선천면역에도 기여한다. 표면활성물질 단백질은 총 4가지가 있으며, 각각 SP-A, SP-B, SP-C, SP-D라 부른다. 이 단백질은 최적의 폐 보호를 위해 필요하다. 급성이나 만성 염증 혹은 SP 유전자의 다형성(polymorphism) 등에서 나타나는 폐 표면활성물질 부족은 호흡 부전을 유발할 수 있다.

SP-A와 SP-D는 매우 큰 친수(hydrophilic) 단백질이며, 탄수화물 결합 영역 혹은 렉틴 영역(lectin domain)과 아교질 유사 영역(collagen-like domain)으로 구성된다. 이 때문에, 이 단백질

을 보통 "콜렉틴(collectin)" 단백질이라고 한다. SP-A와 SP-D 단백질은 직접적인 항바이러스, 항균, 항곰팡이 활동, 염증전 사이토카인 발현의 자극, 백혈구의 포식 활동 촉진 등을 통해 폐의 선천면역에서 중요한 역할을 한다. 이러한 효과들은 부분적으로 SP-A와 SP-D의 렉틴 영역을 기반으로 하며, 미생물 표면에 있는 복잡한 탄수화물에 결합하여 더욱 효율적인 포식작용을 유도한다. 포식 세포가 미생물을 삼키면, SP와 결합한 미생물은 강한 백혈구 호흡 폭발 반응(respiratory burst response)을 일으켜, 포식 세포가 더욱 효과적으로 항균 사멸(antimicrobial killing)을 할 수 있도록 돕는다. SP-A와 SP-D는 일반적으로 표면활성물질 표면에 삼중결합 복합체를 형성하며, 이 거대한 다중결합 구조는 강력한 탄수화물 결합 활성을 가지기 때문에 SP 단백질의 기능 활동성을 촉진한다.

중성구

폐에서 중성구 보충은 초기 면역 반응 혹은 염증 반응에서 중요한 부분이며, 이러한 포식 세포는 화학유인물질이 복잡하게 혼합되어 모이면, 이에 반응하여 폐로 모인다. 화학유인물질은 구조 세포(structural cell)와 상주 백혈구를 비롯한 폐 조직의 다양한 세포에서 만들어진 물질이다. 중성구 보충을 매개하는 물질에는 상피 세포와 상주 백혈구가 생성하는 아라키돈산 대사물(arachidonic acid metabolite), 케모카인(chemokine)의 CXC 아과(subfamily), 보체 파편(complement fragment) C5 등이 있다. 많은 세균 병원체는 조직에서 포밀화된 펩타이드(formylated peptide)를 분비하고, 이를 중성구의 포밀 펩타이드 수용체가 인식한다. 따라서, 포밀 펩타이드 수용체 작용제(agonists)는 중성구 보충에 가장 강력한 화학유인물질이다. 중성구를 포함한 백혈구가 염증 부위에 모이면, 이 세포들은 추가 화학유인물질의 중요한 원천으로 작용하기 시작한다. 이는 추가로 백혈구를 끌어모으고 추가 구조 세포를 활성화하며, 이 과정을 확장 및 강화할 수 있다. 이러한 생물학적 증폭은 IL-1과 TNF-α 같은 염증전 사이토카인이 상주 대식 세포, 내피 세포, 상피 세포를 자극하고, 이러한 자극이 화학유인물질 발현을 유도하기 때문이다. 보충된 중성구는 포식 작용, 산소기(oxygen radical) 방출, 세포독성(cytotoxic) 펩타이드, 단백질 분해효소 등을 조합하여 수많은 미생물 병원체를 제거한다.

중성구 보충 과정은 백혈구와 혈관 내피 세포 표면 양쪽에 있는 부착 분자(adhesion molecules)의 발현 혹은 활성에도 영향을 받는다. 부착이 강화되는 과정은 순차적, 단계적 과정이며, 먼저 염증부위 혈관에서 중성구의 움직임이 느려지다가, 그 후 내피 세포 표면을 따라 구르면서 마지막에는 멈추게 된다. 중성구가 혈관 내피 세포 표면에 멈추고 나면, 그 후 중성구는 혈관 외 공간(extravascular space)의 화학유인물질 농도 증가에 반응하여 혈관벽을 가로질러 이동한다.

중성구는 만성 폐쇄 폐 질환과 사이질 폐 질환을 비롯한 만성 감염 폐에서 염증 세포의 상당 부분을 차지한다(표 2.1). 중

표 2.1 만성 폐쇄 폐 질환, 천식, 미생물 내성에서 백혈구의 역할

세포	만성 폐쇄 폐 질환	천식	미생물 내성
중성구	+++[a]	+	+++ 세포바깥[b]
호산구	+	+++	+ 세포바깥
대식 세포			
M1	++	+/–	+++ 세포바깥/세포내
M2	++	++	+ 세포바깥/세포내
선천 림프모양 세포1	+/–	+/–	+ 세포내
선천 림프모양 세포2	++	++	++ 세포바깥/세포내
선천 림프모양 세포3	+/–	+[c]	+ 세포바깥
자연 살해 세포	+/–	+/–[d]	+ 세포내
자연 살해 T-세포	+/–	+/–[d]	+ 세포내
T-세포 CD4			
T_H1	+++	+/–	++ (간접)
T_H2	+	+++	++ (간접)
T_H17	+	+	++ (간접)
T_{REG}	+/–	+	불확실
T-세포 CD8	+++	+/–	+++ 세포내

[a] +/–: 역할이 없거나 확실하지 않음; + 혹은 ++: 역할이 확립되어있지만, 긍정적 혹은 부정적으로 작용; +++: 상당한 역할
[b] 세포내 병원체 혹은 세포바깥 병원체에 대한 미생물 내성
[c] 비만 유발 천식에서 역할을 시사하는 근거가 있음.
[d] 만성 폐쇄 폐 질환에서 자연 살해 세포 및 자연 살해 T-세포의 역할은 확실하지 않다. 정상 피험자와 비교한 자연 살해 세포 및 자연 살해 T-세포의 상대적 숫자는 논란의 여지가 있다. 자연 살해 세포 및 자연 살해 T-세포의 전신 활성은 갑년(pack-year) 흡연력과 관련이 있을 수도 있다.

성구는 수명이 짧기에, 폐에서 중성구를 대량으로 유지하기 위해서는 혈액에서 폐로 중성구를 계속 보충해야 한다. 이러한 중성구 보충을 지속하기 위해서는 화학유인물질의 원천이 계속해서 상향조절되어야만 한다. 담배 연기에 계속해서 노출되면 화학유인물질 생성과 백혈구 및 내피 부착 분자 활성 양쪽을 상향조절하는 자극이 생길 수 있다.

대식 세포

대부분이 폐포에 있는 상주 대식 세포(resident macro-phage)는 하부기도에 들어온 세균성 감염원과 곰팡이성 감염원에 대한 1차 방어선 역할을 한다. 이 포식세포에는 광범위한 사이토카인과 화학유인물질 수용체가 있어 포식 세포가 병원체 표면에 부착할 수 있도록 해주며, 감염원이나 염증이 있는 부위로 이동할 수 있도록 해준다. 대식 세포에는 세균이나 곰팡이 표면에 직간접적으로 부착할 수 있는 수용체가 있으며, 이는 대식 세포의 포식 활동을 증진하고, 대식 세포를 활성화하여 사멸 능력을 증가시키고 염증전 매개물질 분비를 추가로 증가시킨다. 첫 미생물 자극 때문에 대식 세포가 활성화되면, 대식 세포는 매개물질을 분비하며 이는 추가 염증 백혈구가 모일 수 있도록 해준다. 매우 중요한 점은 폐 대식 세포는 인터페론-γ (interferon-γ, IFNγ) 같은 매개물질에 의해서도 활성화될 수 있다는 점이다. IFNγ는 림프구에서 생성되며, IFNγ를 통해 활성화된 대식 세포는 항균 사멸 능력이 대폭 증가한다. 활성 대식 세포가 가지는 매우 효과적인 항균사멸 능력은 *Mycobacterium tuberculosis*를 비롯한 많은 세포내 세균성 병원체가 유발하는 감염에 저항하는 데 필요하다.

대식 세포가 선천면역에 참여할 때 중요한 부분은 패턴인식 수용체(pattern recognition receptor, PRR)를 이용하여 미생물 병원체에 반응하는 능력이다. PRR은 광범위한 병원체 생성물을 인식하며, 이러한 생성물은 병원체연관 분자패턴(pathogen-associated molecular patterns, PAMP)이라고 한다. PRR에는 톨유사 수용체(Toll-like receptors, TLRs), 레티노산 유도 유전자-1 유사 수용체(retinoic acid inducible gene-1 like receptors), 뉴클레오타이드 올리고머화 영역 유사 수용체(nucleotide oligomeri-zation domain like receptor), C형 렉틴 수용체(C-type lectin recep-tor) 등이 있다. 특히, 인체에서 TLRs은 11개의 단백질 군을 형성하여 다양한 세균과 바이러스 패턴을 인식한다. TLRs은 활성화되면 신호 연쇄반응(signaling cascade)을 시작하여 대식 세포 활성, 염증전 사이토카인과 케모카인 생성, 염증전 사이토카인 수용체의 발현 증강을 유도한다.

상주하는 폐 대식 세포의 감시 기능은 폐에서 미생물 감염에 대한 효과적인 선천 내성(innate resistance)을 위해 필요한 다세포 조율(multicellular coordination)에 중요한 역할을 한다. TLRs 활성으로 일부 매개되는 폐포 대식 세포의 활성은 염증전 사이토카인의 상향조절과 분비를 유도한다. 이 사이토카인은 사이토카인 수용체를 통해 직접 폐 상피 세포를 활성화하여, 추가적인 염증전 매개물질 분비와 감염 부위로의 중성구 보충을 유도한다. 보충된 중성구는 대다수 세균 병원체와 곰팡이 병원체를 빠른 속도로 포식하며, 다양한 감염원에 대한 방어를 진행한다. 이 과정은 효과적인 선천 내성을 수행하기 위해 조율된 방식으로 작동하는, 대식 세포, 상피 세포, 중성구로 구성된 상호 연결된 세포 회로의 능력을 보여준다.

폐 대식 세포는 종류가 다양하며, 만성 폐 질환에서는 다양성이 더욱 두드러진다. 대식 세포는 일반적으로 염증전 매개물질, 항염증 매개물질, 혹은 수용체를 생성하는 능력을 기준으로 "전형(classical, M1)" 대식 세포와 "대체 활성(alternatively activated, M2)" 대식 세포로 구분한다. M1 대식 세포는 상당한 염증전 사이토카인을 발현하고, 수용체 수를 상승시킬 수 있으며, 이는 염증전 매개물질과 미생물 생성물을 인식한다. 또한, M1 대식 세포는 높은 수준의 항균 면역을 보여준다. 이와 반대로 M2 대식 세포는 주로 항염증 매개물질인 IL-10과 전환성장인자-β (transforming growth factor β, TGF-β)를 발현하며, 염증전 수용체도 소수 발현한다. 이 방법으로 M2 세포는 강력한 염증 반응을 억제하기 위한 "꺼짐(off)" 신호를 보낸다. 실험동물에서 연구된 M2 대식 세포는 높은 수준의 항염증 활동을 나타내지만, 사람의 M2 세포는 염증 반응에 대하여 섬유결합소(fibronectin)를 비롯한 섬유전 단백질(profibrotic protein)을 생성하고, 섬유화 반응(fibrotic response)을 촉진하는 등 더 다양한 효과를 나타낸다. 그러나, 섬유화 반응은 상처 치유 등에서는 이롭지만, 섬유화 반응이 부적절한 조직 재형성(remodeling)을 유도한다면 해로울 수도 있다. 게다가, M2 대식 세포의 섬유전 활성(profibrotic activity)이 지속해서 활성화되면 조직 섬유화(tissue fibrosis)로 이어질 수 있으며, 상당히 많은 조직 섬유화가 진행될 가능성이 있다. 만성 염증 질환이 진행하는 동안, 이 세포들이 폐에 대량으로 보충되면 폐에 나쁜 영향을 미칠 수 있다.

급성 폐 손상(acute lung injury)에서 M1 대식 세포는 면역 반응에 중요한 역할을 하지만, M2 세포는 활동성이 낮다. 반대로, 만성 폐쇄 폐 질환, 특발 폐 섬유증, 낭성 섬유증(cystic fibrosis) 같은 만성 폐 질환에서는 M2가 많아지며 활동성도 높아진다. 실험동물을 대상으로 한 연구 결과에 따르면, M2 대식 세포는 폐 섬유증(lung fibrosis)을 유도하기 필요하며 M2 대식 세포 억제제를 투여하면 폐 섬유증을 방지할 수 있다.

림프구

정상 폐 조직에서는 림프구가 기도, 폐포 공간(alveolar space), 폐 혈관내 공간(pulmonary intravascular space), 폐 사이질 등 폐 전체에 넓게 분포하고 있다. 정상 폐 조직에는 조직화된 림프 구조물(lymphoid structure)이 거의 없지만, 흡연자와 만성 염증 환자는 기관지 관련 림프조직(bronchus associated lymphoid tissue, BALT)이 다양하게 존재한다. 일반적으로 B-림프구와 T-림프구를 합치면 폐 백혈구 중 약 6-8%를 차지하며, 림프구는 기도와 폐포보다 폐 실질에 약 20배 정도 많다. 폐 실질에는 T-세포가 B-세포보다 약 15배 정도 많이 존재하지만, 이는 BALT 조직 구조 유무에 따라 달라질 수 있다. T-세포 중에서는 CD4+ T-세포가 더 많으며, 정상 폐에서 CD4와 CD8의 비율은 약 60:40이다.

폐의 T-세포는 감염원과 접촉하면 활성화될 수 있으며, 활성화된 T-세포는 적응면역을 촉진하는 사이토카인을 분비한다. 하지만, 효과적인 T-세포 활성화는 대부분 국소 림프절 혹은 배액 림프절(draining lymph node)에서 진행되기 때문에, 어떤 폐 세포가 적응 항균 면역 반응에 참여하는지는 확실하지 않다. 이 림프절에서, 수상돌기 세포(dendritic cell)의 완전한 보체(full complement)와 조직화된 T-세포 구획은 효율적인 항원 특이 T-세포 활성화에 활용될 수 있다. 그러나, 작고 거의 조직화되지 않은 BALT에는 T-세포와 B-세포가 혼합되어 있으며, 이 구조물은 적응 면역 반응을 시작하는데 필요한 세포 구성요소(cellular component)를 제공한다. 그러나, 이러한 림프 구조물이 항균 면역 반응에 미치는 영향은 확실하지 않다. BALT 구조물은 감염과 만성 폐쇄 폐 질환 같은 만성 염증 질환이 진행되는 동안 크기가 커지며 세포 구성이 증가한다.

감염 후 폐에 있는 T-세포의 표현형(phenotype)은 일반적으로 감염원의 특성이나 염증 반응의 유형에 따라 변한다. 만성 폐쇄 폐 질환에서는 CD4:CD8 비율이 60:40에서 30:70으로 변한다. 이러한 변화는 감염이나 만성 염증 반응 동안 폐로 CD8 세포가 보충되기 때문이라 추정된다. 마지막으로, T-세포의 다른 소집단이 폐의 적응 면역 반응에 기여하는지는 확실하지 않다. 만성 폐쇄 폐 질환에서는 T_H1-형 CD4 T-세포와 CD8 T-세포의 비율과 수가 확연히 늘어난다. 반대로, 천식과 연관된 만성 염증에서는 T_H2형이 우세한 CD4 유형이다. 그러나, 이러한 질병 과정에 기여하는 T-세포 유형은 매우 다양하므로, 만성 폐쇄 폐 질환은 전적으로 T_H1 매개 질환이며, 천식은 온전히 T_H2 매개 질환이라는 개념은 지나치게 단순한 생각이다.

CD8 T-세포 집단 중 일부는 살해 세포 기능을 매개하는 세포로 구성되며, 바이러스 감염에 대한 내성에서 주된 역할을 한다. 이 세포들은 강력한 세포용해 활성(cytolytic activity)이 있기에, 특정한 만성 염증 질환에서 조직의 병리 변화에 기여할 수 있다. 그랜자임(granzyme)과 퍼포린(perforin) 같은 용해 생성물의 생성 외에도, CD8 세포는 일반적으로 CD4 세포의 무기 중 일부라 여겨지는 IL-2, IFNγ, IL-17 같은 사이토카인의 원천이다. 또한, CD4 세포에서 잘 알려진 T_H1/T_H2 분화는 CD8 세포에서도 관찰할 수 있으며, 1형 CD8 세포(T_c1)는 IFNγ를 생성하는 CD8 세포로 분화하며, 17형 CD8 세포(T_c17)는 IL-17를 생성하는 CD8 세포로 분화한다. CD8 세포에 대한 분석에 따르면 만성 폐쇄 폐 질환을 포함한 만성 폐 질환 환자는 폐 주변부 기도와 하부 기도 모두에서 CD8 세포의 수와 비율이 증가한다. 동물 실험 연구에서 CD8 결핍 쥐는 담배 연기에 노출되었을 때 폐기종(emphysema) 같은 병이 나타나지 않았기 때문에, 이를 통해 CD8 세포의 역할을 추측해볼 수 있다. 다른 동물 연구 결과, 만성 폐쇄 폐 질환에서 CD8 세포는 대식 세포 보충을 촉진한다. 이러한 연구들은 CD8 세포가 만성 폐쇄 폐 질환에서 질병 발생 과정에 직간접적으로 기여할 수 있음을 시사한다. 그러나, CD8 세포가 폐의 면역병리를 촉진하는 정확한 기전을 밝히기 위해서는 더 많은 연구가 필요하다.

T_H17 세포는 고도의 염증전 림프구 집단이며, IL-17과 다른 사이토카인을 생성한다. 이는 다수의 조혈 세포(hematopoietic cell) 및 비조혈 세포(nonhematopoietic cell)를 통해 케모카인 생성을 자극하고, 그 결과, 이러한 케모카인은 염증부위로 중성구를 끌어들이며, 대식 세포도 끌어들일 가능성이 있다. 이 과정을 통해 T_H17은 일부 세포바깥(extracellular) 세균 병원체와 곰팡이 병원체에 대한 내성에서 중요한 역할을 한다. 하지만, T_H17 세포가 지속해서 활성 상태로 있으면, 만성 염증을 촉진할 수 있으며 만성 폐쇄 폐 질환 같은 질환에도 영향을 미칠 수 있다. 천식 환자의 가래에서 IL-17 농도가 증가한다는 사실이 보고되면서, 천식과 관련한 염증 반응에 IL-17이 기여할 가능성이 커졌다. 천식 환자 중 30-50%는 비아토피(nonatopic)며, 가래에서 IL-17이 증가한 환자에서 확실한 중성구 의존 형태의 천식을 볼 수 있다는 점은 짚고 넘어가야 한다. 결국, 만성 폐 질환에서 T_H17의 역할은 적극적인 연구가 필요한 분야다.

조절 T-세포(regulatory T cell, T_{reg} cell) 집단은 작동 세포(effector cell)인 CD4+ T-세포의 기능 활동성 하향조절(down regulating)에 중요한 역할을 하며, 이 세포가 없으면 여러 조직에서 치명적인 자가면역과 만성 염증이 나타날 수 있다. 이 때문에, 조절 T-세포가 폐의 만성 염증 질환을 약화할 수 있다는 추측은 합리적이다. 그러나, 환자를 대상으로 한 연구에서 만성 폐쇄 폐 질환이나 천식에서 조절 T-세포의 역할과 관련한 근거는 일관성이 없었다. 게다가, 조절 T-세포는 사실상 3가지 서로 다른 세포 소집단의 집합체이기 때문에, 개별 집단에 따라 만성 폐 질환에서의 역할이 다를 수밖에 없다. 또한, 조절 T-세포 집단은 다양한 방법으로 생성된다. 예를 들어, 우세한 조절 T-세포는 세포가 특정한 사이토카인 조합에 노출되었을 때 T_H17세포에서 발생할 수 있다. 이러한 문제들은 복잡한 염증 질환에서 조절 T-세포가 가지는 역할을 분석하기 복잡하게 만들며, 특히, 다른 만성 질환이 동시에 있다면 분석은 더더욱 복잡해진다.

선천 림프모양 세포

최신 림프모양 세포 분류법은 항원 자극이 없는 상태에서 염증 조직 환경에 반응하는 능력을 기준으로 하고 있다. 이 세포들을 선천 림프모양 세포(innate lymphoid cell, ILC)라고 하며, IFNγ를 생성하는 세포인 ILC1, IL-5와 IL-13을 생성하는 세포인 ILC2, IL-17과 IL-22을 생성하는 세포인 ILC3라는 세 가지 유형이 있다. 이 세포는 사람의 폐에 극소수만 존재하며, 그 역할은 아직 완전히 밝혀지지 않았다. 그러나, 실험동물을 대상으로 한 연구는 ILC2 세포가 천식의 발달에 중요한 역할을 할 수 있음을 시사한다. 또한 이 세포는 기생충 감염과 바이러스 감염에 대한 내성에 미치는 영향 때문에, 미생물 내성에서 중요하다.

자연 살해 세포

하나 이상의 자연 살해 세포(natural killer cell, NK cell) 집단이 만성 폐 질환의 발달에 중요한 역할을 할 수 있다는 근거가 늘어나고 있다. 그러나, NK 세포의 여러 하위 집단이 밝혀졌으며, 이러한 하위 집단은 만성 염증의 진화에 각각 서로 다른 효과를 나타내기 때문에, 연구가 지체되고 있다. 이 중 두 집단, CD56+ CD3- NK 세포와 CD56+ CD3+ NKT 세포는 폐 질환에서 주목받고 있다. CD8+ T-세포와 유사하게, 이 두 가지 NK 세포 집단은 선천 면역 반응과 세포내 병원체에 대한 내성에 참여한다. 이 미생물 내성의 일부분은 사멸 활동(killing activity)을 통해 매개되며, 두 세포는 모두 직접 사멸 활동을 매개하기 위해 퍼포린(perforin)과 그랜자임(granzyme)을 이용한다. 이 두 가지 세포는 모두 목표 세포에 대한 직접 사멸 활동(direct killing activity)과 다양한 사이토카인 생성을 통해 기능한다. 예를 들어, NK세포는 T_H1 CD4+ 세포의 발달과 활성을 촉진하는 IFNγ와 T_H2 CD4+ 세포의 활성을 유도하는 IL-4를 생성한다. 한편, 자연 살해-T세포 집단의 기능 활동성은 잘 알려지지 않았지만, 이 세포들은 주로 IFNγ, IL-4, IL-13 같은 사이토카인 생성을 통해 기능하는 것으로 보인다.

천식과 만성 폐쇄 폐 질환을 비롯한 만성 폐 질환에서 이러한 자연 살해 세포 집단의 기능과 상대적인 수에 대해서는 여러 문헌에서 의견이 분분하다. 하지만, 현재로서는 이러한 질환에서 자연 살해 세포는 세포내 병원균이 유발하는 감염에 대한 내성 촉진과 사이토카인 생성으로 만성 염증에 참여라는 두 가지 역할을 한다고 추정된다. 최신 실험동물 연구는 자연 살해 T-세포가 IL-13을 생성하여 천식 발달에 기여할 수도 있음을 보여준다. IL-13은 폐 대식 세포가 더 많은 IL-13을 생성하도록 유도하고, 이는 결국 대식 세포가 M2형으로 분화하도록 촉진한다. M2 대식 세포는 바탕질 금속단백질 분해효소(matrix metalloproteinase), 아라키돈산 대사물(arachidonic acid metabolite), 섬유전 생성물(profibrotic product) 같은 파괴적일 수 있는 매개물질을 생성하며, 이 때문에 적절하지 못한 폐 조직 재형성이 증가할 수 있다. 이는 현재 매우 흥미로운 연구 분야이며, 자연 살해 세포가 다양한 만성 염증 질환에서 중요한 역할을 할 수 있다는 점은 확실하다.

폐 질환의 세포 기전

만성 폐쇄 폐 질환

작은 기도 질환인 폐쇄 기관지염(obstructive bronchitis)과 폐 실질 조직 파괴로 인한 폐기종(emphysema)이 혼합된 만성 폐쇄 폐 질환(chronic obstructive pulmonary disease, COPD)은 담배 연기가 주요 원인이다. COPD의 발병기전은 부분적으로는 산화 스트레스 유도(그림 2.2), 단백질 분해효소(protease) 활성과 항단백질 분해효소 활성 사이의 불균형, 폐포 세포의 세포자멸사, 반응 산소종(reactive oxygen species, ROS) 방어에 필요한 항산화 방어 시스템의 조절 장애, 만성 염증, 폐의 세포바깥 바탕질(extracellular matrix, ECM) 파괴를 유도하는 부적절한 조직 재형성(그림 2.3) 등을 기반으로 한다. 담배 연기로 인한 상피, 내피, 중격 섬유모세포(septal fibroblast)를 포함한 폐 실질 구조 세포(structural cell)의 세포사는 산화 스트레스 손상, DNA 손상 혹은 세포질 그물(endoplasmic reticulum)의 스트레스에 대한 세포내 반응, 성장 인자(growth factor) 손실과 관련 있을 수 있다. 담배 연기의 세라마이드(ceramide)가 산화 스트레스에 더해지면 폐포 상피 세포의 세포자멸사, 세포바깥 바탕질 단백질 분해효소 활성을 동반한 염증을 유발할 수 있으며, 폐포 대식 세포가 세포자멸사 한 세포를 제거하는데 장애가 생길 수도 있다.

COPD와 연관된 염증은 선천면역, 적응면역, 폐 실질의 기도 세포와 구조세포가 활성화된 결과다. 기도 상피 세포는 호흡기계 방어에 중요한 부분이며, 항산화제, 항단백질 분해효소, 디펜신(defensin)을 분비하며, 술잔 세포(goblet cell)는 점액을 생성한다. 담배 연기와 다른 독성 물질은 기도 상피의 반응에 장애를 유발할 수 있다(그림 2.4). 폐기종에서는 폐포 상피 세포의 세포자멸사가 비정상적으로 증가한다는 사실이 밝혀졌다. 폐

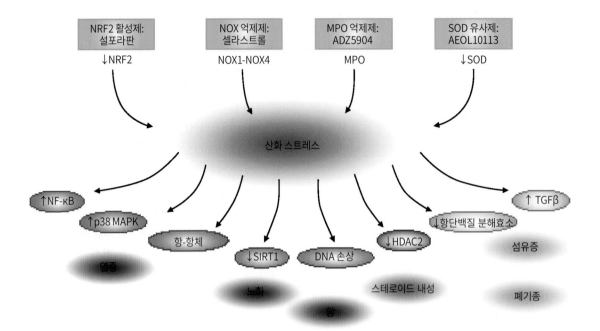

그림 2.2 COPD에서 산화 스트레스. 산화 스트레스는 전사인자 중 핵인자 적혈구2 관련 인자2 (nuclear factor erythroid 2-related factor 2, NRF2)와 초과산화물 불균등 분해효소(superoxide dismutase, SOD)의 발현 감소, NADPH 산화 효소(NADPH oxidase, NOX)와 골수세포 과산화효소(myeloperoxidase, MPO)의 활성으로 인해 증가할 수 있다. 산화 스트레스는 다양한 경로로 COPD 발달에 기여하는 핵심 기전이다. 이러한 경로에는 염증전 전사 인자인 핵 인자-κB (nuclear factor, NF−κB)와 p38 유사분열촉진제 활성 단백질 인산화효소(p38 mitogen-activated protein kinase, p38 MAPK)의 활성화, 카보닐화 단백질(carbonylated protein) 대한 자가항체(autoantibody) 생성, DNA손상과 시르투인1 (sirtuin1, SIRT1), 히스톤 탈아세틸화효소2 (histone deacetylase2, HDAC2)와 항단백질 분해효소의 발현 감소, 전환성장인자-β (transforming growth factor-β, TGF-β) 분비 증가 등이 있다. (Adapted from Barnes, PJ, *Nat Rev Drug Discov*, 12, 543-559, 2013. With permission.)

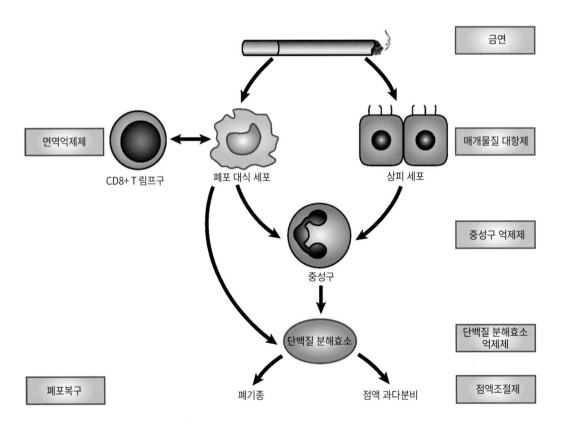

그림 2.3 COPD에서 세포 반응. 담배 연기와 다른 자극 물질은 호흡기계에서 IL-8과 류코트라이엔(leukotriene B4, LTB4) 같은 중성구 화학 주성인자(neutrophil chemotactic factor)를 분비하는 대식 세포를 활성화한다. 대식 세포는 그 후 단백질 분해효소를 분비하여 폐 실질의 결합 조직을 파괴하며 폐기종을 유발한다. 대식 세포는 또한 점액 과다분비를 자극하기도 한다. 이러한 효소들은 정상적으로 알파1 항트립신(alpha1-antitrypsin), 분비 백혈구 단백질 분해효소 억제제(secretory leukoprotease inhibitor, SLPI), 바탕질 금속단백질 분해효소(matrix metalloproteinases, TIMPs)의 조직 억제제 같은 단백질 분해효소 억제제 덕분에 상쇄된다. CD8+ 같은 세포독성 T-세포도 염증 연쇄반응에 관여할 수 있다. (Adapted from Barnes, PJ, *Nat Rev Drug Discov*, 1, 437-446, 2002. With permission.)

포 온전성(integrity) 소실과 폐포 공간(alveolar space) 확장이 폐기종의 특징이며, 주로 담배 연기 때문에 발생한다.

폐기종에서 대식 세포는 폐포 벽이 파괴된 곳에 모이며, 폐 실질의 대식 세포 증가와 질병의 중증도 사이에는 상관관계가 있다. 대식 세포는 또한 담배 연기에 의해서도 활성화되며, 바탕질 금속단백질 분해효소-2 (matrix metalloproteinases, MMP-2), MMP-9, MMP-12, 카텝신(cathepsins) K, L, S를 비롯한 탄력섬유용해 효소(elastolytic enzyme)와 중성구 탄력소 분해효소(neutrophil elastase) 같은 염증 매개물질을 방출한다(그림 2.5). 기도와 폐 실질로 중성구 보충이 일어나기 위해서는 먼저 COPD 환자의 기도에 있는 내피 세포에서 상향조절 되어 있는 E-셀렉틴(selectin)을 통해 내피 세포에 부착해야 한다. 중성구는 중성구 탄력소 분해효소(neutrophil elastase), 카텝신G, 단백질분해효소-3, MMP-8, MMP-9 같은 단백질 분해효소를 분비하며, 이는 폐기종에서 폐포 파괴에 기여할 수 있다(그림 2.5). 만성 기관지염의 급성 악화기에 기관 생검이나 기관지폐포 세척액(bronchoalveolar lavage fluid)에서 호산구 수 증가가 보고되었다. 수상돌기 세포(dendritic cell)는 대식 세포, 중성구, T-림프구, B-림프구를 포함한 다양한 기타 염증 세포와 면역 세포를

활성화할 수 있으며, 이는 질병의 진행 과정과 관련 있다. T-세포의 숫자는 폐포 파괴 정도 및 기류 폐쇄(airflow obstruction)의 중증도와 상관관계가 있다. COPD가 진행된 폐에는 CD8 세포와 CD4 세포가 존재한다. 마지막으로, COPD에서 수가 증가하는 자연 살해(natural killer) 세포는 폐포 세포의 세포자멸사를 유도할 수 있다.

특발 폐 섬유증

특발 폐 섬유증(idiopathic pulmonary fibrosis, IPF)은 가장 흔하고, 가장 치명적인 섬유 폐 질환(fibrosing lung disease)이다. IPF는 "상처(wound)"가 치유되지 않는 질환이며, 손상된 상피 세포층이 혼자 힘으로는 재구성되지 못하기 때문이다. IPF 발병과 관련 있는 요인에는 바이러스 감염, 흡연, 작업 환경에서 목재 혹은 금속먼지에 노출 등이 있다. 파괴된 상피 방어막의 재구성은 나이 든 사람이 젊은 사람보다 효율이 떨어질 수 있기 때문에, 노화는 IPF에 중요한 영향을 미칠 수 있다. 상피 세포 손상의 결과로 다양한 섬유전(profibrotic) 매개물질이 방출된다. 여기에는 잠재적 섬유모세포(fibroblast) 성장인자인 전환성장인자-β (transforming growth factor-β, TGF-β), 종양괴사인자(tumor necrosis factor, TNF), 엔도텔린(endothelin) 1, 사이토카인, 금속

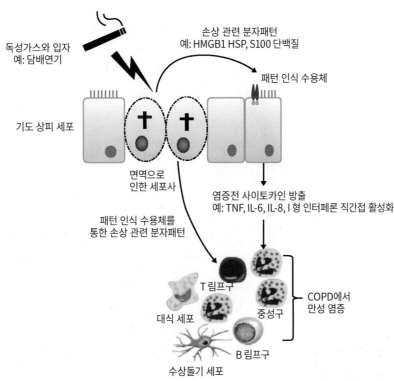

그림 2.4 COPD에서 기도 상피 세포의 역할. 담배연기 같은 독성 가스 및 디젤 배기입자 같은 독성 입자 흡인은 기도 상피 세포 손상과 세포사를 유발한다. 다음으로, HMGB1 (high-mobility group box-1), HSP (heat shock protein), S100 단백질 같은 손상 관련 분자패턴(damage-associated molecular pattern, DAMP)이 방출되어 근접한 상피 세포와 선천 면역세포 및 적응 면역세포에 있는 패턴인식 수용체(pattern recognition receptors, PRR)를 활성화한다. 상피 세포는 PRR과 결합하면 활성화되어 TNF, IL-6, IL-8, I형 인터페론 같은 염증전 사이토카인(proinflammatory cytokine)을 방출한다. 염증전 사이토카인은 중성구, 대식 세포, 수상돌기 세포 같은 선천 면역계의 세포와 T-림프구와 B-림프구 같은 적응 면역계의 세포를 활성화하고 끌어들인다. (Adapted from Pouwels, SD, Heijink, IH, ten Hacken, NH, Vandenabeele, P, Krysko, DV, Nawijn, MC, van Oosterhout, AJ, *Mucosal Immunol 7*, 215-226, 2014. With permission.)

단백질 분해효소(metalloproteinase), 응고를 매개하는 조직 인자(tissue factor) 등이 있다(그림 2.6). 촉발된 상피 세포는 상피 세포 층의 복구 불능에 더하여 IPF 폐에서 가장 근본적인 이상일 가능성이 큰 세포자멸사에 취약해진다는 점이 중요하다.

상피 세포 층이 스스로의 힘으로 복구하지 못하는 이유에는 여러 가지가 있다. 먼저, 세포질 그물(endoplasmic reticulum, ER)을 통한 단백질 과정에 이상이 있어 세포 스트레스와 세포 자멸사를 유도한다. 두 번째로, 폐 섬유화와 관련이 있다고 밝혀진 기타 유전자들이 끝분절(telomere) 길이에 영향을 미친다. 끝분절이 임계수치 이하로 짧아지면 세포사를 촉발하고, 폐의 상피 세포 내층(lining)을 복구하는 세포 능력에 영향을 미칠 수 있다. 세 번째로, 상피 세포가 손상되면 손상된 폐포 공간 안에 혈관 삼출물과 염증 세포가 축적된다. 마지막으로 결합조직 바탕질(connective tissue matrix), 특히 아교질(collagen)이 축적되며, 섬유화가 자리 잡는다.

천식

천식은 자극물질과 알레르기 항원(allergen)에 대한 기도 반응성 증가와 만성 기도 염증이 특징인 질환이다(그림 2.7). 천식의 만성 염증에서는 주로 IL-4, IL-5, IL-13 같은 도움 T-세포(helper T cell, T_H) 2 유사 사이토카인을 분비하는 활성화 T-세포의 숫자가 증가한다. 이 유형의 사이토카인 분비에 더해, 에오탁신(eotaxin, CCL11)과 RANTES (regulated on activation, normal T cell expressed and secreted) 같은 상피 유래 케모카인은 호산구와 비만 세포(mast cell)의 보충과 활성화를 촉진한다. 이 세포는 만성 기도 염증과 다양한 비특이적 자극에 대한 기도 과민성(hyperresponsiveness)에 기여한다. 기도의 만성 구조 변화와 술잔 세포(goblet cell)에 의한 점액 생성 증가 등과 함께, 이러한 요인들은 담배 연기, 대기 오염, 알레르기 항원(allergen) 같은 자극 물질과 급성 바이러스 감염에 반응하여 작은 기도를 지나가는 기류의 급성 폐쇄 위험을 증가시킨다.

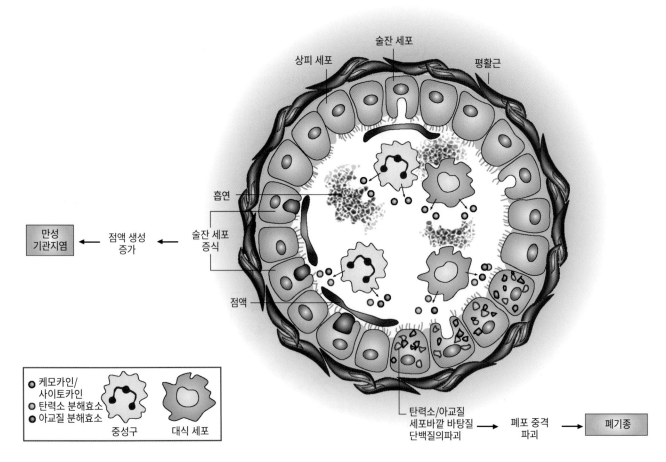

그림 2.5 COPD에서 중성구와 대식 세포의 역할. 중성구와 대식 세포는 흡연자의 폐에 축적되어 염증을 유발하고, 폐의 아교질과 탄력소(elastin)를 파괴하는 효소를 방출하여 폐기종을 일으키며, 점액 생성을 자극하는 효소를 방출하여 만성 기관지염을 일으킨다. (Adapted from Sopori, M, *Nat Rev Immunol*. 2, 372-377, 2002. With permission.)

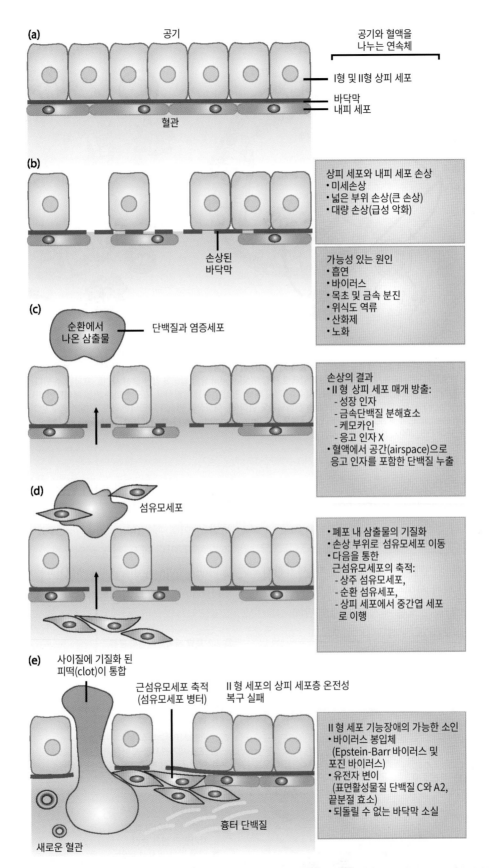

그림 2.6 IPF 발병의 주요 과정. (a) 정상 폐포-모세혈관 부분. (b) 폐에 손상이 나타나고, 복구 과정이 시작된다. (c) 손상이 생겨 상피 세포 매개물질이 방출되고, 공간 (airspace)으로 혈액 구성요소가 누출된다. (d) 손상 과정이 조직화되고, 흉터(scar) 반응이 시작된다. (e) 치유된 상처는 흉터 조직이 되지만, 표면 층은 재구성되지 않고 섬유화(fibrosing) 과정이 계속된다. 선행하는 유전자 변이와 바이러스는 이상한 혹은 미접힘 세포내 단백질(unfolded intracellular protein)을 제거하기 위해 세 포질 그물(endoplasmic reticulum, ER) 스트레스 반응을 일으킬 수 있다. 만약 반응이 실패하면 세포자멸사가 촉진된다. 상피 층은 재구성되지 않으며, 섬유형성 과정 (fibrogenic process)은 제한받지 않고 계속 진행된다. (Adapted from du Bois, RM, *Nat Rev Drug Discov*, 9, 129-140, 2010. With permission.)

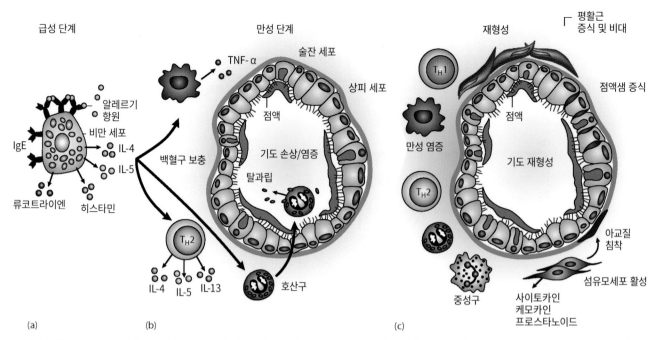

그림 2.7 천식에서 기도 염증 반응. 천식은 다양한 세포와 매개물질, 표적 기관(target organ) 반응이 관여하는 복잡한 상호작용 과정이다. 게다가, 이 과정에는 (a) 염증 전 사이토카인과 매개물질을 방출하기 위한 비만 세포(mast cell)의 알레르기 항원(allergen) 유발 활성화 같은 급성 사건도 포함될 수 있다. 이는 (b) T$_H$2 세포와 대식 세포 활성, 백혈구 보충, 호산구 탈과립 등을 특징으로 하는 급성 기관지수축, 기도 폐쇄, 만성 염증을 유발한다. 기도 변화는 기류 폐쇄뿐만 아니라 기도 반응성 증가도 유발한다. 마지막으로, 일부에서는 기도 재형성을 위한 염증 변화가 계속 진행되기도 한다(c). 재형성에 변화가 나타나면 기도 구조의 영구 변화를 유도할 수도 있으며, 이로 인해 폐쇄 사건이 비가역적(irreversible)이 될 수도 있다. IgE, 면역글로불린 E (immunoglobulin E). IL, 인터루킨(interleukin) (Adapted from Gern, JE, Busse, WW, *Nat Rev Immunol*, 2, 132-138, 2002. With permission.)

사이질 폐 질환의 병리

정상 폐의 조직학

호흡기계에서는 흡입한 공기가 후두, 기관, 기관지, 세기관지를 거쳐 흡입한 공기와 혈액 사이에 가스 교환이 일어나는 꽈리(acinus)에 도달한다. 꽈리는 호흡 세기관지, 폐포 관(alveolar duct), 폐포 주머니(alveolar sac)로 구성된다(그림 2.8).

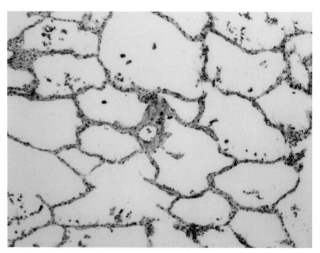

그림 2.8 정상 폐 조직. 폐포 벽은 모세혈관, I형 폐포 세포, 드물게 있는 II형 폐포 세포, 산발적인 폐포 내 대식 세포로 구성된다. 원본 배율×100

특발 사이질 폐렴을 진단하기 위한 다학제 접근

특발 사이질 폐렴(idiopathic interstitial pneumonia, IIP)의 조직학적 진단에서 전통적인 "최적 표준"은 다학제 토론(multidisciplinary discussion, MDD)을 통한 "동적 통합 접근법(dynamic integrated approach)"으로 대체되었다. IIP를 진

표 2.2 특발 사이질 폐렴의 분류

특발 사이질 폐렴
a. 특발 폐 섬유증
b. 특발 비특이 사이질 폐렴
c. 원인불명 기질화 폐렴
d. 급성 사이질 폐렴
흡연 관련 사이질 폐 질환
a. 호흡 세기관지염-사이질 폐 질환
b. 박리 사이질 폐렴
육아종 폐렴
a. 과민 폐렴
b. 유육종증
원인이 알려진 사이질 폐렴
a. 자가면역 질환 관련
b. 약물 반응/방사선 폐렴
c. 진폐증
d. 가족성 사이질 폐렴
Langerhans 세포 조직구증
a. 호산구
b. Langerhans 세포 조직구증

단하기 위해서는 약물 노출이나 흡입 노출, 결합 조직 질환 (connective tissue disease)뿐만 아니라 가족성 사이질 폐렴 (familial interstitial pneumonia) 같이 원인이 밝혀진 사이질 폐 질환(interstitial lung disease)을 배제해야 한다. IIP 중에서 조직 패턴이 희귀한 급성 섬유소 기질화 폐렴(acute fibrinous and organizing pneumonia, AFOP)과 사이질 폐렴의 세기관지중심 패턴(bronchiolocentric pattern)은 이번 장에서 다루지 않는다. MDD가 길어져도 IIP 중 작은 집단은 명확하게 분류할 수 없을 수도 있다는 점을 유의해야 한다. 이러한 집단에 속한 환자를 치료할 때는 MDD에서 가장 가능성이 크다고 판단한 진단을 근거로 치료해야 한다. 현재까지 분류된 IIP는 표 2.2에 요약되어 있다.

특발 사이질 폐렴

특발 폐 섬유증/보통 사이질 폐렴

특발 폐 섬유증(idiopathic pulmonary fibrosis, IPF)/보통 사이질 폐렴(usual interstitial pneumonia, UIP)은 만성 진행 사이질 폐 섬유증(chronic progressive interstitial pulmonary fibrosis)과 호흡 부전이 특징이다. 이는 나이가 많은 환자에게 발생하는 질환으로 40대 아래에서는 찾아보기 힘들다. IPF/UIP의 원인은 잘 알려지지 않았지만, 유전 요인, 환경 요인, 노화는 모두 발병기전과 관련 있다.

육안으로 보면, 절단면은 벌집 모양을 하고 있으며, 드문드문 있는 가슴막밑 섬유증(subpleural fibrosis)과 중격주위 섬유증(paraseptal fibrosis)을 볼 수 있다. 섬유증은 폐 하엽이 더 심각하다. UIP의 주요 형태학적 특징은 섬유모세포 집단병터 (fibroblastic foci), 벌집 모양으로 이어지는 낭성(cystic) 및 섬유성 (fibrotic) 파괴, 시간대와 부위별 비균일성, 육아종 부재, 섬유모세포 집단병터 부위로의 염증 침윤 등이 있다(그림 2.9).

섬유모세포 집단병터는 폐포 벽, 소엽사이 중격(interlobular septa), 세기관지 안에 위치한다. 초기에는 이 집단병터가 미성숙 점액유사 바탕질(immature myxoid matrix)에서 근섬유모세포(myofibroblast)와 섬유모세포로 구성된다. 그 후, 성숙 아교질(mature collagen)과 섬유세포(fibrocyte)가 나타난다. 위쪽 표면은 노출되거나, 폐포 세포 혹은 세기관지 세포로 덮여 있다. 현미경적 벌집모양은 섬유성 흉터(fibrotic scarring)와 낭성 병변(cystic lesion) 형성에 의한 2차 소엽(secondary lobule)의 파괴적 재형성을 의미한다. 소엽에서 대다수 말초 폐포(peripheral alveoli)가 사라진다. 낭성 병변은 세기관지와 꽈리중심 구조물

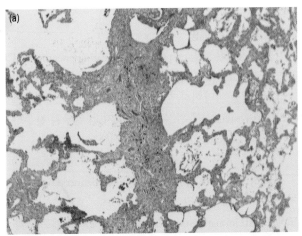

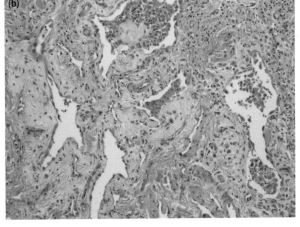

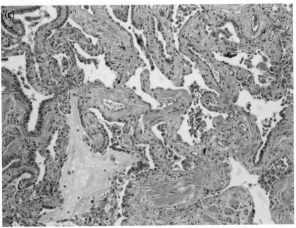

그림 2.9 보통 사이질 폐렴. (a) 가슴막 아래와 중격 주변에서 더 두드러지는 다양한 섬유화. 원본 배율 × 40. (b) 섬유모세포 집단병변은 정상 폐와 밀도가 높은 섬유증(dense fibrosis) 사이에서 주로 발견된다. 원본 배율 × 100. (c) 또한, 현미경에서 보이는 벌집 모양(honeycomb)과 평활근 증식도 보통 사이질 폐렴의 특징이다. 원본 배율 × 100

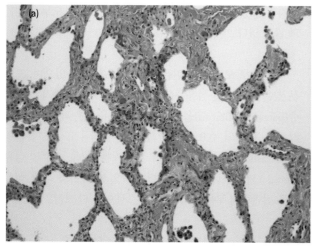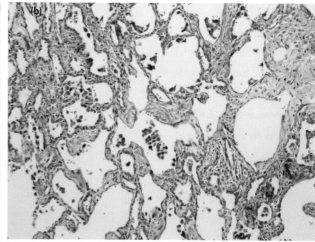

그림 2.10 비특이 사이질 폐렴(NSIP). (a) 섬유성 NSIP는 시간대별로 균일한 사이질 섬유증이 특징이다. 두꺼워진 폐포 중격에는 만성 염증 세포가 있을 수 있다. 원본 배율×100. (b) 삼색염색(trichrome stain)으로 폐포 중격 섬유증을 강조하고 있다. 원본 배율×100

(centroacinar structure)로 구성되며, 일반적으로 입방형(cuboidal) 혹은 원통형(cylindrical) 세기관지 유사 상피로 덮여 있다. 관 안쪽에는 점액이 축적될 수 있으며, 후기에는 이곳이 2차 감염의 시작점이 될 수 있다. UIP/IPF의 섬유증은 일반적으로 폐 소엽의 주변부에서는 양성(benign)이며, 정상 폐 구역과 교대로 나타나는 섬유증이 진행된 견고한 부위가 있다. 섬유증은 시간대에 따라 비균일하다. UIP/IPF의 다른 특징에는 평활근 증식, 2차 혈관 중막 두꺼워짐(vascular medial thickening), 내막 섬유증(intimal fibrosis) 등이 있다. IPF뿐만 아니라, UIP 패턴은 자가면역 질환, 알레르기 질환, 독성 흡입(toxic inhalation), 약물 유발 폐렴(drug-induced pneumonia) 등에서 나타날 수 있다.

비특이 사이질 폐렴

조직병리학적 패턴이 시간대 및 부위에 따라 균일한(homogeneous) 사이질 섬유증으로 1994년에 처음 언급되었다. 그 후, 세포성 형태와 섬유성 형태로 세분되었으며 섬유성 형태가 84%를 차지한다.

컴퓨터 단층촬영(computed tomography, CT)에서 간유리 감쇠(ground glass attenuation)와 국소 그물 패턴을 볼 수 있다. 섬유성 비특이 사이질 폐렴(nonspecific interstitial pneumonia, NSIP)의 조직 특징은 광범위한, 시간대별로 균일한 사이질 섬유증이다. 섬유성 결합 조직은 밀도가 높거나 낮을 수 있지만, 폐 전반에 걸쳐 같은 모양을 하고 있으며, 흉터와 합쳐지지 않는다. 폐포 중격에는 림프구와 대식 세포의 침윤을 포함한 경도에서 중등도의 만성 염증이 있을 수 있다. 세포성 NSIP는 경도에서 중등도의 사이질 만성 염증과 경도 섬유증이 특징이다. 림프구 응집(lymphoid aggregate)이 흔한 소견이다. NSIP에서는 폐 골격이 보존되며, 폐포 안쪽으로의 육아종 조직 성장이

나, 색소침착 대식 세포(pigmented macrophage) 축적은 최소화된다. 기관지관련 림프조직(bronchus associated lymphoid tissue, BALT) 증식은 없다(그림 2.10).

NSIP는 자가면역 질환, 그중에서도 심혈관계 질환과 가장 흔히 연관된다. 약물 유발 폐렴이나 알레르기 질환과의 연관성도 보고되었다.

원인불명 기질화 폐렴

원인불명 기질화 폐렴(cryptogenic organizing pneumonia, COP)은 일반적으로 비교적 짧은 아급성(subacute) 경과를 보이며, 중간값이 3개월 미만이다. 환자 대부분은 경구 코르티코스테로이드(corticosteroid)로 완전히 회복하지만, 일부는 잔존하거나, 사이질 섬유증(interstitial fibrosis)이 진행되기도 한다.

육안적으로 폐에 원인불명의 결절(ill-defined nodule)이 여기저기 흩어져 있다. 조직 소견에서 COP는 흐릿한 미성숙 섬유모세포(pale immature fibroblast)와 염증 세포로 폐포가 차 있어 육아조직(granulation tissue)처럼 보인다. 이는 간혹 분지 폐포관을 통해 상호연결 되는데, 이를 Masson 소체(Masson body)라 한다. 배경이 되는 폐 골격은 보존되지만, 최소 만성 염증(minimal chronic inflammation)으로 약간 두꺼워진다. 반응성 II형 폐포 세포와 폐포 대식 세포가 이 과정에 일부 관여한다. 후기에는 폐포 세포가 이러한 육아조직 위로 자라며, 얇은 관 같은 공간(airspace)이 형성된다. 광범위하게 형성된 섬유증, 유리질막(hyaline membrane), 육아종(granuloma), 호산구(eosinophil)는 일반적으로 찾아보기 힘들다(그림 2.11).

많은 기질화 폐렴(organizing pneumonia, OP)이 다른 원인

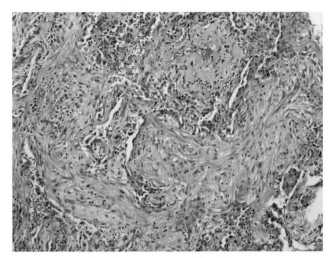

그림 2.11 COP. 서로 연결된, 밀도가 낮은 결합 조직(loose connective tissue)의 관내 마개(intraluminal plug)와 이와 연관된 경도 폐포 중격 두꺼워짐(thickening)이 특징이다. 마개에서 만성 염증 세포도 몇 개 볼 수 있다. 원본 배율×100

때문에 발생한다는 점은 짚고 넘어가야 한다. 따라서, ATS(American Thoracic Society)는 이러한 반응 패턴에 대한 일반적 용어인 "기질화 폐렴(OP)"을 적절하게 수정하여 사용할 것을 권장하고 있다. 예를 들자면, "자가면역 질환과 연관된 기질화 폐렴" 같은 식이다.

광범위 폐포 손상/급성 사이질 폐렴

급성 사이질 폐렴(acute interstitial pneumonia, AIP)은 빠르게 진행하는 저산소혈증(hypoxemia)이 특징이며, 사망률이 50% 이상으로 높으며, 치료법은 없다. AIP는 배제 진단으로 진단하며, 감염처럼 원인이 알려진 급성 호흡 곤란 증후군과 감별해야 한다.

CT 영상에서 양쪽 폐의 간유리 감쇠와 공기 기관지조영(air bronchogram)이 있는 경화(consolidation) 부위를 볼 수 있다.

AIP의 중요한 조직 특징은 유리질막(hyaline membrane)이다. 유리질막은 급성 폐 손상(acute lung injury)이 발생하고 2-4일 후에 나타나며, 4일째에 가장 두드러진다. 급성 폐 손상 후, 폐 사이질에 염증 세포 축적이 명확해지며, 유리질막 안에 축적될 수도 있다. 그 후 미성숙 섬유모세포(immature fibroblast) 증식이 이어진다. 증식은 주로 사이질에서 나타나며, 간혹 폐포 공간(alveolar space)에서도 볼 수 있다. 미성숙 섬유모세포로 가득 찬 폐포 공간 병변은 다른 기질화 폐렴(organizing pneumonia, OP)과 감별해야 한다. 작은 유리질막 잔유물(remnant)과 폐동맥 가지에 있는 섬유소 혈전(fibrin thrombus)은 AIP를 의심해 볼 수 있는 단서다(그림 2.12).

흡연 관련 사이질 폐 질환

호흡 세기관지염-사이질 폐 질환

호흡 세기관지염-사이질 폐 질환(respiratory bronchiolitis-interstitial lung disease, RB-ILD)은 일반적으로 40대에서 50대 사이의 흡연자에게 영향을 미친다. 환경 먼지와 관련된 희귀한 사례도 있다. RB-ILD진단에서 생검은 역할이 제한적이다.

RB-ILD의 CT는 양쪽 간유리 감쇠와 중심소엽 결절 음영(centrilobular nodular opacity)이 특징이다. 조직학적으로, RB-ILD는 호흡 세기관지(respiratory bronchiole) 중심부에 있는 경도 만성 염증 및 이와 연관된 최소 섬유증(minimal fibrosis)이 특징이다. 반점 세기관지중심성 폐포 대식 세포의 축적 또한 특징이며, 주로 호흡 세기관지와 폐포 관(alveolar duct)에서 볼 수 있다. 대식 세포는 세포질이 풍부하며, 감청(prussian blue)으로 잘 염색되지 않는, 미세한 과립형태를 띤 금빛-갈색 색소(golden-brown pigment)가 있다. 세엽중심 폐기종(centriacinar emphysema)이 있는 경우가 많지만, 생검 검체에서는 찾기 힘들다. 폐포 내 호산구, 거대 세포(giant cell), 사이질의 림프모양 낭

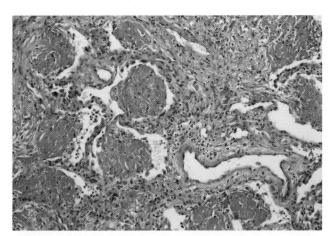

그림 2.12 AIP의 기질화 단계. 기질 섬유증과 유리질막 잔유물이 특징이다. 원본 배율×100

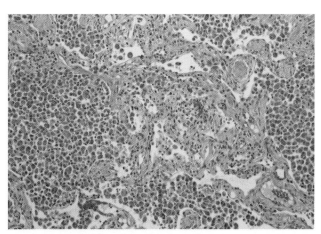

그림 2.13 DIP. 광범위한 폐포 대식 세포 축적이 특징이다. 대식 세포에는 흡연자 색소(smoker's pigment)가 있다. 원본 배율×100

포(lymphoid follicle)는 없다.

박리 사이질 폐렴

박리 사이질 폐렴(desquamative interstitial pneumonia, DIP) 환자는 약 90%가 흡연자며, 대부분 40대에서 50대다. 소아에서 보고된 희귀 사례도 있다. 비특이 사이질 폐렴(nonspecific interstitial pneumonia, NSIP)과 임상 양상 및 영상이 중복되는 부분이 많기에 진단을 위해서는 수술 생검이 필요하다.

DIP의 CT는 간유리 음영이 특징이다. DIP의 조직 특징은 풍부하고 광범위한 폐포 대식 세포 축적이다. 폐 골격은 유지되며, 세기관지 주위로 림프구 응집이 나타나며, 간혹 사이질에도 축적된다. 폐포 벽은 균일한 경도 섬유증과 만성 염증으로 약간 두꺼워진다. 대식 세포의 광범위한 축적으로 RB-ILD와 DIP를 구별할 수 있다. DIP에서는 소수의 다핵 거대세포와 호산구가 폐포 대식 세포와 혼합된 양상을 흔히 볼 수 있다(그림 2.13).

특발 사이질 폐렴에 대한 중요한 감별진단

과민 폐렴

과민 폐렴(hypersensitivity pneumonia, HP)은 외인 알레르기 폐렴(extrinsic allergic alveolitis)이라고도 하며, 감수성이 있는 사람이 곰팡이, 세균, 동물 단백질, 곤충 단백질 같은 흡입 항원이나, 5 μm 이하로 크기가 작은 알 수 없는 알레르기 항원(allergen) 입자에 노출될 때 촉발된다. HP는 노출이 명확하게 밝혀진 경우를 제외하고는 특발 사이질 폐렴(idiopathic interstitial pneumonia, IIP)과 자주 혼동된다. HP와 비특이 사이질 폐렴(nonspecific interstitial pneumonia, NSIP)을 감별하기 위해서는 무엇보다 다학제 토론(multidisciplinary discussion, MDD)이 중요하다.

아급성 단계에서 특징적인 육안 소견은 세엽중심(centriacinar) 부분 주변의 불규칙한 경화며, 만성 단계의 육안소견은 벌집모양 변화를 동반한 사이질 섬유증이다. 조직학적으로는 사이질 림프형질 세포 침윤(lymphoplasmacytic infiltrate)을 동반한 세기관지중심성 사이질 폐렴(bronchiolocentric interstitial pneumonia)과 잘 형성되지 않은 비괴사 육아종(nonnecrotizing granuloma)이 특징이다. 고립된 거대 세포, 폐색 세기관지염, 기질화 폐렴도 볼 수 있다(그림 2.14). 중심소엽 섬유증은 세기관지 왜곡(bronchiolar distortion)을 동반한 세기관지주변 섬유증(peribronchiolar fibrosis)과 흉터 및 평활근 증식에 의한 폐쇄가 특징이다. 중심소엽 부분(centrilobular area)과 소엽주변 부분(perilobular area), 혹은 가까이 있는 두 개의 중심소엽 부분을 이어주는 섬유성 연결인 가교 섬유증(bridging fibrosis)도 흔히 볼 수 있다. 대다수 흡입 질환과 유사하게, HP는 질병 초기에 폐 상엽에 영향을 미친다.

유육종증

유육종증은 T$_H$1 유형의 면역 반응 확대를 대표한다. 유육종증의 최저 진단 기준에는 지속하는 임상양상, 조직 소견에서 비괴사 육아종(nonnecrotizing granuloma)이 존재, 육아종 염증(granulomatous inflammation)이 나타날 가능성이 있는 다른 원인의 배제 등이 있다.

전형적인 육안소견은 폐의 기관지혈관 부위와 소엽사이 중격을 따라 존재하는 노란색 결절이다. 유육종증의 조직학적 특징은 비괴사 육아종이다. 육아종은 크기가 작고 촘촘하며, 림프 경로와 기관지혈관 경로를 따라가며, 광범위 사이질 폐렴과 관련 있다. 유육종증의 육아종에 있는 거대 세포에서 Schaumann 소체(Schaumann's body), 별모양 소체(asteroid body), 옥살산염 결정(oxalate crystal)을 확인할 수 있다. Schaumann 소체는 석회화가 층을 이루고 있는 봉입 소체(inclusion body)며,

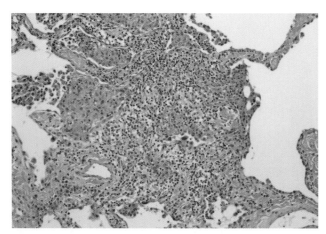

그림 2.14 HP. 밀도가 높은 사이질 림프형질 세포 침윤을 동반한 원인을 알 수 없는 육아종. 대식 세포가 여기저기 흩어져 있다. 원본 배율×100

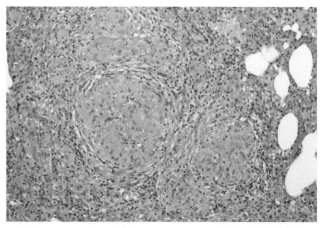

그림 2.15 유육종증. 육아종은 일반적으로 촘촘하며 비괴사성이며, 다핵 거대세포를 포함하고 있다. 원본 배율×100

별모양 소체는 중심부에서 광선이 뻗어 나가는 모양을 한 봉입 소체며, 옥살산염 결정(oxalate crystal)은 편광을 비추면 이중 굴절을 보인다. 시간이 지나면 육아종은 유리질화되며, 밀도가 높은 사이질 섬유증이 발생한다(그림 2.15).

림프관평활근종증

림프관평활근종증(lymphangioleiomyomatosis, LAM)은 가임기 여성에게 영향을 미치며, 수정된 평활근 세포(modified smooth muscle cell)가 증식하는 특징이 있다. 산발 질환(sporadic disease)이지만 결절 경화증(tuberous sclerosis complex)의 일부로 나타날 수도 있다. LAM은 등급이 낮고(low-grade), 파괴적이며, 전이하는 신생물(metastasizing neoplasm)로 간주하지만 형태학적 특징은 다른 사이질 폐 질환과 혼동하기 쉽다.

육안소견에서 LAM은 보통 양쪽으로 나타나며, 광범위한 낭성 변화가 있으며, 낭의 지름은 mm에서 cm까지 다양하다. LAM은 조직학적으로 수정된 평활근 세포의 광범위한 증식이 특징이며, 근육 표지자(muscle marker)와 멜라닌 세포 표지자(melanocytic marker)가 동시에 발현된다. 폐 조직에서는 주머니 형태로 커진 공간(airspace)을 볼 수 있다. 평활근 세포는 낭성

변화 부분의 벽에서 확인할 수 있으며, 호산구 세포질과 길쭉한 핵이 있는 통통하고 방추 모양을 한 세포 다발 형태로 보이며, 간혹 상피모양으로 보이기도 한다. 폐포 벽, 세기관지 벽, 림프관벽, 작은 정맥의 벽에서 세포 증식을 볼 수 있다(그림 2.16).

폐쇄 폐 질환의 병리

만성 폐쇄 폐 질환

만성 폐쇄 폐 질환(chronic obstructive pulmonary disease, COPD)은 기도 유출(outflow) 저항이 만성으로 증가하는, 즉 기도 폐쇄가 특징인 폐 질환군이다. 폐쇄는 근위부 기도인 기관과 큰 기관지에서부터 원위부 및 말초 호흡 세기관지에 이르기까지 다양한 위치의 기도에서 다양한 정도로 일어날 수 있다. 임상적으로, COPD에서는 날숨 유속(expiratory flow rate) 감소를 볼 수 있으며, 이는 날숨 동안의 최대 기류 속도(maximal airflow rate) 감소를 반영한다. 1초간 노력 날숨량(forced expiratory volume at one second, FEV_1)과 노력 폐활량(forced vital capacity, FVC)의 비율, 즉 FEV_1/FVC은 0.7 이하다. 기도 폐쇄의 주요 발병기전은 좁아진 기도와 탄력 반동

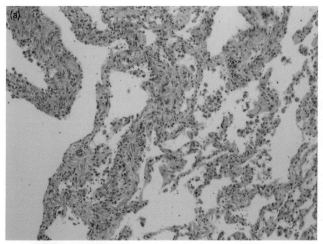

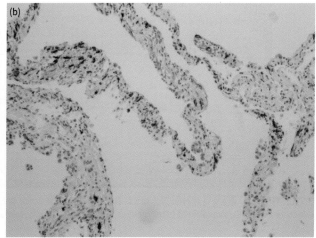

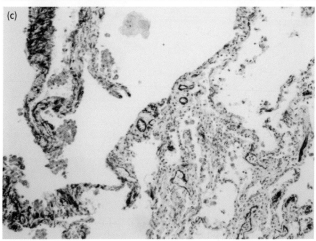

그림 2.16 LAM. (a) 세포학적으로 단조로운, 길쭉한 형태의 수정된 평활근 세포가 특징이다. 원본 배율×100. (b) 이 세포들은 일반적으로 HMB45 염색에 양성이다. 원본 배율×100. (c) 이 세포들은 평활근 액틴(smooth muscle actin) 염색에도 양성이다. 원본 배율×100

(elastic recoil) 소실이다. COPD에 속하는 질환에는 폐기종 (emphysema), 만성 기관지염(chronic bronchitis), 천식, 기관지 확장증(bronchiectasis) 등이 있다. 이 질환들은 서로 다른 임상 및 병리 특성이 있지만, 폐기종, 만성 기관지염, 천식에서는 중복되는 임상 양상을 흔히 볼 수 있다.

폐기종

폐기종에서는 종말 세기관지(terminal bronchiole)와 폐포 벽이

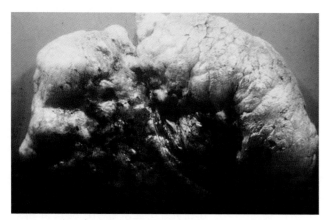

그림 2.17 폐기종. 양쪽 폐가 모두 과다 팽창되어 있다.

영구적으로 파괴되어 공간(airspace)이 비정상적으로 커진다. 폐포 중격 주변의 탄력 조직이 파괴되어 공기를 내보내는 힘이 약해지기 때문에 폐에 공기가 축적된다. 폐기종으로 인한 저산소증은 가스 교환 부위 감소, 확산능력 감소, 작은 기도 허탈, 기류 폐쇄 때문에 발생한다. 임상 증상은 일반적으로 폐 용적이 25%정도 줄어들면 명확해진다.

임상적으로 중요한 폐기종은 소엽 내 파괴 부위에 따라 크게 중심소엽 폐기종(centrilobular emphysema)과 범소엽 폐기종 (panlobular emphysema)으로 나눌 수 있다. 중심소엽 폐기종은 호흡 세기관지에 영향을 미치지만 원위부 폐포는 정상이다. 범소엽 폐기종은 호흡 세기관지와 폐포가 모두 파괴된다.

폐기종은 주로 염증반응을 유발하는 흡연이나 오염물질 흡인 때문에 발병한다. 염증세포는 탄력소 분해효소(elastase)와 산화물을 방출하고, 이들이 폐포 벽을 파괴한다. 항단백질 분해효소 결핍 환자는 염증 세포와 상피 세포에서 다양한 유형의 단백질 분해효소가 정량으로 분비됨에도 불구하고, 폐포 중격이 손상될 수 있다.

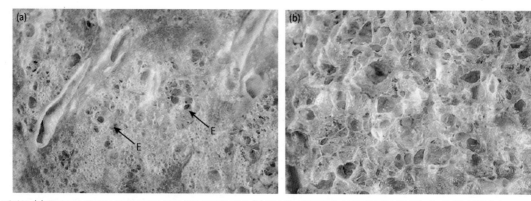

그림 2.18 폐기종. (a) 중심소엽 폐기종: 정상 폐포로 둘러 쌓인 확장된 폐포. (b) 범소엽 폐기종: 폐 소엽 전체에서 확장된 폐포를 볼 수 있다. (From Prasad CSBR, On-line lecture on COPD, available at http://www.slideshare.net/emphysema-15952352. Published on Jan 11, 2013. Accessed on November 3, 2016.)

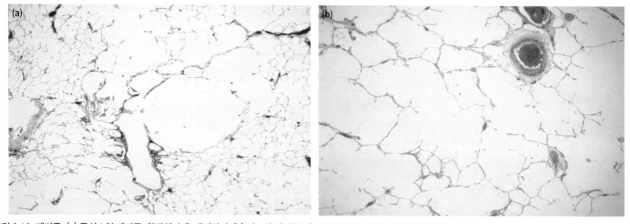

그림 2.19 폐기종. (a) 중심소엽 폐기종: 확장된 호흡 세기관지. (b) 범소엽 폐기종: 폐포와 폐포 관이 모두 확장되어 있다.

폐기종의 형태는 육안적으로 과다 팽창된 부피가 큰 폐(hyperinflated voluminous lungs)이며, 이는 진행된 폐기종 환자에서 더욱 두드러진다. 절단면에서는 다양한 정도로 크기가 커진 폐포를 볼 수 있다. 일반적으로 폐의 위쪽 부분이 영향을 더 많이 받는다(그림 2.17, 그림 2.18).

현미경 검사에서 비정상적으로 커진 폐포를 볼 수 있다. 사이질 염증(interstitial inflammation)은 일반적으로 경미하다. 폐기종이 진행하면, 커진 폐포 벽에서 다양한 수준의 섬유조직을 볼 수도 있다(그림 2.19).

순수하게 폐기종만 있는 환자는 일반적으로 신체검사에서 무기력하고 쇠약한 경향이 있으며 술통 가슴(barrel chest) 소견을 보인다. 운동 호흡 곤란(exertional dyspnea)이 흔하지만, 기침과 가래는 최소한이다. 말기에는 폐심장증(cor pulmonale)에 이어 울혈 심부전(congestive heart failure)이 생길 수도 있으며, 이는 주요 사망 원인이다.

만성 기관지염

만성 기관지염(chronic bronchitis)은 호흡기 증상을 기준으로 한 진단명이며 기침과 가래가 적어도 2년 연속으로 1년에 3개월 연속 지속하면 만성 기관지염이라 정의한다. 담배 연기 같은 독성 혹은 자극성 흡인 물질에 노출되면 기도에 만성 염증이 나타난다. 만성 기관지염은 큰 기도에도 자주 영향을 미친다. 기류 폐쇄는 염증으로 좁아진 기도 때문이다. 또한, 독성 혹은 자극성 물질에 장기간 노출되면 기도에 비정형 화생(atypical metaplasia)과 형성이상(dysplasia) 같은 암 변형(cancerous transformation)의 위험이 있는 적응 변화가 나타난다.

만성 기관지염의 발병기전은 완전히 밝혀지지 않았다. 초기 적응 변화는 비대한 점막밑 샘(submucosal gland)의 점액 과다분비와 점막밑 샘 증식이며, 주로 기관과 기관지 같은 큰 기도에서 일어난다. 작은 기관지와 세기관지 같은 작은 기도에서는 술잔 세포(goblet cell)의 숫자가 증가한다. 점액이 기도를 차지하며, 이 때문에 기도 전체가 좁아진다. 기도의 급성 염증은 점액 부종(mucosal edema)과 만성 염증으로 이어지고, 이는 기도 섬유증을 유발할 수 있다. 또한 점액 부종과 만성 염증은 기도 협착을 유도한다. 만성 기관지염 환자는 중복 감염(superimposed infection)이 흔하며, 이는 기도 협착을 악화시킨다.

형태학적으로, 만성 기관지염에서는 점막의 부기(swelling) 및 부종(edema)을 동반한 충혈된 폐를 볼 수 있다. 기도와 기관지에는 과도한 점액 혹은 점액고름(mucopurulent) 분비가 나타난다. 기관지와 세기관지에서 두꺼워진 점액 혹은 고름 마개(pus plug)를 쉽게 볼 수 있다. 현미경 검사에서 림프구, 호산구, 중성구를 동반한 만성 염증을 확인할 수 있다. 점막밑 점액 샘(submucosal mucous gland)에는 비대와 증식이 나타난다. 점막을 따라 술잔 세포의 증식을 볼 수 있다. 만성 기관지염이 장기간 지속한 환자는 기관지 상피에 편평상피 화생(squamous metaplasia)이 나타난다(그림 2.20, 그림 2.21).

만성 기관지염 환자는 시간이 지남에 따라 폐 기능이 감소한다. 저산소혈증과 고이산화탄소혈증은 청색증을 유발한다. 만성 기관지염이 장기간 지속한 환자에게는 폐심장증(cor pulmonale)과 우심부전이 나타난다.

천식

천식은 재발하는 쌕쌕거림(wheezing), 호흡 곤란, 기침, 흉부 압박감(chest tightness)을 유발하는 기도의 만성 염증 질환이다. 기도는 가역적(reversible)이며 기관지 평활근의 돌발 수축(paroxysmal contraction) 때문에 간헐적으로 좁아진다. 예로는

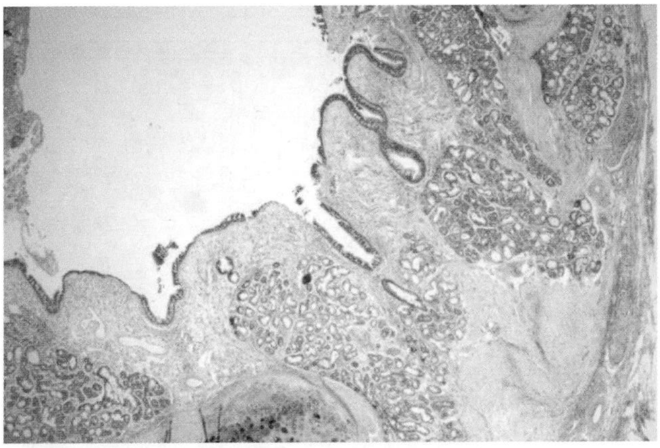

그림 2.20 만성 기관지염. 점액 샘의 비대와 증식

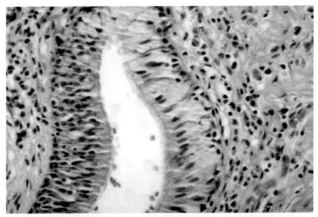

그림 2.21 만성 기관지염. 술잔 세포 증식(Courtesy of Pathpedia.com. "Chronic bronchitis," accessed November 3, 2016.)

기관지 연축(bronchospasm)과 다양한 자극에 대한 과다반응을 들 수 있다.

천식은 기관지수축을 촉발하는 물질을 기준으로 아토피 천식(atopic asthma), 비아토피 천식(nonatopic asthma), 약물 유발 천식(drug-induced asthma)이라는 3가지 유형으로 나눌 수 있다. 아토피 천식은 먼지, 꽃가루, 바퀴벌레, 동물 털, 음식 같은 환경 알레르기 항원에 대한 면역글로불린-E (immunoglobulin-E, IgE) 매개 과민반응, 즉 I형 과민반응이다. 비아토피 천식은 일반적으로 기도의 바이러스 감염 때문에 발생한다. 약물 유발 천식에서 천식을 촉발하는 흔한 약물에는 Aspirin 같은 비스테로이드 소염제(nonsteroidal antiinflammatory drug, NSAID)가 있다.

천식의 발병기전은 복잡하지만, 천식 발병과 T_H2-형 적응 면역 사이에는 명확한 관계가 있다. 이는 아토피 천식에서 기도 수축을 유발하는 환경 알레르기에 대한 IgE 방출과 T_H2-형 반응에 달려 있다. 천식이 반복되면 기도 벽의 만성 염증과 재형성이 유발된다. 적응 변화에는 점액샘 비대, 평활근 증식, 혈관 발생, 섬유화, 신경 증식 등이 있다.

육안 소견에서 양쪽 폐의 과잉팽창(overinflation)을 볼 수 있다. 기관과 세기관지는 점액 마개(mucus plug)로 가득 차 있다. 현미경 검사에서 점막밑 부위에 염증이 있으며, 호산구가 풍부한 염증 침윤을 볼 수 있다(그림 2.22). 기도 벽은 기관지 벽 근육의 비대와 증식, 점막밑 샘의 비대, 기도 술잔 세포의 증식, 바닥막 밑 섬유증 등으로 인해 두꺼워진다. 호산구 단백질인 Charcot-Leyden 결정(Charcot-Leyden crystal)을 작은 기도 내강(lumen)에서 볼 수 있다.

임상적으로 급성 천식 발작(acute asthma attack)은 보통 수 시간 지속하지만, 심각한 경우는 며칠에서 몇 주 동안 지속할 수도 있으며, 이는 치명적일 수 있다. 진단은 주로 임상 증상을 기준으로 한다. 천식 발작이 지속하고 반복된 병력이 있는 환자에서는 기도 재형성을 볼 수 있다.

기관지 확장증

기관지 확장증(bronchiectasis)은 근육 및 탄력 지지 조직의 영구 파괴 때문에 기관지와 세기관지가 비정상적으로 확장되는 질환이다. 가장 흔한 원인은 만성 괴사 감염(chronic necrotizing infection)이다. 폐의 아래쪽 구역은 배액(drainage)이 어려워서 더 쉽게 영향을 받는다. 기관지 확장증과 관련된 질환에는 낭성 섬유증(cystic fibrosis), 엽내 폐 분리증(intralobar pulmonary sequestration), 면역결핍 상태, 1차 섬모 운동이상증(primary ciliary dyskinesia) 같은 선천 혹은 유전 질환 등이 있다. Mycobacterium과 Staphylococcus aureus로 인한 괴사 폐렴이나 Adenovirus와 Influenza 같은 바이러스, Aspergillus 같은 곰팡이 등에 감염된 후에 기관지 확장증이 발생할 수도 있다. 기관지 폐쇄는 종양이나 이물질 때문이며, 점액 막힘(mucous impaction)도 기관지 확장증과 관련된 다른 흔한 상태다.

육안 소견에서 점액고름 분비물로 가득 차 있는 눈에 띄게 늘어난 말초 기관지를 볼 수 있다(그림 2.23). 광학 현미경 검사로 기관지 벽에서 심각한 괴사를 동반한 급성 및 만성 염증과 기관지주위 섬유증을 볼 수 있다(그림 2.24).

기관지 확장증이 지속한 환자에게 나타날 수 있는 합병증에는 폐심장증(cor pulmonale), 우심부전, 뇌 고름집(brain abscess), 아밀로이드증(amyloidosis) 등이 있다.

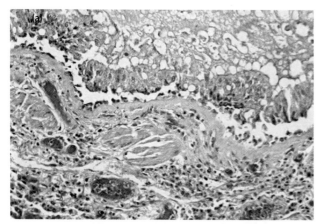
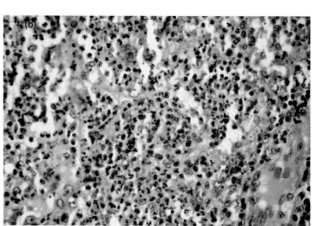

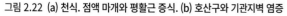
그림 2.22 (a) 천식. 점액 마개와 평활근 증식. (b) 호산구와 기관지벽 염증

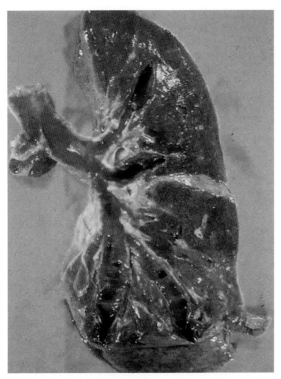

그림 2.23 기관지 확장증. 점액고름 분비물이 있는 확장된 기관지

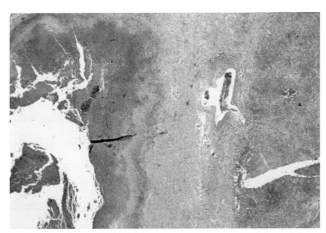

그림 2.24 기관지 확장증. 기관지 벽에 있는 괴사 조직과 급성 및 만성 염증

문제

1. 만성 폐 질환에서 대식 세포는 역할이 복잡하다. 다음 중 대식 세포에 대한 설명으로 옳은 것은?
   ① M1형 대식 세포는 일반적으로 염증전 사이토카인을 생성하지 못한다.
   ② M2형 대식 세포는 IL-10과 TGF-β 같은 항염증 매개물질을 생성한다.
   ③ M1형 대식 세포는 일반적으로 섬유결합소 같은 고도의 섬유화 매개물질을 생성한다.

④ M1형 대식 세포는 만성 폐쇄 폐 질환에서 가장 많은 대식 세포 유형이다.
   ⑤ 전부 다 맞다.

2. 만성 폐 질환에서 T$_H$17 세포는 중요한 역할을 한다. 다음 중 T$_H$17세포에 대한 설명으로 옳은 것은?
   ① 이 T세포는 염증전 활동 때문에 만성 염증을 촉진한다.
   ② 이 T세포는 비아토피 천식에 기여한다.
   ③ 이 T세포는 중성구 의존 염증을 강력하게 촉진한다.
   ④ 이 T세포는 여러 가지 강력한 케모카인의 생성을 유발하는 IL-17을 생성한다.
   ⑤ 모두 다 맞다.

3. 다음 중 II형 폐포 세포가 생성하는 것은?
   ① 점액
   ② 폐 표면활성물질
   ③ 중성구 탄력소 분해효소
   ④ 항체

4. 다음 중 만성 폐쇄 폐 질환의 발달에 기여하는 것은?
   ① 만성 기도 염증
   ② TGF-β 방출
   ③ 폐 실질조직 파괴
   ④ 모두 다 맞다.

5. 다음 중 특발 폐 섬유증의 특징적인 병리 변화는?
   ① 배경이 되는 폐 골격은 보존된다.
   ② 광범위한 시간대별로 균일한 사이질 섬유증
   ③ 비괴사 육아종
   ④ 풍부하고 광범위한 폐포 대식 세포 축적
   ⑤ 시간대와 부위별로 비균일한 섬유증

6. 다음 중 저등급 신생물로 간주되는 질환은?
   ① 림프관평활근종증
   ② 과민 폐렴
   ③ 유육종증
   ④ 호흡 세기관지-사이질 폐 질환
   ⑤ 박리 사이질 폐렴

7. 점액샘 비대, 기도 벽 염증, 술잔 세포 증식, 점액 마개는 어느 질환에서 주로 보이는 특징인가?
   ① 비정형 지역사회 획득 폐렴
   ② 만성 폐쇄 폐 질환
   ③ 진폐증

④ 사이질 폐 질환

8. 14세 여아가 기온이 낮은 날 밖에서 조깅을 하던 중 갑자기 시작된 기침과 호흡곤란을 주요 호소 증상으로 내원하였다. 체온은 37.6℃며, 호흡수는 27/분이었다. 흉부 신체검사 상 양쪽 폐에서 쌕쌕거림이 들렸다. 다음 중 증상을 일으켰을 가능성이 가장 큰 원인은?
① 알파-1 항트립신 결핍
② 금속 및 유기물 먼지
③ T_H2 림프구
④ 피부 정제 단백질 유도체(PPD) 검사 양성

9. 만성 폐쇄 폐 질환에 대한 다음 설명 중 옳은 것은?
① 날숨 유속이 증가하고 총 폐용량은 감소한다.
② 중심소엽 폐기종은 일반적으로 알파1 항트립신 결핍이 있는 환자에서 볼 수 있다.
③ 활성화된 대식 세포와 섬유모세포가 발병기전에 중요한 역할을 한다.
④ 환자는 반복되는 폐 감염, 폐 경색증, 폐 고혈압, 폐심장증의 위험이 높아진다.
⑤ 조직병리의 특징은 사이질 염증과 섬유모세포 증식으로 인한 사이질 두꺼워짐이다.

10. 65세 남자 흡연자가 숨이 가빠지는 증상이 계속해서 심해져 호흡기 내과에 내원하였다. 신체검사에서 양쪽 폐의 호흡음이 감소하였다. 흉부 방사선 사진에서 양쪽으로 과투과 폐(hyperlucent lung)가 보였고, 특히 상엽에서 두드러졌다. 폐 기능 검사에서 FEV_1이 감소하고 TLC는 증가하였다. 다음 중 이 질환의 발병기전에 기여할 가능성이 큰 것은?
① T_H2 림프구 활성과 비만 세포 퇴행
② 유전적 소인이 있는 환자에서 면역 조절 장애
③ 비치즈 육아종 반응
④ 기도 벽 탄력층과 평활근의 영구적인 확장 및 파괴
⑤ 중성구의 탄력소 분해효소 방출

더 읽을거리

Antunes MB, Cohen NA. Mucociliary clearance—A critical upper airway host defense mechanism and methods of assessment. Curr Opin Allerg Clin Immunol 2007;7:5-10.

Armanios MY, Chen JJ, Cogan JD, Alder JK, Ingersoll RG, Markin C, Lawson WE, Xie M, Vulto I, Phillips JA 3rd, Lansdorp PM, Greider CW, Loyd JE. Telomerase mutations in families with idiopathic pulmonary fibrosis. N Engl J Med 2007;356:1317-26.

Barnes PJ. Immunology of asthma and chronic obstructive pulmonary disease. Nat Rev Immunol 2008;8:183-92.

Barnes PJ. Cellular and molecular mechanisms of chronic obstructive pulmonary disease. Clin Chest Med 2014;35:71-86.

Further reading 35 du Bois RM. Strategies for treating idiopathic pulmonary fibrosis. Nat Rev Drug Discov 2010;9:129-40.

Gern JE, Busse WW. Relationship of viral infections to wheezing illnesses and asthma. Nat Rev Immunol 2002;2:132-8.

Karimi K, Forsythe P. Natural killer cells in asthma. Front Immunol 2013;4:1-8.

Kim V, Rogers TJ, Criner GJ. New concepts in the pathobiology of chronic obstructive pulmonary disease. Proc American Thorac Soc 2008;5:478-85.

Laskin DL, Sunil VR, Gardner CR, Laskin JD. Macrophages and tissue injury: Agents of defense or destruction. Annu Rev Pharmacol Toxicol 2011;51:267-8.

Lloyd CM, Hessel EM. Functions of T cells in asthma: More than just Th2 cells." Nat Rev Immunol 2010;10:838-48.

Nicod LP. Lung defences: An overview. Eur Respir Rev 2005; 14:45-50.

Popper HH. Interstitial lung diseases-can pathologists arrive at an etiology-based diagnosis? A critical update. Virchows Arch 2013;462:1-26.

Ryerson CJ, Collard H. Update on the diagnosis and classification of ILD. Curr Opin Pulm Med 2013;19:453-9.

Smith M, Dalurzo M, Panse P, Parish P, Leslie K. 2013. Usual interstitial pneumonia-pattern fibrosis in surgical lung biopsies. Clinical, radiological and histopathological clues to aetiology. J Clin Pathol 2013;66:896-903.

Tabaj GC, Fernandez CF, Sabbagh E, Leslie KO. Histopathology of the idiopathic interstitial pneumonias (IIP): A review. Respirology 2015;20:873-83.

Virk RK, Fraire AE. Interstitial lung diseases that are difficult to classify: A review of bronchiolocentric interstitial lung disease. Arch Pathol Lab Med 2015;139:984-8.

3

폐 질환의 유전학

EMILY S. WAN

만성 폐쇄 폐 질환(chronic obstructive pulmonary disease, COPD) 발병의 유전 위험 요인으로 알파-1 항트립신 결핍 (alpha-1 antitrypsin deficiency, A1ATD)이 밝혀진 이후로, 폐 질환에서 유전학이 가지는 역할에 대해 쌓인 지식은 지난 반세기 동안 기하급수적으로 증가했다. 그러나, 이렇게 모인 지식을 실제 임상에 적용하는 과정은 여전히 걸음마 단계다. 이번 장에서는 A1ATD와 COPD를 모범 사례로 들어 독자들이 폐 질환 유전학의 현재 개념에 익숙해지도록 할 것이다. 이 분야의 빠른 발전 속도를 고려하여, 이번 장은 독자들이 문헌을 이해하고 평가하는데 필요한 기본 사항과 유전자 검사가 필요한 시기를 알수 있도록 하는 것이 목표다.

사람 유전자 변이

유전 서열 변이(sequence variation)에는 치환(substitution), 삽입(insertion), 결손(deletion)은 물론 복제 수 변이(copy number variation)라고 알려진 대규모 중복(duplication)과 결손(deletion)에 이르기까지 여러 범주가 있다. 현재까지 알려진 가장 흔한 서열 변이는 단일 염기 치환(single base substitution)이며, 단일 뉴클레오타이드 변이(single-nucleotide variations) 혹은 단일 뉴클레오타이드 다형성(single-nucleotide polymorphism, SNP)과 같은 말이다. SNP는 유전체(genome) 전체에 매우 흔하며, 약 300 염기쌍 당 1번꼴로 나타나며, 현재는 dbSNP처럼 공개적으로 참여할 수 있는 자료집적(database)에서 고유한 참고 서열 번호, 즉 "rs" 번호로 분류한다.

유전체에서 특정 위치에 있는 유전자의 대체 서열 혹은 형태를 맞섬유전자(allele)라고 한다. 일반적으로, 한 부위의 조상 서열(ancestral sequence), 즉 더 흔한 서열을 주요 맞섬유전자(major allele)라 부르며, 돌연변이나 SNP에서 발생한 대체 버전은 부 맞섬유전자(minor allele)라고 부른다. 예를 들어, 염색체 14의 SNP rs28929474에서 조상(ancestral) 구아닌(G)을 아데노신(A)으로 치환하면 A1ATD의 가장 흔한 형태를 담당하는 PI Z 맞섬유전자(PI Z allele)가 생성된다. 특정 변이 혹은 맞섬유전자가 나타나는 빈도는 모집단에 따라 다양하다. 예를 들어, SERPINA1 유전자에서 SNP rs28929474에 (A) 부 맞섬유전자가 나타나는 빈도는 유럽에서는 1-4%로 추정되지만, 동아시아와 아프리카에서는 1% 미만이라 추정된다.[1]

집단 유전학에서 맞섬유전자의 빈도와 효과 크기

집단 유전학에 대한 이해가 향상되면서 임상 질환의 발병과정에 영향을 미치는 유전 서열 변이의 복잡성에 대한 인식도 성장해왔다. 초기 유전학 연구는 상대적으로 희귀한, 조그마한 유전 변이가 눈에 띄는 생물학적 효과로 이어지는 "단일유전자 (monogenic)" 질환에 중점을 두었다. 효과 크기(effect size)가 큰 이와 같은 희귀 변이는 질병 영역에서 한쪽 극단을 차지한다 (그림 3.1). 생물학적 효과가 크기 때문에, 가족을 통한 질병 전파를 관찰할 수 있으며 이는 고전적인 "멘델 유전(Mendelian inheritance)"의 기초를 형성한다. 그러나, 대다수 효과가 큰 희귀 변이는 해로운 특성이 있기에, 고전적인 "멘델 유전"이나 "단일 유전자" 질환에 영향을 받는 개체 수는 적다. 따라서, 효과가 큰 희귀 변이에서 "모집단 기인 위험성(population attributable risk)"은 작다고 볼 수 있다. 앞서 언급했던 COPD로 돌아와서, A1ATD 환자는 이른 나이에 심각한 COPD가 훨씬 많이 발생한다는 점이 이미 입증되었다. 그러나, A1ATD 환자는 전체 COPD 환자 중 극히 일부분만 차지한다.[2]

COPD나 천식처럼 널리 퍼진 폐 질환은 대부분 "유전율 (heritability)", 즉, 가족을 통해 전파된다는 근거가 있지만, 유전 패턴과 위험 패턴은 고전적인 멘델 유전학과 부합하지 않는다. 이러한 질환을 "복잡 형질 질환(complex trait diseases)"이라고 하며, 이 집단이 가지는 유전 위험성의 총합은 매우 작은 증식 효과를 가진 각각의 변이가 여러 개 모여서 나타난 결과일 가능성이 크다. 이는 "흔한 질병-흔한 변이(common disease-common variant)" 가설[3]의 기본 원리이며, 그림 3.1에 나와 있는 질병 영역

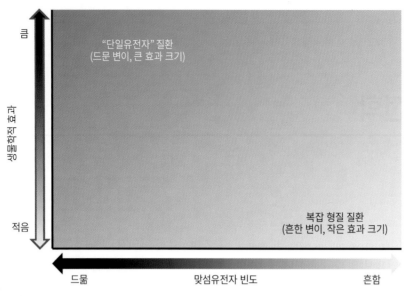

그림 3.1 유전 질환의 영역. 집단에서 맞섬유전자의 빈도는 X축에 표시되어 있으며, 각 변이의 효과 크기는 Y축이 표시되어 있다. "멘델" 질환은 보통 효과가 크고 희귀한 맞섬유전자 때문에 나타난다. 천식과 COPD 같은 질환은 대부분 여러 개의 흔한 유전자 자리(genetic loci)가 모여서 나타나며, 복잡 형질 질환이라 부른다.

의 반대편 극단을 대표한다. 질병 발병에 기여하는 유전의 영향은 명확하게 정의된 위험 범주(risk category)보다는 영역의 관점으로 바라보는 것이 중요하다. 희귀까지는 아니지만 발생 빈도가 낮은, 집단 위험에서 중간 정도의 효과 크기를 가진 맞섬유전자(allele)의 기여도는 현재 이 분야에서 활발히 연구 중이다.

임상 질환의 발병은 유전자-유전자 및 유전자-환경 상호작용을 고려해야 하므로, 유전 위험의 정량화는 "단일유전자" 질환에서조차도 간단한 일이 아님을 유의해야 한다. 예를 들어,

가장 흔한 A1ATD 형태인 PI Z 맞섬유전자가 같은 환자에서 흡연력을 고려한다고 하더라도 폐활량 검사 결과는 매우 다양하다(그림 3.2).[4,5] 따라서, A1ATD 유전형(genotype)이 같은 환자라도 COPD 발달과정은 서로 다르므로, 추가적인 유전 변수나 환경 변수, 혹은 양쪽을 모두 고려해야 한다.

다른 돌연변이가 비슷한 임상 양상을 유발하는 반대 상황도 생길 수 있으며, 이를 "맞섬유전자 이질성(allelic heterogeneity)"이라고 한다. 예를 들자면, rs28929474로 인한 PI Z 맞섬유

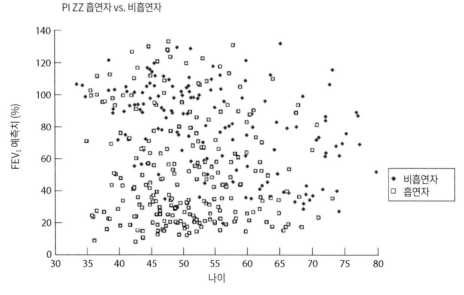

그림 3.2 PI ZZ A1ATD가 있는 담배를 끊은 사람과 담배를 한 번도 피지 않은 사람의 폐 기능. Alpha-1 Antitrypsin Deficiency Genetic Modifiers Study에 참여한 사람의 FEV_1의 예측치 % (Y축)와 나이(X축). 담배를 끊은 사람은 속이 빈 사각형으로, 담배를 피운 적이 없는 사람은 속이 찬 다이아몬드로 표시했다. A1ATD 유전형이 같은 사람이라도 폐 기능 결과는 범위가 넓다. (Reproduced from DeMeo, DL et al., *Thorax*, 62, 814-819, 2007. With permission.)

전자가 중증 A1ATD의 가장 흔한 원인이지만, SERPINA1 유전자에 영향을 주는 100개 이상의 변이 맞섬유전자 또한 단백질분해효소 억제제 결핍(protease inhibitor deficiency)을 유발할 수 있다. 낭성 섬유증(cystic fibrosis)에서도 비슷한 예를 볼 수 있다. 가장 흔한 질병관련 맞섬유전자는 CFTR 유전자에 뉴클레오타이드 3개가 결손(deletion, Δ)되는 것이며 이는 508번째에 있는 페닐알라닌(phenylalanine, F) 소실을 유도하지만 (ΔF508), 2,000개 이상의 변이가 유사한 임상 양상을 유발한다고 알려져 있다.[6]

폐 질환에서 유전위험 요인을 확인하기 위한 접근법

연구 설계

유전 연구에는 가족-기반 접근법과 집단-기반 연관성 연구라는 두 가지 주요 연구 설계 방법을 사용한다. 가족-기반 연구는 관심 질환에서 가족을 통해 공통으로 전달되는 유전 표지자(genetic marker) 확인에 중점을 둔다. 이를 연관 분석이라고 한다. 질환과 같이 분리한 유전체(genome) 영역을 면밀히 조사하여 잠재적인 원인, 위험 유전자, 혹은 변이를 확인한다. 집단-기반 연구는 서로 연관이 없는 대규모 집단에서 질병과 연관된 맞섬유전자(allele)의 빈도를 확인한다.

방법론 설계

유전학 연구에 사용되는 두 가지 방법론적 접근법은 후보 유전자(candidate gene) 접근법과 "가설 없는" 전체유전체(genome-wide) 접근법이다. 후보 유전자 연구에서는 연구자가 질병 기전에 대한 사전 지식을 기반으로, 즉 학습된 추측을 통해 위험에 기여하는 숨은 변이일 가능성이 크다고 생각되는 유전자 혹은 영역에서 제한된 수의 변이를 연구한다. 이와 반대로, 가설 없는 접근법은 특정 유전자 혹은 영역에 대한 사전 위험성을 고려하지 않고 유전체 전체의 변이를 빠짐없이 조사한다. 전체유전체 접근법은 유전체 전체 부위를 검사하기 때문에, 예전에는 예상하지 못한 질병 위험과 관련된 유전자 자리(genetic loci)를 발견할 가능성이 있다. 그러나, 조사하는 유전자 변이의 수가 엄청나게 증가하기 때문에, 전체유전체 접근법은 변이의 중요성을 확인하기 위해서 엄격한 통계 문턱값(statistical threshold)을 사용한 다중 검사를 반드시 거쳐야 한다.

분석 설계

최근 10년간의 기술 발전은 이 분야에 엄청난 개선을 가져왔다. 초기 전체유전체 상관분석연구(genome-wide association studies, GWAS)는 유전체 전체에 발생하는 미세부수체(microsatellite)로 알려진 단순 서열 반복(simple sequence repeat)을 이용해서 진행했었다. 그러나, 유전체 전체에서 미세부수체는 상대적으로 밀도가 낮아서 유전체 해상도(genomic resolution)가 낮았으며, 관련 있는 부위를 확인하기 위해서는 여전히 원인 변이나 유전자에 대한 광범위한 검색이 필요했다. 비용이 상대적으로 저렴하고, 신뢰성이 높으며, 정보 처리량이 많은 병렬 유전자형분석(genotyping) 방법이 출현함에 따라, 미세부수체를 대신하여 SNP 분석이 GWAS의 표준이 되었다. SNP를 기반으로 한 GWAS는 다양한 폐 복잡 형질 질환(complex trait disease)에서 성공적으로 효과 크기(effect size)가 작은 흔한 변이(common variant)를 찾아냈다(그림 3.1).

폐활량 검사법의 폐 기능과 폐 질환의 유전적 연관성

폐활량 검사법의 폐 기능은 폐 질환처럼 유전율(heritability)의 근거가 있는 복잡한 특성이다. 1초간 노력 날숨량(forced expiratory volume, FEV_1), 노력 폐활량(forced vital capacity, FVC), FEV_1/FVC 비율 같은 폐활량 검사법의 폐 기능 측정값에는 수많은 유전자 자리(genetic loci)가 영향을 미친다(표 3.1). 정적 폐활량 검사의 측정값뿐만 아니라, 흡입형 베타-2 작용제(beta-2 agonists)와 같은 약물에 대한 반응도 유전과 상당한 관련이 있다.

폐 질환과 연관된 흔한 유전자 자리의 목록은 표 3.2에 나와 있다. 특정 질환을 진단하기 위해서는 폐활량 검사가 반드시 필요하기 때문에, 폐 기능과 관련된 유전자 자리 중 일부는 특정 질환과도 관련된다. 예를 들자면 FAM13A는 FEV_1과 COPD 모두에 영향을 미친다. 다른 예시로는 끝분절효소 역전사효소(telomerase reverse transcriptase, TERT) 유전자가 있으며, 폐 섬유증(pulmonary fibrosis) 및 폐암과 상당한 관련성이 있다. 이 두 질환이 동시에 발병한다는 사실은 역학 연구로 이미 밝혀졌다.

SNP 기반 GWAS가 다양한 질환과 연관된 유전자 자리에 대한 이해를 넓혀주었지만, 복잡한 질환에 미치는 유전적 기여 정도, 즉 유전율(heritability) 중 상당 부분은 아직 밝혀지지 않았다. 이러한 "빠진 유전율"이 나타난 이유 중 한 가지는 상위(epistasis) 같은 유전자-유전자 상호작용과 유전자-환경 효과에 대해 설명할 수 없기 때문이다. 게다가, 희귀 유전 변이, 개별 돌연변이(private mutation), 중간 빈도 변이의 집단적 영향도 밝혀지지 않았다. 현재 유전학 연구의 접근법은 유전체의 염기-쌍 해상도를 제공하는 차세대 염기서열 분석(next-generation sequencing)으로 유전체 해상도(genomic resolution)를 높이는데 중점을 두고 있다. 유전자 발현(RNA)처럼 유전자 변이 자료를 다른 "-체학(-omics)" 자료와 통합하는 새로운 분석 방법과 유전학 체계와 망 분석을 통해 유전자 사이의 상호작용을 포착하기 위한 개선된 모형화는 새로운 발견을 위한 전도유망한 방법이 될 것이다.

유전 연구의 임상 응용

유전 정보는 진단에 도움이 되며, 질병 별로 특화된 치료에도 영향을 미친다. 유전 변이의 영향 혹은 기전이 밝혀진 질환이라면 표적 치료법을 개발하고 구현할 수 있다. 이러한 표적 치료에는 중증 A1ATD 결핍 환자에 대한 강화 요법(augmentation therapy)과 CFTR 유전자에 특정 돌연변이가 있는 낭성 섬유증(cystic fibrosis) 환자를 대상으로 최근 승인된 Ivacaftor/Lumacaftor 조합이 있다.

개인별 맞춤형 의료 관리 혹은 정밀 의학(precision medicine)에 대한 유전 및 유전체 자료 적용은 미래 의료관리의 주요 목표로 자리 잡고 있다. 정밀 의학과 "맞춤형 의료"라는 용어는 비교적 새로운 개념이지만, 실행의 기초가 되는 개념은 그렇지 않다. 유전 연구는 비정형적인 임상 질환의 진단에도 도움이 된다. 병을 유발하는 변이나 개별 돌연변이(private mutation)를 밝혀내면, 가족 구성원의 발병위험을 평가하는 도구가 될 수도 있다.

질환과 관련된 유전 변이를 밝히는 것에 더하여, "약물유전학(pharmacogenetics)"이라는 유전 연구의 새로운 분야는 약물 치료 반응에 유전자가 미치는 영향을 연구한다. 흡입 기관지

확장제와 코르티코스테로이드(corticosteroid), Warfarin 같은 약물에 대한 개인별 반응에 기여하는 변이가 확인되었고, 비소세포 폐암(non-small cell lung cancer)에서 백금-기반 화학요법 같은 치료법에 독성이 나타나도록 하는 변이 또한 확인되었다.

전체 유전체(whole genome) 혹은 진유전체(exome)에 대한 서열분석 기반 접근법은 이미 유전 진단 검사법에 사용하는 표준 분석법과 기반을 대체하기 시작했다. 현재, 전 세계에 맞춤의학 혹은 정밀의학을 위한 센터는 그 수가 몇 개 없으며 (http://www.ncbi.nlm.nih.gov/gtr/labs/?term=whole+genome+sequencing+or+whole+exome+sequencing), 대부분은 유럽과 미국에 있다. 이 때문에, 의뢰된 환자 대다수는 가족성 혹은 유전 요소가 강하다는 진단적 딜레마가 있다. 가장 초기의 응용 및 성공 사례 중 하나는 중증 염증 장 질환(inflammatory bowel disease)이 있는 6세 소아에서 세포자멸사(apoptosis)를 억제하는 결핍을 유발하는, 예전에는 알지 못했던 돌연변이를 확인하기 위해 진유전체(exome) 서열분석을 사용한 사례이다. 이 사례에서, 유전 서열로 확인한 내용을 기반으로 동종이계 골수 이식을 진행했고 치료에 성공했다.[7] 최근의 다른 성과에는 특성상 멘델 유전 질환이 많은 집단인 신생아와 소아 중환자의 진단에 전체 유전자 서열분석(whole-genome sequencing)을 응용한 사례를 들 수 있다. 전체 유전체 서열분석은 표준 유전자 검사법과 비교할 때 거의 다섯 배나 많은 유전 사례를 밝혀낼 수 있었다. 유전으로 밝혀진 사례 중 약 65%는 이 진단이 치료 방법 결정이나 완화치료 결정 같은 임상 관리에 영향을 미쳤다.[8]

이러한 전도유망한 결과에도 불구하고, 맞춤형 의료에서 서열분석 기법의 적용과 구현은 한계가 있다. 서열분석을 진행하고, 분석하고, 해석하기 위해서는 많은 시간이 소요되며, 일반적으로 검사를 의뢰한 사례 중 약 50% 정도만 진단을 내릴 수 있다. 불확실한 기능적 및 임상적 관련성 같은 예상하지 못한 소견이 흔히 발견되며, 이는 의사와 환자 모두에게 불안감을 조성할 수도 있다. 이러한 이유로, 맞춤형 의료는 시행 전 사전검사와 상담이 매우 중요하다.

요약하자면, 컴퓨터 및 통계 분석 방법뿐만 아니라, 유전자형분석법(genotyping)과 서열분석 기술의 발전 덕분에, 질병에서 DNA 서열변이의 역할에 대한 이해가 기하급수적으로 증가했다. 현재, 이 분야는 여전히 질병 위험에 기여하는 정확한 유전자 자리(loci)가 계속 밝혀지고 있는 발견의 영역이다. 맞춤형 의료, 진단, 치료를 위한 유전체와 유전자 기술의 응용이 가능한 영역은 계속 늘어갈 것이며, 향후 폐 질환 환자의 관리에서 점점 더 많은 역할을 할 것이다.

표 3.1 폐 기능과 관련된 유전자 자리

폐활량 검사 특성	유전자자리	
FEV$_1$	C10orf1	
	GSTCD	
	HTR4	
	TNS1	
FEV$_1$ 및 FEV$_1$/FVC 비율	THSD4	
FEV$_1$/FVC 비율	ADAM19	HDAC4
	AGER	HHIP
	CCDC38	MFAP2
	CDC123	PID1
	CMP1	PTCH1
	FAM13A	RARB
	GPR126	
FVC	BMP1	MIR129
	EFEMP1	PRDM11
	KCNJ2	WWOX
기관지 확장제 반응	ASB3	SPATS2L

표 3.2 흔한 폐 질환과 관련된 유전자 자리의 예시

질병	유전자자리		
천식	ACO1	IL1RL1	PRKG1
	BTNL2	IL2RB	PYHIN1
	C11orf71	IL33	RAD50
	C5orf56	IL6R	RNA5SP299-LINC00709
	C6orf10	KIAA1271	RORA
	CRB1	LRRC32	SCG3
	CRCT1	NDFIP1	SLC22A5
	GSDMB	NOTCH4	SLC30A8
	HLA-DPB1	ORMDL3	SMAD3
	HLA-DQA1	PBX2	T
	IL13	PCDH20	TRNAI25
	IL18R1	PDE4D	TSLP
만성 폐쇄 폐 질환 및 폐기종	AGER	IREB2	RIN3
	CHRNA3/5	LOC645949	SCLT1
	CYP2A6-ADCK	MAN2B1	SERPINA1
	DHX15	MGAT5B	SERPINA10
	DLC1	MMP12	SNRPF
	FAM13A	NUF2	TFAP2C
	FAM19A2	PPT2	TGFB2
	HHIP	RAB4B	
폐암	BAG6-APOM	CRP	RAD52
	BAT3	DCBLD1	ROS1
	BPTF	GPC5	TERT
	BRCA2	HLA-II	TGM5
	BTNL2	IL1RAP	TNFAIP6
	CHECK2	MIPEP	TP63
	CHRNA3	MTMR3	VTI1A
	CLPTM1L		
폐 섬유증	ABCA3	MDGA2	SFTPC
	ATP11A	MUC5B	SFTPD
	DPP9	NKX2-1	SPPL2C
	DSP	OBFC1	TERC
	ELMOD2	SFTPA1	TERT
	FAM13A	SFTPA2	TOLLIP
	MAPT-AS1	SFTPB	
폐 고혈압	ACVRL1	CBLN2	FOXF1
	BMPR2	ENG	SMAD9
유육종증	ANXA11	HLA-C	IL12B
	ATXN2-SH2B3	HLA-DPB1	IL23R
	BTNL2	HLA-DRA	MANBA-NFKB1
	CCDC88B	HLA-DRB1	NOTCH4
	HLA-B	HLA-DRB5	RAB23
정맥 혈전색전증	ABO	FGG	SLC44A2
	CNTN6	OTUD7A	SUSD1
	F11	PROC	SV2C
	F5	PROS	TSPAN15

문제

1. 42세 여자가 지난 2년간 계속해서 심해지는 운동 호흡 곤란을 주요 호소 증상으로 내원하였다. 흡연력은 10갑년이었으며, 5년 전 금연에 성공하였다. 외래에서 시행한 폐활량 검사에서 FEV$_1$/FVC 비는 0.42, FEV$_1$은 예측치의 23%였다. 흉부 방사선 사진에서 과다팽창(hyperinflation)이 보였다. 혈청 알파-1 항트립신(alpha-1 antitrypsin) 수치는 9 μmol/L ($\fallingdotseq$40 mg/dL, 정상 범위 75-150 mg/dL)였으며, A1ATD에 대한 상업 유전자형분석(genotyping)에서 유전자형이 MM, 즉 정상으로 나왔다. 이 결과들에 대해 가장 타당한 설명은?

   ① 알파-1 항트립신 단백질 수치 분석에서 검사실 오류가 있다.
   ② 유전자형 분석에서 검사실 오류 가 있다.
   ③ SERPINA1 유전자에 희귀한 변이 혹은 비정형 변이가 있다.
   ④ SERPINA1 유전자에 동종접합 삭제 변이(homozygous null variant)가 있다.
   ⑤ *HHIP*와 같은 다른 COPD에 민감한 유전자 자리에 동종접합 변이가 있다.

2. 다음 중 설명 중 틀린 것은?
   ① 후보 유전자 방법은 특정 질병의 기전에 대한 사전 지식이나 믿음을 기반으로 한다.
   ② 연관 분석은 가족 기반 및 사례 대조 유전 연구 모두에서 진행할 수 있다.
   ③ 전체유전체 상관분석연구는 복잡 형질 질환(complex trait disease)과 관련된 흔한 변이를 매우 성공적으로 밝혀냈다.
   ④ 표준 SNP기반 전체유전체 상관분석연구에서 0.05 미만의 P값은 유의미한 것으로 간주하지 않는다.

3. 참/거짓: PI Z 맞섬유전자(allele) 두 쌍(two copies)을 물려받은 사람은 중증, 조기 발생 COPD와 연관된 A1ATD가 발생할 확률이 100%다.

4. 서열분석 기반 유전 평가를 제공하는 센터에 의뢰해서 혜택을 볼 수 있는 환자는?
   ① *CFTR* 유전자에 델타F508(ΔF508) 돌연변이가 있으며, 병력 상 태변 장폐색증(meconium ileus), 저성장, 재발 폐 감염이 있는 8세 남아
   ② 흡연력이 50갑년이며, FEV$_1$이 예측치의 45%, 가족력에서 폐암과 폐기종이 있는 65세 여자
   ③ 말기 특발 폐 섬유증(idiopathic pulmonary fibrosis)과 재

생불량 빈혈(aplastic anemia)이 있고, 남동생이 2년 전 폐섬유증으로 사망한 45세 남자
   ④ 중증 천식으로 수차례 병원에 입원하여 기관내 삽관 치료를 받았고 형제 4명 중 2명에게 천식이 있는 24세 남자

더 읽을거리

Attia J, Ionnidis JP, Thankkinstian A et al. How to use an article about genetic association. A: Background and concepts. JAMA 2009;301:74-81.

Duke Center for Personalized and Precision Medicine (http://dukepersonalizedmedicine.org/) Manolio TA. Genomewide association studies and assessment of the risk of disease. N Engl J Med 2010;363:166-76.

National Human Genome Research Institute. A catalog of published genome-wide association studies. (https://www.genome.gov/26525384)

Pouladi N, Bime C, Garcia JG, and Lussier YA. Complex genetics of pulmonary diseases: Lessons from genome-wide association studies and next-

참고 문헌

1. de Serres FJ. Worldwide racial and ethnic distribution of alpha1-antitrypsin deficiency: Summary of an analysis of published genetic epidemiologic surveys. Chest 2002;122:1818-29.

2. Lieberman J, Winter B, Sastre A. Alpha 1-antitrypsin Pi-types in 965 COPD patients. Chest 1986;89:370-3.

3. Reich DE, Lander ES. On the allelic spectrum of human disease. Trends Genet 2001;17:502-10.

4. Demeo DL, Sandhaus RA, Barker AF et al. Determinants of airflow obstruction in severe alpha-1-antitrypsin deficiency. Thorax 2007;62:806-13.

5. Tanash HA, Nilsson PM, Nilsson JA, Piitulainen E. Clinical course and prognosis of never-smokers with severe alpha-1-antitrypsin deficiency (PiZZ). Thorax 2008;63:1091-5.

6. Cystic Fibrosis Mutation Database. Accessed July 1, 2015, at http://www.genet.sickkids.on.ca/cftr/StatisticsPage.html.

7. Worthey EA, Mayer AN, Syverson GD et al. Making a definitive diagnosis: Successful clinical application of whole exome sequencing in a child with intractable inflammatory bowel disease. Genet Med 2011;13:255-62.

8. Willig LK, Petrikin JE, Smith LD et al. Whole-genome sequencing for identification of Mendelian disorders in critically ill infants: A retrospective analysis of diagnostic and clinical findings. Lancet Respir Med 2015;3:377-87.

PART 2

임상 검사

4   병력   44
    Samuel Kemp and Maren Schuhmann

5   신체 검사   49
    Samuel Kemp

6   영상 기법   57
    Arjun Nair and Joseph Jacob

7   비종양학적 폐 핵의학   85
    Deena Neriman and Leon Menezes

8   종양학적 폐 핵의학에서 PET-CT   98
    Raekha Kumar and Bhupinder Sharma

9   폐 기능 검사와 운동 검사   100
    James H. Hull and Simon Ward

병력

SAMUEL KEMP AND MAREN SCHUHMANN

도입

외래 혹은 입원 환자와 첫 만남은 때로는 향후 의사와 환자 관계에 영향을 미치기도 한다. 따라서 환자가 자신의 증상과 관심에 대해 이야기할 수 있는 연결성 확립이 중요하다. 최근에는 병력은 어느 정도 축약하고 그 후의 다양한 검사 결과에 의존하여 진단을 내리는 경향이 있다. 그러나, 세밀한 병력 청취를 통해 신체 검사와 일련의 검사실 검사를 진행하기 전에도 진단을 내리거나 최소한의 감별 진단을 할 수 있는 경우도 많다. 환자에게 질문해야 할 특정 질문 목록이 있기는 하지만, 숙련된 병력 청취란 환자별로 특정 부분에 중점을 두고 환자가 주도적으로 하는 말을 포착해서 따라가는 과정이다.

불편 호소

환자에게 불편한 점에 대해 질문할 때는 개방형으로 질문하고 환자의 말을 끊지 않아야 한다. 환자가 의미 없는 내용을 자세하게 설명할 수도 있지만, 이야기할 시간이 충분히 주어지면 점차 상담 형태를 갖춰갈 것이다. 병력 청취자는 침묵을 두려워해서는 안 된다. 호흡기 불편 호소에서 가장 흔한 증상은 기침, 쌕쌕거림(wheezing), 호흡 곤란이다. 감별 진단을 좁혀가고, 진단을 위한 적절한 검사를 선택하기 위해서는 서로 다른 불편 호소를 평가하기 위한 구조적 접근이 필요하다.

호흡 곤란

심장 질환과 마찬가지로 호흡기 질환에서도 호흡 곤란은 흔한 불편감이다(표 4.1). 이는 실제 환기가 신체의 요구를 만족하지 못한다고 느낄 때 생기는 불편하거나 괴로운 느낌을 말한다. 병력 청취 시 다음에 중점을 둬야 한다.

- 호흡 곤란의 시작과 기간: 갑작스러운(sudden), 급성(acute), 아급성(subacute), 만성(chronic) 등

- 심각한 호흡 곤란: 심한 운동 중에만 나타나는지, 쉬는 중에도 나타나는지.

호흡 곤란은 여러 가지 다른 증상과 관련이 있을 수도 있으며, 이와 조합하면 호흡 곤란의 원인을 찾을 수도 있다. 환자에게 기침, 쌕쌕거림, 들숨 그렁거림(stridor), 객혈, 체중 감소, 가슴 통증, 발열, 발목 부기(ankle swelling), 돌발 야간 호흡곤란(paroxysmal nocturnal dyspnea), 과호흡을 의미할 수도 있는 어지럼(dizziness)/손가락 저림(tingling) 같은 관련 증상에 대해 질문한다. 이러한 특성 중에 일부가 존재한다면, 더 자세하게 물어본다. 예를 들면 기침은 낮에 많이 나오는지 아니면 밤에 많이 나오는지? 피는 얼마나 뱉었는지? 증상을 유발하는 원인이 있는지? 등이다.

간헐 호흡 곤란은 천식, 폐 부종, 과다환기 증후군(hyperventilation syndrome), 협심증, 폐 색전증(pulmonary embolism), 과민 폐렴(hypersensitivity pneumonitis) 등에서 생길 수 있다.

기침

기침 또한 호흡기계 외래 환자에서 흔한 증상이며, 여러 가지 다른 질환과 관련이 있다(표 4.2). 급성 기침은 수 주간 지속할 수 있으며, 가장 흔한 원인은 바이러스 상기도 감염이다. 만성 기침은 일반적으로 기침이 8주 이상 지속할 때로 정의하며, 원인 파악을 위해 철저한 조사가 필요하다. 기침은 젖은 기침(productive cough)과 마른 기침(nonproductive cough)으로 나뉘며, 가래의 양, 농도, 색상을 평가해야 한다. 기침의 시기도 확인해야 하며 원인 확인에 도움이 될 수도 있다. 예를 들어, 기침이 이른 아침에 나오거나, 운동 후에 나오거나, 혹은 먼지, 꽃가루, 동물, 찬 공기 같은 알레르기 항원(allergen)에 노출되었을 때에 나온다면 천식을 의심해 볼 수 있다. 만약 환자가 식사 후나 몸을 앞으로 숙였을 때 기침 때문에 불편하다고 한다면, 위식도 역류(gastroesophageal reflux)를 고려해야 한다.

표 4.1 호흡 곤란의 원인

발현시간	원인
즉시	폐 색전증 기흉 급성 상기도 폐쇄 심장 부정맥 돌발 폐 부종
급성 (수분에서 수시간)	천식 악화 만성 폐쇄 폐 질환의 악화 상기도 폐쇄 폐 색전증 폐렴 심장병, 예를 들어 심근 경색, 심장 눌림증, 대동맥 박리 과다환기 증후군 대사 산증
아급성 (수일)	가슴막 삼출액 혈관염 무기폐 급성 사이질 폐렴
만성 (수개월에서 수년)	만성 폐쇄 폐 질환 기관지 확장증 사이질 폐 질환 폐 혈관 질환 신경근육 약화 낭성 섬유증 빈혈 직업 폐 질환 흉곽 변형 비만 임신

표 4.2 기침의 원인

계통	원인
호흡기	감염(세균, 바이러스, 결핵) 만성 폐쇄 폐 질환 천식 폐암 사이질 폐 질환 낭성 섬유증 이물질 흡연 혹은 기타 기도 자극제
심장	좌심실 부전 승모판 협착
이비인후	급성 혹은 만성 부비동염 코 뒤 흐름을 동반한 알레르기 비염
위장관	위장관 역류병 식도 협착증 탈장
약물	안지오텐신 전환효소 억제제 사이질 변화를 유발하는 모든 약물, 예를 들어 Methotrexate
중추신경	운동 신경세포 병 Parkinson 병
기타	습관성 기침 특발성

안지오텐신 전환 효소(angiotensin converting enzyme, ACE) 억제제처럼 직접 기침을 유발할 수 있는 약제나 폐에 미치는 영향을 통해 기침을 유발할 수 있는 약제가 많기 때문에, 자세한 투약 이력 또한 중요하다. 폐 독성(pulmonary toxicity)은 주로 Methotrexate, Taxane, Bleomycin, Cyclophosphamide 같은 화학 요법 제제나 Amiodarone, Statin 같은 심장계 약물 때문인 경우가 많으며, 사이질 변화(interstitial change)는 만성 기침을 유발한다.

다시 강조하지만, 객혈, 발열, 혹은 가슴 통증 같은 급성 기침과 관련된 증상은 진단에 있어 중요한 요소다.

건강한 성인은 하루에 맑은 가래가 약 100 mL 정도 생성되고 이 중 대부분은 식도로 넘어간다. 가래 생성이 늘어나는 가장 흔한 원인은 흡연이며 확실한 경향성이 있다. 손상된 폐에서는 일반적으로 가래 생성이 늘어나며, 주로 크림 같은 색상과 농도를 띤다. 세균 감염에서는 과립구(granulocyte), 녹색인 중성구 골수세포 과산화효소(neutrophil myeloperoxidase), 기관지 상피 세포 때문에 가래색이 노란색이나 녹색으로 변한다. 갈색이나 녹슨 색 가래는 폐렴알균 폐렴(pneumococcal pneumonia)에서 볼 수 있으며, 폐 고름집(lung abscess)이나 기관지 확장증(bronchiectasis)에서는 명백한 고름이 나올 수 있다. 그러나, 천식처럼 가래의 호산구가 가래를 노란색으로 만들 수도 있기에, 가래가 노란색으로 변한다고 해서 반드시 감염을 의미하지는 않는다.

객혈

객혈은 환자에게 무서운 증상일 수 있으며, 객혈이 심각하다면 이점은 치료하는 의사에게도 마찬가지다. 객혈이 처음 나온 시점, 나온 상황, 그리고 뱉은 혈액량을 확인해야 한다. 환자는 잇몸 출혈, 인두 출혈 같은 다른 상기도 출혈이나 코피도 객혈로 인식할 수 있다는 점을 주의한다. 뱉은 혈액량을 확인할 때는 환자가 혈액량을 과대평가하는 경우가 많으므로, 소주잔으로 몇 잔처럼 측정기준을 알려주면 도움이 될 수 있다. 심각한 객혈이 유발하는 문제는 주로 혈액 손실 그 자체보다는 기도가 피떡(blood clot)으로 막혀서 흡인과 질식이 발생할 위험성이다.

객혈의 원인은 매우 다양하지만(표 4.3), 가장 가능성이 큰 원인은 환자가 어디에 거주하는지에 따라 달라진다. 개발도상국에서는 결핵과 후천 면역결핍 증후군 관련 질환이 객혈의 주요 원인이며, 선진국에서는 폐암, 기관지 확장증, 폐렴, 폐 색전증이 주요 원인이다.

원인에 대한 단서를 얻기 위해 기침, 가래가 나오는 정도, 호

표 4.3 객혈의 원인

감염	결핵(활성 혹은 잠복); 비정형 마이코박테리아 폐렴(정형 및 비정형) 기관지염 기관지 확장증, 낭성 섬유증 고름집 아스페르길루스증
악성 질환	폐암 유암종 전이암 양성 종양
혈관염	육아종증 다발혈관염[a] Goodpasture 증후군 호산구 육아종증 다발혈관염[b] 전신 홍반 루푸스
심혈관	승모판 협착 폐 색전증 폐부종을 동반한 심부전 동정맥 샛길 혈소판 감소증
응고장애	항응고제 파종 혈관내 응고 혈우병
기타	외상(흡입 혹은 타박상) 이물질 흡인 자궁내막증 의인성: 기관지경유 생검 후

[a] 이전의 Wegener 육아종증
[b] 이전의 Churg-Strauss 증후군

흡 곤란, 발열, 체중 감소, 피로 등에 대해서도 질문해야 한다.

가슴 통증

호흡기 질환 환자가 자주 표현하는 가슴 통증은 가슴막염 통증(pleuritic pain)이며, 벽 가슴막(parietal pleura)의 염증이나 자극 때문에 생긴다. 내장 가슴막(visceral pleura)은 감각을 느낄 수 없다. 이는 특히 심호흡이나 기침을 포함하여 가슴막 마찰을 일으키는 모든 원인 때문에 악화한다. 그러나, 환자는 쥐어짜는 듯한 느낌이나 무거운 물건이 누르는 느낌 같은 고전적인 심장성 가슴 통증을 표현하기도 하며, 때로는 심장성 가슴 통증과 호흡기 질환의 가슴 통증을 구분하기 어려울 수도 있다. 통증이 나타나는 시기와 특성, 악화 요인과 완화 요인뿐만 아니라, 다른 연관된 증상을 포함한 자세한 병력 청취가 필수다 (표 4.4).

과거력

과거력에 관한 질문에는 조산, 소아 천식, 소아 아토피, 소아 시기에 반복되는 감염, 결합 조직 질환, 예전의 암, 심장 질환, 알레르기, 예전의 흉부 혹은 소화기계 수술뿐만 아니라 코 용종(nasal polyp)과 다른 상기도 질환 유무 등이 포함된다. 이물질을

표 4.4 가슴통증의 원인

발현시간	원인
급성	
호흡기	경색을 동반한 폐 색전증 기흉 폐렴 근육통 갈비뼈 골절 갈비연골염(costochondritis) 가슴막 감염(고름가슴증, 부폐렴 삼출액)
기타	심장막염 급성 심근 경색 협심증 대동맥 박리 낫적혈구 위기(sickle cell crisis) 위식도 역류 식도 파열
만성	가슴막 감염 악성 가슴막 질환 양성 뼈대 근육 통증 재발 폐 색전증 자가면역 질환(전신 홍반 루푸스, 류마티스 관절염)

흡인했을 수도 있으므로, 최근에 수술이나 전신 마취를 한 적이 있는지 질문한다.

투약 이력

환자에게 현재 복용 중인 약물이 없는지 물어본다. 특히, 새롭게 발생한 기침과 연관된 약물이 있는지, 혹은 호흡 곤란을 유발하는 사이질 변화(interstitial change)를 일으키는 약물이 있는지 확인한다(표 4.5). 류마티스 관절염 치료제나 예전 화학요법 제제처럼 환자가 과거에는 복용했지만, 현재는 중단한 약물이 있는지 물어보는 것도 중요하다. 이 약물이 호흡기계에 지속 효과를 나타낼 수도 있기 때문이다. 흡입제(inhaler)의 양과 강도는 질병의 중증도에 관한 정보를 제공할 수도 있다.

많은 환자들이 일반 의약품이나 성요한 풀(St John's Wort) 같은 동종요법(homeopathic medication)을 사용하며, 투약 이력에는 이러한 약물 사용에 대한 자세한 조사가 포함되어야 한다. 장기간 산소 요법, 이동식 산소 요법, 비침습 환기 등의 사용 여부도 조사해야 한다.

가족력

가족 구성원 중에 천식, 알파-1 항트립신 결핍(alpha-1-antitrypsin deficiency), 폐암, 낭성 섬유증(cystic fibrosis) 같은 유전 요인이 있는 호흡기 질환 환자가 있는지 질문해야 한다. 결핵이 의심된다면 가족들의 건강 상태에 대해서도 질문해야 한다.

표 4.5 사이질 폐 질환의 발병과 연관된 약물

항균 제제	Amphotericin B
	Isoniazid
	Nitrofurantoin
	Sulfasalazine
항염증 제제	Aspirin
	Etanercept
	Gold
	Infliximab
	Methotrexate
	Nonsteroidal anti-inflammatory drugs
	Penicillamine
생물학적 제제	Adalimumab
	Alemtuzumab
	Bevacizumab
	Cetuximab
	Rituximab
	Trastuzumab
	Tumor necrosis factor (TNF)-α blockers
심혈관 제제	ACE inhibitors
	Amiodarone
	Anticoagulants
	ß-Blockers
	Flecainide
	Hydrochlorothiazide
	Procainamide
	Statins
	Tocainide
화학요법 제제	Azathioprine
	Bleomycin
	Bortezomib
	Busulfan
	Carmustine
	Chlorambucil
	Colony-stimulating factors
	Cyclophosphamide
	Cytarabine
	Deferoxamine
	Docetaxel
	Doxorubicin
	Erlotinib
	Etoposide
	Fludarabine
	Flutamide
	Gefitinib
	Gemcitabine
	Hydroxyurea
	Imatinib
	Pembrolizumab
	Interferons
	Lomustine
	Melphalan
	Methotrexate
	Methyl-Lomustine
	Mitomycin-C
	Nitrosoureas
	Paclitaxel
	Procarbazine
	Thalidomide
	Vinblastine
	Zinostatin
기타	Bromocriptine
	Carbamazepine
	Cabergolide
	Methysergide
	Penicillamine
	Phenytoin
	Sirolimus
	Talc

사회력

흡연 정보와 직업 정보는 호흡기계 병력 청취의 기본 내용이다. 현재 혹은 과거 흡연, 담배 사용 방법 등에 대한 흡연력은 갑년으로 표시하며, 하루 흡연량(갑)과 흡연 기간(년)의 곱으로 표기한다. 예전 혹은 현재 흡입 마약 사용 여부도 기록한다. 예를 들자면, 대마초 흡연은 알파-1 항트립신 결핍 병력이 없는 젊은 성인에게도 심각한 큰 공기집 폐기종(bullous emphysema)을 자주 유발한다. 가루 코카인(crack cocaine) 흡연과 헤로인(heroin) 흡연도 사이질 폐 질환을 유발할 수 있다.

자세한 직업력은 필수다. 환자가 예전에 가졌던 모든 직업 목록을 기록할 수 있도록 해야 하며, 수년에서 수십 년 전에 가졌던 직업에 대해서는 종종 환자를 설득해야 할 수도 있음을 주의한다. 특히, 호흡기 독소(연마, 용접, 탄화수소, 베릴륨 등)나 염증 반응을 촉진하는 제제(조류, 건초, 기타 과민 폐렴의 원인 등)에 노출된다고 알려진 직업뿐만 아니라 광산에서 일한 직업력과 석면 노출과 관련한 직업력도 확인해야 한다(표 4.6).

환자의 취미도 호흡기 건강에 영향을 미칠 수 있으며, 가장 많이 언급되는 예는 조류사육자 폐(bird fancier's lung)다.

또한, 최근에 여행을 다녀왔는지 질문하고, 이를 통해 폐 색전증의 위험성이나 결핵 혹은 기타 호흡기 감염원과의 접촉 여부도 확인해야 한다.

표 4.6 직업 폐 질환

흡입 손상	
금속 증기, 유기 분진	금속 증기 발열, 유기 분진 독성 증후군
감염	
결핵	의료기관 종사자, 사회복지사에서 위험
인수공통감염병	농업 종사자
레지오넬라 폐렴	냉각탑, 분수, 월풀 작업 시
천식	생물, 금속, 합성 제제 같은 업무 중 흡입한 항원에 대한 민감화
만성 폐쇄 폐 질환	광물 분진, 자극성 가스, 유기 분진, 자극성 증기
사이질 폐 질환	
광물 진폐증	
결정질 이산화규소	규폐증
석면증	석면증, 양성 석면 가슴막 삼출액, 가슴막 반(pleural plaque), 중피종
탄진	광부 진폐증
과민폐렴	
베릴륨 중독증	
악성 질환	
폐암	석면, 석영
중피종	석면

전신 조사

만약 앞선 병력청취 과정에서 누락된 부분이 있다면, 각각 다른 체계에 대한 전신 조사를 간단하게 시행한다.

- *심혈관계*: 가슴 통증, 두근거림(palpitation), 앉아 숨쉬기(orthopnea), 발목 부기(ankle swelling) 등에 대해 질문한다. 이는 현재 불편 호소가 심장이 원인인지 호흡기가 원인인지 구별하는데 도움을 준다.
- *위장관계*: 식욕, 구역, 삼킴 곤란(dysphagia), 체중 감소, 배변 습관 변화, 염증 장 질환에 대해 질문한다. 체중 감소는 암과 결핵에서 두드러지며, 배변 습관 변화로 이어질 수 있다.

- *비뇨기계*: 배뇨통, 야뇨증, 실금에 대해 질문한다.
- *신경계*: 두통, 쇠약, 발작은 폐암이 의심될 때, 폐암의 뇌 전이를 의미할 수 있으며, 신경근육병의 증상은 호흡근 쇠약을 암시하기도 한다.
- *근골격계*: 관절이나 뼈의 통증과 관절 부기(joint swelling)에 대해 질문한다. 기저 결합 조직 혹은 아교질 혈관 질환(collagen vascular disease)은 사이질 폐 질환(interstitial lung disease)이나 혈관 질환을 의미할 수도 있다.
- *피부계*: 많은 호흡기 질환이 피부 변화와 관련 있다. 예를 들면 유육종증(sarcoidosis)에서는 호흡기 증상이 확실해지기 전에 결절 홍반(erythema nodosum)이 나타날 수 있다.

5

신체 검사

SAMUEL KEMP

신체 검사의 목적은 질병의 징후를 확인하기 위함이다. 숨어 있는 진단명이 병력 청취에서 드러나기도 하며, 이러한 추정을 확인해 줄 일부 눈에 보이는 단서들이 병력 청취 중에 보이기도 한다. 환자가 진료실로 들어오는 순간부터 옷을 벗을 때까지 어느 정도 숨이 차는지 등에서도 징후를 볼 수 있다. 비만, 종말증(cachexia), 명백한 골격 변형(deformity), 담배 냄새 등은 모두 별다른 주의를 기울이지 않아도 한눈에 확인할 수 있다. 그럼에도 불구하고, 철저한 신체 검사는 필수다. 흉부에 있는 주요 구조물의 표면 표시(surface marking)에 관한 지식은 징후를 해석하기 위해 중요하며(그림 5.1), 검사는 체계적인 방식으로 접근해야 한다. 신체 검사에서 중요한 4가지 기본 기법은 순서대로 시진, 촉진, 타진, 청진이다.

시진

일반적인 관찰

환자에게 겉옷, 하지의 시진을 방해하는 긴 바지, 스타킹, 긴 드레스 같은 옷을 탈의하도록 한다. 그 후 진찰대에 45° 각도로 기대고 다리를 뻗도록 한다. 환자에게 다가가기 전 침대 끝자락에서도 여러 가지 유용한 임상 징후를 관찰할 수 있다. 호흡 횟수와 반복 주기, 흉곽 형태와 이 형태가 호흡 주기 동안 어떻게 변하는지 등을 관찰할 수 있다. 일반적인 원칙에 따르면, 덜 움직이는 쪽이 병변이 있는 쪽이다. 20세기 초에는 흉곽 형태와 지름을 정확하게 측정하기 위해 측경양각기(caliper)를 사용했지만, 단면 영상(cross sectional imaging)이 발전하면서 이 방법은 이제 쓸모가 없어졌다. 흉곽 형태로 중요한 정보를 얻을 수 있다. 표 5.1에 다양한 흉곽 형태와 그 의미가 나열되어 있다.

호흡 패턴

환자가 숨을 어떻게 쉬는가? 얼마나 힘을 주고 있는가? 통증이 있는가? 청진기 없이도 들을 수 있는 소리가 있는가? 호흡 패턴, 횟수, 깊이, 주기는 모두 중요하다(그림 5.2). 건강한 사람에게서 들숨(inspiration)은 주로 가로막(diaphragm) 수축으로 발생하므로 능동적이지만, 날숨(expiration)은 안정 상태에서는 대부분 수동적이다. 보조 호흡근 사용(표 5.2)은 가로막 기능만으로는 충분한 기류를 유지하지 못할 때 나타나며, 일반적으로 심각한 기류 폐쇄(airflow obstruction) 환자에게서 볼 수 있다. 과팽창한 폐 때문에 이미 편평해진 가로막은 수축을 통해 흉곽 용적을 늘릴 수 없으며, 심지어는 부착된 아래쪽 갈비뼈를 당겨 흉곽 용적이 줄어들 수도 있다. 이를 Hoover 징후라고 한다. 이 징후는 주로 술통 가슴(barrel chest), 윤상흉골 거리(cricosternal distance) 감소, 들숨 시 기관 당김(tracheal tug) 등이 있을 때 나타난다. 날숨 기도 양압(positive expiratory airway pressure)을 만들어 작은 기도 허탈(small airway collapse)을 예방하는 입술 오므린 호흡(pursed-lip breathing)과 날숨 연장(prolonged expiration)은 날숨 기류 폐쇄(expiratory airflow obstruction)를 의미하며, 들숨 그렁거림(stridor)과 빗장위 오목 후퇴(supraclavicular recession)는 큰 기도에 현저한 폐쇄가 있을 때 볼 수 있다.

깊고, 길며, 힘들게 숨을 쉬는 고전적인 Kussmaul 호흡은 대사 산증(metabolic acidosis)의 특징이며, 얕고 불규칙한 호흡은 불안 상태나 기능장애 호흡(dysfunctional breathing)에서 나타난다. 모순 호흡(paradoxical breathing, abdominal paradox)은 현저한 가로막 약화를 의미한다. 보조 근육이 확장함에 따라, 흉곽, 약해진 가로막, 복강 내용물이 흉부로 끌려 들어가고, 들숨 시 모순되게 안쪽으로 움직이는 복부를 볼 수 있다. 이는 일반적으로 양쪽 가로막 모두가 영향을 받을 때만 나타난다.

말초 징후

신체 검사로 흉부에 영향을 미치는 질병과 연관된 많은 징후를 확인할 수 있다. 그러나, 이번 절은 주로 1차 폐 질환에서 나타나는 징후를 다룰 것이다. 청색증은 보편적으로 혈액 속에 탈

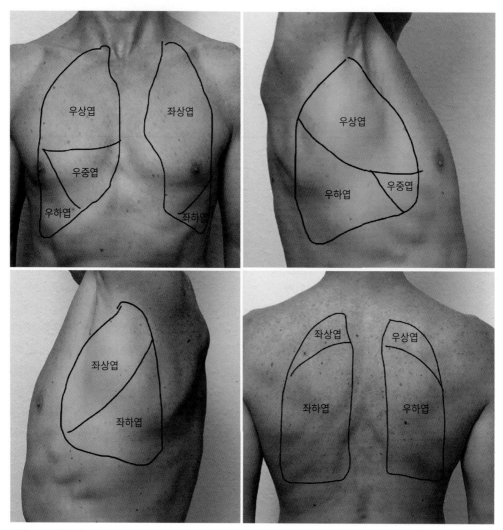

그림 5.1 **표면 표시**

산소화 혈색소(deoxygenated hemoglobin)가 5 g/dL 이상 있을 때 나타난다고 하지만, 이 이하에서도 나타날 수 있다. 이는 다양한 순환, 환기, 신경학적, 혹은 혈액학적 원인으로 인한 산소 공급 부전을 의미하며, 혈색소 수치가 높은 사람에게서 더욱 명확하게 나타난다. 중심 청색증(central cyanosis)은 산소 포화도가 낮음을 나타내는 확실한 징후다. 말초 청색증(peripheral cyanosis)은 말초 순환이 좋지 않아도 나타날 수 있기 때문이다.

손에서 수많은 임상 징후를 발견할 수 있으며, 질병 진행 과정에 대한 단서를 얻을 수도 있다. 표 5.3에 이러한 징후들과 중요성이 나와 있다. 손에 있는 작은 근육의 근섬유다발수축(fasciculation)이나 소모(wasting)는 놓치는 경우가 많다. 한쪽

표 5.1 흉곽 형태

형태	질환	의미
술통 가슴	폐기종, 단순한 노화 기능일 수 있음.	장기간의 기류 폐쇄
오목 가슴	결합 조직 및 아교질 혈관 질환, 구루병, 생애 초기의 호흡기 질환	심장 및 폐 기능 장애
새가슴	조절되지 않은 소아기 천식 대부분은 관련 질환이 없음	중증 사례에서 호흡 장애
척주옆뒤굽음증	신경근육 및 아교질 혈관 질환 일반적으로 선천성	제한 폐 기능 결함, 폐 고혈압
꼽추	척추 결핵, 크레틴병 이전에는	제한 폐 기능 결함
납작 가슴	결핵과 관련. 드물다.	제한 폐 기능 결함

엄지두덩(thenar eminence) 소모는 팔신경 얼기(brachial plexus)를 누르거나 침범한 꼭대기 쪽 폐 종양(apical lung tumor), 즉 Pancoast 종양에서 볼 수 있다. 반면, 양쪽 징후는 기저 신경근육병을 의미하며, 호흡근 약화와 흡인이 나타날 수 있다.

히포크라테스가 가슴고름집(empyema)에서 처음 언급한 곤

봉증(clubbing)은 손가락 끝부분이 커지는 징후를 말하며(그림 5.4), 손발톱 바닥(nail bed)이 해면질화(sponginess)되며, 손발톱이 가로 방향으로 더 휘어지며, 손발톱 바닥 각도, 즉 Lovibond 각도(Lovibond angle)가 180° 이상으로 커지는 특징이 있다. 많은 폐, 심장, 위장관, 혈액학적 질환에서 볼 수 있지만(표 5.4), 병이 없어도 나타날 수 있다. 약 50% 정도가 비소세포 폐암 환자

표 5.2 호흡 근육

근육	작용	신경분포
들숨		
가로막	흉곽내 용적을 늘리기 위해 편평화	C3-5
바깥 갈비사이근	갈비뼈를 위쪽 및 바깥쪽으로 이동	T1-12
보조 들숨		
목갈비근(scalene)	첫 번째 및 두 번째 갈비뼈를 상승	C2-8
목빗근(sternocleidomastoid)	빗장뼈(clavicle)와 복장뼈(sternum)를 상승	C1-2
등세모근(trapezius)	어깨뼈(scapula)를 상승	제XI 뇌신경(더부신경)
앞톱니근(serratus anterior)	어깨뼈를 회전 및 내밈	C5-7 (긴 가슴 신경)
큰 가슴근과 작음 가슴근(pectoralis)	어깨가 고정되어 있을 때 갈비뼈를 상승 및 확장	C6-C8
날숨(능동)		
안쪽 갈비사이근	갈비뼈를 아래쪽 안쪽으로 이동	T1-12
배 곧은근(rectus abdominis)	복장두덩(sternopubic) 거리를 감소시키고 복강내압을 증가	T7-12
배 가로근(transverse abdominis)	아래쪽 흉곽을 압박하고 복강내압을 증가	T7-11
배속 빗근(internal oblique)	아래쪽 흉곽을 압박하고 복강내압을 증가	T7-L1
배바깥 빗근(external oblique)	아래쪽 흉곽을 압박하고 복강내압을 증가	T7-T11
넓은 등근(latissimus dorsi)	갈비뼈를 압박	C6-C8
뒤아래 톱니근	갈비뼈를 아래로 당김	T9-12
허리 네모근(quadratus lumborum)	노력 날숨을 위해 갈비뼈를 고정	T12-L3

표 5.3 말초 징후

손 징후	손 의미	얼굴 징후	얼굴 의미	목 징후	목 의미	다리 징후	다리 의미
타르 얼룩	흡연	중심 청색증	저산소혈증	림프절병증	악성질환, 감염 (결핵, 바이러스)	부종	우심부전, 저단백질혈증
곤봉증	표 5.4 참고	결막 창백	빈혈	목정맥 맥박	그림 5.5 참고	결절 홍반	결핵, 유육종증
말초 청색증	저산소혈증	Horner 증후군	Pancoast 종양, 외상	복장뼈위 파임 흉터	이전의 세로칸 내시경술	한쪽 부기	정맥 혈전색전증
작은 근육 소모	신경근육병, Pancoast 종양	인두 발적	감염, HIV 혈청전환	빗장위 흉터	가로막 신경 으깸 손상	Dahl 징후	폐기종
자세고정불능	이산화탄소 정체	뺨 홍조	전신 홍반 루푸스, 승모판 협착				
떨림	불안 상태	귀밑샘 확대	포도막귀밑샘 열 (유육종증)				
손톱 분리증	건선	Heerfordt 증후군	유육종증				
숟가락 손톱	철 결핍 빈혈	작은입증	전신 경화증				
백색 손톱	단백질 결핍 (가슴막 삼출)	입안 마름증	Sjögren 증후군				
Raynaud 현상	결합 조직 질환	입 모세혈관확장증	유전 출혈 모세혈관확장증				
가락피부경화증	전신 경화증	코딱지	육아종증 다발혈관염				
Osler 결절	감염 심내막염	안장코	육아종증 다발혈관염, 다발연골염				
손톱 밑 선상출혈	감염 심내막염						
Janeway 병변	감염 심내막염						

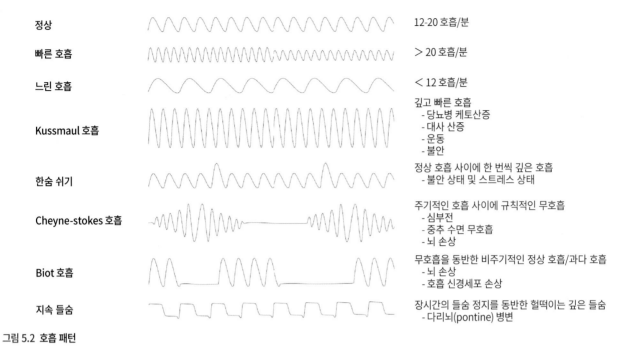

정상		12-20 호흡/분
빠른 호흡		> 20 호흡/분
느린 호흡		< 12 호흡/분
Kussmaul 호흡		깊고 빠른 호흡 - 당뇨병 케토산증 - 대사 산증 - 운동 - 불안
한숨 쉬기		정상 호흡 사이에 한 번씩 깊은 호흡 - 불안 상태 및 스트레스 상태
Cheyne-stokes 호흡		주기적인 호흡 사이에 규칙적인 무호흡 - 심부전 - 중추 수면 무호흡 - 뇌 손상
Biot 호흡		무호흡을 동반한 비주기적인 정상 호흡/과다 호흡 - 뇌 손상 - 호흡 신경세포 손상
지속 들숨		장시간의 들숨 정지를 동반한 헐떡이는 깊은 들숨 - 다리뇌(pontine) 병변

그림 5.2 호흡 패턴

그림 5.3 흉터. A: 가로막 신경 으깸 손상. B: 목 세로칸 내시경 검사, C: 정중 복장뼈절개(sternotomy), D: 앞쪽 세로칸절개(mediastinotomy), E: 겨드랑 가슴절개(axillary thoracotomy), F: 앞쪽 가슴절개, G: 뒤가쪽 가슴절개, H: 가슴배벽절개(thoracolaparotomy)

에서 나타난다. 소세포 폐암은 일반적으로 생존 기간이 짧아서 가락 곤봉증(digital clubbing)이 발달하기 어렵다. 곤봉증이 나타나는 정확한 병리 기전은 완전히 밝혀지지 않았지만, 최근의 근거들은 그 원인으로 혈소판 유래 성장인자(platelet-derived growth factor)와 혈관 내피 성장인자(vascular endothelial growth factor)의 역할을 지목하고 있다.

곤봉증을 확인하기 위해 주로 Schamroth 창문검사(Schamroth's window test)를 사용한다. 양손의 같은 손가락을 손톱이 서로 마주 보도록 붙였을 때, 두 손톱 바닥 사이로 작은 다이아몬드 모양이 보인다. 만약, 보이지 않는다면 곤봉증이다. 곤봉증에는 등급이 있으며(표 5.5), 곤봉증, 골막염(periostitis), 관절염(arthritis)을 특징으로 하는 드문 증후군인 비대 폐 골관절병

표 5.4 곤봉증의 원인

호흡기계	심혈관계	위장관계	혈액학계	기타
폐암	청색 선천 심장병	염증 장 질환	호지킨 림프종	특발성
만성 고름 폐 질환	아급성 세균 심내막염	간경화	만성 골수성 림프종	유전성
가슴고름집	심방 점액종	간폐 증후군	골수섬유증	갑상샘 지단비대증[a]
기관지 확장증		복강 질환		겨드랑동맥 동맥류[b]
낭성 섬유증		열대 스프루		2차 부갑상샘 항진증
폐 고름집		간세포 암종		피부골막비후증
결핵				임신
폐 섬유증				식도암
황색 손톱 증후군				
중피종				
동정맥 기형				

참고: 주요 원인은 여기에 나열되어 있지만, 문헌에서 볼 수 있는 곤봉증의 원인은 이 외에도 많이 있다.
[a] Grave 병과 관련
[b] 한쪽 곤봉증을 유발

표 5.5 곤봉증의 등급

등급	특징
1	손톱 바닥 변동
2	손톱 바닥 각도 소실
3	손톱의 볼록함 증가
4	손가락 끝부분이 북채 모양
5[a]	세로 줄무늬 발달과 손톱 및 주변 피부의 반질거리는 변화

[a] 일부 등급 체계는 Pierre Marie-Bamberger 증후군이라고도 하는 비대 폐 골관절병증을 5등급으로 판단한다.

표 5.6 발진 및 피부 변화와 관련된 질환

질병	피부 양상
건선	판(plaque)
피부경화증	모세혈관확장증; 가락피부경화증
전신 홍반 루푸스	뺨 홍조; 원반모양 병변
결핵	결절 홍반; 보통 루푸스
유육종증	결절 홍반; 동창 낭창
폐암	촉지 가능한 결절
폐렴(특히 마이코플라스마)	다형 홍반
습진	빨간 울퉁불퉁한 발진이 비늘 모양으로 건조
혈관염	자반 발진; 촉지 가능한 자반
류마티스 관절염	결절; 그물울혈반; 혈관염 발진
피부근염	연보라 발진
신경섬유종증	담갈색 반점; 신경섬유종
결절 경화증	섀그린반; 멜라닌저하(ash-leaf) 반점; 기름샘종

증(hypertrophic pulmonary osteoarthropathy, HPOA) 같은 극단적인 사례도 나타날 수 있다. 말단 하지에 뼈와 피부 증식이 있으며, 주로 긴 뼈(long bone)의 뼈 몸통(diaphysis)과 뼈 몸통 끝(metaphysis)에 뼈가 축적된다. 환자는 곤봉증과 발목 혹은 손목 통증을 호소한다.

피부에 호흡기 질환과 연관된 발진(rash)이 있는지 확인해야 하며(표 5.6), 다리에서는 결핵이나 유육종증(sarcoidosis)과 연관된 결절 홍반(erythema nodosum)이 있는지, 오른쪽 심장 질환 관련된 부종이 있는지, 깊은 정맥 혈전증(deep vein thrombosis, DVT)과 연관된 한쪽 부기가 있는지 확인해야 한다. 환자가 삼각대 자세(tripod position)를 취할 때 팔이 누르는 압력 때문에 나타나는 허벅지 아래쪽의 과다색소침착(hyper-pigmentation)은 중증 폐기종 환자에서 볼 수 있으며, Dahl 징후라고 한다.

목, 얼굴, 흉부의 자세한 시진

기관과 림프절은 촉진으로 더 잘 평가할 수 있지만, 기관절개(tracheostomy), 확실한 기관 당김(tracheal tug), 큰 림프절병증(lymphadenopathy) 같은 명백한 이상은 간단한 관찰만으로도 확인할 수 있다. 목정맥 맥박(jugular venous pulsation)은 해석하기 어려울 수도 있지만, 기저 심장 질환이나 중심 정맥 폐쇄에 관한 유용한 정보를 얻을 수 있다(그림 5.5). 중심 정맥 폐쇄가 있으면 목과 흉부 위쪽에 있는 다른 정맥들도 충혈된다. 입에서 볼 수 있는 징후에는 청색증, 입안마름증(xerostomia), 모세혈관확장증(telangiectasia), 육아종증 다발혈관염(granulomatosis polyangiitis)으로 인한 비강 딱지(nasal crusting)와 연골 파괴(cartilaginous destruction), 특히 가슴막 감염을 고려한다면 관련이 있을 수도 있는 치열 불량(poor dentition) 등이 있다. 입인두 평가에 사용하는 Mallampati 점수는 폐쇄 수면 무호흡의 가

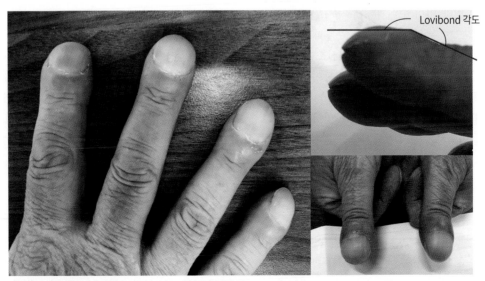

그림 5.4 곤봉증과 Lovibond 각도

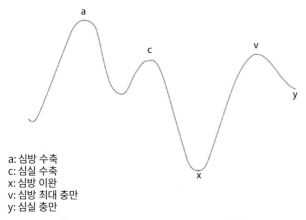

a: 심방 수축
c: 심실 수축
x: 심방 이완
v: 심방 최대 충만
y: 심실 충만

그림 5.5 목정맥압 파형

능성이 있을 때 중요하다. 눈에서는 빈혈에서 보이는 창백한 결막과 눈꺼풀 처짐, 동공수축, 땀없음증(anhidrosis) 등이 특징인 Horner 증후군을 확인할 수 있다. Horner 증후군은 호흡기 질환과 동반하는 경우가 드물지만 Pancoast 종양에서 발생하거나, 갈비사이 관(intercostal tube) 삽입의 드문 합병증으로 나타날 수 있다.

목이나 흉부의 흉터를 관찰하면 예전의 호흡기 중재(respiratory intervention)나 수술 여부를 확인할 수 있다(그림 5.3). 촉진으로 더 잘 평가할 수 있지만, 마른 사람은 빗장중간선(midclavicular line)의 5번째 갈비사이 공간(intercostal space)에서 심장 박동을 관찰할 수도 있으며, 이는 정상 소견이다. 정상 심장 크기와 구조라 가정할 때, 세로칸 이동(mediastinal shift)이 있으면 박동 위치가 변할 수 있다.

산소 포화도를 측정하고 이산화탄소 정체(CO_2 retention)의 특징인 자세고정불능(asterixis)을 관찰하여 가스 교환 정도를 간략하게 평가할 수 있다. 앉아 숨쉬기(orthopnea)는 일반적으로 쉽게 확인할 수 있으며, 누워있을 때와 서 있을 때의 산소 포화도를 측정하면 편평호흡(platypnea)과 직립저산소혈증(orthodeoxia)을 발견할 수도 있다. 이는 비록 드문 현상이지만, 바로 선 자세에서 더 두드러지는 우좌 션트(right-to-left shunt)가 있는 다양한 심장, 폐, 간 질환 등에서 볼 수 있다. 마지막으로, 호흡수, 체온, 맥박에 변화가 있는지 진료기록부를 확인해야 하며, 가래 통을 보고 가래의 색상, 농도, 필요하다면 냄새도 확인해야 한다.

촉진

촉진은 흉부나 다른 신체 부위에 손을 대 이상을 확인하는 방법이다. 목을 촉진하여 림프절병증(lymphadenopathy), 기관 치

우침(tracheal deviation), 경동맥 맥박(carotid pulsation)을 검사한다. 기관 치우침은 복장뼈위 파임(suprasternal notch)에서 가장 잘 평가할 수 있다. 흉부의 통증이나 압통, 명백한 덩어리(lumps)나 환자가 이야기하는 덩어리가 있는 부위에 대한 검사와는 별개로, 흉부 촉진은 크게 확장(expansion) 정도 평가와 흉벽 진동(chest wall vibration) 혹은 진동감(fremitus) 확인으로 나뉜다.

확장

병이 있는 반쪽가슴(hemithorax)은 항상 건강한 반쪽가슴보다 덜 확장된다. 확장은 검사자가 환자의 흉부 양쪽을 잡고 엄지손가락을 정중선(midline)에 모아서 평가한다. 환자가 숨을 깊게 들이마실 때, 검사자의 엄지손가락이 정중선에서 벗어나는 비대칭 움직임을 보인다면, 이는 병이 있음을 의미한다. 이 과정을 위쪽과 아래쪽 흉곽에서 각각 앞쪽과 뒤쪽에서 반복한다.

목소리 진동감

폐로 향하는 목소리는 흉벽에서 진동으로 느낄 수 있으며 이를 목소리 진동감(vocal fremitus)이라고 한다. 저주파 진동(lower frequency vibration), 즉 깊은 소리는 고음(high pitched sound)보다 더 잘 전달된다. 따라서, 건강한 소아나 일부 여자에게서는 목소리 진동감이 느껴지지 않을 수도 있다. 검사자는 환자의 흉부 양쪽에 같은 높이로 손을 대고 환자에게 "하나~아"하고 낮은 소리로 발음하게 한다. 폐와 흉벽 사이에 공기, 체액, 고체 같은 무언가가 있으면 진동이 흉벽으로 전달되는 정도가 감소할 수 있다. 반대로, 폐에 경화(consolidation)가 있으면 진동이 전달되는 정도가 증가하므로, 목소리 진동감을 더 쉽게 감지할 수 있다. 청진 중 목소리 공명음(vocal resonance) 평가로 같은 정보를 얻을 수 있다.

심장 촉진으로 심실 동요(ventricular heaves), 판막 떨림(valvular thrill), 심장끝(apex) 박동의 위치이동(displacement)을 확인할 수 있으며, 좌우 심장병 평가에 도움이 된다. 여자 환자에게 가슴막 삼출(pleural effusion)이나 폐 덩이(lung mass)가 있다면, 철저한 유방 검사가 필요하며, 몇몇 사례에서는 복부 검사도 유용할 수 있다.

타진

타진은 신체 일부를 두드려 질병 진행에 대한 정보를 얻는 방법이며, 타진하는 부위 아래에 있는 구조물에서 발생하는 진동이나 소리를 감지한다. 타진은 직접 타진과 간접 타진으로 나눌

수 있다. 직접 타진은 빗장뼈(clavicle) 같은 뼈 부위에 시행하며, 의심 가는 부위를 손가락으로 직접 두드리는 방법으로 통증이 있을 수도 있다. 간접 타진은 두드리지 않는 쪽 손의 중지를 타진판(pleximeter)으로 삼아 반대편 중지로 손목 움직임을 이용해 두드리는 방법이다.

타진은 소리를 생성하며 이를 타진음이라고 한다. 타진음은 음의 높낮이와 기간이 중요하다. 타진음에서 소리의 크기는 두드리는 손가락의 힘과 직접 관련되기 때문에 의미가 없다. 타진음의 높이는 공기에서는 낮아지는데, 이를 공명음이라고 부르며, 뼈처럼 단단한 구조물에서는 높아지며, 이를 둔탁음이라고 한다. 타진하는 부위 아래에 공기가 많으면 많을수록 타진음은 더욱 낮아지며, 반대로 액체나 단단한 물질이 많을수록 타진음은 더 높아진다. 따라서, 기흉(pneumothorax)은 과다공명(hyperresonance), 즉 정상 폐보다 더 공명음이 더 크다고 표현하며, 가슴막 삼출은 돌처럼 둔탁(stony dull)하다고 표현한다. 폐렴이 있는 폐는 체액 때문에 대체로 단단하지만, 대부분은 환기(aeration) 구역이 일부 남아있기 때문에 둔탁하기는 하지만 삼출보다는 덜하다. 타진 중 양쪽을 비교할 때는 정상 반쪽가슴(hemithorax)을 대조군(control)으로 삼을 수 있다. 환자에게 팔을 교차시켜 반대편 어깨를 잡으라고 하면 어깨뼈(scapular)가 가쪽(lateral)으로 당겨져 뒤쪽 타진 영역을 넓힐 수 있다.

가로막 이동은 심호흡과 완전 날숨(full expiration)에서 공명 정도로 측정할 수 있다. 심장도 타진할 수 있으며, 변위(displacement), 확장기나 심장막 삼출 등에서 나타나는 비대, 공기심장막증(pneumopericardium) 등에 대한 정보를 얻을 수 있다. 공기심장막증에서는 심장 둔탁음이 나는 부위가 줄어든다. 건강한 사람이라면 다른 세로칸 구조물(mediastinal structure)은 타진음에 영향을 주지 않는다.

청진

많은 학자가 흉부를 검사하면서 들리는 소리에 대해 언급했었지만, 청진은 1889년에 Laennec이 처음 개척하였으며, 환자의 흉부에 귀를 대고 듣는 직접법과 청진기로 듣는 간접법이 있다. CT 폐 혈관조영술(pulmonary angiogram)이 최근 몇 년간 극적으로 증가한 것을 보면, 진단을 위한 청진 기술은 영상 기법에 대한 의존성이 커지면서 점차 사라져가는 것처럼 보이지만, 필요할 때 안전한 임상 진단을 내리고, 적절한 치료를 빠르게 제공하는데 필요하다. 청진기는 피부에 완전히 밀착시켜야 하며, 털이나 피부와의 마찰음을 제거하기 위해 충분히 힘을 주어 눌러야 한다. 넓은 판 부분(diaphragm)은 고음을 확인하기 좋으며, 오목한 종부분(bell)은 저음을 확인하기 좋다. 확인해야 하

는 소리에는 일반적으로 호흡음(breathing sound), 가슴막 소리(pleural sound), 전달된 목소리의 질(quality of the transmitted voice)이라는 3가지 범주가 있다.

호흡 중 들리는 소리

건강한 사람의 흉부에서 호흡 중 들리는 소리에는 두 가지가 있다. 기관지 호흡음은 기도와 흉벽 사이에 폐가 거의 없는 기관(trachea)이나 큰 기도에서 들을 수 있다. 기관지 호흡음은 기관 위에서 가장 잘 들리지만, 오른쪽 복장빗장(sternoclavicular) 관절의 견갑사이 공간(interscapular space)에서도 들을 수 있다. 폐포 호흡음은 거의 모든 폐야(lung field)에서 들을 수 있으며, 아래쪽으로 갈수록 더 커지며, 기관지 호흡음보다 조용하며 저음이다. 폐는 특성상 공기가 많으며, 이는 폐를 통한 소리 전달을 감소시킨다. 폐포 호흡음은 날숨(expiration)보다 들숨(inspiration)에서 길고 크며, 특성상 계속 이어진다.

반대로, 기관지 호흡음은 들숨과 날숨 모두에서 비슷한 기간 동안 들리며, 청진 시 이 둘 사이에는 뚜렷한 차이가 있다. 앞서 언급한 부위 이외의 곳에서 기관지 호흡음이 들리면 비정상이다. 이는 폐포 온전성(alveolar integrity)이 사라졌음을 의미하며, 따라서, 큰 기도의 소리가 변하지 않은 채 청진기로 전달되며, 폐 허탈(lung collapse), 경화(consolidation), 공동 질환(cavitary disease) 혹은 기흉(pneumothorax)에서 들을 수 있다.

비정상 호흡음을 비정상음(adventitious sound)이라고 한다. 비빔소리(crepitation)나 거품소리(crackle, rale)는 짧고, 비음악적인 소리(nonmusical sound)며 고운(fine)소리와 거친(coarse)소리로 표현한다. 고운 혹은 건조한(dry) 거품소리는 보통 찍찍이(velcro) 소리처럼 들린다고 하며, 병이 있는 원위부 기도(distal airway)와 폐포가 "딸깍(snap)" 하고 열리면서 나는 소리. 따라서 들숨 시에만 들린다. 이 소리는 일반적으로 폐 섬유증이 있는 부위에서 들을 수 있으며, 보통은 양쪽에서 들린다. 거친 혹은 젖은(wet) 거품소리는 체액으로 가득 찬 폐포에서 만들어지며, 들숨과 날숨 모두에서 들린다. 고운 거품소리보다 저음이지만 소리는 크다. 주로 폐부종, 폐렴, 기관지 확장증에서 들리지만, 기도에 과도한 체액이 있는 곳이면 어디서든 들을 수 있다.

쌕쌕거림(wheeze)은 휘파람 소리 같은 지속하는 고음이며, 좁은 기도를 통과하는 난기류(turbulent air) 때문에 나타난다. 들숨 중 발생하는 흉곽내 음압 덕분에 기도 개방성이 유지되므로, 보통은 날숨에서 더 두드러진다. 다음(polyphonic) 쌕쌕거림은 지름이 서로 다른 기도에서 생성된 높이가 다른 여러 개의 음으로 구성되며, 고전적으로 급성 천식을 시사하는 소견이지만 급성

천식에서만 들을 수 있는 것은 아니다. 단음(monophonic) 쌕쌕거림은 단일 기도가 좁아졌음을 의미하며, 대부분은 악성 혹은 양성 종양이 원인이다. 뻑뻑호읍음(rhonchus)은 음이 낮고 쌕쌕거림과 비슷한 소리이지만, 큰 기도에서 생성되며 일반적으로 좁은 관으로 물이 내려갈 때 나는 소리와 비슷하게 들린다.

그렁거림(stridor)은 소리가 크고 고음이며, 지속하는 들숨소리로 상기도 폐쇄를 의미한다. 원인을 밝히기 위해 신속한 추가 검사가 필요하다.

가슴막 소리

벽 가슴막(parietal pleura)이 내장 가슴막(visceral pleura) 위로 부드럽게 미끄러지는 움직임을 방해하는 것은 원인과 관계없이 이 두 표면 사이에 마찰을 만든다. 이는 호흡 중 쓰적쓰적(dry rubbing)이나 오도독오도독(crunching) 같은 가슴막 마찰음(pleural friction rub)으로 들리며, 주로 눈 위를 걸을 때 나는 소리나 가죽이 삐걱거리는 소리로 비유한다. 가슴막 염증, 종양, 폐 색전, 감염 등은 모두 마찰음을 유발할 수 있으며, 흉부의 작은 부분에서만 들리는 경우가 흔하고, 기침에도 바뀌지 않는다.

목소리

목소리 공명음(vocal resonance)은 타진의 목소리 진동감(vocal fremitus)과 같은 개념이지만, 청진에서는 미묘한 변화도 쉽게 확인할 수 있다. 목소리 공명음 변화가 의미하는 것은 목소리 진동감과 같다. 경화(consolidation)가 있으면 증가하고, 폐와 흉벽 사이에 공기, 체액, 고체 같은 무언가가 있으면 감소한다. 정상에서는 목소리가 흐릿하게 들리지만, 경화가 있으면 선명하게 들린다. 기관지소리(bronchophony), 가슴소리(pectoriloquy), 염소 울음소리(egophony)는 모두 같은 정보를 제공하지만, 각각은 서로 다른 목소리를 사용해 검사한다.

- 기관지소리 - 환자에게 "하나-아"하고 발음하게 한다. 경화가 있는 부위에서는 선명하게 들리지만, 정상 폐에서는 들리지 않는다.
- 가슴소리 - 환자에게 "하나 둘 셋" 하고 속삭이게 한다. 부드러운 고음이 경화부위에서는 쉽게 들리지만, 정상 폐에서는 들리지 않는다.
- 염소 울음소리 - 염소가 우는 소리와 비슷해서 붙여진 이름이다. 환자에게 "이"라고 발음하게 했을 때, 정상 폐에서는 "이" 소리가 그대로 들리지만 경화가 있는 곳에서는 "아"로 들린다.

표 5.7 타진과 청진의 중요 소견

	확장	타진	목소리 공명음
정상 폐	↔	↔	↔
폐렴	↓	↓	↑
삼출액	↓	↓↓	↓↓
기흉	↓	↑↑	↓
폐기종	↓	↑	↓
허탈	↓	↓	↓
큰공기집	↓	↑	↓

표 5.7에 타진과 청진의 중요 소견이 요약되어 있다.

호흡기 질환에서의 심장 징후

심장과 폐는 밀접하게 연결되어 있으며, 한쪽에 질병이 있으면 다른 쪽에도 쉽게 영향을 미친다. 호흡기내과 환자를 평가할 때, 호흡기 질환의 존재, 혹은 중증도 결정에 도움이 되는 구체적인 심장 검사 소견이 많이 있다. 좌심실 기능이상과 관련된 소견과 승모판 협착증에서 객혈이 나타나는 경우를 제외한다면, 호흡기 질환의 징후는 대부분 우심실 기능이상이나 폐 고혈압과 연관이 있다. 이러한 징후는 표 5.8에 나열되어 있다.

비록 이번 장은 흉곽에 집중하고 있지만, 완전한 신체 검사가 중요하며, 호흡기 증상을 보이는 기저 질환의 징후를 확인해야 한다. 호흡근 약화를 시사하는 징후나 증상이 있다면, 완전한 신경학적 검사를 반드시 시행해야 한다.

표 5.8 호흡기 질환과 관련된 심장 징후

- 삼첨판 역류에서 범수축기 심잡음
- 폐동맥판 역류에서 확장기 심잡음
- 제2심음 분열
- 제2심음의 폐 구성요소 크기 증가
- 우심실 제3심음
- 목정맥압 상승
- 목정맥압에서 현저한 a파와 v파
- 오른쪽 기관곁 들썩거림

6

영상 기법

ARJUN NAIR AND JOSEPH JACOB

흉부 방사선 사진

흉부 방사선 사진(chest radiograph, CXR)은 현재도 호흡기 질환 평가에 가장 폭넓게 사용하는 진단 영상 검사법이다. 이러한 대중성은 몇 가지 요인 덕분이다. 싸고, 빠르며, 검사가 간단하며, 방사선 전달량이 매우 작으며, 환자와 의사 모두가 익숙하게 받아들인다. 흉부 방사선 사진을 획득하는 기본 방법은 지난 세기 동안 더할 것도 덜할 것도 없이 그대로 유지되고 있다. 그러나, 영상 수신기 기술이 지속해서 발전해 온 덕분에 흉부 방사선 사진을 보다 효율적으로 획득할 수 있게 되었다.

방사선 투영 유형

앞쪽 투영

뒤앞(posteroanterior, PA) 투영은 가장 좋은 흉부 방사선 사진 기법이다(그림 6.1a). 뒤앞 방사선 사진은 환자가 필름을 마주보고 선 자세로 촬영한다. X-선 관은 환자 뒤에 위치하고, 환자는 양쪽 빗장뼈(clavicle)의 안쪽 끝(medial end)이 같은 높이에 있는 등뼈(thoracic vertebra)의 가시돌기(spinous process)에서 같은 거리에 오도록 중앙에 자리잡는다. 어깨뼈(scapula)는 가능한 한 외전(abduction) 및 바깥쪽으로 회전(external rotation)시키고, 손등은 엉덩뼈 능선(iliac crest)에 올려 폐를 가리는 구조물이 될 수 있으면 없도록 한다.

이와 반대로, 앞뒤(anteroposterior, AP) 사진에서는 환자 뒤쪽에 필름이 위치하고 X-선 관은 앞쪽에 위치한다(그림 6.1b). 앞뒤 사진은 일반적으로 거동이 불편한 환자나 노쇠한 환자에게 필요에 따라 사용한다. 이러한 환자들은 선 자세를 취하기 어려운 경우가 많고, 따라서 이동식 영상(portable film)이 필요하기 때문이다. 두 가지 영상은 각각 장단점이 있다(표 6.1). 앞뒤 투영의 주요 단점은 바람직하지 않은 심장 윤곽(cardiac silhouette) 확대다(그림 6.1c, d).

앞쪽 투영 방법에 상관없이, 들숨 정도는 흉부 방사선 사진의 판독에 큰 영향을 미칠 수 있다(그림 6.2). 완전히 숨을 들이쉬더라도 폐 용적 중 약 1/4-1/3은 가로막(diaphragm) 뒤로 숨어 잘 보이지 않으며, 날숨 말기(end-expiratory) 사진에서는 약 50%가 폐를 둘러싼 구조물 때문에 가려진다.

다른 투영법

가쪽 투영(lateral projection)은 앞쪽 흉부 방사선 사진에 보이는 명백한 이상을 빠르게 배제할 수 있는 유용한 도구며(그림 6.3), 특히 단면 영상(cross-sectional imaging)을 촬영할 수 없을 때 유용하다. 또한, 가쪽 투영은 영구 심박동조율기 선(permanent pacemaker lead)이나 인공 심장 판막(prosthetic cardiac valve)의 위치를 평가할 때 앞쪽 투영을 보완하는 유용한 방법이다.

척추앞굽음 투영(lordotic projection) 같은 앞쪽 투영이나 가쪽 투영 이외의 방사선 사진은(그림 6.4) 단면 영상, 특히 저선량 컴퓨터 단층촬영(computed tomography, CT)의 유용성이 커지면서 갈수록 보기 힘든 방법이 되고 있다.

기술적 고려 사항

필름-스크린 방사선 사진

흉부 방사선 사진은 보편적으로 영상 품질이 좋고 공간 해상도가 높은 필름-스크린 방사선 사진(film-screen radiography) 시스템을 통해 획득했다. 그러나, 이러한 영상 품질은 절충안이었다. 필름-스크린 조합은 상대적으로 노출 범위가 좁기 때문에, 다시 말해 관용도(latitude)가 좁기 때문에 하나의 영상에 흉부에 있는 가장 방사선 투과성이 높은 조직과 가장 방사선 비투과성이 높은 조직을 둘 다 충분히 노출하려면 적절한 균형을 유지해야 했다. 고전압노출(high-kilovoltage exposure)과 저전압노출(low-kilovoltage exposure, 표 6.2), 희토류 형광체(rare earth phosphor) 스크린, 관용도가 넓은 필름(wide-latitude film) 같은 기술이 개발되었고, 여전히 임상 적응증에 따른 방사선 사진의

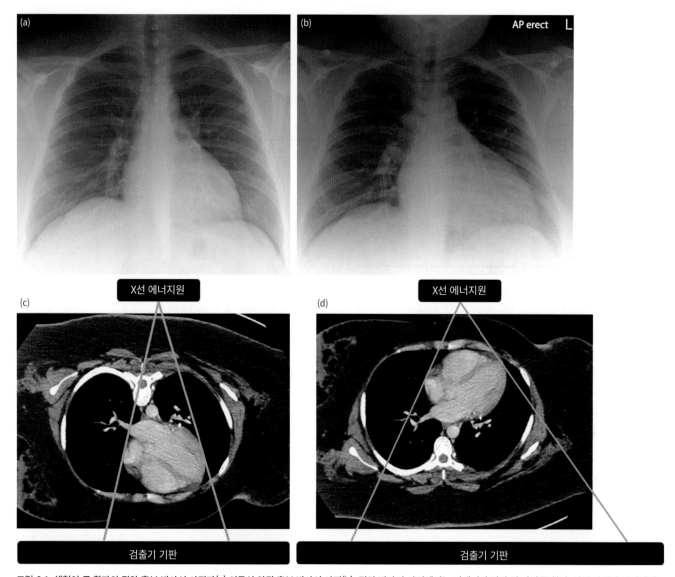

그림 6.1 체형이 큰 환자의 뒤앞 흉부 방사선 사진과(a) 이동식 앞뒤 흉부 방사선 사진(b). 뒤앞 방사선 사진에서는 어깨뼈의 외전 및 바깥쪽 회전, 앞뒤 방사선 사진에서는 심장 윤곽 확대에 주목한다. 환자의 흉부 CT를 이용한 그림에서 심장 윤곽이 뒤앞 투영(c)보다 앞뒤 투영에서(d) 더 확대되는 이유를 볼 수 있다.

표 6.1 뒤앞 방사선 투영과 앞뒤 방사선 투영의 비교

뒤앞	앞뒤
폐와 세로칸(mediastinum)의 시각화가 충분함	폐의 시각화는 충분하지만, 세로칸의 시각화는 충분하지 않음
더 양호한 들숨 상태로 촬영할 수 있음	들숨 상태가 불량할 수 있음
누운 자세나 이동식 장치로는 촬영할 수 없음	필요한 경우 바로 선 자세, 누운 자세, 이동식 장치로 촬영 가능
환자가 제대로 중심에 오도록 할 수 있음	환자 자세가 최적이 아닌 경우가 많음
뼈대 평가에 좋지 않음	뼈대 평가에 합리적

영상 품질을 최적화하기 위해 사용 중이다. 그러나, 계산 능력, 디지털 저장 용량, 영상 검출기 기술(detector technology)이 기하급수적으로 발전하면서 그리고 촬영 후에 영상을 조정할 수 있게 되면서, 필름-스크린 방사선 사진은 대부분 디지털 영상 시스템으로 대체되었다.

디지털 방사선 사진

컴퓨터 방사선 사진(computed radiography, CR)이라고 하는 초기 디지털 영상 시스템은 카세트(cassette) 안의 넓은 영역에 대해 검출기(detector)로 작동하는 재사용 가능한 광자극성 형광체 영상수신 기판(photostimulable phosphor image receptor

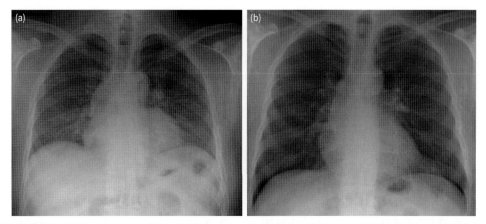

그림 6.2 날숨 흉부 방사선 사진(a), 폐용적 중 최대 50% 정도가 가로막(diaphragm) 때문에 잘 보이지 않으며, 거짓 심장 확대가 있다. 충분한 들숨 상태에서 다시 찍은 사진에서(b) 양쪽 폐를 더 잘 볼 수 있다.

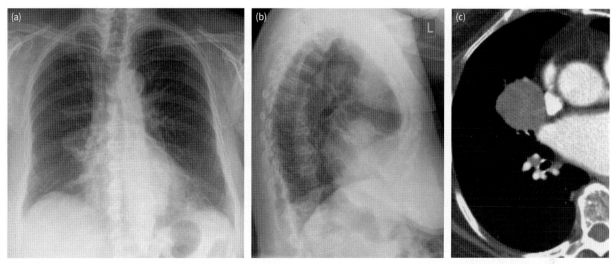

그림 6.3 뒤앞 흉부 방사선 사진에서 오른쪽 폐문(hilum) 위에 둥근 덩이(rounded mass)가 있으며(a), 가쪽 투영에서 흉곽 중간에 위치하고 있음을 알 수 있다(b). 조영 증강 CT에서 우중엽에 덩이가 있음을 확인할 수 있다(c).

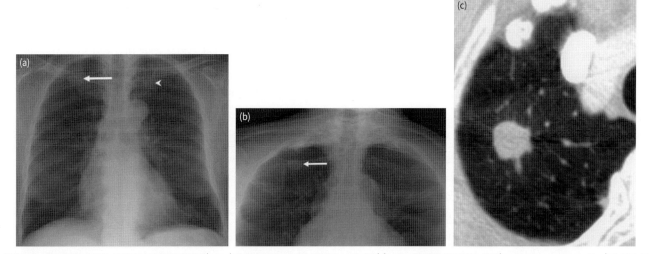

그림 6.4 뒤앞 흉부 방사선 사진에서 오른쪽 꼭대기(apex)에 화살표로 표시한 결절이 보이지만(a), 이는 첫 번째 갈비연골 이음(costochondral junction)의 중복 석회화(superimposed calcification)일 수 있으며, 특히 화살촉으로 표시한 왼쪽도 비슷한 모양을 하고 있기 때문에 확신할 수 없다. 그러나, 척추앞굽음 투영(lordotic projection)에서(b) 확실한 결절이 보이며, CT에서 이를 확정할 수 있다(c).

표 6.2 고전압 흉부 방사선 사진과 저전압 흉부 방사선 사진의 비교

고전압	저전압
뼈대 구조물에 의한 폐 가림이 덜함	뼈의 시각화가 개선
짧은 노출 시간으로 인해 폐 구조물을 보다 선명하게 볼 수 있음	폐 혈관과 공기가 가득 찬 폐 사이의 대비 해상도를 개선하면서도
세로칸을 통과하는 투과성이 증가하여 기도가 더욱 잘 보이도록 함	폐를 가리지 않음
예를 들어, 흡입한 이물질에 대한 평가가 가능	가슴막 반(pleural plaque)과 육아종 같은 석회화 병변을 더욱 잘 보여주며,
	비석회화 고립 폐 결절도 더욱 잘 보여줌

참고: 고전압 영상은 일반적으로 일상적인 흉부 검사에 사용한다.

plate)을 이용했다. 기판에 입사된 X-선 광자 에너지 중 일부는 잠상(latent image)으로 저장되고, 기판을 레이저 빔으로 스캔하면 빛을 방출한다. 그 후 광전자증배관(photomultiplier)이 이 빛을 감지하여 디지털 신호로 변환하여 방사선 사진을 생성한다. 형광물질 기판이 들어 있는 카세트는 기존의 필름-스크린 방사선 사진 장비와 호환되기 때문에, CR 시스템은 일부 병원에서 여전히 사용 중이다. 그러나, CR 시스템은 대부분 직접 방사선 사진(direct radiography, DR) 시스템으로 전환되었다.

DR 시스템은 1990년대 후반부터 상용화되었다. DR 시스템은 X-선 광자를 전하(electrical charge)로 변환하기 위해 직접법이나 간접법을 사용하며, 직접 판독 가능한 전기 신호가 생성된다. 직접 변환은 대부분 평판 패널 검출기(flat panel detectors, FPD) 안에 있는 비정질 셀레늄 광전도체나 셀레늄 드럼(selenium drum)을 이용한다. 간접 변환은 전하 결합 소자(charge-couple device) 혹은 FPD와 연관된 섬광체(scintillator)를 이용한다. 가장 흔한 섬광체는 탈륨(thallium)을 추가한 아이오딘화 세슘(cesium iodide) 기반 복합체이지만, 최근에는 가돌리늄(gadolinium) 기반 복합체를 사용한다. 최근에는 이동식 DR 시스템에 무선 평판 DR 시스템이 추가되었다. 무선 평판 DR 시스템에 대해서는 이동식 흉부 방사선 사진 부분을 참고한다.

CR 시스템과 DR 시스템은 모두 기존 필름-스크린 방사선 사진보다 많은 장점이 있으며, 특히 영상 저장 및 전송 시스템(Picture Archiving and Communication Systems, PACS)과 거의 완벽하게 통합할 수 있다.

이동식 흉부 방사선 사진

이동식 흉부 방사선 사진은 절박한 치료 현장에 필요하지만 여러 가지 문제가 있다. 침대에 누워있는 환자는 가장 좋은 자세를 잡기 어려운 경우가 많으므로 촬영 범위가 제한되거나 영상이 눈에 띄게 회전할 수 있다. X-선 에너지원과 필름 사이의 거리가 줄어들므로 구조물이 허위로 크게 보이는 일이 자주 발생한다. 이동식 기계에 충분한 고전압을 탑재할 수 없으므로 고전압 기술은 사용할 수 없다. 이동식 X-선 관은 제한된 전류만 유지할 수 있으므로 노출 시간이 길어질 수밖에 없다. 그러나,

노출 시간이 길어지면 동작 흐림 허상(motion blur artifact)이 발생할 가능성이 커진다. 또한, 광학 밀도(optical density)를 제어할 수 없으므로, 약간의 노출 과다(overexposure)나 노출 부족(underexposure) 때문에 발생하는 차선 영상(suboptimal image)을 구하기 어렵다. 마지막으로, 방사선 산란(radiation scatter)이 증가하여 주변에 있는 환자나 직원이 방사선에 노출되는 일도 문제다.

CR 시스템은 광학 밀도와 대비(contrast)를 조절함으로써 이러한 문제점 중 일부를 극복할 수 있지만, 산란 문제는 해결하지 못한다. 가돌리늄 기반 섬광체가 있는 FPD를 사용하는 이동식 DR 검지기는 여전히 비싼 편이며, 침대 옆의 제한된 공간에서 위치를 잡는 일이 쉽지 않기에, 최근까지도 CR 시스템이 가장 널리 사용되는 이동식 방사선 사진 시스템이었다. 그러나, 현재는 유연하게 위치를 잡을 수 있도록 CR 카세트와 통합할 수 있는 제품과 PACS로 사진을 즉각 전송할 수 있는 무선 FPD 제품 등 수많은 이동식 DR 시스템을 사용할 수 있다.

새로운 방사선 사진 기술

기존의 앞쪽 흉부 방사선 사진은 골격 구조물 때문에 병변이 가려지는 문제가 있었다. 이 문제를 해결하기 위해, 디지털 단층영상합성(tomosynthesis) 기법과 이중 에너지 감산 방사선 사진(dual-energy subtraction radiography)이 개발되었으며, 시간차 감산 방사선 사진(temporal subtraction radiography)은 최근 방사선 사진과 이전 방사선 사진을 쉽게 비교하기 위해 고안되었다.

흉부 디지털 단층영상합성(tomosynthesis)에는 방사선 사진이 여러 장 필요하며, 이를 통해 원하는 깊이와 초점을 가진 부분 영상을 얼마든지 재구성할 수 있다. 이 방법으로 단일 필름-스크린 가쪽(lateral) 흉부 방사선 사진과 동등한 노출로, 그리고 CT보다 상당히 낮은 선량으로도 대상을 더욱 뚜렷하게 만들 수 있다.

이중 에너지 감산 방사선 사진은 뼈와 석회화 구조물을 제거하기 위해 칼슘과 아이오딘(iodine)처럼 원자 번호가 높은 물질의 X-선 광자가 신체 조직에 따라 다르게 감쇠(attenuation)되

는 점을 이용한다. 고에너지 영상에서 저에너지를 감산하면 방해가 되는 골격 구조물을 제거할 수 있다(그림 6.5). 저전압과 고전압 영상은 다음 두 가지 방법으로 촬영할 수 있다. (1) 이중 패널 검출기 시스템이 있는 단일 노출 촬영을 사용하여 두 개의 다른 노출을 만들고, 서로를 각각 감산하는 방법. (2) 짧은 간격으로 처음에는 낮은 전압을, 다음에는 높은 전압을 사용하는 연속 노출 방법.

시간차 감산 방사선 사진은 최근 방사선 사진과 이전 방사선 사진을 감산하여 서로 차이가 나는 영상을 만들어 시간에 따른 변화를 더욱 뚜렷하게 만든다(그림 6.6). 그러나, 이 방법은 두 영상을 통합하는 컴퓨터 생성 기술에 전적으로 의존한다.

선행 기법(earlier technique)은 주로 폐 결절 탐지에 적용되었으며, 이때 나온 예비 결과는 컴퓨터 보조 탐지(computer-aided detection, CAD)와 같이 사용하면 탐지 민감도를 높일 수 있다는 가능성을 보여주었다. 그러나, 현재로서는 이러한 가능성은 대부분 연구 환경에 국한된 이야기다.

흉부 방사선 사진의 체계적 평가

흉부 방사선 사진은 판독하기 어려우며, 겹치는 구조물, 특히 세로칸(mediastinum)과 폐문(hilum)에 있는 구조물 때문에 미묘한 소견이 가려질 가능성이 있어서 더 어렵다. 그러나, 영상을 체계적으로 검토하고 비정상이 간과되는 부위, 소위 검토 영역(review area)을 인식하고 있으면 흉부 방사선 사진의 판독 과정을 분해하고, 유의미한 이상을 놓칠 가능성을 줄이는데 도움이 된다. 흉부 방사선 사진의 판독 순서는 대체로 개인 취향에 달려있다. 중요한 것은 순서가 아니라 종합적인 평가를 할 수 있도록 모든 흉부 방사선 사진에서 개인 취향에 따른 순서

를 엄격하게 적용하는 일관성이다.

첫 단계

영상을 보기 전에, 방사선 사진 촬영 양상을 검토한다(상자 6.1).

상자 6.1 흉부 방사선 사진에서 평가해야 할 초기 내용
• 환자 세부사항   • 투영 방법   • 회전 정도   • 들숨 노력   • 투과 정도

방사선 사진의 투영 방법은 영상 자체에 대한 정보 외에도, 촬영 당시 환자의 임상 상태에 대한 정보도 제공한다. 방사선 사진 투영 유형 부분도 참고한다. 원칙적으로 방사선 사진은 뒤앞(posteroanterior, PA)으로 촬영하며, 앞서 언급한 것처럼 심장 크기를 측정할 수 있다. 사진에 방사선 사진 투영법이 표기되어 있지 않다면, 기본적으로 뒤앞으로 촬영했을 가능성이 크다. 그러나, 뒤앞 투영법에서는 어깨 외전(abduction)과 바깥쪽 회전(external rotation)의 결과로 어깨뼈(scapula)가 폐에서 멀어져 있고, 가쪽 갈비뼈(lateral rib)나 흉벽 연부조직(soft tissue), 혹은 둘 다와 겹치기 때문에 영상으로도 투영법을 확인할 수 있다. 또한, 뒤앞으로 촬영한 방사선 사진은 환자가 영상의학과로 내원해서, 선 자세로 영상을 촬영할 수 있을 정도의 건강 상태에 있음을 알려준다. 반대로 앞뒤나 바로 누운 자세(supine)로 촬영한 방사선 사진은 일반적으로 환자가 뒤앞 방사선 사진을 찍을 수 없을 정도로 불편한 상태임을 알려준다.

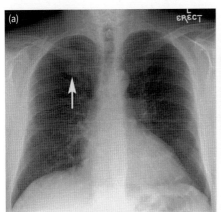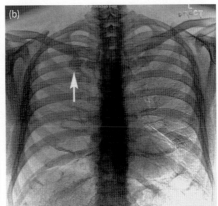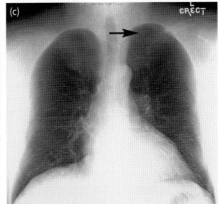

그림 6.5 뒤앞 흉부 방사선 사진에서 오른쪽 꼭대기(apex)에 화살표로 표시한 결절(nodule)이 의심된다(a). 그러나, 이중 에너지 감산 흉부 방사선 사진으로 촬영한 연부조직 감산 영상(b)에서 화살표로 표시한 오른쪽 꼭대기 음영은 사실 첫 번째 갈비연골 이음(costochondral junction)의 석회화임을 알 수 있다. 반면, 뼈 감산 영상에서(c) 기존 방사선 사진에서는 보이지 않았던 왼쪽 꼭대기에 검은색 화살표로 표시한 연부조직 결절이 보인다. (From McAdams, HP et al., *Radiology*, 241, 663-683, 2006.)

영상을 판독하기 전에 먼저 촬영판에서 환자의 회전 정도와 들숨 노력(inspiratory effort) 정도를 평가해야 한다. 자세한 설명은 그림 6.2와 앞쪽 투영 부분을 참고한다. 예전에는 영상 판독의 초석이었던 방사선 사진을 통과하는 X-선 투과 정도가 가지는 중요성은 필름-스크린 기술에서 디지털 방사선 사진으로 발전하면서 다소 줄어들었다. 노출 과다(overexposure)나 노출 부족(underexposure) 때문에 예전에는 판독 불가였던 영상도 최신 디지털 영상조회 시스템에서 사용할 수 있는 영상 대비 조정 도구를 사용하여 어느 정도 복구할 수 있다.

의인 물체
먼저, 흉부 방사선 사진에서 인위적으로 배치된 물체를 확인하는 것에서 시작해 볼 수 있다. 이는 영상에 있는 코위관(nasogastric tube), 기관내 관(endotracheal tube), 중심 정맥 도관(central venous line), 가슴막 배액관(pleural drain) 같은 다양한 수액 선 및 관에 대해 인식하고, 이들이 적절한 해부학적 위치에 투영되는지 확인하는 과정이다.

연부조직과 가로막밑 부위
흉부의 해부학적 구조물로 이동하면서, 수정 Felson 기법(modified Felson technique)을 사용해 볼 수 있다. 가로막밑 부위(subdiaphragmatic region)를 평가할 때 복막내 자유 공기(free intraperitoneal air) 유무에서부터 시작하면, 이 중요한 방사선 사진 소견을 간과하는 일을 방지할 수 있다. 이 단계에서 가슴막 공간에 기흉(pneumothorax)이나 가슴막 삼출(pleural effusion)의 징후가 있는지 검사하면 편하다. 그 후, 가쪽 흉벽(lateral chest wall)을 자세히 확인하면 비정상 덩이(abnormal mass)나 유방절제(mastectomy) 흔적 같은 조직 비대칭 확인에 도움이 된다. 연부조직 검사는 빗장위 오목(supraclavicular fossa)에 덩이나 비대칭이 없는지 확인하고 마무리한다.

기도, 세로칸, 폐문
기관이 세로칸(mediastinum)에서 중앙에 위치하는지, 전체적으로 정상 구경을 유지하는지 확인한다. 기관을 따라 내려오면 폐문(hilum)으로 이어지는 용골(carina)과 폐엽 기관지(lobar bronchi)를 확인할 수 있다.

기관지, 동맥, 정맥, 림프절로 구성된 폐문은 흉부 방사선 사진을 판독할 때 대부분이 어려워하는 부분이지만, 위치, 모양, 크기를 반드시 평가해야 한다.

건강한 사람은 왼쪽 폐문이 오른쪽 폐문보다 약간 위에 있으며, 일반적으로 최대 2 cm 정도 위에 있다. 폐문은 폐정맥과 폐동맥이 모이는 지점을 나타내며, 대략 폐의 중간 부분에 있어야 한다. 폐문 위치가 올라가거나 내려가는 것은 폐엽 안에 용적 손실이 있음을 알려주는 중요한 보조 징후다. 폐문 구조물은 윤곽선이 부드러워야 하며, 아래쪽으로 가면서 구경이 점점 가늘어진다. 예를 들어, 끝부분이 소엽 모양(lobulated margin)을 하고 있으면 림프절 확대를 의미한다. 좌우 폐문 부위의 대칭성이나 결여(lack)에 대한 평가는 폐문 이상을 확인하는 유용한 방법이다. 확대를 확인하기 위해서 폐문의 절댓값을 측정하는 방법은 일반적으로 사용하지 않지만, 폐문의 길이를 중간 기관지(bronchus intermedius) 높이에서 측정했을 때 남자는 16 mm 이상, 여자는 15 mm 이상이면 비정상이라 간주한다.

폐문을 평가한 뒤에는 심장과 세로칸(mediastinum) 구조물을 평가한다. 편의상 심장부터 시작해서 크기, 모양, 위치를 확인한다. 단, 크기는 뒤앞 방사선 사진에서만 정확하게 확인할

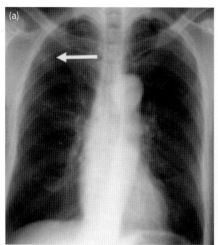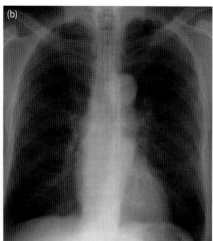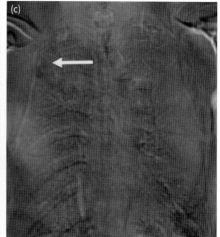

그림 6.6 68세 남자, 폐암 환자. 최근 방사선 사진에서(a) 이전 방사선 사진에서는(b) 보이지 않았던 (a)와 (c)에서 화살표로 표시한 오른쪽 꼭대기(apex)의 결절을 확인할 수 있다. 이는 시간차 감산 영상에서(c) 더 확실하게 보인다. (Reproduced from Aoki, T, Oda, N, Yamashita, Y, Yamamoto, K, Korogi, Y, *Acad Radiol*, 18, 1000-1005, 2011. With permission.)

수 있다. 심장의 오른쪽 가장자리(right heart border)의 일부분이 등뼈(thoracic spine)의 오른쪽에서 보여야 한다. 대부분이 혀구역(lingular segment)과 닿아 있는 심장의 왼쪽 가장자리도 명확하게 보여야 한다. 심장의 아래쪽 가장자리는 공기가 찬 내장(air-filled viscera)과 접촉하고 있지 않기 때문에 보이지 않아야 한다. 그 후 세로칸의 왼쪽 윗부분에서 볼 수 있는 대동맥 활(aortic arch)의 일부, 즉 대동맥 주먹결절(aortic knuckle)의 윤곽과 대동맥폐동맥 창(aortopulmonary window)의 윤곽을 확인한다. 대동맥 활의 아래쪽과 주 폐동맥(main pulmonary artery) 사이에 있는 대동맥폐동맥 창은 동맥관 인대(ligamentum arteriosum), 왼쪽 되돌이 후두 신경(recurrent laryngeal nerve), 림프절(lymph node)이 있는 공간이다.

뼈

다음으로 뼈에 집중한다. 올바른 방법으로 촬영한 흉부 방사선 사진이라면 뼈가 약 42개 있으며, 각각을 평가해야 한다. 흉부 양쪽에 있는 갈비뼈는 3단계로 평가한다. 이 부위에 있는 미묘한 병변은 놓치기 쉬우므로 뒤쪽 갈비뼈, 앞쪽 갈비뼈를 평가한 뒤, 가쪽 갈비뼈 각(lateral rib angle)을 평가한다. 그 후, 척추, 빗장뼈(clavicle), 어깨뼈(scapula), 위팔뼈(humerus)를 평가한다.

폐 및 검토 영역

마지막으로, 폐를 순차적으로 판독한다. 먼저 양쪽 폐를 각각 위쪽에서 아래쪽으로 검사한다. 그 후 이 방법을 반복하는데, 이번에는 양쪽 폐를 동시에 비교하면서 다시 한번 위에서 아래로 내려온다. 양쪽 폐를 비교하는 목적은 양쪽을 직접 면밀히 조사할 때만 비로소 명확해지는 구조적 이상과 비대칭을 확인하기 위함이다. 폐를 위쪽에서 아래쪽으로 삼 등분하면, 즉 위, 중간, 아래 "구역"으로 나누면 쉽게 비교할 수 있다. 이 "구역"은 해부학적 폐엽과 일치하지 않는다. 예를 들어 아래 구역에는 하엽과 중엽이 모두 있다.

두 번째 단계는 병변이 자주 간과되는 소위 "검토 영역(review areas)"에 대한 평가다. 검토 영역은 위에서 아래 방향으로, 폐 꼭대기(lung apex), 기관곁(paratracheal) 부위, 심장뒤 폐 실질, 갈비가로막각(costophrenic angle), 어깨 관절이다. 이 부위는 첫 검사에서 이미 충분히 평가했지만, 이 검토 영역에 대한 면밀한 조사는 유용한 "이중 검사" 방법이 된다.

이러한 체계적인 평가 후에 이 검사를 진행한 이유, 즉 원래의 임상적 추측으로 돌아가 검사를 통해 이 문제가 해결되었는지 반드시 재평가해야 한다. 이 과정에서, 재평가 때마다 이전 방사선 사진과 반드시 비교해 보아야만 한다.

앞서 간략하게 설명한 방법은 시간이 오래 걸리는 것처럼 보이지만, 연습을 통해 철저한 검사를 빠르고 유연하게 수행할 수 있으며, 무엇보다 중요한 장점은, 병변을 놓칠 위험성을 최소화할 수 있다는 점이다. 평가할 해부학적 구획은 상자 6.2에 요약되어 있다.

상자 6.2 흉부 방사선 사진에서 평가해야 하는 핵심 구획

- 인위적 관, 수액 선, 기구
- 가로막밑 부위
- 가슴막(기흉과 가슴막 삼출)
- 연부조직(흉벽, 빗장위 오목)
- 기도(기관, 용골, 근위부 기관지)
- 폐문
- 심장 및 세로칸 구조물
- 뼈
- 폐
- "검토 영역": 폐 꼭대기, 기관곁 부위, 심장뒤 폐 실질, 갈비가로막각, 어깨관절
- "임상적 추측을 재검토": 해결이 되었는가? 이전 영상이 있다면, 이전 영상과 비교해 보았는가?

컴퓨터 단층촬영

CT는 흉부에 주로 사용되고 폭넓게 연구된 단면 영상 양식이며 지금도 계속 발전하고 있다.

기술적 측면

기본 원리

Sir Godfrey Hounsfield가 1973년 CT 기술을 개척하였다. 현대적인 단일 에너지 CT 스캔(single-source CT scanning) 기술은 Hounsfield의 원래 방법과 크게 차이 나지 않는다. 기본적으로, 선형 빔(fan beam)을 방출하는 X-선 에너지원이 배열 검출기(detector array)로 구성된 고리를 통해 검사대(gantry)에서 회전한다. 영상 촬영 중 환자는 고리를 지나 이동하며, 환자를 관통한 X-선은 검출기에 입사된다. 검출기에서 방출된 신호를 컴퓨터가 재구성하며, 결과 영상은 촬영 공간 안에 있는 다양한 물질에 의한 X선 감쇠 정도를 나타내는 단면 영상이다. 특정 물질의 감쇠는 밀도에 의존하므로, 즉 밀도가 높을수록 감쇠가 더 많이 일어나기 때문에, 만들어진 영상은 X-선이 지나간 구역의 밀도 "지도"가 된다. CT 상에 있는 물질의 밀도는 물의 감쇠를 임의로 0으로 할당하고 이를 기준으로 한 상대적 차이로 계산하며, 대수눈금(logarithmic scale) 상에서 CT 번호 혹은 Hounsfield 번호라고 부르며 Hounsfield 단위(Hounsfield Unit,

HU)로 표시한다.

CT 촬영 중 환자는 고리를 통과하여 이동하기 때문에, CT 영상에는 3차원 정보가 들어있다. 먼저 X축과 Y축으로 이루어진 두 개의 가로 차원이 있으며, 세 번째로 Z축을 따라가며 깊이를 제공하는 세로 차원이 있다. 이에 상응하여, 특정 구역의 감쇠 자료를 표시하는데 사용하는 화소(pixel) 또한 3차원이며, 이를 복셀(voxel)이라고 한다. 각 복셀은 그 안에 있는 물질의 평균 밀도를 표시한다.

나선형 CT, 다중검출 CT, 이중 에너지 CT

단일 절편 CT에는 기존의 순차적(sequential) CT와 나선형(spiral, helical) CT가 있다(그림 6.7).

1990년대 초반부터 상용화된 나선형 CT는 기존의 한 번에 한 구역 촬영을 용적측정 촬영(volumetric acquisition)으로 대체하면서 CT 기술 발전에 중요한 역할을 했다. 그러나, 다중검출 CT (multidetector CT, MDCT) 혹은 다중 절편 CT 체계가 도입되면서 촬영속도, 범위, 시간 해상도(temporal resolution), 공간 해상도(spatial resolution)가 눈에 띄게 증가했다. MDCT 시스템은 현재 16열에서 64열까지 더 많은 검출기열과 더 빠른 관 회전을 제공하고 있다. 신형 CT 촬영기는 시간 및 공간 해상도를 더욱 증가시키기 위해 X-선 에너지원 2개가 서로 90°로 장착된 이중 에너지 기술(그림 6.8), 128-검출기 배열을 가상의 256-검출기 배열로 전환해주는 "유동 초점(flying focal spot)", 320-검출기 배열 범위와 동급인 광범위 검출기(wide area detector) 같은 다양한 기술을 사용한다.

여기서, 기존 CT와 나선형 CT는 두꺼운 구역(thicker section)을 촬영할 때 발생하는 두 가지 효과로 인해 복셀 안에 있는 결과 영상을 왜곡할 가능성이 있음을 알고 가야 한다. 먼저, 두꺼운 구역은 복셀 내부의 밀도를 더 평균화하기 때문에 복셀 내부에 있는 서로 다른 구조물의 묘사를 방해하는데, 이 효과를 부분 용적 평균화(partial volume averaging)라고 한다. 두

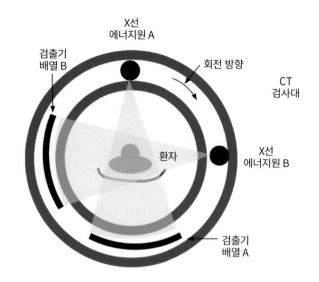

그림 6.8 이중 에너지 CT 촬영기의 모식도. 두 개의 X-선 관이 각각의 검출기 배열과 반대편에 있고, 서로 90°를 이루고 있다.

번째로, 결과 복셀은 Z축을 따라 더 깊어지며, 그 결과 윤곽은 더 직사각형 형태를 띠고, 따라서 Z축에서 자료를 얻어야 하는 재구성 영상, 바꾸어 말하면 관상면 재구성(coronal reconstruction) 영상과 시상면 재구성(sagittal reconstruction) 영상을 왜곡한다. MDCT 시스템이 출현하면서 한 번만 숨을 참으면 흉부 전체에서 얇은 구역 촬영이 가능해졌다. 또한, MDCT에서는 각 복셀이 모두 등방성(isotropic)이다. 이 말은 3가지 축 모두가 동등한 크기를 가진다는 의미이며, 따라서 어떤 영상 평면(plane)에서도 왜곡 없는 영상을 표현할 수 있다(그림 6.9).

다양한 절편 두께의 재구성은 인접한 배열기 열의 신호를 더하고, 집결 국한(collimation)하면 얻을 수 있다. 게다가, 이러한 열들은 필요한 경우 겹칠 수도 있다. 따라서, 동일한 자료 집합(data set)에서 영상 잡음(noise)이 증가하더라도 높은 공간 해상도의 세부사항이나 3차원 후처리를 위한 0.6-1.25 mm 두께의 좁은 구역과 대비 해상도가 더 좋고, 빠르게 재검토가 가능한 2.5-5 mm 두께의 넓은 구역을 모두 생성할 수 있다(그림 6.10).

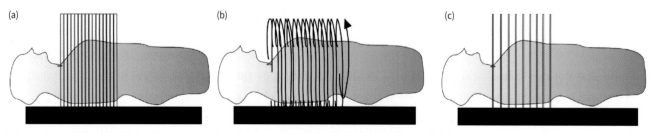

그림 6.7 CT 촬영 방법. (a) 기존의 순차적 CT는 한 번에 이어진 단면 하나만 촬영할 수 있다. **(b)** 나선형 CT는 환자가 회전하는 검사대를 통해 축방향으로 일정한 속도로 이동하기 때문에, 연속 촬영이 가능하다. **(c)** 주로 고해상도 CT를 위해 개발된 불연속(noncontiguous) CT에서는 얇은 단면(thin-section) 촬영이 일정한 간격, 일반적으로 10 mm 간격으로 진행된다.

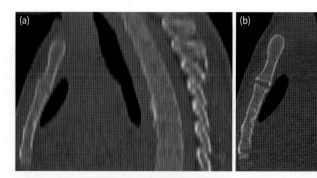

그림 6.9 5 mm 두께의 축방향 CT 자료 집합을 기반으로 진행한 시상면 재구성 영상에는 (a) 0.9 mm 자료 집합을 기반으로 재구성한 영상과 (b) 비교할 때 눈에 띄는 왜곡과 "계단 모양(stair-step)" 허상이 나타난다. 복장뼈(sternum)의 모양을 주목한다.

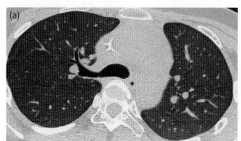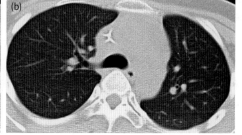

그림 6.10 0.9 mm 두께에서 재구성한 다중절편(multislice) CT 영상은 (a) 0.5 mm 두께에서 재구성한 영상에 (b) 비해 높은 공간 해상도를 보여주지만, 잡음(noise)은 5 mm 영상이 더 작다.

재구성 과정 중 서로 다른 재구성 알고리듬이 영상에 적용된다. 이 알고리듬은 제조사에 따라 "커널(kernel)" 혹은 "필터(filter)"라고 부르기도 한다. 흔히 "부드러움(smooth)" 혹은 "연부 조직(soft tissue)" 알고리듬이라고도 하는 낮은 공간 해상도 알고리듬은 공간 해상도를 희생하여 영상 잡음을 줄이고 대비를 향상하는데 사용되며, 다른 말로 "폐" 혹은 "예리함(sharp)" 알고리듬이라고도 부르는 높은 공간 해상도 재구성 알고리듬은 영상 잡음이 증가하는 대신 구조물의 미세한 세부사항을 증강하는데 사용된다.

그러나, 흉부에는 다양한 밀도를 가진 조직이 모여 있으므로, 보려는 구조에 맞춰 효과적인 회색척도(grayscale)를 조정해야 한다. 특정한 회색척도 설정을 창(window)이라고 한다. 폐 실질과 세로칸(mediastinum)은 시각화를 최적화하려면 서로 다른 창 설정이 필요하다. 폐 실질은 넓은 창이 필요하며, 세로칸은 좁은 창이 필요하다. PACS나 CT 영상 조회 시스템은 기본 창 설정을 변경할 수 있다(표 6.3). 그러나 특정한 구조물이나 병변을 더 잘 보려면, 예를 들어 폐 색전을 잘 보려면 수동 조정이 필요한 경우가 많다. 물체를 가장 정확하게 보려면 창 중앙 수준 값이 측정하는 구조물의 밀도와 주변 조직의 밀도 중간에 위치해야 한다. 창 설정은 정상 조직 및 비정상 구조물의 크기와 모양에 큰 영향을 미친다.

표 6.3 흉부 CT에 사용하는 몇 가지 창 설정

관심 구조물	창 사전설정 (중앙 수준, 창 너비) (HU)
연부 조직	40, 350
폐	−600, 1500
뼈	200, 2000
폐 색전증 시각화	100, 700

참고: 특정 창 설정은 제조사 및 소프트웨어 꾸러미마다 미세하게 다르다.

단일 촬영으로 얻은 다양한 영상 자료 집합에 구역 두께, 재구성 알고리듬, 창 설정을 적절하게 조합해서 사용하면, 관심 있는 서로 다른 구조물의 시각화를 최적화할 수 있다(그림 6.11).

흉부 CT 프로토콜과 기법

흉부 CT 영상 프로토콜도 다른 영상 절차들과 마찬가지로 특정한 임상적 추측과 관심 구조물에 맞게 조정되어 있다. 그러나, 대체로 최신 MDCT 촬영기를 이용한 몇 가지 흉부 CT 프로토콜만 있으면 필요에 따라 추가 영상 재구성을 만들 수 있다. 진행할 촬영 유형을 결정할 때 고려할 중요 사항들은 상자 6.3에 나열되어 있으며, 앞으로 설명할 것이다.

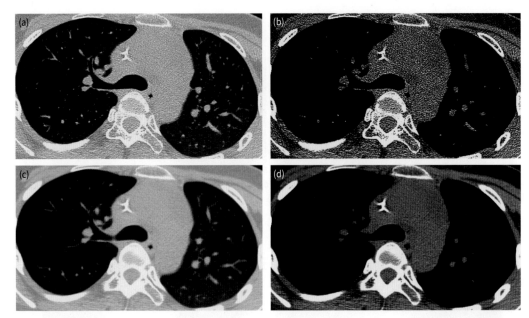

그림 6.11 폐 알고리듬을 이용하여 0.9 mm 두께로 재구성한 비조영증강(non-enhanced) 흉부 CT 영상. 그림 6.10과 같은 환자에서 폐 창과(a) 연부 조직 창(b) 영상. 폐 알고리듬을 사용했기 때문에 폐의 해부학적 구조가 명확하게 보이지만, 이 알고리듬은 잡음이 증가하기 때문에 세로칸(mediastinum) 평가에는 적합하지 않다. 영상 (b)를 참고한다. 연부 조직 알고리듬을 이용한 2 mm 두께의 재구성 영상에서 폐 창과(c) 연부 조직 창은(d) 폐 실질 평가에는 유용성이 떨어지지만, 부드러움(smooth) 알고리듬을 적용했기 때문에 잡음이 감소하여 조영제를 사용하지 않았음에도 세로칸을 더 잘 평가할 수 있다(d).

상자 6.3 흉부 CT 촬영 및 재구성 유형 결정 시 주요 고려사항

- 용적측정이나 비용적측정 CT를 시행해야 하는가? 고해상도 CT를 시행해야 하는가?
- 조영증강 CT가 필요한가? 아니면 비조영증강 CT가 필요한가?
- 조영증강 CT를 시행한다면, 주입 후 얼마 후에 촬영을 시작해야 하는가?
- 표준 선량 CT가 필요한가? 아니면 저선량 CT로 충분한가?
- 추가 촬영, 예를 들어 엎드린 자세(prone)나 날숨(expiratory) 영상이 필요한가?
- 심장 혹은 호흡기 동기(gating)가 필요한가?
- 후처리 기술을 사용해야 하는가?

용적측정 CT, 불연속 CT, 고해상도 CT

호흡 운동 허상(respiratory motion artifact) 때문에 나타나는 왜곡이 없는 영상을 획득하기 위해서, 흉부 CT 촬영은 한 번의 숨참음(single breath-hold)으로 진행할 필요가 있다. 고해상도 CT (high-resolution CT, HRCT) 기법에 필요한 사항은 일반적으로 1-2 mm 정도의 얇은 집결국한(collimation)과 높은 공간 빈도(high spatial frequency) 알고리듬, 즉 "폐" 또는 "예리함(sharp)" 알고리듬을 이용한 재구성이다. 얇은 집결국한이 제공하는 공간 해상도 개선과 "예리함" 알고리듬은 고해상도 CT에서 두꺼워진 소엽간 중격(thickened interlobular septa), 간유리 음영, 비정상 구역기관지 기도(abnormal subsegmental airway) 같은 핵심 형태적 특징을 더 잘 보여준다.

이제까지의 기록을 돌아보면, 기존의 용적측정(volumetric) CT와 그 후에 나온 나선형 단일 절편 CT 체계는 촬영 시간이 길었기 때문에, 세밀한 얇은 구역 영상을 한 번의 숨참음으로 촬영할 수 없었다. 따라서, 용적측정 CT는 두꺼운 구역을 촬영하면서 검사대와 환자를 촬영기의 안쪽으로 빠르게 이동시키는 방법을 사용했다. 얇은 구역은 두꺼운 구역 영상에서 보이는 부분 중에서 결절이나 덩어리가 의심되는 부분처럼 더 세밀한 영상이 필요한 부분에서만 진행했다. 다른 방법으로, 고해상도 CT의 요구사항을 충족하면서도 환자가 촬영 사이에 숨을 쉴 수 있도록 해주는 10 mm에서 20 mm 간격의 불연속(noncontiguous) 절편을 촬영하여 광범위한 폐 질환을 평가할 수도 있다(그림 6.7c).

그러나, MDCT가 제공하는 고속 및 얇은 집결국한(collimation) 덕분에 한 번의 숨참음으로 용적측정 촬영이 가능해졌고, 심지어 호흡이 빠른 환자도 촬영할 수 있게 되었다. "폐" 재구성 알고리듬을 사용하는 높은 공간 해상도 재구성은 고해상도 CT 영상을 획득하기 위해 시행한다. 이러한 재구성은 소급적용도 가능하므로, 촬영기에 촬영 원본 자료(raw data)가 아직 남아 있다면, 어떤 흉부 CT 촬영으로도 고해상도 CT 영상을 만들 수 있다. 이는 이제까지 고해상도 CT에 필요했던 불연속(noncontiguous) 촬영이 더는 필수가 아님을 의미한다.

그럼에도 불구하고, 광범위한 폐 질환만을 의심하고 검사를 시행하는 환자들 대부분에게는 여전히 용적측정보다는 고해상

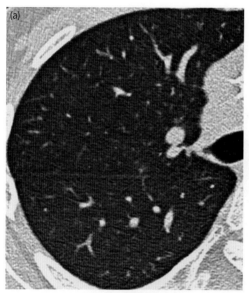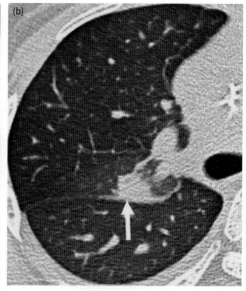

그림 6.12 혈관침습 폐 아스페르길루스증이 의심되는 26세 중성구 감소증 환자. 환자가 발열이 생겨 처음 촬영한 불연속 고해상도 CT에는 이상이 없다(a). 9일 후 시행한 용적측정 CT에서(b) 화살표로 표시한, 혈관침습 감염으로 추정되는 국소 결절을 볼 수 있다. 그러나, 처음 촬영한 CT가 불연속이라는 말은 첫 촬영에서 이 부분이 영상에 잡히지 않았을 수도 있음을 의미하므로, 이 결절을 새로 발생한 병변이라 확신하는 것은 불가능하다.

도 CT가 적절한 검사 기법이며, 불연속 고해상도 CT 촬영 중 전달되는 방사선 선량은 용적측정 고해상도 촬영보다 4-10배 정도 낮다. 따라서, 특히 젊은 환자라면, 용적측정 촬영과 불연속 촬영 중 한 가지 방법을 결정할 때 신중한 접근이 필요하다. 그러나, 젊은 환자라고 해도 폐 전체에서 국소 비정상 확인이 중요하다면, 예를 들어 심각한 중성구감소(neutropenia)가 있는 환자에서 혈관침습 폐 곰팡이 감염이 의심된다면, 여전히 용적측정 저선량 기법을 많이 사용한다(그림 6.12). 40세 이상의 고령 환자에게는 연부조직과 폐 실질에 대한 동시 평가를 위한 편리한 단일 영상 프로토콜로 고해상도 CT 재구성이 포함된 용적측정 CT 자료 집합(data set)을 사용할 수 있다.

비조영증강 CT VS. 조영증강 CT

폐 실질의 감쇠(attenuation)는 주로 공기와 혈관이라는 밀도가 현저하게 다른 두 가지 물질이 관여하기 때문에, CT에서 폐는 본질적으로 이미 높은 대비 해상도를 지니고 있다. 반대로, 세로칸(mediastinum)의 연부조직 구조물과 혈관은 매우 유사한 밀도를 지니고 있다. 따라서, 폐 실질을 보기 위해서 시행하는 흉부 CT는 미세한 세부사항을 증강하기 위해 "예리함(sharp)" 알고리듬으로 재구성한 영상이 필요하지만, 정맥 조영제 없이도 촬영할 수 있다. 게다가, 정맥 조영제는 광범위 폐 질환(diffuse lung disease)의 CT 평가에서 폐 실질 음영을 허위로 증가시키고, 판독을 혼란스럽게 한다(그림 6.13). 따라서, 정맥 조영제는 폐 색전증(pulmonary embolism)처럼 조영제가 필요한 다른 임상 적응증이 없다면 가능하면 사용하지 말아야 한다.

반대로, CT 폐 혈관조영술(CT pulmonary angiography, CTPA)처럼 세로칸(mediastinum)이나 혈관을 평가하기 위한 흉부 CT는 조영제 금기가 없다면(상자 6.4) 조영 증강이 필요하며, 잡음 효과를 줄이고 대비 해상도를 증강시키기 위해 "부드러움(smooth)" 재구성 알고리듬이 필요하다. 실제로, "부드러움"과 "예리" 알고리듬은 동시에 두 경우에 적용되어 "부드러움" 알고리듬은 세로칸(mediastinum), 가슴막(pleura), 흉벽의 시각화를, "예리" 알고리듬은 폐 실질의 시각화를 개선한다.

상자 6.4 정맥 조영제의 잠재적 금기

- 신장 장애. 주의: 경도 및 중등도 신장장애가 있을 때, 특정 예방 조치를 취한다면, 예를 들어 영상의학과나 신장내과에 촬영 전후 수분 공급에 대한 협진을 진행했다면 조영제를 투여할 수도 있다.
- 당뇨. 신장 장애와 조합되면 신독성(nephrotoxicity)을 증가시킬 수 있다.
- Metformin
- 조절되지 않는 천식
- 조영제에 대한 이전의 급성 중증 과민반응(anaphylactic reaction)
- 복합 알레르기(multiple allergies) 혹은 치료가 필요한 중증 알레르기
- 임신
- 갑상샘항진(hyperthyroidism)
- 인터루킨(interleukin)-2 치료 - 지연 피부 발진(rash) 가능성

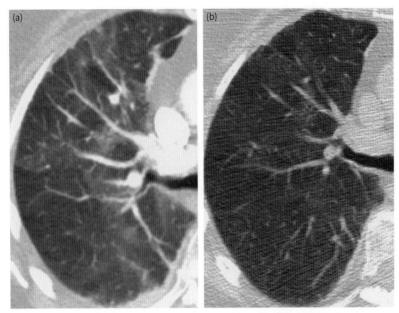

그림 6.13 (a) 폐 창으로 본 CT 폐 혈관조영술 영상에서 폐부종 때문에 오른쪽 폐의 음영이 증가한 것을 볼 수 있다. 5일 뒤 촬영한 비조영증강 CT에서(b) 폐 음영이 감소한 것을 볼 수 있지만, 명백한 음영 변화가 실제 호전되었기 때문인지 아니면 (a)의 폐 음영이 정맥 조영제 때문에 허위로 증가해서인지는 확실하지 않다.

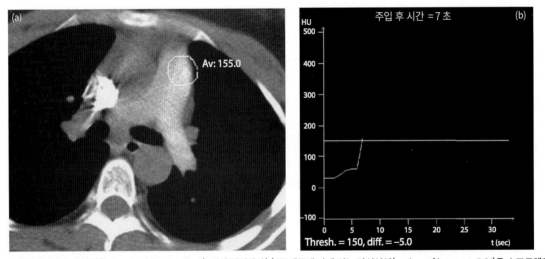

그림 6.14 CTPA에서 덩어리 추적 방법(bolus-tracking method). 식별 절편에서(a) 주 폐동맥 안에 있는 관심영역(region of interest, ROI)을 소프트웨어로 감시하고 (b), ROI 내의 밀도가 미리 설정한 문턱값(threshold), 사진의 경우는 150 HU에 도달하면 잠시 후에 촬영이 시작되도록 설정되어 있다.

조영증강 CT의 시점

CTPA는 폐동맥 내의 조영제가 최고 음영화(peak opacification)가 되는 시점에 촬영해야 한다. 폐동맥의 조영 증강 정도는 주입하는 조영제의 양, 농도, 주입 속도와 정비례한다.

최고 음영화에 맞춰 촬영 타이밍을 최적화하기 위해서 덩어리 추적 방법(bolus-tracking method)과 시험 덩어리 방법(test bolus method)이라는 두 가지 방법을 사용한다. 덩어리 추적 방법에서는 관심영역(region of interest, ROI)에 있는 주 폐동맥의 감쇠를 감시하여, 문턱값 감쇠(threshold attenuation)가 일반적으로 100-150 HU에 도달하면, 4초에서 8초 뒤에 촬영하도록 촬영기를 설정한다(그림 6.14). 시험 덩어리 방법에서는 일반적으로 10-20 mL 정도 되는 소량의 조영제를 먼저 투여해서 폐동맥 증강 시점을 확인함으로써, 조영제 투여와 영상 촬영 사이의 지연 시간을 개인별로 맞춰 조정할 수 있다. 현재까지는 어떤 방법이 다른 방법보다 더 일관되게 우월하다고 할 수 없다.

최근에는 CTPA 촬영에 몇 가지 기법이 적용되어 방사선 선량이 감소했고, 투여하는 조영제 양이 최적화 혹은 감소했으며, 호흡 지침을 준수할 수 없는 환자에서 시각화가 향상되었다(그림 6.15, 상자 6.5).

수술 전 평가를 위해서, 예를 들어 폐암 수술 전에 조영증강 흉부 CT를 촬영한다면, 혈관과 주변 구조물 사이의 대비 차이를 최적화하기 위해 보편적으로 조영제 투여 후 약 20-25초 후에 영상을 촬영한다. 이러한 촬영 시점은 복부의 간문맥 상 연구(portal venous phase study)에도 적용할 수 있으며, 이 때는 병기를 결정하기 위해 일반적으로 50-60초 후에 영상을 촬영한다. 그러나 MDCT 덕분에 빠른 촬영이 가능해지면서 많은 병원이 약 50초 뒤에 촬영하는, 세로칸(mediastinum) 시각화를 방해하지 않는 흉부와 복부 모두에 대한 단일상(single phase) 촬영 쪽으로 가닥을 잡고 있다. 이러한 촬영 시점은 또한 위대정맥(superior vena cava, SVC) 안에 있는 고밀도 조영제 때문에 나타나는 선형 허상(streak artifact)도 최소화한다. 선형 허상은 바로 인접한 폐와 세로칸(mediastinum)의 평가를 방해한다(그림 6.16).

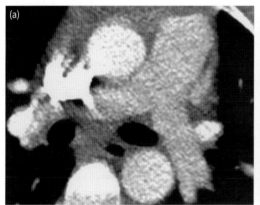 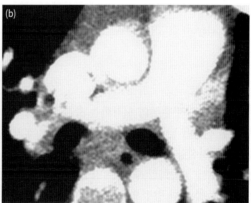

그림 6.15 호흡 곤란이 있는 29세 여자 환자의 CTPA. (a) 정상 호흡 중 120 kVp로 촬영한 첫 영상은 환자가 부주의하게 Valsalva 수기(Valsalva maneuver)를 시행했기 때문에 최적화되지 않았다. (b) 폐동맥을 최적의 음영(opacification)으로 촬영하기위해, 숨을 들어 마신 뒤 참은 상태에서 100 kVp로 다시 시행한 영상.

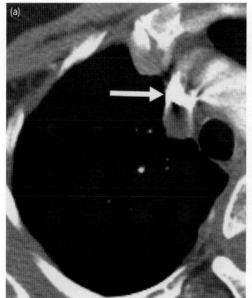 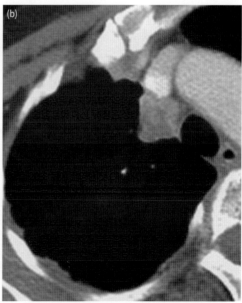

그림 6.16 전이 폐 샘암종(metastatic lung adenocarcinoma) 환자. (a) 조영제 투여 후 20초 뒤에 촬영한 첫 CT에서 위대정맥(superior vena cava, SVC) 안에 있는 조영제 때문에 발생한, 화살표로 표시한 선형 허상(streak artifact)이 SVC 뒤에 있는 연부 조직 덩이(soft tissue mass)를 일부 가리고 있다. (b) 5개월 뒤에, 조영제 투여 후 5초 뒤에 촬영한 CT는 SVC 안에 선형 허상이 없기 때문에 덩이가 더 잘 보인다.

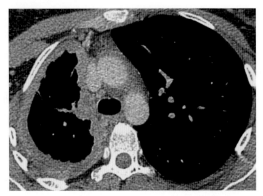

그림 6.17 악성 가슴막 중피종(malignant pleural mesothelioma) 환자에서 조영제 투여 후 지연 촬영으로 증강된 동심 결절 가슴막 두꺼워짐(concentric nodular pleural thickening)을 볼 수 있다.

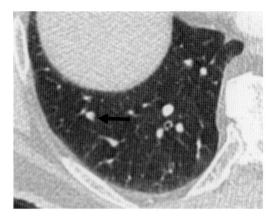

그림 6.18 CT 폐암 선별 검사 연구에 참여한 환자에서 저선량 CT로 발견한 우하엽 결절

가슴막 암(pleural malignancy), 가슴고름집(empyema), 세로칸 덩이(mediastinal mass) 같은 상태가 의심될 때, 이러한 병변은 더 점진적으로 증강되므로, 약 60-70초 뒤에 촬영하는 단일상 지연(single-phase delayed) 촬영이 이러한 병변을 평가하는데 유용하다(그림 6.17).

기존 선량 VS. 저선량 CT

X선 관의 전류를 낮춤으로써 흉부의 시각화는 충분히 유지하면서도 CT의 방사선 선량을 낮출 수 있는 방법이 1990년에 처음 보고되었다. 그 후, 저선량 CT (low-dose CT, LDCT)는 정상 구조물과 병변 모두를 시각화할 수 있는 방법으로 특히, 폐 결절 발견과 추적 조사를 위한 방법으로 받아들여졌다. 그 결과, LDCT는 폐암 선별검사에 가장 적합한 방법이 되었다(그림 6.18). 기존 CT와 비교하여 LDCT를 사용하면 방사선 선량

을 최대 50%까지 줄일 수 있다. 더 최근에는 저전압 및 저관전류(low tube current)와 짝을 이룬 반복 재구성 기법을 이용하여 폐 결절 시각화를 위한 밀리시버트 이하(submillisievert)의 영상, 소위 초저선량 CT (ultra-low-dose CT)가 시도 중이다.

추가 촬영

엎드린 자세의 불연속 고해상도 CT 촬영은 초기 사이질 섬유증(interstitial fibrosis)이 의심될 때 바로 누운 영상을 보완하기 위해서 사용할 수 있으며, 또한 바로 누운 자세로 촬영할 때, 폐의 중력의존구역(dependent segment)에서 음영이 증가해서 나타나는 혼란 효과(confounding effect)를 개선하기 위해서도 사용할 수 있다. 그러나, 엎드린 자세로 촬영하는 영상은 이미 밝혀진 광범위 폐 질환(diffuse lung disease) 환자에게는 특정한 상황을 제외하면, 일반적으로 추가적인 진단 이점이 없다. 특정

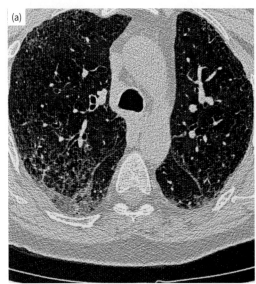
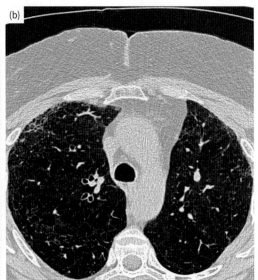

그림 6.19 섬유증(fibrosis) 환자에서 바로 누운 자세로 촬영한 추적 관찰 고해상도 CT (a). 우상엽 뒤쪽에 새로 나타난 음영 증가를 볼 수 있으며, 진행 섬유증(progressive fibrosis) 혹은 급성 악화(acute exacerbation)로 판독할 수 있다. 그러나, 엎드린 자세로 촬영한 영상에서 음영 증가가 사라졌고(b), 중력 효과 때문임을 알 수 있다. 참고: (b) 영상은 (a) 영상과 비교하기 위해 수직 반전했다. 두 영상에서 환자를 기준으로 검사대의 위치가 다른 것을 참고한다.

한 상황의 예로는 바로 누운 영상에서 의존 부위의 음영 증가가 연속 영상에서 진행 섬유증(progressive fibrosis)으로 잘못 판독되었을 가능성이 있는 경우 등이 있다(그림 6.19).

날숨 말기(end-expiratory) 불연속 영상은 공기 걸림(air trapping)이 있는 미세한 영역을 확인하기 위해 제안되었다. 그러나, 현실적인 관점에서 작은 기도 질환의 특징인 모자이크 감쇠 패턴(mosaic attenuation pattern)은 일반적으로 임상적으로 유의미한 작은 기도 질환이 있는 환자 대부분의 들숨(inspiratory) 영상에서 뚜렷하지 않을 수도 있지만 이미 볼 수 있다(그림 6.20). 그럼에도 불구하고, 들숨 말기 용적측정(end-inspiratory volumetric) 촬영과 날숨 말기 용적측정(end-expiratory volumetric) 촬영을 조합하면 동적 기도 허탈(dynamic airways collapse)이 의심될 때 유용한 비침습 검사가 될 수 있다. 이 촬영법은 방사선 선량을 최소화하기 위해 주 기관지 바로 아래 범위로만 제한된다.

심장 혹은 호흡기 동기

심전도 심장 동기는 심주기(cardiac cycle)의 확장말기(end-diastolic phase)에 시점 촬영을 진행하여 심장 움직임 허상(cardiac motion artifact)을 최소화하는 방법을 말한다. 실제로, 심전도 심장 동기(ECG cardiac gating)는 CT 관상동맥 혈관조영술에만 필요하며 흉부 CT에는 제한적으로 적용되었다. 몇몇 학자는 CTPA에서 우심실 기능장애 정도를 정확하게 측정하기 위해서, 좌우 심실 지름을 정확히 측정하는 방법으로 심장 동기를 옹호한다. 하지만 이는 임상 적용 가능성이 제한적이다. 드물게 명백한 폐동맥 박리가 단지 맥박 허상(pulsation artifact)의 결

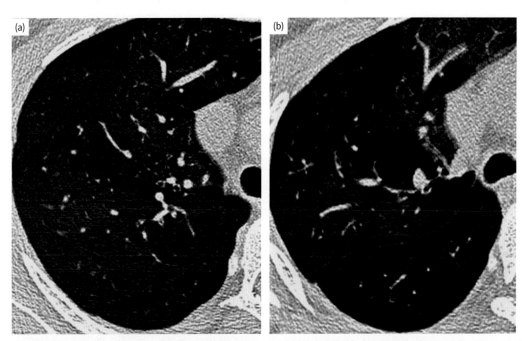

그림 6.20 폐쇄 세기관지염(bronchiolitis obliterans) 환자의 들숨 말기(end-inspiratory)와 날숨 말기(end-expiratory) CT, 오른쪽 폐의 콘 영상(coned view). 공기 걸림으로 인한 모자이크 감쇠를 들숨영상에서(a) 이미 볼 수 있지만 날숨 영상에서(b) 더 강조되어 보인다.

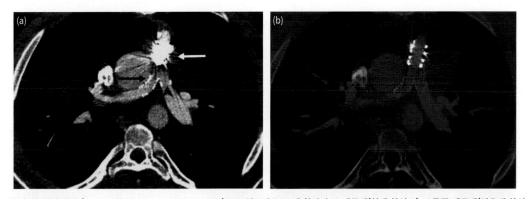

그림 6.21 (a) 선천 폐동맥판 협착증(congenital pulmonary stenosis)으로 치료받은 21세 환자의 주 폐동맥(흰색 화살표), 오른쪽 폐동맥(검은색 화살표), 왼쪽 폐동맥(검은색 화살촉)에 있는 스텐트를 평가하기 위해 촬영한 심전도 동기 CT 폐 혈관조영술(CT pulmonary angiography, CTPA). (b) 창을 적절하게 설정하면, 주 폐동맥에 있는 스텐트 때문에 나타나는 선형 허상(streak artifact)을 최소화하여 내강(lumen)을 볼 수 있다.

과일 뿐임을 증명하는데 동기 CTPA가 도움이 될 수 있지만, 폐동맥 박리는 그 자체가 드문 현상이다. 또한, 동기 연구는 이른바 삼중 배제 평가(triple rule-out assessment)와 성인에서의 선천 폐동맥 이상을 평가할 때 필요하다(그림 6.21). 삼중 배제 평가는 가슴 통증이 있는 환자에서 폐 색전증(pulmonary emboli), 대동맥 박리(aortic dissection), 관상동맥 질환(coronary artery disease)을 배제할 때 사용하는 평가법이다.

반면, 폐활량 검사 호흡기 동기(spirometric respiratory gating)는 촬영하는 동안 기류를 억제하기 위해 호흡 과정 중 선택한 단계에서만 촬영을 진행하는 방법을 말한다. 폐활량 검사 호흡기 동기는 작은 기도 질환이 있는 환자에게 고해상도 CT 촬영 시 가끔 사용하며, 또한 방해요인이 될 가능성이 있는 호흡 운동 허상(respiratory motion artifact)을 제한하기 위해서도 사용한다.

후처리 기술

용적측정 고해상도 자료(data) 획득 덕분에 기존의 가로 영상을 보완해주는, 특히 기도 및 혈관 구조물의 영상을 보완해주는 새로운 2차원 혹은 3차원 재구성 방법을 사용할 수 있게 되었다. 게다가, 등방성 영상(isotropic image) 덕분에 컴퓨터 보조 탐지(computer aided detection, CAD) 시스템과 질병 진행 과정의 자동 정량화(automated quantification)가 개발되었으며, CAD는 주로 폐 결절과 폐 색전증의 발견 및 평가에 사용되며, 질병 진행 과정의 자동 정량화는 주로 폐기종(emphysema)이 대상이었으나, 사이질 폐 질환(interstitial lung disease)에도 사용이 증가하고 있다. 흉부의 CAD와 정량화 적용에 관한 문헌들이 계속 나오고 있음에도 불구하고, 아직 이 방법들은 폭넓게 사용되고 있지는 않다.

다양한 후처리 기술들이 표 6.4와 그림 6.22-6.29에 요약되어 있다.

새로운 CT 기술

동적 관류 CT

동적 관류 CT (dynamic perfusion CT)는 반복적인 CT 촬영을 통해 관심 병변, 일반적으로 결절, 덩이, 혹은 세로칸 림프절(mediastinal lymph node)의 점진적인 증강을 측정하는 기술로, 병변의 증강 계수(enhancement profile)가 양성 혹은 악성 어느 쪽을 더 암시하는지 결정하기 위해 사용한다. 이 기술은 병변을 반복해서 촬영해야 하므로, 대부분은 연구 단계에 국한되어있다. 그러나, 폐암 선별 검사 환경에서 제한적으로 연구된 적이 있다. COSMOS (Continuous Observation of Smoking Subject) 연구에서 54명의 대상 중 일부에게 실질내 결절에 대한 동적 관류를 진행한 결과 민감도는 100%로 나왔지만, 특이도는 59%밖에 되지 않았다.

표 6.4 현대 CT에서 사용 가능한 후처리 기술과 적용 유형

후처리 기술	장점	적용 예시
2D 재구성 기술		
다평면 재구성(MPR) 및 곡선 다평면 재구성(CMPR)	직각 평면(orthogonal plane) 및 비직각 평면의 시각화 가능	큰 기도, 폐 색전, 등골뼈(vertebral column)의 평가
최대 강도 투영(MIP)	주어진 복셀 내에서 가장 높은 감쇠 값을 해당 복셀에 할당하여 고감쇠 구조물의 선명도 개선	폐 결절 식별(그림 6.22), 폐 혈관의 시각화
최소 강도 투영(MinIP)	주어진 복셀 내에서 가장 낮은 감쇠 값을 해당 복셀에 할당하여 저감쇠 구조물의 선명도 개선	미묘한 폐기종이나 공기 걸림의 식별, 기도 시야를 최적화(그림 6.23)
3D 재구성 기술		
용적 렌더링	고형 구조물, 혈관 구조물, 뼈대 구조물 및 이물질의 3D 구조를 표현	혈관 기형, 기도 스텐트의 묘사. 결절의 용적측정 평가(그림 6.24, 그림 6.25)
가상 기관지 내시경	기도의 내시경 시야에 대한 모의시험으로 사용	폐쇄 병변을 지날 수 있는 경로 설정을 보조하거나(그림 6.23) 기관지중심 병변의 기관지경유 생검 계획을 보조
탐지 및 정량화		
컴퓨터 보조 탐지	폐 구역화, 영상 처리, 패턴 분류기의 복잡한 조합을 통해 개별 병변을 식별하는 동시 혹은 두 번째 판독 역할.	폐 결절의 감지 및 용적측정 평가(그림 6.25, 그림 6.27)
폐 실질 밀도측정	객관적 실질 평가를 가능하게 하는 밀도 가림(density mask) 및 막대 도표(histogram) 같은 기술을 이용한 폐 실질 밀도의 정량화	연구에 응용: 폐용적 축소 수술의 적합성, 혹은 만성 폐쇄 폐 질환의 표현형을 평가하기 위한 폐기종의 정량화(그림 6.26)
이중 에너지 CT 기술		
이중 에너지 CT 폐 혈액량 평가	폐 관류를 대신하는 아이오딘(iodine) 지도 생성(그림 6.28)	급성 및 만성 폐 혈전색전증에서 관류 결핍 평가
이중 에너지 CT 단일에너지 영상	단일 이중 에너지 촬영으로 얻은 영상에 대한 다양한 에너지 수준에서 여러 가지 자료 집합(dataset)의 선택적 재구성	폐 결절에서 가상 증강 평가: 최적이 아닌 CTPA 검사의 "구제(rescue)"(그림 6.29)

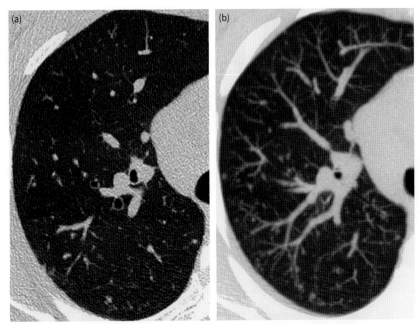

그림 6.22 유육종증(sarcoidosis)이 의심되는 37세 남자 환자. 고해상도 CT 영상에서(a) 우하엽에 결절로 추정되는 곳이 몇 개 있으며, 10 mm 두께의 축방향 최대 강도 투영(axial maximum intensity projection)에서는 더욱 확실하게 보인다(b).

이중 에너지 CT

지난 10년간 새로운 CT 기술이 발전하면서 이중 에너지 CT (dual-energy CT, DECT)가 개발되었다. DECT와 이중 에너지 감산 방사선 사진(dual-energy subtraction radiography)은 공통 원리를 공유한다. 이중 에너지 감산 방사선 사진에 대해서는 앞서 언급한 "새로운 방사선 사진 기술" 부분을 참고한다. 서로 다른 X-선 에너지를 물체에 적용하고 그 감쇠 결과를 분석하여 물질을 감별할 수 있으며, 특히 아이오딘(iodine)과 칼슘처럼 원자 번호가 높은 물질을 감별할 수 있다. 이들은 서로 다른 에너지에 대해 서로 다른 감쇠 정도를 나타내기 때문이다.

여러 제조사가 DECT 영상을 촬영하기 위해 서로 다른 방법을 개발했다. 오늘날까지도 사용 중인 초기 상용 DECT 시스템은 두 개의 X-선 관이 서로 90°로 장착된 이중 에너지 CT 시스템을 채택했다. 이 두 개의 관에 서로 다른 전압, 일반적으로 한쪽은 80-100 kVp, 다른 쪽은 140 kVp를 사용하는 방식으로 DECT 영상을 촬영한다. 다른 방법으로, 단일 에너지 CT에서 두 전압 사이를 빠르게 전환하거나 서로 다른 검출기(detector) 층이 서로 다른 에너지 범위를 흡수하는 이중 층(dual-layer) 혹은 "샌드위치" 검출기를 이용하여 DECT 영상을 촬영할 수도 있다.

모든 DECT 시스템은 한 번의 CT 촬영으로 물질 특화 영상 자료 집합 혹은 감산 영상을 생성할 수 있다. 따라서, 조영 전 영상과 조영 후 영상의 필요성과 이에 수반되는 단점을 제거할 수 있다. 즉, 반복 촬영으로 인한 선량 증가와 조영 전 촬영과 조영 후 촬영을 잘못 등록하는 일 등을 차단할 수 있다. 예를 들어, 아이오딘(iodine)의 물질적 차이를 이용해 가상의 비조영 자료 집합을 만들 수 있을 뿐만 아니라 서로 다른 광자(photon) 에너지를 사용하면 흔히 말하는 범위 단일에너지 자료 집합(spectral monoenergetic dataset)도 만들 수 있다. 이러한 영상들은 동적 관류 평가에 필요한 반복 촬영 없이도, 단일 촬영에서 얻은 가상의 범위 증강 자료 집합 생성 효과를 통해 서로 다른 감쇠를 이용하여 병변의 증강 계수(enhancement profile)를 순차적으로 평가할 때 사용할 수 있다.

다른 방법으로, "아이오딘 단독(iodine only)" 영상 자료 집합을 생성하여 조영증강 흉부 DECT 촬영으로 폐 혈액 용량 지도를 생성할 수도 있다(그림 6.28). 조영증강 흉부 DECT는 급성 및 만성 폐 혈전색전증에서 관류 섬광조영술(perfusion scintigraphy) 결과와 유사한 관류 결손(perfusion defect)을 보여준다.

게다가, DECT는 충분하지 못한 조영 음영화 때문에 최적의 상태가 아닌 CTPA 영상을 구제할 수 있다. 이때, DECT는 폐동맥의 아이오딘(iodine) 감쇠를 증가시키기 위해 저 에너지에서 촬영한 단일에너지 자료 집합(monoenergetic dataset)을 이용한다(그림 6.29).

흉부 영상에서 DECT의 임상 적용은 전도유망함에도 불구하고 아직까지 다양한 검증을 거치지는 못했다.

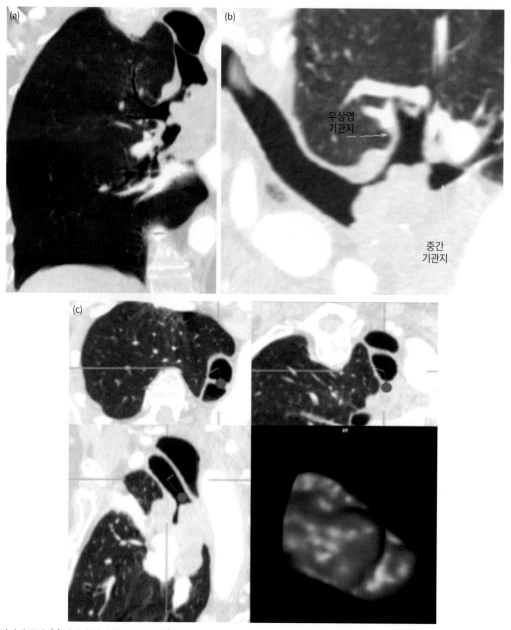

그림 6.23 폐쇄 기관지내 종양. (a) 관상면 경사 최소 강도 투영(coronal oblique minimum intensity projection)과 (b) 곡선 재구성(curved reformat)을 통해 용골 안에 있는 오른쪽 주 기관지까지 뻗어 있는 종양과 기도의 관계를 자세하게 볼 수 있다. (c) 가상의 기관지내시경 재구성 영상(virtual bronchoscopy reconstruction)은 기관지내시경 시행 시 볼 수 있는 축방향 영상(왼쪽 위), 관상면 영상(오른쪽 위), 시상면 영상(왼쪽 아래), 3차원 용적-변환 내강(3D volume-rendered luminal) 영상(오른쪽 아래)과 유사한 변환 영상을 제공하며, 종양의 부피감량(debulking)과 기관지내 스텐트(endobronchial stenting)를 고려하는 경우, 병변을 지나는 경로를 확인하기 위해 사용할 수 있다.

흉부 방사선 사진과 흉부 CT 판독

일반적으로, 영상 검사를 판독하기 위해서는 각 해부학적 구역에 대한 체계적인 접근이 필요하다. 또한, 검사를 시행한 임상적 이유의 해답을 찾는데 도움이 되는 특정 소견의 유무를 비판적으로 평가해야 한다. 흉부 방사선 사진과 흉부 CT도 예외가 아니다. 이러한 검사로 발견한 모든 이상 소견에 대한 자세한 설명은 이 장의 범위를 벗어난다. 대신, 임상에서 이러한

영상을 판독하는데 필요한 실용적인 개요를 설명할 예정이다.

흉부 CT의 체계적 평가

한편으로 보면 흉부 CT 영상 자료 집합의 평가는 동일한 매개변수와 구조물을 평가한다는 점에서 흉부 방사선 사진과 별반 차이가 없다. 그러나, 평가의 순서, 세부수준, 강조점 등은 촬영한 CT에 따라 다소 영향을 받으며, 특정 임상적 이유에

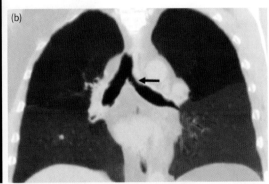

그림 6.24 재발 다발연골염(relapsing polychondritis)으로 인한 기도 폐쇄를 치료하기 위해 양쪽 주 기관지와 기관에 스텐트를 삽입한 45세 환자. 날숨 말기에 촬영한 스텐트의 3D 용적 변환 영상에서는(a) 스텐트가 온전함을 볼 수 있다. 그러나, 같은 날숨 말기 영상이지만(b) 관상면 10 mm 두께의 최소 강도 투영(minimum intensity projection)에서는 왼쪽 주 기관지 근위부가 왼쪽 주 기관지 스텐트의 근위부 쪽에서 일부 좁아져 있는 것을 볼 수 있다. 상엽의 감쇠 감소는 공기 걸림(air-trapping)과 일치함을 참고한다. 따라서, 관심 구조물의 최적화를 위해 서로 다른 재구성 영상을 사용할 수 있다. 이번 사례에서는 스텐트와 기도가 이에 해당된다.

맞게 조정된다. 예를 들어, 1차 기관지유래 악성종양(primary bronchogenic malignancy)일 가능성이 있는 환자의 CT를 판독한다고 가정하면, 영상의학과 전문의는 종양과 림프절 병기결정에 더욱 중점을 두고 면밀히 조사할 것이지만, 같은 환자에게 광범위 폐 질환(diffuse lung disease)이 있다면 이에 대해서는 간략하게만 다룰 것이다. 반대로, 광범위 폐 질환을 평가한다면, 실질 패턴(parenchymal pattern)에 대해서 자세하게 설명할 것이다. 그러나, 영상의학과 전문의는 국소적인 폐 결절에 대해서도 경계를 늦추지 않아야 한다. 따라서, "규정된" 판독 순서란 어느 정도는 인위적인 연습이다. 그럼에도 불구하고, 영상의학과 전문의는 예상치 못한 혹은 전반적인 임상 양상과 일치하지 않는 중요한 소견을 놓치지 않기 위해, 영상 자료를 포괄적인 방식으로 판독해야만 한다. 이러한 점에서, 판독자가 임상 정보 때문에 불가피하게 편향되지 않고 CT 영상에서 얻은 자료로 영상의학적 감별진단을 할 수 있도록 첫 CT 판독 때는 임상 정보를 가려두는 것도 유용한 방법이다.

첫 단계

CT의 단층 촬영 특성 때문에, 흉부 CT 평가에서 환자의 회전 정도는 제한 요인이 아니다. 그러나 검사에 필요한 모든 자료 집합이 재구성되어 PACS로 전송되었는지는 확인해야 한다. 예를 들어, 연부조직과 폐 재구성, 얇은 절편과 두꺼운 절편 자료 집합, 관상면과 시상면 재구성 등이 검토할 준비가 되었는지 확인해야 하며, 영상이 충분한 진단적 품질을 지니고 있는지, 그리고 바람직하지 않은 영상 잡음 및 호흡 운동이 최소화되었

는지 확인해야 한다. 환자의 체형, 영상이 충분한 들숨 상태에서 촬영되었는지도 기록해야 한다. 이러한 요인들이 폐 음영 판독에 영향을 미치기 때문이다. 추가로, 이 단계에서 임상적 추측을 재검토하여, 추측에 대한 답을 내리는데 필요한 모든 촬영을 진행했는지 확인해야 한다. 예를 들어, 근위부 기도 허탈(proximal airway collapse)을 평가하기 위해서는 들숨 말기(end-inspiratory) 영상과 날숨 말기(end-expiratory) 영상이 필요하다.

판독에 앞서 이용 가능한 자료 집합에 대한 검토를 진행하면 방사선사에게 즉시 연락하여 누락된 재구성 자료를 보내도록 할 수 있으며, 또한 환자를 빠르게 다시 불러 필요한 추가 혹은 반복 촬영을 진행할 수 있다.

의인 물체

CT에서는 기관내 관(endotracheal tube) 및 가슴막 배액관(pleural drain)의 끝부분(tip) 같은 기구들의 위치를 더 정확하게 확인할 수 있다. 인공판막, 대동맥 근부 치환술(aortic root replacement) 같은 심장 수술의 흔적이나, 쐐기 절제술 혹은 폐엽 절제술 같은 흉부 수술 흔적도 볼 수 있다. 관상동맥이나 판막 재수술이 예정된 환자에게 수술 전 평가로 CT를 촬영한다면, 복장뼈절개 와이어(sternotomy wire)에서 상행 대동맥(ascending aorta) 및 앞쪽 심장막(anterior pericardium) 까지의 거리를 측정해두면, 거리가 짧은 경우 수술 시 복장뼈절개 와이어에 접근하여 제거할 때 미리 주의를 기울이는데 도움이 된다.

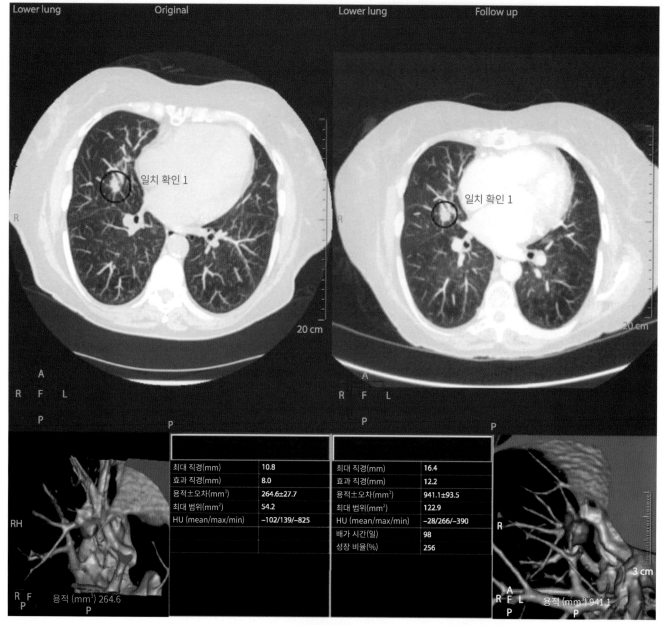

그림 6.25 반자동화 소프트웨어 패키지(Lung Nodule Assessment, Philips Healthcare, the Netherlands)를 이용한 폐 결절의 용적측정 분석은 성장 속도를 정확하게 측정할 수 있다. 중엽에 있는 결절은 용적(volume)이 두 배가 되는 시간이 98일이기 때문에 악성 병변이라고 추정할 수 있으며, 절제 후 샘암종(adenocarcinoma)으로 판명되었다.

기도

먼저 근위부 기도를 폐 창에서 평가하여 모든 폐엽(lobar) 및 구역(segmental) 기관지가 있는지, 그리고 부심장 기관지(cardiac bronchus)나 양쪽-왼쪽 혹은 양쪽-오른쪽 분지 패턴(bilateral left-sided or right-sided branching pattern) 같은 구조적 변이가 있는지 확인해야 한다. 이 단계에서 영상의학과 전문의는 예전 폐엽 절제술의 흔적이 있는지도 확인해야 한다. 이는 간혹 수술 클립이 명확하게 보이지 않는다면 찾기 어려울 수도 있다.

기도 내강(lumen)을 면밀히 점검하여 내강을 막고 있는 병변이 없는지 확인하는 것도 중요하다. 특히, 기관이 갈라지는 부위에 내강 유암종(endoluminal carcinoid) 같은 병변이 있을 수도 있기 때문이다. 또한, 근위부 기도 두꺼워짐, 석회화, 소절형성(nodularity)은 기관기관지 아밀로이드(tracheobronchial amyloid) 같은 질환을 의미할 수도 있다.

마지막으로, 눈으로 확인 가능한 원위부 기도의 구경을 같이 주행하는 폐동맥을 기준으로 평가한다. 동맥에 비해 기도 내강이 커졌고, 기관지가 가슴막 표면(pleural surface)에서 1 cm 내에 있으며, 끝이 가늘어지지 않는 기관지(nontapering bron-

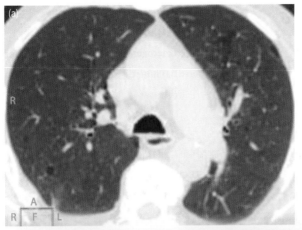

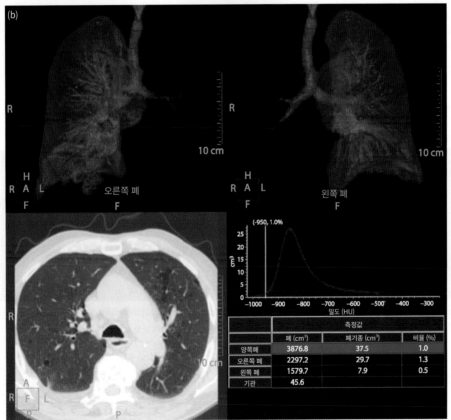

그림 6.26 69세 남자 환자의 폐기종 정량화(quantification). (a) 축방향(axial) CT 영상에서 폐기종 식별(emphysema identification)은 끈 상태에서 기관 식별(trachea identification)(파란색)을 볼 수 있다. (b) 그 후, 밀도 문턱값(threshold) -950 HU을 이용한 폐기종 식별(빨강색)을 양쪽 폐에 진행했으며, 영향을 받은 폐의 용적(volume) 혹은 퍼센트(percentage)를 이용해 정량화했다. 폐 용적에 대한 폐 밀도의 분포 또한 표시되어 있으며, 이번 사례는 전체 폐에서 단 1%만 폐기종이 있음을 보여준다.

chus)도 같이 있다면 기관지 확장증(bronchiectasis)을 의미한다.

　들숨 영상(inspiratory image)과 날숨 영상(expiratory image)을 동시에 이용할 수 있다면, 이 단계에서 자료 집합을 나란히 비교하여 기관기관지연화증(tracheobronchomalacia)이나 과도한 동적 기도 허탈(dynamic airway collapse)을 의미할 수도 있는 동적 기도 변화(dynamic airway change)를 평가하면 편리하다.

폐

폐 실질의 평가는 폐용적에 대한 전반적인 평가부터 시작하여 양쪽 용적에 차이가 없는지 확인하고, 폐엽 혹은 구역 허탈 유무를 확인한다. 만약 허탈이 보인다면, 명백한 폐쇄를 유발하는 기관지내 병변이 없는지 확인하기 위해 해당 부위를 공급하는 기도를 재검토하면 도움이 된다. 그 후, 들숨의 정도, 조영제의 유무, 환자의 체형을 고려하여, 폐 음영이 정상이며 균일한지 면밀히 평가한다. 날숨 영상에서는 구역 감쇠 감소

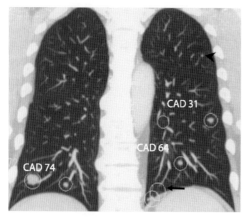

그림 6.27 유방암의 다발 폐 전이(multiple pulmonary metastasis)가 있는 환자의 관상면 최대 강도 투영(coronal maximum intensity projection) 영상에서 CAD 표지. CAD는 여러 개의 참 양성(true positive) 결절을 감지하기 위해 고감도로 보정되지만, 그 결과 거짓 양성(false-positive) 검출(화살표) 비율이 높아지고, 또한 가끔 거짓 음성(false-negative) 검출(화살촉)도 나타난다.

(segmental decreased attenuation)는 어느 정도 있을 수 있다. 모자이크 감쇠(mosaic attenuation)라고 하는 폐 음영의 과도한 비균질성(heterogeneity)은 공기 걸림(air-trapping), 사이질 폐 질환(interstitial lung disease), 폐 혈관 질환이나 이들의 조합으로 생길 수 있다.

그 후 폐 실질을 세밀하게 평가한다. 어떤 실질에 대해서 광범위 폐 질환(diffuse lung disease)에 대한 평가를 진행할지 여부는 주로 촬영한 고해상도 재구성 영상의 적절성에 크게 좌우된다. 이에 대해서는 앞서 언급한 용적측정 CT, 불연속 CT, 고해상도 CT 부분을 참고한다. 고해상도 CT에는 방대한 실질 병리 패턴이 담겨있으며, 이러한 패턴을 설명하기 위해 사용하는 명명법에 대한 자세한 설명은 이번 장 마지막에 있는 더 읽을거리에 나와 있는 "Fleischner Society: Glossary of Terms for Thoracic Imaging"을 참고하기 바란다. 대체로, 실질 평가는 다음과 같은 순서로 진행한다:

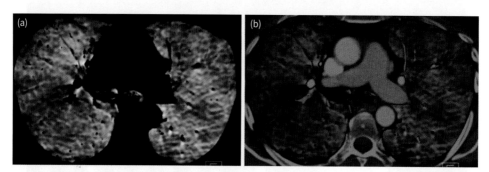

그림 6.28 이중 에너지 CTPA로 촬영한 폐 혈액량 지도. 이중 에너지 촬영은 "아이오딘 단독(iodine-only)" 자료 집합 생성 같은 물질 분해(material decomposition)를 가능하게 한다. 이번 사례에서 혈액량 지도는 정상 관류를 보여주며(a), 폐혈관을 동시에 평가하기 위해 일반 CTPA 영상과(b) 합칠 수도 있다.

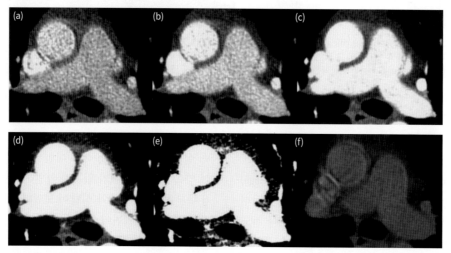

그림 6.29 이중 에너지 CTPA. (a) 첫 촬영은 120 kVp에서 시행하였고, 음영이 최적화되지 않았다. 가상의 단일에너지 영상을 이용한 100 kVp (b), 80 kVp (c), 60 kVp (d), 40 kVp (e)에서의 자료 집합은 폐동맥 음영을 개선하기 위하여 적절하게 재구성할 수 있으며, 따라서 최적화되지 못한 영상을 "구제"할 수도 있다. 그러나, 광자(photon) 에너지가 줄어들면 영상 잡음이 증가한다는 점을 주목해야 한다. 또한, 영상에서 아이오딘을 감산함으로써 가상의 비조영 영상도(f) 생성할 수 있다.

1. 우세한 병리 패턴을 확인한다. 예를 들자면, 소절형성(nodularity)이나 그물형성(reticulation) 등이 있다.
2. 이 패턴의 분포가 어떤 양상인지 확인한다.
   1) 결합 조직 중격으로 둘러싸인 폐의 가장 작은 단위, 즉 소엽(lobule) 안에서의 위치를 확인한다.
   2) 주로 중심, 즉 기관지주위 혈관(peribronchovascular), 기관지주위(peribronchial), 기관지 중심(bronchocentric)에 있는지, 주변부, 즉 가슴막밑(subpleural)에 있는지 확인한다.
   3) 위에서 아래쪽으로 어떤 분포를 하는지 확인한다.
3. 부수적인 패턴을 평가한다.
4. 폐 덩이(lung mass) 같은 다른 이상을 확인한다.

이렇게 폐 실질을 평가할 때는 앞서 언급한 다양한 후처리 및 영상 조정 기법을 특정 상황에 사용할 수 있다. 예를 들어, 최대 강도 투영(maximum intensity projection)은 폐 결절을 찾는데 도움이 되지만, 폐 결절의 용적측정 분석(volumetric analysis)은 악성종양 가능성에 대한 예측 알고리듬과 함께 폐 결절 추적검사에 대한 일부 지침에 점차 통합되는 추세다.

세로칸과 폐문
젊은 환자에서는 앞 세로칸(anterior mediastinum)에서 잔류 가슴샘 조직(residual thymic tissue)을 볼 수도 있으며, 최근에 몸이 좋지 않았거나, 최근에 코르티코스테로이드(corticosteroid) 치료를 중단한 고령 환자라면 앞 세로칸에서 반동 가슴샘 증식(rebound thymic hyperplasia)을 볼 수도 있다. 앞 세로칸의 비정상 덩이에는 가슴샘종(thymoma), 림프종(lymphoma), 종자세포 종양(germ-cell tumor) 같은 가슴샘 유래 덩이(thymus-derived mass)가 있다.

세로칸과 폐문에 있는 림프절의 비대나 석회화를 관찰할 수 있다. CT에서 세로칸과 폐문의 림프절은 단축 지름이 1 cm 이상이면 비대라고 판단할 수 있다. 비대에 대한 문턱값(threshold)을 더 높이거나 낮출 수도 있지만, 문턱값을 높이면 민감도가 떨어지고, 낮추면 특이도가 떨어진다. 다른 영역의 림프절 비대가 없는 대칭성 폐문 림프절 비대는 임상적으로 건강한 환자에서 유육종증(sarcoidosis)을 의미할 수도 있으므로, 림프절 비대의 분포 또한 판독에서 언급해야 한다. 속가슴 부위(internal mammary region)와 겨드랑 부위(axillary region) 같은 다른 영역의 림프절 비대 또한 신중하게 조사해야 한다. 이제까지 의심하지 않았던 유방 질환을 의미할 수도 있기 때문이다.

일반적으로 식도는 확장되지 않기 때문에 CT에서 평가하기 어렵다. 그러나, 현저한 식도 확장이나 공기액체층(air-fluid level)이 있다면, 추가 조사가 필요한 식도의 국소 벽(focal mural) 병변이나 장관외(extraluminal) 병변을 의미할 수도 있다. 또한, 병력 상 흉부 관통상이 있거나 식도 파열이 의심된다면 세로칸 공기증(pneumomediastinum)에 대한 평가가 필요하다.

혈관과 심장
비조영 CT에서 흉부 혈관의 평가는 일반적으로 흉부 대동맥의 질적인 평가로 제한된다. 예를 들어 상행 대동맥이 명백하게 커졌는지, 동맥류가 있는지, 심각한 석회화가 있는지 등으로 제한된다. 또한, 폐동맥이 커져 있으면 폐 고혈압을 의심해볼 수 있다. 정상 상행 대동맥의 지름에 대한 주 폐동맥의 지름 비율은 이를 측정하기 위한 유용한 방법이다.

조영 시점이 얼마나 최적화되었는지에 따라 다르지만, 조영 증강 CT를 이용하면 대동맥에서는 대동맥 박리 혹은 관통 죽상경화 궤양(penetrating atherosclerotic ulcer) 같은 급성 대동맥 증후군(acute aortic syndrome)을 평가할 수 있으며, 폐동맥에서는 급성 혹은 만성 폐 색전(pulmonary emboli)을 평가할 수 있다. 조영 시점에 대해서는 "조영증강 CT의 시점" 부분을 참고한다. 만성 폐 색전이 있다면 CT에서 좌심실 지름에 대한 우심실 지름의 비율 증가로 우심실 기능이상을 확인할 수 있으며, 이를 통해 예후에 관한 정보도 얻을 수 있다. 위대정맥과 아래 대정맥의 지름은 일반적으로 위대정맥이나 아래대정맥을 압박하는 인접한 덩이가 있거나 혹은 위대정맥 폐쇄를 암시하는 여러 개의 곁정맥(venous collateral)이 흉벽 전반에 걸쳐 있는 경우에만 평가한다.

심장은 일반적으로 비 심장 동기 조영증강(non-cardiac-gated contrast-enhanced) CT에서는 상세하게 평가하지 않지만, 그럼에도 불구하고, 예상하지 못한 심장내 덩이나 혈전, 심장 션트(cardiac shunt) 등이 간혹 보일 수도 있다.

가슴막과 심장막
가슴막 삼출(pleural effusion), 두꺼워짐, 석회반(plaque), 소절형성(nodularity)은 석회화 유무와 상관없이 비조영 CT에서 쉽게 확인할 수 있다. 특히 결절 가슴막 두꺼워짐(nodular pleural thickening)과 앞 세로칸 가슴막 두꺼워짐(anterior mediastinal pleural thickening)은 악성 과정과 관련 있을 가능성이 크다. 일반적으로 조영제 투여 후 60초 뒤에 촬영하는 지연 정맥 조영 증강은 염증이나 악성 가슴막 질환에서 가슴막 증강을 확인하는데 유용하다.

정상인에게는 일반적으로 소량의 심장막액(pericardial fluid)이 존재하지만, 대량 심장막 삼출(pericardial effusion)은 특히 가슴막, 사이질, 혹은 기도 이상 등과 조합되면 류마티스 관절염(rheumatoid arthritis) 같은 전신 결합 조직 질환(systemic connective tissue disorder)을 의미할 수도 있다. 가슴막액(pleural fluid)과 심장막액(pericardial fluid)의 감쇠 값이 30 HU 이상으로 높다면, 삼출물(exudate)이나 혈액이 있음을 의미할 수도 있지만, 일반적으로 CT상의 체액 밀도는 체액 구성물에 대한 신뢰할 수 있는 지표가 아니다.

가로막, 가로막밑 부위, 연부 조직, 뼈

가로막 신경(phrenic nerve) 마비를 의미할 가능성이 있는 가로막 상승에 대한 평가는 유용하다. 특히, 외상이나 가로막 신경을 압박 혹은 침윤하는 종양이 있는 상황이라면 더욱더 유용하다. 마찬가지로, 탈장을 의미하는 결함이 있는지 확인하기 위해 양쪽 반가로막(hemidiaphragm)의 윤곽(contour)을 평가해야 한다. 특히, 외상성 가로막 파열의 가능성이 있다면 반드시 평가해야만 한다.

흉부 CT 영상에서 시야에 들어오는 복부 구획은 가능한 한 평가해야 한다. 흉부 CT의 아래쪽 절편에서 예상하지 못한 복막 뒤 림프절 비대(retroperitoneal lymph node enlargement)나 고형 장기(solid organ)의 덩이 같은 이상이 있을 수도 있기 때문이다.

마지막으로, 각각의 골격 구조물을 세밀하게 평가해야 한다. 이 평가를 진행할 때는, 특히 복장뼈(sternum)와 척추를 평가할 때는, 다평면 재구성(multiplanar reconstruction)을 사용하면 도움이 된다.

흉부 CT의 평가를 위한 점검목록이 상자 6.6에 나와있다. 이 점검목록은 완전하지 않다는 점을 유의한다.

초음파

흉부 초음파검사는 흉벽, 가슴막, 가슴막밑 폐 실질 병변 같은 흉부의 주변부에 있는 축적물(collection)과 병변을 시각화하는 방법으로 인기가 높아지고 있으며, 충분한 복장곁 창(parasternal window)을 적용한다면, 심지어는 앞 세로칸 덩이(anterior mediastinal mass)도 시각화할 수 있다. 침상에서 즉시 시행할 수 있으며, 방사선 노출이 없으며, 중재 시술을 유도(guide) 할 수 있다는 점이 흉부 초음파 검사의 장점이다. 또한, CT와는 다르게 초음파검사는 가슴막 공간에 대한 동적 평가(dynamic evaluation)가 가능하며, 거의 모든 체위에 있는 환자에게 시행할 수 있으므로, 진단 초음파 검사는 환자의 체위를 바꿔야 할 필요성이 최소화된다. 이는 중환자 치료에 적용할 때 매우 유용한 장점이다.

상자 6.6 흉부 CT의 평가를 위한 점검 목록

첫 단계
- 환자 정보
- 어떤 유형의 촬영을 진행했는가? 예를 들어 비조영증강 용적 측정 고해상도 CT, 불연속 고해상도 CT, CT 폐 혈관조영술
- 추가 촬영을 진행했는가? 예를 들어 날숨 말기 영상?
- 검토를 위해 필요한 모든 재구성이 사용가능한가?
- 환자의 체형과 들숨 정도를 확인한다.
- 이전 영상이 있는가?

의인 물질
- 관(tube)이나 수액 선의 위치

기도
- 해부학적 변이나 이전에 폐엽 절제술을 시행했는가?
- 기관지내 폐쇄 병변
- 기관지벽 두꺼워짐, 석회화, 소절형성
- 같이 주행하는 폐동맥에 대한 기관지 직경 비율
- 들숨 영상과 날숨 영상을 동시에 이용할 수 있다면, 날숨 시에 상대적 기도 허탈이 있는가?

폐
- 용적 비대칭 유무
- 폐 음영: 모자이크 감쇠가 있는가?
- 국소 덩이나 비정상부위
- 광범위 폐 질환에 대한 폐 실질 평가(본문 참고)
- 적절한 후처리 기술 사용

세로칸과 폐문
- 세로칸 덩이
- 세로칸과 폐문 림프절의 비대/석회화
- 식도 덩이, 확장, 공기액체층
- 세로칸공기증

혈관과 심장
- 대동맥: 석회화, 확장, 동맥류 혹은 급성 대동맥 증후군의 단서
- 폐동맥: 확장(상행 대동맥에 대한 주 폐동맥의 비율), 충전결손(filling defect)
- 위대정맥과 아래대정맥: 압박이나 협착
- 심장: 심장내 덩이, 충전결손(비심장 동기 영상에서 확인 가능한 수준에서만)

가슴막과 심장막
- 삼출액, 기흉, 두꺼워짐, 소절형성, 증강

가로막, 가로막밑, 연부조직, 뼈
- 가로막: 상승, 탈장, 파열
- 상복부: 덩이, 림프절 확대, 장 폐색, 복수, 공기복막증(pneumoperitoneum)
- 뼈: 파괴 병터(destructive lesion), 골절, 탈구
- 연부 조직: 덩이 병변, 예를 들어 유방 안쪽 병변, 관통상을 암시하는 피하 공기(외상 병력이 있는 경우)

임상적 추측을 검토: 문제가 해결되었는가? 이전 영상이 있다면 비교해보았는가?

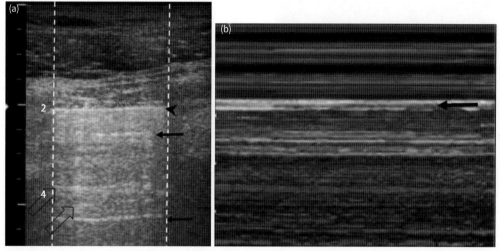

그림 6.30 폐와 가슴막의 정상 초음파 모양. (a) 시상면의 B-모드 초음파에서 갈비뼈가 갈비사이 공간(intercostal space) 양쪽에 음향 음영(acoustic shadow, 점선)을 투사하고 있으며, 갈비사이 공간을 통해 가슴막 선(pleural line, 화살촉)과 그 아래에 있는 폐를 볼 수 있다. 수평 반향 허상(horizontal reverberation artifact, A-line)이 보이며(속이 빈 화살표), 호흡에 따라 움직이는 3개 이하의 혜성꼬리 허상(comet-tail artifact, B-line)은 쉽게 볼 수 있다(검은색 화살표). (b) M-모드 초음파 영상에서 "해안징후(seashore sign)"를 볼 수 있다: 내장 가슴막선(visceral pleural line, 화살표) 위에 있는 흉벽은 움직임이 없기 때문에 직선 패턴을 보인다. 즉, "바다"의 "파도"와 같은 모양이며, 가슴막 아래로 움직이는 폐는 거친 패턴을 보인다. 즉, "해안가"의 "모래"와 같은 모양이다. (Courtesy of Dr. Guido Tavazzi and Dr. Susanna Price, Royal Brompton Hospital, London, UK.)

기법

흉벽과 가슴막을 보기 위해서는 일반적으로 5-13 MHz의 직선배열 고주파 선형 탐색자(straight-array high-frequency linear probe)를 사용하며, 깊이 있는 폐 병변은 곡선형(curvilinear) 혹은 2-8 MHz의 저주파 위상차 배열 탐색자(phased-array probe)를 사용하면 더 잘 볼 수 있다. 이차원 B-모드 초음파 검사를 보편적으로 사용하지만, M-모드 평가 또한 시간에 따른 구조물의 상대적인 움직임을 확인하는데 유용하다. 표준 B-모드 및 M-모드 초음파 검사 모두에서 폐의 여러 가지 정상 초음파 패턴이 나타날 수 있다(그림 6.30, 상자 6.7). 특정한 검사 기법은 "초음파 검사의 적응증" 부분에서 설명하고 있는 것처럼 검사의 적응증에 따라 다르지만, 일반적으로 탐색자를 흉벽에 수직으로 위치시키면, 위쪽과 아래쪽의 갈비뼈(rib)를 지표로 삼아 이 둘 사이에서 가슴막(pleura)을 볼 수 있다. 갈비뼈에 방해받지 않고 폐와 가슴막을 보기 위해 탐색자를 갈비사이 공간(intercostal space)과 평행하게 위치시킬 수도 있다.

초음파 검사의 적응증

가슴막 축적물

걸을 수 있는 환자라면 가슴막 병변에 대한 초음파 검사 평가는 환자가 앉은 자세에서 시행한다. 임상적으로 유의미한 가슴막 축적물은 대부분 표준 흉부 방사선 사진에서 이미 확인할 수 있지만, 초음파는 흡인을 유도하는데 사용될 뿐만 아니라, 여러 개의 도관(catheter)으로 배액이 필요한 방형성 축적

상자 6.7 정상 폐의 초음파 평가에서 보이는 징후

2D 모드 (B-모드)
- **가슴막 선(pleural line)**: 일반적으로 갈비뼈 피질에서 약 5 mm 깊이의 수평 에코발생 선(echogenic line)
- **폐 이동(lung sliding)**: 호흡과 일치하는 벽 가슴막에 대한 내장 가슴막의 "반짝거리는(twinkling)" 움직임
- **폐 박동(lung pulse)**: 가슴막 선에서 심장 움직임을 인지. 주의: 일반적으로 무기폐로 인해 폐 이동이 없을 때 더 두드러진다.
- **수평 반향 허상(A-line)**: 가슴막 선의 음향 반향
- **수직 혜성꼬리 허상(B-line)**: 가슴막 표면에서 발생, 3개 이하는 정상. 호흡에 맞춰 움직임

M-모드
- **해안 징후**: 움직임이 없는 흉벽의 정상 직선 패턴, 즉 "바다"의 "파도" 모양 아래로 움직이는 폐의 거친 패턴, 즉 "해안가"의 "모래" 모양

물(loculated collection)을 확인하는데도 사용할 수 있다. 가슴막 삼출액 안쪽의 중격형성(septation)(그림 6.31)과 에코발생(echogenicity) 증가는 대부분 삼출물(exudate)을 의미하며, 수술 중재(surgical intervention)의 필요성이나 고름 형성(purulence)과는 관계가 없다. 또한, 초음파 검사는 흉부 방사선 사진에서 균질한 음영의 원인인 가슴막 삼출(pleural effusion), 무기폐(atelectatic), 폐 경화(consolidated lung) 등을 구별하는데 도움이 된다.

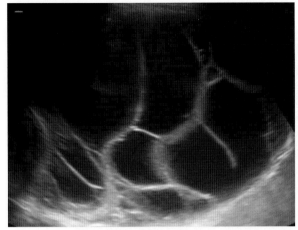

그림 6.31 가슴고름집(empyema)의 초음파검사. 여러 개의 중격형성(septation)을 볼 수 있다.

실시간 초음파검사를 통해 폐와 가로막(diaphragm)의 움직임을 관찰할 수 있다. 이 방법으로 악성 가슴막 삼출(malignant pleural effusion) 같은 복합 삼출(complex effusion) 때문에 나타나는, 흔히들 "갇힌 폐(trapped lung)"라고 말하는 폐 운동 제한을 진단할 수 있으며, 가슴막 유착술(pleurodesis)이나 유치 도관 배치(indwelling catheter placement) 같은 치료 방향을 결정할 수도 있다.

주변부 병변과 세로칸 병변

초음파 검사는 폐 주변부 병변, 가슴막 병변, 흉벽 병변을 빠르게 구별하고, 이에 대한 피부경유 바늘 생검(percutaneous needle biopsy)을 정확하게 유도하기 위해 사용할 수 있다. 그러나, 초음파 탐색자와 병변 사이에 공기가 차 있는 폐(aerated lung)가 있다면 사용할 수 없다.

앞 세로칸 병변에 대한 초음파 유도 생검은 CT나 흉벽의 다른 단면 검사로 이 시술이 가능하다고 판단될 때만 시행한다. 속가슴 혈관(internal mammary vessel)이라고도 하는 내흉 혈관(internal thoracic vessel)과 근처에 있는 공기가 가득 찬 폐를 피하도록 주의를 기울여야 하지만, 일반적으로 이 시술은 유의미한 출혈이나 기흉(pneumothorax)을 유발하지 않고도 시행할 수 있다.

기흉

기흉을 정확하게 확인하기 위한 초음파 검사 사용은 특히, 중환자실에서 누워있는 환자에 대한 사용은 계속해서 늘고 있다. 공기는 흉부의 중력 비의존구역(nondependent region)으로 올라가기 때문에, 기흉의 초음파 평가는 누워있는 환자나 누운 상태와 비슷한 자세로 있는 환자에게 탐색자를 앞쪽 흉벽에 위치시켜 시행할 수 있다.

다음과 같은 양상이 있을 때 기흉을 의심할 수 있다.

- 이전에 가슴막 유착술을 받지 않았다는 전제하에, 폐 움직임이 소실.
- 혜성꼬리 허상(B-line)이 소실.
- 지나친 반향 허상(A-line).
- B-모드 및 M-모드 초음파에서 폐 점(lung point)이 존재: 간헐적이며 순간적인, 부분적으로 허탈된 폐가 가슴막을 향해 움직여 시야에 들어오는 지점(그림 6.32a, 그림 6.32b).
- M-모드 초음파에서 "해안"징후가 "성층권(stratosphere)" 징후로 대체.

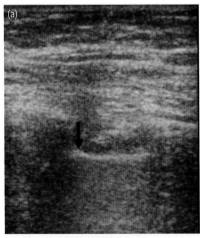 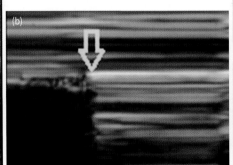 

그림 6.32 기흉에서는 폐점(lung point)을 볼 수 있다. (a) B-모드 초음파 검사에서 간헐적으로 움직이는 폐를 볼 수 있으며, 동시에 명백하게 보이는 가슴막선(pleural line)과 영상의 왼쪽 면을 향하는, 가슴막 공간 안에 있는 움직이지 않는 공기에 대한 명백한 경계점(화살표), 즉 폐점(lung point)도 볼 수 있다. (b) 이와 비슷하게, M-모드 초음파 검사에서도 공기가 가득 찬 폐를 의미하는 해변징후(seashore sign)와 기흉의 성층권 징후(stratosphere sign) 사이에서 명확한 경계를 나타내는 폐점(노란 화살표)를 볼 수 있다. (c) M-모드 초음파 영상에서 해변징후가 완전히 성층권 징후로 대체된 것을 볼 수 있으며, 이는 기흉 때문에 움직임이 사라졌음을 의미한다. (Courtesy of Dr. Guido Tavazzi and Dr. Susanna Price, Royal Brompton Hospital, London, UK.)

이전에는 폐 움직임 소실과 혜성꼬리 허상 소실이 있으면, 기흉에 대한 민감도가 100%, 특이도는 96.5%로 추정되었으나, 최근의 통합 메타분석에 따르면 기흉에 대한 초음파 검사의 전반적인 민감도는 79%, 특이도는 98%로 확인되었다. 반면, 흉부 방사선 사진의 기흉에 대한 민감도는 40%, 특이도는 99%였다.

가로막 기능

가로막 움직임은 반쯤 누운 자세(semirecumbent position)로 있는 환자에게 탐색자(probe)를 중간겨드랑선(midaxillary line)에 위치시켜 확인할 수 있다. 기계 환기 중인 환자라면, 환기기-보조 호흡(ventilation-assisted breath)을 정상 가로막 움직임으로 잘못 인식할 수도 있으므로 기계 환기 설정을 최소한으로 설정한 후에 시행해야 한다. 들숨 중 가로막 움직임이 제한되면 반 가로막 불완전마비(hemidiaphragmatic paresis)를 추측할 수 있으며, 가로막 움직임이 없거나 모순 운동(paradoxical movement)이 있다면 마비(paralysis)를 추측할 수 있다.

자기공명 영상

자기공명 영상(magnetic resonance imaging, MRI)을 뒷받침하는 복잡한 물리 및 기술 원리는 다음과 같이 요약할 수 있다: (1) 해부학적 관심 부위는 양성자(proton), 주로 수소 핵을 들뜬 상태(excitation)로 만들기 위해 제어된 자기장 기울기(gradient)를 이용하여 교대로 자기장을 받는다. (2) 이 양성자는 이완(relaxation)하여 바닥 상태(unexcited state)로 돌아가면서 에너지를 방출한다. (3) 이 이완 현상을 포착하여 단면 영상을 생성하는데 사용하며, 이는 지질, 물, 연부 조직 같은 조직 구획 안에 있는 수소핵의 분포를 나타낸다. (4) 자기 공명(magnetic resonance, MR) 순서열(sequence)은 지방과 물을 가장 잘 볼 수

있도록 조정할 수 있을 뿐만 아니라 혈류를 보여주기 위해서도 조정할 수 있다. 후자는 외부 조영제 사용 여부와 관계없이 가능하다.

일반적으로 MRI는 CT에 비해 전리 방사선(ionizing radiation)이 없으며, 연부 조직 대비(contrast)가 뛰어나다는 장점이 있다. 하지만, 앞서 CT 부분에서 언급했듯이, 폐에 있는 연부조직과 공기 사이에는 이미 타고난 대비가 있으므로 폐 실질 평가에는 CT가 가장 이상적이다. 또한, 정상 폐는 다른 조직에 비해 물이 거의 없으므로 양성자 밀도가 낮으며 이 점이 폐 실질 평가에 MRI 사용을 제한하는 보편적인 이유였다. 게다가, 현대 MDCT 촬영기에서 가능한 빠른 촬영시간은 MRI보다 CT를 사용할 때 더 높은 공간 해상도를 얻을 수 있음을 의미한다. 이러한 이유로 단면 영상이 필요한 대부분의 흉부 상태를 평가하는데 있어 MRI는 CT를 대체하지 못한다는 의견이 지배적이었다. 그럼에도 불구하고, MRI 기술의 눈부신 발전은 다양한 상황에서 MRI를 대체 영상 기술로 고려해볼 만하게 해주었다(상자 6.8).

상자 6.8 흉부 MRI의 잠재적 적용

- 세로칸 병변(mediastinal lesion)의 특징 확인. 특히 젊은 환자일 때
- 혈관 구조물의 평가. 특히 폐 고혈압에서 폐동맥과 심강(cardiac chamber)을 평가
- 방사선이나 정맥내 조영제를 피해야하는 상황에서 폐 색전증(pulmonary embolism) 확인(그림 6.33)
- 위고랑암(superior sulcus tumor)의 평가, 특히 팔 신경얼기(brachial plexus) 침범이 의심될 때
- 낭성 섬유증의 평가(반복 CT 검사를 피하기 위해서).

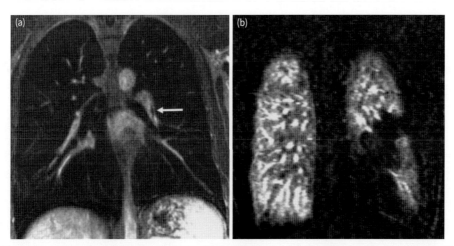

그림 6.33 폐동맥 색전증(pulmonary embolism)이 의심되는 환자의 MR 폐 혈관조영술 영상. (a) 관상면 조영증강 3차원 동적 관류 검사에서 좌하엽 폐동맥의 충전 결손(filling defect)을 볼 수 있다. (b) 관상면 MR 관류 영상에서 넓은 관류 결핍(perfusion defect)을 볼 수 있다. (Courtesy of Dr. Teo Buzan and Professor Claus Peter Heussel, Thoraxklinik- Heidelberg, Germany. Copyright provided nonexclusively by Prof. Heussel.)

MRI 프로토콜은 항상 임상적 추측에 맞춰 조정해야만 한다. 가돌리늄 킬레이트(gadolinium chelate) 조영제 사용 여부와 관계없이, 보편적인 T1-강조 스핀에코(spin echo, SE)와 T2-강조 고속 SE뿐만 아니라, 상전이 경사에코 영상(phase-shift gradient-echo imaging)이나 양성자 선택 지방 포화 영상(proton-selective fat-saturation imaging) 같은 지방-포화 기법(fat-saturation technique)은 세로칸 덩이(mediastinal mass)를 평가할 때 출혈과 지방을 구분하는데 유용하다. MRI는 CT에서는 고형물로 보이는 세로칸 병변 내부에 낭성 구성물(cystic component)이 있는지 확인하는데 도움이 될 수도 있다. CT에서 비장액 체액(nonserous fluid)을 지닌 주머니(cyst)는 높은 감쇠를 보여 마치 고형물처럼 보일 수 있지만, 주머니는 구성물의 특징과 관계없이 T2 강조 순서열(T2- weighted sequence)로 촬영하면 특징적인 고신호강도(high signal intensity)를 보이기 때문이다. 한 번의 숨참음뿐만 아니라 자유롭게 숨 쉬는 동안에도 급속 촬영을 할 수 있도록 다른 순서열도 개발되었다. FLASH (fast low-angle shot)법과 HASTE (half-Fourier acquisition single-shot turbo spin-echo)법은 한 번만 숨을 참으면 영상을 촬영할 수 있으며, 3D GRE (gradient-recalled echo)와 VIBE (volume interpolated breath-hold examination), SSFP (steady-state free precession)법은 자유롭게 숨 쉬는 동안에도 촬영할 수 있다.

몇 가지 전도유망한 고도의 MRI 기술이 현재 연구 중이다. 동적 조영증강 MRI는 고립 폐 결절(solitary pulmonary nodule, SPN)을 특징짓는데 사용할 수 있으며, 병변의 혈관발생(angiogenesis)과 좋은 상관관계를 보여준다.

환기(ventilation)를 평가하기 위해서, 3He나 129Xe 같은 과분극화 된 불활성기체(hyperpolarized noble gas) 영상을 사용하여 폐의 양성자(proton) 밀도를 높이고, 따라서 잡음 대비 신호 비율을 증가시켜 낭성 섬유증(cystic fibrosis)이나 만성 폐쇄 폐 질환 같은 질환에서 구조-기능(structure-function) 관계를 조사할 수 있다. 확산 강조(diffusion-weighted) MRI는 폐 공간에 있는 3He의 "겉보기 확산 계수(apparent diffusion coefficient, ADC)"를 측정하기 위해 사용할 수 있으며, ADC는 국소 기관지폐포 크기(bronchoalveolar dimension)과 물리적으로 관련 있다. ADC 값은 섬유증(fibrosis)과 폐기종(emphysema)에서 증가하며 예측 폐 기능(predicted lung function)과 잘 일치한다.

최근에는 MRI가 FDG-PET와 혼합되어 세로칸과 흉벽 침범을 평가할 때뿐만 아니라 더 낮은 방사선 선량으로도 원격 전이 질환(distant metastatic disease), 특히 뇌, 간, 뼈 등의 원격 전이 질환을 평가할 때 PET-CT를 대체할 가능성을 보여주고 있다.

더 읽을거리

1. Goodman LR. Felsons Principles of Chest Roentgenology. A Programmed Text. 4th ed. Saunders; 2014.
2. Hansell DM, Bankier AA, MacMahon H, McLoud TC, Muller NL, Remy J. Fleischner Society: Glossary of terms for thoracic imaging. Radiology 2008;246:697-722.

7

비종양학적 폐 핵의학

DEENA NERIMAN AND LEON MENEZES

도입

핵의학은 분자 영상화(molecular imaging)로 향하는 동향에서 중요한 역할을 한다. 컴퓨터 단층촬영(CT) 혹은 자기 공명 영상(magnetic resonance imaging, MRI)과 핵의학 추적자(tracer)가 합쳐진 혼합 영상의 혁신에 힘입어, 핵의학은 기능정보뿐만 아니라 구조적 영상도 제공한다.

흉부 핵의학 영상의 주요 비종양학적 적응증(nononcological indication)은 다음과 같다.

- 주로 폐 색전증(pulmonary embolism, PE) 진단에 사용하는 환기와 관류(ventilation and perfusion, VP) 영상.
- 수술 적응증과 기능 적응증을 확인하기 위한 VP 영상. 예를 들어, 수술 혹은 폐용적 축소(lung volume reduction) 전에 폐용량(lung capacity)에 대한 평가.
- 염증 질환 및 감염 질환을 평가하기 위한 양전자 단층촬영(positron emission tomography, PET)-CT와 단일 광자 단층촬영(single photon emission tomography, SPECT)-CT.
- 투과성, 저산소증, 세포 기능을 연구하기 위한 동적 기술.

방사선 의약품

흉부 영상에 사용하는 추적자(tracer)는 주로 99 m 테크네튬(technetium)을 기반으로 한다. 99 m 테크네튬은 방사성 핵종 발생기(generator system)에서 생산되며, 최대 2주 동안 지속되기 때문에 추적자가 필요할 때 각 지역에서 바로 생산할 수 있다. PET 영상은 많은 연구용 추적자가 현재 개발 중이지만, 주로 FDG (18F-fluorodeoxyglucose)를 기반으로 한다.

* VP 영상과 VQ 영상은 둘 다 폐의 환기와 관류 영상을 의미하는 같은 용어이다. VQ는 오래된 수학 표기법에서 유래하며, 일반 의학용어가 되었다. 이 수학 표기법에서는 환기와 관류를 각각 V와 Q로 표시하고, 흐름을 나타내기 위해 각 문자 위에 점을 찍어 표시했다. 이번 장에서는 EANM (The European Association of Nuclear Medicine) 지침에 따라 VQ 대신에 VP만 사용할 것이다.

VP 영상

다양한 방사선 의약품(radiopharmaceutical)이 시중에 나와있으며, 접근성과 특정 적응증을 기반으로 사용된다(표 7.1).

표 7.1 주로 사용하는 임상 방사성추적자의 비교

		특징	장점	단점
환기	99mTc-DTPA	비용이 저렴한 연무기에서 생성되는 액체-가스 공기입자	비용이 저렴, 쉽게 생성 가능, SPECT에 사용 가능	응괴(clumping)유발 가능
	99mTc-technegas	고체-가스 공기입자와 탄소 입자를 생성하기 위한 장비가 필요	DTPA보다 더 안정적인 공기입자 SPECT에 사용 가능 COPD에 적합	미국에서 승인되지 않음
	81mKr	81Rb/81mKr 발생기에서 생성되는 가스	관류 영상과 동시에 영상화 가능	매우 비쌈 발생기는 하루 동안 지속 미국에서 승인되지 않음
	133Xe	원자로에서 생성되는 가스	긴 반감기를 이용하여 전체 환기 주기를 촬영 가능	매우 비쌈 표준 SPECT 영상에는 실용적이지 않음 효과를 증강하기 위해 엎드린 자세 필요 특수 환기 체계가 필요
관류	99mTc-대응집 알부민 (MAA)	대체물 없음		응괴를 피하기 위해 주의 깊게 투여 이론적으로 알레르기 반응의 위험이 있음

환기 영상

방사성표지가 붙은 흡입용 가스 혹은 공기입자(aerosol)는 환기 단독 영상(ventilation-only image)을 생성하는데 사용된다.

이상적인 환기제(ventilation agent)는 감마 카메라 영상(gamma camera imaging)에 최적의 방출(emission)을 보여야 하며, 공기 걸림(air trapping)이나 와류(turbulent flow)가 있는 경우에도 빠르게 폐 주변부로 이동해야 한다. 공기입자는 결국 폐에 축적된다. 가스는 기도에 남게 되거나 133Xe 같은 경우는 혈류로 확산한다. 여러 번 촬영이 필요한 경우가 흔하기 때문에, 폐에서 너무 빨리 제거되면 안된다.

관류 영상

관류 영상에서는 폐 모세혈관을 지나가기에는 너무 큰 변성 사람 혈청 알부민(denatured human serum albumin) 입자에 표지를 붙여 사용한다. 99 mTc-대응집 알부민(macroaggregated albumin, MAA)은 폐에 걸린 미세색전(microemboli)이 되어, 폐 색전과 폐 질환에서 손상될 수 있는 기능적 모세혈관 층의 지도를 혈류 흐름에 비례하여 그려준다.

VP SPECT-CT

혼합 SPECT-CT는 VP SPECT와 CT 자료를 획득할 수 있도록 해준다. 이는 듀얼 헤드 감마 카메라를 이용하며, 촬영을 여러 번 하여 3차원 자료를 생성한다. 평면 영상에서는 구역밑(subsegmental) 수준의 환기 및 관류 결손을 탐지할 수 있다. 하지만, SPECT-CT를 이용하면 민감도와 특이도를 향상시킬 수 있다. 저선량(low-dose) CT를 추가하면 폐 색전증의 대체 진단

상자 7.1 환기 관류 영상의 표준 기법

- 일반적으로, 관계 확인을 위해 VP 전에 흉부 방사선 사진이 필요하다.
- 환자는 보통 바로 누운 자세로 한다.
- 일반적으로 먼저 낮은 활동성으로 환기를 촬영하고, 그 후 관류를 촬영한다.
- 환기 영상은 공기입자(aerosol)를 흡입한 후 촬영하거나, 방사성 가스(radioactive gas)를 계속해서 흡입하면서 촬영한다.
- 관류 영상은 같은 체위에서 99mTc-MAA를 투여한 후에 촬영한다.
- 평면 영상에서는 영상을 6번에서 8번 정도 촬영하며, SPECT 영상에서는 영상을 여러 번 촬영한다.
- 두 기술은 모두 환기와 관류 촬영에 약 20분 정도 걸린다.

이나 관류저하 영역 같은 유용한 정보를 얻을 수도 있다. VP SPECT는 검사 시간이 오래 걸리지는 않지만 더 많은 선량을 사용하기 때문에, 저선량 흉부 CT와 같이 사용한다면 평면 영상보다 방사선 선량이 많아진다. 3D SPECT 자료의 판독은 평면 영상과는 다르기 때문에 익숙해질 필요가 있다.

상자 7.2 VP 영상의 적응증

- 급성 폐 색전증
- 만성 폐 색전증
- 폐 고혈압에서 1차 질환과 만성 혈전색전 질환을 감별
- 부분적인 폐 기능 평가, 예를 들어 폐용적 축소 수술 (lung volume reduction surgery)을 위한 평가
- 폐 이식의 추적 조사
- 흡입 질환 후(post-inhalation disease)
- 선천 심장 혹은 폐 질환
- 우좌 션트
- 기관지가슴막 샛길(bronchopleural fistula)이 의심될 때

폐 색전증

급성 폐 색전증(acute pulmonary embolism)은 흔하지만 치명적일 수도 있는 질환이다. 치료하지 않을 경우 사망률이 10-30%에 달하며, 치료를 받을 경우 2-8%로 줄어든다.

폐 색전증의 임상 가능성을 평가하기 위한 Modified Wells 기준 같은 임상 등급 시스템이 있음에도 불구하고, 급성기의 경우, 확진은 주로 VP 검사나 CT 폐 혈관 조영술(pulmonary angiography, CTPA)을 사용한 영상에 의존한다.

VP 영상은 폐동맥의 구역 구조를 강조해준다. 단일 종말 동맥(single end artery)이 각각의 기관지폐 구역(bronchopulmonary segment)을 공급한다. 개별 폐동맥을 침범한 폐색 혈전은 관류 영상에서 특징적인 폐엽, 구역, 혹은 구역밑 주변부(subsegmental peripheral)의 쐐기 모양 결손을 초래한다.

환기와 관류는 일반적으로 폐에서 서로 연결되어 있지만, 급성 폐 색전증에 영향을 받은 기관지폐 구역에서는 대부분 환기만 보존된다. 관류는 감소하거나 없어지며, VP 불일치(mismatch)로 이어진다. 불일치는 대부분 급성 폐 색전증 때문이며, 이를 통해 정확한 진단을 내릴 수 있다. 시간이 흘러 색전이 부분적으로 해결되면, 명확한 불일치는 감소한다.

학습 요점

대규모 PIOPED 연구에 근거한, 폐 색전증을 가능성에 기반하여 낮음, 중간, 높음으로 보고 하던 체계는 PISAPED 연구에 근거한 양성, 음성, 진단불가라는 더욱 확실한 보고 체계로 전환되었다. 하지만, 판단이 모호한 사례는 임상 팀과 추가 토론이 필요하다. 보고 용어는 표 7.2, 7.3, 7.4를 참고한다.

학습 요점

폐 색전은 관류 영상에서 추적자(tracer)가 없거나 감소한 부위에 있으며, 이 부위에는 환기 영상과 일치하지 않는 "불일치(mismatch)" 결손이 있다. 일반적으로 관류 영상이 정상이면 폐 색전증을 배제할 수 있다.

VP 영상과 CTPA

CTPA는 폐 색전증에 대한 가장 좋은 검사 방법으로 그 사용이 점점 늘고 있으며, VP 영상은 그 사용이 점점 줄어들고 있다(표 7.5). 하지만, 폐 색전증 관리 지침에서는 여전히 VP를 권장하고 있다.

임상 사례 1

35세 여자 환자가 갑작스럽게 발생한 가슴 통증과 호흡 곤란을 주요 호소 증상으로 응급실에 내원하였다. 흉부 신체 검사와 흉부 방사선 사진은 정상이었다. 동맥혈 검사에서 저산소증은 보이지 않았다. 도플러 초음파(doppler ultrasound) 검사에서 깊은 정맥 혈전증(deep vein thrombosis)도 없었다. Wells 점수에서 폐 색전증 위험은 중간 정도였다. 저분자량 헤파린(low molecular weight heparin, LMW heparin)으로 치료를 시작하였다(그림 7.1).

학습 요점

CT를 촬영할 수 없는 환자나 신기능 장애, 혹은 조영제 알레르기가 있는 환자라면 급성이 아니라는 전제하에, VP 영상이 일반적으로 가장 좋은 검사법이다.

표 7.2 EANM의 보고 용어

VP 일치 결손	양쪽 영상에서 같은 부위에 크기가 동일한 이상이 있음
VP 불일치	정상 환기 부위에 비정상 관류 부위가 있거나 환기 이상보다 더 큰 관류 결손이 있음
3중 일치	흉부 방사선 사진에서 보이는 비정상 부위에 VP 일치 결손이 있으며, 방사선 사진에 보이는 비정상 부위와 크기가 같거나 작은 관류 결손
구역 결손	특징적인 쐐기 모양 및 가슴막 바닥에 위치 큰 결손: 폐 구역의 75% 이상 중간 결손: 폐 구역의 25-75% 작은 결손: 폐 구역의 25% 미만
비구역 결손	구역 구조와 일치하지 않거나 쐐기 모양을 하지 않음

출처: Bajc, M, Neilly, JB, Miniati, M, Schuemichen, C, Meignan, M, Jonson, B, Eur J Nucl Med Mol, Imaging, 36, 1356-1370, 2009.

표 7.3 VP 영상에 나온 결손의 감별 진단

불일치	일치
급성 폐 색전(패혈 색전, 약물 남용 색전, 의인 색전, 지방 색전)	폐기종, 만성 기관지염을 포함한 만성 폐쇄 폐 질환
만성 폐 색전	폐 경색
기관지유래 암종 및 기타 종양	천식 혹은 급성 기관지염
폐동맥의 저형성 혹은 무형성	아교질 혈관병
폐동맥 혹은 폐 정맥의 폐쇄를 동반한 세로칸 혹은 폐문 샘병증(adenopathy)	암종 림프관염
방사선 요법 후	폐 고혈압
혈관염	유육종증
Swyer-James 증후군	IV 약물 남용

표 7.4 보고 기준

다음과 같을 때 폐 색전증이 없다.	폐의 해부학적 경계를 따르는 정상 관류 불일치가 없으면서 모든 크기, 모양, 갯수의 역 불일치(reverse mismatch) V/P 결손 혹은 일치 V/P 결손 불일치가 폐엽, 구역, 혹은 소구역(subsegment) 패턴을 보이지 않음
다음과 같을 때 폐 색전증이 있다.	폐 혈관 구조에 부합하는 최소 하나의 구역 혹은 두 개의 소구역에 V/P 불일치
다음과 같을 때 폐 색전증 여부를 판단할 수 없다.	특정 질환에 전형적이지 않은 여러 개의 V/P 이상

출처: Bajc, M, Neilly, JB, Miniati, M, Schuemichen, C, Meignan, M, Jonson, B, Eur J Nucl Med Mol, Imaging, 36, 1356-1370, 2009.

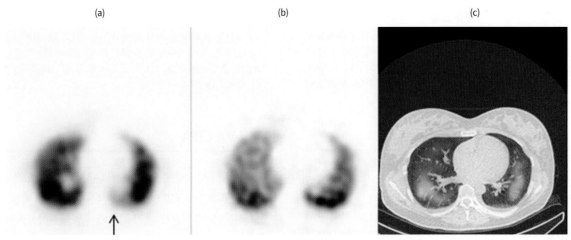

(a)   (b)   (c)

그림 7.1 **(a)** 좌하엽 구역(segment)에 쐐기 모양(wedge shaped) 관류저하 결손이 있는 축방향 관류 SPECT 영상. **(b)** 축방향 환기 SPECT 영상에서는 해당 구역의 환기가 정상임을 볼 수 있다. **(c)** 축방향 융합(axial fused) 관류 SPECT 영상에서 폐실질 이상과 일치하지 않는 "불일치" 결손을 볼 수 있다.

방사선 안전

선량 비교는 움직이는 표적과 같으며, CT에 대한 대규모 조사는 실제 임상보다 몇 년 뒤쳐져 있다. 환자 체형, 촬영기 종류, 검사 방법에 따라 차이가 나지만, CT 촬영기의 정교함은 향상되고 있다. 최근 지침에 인용된 대표적인 선량 비교에서는 CTPA의 선량이 표준 VP 영상의 선량보다 약 2배 많다고 추정하고 있지만 동일하다는 쪽으로 의견이 모이는 추세다.

두 기법의 선량은 낮지만, 무의미한 것은 아니며, 모든 지침의 진단 과정에는 적절한 환자를 선택하기 위한 임상 사전검사 가능성과 D-이합체(dimer)에 대한 평가가 포함되어 있다. CT와 VP 영상 모두에 대해서, 임상 가능성과 일치하지 않는 결과는 추가 평가가 필요하다.

검사가 너무 뛰어나지는 않은가?

항응고 치료의 위험성을 감안할 때, 더 작은 구역밑 색전(subsegmental emboli)을 탐지하기 위한 VP SPECT와 CTPA의 민감도 향상이 임상적으로 유용한가에 대한 질문은 계속 논쟁 중에 있다. 결과에 근거를 둔 연구에 따르면 평면 VP와 CTPA는 결과가 유사했으며, 이를 통해 CTPA나 VP SPECT로 더 작은 구역밑 폐 색전을 발견하는 것이 유의미한 치료상의 이점으로 이어지지 않음을 추측할 수 있다. 사실상, 기술의 발전과 폐 색전 진단 증가에도 불구하고 사망률과 재발률에는 큰 변화가 없다. 더 작은 혈전이 확인된다고 해도, 위험성이 낮은 환자라면 대부분의 작은 혈전은 치료가 필요하지 않기 때문에, 학자들은 대부분 폐 색전증 관리를 위한 정확성 기반 보고보다는 결과 기반 보고를 옹호하고 있다.

임신

임신 중이라면, 태아와 유방 조직은 상대적으로 방사선 민감도가 높기 때문에 방사선 선량의 중요성이 커지며, 지침에서는 위험성을 낮출 방법을 모색하고 있다. CTPA는 일반적으로 VP 영상에 비해 유방 조직에 높은 선량을 보이지만, 태아에게는 낮은 선량을 보인다. 실제로, 선량과 방사선 유발 악성종양의 위험성이 장기적으로 증가할 가능성은 매우 낮지만, 무시할 수는 없다.

임상 사례 2

보조 임신 후 임신 후기에 있는 40세 여자가 갑작스러운 호흡 곤란과 복통을 주요 호소 증상으로 내원하였다. 신체 검사, 혈액 가스 검사, 흉부 방사선 사진에는 특이소견이 없었다.

방사선 선량을 최소화하기 위해 평면 절반 선량(half dose) 관류 검사를 진행했다(그림 7.2).

학습 요점

많은 병원에서 임신 중인 환자에게 관류 단독(perfusion only) 혹은 절반 선량(half-dose) 관류 프로토콜을 사용한다. 만약 정상이라면, 환기 영상은 촬영하지 않는다.

만성 폐 색전증

만성 폐 색전증은 일반적으로 폐 고혈압, 우심부전, 부정맥과 관련되어 예후가 좋지 않다. 미국과 유럽의 지침에서는 만성 혈전 색전 폐 고혈압(chronic thromboembolic pulmonary hypertension, CTEPH) 검사에 VP 영상을 권장하고 있다. CT보다는 VP 영상이 민감도가 높으며, 특이도도 우수하기 때문이다.

표 7.5 폐 색전증에서 CTPA와 VP 영상 비교

	CTPA	VP
접근	거의 보편적인 접근 일과 시간 외에도 촬영 가능 지연 없이 촬영 가능 촬영 속도가 몇 분으로 매우 빠름	촬영 가능한 곳이 감소하고 있음 일반적으로 일과 시간 외에는 촬영 불가능 추적자 준비가 필요 촬영 속도가 20분으로 느림
고려사항	알레르기가 있는 경우, IV 조영제 금기 신부전 촬영을 위해 바로 누워야 하며 20초간 숨을 참아야 한다 비만 환자는 체중 상한이 있다	신부전에서 금기가 아니다 알레르기가 매우 드물다 필요한 경우 앉은 자세로 촬영이 가능하다 감쇠 허상(attenuation artifact)이 증가하지만, 매우 큰 환자도 촬영이 가능하다
촬영	한 번의 촬영으로 동맥 충전 결손(filling defect)의 근거와 세부 구조를 확인할 수 있다 깊은 정맥 혈전증(deep vein thrombosis)에 대한 넓적다리의 정맥 단계(venous phase) 영상을 촬영할 수 있다 영상은 박리 및 관상동맥 질환의 근거를 찾기 위해 조절할 수 있다-삼중 배제	약 1 cm 크기의 구조 해상도를 이용하는 폐로의 첫 번째 통과 혈액 공급과 들숨(환기) 동안 추적자의 기능적 분포를 보여주는 두 개의 영상 비조영증강 CT와 결합하면 영상이 개선될 수도 있다
민감도와 특이도	민감도: 83% 특이도: 96% ECS (European Cardiology Society) 자료	평면 VP: 민감도 76%, 특이도 85% VP SPECT: 민감도 97%, 특이도 91% ENAM (European Association of Nuclear Medicine) 자료
색전 탐지	음성 예측치: 낮음 96%, 중간 89% 신형 촬영기는 소구역 수준 아래에 있는 매우 작은 색전도 탐지 가능	SPECT-CT를 통해 해상도, 민감도, 특이도가 개선 소구역 아래 수준에 있는 색전도 탐지
선량	1-6 mSv	1-2 mSv
문제점	조영제 주입에 상대적인 촬영 시기 심부전 환자와 수축과다 순환(hyperdynamic circulation)이 있는 임산부에서 더 어려움	Tc-DTPA 및 폐기종 환자의 경우 비균질 촬영 시 환기 동안 일부 추적자의 응축
기술적 개선	X선 선량 감소 이중 에너지 기술은 조영제의 양, 속도를 정량화하여 관류 영상을 정량화	SPECT 저선량 CT와 혼합 영상
지침		
AHA (American Heart Association) 및 2014년 ECS (European Cardiology Society)	급성 폐 색전증에 대한 기본 검사	CTPA가 금기인 경우 사용 젊은 환자와 임산부는 선량을 감량 만성 혈전색전 폐 고혈압에 대한 검사
NICE (National Institute for Clinical Excellence)	급성 폐 색전증에 대한 기본 검사	특정 상황에 사용, 특히 임산부의 경우 선량 감량 절반 선량 관류 영상을 고려

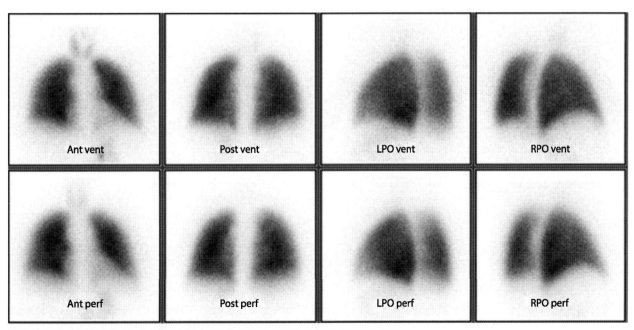

그림 7.2 평면 관류 영상에서 결손이 보이지 않으며, 동일한 관류를 보여준다. 따라서 폐 색전증이 없다.

VP 섬광조영술의 다른 용도

폐기종과 폐용적 축소술

폐기종은 VP 섬광조영술(scintigraphy)에서 간접적으로 볼 수 있다. 일반적인 패턴은 일치(matched)하는, 쐐기 모양이 아닌 (non-wedge shaped) 환기와 관류 결손이 있으며, 추적자 활성이 광범위하고 불규칙하게 감소한다.

임상 사례 3

58세 남자 환자가 호흡 곤란과 오른쪽 가슴 통증을 주요 호소 증상으로 내원하였다. 환자는 흡연자였다. 폐 색전증에 대한 사전검사 가능성이 중간(moderate)으로 나왔다. 흉부 방사선 사진에서 왼쪽 아래 구역(zone)에 염증 변화와 만성 기도 질환의 가능성이 보였다. 133Xe VP 영상 검사를 진행하였다.

133Xe 환기 프로토콜은 환자가 마스크를 통해 숨을 쉬는 동안 다음과 같이 촬영하는 평면 영상이다.

- 30초간 단일 호흡 들숨 단계(single breath inspiration phase) 영상 촬영
- 3분간 평형화 단계(equilibration phase). 재호흡과 동적 영상(dynamic imaging) 혹은 최종 안정 영상(final static image) 촬영
- 3분에서 5분 동안 동적 영상을 촬영하는 약효소멸 단계(washout phase)

폐기종은 비효율적인 기류나 와류(turbulent airflow)로 이어진다. 이 효과는 133Xe 환기 영상에서 볼 수 있다. 133Xe 영상에서는 정상 폐보다 느린 가스 교환 때문에 첫 단일 호흡에서 결손이 보이고 평형화 단계 영상에는 결손이 사라지며, 약효소멸 단계에서 추적자(tracer)가 더 오래 남는다(그림 7.3).

학습 요점

133Xe 영상에서 약효발휘(wash-in) 지연과 약효소멸(wash-out) 지연이 일치하는 부분은 일반적으로 기도 질환을 반영하며, 모든 단계에서 지속되는 결손을 유발하는 다른 폐 실질 질환과는 차이가 있다.

하지만, 133Xe는 비용이 비싸며 평면 영상에만 사용할 수 있다.

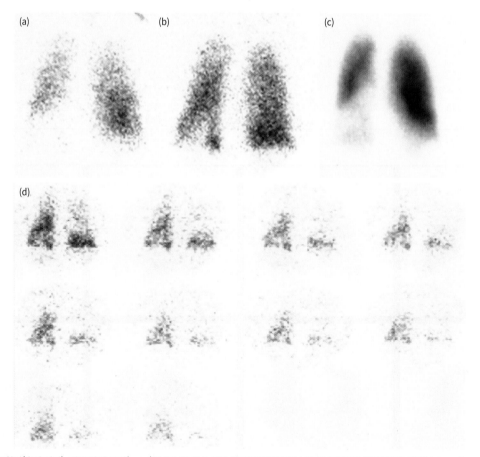

그림 7.3 **(a)** 단일 호흡 환기(후면 영상). 왼쪽 아래 구역(zone)에서 느린 가스 교환 때문에 추적자 흡수가 감소되었다. "약효발휘 지연(delayed wash in)". **(b)** 평형화 단계(후면 영상)에서 왼쪽 아래 구역이 점차 채워지는 것을 볼 수 있다. **(c)** 후면 관류 영상에서 왼쪽 아래 구역에서 "일치하는" 흡수 감소를 볼 수 있다. 불일치 결손은 없다. 따라서 검사 결과 폐 색전증은 없다. **(d)** 약효소멸 단계의 후면 영상. 왼쪽 아래 구역에서 지속적인 흡수를 볼 수 있다. "약효소멸 지연(delayed washout)"

폐용적 축소술

폐기종에 대한 폐용적 축소술(lung volume reduction surgery, LVRS)은 일부 환자에서 증상을 완화하고 삶의 질을 개선한다. 상엽 폐기종 환자에서 가장 좋은 결과가 나타나기 때문에 환자 선택이 중요하다.

수술 전 평가에서 폐 기능 검사와 CT를 반드시 시행해야 한다. CT를 통해 폐용적을 평가할 수 있으며, 중재를 위한 수술 방향을 결정할 수 있으며 따라서 환기 섬광조영술이 필요하지 않다. 하지만, 관류 섬광조영술은 평가에 도움이 되며, SPECT-CT는 특히 유용하다. 혼합 영상은 폐기종 영역과 관련된 관류 분포(perfusion distribution)를 명확하게 보여줌으로써 국소 수술이나 기관지 판막 배치(bronchial valve placement) 계획을 돕

는 시각적 수단을 제공하기 때문이다.

임상 사례 4

중증 폐기종이 있는 58세 여자 환자에게 폐용적 축소술을 위한 평가를 진행했다. 폐엽을 기준으로 폐기종에 대한 CT 평가와 관류 촬영을 시행했다. CT 평가에서 좌상엽의 폐기종과 하엽의 폐기종에서 큰 차이가 나타났다. 상엽은 등급이 높았으며, 하엽은 등급이 낮았다.

CT에 나온 좌상엽의 등급이 높은 폐기종 영역에서 기능적 션트 효과(functional shunt effect)를 의미하는 상당한 양의 관류를 보여주는 폐엽 구조와 관류 구역 분석 결과는 상관 관계가 있었다. 좌상엽 기관지에 기관지 판막을 삽입하여 거의 완전한 폐엽 무기폐(lobar atelectasis)를 만들었으며, 정상 폐에 상응하는 정상 관류를 볼 수 있었으며 증상도 호전되었다(그림 7.4).

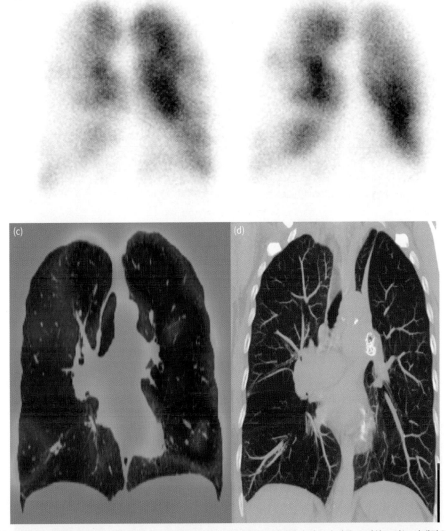

그림 7.4 (a) 좌상엽 판막을 삽입하기 전에 촬영한 관류 영상에서 좌상엽의 등급이 높은 폐기종 영역에서 션트 효과를 유지하고 있는 상대적으로 많은 관류를 볼 수 있다. (b) 좌상엽 판막을 삽입한 뒤에 촬영한 관류 영상에서 관류가 정상으로 돌아왔음을 확인할 수 있다. (c) 판막 삽입 전 촬영한 관상면 혼합 관류 SPECT-CT에서 좌상엽의 흡수 증가를 볼 수 있다. (d) 판막 삽입 후 촬영한 관상면 최대 강도 투영(maximal intensity projection, MIP)-CT에서 상당한 좌상엽 용적 감소를 볼 수 있다.

학습 요점

SPECT로 폐엽의 관류 지도를 생성할 수 있다. 최근의 연구에 따르면, 폐용적 축소술은 유의미한 상엽 질환이 있는 환자에서 가장 성공적이었으며, 관류 영상은 적절한 환자를 선택하는데 도움이 될 수 있다.

소아의 폐 질환과 선천 심장병에서 섬광조영술

소아에서 폐 섬광조영술의 적응증은 성인과는 다르다. 이 나이대에는 폐 색전증이 드물기 때문이다. ENAM (European Association of Nuclear Medicine)과 SNM (Society of Nuclear Medicine)에서 지침을 구할 수 있다. 적응증은 아래와 같다.

- 폐 및 폐 혈관의 1차 이상
- 심장과 대혈관의 선천 기형. 수술 전 및 수술 후
- 감염 폐 손상과 감염 후 폐 손상
- 기관지 확장증에서 구역 폐 기능(regional lung function) 평가
- 수술 후 구역 폐 기능 평가

- 낭성 섬유증
- 이물질 흡입
- 우좌 션트(right to left shunt)의 확인 및 측정

성인과 같은 제제를 사용하지만, 활성 정도는 환자의 체중에 따라 조정한다. 영상의 구성 요소 중 환기는 추가 정보를 얻을 수 없기 때문에 흔히 생략하지만, 관류 영상을 판독하기 위해서는 환기 영상의 대안으로 최소한 흉부 방사선 사진은 있어야 한다.

임상 사례 5

대혈관 전위(transposition of the great arteries, TGA)로 대혈관 치환술(switch operation)을 받은 병력이 있는 16세 남자 환자가 운동 능력 감소를 주요 호소 증상으로 내원하였다. 심장 자기공명영상(MR)에서 왼쪽 폐동맥 협착이 보였다. 관류 영상으로 스텐트 삽입 전과 후의 기능적 의의(functional significance)를 평가했다.

왼쪽 폐동맥 협착은 대혈관 치환술의 합병증이며, 관류 영상은 기능적 의의를 평가하는 방법 중 하나다(그림 7.5).

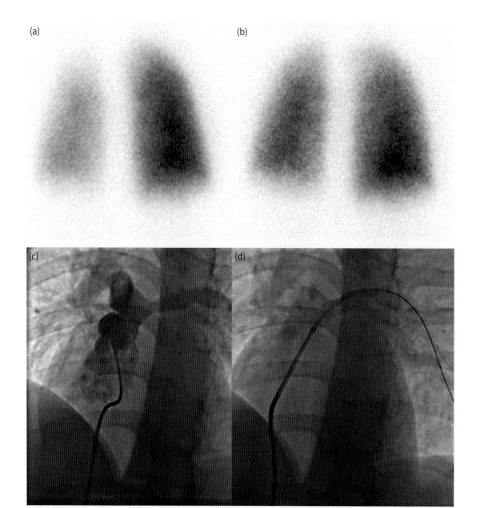

그림 7.5 **(a)** 스텐트 삽입 전 촬영한 후면 관류 영상. **(b)** 스텐트 삽입 후 촬영한 후면 관류 영상. **(c)** 혈관조영술에서 좌 폐동맥 협착을 볼 수 있다. **(d)** 스텐트 삽입 후 영상

우좌 션트 평가

우좌 션트(right-to-left shunt)가 있으면 혈류가 산소공급을 우회하게 되어 저산소혈증이 나타난다. 정상 폐 관류 영상에서는 투여한 입자가 거의 대부분 폐에 걸리게 되지만, 폐모세혈관 시스템을 우회하는 우좌 션트가 있다면 대응집 알부민(macroaggregated albumin, MAA) 입자가 체순환으로 들어가 신체 다른 부위, 특히 뇌와 신장의 모세혈관에 고정된다. 폐 밖에서 나타나는 활동성의 비율로 션트 분율(shunt fraction)을 측정할 수 있으며, 이 수치는 정량화 할 수 있다.

임상 사례 6

하행 대동맥에서 기시한 주요 대동맥폐동맥 곁혈관(major aortopulmonary collateral arteries, MAPCA)이 주로 오른쪽 폐를 관류하고 있는 제4형 동맥줄기(type 4 truncus arteriosus)가 있는 39세 여자 환자. 점점 심해지는 호흡 곤란을 주요 호소 증상으로 내원하였으며, 관류 영상을 촬영하였다.

동맥줄기가 있는 환자는 양쪽 심실에서 혈액을 공급받는 단일 심장 출구(single cardiac outlet), 폐동맥 협착, 심실 중격 결손(ventricular septal defect)이 있어 오른쪽에서 왼쪽으

로 혈류가 흐른다. 폐의 관류는 대동맥에서 기시한 이상 가지인 MAPCA가 일부를 담당한다. 결과적으로 폐의 혈액공급은 매우 분산되고 복잡하며, 대량의 우좌 션트가 있다(그림 7.6).

학습 요점

선천 심장 결손이나 이를 치료한 환자의 폐 혈류는 정상 구조와 상당히 다르다. 섬광조영은 폐 관류, 오른쪽 심장의 박출량뿐만 아니라 우좌 션트의 효과와 수술 후 발생할 가능성이 있는 혈류 문제를 확인할 수 있는 비교적 간단한 방법이다.

염증 및 감염 질환에서 핵의학 영상

감염과 염증이 있는 부위는 FDG 축적이 증가한다. 대사 활동이 증가하는 동안 중성구, 림프구, 대식 세포 같은 염증 세포의 당분해 활동이 증가하기 때문이다. 이 때문에 다양한 감염 및 염증 질환에서 FDG를 유용한 영상 도구로 사용할 수 있으며, 특히 결핵, 다초점 골수염(multifocal osteomyelitis), 유육종증(sarcoidosis) 같은 여러 기관을 침범한 질환에서 유용하게 사용할 수 있다.

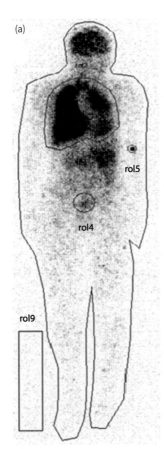
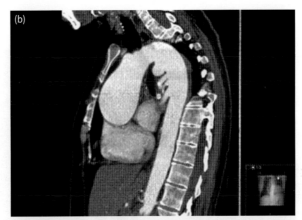
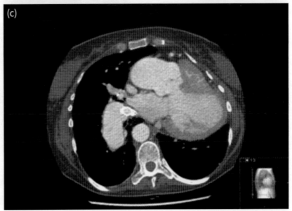

그림 7.6 (a) 전신 관류 영상에서 폐 관류의 유의미한 비대칭과 뇌와 신장에 40% 수준의 상당한 추적자 축적이 있는 대량 션트를 볼 수 있다. (b) 시상면 CT에서 대동맥 활에 있는 4개의 MAPCA를 볼 수 있다. 또한, 확장된 동맥줄기도 볼 수 있다. (c) 스텐트 삽입 후 축방향 CT에서 오른쪽에 있는 큰 MAPCA를 볼 수 있다.

FDG PET-CT는 유육종증을 평가하기 위해 PET-CT 이전에 넓게 사용되었던 갈륨(gallium) 영상보다 민감도가 높다. 갈륨 영상은 며칠에 걸쳐 지연 영상을 촬영해야 했지만, FDG 영상은 단일 촬영으로도 검사가 종료되기 때문에 점점 더 많이 사용되고 있다. 전신 영상 기능은 기관옆 림프절과 폐문 림프절의 흡수 같은 병의 고전적 패턴을 표시해 줄 뿐만 아니라, 질병의 분포와 정도를 평가할 수 있게 해주며 예후를 암시할 수도 있는 예상치 못한 장기 침범도 확인할 수 있게 해준다. 전신 FDG 흡수, 예를 들어 기존의 CT 영상에서는 이상이 발견되지 않은 뼈와 골수에 FDG 흡수가 보이는 일도 흔하다.

학습 요점

FDG는 결핵, 유육종증, 척추원반염(spondylodiscitis), 혈관염 같은 다양한 감염 및 염증 질환의 조사에 가장 좋은 추적자가 되었다. 갈륨(gallium) 67과 테크네튬(technetium) 부착 백혈구 영상 같은 SPECT 추적자는 FDG PET 영상의 민감도 증가, 접근성 증가, 당일 촬영 기능 때문에 활용이 줄어들고 있다.

PET-CT의 장점은 아래와 같다.

- 질병의 활동과 분포에 대한 전신 평가가 가능하다.
- 진단적 불확실성이 있을 때 생검의 길잡이가 될 수 있다.
- 표적 치료 중재술을 보조할 수 있다.
- 치료 반응을 평가할 수 있다.

임상 사례 7

33세 남자 환자가 계속 심해지는 호흡 곤란, 왼팔의 관절통 및 말초 신경염으로 내원하였다. FDG PET-CT를 촬영하였다 (그림 7.7).

특별 고려 사항: 심장 유육종

FDG PET 촬영 전에 저 탄수화물 식사 후에 금식하는 프로토콜을 통해 심장 유육종(cardiac sarcoid)을 진행 섬유증(advanced fibrosis)과 심근 장애가 발생하기 전인 초기 단계에서 발견할 수 있다. FDG PET을 통해 갈륨-67 영상 혹은 Tc99m sestamibi 섬광조영술에서 음성이 나온 경우에도 심장 유육종을 발견할 수 있다. 자기공명영상(MRI)도 좋은 방법이지만, 두 가지 방법에 따른 이상(abnormality)은 각각 분포가 다르기 때문에 MRI는 심장 내에서 FDG PET-CT와는 다른 병리 과정을 감지할 수 있다는 점을 시사한다. 심장 유육종이 있는 환자에게는 MRI 검사를 방해하는 심장 장치(cardiac device)가 있을 수도 있기 때문에, FDG PET-CT가 질병과 치료 반응을 평가할 뿐만 아니라 질병 분포에 대한 전신 지도를 제공하는데 더 적합한 방법일 수도 있다.

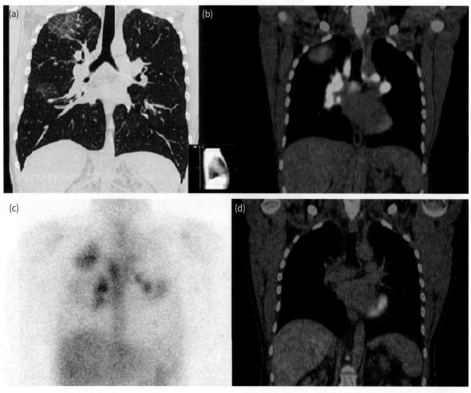

그림 7.7 (a) 관상면 CT에서 간유리 폐 병변과 림프절병증을 볼 수 있다. (b) 상응하는 관상면 융합 FDG PET-CT에서 기관옆, 용골밑, 폐문 림프절의 흡수가 보이며, 폐의 간유리 병변에서도 흡수를 볼 수 있다. (c) 동일한 환자의 갈륨 섬광조영술(gallium scintigraphy) 영상에서 FDG PET-CT와 동일한 흡수 패턴을 볼 수 있다. (d) 1년 후 촬영한 융합 FDG PET-CT에서 세로칸과 폐의 FDG 흡수가 사라진 것을 볼 수 있다.

임상 사례 8

32세 여자 환자가 4주간의 두근거림(palpitation)과 호흡 곤란을 주요 호소 증상으로 응급실에 내원하였다. 심전도에서 우각차단(right bundle branch block, RBBB) 모양을 동반한 넓은 QRS 빈맥(broad complex tachycardia)이 보였다. 흉부 방사선 사진에서 양쪽 폐 침윤이 보였다(그림 7.8).

감염

FDG PET-CT는 결핵 같은 육아종 질환(granulomatous disease)에 유용하다. 한 번의 검사로 여러 기관의 침범을 평가하며, 활동 육아종 염증(active granulomatous inflammation)과 섬유화 병변을 구별하는데 도움을 주며, 치료에 대한 초기 반응도 평가할 수 있기 때문이다.

FDG PET-CT는 수술 후 충분한 시간이 지난 후에 인공삽입물(prosthesis)과 스텐트를 평가하는데 있어 점점 더 많은 역할을 하고 있다. 특히, 기존 영상에서 이상이 보이지 않는 경우에 그 역할이 더 두드러진다.

원인불명 열

화학요법(chemotherapy)이나 HIV 양성 환자 같은 면역약화 환자는 광범위 전신 증상을 보일 수 있으며, 검사에서도 초기에는 비특이 소견을 보일 수 있기 때문에, 진단을 매우 어렵게 만드는 요인이 된다. PET-CT는 국소 병변 부위를 확인하는데 있어 민감도와 특이도가 매우 높다. 전신 질환을 배제할 수 있다면, FDG PET-CT는 원인불명 열(fever of unknown origin, FUO)의 국소 원인을 찾는데 있어 최대 100%에 이르는 높은 음성 예측치(negative predictive value)를 보여준다. 이러한 환자들 중 일부는 진단받지 않은 혈관염(vasculitis)이 있을 수도 있다. FDG PET-CT는 대혈관 혈관염도 초기 단계에서 찾아낼 수 있다.

임상 사례 9

55세 남자 환자에게 원인불명 열과 병감(malaise)에 대한 검사를 진행했다(그림 7.9).

사이질 폐 질환에서 PET-CT와 폐 핵의학의 미래

사이질 폐 질환(interstitial lung disease, ILD)은 폐 실질의 구조 변화 및 기능 변화가 특징인 만성 쇠약 질환이다. 현재는 고해상도 컴퓨터 단층촬영(high-resolution computed tomography, HRCT)이 ILD와 관련된 섬유 및 염증 요소를 평가하는 가장 좋은 방법이며, 염증 요소 평가를 통해 치료 반응과 결과를 예측할 수 있다.

PET-CT로 ILD를 조사한 결과 폐 실질 중 염증이 적고 섬유화가 더 많은 부위에서 포도당 대사가 증가함을 알 수 있었고, 이는 폐 실질에서 관찰되는 확고한 섬유화 변화는 죽은 조직과 연관되어 있다는 이전 이론과는 반대되는 결과다.

치료 반응을 감시하기 위한 도구로서 PET-CT를 평가하는 연구는 ILD에서 특정 아형(subtype)을 표적으로 하여, 진행을 제한하기 위한 방법을 연구하는 분야다.

임상 사례 10

혈청반응 음성(seronegative) 염증 관절염과 비특이 사이질 폐렴(nonspecific interstitial pneumonia, NSIP)이 있는 69세 남자 환자를 Azathioprine과 Prednisolone으로 치료했다(그림 7.10).

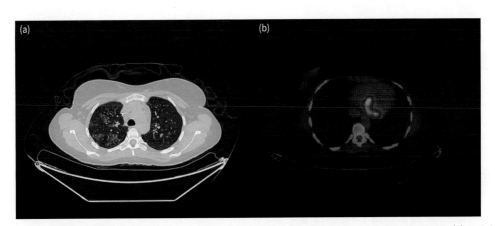

그림 7.8 (a) 축방향 CT에서 기관지혈관 주변의 결절 음영과 간유리 영역을 볼 수 있다. 심근 생검을 진행하여 유육종증을 확인하였다. (b) 금식 후 촬영한 축방향 융합 FDG PET-CT에서 심장 유육종과 일치하는 좌심실 근부하벽(basal inferior wall), 측벽(lateral wall), 하격벽(inferoseptal wall)의 활동을 볼 수 있다.

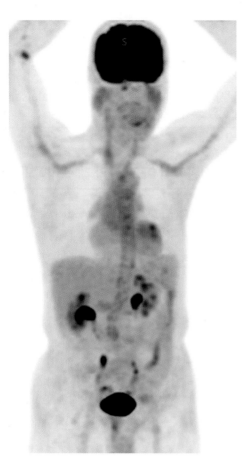

그림 7.9 관상면 최대 강도 투영(maximal intensity projection, MIP)-PET 영상에서 혈관염과 일치하는 빗장밑(subclavian) 혈관과 대동맥의 FDG 흡수 증가를 볼 수 있다.

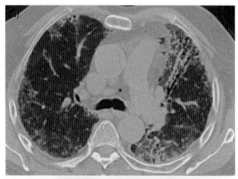

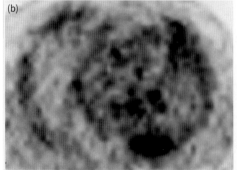

그림 7.10 (a) HRCT에서 주변부의 그물망 변화와 간유리 변화를 볼 수 있다. (b) PET 영상에서 폐의 중등도 흡수를 볼 수 있으며, 이는 왼쪽 아래쪽에서 더욱 두드러지며, 활성 질환임을 의미한다.

동적 기술

동적 기술(dynamic techniques)은 일반적으로 빠른 자료 수집 및 운동역학 연구(kinetic analysis)가 필요하며, 현재는 주로 연구에만 사용되기 때문에 기술적 요구사항이 많다.

폐 기능과 관련된 기술에는 폐 투과성(lung permeability) 연구가 있다. 특히 HIV의 초기에 사람 폐포자충 폐렴(Pneumocystis jiroveci pneumonia, PJP) 감염을 진단하고 감시하기 위한 방법으로 폐 실질 손상을 연구하면서 폐 투과성의 임상적 가치를 발견했으며, 99mTc DTPA (diethylenetriamine penta-acetic acid) 환기 검사를 통해 비교적 간단하게 수행할 수 있었지만, 40분 동안 폐의 동적 평면 영상(dynamic planar image)을 촬영해야 했다. DTPA는 친수성(hydrophilic) 분자며, 따라서 폐 손상에 영향을 받는 폐 상피세포를 통해 폐에서 제거된다. 연구에 따르면, 흡연자의 DTPA 청소율은 비흡연자에 비해 최대 3배 이상 빠르며, PJP 폐포염(alveolitis) 환자에서는 더 빨라진다. 하지만 이러한 임상적 이용성은 HIV 치료가 성공하면서 사라졌다.

흡입 약물에 대한 연구에서는 기관지폐 상피 기능이 관심 분야다. 흡입한 물질을 상피가 흡수하는 비율은 다약제 내성(multidrug resistance, MDR) 단백질 조절에 영향을 받는다. 이 과정은 99mTc-sestamibi을 이용하여 연구할 수 있다. 99mTc-sestamibi는 심근 관류 검사에 가장 흔히 사용되는 추적자이지만, p-당단백질(glycoprotein) 같은 MDR 단백질의 기질(substrate)이기도 하다. 흡연자에서는 이 효과가 상향조절되어 정상 폐와 비교해 sestamibi 제거가 지연된다.

표지(labeled) 백혈구 영상은 감염과 염증을 검사하기 위해 흔히 사용하며, 폐는 백혈구 활성화에 역할을 하는 것처럼 보인다. 최근의 연구에 따르면, 중성구는 호산구보다 폐에서 더 느리게 제거되며, 알레르기 항원(allergen)에 노출된 천식 환자는 스테로이드 전처치(pretreatment)를 통해 호산구 제거가 개선될 수도 있다.

원래 영상의학에서 경주의 거북이로 생각되었던 핵의학의 타고난 느린 속도는 상대적으로 느린 기능 과정의 검사에서는 오히려 장점이 될 수도 있다.

요약

CTPA vs. VP 영상

- CTPA는 일반적으로 가장 유용하며, 빠른 검사법이다. 따라서 급성기에서 첫 번째 선택지가 된다.
- VP 영상은 신부전과 조영제 알레르기가 있을 때 더 많이 사용된다
- 이 둘의 민감도는 비슷하다
- VP 영상의 선량이 더 낮지만, CTPA 선량은 기술이 발전함에 따라 감소하고 있다.
- 절반 선량(half dose) 관류 영상을 사용하면 선량을 최대한 낮출 수 있기 때문에, 임신 중인 환자에서 폐 색전증이 의심될 때 간혹 사용한다.

관류 섬광조영은 다음과 같은 상황에서 수술 계획 수립에 유용한 검사법이다.

- 폐용적 축소 수술
- 우좌 션트 치료
- 복잡한 선천 폐 혈관 기형의 시각화

FDG PET-CT는 염증 질환과 감염 질환 검사에 유용한 도구다.

- 질병 활동성과 분포에 대한 전신 평가
- 진단적 불확실성이 있을 때 생검의 길잡이가 될 수 있다.
- 표적 치료 중재술을 보조할 수 있다.

향후 임상 적용은 다음과 같다:

- 현재는 주로 섬유증이나 천식 같은 폐 질환에서 염증 매개체의 역할을 평가하는데 사용되는 연구 도구다.
- 약물 전달 및 치료 평가에 영향을 미칠 수 있다.

감사의 말

저자는 사례와 영상 검토에 기여해 주신 Dr. Gopi Gnanasegaran, Joanna Lukawaska, Lefteris, James Connelly에게 감사의 말을 전합니다.

더 읽을거리

Bajc M, Neilly JB, Miniati M, Schuemichen C, Meignan M, Jonson B. EANM guidelines for ventilation/perfusion scintigraphy: Part 1. Pulmonary imaging with ventilation/perfusion single photon emission tomography. Eur J Nucl Med Mol Imaging 2009;36(8):1356-70.

Bajc M, Neilly JB, Miniati M, Schuemichen C, Meignan M, Jonson B. EANM guidelines for ventilation/perfusion scintigraphy: Part 2. Algorithms and clinical considerations for diagnosis of pulmonary emboli with V/P(SPECT) and MDCT. Eur J Nucl Med Mol Imaging 2009;36(9):1528-38.

Ciofetta G, Piepsz A, Roca I, Fisher S, Hahn K, Sixt R, Biassoni L, De Palma D, Zuccetta P. Paediatric Committee of the European Association of Nuclear Medicine. Guidelines for lung scintigraphy in children. Eur J Nucl Med Mol Imaging 2007;34(9):1518-26.

Jaff MR, McMurtry MS, Archer SL, Cushman M, Goldenberg N, Goldhaber SZ, Jenkins JS, Kline JA, MichaelsAD, Thistlethwaite P, Vedantham S, White RJ, Zierler BK. Management of massive and submassive pulmonary embolism, iliofemoral deep vein thrombosis, and chronic thromboembolic pulmonary hypertension: A scientific statement from the American Heart Association. Circulation 2011;26;123(16):1788-830.

Konstantinides SV. ESC guidelines on the diagnosis and management of acute pulmonary embolism. Eur Heart J 2014;35(45):3145-6.

Lapner ST, Kearon C. Diagnosis and management of pulmonary embolism. BMJ 2013;346:f757.

Parker JA, Coleman RE, Grady E, Royal HD, Siegel BA, Stabin MG, Sostman HD, Hilson AJ. SNM practice guideline for lung scintigraphy 4.0. J Nucl Med Technol 2012;40(1):57-65.

Zhuang H, Codreanu I. Growing applications of FDG PET-CT imaging in non-oncologic conditions. J Biomed Res 2015;29(3):189-202.

종양학적 폐 핵의학에서 PET-CT

RAEKHA KUMAR AND BHUPINDER SHARMA

도입

지난 20년간, 양전자 방출 단층촬영(positron emission tomography, PET)의 발전에 힘입어 핵의학은 암의 진단, 병기 결정, 치료 평가에 있어 중요한 도구로 부상했다. 폐암과 관련하여서는 원발 여부, 림프절 전이 유무, 흉곽외(extrathoracic) 질환 유무를 평가하는데 유용하다. 암 평가에서 컴퓨터 단층촬영(computed tomography, CT)과 자기공명영상(magnetic resonance imaging, MRI)은 훌륭한 공간 해상도와 구조적 세부사항을 제공하는 반면, 핵의학은 기능 및 생리 정보를 제공한다.

PET-CT

표현형 변형(phenotypic alteration)은 암 영상화의 기초가 되며, 특히 핵의학은 이 개념을 활용한다. 대부분의 폐암 조직 아형을 포함한 대다수의 종양은 유사분열 비율이 높으며, 따라서 포도당 대사가 증가하며, 포도당 수송체의 수 또한 증가한다. 이를 이용해 종양 세포가 흡수하는 포도당 유사체가 부착된 방사성추적자(radiotracer)를 투여한다. 이 방사선추적자가 외부로 방출하는 양전자를 감지하여 생체분포를 확인할 수 있으며, PET 촬영기를 이용해 이를 영상으로 표시한다.

플루오린18 (fluorine 18, F18)은 반감기가 109분인 불안정한 방사성동위원소(radioisotope)다. F18은 방사성추적자 분자 FDG [2-(fluorine-18) fluoro-2-deoxy-D-glucose]에 사용되며, FDG는 포도당 유사체로 종양 세포 같은 대사 활동이 왕성한 부위에 모인다. 18F-FDG는 현재 전 세계적으로 임상 PET 검사에 가장 많이 사용되는 추적자며, 세포 내로 이송된 후 인산화되고, 정상 조직에 비해 종양 세포에서 더 높은 농도를 유지한다. FDG 축적은 혈액 공급과 당분해 활동 정도에 따라 달라진다. FDG의 정상 생리학적 생체분포를 이해하면 병의 유무를 평가할 수 있다. 심근이나 뇌의 백질과 회색질은 일반적으로 FDG 축적이 많이 되는 조직이다. FDG는 소변으로 배출되기

때문에, 요관도 일반적으로 왕성한 활동을 보인다.

PET 단독으로는 유용한 기능 자료와 생리 자료를 얻을 수 있지만, 보편적으로 구조적 해상도와 공간 해상도는 나쁜 편이었다. 이 문제는 CT 촬영 기술과 PET 촬영 기술이 통합되면서 해결되었고, PET-CT 형태의 강력한 구조 및 기능 영상 기법이 만들어졌다(그림 8.1). 이를 통해 PET이나 CT 단독에서는 초기에 쉽게 발견되지 않던 병변을 탐지할 수 있게 되었으며, 더 자세한 병변의 위치와 특징도 탐지할 수 있게 되었다. 또한, PET-CT는 원격 전이 탐지에 있어서도 우수하며, 정상 구조물의 생리적 흡수를 잘못 판단하는 일도 줄일 수 있다(표 8.1).

PET-CT 촬영

최적의 영상을 촬영하기 위해서 PET-CT를 시행할 예정인 환자가 검사 전 준비해야할 것들이 있다. 이는 각 병원에 따라 다르기 때문에 각 병원별 지침을 따르는 것이 중요하다.

이상적으로, 환자는 위장관의 대사 활동을 제한하고 또한 인슐린 생성을 감소시키기 위해 촬영 전 4시간에서 6시간 정도 금식을 해야 한다. 포도당은 FDG 흡수와 경쟁하기 때문에, 혈당 수치는 150 mg/dL 이하로 유지해야 한다. FDG 투여 전에는 인슐린이나 경구 당뇨약은 피할 것을 권장한다(상자 8.1).

상자 8.1 PET-CT의 준비사항

- 촬영 전 4시간에서 6시간 정도 금식
- 혈당수치 확인. 150 mg/dL 이하로 유지
- FDG 투여 전에는 인슐린과 당뇨약을 피한다.
- 촬영 24시간 전에 격렬한 운동을 피한다.
- 촬영 후 몇 시간 동안은 임신부나 소아와 장시간 접촉을 피한다.
- 촬영 후 충분한 수분을 섭취한다.

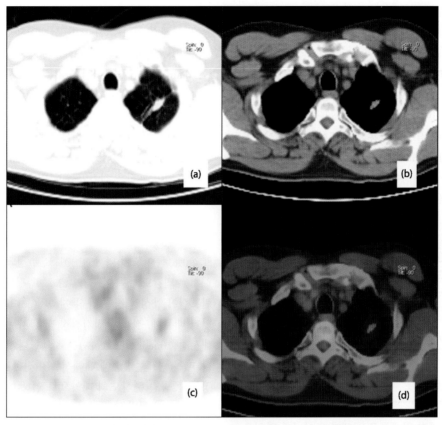

그림 8.1 흉부 위쪽의 축방향 CT 영상을 통해 PET-CT에서 구조적 영상과 기능적 영상을 융합하는 개념을 볼 수 있다. (a)와 (b)는 검사에서 CT 요소를 각각 폐 창과 세로 칸 창으로 보여주는 예시다. (c)에서 기능적 PET 요소를 볼 수 있으며, (d)는 이 영상들을 융합한 결과다. 영상에서 흡수가 증가한 좌상엽 병변과 오른쪽 기관지옆 림프절을 볼 수 있다. 검사 소견에서 악성 병변을 의심하여 생검을 진행하였고, 생검에서 악성으로 확인되었다.

표 8.1 PET-CT의 장단점 요약

장점	단점
기능 및 구조 특성화	낮은 양성 예측치[a]
높은 음성 예측치	종양 크기와 종양 부담(tumor burden)으로 인한 거짓 음성 가능성
높은 민감도	뇌처럼 높은 대사 활성 조직은 평가가 어려움
"SUV"를 이용한 반응의 정량화	수술/방사선 요법 직후에는 정확도가 떨어짐

[a] 육아종 질환, 염증 질환, 감염 질환에서 거짓 양성이 흔하다.

촬영은 FDG가 세포에 흡수될 시간과 배경 활동(background activity)을 감소시키기 위해 FDG가 혈액에서 제거될 시간이 필요하기 때문에 FDG를 정맥으로 투여하고 60분 뒤에 진행한다. CT 부분은 2분 내로 촬영이 끝나지만, PET 부분은 약 10분에서 30분 정도 소요된다. 그 후 CT와 PET 영상은 개별로 재구성한 다음 융합과정을 거쳐 합성 영상을 만든다. 그 후 정상과 비정상 방사성추적자(radiotracer) 흡수를 평가한다. 추적자 흡수의 양과 포도당 대사율 계산, 혹은 전체 병변의 해당작용(glycolysis)이나 대사 종양 용적(metabolic tumor volume, MTV)을 측정하는 표준섭취계수(standardized uptake value, SUV) 같은 수치들은 방사성추적자 흡수에 대한 반정량적(semiquantitative) 평가를 제공한다. 이 수치는 일반적으로 환자의 체중과 FDG 투여량을 고려해 결정한다(상자 8.2).

상자 8.2 SUV 값 계산법

$$SUV = \frac{r}{(d/w)}$$

R = 관심영역(region of interest, ROI) 안의 방사능(radioactivity) 농도(kBq/mL)

D = 방사성표지(radiolabeled) FDG의 투여 용량(kBq)

W = 환자 체중(g)

악성 종양은 대부분 SUV 값이 최소 2.5-3이지만, 이는 가변적이다. 기관지폐포 암종(bronchioalveolar carcinoma) 중 샘암종 아형 같은 종양은 FDG 결합력(avidity)이 가변적이며, 생리학적 SUV인 0.5-2.5 사이에 가까울 수도 있으며, FDG 결합이 이

보다 더 강할 수도 있다.

비소세포 폐암

18 FDG PET-CT는 비소세포 폐암에서 가장 정확하고 비침습적인 병기결정 방법이며, 수술이나 근치(radical treatment)를 고려 중인 환자에서 병기결정에 사용된다. 또한, 영국의 NICE (National Institute for Health and Care Excellence) 지침에 따르면 비소세포 폐암에서 국소 전이와 원격 전이 발견을 개선한다 (그림 8.2, 그림 8.3). 상자 8.3에 흔한 적응증이 요약되어 있다.

상자 8.3 PET-CT의 적응증

- 흉곽 및 흉곽외 질환의 병기 결정
- 치료 반응과 예후를 보조
- 방사선요법 계획수립
- 고립 폐 결절(solitary pulmonary nodule, SPN)의 특성 확인

흉부 병기결정

정확한 병기결정은 외과적 절제술을 시행할지 아니면 화학요법이나 방사선요법으로 내과적 관리를 진행할지 결정하는데 있어 무엇보다 중요하다. 크기가 센티미터 미만인 폐 결절은 PET 요소의 해상도에서 보이지 않을 수도 있기 때문에, CT에서 평가해야만 한다. 폐암 평가에서 PET와 CT를 조합할 때 정확도가 증가한다.

세로칸(mediastinum) 림프절 침범은 특히 중요하다. 림프절 침범이 없거나, N1처럼 한정된 림프절 침범이 있을 경우 외과적 절제술을 시행할 수 있지만, 하나 이상(multiple station)의 N2 침범 혹은 N3 같이 림프절 침범이 특정하게 퍼져 있다면, 보조 화학요법이나 방사선요법이 필요할 수 있기 때문이다(그림 8.4). 세로칸 림프절 침범의 평가에는 보편적으로 CT를 이용해 왔다. 쉽게 촬영할 수 있으며, 상대적으로 저렴하기 때문이다. 림프절병증(lymphadenopathy)을 확인하기 위해 단축 직경(short axis diameter) 10 mm 이상을 기준으로 사용해 왔지만, 육아종(granulomatous) 질환, 감염 질환, 염증 질환 등에서 보이는 1 cm 이상 되는 림프절로 인해 거짓 양성이 나타날 수 있기 때문에, 특이도가 좋지 않았다. 이 점은 심지어 PET를 추가하더라도 감별하기 어려울 수 있다. 역으로, CT에서 정상이라고 판독된 작은 림프절이 본질은 전이일 수도 있으며, 이는 PET-CT 조합으로 확인이 가능하다.

PET은 세로칸 림프절에 있는 암에 대해서는 민감도가 약 80-90%, 특이도가 약 85-100%로 추정되며, 폐문 림프절에 대해서는 민감도와 특이도가 75%로 추정된다. 하지만, PET에서 림프절이 양성인 경우 양성 예측치(positive predictive value)가 낮기 때문에, 적절한 병기결정 및 환자 관리를 위해서 세로칸내시경술(mediastinoscopy)을 시행한다. 중심에 위치한 종양이나, 폐문 림프절병증에 대해서는 여전히 세로칸내시경술을 권장한다. 공간 해상도의 제약으로 인해 이러한 활성이 높은 병변이 대사가 활발한 근처의 림프절을 가릴 수도 있기 때문이다. 그러나, 세로칸에 대한 PET의 음성 예측치는 95%이기 때문에 높은 신뢰도로 수술 절제를 할 수 있다. PET-CT가 음성이라면, 세로칸내시경술을 시행하지 않아도 되며 비용도 절감할 수 있다.

림프절 평가와는 별개로, PET는 일부 사례에서 폐암으로 인한 경화(consolidation)과 허탈(collapse)을 감별할 수 있다. PET-CT는 흉벽 침범과 잠복 전이 재발(occult metastatic recurrence)의 평가에 도움이 되기도 한다. 흉벽 침범의 예로는 꼭대기(apical) 혹은 "Pancoast" 유형 종양이 있다. 반대로, 육아종 질환, 염증 질환, 감염 질환 등이 대사 활동을 증가시켜, PET 영상에서 "온열(hot)" 영역으로 보일 수 있기 때문에, PET-CT에

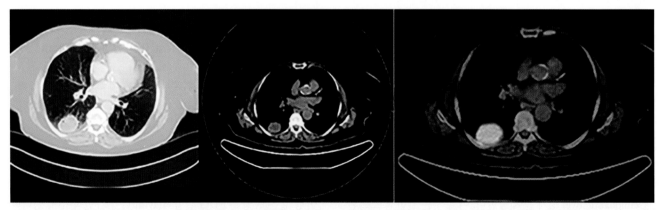

그림 8.2 PET-CT에서 우하엽의 비소세포 폐암을 확인할 수 있다. 축방향 CT와 PET-CT 영상에서 우하엽 뒤쪽 기저부에서 흡수가 증가하고 흉막에 인접한 덩이(mass)가 보인다. CT 요소에서는 갈비뼈 침범이 보이지 않는다. 세로칸이나 폐문 림프절의 흡수도 없다. 생검으로 편평 세포 암종(squamous cell carcinoma)을 확진했다.

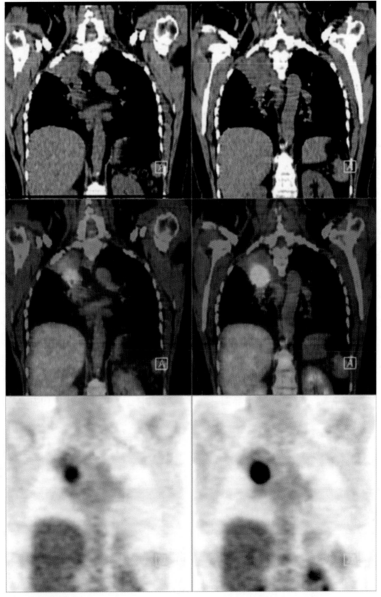

그림 8.3 PET-CT에서 우상엽의 비소세포 폐암을 확인할 수 있다. 관상면 CT와 PET-CT 영상에서 흡수가 증가한 우상엽 덩이를 볼 수 있으며, 이 덩이는 오른쪽 주 기관지를 압박하여 허탈 및 경화를 유발하는 것처럼 보인다. 이 부위에서 감염 혹은 염증과 일치하는 약간의 추적자 흡수 증가를 볼 수 있다.

서 거짓 양성 소견이 나올 수도 있다. 매우 작은 결절이나 샘암종(adenocarcinoma)처럼 종양 부담(tumor burden)이 낮은, 따라서 FDG 흡수가 낮은 전이 림프절 같은 경우에는 거짓 음성 결과가 나올 수도 있다. 이러한 단점을 고려하면, MRI 맥동파 순서열(pulse sequence)과 확산 강조(diffusion weighted) 영상이 향후 더 정확한 세로칸 병기결정을 위한 영상 검사법이 될 수도 있다.

흉곽외 병기결정

흉곽외 병기결정이라는 측면에서 보면 흔한 전이 장소는 뼈, 간, 뇌, 부신이다. PET-CT는 환자 중 25% 이상에서 잠복 원격 전이를 밝혀낼 수 있으며, 따라서 비소세포 폐암 환자 중 일부는 병기가 높아진다. 특히, 진단 CT에서 뼈 창으로 검사할 당시에 아직 식별 가능한 용해 혹은 경화 반응이 일어나지 않은 잠복 뼈 전이 같은 잠복 M1b/M1c를 찾아낼 수 있다. 이 때문에 일부 환자는 치료가 바뀌기도 한다. 예를 들어, 지금까지 잠복 전이였던 질환이 PET 검사에서 밝혀졌기 때문에, 환자는 더 이상은 근치(radical treatment)나 외과 치료에 적합하지 않고 완화(palliative) 화학요법이 필요하다. 간 전이는 일반적으로 초음파 검사와 CT를 통해 발견할 수 있지만, PET-CT는 확실하지 않은 병변에 대한 추가 평가를 도와준다. 뇌의 회색질에서 높은 생리적 포도당 흡수가 나타난다는 말은 PET은 뇌 전이 평가에는 유용하지 않다는 의미이다. CT와 통합되면서 정확도가 향상되었듯이, PET-MRI가 출현하면서 이 기술은 일부 환자군에서 두개외(extracranial) 및 두개골(cranial) 평가를 위한 미래 기술이 될 가능성이 있다. PET-CT는 또한 기존의 영상에서 종양 침범으로 언급되지 않았던 후복막 림프절이나 연부조직 병변도 포착할 수 있다.

재발과 예후

PET-CT를 통해 대사 활동성에 대한 귀중한 정보를 얻을 수 있으며, CT에서 해부학적 형태만을 평가하던 것에 비해 더 일찍 정보를 얻을 수 있다. 따라서, PET-CT를 이용하면 특성을 더 빠르고 정확하게 확인할 수 있다(그림 8.5). SUV를 이용한 생존 가능한 잔류 종양(viable residual tumor) 탐지에도 유망하다. FDG 흡수가 감소하면 진행에 더 많은 시간이 걸리며, 전반적인 생존율이 증가한다. 치료 후 종양 SUV는 예후를 알려주며, SUV가 높으면 결과가 나쁘다. 일부 연구에서는 화학방사선요법(chemoradiotherapy) 후 조기에 PET-CT를 사용하면 예후에 도움이 된다고 제안한다.

보편적인 영상 기법은 구조 왜곡, 폐 실질 침윤, 섬유화 등

으로 인해 치료 후 영상을 판독하기 어려웠다. 이와 관련하여, PET-CT는 다시 한번 재발 암과 흉부의 수술 후 변화를 감별하는 중요한 도구가 된다(임상 사례 1). 하지만, 시점이 중요하며, 염증 변화로 인한 거짓 양성을 피하기 위해 방사선요법 후 최소 3개월은 기다릴 것을 권장한다. 하지만, 방사선요법 후 방사선 폐렴(radiation pneumonia)으로 인한 FDG 흡수 증가가 최대 15개월까지 지속될 수도 있다. 이러한 흡수 증가는 일반적으로 저등급 활성(low-grade activity)을 보인다. 반대로, PET-CT는 높은 음성 예측치를 가지기 때문에, PET-CT에서 음성이 확인된다면 안심할 수 있으며, 이는 CT 만으로도 추적검사가 충분함을 의미한다.

소세포 폐암

소세포 폐암(small cell lung cancer, SCLC)은 전체 폐암 중 약 20%를 차지한다. 생물학적으로 공격적인 종양으로 배가시간(doubling time)이 빠르며, 따라서 진단 시점에 전이가 있는 경우가 흔하다. 치료는 주로 화학요법과 방사선요법이다. 소세포 폐암은 일반적으로 FDG 결합이 강하며, SUV값이 최대치에 근접한다(그림 8.6). 따라서 PET은 소세포 폐암에서 병기결정, 치

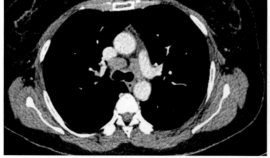
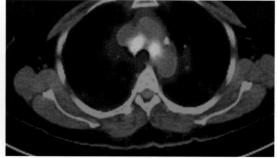

그림 8.4 PET-CT에서 세로칸 림프절병증을 볼 수 있다. 조영증강 흉부 CT의 축방향 CT 영상과 PET-CT에서 크기가 커지고, 흡수가 증가한 세로칸 림프절이 보인다. 또한, 판독지에는 우상엽 덩이(mass)에 대한 언급도 있었다. 기관지 내시경 초음파를 시행하여 비소세포 폐암과 관련된 N2 병변을 확진하였다.

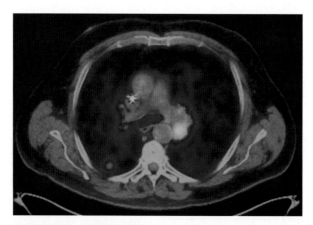

그림 8.5 PET-CT에서 다양한 SUV를 볼 수 있다. 축방향 PET-CT에서 흡수가 많은 확장된 왼쪽 폐문 림프절(SUV 7)이 보이며, 이보다 흡수가 작은 우상엽 결절(SUV 3)도 확인할 수 있다. SUV를 통해 대사 활동을 반정량적으로 평가할 수 있다. SUV가 높으면 악성 병변일 가능성이 높으며 결과가 나쁘다. 하지만 SUV는 병변의 크기에 따라 변할 수 있으며, 병변이 작을수록 신뢰도가 떨어진다. 이 환자는 좌상엽 덩이가 있었다. 왼쪽 폐문과 우상엽 결절의 흡수는 SUV가 다르지만 모두 전이를 암시한다. SUV는 치료 반응 감시에도 유용하다. 위대정맥(superior vena cava, SVC) 내부의 흡수가 증가한 곳은 심박동조율기의 연결선이다.

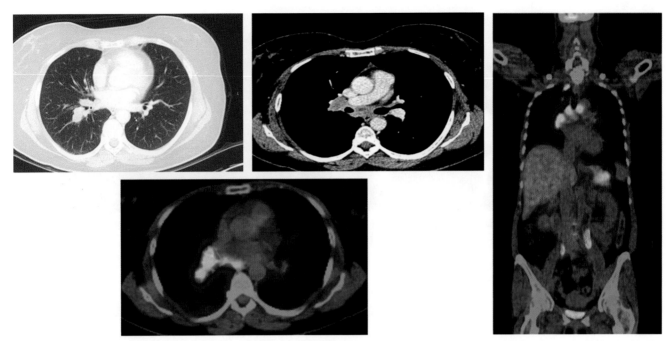

그림 8.6 PET-CT에서 소세포 폐암을 볼 수 있다. 축방향 CT와 축방향 및 관상면 PET-CT 영상은 오른쪽 폐문 림프절과 세로칸 림프절의 흡수 증가를 보여준다. 이 부위는 SUV가 12로 강한 흡수를 나타낸다. 기관지내 생검으로 소세포 폐암을 확진하였다. 간, 비장, 요관, 방광의 흡수는 정상범위다.

료 반응평가, 재발 확인에 매우 효과적인 검사다. 진단 CT 또한 소세포 폐암의 관리에 매우 정확하고 효과적인 검사다. 소세포 폐암은 제한 병기(limited stage)와 확장 병기(extensive stage)로 분류한다. 따라서, CT로도 정확한 병기 결정이 가능하며 효과적이기 때문에, 소세포 폐암 환자에게는 FDG PET를 일상적으로 사용하지는 않는다. 소세포 폐암 환자에서 PET이 활용되는 주요 적응증은 "문제 해결 도구"가 필요할 때다. 예를 들자면, 임상적으로, 그리고 CT나 MRI 같은 영상이 애매모호한 경우, 이를 명확하게 밝혀내면 환자 관리와 치료에 변화가 나타나게 된다. FDG PET은 환자의 병기가 확실하지 않거나 이전 수술이나 화학방사선요법 후 재발을 진단하기 애매모호한 극소수의 환자에게 생검 여부를 결정할 길잡이로도 사용할 수 있다. SUV 값이라는 대사 자료는 소세포 폐암의 예후를 예측하는 값이 될 수 있다.

고립 폐 결절

PET-CT는 CT나 일반 필름 방사선 사진에서 발견된 단일 고립 결절의 평가에 유용한 검사법이다. 고립 폐 결절(solitary pulmonary nodule, SPN)의 엄격한 정의는 크기가 3 cm 미만이며, 폐 실질로 둘러싸여 있으며 무기폐와 관련이 없는 단일 병변이다. 악성 결절은 대사 흡수율이 높으며 PET에서 높은 강도를 나타낸다(그림 8.7). 양성 병변은 일반적으로 강도가 낮으며, 예시로는 비활성 육아종(nonactive granuloma), 일부 염증 결절, 과오종(hamartoma) 등이 있다. 고립 폐 결절의 크기가 8 mm 이상이라면, 관련된 위험 요인이나 영상의 특징에 따라 판단한 악성 위험도가 낮거나 중간인 환자는 PET-CT를 이용해 평가를 진행할 수 있다. 위험도가 높은 환자는 예상하지 못한 병변을 찾음으로써 해당 질환의 확장 여부를 평가할 수 있다. 폐 결

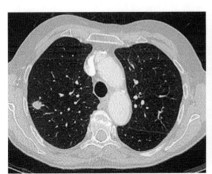
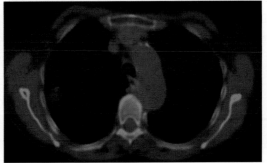
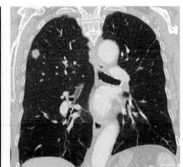

그림 8.7 PET-CT에서 흡수가 증가한 폐 결절을 볼 수 있다. 축방향 및 관상면 CT와 축방향 PET-CT를 통해 우상엽의 측면에서 흡수가 증가한 1 cm 크기의 고립 폐 결절을 볼 수 있다. 이는 악성 병변을 의심해 볼 수 있다.

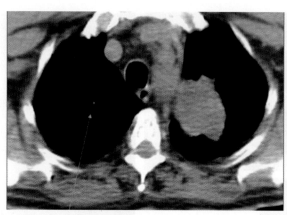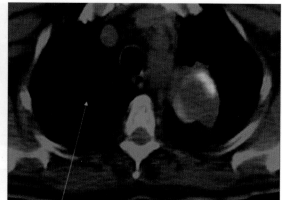

그림 8.8 PET-CT에서 잠재적인 거짓 음성 결과를 볼 수 있다. 축방향 CT와 PET-CT에서 약간의 중심부 괴사와 주변부 흡수 증가가 있는 좌상엽 덩이를 볼 수 있다. 반대편 폐에 있는 2 mm 크기의 폐 결절은 PET-CT에서 특성을 정확하게 확인하기에는 크기가 너무 작다. 추후 촬영한 영상에서 전이를 암시하는 결절 성장을 확인했다. 따라서, 최초의 PET-CT는 거짓 음성이다.

절 평가에서 PET-CT의 민감도는 96%, 특이도는 97%로 알려져 있다.

폐렴, 곰팡이 감염, 결핵, 혹은 활성 유육종증(active sarcoidosis) 같은 질환은 높은 대사 활성이 나타날 수 있기 때문에, PET-CT는 양성 예측치(positive predictive value)가 낮다. 악성 가능성을 평가하기 위해 SUV를 사용할 수 있지만, 크기가 1.5 cm 미만인 작은 결절은 SUV 값을 거짓으로 낮춘다. 거짓 음성은 기관지폐포 암종이나 유암종 종양(carcinoid tumor) 같은 대사 활성이 낮은 종양 때문에 생길 수도 있다. PET-CT의 CT 요소와 연계하면 진단 정확도를 높이는데 도움이 된다.

작은 폐 결절은 FDG PET의 해상도에 잡히지 않기 때문에, PET에서 거짓 음성 결과가 나타난다(그림 8.8). 얇은 절편 진단 CT에서는 형태적 특징과 변화 같은 결절의 의심 지표를 신중하게 고려해야 한다. 따라서, PET에서 음성이지만, 진단 CT에 기반한 임상적 혹은 영상적 의심 지표가 있는 작은 폐 결절에 대한 표준 양식은 최소한 결절이 안정되었거나 퇴행했다는 확신이 들 때까지 진단 CT로 추적 검사를 시행하는 것이다. 조직 확진이 불가능하거나 생검이 안전하지 않은 환자의 경우, PET에서 양성 혹은 검사 사이의 PET SUV_{max}가 증가하고 진단 CT에서 검사 사이에 크기가 커진 고립 폐 결절이 있으면 방사선요법의 임상 적응으로 인정된다. 예를 들어, 폐 기능이 감소한 만성 폐쇄 폐 질환 환자는 생검의 위험성이 높다.

가슴막 중피종

가슴막 중피종(pleural mesothelioma)은 드문 종양으로 가슴막 안(pleural cavity)의 중피에서 기원하며, 흉부 악성종양 중 1% 미만을 차지한다. 중피종은 FDG 흡수가 강하며, PET-CT에서 "금색 불빛(golden glow)" 모양을 나타낸다(그림 8.9). 그러나 가슴막유착술(pleurodesis)도 높은 흡수를 보인다. 따라서, 이 둘은 PET에서 감별할 수 없다. 가슴막유착술은 시술 후 오랜 시간이 지나면 FDG 축적 증가를 보이며, 시간차 영상에서 SUV 값은 증가했다가 감소한다. 이는 활성 대식 세포(activated macrophage)와 FDG를 축적하는 육아조직(granulation tissue) 때문이다. 삼출액(effusion) 안에 있는 세포는 세포 밀도가 낮기 때문에 비소세포 폐암, 소세포 폐암, 혹은 다른 종양 유형처럼 FDG PET으로 악성 가슴막 삼출과 양성 가슴막 삼출을 감별할 수 없다. 삼출액 검사는 PET보다 세포검사(cytology)가 더 정확하다. 중피종은 세로칸 림프절에 대한 정확한 병기결정도 어렵다. 그러나, PET-CT는 세로칸 림프절 병기 결정에 가장 유용한 방법이며, 같은 쪽 반쪽가슴(ipsilateral hemithorax) 외부로의 종양 파급이나 림프절 침범을 평가하는데도 유용하다.

방사선요법 계획수립

방사선요법은 완치 목적의 수술에 적합하지 않은 환자를 비롯한 폐암의 여러 가지 적응증에 사용된다. PET-CT는 방사선요법을 치유 목적으로 사용할지 아니면 완화목적(palliation)으로 사용할지 결정하는데 유용하며, 종양 용량(tumor volume)을 평가하는데 도움이 되며, 따라서 방사선요법과 관련한 독성을 평가할 때도 도움이 된다. 또한, 더 나은 종양 적용범위(tumor coverage)에서 종양과 림프절 윤곽을 좀 더 잘 볼 수 있도록 해준다. 이를 통해 총 종양 용량(gross tumor volume, GTV)을 측정할 수 있다. GTV는 주변 정상 조직으로의 방사선조사(irradiation)와 독성을 감소시키면서도 종양으로 전달하는 선량을 증가시키는데 도움이 된다. 방사선요법 계획수립에서 PET-CT를 사용하면 관찰자간 변동성(interobserver variability)도 줄일 수 있다.

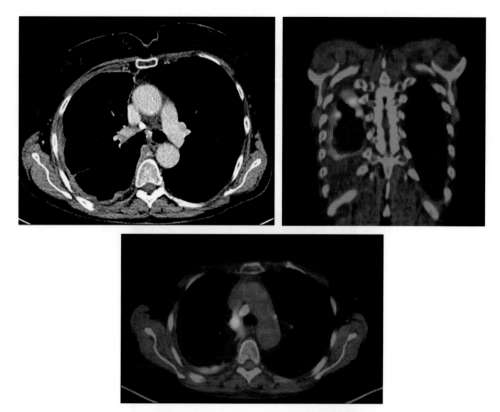

그림 8.9 PET-CT에서 중피종을 볼 수 있다. 축방향 CT와 축방향 및 관상면 PET-CT 영상에서 오른쪽 반쪽가슴의 가슴막에 불규칙학 연부조직 두꺼워짐 및 흡수 증가가 있는 것을 볼 수 있다. 세로칸 가슴막(mediastinal pleura)에도 흡수 증가가 있으며, 이를 통해 중피종을 강력하게 의심할 수 있다. 관상면 영상에서는 전형적인 "금색 불빛(golden glow)" 모양을 볼 수 있다.

뼈 촬영

뼈 촬영(bone scan)은 뼈의 침범 여부를 평가하기 위한 또 다른 유형의 핵의학 촬영법이다. 99mTc DP(technetium-99m diphosphonate)는 가장 흔히 사용되는 방사성핵종(radionuclide)이며, 뼈형성활동(osteoblastic activity)이 나타나는 부위에 흡수된다. 뼈 전이가 있으면, 즉 IV기가 되면 환자의 치료 계획과 예후가 근본적으로 변하기 때문에, 99mTc DP는 폐암 병기결정에도 여전히 흔하게 사용된다.

99mTc는 악성 병변뿐만 아니라 외상 관련 손상, 퇴행 질환 혹은 감염 등에서도 활용되기 때문에 뼈 촬영은 거짓 양성 결과가 나올 수 있다. 예를 들어, 퇴행이나 염증 같은 양성 질환에서 뼈형성세포 활성이 생길 수 있다. 따라서, 뼈 촬영은 전이 병변에서 민감도가 높지만, 특이도는 낮다. 뼈용해 병변(osteolytic lesion)과 느리게 성장하는 병변은 뼈형성 반응이 떨어지며, 즉 뼈형성 세포의 활성이 낮기 때문에 뼈 촬영에서 감지되지 않을 수도 있다. 이에 비해, PET-CT는 뼈 촬영보다 특이도가 높다. PET-CT는 폐암에서 경화 반응 및 용해 반응이 있는 뼈 전이를 탐지할 수 있으며, 특히 환자 평가 중 특정 시기의 CT 뼈 창(bone window)에서는 눈에 띄는 변화가 없었던 잠복 골수 기반

전이를 감지하는데 유용하다. 한 가지 주의점은 비록 고형 암종 전이가 팔다리뼈의 중간 혹은 원위부에 발생할 확률은 목, 흉부, 복부, 골반, 위팔뼈 근위부(proximal humerus) 혹은 넓적다리(femur) 등의 침범에 비해 상대적으로 낮지만, 뼈 촬영은 전체 골격을 촬영하는 반면, 표준 PET-CT는 두개골 기저부터 고샅 높이(inguinal level) 아래까지만 촬영한다는 점이다.

향후 전망

영국에서 PET-CT의 접근성이 떨어지는 이유는 자원이 한정적이기 때문이다. 연구에 따르면 PET-MRI가 간 또는 뇌 전이를 찾는 병기 결정에 있어 PET-CT보다 더 나은 성능을 보여줄 가능성이 있다. PET-MRI는 뼈 전이 같은 다른 부위 평가에 더 정확한 기술일 수도 있다. PET-MRI는 또한 더 좋은 연부조직 대비(contrast)를 보여주며, 방사선 선량을 줄이는데도 도움이 된다. 현재, PET-MRI는 연구 도구로만 사용되고 있으며, 일상적인 폐암 환자 관리는 적응증이 아니다. 또한, 분자 영상에서는 병든 세포의 위치를 알려줄 뿐 아니라 암 세포에 대한 표적 치료도 가능하게 해주는 흥미로운 새로운 연구가 진행되고 있다.

흡연력이 20갑년이었지만, 4년전 금연에 성공한 60세 남자 환자가 체중 감소와 호흡 곤란을 주요 호소 증상으로 내원하였다.

흉부 방사선 사진에서 오른쪽 중간 구역(zone)에 덩이가 보였고(그림 8.10a), CT에서도 확인되었다. 병기결정 PET-CT에서 4.5×3.3 cm 크기의 SUVmax가 8인 활성 병변이 보였다(그림 8.10b, 그림 8.10c). 병기는 T2aN0M0였다.

환자는 선행보조(neoadjuvant) 방사선요법으로 치료받았으며, 이를 통해 덩이의 크기가 감소하였다. 반복 PET-CT에서(그림 8.10d, 그림 8.10e) 병변이 흡수가 두드러지게 증가한 사이질 변화로 둘러싸여 있으며, 용량 감소와 인접부 허탈이 보였다. 이는 치료 후 염증 반응과 일치하며, 추후에 촬영한 PET-CT에서(그림 8.10f, 그림 8.10g) 안정 형태로 확인되었다.

이 사례는 염증에서 거짓 양성 흡수가 나타나는, PET-CT에 잠재하고 있는 문제점을 보여준다. 이 점을 더 확실히 하기 위해서는 일반적으로 추적 검사 촬영이 필요하다.

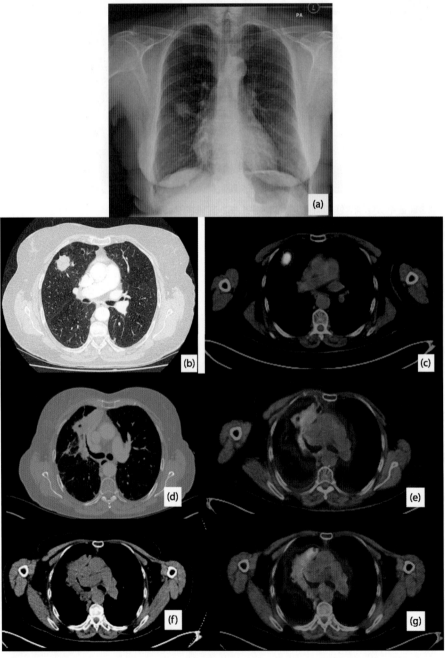

그림 8.10 임상 사례 1. 처음 촬영한 뒤앞 흉부 방사선 사진(a), 처음 촬영한 병기결정 PET-CT (b, c), 치료 후 처음 촬영한 PET-CT (d, e), 후속 시간차 PET-CT (f, g).

임상 사례 2

80세 남자 흡연자가 쉰 목소리와 호흡 곤란을 주요 호소 증상으로 내원하였다. 발열은 없었다.

흉부 방사선 사진에서 좌상엽에 공동(cavitating)이 있으며, 좌상엽 기관지에 인접한 중심 부위 덩이가 보였다. 흡연력을 고려하여 CT를 촬영하였고, CT에서 속이 빈 덩이(cavitating mass)를 확인하였으며, 악성 병변이 의심되었다. 감별 진단 목록에 폐 고름집(abscess)이 있을 수 있지만, 감염 증상이 없다는 점과 임상 병력을 고려하면 가능성이 떨어진다. PET-CT를 촬영하여 병기 결정을 종료하였다.

2017년 1월에 처음 촬영한 PET-CT에서 8.1×7.3 cm 크기의 주변부 흡수가 SUVmax 10으로 증가한 좌상엽 덩이를 확인하였다. 이와 관련하여 좌상엽 허탈 및 경화가 있었으며, 이 또한 PET에서 흡수 증가를 보였다(그림 8.11a, 그림 8.11b). 영상에는 없지만 세로칸 림프절에도 흡수 증가가 있었다. 최종 병기는 T4N2M0였다.

환자는 처음에는 화학요법으로 치료받았다. 방사선요법 계획수립을 위해 2017년 4월에 촬영한 후속 PET-CT에서 허탈 및 경화가 호전을 보였다. 이는 그림 8.11c에서 그림 8.11f까지의 영상에서 볼 수 있다. 관상면 영상에서 세로칸 림프절 흡수를 확인했다.

이 사례는 PET-CT에 나타나는 괴사 병변의 특징을 보여준다. 괴사 병변에서는 괴사 조직이 FDG 추적자를 흡수하지 못하기 때문에, 주변부에 흡수가 증가한다. 비소세포 폐암, 특히 편평 세포 암종에서 공동을 자주 볼 수 있다. 이와 관련한 허탈 및 경화는 흡수가 증가하는 경우가 많기 때문에 병변으로 잘못 판독될 수도 있다. 또한 이번 사례는 세로칸 흡수를 확인하는 병기 결정에서 PET-CT의 중요성을 강조해 준다. 어중간한 림프절 SUV 때문에 의심이 간다면, 생검을 고려해 볼 수 있다.

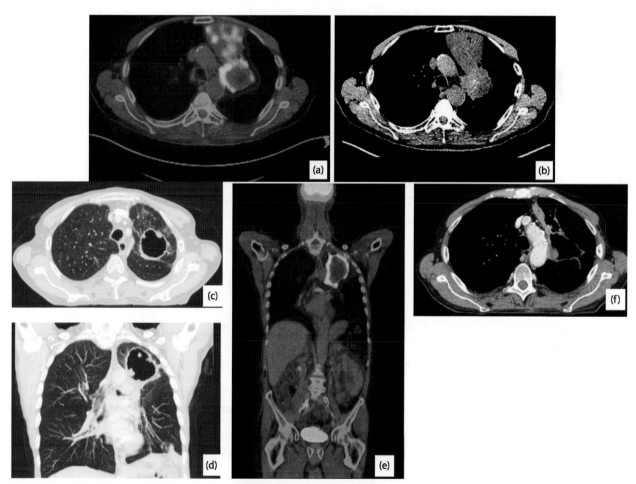

그림 8.11 임상 사례2. 2017년 1월에 촬영한 PET-CT (a, b)와 2017년 4월에 촬영한 PET-CT (c-f).

결론

핵의학 PET-CT 영상은 폐암 평가에서 핵심 도구다. PET-CT는 더 정확한 병기결정과 더 적절한 치료 계획 수립을 도와주며, 환자의 예후에도 영향을 미친다. 제한점은 있지만, CT 및 다른 영상 방식과 조합한다면, PET-CT는 폐암 환자에게 최상의 관리를 제공하는데 도움이 되는 강력한 도구다.

핵심 학습 요점

- PET-CT는 기능 정보와 구조 정보를 합쳐준다.
- PET-CT는 폐암 환자의 평가, 병기결정, 치료에 중요한 역할을 한다.
- PET-CT는 비소세포 폐암의 평가에 중요한 역할을 한다. 특히 생검을 고려하기 전에 세로칸 침범을 평가할 때 중요한 역할을 한다.
- PET-CT는 중피종 평가에도 활용할 수 있다.
- PET-CT는 원격 전이 병변을 보여준다.
- SUV는 예후와 재발 평가에 도움이 된다.
- 향후 영상 기법에는 PET-MRI 및 분자 영상이 통합될 가능성이 높다.

문제

1. PET-CT 촬영에 활용되는 생리 과정을 간략히 기술하시오.

2. PET-CT 촬영 시 환자가 준비해야 할 내용들을 설명하시오.

3. SUV를 설명하고, 생리학적 정상 범위를 기재하시오.

4. 흉부의 PET-CT에서 거짓 양성 결과를 유발할 수 있는 것들을 열거하시오.

5. SPN은 크기가 얼마 이상이면 위험도가 낮거나 중간인 환자에서 PET-CT로 평가를 진행하는가?

감사의 말

저자는 다음 분들에게 감사의 말을 전합니다: Dr. Bhavin Rawal, Dr. Emma Dunne, and Hannah Holmes

더 읽을거리

Billé A, Pelosi E, Skanjeti A, Arena V, Errico L, Borasio P, Mancini M, Ardissone F. Preoperative intrathoracic lymph node staging in patients with non-small-cell lung cancer: Accuracy of integrated positron emission tomography and computed tomography. Eur J Cardiothoracic Surg 2009;36(3):440-5. doi: 10.1016/j.ejcts.2009.04.003.

Cuaron J, Dunphy M, Rimner A. Role of FDG-PET scans in staging, response assessment, and follow-up care for nonsmall cell lung cancer. Front Oncol 2013;2:208. doi: 10.3389 / fonc.2012.00208.

De Wever W, Verschakelen J, Coolen J. Role of imaging in diagnosis, staging and follow-up of lung cancer. Curr Opin Pulm Med 2014;20(4):385-392. doi: 10.1097/MCP.0000000000000066.

Hellwig D, Graeter TP, Ukena D, Groeschel A, Sybrecht GW, Schaefers HJ, Kirsch CM. 18F-FDG PET for mediastinal staging of lung cancer: Which SUV threshold makes sense? J Nucl Med. 2007;48(11):1761-6.

Kligerman K, Digumarthy S. Staging of non-small cell lung cancer using integrated PET/CT. Am J Roentgenol 2009;193:1203-11. 10.2214/AJR 09.3193

Lu YY, Chen JH, Liang JA, Chu S, Lin WY, Kao CH. 18F-FDG PET or PET/CT for detecting extensive disease in small-cell lung cancer: A systematic review and meta-analysis. Nucl Med Commun 2014;35(7):697-703. doi: 10.1097/MNM.0000000000000122.

NICE guidance: Lung cancer: Diagnosis and management. Clinical guideline CG 121. April 2011.

Pieterman RM, van Putten JWG, Meuzelaar JJ, Mooyaart EL, Vaalburg W, Koëter GH, Fidler V, Pruim J, Groen HJM. Preoperative staging of non-small-cell lung cancer with positron-emission tomography. N Engl J Med. 2000;343:254-261.

Tasci E, Tezel C, Orki S, Akin O, Falay O, Kutlu CA. The role of integrated positron emission tomography and computed tomography in the assessment of nodal spread in cases with non-small cell lung cancer. Interact Cardiovasc Thorac Surg 2010;10(2):200-3. doi: 10.1510/icvts.2009.220392.

Yoon SH, Goo JM, Lee SM, Park CM, Seo HJ, Cheon GJ. Positron emission tomography/magnetic resonance imaging evaluation of lung cancer: Current status and future prospects. J Thorac Imaging 2014;29(1):4-16. doi: 10.1097/RTI.0000000000000062.

9

폐 기능 검사와 운동 검사

JAMES H. HULL AND SIMON WARD

도입

폐 기능 검사는 호흡기 질환 평가에 중요한 역할을 하며, 질병의 임상 특징 및 영상 기법과 합쳐질 때 진단 정확도를 높인다. 즉, 폐 기능 검사만으로 진단 수 있는 질환은 거의 없다. 하지만, 생리학적 검사는 진단적 접근에서 중요한 부분을 차지하며, 감별 진단을 용이하게 해주는 역할을 한다.

의사는 폐 기능 검사의 진단 정확성과 잠재적인 한계를 숙지하고 폐 기능 검사를 활용해야 한다. 정확한 평가와 해석 전략은 적절한 환자 협조와 해당 검사를 수행할 개인의 능력에 따라 달라진다. 예를 들어, 일부 환자들은 충분한 교육에도 불구하고 폐활량 측정 검사를 힘들어 한다. 또한, 검사 결과의 해석과 적용은 진행한 검사의 질, 정확도, 재현성에 따라 달라진다.

상자 9.1 좋은 검사를 위한 요점

폐 기능 검사를 진행할 때는 항상 다음을 고려한다:
1. 어떤 문제에 답하기 위해 이 검사를 진행하는가?
2. 환자가 검사를 충분히 수행할 수 있는가?
3. 검사 결과는 재현성이 있으며 해석하기에 타당한가?

이번 장의 목적은 의사들이 폐 기능 검사의 원리 및 검사 방법에 대해 이해할 수 있도록 하고, 이보다 더 중요한 점은, 폐 기능 검사와 운동 검사의 선택 및 해석에 대해 논리적이고 실용적으로 접근할 수 있도록 하는 것이다.

질 관리와 신뢰성

과학적 검사에서는 검사를 통해 얻은 결과가 정확한지, 재현성이 있는지 확인하는 것이 중요하다. 특히 이러한 결과가 환자의 질병 진행에 대한 진단과 예후에 용이하게 사용된다면, 이점은 더더욱 중요하다.

정확성과 재현성을 확인하는 유일한 방법은 검사를 진행하는 각 부서와 개인이 철저한 질 관리를 유지하고 신뢰가 가는 과정을 채택하도록 보장하는 것이다.

상자 9.2 좋은 검사를 위한 요점

질 관리와 신뢰성 - 간과하지 말 것
- 폐 기능 자료의 신뢰 여부는 강력한 질 관리와 신뢰 프로토콜에 달려 있다.
- 의사는 획득한 결과에 확신을 갖기 위해 질 관리 접근 방식에 대한 기본적인 이해가 필요하다.
- 질 관리는 장치를 통한 "단순 측정"을 넘어서는 개념이며, 양질의 폐 기능 검사실은 생물학적 대조 자료 측정을 위한 다양한 계수(coefficient)를 제공하고 보고할 수 있어야 한다.

ATS (American Thoracic Society)와 ERS (European Respiratory Society)는 폐 기능 측정에 대한 지침을 발간했다. 이 부분은 마지막의 "더 읽을거리"를 참고한다. 여기에는 매일 해야 하는 정기적인 보정 및 장비 검증에 대한 정보가 실려 있다. 용량 측정기는 이미 검증된 용량을 지닌 정확한 주사기를 사용하여 검증 및 보정할 수 있으며, 가스 분석기는 인증 받은 정확한 가스 혼합물을 사용하여 점검하고 보정할 수 있으며, 압력 측정기는 압력계 등으로 점검해야만 한다. 또한, 주변 온도, 습도, 기압을 정확하게 측정해야만 한다.

"생물학적" 대조 자료는 질 관리에서 중요한 부분을 구성하며, "정상" 대조군에서 폐 기능과 운동 변수들을 측정함으로써 얻을 수 있다. 이 대조 자료는 정기적으로 획득해야 하며, 획득한 자료는 추세 패턴을 기록하고 분석하는데 사용해야 한다. 이러한 분석 유형을 통해 일상적인 보정으로는 확인하기 힘든 경우가 많은 기기의 오작동을 식별할 수 있다. 변수에 따른 간단한 폐 기능 측정을 위한 변동 계수는 일반적으로 (표준편차/평균)×100의 2-8%로 정의하며, 양질의 정보를 제공하는 폐 기능 검사실은 이를 충족해야 한다.

폐 기능 검사

사용할 수 있는 폐 기능 검사는 매우 다양하며, 가장 적합한 검사를 정확하게 선택하는 방법은 어떤 의문을 해결하기 위해 검사를 시행하는지, 그리고 획득한 자료가 진단 또는 예후에 어떤 영향을 미치는 지에 따라 달라진다. 일반적으로, 폐 기능 검사는 대부분의 병원에서 시행할 수 있는 단순 검사와 일부 사례에서 중요하고 가치가 있지만, 아직 접근성은 낮은 특수 검사로 나눌 수 있다.

단순 폐 기능 검사

모든 단순 폐 기능 검사의 변수는 예측치(predicted value)를 참고한다. 예측치는 정상 집단에 대해서 공식으로 만든 회귀 방정식을 통해 생성한다. 성인에게 사용하는 가장 흔한 공식은 ECSC (European Coal and Steel Community) 회귀 방정식이다. GLI (Global Lung Initiative)의 참고치는 향후 폭 넓게 사용될 가능성이 높으며, 의사는 결과를 해석하는데 사용하는 참고 범위와 피험자 집단의 제한점을 알고 있어야 한다.

상자 9.3 좋은 검사를 위한 요점

폐 기능 검사 - 검사 결과는 정상인가?

과거에는 각 변수에 대한 결과를 일반적으로 회귀 방정식에서 얻은 "예측치에 대한 비율"로 표시했었다. 이는 정확하지 않은 진단으로 이어질 수 있기 때문에, 각각의 특정 변수에 대한 표준편차(standard deviation, SD)를 기준으로 자료가 "정상" 범위에서 얼마나 벗어났는지 고려하는 것이 더 타당하다. 환자의 검사 결과에 Z 점수나 잔차 표준편차(residual standard deviation, RSD)를 적용하는 것이 표준에 대한 측정값을 평가하는데 있어 훨씬 더 유용한 방법이다. Z 점수나 RSD는 각 특정 변수 안에 내재된 표준편차 혹은 변동성을 고려하기 때문이다. 일반적으로 ±1.64 SD를 이용하여 상한 및 하한을 설정한다.

$$\text{RSD 혹은 Z 점수} = \frac{(\text{실제 측정 값 - 예측 값})}{(\text{변수의 RSD})}$$

폐활량 검사

폐활량 검사는 가장 흔히 사용하는 폐 기능 검사법이며, 폐 기능에 대한 최초 혹은 유일한 생리학적 평가 방법이다. 실제로 대부분의 1차 진료 시설과 병원 외래에는 환기 능력과 기도 기능을 평가하는데 사용하는 폐활량계가 구비되어 있다.

하지만, 폐활량 측정의 질은 검사를 진행하는 사람의 전문성과 숙련도에 크게 좌우되며, 흔히들 폐활량 검사를 "가장 진행하기 쉬운 검사"라고 부르기도 한다. 따라서 의사에게는 폐활량 검사를 진행하거나 해석하기 전에 충분한 지식과 훈련이

반드시 필요하다.

상자 9.4 좋은 검사를 위한 요점

폐활량측정법
- "가장 진행하기 쉬운 검사방법" 다음을 확인한다.
- 장비가 보정되어 있는지 확인
- 힘을 줘야 시작되는지 확인하고, 기침 및 성문 폐쇄와 같은 흔적(artifact)이 없는지 확인
- 조기 검사 종료, 최대 이하의 노력, 누출, 마우스피스 막힘 등의 흔적이 날숨에 없는지 확인

ERS 2005 지침 내용. 자세한 내용은 "더 읽을거리" 참고
- FVC의 5% 미만이라 추정되는 용량 혹은 0.15 L 중 높은 값으로 시작한다.
- 폐쇄가 있거나 용량-시간 고원(volume-time plateau)에 도달했다면, 날숨 기간은 6초 이상이 되어야 한다.
- 수용 가능한 3개의 호흡곡선(spirogram)을 저장한다.
- FEV_1과 FVC의 가장 큰 두 값이 서로 0.15 L 이내면 수용 가능하다.

폐활량 검사를 통해 얻을 수 있는 가장 간단한 측정값은 자발 폐활량(slow vital capacity)이며, 날숨에서 측정한 경우 자발 폐활량(slow vital capacity, SVC)이라고 하며, 들숨에서 측정한 경우 들숨 폐활량(inspiratory vital capacity, IVC)이라고 한다. 만족할 만한 결과를 얻기 위해서는 적절한 환자 격려가 필요하다. 자발 폐활량 검사에서 노력 폐활량(forced vital capacity)보다 더 높은 날숨 용량(expiratory volume)이 나올 수도 있다. 이는 특히 폐쇄 폐 질환 등에서 기도의 동적 압박(dynamic compression)이 노력 날숨 용량을 감소시킬 수도 있기 때문이다.

노력 날숨 방법은 기도 폐쇄를 유발하는 질병과 호흡근, 흉벽, 가슴막 혹은 폐 사이질 문제 같은 제한 상태(restrictive condition)를 유발하는 다른 질병을 구분할 수 있는 추가 정보를 제공해준다. 방법은 자발 폐활량 측정과 매우 비슷하지만, 환자가 더 이상 숨을 내쉬지 못할 때까지 총 폐용량(total lung capacity, TLC)에서부터 가능한 한 빨리 숨을 내쉬어야 한다는 점이 다르다.

재현 가능한 결과를 얻기 위해서는 여러 번 검사를 진행해야 하며, 재현성이 좋다는 말은 환자가 최대한 노력했음을 의미한다(그림 9.1). 환자에게는 들숨 단계 동안의 측정을 위해 가능한 빨리 총 폐용량(TLC)까지 다시 숨을 들이쉬라고 할 수 있다. 폐활량 검사에서 얻을 수 있는 변수의 정의는 표 9.1을 참고한다.

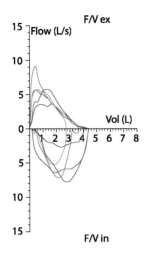

재현성이 떨어지는 폐활량 검사

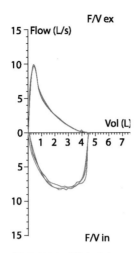

재현성이 좋은 폐활량 검사

그림 9.1 폐활량 검사

표 9.1 폐활량 검사에서 얻을 수 있는 변수의 정의

변수	정의	단위
FEV_1	1초간 노력 날숨량	L
FVC	노력 폐활량. 날숨 전체의 양	L
FEV_1/FVC	FVC에 대한 FEV_1의 비율	%
FEV_1%M	최대 폐활량에 대한 FEV_1의 비율 최대 폐활량은 SVC일 수도 있음	%
SVC	폐활량. 자발 총 날숨량 (slow total expired volume)	L
PEF	최대 날숨 유량	L/min 혹은 L/s
PIF	최대 들숨 유량	L/min 혹은 L/s
MEF_{75}	잔기량(residual volume) 75%에서 최대 날숨 유량	L/min 혹은 L/s
MEF_{50}	잔기량(residual volume) 50%에서 최대 날숨 유량	L/min 혹은 L/s
MEF_{25}	잔기량(residual volume) 25%에서 최대 날숨 유량	L/min 혹은 L/s
FET	노력 날숨 시간	S
$BDFEV_1$	기관지 확장제 사용 후 FEV_1	L
BDFVC	기관지 확장제 사용 후 FVC	L

FEV_1/FVC가 정상의 하한 이하라면 기도 폐쇄를 의심해 볼 수 있다. 정상의 하한은 일반적으로 70%이지만, FEV_1/FVC는 나이가 들면서 감소하기 때문에 환자의 나이에 따라 다르다. 만성 기도 폐쇄에서 폐쇄의 중증도는 일반적으로 예측 FEV_1에 대한 비율에 따라 구분한다(상자 9.5). FEV_1 감소와 최대 날숨 유량(peak expiratory flow, PEF) 측정만으로는 폐쇄 폐 질환을 정의할 수 없다. 이 변수들은 제한성 질환에서 볼 수 있는 것처럼, 단순히 폐용량 감소 때문에도 줄어들 수 있기 때문이다.

폐활량 검사를 통해 얻은 숫자 자료뿐만 아니라 유량-용량 고리(flow-volume loop)는 상당한 임상 정보를 제공해주며, 의사는 이 고리의 모양을 구체적으로 확인해야 한다. 유량-용량 고리의 모양을 눈으로 확인하여 특정 질병의 범주를 식별할 수 있으며, 때로는 구조적 진단을 유추할 수도 있다(그림 9.2, 임상 사례1).

가스 전달

가스 전달 측정법은 폐 기능 검사의 핵심 요소며, 주로 폐 혈액-가스 경계면(blood-gas interface)의 온전성, 가스 교환 표면적, 가스 교환을 위한 혈관 밀도 등을 평가할 때 사용한다. 이는 임상의사들이 폐혈관 질환 같은 폐 모세혈관 체계(capillary bed)의 결핍을 유발하는 질환을 확인하기 위해 가장 많이 사용하는 방법이다.

가스 전달 측정법은 일산화탄소 폐 전달능(transfer capacity of the lung for carbon monoxide, TLCO) 혹은 같은 의미인 일산화탄소 폐 확산능(diffusion capacity of the lung for carbon monoxide, DLCO)과 가스 교환이 가능한 폐용적을 분석해서 얻을 수 있다. 가스 교환 값을 측정하기 위해 사용하는 기법에 대한 자세한 설명은 이번 장의 범주를 벗어나지만, 가장 흔히 사용하는 평가 방법은 한번 숨참기(single-breath holding) 방법이다. 산소 흡수는 확산뿐만 아니라 관류에도 영향을 받는다. 혈색소는 산소로 빠르게 포화되기 때문이다. 따라서 추가 흡수 정도는 폐 혈관계의 재충전(refill)에 달려있다. 일산화탄소는 확

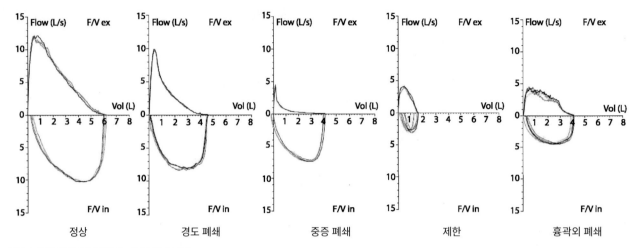

그림 9.2 질병의 병리를 알려주는 유량-용량 고리

산-제한(diffusion-limiting) 가스이기 때문에 혈류에 영향을 받지 않는다. 일산화탄소는 혈색소에 대한 친화도가 산소보다 훨씬 높기 때문에, 시간 흐름에 따른 유의미한 전달을 위해 매우 낮은 가스 농도를 사용한다.

상자 9.6 학습 요점

가스 전달 해석 - 핵심 구성요소

Roughton-Forster 공식은 가스 전달의 변화에 영향을 미치는 요소들을 자세히 설명하고 있다. 이 방정식을 이해하면 값이 감소한 이유를 감별진단할 수 있다.

$$\frac{1}{TLCO} = \frac{1}{Dm} + \frac{1}{\theta Vc}$$

- TLCO = 전달 인자
- Dm = 폐포 상피에서 적혈구로의 막 전도도(membrane conductance)
- θ = 일산화탄소와 혈색소의 반응 비율
- Vc = 모세혈관 안의 혈액량

산소가 폐포에 도달하는 능력이 감소하는 이상분포(maldistribution), 폐포 소실, 가스 표면 교환 감소를 동반한 폐포 공간 확장, 확산 능력 감소, 폐 모세혈관 체계(capillary bed) 소실, 폐포 충전(filling) 등은 모두 가스 전달 값에 영향을 미친다(표 9.2). 이 중에서 폐포 소실은 혈액, 고름, 부종 등으로 인한 폐포 차단, 구역 절제술(segmental resection), 환기 부족 등으로 유발될 수 있으며, 확산 능력 감소는 빈혈이나 혈색소병증(hemoglobinopathy)에서 나타날 수 있다. 폐 모세혈관 체계 소실은 혈전증이나 혈관염 등으로 인해 발생할 수 있으며, 폐포 충전은 부종, 고름, 혈액 등으로 폐포가 가득 찰 때 나타난다.

표 9.2 질병에 따른 가스 전달 상태

질병	DLCO	영향을 받는 요인
천식	정상 혹은 증가	Vc 증가
만성 폐쇄 폐 질환/폐기종	정상 혹은 감소	Dm 감소 Vc 감소
사이질 질환	감소	Dm 감소 Vc 감소
폐외 폐쇄	정상 혹은 증가	Vc 증가
빈혈	감소	Vc 감소
적혈구 증가증	증가	Vc 증가
혈색소병증	감소	θ 감소

참고: 영향을 받는 요인에 대한 설명은 상자 9.6 참고.

폐용적 측정

폐활량 검사로는 총 폐용량(total lung capacity, TLC)에 대한 정보는 얻을 수 없다. 폐의 잔기량(residual volume, RV)은 측정을 위해 폐활량계로 내쉴 수 없기 때문이다(그림 9.5). 따라서, RV를 측정하고 이를 바탕으로 TLC를 측정할 수 있도록 해주는 다양한 측정 기술이 개발되었다. 폐 기능 검사실에서 주로 사용하는 두 가지 방법은 불활성 가스 희석법(inert gas dilution)과 체용적 변동기록법(body plethysmography)이다.

폐쇄 회로 불활성 기체 희석 방법은 폐포 가스가 평형에 도달하고 완전한 가스 혼합이 될 때까지 환자가 농도를 알고 있는 헬륨 같은 불활성 기체가 들어있는 가스 혼합물로 재호흡하는 방법이다. 헬륨은 단일 호흡 가스 전달 측정에 사용되는 가스다. 일반적으로 피험자에게 기능 잔기용량(functional residual capacity, FRC)까지 숨을 내쉰 다음, 가스 혼합물로 재호흡하도록 지시한다. 재호흡을 하는 동안, 추가 산소를 일정하게 공급하면 회로 안에 있는 헬륨 농도는 점차 감소하며, 이는 폐의 가스 혼합을 반영한다. FRC는 회로에 있는 알고 있는 가스의 부

임상 사례 1

새롭게 생긴 기침과 쌕쌕거림 - 유량-용량 고리를 주시한다.

50세 여자 환자가 3년간의 기침, 가래 뱉기 어려움, 간헐적인 쌕쌕거림을 주요 호소 증상으로 내원하였다. 신체 검사에서 정상 호흡음이 들렸고, 흉부 방사선 사진은 정상이었다.

폐활량 검사에서 FEV_1은 3.4 L로 예측치의 119%, FVC는 4.1 L로 예측치의 123%였으며, 모두 정상 이상 값들이 나왔다. 하지만, 유량-용량 고리는 비정상이었으며, 검사 중 초기 노력 날숨 단계에서 재현 가능한 파임(notch)이 보였다(그림 9.3aii).

흉부 컴퓨터 단층촬영을 의뢰하였고, 그 후 경직 기관지내시경(rigid bronchoscopy) 검사에서 경부 기관을 거의 막고 있는 폐쇄 덩이가 발견되었다(그림 9.4a). 이후 덩이에 대한 감량수술을 진행하였고, 면역조직화학(immunohistochemistry)을 이용한 조직 결과는 토리 종양(glomus tumor)과 일치했다. 다시 시행한 폐활량 검사에서 파임이 사라졌음을 확인했다(그림 9.3b). 유량-용량 곡선의 파임은 기류에 "공-판막(ball-valve)" 효과가 있을 가능성을 암시한다.

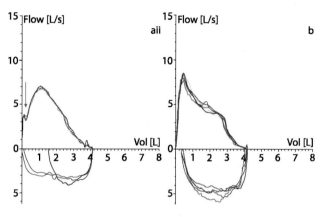

그림 9.3 감량수술(debulking) 전과(aii) 후의(b) 유량-용량 고리

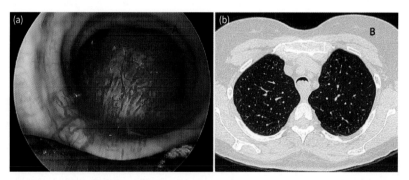

그림 9.4 (a) 경직 기관지내시경으로 확인한 혈관이 매우 많은 기관내 덩이. (b) 축방향 흉부 CT에서 기도를 거의 다 막고 있는 기관 덩이를 볼 수 있다.

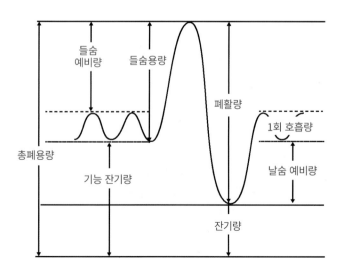

그림 9.5 폐용적의 세분화

피(V), 처음 헬륨 농도(He1), 마지막 헬륨 농도(He2)로 계산할 수 있다. 검사 마지막에는 SVC (slow vital capacity) 후에 최대 들숨 용량(full inspiratory capacity)을 들이마셔 TLC와 RV를 측정한다.

가스 혼합이 양호한 환자는 이 방법으로 체용적 변동기록법에 근접한 폐용적을 산출할 수 있다. 하지만, 폐쇄 폐 질환 환자 같이 환기가 불균등한 피험자나 극단적인 사례이지만 막혀있는 폐기종성 큰공기집(sealed emphysematous bullae)이 있는 환자는 FRC가 저평가되고, 따라서 TLC, RV도 저평가될 수 있다.

폐용적을 측정하기 위한 더 바람직한 방법은 전신 체용적 변동기록법(whole body plethysmography)이다. 이 방법은 온도가 일정하면, 기체의 압력(P)은 용적(V)에 반비례한다는 Boyle의 법칙을 기반으로 한다. 공식으로 나타내면 $P \times V$ = 일정, 혹은 $P_1V_1 = P_2V_2$로 표시할 수 있다. 간략하게 설명하자면, 피험

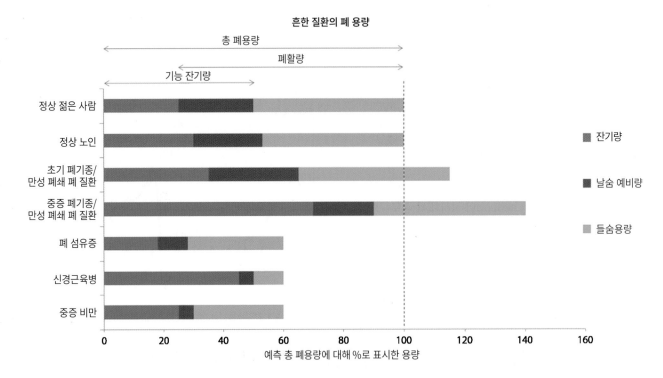

그림 9.6 임상 상태에 따른 폐용적의 세분화

자는 밀폐된 공간에 앉아있고, 호흡법을 바꿀 때 나타나는 체용적 변동기록기(plethysmograph)의 압력 변화를 압력 변환기를 이용하여 측정할 수 있다. 체용적 변동기록기는 통칭 "body box"라고도 한다. 이 검사법에서는 폐 쪽으로 기체의 흐름이 없을 때 폐포의 압력 변화는 환자의 입에서 입안 압력(mouth pressure)으로 측정 가능하다고 가정한다. 이는 피험자가 숨을 쉬는 동안 일반적으로 FRC에서 기도가 닫히는 개폐 기전을 이용한다. 이 호흡 직후, 완전히 숨을 내쉬고, 폐활량계를 이용하여 들숨 폐활량(inspiratory vital capacity, IVC)에 뒤따라오는 날숨 예비량(expiratory reserve volume, ERV)을 측정한다. 그 후 모든 폐 용적을 계산하고 임상적 세부사항을 고려해 결과를 해석한다.

$$FRC - ERV = RV, RV + IVC = TLC$$

용적이 일정한 전신 체용적 변동기록법은 기도 저항 측정에도 사용할 수 있다. 기도 저항은 기도로 특정한 기체 흐름을 생성하기 위해 필요한 폐포의 압력 변화로 정의할 수 있다. 기도 저항 측정은 폐활량 검사를 안정적으로 진행할 수 없는 피험자를 평가할 때 유용할 수도 있다. 임상 상태에 따른 폐용적 분포 정도는 그림9.6에서 확인할 수 있다.

폐 기능 해석 방법

폐 기능 검사 결과의 해석은 획득한 자료의 질 평가에서부터 시작해야 하며, 자료, 특히 유량-용량 고리의 모양, 재현 가능한 유량-용량 고리 확인, 폐용량(vital capacity) 측정의 신뢰성 등에 대한 검토를 권장한다.

그 후, 해석 전략은 검사를 시행한 이유를 해결하는 방법에 따라 달라진다. 이는 대체로 반복 과정이며, 검사 결과의 부분들은 시행한 검사의 다른 측면도 볼 수 있도록 검토하고 해석해야 한다. 그림 9.7은 폐 기능 검사의 해석 방법을 보여준다.

특수 폐 기능 검사

기관지유발 검사

기관지유발 검사(bronchoprovocation test) 혹은 기도 과민성 (airway hyperresponsiveness, AHR) 검사는 천식을 진단하거나 배제하기 위한 "가장 좋은" 방법으로 활용되며, 주로 폐활량 검사가 정상인 환자들이 적응 대상이 된다. 이 방법은 근본적으로 기도를 "자극"하여 가변적인 기류 폐쇄 경향을 탐지하거나 부정하는데 사용된다.

기관지유발 검사는 직접법과 간접법으로 나뉜다. 직접법은 직접 기도 평활근 수축을 유발하며, 간접법은 기관지수축을 촉진하기 위해 간접 매개물질 경로를 이용한다. 검사는 일반적으로 피험자에게 히스타민(histamine) 같은 유발 물질을 점차 많은 양을 흡입하게 하고, 용량을 증량할 때마다 폐활량 검사

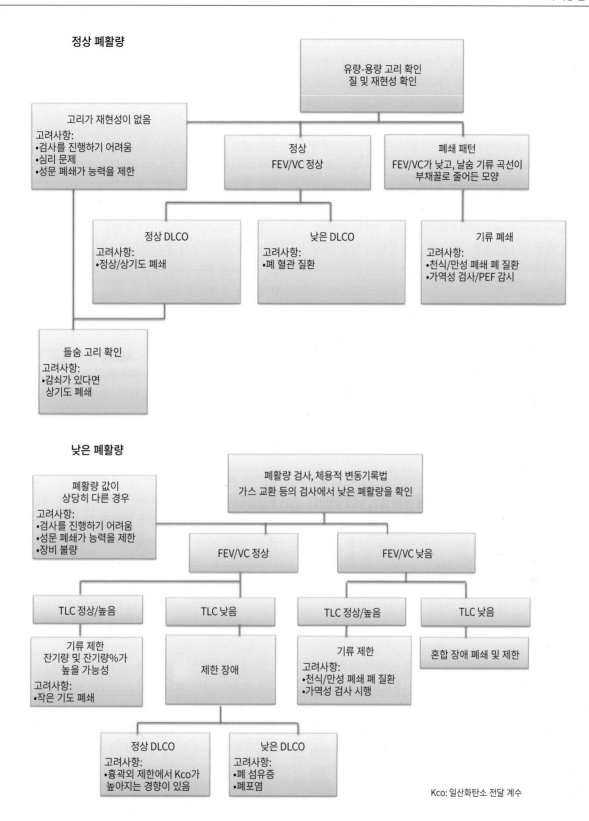

정상 폐활량

유량-용량 고리 확인
질 및 재현성 확인

고리가 재현성이 없음
고려사항:
•검사를 진행하기 어려움
•심리 문제
•성문 폐쇄가 능력을 제한

정상
FEV/VC 정상

폐쇄 패턴
FEV/VC가 낮고, 날숨 기류 곡선이
부채꼴로 줄어든 모양

정상 DLCO
고려사항:
•정상/상기도 폐쇄

낮은 DLCO
고려사항:
•폐 혈관 질환

기류 폐쇄
고려사항:
•천식/만성 폐쇄 폐 질환
•가역성 검사/PEF 감시

들숨 고리 확인
고려사항:
•감쇠가 있다면
 상기도 폐쇄

낮은 폐활량

폐활량 검사, 체용적 변동기록법
가스 교환 등의 검사에서 낮은 폐활량을 확인

폐활량 값이
상당히 다른 경우
고려사항:
•검사를 진행하기 어려움
•성문 폐쇄가 능력을 제한
•장비 불량

FEV/VC 정상

FEV/VC 낮음

TLC 정상/높음

TLC 낮음

TLC 정상/높음

TLC 낮음

기류 제한
잔기량 및 잔기량%가
높을 가능성
고려사항:
•작은 기도 폐쇄

제한 장애

기류 제한
고려사항:
•천식/만성 폐쇄 폐 질환
•가역성 검사 시행

혼합 장애 폐쇄 및 제한

정상 DLCO
고려사항:
•흉곽외 제한에서 Kco가
 높아지는 경향이 있음

낮은 DLCO
고려사항:
•폐 섬유증
•폐포염

Kco: 일산화탄소 전달 계수

그림 9.7 폐 기능 해석을 위한 알고리듬

를 시행한다. 일반적으로 검사 결과는 정해진 흡입 용량에서 미리 설정해둔 FEV_1 감소가 있을 때 양성이라고 판단한다. 예를 들자면, 히스타민 농도 16 mg/mL 이하에서 FEV_1이 20% 감소 같은 방법이다.

기관지유발 검사를 고려할 때는 간접법과 직접법의 상대적 장점을 알아야 하며, 검사를 통해 해결하고자 하는 임상적 문제를 보다 구체적으로 알고 있어야 한다(상자 9.7). 직접 기관지 유발 검사에서 얻어진 값은 진단에 대한 Bayesian 접근(Bayesian approach) 방식으로 해석해야 한다. 즉, 천식 진단을 위한 사전검사에서 가능성이 낮다면, 경도 혹은 중등도의 직접 반응은 결과에 큰 영향을 미치지 않는다.

상자 9.7 학습 요점

기관지유발 검사 - 어떤 검사를 언제 시행하는가?
- 기관지유발 검사의 해석은 천식 진단을 위한 사전검사 가능성에 영향을 받는다. 즉 기도 질환이 있을 가능성이 없는 환자에서 경도 양성 결과가 나와도 진단을 확정하지 않는다.
- Mannitol이나 정상이산화탄소혈증 자발 과다호흡(eucapnic voluntary hyperpnoea) 같은 간접 기관지유발 검사는 기관지수축을 매개하기 위해 염증 경로 활성이 필요하며, 따라서 항염증 치료 여부를 고려해야 한다.
- 직접 기관지유발 검사는 무증상 피험자에서도 양성이 나올 수 있으며, 이 검사의 가장 큰 가치는 음성일 경우 증상 유발 원인에서 천식을 배제할 수 있다는 점이다.

운동 유발 천식을 진단할 때는(임상 사례2 참고), 기관지수축을 유발하는 근본 자극, 다시 말해 운동 상황을 재현하는 간접 기관지유발 검사가 더 합리적이다.

호흡 근력 검사
호흡 근력 평가는 다양한 방법으로 진행할 수 있다. 체위별 폐활량 검사(positional VC test) 같은 간단한 비침습 방법은 선별 도구로 사용할 수 있다. 예를 들자면, 앉아있을 때에 비해 누웠을 때 폐활량이 20% 이상 감소하는 경우 등이다. 하지만 이제는 입 또는 코에서 최대 들숨 압력(maximal inspiratory pressure, MIP)과 최대 날숨 압력(maximal expiratory pressure, MEP)을 측정하는 간단한 비침습 기구를 사용할 수 있다.

일반적으로 말해서, 정상 코안 들숨 압력(sniff nasal inspiratory pressure, SNIP)을 생성할 능력이 있다는 말은 호흡기의 신경-가로막 축(neural-diaphragm axis)이 온전하다는 의미다. 이 검사의 "정상 값"은 범위가 넓기 때문에, 이 검사의 유용성은 아마도 획득한 값이 정상 범위 내에 있을 때, 즉 호흡 근력 약화의 근거가 없다고 결론 내릴 때 가장 좋을 것이다. 획득한 값이

낮은 경우, 수의근 약화인지 불수의근 약화인지 감별하기 위해 추가적인 더 침습적인 기술이 필요할 수도 있다. 그림 9.10에 호흡근 약화에 대한 접근 방식의 알고리듬이 나와 있다.

폐 순응도 측정
폐의 팽창성, 즉 폐 순응도(lung compliance)는 호흡의 고유한 구성요소며, 들숨 혹은 날숨 전체에 걸친 압력-용적 곡선의 관계로 설명할 수 있다. 폐와 호흡 근육의 기존 탄력 반동(elastic recoil), 폐 실질과 혈관 구조물 같은 기도와 세엽(acinus)의 지지 골격, 폐포 자체의 표면 장력과 같은 다양한 요인이 이 관계에 영향을 미친다. 전체 흉곽 순응도(thoracic compliance)는 흉곽 및 가로막이 만드는 흉벽 순응도와 폐 순응도의 결과다. 이는 탄성으로 요약할 수 있다.

이 측정법의 실질적인 중요성은 최근에는 다소 제한적이다. 이 시술은 침습적이며, 식도에 도관을 삽입해야 하며, 따라서 환자의 수용성이 낮기 때문이다. 또한 기술적으로 더 까다롭기 때문에, 대부분의 다른 호흡기 측정법에 비해 재현성이 떨어지며, 이에 반해 이제는 최신 영상 기법이 더 많은 임상 정보를 제공한다.

정적 폐 순응도(static lung compliance)는 TLC에서 RV까지 자발 날숨(slow expiration) 동안 측정하며, 가슴막경유 압력(transpleural pressure)의 단위 변화당 폐 용적의 변화로 계산한다. 따라서, "굳은 폐(stiff lung)"는 압력 단위 변화 당 용적 변화가 작으며, "유연한 폐(floppy lung)"는 압력 단위 변화 당 용적 변화가 크다. 한 쪽에는 입안 압력을 측정하고 다른 쪽에는 식도 압력을 측정하는 차등 압력 변환기를 사용하면 폐내외압력차(transpulmonary pressure)를 직접 측정할 수 있다.

동적 폐 순응도(dynamic lung compliance)는 일반적으로 느리고 조용한 상시 호흡(slow quiet tidal breathing) 동안 측정하며, 압력과 용적의 관계가 일직선이 아니다. 동적 폐 순응도는 작은 기도의 기능을 검사할 때 사용한다. 폐쇄 폐 질환이 있는 환자에서 동적 순응도는 호흡수가 증가함에 따라 감소하며, 이는 기도 협착의 근거로 활용할 수 있다.

동적 순응도 측정은 임상에서는 거의 사용하지 않는다. 체용적 변동기록법(plethysmography)의 기도 저항과 유량-용량 고리 측정법이 결과를 얻기가 더 쉬우며, 두 가지 모두 비슷한 정보를 제공하기 때문이다.

저산소 흡입 유발 검사
저산소혈증이 어느 정도 있으면서 비행기로 여행을 원하는 환

임상 사례 2

간접 기관지유발 검사를 이용한 운동 유발 천식 진단

28세 운동선수가 최근 6개월간 운동 후 나타나는 기침, 숨가쁨, 쌕쌕거림을 주요 호소 증상으로 내원하였다. 신체 검사, 흉부 방사선 사진, 안정기 폐활량 검사는 정상이었다. 정상이산화탄소 자발 과호흡(eucapnic voluntary hyperpnea)의 형태로 간접 기관지유발 검사를 시행하기로 하였다(그림 9.8). 이 검사를 위해서는 약 6분간 건조하고 차가운 공기를 격렬하게 흡입해야 하며, 전 후로 폐활량 검사를 시행하였다. 이 검사는 기도 표면의 부피 삼투압 변화를 유도하여 "운동"의 병태생리를 모방하기 때문에, 운동 유발 천식을 진단하기에 좋은 대리 검사법이다. FEV_1이 기준선에서 10% 이상 감소하면 진단할 수 있으며, 이번 사례에서는 진단을 확정하였다(그림 9.9)

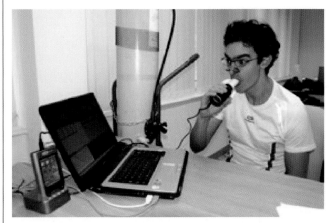

그림 9.8 건조한 공기로 간접 기도유발 후 폐활량 검사를 진행 중인 피험자

Recovery:	3 min	5 min	7 min	10 min	15 min	20 min	25 min	30 min
FEV_1 (L)	3.7	3.88	3.88	4.46				
FEV_1 변화(%)	**-17**	**-13**	**-13**	**+1**	참고: 기관지 확장제는 8분에 투여.			
FVC (L)	6.14	6.05	6.15	6.26				
FEV_1 / FVC (%)	60	64	63	71				
PEF (L/min)	9.15	8.91	8.76	10.63				
MEF_{25-50} (L/S)	2.06	2.32	2.21	3.06				

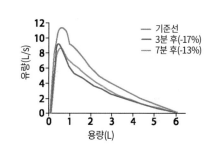

그림 9.9 폐활량 검사 결과에서 FEV_1이 절단값(cutoff value)인 10% 아래로 떨어진 것을 볼 수 있다.

자에게는 여행 전에 저산소 흡입 유발 검사(hypoxic inhalation challenge test), 즉 비행 적합성 검사(fitness to fly test)를 진행하는 것이 논리적이면서 신중한 결정이다.

여행용 비행기 객실은 대부분 기체 고도와 관계 없이 최대 고도 2400 m와 비슷한 기압을 유지한다. 저압 저산소증은 산소 분압과 고도의 역관계 때문에 발생하며, 비행기가 상승 중 폐포 산소 분압(PAO_2)이 감소하여 동맥혈 산소화가 감소하게 된다. 이는 주변 압력 감소로 인해 기압이 낮아지는 비행기 객실 안에 있을 때 발생하며, 해수면에서 약 15%의 산소로 호흡하는 것과 같은 효과를 나타낸다.

저압실(hypobaric chamber)은 비행 평가에 "가장 좋은" 방법이지만, 비용이 많이 들고 번거롭기 때문에 널리 사용되지는 않는다. 임상 검사에 사용되는 대체 방법에는 저산소 유발 검사(hypoxic provocation test, HPT)가 있으며, 이는 FiO_2 0.15로 호흡할 때의 저산소혈증 정도에 대한 정보를 제공해 준다.

안정 상태인 호흡기 질환이 있으며, 비행기 여행을 계획하고 있는 승객 관리를 위한 BTS (British Thoracic Society) 권장사항은 환자의 산소 보충 여부를 평가하기 위해 사용할 수 있으며, 실제 필요한 유속(flow rate)도 결정할 수 있다. HPT 결과에서 PaO_2가 6.6 kPa (≒ 50 mmHg) 이하 혹은 SpO_2 85% 이하면 비행 중 산소 공급이 필요함을 시사한다. 검사 결과의 예시는

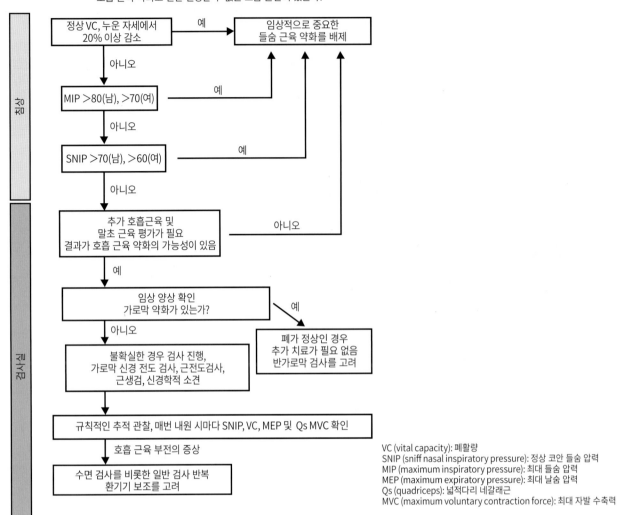

호흡 근육 약화로 인한 설명할 수 없는 호흡 곤란이 있는가?

VC (vital capacity): 폐활량
SNIP (sniff nasal inspiratory pressure): 정상 코안 들숨 압력
MIP (maximum inspiratory pressure): 최대 들숨 압력
MEP (maximum expiratory pressure): 최대 날숨 압력
Qs (quadriceps): 넓적다리 네갈래근
MVC (maximum voluntary contraction force): 최대 자발 수축력

그림 9.10 호흡근 약화 평가의 알고리듬(From Polkey, MI, Green, M, Moxham, J, Thorax, 50, 1131-1135, 1995.)

그림 9.11에 나와있다.

기체 팽창은 비행기로 여행하는 환자에게 또 다른 문제가 될 가능성이 있다. 객실 기압이 감소하기 때문에, Boyle의 법칙에 따라 폐에서 기체가 팽창한다. 이는 큰공기집(bullae) 같은 곳에 기체가 잡혀서 재분배되지 못할 때만 문제를 유발한다.

운동 검사

도입

운동 불내성은 많은 호흡기 질환의 주요 임상 특징이다. 실제로 안정 시 호흡 곤란이 있으면 대부분 운동 시 호흡 곤란이 악화되며, 환자가 처음으로 병원을 찾게 되는 핵심 원인인 경우가 많다.

운동 검사는 폐 질환을 초기에 진단하고 실제 장애 정도를 추정할 수 있는 방법을 제공해준다. 또한 만성 진행 폐 질환이 있는 환자에서 중요한 예후 정보를 제공해주기도 하며, 수술 전 평가에서 점점 더 많이 사용되고 있다(상자 9.8).

상자 9.8 학습 요점
운동 검사의 핵심 적응증
• 운동 능력 확인
• 운동 불내성의 원인 결정
• 예후 정보 제공
• 수술 전 평가
• 운동 저산소혈증 확인
• 정상인 경우 재보증(reassurance)

저산소 흡입 유발 검사

성명: xxxxxxx   차트 번호: xxxxxx   날짜: xxxxxx

나이: 78   진단명: 만성 폐쇄 폐 질환   병동: xxx

최종 비행의 목적지 및 날짜: 캐나다, 2005

추후 비행의 목적지 및 날짜: 그란 카나리아, 2013년 8월

마지막 기흉 발생일: 해당 사항 없음

FiO$_2$	0.21	더글라스 주머니 0.15	특수 비행적합성 0.15	0.15 + 코 삽입관을 통해 2 L/min으로 산소 공급	0.15 + 코 삽입관을 통해 4 L/min으로 산소 공급
H$^+$ (nmol/L)	36.9	34.4			
PaCO$_2$ (mmHg)	51	45			
PaCO$_2$ (mmHg)	71	41			
HCO$_3$ (mmol/L)	33.3	31.5			
BE (mmol/L)	7.4	6.8			
SaO$_2$ (%)	94.5	79.0			
SpO$_2$ (%)	96	80	80	95	100
PtcCO$_2$ (mmHg)	-	-	48	51	50
HR	91	86	93	85	84

소견:

상기 환자는 항공 여행을 위해 추가 산소가 필요할 것으로 사료됩니다. 비행 중 코 삽입관을 통해 산소를 2 L/min으로 공급하면 환자의 PtcCO$_2$를 유의미하게 상승시키지 않으면서도, 환자의 SpO$_2$를 약 95%로 유지할 수 있으며, 산소 공급량을 4 L/min으로 증가시키면 환자의 SpO$_2$를 100% 근처로 유지할 수 있을 것으로 사료됩니다. 다만, 환자가 전반적으로 고이산화탄소혈증인 점을 유의해 주시기 바랍니다. 상기 환자는 가스 걸림이 있으며, 약 2.4 L로 측정되었습니다. 이 용적 혹은 이 중 일부는 비행 중 팽창할 수도 있으며, 고립 큰공기집(isolated bullae)의 경우 최대 38%까지 팽창할 수 있습니다.

그림 9.11 저산소 유발 검사 결과의 예시

하지만 의사가 "올바른 검사를 올바른 환자에게 올바른 시기"에 선택하는 것이 중요하다. 따라서, 운동 검사의 방법을 고려해야 한다. 일부 환자는 걸을 때 호흡 곤란을 호소하기 때문에 자전거 근육힘기록기(ergometer)로 시행한 검사에서 얻은 결과는 해석에 적합하지 않으며 해석하기도 어렵다. 앞서 언급한 검사들처럼 의미 있는 자료를 획득하기 위해서는 환자의 적절한 노력이 반드시 필요하다.

연구에 따르면 호흡 곤란은 FEV$_1$과 같은 정적 검사보다 환자의 전반적인 예후와 더 깊은 관련이 있다. 실제로, 집단의 폐 기능 장애 정도와 운동 내성은 직접 관련이 있지만, 한 개인을 보면 폐활량 검사의 지표와 최대 운동 능력은 상대적으로 관련이 적다.

따라서 운동 검사는 검사 장비에서 만들어내는 "스트레스" 기간에 대한 통합된 생리적 반응, 즉 호흡기계와 심혈관계의 반응을 모두 평가하여 "실제 생활" 생리의 재현 혹은 모의 실험을 목표로 한다. 운동 검사의 목표는 증상 유발 및 반응 변수 측정이다.

임상 운동 검사의 역할은 지난 20년간 계속 진화해왔으며, 이제는 설명할 수 없는 호흡 곤란, 여러 만성 폐 질환의 예후, 운동 유발 천식 진단 등의 평가에서 핵심 요소로 여겨지고 있다. 또한, 수술 전 평가에서 위험도 분류에 점점 더 많이 활용되고 있다.

다양한 운동 검사 및 프로토콜이 나와있지만, 크게 "현장(field)" 검사와 "검사실" 검사로 나눌 수 있다. 현장 검사의 예로는 6분 걷기 검사 등이 있으며, 검사실 검사의 예로는 심폐 운동 검사(cardiopulmonary exercise testing, CPET) 등이 있다. 완전히 통합된 CPET는 운동 불내성을 평가하기 위한 "가장 좋은" 방법이라 여겨진다.

심폐 운동 검사

심폐 운동 검사는 환자가 휴식 상태에서 피로 상태에 이를 때까지 트레드밀(treadmill)이나 자전거 근육힘기록기(cycle ergometer)에서 운동을 하는 통합 검사다.

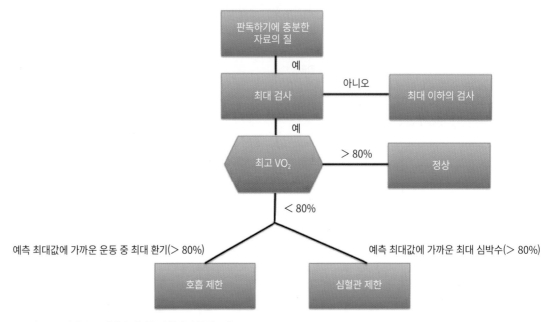

그림 9.12 심폐 운동 검사의 해석을 위한 간단한 접근법

검사는 일반적으로 자전거 근육힘기록기의 경우 3분의 휴식 시간 후에 3분간 부하 단계(unloaded phase)를 진행하고, 그 후 더는 운동을 지속하지 못할 때까지 매분마다 힘을 20 W (watt)씩 올려가는 식으로 부하를 점점 늘려간다. 검사 프로토콜과 접근방식은 환자의 기능 수준에 따라 결정하지만, 일반적으로 운동 시간이 6분에서 10분 사이가 되도록 한다.

검사 중에 환자는 환기와 날숨 가스에 대한 정보를 얻을 수 있도록 마우스피스나 안면 마스크를 착용한다. 이를 통해 환기, 산소 소비, 이산화탄소 생성에 대한 통합 정보를 얻을 수 있으며, 의사의 감독하에 검사를 진행하는 것이 가장 좋은 방법이다. 이는 안전상의 이유 때문이 아니라 생리 스트레스에 대한 반응과 최대 심박수일 때의 환자 상태에 대해 실시간으로 평가할 수 있기 때문이다.

획득한 결과를 해석하기 전에 환자가 최대 노력으로 운동했는지 여부를 확인하는 것이 중요하다. 최대 노력으로 운동했음을 알려주는 지표에는 호흡 장애가 없는 환자에서 예상 최대치에 근접한 심박수, 호흡 교환 비율(respiratory exchange ratio) 1.1 이상 증가, 혈중 젖산(lactate) 수치 4 mEq 이상 증가 등이 있다.

진행하는 외부 운동에 비례하여 심박수, 환기 같은 생리 변수가 증가하며, 획득한 자료의 패턴을 기반으로 운동 내성을 제한하는 생리 요인을 해석할 수 있다.

CPET 중에 측정하는 핵심 변수는 최고 산소 소모량, 즉 최고 VO_2다. 이 값은 앞으로의 해석을 위한 중심이자 첫 번째 단계다(그림 9.12). 그 후, 검사 결과는 크게 다음과 같이 해석할 수 있다. 1) 운동에 대한 정상 반응, 2) 심폐 제한 혹은 호흡 제한의 근거가 있는 반응 장애, 3) 심폐 제한 혹은 호흡 제한에 대한 특정한 근거가 없는 반응 장애.

하지만, CPET 검사는 환기 제한이나 심장 박출량(cardiac output)의 잠재적 문제 같은 생리적 제한 패턴은 보여줄 수 있지만, 정확한 진단을 확정할 수 있는 경우는 거의 없다는 점을 인식하고 있어야 한다. 즉, CPET 검사만으로는 사이질 폐 질환을 진단할 수 없다.

문제

1. 검사실에서 질 관리와 신뢰성은 어떤 경우에 필요한가?
   ① 특정 권장사항에 따라 모든 장치를 교정할 때
   ② 정기적인 측정을 하는 정상 피험자 같은 생물학적 대조군을 사용할 때
   ③ 장비 청소에 대한 엄격한 준수가 필요할 때
   ④ 측정의 재현성에 대한 양호한 근거가 필요할 때
   ⑤ 모두 다 맞다.

2. 다음 중 유량-용량 고리의 그래프 모양에서 얻을 수 있는 정보는?
   ① 기류 폐쇄의 근거
   ② 제한성 폐 질환 과정을 확인

③ 성대 기능장애를 진단
④ 큰 기도를 막고 있는 덩이
⑤ 모두 다 맞다.

3. 가스 전달 값 중 하나인 일산화탄소 전달 계수(Kco)가 감소
하는 원인을 모두 고르시오.
① 천식
② 폐 색전증
③ 폐 출혈
④ 폐기종
⑤ 특발 폐 섬유증

4. 다음 중 호흡 근력이 온전함을 나타내는 지표를 모두 고르
시오.
① 흉부 방사선 사진에서 가로막이 정상 위치에 있다.
② 앉은 자세에 비해 누웠을 때 폐용적이 20% 이상 감소한
다.
③ 코안 들숨 압력(SNIP)이 70 이상으로 유지된다.
④ 최대 들숨 압력(MIP) 값이 50 미만이다.
⑤ 가스 전달 값이 높다.

5. 심폐 운동 검사에 대한 아래의 설명 중 옳은 것을 모두 고르
시오.
① 환자가 심장 혹은 호흡기 문제로 인해 숨가쁨이 발생하
는지 확인할 수 있다.
② 사이질 폐 질환을 진단할 수 있다.
③ 수술 위험도를 분류할 수 있다.
④ 특발 폐 섬유증에서 예후 정보를 제공할 수 있다.
⑤ 모두 다 맞다.

더 읽을거리

Brusasco V, Crapo R, Viegi G. General considerations for lung function testing. Eur Respir J 2005;26:153-61.

Brusasco V, Crapo R, Viegi G. Interpretative strategies for lung function tests. Eur Respir J 2005;26:948-68.

Brusasco V, Crapo R, Viegi G. Standardisation of the measurement of lung volumes. Eur Respir J 2005;26:511-22.

Brusasco V, Crapo R, Viegi G. Standardisation of spirometry. Eur Respir J 2005;26:319-38.

Brusasco V, Crapo R, Viegi G. Standardisation of the single-breath determination of carbon monoxide uptake in the lung. Eur Respir J 2005;26:720-35.

Coker RK, the BTS Air Travel Working Group. Managing passengers with stable respiratory disease planning air travel: British Thoracic Society recommendations. Thorax 2011; 66(Suppl 1):i1-30.

Cotes JE, Chinn DJ, Miller MR. Lung Function. Physiology, Measurement and Application in Medicine, 6th ed. Blackwell Publishing; 2006.

ERS Task Force, Palange P, Ward SA, Carlsen KH, Casaburi R, Gallagher CG, Gosselink R, O'Donnell DE, Puente-Maestu L, Schols AM, Singh S, Whipp BJ. Recommendations on the use of exercise testing in clinical practice. Eur Respir J 2007;29:185-209.

Gibson GJ. Clinical Tests of Respiratory Function, 3rd ed. Hodder Arnold Publishing; 2009.

Wasserman K, Sietsema K, Hansen J, Sue D, Stringer W, Sun X-G, Whipp BJ. Principles of Exercise Testing and Interpretation, 5th ed. Lippincott Williams & Wilkins; 2011.

PART 3

임상 술기

10 기관지 내시경   124
Zaid Zoumot and Daniela Gompelmann

11 기관지 초음파(EBUS)와 내시경 초음파(EUS)   143
Jouke T. Annema and Laurence Crombag

12 가슴막 술기   152
Luke Garske and Claire Tobin

13 내과적 흉강경 검사   169
Jason Akulian and David Feller-Kopman

14 중재 영상의학   174
Evangelos Skondras, Fernando Rukshan, and Simon Padley

10

기관지 내시경

ZAID ZOUMOT AND DANIELA GOMPELMANN

도입

기관지 내시경은 내시경 기구로, 기도로 삽입하면 기도의 내강(lumen)과 점막을 볼 수 있다. 기관지 내시경으로 분비물, 기관내 점막, 폐 실질, 폐 결절의 검체 채취뿐만 아니라 이물질 제거, 종양 부피감량(debulking), 스텐트 삽입, 진행 폐기종 치료에서 폐용적 축소술, 중증 불응 천식에서 기관지 열성형술(thermoplasty) 같은 치료 중재술도 시행할 수 있다. 최근 몇 년 동안 초음파 기술이 기관지 내시경에 통합되면서 기도벽의 층별 구조를 자세하게 볼 수 있게 되었을 뿐 아니라, 실시간 조직 검체 채취의 길잡이가 되는 림프절, 덩이 병변(mass lesion), 혈관 같은 기도 벽에 근접한 관외 구조물(extraluminal structure)도 자세하게 볼 수 있게 되었다. 기관지 내시경의 치료 및 진단 능력은 계속 확장 중이며, 호흡기 질환의 진단 및 치료에서 호흡기내과 전문의를 위한 이 필수 도구의 역할은 계속 넓어지고 있다.

기관지 내시경의 종류

기관지 내시경 검사를 위해서는 기관지 내시경, 광원(light source), 영상 처리기(image processor), 영상을 보기 위한 모니터가 필요하다(그림 10.1). 연결 케이블로 경직 기관지 내시경(rigid bronchoscope)이나 굴곡 기관지 내시경(flexible bronchoscope)의 제어 본체에 광원과 영상 처리기를 연결한다.

굴곡 기관지 내시경

굴곡 기관지 내시경(flexible bronchoscopy)은 가장 일반적인 형태의 기관지 내시경으로 국소 마취나 전신 마취로 시행할 수 있다. 국소 마취의 경우 진정 없이도 가능하며, 중도 진정(moderate sedation)이나 깊은 진정(deep sedation)으로 할 수도 있다. 굴곡 기관지 내시경에는 근위부가 제어 본체에 부착된 굴곡 삽입 관(flexible insertion tube)이 있다(그림 10.2). 제어 본체의 레버는 굴곡관의 원위부를 굴곡(flexion) 및 신전(extension)할 수 있도록 해주며, 단일 평면을 기준으로 중립 위치에서 최대 160°에서 190°까지 움직일 수 있다. 이 움직임에 제어 본체의 수동 회전을 합치면 삽입관의 원위부 끝 부분을 원하는 방향으로 향하게 할 수 있다. 일부 기도는 접근하기 어렵다. 따라서, 신형 기관지 내시경에는 삽입관의 회전 기능이 추가되었고, 이를 통해 접근하기 어려운 기도로의 접근성과 시각화가 개선되었다. 제어 본체에는 흡인(suction)을 위한 접속부(port)와 작업 통로(working channel)로 기구를 보낼 수 있는 구멍이 있다. 제어 본체에 있는 버튼 4개로 영상 캡쳐를 위해 비디오를 멈출 수 있으며, 백색광(white light)에서 협대역(narrow band)으로 모드를 변경할 수 있으며, 기능이 포함된 기관지 내시경이라면 자가형광 기관지 내시경(autofluorescence bronchoscopy, AFB)으로도 모드를 변경할 수도 있다.

삽입 관 안에는 기도로 빛을 전달하기 위한 두 개의 광섬유 광원 다발(fiberoptic light bundle), 제어 본체로 영상을 다시 전달하기 위한 한 개의 광섬유 혹은 전기 리턴 번들(return bundle), 기구가 이동하는 작업 통로(working channel), 원위부 끝 부분을 레버와 연결해주는 케이블이 들어있다. 최신 비디오 기관지 내시경은 끝 부분에 있는 전하결합소자(charge coupled device, CCD)를 사용하여 고해상도 영상을 전기 번들(electric bundle)을 통해 모니터로 전송한다(그림 10.3). 비디오 기관지 내시경은 영상을 다시 전송하기 위해 광섬유 통로 끝 부분에 연결된 렌즈를 이용하는 기관지 내시경을 대부분 대체했다.

표준 진단 기관지 내시경은 외경이 4.0 mm에서 4.6 mm이며, 기구 통로는 직경이 2.0-2.2 mm다. 이 기관지 내시경은 대부분의 진단 및 치료 기관지 내시경 검사에 적합하다. 고해상도 CCD는 크기가 크기 때문에, 삽입관의 말단 부위에 더 많은 공간이 필요하며, 따라서 직경이 큰 삽입관이 필요하다. 현재는 외경이 3.1 mm인 매우 얇은 기관지 내시경도 사용할 수 있으며, 5차 기관지(fifth generation bronchi) 아래까지 접근할 수 있

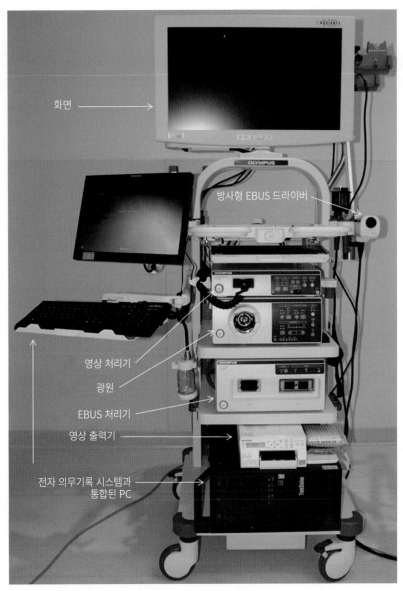

그림 10.1 기관지 초음파(EBUS)가 장착된 굴곡 기관지 내시경 세트

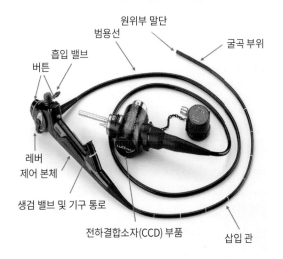

그림 10.2 굴곡 기관지 내시경

지만, 이는 작업 통로를 희생한 결과로 이 기관지 내시경의 작업 통로는 1.7 mm에 불과하다. 작업 통로의 크기가 2.8-3.2 mm인 치료 기관지 내시경은 더 큰 기구를 넣을 수 있을 뿐만 아니라 흡인도 효과적으로 할 수 있으며, 특히 지혈(bleeding control)에 관련된 시술 안정성을 향상시켜준다. 원위부 말단에 선형 배열 초음파 탐색자(probe)가 부착된 전용 기관지 내시경, 즉 선형(linear) 기관지 초음파(endobronchial ultrasound, EBUS)는 기관 및 주기관지 근처에 있는 림프절과 덩이에 대한 실시간 검체 채취를 가능하게 해준다. EBUS에 대해서는 11장을 참고한다.

경직 기관지 내시경

경직 기관지 내시경(rigid bronchoscopy) 검사는 전신 마취가 필

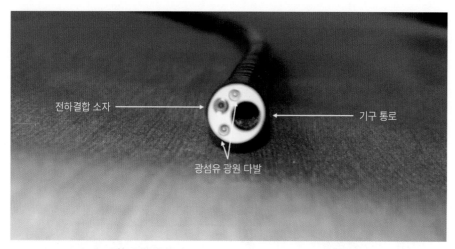

전하결합 소자

기구 통로

광섬유 광원 다발

그림 10.3 굴곡 기관지 내시경의 원위부 말단

요하며, 기관(trachea)으로 길고 곧은 금속 관을 삽입한다. 근위부 접속부(port)는 경직 기관지 내시경과 환기기(ventilator)를 연결해주며, 흡인 카테터를 위한 접근부가 있다. 경직 기관지 내시경은 기관 또는 주기관지 중 어디에 접근해야 하는지에 따라 길이가 다르며, 일부에는 치료하지 않는 폐의 환기를 촉진시키기 위한 말단 측면 접속부가 있다. 경직 기관지 내시경은 기도를 0°에서 180°에 이르는 다양한 각도로 볼 수 있으며, 경직 집게(rigid forcep)와 흡인 카테터 같은 전용 기구를 사용할 수 있다. 경직 기관지 내시경은 현재 기관이나 주 기관지 근위부 폐쇄 치료, 이물질 제거, 기도 스텐트 삽입 및 제거에 주로 사용된다.

가상 기관지 내시경

흉부의 용적측정 컴퓨터 단층촬영(CT)을 이용하여 기관지 분지를 3차원으로 재구성하는 소프트웨어가 개발되었다. 내강의 모양을 보면서 기관지 분지를 가상으로 탐색하는 것은 최대 7차 기관지(seventh generation bronchi)까지 가능하다. 이 기술은 굴곡 기관지 내시경이나 경직 기관지 내시경 시술의 계획수립에서 역할을 할 수 있지만, 검체 채취나 중재술을 할 수 없다는 점 때문에 적용 및 활용이 제한된다.

소독

기관지 내시경 검사를 다른 환자에게 시행하기 위한 엄격한 세척 및 소독 프로토콜 준수는 교차 감염, 특히 마이코박테륨, 곰팡이, 혹은 녹농균의 교차 감염을 최소화하기 위해 반드시 필요하다. 첫 번째 단계는 기관지 내시경의 수동 혹은 기계 세척이다. 시술 후 즉시 작업 통로로 생리식염수를 흡인한다. 일회용 흡인 접속부와 기구 통로 밸브(valve)는 제거해서 폐기한다. 기관지 내시경의 외부 표면을 닦는다. 작업 통로 내강과 접속부

를 전용 청소솔(brush)과 효소 용액(enzymatic solution)으로 청소한다. 소독을 위해서 일반적으로 자동 내시경 재처리기를 이용하여 기관지 내시경을 소독 용액에 20분에서 30분간 담근다. 그 후 기관지 내시경을 헹구고 건조한 다음, 똑바로 세워서 작업 통로에 습기가 축적되지 않도록 한다.

적응증

기관지 내시경은 성대, 기도 내강(lumen), 기관지 점막을 직접 보면서 검사할 수 있을 뿐만 아니라, 기관지 세척, 생검, 솔질(brushing), 세침 흡인 등을 통한 진단 목적의 검체 채취도 가능하게 해준다. 또한, 기관지 내시경의 치료 적응증은 확대되고 있다. 기관지 내시경을 시행하는 이유는 다음과 같다.

- 지속되는 기침, 객혈, 재발 감염, 쌕쌕거림(wheeze), 들숨 그렁거림(stridor), 설명할 수 없는 호흡곤란 같은 증상의 평가
- 비정상 흉부영상 평가, 의심 가는 중추 혹은 말초 폐 결절이나 덩이에 대한 평가, 감염, 지속되는 무기폐, 중심부 기도 폐쇄, 기관기관지연화증(tracheobronchomalacia), 광범위 실질 폐 질환의 평가
- 지속되거나 재발하는 하기도 감염
- 이물질 흡인 병력
- 독성물질 흡인이나 화상 병력
- 가래 마개(plug) 제거, 기도 분비물 제거, 냉동요법(cryo-therapy), 전기지짐(electrocautery), 아르곤 플라즈마 응고(argon plasma coagulation), 레이저, 풍선 확장술 같은 도구를 사용한 기도 재관형성(recanalization)과 기도 스텐트 배치, 근접요법(brachytherapy) 카테터 삽입, 방사선수술(radiosurgery)의 길잡이가 되는 기준표지자(fiducial marker) 삽입, 폐기종에서 폐용적 축소, 천식에서 기관지 열성형술(thermoplasty), 기관

식도샛길(tracheoesophageal fistula), 기관지가슴막 샛길(bron-chopleural fistula)의 고립 및 치료

금기

기관지 내시경의 유일한 절대 금기는 환자가 동의하지 않는 것이다. 그 외에, 여기에 나열된 항목은 기관지 내시경 검사의 상대적 금기로 여겨지며, 각 상황에 맞는 위험-편익 분석(risk benefit analysis)을 신중하게 평가해야 한다.

- 동의서 작성 불가
- 산소 보충이나 환기기로 완전히 교정되지 않는 저산소증
- 응고병증이나 Coumadin 같은 항응고제나 Clopidogrel 같은 항혈소판 제제로 치료한 병력으로 인한 출혈 고위험. 일부 상황에서 위험-편익 분석을 통해 기관지 내시경을 시행할 수 있지만, 주의해서 평가해야 한다.
- 진정제나 진통제에 대한 불내성(intolerance) 혹은 알레르기
- 4주 이내의 심근 허혈 사건
- 두개내압 증가
- 임신

환자 준비, 진정, 마취

기관지 내시경 검사는 일반적으로 기관지 내시경 전용 검사실이나 일반 내시경 검사실에서 당일 입원(day case) 시술로 진행한다. 대다수 호흡기내과 의사는 환자를 바로 누운 자세로 하고 침대 머리맡에 서서 기관지 내시경 검사를 시행한다(그림 10.4a). 하지만 기계환기 중이 아닌 환자는, 특히 앉아숨쉬기(orthopnea) 때문에 힘든 환자는 앉은 자세가 더 편할 수 있으며, 이 경우, 많은 의사들이 환자 오른쪽 편에 서서 검사하는 방법을 선호한다(그림 10.4b). 호흡기내과 의사는 두 가지 접근 방법과 두 가지 환경에서 서로 반전된 구조 형태에 익숙해지는 것이 유리하다. 또한, 기관지 내시경은 수술실이나 중환자실에서 기계 환기중인 환자에게 시행할 수도 있다.

기관지 내시경은 국소 마취 혹은 전신 마취로 진행할 수 있으며, 국소 마취의 경우 진정을 할 수도, 하지 않을 수도 있다. 무슨 시술을 하는지에 대해 자세한 지식이 있는, 설명을 잘 들은 환자는 국소 Lidocaine을 입인두(oropharynx)나 코인두(naso-pharynx), 성대, 큰 기도에 투여하여 진정 없이도 차분함을 유지하면서 기관지 내시경 검사를 합리적으로 잘 견딜 수 있다. 진

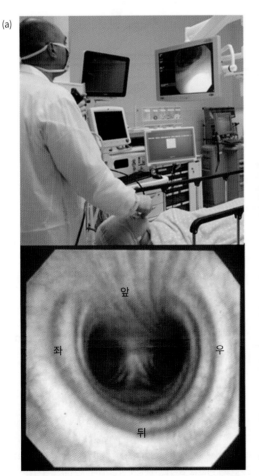
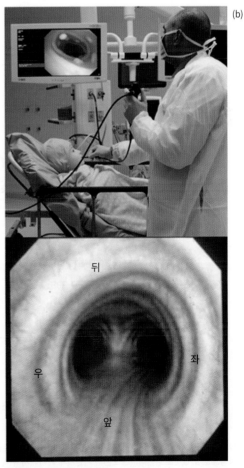

그림 10.4 환자 위치와 영상 방향. (a) 바로 누운 환자. (b) 반 누운(semirecumbent) 환자

정을 하지 않으면 회복시간이 눈에 띄게 짧아지기 때문에, 빠른 퇴원을 선호하거나 혼자 집으로 갈 수 있는 건강한 환자는 진정 없이도 검사를 받을 수 있다. 반면, 진정 혹은 마취가 금기라면 저산소증이나 다른 동반질환이 있는 환자에서 진정 없이 검사를 진행해야 할 수도 있다.

IV 진정제는 일반적으로 시술 시작 2-3분 전, 먼저 입인두에 국소 마취제를 투여하고 마우스가드(mouth guard)를 제자리에 위치시킨 뒤 투여한다. Midazolam 같은 Benzodiazepine과 Fentanyl 같은 반감기가 짧은 아편(opiate)계는 일반적으로 기도를 약화시키지 않으면서 환자를 이완시키고 졸음을 유도하는데 도움이 된다. 특히, Midazolam은 강력한 기억상실 제제며, 아편계의 기침억제 효과는 기관지 내시경의 종류와 특성에 따라 15분에서 45분 정도 지속되는 시술을 원활하게 하는데 도움이 된다. Propofol 등을 사용한 깊은 진정을 하기 위해서는 마취과 의사가 상주해야 하며, 필요한 경우 기관내 삽관 및 기계 환기를 할 수 있도록 완벽하게 준비해 두어야 하며, 준비가 갖춰진다면 기관지 내시경 검사실에서도 안전하게 진행할 수 있

다. 완전 전신 마취는 수술실이나 기관지 내시경 검사실에서 진행할 수 있다.

기관지 내시경 전문의를 위한 기도의 기본 구조

기관지 내시경은 성대를 지나 기관으로 진입하며, 환자가 입으로 기관 삽관 중이라면 입인두(oropharynx)를 경유하며, 코로 삽관 중이라면 코인두를 경유하게 된다. 기관은 대략 복장뼈각(sternal angle) 혹은 5번째 흉추 수준에 있는 주 용골(carina)에서 두 개의 주요 가지인 오른쪽 주기관지와 왼쪽 주기관지로 나뉜 뒤 각각 같은 이름을 가진 폐로 들어간다.

오른쪽 폐는 3개의 폐엽, 즉 상엽, 중엽, 하엽으로 구성된다. 오른쪽 주 기관지는 평균 체형인 성인에서 길이가 약 2.5 cm이며, 3개의 폐엽 기관지 중 첫 번째 기관지, 즉 우상엽 기관지가 우상엽으로 들어가는 곳인 첫번째 용골(RC1)에서 두 개의 기도로 나뉜다. 오른쪽 주 기관지가 RC1을 지나 두 번째 용골(RC2)에서 우중엽 기관지와 우하엽 기관지로 나뉘는 부위까

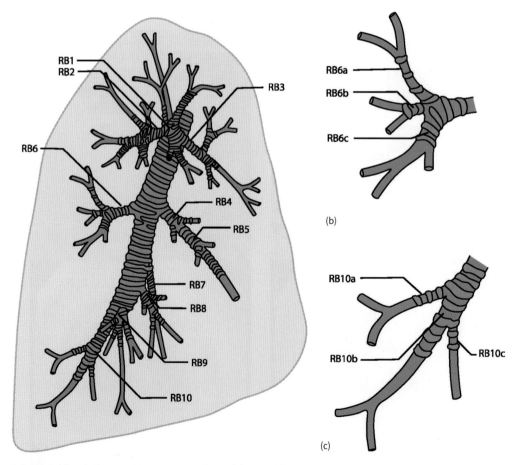

(a)

(b)

(c)

그림 10.5 오른쪽 기관지 가지. (a) 구역 번호로 표시한 오른쪽 기관지폐 가지. (b) 오른쪽 기관지폐 가지에서 구역기관지가지 이름을 정하는 예시: 우하엽 꼭대기 구역의 구역기관지가지, 반시계 방향으로 a, b, c로 정한다. (c) 오른쪽 기관지폐 가지에서 구역기관지가지 이름을 정하는 예시: 우하엽 뒤쪽 구역의 구역기관지가지, 반시계 방향으로 a, b, c로 정한다. (From Shah, P, Atlas of Bron- choscopy, CRC Press, Boca Raton, FL, 2011.)

지를 중간 기관지(bronchus intermedius)라고 한다. 오른쪽에 있는 폐엽 기관지는 10개의 구역 기관지 혹은 3차 기관지로 나뉘며, 각각은 기관지폐 구역을 공급한다. 폐엽 기관지는 상엽에 3개, 중엽에 2개, 하엽에 5개가 있다. 보편적으로 구역 기관지는 각각 1에서 10까지 번호를 붙이며, 가장 높은 곳에 있는 것을 RB1, 가장 낮은 곳에 있는 것을 RB10이라 부른다. 구역 기도는 일반적으로 각각이 들어가는 기관지폐 구역을 따라 명명한다. 따라서, RB1, RB2, RB3는 각각 우상엽의 꼭대기(apical), 뒤쪽(posterior), 앞쪽(anterior) 구역 기관지로 부를 수 있다. RB4와 RB5는 각각 우중엽의 가쪽(lateral), 안쪽(medial) 구역 기관지가 된다. RB6, RB7, RB8, RB9, RB10은 각각 우하엽의 위(superior or apical), 안쪽바닥(mediobasal), 앞쪽바닥(anterobasal), 가

쪽바닥(lateral basal), 뒤쪽바닥(posterobasal) 구역 기관지가 된다. 구역 기관지가 구역기관지 가지(subsegmental bronchi)로 나뉘면, 이를 각각 "a," "b," "c"로 부르며, RB1a나 RB1b로 표시한다. "a"가 가장 높은 곳에 있는 구역기관지 가지며, 그 후 순서대로 "b", "c"라 붙이며 오른쪽에서는 반시계방향으로, 왼쪽은 시계방향으로 붙인다. 도해는 그림 10.5를 참고한다.

왼쪽 폐는 2개의 폐엽, 즉 상엽과 하엽으로 구성된다. 왼쪽 주 기관지는 길이가 5 cm 정도로 오른쪽 주 기관지에 비해 더 길고, 더 좁고, 용골에서 조금 더 예각을 이룬다. 왼쪽 주 기관지는 LC1에서 상엽 기관지와 하엽 기관지로 나뉜다. 좌상엽 기관지의 위쪽 부분(upper division)은 3개의 구역 기도로 나뉘

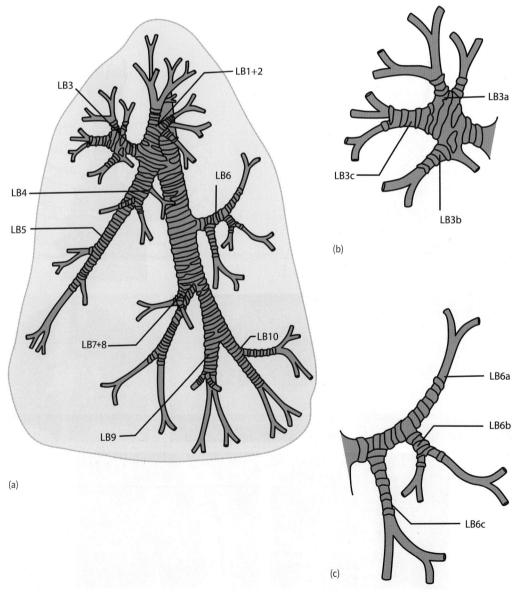

그림 10.6 왼쪽 기관지 가지. (a) 구역 번호로 표시한 왼쪽 기관지폐 가지 가지. (b) 왼쪽 기관지폐 가지에서 구역기관지가지 이름을 정하는 예시: 좌상엽 앞쪽 구역의 구역 기관지가지, 시계 방향으로 a, b, c로 정한다. (c) 왼쪽 기관지폐 가지에서 구역기관지가지 이름을 정하는 예시: 좌하엽 꼭대기 구역의 구역기관지가지, 시계 방향으로 a, b, c로 정한다. (From Shah, P, Atlas of Bronchoscopy, CRC Press, Boca Raton, FL, 2011.)

며, 각각 꼭대기(LB1), 뒤쪽(LB2), 앞쪽(LB3)이라 부른다. 근위부에서 LB1과 LB2는 일반적으로 기시부가 합쳐져 있으며, 따라서 LB1+2를 형성한다. 좌상엽 기관지의 아래쪽 부분은 2개의 구역 기도로 나뉘며, 각각 위쪽 혀구역(superior lingular segment, LB4)과 아래쪽 혀구역(inferior lingular segment, LB5)이 된다. 좌하엽에서 가장 위에 있는 구역 기관지는 좌하엽의 꼭대기 구역(apical segment, LB6)이 된다. 아래쪽의 앞안쪽(anteromedial, LB7 + 8), 가쪽(lateral, LB9), 뒤쪽(posterior, LB10) 구역기관지는 각각의 기관지폐 구역으로 진입한다. 도해는 그림 10.6을 참고한다.

기관지 내시경에서 접근 가능한 림프절 위치

IASLC (The International Association for the Study of Lung Cancer)는 흉부 림프절을 구역별로 분류하고 숫자를 이용한 위치 표시를 제안했으며, IASLC 림프절 위치 지도는 현재 가장 널리 인정받는 참고 문헌이다. 폐암에서 예후와 치료 선택지는 종양-림프절-전이 병기에 크게 영향을 받으며, 림프절 전이 상태 확인은 병기결정에 반드시 필요하다. 확장된 세로칸 림프절과 폐문 림프절의 기관지초음파 기관지경유 바늘 흡인(EBUS transbronchial needle aspiration, EBUS-TBNA)은 현재 의심 가는 양성 및 악성 흉부 림프절병증의 진단뿐만 아니라 암 병기결정을 위한 1차 검사가 되었다.

위치 2, 즉 위쪽 기관옆(upper paratracheal) 림프절에서 오른쪽의 아래쪽 경계는 팔머리 정맥(brachiocephalic vein)이 기관을 가로지르기 때문에, 팔머리 정맥의 아래쪽 경계로 구분하며, 왼쪽의 아래쪽 경계는 대동맥 활의 위쪽 경계로 구분한다.

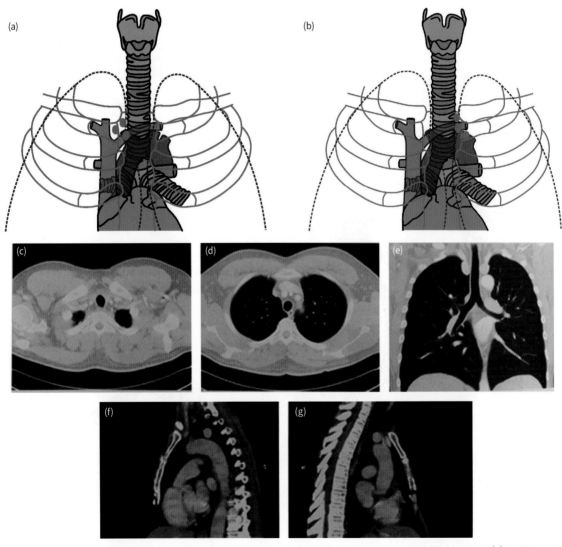

그림 10.7 위치 2 림프절. (a) 위치 2R 림프절. (b) 위치 2L 림프절. (c) 축방향 CT 영상에서 위치 2 림프절 구역의 위쪽 경계를 볼 수 있다. (d) 축방향 CT 영상에서 위치 2 림프절 구역의 아래쪽 경계를 볼 수 있다. (e) 관상면 CT 영상에서 위치 2 림프절 구역의 경계를 볼 수 있다. (f) 시상면 왼쪽 가쪽 CT 영상에서 위치 2 림프절 구역을 강조하고 있다. (g) 시상면 오른쪽 가쪽 CT 영상에서 위치 2 림프절 구역을 강조하고 있다. (From Shah, P, Atlas of Bronchoscopy, CRC Press, Boca Raton, FL, 2011.)

위쪽 기관옆 림프절 위치의 왼쪽(2L)과 오른쪽(2R)을 나누는 경계는 기관의 왼쪽 가쪽 경계가 되기 때문에, 앞쪽 위쪽 기관옆 림프절은 2R 영역에 들어간다(그림 10.7).

위치 3p 림프절이 커지는 일은 매우 드물지만, EBUS를 이용하면 접근할 수 있다. 3p 림프절은 흉부에서 기관 뒤쪽에 위치한다(그림 10.8).

위치 4 림프절, 즉 아래쪽 기관옆 림프절에서 오른쪽의 위쪽 경계는 팔머리 정맥(brachiocephalic vein)이 기관을 가로지르기 때문에, 팔머리 정맥의 아래쪽 경계로 구분하며 왼쪽의 위쪽 경계는 대동맥 활의 위쪽 경계로 구분한다. 아래쪽 경계는 오른쪽은 홀정맥(azygos vein), 왼쪽은 왼쪽 주 폐동맥이 된다. 아래쪽 기관옆 림프절 위치의 왼쪽(4L)과 오른쪽(4R)을 나누는 경계는 기관의 왼쪽 가쪽 경계가 되기 때문에, 앞쪽 아래쪽 기관옆 림프절은 4R 영역에 들어간다(그림 10.9).

위치 7 림프절, 즉 용골밑(subcarinal) 림프절은 주 용골, 양쪽 주 기관지 및 중간 기관지(bronchus intermedius) 아래에 위치한다(그림 10.10).

위치 10 림프절, 즉 주 기관지 림프절은 오른쪽(10R)은 오른쪽 주 기관지의 앞쪽, 위쪽에 위치하며, 홀정맥과 RC1 사이에 위치한다. 비슷하게 왼쪽 주 기관지 림프절(10L)은 왼쪽 주 폐정맥과 LC1 사이에 위치한다(그림 10.11).

위치 11 림프절, 즉 폐문 림프절은 오른쪽에서는 두 개의 다른 군을 형성하며, 우상엽과 중간 기관지 사이에 위치한 오른쪽 위쪽 폐문 림프절(11Rs)과 안쪽으로 우상엽 용골(RC2)을 지나 바로 있는 오른쪽 아래쪽 폐문 림프절(11Ri)로 나뉜다. 위치 11L 림프절은 LC1을 지나 바로 있는 좌하엽 기관지의 앞쪽 위쪽에 위치한다(그림 10.12).

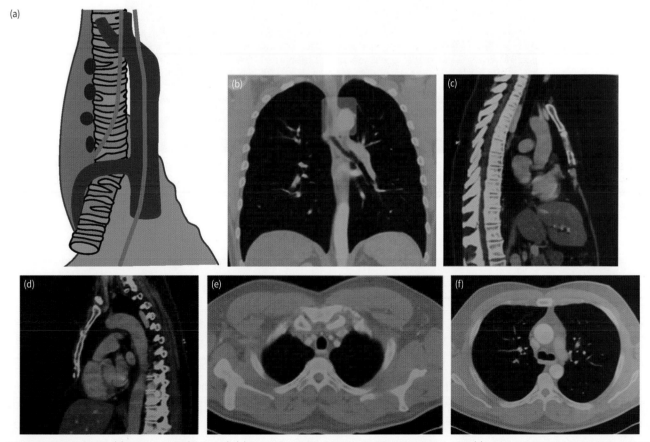

그림 10.8 위치 3p 림프절. (a) 위치 3p 림프절(가쪽 시야). (b) 관상면 CT 영상에서 위치 3p 림프절의 영역을 볼 수 있다. (c) 시상면 오른쪽 가쪽 CT에서 위치 3p 림프절 영역을 강조하고 있다. (d) 시상면 왼쪽 가쪽 CT에서 위치 3p 림프절 영역을 강조하고 있다. (e) 축방향 CT 영상에서 위치 3p 림프절 영역의 위쪽 경계를 볼 수 있다. (f) 축방향 CT 영상에서 위치 3p 림프절 영역의 아래쪽 경계를 볼 수 있다. (From Shah, P, Atlas of Bronchoscopy, CRC Press, Boca Raton, FL, 2011.)

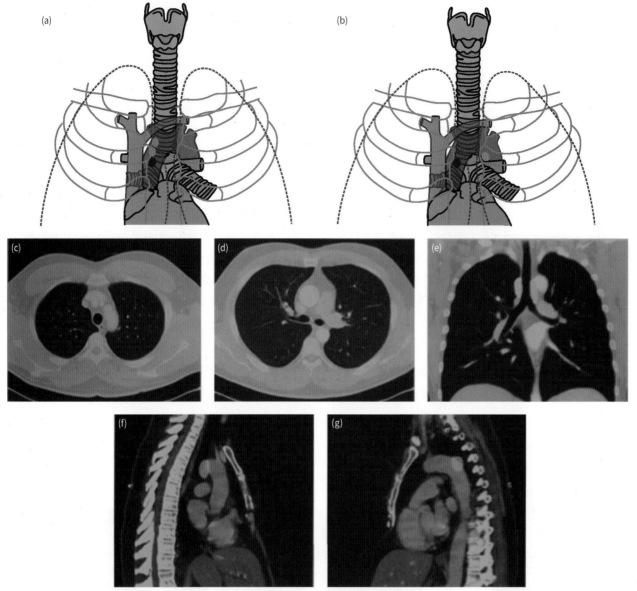

그림 10.9 위치 4L과 4R 림프절. (a) 위치 4R 림프절. 홀정맥이 아래쪽 경계를 이루고 있다. (b) 위치 4L 림프절. (c) 축방향 CT 영상에서 위치 4 림프절 영역의 위쪽 경계를 볼 수 있다. (d) 축방향 CT 영상에서 위치 4 림프절 영역의 아래쪽 경계를 볼 수 있다. (e) 관상면 CT 영상에서 위치 4 림프절 영역을 볼 수 있다. (f) 시상면 오른쪽 가쪽 CT 에서 위치 4 림프절 영역의 경계를 강조하고 있다. (g) 시상면 왼쪽 가쪽 CT에서 위치 4 림프절 영역의 경계를 강조하고 있다. (From Shah, P, Atlas of Bronchoscopy, CRC Press, Boca Raton, FL, 2011.)

기본 기관지 내시경 진단 검체 채취 기법

기관지 세척

기관지 세척(bronchial washing)은 기관지 내시경의 말단을 검체를 채취할 부위에 가까이 위치시키고 기관지 내시경의 작업 통로를 통해 무균 식염수 10-20 mL 중 일부를 주입하고 곧바로 흡입하여 검체 용기나 직접 주사기에 담는 방법이다. 이 기법은 구역 수준 이상의 근위부 병변에 접근할 때 유용하며, 특히 병변이나 분비물을 직접 볼 수 있을 때 유용하다. 기관지 세척물

에 대한 미생물학적 및 세포학적 평가를 할 수 있으며 진단에 도움이 된다.

기관지폐포 세척

기관지폐포 세척(bronchoalveolar lavage, BAL)은 가장 원위부 기도와 폐포 공간에서 세포 물질(cellular material)을 획득하는 기법이다. BAL은 검체를 흡인하고 수집하기 전에 먼저 관심 부위를 식염수로 가득 채워 폐포 안의 세포 물질이 일어나게 해야 한다. 이를 위해 기관지 내시경을 원하는 구역기관지가지에

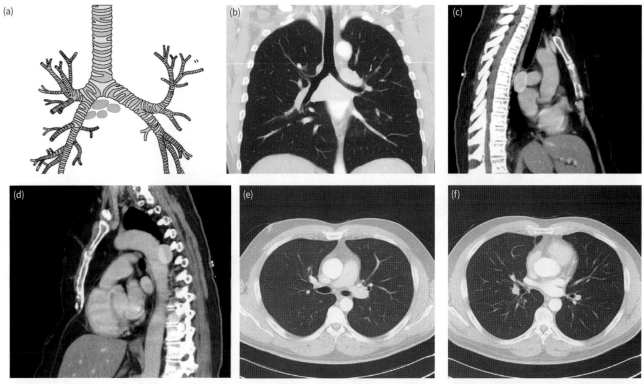

그림 10.10 위치 7 림프절. (a) 위치 7 림프절. (b) 관상면 CT 영상에서 위치 7 림프절의 경계를 볼 수 있다. (c) 시상면 오른쪽 가쪽 CT에서 위치 7 림프절을 볼 수 있다. (d) 시상면 왼쪽 가쪽 CT에서 위치 7 림프절을 볼 수 있다. (e) 축방향 CT 영상에서 위치 7 림프절 영역의 위쪽 경계를 볼 수 있다. (f) 축방향 CT 영상에서 위치 7 림프절 영역의 아래쪽 경계를 볼 수 있다. (From Shah, P, Atlas of Bronchoscopy, CRC Press, Boca Raton, FL, 2011.)

가능한 가까이 위치시키고, 기도에 기관지 내시경의 말단을 완전히 밀착시켜 기관지 내시경과 기도 벽 사이에 틈이 없도록 하여 주입한 식염수가 근위부로 새어 나가지 않도록 한다. 작업 통로를 통해 무균 식염수 50 mL 중 일부를 주입한 다음 주사기를 이용하여 수동으로 흡인하거나 저압 흡인기를 이용하여 검체 용기로 흡인한다. 수동 주사기 접근 법은 흡인양을 보다 세밀하게 조절하여 기도 허탈을 줄여주지만, 일반적으로 수율이 낮다. 일반적으로 최대 200 mL를 주입하며, 수율이 50% 미만이다. 관심 영역은 시술 전 단면 영상을 참고하여 결정하며, 광범위 폐 질환의 경우, 중엽이 가장 작으며 쉽게 비울 수 있기 때문에 일반적으로 중엽을 선호한다. 미생물학적 및 일반 세포학적 평가 외에도, BAL 검체에서는 폐포 공간의 서로 다른 세포 성분에 대한 정보를 얻을 수 있으며, 이는 특히 면역약화 환자에서 광범위 사이질 폐 질환과 폐 침윤을 평가할 때 도움이 된다.

기관지내 생검

기관지 내시경의 작업 통로를 통해 집게(forcep)를 통과시켜 기관지내 생검 검체를 획득한다(그림 10.13). 집게를 열고, 직접 보면서 관심 영역으로 가져간 후, 원하는 조직을 집게로 잡는다. 집게를 닫은 후 작업 통로로 빼내면, 집게에 검체가 잡혀 나온

다. 그 후 검체는 고정액이나 식염수에 담는다. 필요에 따라 컵 집게, 톱니집게, 침이 있는 집게, 침이 없는 집게 등 다양한 집게를 사용할 수 있다.

기관지경유 생검

폐 실질 조직 검체는 시술자가 직접 보면서 집게를 가슴막을 향해 멀리 보내서 획득할 수 있다. 폐 실질 조직의 조직학검사는 광범위 폐 실질 질환이나 국소 구역 침윤을 평가할 때 유용하다.

기관지 내시경을 관심 구역기관지 가지로 이동시킨다. 집게를 저항이 느껴질 때까지 부드럽게 앞으로 이동시킨다. 이 부위가 가슴막이다. 그 후 집게를 약 1-2 cm 뒤로 이동시킨 다음 집게를 연다. 시술자는 환자의 호흡 패턴을 감시하면서 열린 집게를 들숨에 맞춰 앞으로 이동시키고, 날숨이 끝나면 집게를 닫는다. 의사소통이 되는 환자라면 언제 숨을 들이쉬고 내쉴 지에 대해 설명해주면 이 과정을 쉽게 진행할 수 있다. 검체를 잡은 집게를 부드럽게 빼낸다. 일반적으로 2-4 mm 정도의 조직이 있는 양호한 검체 4-5개면 충분하다. 가슴막에 가까운 곳에서 생검을 시행할 때는 기흉(pneumothorax)의 위험이 있으며, 숙련자의 경우 약 5% 정도로 추정된다. 기관지경유 생검의 합

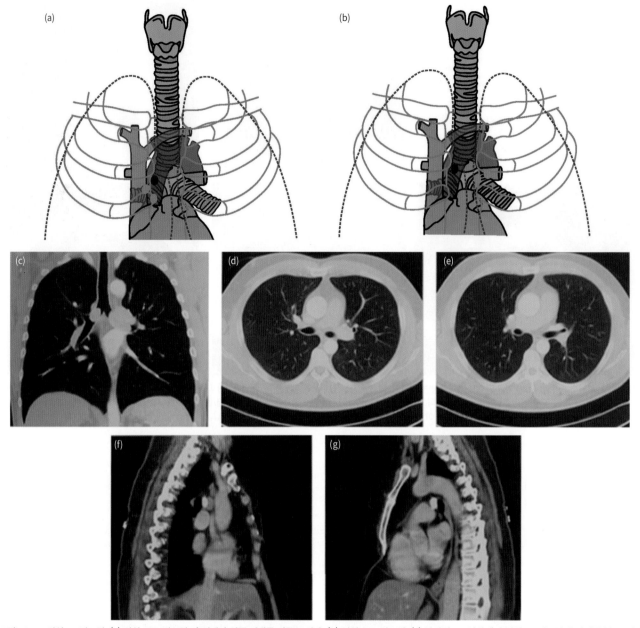

그림 10.11 위치 10 림프절. (a) 위치 10R 림프절. 홀정맥이 위쪽 경계를 이루고 있다. (b) 위치 10L 림프절. (c) 관상면 CT 영상에서 위치 10 림프절의 경계를 볼 수 있다. (d) 축방향 CT 영상에서 위치 10 림프절 영역의 위쪽 경계를 볼 수 있다. (e) 축방향 CT 영상에서 위치 10 림프절 영역의 아래쪽 경계를 볼 수 있다. (f) 시상면 오른쪽 가쪽 CT에서 위치 10R 림프절을 볼 수 있다. (g) 시상면 왼쪽 가쪽 CT에서 위치 10L 림프절을 볼 수 있다.

병증에는 출혈도 있지만, 매우 드물게 발생하며 대부분 보편적 방법으로 조절할 수 있다. 즉, 적절한 구역기관지 가지를 기관지 내시경으로 눌러 출혈을 멈추고, 흡인, 차가운 식염수 주입 등으로 조절할 수 있으며, 필요한 경우, 아드레날린 1:20,000 - 1:100,000을 주입한다. 기관지경유 생검은 투시검사(fluoros-copy)나 CT 유도로도 진행할 수 있다. 투시검사 유도는 국소 병변을 목표로 할 때 수율을 높일 수 있지만, 기흉 발생률은 줄이지 못한다. 반면, CT 유도는 환자와 시술자가 상당한 방사선에 노출되기 때문에 그 이용이 제한된다. 기관지경유 폐 생검에

서 냉동요법 탐색자(cryotherapy probe)를 사용한 최근의 보고에 따르면, 집게를 사용한 생검에서 발생하는 압착 인공물(crush artifact) 같은 문제없이도 큰 검체를 획득할 수 있으며, 기흉 발생 위험도 더 증가하지 않는다.

기관지 솔질

싸개(sheath) 안에 있는 솔을 사용하여 기관지 솔질 검체를 획득할 수 있다(그림 10.14). 기관지 내시경의 작업 통로를 통해 싸

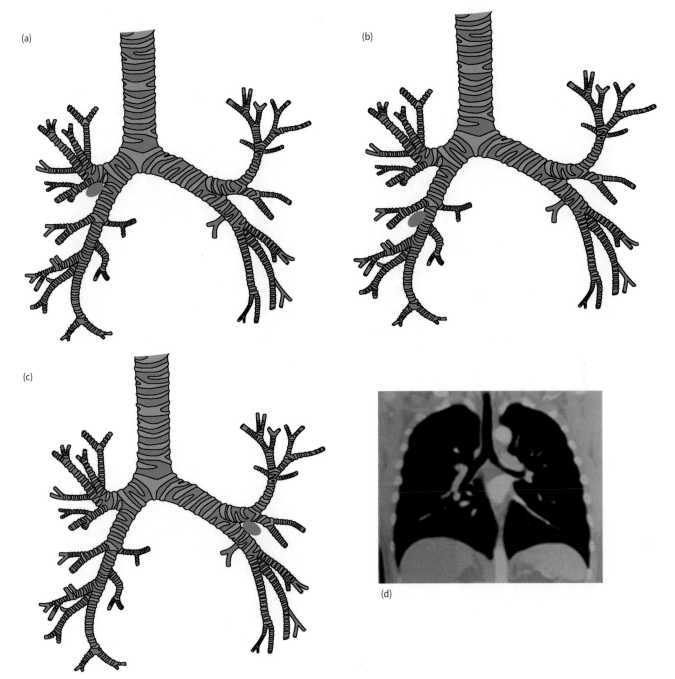

그림 10.12 위치 11 림프절. (a) 위치 11Rs 림프절. (b) 위치 11Ri 림프절. (c) 위치 11L 림프절. (d) 관상면 CT에서 위치 11 림프절을 볼 수 있다. (이어서)

개를 이동시킨 다음, 검체 채취가 필요할 때 솔을 싸개 밖으로 내보낸다. 솔을 앞 뒤로 움직이면서 비정상 점막 이탈 세포를 휘저으면 솔의 털에 세포가 모이게 된다. 검체로 슬라이드에 표본을 만들고, 솔 끝 부분은 식염수나 세포검사 준비 용액에 담는다. 기관지 솔질은 직접 볼 수 없는 병변에서 단면 영상을 검토하여 검체를 채취할 때 유용하며, 너무 깊은 곳으로 이동하여 기흉을 유발하지 않도록 주의해야 한다. 국소 병변을 목표로 한다면 솔의 위치를 확인하기 위해 투시검사를 사용할 수도 있다.

바늘 흡인

기관지내 병변이나 기관옆(paratracheal) 및 기관지주위 (peribronchial) 림프절 혹은 덩이의 가는 바늘 흡인을 위해 싸개 (sheath) 안에 있는 전용 바늘을 활용할 수 있다(그림 10.15). 이 방법을 기관지경유 바늘 흡인(transbronchial needle aspiration, TBNA)이라고 한다. 병변 안의 깊은 곳에서 검체를 채취하기 위해 직접 보면서 바늘을 덩이에 찌른다. 싸개 중심이 기관지 내시경의 작업통로에서 완전히 나온 것을 확인한 다음, 싸개에

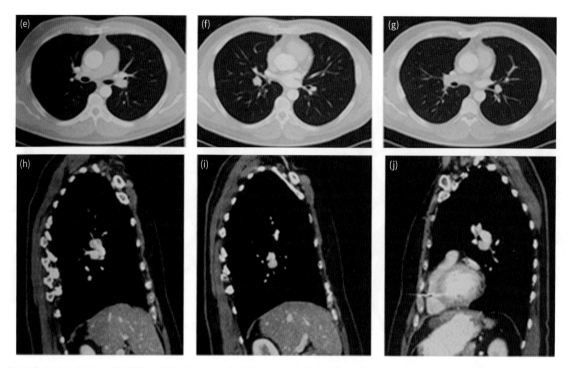

그림 10.12 (이어서) 위치 11 림프절. (e) 축방향 CT에서 위치 11Rs 림프절을 볼 수 있다. (f) 축방향 CT에서 위치 11Ri 림프절을 볼 수 있다. (g) 축방향 CT에서 위치 11L 림프절을 볼 수 있다. (h) 시상면 오른쪽 가쪽 CT에서 위치 11Rs 림프절을 볼 수 있다. (i) 시상면 오른쪽 가쪽 CT에서 위치 11Ri 림프절을 볼 수 있다. (j) 시상면 왼쪽 가쪽 CT에서 위치 11L 림프절을 볼 수 있다.

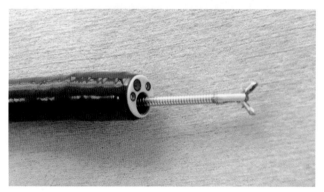

그림 10.13 생검 집게

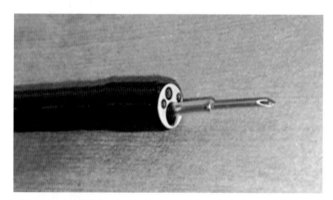

그림 10.15 TBNA 바늘

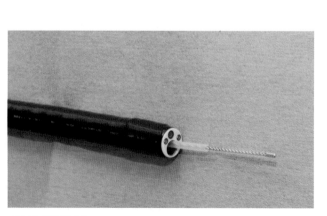

그림 10.14 기관지 솔

서 바늘을 빼낸다. 바늘을 병변을 향해 이동시키고, 흡인을 준비하면서, 바늘을 병변 안쪽에서 10-15초 동안 앞뒤로 흔든다. 그 후 바늘을 덩이 밖으로 빼서 싸개에 넣기 전에 흡인 기구를 먼저 제거한다. 병원별 지침에 따라 검체를 슬라이드 위로 내리고, 식염수나 세포검사 준비 용액에 담는다. 보편적으로 세로칸 림프절과 폐문 림프절에 대한 TBNA는 해부학적 지표물을 이용하며, 단면 영상을 주의 깊게 관찰하면 병의 사전검사 가능성, 림프절 크기, 림프절 위치, 시술자의 경험 등에 따라 50%에서 85%의 수율을 얻을 수 있다. 폐암의 병기 결정을 위해 이 기법을 사용한다면, TBNA 검체 오염과 병기상향(upstaging) 가능성을 반드시 피해야 한다. 따라서, 종합적인 기도 검사를 진행하기 전에 가장 높은 림프절 위치에서 먼저 검체를 채취해야 한다. 예를 들자면, N3 후에 N2, 그 후에 N1 같은 방법이다. 이는 기관지 내시경의 끝이나 작업 통로 안쪽에 악성 세포가 남아 있을 위험성 때문이다. 싸개의 중심을 두 개의 연골 고리 사이에 있는 원하는 기관내 바늘 천공부위 위에 위치시킨 다음, 바늘을 림프절 쪽으로 이동시키고, 흡인을 준비하고, 바늘을 10-15초 동안 앞뒤로 흔든 다음, 바늘이 림프절 안에 있는 상태로 흡인을 중지하고, 바늘을 다시 싸개에 넣은 다음, 병원별 지침에 따라 검체를 준비한다. 검체의 세포충실성(cellularity)과 질에 따라 다르지만, 일반적으로 림프절마다 검체 채취는 3번에서 4번이 필요하다.

고급 진단 기관지 내시경

자가형광 기관지 내시경과 협대역 영상

백색광 기관지 내시경(white light bronchoscopy, WLB)은 폐암 진단을 위한 표준 기관지 내시경이다. 하지만, 백색광 기관지 내시경으로는 침습 암종(invasive carcinoma)으로 진행할 가능성이 있는 신생물전 상피내 병변(preneoplastic intraepithelial lesion)은 확인할 수 없다. 이러한 신생물전 병변은 조기에 발견하면 환자의 생존율을 개선할 수 있기 때문에 중요하다. 현재는 신생물전 기관지내 점막 병변을 확인할 수 있는 서로 다른 두 가지 기술인 자가형광 기관지 내시경(autofluorescence bronchoscopy, AFB)과 협대역 영상(narrow band imaging, NBI)을 사용할 수 있다.

일부 상용 기관지 내시경에는 AFB 기능이 탑재되어 있다. AFB의 원리는 고유 점막판(lamina mucosa propria)의 중간엽층(mesenchymal layer)이 단색광(monochromatic light)에 자극을 받으면 빛을 자연 방출하는 것을 기반으로 한다. 반사된 자가형광의 스펙트럼 차이에 의해 정상과 비정상 점막을 구분할 수 있다. 여러 연구에 따르면 WLB와 AFB의 조합은 WLB 단독에 비해 침습전 병변(preinvasive lesion) 발견에 우수하다. 그러나 조합 접근법은 WLB 단독에 비해 특이도는 상당히 낮았다. 현재까지 AFB는 WLB에 추가로 사용할 수 있지만, 병적 가래 소견이 있는 환자나, 중증 형성이상(severe dysplasia) 혹은 제자리 암종(carcinoma in situ)으로 추적 관찰 중인 환자의 평가에는 강력하게 권장하지는 않는다. AFB는 치료 후 악성 질환의 국소 재발 위험이 높은 환자나 이미 알려진 전암 병변(premalignant lesion)이 있는 환자에게 감시 목적의 선별검사를 할 때, 시술자가 생검에 가장 좋은 부위를 확인하는데 도움이 될 수 있다.

NBI 또한 일부 기존 기관지 내시경에 기능이 장착되어 있다. NBI는 혈색소에 흡수되는 청색 및 녹색광 스펙트럼을 강조해주는 파장 포획 체계(wavelength capture system)를 사용한다. 따라서, NBI로 점막 미세혈관 구조를 강조하여 침습전 병변(pre-invasive lesion)을 확인할 수 있으며, 신생물전 병변(preneoplastic lesion)의 변형된 혈관 모양을 정확하게 감지할 수 있다. AFB와 비교하여, NBI는 특이도가 높지만 민감도는 약간 낮다. 두 가지 방법을 조합해서 사용해도 진단 확률이 유의미하게 증가하지는 않는다. 따라서, 신생물전 병변의 감지에 있어, NBI는 AFB의 대안이 될 수 있다.

치료 기관지 내시경

지난 10년간 기관지 내시경의 치료 선택지는 상당히 넓어졌다. 중재 기관지 내시경의 주요 적응증은 심각한 객혈의 치료와 악성 혹은 양성 질환으로 인한 중심 기도 폐쇄의 재관형성(recanalization)이다. 새로 개발된 기술에는 중증 만성 폐쇄 폐질환 환자에서 내시경 폐용적 축소술(endoscopic lung volume reduction, ELVR), 조절되지 않는 천식이 있는 환자에서 기관지 열성형술(thermoplasty) 등이 있다. 레이저 요법, 전기지짐, 아르곤 플라즈마 응고, 냉동 요법, 스텐트 삽입, 빛역학요법, 근접치료, 내시경 폐용적 축소, 기관지 열성형술 같은 기관지 내시경 기법은 앞으로 차례 대로 논의할 예정이다. 치료 기관지 내시경의 서로 다른 적응증과 다양한 내시경 기법은 표 10.1에 요약되어 있다.

표 10.1 치료 기관지 내시경의 적응증과 현재 사용 가능한 내시경 기법

적응증		기관지 내시경 기법
객혈		• 차가운 식염수 세척 • 혈관수축 약물 투여 • 차단 기법 및 탐폰 사용 • 아르곤 플라즈마 응고 • 레이저 요법
중심 기도 폐쇄	관내 종양	• 기계적 부피감량 • 레이저 요법 • 전기지짐/아르곤 플라즈마 응고 • 냉동 관재형성 • 스텐트 삽입 • 근접 요법
	관외 압박	• 스텐트 삽입 • 근접 요법
기관식도 샛길		• 스텐트 삽입
점막 표면 폐암		• 전기지짐 • 냉동 요법 • 빛역학 요법 • 근접 요법
만성 폐쇄 폐 질환		• 판막 삽입 • 기관지내 코일 삽입 • 기관지 내시경 온열 증기 소작
조절되지 않는 중증 천식		• 기관지 열성형술

레이저 요법

기도 폐쇄를 유발하는 다양한 악성 및 양성 기관지내 질병은 기관지내 레이저 요법으로 치료할 수 있다. 레이저의 단색광은 주로 조직에 열 효과를 나타내므로, 응고, 탄화(carbonization), 기화(vaporization)를 유도할 수 있다. 정확한 효과는 레이저 종류에 따른 전력 밀도와 파장에 따라 달라진다. 저출력 밀도(low power density) 레이저를 이용하면 효과적으로 급속 응고와 지혈을 할 수 있다. 반면, 고출력 밀도 레이저를 이용하면 급속 조직 탄화 및 괴사를 유발할 수 있다.

기관기관지 가지에 사용하는 가장 흔한 레이저는 Nd:Yag (neodymium-doped yttrium aluminum garnet) 레이저다. 효과적인 응고와 상대적으로 높은 출력 강도로 탄화도 유도할 수 있기 때문이다. 기도에 사용할 수 있는 다른 레이저에는 다이오드 레이저(diode laser), 아르곤 레이저(argon laser), KTP (potassium titanyl phosphate) 레이저, Nd:YAP (yttrium aluminum perovskite) 레이저 등이 있다.

기관지 내시경 레이저 요법은 환기를 저해하고, 객혈과 폐색 후 폐렴을 유발하는 내강 종양(endoluminal tumor)의 감량(debulking)에 사용할 수 있다. 따라서, 수술이 불가능한 폐암이나 기관지내 전이가 주요 적응증이다. 레이저 요법은 흔히 레이저 보조 절제라고도 하는 기계적 종양 감량과 동시에 시행하기도 하며, 이를 통해 레이저 노출을 최소화하고 재관형성을 가속화할 수 있다. 이 때, 저출력 전압을 이용하는 레이저 요법으로 먼저 지혈을 유도하고, 그 후 기계적 감량을 진행한다. 따라서, 레이저 요법은 기도 개방성을 즉시 회복시키기 위해 사용할 수 있으며, 악성 중심 기도 폐쇄가 있는 환자에서 증상과 삶의 질을 개선한다. 가장 흔한 레이저 관련 합병증은 기도의 조직파편이나 혈전(clot)으로 인한 호흡 부전이다. 따라서, 폐쇄되지 않은 기도는 반드시 깨끗하게 보호해야 한다. 드문 합병증에는 대량 출혈, 천공, 기관지내 화상(endobronchial fire) 등이 있다. 기관지내 화상을 피하기 위해서 들숨 산소 농도는 40%를 넘지 않아야 한다.

전기지짐과 아르곤 플라즈마 응고

기관지내 전기지짐(electrocautery)과 아르곤 플라즈마 응고(argon plasma coagulation, APC)는 전류를 이용한 열 에너지로 응고와 기화를 유발하며, 따라서 내강 종양 성장으로 인한 기도 폐쇄를 완화하는데 있어 레이저 요법의 대안으로 사용할 수 있다. 레이저 요법과 비교하여, 전기지짐과 APC의 조직에 대한 효과는 더 얕다. 전기지짐은 직접 접촉이 필요한 반면, 아르곤 가스를 전류

의 전도 매체로 사용하는 APC는 접촉이 필요하지 않다. APC는 균질한 표면 열 효과로 인해 빠른 지혈을 유도하며, 표면 괴사층을 형성하기 때문에, 점막 출혈에 특히 유용하다. 따라서, 이 기법은 기관내 출혈 지점이 보이는 객혈의 치료에도 흔히 사용한다. 칼, 탐색자, "온열" 집게, 올가미 같은 다양한 전기지짐은 기관내 병변을 기계적으로 제거할 때 시술자에게 다양한 선택지를 제공한다. 일반적으로 병변을 제거하는 가장 좋은 방법은 조금씩 제거하는 방법이다. 전기지짐과 APC는 악성 질환으로 인한 중심 기도 폐쇄를 완화하는데 매우 효과적이며, 즉시 증상을 완화해주며, 따라서 국소부위에 진행된 악성 종양이 있는 환자에게 효과적인 완화 요법이다. 하지만, 전기지짐과 APC는 수술을 할 수 없는 점막 표면 폐암이 있는 환자에게는 완치 목적의 기관지 내시경 치료법이기도 하다. 전기지짐과 APC의 합병증은 레이저 요법과 비슷하며, 여기에는 저산소증, 출혈, 기도 천공, 기관지내 화상 등이 있다. 레이저에 비해 전기지짐의 핵심 장점은 가격 및 유지 비용이 현저히 싸다는 점이다.

냉동요법

기관지내 냉동요법(cryotherapy) 혹은 냉동재관형성(cryo-recanalization) 사용에는 수많은 적응증이 있다. 먼저 냉동저항(cryoresistant) 조직과 냉동민감(cryosensitive) 조직을 구분할 수 있어야 한다. 연골, 결합조직, 신경초(nerve sheath)는 냉동저항 조직이기 때문에 냉동요법에 영향을 받지 않는다. 하지만, 육아조직(granulation tissue), 종양조직, 혈병(blood clot), 수분 함량이 많은 이물질, 점막은 냉동민감 조직이며, 따라서 얼린 후 파괴할 수 있다. 냉동탐색자(cryoprobe)는 냉각하면 원위부 말단의 온도가 -89°C가 되며, 이는 두 가지 방법으로 활용할 수 있다. 먼저, 동결 주기(freezing cycle) 동안 직접 접촉할 때 동결된 조직이 냉동탐색자에 단단하게 부착되기 때문에, 동결 주기 동안 탐색자를 뒤로 빼내면 조직을 제거할 수 있다. 이 방법을 사용하면 생검 검체를 많이 획득할 수 있으며, 기도 폐쇄가 있다면 냉동재관형성이라는 빠른 재관형성이 가능하다. 두 번째 방법은 동결 주기를 시작하고 30초 동안 유지하는 방법으로, 냉동탐색자가 다시 녹은 다음에 제거하기 때문에 조직이 제거되지 않는다. 이 동결-해동 주기를 반복하면 미세혈전증, 세포 결정화(crystallization) 및 이어지는 세포 괴사로 인해 조직이 파괴된다. 동결 괴사 조직이 떨어져 나오는 데 며칠이 걸리기 때문에, 5일에서 10일 내에 청소를 위한 기관지 내시경 검사를 진행해야 한다. 냉동탐색자 사용의 주요 적응증은 기관지내 생검과 기관지경유 생검, 양성 혹은 악성 기관내 종양으로 인한 중심 기도 폐쇄의 치료, 점막 표면 폐암의 치료, 수분을 함유하고 있는 이물질 제거, 기도 스텐트나 이식 혹은 기관절개로 인해 발생한 육아조직 치료 등이다. 냉동요법은 안전하며, 산소공급이

많이 필요한 환자에게도 사용할 수 있다. 냉동요법의 주요 잠재적 합병증은 출혈이며, 이는 레이저 요법이나 APC에 비해 즉각적인 지혈이 어렵기 때문이다. 하지만, 연골과 결합 조직이 냉동 저항 조직이기 때문에 다른 기법들에 비해 기도 천공의 발생률은 현저히 낮다.

스텐트 삽입

스텐트 삽입은 내강(endoluminal) 종양 폐쇄와 관외 압박(extraluminal compression) 등이 있을 때 기도 개방성을 재확립하고 유지하기 위해 사용하는 치료 방법이다. 재질에 따라 실리콘 스텐트, 혼합 스텐트, 자가확장형 금속 스텐트(self-expandable metallic stents, SEMS) 등 다양한 종류의 스텐트를 사용할 수 있다. 가장 잘 알려진 실리콘 스텐트는 Dumon 스텐트로 직선형과 Y형이 있다. Dumon 스텐트에는 외부 표면에 작은 돌기가 있어 삽입 후 스텐트 이동을 예방한다. 안쪽 표면은 분비물이 축적될 위험을 최소화하기 위해 매우 부드럽게 되어 있다. 실제로 이 스텐트는 수술 중재를 할 수 없는 환자에게 발생한 양성 협착의 치료에 주로 사용되는 스텐트다. 동적 스텐트라고도 하는 혼합 스텐트는 Y형태 스텐트로 뒷면은 굴곡성 실리콘으로 되어있고, 앞쪽의 실리콘 벽은 금속 고리로 보강되어 있다. 이 스텐트는 기관의 막 부분(membranous part)의 움직임을 모방하기 때문에, 효율적으로 기침을 할 수 있으며, 따라서 가래배출에 최적화되어 있다. 최근에 주로 사용되는 스텐트는 SEMS로 특히 악성 기도 협착에 사용하며, 다양한 길이와 직경을 가진 SEMS를 사용할 수 있다. 이 스텐트는 니티놀 와이어(nitinol wire)로 만들며, 기도에 매우 잘 적응하는 폴리우레탄 막(polyurethane membrane)으로 덮은 형태와 덮지 않은 형태가 있다.

스텐트를 삽입하기 전, 풍선 확장술, 기계적 감량, 냉동재관형성, 전기지짐, APC, 레이저 요법 같은 다른 기관지 내시경 기법을 이용하여 기도 개방성의 정도를 평가해야 한다. 그 후, 스텐트의 길이와 직경을 평가하고, 길이가 협착 부위의 근위부와 원위부에서 각각 5 mm 이상 길며, 외부 직경이 좁아진 기도의 직경보다 약간 더 큰 스텐트를 선택한다. 스텐트 삽입 기법은 스텐트 종류에 따라 매우 다양하다. 실리콘 스텐트는 전용 경직 기관지 내시경에 장착한 후 좁아진 기도로 이동한 다음 스텐트를 삽입한다. 혼합 스텐트는 일반 후두내시경(laryngoscope)으로 직접 보면서 특수 집게를 사용하여 삽입할 수 있다. SEMS는 스텐트 전달 장비의 도움을 받아 굴곡 기관지 내시경을 사용하여 삽입한다. 이때 동시에 투시검사 유도를 받을 수도 받지 않을 수도 있다.

스텐트 삽입의 주요 적응증은 내강 종양 성장이나 관외 압박으로 인한 악성 중심 기도 폐쇄다. 스텐트 삽입은 효과가 즉시 나타나며, 증상을 빠르게 완화시켜 주기 때문에, 생명이 위험한 상황에서 사용되기도 한다. 스텐트를 장기간 기도에 배치해두면 다양한 장기 합병증이 유발된다. 따라서, 양성 협착에는 여전히 수술 중재가 1차 치료방법이며, 이러한 상황에서 스텐트는 수술이 불가능한 환자에게만 사용해야 한다. 스텐트 삽입의 다른 적응증에는 기관식도 샛길(tracheoesophageal fistula)의 치료가 있으며, 식도나 기도 혹은 양쪽에 스텐트를 삽입하면 효과적으로 치료할 수 있다. 기도 스텐트의 일반적인 합병증에는 점막섬모 청소(mucociliary clearance) 장애와 비효율적인 기침으로 인한 점막정체(mucostasis), 육아조직 형성, 균막(biofilm) 형성으로 인한 입 냄새, 스텐트 이동, 스텐트 골절 등이 있다.

빛역학 요법

빛역학 요법(photodynamic therapy, PDT)은 초기 기관내 폐암 치료에 사용할 수 있다. 먼저, IV로 빛민감제(photosensitizer)를 전신에 적용한다. 폐암에 주로 사용하는 빛민감제는 차세대 NPe6 (mono-L-aspartyl chlorine e6) 혹은 포토프린(photofrin®)이다. 빛민감제는 주로 종양 세포에 축적되기 때문에 조직을 선택할 수 있다. 빛민감제를 투여하고 하루에서 이틀이 지난 뒤, 기관지 내시경 레이저 요법을 시행하며, 레이저 빛과 빛민감제 사이의 상호작용으로 종양세포를 선택적으로 제거한다. PDT의 효과가 나타나기까지는 시간이 걸리며, 레이저 요법 후 최대 48시간이 지난 다음 나타날 수도 있기 때문에, 괴사 조직과 조직파편을 제거하기 위한 반복 기관지 내시경이 필요하다. 여러 연구에서 초기 폐암에 대한 PDT의 효과를 입증할 수 있었으며, 특히 종축 길이가 1 cm 미만인 종양에서 결과가 탁월했다. 따라서, PDT는 근접요법, 전기지짐, 냉동 요법처럼 수술을 할 수 없는 점막 표면 국한 암(superficial limited mucosal cancer)을 치료하기 위해 사용하는 다양한 기관지 내시경 치료 중 하나가 될 수 있다. PDT의 가장 흔한 부작용은 피부 빛민감성이다. 이는 빛민감제가 피부의 세포에도 축적되기 때문이다.

근접요법

내강 근접요법은 외부 빔 방사선 요법(external beam radiation therapy)이나 수술 중재를 할 수 없는 재발 기관내 악성 종양 폐쇄가 있는 환자에게 치료 선택지가 될 수 있다. 또한 수술로 절제를 할 수 없는 초기 표면 암종이 있는 환자에게는 근치 요법으로도 사용할 수 있다. 폐에서 방사선 전달을 촉진하기 위해서, 1시간 안에 10그레이(Gy) 이상을 전달하는 고선량률(high-dose-rate) 근접치료를 주로 사용한다. 먼저, 기관지 내시경으로 투시검사 유도 하에 기도 안의 종양 조직 근처로 후장전 도관(afterloading catheter)을 이동시킨다. 그 다음, 선량을 측정하고 정확한 위치를 확인할 수 있도록 모조 선원(dummy source)이라고 하는 비방사능원(nonradioactive source)을 도관에 장전한다. 그 후, 후장전 도관을 통해 장착기(applicator)를 이동시키고, 이리듐-192 (^{192}Ir) 원격 후장전 기구와 연결한다. 방사선 전달이 끝나면 도관을 제거한다. 여러 연구에 따르면, 악성 종양 폐쇄에서 근접요법을 사용했을 때 호흡 곤란, 객혈, 기침이 완화되었다. 근접요법의 부작용에는 방사선 기관지염, 출혈, 기도 협착, 조직 괴사로 인한 기관식도 샛길 등이 있다. 즉시 효과가 나타나는 기계적 감량, 레이저 요법, APC, 냉동 재관형성과는 반대로, 근접요법은 효과가 지연되어 나타나기 때문에 생명이 위급한 상황에서는 사용할 수 없다. 그러나, 근접요법의 효과는 오래 지속된다.

내시경 폐용적 축소술

내시경 폐용적 축소술(endoscopic lung volume reduction, ELVR)은 2003년에 처음 도입되었고, 그 후 진행된 만성 폐쇄 폐 질환과 폐기종 환자를 위한 다양한 치료 기술이 개발되었다. 다양한 ELVR 기법의 목적은 폐의 과다팽창(hyperinflation)을 최소화하여 호흡 기전을 최적화하고, 폐 기능과 삶의 질을 향상하는 것이다. 먼저, 차단 기법과 비차단 기법을 구분해야 한다. 차단 기법은 판막 삽입(valve implantation)이 유일하지만, 비차단 기법에는 기관지내 코일 삽입과 기관지 내시경 온열 증기 소작(bronchoscopic thermal vapor ablation, BTVA) 등이 있다.

판막 삽입의 목적은 가장 폐기종이 많고 파괴된 폐엽에 완전한 폐엽 무기폐를 유도하는 것이다. 기관지 내시경으로 단방향 판막을 가장 많이 파괴된 폐엽의 기도에 삽입한다. 이 판막은 폐쇄된 폐엽에서 공기와 분비물이 밖으로 나올 수는 있지만, 안으로는 들어가지 못하게 하며, 따라서 표적 폐엽의 용적이 축소된다. 최근에는 두 가지 판막 시스템을 사용할 수 있다. 하나는 Zephyr® 기관지내 판막이며, 다른 하나는 Spiration® 판막 시스템이다. 이 둘은 모양은 다르지만 작용 기전은 비슷하다. 이식 방법은 기술적으로 비교적 간단하다. 판막을 전용 전달 도관에 장착한 다음 굴곡 기관지 내시경의 작업 통로를 통해 진입시킨다. 표적 기도에서 도관을 정확한 위치에 배치한 다음 판막을 삽입한다. 여러 연구에 따르면, 폐기종이 있는 환자에서 판막 요법은 효과적이었으며, 특히 표적 폐엽과 근처에 있는 같은쪽(ipsilateral) 폐엽 사이에 폐엽간 곁환기(collateral ventilation)가 없는 환자에서 더 효과적이었다. 판막 삽입에서 가장 흔한 합병증은 시술 후 기흉이다.

기관지내 코일은 비차단 기구다. 가장 폐기종이 많고 파괴된 폐엽에 코일을 최대 10개까지 삽입하며, 전용 도관을 이용하여 투시검사 유도 하에 시행한다. 코일을 이용하여 탄력 반동(elastic recoil)을 증가시키고, 작은 기도의 개방성을 향상시켜 날숨 동안 갇혀 있던 공기가 점차 빠져나오도록 하여 폐용적을 축소시킨다. 판막과는 다르게 이 방법은 폐엽간 곁환기가 있는 환자에서도 성공적이었다. 하지만, 코일 요법으로는 임상 상태가 중간 정도로만 회복되었으며, 임상 관련성도 불확실하다. 코일 삽입의 부작용에는 객혈, 염증 반응, 만성 폐쇄 폐 질환의 악화 등이 있다.

BTVA는 가장 폐기종이 많고 파괴된 폐엽에 뜨거운 증기를 주입하는 방법이다. 표적 폐엽은 CT 영상을 전용 소프트웨어로 분석해서 결정한다. 염증 반응이 유발되고 섬유증(fibrosis), 흉터형성(scarring)으로 이어지며, 따라서 표적 폐엽의 용적이 축소된다. BTVA는 폐엽간 곁환기와는 무관하며, 상엽 우세 폐기종이 있는 환자에게 시행할 때 성공적이었다. 가장 흔한 합병증은 염증 반응이며, 이는 기침, 객혈, 발열 등과 관련이 있다.

서로 다른 내시경 기법은 만성 폐쇄 폐 질환 및 폐기종 환자에서 기관지 내시경의 치료 범위를 넓혀주었다. 이러한 치료법의 성공 여부는 최적의 환자 선별과 특정 환자에 가장 좋은 시술을 선택하는 것에 달려있다. ELVR은 다학제 접근(multidisciplinary approach)의 일환으로, 폐용적 축소 수술을 비롯한 모든 기술을 제공할 수 있는 전문성과 능력을 갖춘 병원에서, 그리고 결정적으로 합병증을 관리할 수 있는 병원에서 가장 잘 수행할 수 있다.

기관지 열성형술

기관지 열성형술(bronchial thermoplasty)은 중증 조절불능 천식 환자에게 새로운 치료 선택지다. 기관지 열성형술은 열 에너지를 이용한 절제(ablation)로 기도 평활근을 감소시켜 기관지수축 가능성을 감소시킨다. 전용 도관을 굴곡 기관지 내시경의 작업 통로를 통해 기도로 이동시킨다. 도관의 말단에는 기도 벽과 접촉하기 위해 열 수 있는 확장가능한 전극 배열이 있으며, 고주파 맥동파(radiofrequency pulse)를 전달하면 전극이 가열되어 65°C로 유지된다. 그 후 카테터를 5 mm 뒤로 이동시킨 후 시술을 반복한다. 기관지 가지에 대한 완전한 열성형 치료를 위해서는 기관지 내시경 시술을 3번 해야 한다. 먼저 우하엽을 치료하고, 그 후 좌하엽을 치료하며, 마지막으로 양쪽 상엽을 치료하며 치료 사이에는 최소 3주 정도 간격이 필요하다. 5년 추적 관찰 자료에 따르면, 천식 조절 정도, 무증상 일수, 악화율 감소, 응급 약물 사용 등 다양한 결과에서 지속되는 장점이 있었다.

더 읽을거리

Asahina A, Yamazaki K, Onodera Y, Kikuchi E, Shinagawa N, Asano F, Nishimura M. Transbronchial biopsy using endobronchial ultrasonography with a guide sheath and virtual bronchoscopic navigation. Chest 2005;128:1761-5.

Aumont-le Guilcher M, Prevost B, Sunyach MP, Peiffert D, Maignon P, Thomas L, Williaume D, Beque, Lerouge D, Campion L, Mahe MA. High-dose-rate brachytherapy for non-small-cell lung carcinoma: A retrospective study of 226 patients. Int J Radiat Oncol Biol Phys 2011;79:1112-16.

Bolliger CT, Mathur PN, Beamis JF, Becker HD, Cavaliere S, Colt H, Diaz-Jimenez JP, Dumon JF, Edell E, Kovitz KL, Macha HN, Metha AC, Marel M, Noppen M, Strausz J, Sutedja TG; Euopean Respiratory Society/American Thoracic Society. ERS/ATS statement on interventional pulmonology. European Respiratory Society/American Thoracic Society. Eur Respir J 2002;19:356-73.

Castro M, Rubin AS, Laviolette M, Fiterman J, DeAndrade Lima M, Shah PL, Fiss E, Olivenstein T, Thomson NC, Niven RM, Pavord ID, Simoff M, Duhamel DR, McEvoy C, Barbers R, Ten Hacken NH, Wechsler ME, Holmes M, Phillips MJ, Erzurum S, Luunn W, Israel E, Jarjour N, Kraft M, Shargill NS, Quiring J, Berry SM, Cox G; AIR2 Trial Study Group. Effectiveness and safety of bronchial thermoplasty in the treatment of severe asthma: A multicenter, randomized, double-blind, sham-controlled clinical trial. Am J Respir Crit Care Med 2010;181:116-24.

Cavaliere S, Venuta F, Foccoli P, Toninelli C, La Face B. Endoscopic treatment of malignant airway obstructions in 2.008 patients. Chest 1996;110:1536-42.

Crosta C, Spaggiari L, De Stefano A, Fiori G, Ravizza D, Pastorino U. Endoscopic argon plasma coagulation for palliative treatment of malignant airway obstructions: Early results in 47 cases. Lung Cancer 2001;33:75-80.

Desai SJ, Mehta AC, VanderBrug MS, Golish JA, Ahmad M. Survival experience following Nd:YAG laser photoresection for primary bronchogenic carcinoma. Chest 1988;94:939-44.

Du Rand IA, Barber PV, Goldring J et al. British Thoracic Society Guidelines for advanced diagnostic and therapeutic flexible bronchoscopy in adults. Thorax 2011;66(Suppl 3):iii1-21.

Du Rand IA, Blaikley J, Booton R, Chaudhuri N, Gupta V, Khalid S, Mandal S, Martin J, Mills J, Navani N, Rahman NM, Wrightson JM, Munavvar M; British Thoracic Society Bronchoscopy Guideline Group. British Thoracic Society guideline for diagnostic flexible bronchoscopy in adults: Accredited by NICE. Thorax 2013;68(Suppl 1):i1-44.

Furukawa K, Kato H, Konaka C et al. Locally recurrent type earlystage lung cancer less than 1.0 cm in diameter after complete remission by photodynamic therapy. Chest 2006;128:3269-75.

Furuse K, Fukuoka M, Kato H et al. A prospective phase II study on photodynamic therapy with Photofrin II for centrally located early-stage lung cancer. J Clin Oncol 1993;11:1852-7.

Herth FJ, Eberhardt R, Anantham D, Gompelmann D, Zakaria MW, Ernst A. Narrow-band imaging bronchoscopy increases the specificity of bronchoscopic early lung cancer detection. J Thorac Oncol 2009;4:1060-5.

Herth F, Ernst A, Schulz M, Becker H. Endobronchial ultrasound reliably differentiates between airway infiltration and compression by tumor. Chest 2003;123:458-62.

Schumann C, Hetzel M, Babiak AJ, Hetzel J, Merk T, Wibmer T, Lepper PM, Krüger S. Endobronchial tumor debulking with a flexible cryoprobe for immediate treatment of malignant stenosis. J Thorac Cardiovasc Surg 2010;139:997-1000.

Sciurba FC, Ernst A, Herth FJ, Strange C, Criner GJ, Marquette CH, Kovitz KL, Chiacchierini RP, Goldin J, McLennan G, VENT Research Group. A randomized study of endobronchial valves for advanced emphysema. N Engl J Med 2010;363:1233-44.

Sciurba FC, Criner GJ, Strange C, Shah PL, Michaud G, Connolly TA, Deslée G, Tillis WP, Delage A, Marquette CH, Krishna G, Kalhan R, Ferguson JS, Jantz M, Maldonado F, McKenna R, Majid A, Rai N, Gay S, Dransfield MT, Angel L, Maxfield R, Herth FJ, Wahidi MM, Mehta A, Slebos DJ; RENEW Study Research Group. Effect of Endobronchial Coils vs Usual Care on Exercise Tolerance in Patients With Severe Emphysema: The RENEW Randomized Clinical Trial. JAMA 2016;315:2178-89.

Shah P. Atlas of Flexible Bronchoscopy. Boca Raton, FL: CRC Press; 2011. Shah PL. Atlas of Bronchoscopy. London: Hodder Arnold; 2011. Shah PL, Zoumot Z, Singh S et al. Endobronchial coils for the treatment of severe emphysema with hyperinflation (RESET): A randomised controlled trial. Lancet Respir Med 2013;1:233-40.

Silvestri GA, Gonzalez AV, Jantz MA, Margolis ML, Gould MK, Tanoue LT, Harris LJ, Detterbeck FC. Methods for staging non-small cell lung cancer, 3rd ed: American College of Chest Physicians evidence-based clinical practice guidelines. Chest 2013;143:e221-50.

Snell G, Herth FJ, Hopkins P, Baker KM, Witt C, Gotfried MH, Valipour A, Wagner M, Stanzel F, Egan JJ, Kesten S, Ernst A. Bronchoscopic thermal vapor ablation therapy in the management of heterogeneous emphysema. Eur Respir J 2012;39:1326-33.

Steinfort DP, Khor YH, Manser RL, Irving LB. Radial probe endobronchial ultrasound for the diagnosis of peripheral lung cancer: Systematic review and meta-analysis. Eur Respir J 2011;37:902-10.

Miyazawa T, Yamakido M, Ikeda S, Furukawa K, Takiguchi Y, Tada H, Shirakusa T. Implantation of ultraflex nitinol stents in malignant tracheobronchial stenoses. Chest 2000;118:959-65.

Morice RC, Ece T, Ece F, Keus L. Endobronchial argon plasma coagulation for treatment of hemoptysis and neoplastic airway obstruction. Chest 2001;119:781-7.

Wisnivesky JP, Yung RC, Mathur PN, Zulueta JJ. Diagnosis and treatment of bronchial intraepithelial neoplasia and early lung cancer of the central airways: Diagnosis and management of lung cancer, 3rd ed: American College of Chest Physicians evidence-based clinical practice guidelines. Chest 2013;143:e263-77.

Zaric B, Canak V, Milonvancev A, Jovanovic S, Budisin E, Sarcev T, Nisevic V. The effect of Nd:YAG laser in resection on symptom control, time to progression and survival in lung cancer patients. J Buon 2007;12:361-8.

Zaric B, Perin B, Becker HD et al. Combination of narrow band imaging (NBI) and autofluorescence imaging (AFI) videobronchoscopy in endoscopic assessment of lung cancer extension. Med Oncol 2012;29(3):1638-42.

11

기관지 초음파(EBUS)와 내시경 초음파(EUS)

JOUKE T. ANNEMA AND LAURENCE CROMBAG

도입

내시경초음파는 1966년 굴곡 기관지 내시경(flexible broncho-scopy)이 발명된 이래 폐 내시경에서 가장 중요한 혁신이라 여겨진다. 기관지 벽 "뒤를" 볼 수 있으며, 동시에 세로칸과 폐문 및 폐 안에 있는 병변의 실시간 초음파 유도 검체 채취가 가능한 점은 기관지 내시경 검사에 완전히 새로운 차원을 열어주었다. 세로칸내시경술(mediastinoscopy) 같은 보다 침습적인 진단 수술 병기결정 방법은 대부분 최소 침습 내시경초음파 기술이 대체하고 있다. 2003년 첫 발표 이후 20년에 가까운 기간 동안 내시경초음파는 폐암의 진단과 병기결정, 유육종증(sarcoidosis) 평가, 세로칸 병변의 분석에서 중심 역할을 하고 있다.

내시경초음파 장비

사용할 수 있는 내시경초음파 장비는 두 종류가 있다. 종형 내시경초음파(longitudinal endosonography)와 선형 내시경초음파(linear endosonography)를 이용하여 세로칸, 폐문, 폐 중심부에 위치한 병변 등에서 실시간 초음파 유도 흡인(ultrasound-guided aspiration)을 할 수 있으며, 이는 현재 가장 중요한 내시경초음파 기술이다. 방사형(radial) 기관지 초음파(endobronchial ultrasound, EBUS)는 폐 주변부 병변을 탐지하기 위한 기술이다. 하지만, 방사형 EBUS로는 실시간 흡입을 할 수 없다.

선형 EBUS-TBNA

기관지 가지의 탐색을 위한 광원은 내시경 원위부 말단에 10-45° 각도로 위치한다. EBUS 내시경은 구역 기도(segmental airway)까지 진입할 수 있으며, 더 깊은 구역으로는 내시경 직경 때문에 진입할 수 없다. 스캔 범위가 5-12 MHz인 소형 초음파 탐침은 내시경 말단 부위에 장착되어 있으며, 초음파 탐침을 기도 점막에 위치시키면 기관옆 및 기관지옆 구조물을 볼 수 있다. 실시간 초음파 유도 하에 중심 기도 근처에 위치한 표적 병

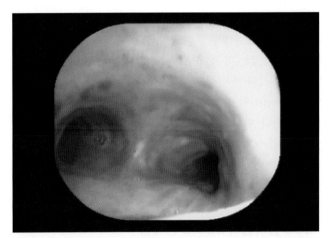

그림 11. 1 EBUS 영상. 기관지 내시경은 기관 원위부, 주 용골 바로 위에 위치하고 있다. 광학 영상의 5시 방향에 있는 초음파 탐침을 주목한다. 광원은 내시경의 원위부 말단에 위치하고 있으며, 시야와 45° 각도를 이루고 있다.

변에서 검체를 채취할 수 있다. EBUS 내시경은 초음파 창의 각도가 60°에서 100°며, 내시경 초음파 가는 바늘 흡인(endoscopic ultrasound fine needle aspiration, EUS-FNA) 내시경에 비해 상대적으로 좁다(그림 11.1).

선형 EUS-FNA

위장관 암 병기결정을 위한 식도경유 EUS가 1980년대에 개발되었다. 이 방법을 통해 중간 및 아래 세로칸에 위치한 병변의 탐지 및 검체 채취가 가능하다는 것이 확실해졌고, 그 후 호흡기 의사들의 관심을 끌게 되었다. 위장관 EUS 내시경은 사실 곡선 배열 초음파 탐침을 장착한 개량형 위내시경이었다. 내시경 초음파는 장축(long axis) 촬영 평면이 150°에서 180°였으며, 이를 이용한 초음파 유도 생검이 가능했다. 선형 EBUS 내시경은 식도 병변에도 사용할 수 있으며, 이 기법을 기관지 내시경을 이용한 위장관 내시경 초음파(endoscopic ultrasound with bronchoscope, EUS-B)라고 한다.

방사형 EBUS 소형 탐침

촬영 범위가 17-20 MHz인 기계적 방사형 소형 탐침(mechanical radial miniprobe)은 360° 촬영이 가능하며, 표준 굴곡 기관지 내시경의 작업통로를 통해 이동시킬 수 있다. 이 기법은 기관지 내시경으로 볼 수 없는 폐 주변부 병변을 탐지하는데 사용된다. 하지만, 초음파 유도를 통한 실시간 생검은 할 수 없다. 이때는 유도 싸개(guide sheath)와 투시검사(fluoroscopy) 같은 다양한 선택지를 사용할 수 있다.

내시경초음파 바늘

최적의 검체 채취를 위해 다양한 전용 바늘이 개발되었다. 크기는 19, 22, 21, 25 게이지(gauge)로 다양하며, 유연성, 구조, 바늘 끝 시각화 여부 등도 제각각이다. 바늘은 유연하고, 안 쪽에 속침(stylet)이 있으며, 바깥 쪽은 이를 둘러싼 싸개(sheath)로 구성된다. 바늘은 내시경의 작업 통로로 이동시킨다. 속침이 있는 것과 없는 것, 흡인(suction)을 하지 않는 것과 약하게 흡입하는 방법 등 최적의 검체 채취 기술에 대한 논의는 아직 진행 중이다.

EBUS 검사법과 EUS-B 검사법

전반적 검사법

EBUS와 EUS 검사는 일반적으로 진정(sedation)을 하지 않거나 중간 정도의 진정 상태로 외래 환자를 대상으로 시행한다. 내시경 검사 전, 인두(pharynx)에 Lidocaine을 분무하며, EBUS는 보통 기침 반사를 억제하기 위해서 아편제(opiate)를 투여한다.

EBUS는 일반적으로 환자를 바로 누운 자세로 하고 검사자는 환자 머리맡에 서서 검사를 진행한다. EBUS 내시경은 대부분 입으로 진입시킨다. 내시경 검사 동안 광학 영상 및 초음파 영상을 모두 사용할 수 있다. 초음파 탐침을 기도 점막에 가져다 대면, 림프절과 혈관 같은 기도 근처에 있는 구조물을 볼 수 있다. EBUS는 동적 검사 과정이며 다양한 림프절과 혈관 구조물을 확인하기 위해서는 내시경의 전후이동, 회전이동이 필요하다.

식도를 통한 세로칸 림프절 평가도 EBUS 내시경으로 시행할 수 있다.[1] 환자를 바로 누운 자세로 위치시키고 폐암의 세로칸 병기결정을 위한 보편적 EBUS 시술 후에 EUS-B를 시행한다.

이번 사례의 환자는 병력상 만성 폐쇄 폐질환이 있으며, 흡연력이 40갑년인 58세 남자 환자다.

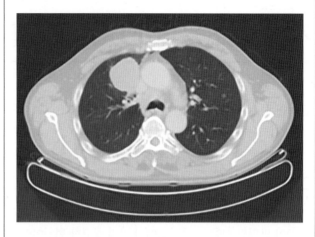

흉부 컴퓨터 단층촬영에서 우상엽 덩이와 위치 4R 림프절이 커진 것을 볼 수 있다.

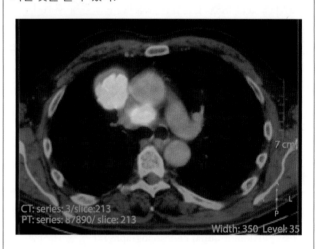

PET-CT 영상에서 폐 덩이와 림프절 양쪽에 FDG (fluorodeoxyglucose) 흡수가 있다.

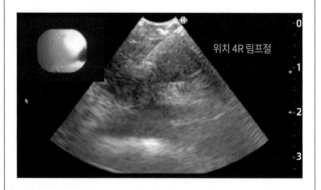

기관지 초음파로 확인한 4R 림프절. 초음파 유도 하에 기관지경유 바늘 흡인(TBNA)을 시행하였다.

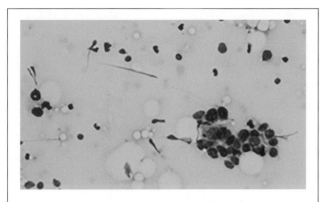

4R에서 채취한 TBNA 표본에서 샘암종(adenocarcinoma)이 확인되었다.

해설: 이 환자는 폐암일 가능성이 매우 높다. PET-CT에서 세로칸 림프절(N2) 활성을 동반한 우상엽 종양을 볼 수 있다. 현재 지침에 따라, EBUS-TBNA와 EUS-B를 시행하였고, 위치 4R에서 샘암종을 확인하였다.

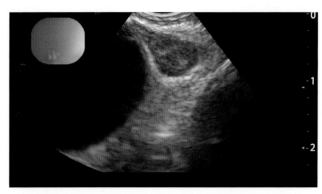

영상에서 좌 폐동맥이 왼쪽에, 대동맥이 오른쪽에 있는 위치 4L 림프절

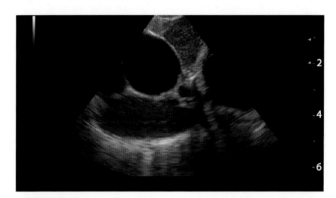

위치 11L 림프절

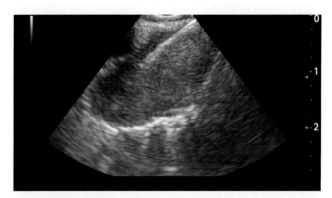

림프절 안에 바늘이 들어간 위치 4R 림프절

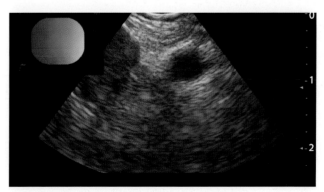

영상 왼쪽에 홀정맥(azygos vein)이 있는 위치 10R 림프절

기존의 위내시경으로 하는 세로칸 EUS 검사는 환자가 왼쪽 옆으로 누운 상태에서 시행한다. 위내시경을 사용할 때의 장점에는 안정성, 위벽과의 접촉 용이성, 넓은 시야, 19 G 바늘 사용 가능 등이 있다.

EUS와 EBUS 검사는 림프절 및 다른 검체 채취의 범위에 따라 다르지만 평균적으로 약 15분에서 20분 정도 소요된다.

세로칸 내시경초음파를 위한 해부학

EBUS

초음파 해부학과 다양한 림프절 위치에 대한 정확한 지식은 특히 폐암의 림프절 병기결정에 있어 중요하다. 원칙적으로 중심 기도 주변에 위치한 모든 림프절 즉, 오른쪽 기관옆에 위치한 림프절인 위치 2R과 4R, 그리고 왼쪽 기관옆에 위치한 위치 2L과 4L 림프절을 조사하고 검체를 채취해야 한다. 용골밑 위치 7 림프절은 오른쪽 혹은 왼쪽 주 기관지에서 접근할 수 있다. EBUS는 세로칸 림프절뿐만 아니라 폐문 림프절인 위치 10 림프절과 폐엽사이 림프절인 위치 11 림프절의 검체 채취에도 활용할 수 있다. 구역 림프절을 평가할 때는 EBUS-TBNA의 적정성을 평가하기 위해 개발된 검증받은 도구인 기관지내 초음파 평가도구(endobronchial Ultrasound Assessment Tool, EBUS-AT) 사용을 권장한다.[2]

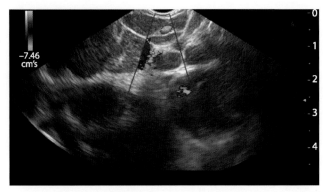

림프절 안에 바늘이 있으며, 아래쪽에 폐 혈관이 있는 위치 11R 림프절

EUS 지표: 왼쪽에 있는 좌심방과 오른쪽에 있는 폐동맥 사이에 있는 위치 7 림프절

EUS

식도 근처에 위치한 구조물은 EUS로 볼 수 있다. 비소세포 폐암(non-small cell lung cancer, NSCLC)에서 세로칸 병기결정에 사용하는 EUS-FNA의 적정정을 평가하기 위해 개발된 EUS 평가 도구(EUS-AT)[3]는 림프절과 핵심 해부학적 구조물의 표준 평가에 도움이 된다. 초음파 내시경을 앞으로 이동하면, 6개의 핵심 해부학적 지표, 즉 왼쪽 간엽(liver lobe), 복강 동맥줄기(celiac trunk)와 대동맥, 왼쪽 부신(left adrenal gland, LAG), 용골밑 림프절인 위치 7 림프절, 기관옆 림프절인 위치 4L 림프절과 위치 4R 림프절을 확인할 수 있다. 림프절은 해부학적 지표, 즉 좌심방, 대동맥, 폐동맥 등과 연관하여 기록해야 하며, TNM 분류에 따라 번호를 기록해야 한다.[4] 기관옆 림프절 위치 2와 4의 왼쪽에 있는 2L과 4L은 식도에서 확인할 수 있다. 대동맥폐동맥창(aortopulmonary window)에 있는 위치 5 림프절과 대동맥에 근접한 위치 6 림프절은 쉽게 볼 수 있지만, 일반적으로 혈관 구조물의 간섭 때문에 이 림프절에서는 검체 채취가 불가능하다. 위치 4L과 5 림프절이 확실히 커졌을 경우에만 위치 5 림프절에서 검체를 채취할 수 있다. 대동맥옆(paraaortic) 림프절인 위치 6 림프절은 식도 위쪽에서 검체를 채취할 수 있다. 아래쪽 세로칸에 있는 림프절은 식도에서 쉽게 접근할 수 있으며, 여기서 특히 EBUS보다는 EUS가 진가를 발휘한다.

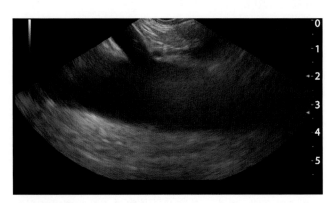

EUS 지표: 대동맥과 복강 동맥줄기

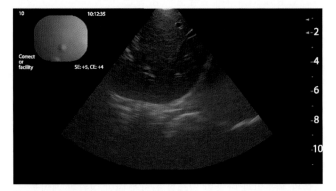

EUS 지표: 간, EBUS 내시경도 같이 볼 수 있다.

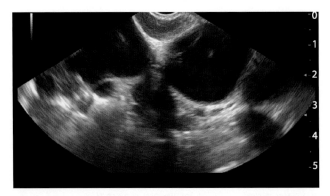

EUS 지표: 왼쪽에 있는 폐동맥과 오른쪽에 있는 대동맥 사이에 있는 위치 4L 림프절

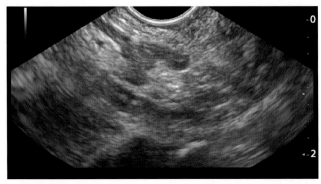

EUS 지표: 왼쪽 부신

호흡기 질환에서 내시경 초음파의 적응증

세로칸과 폐문 림프절은 다양한 질환에서 커질 수 있다. 호흡기 질환에서 내시경초음파의 주요 적응증은 폐암의 진단과 병기결정이다. 다른 적응증에는 유육종증(sarcoidosis)과 재발 림프종의 평가, 세로칸 덩이의 분석, 흉곽외 악성종양(extrathoracic malignancy)의 전이 파종이 의심될 때 이에 대한 평가 등이 있다(표 11.1).

표 11.1 EBUS/EUS 적응증
- 폐암에서 폐문 및/또는 세로칸 림프절 병기 결정
- 중심부에 위치한 폐 종양의 진단
- 세로칸 덩이의 평가
- 흉곽외 종양의 세로칸 병기 결정
- 유육종증 진단을 위한 육아종 탐지

폐암의 진단과 병기결정을 위한 EBUS와 EUS-B

폐암에서 정확한 병기결정은 적절한 치료를 결정하는 데 있어 무엇보다 중요하다. CT 검사는 세로칸 림프절을 배제하거나 포함하는데 있어서는 역할이 제한된다. 비소세포 폐암의 세로칸 파종 감지에서 통합 PET-CT의 민감도는 CT보다 높지만, PET-CT에서 양성 소견이 나와도 거짓양성으로 인해 환자의 병기를 상향하는 일이 없도록 반드시 이를 다시 확인해야 한다.[5] 현재 국제 지침에서는 폐암의 세로칸 병기결정에 대한 1차 진단 방법으로 내시경초음파 생검을 기반으로 하는 방법을 권장하고 있다.[6-8]

여러 메타 분석 결과에 따르면 EBUS-TBNA의 통합 민감도는 88-93%에 달했다.[9] EBUS/EUS 결과가 음성이지만 임상적으로 세로칸 림프절의 전이 침범이 강하게 의심되는 경우는 세로칸내시경술(mediastinoscopy)이나 비디오 보조 흉강경 수술(video-assisted thoracoscopic surgery) 같은 외과적 병기결정(surgical staging)의 적응증이 된다.

세로칸 병기결정을 위해서 EBUS 검사를 시행할 때는, 접근 가능한 림프절에 대한 체계적인 평가를 권장한다. PET-CT 소견과 초음파 특징을 기반으로 검체를 채취할 표적 림프절을 확인할 수 있다. 단축(short axis) 길이가 10 mm 이상, 둥근 형태, 비균질 에코발생(heterogeneous echogenicity), 뚜렷한 경계면, 혈류가 없는 림프절 내부의 저에코 영역(hypoechoic area) 같은 여러 가지 초음파 특징이 악성 림프절 침범과 관련있다.[10] 혈류가 없는 림프절 내부의 저에코 영역은 "응고 괴사 징후(coagulation necrosis sign)"라고 하며 림프절 내부에 괴사가 있음을 의미한

다. "탄성영상검사(elastography)"라고 하는 변형 영상 기법의 역할은 아직 연구 중이다. 표적 병변을 확인한 다음, 같은 바늘을 이용한 검체 채취 순서는 병기 상향조절을 피하기 위해 N3 영역에서 N2 영역, N1 영역 순으로 진행해야 한다.

연구에 따르면 림프절 위치 당 3번 이상 검체를 채취하여도 악성 세포 감지에 대한 진단 수율은 증가하지 않는다.[11] 신속 현장 세포학 평가는 진단과 병기결정을 위한 EBUS-TBNA에서 진단의 질과 조직의 양을 평가하는데 도움이 될 수도 있다.

완전한 세로칸 병기결정을 위한 EBUS와 EUS-B 조합

EUS-FNA와 EBUS-TBNA를 조합하면, 위치 3a, 5, 6 림프절을 제외한 거의 모든 세로칸 림프절에 접근할 수 있다. 최근의 메타 분석 결과에 따르면 한 번의 검사에서 EBUS-TBNA와 EUS-FNA를 조합하면 단독으로 사용할 때 보다 폐암이 의심되는 환자에서 병기결정 정확도를 상당히 높일 수 있었다.[12] 조합을 통한 병기 결정이 PET-CT 영상과 종양의 조직학적 특성을 기준으로 모든 환자에서 적응이 되는지 아니면 일부 선택된 환자들에게만 적응이 되는지 여부는 아직 조사 및 논의 중이다. 처음에는 병기결정에 EBUS 내시경과 EUS 내시경 두 개를 사용했지만,[13] 현재는 EBUS 검사 시행 후 같은 내시경으로 식도를 조사하는 방법으로, 두 가지 내시경이 필요했던 시술을 하나의 EBUS 내시경으로 할 수 있게 되었다. 이 단일 EBUS 내시경 접근법은 자원적, 경제적 장점이 있다.

유육종증에서 내시경초음파

유육종증(sarcoidosis)은 비치즈 육아종(noncaseating granuloma)의 조직 축적이 특징이며, 대다수 환자에서 폐와 흉곽내(intrathoracic) 림프절에 영향을 미친다. 유육종증의 진단에 대한 기관지내 생검 및 기관지경유 생검과 내시경초음파 생검을 비교한 무작위 대조 시험에서 내시경초음파를 통한 림프절 생검의 진단 수율은 80%로 기관지경유 생검 및 기관지내 생검의 진단 수율인 53% 보다 높았다.[14] 따라서, 비치즈 육아종의 조직 확인이 필요할 때, 내시경초음파 검사는 유육종증 I기 및 II기의 진단에서 1차 단계로 인정받고 있다. 내시경초음파를 사용할 수 없다면, 기존의 기관지 내시경을 통한 TBNA나 기관지경유 폐 생검이 대안이 될 수 있다.

폐내 폐 종양 진단을 위한 EBUS와 EUS-B

큰 기도나 식도 근처에 위치한 폐내 종양(intrapulmonary tumor)은 EBUS나 EUS-B로 검체를 채취할 수 있으며, 기흉

임상 사례 2

40세 여자 환자가 피로와 체중 감소를 주요 호소 증상으로 내원하였다.

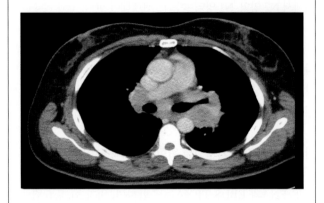

흉부 CT에서 양측에 대칭으로 있는 폐문 및 세로칸 림프절병증(lymphadenopathy)을 확인할 수 있었다.

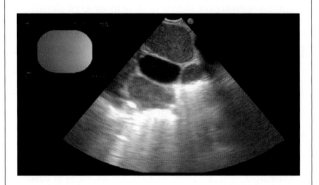

EBUS 내시경을 중심 기도에 위치시키고, 점막에 가져가 대면 폐 혈관과 위치 11R에서 여러 개의 커진 림프절을 볼 수 있다. 사진 왼쪽 상단은 초음파 탐색자로 기관지내 점막을 누르고 있는 내시경 시야를 보여준다.

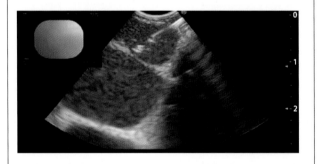

25 G ProCore 바늘로 11R 림프절의 검체를 채취하고 있는 내시경초음파 영상. 바늘 원위부 끝 부분의 절흔(notch)을 주목한다. 사진 왼쪽 상단은 기관지내 점막을 보여준다.

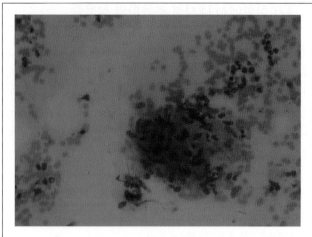

해설: 흉부 CT 영상에서 양측 폐문 및 세로칸 림프절병증을 볼 수 있다. 림프절 위치 11R의 EBUS-TBNA 검체에서 유육종증과 일치하는 괴사 없는 육아종(granuloma)을 볼 수 있다. EBUS 혹은 EUS 같은 내시경초음파는 유육종증이 의심되는 환자에서 육아종 확인을 위한 첫 번째 검사 방법이다.

(pneumothorax) 발생은 최소한으로 할 수 있다.

폐 주변부 병변은 방사형 EBUS로 탐지할 수 있으며, CT 유도 가슴경유 생검(transthoracic biopsy)이 대안이 될 수 있다. 진단 수율을 높이기 위해서 유도 싸개(guide sheath)나 투시검사(fluoroscopy) 같은 다양한 기술을 사용할 수도 있다.

폐암에서 원격 전이에 대한 EUS-B 검사

폐암에서 원격 전이가 주로 발생하는 곳 중에서 왼쪽 부신에 위치한 병변은 EUS로 쉽게 확인할 수 있으며, 위(stomach)에서 실시간 초음파 유도 하에 검체를 채취할 수 있다.[15] 폐암 환자에서 왼쪽 부신 전이에 대한 EUS-FNA의 민감도는 낮게 잡아도 86% 이상이다. 정상 부신은 EUS에서 결절이 없는 갈매기 모양(seagull shape)을 하고 있다. EBUS 내시경을 이용한 왼쪽 부신에 대한 평가의 안정성과 타당성은 현재 연구 중이다(그림 11.2). 크롬친화세포종(pheochromocytoma)의 징후가 있다면, 내시경초음파를 시행하기 전에 내분비학적 평가를 먼저 진행해야 한다.

EBUS와 EUS-B의 합병증

EBUS-TBNA와 EUS-FNA는 안전한 진단 기법이다. 최근의 체계적 보고서에 따르면, 내시경초음파와 연관하여 심각한 부작용(serious adverse event, SAE)이 나타날 확률은 0.14%였다. 감염 관련 SAE가 0.07%로 가장 발생률이 높았으며, 주로 낭성 병변(cystic lesion)이나 유육종증이 있는 환자에서 발생했다.[16]

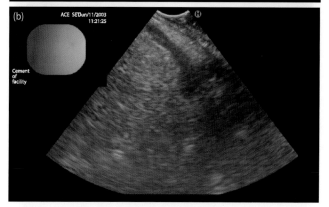

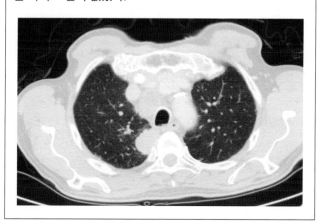

그림 11. 2 기존 위장관용 EUS 내시경과(a) EBUS 내시경을(b) 이용한 왼쪽 부신의 위경유 영상(transgastric imaging). 각 내시경에서 서로 다른 촬영 각도를 주목한다. 위장관용 EUS 내시경은 촬영 각도가 150°에서 180°며(a), EBUS 내시경은 60° 수준이다(b).

임상 사례 3

75세 애연가(heavy smoker)가 우상엽 중앙에 위치한 종양 때문에 내원하였다. 이전에 시행한 굴곡 기관지 내시경에서는 특이 소견이 없었다.

흉부 CT 영상에서 우상엽 중앙에 위치한 종양이 보였으며, 위치 4R 림프절이 커져있다. 종양이 식도와 기관 근처에 위치하고 있는 점을 주목한다.

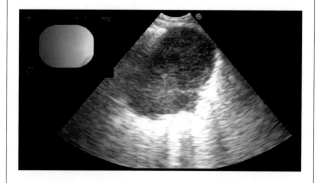

EBUS에서 기관에서 쉽게 접근할 수 있는 중앙에 위치한 폐내 종양을 볼 수 있다.

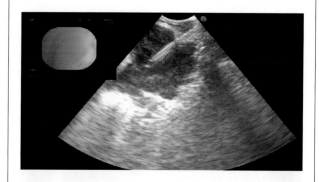

표준 22 G 바늘을 이용하여 중앙에 위치한 종양에 EBUS-TBNA를 시행하였다.

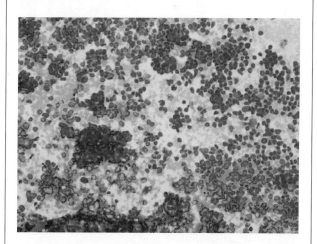

해설: 중앙에 위치한 종양은 표준 기관지 내시경에서는 보이지 않을지라도 내시경초음파로 접근할 수 있는 경우가 많다. 이번 사례는 소세포 역형성 암종(small cell anaplastic carcinoma)으로 확인되었다.

훈련

내시경초음파의 수준은 현재의 폐암 병기설정 지침에서 중심 역할을 하면서 빠르게 성장하고 있다. 내시경초음파의 질과 안전성은 시술자의 숙련도와 경험에 달려있다. 연수생이 우수한지 아닌지의 여부는 일반적으로 수행한 검사 수와 실제 기술에 대한 평가를 기준으로 한다. EUS-AT나 EBUS-AT 같은 평가 도구는 모든 연수생의 기술 및 교육 성과가 기준 문턱값(benchmark threshold)을 달성할 수 있도록, 이를 지원하기 위해 개발되었다. 모의 훈련을 기반으로 한 EBUS 훈련은 "고전적인" 병상 훈련보다 우수한 것으로 밝혀졌다. 따라서, 새롭게 내시경초음파를 배우는 연수생에게는 모의 훈련을 기반으로 한 훈련과 그 후 상급자의 지도 감독 하에 환자에게 실습하는 체계적인 교육 과정을 따를 것을 권장한다.

임상 사례 4

비소세포 폐암의 병기가 cT2bN2M0였으며 이전에 화학방사선 요법으로 치료받은 병력이 있는 70세 남자 환자가 병원에 내원하였다.

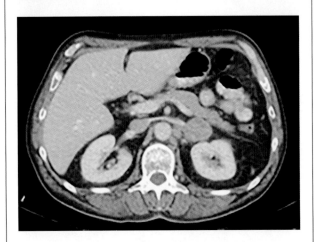

복부 CT 영상에서 왼쪽 부신에 덩이가 보였다.

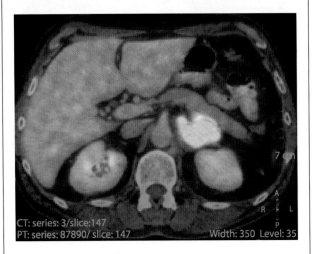

복부 PET-CT 영상에서 왼쪽 부신에서 FDG 흡수 증가를 확인하였다.

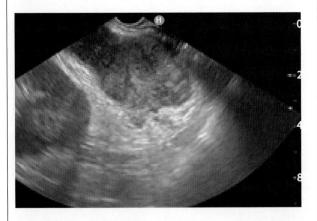

위장관 EUS 내시경 영상에서 왼쪽 신장과 왼쪽 부신 덩이를 확인할 수 있다. EUS 내시경은 위(stomach)에 위치하고 있다.

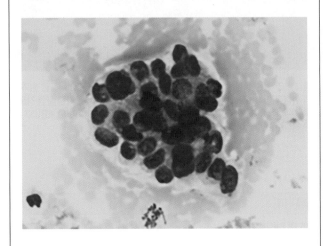

EUS_FNA에서 TTF-1 (thyroid transcription factor-1) 양성인 1차 폐암의 전이를 확인하였다.

해설: 환자의 폐암 병력을 고려하면 PET-CT에서 왼쪽 부신의 전이를 의심해 볼 수 있다. EUS를 이용하여 왼쪽 부신에 위경유(transgastic) 검체 채취를 시행하였고, TTF-1 양성인 1차 폐암의 전이를 확인하였다.

참고 문헌

1. Kang HJ, Hwangbo B, Lee GK, Nam BH, Lee HS, Kim MS et al. EBUS-centred versus EUS-centred mediastinal staging in lung cancer: A randomised controlled trial. Thorax 2014;69:261-8.

2. Konge L, Clementsen PF, Ringsted C, Minddal V, Larsen KR, Annema JT. Simulator training for endobronchial ultrasound: A randomised controlled trial. Eur Respir J 2015;46:1140-9.

3. Konge L, Vilmann P, Clementsen P, Annema JT, Ringsted C. Reliable and valid assessment of competence in endoscopic ultrasonography and fine-needle aspiration for mediastinal staging of non-small cell lung cancer. Endoscopy 2012;44(10):928-33.

4. Goldstraw P, Crowley J, Chansky K, Giroux DJ, Groome PA, Rami-Porta R et al. The IASLC Lung Cancer Staging Project: Proposals for the revision of the TNM stage groupings in the forthcoming (seventh) edition of the TNM classification of malignant tumours. J Thorac Oncol 2007;2:706-14.

5. Schmidt-Hansen M, Baldwin DR, Hasler E, Zamora J, Abraira V, Roque IF. PET-CT for assessing mediastinal lymph node involvement in patients with suspected resectable non-small cell lung cancer. Cochrane Database Syst Rev 2014;11:CD009519.

6. De LP, Dooms C, Kuzdzal J, Lardinois D, Passlick B, Rami-Porta R et al. Revised ESTS guidelines for preoperative mediastinal lymph node staging for non-small-cell lung cancer. Eur J Cardiothorac Surg 2014;45(5):787-98.

7. Silvestri GA, Gonzalez AV, Jantz MA, Margolis ML, Gould MK, Tanoue LT et al. Methods for staging non-small cell lung cancer: Diagnosis and management of lung cancer, 3rd ed: American College of Chest Physicians evidence-based clinical practice guidelines. Chest 2013;143(5 Suppl):e211S-50S.

8. Vansteenkiste J, DeRD, Eberhardt WE, LimE, Senan S, Felip E et al. Early and locally advanced non-small-cell lung cancer (NSCLC): ESMO clinical practice guidelines for diagnosis, treatment and follow-up. AnnOncol 2013;24(Suppl 6):vi89-98.

9. Adams K, Shah PL, Edmonds L, Lim E. Test performance of endobronchial ultrasound and transbronchial needle aspiration biopsy for mediastinal staging in patients with lung cancer: Systematic review and meta-analysis. Thorax 2009;64(9):757-62.

10. Fujiwara T, Yasufuku K, Nakajima T, Chiyo M, Yoshida S, Suzuki M et al. The utility of sonographic features during endobronchial ultrasound-guided transbronchial needle aspiration for lymph node staging in patients with lung cancer: A standard endobronchial ultrasound image classification system. Chest 2010;138(3):641-7.

11. Lee HS, Lee GK, Lee HS, Kim MS, Lee JM, Kim HY et al. Real-time endobronchial ultrasound-guided transbronchial needle aspiration in mediastinal staging of non-small cell lung cancer: How many aspirations per target lymph node station? Chest 2008;134(2):368-74.

12. Korevaar DA, Crombag LM, Cohen JF, Spijker R, Bossuyt PM, Annema JT. Added value of combined endobronchial and oesophageal endosonography for mediastinal nodal staging in lung cancer: A systematic review and meta-analysis. Lancet Respir Med 2016;4(12):960-8.

13. Annema JT, van Meerbeeck JP, Rintoul RC, Dooms C, Deschepper E, Dekkers OM et al. Mediastinoscopy vs endosonography for mediastinal nodal staging of lung cancer: A randomized trial. JAMA 2010;304(20):2245-52.

14. von Bartheld MB, Dekkers OM, Szlubowski A, Eberhardt R, Herth FJ, in't Veen JC et al. Endosonography vs conventional bronchoscopy for the diagnosis of sarcoidosis: The GRANULOMA Randomized Clinical Trial. JAMA 2013;309(23):2457-64.

15. Crombag L, Szlubowski A, Stigt JA, Schuurbiers O, Korevaar DA, Bonta PI et al. EUS-B-FNA vs conventional EUS-FNA for left adrenal gland analysis in lung cancer patients. Lung Cancer 2017;108:38-44.

16. von Bartheld MB, van BA, Annema JT. Complication rate of endosonography (endobronchial and endoscopic ultrasound): A systematic review. Respiration 2014;87(4):343-51.

12

가슴막 술기

LUKE GARSKE AND CLAIRE TOBIN

도입

이번 장은 비외상성 가슴막 삼출액(pleural effusion)이나 기흉(pneumothorax)이 있는 환자에 대한 가슴막 술기 활용법을 다룰 것이며, 각 술기별로 특성, 장점, 합병증에 대한 실질적인 개요를 설명할 예정이다. 이 술기들의 결과는 환자 집단에 따라 매우 다양하며, 이는 이번 장에서 자세하게 설명할 것이다.

가슴막 술기는 일반적으로 가슴막 질환을 진단하기 위해 필요하다. 가슴막 삼출액(pleural effusion)은 누출액(transudate)이거나 삼출물(exudate)이다. 누출액은 가슴막이 거의 정상임을 의미하며, 삼출물은 가슴막에 병적 문제가 있음을 의미한다. 이러한 구분은 임상 접근 방법의 길잡이가 될 수도 있다. 일반적으로 누출액의 원인은 임상 평가 또는 비침습 검사로 확인할 수 있기 때문이다. 삼출액이 삼출물인 경우, 간혹 가슴막액(pleural fluid) 분석과 임상 평가만으로도 진단이 가능한 경우가 있지만, 가슴막 생검이 필요한 경우도 있다.

가슴막 술기의 치료 적응증에는 증상과 호흡 곤란을 해소하기 위한 가슴막액 혹은 공기의 배액이 있다(그림 12.1). 배액은 가슴막천자(thoracentesis) 같은 단일 술기로도 할 수 있다. 공기 축적이나 체액 축적이 지속되는 상황이라면, 가슴관(chest tube)이나 터널식 가슴막 도관(tunneled pleural catheter, TPC)을 이용해 배액을 유지할 수도 있다. 감염된 가슴막액의 배액이 필요할 수도 있으며, 이는 패혈증 조절을 도와주며, 폐 포착(lung entrapment)을 방지해준다. 가슴막 유착술(pleurodesis)은 가슴막 공간(pleural space)을 제거하는 방법이며, 이를 통해 체액이나 공기 축적을 막아준다. 가슴막 유착술을 위해서는 흉강경(thoracoscopy)이나 비디오 보조 흉강경 수술(video-assisted thoracic surgery, VATS), 혹은 가슴관을 통해 경화제를 투여해야 한다. TPC나 가슴관 배액을 통해 벽 가슴막(parietal pleura)과 내장 가슴막(visceral pleura)의 접합이 유지된다면, 경화제 없이도 가슴막유착이 나타날 수 있다.

초음파 유도

가슴막 초음파검사는 6장 후반부에서 보다 자세하게 다루고 있다. 침습 가슴막 술기는 주변 구조물에 손상을 유발할 위험이 있다. 가슴막 삼출이 있는 환자에서 초음파를 이용하면 주변 구조물을 확인하여 바늘 진입을 유도할 수 있다. 이는 안전한 바늘 통과 경로가 예상되는 삽입 지점을 표시하여 침상에서도 수행할 수 있다(그림 12.2). 이 방법은 다양한 대량 삼출액 배액에 적합한 간단하고 쉬운 술기다. 실시간 초음파 유도를 통해 바늘이 가슴막 공간으로 들어가는 동안 바늘의 위치를 확인할 수 있으며, 이는 바늘 진입 경로를 정확하게 조절할 수 있도록 해준다. 또한 소량의 삼출액도 안전하게 배액할 수 있게 해주며, 소량의 삼출액에서도 검체를 채취할 수 있게 해준다. 가슴막 삼출을 위한 초음파 유도 배액 술기는 여러 국가에서 표준 치료법으로 자리 잡았다. 이는 기흉(pneumothorax)을 유발하는 폐 천자(puncture) 같은 장기 손상의 위험을 줄여주며, 가슴막천자를 통해 배액 할 수 있는 체액량을 증가시킨다.

가슴막천자

가슴막천자(thoracentesis)란 한번의 시술로 가슴막액(pleural fluid)이나 공기를 흡인하는 것을 말한다. 가슴막천자의 적응증은 가슴막 삼출의 원인이 불명확하거나, 다른 배액 술기가 적절하지 못할 때, 가슴막 삼출이나 기흉 때문에 발생한 증상을 해소할 필요가 있을 때 등이다. 고름(pus), 암죽(chyle), 혈액 같은 육안 형태는 진단에 도움이 될 수 있으며(그림 12.3), 진단을 보조하기 위해 가슴막액(pleural fluid)으로 다양한 검사를 할 수 있다.

가슴막천자는 국소 마취로 시행할 수 있으며(그림 12.4), 임상 상황에 따라 다양한 자세로 시행할 수 있다. 가슴막 삼출이 있지만 거동이 가능한 환자는 보통 환자가 앉은 자세에서 뒤가쪽(posterolateral) 접근법을 이용한다(비디오 12.1, 그림 12.5). 바

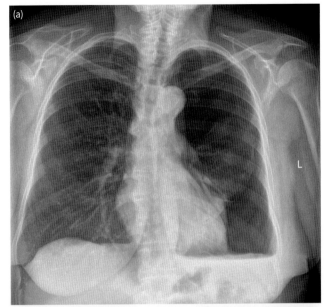

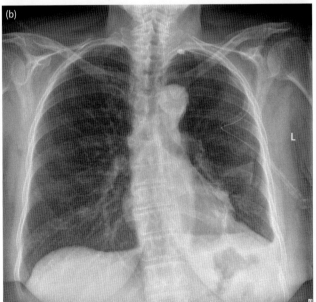

그림 12.1 (a) 병력 상 폐기종과 좌상엽 샘암종(adenocarcinoma)이 있는 환자의 흉부 방사선 사진에서 상당한 왼쪽 기흉을 볼 수 있다. 환자는 3일 동안 점점 심해지는 기침과 호흡 곤란으로 내원하였다. (b) 가슴관 삽입 후 촬영한 흉부 방사선 사진에서 배액관 끝이 꼭대기(apex)에 위치해 있으며 폐가 재확장되었음을 확인할 수 있다. 가슴관에 방사선비투과(radiopaque) 선이 있는 점을 주목한다. 이를 통해 가슴관이 가슴 공간(pleural space) 안의 적절한 위치에 있음을 확인할 수 있다.

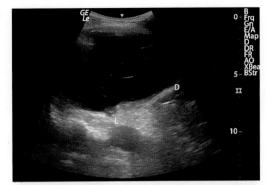

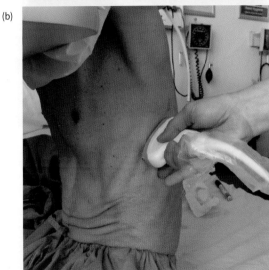

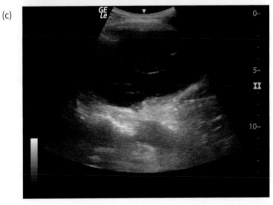

그림 12.2 악성 가슴막 질환이 있는 환자에서 초음파 영상과(a) 가슴막 중재를 위해 표시한 부위에 위치한 탐색자(b). 삼출액 내부에는 미세한 중격형성(septation)이 있으며, 초음파 영상에서 심장 및 호흡 움직임에 따라 움직인다(c). 초음파 영상의 상단에 있는 노란색 삼각형으로 표시된 바늘 삽입 예정 부위에서 약 7 cm까지는 진입 경로 상에 폐(L)와 가로막(D)이 아래쪽으로 눌려있다.

늘 진입구는 가로막 위에 안전하게 위치해야 한다. 체액은 흔히 중력 의존 구역에 모이기 때문에, 이 접근법은 배액량을 늘려준다. 바늘 입구는 갈비사이 혈관(intercostal vessel)의 손상 위험을 감소시키기 위해 척추에서 가쪽(latera)으로 최소 10 cm 이상 떨어져야 한다. 기흉(pneumothorax)에 대한 가슴막천자는 환자가 누워있는 상태에서 할 수 있으며, 바늘 진입 위치는 빗장중간선(midclavicular line)에서 두 번째 갈비사이 공간(inter-

costal space)이다.

바늘 위에 도관이 장착된(catheter over needle) 장비를 비롯한 다양한 종류의 가슴막천자 도구를 사용할 수 있다(그림 12.6). 주변 공기가 가슴막 공간으로 들어가는 것을 막기 위해서 3방 밸브(three-way stopcock)를 사용할 수도 있다. 치료 배액은 재팽창 폐부종(reexpansion pulmonary edema)의 위험을 줄이기 위

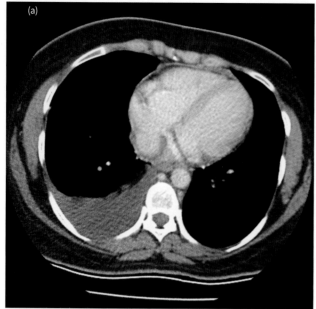

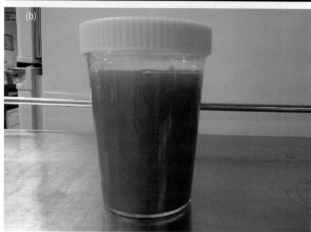

그림 12.3 (a) 이전에 소세포 폐암을 화학방사선 요법으로 치료한 남자 환자의 CT에서 새로 발생한 오른쪽 삼출액을 볼 수 있다. (b) 진단 천자로 획득한 삼출액의 육안 소견. 가슴막액 분석에서 삼출액은 암죽으로 확인되었다.

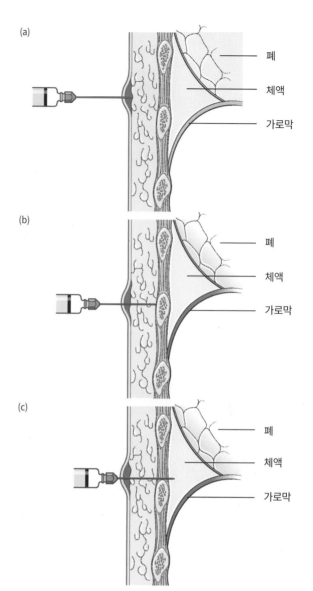

그림 12.4 진단 가슴막천자. (a) 피부에 25 게이지(gauge) 바늘을 이용하여 국소 마취를 한다. (b) 바늘을 갈비뼈 위쪽으로 통과시키고, 국소 마취제를 가슴막 밑(subpleural)에 투여한다. (c) 가슴막 공간(pleural space)으로 진입하여 가슴막액을 획득한다.

해서 1.5 L가 배액 되면 종료하거나, 일반적으로 흉부 불편감이 있다면 더 빠르게 종료한다. 하지만, 가슴막 압력이 -20 cmH$_2$O 이하로 내려가지 않는다면 배액량이 이보다 많아져도 안전하다. 배액 중 기침은 고통스럽지만, 일반적으로 배액을 중단하거나 배액 속도를 느리게 하면 진정된다. 공기가 2.5 L 이상 배액된다면, 내장 가슴막(visceral pleural)에서 가슴막천자를 통한 기흉 제거를 방해하는 공기 누출(air leak)이 지속됨을 의미한다. 1차 자발 기흉의 흡인이 필요할 때, 일부 의사들은 구경이 작은 가슴관(chest tube) 삽입을 선호한다. 만약 지속되는 공기누출로 인해 가슴관을 통한 흡인이 실패한 경우, 가슴관을 유지하여 공기 배출에 사용할 수도 있다.

일반적으로 가슴막천자의 결과는 기저 질환에 따라 달라진다. 대부분의 환자는 1 L에서 1.5 L를 배액하면 잔류 삼출액

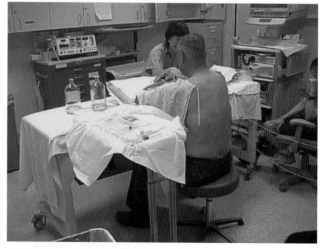

그림 12.5 가슴막천자를 준비하는 환자 체위

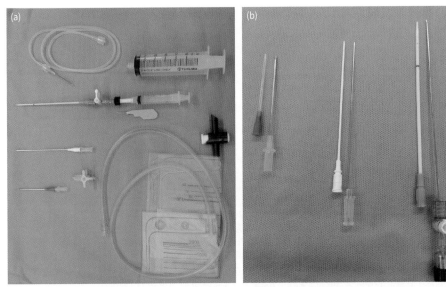

그림 12.6 (a) 가슴막천자를 위한 다양한 장비. 가슴막액을 60 mL 흡인한다면, 단순 바늘이나 바늘 위에 도관이 있는 장비(catheter over needle system)와 3방 밸브 (three-way valve), 주사기, 배액 주머니 등이 선택지가 될 수 있다. (b) 다양한 길이와 굵기를 지닌 바늘 위에 도관이 있는 장비들.

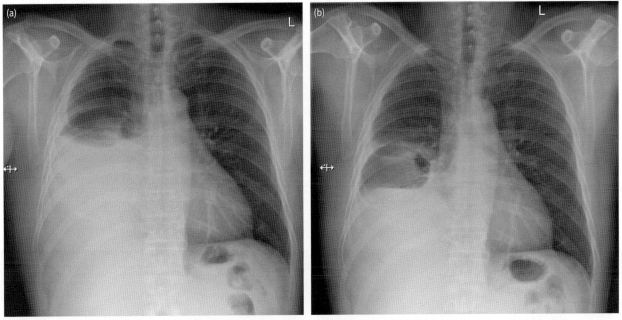

그림 12.7 새로 발생한 오른쪽 가슴막 삼출이 있는 50세 남자 환자에게 진단 및 치료 목적으로 가슴막천자를 시행하기 전 흉부 방사선 사진과(a) 대량의 배액 후 흉부 방사선 사진(b). 시술 후 잔류 삼출액이 있음에도 불구하고, 환자는 1.2 L를 배액 후 증상이 눈에 띄게 호전되었다. 그 후 세포검사에서 악성 가슴막 중피종(malignant pleural mesothelioma)을 확진하였고, 삼출액은 완전히 치료했다.

(effusion)이 남아있다고 해도 호흡 곤란이 호전된다(그림 12.7). 삼출액의 무게는 가로막 기능을 방해할 수 있으며, 이는 호흡 곤란의 중요한 원인이 될 수 있다. 이를 통해 왜 갇힌 폐(trapped lung)가 있는 환자가 간혹 가슴막천자 후 호흡 곤란의 완화를 경험하는지를 설명할 수 있다. 가슴막 암(pleural malignancy)이 있다면, 가슴막천자 후 증상을 동반하는 삼출액이 재축적 될 가능성이 높다. 폐 질환으로 인한 2차 자발 기흉은 내장 가슴막에서 공기 누출이 지속될 가능성이 높다.

가슴막천자는 경험이 많은 시술자가 안전 체계를 갖춰서 시행하면 위험하지 않다. 심각한 합병증이 발생할 가능성은 낮다(표 12.1). 기흉은 가슴막천자에서 가장 많이 보고되는 합병증이다. 메타분석 결과 가슴막천자 중 6%에서 합병증으로 기흉이 발생하였고, 이 중 1/3인 2%에서 가슴관 삽입이 필요했다. 하지만, 최근의 분석에서는 초음파 유도 하에 시행했을 때 기흉 발생률이 낮았으며, 가슴막천자 중 1% 미만에서 가슴관 삽입이 필요했다. 가슴막천자 후 기흉은 다음과 같은 원인으로 나타날 수 있다. ① 의도하지 않은 폐 천자. ② 폐 확장을 방해하는 갇힌 폐(trapped lung), 이를 "무강 기흉(pneumothorax ex vacuo)"이라고 한다(그림 12.8). ③ 개방된 도관을 통한 의도하지 않은 주변 공기 유입. ④ 자발 내장 가슴막 손상(spontaneous visceral pleural defect). 수혈이 필요한 심각한 출혈은 드물며, 바늘이 진입하는 부위에 피부 감염이 없다면 가슴막천자 후 감염

은 매우 드물다.

가슴관

가슴관(chest tube)은 장기간 공기나 체액을 배액할 때 사용한다. 가슴막 유착술(pleurodesis)에 필요한 약물을 가슴막 공

표 12.1 가슴막천자, 가슴관, 터널식 가슴막 도관(TPC)으로 인한 합병증

관련된 이상 반응	합병증
바늘/기구가 이상적인 경로를 가로지르지 않음	• 바늘로 인한 의도하지 않은 구조물의 관통/천자. 예, 기흉, 갈비사이 혈관 열상, 흉부 및 복부 기관 손상 • 배액관의 위치 이상. 예, 가슴관 혹은 바늘의 말단이 흉벽 내부 혹은 다른 곳에 위치 등 • 가슴관으로 의도하지 않은 구조물의 관통/천자. 예, 가로막 신경, 가슴 림프관 등 • 가슴관으로 인한 의도하지 않은 구조물에 대한 압력 효과. 예, 갈비사이 신경 압박 시 지속통증, 교감신경 가지 압박 시 Horner 증후군, 심장 압박 시 부정맥, 식도 및 대동맥 압박 시 지연 천공 등

가슴막 압력 혹은 과도하게 빠른 폐 팽창	• 재팽창 폐 부종. 대량의 가슴막 삼출액이나 기흉을 빠르게 배액 할 때 가능성이 더 높아진다.
	• 공기 색전증
	• 기흉 발생의 다른 기전:
	  - 동일하지 않은 압력 기울기를 동반한 음성 가슴막 압력
	  - 가슴막 공간으로 주변 공기의 우발적인 유입을 유발하는 음성 가슴막 압력. 예를 들어, 가슴막천자 중 3방 밸브를 잘못 사용하는 경우

기능 혹은 구조 온전성 유지가 안되는 기구 불량	• 가슴관 혹은 가슴막천자 바늘의 폐쇄. 일반적으로 섬유소, 끈적한 체액, 혈액, 고형 종양 같은 가슴막 구성물 때문인 경우가 많다. • 가슴관 혹은 천자 도관이 끊어져 이물질이 남을 수 있다. • 가슴관 이탈 • 유도선이 끊어져 이물질이 남을 수 있다.
흉벽, 피부, 가슴막 공간 사이의 정상 방어벽 파괴	• 가슴막 공간에 공기가 남아있을 때 피부밑 기종을 유발할 수 있다. 이는 ① 가슴막천자 시 발생한 천자 구멍, ② 가슴관 삽입 중 발생한 벽 가슴막에 있는 구멍과 가슴관 사이의 유격, ③ 흉벽 내에 있는 가슴관의 곁구멍(side hole) 등으로 인해 발생할 수 있다. • 연조직염(cellulitis), 고름집: 피부에 세균이 침입. 가슴막천자에서는 매우 드물며, 가슴관 배액 기간이 길어지면 가능성이 높아진다. • 악성종양 침윤: 악성 세포가 가슴막 공간을 탈출하여 피부밑 조직에 바늘 경로 전이를 유발한다. 이는 벽 가슴막에 큰 결손이 있을 때 더 가능성이 높아진다. 예를 들어, 가슴막천자에 비해 구경이 큰 가슴관에서 더 가능성이 높다.
환자의 감각신경 반응	• 통증. 삽입 중 혹은 삽입 후 • 불안 • 기침 • 혈관미주(vasovagal) 반응
일반적인 시술 위험	• 진정에 대한 이상 반응. 저혈압, 호흡 억제, 구토, 흡인, 알레르기 등 • 국소 마취제에 이상 반응 혹은 국소 소독제 혹은 상처 치료제에 대한 알레르기

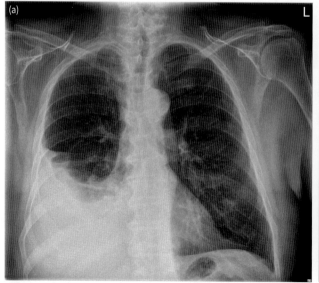
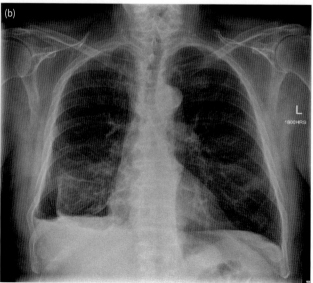

그림 12.8 오른쪽 악성 삼출액에 대한 대량 가슴막천자 전 흉부 방사선 사진과(a) 시술 후 흉부 방사선 사진(b). 배액 후 흉부 방사선 사진에서 기존의 갇힌 폐(trapped lung)가 명확하게 보인다.

간으로 전달할 때도 사용할 수 있다. 가슴막 삼출액(pleural effusion)이나 기흉이 있는 환자에 대한 가슴관의 적응증은 표 12.2에 요약되어 있다. 가슴관은 안전한 삽입을 위해 가슴막 삼출액이나 기흉의 양이 많을 때만 삽입해야 한다. Seldinger 기법(Seldinger technique)은 확장기(dilator)가 가슴막 공간(pleural space)으로 최소한 1 cm는 들어가야 하기 때문에, 삽입부의 공기나 삼출액 깊이는 일반적으로 1-2 cm 이상이어야 한다.

가슴관은 환자가 반쯤 누워있는(semirecumbent) 자세에서 국소마취하에 삽입하며 진정(sedation)을 할 수도 있다. 가슴관은 5번째 갈비사이 공간(intercostal space), 큰 가슴근(pectoralis major muscle), 넓은 등근(latissimus dorsi muscle)이 경계를 이루는 "안전 삼각지대"를 통해 삽입해야 한다. 그러나, 초음파로 안전한 삽입 부위를 확인한다면, 안전 삼각지대 밖에서도 삽입할 수 있다.

가슴관은 모양과 크기가 다양하다(그림 12.9). 가슴관 크기는 일반적으로 프렌치(French, F)로 표기한다.

$$가슴관의\ 외부\ 지름 = \frac{(F\ 크기)}{3\ mm}$$

예를 들자면, 12 F 가슴관의 외부 지름은 4 mm가 된다.

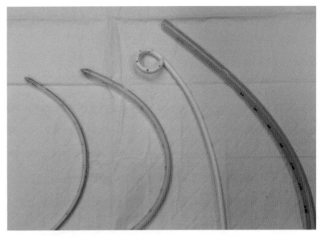

그림 12.9 크기와 모양이 다양한 갈비사이(intercostal) 도관. 왼쪽에서부터 12 F, 18 F, 돼지꼬리(pig tail), 24 F 가슴관. F = 프렌치(French)

구경이 16 F 이하인 작은 가슴관은 일반적으로 Seldinger 기법으로 삽입한다(그림 12.10). 구경이 큰 가슴관은 일반적으로 무딘 박리(blunt dissection)법으로 삽입하지만(그림 12.11), Seldinger 기법으로 삽입할 수도 있다. 구경이 작은 가슴관은 구경이 큰 가슴관에 비해 통증이 적다. 가슴관의 내부 직경에 따라 체액과 공기의 최대 유속이 결정된다. 가장 흔히 마주하는 소량 공기 누출은 자발호흡이 있는 환자라면 12-14 F 가슴관으로 누출된 공기를 제거할 수 있다. 그러나 양압 환기(positive pressure ventilation) 중에는 15 L/min 이상의 대량 공기 누출이 발생할 수 있으며, 이 경우 24-28 F 가슴관의 적응증이 된다. 가슴관의 크기가 커지면 가슴관의 내부 저항이 공기 제거를 제한하지 않으며, 긴장 기흉(tension pneumothorax)을 유발하지 않는다. 점성이 있는 삼출액의 제거율은 가슴관의 내부 직경이 커질수록 커지지만, 14 F 이상인 가슴관은 제거율이 비슷하다. 따라서, 가슴막 삼출이 있는 환자에게는 보통 12-14 F 가슴관이 적합하다(그림 12.12). 그러나 구경이 작은 가슴관은 섬유소(fibrin) 같은 가슴막 삼출액의 성분 때문에 막히기 쉽다. 가슴고름집(empyema)과 같이 점성이 있는 삼출액을 배액 할 때는(그림 12.13) 정기적으로 식염수로 세척해주면 가슴관 폐쇄를 방지할 수 있다. 크기가 10 F 이하인 가슴관은 비점액성 삼출액을 효과적으로 배액 할 수 있지만, 일부 작은 가슴관에서는 꼬임(kinking) 때문에 배액이 막힐 수도 있다. 혈흉(hemothorax)에는 보편적으로 혈병(blood clot)으로 인한 폐쇄 가능성을 줄일 수 있는 36 F 가슴관을 권장한다.

가슴관 삽입으로 인해 발생할 수 있는 합병증은 상당히 많다(표 12.1). 주요 합병증은 통증과 감염이다. 가슴관이 피부 방어벽을 장기간 방해하면 상처 감염(wound infection)과 가슴고름집이 발생할 가능성이 높다. 하지만, 삽입 후 며칠 내로 가슴관을 제거하면 가슴고름집이 발생하는 환자는 1% 미만이다.

표 12.2 가슴관 삽입의 적응증

가슴막 삼출	• 중증 호흡 곤란을 완화하기 위해 배액이 필요한 대량의 가슴막 삼출액 • 폐쇄 가슴막 유착술. 두 가슴막을 서로 붙이기 위한 삼출액 배액 및 경화제 전달 • 나쁜 결과의 위험이 높은 가슴막 감염. 생화학 기준: pH 7.2 미만, 포도당 60 mg/dL 미만. 미생물 기준: 육안으로 보이는 고름, 식별된 미생물. 영상 기준: 방형성 삼출액 혹은 반쪽가슴(hemithorax)의 50% 이상을 차지하는 삼출액 • 혈흉이 의심되는 경우
1차 자발 기흉	• 보존 요법이 적절하지 않은 경우 호흡 곤란을 완화하기 위한 배액 • 구경이 작은 가슴관을 통해 가슴막천자를 시행할 수도 있다. 공기 누출이 지속된다면, 가슴관 배액 유지의 적응증이 된다.
2차 자발 기흉	• 호흡 곤란 해소 • 폐 예비력이 한정적이기 때문에 공기 누출이 있을 경우 치명적인 합병증의 위험이 있는 환자 • 폐쇄 가슴막 유착술. 수술에 적합하지 않은 2차 자발 기흉 환자의 경우, 향후 재발 위험을 감소시키기 위해 가슴막 유착술을 위한 가슴관 삽입을 고려할 수 있다. 이는 상당한 호흡 부전이 없는 경우에도 고려할 수 있다.
의인 기흉	• 보존 요법으로는 충분하지 않은 경우 호흡 곤란 해소를 위한 배액 • 폐 예비력이 한정적이기 때문에 공기 누출이 있을 경우 치명적인 합병증의 위험이 있는 환자
기타	• 흉강 수술 후 관리 • 외상

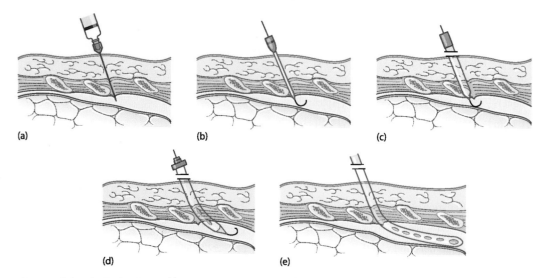

그림 12.10 Seldinger 기법을 이용한 가슴관 삽입. (a) 바늘로 가슴막 공간에 접근한다. (b) 바늘을 통해 유도선(guidewire)을 진입시킨다. (c) 유도선을 따라 확장기 (dilator)를 진입시킨 다음 제거한다. (d) 유도선을 따라 가슴관을 삽입한다. (e) 유도선을 제거하고, 가슴관을 남겨둔다. 가슴관을 고정한다.

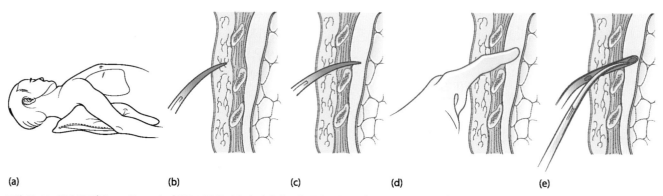

그림 12.11 무딘 박리(blunt dissection)법을 이용한 가슴관 삽입. (a, b) 갈비사이 공간(intercostal space)과 평행하게 피부를 절개하고 진피(dermis)와 피하 (subcutaneous) 조직을 부드럽게 통과한다. 지혈물개(hemostat)를 이용하여 갈비사이 근육 섬유를 양쪽으로 분리한다. (c) 아래쪽 갈비뼈의 위쪽 경계 근처로 이동하 여 지혈물개를 이용하여 갈비사이 근육을 더 분리한 다음, 벽 가슴막을 부드럽게 관통한다. (d) 검지를 이용하여 구멍을 크게 만든 다음, 폐를 부드럽게 삽입 경로에서 이동 시킨다. (e) 물개(clamp)의 이빨로 가슴관을 잡은 다음, 절개 부위를 통해 부드럽게 가슴막 공간으로 삽입한다.

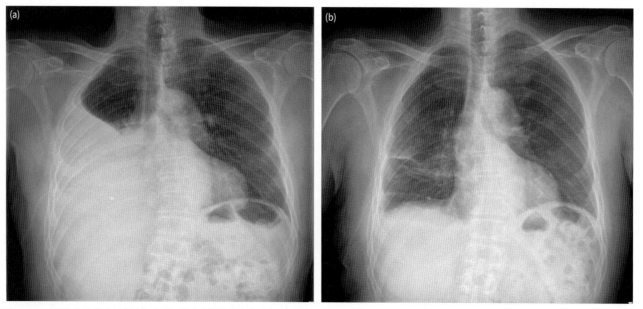

그림 12.12 오른쪽에 악성 가슴막 삼출이 있는 환자의 흉부 방사선 사진. 12 F 가슴관을 삽입한 직후의 사진과(a) 배액 24시간 후의 사진(b). 삼출액이 완전히 배출되어 내장 가슴막과 벽 가슴막이 서로 잘 붙어있으며, 활석(talc)을 이용한 가슴막 유착술(pleurodesis)이 가능하다.

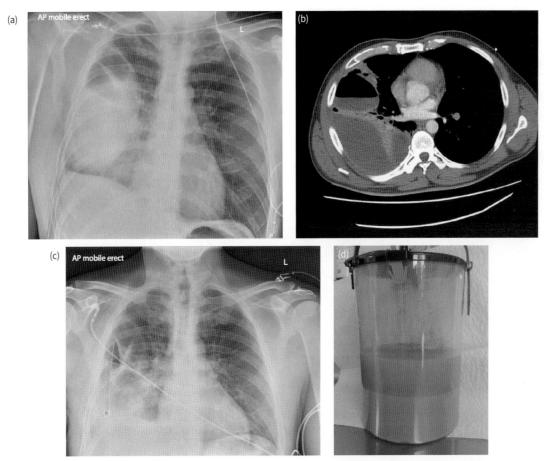

그림 12.13 며칠간 지속된 기침, 악취나는 가래, 가슴 통증, 발열을 주요 호소 증상으로 내원한 남자 환자의 기관지가슴막 샛길(bronchopleural fistula)을 동반한 가슴고름집(empyema). (a) 입원 시 촬영한 흉부 방사선 사진에서 복잡한 가슴막 삼출액을 볼 수 있다. (b) CT 영상에서 커다란 방을 형성한 가슴막 삼출액과 삼출액 앞쪽에 위치한 수기흉(hydropneumothorax)을 볼 수 있다. (c) 배액관 삽입 후 흉부 방사선 사진. (d) 가슴막 삼출액의 육안 양상. 삼출액 배양에서 혼합 무산소균(mixed anaerobic bacteria)이 상당량 배양되었다. 환자는 장기간의 항생제와 가슴막 공간(pleural space) 배액으로 치료하였다. 기관지가슴막 샛길은 자연히 막혔다.

가슴관 빠짐이나 폐쇄는 봉합과 소독으로 가슴관을 잘 고정하고 적절한 사후 관리를 한다면 방지할 수 있다. 수혈이 필요한 출혈은 비교적 드물다(그림 12.14). 바늘, 확장기(dilator), 배액관에 의한 간, 비장, 심장 손상 같은 주요 장기 손상은 사망의 주요 위험 요인이지만, 숙련된 시술자가 초음파 유도 하에 안전한 환경에서 시행한다면 거의 발생하지 않는다.

가슴관 삽입 후 관리: 감시, 흡인, 제거

가슴관은 다음과 같은 특징이 있는 배액 시스템과 연결되어 있다(그림 12.15). ① 대기압 보다 낮은 가슴막 공간으로 주변 공기가 들어가는 것을 막아준다. ② 가슴막의 압력 변화를 눈으로 확인할 수 있으며, 가슴관이 개방(patent)되어 있으며 말단 부위가 가슴막 공간에 있음을 확인할 수 있다. ③ 삼출액 배액을 확인할 수 있으며, 양을 측정할 수 있다. ④ 시스템 내부에 공기 누출이 있는지 확인할 수 있다. 가슴막 압력이 음압으로 변하는 움직임은 자발 들숨에서 볼 수 있다(비디오 12.2). 시스템 내부에 공기 누출이 있다면, 수밀봉(water seal)을 통해 공

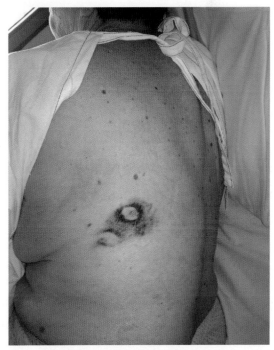

그림 12.14 가슴막 중재술 후에 발생한 표면 출혈(superficial bleeding). 출혈은 혈흉(hemothorax)을 유발하지 않고 자연히 안정되었다.

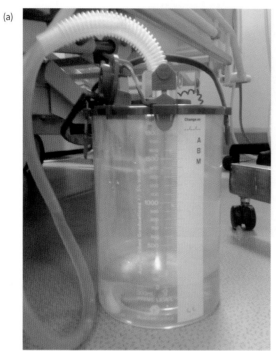

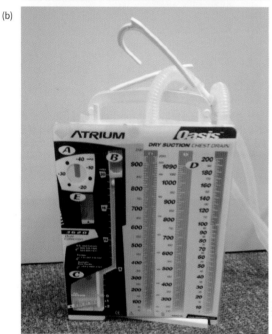

그림 12.15 폐쇄 배액 시스템의 예시. (a) 가운데 기둥이 수위(water level)로 밀봉된 단순 수밀봉(underwater seal) 배액통. (b) 단방향 밸브로 밀봉된 "Atrium" 배액 기구. 두 시스템 모두 벽형 흡인기와 연결할 수 있다. 배액 시스템을 통해 가슴막 압력 변화와 공기 방울, 배액량을 관찰할 수 있다.

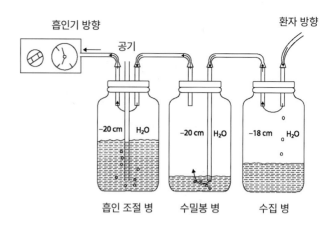

그림 12.16 전통적인 3병(three-bottle) 가슴관 시스템

있지 않으면 수밀봉 체계가 손상되기 쉽다. 일부 최신 배액 시스템은 단방향 밸브를 사용하며, 가슴막 공간으로 주변 공기가 들어가는 것을 막기 위해서 더 이상 수밀봉 시스템에 의존하지 않는다. 하지만, 이러한 최신 배액 시스템에도 일반적으로 공기 누출과 가슴막 압력 변동을 관찰할 수 있도록 수밀봉 지시계(underwater seal indicator)가 표시되어 있다. 일부 배액 시스템은 공기 누출을 디지털 방식으로 기록할 수 있다. 가장 최신 배액 시스템은 벽형 흡인 장치(wall suction)에 연결할 수 있다. 벽형 흡인 장치는 다량의 공기 누출을 효과적으로 제거할 수 있어야 하며, 적용 압력을 세밀하게 조절할 수 있어야 한다. 최대 권장 흡인 압력은 -20 cmH$_2$O 혹은 -2 kPa다. 공기 누출이 많은 경우, 가슴관의 내부 저항이 가슴관을 통과하는 기류(air flow)를 제한할 수 있으며, 공기가 가슴막 공간에 축적되게 한다. 이때 흡인을 사용하면 가슴관을 통과하는 기류를 더 많이 만들어 기흉 제거에 도움이 될 수 있다. 이러한 상황 이외에 흡인의 일상적 적용을 지지하는 근거는 없다. 흡인을 이용하면 움직임이 제한되며, 때로는 불편감이 들 수도 있으며, 드물지만 폐 경색(lung infarction) 같은 심각한 부작용이 발생할 수도 있다.

가슴관을 유지 중인 환자에게는 다음 사항을 평가하기 위해 정기적으로 배액 시스템을 확인해야 한다. ① 수밀봉 내부의 압력 변동 유무. ② 가슴막의 공기 누출 유무. ③ 삼출액의 배액량과 육안 소견. 일반적으로 가슴관이 개방(patent)되어 있다면, 자발 들숨(spontaneous inspiration) 시에 가슴막 압력이 음압으로 변하며 물기둥이 수 cm 정도 움직이는 것이 분명하게 보여야 한다. 때로는, 폐가 확장되면서 가슴관의 곁구멍(side hole)을 막을 수도 있으며, 이 때문에 가슴관이 막히지 않았음에도 압력 변동이 나타나지 않을 수도 있다. 공기 누출은 일반적으로 가슴막 공간에 공기가 있음을 의미한다. 공기 누출이 지속된다면, 내장 가슴막 손상을 의미하는 경우가 많다. 하지만, 수밀봉을 통해 나오는 공기 방울은 배액관 접합부 같은 시스템

기 방울이 나올 것이다. 내장 가슴막 손상이 작지만 이로 인해 공기 누출이 있다면, 공기 방울은 기침이나 1회 호흡량 날숨(tidal expiration) 같이 가슴안 압력(intrathoracic pressure)이 양압이 되었을 때만 나온다(비디오 12.3). 내장 가슴막 손상이 크다면, 공기 방울은 들숨과 날숨 모두에서 볼 수 있다. 전통적인 수밀봉 시스템은 복잡하며(그림 12.16), 배액통이 수직으로 서

안의 다른 부위에 누출이 있을 때도 나타날 수 있다. 공기 누출 지속성과 배액량에 대한 평가를 통해 가슴관 제거 시기를 결정할 수 있다. 예를 들어, 지침에서는 가슴관을 제거하기 전에 마지막 공기 누출을 확인한 시점에서 24시간 동안 기다릴 것을 권장하고 있다. 하지만, 지속 디지털 공기 누출 감시를 통해 조기에 안전하게 제거할 수도 있다.

가슴관 제거 시에는 가슴관 삽입 부위나 가슴관의 곁구멍을 통해 가슴막 공간으로 주변 공기가 들어갈 가능성이 있다. 구경이 큰 가슴관은 절개(incision)도 크기 때문에, 가슴관 제거 시에 기흉이 발생할 수도 있다. 이를 방지하기 위하여, 일부 의사들은 가슴관을 제거할 때 Valsalva 술기 같이 가슴막 압력이 음압이 되지 않도록 하는 호흡법을 활용하기도 한다. 구경이 작은 가슴관은 밀봉 드레싱을 이용해 적절하게 제거하면 기흉의 위험을 최소화할 수 있다.

터널식 가슴막 도관

유치(indwelling) 가슴막 도관이나 터널식 가슴막 도관(tunneled pleural catheter, TPC)은 재발 가슴막 삼출에서 가슴막 유착술(pleurodesis)의 대안이 될 수 있다. TPC는 주로 악성 삼출액이 있는 환자의 관리에 사용한다. 또한 간 물가슴증(hepatic hydrothorax) 같이 조절하기 힘든 다른 가슴막 삼출에도 사용한다.

TPC의 목적은 일상 생활에서 정기적인 배액이 가능한, 환자가 잘 견딜 수 있는 확실한 방법을 제공하는 것이다. 일반적으로 추가 침습 술기가 필요하지 않지만, 약간의 후속 조치와 잠재적 합병증이 발생한다. TPC는 16 F 크기의 부드러운 실리콘 도관으로(그림 12.17), 당일 입원으로 국소마취 하에 삽입할 수 있다. 필요한 경우 진정(sedation)을 할 수도 있다(비디오 12.4). 도관을 가슴막 공간으로 삽입하기 위해서는 유도도관(introducer)이 있는 상대적으로 큰 분리제거형 싸개(peel away sheath)가 필요하다(그림 12.18). 합병증을 예방하기 위해서는 숙련자가 초음파 유도 하에 싸개를 삽입하는 것이 중요하다. 도관은 약 5 cm 정도의 피하 터널에 있기 때문에 감염 예방에 도움이 된다. 도관의 띠(cuff)는 터널 안에 위치하여 섬유화 고정(fibrotic anchoring)을 촉진한다. 그 후, 환자나 의료진이 TPC를 이용해 일상 생활 중에 최대 1 L까지 배액 할 수 있다(그림 12.19). 배액은 정기적으로 할 수도 있으며, 증상 완화가 필요할 때 할 수도 있다. TPC는 사망 전까지 유지하지만, 배액량이 줄어들면 제거할 수도 있다.

TPC는 주로 악성 삼출액이 있는 환자에게 사용한다. TPC

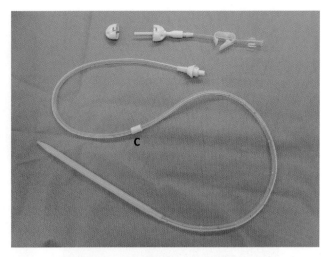

그림 12.17 삽입 전 유치 가슴막 도관과 유도도관(introducer)의 모양. 작은 흰색 띠(cuff, C)는 터널 통로 안쪽의 피하 조직에 자리잡고 섬유화 고정(fibrotic anchoring)을 촉진한다. TPC의 끝 부분은 사용하지 않을 때 뚜껑을 덮어둘 수 있으며, 사용할 때는 단방향 밸브를 통해 배액 기구에 연결할 수 있다(그림 12.19)

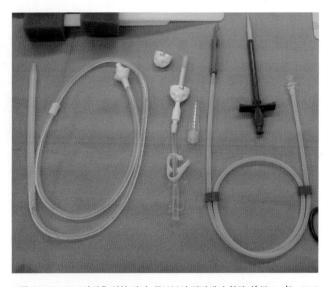

그림 12.18 TPC 삽입을 위한 장비. 끝부분이 빨강색인 확장기(dilator)는 TPC가 가슴막 공간으로 들어갈 수 있도록 해주는 플라스틱 분리제거형 싸개(peel-away sheath) 안에 있다(비디오 12.4).

의 주요 장점은 다른 가슴막 중재를 하기 위해 필요한 장기 입원을 피할 수 있다는 점이다. 호흡 곤란의 호전 정도는 가슴막 유착술과 같거나 더 낫다. 일반적으로 환자 중 50%는 배액관 삽입 후 2개월에서 6개월이 지나면 자발 가슴막 유착이 발생하며, 이 경우 TPC를 제거할 수 있다. 일부 환자의 특성을 통해 TPC로 가슴막유착이 발생할 가능성을 예측할 수 있다. 예를 들어, 간힌 폐(trapped lung)가 있는 환자는 가슴막유착이 발생할 확률이 낮다. TPC에는 다양한 잠재적 합병증이 있다(표 12.1). TPC를 삽입한 환자 중 5%에서 가슴고름집(empyema)이 발생하지만, 대부분 초기에 발견된다. 가슴고름집이 생겼다

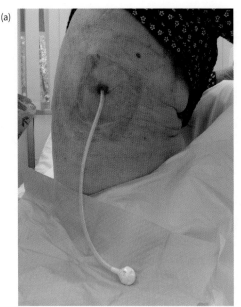
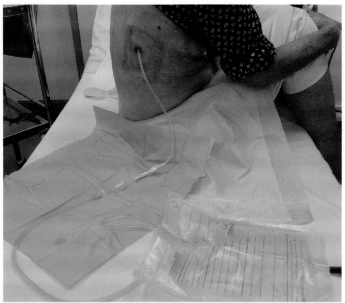
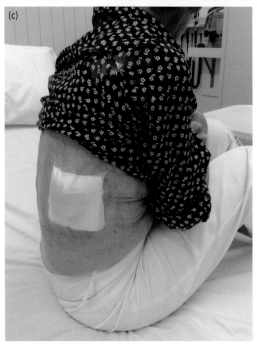

그림 12.19 (a) 원인이 양성인 다량의 재발성 삼출이 있는 환자에서 뚜껑을 덮은 유치 가슴막 도관(indwelling pleural catheter, IPC). 이전의 가슴막 유착술은 실패했다. (b) 배액 기구와 연결한 터널식 가슴막 도관. (c) 배액 후, 터널식 가슴막 도관은 다시 뚜껑을 덮어 드레싱 아래에 감아서 보관한다.

면, 감염된 가슴막 공간을 배액하기 위해 일반적으로 TPC를 이용하며, 그 후 자발 가슴막유착이 발생할 가능성이 높다. 악성 삼출액에서는 TPC 삽입 후 막 유착(membranous adhesion)이 TPC를 둘러싸고 효과적인 배액을 방해할 경우, 합병증으로 증상을 동반한 방형성 가슴고름집(loculated empyema)이 발생할 수 있다. TPC를 삽입한 환자 중 최대 10%는 증상을 동반한 방형성 가슴고름집 때문에 추가 침습 배액 중재술이 필요하다. 일반적으로 TPC로 인한 가슴 불편감은 적지만, 진공 병 배액 중 가슴 불편감이 발생하면 배액 속도를 늦추거나 배액을 제한

해야 할 수도 있다. 도관 경로 전이(catheter tract metastasis)는 방사선으로 안전하게 치료할 수 있다(그림 12.20).

가슴막 생검 방법

폐쇄 가슴막 생검

폐쇄 가슴막 생검(closed pleural biopsy)은 일반적으로 목적에 맞게 고안된 Abrams 바늘 같은 기구를 이용하여 흉벽에서 획

폐쇄 가슴막 생검에는 다양한 합병증이 발생한다. 합병증 비율이 높은 보고서는 대부분 삼출액까지의 깊이가 안전한 진입 지점을 선택하기 위해 흉부 초음파를 일상적으로 사용하기 이전에 나왔다. 적절한 국소 마취 하에 숙련자가 시술하면, 합병증은 가슴막천자와 비슷한 수준이다. 가슴막천자와 비교하여 갈비사이(intercostal) 혈관 손상으로 인한 심각한 출혈의 위험이 상당히 높지만, 생검을 갈비사이 공간의 아래쪽에서 시행하면 위험을 줄일 수 있다(그림 12.22).

영상 유도 가슴막 생검

진단되지 않은 삼출물성 가슴막 삼출액(exudative pleural effusion)이 있는 환자에서 CT나 초음파를 이용한 영상 유도 가슴막 생검의 가슴막 암(pleural malignancy)에 대한 민감도

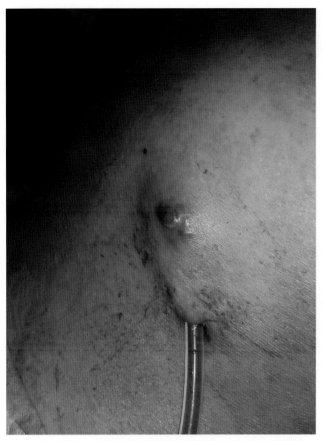

그림 12.20 터널식 가슴막 도관이 있는 환자에서 도관 경로 전이. 도관이 가슴막 공간을 뚫고 들어간 부위에서 악성 질환이 도관을 따라 피부 표면으로 이동했다.

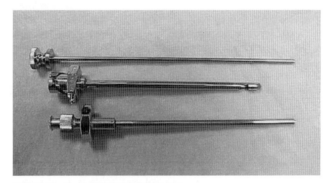

그림 12.21 Abrams 폐쇄 가슴막 생검 세트

득하는 벽 가슴막(parietal pleural) 생검을 의미한다(그림 12.21). 폐쇄 가슴막 생검은 국소 마취가 필요하며 필요한 경우 진정(sedation)을 할 수도 있으며, 배액 술기 전에 흉벽에서 벽 가슴막 조직을 획득한다(그림 12.22). 하지만, 흉강경(thoracoscopy)처럼 직접 보고 하는 생검이나, 영상 유도 하에 시행하는 다른 가슴막 생검 방법에 비해 수율이 낮다. 예를 들어, 진단되지 않은 삼출물성 삼출액(exudative effusion)이 있는 환자에서 폐쇄 가슴막 생검으로 가슴막 암을 진단할 수 있는 민감도는 50-60% 수준이다. 결핵에 대한 폐쇄 가슴막 생검의 민감도는 80%다. 결핵은 병리가 더 광범위하기 때문이다(그림 12.23). 흉강경이나 영상 유도 Tru-Cut 바늘 생검 같은 다른 가슴막 생검 방법이 널리 사용되면서, 폐쇄 가슴막 생검은 점차 사용 빈도가 줄어들었다. 하지만, 결핵에 대한 사전검사 임상 가능성(pretest clinical probability)이 중간(intermediate) 정도이거나 다른 방법을 사용할 수 없는 경우는 유용한 역할을 한다. 가슴막 조직의 검체 채취에 있어서 Abrams 생검 바늘은 Tru-Cut 바늘과 비교해도 성능이 뒤쳐지지 않는다. 가슴막 두꺼워짐(thickening)이 10 mm 이상이라면, 가슴막 암에 대한 컴퓨터 단층촬영(computed tomography, CT) 유도 Abrams 생검의 민감도는 95% 수준이다.

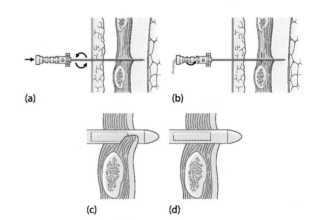

그림 12.22 벽 가슴막의 검체 채취를 위한 Abrams 바늘 생검 기법. (a) 바늘을 찌름 절개(stab incision)를 통해 앞으로 부드럽게 회전시키면서 삽입한다. 장기 천자의 위험을 감소시키기 위해 무딘 닫개(blunt obturator)를 사용할 수도 있다. (b) 바늘을 열어 둔 상태로 두면 가슴막 삼출이나 공기가 빠져나온다. 안쪽 삽입관(cannula)에 주사기를 연결해두면 이를 방지할 수 있다. (c) 경사 파임(bevelled notch)을 아래쪽으로 향하게 한다. 그 후 바늘을 저항이 느껴지는 지점까지 뒤로 빼내면 벽 가슴막이 파임(notch) 안에 포획된다. 바늘을 뒤로 빼면서 주사기에 흡인을 적용하여 벽 가슴막의 검체 채취를 보조한다. (d) 육각형 손잡이를 시계 방향으로 회전시키면, 경사 입구(bevelled opening)가 닫히면서 검체를 절단하여 삽입관 안으로 이동시킨다. 그 후 바늘 전체를 가슴막 공간에서 제거한다.

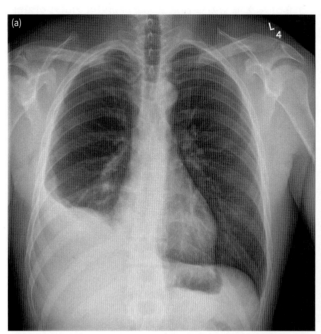
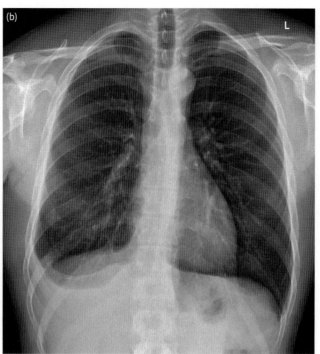

그림 12.23 (a) 오른쪽 가슴 통증을 주요 호소 증상으로 내원한 30세 남자 환자의 흉부 방사선 사진. 환자는 3개월간의 인도 여행을 마치고 최근 귀국했다. 가슴 통증 이외에 발열, 기침, 체중 감소는 없었다. 가슴막천자와 폐쇄 가슴막 생검을 동시에 진행하였다. 체액 분석에서 아데노신 아미노기제거효소(adenosine deaminase)가 65 U/L로 증가한(정상 < 24 U/L) 림프구 삼출물(lymphocytic exudate)로 밝혀졌다. 항산성 막대균(acid fast bacilli)은 보이지 않았다. Abrams 가슴막 생검의 조직병리는 괴사 육아종 염증(necrotising granulomatous inflammation)이 보였으며, 마이코박테륨(mycobacterium)의 근거는 보이지 않았다. 생검 검체에서 모든 약제에 민감성이 있는 Mycobacterium tuberculosis가 배양되었고, 항결핵 치료를 시작했다. (b) 치료 6주 후 흉부 방사선 사진.

는 80% 이상으로 진단 수율이 상당히 높다. 영상에서 가슴막 두꺼워짐이 보이는 곳에서는 더 높은 수율을 보인다(그림 12.24). 영상 유도 가슴막 생검의 가슴막 결핵에 대한 민감도는 80% 수준이며, 영상 유도를 사용하여도 폐쇄 가슴막 생검에 비해 현저하게 수율이 증가하지는 않는다. 영상 유도 가슴막 생검은 흉강경(thoracoscopy)이나 비디오 보조 흉강경 수술(video-assisted thoracoscopic surgery, VATS)에 비해 위험성이 낮다. 가슴막 암이 의심되는 경우, 동반 질환이 있거나 혹은 삼출액의 양이 작거나 방을 형성하고(loculated) 있어서 흉강경이나 VATS를 시행할 수 없는 환자에게는 영상 유도 가슴막 생검을 권장한다. 환자가 덜 침습적인 검사를 원하거나, 흉강경 혹은 VATS 장비가 구비되지 않은 경우에도 유용하다.

흉강경과 수술 중재

이 술기들은 13장에서 더 자세하게 다루고 있다. 가슴막 삼출의 경우, 흉강경과 비디오 보조 흉강경 수술을 통해 삼출액의 배액, 가슴막 공간의 검사, 가슴막 생검, 가슴관 배치 등을 할 수 있다(비디오 12.5). 두 방법 모두 진단되지 않은 삼출물성 가슴막 삼출액(exudative pleural effusion)이 있는 환자에서 가슴막 암에 대한 민감도는 91-95%, 결핵에 대한 민감도는 거

의 100%로 높은 진단 수율을 보여준다. 적응증이 된다면 흉강경이나 VATS 술기 후에 분말 주입법(insufflation)을 통해 활석(talc) 가슴막 유착술(pleurodesis)도 할 수 있다. 흉강경 활석 가슴막 유착술 직후의 사망 위험률은 환자를 신중하게 선택한 경우에도 0.5-1% 수준이다. 이점은 가슴막 암이 있는 환자들이 대부분 겪는 쇠약과 심폐 합병증 및 감염의 위험 등으로 설명할 수 있다.

결론

다양한 가슴막 술기가 가슴막 질환의 진단과 치료를 보조할 수 있다. 초음파 유도는 기흉이나 주요 장기 손상 같은 합병증의 위험을 감소시켜 준다. 가슴막천자는 숙련된 시술자가 안전한 환경에서 시행하면 폐 천자의 위험을 최소한으로 하면서 안전하게 시술할 수 있다. 가슴관은 통증과 감염 같은 부작용이 나타날 가능성이 높다. 그러나, 임상적으로 몇 시간 혹은 며칠에 걸친 삼출액 혹은 공기의 배액이 필요한 경우, 가슴막천자보다는 가슴관을 권장하며, 흉강경이나 비디오 보조 흉강경 수술, 혹은 터널식 가슴막 도관 같은 다른 배액 술기가 적절하지 못한 경우에도 가슴막천자보다는 가슴관을 권장한다. 가슴막 삼출이나 기흉이 있는 환자 대부분에게 12-14 F 가슴관을 사

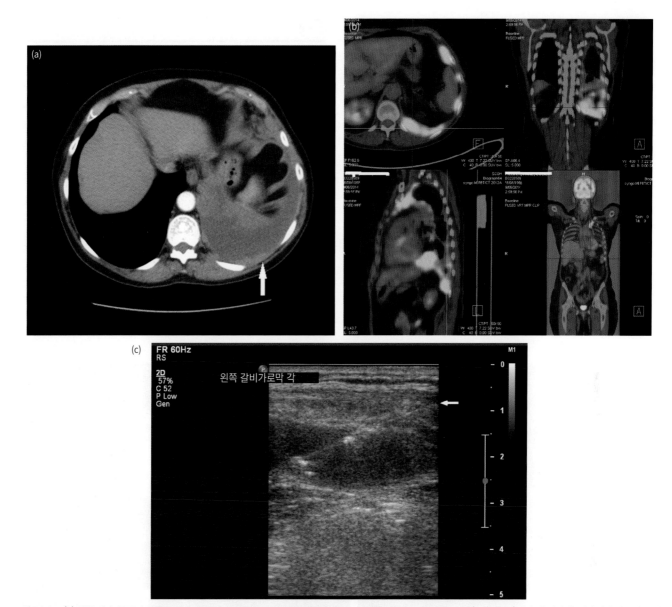

그림 12.24 (a) 왼쪽 가슴 통증과 호흡 곤란을 주요 호소 증상으로 내원한 여자 환자의 CT 영상. 병력상 상당량의 석면(asbestos) 노출이 있었다. 영상에서 가슴막 두꺼워짐과 흰색 화살표로 표시한 불규칙성(irregularity)이 보였다. 이전 검사에서는 완벽한 진단을 내릴 수 없었다. (b) PET-CT에서 가슴막이 두꺼워진 부위 중에서 FDG (fluorodeoxyglucose) 흡수가 증가한 곳이 있었으며, 가장 적절한 부위에 영상 유도 생검을 진행하였다. (c) 실시간 초음파 유도 생검의 정지 영상. 바늘이 피하 조직을 통과하여 가슴막 두꺼워짐이 있는 표적 부위로 향하는 것을 볼 수 있다(흰색 화살표).

용한다. 터널식 가슴막 도관은 재발 가슴막 삼출 조절에 또 다른 방법을 제공한다. 터널식 가슴막 도관은 가슴막 유착술에 비해 단기간 이환율은 더 낮지만, 감염 위험이 증가하며 장기간 관리가 필요하다. 때로는 가슴막 암이나 결핵을 진단하기 위해 가슴막 생검이 필요할 수도 있다. 흉강경과 비디오 보조 흉강경 수술은 가장 민감도가 높은 방법이다. 영상 유도 가슴막 생검은 합병증의 위험이 높거나 가슴막이 두꺼워졌거나 혹은 가슴막 덩이가 있는 환자에게 유용한 대안이다.

학습 요점

- 초음파 유도는 심각한 장기 손상을 방지한다.
- 가슴막 압력을 감시하지 않는 이상 가슴막천자로는 삼출액을 최대 1.5 L까지만 안전하게 배액 할 수 있다.
- 가슴관은 가슴막 삼출이나 기흉의 양이 많아서 안전하게 삽입할 수 있을 때만 삽입해야 한다. Seldinger 기법을 이용하기 위해서는 확장기가 가슴막 공간으로 최소한 1 cm는 진입해야 하기 때문에, 진입부의 공기나 삼출액의 깊이는 일반

적으로 1-2 cm 이상이어야 한다.

- 대부분의 기흉과 가슴막 삼출에는 12-14 F 가슴관이 적합하다. 대구경 가슴관은 더 많은 통증을 유발한다.
- 기계 환기가 필요한 대량 공기 누출이 있는 환자에게는 대구경 가슴관이 필요할 수도 있다.
- 가슴관 배액 양상은 공기와 삼출액 배액을 기록하고, 가슴관의 개방성(patency)이 유지되는지 확인하기 위해 정기적으로 점검해야 한다.
- 가슴막 생검 검체는 흉강경, 비디오 보조 흉강경 수술, 혹은 영상 유도 가슴막 생검이나 폐쇄 가슴막 생검으로 획득할 수 있다. 흉강경이나 비디오 보조 흉강경 수술을 이용하면 악성 질환에 대한 진단 수율을 높일 수 있으며, 한번의 술기로 가슴막 유착술을 추가로 진행할 수도 있다.

문제

1. 중년 남자가 지속되는 가벼운 오른쪽 가슴 통증을 주요 호소 증상으로 내원하였다. 이전에 시행한 가슴막천자에는 특이소견이 없었다. 내원 당시 흉부 방사선 사진과(그림 12.25a) CT는(그림 12.25b) 다음과 같았다. 그 후 PET-CT를(그림 12.25c, d) 촬영하였다. 진단을 위해 다음으로 진행해야 할 가장 적절한 가슴막 술기는?
   ① 가슴막천자를 다시 시행한다.
   ② 폐쇄 가슴막 생검과 가슴관 삽입
   ③ 영상 유도 가슴막 생검
   ④ 흉강경
   ⑤ 비디오 보조 흉강경 수술

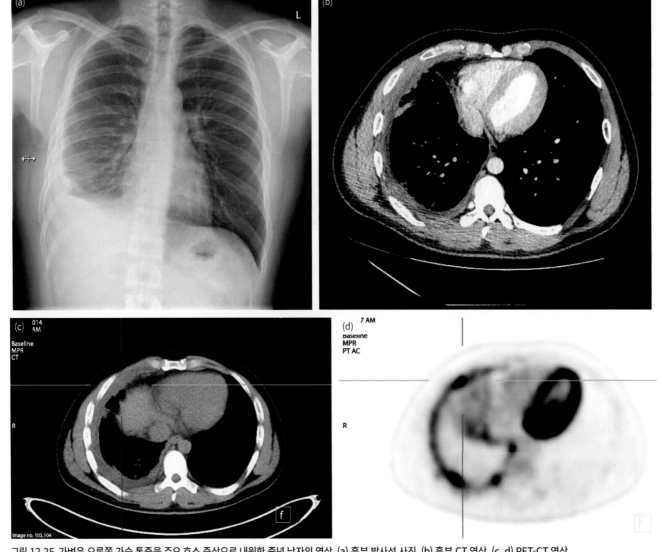

그림 12.25 가벼운 오른쪽 가슴 통증을 주요 호소 증상으로 내원한 중년 남자의 영상. (a) 흉부 방사선 사진. (b) 흉부 CT 영상, (c, d) PET-CT 영상

2. 그림 12.26은 악성 가슴막 삼출이 있는 환자에게 유치 가슴막 도관을 삽입한 직후에 촬영한 흉부 방사선 사진이다. 시술 후 흉부 방사선 사진이 그림과 같이 나온 이유로 가장 적절한 것은?
① 시술 중 폐를 찔러 기흉이 발생했다.
② 기존에 갇힌 폐가 있었다.
③ 시술 중 가슴막 공간으로 공기가 들어갔다.
④ 배액 중 내장 가슴막 결손이 생겼다.
⑤ 정답이 없다.

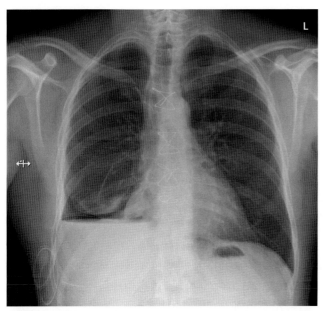

그림 12.26 악성 가슴막 삼출이 있는 환자에서 유치 가슴막 도관(indwelling pleural catheter)을 삽입한 직후에 촬영한 흉부 방사선 사진

3. 중증 만성 폐쇄 폐 질환과 운동 능력에 제한이 있는 79세 남자 환자가 호흡 곤란을 주요 호소 증상으로 내원하였다. 과거 영상에서 4년 전 왼쪽에 기흉이 있었다. 내원 시 촬영한 흉부 방사선 사진에서 2 cm 미만의 오른쪽 기흉이 보였다. 가장 적절한 다음 조치는?
① 바늘 흡인
② 경과 관찰
③ Seldinger 기법을 이용한 가슴관 삽입
④ 무딘 박리를 통한 가슴관 삽입
⑤ 수술을 통한 가슴막 유착술

4. 가슴막 삼출을 배액하기 위해 12 F 갈비사이 도관(intercostal catheter, ICC)을 Seldinger 기법으로 삽입하였다. 처음에는 호흡에 맞춰 ICC와 연결된 물기둥이 잘 움직였으며, 배액도 잘 되었다. 그러나 2일째, ICC와 연결된 물기둥이 움직이지 않으며 배액도 되지 않았다. 다음으로 취해야 할 조치는?

① 배액관 삽입부를 확인한다.
② 배액관 연결부를 점검한다.
③ 흉부 방사선 사진을 촬영한다.
④ ICC를 세척한다.
⑤ 모두 맞다.

5. 가슴막 삼출을 배액하기 위해 12 F 갈비사이 도관(intercostal catheter, ICC)을 Seldinger 기법으로 삽입하였다. 처음에는 ICC를 통해 장액혈액성 체액(serosanguineous)이 수백 mL가 배액 되었다. 날숨에 공기 누출이 있었지만, 호흡 중 물기둥의 움직임은 보이지 않았다. 가장 적절한 다음 조치는?
① 공기 누출이 멈추고 24시간이 지나기 전에는 가슴관을 제거하지 않는다.
② 막힌 곳을 뚫기 위해 세척한다.
③ 공기 누출 가능성을 확인하기 위해 모든 배액관 연결부위와 삽입부를 점검한다.
④ 피하 기종을 확인한다.
⑤ 혈색소(hemoglobin) 검사를 시행하고 교차적합 검사(cross matching)를 의뢰한다.

비디오

비디오 12.1 비디오를 통해 가슴막 삼출액의 대량 흡인을볼 수 있다.

비디오 12.2 비디오에서 수밀봉 기둥이 움직이는 것을 볼 수 있다. 물기둥은 호흡 동안 가슴막 공간의 압력 변화에 따라 위 아래로 움직인다. 들숨 중 가슴막 공간의 음압이 상승하면 물기둥이 올라간다. 물기둥 움직임으로 가슴관의 개방성을 확인할 수 있다.

비디오 12.3 비디오에서 수밀봉 배액 시스템의 공기방울을 볼 수 있다. 공기 방울은 일반적으로 내 장 가슴막에서 공기 누출이 있음을 의미한다. 이번 예시에서, 공기 방울은 날숨 중에 나타나며, 들숨 중에는 물기둥이 음압 때문에 상승한다. 상당한 공기 누출이 있으면 호흡 주기 전체에서 공기 방울을 볼 수 있다.

비디오 12.4 재발 악성 가슴막 삼출이 있는 환자에서 유치 가슴막 도관의 삽입 과정을 보여주는 비 디오.

비디오 12.5 진단되지 않은 삼출물성 가슴막 삼출액(exudative pleural effusion)이 있는 환자에서 흉강경으로 직접 보는 흉곽내 구조물. 벽 가슴막과 내장 가슴막에 악성 모양을 한 결절 및 덩이가 광범위하게 퍼져 있다. 생검으로 악성 가슴막 중피종을 확진하였다. 가슴막 유착술을 위해 시술 마지막에 활석(talc)을 살포하였다.

더 읽을거리

Cavanna L, Mordenti P, Berte R. Palladino MA, Biasini C, Anselmi E, Seghini P, Vecchia S, Civardi G, Di Nunzio C. Ultrasound guidance reduces pneumothorax rate and improves safety of thoracentesis in malignant pleural effusion: Report on 445 consecutive patients with advanced cancer. World J Surg Oncol 2014;12:139.

Fysh ET, Smith NA, Lee YC. Optimal chest drain size: The rise of the small-bore pleural catheter. Semin Respir Crit Care Med 2010;31:760-8.

Gordon CE, Feller-Kopman D, Balk EM, Smetana GW. Pneumothorax following thoracentesis: A systematic review and metaanalysis. Arch Intern Med 2010;170:332-9.

Havelock T, Teoh R, Laws D, Gleeson F. BTS Pleural Disease Guideline Group Pleural procedures and thoracic ultrasound: British Thoracic Society Pleural Disease Guideline 2010. Thorax 2010;65 Suppl 2:ii61-76.

Koegelenberg CF, Bolliger CT, Theron J, Walzl G, Wright CA, Louw M, Diacon AH. Direct comparison of the diagnostic yield of ultrasound-assisted Abrams and Tru-Cut needle biopsies for pleural tuberculosis. Thorax 2010;65:857-62.

Koegelenberg CF, Diacon AH. Pleural controversy: Close needle pleural biopsy or thoracoscopy—which first? Respirology 2011;16:738-46.

Loiselle A, Parish JM, Wilkens JA, Jaroszewski DE. Managing iatrogenic pneumothorax and chest tubes. J Hospital Med 2013;8:402-8.

Mahmood K, Wahidi MM. Straightening out chest tubes: What size, what type, and when. Clin Chest Med 2013;34:63-71.

Matin TN, Gleeson FV. Interventional radiology of pleural diseases. Respirology 2011;16:419-29.

Myers R, Michaud G. Tunneled pleural catheters: An update for 2013. Clin Chest Med 2013;34:73-80.

Sachdeva A, Shepherd RW, Lee HJ. Thoracentesis and thoracic ultrasound: State of the art in 2013. Clin Chest Med 2013;34:1-9.

Thomas R, Francis R, Davies HE, Lee YC. Interventional therapies Respirology 2014;19:809-22.

Wrightson JM, HelmEJ, Rahman NM, Gleeson Fv, Davies RJ. Pleural procedures and pleuroscopy. Respirology 2009;14:796-807.

13

내과적 흉강경 검사

JASON AKULIAN AND DAVID FELLER-KOPMAN

도입

1990년대 중반에 처음 시행된 이후,[1] 흉강경 검사(thoracoscopy)는 두 방향으로 갈라져 가슴막경 검사(pleuroscopy)라고도 하는 "내과적 흉강경 검사(medical thoracoscopy, MT)"와 "외과적 흉강경 검사(surgical thoracoscopy)" 혹은 비디오 보조 흉강경 수술(video-assisted thoracoscopic surgery, VATS)로 발전했다. MT는 일반적으로 벽 가슴막(parietal pleura)에 국한된 생검을 포함한 재발 가슴막 삼출의 관리와 평가를 말하며, 보통 자발 호흡이 있는 환자에서 중등도 진정(moderate sedation)과 국소 마취를 통해 진행하는 반면, VATS는 거의 대부분 전신 마취가 필요하며, 벽 가슴막과 내장 가슴막 및 폐 실질에 대한 중재가 가능하다. MT는 대부분 진단 술기지만, 치료 중재도 가능하다. MT의 가장 흔한 적응증은 재발 림프구 삼출물성 가슴막 삼출(lymphocytic exudative pleural effusion)이 있는 환자의 평가다. 다른 적응증에는 재발 악성 가슴막 삼출, 가슴고름집(empyema), 기흉 등의 치료가 있다.

적응증

재발 가슴막 삼출

추정에 따르면 모든 가슴막 삼출의 원인 중 25%는 가슴막천자와 폐쇄 가슴막 생검(closed pleural biopsy) 이후에도 알 수 없다.[2] MT는 눈으로 보면서 벽 가슴막의 생검을 획득할 수 있기 때문에, 재발 삼출액에 대한 진단 수율을 극적으로 향상시켰다.[3,4]

악성 가슴막 삼출

가슴막의 악성 질환은 MT를 진단 및 치료 목적으로 사용할 수 있는 질환군이다. 악성 질환으로 인한 2차 가슴막 삼출에 대한 MT의 진단 민감도는 100%에 달한다. 또한, MT는 활석 살포(talc poudrage)에 이상적인 방법이며, 터널식 가슴막 도관 배치의 길잡이로도 사용할 수 있다.

가슴고름집

고름(purulent) 단계 혹은 초기 섬유소고름(fibrinopurulent) 단계에 해당하는 초기 가슴고름집이 있는 환자에서 MT를 활용하면 가슴막 공간의 배액을 개선할 수 있다. 후향적 자료가 이를 뒷받침한다.[5-7] 하지만, 전향적 무작위 연구는 진행된 바가 없으며 가슴막 안(intrapleural) rt-PA/DNAse 사용과도 비교해 본 적이 없다. 가슴고름집에서 MT를 사용할 때는 충분한 주의를 기울여야 한다. 만성 혹은 후기 가슴막 감염은 흔히 비디오 보조 흉강경 수술이 더 적합할 수도 있는 치밀한 섬유 유착(dense fibrous adhesion)이 있기 때문이다. 또한, 결핵 가슴막염(tuberculous pleuritis) 같은 감염에 대한 MT의 진단 수율은 95%에 가까우며, 폐쇄 가슴막 생검보다 우수하다.[8,9]

자발 기흉

MT는 자발 기흉의 진단 및 치료 중재를 위해 사용할 수 있다. 기흉은 방사선 사진 평가와 흉강경 검사 평가를 통해 진단할 수 있다.[10] 백색광으로는 볼수 없었던 내장 가슴막(visceral pleura)의 병변을 확인할 수 있는 자가형광(autofluorescence) 흉강경 검사법이 개발되면서, 기흉에서 MT를 진단 목적으로 사용하게 되었다.[11,12] 치료 목적의 MT에는 재발 자발 기흉에서 활석(talc) 살포를 통한 화학 가슴막유착술이 있다. 후향적 자료에 따르면 자발 기흉에서 화학 가슴막유착술을 할 때, MT는 VATS에 뒤쳐지지 않는다.[13]

장비

경직 흉강경

경직 흉강경은 스테인리스 강 광학 막대(stainless steel optical rod)로 컵 집게(cup forcep) 같은 도구를 사용할 수 있으며, 단일 포트 MT에서는 단독으로 사용 가능하며, 두 번째 포트가 있다면 다른 기구와 같이 사용할 수도 있다. 같이 사용할 수 있는 기구에는 생검 집게(biopsy forcep), 끝 부분이 절연 처리된 전기 지짐 탐색자(insulated tip electrocautery probe), 흡인 도관, 잡기용 집게(grasping forcep), 봉합 기구(stapling device) 등이 있다. 경직 흉강경의 크기는 직경이 2-3 mm인 집게에 적합하도록 작아졌으며, 결과는 우수했다.[14,15] 광학 막대는 0°, 30°, 50°, 90° 등 다양한 각도를 볼 수 있다. 진입 뚫개(trocar)는 3 mm부터 13 mm까지 다양한 크기를 사용할 수 있다.

반경직 흉강경

반경직 흉강경(semirigid thoracoscope, SRT)이 도입되면서 호흡기내과 전문의에 의한 MT 검사가 증가하였다. SRT는 8 mm 뚫개(trocar)를 이용한 단일 포트 기법을 사용한다. SRT의 조작부는 구조적으로 굴곡 기관지 내시경과 비슷하다. 그러나, 내시경 본체는 원위부 말단에서 5 cm까지는 경직형이다. 원위부는 조작부에 있는 레버를 통해 작동할 수 있으며 위쪽으로 160°, 아래쪽으로 130°까지 작동한다. SRT에는 직경이 2.8 mm인 작업 통로가 있어서 이를 통해 흡인이 가능하며, 가슴막 공간으로 생검 집게, 생검 바늘, 절제 기구, 응고 기구 같은 진단 및 치료 기구를 삽입할 수 있다.[16] 또한 SRT는 많은 내시경실과 수술실에 준비되어 있는 기존의 기관지 내시경 처리기(bronchoscopy processor) 및 광원(light source)과 완벽하게 호환된다.

장비 선택

MT를 계획할 때 어떤 기법과 어떤 장비를 사용할지에 대한 의문이 흔히 발생한다. 일련의 연구에서 이 질문에 대한 답을 찾기 위해 두 가지 방법의 안전성과 효율성을 비교했다. 모든 연구에서 SRT가 작은 생검 검체를 채취하기 더 어렵다고 보고하고 있다.[17-19] 한 연구에서는 진단 수율에 유의미한 차이가 있었지만, 성공적인 생검 결과는 두 기법에 차이가 없었다.[19] 이는 두 기법을 비교할 때 효율성이 동일함을 의미하는 것처럼 보인다. 하지만, 실패한 생검은 주로 중피종에서 보이는 것처럼 두꺼운 섬유 벽 가슴막을 접한 사례에서 발생했다. 안전성을 비교할 때는 유의미한 차이가 없었다. 한 연구에서는 경직 흉강경을 사용한 집단에서 공기 누출 지속과 가슴고름집의 수가 증가했

었다. 하지만 유의미한 증가는 아니었다. 이는 광범위한 유착이 있고 그 후 유착박리술(adhesiolysis)을 시행할 경우 경직 흉강경만을 사용했기 때문이다. 또한 경직 흉강경 집단은 더 많은 진정과 진통이 필요하며, 시술 후 흉터도 컸다.[19] 이러한 연구 결과는 두 방법의 차이가 작음을 의미하며, 중피종이 의심되거나 광범위한 유착이 있는 경우 경직 흉강경이 더 유리하다는 점을 시사한다. 하지만, 이 점을 확실히 밝히기 위해서는 더 많은 자료가 필요하다.[16,19]

기법

흉벽의 구조

모든 침습 시술과 마찬가지로 시술과 관련한 해부학 지식이 가장 중요하다. 신경혈관 다발은 다양한 분포를 보여주며, 특히 척추를 향해 안쪽으로 이동할수록 더 다양한 분포를 나타낸다.[20-22] 일반적으로 시술 전에 가슴막 공간, 흉벽, 흉부 장기에 대한 초음파 평가를 권장한다. 진입 부위는 "안전 삼각(triangle of safety)"이라고 하는 겨드랑 삼각(axillary triangle) 내에서 선택해야 한다. 겨드랑 삼각의 뒤쪽은 넓은 등근(latissimus dorsi muscle)의 앞쪽 경계가 경계선이 되며, 앞쪽은 큰 가슴근(pectoralis major muscle)의 아래쪽 경계가 경계선이 된다. 아래쪽은 가로막 부착 부위(diaphragmatic insertion)의 높이가 경계가 된다. 악성 가슴막 질환이 의심되는 경우 아래쪽으로 진입하면 갈비척추 고랑(costovertebral gutter)에 쉽게 접근할 수 있으며, 기흉 치료를 위해서는 가장 위쪽을 선택한다. 진입부위를 결정했다면, 갈비뼈의 위쪽 경계를 확인한 다음, 반쪽가슴(hemithorax)을 무균 방식으로 소독하고 소독포를 덮는다. 그 후 중간겨드랑 선(midaxillary line)에서 아래쪽 갈비뼈의 위쪽 경계를 따라 박리를 진행한다. 이는 신경혈관 손상을 피할 가능성이 가장 높은 기법이라 간주되기 때문이다.

마취

일반적으로 전신 마취를 하는 VATS와는 다르게 MT는 Propofol이나 전신 마취를 사용하는 경우도 있지만 일반적으로 중등도 진정 하에 진행한다.[23] 원하는 수준으로 진정이 되면, 피부, 갈비사이 공간(intercostal space), 벽 가슴막에 국소마취를 한다.[24] 전신마취와 양압 환기는 확장되지 않은 폐를 평가할 수 있다는 장점이 있지만, 이는 가슴막유착술의 효율성을 제한할 수 있다는 점을 주목해야 한다.

검사 과정

적절한 위치와 마취가 준비되었다면, 시술자는 환자를 마주보고 서며, 보조자는 건너편에 선다. 이 방법으로 악성 가슴막 질환이 주로 침범하는 뒤쪽 벽 가슴막을 직접 볼 수 있다(그림 13.1).

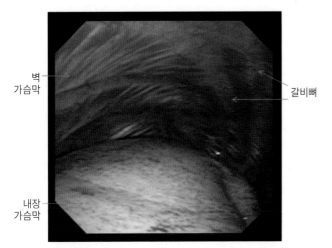

그림 13.1 정상 오른쪽 반쪽가슴(hemithorax)을 보여주는 MT 영상. 얇은 벽 가슴막과 내장 가슴막을 주목한다.

그 후 다음과 같은 순서로 가슴막 공간에 접근한다. 미리 표시해둔 삽입 부위에서 갈비사이 공간 안에 있는 아래쪽 갈비뼈의 위쪽 경계와 평행하게 피부와 근막을 절개한다. 절개 길이는 뚫개(trocar) 크기와 비슷해야 한다. 절개 부위 아래 쪽으로 벽 가슴막까지 무딘 박리(blunt dissection)를 진행한다. 마지막으로 가슴막 공간으로 진입할 때는 주의를 기울여야 하며, 가능하다면 손가락을 사용한다. 그러나 그보다는 무딘 집게를 사용한 관통을 권장한다. 가슴막 공간에 접근했다면 손가락을 움직여 유착 여부를 확인한다. 그 후 폐에 손상을 주지 않도록 주의하면서 싸개(sheath)가 있는 뚫개를 삽입한다. 그 후 안쪽 뚫개는 제거하고, 외부의 삽입관(cannula)만 남겨둔다. 가슴막 삼출 때문에 검사를 진행했다면, 부드러운 흡인 도관을 이용하여 삼출액을 흡인하고, 가슴막 공간으로 공기가 들어가도록 하여 폐를 허탈시킨다. 그 후 흉강경을 진입하고, 흉강 내부를 완벽하게 조사한다. 조사가 끝나면, 미리 계획한 진단 및 치료 술기를 진행한다(그림 13.2). 생검을 하는 동안에는 갈비뼈의 아래쪽 경계를 따라 주행하는 신경혈관 다발에 손상이 가지 않도록 주의를 기울인다. 모든 과정이 끝났다면, 남아있는 공기나 가슴막 체액을 제거하기 위해 가슴관을 배치한다. 그 후 가슴관은 표준 가슴관 관리에 따라 제거한다. 내장 가슴막에 손상이 없는 경우, 시술 말미에 가슴관을 제거하고 환자를 퇴원시킬 수도 있다(표 13.1).[25]

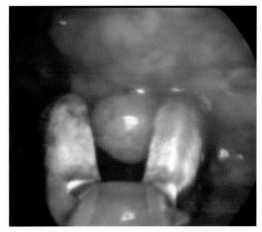

그림 13.2 벽 가슴막에 있는 종양 결절의 생검을 보여주는 MT 영상

표 13.1 흉강경 검사 진행 순서

- 환자를 옆으로 누운 자세로 만든다. 건강한 폐가 아래쪽을 향한다.
- 진입구를 확인한다. 초음파 유도가 바람직하다.
- 환자 및 시술자의 멸균 전처치
- 전신 및 국소 마취제 투여
- 피부 절개
- 벽 가슴막까지 무딘 절개(blunt dissection)
- 가슴막 공간으로 진입 및 흉벽 두께 측정
- 뚫개(trocar) 삽입. 삽입 깊이에 주의를 기울인다.
- 바깥쪽 삽입관은 남겨두고 뚫개를 제거한다.
- 흉강경을 삽입하여 가슴 공간 전체를 검사한다.
- 진단 및 치료 술기를 시행한다.
- 가슴관을 삽입한다.
- 근육, 근막, 피부 층을 포함한 흉벽을 봉합한다.

가슴막 삼출이 없는 환자나, 광범위한 유착이 있는 환자에게 MT를 계획 중인 경우, 시술 전 흉부 초음파 검사가 매우 효과적이다. 이러한 임상 상황에서, 초음파는 안전 삼각지대 안에서 국소 유착이 없음을 의미하는, 명확하게 구분되는 폐 이동(lung sliding)이 있는 부위를 확인하는데 사용할 수 있다.[26] 확인이 된다면, 무딘 박리를 통해 조심스럽게 흉벽으로 진입한다. MT 시행 전 초음파 검사가 필요한 또 다른 상황에는 기흉이 있다. 이 경우에는 초음파로 흉곽 내부의 구조물이나 체액을 확인하기 보다는, 영향을 받은 반쪽 가슴에서 폐 이동이 없는 수평 반향 허상(horizontal reverberation artifact, A-line)과 폐점(lung point), M-모드를 이용한 성층권(stratosphere) 징후나 바코드(barcode) 징후를 평가해야 한다. 이러한 소견을 통해 기흉을 확인할 수 있으며, 진입 부위 결정에 도움이 된다.

합병증

MT의 금기는 거의 없으며(표 13.2), 검사 전 적절한 환자 평가로 쉽게 피할 수 있다.

마찬가지로, MT와 관련된 합병증은 매우 드물다.[27,28] MT 중이나 종료 후에 볼 수 있는 주요 합병증에는 통증, 저산소혈증, 저환기, 저혈압 등이 있다. 피부밑 기종(subcutaneous emphysema), 감염, 출혈, 암의 흉벽 파종(seeding) 등도 발생할 수 있다.[23]

표 13.2 내과적 흉강경 검사의 금기

절대 금기
- 벽 가슴막과 내장 가슴막의 유착
- 진입부위 활성 감염
- 미숙한 시술자
- 협조되지 않는 환자

상대적 금기
- 교정할 수 없는 응고병증/혈소판 감소증
- 병적 비만
- 중증 혹은 교정할 수 없는 저산소혈증/단일 폐 환기를 견딜 수 없는 경우
- 최근의 심근 경색 혹은 뇌혈관 사건
- 불안정한 심장 혹은 혈류역학 상태
- 옆으로 누운 자세를 유지할 수 없는 경우
- 폐동맥 고혈압
- 난치 기침
- 광범위한 가슴막 유착

결론

내과적 흉강경 검사와 외과적 흉강경 검사에 상관없이 흉강경 검사는 가슴막 질환과 폐 실질 질환이 있는 환자의 평가와 관리를 위해 반드시 필요한 진단 및 치료 도구다. 최근의 자료는 소형 기구 사용과 적절한 환자 집단에서의 외래 기반 검사 진행을 지지해준다. 그럼에도 불구하고, 충분한 훈련과 상급자의 지도 및 조언은 반드시 필요하다. 이는 환자 안전을 극대화하기 위해 필요한 기반이기 때문이다.

참고 문헌

1. Gordon S. Clinical reports of rare cases, occurring in the Whitworth and Hardwicke hospitals. Dublin J Med Sci 1866;41:83-90.

2. Loddenkemper R. Thoracoscopy—state of the art. Eur Respir J 1998;11(1):213-21.

3. Loddenkemper R, Grosser H, Gabler A, Mai L, Preussler H, Brandt HJ. Prospective evaluation of biopsy methods in the diagnosis of malignant pleural effusions. Intrapatient comparison between pleural fluid cytology, blind needle biopsy and thoracoscopy. Am Rev Respir Dis 1983;127(Suppl. 4):114.

4. Menzies R, Charbonneau M. Thoracoscopy for the diagnosis of pleural disease. Ann Intern Med 1991;114(4):271-6.

5. Ravaglia C, Gurioli C, Tomassetti S, Casoni GL, Romagnoli M, Gurioli C, Agnoletti V, Poletti V. Is medical thoracoscopy efficient in the management of multiloculated and organized thoracic empyema? Respiration 2012;84(3):219-24.

6. Brutsche MH, Tassi GF, Gyorik S, Gokcimen M, Renard C, Marchetti GP, Tschopp JM. Treatment of sonographically stratified multiloculated thoracic empyema by medical thoracoscopy. Chest 2005;128(5):3303-9.

7. Ohuchi M, Inoue S, Ozaki Y, Fujita T, Igarashi T, Ueda K, Hanaoka J. Single-trocar thoracoscopy under local anesthesia for pleural space infection. Gen Thorac Cardiovasc Surg 2014;62(8):503-10.

8. Canto A, Rivas J, Saumench J, Morera R, Moya J. Points to consider when choosing a biopsy method in cases of pleurisy of unknown origin. Chest 1983;84(2):176-9.

9. Koegelenberg CF, Diacon AH. Pleural controversy: Close needle pleural biopsy or thoracoscopy—which first? Respirology 2011;16(5):738-46.

10. Vanderschueren RG. [Pleural talcage in patients with spontaneous pneumothorax (author's transl)]. Le Poumon et le coeur 1981;37(4):273-6.

11. Noppen M, Stratakos G, Verbanck S, D'Haese J, Meysman M, Vincken W. Fluorescein-enhanced autofluorescence thoracoscopy in primary spontaneous pneumothorax. Am J Respir Crit Care Med 2004;170(6):680-2.

12. Noppen M, Dekeukeleire T, Hanon S, Stratakos G, Amjadi K, Madsen P, Meysman M, D'Haese J, Vincken W. Fluorescein-enhanced autofluorescence thoracoscopy in patients with primary spontaneous pneumothorax and normal subjects. Am J Respir Crit Care Med 2006;174(1):26-30.

13. Parrish S, Browning RF, Turner JF, Jr., Zarogoulidis K, Kougioumtzi I, Dryllis G, Kioumis I, Pitsiou G, Marchariiriotis N, Katsikogiannis N, Tsiouda T, Madesis A, Karaiskkos T, Zarogoulidi P. The role for medical thoracoscopy in pneumothorax. J Thorac Dis 2014;6(Suppl 4):S383-91.

14. Lazopoulos G, Kotoulas C, Kokotsakis J, Foroulis C, Lioulias A. Diagnostic mini-video assisted thoracic surgery. Effectiveness and accuracy of new generation 2.0 mm instruments. Surg Endosc 2002;16(12):1793-5.

15. Tassi GF, Marchetti GP, Pinelli V. Minithoracoscopy: A complementary technique for medical thoracoscopy. Respiration 2011;82(2):204-6.

16. Lee P, Colt HG. Rigid and semirigid pleuroscopy: The future is bright. Respirology 2005;10(4):418-25.

17. Khan MA, Ambalavanan S, Thomson D, Miles J, Munavvar M. A comparison of the diagnostic yield of rigid and semirigid thoracoscopes. J Bronchology Interv Pulmonol 2012;19(2):98-101.

18. Rozman A, Camlek L, Marc-Malovrh M, Triller N, Kern I. Rigid versus semi-rigid thoracoscopy for the diagnosis of pleural disease: A randomized pilot study. Respirology 2013;18(4):704-10.

19. Dhooria S, Singh N, Aggarwal AN, Gupta D, Agarwal R. A randomized trial comparing the diagnostic yield of rigid and semirigid thoracoscopy in undiagnosed pleural effusions. Respir Care 2014;59(5):756-64.

20. Choi S, Trieu J, Ridley L. Radiological review of intercostal artery: Anatomical considerations when performing procedures via intercostal space. J Med Imaging Radiat Oncol 2010;54(4):302-6.

21. Dewhurst C, O'Neill S, O'Regan K, Maher M. Demonstration of the course of the posterior intercostal artery on CT angiography: Relevance to interventional radiology procedures in the chest. Diagn Interv Radiol 2012;18(2):221-4.

22. Helm EJ, Rahman NM, Talakoub O, Fox DL, Gleeson FV. Course and variation of the intercostal artery by CT scan. Chest 2013;143(3):634-9.

23. Casal RF, Eapen GA, Morice RC, Jimenez CA. Medical thoracoscopy. Curr Opin Pulm Med 2009;15(4):313-20.

24. Migliore M, Giuliano R, Aziz T, Saad RA, Sgalambro F. Four-step local anesthesia and sedation for thoracoscopic diagnosis and management of pleural diseases. Chest 2002;121(6):2032-5.

25. DePew ZS, Wigle D, Mullon JJ, Nichols FC, Deschamps C, Maldonado F. Feasibility and safety of outpatient medical thoracoscopy at a large tertiary medical center: A collaborative medical-surgical initiative. Chest 2014;146(2):398-405.

26. Marchetti G, Valsecchi A, Indellicati D, Arondi S, Trigiani M, Pinelli V. Ultrasound-guided medical thoracoscopy in the absence of pleural effusion. Chest 2015;147(4):1008-12.

27. Viallat JR, Rey F, Astoul P, Boutin C. Thoracoscopic talc poudrage pleurodesis for malignant effusions. A review of 360 cases. Chest 1996;110(6):1387-93.

28. Ribas J, Jimenez MJ, Barbera JA, Roca J, Gomar C, Canalis E, Rodriguez-Roisin R. Gas exchange and pulmonary hemodynamics during lung resection in patients at increased risk: Relationship with preoperative exercise testing. Chest 2001;120(3):852-9.

14

중재 영상의학

EVANGELOS SKONDRAS, FERNANDO RUKSHAN, AND SIMON PADLEY

도입

영상의학은 폐 질환에서 중요한 역할을 한다. 영상 유도는 다양한 혈관 및 비혈관 중재 시술의 핵심이다. 이번 장은 오늘날 일반적으로 사용하는 주요 영상 유도 흉부 중재를 다루고 있으며, 크게 비혈관 술기와 혈관 술기로 나누어 설명하고자 한다.

비혈관 술기

가슴경유 폐 생검

일반적으로 조직 검체 채취는 흉부 신생물(neoplasia)에 대한 핵심 진단 과정이다. 피부경유 가슴경유 폐 생검(percutaneous transthoracic lung biopsy, PTLB)은 대부분 CT 유도 하에 시행하지만, 특정 상황에서는 초음파 유도가 더 바람직할 수도 있다. 실시간 표적, 방사선 조사 없음, 짧은 시술 시간과 같은 많은 장점이 있는 초음파 생검은 피하조직, 세로칸, 가슴막, 혹은 가슴막과 접하고 있는 부위에 있는 병변으로 제한된다. 이는 초음파로는 폐와 같이 기체로 가득 찬 구조물을 심층적으로 볼 수 없기 때문이다.

적응증

폐 생검의 1차 적응증은 폐암이 의심될 때 진단 확립과 그 후의 치료 방침 결정이다. 이는 분자 분석을 통해 포괄적인 종양 특성화 후에 맞춤형 치료가 가능한 차세대 염기분석법(sequencing)의 시대에서 점점 더 증가하고 있다.

다른 적응증에는 1차 원인을 알 수 없는 다중 결절, 다른 기법으로는 진단을 내릴 수 없는 폐 실질 변화 등이 있다. 바늘 생검은 광범위 사이질 폐 질환(diffuse interstitial lung disease)에도 사용할 수 있다. 그러나, 다수의 고무적인 연구 결과가 있음에도 불구하고 아직은 일반적인 술기가 아니다(표 14.1). 기관지 내시경 접근을 통해 표적 병변의 생검이 가능하다면, 첫 방법으로 흔히 기관지 내시경 생검을 선호하며, 생검은 일반적으로 가장 높은 단계로 추정되는 병변에서 시행해야 한다. 따라서, 1차 병변이 폐라고 생각될지라도 부신 병변(adrenal lesion)이나 의심이 가는 빗장위 림프절(supraclavicular lymph node)은 표적이 될 수도 있다. PET-CT는 동일하지 않은 활동성을 나타내는 큰 병변에 유용하며, 따라서 이를 기반으로 검체 채취 부위를 선택할 수 있다. 이상적으로는 다학제(multidisciplinary) 회의에서 논의한 후에 생검 여부를 결정해야 한다.

금기

응고 질환이나 항응고제 복용 등은 절대 금기라 여겨진다. 폐 실질내 출혈은 조절하기 매우 어렵기 때문이다. 혈소판 수치가 100,000 이상이거나 국제 표준화 비율(international normalized ration, INR)이 1.5 이하이면 PTLB를 진행하기에 안전하다고 여겨진다. Warfarin은 INR을 정상화하기 위해 시술 5일 전에 중단해야 하며, 일반적으로 동시에 헤파린 가교(heparin bridging)를 사용한다. 전폐절제술(pneumonectomy) 또한 PTLB의 상대적 금기라 여겨진다. 특히 병변이 주변부에 있지 않을 때 더 그렇다. 금기는 표 14.2에서 볼 수 있다.

표 14.1 PTLB의 적응증

- 기관지 내시경으로 접근할 수 없는 새롭게 나타난 결절 혹은 기존 결절이 커진 경우
- 암 병력이 없는 상태에서 여러 개의 결절
- 다른 방법으로 진단되지 않은 지속되는 경화
- 기관지 내시경에서 진단되지 않은 폐문 덩이

표 14.2 PTLB의 상대적 금기

- 폐 기능 장애
- 시술 중 협조 불가능
- 폐문 구조물의 근위부 위치
- 전폐 절제술(주변부 병변이 아닌 경우)

생검 기법

생검에 앞서 호흡과 관련한 환자 교육이 중요하다. 이는 동의서 작성 중에 할 수도 있다. 예비 촬영 전반에 걸쳐 호흡 방법을 연습하면, 실제 생검을 할 때 일관성 유지에 도움이 된다.

동축 절단 바늘(coaxial cutting needle)을 이용한 PTLB 과정은 다음과 같다:

① 피부 표시 격자(skin marker grid)를 붙이고 계획 CT를 촬영한다(그림 14.1). 앞쪽이나 뒤쪽 흉벽에서 병변까지의 거리와 소엽간 틈새(interlobular fissure) 위치와 병변의 관계를 통해 바로 누운 자세와 엎드린 자세 중 어떤 체위로 검사할지 결정한다. 때로는 중력 의존 폐의 호흡 운동이 최소화되는 옆으로 누운 자세(decubitus positioning)가 더 적절할 수도 있으며, 특히 작은 기저 병변(basal lesion)인 경우 옆으로 누운 자세가 더 적절하다. 하지만, 시술 중 환자의 편안함도 고려해야 한다.

② CT 유도 하에 가슴막을 포함한 기구 진입 부위 근처에 단계적으로 국소 마취제를 투여한다(그림 14.2). 벽 가슴막에 국소 마취제를 투여하면 통증이 덜하며 지시를 정확하게 따를 수 있게 해주는 등 환자 경험을 개선할 수 있다. 일반적으로 병변의 크기에 따라 1 cm 혹은 2 cm 중심부(core)를 획득할 수 있도록 조정할 수 있는 17 G 뚫개(trocar)와 18 G 절단 바늘을 가장 많이 사용한다.

③ 마취한 곳을 따라서 CT 유도 하에 유도 뚫개(trocar)를 삽입하여 단일 가슴막 천자를 만들고 표적 병변의 근위부로 향하게 한다(그림 14.3). 폐 정맥을 통해 전신 순환으로 공기 색전(air embolization)이 들어갈 가능성을 피하기 위해 폐 실질 안에 있는 동축 바늘 관을 통해 우발적으로 공기가 들어가지 않도록 주의를 기울인다.

④ 검체를 확인하면서 동축 바늘을 통해 두 세번 중심부 생검(core biopsy)을 획득한다(그림 14.4). 병변이 대혈관, 기도, 폐문, 심장막 등에 가까이 있는 경우는 기술적으로 난이도가 높기 때문에 엄격한 선택 기준과 신중한 계획이 필요하다.

⑤ 생검 후 합병증 확인을 위해 CT를 촬영한다.

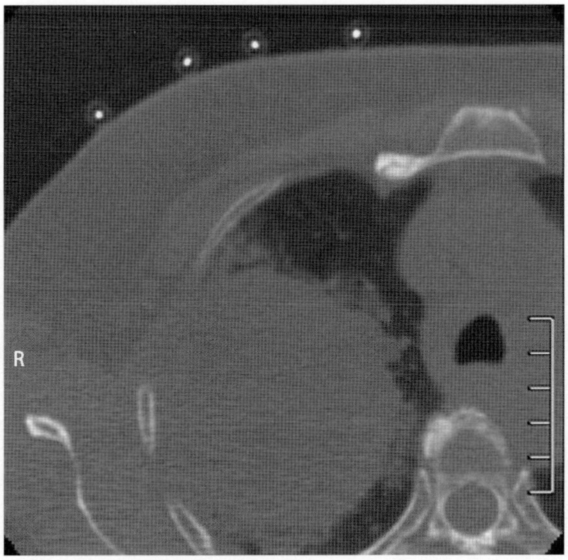

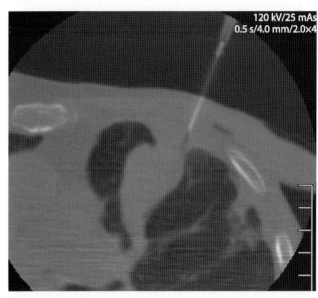

그림 14.2 국소마취제 투여

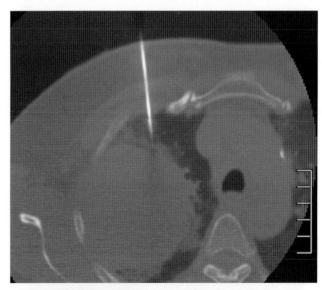

그림 14.3 동축 뚫개(trocar) 삽입

그림 14.1 방사선비투과 피부 표시 격자

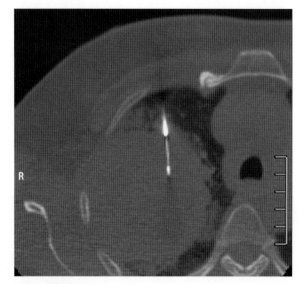

그림 14.4 검체 획득

발생한다. 대량 출혈도 발생할 수 있으며, 호흡 억제를 유발하며, 폐 생검으로 인한 사망의 가장 흔한 원인이다. 혈흉(hemothorax)은 생검이나 배액 술기 후 점진적으로 발생할 수 있으며, 영상에서 새롭게 나타난 상당한 가슴막 삼출이 있거나 출혈의 증상이 있다면, 일단 출혈을 의심하고 확인해야 한다(그림 14.6).

비록 이론적으로는 생검 경로를 따라 종양이 파종될 위험이 있지만, 중피종을 제외하면 매우 드물다.

공기 색전증(air embolism)은 드물지만 치명적일 수 있기 때문에, 시술 중 동축 바늘의 폐쇄를 잊지 말아야 한다. 공기 색전증은 주로 기도와 근접한 폐 정맥 분지가 연결될 때 발생하는 것으로 추정된다. 동축 바늘을 통해 직접 공기가 들어가면 폐 정맥, 좌심방, 좌심실, 그 후 전신 순환계의 공기 색전증을 유발한다. 생검 후 공기 색전증으로 인한 뇌경색은 매우 드물지만 심각한 합병증이다.

합병증

여러 연구에서 기흉 발생률은 매우 다양하며, 6.5-69%로 범위가 매우 넓다. 이 중 2.5-32%는 배액이 필요하다. 기흉 발생 위험은 가슴막 천자 횟수가 증가할수록, 바늘의 직경이 굵을수록, 폐를 가로지르는 깊이가 깊을수록 증가하며, 1초간 노력 날숨량(forced expiratory volume in one second, FEV_1)이 감소한 폐기종(emphysema) 같은 기존 폐 질환이 있는 경우에도 증가한다. 검체 채취 전에 발생한 기흉은 생검 준비 부위 근처에 구경이 작은 배액관을 삽입해서 관리한다. 그 후 공기를 계속 흡인하여 폐를 다시 팽창시킨 다음 생검을 완료한다(그림 14.5).

폐 출혈은 약 20%에서 발생하며, 심각한 객혈은 1-2%에서만

합병증 관리

생검 후 흉벽 통증은 흔하며, 경구 혹은 IV 진통제가 필요하다. 일반적으로 통증 조절은 Paracetamol이면 충분하다.

시술 중 소량의 객혈이 나올 수 있으며, 만약 객혈이 생겼다면, 거의 대부분 검체 채취가 끝난 뒤에 발생하며, 환자가 시술 부위를 아래쪽으로 하여 옆으로 누운 자세(ipsilateral decubitus position)를 취하게 하여 반대편 기도나 폐 실질이 영향을 받지 않도록 관리해야 한다.

외래에서 폐 생검을 진행하는 경우, 생검 후 흉부 방사선 사

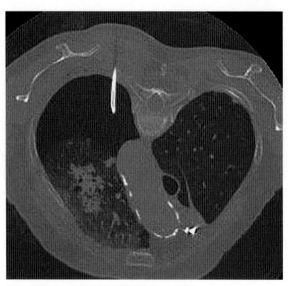

그림 14.5 생검 후 발생한 기흉. 배액관을 삽입하였다.

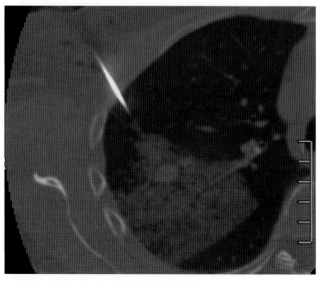

그림 14.6 생검 중 발생한 광범위한 폐 실질내 출혈

진을 촬영한 다음 기흉이 보이지 않는다면 1시간에서 4시간은 경과를 관찰해야 한다. 경과 관찰 중 일상적으로 산소 포화도와 혈압을 측정한다. 환자에게 증상이 있거나 기흉의 양이 빠르게 증가한다면 가슴관을 삽입해야 한다. 이는 이상적으로는 CT 유도 하에서 진행해야 한다. 일반적으로 폐를 재팽창시키기에는 Seldinger 기법이나 뚫개(trocar)로 10 F 도관을 삽입하면 충분하다. 12시간 후 방사선 사진을 촬영하여 기흉의 해소 여부를 진단할 수 있으며, 만약 공기 누출(air leak)이 지속된다면 음압 흡인 및 이를 위한 입원이 필요하다.

상당한 양의 폐 실질내 출혈을 조절하기 위해서는 수혈과 동맥 색전술 혹은 흉부 수술이 필요할 수도 있다. 환자의 신경학적 상태가 갑자기 변한다면 추가로 뇌 CT를 촬영하여 공기 색전증을 배제해야 한다. 100% 산소 투여와 고압 산소 요법을 통한 빠른 치료도 도움이 될 수 있다.

가슴막 공간 가슴막천자

진단 가슴막천자는 대부분 신생물이나 감염이 의심될 때 시행하며, 또한 호흡 억제를 유발하는 대량 단순 삼출액(simple effusion)을 관리하기 위해서도 시행한다. 때로는 환자의 상태나 기흉이 모여 있는 형태에 따라 영상 유도를 통한 기흉 배액이 필요할 수도 있다. 가슴막 공간 가슴막천자(pleural space thoracentesis)는 초음파 유도 하에 시행하면 안전하고 효과적이지만, CT 유도 하에 시행할 수도 있다.

가슴고름집(empyema)으로 진행할 우려가 있는 경우, 부폐렴 삼출액(parapneumonic effusion)의 진단 및 치료 검체 채취와 배액이 중요하다. 가슴고름집은 삼출물 단계(exudative stage), 체액이 감염된 섬유소 고름 단계(fibrino-purulent stage), 두꺼운 가슴막 껍질(pleural peel)이 나타나는 조직화 단계(organizing stage)라는 3단계로 나뉜다. 첫 번째 단계에서는 항생제 치료를 할 수 있으며, 두 번째 단계에서는 영상 유도 피부경유 배액이 효과적이며, 세 번째 단계에서는 가슴막 껍질을 효과적으로 제거하기 위해서 외과적 관리가 중요하다. 그러나, 배액만으로도 효과적이며 외과적 피질제거술(decortication)을 시행하기 전에 흔히 간격을 두고 영상을 촬영한다.

복잡한 기흉이나 폐내 축적물(intrapulmonary collection)의 배액은 일반적으로 앞서 설명한 CT 유도 피부경유 생검과 같은 원리를 활용하여 CT 유도 하에 시행한다. 여러 번 배액이 필요할 수도 있으며, 조직파편(debris)으로 인한 폐쇄를 예방하기 위해 구경이 작은 도관의 세척도 중요하다.

초음파 유도 가슴막 흡인, 배액 혹은 생검은 침상이나 초음파 실에서 시행할 수 있다. 환자는 침대 끝에 앉은 자세를 취하며, 시술자는 환자의 등 뒤에 위치한다(그림 14.7).

초음파는 곡선형 저주파 탐색자(probe)나 선형 고주파 탐색자로 시행한다. 시술 전 준비를 마친 후, 탐색자에 덮개를 덮어 무균 상태를 유지하고, 적절한 진입 지점을 확인한다.

신경혈관 다발의 손상을 피하기 위해 삽입 부위에 있는 갈비뼈의 위쪽으로 접근한다. 영상 유도 하에 가슴막 표면에 국소 마취제를 투여하고, Seldinger 기법이나 도관, 보강대(stiffener), 뚫개(trocar)가 하나로 된 기구를 활용한 단일 접근법을 이용하여 6-12 F 배액 도관을 삽입한다. 후자는 Seldinger 기법에 비해 조절이 쉽지 않다. 도관은 흔히 끝 부분이 휘어져 있으며 "돼지꼬리(pigtail)" 모양이 가장 일반적이다. 도관은 우발적인 제거를 피하기 위해 일체형 봉합(integral suture)으로 단단히 고정한다. 배액관의 위치는 시술 중에 초음파로 확인하거나 시술 후 흉부 방사선 사진으로 확인한다(그림 14.8).

그 후 배액 도관을 단방향 밸브가 장착된 배액 주머니와 연결한다. 배액 주머니는 시술 중 발생할 수 있는 기흉도 배액 할 수 있다. 재확장 폐부종(reexpansion pulmonary edema)이 발생할 수 있기 때문에 빠른 배액은 피해야 한다. 재확장 폐부종은 젊은 환자나 삼출액이 일주일 이상 있었던 환자에게 더 자주 발생한다.

영상 보조를 활용하면 가슴막 배액의 기술적 성공률을 향상시켜주며, 바늘이 지나가는 횟수를 줄여주며, 합병증 발생률을 줄여 주기 때문에, 영상 보조는 현재 가장 좋은 방법이라 여겨진다.

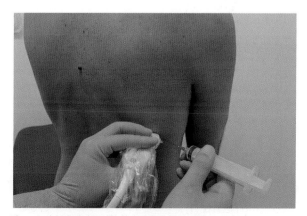

그림 14.7 가슴막 배액을 위한 환자 자세 및 무균 기법

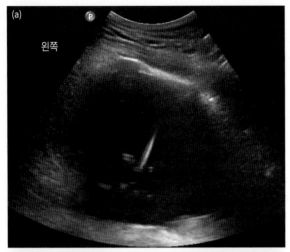

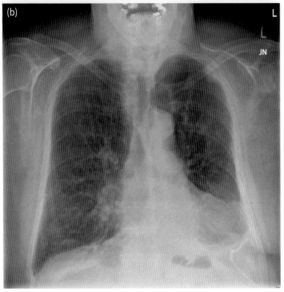

그림 14.8 초음파와(a) 흉부 방사선 사진으로(b) 확인한 "돼지꼬리(pigtail)" 배액관의 위치

폐 종양의 절제

종양 절제(tumor ablation)는 열 또는 전기 요법을 직접 적용하여 종양을 근절시키거나 폐 종양을 상당량 축소하는 방법을 말한다.

고주파 및 극초단파 절제(microwave ablation, MWA)는 가열 및 응고로 인한 종양 세포 괴사를 위해서 주파수가 서로 다른 전자기 스펙트럼을 사용한다. 온도가 60°C 이상이 되면 세포가 즉시 사멸한다. 냉동절제(cryoablation)는 직접 극저온을 적용한 다음 해동하여 종양 세포를 파괴한다. 냉동절제는 일반적으로 냉동탐색자 안에 헬륨이나 아르곤 가스를 이용하여 진행한다. 비가역적 전기천공법(irreversible electroporation, IE)은 새로운 비열(nonthermal) 절제법이다.

임상 적응증, 환자 상태, 병원별 정책에 따른 최적의 방법을 선택하기 위해 서로 다른 절제 기법에 익숙해지는 것이 중요하다.

종양 절제는 일반적으로 수술이 불가능한 폐암 환자에서 근치 치료나 완화가 목적일 때 적응증이 된다. 1차 종양과 전이 종양 모두 절제가 가능하다. 절제는 심폐 능력이 제한되거나, 환자의 선택으로 인해 수술이 어려운 환자에게 최우선 치료법이 될 수 있다.

절제는 초기 암에 더 효과적이며, 세로칸 림프절(mediastinal lymph node)에 침범이 있다면 유용하지 않다. 절제법은 사망률과 이환율을 줄여주며, 정상 폐 조직을 보존해주며, 수술이나 정위 절제 방사선요법(stereotactic ablative radiotherapy)에 비해 상대적으로 비용도 절감할 수 있다. 진정을 사용한 경우 몇 시간 뒤에 퇴원할 수 있으며, 전신 마취를 사용한 경우는 다음날 퇴원할 수 있다. 전반적인 생존율은 다른 폐암 치료법과 비슷하다. 폐 기능도 유의미하게 감소하지는 않는다.

절제 전 준비 사항에는 폐 기능 검사, 혈액 검사, 절제 과정 계획 수립을 위해 필요한 최근에 촬영한 CT 영상 등이 있다. 모든 절제 기법에서 영상 유도 하에 탐색자를 삽입하여 끝 부분을 절제할 구역에 위치시킨다. 탐색자의 크기는 사용하는 기법에 따라 13 G에서 18 G까지 다양하다. 주로 사용하는 영상 기법은 CT와 초음파다. 환자 상태와 병변의 수에 따라 진정(sedation)이나 전신 마취를 사용할 수도 있다(그림 14.9).

신경, 혈관, 다른 장기들 같이 중요한 구조물 근처에 병변이 있는 경우, 이러한 구조물의 열 손상을 방지하기 위해 고급 배치 기술을 활용할 수 있다. 이러한 방법에는 영상 유도 하에 의도적으로 의인 기흉을 만들어 폐 병변을 특정 부위, 예를 들자면 세로칸 구조물에서 멀어지게 하는 방법, 병변 안에 수액을 주입하여 고주파 절제(radiofrequency ablation, RFA)의 전도성을 증가시키는 방법, 냉동절제에서 기흉과 동시에 "얼음공(ice-ball)"을 사용하여 절제 구역을 중요 구조물에서 멀어지게 하는 동결 막대(freeze-stick) 기법 등이 있다.

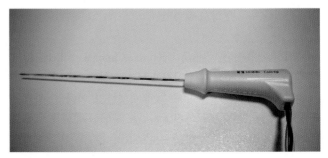

그림 14.9 말단이 뚫개 형태(trocar-style)인 직선 고주파 탐색자

고주파 절제

고주파 절제(radiofrequency ablation, RFA)는 2000년부터 사람의 폐에 사용하기 시작하였으며, 현재는 상대적으로 싼 비용, 효율성, 안전성 덕분에 전 세계의 영상의학과에서 가장 많이 사용하는 절제 방법이다. RFA는 절제 구역에 위치한 탐색자에서 교류(alternating current, AC)를 생성시켜 주변 조직으로 보내는 방법을 사용한다. 교류는 근처 조직의 이온 활성을 유발하여 열을 생성하고, 그 결과 온도가 60℃ 이상으로 올라가면 응고 괴사를 유발한다(그림 14.10).

절제 구역은 정상 조직의 안전 경계가 병변을 둘러싸도록 설정하며, CT 영상에서 간유리 음영(ground glass density) 병변 주변에 불분명한 음영(ill-defined opacity)을 띄는 테두리를 만든다(그림 14.11a, 그림 14.11b). 이 테두리는 절제의 경계를 나타내며, 따라서 치료의 적절성을 확인하기 위해 사용할 수 있다. 감시 CT 영상에서 경계가 최소 5 mm는 필요하다. 이러한 치료된 조직이 만드는 고리는 RFA 후에 항상 분명하게 나타지는 않기 때문에, 보다 경험적인 접근 방식을 사용하거나 그 자리에서 동적 조영 증강(dynamic contrast enhancement)을 사용하기도 한다.

단일 탐색자를 이용한 최대 절제 구역은 일반적으로 약 5 cm며, 이는 전류, 절제 시간, 가지(tine)가 있는/없는 다중 탐색자(multiple probe) 등으로 일정 부분 조절할 수 있다. 하지만 냉각 효과(heat sink effect)와 국소 탄화(charring)는 추가적인 전류 전도를 방해하며, 따라서 종양 절제의 효과를 제한한다. 내부 냉각 RF 탐색자는 탄화를 방지하고 병적 폐 조직으로 최적의 열 에너지를 전달할 수 있도록 해준다.

극초단파 절제

극초단파 절제(microwave ablation, MWA)는 절제의 신속성, 큰 구역을 절제할 수 있는 능력, 냉각 효과와 조직 탄화에 상대적으로 영향을 받지 않는 능력 덕분에 보다 널리 사용되고 있다. MWA는 단일 안테나로 구성되며, 안테나는 냉각을 통해 몸통 부위의 가열 및 이로 인한 탐색자 주행 경로와 피부의 화상을 방지한다. 극초단파 파장의 형태로 전자기 에너지가 전달되면 목표 조직에 있는 물분자가 활성화된다. 이로 인해 조직이 가열되며, RFA와 마찬가지로 문턱값(threshold) 온도를 넘어서면 응고 괴사가 일어난다.

냉동 절제

냉동 절제는 탈수(dehydration) 및 세포사를 달성하기 위해 조직 냉각과 해동을 이용한다. 헬륨이나 아르곤 가스를 사용하면 냉동 절제 중에 탐색자 끝 부분에 얼음공(iceball)이 생성된다. 이 방법은 절제 후 통증과 가슴막염(pleurisy)을 덜 유발하기 때문에 가슴막에 인접한 큰 병변에 더 적합하다. 하지만, 폐 실질내 출혈은 문제가 될 수도 있다(그림 14.12).

비가역적 전기천공법

비가역적 전기천공법(irreversible electroporation, IE)은 절제 구역에 위치한 두 개의 평행 탐색자 사이에 고압 전류(1500 V/cm)

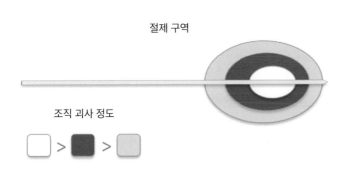

절제 구역

조직 괴사 정도

그림 14.10 고주파 절제 구역과 조직 괴사의 모식도

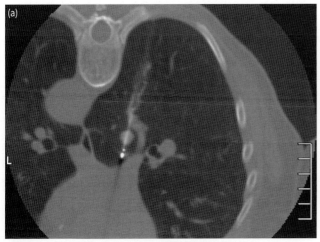
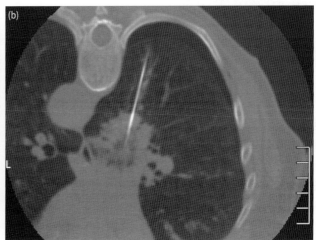

그림 14.11 고주파 절제 전과(a) 후의(b) 모습(Courtesy of Dr. Paras Dala.)

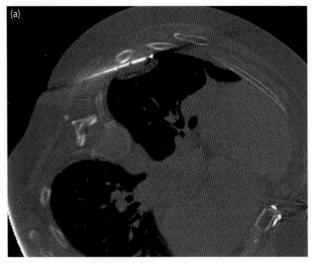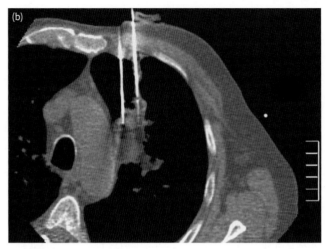

그림 14.12 (a-b) 냉동 절제 중 얼음공 형성을 보여주는 CT 영상(Courtesy of Dr. Paras Dala.)

의 고주파 파동을 통과시키는 방법이다. 이로 인해 세포막에 구멍이 뚫리며, 세포 자멸사로 이어진다. 주변 조직 구조물에는 최소한의 손상만 유발한다. 하지만, 현재는 치료 효과에 대한 근거가 부족하며, 탐색자를 여러 개 사용하기 때문에 기흉의 위험이 더 높을 수 있다.

합병증

가장 흔한 합병증은 기흉이며, 이 시술을 받는 환자들은 호흡 예비력이 낮기 때문에 기흉은 하찮은 문제가 아니다. 기흉 발생률은 약 10-30% 수준이며, 이 중 배액관이 필요한 환자는 약 10%다(그림 14.13).

폐 실질내 출혈과 경화는 일반적으로 큰 문제를 유발하지 않지만, 무기폐를 유발하는 유의미한 기관지내 출혈이 있다면 기관 흡인(tracheal suction)이나 기관지 내시경이 필요할 수도 있다(그림 14.14). 절제술 후 가슴막 통증은 일반적으로 가슴막에 기반한 병변에서만 나타난다.

절제 기구 삽입 경로를 따라 종양이 파종되는 일은 공기 색전증, 갈비사이 신경(intercostal nerve) 손상, 가로막 신경(phrenic nerve) 손상처럼 매우 드물다.

절제술 후 영상 촬영

이 기법의 최소 침습 특성과 수술 치료와 비교할 때 명확한 절제 경계가 없는 점 때문에 이 기법을 받은 환자들에 대한 적극적인 추적 관찰이 특히 중요하다. 국제적으로 통용되는 추적 관찰 표준은 없으며, 지침도 상황에 따라 다양하다. CT에서 확인할 수 있는 절제 구역의 크기는 일반적으로 첫 6개월 동안 확대되고, 그 후 잔류 흉터 조직을 형성하며 원상태로 돌아간다.

절제는 재발이나 절제에 적합한 새로운 병변이 있는 경우 반복할 수도 있다(표14.3).

표 14.3 절제 구역의 시간대별 변화

절제 후 시간	영상 모양
즉시	절제한 결절보다 최대 400% 큰 주변을 둘러싸는 간유리 음영
1개월	대부분의 환자에서 간유리 변화의 해소 공동화 및 투과성
2개월에서 6개월	완전 반응을 보인 경우에도 절제 전과 유사한 크기의 병변이 존재할 수 있다. 6개월 후에 촬영하는 PET-CT는 재발에 대한 민감도가 더 높으며, 치료 결과와 상관관계가 있다.

병변 주위에 있는 연부조직 테두리가 증강될 수 있으며, 규칙적이며 5 mm 이하라면 반응성(reactive)으로 간주한다. 이 외에는 잔류 질환이나 재발을 고려해야 한다. CT 관류(perfusion)를 통한 연구는 약간의 가능성을 보여주지만, 자체적인 문제가 없는 것은 아니다. PET은 초기 재발에서 민감도가 높지만 특이도는 낮으며, 활용할 수 있는 가장 좋은 근거는 6개월 후에 나타나며, 이 결과는 치료 결과와 관련이 있다.

기준 표지자

체부 정위방사선 요법(stereotactic body radiotherapy, SBRT)은 기존 방사선 요법과 비교할 때 높은 국소 제어 능력을 보여주며, 구역 실질 손상이 적다. SBRT는 더 높은 에너지를 전달하기 위해서 SBRT 과정 중 추적 소프트웨어를 쉽게 이용할 수 있도록 종양 주변에 작은 황금 씨앗(gold seed)을 삽입해야 하는 경우가 있다.

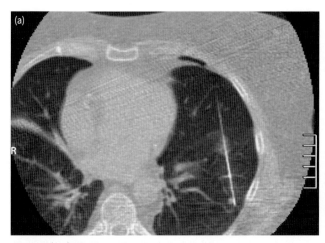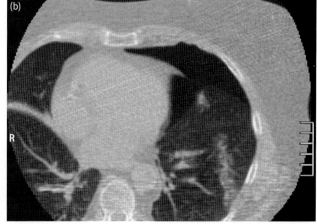

그림 14.13 (a-b) 절제 중 발생한 기흉

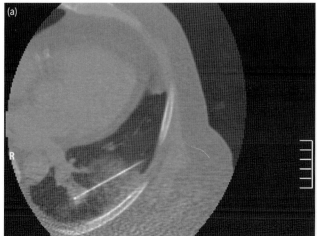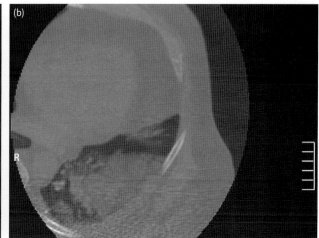

그림 14.14 (a-b) 절제술 중 출혈과 경화

이러한 기준 표지자는 다양한 모양의 금과 백금을 포함한 여러 가지 재질과 형태가 있으며, 기관지 내시경 접근법이나 피부경유 접근법을 이용하여 배치할 수 있다. 기관지 내시경을 통해 기준 표지자를 배치하면 위치 이전률이 최대 25%로 이전률이 1-9% 수준인 피부 경유 배치와 비교하면 상당히 높다. 피부 경유를 통한 기준 표지자 삽입은 19 G 바늘을 이용한다. 삽입 과정은 CT 유도 생검과 비슷하지만, 폐 병변에는 접근하지 않는다(그림 14.15). 표지자의 수는 3개에서 5개 정도면 충분하다. 가장 흔한 합병증은 기흉이다.

잠재적 합병증은 CT 유도 피부경유 폐 생검과 비슷하며, 기흉, 기도 내부 출혈, 국소 흉벽 및 가슴막 통증 등이 있다.

혈관내 기준 표지자 배치도 보고되었으며, 피부경유 삽입으로 인한 기흉 발생 위험이 높은 환자에게 안전하게 사용할 수 있으며 성공률도 높았다.

혈관 술기

기관지 동맥 색전술

기관지 동맥 색전술은 반복되는 소량 객혈의 조절에 활용할 수 있다. 그러나, 보다 보편적으로는 치명적인 객혈 관리에 사용해 왔다. 치명적인 객혈은 24시간 이내에 100 mL 이상의 객혈 혹은 객혈이 호흡 억제 및 혈류역학 억제를 유발할 때로 정의한다. 도관 경유 중재의 적응증은 병원별 정책에 따라 다르며, 객혈의 빈도, 양, 동반질환, 기저 원인 등을 참고하여 결정한다. 병발 감염(intercurrent infection)은 치료해야 하며 출혈이 발생하기 쉬운 체질은 교정해야 한다. Tranexamic acid를 흔히 사용하며, 대부분의 색전술은 반예정 시술(semielective procedure)로 할 때 가장 결과가 좋았다(표 14.4).

폐 실질과 기관지는 기관지 동맥에서 혈액을 공급받으며, 만성 염증은 기관지 동맥의 비대를 유발한다. 반복되는 감염과

표 14.4 색전술을 고려해야 하는 객혈의 원인

- 기관지 확장증
- 결핵 및 후유증
- 아스페르길루스종
- 폐암
- 특발성

점막 염증은 주요 객혈이나 작은 객혈로 이어질 수 있다. 여기서 가장 위급한 출혈의 위험성은 혈액량감소증(hypovolemia)보다는 기도 억제다. 따라서 이러한 상황에서 중재 치료는 기도를 확보하고 기저 응고 장애를 교정한 후에 시행해야 한다.

지난 10년간의 시술을 돌이켜보면, 비대한 기관지 동맥의 원인을 설명하기 위해, 척추 동맥 분지를 확인하기 위해, 그리고 목 척추(cervical spine), 흉벽, 혹은 가로막 동맥 분지에서 기원하는 전신 순환으로부터의 혈액 공급을 확인하기 위해 거의 항상 CT 혈관조영술(angiogram)을 시행하였다(그림 14.16).

색전술은 환자가 의식하 진정(conscious sedation) 상태에서 바로 누운 자세를 취하게 하고 넓적다리 동맥(femoral artery)을 통해 시행한다.

비정상 기관지 동맥의 특징에는 직경이 3 cm 이상 증가, 비틀림(tortuosity) 증가, 분지의 수가 많음, 폐동맥이나 정맥으로 션트(shunt) 형성 등이 있다. 활성 출혈은 보기 힘들다. 비정상 기관지 동맥이 확인되지 않는다면, 기관지 동맥 이외의 다른 곳에서 출혈의 원인을 찾아야 한다. 특히 폐 동맥에 영향을 미치는 경우가 많은 신생물, 결핵, 외상 등이 이에 해당된다.

색전술 치료는 일반적으로 넓적다리 동맥 접근을 통한 혈관 내 도관 삽입과 다양한 물질 투여로 구성된다. 혈관 안에 색전 물질을 주입하면 직접 기계적 폐쇄를 유발하거나 혈관내 혈전 형성의 골격을 제공하여 그 후 폐쇄가 일어날 수 있다. 금속 코일은 일반적으로 이러한 환자에서 사용하지 않는다. 폴리비닐 알코올(polyvinyl alcohol, PVA) 입자 같은 작은 입자는 말초 혈

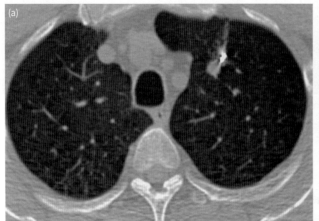
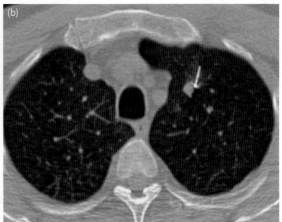
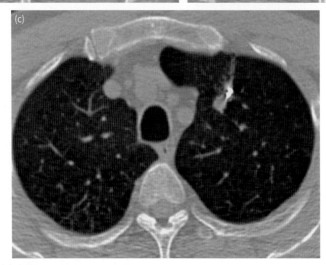

그림 14.15 (a-c) CT 유도 기준 표지자 삽입

관의 모세혈관 체계를 막을 수 있다. 드물게는 허혈이나 경색을 유발하기도 한다. 의도하지 않은 표적이 아닌 부위의 색전형성은 가장 중요한 합병증이며, 표적 혈관에 대한 세심한 기술과 부선택적(subselective) 도관 삽입을 통해 방지할 수 있다.

다양한 혈관에 대한 최적의 접근을 위해 4-5 F 사이의 다양한 도관과 2-3 F 사이의 미세도관(microcatheter)이 중재실에 준비되어 있다.

도관 삽입은 일반적으로 초음파 유도 하에 진행하며, 온 넓적다리 동맥(common femoral artery)에 도관을 삽입한다. 동맥싸개(arterial sheath)를 진입하고 투시검사(fluoroscopy)하에 유도선을 대동맥을 향해 진행시킨다. 방사선비투과성 선택적 진단 도관을 유도선 위에 장착하고 도관과 유도선의 조합을 움직여 표적 혈관의 입구로 이동한다. 진단 혈관조영을 진행하여 혈

관 구조와 기관지 동맥을 확인한다. 그 후 부선택적 도관 삽입이 필요하면 도관을 따라 미세도관을 진입시킨다.

객혈 치료에서 주요 표적 혈관은 기관지 동맥이다. 색전술에는 주로 PVA 입자를 사용한다. 원위부 곁혈관(collateral vessel)에서 객혈이 재발할 수 있으며, 금속 코일을 사용하면 필요한 경우 반복 색전술을 할 수 없기 때문이다(그림 14.17, 그림 14.18).

가장 흔한 합병증은 갈비사이 동맥(intercostal artery) 색전으로 인한 가슴 통증 혹은 가슴막염(pleuritic) 통증이며 일반적으로 짧은 기간 동안만 발생한다. 삼킴 곤란(dysphagia)은 의도하지 않게 식도를 공급하는 동맥이 폐쇄되었을 때 발생할 수 있다. 기관지 동맥 색전술의 특별하지만 치명적일 가능성이 높은 합병증은 Adamkiewicz 동맥의 폐쇄로 인한 척수 허혈(spinal

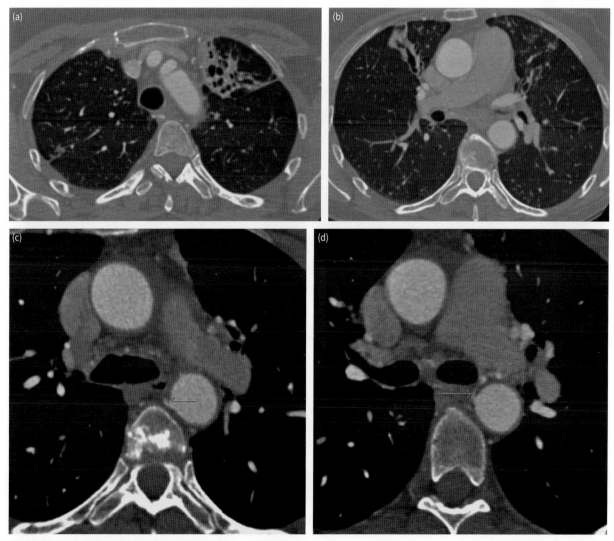

그림 14.16 (a-d) 기관지 동맥 구조와 기관지확장증을 보여주는 시술 전 CT 영상

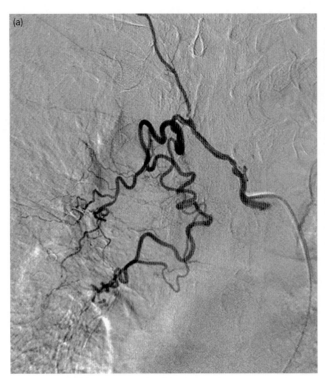
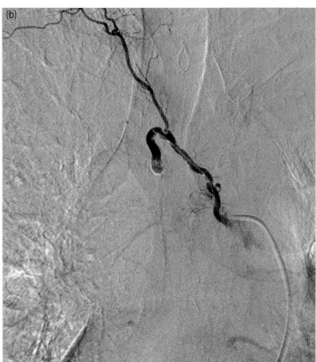

그림 14.17 (a-b) 기관지 동맥 색전술 전과 후의 혈관조영

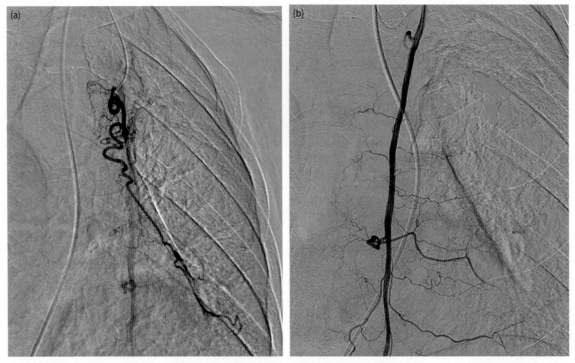

그림 14.18 (a-b) 좌상엽 기관지확장증 부위를 관류하는 왼쪽 속 가슴동맥(internal mammary artery)에 대한 색전술 전과 후의 혈관조영

cord ischemia)이며, 약 1% 미만에서 발생한다.

시술 후 단계에서 약 70-99%는 즉시 효과가 나타나지만, 추후에 재발이 많으며, 환자 중 약 10-55%, 특히 원인이 신생물, 결핵, 아스페르길루스증(aspergillosis)인 경우는 재발이 흔하다. 반복 색전술은 타당한 치료법이며, 본질적으로 같은 결과를 나타낸다. 재발 출혈, 반복 색전증 및 최대의 내과 치료에 반응하지 않는 경우, 가장 좋은 치료법은 수술이다. 일반적으로 수술은 만성 고름 폐 질환(chronic suppurative lung disease)이 있는 환자 집단에서는 선택지가 될 수 없다.

폐 색전증에 대한 혈전제거술

대량 폐 색전증(pulmonary embolism, PE)은 심장성 쇼크로 인한 사망률이 15%에 이르는 치명적인 상태로 즉시 치료가 필요하다. 양이 많지 않은 폐 색전증에서 주로 사용하는 진단 방법은 CT 혈관조영술(angiography)이며, 폐동맥 내부에 충전 결핍(filling defect)이 있으면 진단할 수 있다. 15분 이상 수축기 혈압이 90 mmHg 이하거나 혈압 하강 폭이 40 mmHg 이상인, 수축기 혈압이 낮은 상태로 정의할 수 있는 혈류역학 불안정이 있을 때 심장 질환, 혈액량저하증(hypovolemia), 패혈증 등이 원인이 아니라면 대량 폐 색전증을 의심해 볼 수 있다.

주 폐동맥에서 광범위한 혈전이 떨어져 나가면 폐동맥 저항이 갑자기 증가하며, 이 후 급성 우심부전을 유발한다. 혈전 부담(thrombotic burden)을 제거하면 우심 기능이 호전되며 사망률을 최대 55%까지 감소시킬 수 있다. 항응고 요법은 대량 폐 색전증에는 적절하지 않으며, 혈전용해를 즉시 시작해야 한다. 혈전용해가 금기거나, 혈류역학 억제가 급속도로 진행한다면, 전문 센터에서 도관 혈전제거술이나 혈전 분쇄(thrombus fragmentation)를 고려해야 한다.

혈전제거 도관을 우심방 및 우심실을 통해 주 폐동맥, 그리고 색전(embolus)이 있는 곳으로 진입시키기 위해 넓적다리 정맥 접근법을 사용한다. 혈전 부담을 감소시키는 방법은 여러 가지가 있지만, 혈전 흡인법이 가장 효율적이라 여겨진다.

도관 혈전용해(catheter-directed thrombolysis)도 활용할 수 있다. 도관으로 색전을 지나쳐, 곁구멍을 근위부 혈전 안에 위치시킨다. 그 후 혈전용해제를 수 시간에 걸쳐 주입한다. 중환자실에서 출혈의 징후에 대해 주의 깊게 관찰하면서 환자를 치료한다.

혈전용해는 혈관조영 소견과 관계없이 혈류역학이 호전을

보이면 종료해야 한다. 합병증에는 특히 좌우 폐동맥의 원위부에서 혈전제거술을 시도한 경우, 폐동맥의 천공이나 박리가 발생할 수 있으며, 그 외에도 혈전용해제의 전신 효과로 인한 다른 부위 출혈이 있을 수 있다.

도관 혈전용해는 금기 때문에 전신 혈전용해를 할 수 없는 환자나 전신 혈전용해에 반응하지 않는 환자에게 권장한다.

기계적 혈전제거술 기구에는 혈전을 분해하여 도관 내부로 흡인하는 회전 핀과 유체 분출기(fluid jets)가 장착되어 있으며, 일부 사례에서는 혈전 용해제를 사용할 수도 있다. 이러한 기구 중 하나는 Angiojet™ (Boston Scientific)이며, 일부 연구에 따르면 현재로서는 근거가 부족하지만 유의미한 가능성을 보여주고 있다. 충분히 큰 도관으로 혈전을 간단하게 흡인하는 방법도 활용할 수 있다.

위대정맥 스텐트 삽입

위대정맥(superior vena cava, SVC) 증후군은 SVC의 급성 폐쇄로 인해 발생하며, 팔, 흉부 위쪽, 얼굴의 연부 조직 부종과 확장으로 이어진다. SVC 폐쇄 및 증후군의 가장 흔한 원인은 흉부 신생물이며, 약 70%를 차지한다. 다른 원인에는 장기간 중심 정맥 도관 거치, 방사선, 대동맥류, 기타 섬유화 질환 등이 있다.

원인이 되는 신생물의 치료에 방사선요법과 화학요법이 효과적일 수 있지만, 원하는 효과를 달성하기 위해서는 시간이 오래 걸리며, 즉시 해결이 되는 혈관내 치료만큼 효과적이지 않다. 풍선 혈관성형술은 SVC 협착에서 1차 치료로 사용할 수 있다. 협착이 재발하거나 혈관성형에 저항이 있다면, 스텐트를 삽입할 수 있다. 그 후 필요한 경우 화학방사선 요법을 추가할 수도 있다(그림 14.19).

SVC 증후군은 단일 정맥 통로, 즉 왼쪽 혹은 오른쪽 속목 정맥(internal jugular vein)에서 우심방으로 혈류를 개방해 주면 치료할 수 있다. 풍선으로 먼저 협착 부위를 확장한 다음 스텐트를 삽입할 수도 있으며, 스텐트 배치 후 풍선으로 협착 부위를 확장할 수도 있다.

합병증에는 스텐트의 혈전증이나 폐쇄, 스텐트 이동, 혈관 천공 등이 있다. 이러한 위험성을 감당할 수 있는 적절한 스텐트 이식편(graft)을 바로 사용할 수 있어야 한다. 홀정맥(azygos vein) 아래쪽의 천공은 혈액심장막(hemopericardium)과 심장 눌림증(cardiac tamponade)을 유발할 수 있기 때문에 더 위험하다고 여겨진다.

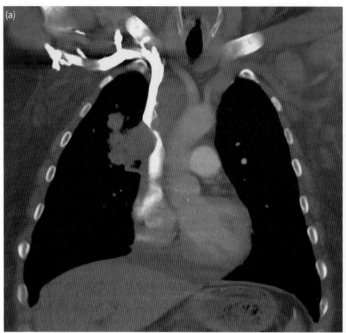
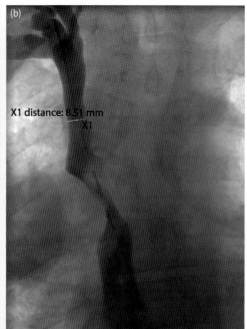

X1 distance: 8.51 mm
X1

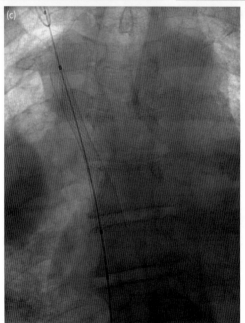

그림 14.19 CT와(a) 정맥조영상(venogram)에서(b) 오른쪽 폐문 덩이로 인한 SVC 협착과 측정기를 확인할 수 있다. (c) SVC 스텐트 삽입 후 영상

중심 정맥 도관

영상 유도는 다양한 중심 정맥 접근 도관의 안전하고 효과적인 삽입을 도와준다. 해부학적 지표를 길잡이로 삽입하는 방법은 사용 빈도가 빠르게 감소하는 중이며, 영상을 사용할 수 없거나, 응급 상황에만 사용해야 한다. 초음파는 말초 정맥과 중심 정맥을 비롯한 다양한 정맥에 접근하기 위해 사용할 수 있으며, 주로 사용하는 부위는 속목정맥(internal jugular vein)이다. 초음파 유도 접근법과 조합하면, 투시검사(fluoroscopy)도 도관

의 정확한 배치에 도움이 될 수 있다.

도관은 형태와 내강(lumen)의 수가 다양하며, 판막이 있거나 없을 수 있으며, 약물이 코팅되어 있을 수도 있으며, 일부는 피하 조직을 통과하는 터널이 필요할 수도 있다.

터널식 도관은 정맥 접근 부위로 가기 위해 피부 터널을 지나는 특징이 있으며, 이는 무균처리가 되지 않는 접근부와 혈관 사이에 방어막을 유지해주며, 따라서 도관 감염의 위험을

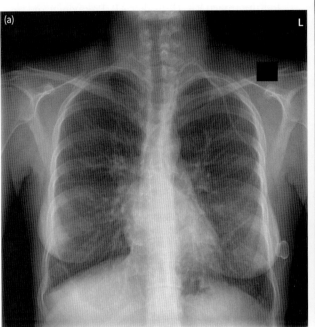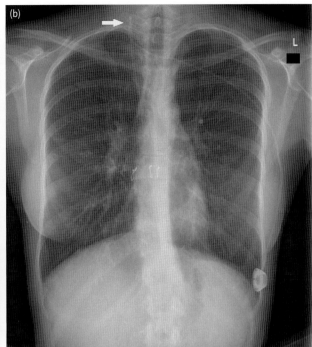

그림 14.20 Portacath 도관 배치. (a) 정확한 위치. (b) 오른쪽 속목정맥에서 꼬임

감소시켜 준다. 이 범주에 대항하는 도관에는 Portacath, Groshong, Hickman 등이 있다. Portacath 도관은 환자의 흉벽 피부 밑에 접속부(port)를 이식하고 피부 아래의 터널을 따라 중심 정맥에 접근한다. 특수 비절단 바늘로 접속부에 접근하며, 바늘은 접속부 내부의 실리콘 공간에 들어간다. 바늘을 제거하면 실리콘이 자가 밀봉되도록 설계되어 있다(그림 14.20).

Hickman 도관은 단순한 터널식 중심 정맥 도관으로 내강은 하나이거나 여러 개일 수 있다. Groshong 도관은 Hickman 도관과 매우 유사하지만, 도관 원위부 말단의 개구부(opening)가 다르다. Groshong 도관에는 끝 부분 구멍(end hole) 대신에 음압이나 양압으로만 열리는 측면 구멍이 있어서 혈액이 도관 내부로 우연히 들어와 혈전이 생성될 가능성을 감소시켜 준다. 이러한 도관은 근위부에 띠(cuff)가 있어서 피하 터널에 도관이 잘 고정될 수 있도록 도와준다.

도관 삽입 중 가장 중요한 위험요소는 공기 색전증이며, 약 20-30 mL가 들어가면 치명적일 수 있다. 이를 최소화하기 위한 방법에는 Valsalva 법을 통한 가슴내 압력을 증가시키는 방법이나 위험한 시기 동안에 환자를 Trendelenburg 자세로 하는 방법 등이 있다. 유치 도관 삽입의 합병증에는 감염, 혈관 협착, 혈관 혈전증, 혈관 파열, 도관 위치 이상, 섬유소 싸개(fibrin sheath) 형성으로 인한 도관 막힘 등이 있다. 감염을 제외한 다른 합병증은 도관 말단을 우심방 안에 위치시키면 줄일 수 있다.

더 읽을거리

Abtin FG, Eradat J, Gutierrez AJ, Lee C, Fishbein MC, Suh RD. Radiofrequency ablation of lung tumors: Imaging features of the postablation zone. Radiographics 2012;32(4):947-69.

American Society of Anesthesiologists Task Force on Central Venous Access, Rupp SM, Apfelbaum JL, Blitt C, Caplan RA, Connis RT, Domino KB, Fleisher LA, Grant S, Mark JB, Morray JP, Nickinovich DG, Tung A. Practice guidelines for central venous access: A report by the American Society of Anesthesiologists Task Force on Central Venous Access. Anesthesiology 2012;116(3):539-73.

Bargellini I, Bozzi E, Cioni R, Parentini B, Bartolozzi C. Radiofrequency ablation of lung tumours. Insights Imaging 2011;2(5):567-76.

Duncan M, Wijesekera N, Padley S. Interventional radiology of the thorax. Respirology 2010;15(3):401-12.

Dupuy DE, Zagoria RJ, AkerleyW,Mayo-SmithWW, Kavanagh PV, Safran H. Percutaneous radiofrequency ablation of malignancies in the lung. AJR Am J Roentgenol 2000;174(1):57-9.

Havelock T, Teoh R, Laws D, Gleeson F; BTS Pleural Disease Guideline Group. Pleural procedures and thoracic ultrasound: British Thoracic Society Pleural Disease Guideline 2010. Thorax 2010;65(Suppl 2):ii6176.

Jones PW, Moyers JP, Rogers JT, Rodriguez RM, Lee YC, Light RW. Ultrasound-guided thoracentesis: Is it a safer method? Chest 2003;123(2):418-23.

Kucher N, Goldhaber SZ. Management of massive pulmonary embolism. Circulation 2005;112(2):e28-32.

Lorenz J, Sheth D, Patel J. Bronchial artery embolization. Semin Intervent Radiol 2012;29(3):155-60.

Manhire A, Charig M, Clelland C, Gleeson F, Miller R, Moss H, Pointon K, Richardson C, Sawicka E; BTS. Guidelines for radiologically guided lung biopsy. Thorax 2003;58(11):920-36.

Sharma A, Abtin F, Shepard JA. Image-guided ablative therapies for lung cancer. Radiol Clin North Am 2012;50(5):975-99.

Sopko DR, Smith TP. Bronchial artery embolization for hemoptysis. Semin Intervent Radiol 2011;28(1):48-62.

Tai R, Dunne RM, Trotman-Dickenson B, Jacobson FL, Madan R, Kumamaru KK, Hunsaker AR. Frequency and severity of pulmonary hemorrhage in patients undergoing percutaneous CT-guided transthoracic lung biopsy: Single-institution experience of 1175 cases. Radiology 2016:279(1)287-96.

Walker CM, Rosado-de-Christenson ML, Martínez-Jiménez S, Kunin JR, Wible BC. Bronchial arteries: Anatomy, function, hypertrophy, and anomalies. Radiographics 2015;35(1):32-49.

Yoon W, Kim JK, Kim YH, Chung TW, Kang HK. Bronchial and nonbronchial systemic artery embolization for life-threatening hemoptysis: A comprehensive review. Radiographics 2002:22(6):1395-409.

PART **4**

임상 평가 및 안전

15 전신마취 적합성   190
   Suveer Singh
16 비행 적합성   195
   Gary Davies and Suveer Singh
17 운전과 졸음에 관한 지침   198
   Suveer Singh

전신마취 적합성

SUVEER SINGH

"전신마취 적합성"이라는 문구는 수술 전 위험 평가 과정을 의미한다.

평가에는 수술 전후 기간(perioperative period)에 있는 환자의 위험성을 평가하기 위한 다학제 접근(multidisciplinary approach)이 필요하다. 이러한 위험성은 수술 전 기간, 마취 유도시, 수술 중 혹은 수술 후에 있을 수 있다. 환자에게 위험성과 잠재적 합병증에 대해 설명하기 전에, 수술 전후 위험성 평가에 관련된 다양한 전문가의 의견을 통합한, 주로 마취과 의사가 통합한 보고서가 필요하다. 실제로 이 과정은 수술 전 마취과가 중심이 된 다학제 토론을 통해 진행되며, 마취과 전문의, 집도의, 수술 후 관리에 관여된 사람들, 예를 들면 중환자 전문의가 참여한다.

이 접근법을 통해 위험성을 인식 및 평가하고 최소화할 수 있는 기회를 얻을 수 있으며, 환자에게 수술에 관한 객관적인 의사 결정 과정을 제공할 수 있다.

위험 평가와 관련된 요인에는 수술의 긴급성, 수술의 기술적 난이도, 환자가 가지고 있는 동반 질환, 특히 심혈관계 질환과 호흡기 질환 등이 있다. 위험 요인으로 취약성이라는 개념이 등장했지만, 취약성에 따른 위험 정도는 명확하게 정의할 수 없다.

수술 전후 평가에서 중요한 원칙은 예상 가능한 합병증과 예상치 못한 합병증을 모두 고려하는 것이다. 또한, 가장 안전한 수술과 수술의 기술적 성공을 위해서는 마취과 전문의와 집도의가 서로를 이해하는 것이 중요하다. 마취과 전문의의 목표는 수술 전 기간과 수술 중에 최소한의 마취제를 투여하여 생리적 항상성과 안정성을 유지하면서 기억상실(amnesia), 진통, 신경근 차단(neuromuscular blockade) 등을 제공하는 것이다.

예를 들어, 마취과 전문의는 전신 마취 유도 전에 접근하기 어려운 기도를 예상해야 하며, 수술 과정 중 특정 수술 술기가 호흡기, 심혈관, 위장관, 신경 및 신장 생리에 미치는 잠재적 영향을 인식하고 있어야 한다.

집도의의 관점에서는 성공적인 수술을 위해 조직과 구조물을 끊김없이 조작할 수 있는 적절한 마취와 생리적 안정성이 중요하다.

마취 유형에는 정맥 주사제와 흡입제를 통한 전신 마취, 척수 및 경막외 마취 같은 신경축 마취, 말초 신경 차단, 정맥 혹은 국소 차단 등이 있다.

수술 전후 위험성에는 여러 요인이 관여하며, 마취, 환자, 수술 관련 요인들의 상호 작용에 따라 달라진다. 환자의 관점에서 보면 마취의 위험 및 수술 합병증의 위험과 현재 가지고 있는 질환에 따른 잠재적 합병증을 평가해야 한다.

위험 분류 체계

가장 널리 사용되는 위험 분류 체계는 ASA (American Society of Anesthesiologists) 신체 상태 분류 시스템이다(표 15.1). 이는 환자가 가지고 있는 의학적 문제가 일상 생활에 어떤 기능 제한을 유발하는지에 따라 분류한다. ASA 등급 1 환자는 기저 질환이나 제한이 없는 상태이며, ASA 등급 5 환자는 적절한 중재가 없다면, 24시간 이내에 사망할 것으로 예상된다. ASA 분류는 시술 자체가 가지고 있는 위험성은 고려하지 않는다.

전신 마취 유도에 필요한 기도 관리를 위해서는 접근하기 어려운 기도에 대한 예측이 필요하다. 여기에는 이전에 기도 접근이 어려웠던 병력, 기도에 대한 검사, 적절한 평가 방법 등이 포함된다. 이는 마스크 환기가 어려운지, 성문위 기도 기구(supraglottic airway device) 사용이 어려운지, 기관 삽관이 어려운지에 대한 예측을 통해 분류한다. 최악의 시나리오는 "삽관 불가, 환기 불가(can't intubate can't ventilate)"상황으로, 전신 마취 5,000-

표 15.1 ASA 등급

ASA 1	정상
ASA 2	경도 전신 질환
ASA 3	중등도에서 중증 전신 질환
ASA 4	생명을 위협하는 중증 전신 질환
ASA 5	수술 없이는 생존할 수 없는 빈사 상태의 환자
ASA 6	뇌사가 선언되고, 장기 기증 목적으로 수술받는 환자

참고: ASA 신체 상태 분류 시스템은 ASA (American Society of Anesthesiologists, 520N.Northwest Highway, ParkRidge, IL60068-2573)의 허가를 받아 전재함.

10,000명 중 1명으로 보고되며, 마취 사망 중 25%를 차지한다. 위 내용물(gastric contents)의 폐 흡인은 기도 관리에 문제가 있는 환자에서 가장 흔한 사망원인이다.

접근이 어려운 기도의 예측 요인에 대한 구체적인 설명은 이 장의 내용을 벗어난다. 하지만, 특정 위험 요인들은 흔하며, 잘 알려져 있다. 여기에는 고령 집단, 26 kg/m^2 이상으로 높은 체질량지수(body mass index), 치아가 없는 사람, 길이가 짧고 둘레가 40 cm 이상으로 굵은 목, Mallampati 등급 3-4, 작은 입 개구부(small mouth opening), 고정된 경추 굽힘 변형(fixed cervical flexion deformity), 편도 비대 등이 있다. Mallampati 등급은 입을 최대한 벌렸을 때 입을 통해 볼 수 있는 인두 구조물을 기반으로 기관 삽관의 위험을 평가하는 점수 체계로, 등급 3-4는 입을 최대한 벌렸을 때 단단 입천장(hard palate)만 보이는 단계다. 전신 마취를 위한 기도 관리 전략은 이러한 예측 요인들에 따라 달라진다.

추가로 논의할 내용은 비심장 수술에 대한 수술 전후 위험 평가 부분이다. 심근 경색이나 심정지의 위험성을 평가하는 심장 위험성 평가는 승인된 위험 계산기를 이용한 결과가 1% 미만인 위험성 낮음 혹은 1% 이상인 위험성 높음으로 결정할 수 있다(표 15.2). POISE (perioperative ischemic evaluation) 연구에 따르면 베타 차단제를 사용하지 않은 집단은 심근경색, 비치명적인(non-fatal) 심근경색, 심정지로 인한 사망 위험이 6.9%였다. 고위험 환자군은 객관적인 검사와 적절한 스트레스 검사를 시행해야 한다.

수술 전후 호흡기 위험 평가

수술 후 호흡기 합병증(postoperative pulmonary complications, PPC)은 중요하며, 비용이 많이 들며, 이환율과 입원 기간을 증가시킨다. 수술 후 합병증의 비율은 2-70%로 범위가 넓다. 이는 합병증에 대한 서로 다른 기준, 환자 선택, 수술 유형을 반영한 결과일 가능성이 높다. 합병증에는 무기폐, 감염, 화학 폐렴, 폐 부종, 폐 색전증, 수술 후 호흡 부전, 기존 만성 폐 질환의 악화, 기관지연축(bronchospasm), 폐 흡인 등이 있다.

PPC에 기여하는 중요한 요소에는 수술 중과 수술 후 폐 용적 감소가 있다. 흉부 및 상복부 수술은 제한 폐 기능 패턴에 기여한다. 폐활량이 평소보다 50% 감소하고, 마취 전 산소투여(preoxygenation)에서 산소 저장고 역할을 하는 기능 잔기용량(functional residual capacity)도 감소하기 때문이다. 가로막 기능 장애도 관련이 있다. 용적은 감소하고 호흡 횟수가 증가하면 보충 호흡(recruited breaths)이 사라지며, 비보충(derecruitment)과 미세무기폐(microatelectasis)가 발생한다. 이는 수술 후 저산소증, 고이산화탄소혈증(hypercarbia), 재삽관(reintubation), 감염의 위험을 증가시키는데 기여한다. 또한, 마취제의 잔류 효과와 수술 후 아편유사제(opioid)는 호흡 구동(respiratory drive)을 감소시키고, 기침을 억제하여 추가 합병증 요인으로 작용한다.

수술 전후 폐 위험 평가는 환자 관련 위험 요인과 수술 관련 위험 요인 확인에 중점을 둔다. 이는 더 나은 정보를 통해 예상되는 합병증 가능성을 추정할 수 있는 특정한 객관적 위험 분류 지표를 사용하면 보완할 수 있다. 환자 관련 요인에는 고령, 기존의 기도 혹은 폐 실질 질환, 최근 8주 이내의 흡연, 기능 용량(functional capacity) 감소, 비만, 폐쇄 수면 무호흡, 폐 고혈압, 심부전, 최근의 상기도 감염 등이 있다. 기존의 기도 혹은 폐 실질 질환에는 만성 폐쇄 폐 질환, 천식, 기관지 확장증, 폐 섬유증 등이 있다.

표 15.2 Gupta MICA NSQIP 자료집적 위험 모델

나이			
크레아티닌	133 μmol/L (≒1.5 mg/dL) 이하	133 μmol/L (≒1.5 mg/dL) 초과	
ASA 점수(1-5)			
수술 전 기능 상태	완전 독립	부분 의존	완전 의존
수술 부위	항문직장, 대동맥, 비만, 뇌, 유방, 심장, 이비인후(비갑상샘)	상부 위장관, 간췌담도, 담도, 부신, 충수, 탈장, 장관, 목(갑상샘 포함), 산과, 부인과, 정형외과, 사지의 비혈관	기타 복부, 말초 혈관, 피부, 척추, 비식도 흉부, 정맥, 비뇨기

출처: Gupta, PK, Gupta, H, Sundaram, A et al., Circulation, 124, 381, 2011.
참고: MICA (myocardial infarction or cardiac arrest), NSQIP (National Surgical Quality Improvement Project)

수술 전후의 사망 위험에 대한 나이의 영향은 ASA 등급에서 체계적인 검토에 따라 분류한 집단과 비슷하다. 하지만, 이에 대한 취약성은 평가되지 않았다. 그럼에도 불구하고, 여러 보고에 따르면 50세 이상의 나이는 폐 합병증의 위험에 대한 중요한 독립 예측 인자다. 50세 이후로 10살이 증가할 때 마다 위험율도 같이 증가한다. 따라서, 수술 후 사망의 교차비(odds ratio)는 50세 이상에서는 1.5, 70세 이상에서는 3.9, 80세 이상에서는 5.6이 된다.

기능 용량은 대부분의 위험 계산기에서 수술 후 합병증과 관련된 독립 인자다. 이는 대사 등가물(metabolic equivalents)을 통해 과학적으로 표현할 수 있다. 즉, 안정 시 산소 소모량은 $1MET = 3.5$ mL O_2 uptake/kg/min으로 표현할 수 있다. MET와 연관된 자가 보고 활동 등급(self-reported activity scale)은 다음과 같다.

1. 세수, 식사, 옷 입기 같은 자가 관리가 가능하다(1 MET).
2. 계단을 한 층 올라갈 수 있거나, 언덕을 올라갈 수 있거나, 5-6 km/h 속도로 평지를 걸을 수 있다(4 MET).
3. 계단을 두 층 올라갈 수 있거나, 바닥 청소, 짐 들기 같은 힘든 집안 일을 할 수 있다(4-10 MET).
4. 격렬한 스포츠나 운동을 할 수 있다(> 10 MET).

만성 폐쇄 폐 질환이 있으면 조정하지 않은 PPC의 위험성은 2.7에서 6이 된다. 하지만, 의사 결정 관점에서 중요한 내용은 수술이 금기가 되는 폐 기능의 하한을 알려주는 연구는 아직 없다는 점이다. 보편적으로 1초간 노력 날숨량(forced expiratory volume in 1 second, FEV_1)이 1 L 미만이거나 예측치의 50% 미만이면, 즉 GOLD (The Global Initiative for Chronic Obstructive Lung Disease) 3단계면 사례 중 6.5%에서 PPC가 발생했고, 심장 수술 후 사망률은 최대 5%에 이른다.

20갑년 이상의 흡연력이 있는 흡연자와 수술 4주 이내에 흡연한 적이 있는 현재 흡연자는 PPC의 위험이 높다.

비만과 이에 따른 생리적 영향은 PPC의 위험을 증가시키는 독립 요인이 아니다. 그러나, 폐쇄 수면 무호흡은 위험을 증가시키기 때문에 이를 평가해야 하며, 위험성도 평가해야 한다.

경도나 중등도의 폐 고혈압은 원인과 관계없이 수술 후 주요 이환율과 사망률을 증가시킨다. 심부전도 PPC의 위험을 최대 3배까지 증가시킬 수 있다.

성인에서 수술 전 상기도 감염이 PPC를 증가시키는지 여부는 확실하지 않다. 하지만, 소아에 대한 연구에서는 가능성이 있었다. 다른 요인에는 알부민 수치가 3 g/dL 미만으로 낮거나, 혈액 요소 질소(blood urea nitrogen, BUN)가 30 g/dL 이상이면 PPC의 위험이 두 배로 증가한다.

수술 후 호흡 부전은 환자 중 최대 20%에서 발생한다. 재삽관(reintubation)은 1-3%에서 발생하며, 상당한 사망률로 이어질 수 있다. 앞서 언급했던 수술 후 합병증으로 이를 설명할 수 있다.

PPC에 영향을 미치는 수술 관련 요인에는 수술 부위, 3시간 이상의 수술 시간, 마취 유형, 위험성을 증가시키는 신경근 차단 등이 있다. 수술 부위는 흉부, 상복부, 하복부 순으로 PPC에 영향을 미치며, 마취 유형은 전신마취가 신경축 마취(neuraxial anesthesia)에 비해 위험성이 높았다.

수술 후 호흡기 합병증의 위험 평가

특정 수술과 초기 환자 평가에 따른 폐 기능 검사, 흉부 방사선 사진, 동맥혈 검사, 혹은 심폐 운동 검사를 통한 객관적인 검사는 위험 평가에 도움이 될 수 있다.

수술 후 폐 위험 평가를 위해 다양한 도구를 사용할 수 있으며, 따라서 위험 지표를 정의하고 위험 정도를 숫자로 표시할 수 있다.

표 15.3에 나와있는 ARISCAT (Assess Respiratory Risk in Surgical Patients in Catalonia) 위험 지수는 7가지 위험 요인에 근거하여 전반적인 PPC의 위험을 예측한다. 7가지 위험 요인은 나이, 수술전 낮은 산소 포화도, 수술 전후 빈혈, 최근 1개월 이내의 호흡기 감염, 상복부 혹은 흉부 수술, 2시간 이상이 필요한 수술, 응급 수술이다.

표 15.4에 나와있는 호흡 부전의 Arozullah 위험 지수는 수술 유형, 검사실 결과, 기능적 상태, 만성 폐쇄 폐 질환 유무, 나이 같은 다양한 요소를 기반으로 한다. 위험 등급은 수술 후 호흡 부전의 위험을 0.5-26.6%의 범위로 분류한다. 이 지수는 미국에서 시행한 수술의 질 향상 프로그램에 참가한 81,000명 이상의 환자에 대한 다변량 분석(multivariate analysis)을 기반으로 하고 있으며, 추가로 99,000명의 환자에서 검증을 받았다. 이 방법은 간단한 병상(bedside) 계산법이다.

수술 후 호흡 부전과 호흡기 감염에 대한 Gupta 계산기는 48시간 이내에 기계환기 이탈이 실패할 위험성을 수술전 요인

표 15.3 ARISCAT (Assess Respiratory Risk in Surgical Patients in Catalonia) 위험 지수

나이	50세 미만 (0점)	51-80세 (3점)	80세 초과 (16점)
수술 전 산소포화도	96% 이상 (0점)	90-95% (8점)	90% 이하 (24점)
기타 임상적 위험 요인	최근 1개월 이내에 호흡기 감염 (17점)	수술 전 빈혈, 10 g/L 미만 (11점)	응급 수술 (8점)
수술 절개 부위	상복부 (15점)	흉부 (24점)	
수술 시간	2시간 미만 (0점)	2-3시간 (16점)	3시간 초과 (23점)
위험 지수의 의미: 수술 후 폐 합병증의 위험 %	0-25점: 위험도 낮음, 1.6%	26-44점: 위험도 중간, 13.3%	45-123점: 위험도 높음, 42.1%

출처: Canet, J, Gallart, L, Gomar, C et al., Anesthesiology, 113, 1338-1350, 2010.

표 15.4 Arozullah: 수술 후 폐 위험 계산기

수술 유형	점수
복부 대동맥류 수술	27
흉부	21
신경수술, 상복부, 말초 혈관	14
목	11
응급 수술	11
알부민 수치 3.0 g/dL 미만	9
혈액 요소 질소(BUN) 30 mg/dL 이상	8
부분적 혹은 전적으로 의존인 기능 상태	7
만성 폐쇄 폐 질환의 병력	6
나이	
70세 이상	6
60-69세	4

Arozullah 등급	점수	호흡 부전의 위험 %
1	< 10	0.5
2	11-19	1.8
3	20-27	4.2
4	28-40	10.1
5	> 40	26.6

출처: Arozulla, AM, Daley, J, Henderson, WG, Khuri, SF, Ann Surg, 232, 242, 2000.

으로 예측한다. 이는 로지스틱 회귀공식을 이용하기 때문에 서식 내려받기가 필요하다.

특정 환자 집단, 예를 들어 비만 수술이 필요한 환자를 위한 다른 위험 평가 도구도 개발되었다. 이를 통해 보다 구체적으로 위험을 분류하고, 수술 후 회복 정도와 필요한 치료 수준을 결정할 수 있다.

폐암 수술을 위한 흉부 절제술은 위험 평가의 또 다른 중요한 예시다. 보편적으로 사용하는 안전한 수술에 대한 잠재적인 제한 기준은 주관적 관점에서는 2층을 올라갈 수 없거나, 즉 4-10 MET 혹은 WHO 수행도 2점이었으며, 객관적 관점에서 는 1초간 노력 날숨량(FEV$_1$) 1 L 미만 혹은 가스 교환 35% 미만이었다.

요약

수술 후 합병증은 수술 전후 이환율과 사망률의 중요한 원인이다. 마취 중 및 마취 후에 정상 생리학적 변화를 이어 나가기 위해서는 합병증의 위험 요소에 대한 사전 평가가 필요하다. 만성 폐쇄 폐 질환, 울혈 심부전, 건강 상태저하, 기능적 의존성, 현재 또는 최근 흡연, 폐 고혈압, 낮은 혈청 알부민, 높은 혈액 요소 질소, 응급 수술 중 하나 이상이 있으면서 50세 이상인 환자는 수술 후 합병증의 위험이 높다. 이는 특히 흉부나 상복부 수술에서 두드러지며, 수술과 신경근 차단을 통한 전신 마취가 3시간 이상 지속되면 더 위험하다. 앞서 언급한 수술 전후 위험 요인에 중점을 둔 신중한 병력 청취와 신체 검사가 중요하다. 예상 가능한 합병증과 예상치 못한 합병증이 발생할 가능성에 대해 고려하고 계획을 세워야 한다. 즉, 사전평가에서 확인했음에도 불구하고 발생할 수 있는 접근하기 어려운 기도, 수술 중 기흉, 부정맥, 급성 관상동맥 증후군 등에 대해 고려하고 계획을 세워야 한다. 효과적인 수술 후 중재에 대한 사전 계획도 미리 논의해야 한다. 즉, 진통, 기도 약물, 기도 확장과 청소, 보조 물리요법, 지속 기도 양압(continuous positive airway pressure), 이상 비침습 환기(bilevel noninvasive ventilation), 고유량 코 삽입관(high-flow nasal cannula, HFNC) 같은 비침습 환기, 적절한 조기 거동, 복잡한 사례에서는 필요한 경우 수술전 기관절개술(tracheostomy) 같은 중재에 대해 미리 논의해야 한다.

객관적 검사 후 다학제 평가는 합병증의 위험에 대한 정보를 제공해주며, 이러한 위험을 예방 혹은 완화하고 결과를 호전시킬 수 있는 결정을 내릴 수 있도록 도와준다. 위험 계산기는 현재 손쉽게 사용할 수 있으며 이러한 목적으로 사용된다.

더 읽을거리

ACC/American Heart Association (AHA). Clinical practice guideline on perioperative cardiovascular evaluation and management of patients undergoing noncardiac surgery. 2014.

Canadian Cardiovascular Society (CCS). Guidelines on perioperative cardiac risk assessment and management for patients who undergo noncardiac surgery. 2017.

Cohn SL. Preoperative evaluation for noncardiac surgery. Ann Intern Med. 2016;165:ITC81-ITC96. doi: 10.7326/AITC2016 12060.

Duceppe E, Parlow J, MacDonald P et al. Canadian Cardiovascular Society guidelines on perioperative cardiac risk assessment and management for patients who undergo noncardiac surgery. Can J Cardiol. 2017;33(1):17-32. doi: 10.1016/j.cjca .2016.09.008. Review. Erratum in: Can J Cardiol. 2017;33(12):1735. PubMed PMID: 27865641.

ESC/European Society of Anaesthesiology (ESA). Guidelines on non-cardiac surgery-Cardiovascular assessment and management. 2014.

San Román JA; Spanish Society of Cardiology Working Group for the 2014 ESC/ESA Guidelines on non-cardiac surgery; Expert Reviewers for the 2014 ESC/ESA Guidelines on Non-cardiac Surgery; Clinical Practice Guidelines Committee of the Spanish Society of Cardiology. Comments on the 2014 ESC/ ESA guidelines on noncardiac surgery: Cardiovascular assessment and management. Rev Esp Cardiol (Engl Ed). 2014;67(12):980-5. doi: 10.1016/j.rec.2014.10.008.

16

비행 적합성

GARY DAVIES AND SUVEER SINGH

도입

일반적으로 여객기의 객실 압력은 정상 해수면 기압을 유지한다고들 생각한다. 하지만 이는 사실이 아니며 기체의 최대 고도는 상황에 따라 변할 수도 있지만, 대부분의 여객기는 기체 고도와 관계없이 객실 압력을 고도 1,829 m (6,000 ft)에서 최대 2,438 m (8,000 ft) 사이에 해당하는 약 0.8 기압에서 0.75 기압 사이로 유지한다. 객실 압력이 고도 8,000 ft에 해당하는 약 0.75 기압이 되면, 산소분압은 해수면에서 15.1%의 산소로 호흡하는 것과 같아지며, 건강한 탑승객은 동맥혈 산소분압(PaO_2)이 8.7 kPa (≒65 mmHg)까지 떨어진다. 이는 6,000 ft에 해당하는 약 0.8 기압에서는 10.0 kPa (≒75 mmHg)까지 상승하며, 산소 포화도(SpO_2)는 8,000 ft에서는 89%, 6,000 ft에서는 94% 사이로 유지된다.

이러한 상황에 장기간 노출되면 정상 승객들도 권태감, 피로, 두통, 집중력 저하 같은 증상이 나타날 수 있으며, 뿐만 아니라 가벼운 빠른 호흡과 빠른 맥이 나타날 수도 있다. 따라서, 폐 질환 환자는 객실에서 저기압에 노출되면 저산소혈증이 악화될 수 있다는 우려가 있다.

이러한 환자들에게는 다음 평가를 권장한다:

- 심폐 질환, 호흡 곤란 및 이전 비행 경험과 관련된 병력 청취 및 신체 검사
- 폐활량 검사
- 맥박 산소측정기를 이용한 산소 포화도 측정. 고이산화탄소 혈증(hypercapnia)이 있거나 의심될 경우에는 동맥혈 가스 분압 검사를 권장한다.

해수면에서 안정 시 산소측정기 결과가 95% 이상인 사람은 검사가 필요 없으며, 산소 없이도 비행할 수 있다. 해수면에서 안정 시 산소측정기 결과가 92% 미만인 사람은 추가 산소가 필요할 수 있다. 해수면에서 이미 추가 산소를 공급받고 있는 사람은 비행 중 유량(flow rate)을 늘려야 할 수도 있다. 평지에서 50 m를 걸었을 때 산소 포화도가 95% 밑으로 떨어지는 것 또한 추가 산소 필요에 대한 지표로 사용할 수 있다.

92-95% 사이에 포함되는 사람들에게는 저산소 유발 검사를 고려해 볼 수 있다. 저산소 유발 검사는 흡입 산소 분율(FiO_2)을 15%로 한 다음 20분간 숨을 쉬도록 하고 그 후 바로 동맥혈을 검사한다.

권장사항은 다음과 같다.[1]

- PaO_2 ≥ 6.6 kPa (≥ 50 mmHg): 산소가 필요 없다.
- PaO_2 < 6.6 kPa (< 50 mmHg): 비행 중 2 L/min 속도로 산소 공급이 필요하다.

PaO_2가 만족할 만큼 개선되는지 확인하기 위해서 일반적으로 2L 산소를 공급하면서 PaO_2를 측정하기도 한다.

대부분의 항공사는 항공사가 사전에 동의하지 않는 한 비행 중 환자의 산소 실린더 사용을 허가하지 않으며, 산소가 필요한 경우 항공사에 미리 예약해야 한다. 산소는 일반적으로 코 삽입관(nasal cannula)을 통한 2 L/min 또는 4 L/min 유속으로만 제공되며, 대부분 호흡 중에만 작동하는 방식이다. 따라서, 고농도 산소가 필요한 경우, 환자의 비행 적합성 여부는 의문에 빠진다. 극도의 응급 상황에서는 유속을 높일 수 있지만, 의료진이 동행해야 할 수도 있다.

이동식 산소 발생기에는 산소 적합성 시험을 통과한 번호가 있으며, 반드시 항공사에 해당 장치의 사용 여부를 사전에 확인해야 한다. 산소 발생기의 전원은 충분한 사전 지식 여부와 관계없이도 일부 항공사에서 사용할 수 있다.

비행 중 산소 공급에 대한 비용은 항공사에 따라 다르며, 전

체 비행 비용에서 중요한 요소가 될 수도 있다.

폐 질환이 있는 승객을 위한 기타 일반적인 고려 사항은 다음과 같다:

- 공항 사이의 거리가 먼 경우가 많기 때문에 환승을 위해 공항 내부를 이동하여 비행기 탑승
- 규제 약물, 바늘, 주사기, 특정 라벨이 부착되지 않은 시험 약물을 휴대하는 경우 의사의 소견서가 필요하다.
- 환자 상태가 악화될 경우, 의료 전환은 매우 비싸기 때문에 여행자 보험은 최우선 순위여야 한다.

다음 절에서는 특정 호흡기 질환이 있는 환자가 비행기로 여행할 때 주의해야 할 점을 다룬다. 여기에 나오는 특정 권장 사항은 앞서 이야기한 내용에 대한 보충 설명이다.[1]

천식

이론적으로는 상대적으로 낮은 기내 습도로 인해 기관지 점막의 수분이 소실되며, 이로 인해 기관지연축(bronchospasm)이 발생할 위험이 있다. 그러나, 비행 중 천식 환자에서 위험이 증가한다는 결과를 보여주는 연구는 없다. 기내용 수하물에 예방 및 완화용 흡입기(inhaler)를 휴대해야 한다. 이동식 연무기(nebulizer)는 승무원의 재량에 따라 사용할 수 있다. 일부 항공사는 기내용 연무기를 제공하기도 하므로 예약 시 항공사에 확인해야 한다. 흡입 보조기(spacer)는 연무기를 효과적으로 대체할 수 있음을 알고 있어야 한다.[2] 천식 발작이 자주 발생하는 환자나 재발 감염이 있는 환자는 의사와 상의하여 Prednisolone과 항생제가 들어있는 구급 상자의 휴대 여부를 고려해야 한다.

유육종증

폐 섬유증으로 인한 저산소증의 위험이 있기 때문에, 안정 시 및 운동 중 산소 포화도를 확인해야 하며, 앞서 언급한 권장사항에 따라 결과를 해석해야 한다.

기흉

현재 기흉이 있는 환자는 비행기로 여행을 할 수 없다. 완전한 수술 중재 혹은 흉부 방사선 사진에서 기흉 해소를 확인하고 일주일 뒤에 비행기를 탈 수 있다. 수술을 받지 않은 환자는 반드시 흉부 방사선 사진으로 기흉 해소를 확인해야 하며, 여행은 기흉이 사라진 후 최소한 일주일이 지나야만 한다. CT로 기흉을 확인할 필요는 없다.

외상 기흉

흉부 방사선 사진에서 기흉이 사라지고 2주 뒤에 비행기로 여행할 수 있다.

폐쇄 수면 무호흡

진단이 요약되어 있고, 지속 기도 양압(continuous positive airway pressure, CPAP) 기기를 추가 기내 수하물로 휴대해야 함을 설명하는 의사 소견서가 필요하다. 장거리 비행 승객은 휴대한 CPAP 기기 사용을 고려해야 한다. 대부분의 환자는 비행 시간이 짧다면 CPAP 기기가 필요하지 않다. 건전지로 작동하는 CPAP 기기를 비행 중 사용할 수 있지만, 착륙 전에는 전원을 꺼야 할 수도 있다. 환자는 비행 전과 비행 중 음주를 피해야 한다.

심각한 폐쇄 수면 무호흡이 있는 환자는 고도가 높은 지역을 방문할 경우 CPAP을 사용해야 한다.

만성 폐쇄 폐 질환

기내용 수하물에 예방 및 완화용 흡입기(inhaler)를 휴대해야 한다. 이동식 연무기(nebulizer)는 항공사의 재량에 따라 사용할 수 있다. 일부 항공사는 기내용 연무기를 제공하기도 하므로 예약 시 항공사에 확인해야 한다. 흡입 보조기(spacer)는 연무기를 효과적으로 대체할 수 있음을 알고 있어야 한다.

폐 결핵

감염 결핵이 있는 환자는 최소 14일 동안 치료를 받고, 현재 비감염 상태임을 증명하는 서류를 제출하기 전까지는 비행기를 이용할 수 없다.

사이질 폐 질환

해수면에서 산소 포화도가 92% 이하인 환자는 추가 산소가 필요하다. 이에 해당하지 않는 환자도 객실 저기압에 노출되면 산소 포화도가 상당량 감소하며, 특히 사이질 폐 질환(interstitial lung disease, ILD) 환자는 이러한 환경에 접할 때 산소 포화도가 감소할 가능성이 훨씬 높기 때문에 안정 시 해수면에서의 산소 포화도와 관계없이, 최소한 50 m 걷기를 통한 산소 포화도 저하에 대한 검사와 저산소 유발 검사를 해야 하며, 안정 시 산소 포화도나 1초간 노력 날숨량(FEV$_1$)으로 예측해서는 안된다. 항생제가 들어있는 구급 상자를 고려해보아야 하며, 주치의

와 상담이 필요하다. 여행 목적지가 고지대라면 목적지에 추가 산소 준비도 고려해 보아야 한다.

폐 혈전색전 질환

최근에 폐 혈전색전 질환이 있었던 환자는 비행 전에 전문가의 평가를 받아야 한다. 이전에 폐 혈전색전 질환을 경험한 환자는 비행 중 알코올 및 카페인이 함유된 음료를 피해야 하며, 정상 수면 자세를 취할 수 없다면 수면은 잠시 동안만 취하고, 수면제는 사용하지 말아야 한다. 항응고 치료를 받지 않는 환자에게는 단계적 압박 스타킹(graduated compression stocking)을 권장한다. 재발 폐 혈전색전 질환이 있는 환자는, 특히 비행 시간이 8시간 이상 길어진다면, 예방 목적으로 피하 저분자량 헤파린(low molecular weight heparin, LMWH)을 사용해야 한다.

요약

1. 비행 중 객실 저기압은 모든 사람에게 어느 정도 저산소증을 유발하며, 이로 인해 호흡수와 안정 시 심박동수가 증가한다. 이 효과는 호흡기 질환이 있는 사람에게서 더 두드러진다.

2. 사이질 폐 질환을 제외하고, 해수면에서 산소 포화도가 95% 이상인 환자는 일반 민간 비행기를 이용할 때 추가 산소가 필요 없다.

3. 경미한 호흡기 질환이 있는 환자는 비행기로 여행할 수 있다. 비록 경미할지라도 호흡기 질환이 있다면 파일럿 훈련을 받을 수 없다.

4. 천식 치료는 완전한 증상 조절을 목표로 해야 한다. 대부분의 천식 환자는 스테로이드와 지속작용 β2 작용제(long-acting β2 agonist) 흡입기 등을 사용하면 증상을 조절할 수 있으며, 비행기로 여행할 수 있다.

5. 새로운 지능형 자동 지속 기도 양압 기계는 수면 무호흡증이 있는 파일럿을 원격으로도 정확하고 밀접하게 감시할 수 있으며, 따라서 적절한 치료를 받은 파일럿은 비행 업무로 복귀할 수 있다.

참고 문헌

1. Shrikrishna D. Managing passengers with stable respiratory disease planning air travel: British Thoracic Society recommendations. Thorax 2011;66(Suppl 1):i1-30.

2. Cates CC, Bara A, Crilly JA, Rowe BH. Holding chambers versus nebulisers for beta-agonist treatment of acute asthma. Cochrane Database Syst Rev 2003;(3):CD000052.

17

운전과 졸음에 관한 지침

SUVEER SINGH

도입

졸음운전은 잘 알려진 교통사고의 위험 요인이며, 심각한 부상 및 사망과 관련되어 있다. 유럽과 미국의 수많은 연구에서 입증된 바와 같이 이는 흔한 문제다. 운전자 중 최대 60%는 운전 중 졸음을 느낀다고 인정하고 있다. 조사에서 운전자 중 40%는 운전 중 깜빡 졸거나 잠이 든 적이 있다고 한다. 이는 10대 운전자에게 더 흔하며, 최대 70%가 운전 중 졸음을 느꼈다고 한다. 교통사고로 인한 사망 중 약 15%는 졸음운전과 연관 있다. 이는 특히 15세에서 35세 사이에 흔하다. 미국에서 트럭이나 화물차와 관련된 교통사고에서 발생한 사망 중 50%는 졸음과 관련 있다. 이 지침의 목적은 졸음의 영향 및 졸음의 위험이 가장 높은 집단을 의사에게 상기시키고, 이러한 환자들을 평가하는 방법과 이 위험을 예방하거나 감소시키는 방법을 알려주는 것이다. 마지막으로, 이번 장은 규제 운전 면허청의 요구사항을 기반으로 환자에게 제공해야 하는 정보를 다룬다.

졸음이 운전에 미치는 영향

졸음은 운전 기술과 관련된 신경인지 기능에 영향을 미친다. 여기에는 작업 기억, 처리 및 판단에 대한 실행력, 주의력, 경계력, 반응력 등이 포함된다.

미세수면(microsleep)은 주로 낮에 발생하며, 졸음운전 중 환자의 인식없이 나타나며, 30초에서 2분 정도 지속된다. 미세수면은 고개를 끄덕이거나, 눈꺼풀이 처지거나, 의식 소실로 눈을 감는 등의 양상으로 나타난다. 각성 알파 수면파(8-12 Hz)를 세타 수면파(4-7 Hz)가 대체하면 미세수면이 나타난다는 수면다원학적 근거가 있다. 이는 교통사고 위험을 증가시킨다.

음주 운전과 비교할 때, 정신운동 각성 검사(psychomotor vigilance test)에 따르면, 수면 부족이 24시간에 이르면 주의력, 반응 시간, 각성 등에 미국에서 법적 제한선을 넘어서는 혈중 알코올 농도인 0.08%와 비슷한 영향을 미친다.

졸음이 운전에 미치는 다른 영향은 일과 중 시간과 관련이 있다. 즉, 하루주기 요인(circadian factor)이 있으며, 자연적인 졸음은 자정과 아침 7시 사이, 그리고 식사 후 오후 3시에서 4시 사이에 증가할 것으로 예상된다. 이러한 하루 주기 위험 및 이와 관련된 야간 교통사고는 젊은 운전자에서 더 두드러진다. 반면, 65세 이상에서는 교통사고 발생률이 오후에 가장 높았다. 이는 부분적으로는 노년층이 밤에 운전하는 일이 적을 뿐만 아니라 만성 졸음에 적응하여 야간 운전의 위험을 완화하기 때문이다.

교통사고 바로 직전 기간의 특정 특성을 통해 졸음을 원인으로 지목할 수 있다. 여기에는 방향 전환을 한 흔적이 없음, 브레이크를 밟지 않음, 차선 이탈, 앞 차량의 후미를 추돌, 이른 아침이나 오후 같은 사고 시점, 혼자 운전, 추돌 몇 초 전에 도로 이탈의 흔적 등이 있다.

음주 운전 관련 교통사고에서 중요한 교란 요인은 알코올 관련 신경인지 장애 외에 수면 부족과 관련한 졸음 혹은 약물과 관련한 졸음 가능성이다.

졸음운전의 위험 집단

졸음운전의 고위험 집단 확인은 중요하다:

1. 10대 및 젊은 성인
2. 65세 이상 고령
3. 업무로 인한 수면 박탈
   ① 교대 근무
   ② 장거리 트럭 운전
   ③ 의료계 야간 근무자

4. 수면 장애
   ① 수면 무호흡
   ② 만성 불면증
   ③ 기면병(narcolepsy)을 비롯한 다른 수면 장애
      상기의 상황은 모두 수면 효율을 감소시키고 일반 집단
      과 비교하여 교통사고 위험을 2-3배 증가시킨다.
5. 의학적 교란 요인으로 인한 수면 부족
   ① 수면을 조각화하고 각성을 유발하는 만성 통증, 통증 신
      경병증, 심혈관 혹은 만성 호흡기 질환, 조절되지 않는 당
      뇨병, 관절염, 전립선 질환 등
6. 약물 관련 졸음
   ① Benzodiazepine, 기타 수면제, 마약 진통제, 진정 항히스
      타민 같은 처방 약물
   ② 알코올

이는 운전자의 주의력과 능력에 영향을 미칠 수 있는 최대
24시간의 "수면 숙취(sleep hangover)" 효과를 만들 수 있다. 각
성제 금단이나 기분 전환 약물(recreational drug)은 졸음운전의
위험에 대해 비슷하거나 더 중대한 영향을 미친다.

수면 무호흡과 운전

폐쇄 수면 무호흡이 대표하는 수면 호흡 장애(sleep disordered
breathing, SDB)는 다양한 수준의 자가보고 졸음 및 객관적인
주간 졸음으로 나타날 수 있으며, 따라서 졸음운전의 위험성에
영향을 미친다. 메타 분석에 따르면 폐쇄 수면 무호흡이 없는
사람들과 비교하면 폐쇄 수면 무호흡이 있는 사람은 교통사고
의 상대적 위험이 2.4배 높았다. 폐쇄 수면 무호흡의 생리적 중
증도에 연결되는 졸음의 중증도는 서로 다른 개념이다. 일반적
으로 무호흡 호흡저하 지수(apnea hypopnea index, AHI)가 시
간당 20회 이상인 중등도에서 중증 생리적 폐쇄 수면 무호흡이
있는 사람은 교통사고 위험이 증가한다. 이렇게 증가한 위험은
자가보고를 통한 졸음과는 관계없이 존재하며, 체질량 지수가
35 kg/m^2 이상인 사람에게 더 많이 나타난다. 폐쇄 수면 무호흡
과 관련된 다른 인체 측정 정보에는 목 둘레 40 cm 이상, 가득
찬 입인두(oropharynx) 등이 있다.

물론, 졸음운전에 대한 환자의 위험성 및 이에 대한 조언을
검토할 때는 다른 요소들도 고려해야만 한다. 예를 들어, 전문
운전자의 숙련성은 개인 운전자와 비교할 때 킬로미터당 사고
율을 감소시켜 준다. 폐쇄 수면 무호흡이 의심되는 사람과 이에
대한 평가를 위해 2차 진료를 의뢰받은 사람에게는 운전 유형,
이전의 사고가 발생할 뻔한 상황, 이전의 교통사고 등에 대해
질문해야 하며, 수면 호흡 검사를 시행하고 적절한 조치를 취

한 후 계속 추적 관찰해야 한다. 또한 수면 부족의 다른 원인도
찾아야 한다.

졸음으로 인한 운전 관련 위험 평가

졸음운전 위험이 있는 환자를 평가할 때는, 두 가지 주요 목적
을 생각해야 한다. 첫 번째는 졸음의 가역적 원인 인식이다. 여
기에는 선별 검사와 진단 검사들이 있다. 두 번째는 교정할 수
있는 고위험 습관 규명이다.

임상 병력 청취는 수면 박탈의 위험 요인 확인에 중점을 두
어야 한다. 여기에는 다음과 같은 질문이 포함된다.

1. 수면 및 기상 일정
2. 수면 교란 요인, 수면 훈련, 수면 위생 규칙
3. 수면 기회를 방해할 수 있는 의학적 혹은 정신적 상태, 수면
   조각화, 수면의 질
4. 수면 장애 호흡, 폐쇄 수면 무호흡, 기면병 같은 수면 장애
5. 생활습관, 교대근무, 육아
6. 장거리 운전, 대중교통 운전, 야간 운전, 혼자 운전 같은 운
   전 유형
7. 졸음과 관련하여 교통사고가 발생할 뻔한 상황 혹은 교통사
   고에 대한 이전 기록

수면 및 기상 일정을 확인했다면, 수면 기회 개선, 수면 교란
요인 감소, 수면 훈련 향상 같은 가역적 요인을 변화시키기 위
한 행동을 취해야 한다. 여기에는 수면 일기와 수면 활동기록기
(actigraphy)에 대한 검토가 포함된다. 수면 활동기록기를 통해
수면 기회 감소, 수면 시작, 불면 유지, 다리 불안 증후군(restless
legs syndrome) 같은 수면 조각화의 기타 원인을 암시하는 패턴
을 확인할 수 있다.

수면다원검사를 비롯한 검사실 기반 평가는 수면 호흡 장
애가 의심 가는 사람에게 권장한다. Osler 검사 혹은 각성 유지
검사, 정신운동 각성 검사, 수면 잠복기 반복 검사 등과 같은 다
른 평가들은 주관적인 졸음 평가에 추가로 유용한 객관적 자
료를 제공해준다. 하지만, 이러한 객관적 검사들 중 어느 하나
도 운전 능력을 예상하는 도구로는 검증받지 못하였으며, 검사
결과가 정상이라고 하더라도 운전 중 각성 및 안전을 보장하지
못한다.

운전 중 졸음이 있다고 이야기하는 폐쇄 수면 무호흡이 있
는 환자는 지속 기도 양압(continuous positive airway pressure,
CPAP)을 잘 유지하고 있는지 항상 확인해야 한다. 효과적인

CPAP 요법은 교통사고의 상대적 위험을 0.28로 감소시키며, 교통사고가 날 뻔한 상황도 교차비(odds ratio)를 0.06으로 감소시킨다. 이러한 장점은 폐쇄 수면 무호흡의 수술이나 코골이 방지 기구(oral appliance) 등에서도 어느 정도 드러난다.

폐쇄 수면 무호흡과 자가보고 졸음에 대한 특수한 상황

1. 경도 폐쇄 수면 무호흡 및 졸음 없음
면허청에 고지할 의무 없음

2. 중등도–중증 폐쇄 수면 무호흡 및 졸음 없음
환자가 면허청에 고지할 의무는 없지만, 전문가는 환자가 운전 면허청에 고지하도록 조언하는 것을 고려해야 한다. 이는 환자가 앞서 이야기한 교대근무, 대중교통 운전, 의학적 동반질환 등이 있는 고위험 집단에 있다면 더 명백하다.

3. 중증도와 상관없이 폐쇄 수면 무호흡이 있으며, 졸음도 있음
환자에게 운전 면허청에 고지할 의무가 있음을 조언해야 한다. 환자가 진단을 인지하고 면허청에 고지하는 것을 포함하여 적절한 조치를 취하지 않았을 때 교통사고 및 근접 오류에 대한 민·형사상의 의미와 환자가 선택할 올바른 절차의 의미에 대해 환자를 안심시켜야 한다.

수면 호흡 장애나 기타 수면 장애에서 졸음 관련 운전 사건을 감소시키기 위한 Modafinil이나 Oxybate 같은 각성제 사용을 뒷받침하는 근거는 없다. 이러한 자극제를 기면병에 사용하기 위해서는 전문가와 면허 규제청이 논의하여 안전 운전과 관련된 결정을 내려야 한다.

졸음운전 및 이와 관련된 교통사고를 줄이고 예방하기 위한 전략

졸음운전 관련 교통사고를 줄이기 위한 관리의 목표는 크게 다음과 같이 분류할 수 있다.

1. 다음에 대한 교육
① 자각 상기
② 10대, 교대 근무, 대중교통 운전 같은 고위험 집단 인식 및 알리기
③ 여행 계획 및 시기, 야간이나 오후 같은 고위험 시간대의 운전 자제에 대한 조언을 제공
④ 15분에서 30분 정도 잠깐 잠을 자거나 필요한 경우 카페인을 섭취

2. 특정 고위험 집단에 대한 인식, 진단, 치료

① 수면 호흡 장애, 폐쇄 수면 무호흡, 기타 수면 장애

면허와 법적 고려사항

법률은 미국과 유럽의 국가 및 주마다 다른 경향이 있지만, 그 아래에 있는 원칙은 동일하다. 따라서, 졸음운전을 피하고, 개인 및 공공 안전에 관한 의미를 개개인들에게 고지하고 있다. 또한, 환자는 경각심을 가져야 하며, 졸음운전과 관련한 교통사고를 유발한 경우, 법정에서 이에 대한 책임을 져야할 수도 있다. 수면 장애로 인한 위험을 인식하고도 이를 줄이기 위해 적절한 조치를 취하지 않은 경우, 이는 형사 책임이 뒤따른다. 즉, 폐쇄 수면 무호흡을 진단받고도 CPAP을 충분히 사용하지 않았거나, 운전 면허청에 이를 고지하지 않고 졸린 채로 운전을 계속 한다면 형사 책임이 뒤따른다.

유럽 규제청과 마찬가지로 영국의 운전 면허청은 수면 호흡 장애, 특히 폐쇄 수면 무호흡과 관련하여 2차 진료 전문가 및 환자에게 비슷한 지침을 제공하고 있다.

역할과 책임

전문가의 책임
의사의 책임과 역할은 다음과 같다:

1. 만약 환자가 운전면허증이 있다면, 규제 지침을 반드시 따라야 함을 조언해야 한다. 이는 문서로 기록해 두어야 한다.
2. 앞서 설명한대로 운전 중 안전에 영향을 미치는 증상을 평가한다. 즉, 운전 습관, 졸음운전 경험, 이전 교통사고 혹은 근접 오류, 치료 순응에 대한 정보 등을 평가한다.
3. 운전에 대한 상담내용 및 권장사항을 기록하고, 특히 환자가 운전 면허청에 고지할 필요성을 들었다는 내용을 반드시 기록한다.

의사가 운전 면허청에 고지할 법적 의무는 없다. 또한 의사-환자의 비밀 유지에 대한 법적 요구사항과 개인 및 공공 안전을 유지해야 하는 의사와 환자의 도덕적 의무 사이에 모순이 있을 수도 있다. 면허청과 의료 규제청도 환자가 운전면허 상태에 대해 가질 수 있는 우려와 이러한 우려의 결과로 진찰을 받지 않거나, 진단 검사를 회피하거나, 효과적인 치료법을 지키지 못할 가능성을 인식하고 있다.

환자의 책임
환자는 다음의 사항을 지켜야 한다.

1. 의사에게 증상에 대해 솔직하게 이야기한다.
2. 필요한 경우 운전 면허청에 현재 상태에 대해 고지해야 한다.
3. 운전 면허청의 지침을 준수해야 한다.

일반적으로 운전 면허청은 환자가 제공한 정보와 환자의 동의하에 치료를 담당하는 의료진이 보내온 정보, 그리고 면허청이 요청한 정보를 기반으로 환자가 운전에 적합한지 평가한다. 졸음이 감소했다는 충분한 근거가 있다면 운전 면허청이 가능한 빨리 운전을 재허가할 것임을 환자가 확신할 수 있어야 한다. 이는 자체 보고 되먹임(feedback)이나 적절한 치료법, 예를 들자면 CPAP을 효과적으로 준수하고 있다는 근거를 통해 확인할 수 있다. 보통, 이러한 운전 재허가는 공식적인 서류 작업 또는 면허 재발급이 진행되는 동안에도 가능할 수 있다. 단, 이는 면허청에 따라 다를 수 있다.

의사는 때로는 증상이 있는 폐쇄 수면 무호흡의 치료에 대한 환자의 순응 부족이나 졸음 관련 요인에 대한 환자의 명백한 회피 부족을 우려해야 할 수도 있다. 운전을 지속하면 환자나 공공에 위험을 초래할 가능성이 있는 경우, 의사는 이러한 내용에 대해 먼저 환자에게 구두와 서면으로 설명하고, 면허청에 고지할 것임을 환자에게 알린 다음 면허청에 고지할 수 있다. 이러한 형식을 통해 의사-환자 비밀유지 조항을 위반하지 않고도 면허청에 고지할 수 있다.

요약

졸음운전은 근접 오류 및 교통사고 증가와 관련이 있다. 운전자 중 40%는 운전 중 졸음이나 깜빡 잠든 경험이 있다.

졸음운전은 반응 시간, 주의력, 판단력 같은 신경인지 기능을 감소시킨다. 이는 교통사고를 유발한 사람의 회피 움직임 감소와 차선 이탈 증가 같은 양상으로 나타날 수 있다.

고위험 집단 확인에 중점을 둔 병력 평가가 필요하다. 고위험 집단에는 수면 기회 감소, 수면 호흡 장애, 의학적 상태 및 진정 관련 약물 등으로 수면 박탈이 있는 사람, 10대와 젊은 성인, 사고 발생률이 가장 높은 야간이나 오후에 운전하는 대중교통 운전자 등이 있다.

진단 수면 검사는 폐쇄 수면 무호흡이 의심되는 사람에게 시행할 수 있으며, CPAP을 통한 적절한 치료 및 효과적인 적응과 졸음 감소에 대한 평가를 같이 진행해야 한다.

졸음운전의 예방과 위험요인 교정은 중요하며, 관리 단계에

서는 각성, 고위험 집단 확인, 관련된 위험, 이러한 위험을 줄일 수 있는 방법 등에 대한 정보 제공이 필요하다. 위험을 줄일 수 있는 방법에는 수면 일정 개선, 수면의 질 및 기간 개선, 수면 조각화를 유발하는 요인의 감소 등이 있다. 운전 중 졸음을 감소시키기 위한 적절한 치료 및 전략에는 잠깐 동안의 수면이나 필요한 경우 카페인 섭취 등이 있다. 고위험 집단, 중등도에서 중증의 폐쇄 수면 무호흡증, 위험을 증가시킬 수 있는 모든 형태의 졸음이 있는 환자는 운전 면허청에 고지할 의무가 있다. 치료에 관련한 전문가는 운전 면허청에 고지할 의무가 없다. 그러나, 환자와 공공 안전에 대한 우려가 있을 때는, 먼저 환자에게 면허청에 고지할 것임을 알리고 그 후 운전 면허청에 고지할 도덕적 의무가 있다.

더 읽을거리

British Thoracic Society. Driving and obstructive sleep apnoea (OSA)/obstructive sleep apnoea (OSAS). https://www.brit-tho racic.org.uk/document-library/about-bts/documents/position -statement-on-driving-and-obstructive-sleep-apnoea/.

Federal Motor Carrier Safety Administration. Medical. https://www.fmcsa.dot.gov/regulations/medical.

Hartenbaum N, Collop N, Rosen IM, Phillips B, George CF, Rowley JA, Freedman N, Weaver TE, Gurubhagavatula I, Strohl K, Leaman HM, Moffitt GL, Rosekind MR. Sleep apnea and commercial motor vehicle operators: Statement from the joint Task Force of the American College of Chest Physicians, American College of Occupational and Environmental Medicine, and the National Sleep Foundation. Occup Environ Med 2006; 48:S4.

New standards and guidelines for drivers with obstructive sleep apnoea syndrome. www.ec.europa.eu.

The Highway Code Law. RTA 1988 sect 94. www.gov.uk.

PART 5

치료

---

18 호흡 재활　　　　　　　　　　　　　　　　　　　　　　　　　　　204
Richard ZuWallack

19 비침습 환기　　　　　　　　　　　　　　　　　　　　　　　　　　　213
Mark Weir

호흡 재활

RICHARD ZUWALLACK

호흡 재활의 정의와 개념

호흡 재활은 상대적으로 역사가 짧다. 일부 의사들이 1960년대 부터 그 효과를 인지하고 프로그램을 만들었지만, 과학적 근거가 없었으며, 이 포괄적 중재의 효과는 1990년대까지 드러나지 않았다. 호흡 재활에 대한 일반 의료계의 뒤 늦은 수용 뒤에는 두 가지 잘못된 생각이 자리잡고 있었던 것 같다.

1. 호흡 재활은 폐 기능에 대해 직접 측정 가능한 영향을 미치지 않는다. 따라서, 호흡기 환자에게 도움이 되지 않는다.
2. 만성 폐쇄 폐 질환(chronic obstructive pulmonary disease, COPD)이 있는 환기-제한(ventilatory-limited) 환자는 운동을 통한 생리학적 훈련 효과를 볼 수 없다.

이후 두 개념은 모두 잘못된 것으로 판명되었다.

1990년대 이후의 과학적 조사에 따르면 COPD에 대한 호흡 재활은 환자에게 중요한 여러 결과 영역을 개선시켰으며,[1-4] 이러한 개선 효과는 일반적으로 기관지 확장제를 포함한 다른 형태의 치료보다 더 효과가 컸다. 호흡 재활의 유익한 효과는 일반적으로 치료할 수 있는 전신 효과의 감소 및 COPD 같은 만성 호흡 질환에 흔히 동반되는 질환의 감소에서 비롯된다는 인식에 의해 호흡 재활의 수용이 촉진되었다.[5] 예를 들어, COPD 환자는 고강도 활동과 관련한 호흡 곤란 때문에 좌식 생활 방식을 선택하는 경우가 많다(그림 18.1).[6,7] 신체 활동을 하지 않으면, 이는 운동 시 호흡곤란을 악화시키고 이는 다시 신체 활동을 하지 않게 하는 악순환을 유발하는 신체적 장애, 특히 보행 관련 근육을 침범하는 장애를 유발한다. 마지막으로, 증상이 있는 COPD 환자는 환기 제한에도 불구하고 운동 훈련을 통해 생리적 운동 효과를 가질 수 있으며, 이 훈련 효과는 운동량 의존성(dose-dependent)이 있음이 입증되었다.[8] 달리 말하자면, 건강한 사람과 마찬가지로 고강도 운동은 상당한 기능 향상으로 이어진다.[9]

COPD에서 장애 과정의 근간이 되는 이러한 개념의 발전과 치료로 인해 호흡 재활을 수용하는 단계에 이르렀으며, COPD 지침에서 중요한 위치를 차지하게 되었다.[10]

ATS (American Thoracic Society)와 ERS (European Respiratory Society)가 공동으로 발표한 호흡 재활에 관한 2013 성명은 표 18.1에 요약되어 있다. 호흡 재활의 두 가지 주요 구성요소는 운동 훈련과 행동 요법이다. 이 두 가지는 중재로 인한 유익한 효과를 최대한으로 보기 위해 필요하다. 오래된 문헌에서는 호흡 재활을 운동 요법과 동일시했기 때문에, 두 가지 모두를 필수 구성요소로 통합한 것은 혁신이다. 호흡 재활의 다른 핵심 개념은 상자 18.1에 나와있다.

호흡 재활을 위한 선택 기준

최적의 내과적 관리에도 불구하고 증상이 있거나 기능 혹은 건강 상태가 감소한 만성 호흡기 질환이 있는 환자는 호흡 재활이 필요하다.[11] COPD로 호흡 재활을 권유받은 환자는 대부분 1초간 노력 날숨량(FEV₁)이 예측치의 50% 밑이다. 이 정도의 생리학적 장애가 있어야 만성 증상이나 기능 혹은 건강 상태 감소가 나타나기 때문이다. 이 때문에 COPD 임상 지침에서는 증상이 있으며, FEV_1이 예측치의 50% 미만인 COPD 환자에게 호흡 재활을 고려해야 한다고 권장하고 있다.[12] 이는 사실이지만, 이러한 특정 권장사항은 증상이 있지만, 기류 제한(airflow limitation)이 적은 환자는 다루고 있지 않기 때문에, 저자는 증상이 있거나 FEV_1이 예측치의 50% 이상이더라도 운동 능력에 제한이 있는 환자에게 호흡 재활을 고려해야 한다고 덧붙인다. 이러한 권장사항의 공통분모는 FEV_1이 아닌 증상 혹은 기능적 운동 제한이다. 따라서, FEV_1만으로 호흡 재활 여부를 결정하면 안된다.

먼저, COPD에서 흔한 전신 효과와 동반 질환은 상대적으로 양호한 폐활량 검사 결과에도 불구하고 상당한 증상 부담

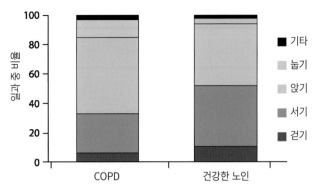

그림 18.1 COPD에서 신체 활동 정도. COPD가 있는 환자는 해당 나이의 대조군과 비교할 때 걷기와 서기에 소비하는 시간이 작다. 신체 활동과 운동이 감소하면 운동 호흡 곤란을 악화시키는 신체 장애로 이어진다. 이는 악순환을 만든다. (Adapted from Pitta F et al., Am J Respir Crit Care Med, 171, 972-977, 2005.)

표 18.1 호흡 재활에 대한 2013 ATS-ERS 정의의 구성 요소

호흡 재활은
- 포괄적 중재다.
- 철저한 환자 평가를 기반으로 한다.
- 환자 개개인의 필요와 목적에 맞는 맞춤형 치료법으로 구성된다.

호흡 재활의 구성 요소에는 다음이 포함되지만, 이에 국한되지는 않는다.
- 운동 훈련
- 교육 및 행동 변화

호흡 재활은 다음을 위해 설계되었다.
- 만성 호흡기 질환 환자의 신체 상태 및 심리 상태 개선
- 건강 증진 행동의 장기간 준수를 촉진

참고: 호흡 재활에 관한 2013 ATS-ERS 성명에서 언급한 호흡 재활의 정의에서 채택[4]

상자 18.1 호흡 재활의 추가 개념

- 호흡 재활은 폐 기능에 직접 영향을 미치지 않는다.
- FEV_1 같은 폐 기능에 미치는 영향은 없지만, 호흡 재활은 일반적으로 다양한 결과 영역에 대해 임상적으로 의미 있는 개선을 가져오며, 여기에는 호흡 곤란, 건강 상태, 운동 내성, 의료 이용률 등이 포함된다.
- 호흡 재활은 약물 요법을 포함한 기타 치료 형태와 비교할 때 이러한 결과 영역에 가장 영향을 많이 미친다.
- 호흡 재활은 COPD의 표준 치료에 대한 보충요법으로 고려해야 한다.
- 호흡 재활을 통한 포괄적인 중재는 만성 호흡기 질환 및 동반 질환의 근본에 있는 전신 효과를 다루기 때문에 호흡 재활을 통해 유익한 결과를 실현할 수 있다. 이러한 전신 효과와 동반 질환은 질병 부담을 늘리지만 대부분은 치료할 수 있다.

이나 기능 상태 부담을 가지게 된다. 호흡 재활은 이러한 환자들에게 유용하다. 두 번째로, 기류 제한이 심하지 않은 COPD 환자라도 예상보다 더 심한 기능 장애가 있을 수 있으며, 이 경우 중재에 잘 반응할 수도 있다.[13]

호흡 재활에 대한 금기는 두 가지 범주로 나뉜다. 먼저 환자가 호흡 재활에 참여하는 것을 상당히 방해하는 상태가 있는 경우다. 예를 들자면 심각한 인지 장애나 운동 능력 부족 등이 있다. 두 번째로 호흡 재활을 할 경우 오히려 환자에게 해가 되는 상태가 있는 경우다. 예를 들어 불안정 협심증 등이 있다. 대부분의 프로그램은 현재 흡연 중인 사람도 참가할 수 있다. 이 경우, 금연은 참가자들에게 중요한 목표가 된다. 운동 훈련과 자기관리 교육에서 최대한의 이익을 보는 환자의 경우, 동기부여가 분명한 역할을 한다. 그러나 사전에 동기부여가 부족한 환자들도 프로그램에 계속 참여한다면 효과를 볼 수 있을 것이다.

다학제 호흡 재활팀

호흡 재활을 적절하게 진행하기 위해서는 다학제팀이 필요하다. 개념적으로는 호흡 재활이란 다학제팀이 제공하는 포괄적인 중재이지만, 그 구성요소는 일반적으로 기존 의료 체계의 일부며, 단편적인 형태로 제공된다. 이 팀의 구성원은 재활 센터에 따라 매우 다양하다. 하지만, CMS (Centers for Medicare and Medicaid Services)는 의사와 재활 조정자(coordinator)가 필요하다고 간주하고 있다.[14] 단, 의사는 세부전문의가 아니어도 무방하다. 미국에서는 간호사, 호흡 치료사, 물리 치료사 등이 호흡 재활 조정자가 될 수 있다. 캐나다, 일부 남미 국가, 일부 유럽 국가, 오스트레일리아 등에서는 물리 치료사가 호흡 재활을 책임지고 있으며 의사와 협력한다. 물리 치료사는 물리 치료를 시행하는 전문 학위를 가진 보건 전문인이다. 물리 치료는 물리적 수단을 통해 질병, 부상, 통증 또는 장애가 있는 환자들의 건강 회복을 목표로 한다. 미국에서는 물리요법 박사학위가 개념상 물리치료사와 가장 가깝다. 다른 팀 구성원에는 전담 간호사, 물리 치료사, 행동 전문가, 운동 생리학자, 영양사, 작업 치료사, 사회 복지사 등이 있다. 이러한 전문가를 위한 임상 역량 지침도 발간되었다.[15]

다학제 호흡 재활팀의 잠재적 구성원은 표 18.2에 나와있다. 의학, 간호, 호흡 요법, 물리 요법, 약물 등을 포함한 서로 다른 전문 분야의 의견은 COPD에 만연한 특성을 반영한다. 이러한 특성에는 전신 효과와 동반 질환, 질병 부담 증가, 후속으로 여러 전문가의 개입 필요 등이 있다. 사실상 이러한 전문 요소를 모두 포함하는 프로그램은 없다. 호흡 재활팀의 구성은 프로그램 마다 실질적 필요에 따라 매우 다양하며, 일반적으로 의료 전문가 및 시설 자원의 접근성을 바탕으로 구성한다.

앞서 언급한 바와 같이, 미국에서 CMS의 지원을 받을 수 있는 최소한의 구성은 의사와 재활 중재자다. 하지만, 어느 쪽

표 18.2 다학제 호흡 재활팀

핵심 팀
프로그램 책임자
의료 책임자
기타 가능한 팀 구성원
재활 전문가
호흡 치료사
물리 치료사
직업 치료사
간호사
전담 간호사
정신건강의학 전문의
운동 생리학자
임상심리사
영양사
사회 복지사
약사
자원봉사자

참고: 위에서 언급한 모든 전문 분야가 모든 개별 프로그램에 참여하지는 않는다. 핵심 팀에는 프로그램 책임자와 의료 책임자가 포함된다. 프로그램 책임자는 간호사, 호흡 치료사, 물리 치료사가 될 수도 있지만, 의료 책임자는 의사여야 한다. 다른 전문가의 참여 여부는 각 재활 센터의 가용 인력에 따라 다르다.

도 정규직일 필요는 없다. 호흡 재활의 성공을 예측하는 가장 중요한 요소는 대인관계 기술이 우수하며, 경험이 풍부하며, 훈련이 잘된 재활 중재자의 존재임이 틀림없다. 미국에서는 호흡 재활을 위한 제3자 자금이 여전히 부족하기 때문에, 이미 고용된 직원이 호흡 재활을 위해 시간을 일부 할애할 수 있는 의료 센터에서 다학제 구성이 이루어지고 있다.

호흡 재활에 관한 국제 설문 조사 결과에는[16] 북미에서 호흡 재활을 시행하는 의료진과 의료진의 구성 빈도가 다음과 같이 나와있다. 괄호 안의 숫자는 백분율 빈도를 의미한다. 호흡기내과 의사(62), 순환기내과 의사(20), 일반의(13), 인턴(8), 호흡 치료사(60), 간호사(64), 물리 치료사(17), 작업 치료사(17), 사회 복지사(24), 약사(18), 운동 생리학자(63). 이 조사에서 재활 중재자는 간호사, 호흡 치료사 혹은 물리 치료사였다.

호흡 재활 설정 및 시기

설정

호흡 재활은 표18.3에 나와있는 것처럼 다양한 설정을 통해 시행할 수 있다. 미국에서는 외래 및 병원 기반 프로그램이 가장 흔하며, 아마도 앞서 언급한 이유 때문일 것이다. 전 세계적으로, 센터 중 61%가 외래 중재만 제공하며, 9%가 입원 중재만, 25%는 외래와 입원 중재 모두를 제공한다. 남은 5%는 가정 기반(home based)이거나 일차 진료 기반이다.[16] 가정에서 호흡 재활을 할 수 있다는 아이디어는 최근 몇 년간 추진력을 얻고 있다. 환자에게 분명히 더 편리하고 비용이 적게 들기 때문이다. 이 개념을 가장 크게 뒷받침하는 것은 캐나다에서 진행된 무작위 시험이며, 이 시험에서는 COPD 환자 252명을 대상으로 자가 감시, 가정 기반 운동 훈련을 보편적인 병원 기반 치료와 비교했다.[17] 이 연구는 비열등 시험(noninferiority trial)으로 호흡 곤란의 변화를 주요 결과로 설정했다. 교육 중재는 가정 기반으로 완료할 수 없기 때문에 두 집단 모두 교육 중재는 병원에서 진행했다. 두 집단 모두 호흡 곤란의 개선이 유의미했으며, 비슷하였고 집에서 치료한 집단에서 부작용에 대한 신호는 보이지 않았다. 이 가정 기반 접근 방식이나 이와 유사한 다른 혁신적 방법이 비용면에서도 이점이 있는지는 의문이다. 지역 사회 기반 호흡 재활은 환자에게 더 편리하며, 일부는 성공을 거두기도 했다.[13]

시기

호흡 재활은 보편적으로 최적의 내과 치료에서 불구하고 증상이 있거나 기능 제한이 있는 COPD 환자를 대상으로 외래에서 진행했다. 이 환자들은 상당한 질병 부담에도 불구하고 임상적으로는 상대적으로 안정적인 경우가 많았다. 최근에 진행된 연구 9건에 대한 체계적인 검토에 따르면, 호흡 재활은 COPD 환자에게 악화로 인한 입원 동안 혹은 입원 직후에 시행할 때, 후

표 18.3 호흡 재활 설정

장소	장점	단점
외래(병원 기반)	인력 자원 및 물리 자원을 더 많이 사용할 수 있으며, 비용 효율성이 더 좋을 수도 있다.	병원 기반 재활 센터를 오가는 교통편
외래(병원 기반 이외)	일반적으로 환자에게 더 편리하다.	다학제 팀 구성이 어려운 경우가 많다.
입원	장애가 큰 환자에게 다학제 팀을 통한 집중적인 재활이 가능하다.	비용이 많이 든다. 어떤 면에서는 환자의 편의가 더 크지만, 많은 환자들이 몇 주 동안 병원에 머물고 싶어하지는 않는다.
가정 기반	환자에게 더 편리하며, 운동 훈련의 원리를 가정 환경에 직접 통합한다.	더 많은 1대1 개입이 필요하기 때문에 비용이 문제가 될 수 있으며, 안전상의 우려도 있다.
지역사회	환자에게 더 편리하고 환자가 더 쉽게 수용할 수도 있다.	다학제 팀 구성이 어려운 경우가 많다.

속 의료 이용률 및 심지어 사망 위험 감소에도 상당한 이점이 있었다.[18] 재입원이나 사망을 예방하기 위해 필요한 치료 횟수는 각각 4번과 6번으로 다소 극적인 결과였다. 이러한 환경에서 호흡 재활 시행은 어떤 면에서는 패러다임 전환이지만, 이러한 중요한 결과 영역에 큰 영향을 미칠 수 있는 분명한 잠재력을 지니고 있다. COPD 환자가 퇴원 후 30일 이내에 재입원하는 경우 병원 및 의료 시스템에 대한 현재의 삭감 제도는 이러한 접근에 더욱 관심을 가지게 하고 있다.

호흡 재활 과정

초기 평가

운동 및 교육 중재를 시행하기 전에 개별 환자의 요구와 목표를 충족시키기 위한 직접 중재에는 철저한 환자 평가가 필요하다(그림 18.2). 이 평가는 호흡 재활 중재자가 진행하며, 일반적으로 한 시간에서 두 시간이 걸린다. 환자가 프로그램을 시작하기 전에 호흡 재활 담당의사가 초기 의학적 평가를 진행한다. 이러한 평가는 재활팀 구성원에게 (1) 환자의 질병과 동반질환, 치료, 증상 부담, 기능 상태, 정신사회 문제에 대한 정보와 (2) 잠재적인 안전 문제에 대한 정보를 제공한다. 또한 운동 처방을 공식화하고 행동 변화를 목표로 하는 교육 중재를 지시하는데 필요한 자료를 제공한다. 추가로, 1대1 과정은 호흡 재활로 최대한의 이익을 얻기 위해 필요한 의사 소통과 신뢰의 선을 조성해준다.

운동 훈련

운동 훈련은 초기 운동 처방에 따라, 중점, 강도 및 지속 기간을 환자 중심으로 설정한다. 일부 센터는 이 처방을 공식화하

기 위해 심폐 운동 검사를 사용하며, 다른 센터에서는 6분 걷기 검사 같은 다른 검사를 사용한다. 일반적으로 강도와 지속 기간은 운동 능력이 증가하면 점차 늘려 간다. 일반적으로 운동 강도와 지속 기간을 설정하기 위해서 Borg 호흡곤란 척도 혹은 시각 아날로그 척도(visual analog scale)에 따른 자가보고 호흡 곤란이나 하지 피로감을 사용한다. 환기 제한 환자나 심장 질환이 있는 환자 혹은 베타 차단제로 치료 중인 환자에서 심박수 반응은 유용성이 떨어지기 때문이다.

고강도 훈련과 저강도 훈련을 교대로 하는 인터벌 훈련은 중증 호흡 곤란이 있는 환자에게 고강도 훈련을 하기 위해 사용할 수 있다.[19] 건강한 사람과 마찬가지로 고강도 훈련은 상당한 생리적 이점이 있기 때문이다. 하지만, 운동 능력 향상과는 별개로 호흡 곤란 완화는 운동 훈련 강도와 상관 관계가 적다.[20] 실제로, 운동 훈련 강도에 대한 접근에는 몇 가지 논란이 남아있다. 즉, 고강도 운동이 상당한 생리적 이점과 상당한 운동 내성 획득으로 이어지지만,[9] 지속기간이 더 긴 저강도 운동은 호흡 재활의 정규 일정을 마친 후 일상 생활에 통합될 가능성이 높기 때문에, 장기적인 이점을 얻을 수도 있다.

운동 훈련의 유익한 효과에서 근간이 되는 몇 가지 잠재적

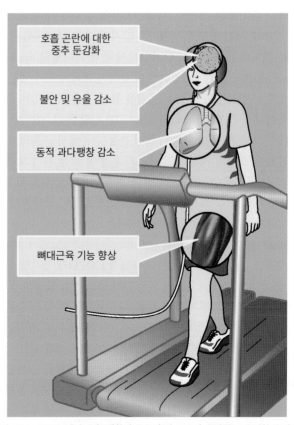

그림 18.3 COPD에서 호흡 재활의 운동 훈련 요소가 유발하는 유익한 효과의 근간이 되는 잠재적 기전(From Casaburi, R, ZuWallack, R, N Engl J Med, 360, 1329-1335, 2009.)

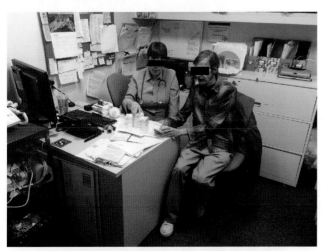

그림 18.2 호흡 재활에서 환자 평가. 호흡 재활은 재활 중재자와 재활 담당 의사에 의한 철저한 평가에서 시작한다.

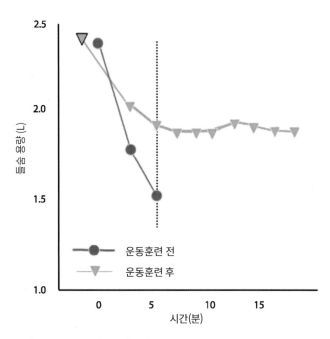

그림 18.4 COPD에서 호흡 재활과 동적 과다팽창. COPD에서 들숨 용량(inspiratory capacity, IC)은 과다팽창과 반비례한다. 들숨 용량 감소는 날숨 끝 폐용적 증가를 의미한다. 운동 훈련 후, 운동 기간이 늘어났으며, 같은 시간대의 과다팽창은 감소했다. 이러한 과다팽창 감소는 운동 훈련 후 환기 요구 감소 및 호흡 횟수 감소와 이로 인해 매 호흡의 끝에 폐를 더 많이 비울 수 있기 때문이라 추정된다. (Adapted from Porszasz, J et al., Chest, 128, 2025-2034, 2005.)

기전이 그림 18.3에 나와있다. 운동 훈련이 폐용적을 감소시킨다는 흥미로운 개념이 나타났다. 운동 훈련은 실제로 정적 폐 기능에 직접 영향을 미치지는 않지만, 그림 18.4에서 볼 수 있는 것처럼 간접적으로 COPD에서 동적 과다팽창(dynamic hyperinflation)을 감소시킨다.[21] 이 유익한 효과의 뒤에 있는 기전으로 추정되는 것은 운동 훈련을 통해 개선될 수 있는 보행 근육에서 산화 효소(oxidative enzyme)가 상당량 감소한다는 점이다.[22] 그 결과, 운동 효과는 특정 운동 수준에서 근육의 젖산 생산을 감소시켜 해당 수준에서의 운동에 대한 환기 요구를 감소시킨다. 이는 순차적으로 같은 운동 수준에서 호흡 횟수를 감소시키고, 날숨 시간을 더 늘려주며, 매 호흡이 끝날 때 보다 완벽하게 폐를 비울 수 있도록 해준다.

일부 COPD 환자, 심지어 과다팽창 COPD가 있지만 상당한 운동 유발 저산소혈증이 없는 환자는 기관지 확장제 및 보충 산소 요법으로 전처치(pretreatment)를 하면 더 높은 수준의 운동 훈련을 할 수 있다.[23,24] 따라서, 이러한 전처치 방법들은 운동 능력 향상제로 간주할 수 있다. 이는 호흡 재활에서 중요한 개념을 보여준다. 표준 내과 치료와 호흡 재활은 COPD에서 최적의 환자 중심 결과를 만들어가는 과정에서 서로를 보완해 준다. 최적의 내과 치료를 받은 환자에 대한 호흡 재활은 결과를 더 향상시키며, 최적의 내과 치료는 환자가 보다 고강도에서 운동할 수 있도록 해주며, 이는 운동 능력에 대한 효과를 향

상시킨다.

포괄적 호흡 재활 프로그램에 포함된 운동 요법의 예시가 상자 18.2에 나열되어 있다. 트레드밀 걷기, 자전거 근육힘기록기(cycle ergometer) 운동, 복도 걷기, 계단 오르기는 일반적으로

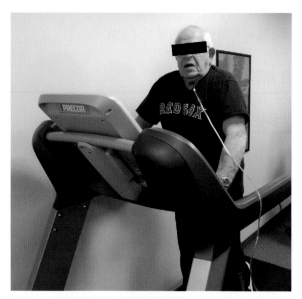

그림 18.5 호흡 재활에서 트레드밀 운동 훈련

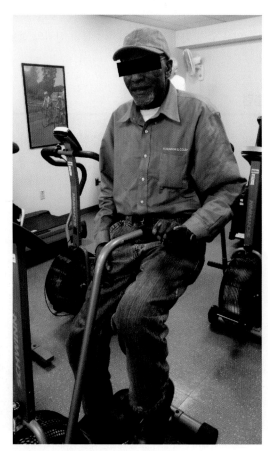

그림 18.6 자전거 근육힘기록기 운동 훈련

지구력 훈련을 위해 사용한다(그림 18.5, 그림 18.6). 팔 근육힘기록기나 나무 막대기 같은 가벼운 물건 반복해서 들기는 일반적으로 팔 훈련을 위해 사용한다(그림 18.7). 저항 훈련에는 프리 웨이트(free weight), 탄성 밴드, 혹은 운동 기구를 사용한다. 호흡 재활 센터에서 진행하는 운동 훈련 이외에도, 집에서 정기적으로 하는 운동도 운동 프로그램의 주요 구성요소에 포함된다. 가정 기반 운동 훈련과 활동 촉진은 일반적으로 장기적인 행동 변화에 영향을 주기 위해 재활 초기에 처방한다.

자가 관리 교육과 행동 변화

최근 몇 년간, 자가 효율성 향상을 통한 행동변화에 중점을 둔 교육의 중요성이 대두되었다.[25,26] 교훈적 교육에서 적응 행동 변화의 촉진에 이르기까지, 교육에서 강조하는 내용의 변화는 이제 현대 호흡 재활의 개념에 필수 요소가 되었다.[4] 행동 변화를 목표로 하는 교육 중재의 예시는 상자 18.2에 나와있다.

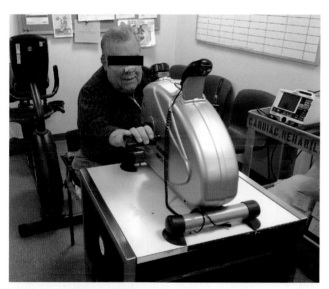

그림 18.7 팔 근육힘기록기 운동 훈련

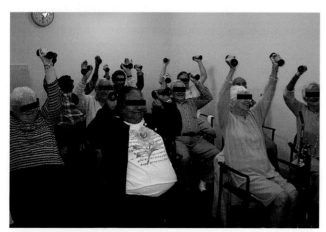

그림 18.8 호흡 재활에서 교실 유연 체조

상자 18.2 호흡 재활의 운동 및 교육 구성 요소
• 운동
• 보행 근육에 중점을 둔 전신 지구력 훈련
• 팔 훈련
• 기초 교실 유연 체조(그림 18.8)
• 저항력 훈련
• 행동 변화를 목표로 하는 교육
• 규칙적인 활동과 운동을 포함한 건강한 생활습관 촉진
• 흡연 같은 부적응적 행동 방지
• COPD 악화의 조기 인식 및 신속한 치료를 목표로 하는 실행 계획
• 약물 준수

포괄적 호흡 재활 중재에서 자가 관리의 효과는 측정하기 어렵다. 운동 훈련과 정신사회적 중재 같은 다른 치료법도 동시에 진행되기 때문이다. 이러한 이유 때문에, 때로는 질병 관리라고도 하는 자가 관리를 구체적으로 검사한 임상시험 자료를 사용해야 한다. 퀘벡에서 진행한 포괄적 자가 관리 중재에 대한 초기 연구는 의료 이용률을 포함한 여러 결과 영역에서 개선을 보여준다.[27]

불행히도, 자가 관리에 대한 후속 연구는 엇갈린 결과를 보여준다. 재향 군인회에서 입원 위험이 있는 환자를 대상으로 실시한 COPD에 대한 대규모, 전향적, 다기관, 무작위 시험 중 하나는 사례-관리자 접근법, 환자-의료진 접촉 지원, 악화 조치 계획을 사용했다.[28] 악화 조치 계획에는 (1) 항생제 및 코르티코스테로이드 처방전, (2) 악화 시 이 치료법을 시작하는 방법, (3) 이 계획을 시작한 경우 의료진에게 연락하는 방법 등이 포함되어 있다. 복합 종점은 COPD로 인한 입원 빈도와 응급실 방문 빈도를 합친 것으로 정의했으며, 일반적 치료와 비교할 때, 복합 종점은 41% 감소했다.

이 괄목할 만한 긍정적인 연구 결과에 대한 열정은 매우 유사하게 설계되었으며, 거의 동시에 진행되었지만, 나중에 발표된 다른 대규모 재향 군인에 대한 연구로 인해 어느 정도 사그라 들었다.[29] 반대로, 처음에 언급한 연구는 질병 관리 집단의 사망률 신호 때문에 조기에 종료해야 했었다. 연구 종료 시점에 의료 이용률이 감소하는 경향은 없었다. 조치 계획을 시작할 때 의료진에게 연락한 환자는 극소수에 불과하지만, 의료 이용률에 미치는 영향 부족과 사망률 증가를 포함한 이러한 현저하게 다른 결과의 원인 혹은 숨어있는 이유는 명확하지 않다.[30]

후속 조사에 따르면 자가 관리 중재에 참여한 COPD 환자 중 40%만이 자가 관리에 성공했다.[31,32] 이러한 수치를 개선하기 위해서는 분명히 더 많은 연구가 필요하지만, 자가 관리 교육을 제공하기 위한 포괄적 호흡 재활 이용은 유망해 보인다. 호흡 재활에서 본질적으로 보다 장기간 교육 중재를 제공하고 의료 전문가와 더 많은 1대1 연락을 제공함으로써 성공적인 자가 관리자 비율을 높일 수 있다.

호흡 재활의 다른 구성요소

자가 효율성 증진을 통한 행동 변화 촉진과 운동 훈련 이외에 중재의 다른 측면도 중요하다. 호흡 재활에서 정신사회 요소는 의심할 여지없이 중요하다(그림 18.9). 자가 관리 교육과 비슷하게 호흡 재활의 이러한 측면은 과정에 포함되어 있기 때문에 공식적인 검사가 거의 없으며, 따라서 그 효과를 정량화 하기가 매우 어렵다. 하지만, 대부분의 호흡 재활 전문가는 정신사회 요소를 중요한 보조요법이라 여긴다. 이는 재활 후에 불안 및 우울 증상에 실질적이고 임상적으로 의미있는 개선이 일어난다는 사실을 통해 확신할 수 있다.[33]

호흡 재활과 완화 요법은 특정 개념과 접근을 공유한다. 어느 쪽도 1차 질환에 직접 접근하지 않으며, 그보다는 양쪽 모두 질병으로 인한 물리, 기능, 정신사회 문제를 개선하고, 전신 효과 및 치료, 그리고 정신사회적 및 사회적 결과의 향상을 목표로 한다. 하지만, 어원이 이탈리아어 "palliare"로 "은폐하다, 숨기다"는 의미를 가진 완화치료(palliative care)는 증상 완화에 중점을 두고, 어원이 "복구하다"는 의미인 호흡 재활은 기능 향상에 중점을 둔다.[34]

신체 활동 촉진은 호흡 재활의 중요한 목표가 되었다. 운동과 신체 활동은 구조가 다르다. 운동은 목적을 가지고 하는 신체 활동이며, 일반적으로 더 높은 강도로, 몸매 유지나 대회 우승 같은 목표를 설정하고 한다.[35] 높은 수준의 운동 능력과 일상적인 신체 활동은 각각 COPD에서 유리한 건강 관리 결과

및 사망률을 예측하는 것으로 추정된다.[36-40] 비록 운동 능력이나 신체 활동 향상이 긍정적인 결과로 이어진다는 내용을 입증하지는 못했지만, 호흡 재활에서 두 가지 모두를 촉진하는 것은 합리적이다. 그러나 호흡 재활 검사실에서 실현된 운동 능력 향상이 가정이나 지역사회 환경에서의 신체 활동 증가로 이어지는 것은 아니다.[41,42] 이는 의심할 여지없이 신체 활동에는 보상을 얻기 전에 해결해야 하는 강력한 행동 요인이 있기 때문이다. 이를 뒷받침하는 내용은 호흡 재활 후에 신체 활동보다 운동 능력이 더 빠르게 증가한다는 소견이다.[43] 이 사실에 주목한 한 편집 검토자는 다음과 같이 말하기도 했다. "근육 훈련에는 3개월이 필요하지만, 뇌 훈련에는 6개월이 필요하다."[44]

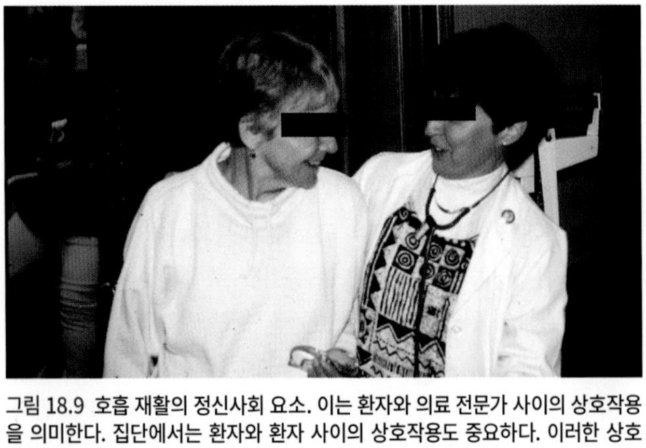

호흡 재활에서 또 다른 중점은 결과에서 장기적 이점 유지다. 운동 지구력 혹은 건강 상태 호전은 예측이 가능하며, 중재 후 8주에서 12주 정도 지나면 나타나지만, 이러한 호전은 보통 12개월에서 24개월 사이에는 감소한다.[1] 이러한 긍정적인 결과를 유지하는 방법은 호흡 재활의 주요 문제로 남아있다. 추적 관찰 동기부여 전화 통화 혹은 운동 훈련 추가 등은 별다른 성공을 거두지 못했다.[45-47] 아마도, 더 높은 수준의 자기 효율성을 목표로 하는 호흡 재활의 협력적 자가 관리 요소가 개선되면 중요한 결과 영역에서 긍정적인 결과를 낳을 수도 있겠지만,[25,48] 이를 입증할 방법은 없다.

호흡 재활 결과

앞서 언급한 바와 같이 호흡 재활은 만성 호흡기 질환이 있는 환자에서 FEV_1 같은 표준 호흡 생리 측정 결과에 직접 영향을 미치지 않는다. 그럼에도 불구하고, 호흡 재활은 일반적으로 환자에게 중요한 여러 결과 영역에서 실질적이고 중요한 이점으로 이어진다. 이러한 결과 영역에는 호흡 곤란, 운동 능력, 건강 상태, 기능 상태, 의료 이용률 등이 포함된다. 긍정적인 호흡 재활 결과는 상자 18.3에 나열되어 있다.

그림 18.9 호흡 재활의 정신사회 요소. 이는 환자와 의료 전문가 사이의 상호작용을 의미한다. 집단에서는 환자와 환자 사이의 상호작용도 중요하다. 이러한 상호작용을 통한 이점은 정량화하기 어렵지만, 분명히 존재한다.

상자 18.3 호흡 재활 결과

1. 운동 시 호흡곤란 감소와 일상 생활과 관련한 호흡곤란 감소 [1,2,4,49,50]
2. 운동 내성 증가 [1,2,4,9]
3. 건강 상태 호전 [4]
4. 기능 상태 호전 [51]
5. 집과 지역 사회에서 신체 활동 증가 [35,43]
6. 불안과 우울 증상 감소 [33]
7. 의료 이용률 감소 [18,52]
8. 사망률 감소 [a,18]

[a] 악화기간 전후에 시행한 호흡 재활에 대한 체계적 검토 결과

호흡 재활의 현재 문제

호흡 재활의 뒤에 있는 개념, 실제 구현, 과학은 약 30년 전 시작된 이래로 계속해서 진화하고 있다. 표 18.4에 이러한 문제 중 일부가 나와있다.

표 18.4 호흡 재활의 현재 문제

- **호흡 재활의 접근성 증가**
  호흡 재활의 혜택을 받을 수 있는 COPD 환자 중 일부만이 실제로 이 방법을 추천받는다. 이는 의료 전문가 및 환자의 지식 부족과 지역별 요구를 충족할 수 있는 프로그램 부족을 반영한다.

- **호흡 재활 서비스에 대한 보다 공정한 제3자 지원**
  현재 호흡 재활 전문가들 사이에서는 CMS (Centers for Medicare and Medicaid Services)의 지원이 부족하다는 의견이 지배적이다.

- **호흡 재활을 구현하는 새로운 방법**
  여기에는 원격 진료 접근법 사용, 가정 기반 중재, 지역사회 기반 중재 등이 있다.

- **공동 자가 관리 전략을 구현하기 위한 최적의 방법 결정**
  성공적인 자가 관리자가 될 수 있도록 COPD 환자 교육에서 자가 관리 시도를 40% 수준으로 개선해야 한다.

- **공식 호흡 재활 과정을 마친 후 운동 능력과 건강 상태의 장기적 이점을 증강**
  이를 위해 호흡 재활의 개념을 급성 치료에서 만성 중재로 전환해야 하며, 자가 효율 증진에 대한 강조가 추가로 필요할 수도 있다.

- **운동 능력 증가를 가정 환경 및 지역사회 환경에서 의미 있고 지속적인 신체 활동으로 전환**
  이를 위해 자가 관리 원칙의 추가 적용이 필요할 수도 있다.

- **악화기간 전후 동안 호흡 재활의 역할을 더 명확하게 확립**
  이는 호흡 재활이 후속 입원을 줄이고 사망률을 감소시키는데 긍정적인 신호를 강하게 보여준다는 매우 흥미로운 영역이다.

참고 문헌

1. Ries AL, Kaplan RM, Limberg TM, Prewitt LM. Effects of pulmonary rehabilitation on physiologic and psychosocial outcomes in patients with chronic obstructive pulmonary disease. Ann Intern Med 1995;122(11):823-32.

2. Ries AL, Bauldoff GS, Carlin BW, Casaburi R, Emery CF, Mahler DA, Make B, Rochester CL, Zuwallack R, Herrerias C. Pulmonary rehabilitation: Joint ACCP/AACVPR evidence-based clinical practice guidelines. Chest 2007;131(5 Suppl):4S-42S.

3. Ries AL, Make BJ, Lee SM, Krasna MJ, Bartels M, Crouch R, Fishman AP. National Emphysema Treatment Trial Research Group. The effects of pulmonary rehabilitation in the national emphysema treatment trial. Chest 2005;128(6):3799-809.

4. Spruit MA, Singh SJ, Garvey C, ZuWallack R, Nici L, Rochester C, Hill K, Holland AE, Lareau SC, Man WD, Pitta F, Sewell L, Raskin J, Bourbeau J, Crouch R, Franssen FM, Casaburi R, Vercoulen JH, Vogiatzis I, Gosselink R, Clini EM, Effing TW, Maltais F, van der Palen J, Troosters T, Janssen DJ, Collins E, Garcia-Aymericha J, Brooks D, Fahy BF, Puhan MA, Hoogendoorn M, Garrod R, Schols AM, Carlin B, Benzo R, Meek P, Morgan M, Rutten-van Mölken MP, Ries AL, Make B, Goldstein RS, Dowson CA, Brozek JL, Donner CF, Wouters EF. ATS/ERS Task Force on Pulmonary Rehabilitation. An official American Thoracic Society/European Respiratory Society statement: Key concepts and advances in pulmonary rehabilitation. Am J Respir Crit Care Med 2013;188(8):e13-64.

5. Nici L, ZuWallack R, Wouters E, Donner CF. On pulmonary rehabilitation and the flight of the bumblebee: The ATS/ERS statement on pulmonary rehabilitation. Eur Respir J 2006;28(3):461-2.

6. Pitta F, Troosters T, Spruit MA, Probst VS, Decramer M, Gosselink R. Characteristics of physical activities in daily life in chronic obstructive pulmonary disease. Am J Respir Crit Care Med 2005;171:972-7.

7. Agarwal V, Tetenta S, Bautista J, ZuWallack R, Lahiri B. Longitudinal changes in directly measured physical activity in patients with chronic obstructive pulmonary disease: The trajectory of change. J Cardiopulm Rehabil Prev 2012;32:292-5.

8. Casaburi R, Porszasz J, Burns MR, Carithers ER, Chang RS, Cooper CB. Physiologic benefits of exercise training in rehabilitation of patients with severe chronic obstructive pulmonary disease. Am J Respir Crit Care Med 1997;155(5);1541-51.

9. Casaburi R, Patessio A, Ioli F, Zanaboni S, Donner CF, Wasserman K. Reductions in exercise lactic acidosis and ventilation as a result of exercise training in patients with obstructive lung disease. Am Rev Respir Dis 1991;143:9-18.

10. The Global Initiative for Chronic Obstructive Lung Disease (GOLD). January 21, 2014. www.goldcopd.com.

11. Casaburi R, ZuWallack R. Pulmonary rehabilitation for management of chronic obstructive pulmonary disease. N Engl J Med 2009;360(13):1329-35.

12. Qaseem A, Wilt TJ, Weinberger SE, Hanania NA, Criner G, van der Molen T, Marciniuk DD, Denberg T, Schünemann H, Wedzicha W, MacDonald R, Shekelle P. American College of Physicians; American College of Chest Physicians; American Thoracic Society; European Respiratory Society. Diagnosis and management of stable chronic obstructive pulmonary disease: A clinical practice guideline update from the American College of Physicians, American College of Chest Physicians, American Thoracic Society, and European Respiratory Society. Ann Intern Med 2011;155(3):179-91.

13. van Wetering CR, Hoogendoorn M, Mol SJ, Rutten-van Mölken MP, Schols AM. Short- and long-term efficacy of a community-based COPD management programme in less advanced COPD: A randomised controlled trial. Thorax 2010;65(1):7-13.

14. Garvey C. American Thoracic Society: Reimbursement for Pulmonary Rehabilitation. Cited February 5, 2015. http://www.thoracic.org/assemblies/pr/reimbursement-for-pulmonary -rehabilitation.php.

15. Collins EG, Bauldoff G, Carlin B, Crouch R, Emery CF, Garvey C, Hilling L, Limberg T, ZuWallack R, Nici L; American Association of Cardiovascular and Pulmonary Rehabilitation. Clinical competency guidelines for pulmonary rehabilitation professionals: Position statement of the American Association of Cardiovascular and Pulmonary Rehabilitation. J Cardiopulm Rehabil Prev 2014;34(5):291-302.

16. Spruit MA, Pitta F, Garvey C, ZuWallack RL, Roberts CM, Collins EG, Goldstein R, McNamara R, Surpas P, Atsuyoshi K, López-Campos JL, Vogiatzis I, Williams JE, Lareau S, Brooks D, Troosters T, Singh SJ, Hartl S, Clini EM, Wouters EF. ERS Rehabilitation and Chronic Care, and Physiotherapists Scientific Groups; American Association of Cardiovascular and Pulmonary Rehabilitation; ATS Pulmonary Rehabilitation Assembly and the ERS COPD Audit team. Differences in content and organisational aspects of pulmonary rehabilitation programmes. Eur Respir J 2014;43(5):1326-37.

17. Maltais F, Bourbeau J, Shapiro S, Lacasse Y, Perrault H, Baltzan M, Hernandez P, Rouleau M, Julien M, Parenteau S, Paradis B, Levy RD, Camp P, Lecours R, Audet R, Hutton B, Penrod JR, Picard D, Bernard S. Chronic Obstructive Pulmonary Disease Axis of Respiratory Health Network, Fonds de recherche en santé du Québec. Effects of homebased pulmonary rehabilitation in patients with chronic obstructive pulmonary disease: A randomized trial. Ann Intern Med 2008;149(12):869-78.

18. Puhan MA, Gimeno-Santos E, Scharplatz M, Troosters T, Walters EH, Steurer J. Pulmonary rehabilitation following exacerbations of chronic obstructive pulmonary disease. Cochrane Database Syst Rev 2011;(10):CD005305.

19. Beauchamp MK, Nonoyama M, Goldstein RS, Hill K, Dolmage TE,

Mathur S, Brooks D. Interval versus continuous training in individuals with chronic obstructive pulmonary disease—A systematic review. Thorax 2010;65(2):157-64.

20. Normandin EA, McCusker C, Connors M, Vale F, Gerardi D, ZuWallack RL. An evaluation of two approaches to exercise conditioning in pulmonary rehabilitation. Chest 2002;121(4):1085-91.

21. Maltais F, LeBlanc P, Simard C, Jobin J, Bérubé C, Bruneau J, Carrier L, Belleau R. Skeletal muscle adaptation to endurance training in patients with chronic obstructive pulmonary disease. Am J Respir Crit Care Med 1996;154(2 Pt 1):442-7.

22. Emtner M, Porszasz J, Burns M, Somfay A, Casaburi R. Benefits of supplemental oxygen in exercise training in nonhypoxemic chronic obstructive pulmonary disease patients. Am J Respir Crit Care Med 2003;168(9):1034-42.

23. Casaburi R. Combination therapy for exercise intolerance in COPD. Thorax 2006;61(7):551-2.

24. Bourbeau J. Self-management interventions to improve outcomes in patients suffering from COPD. Exp Rev Pharmacoecon Outcomes Res 2004;4(1):71-7.

25. Bourbeau J. The role of collaborative self-management in pulmonary rehabilitation. Semin Respir Crit Care Med 2009;30(6):700-7.

26. Bourbeau J, JulienM, Maltais F,RouleauM, BeaupréA,Bégin R, Renzi P,NaultD,Borycki E, SchwartzmanK,SinghR, Collet JP. ChronicObstructive Pulmonary Disease axis of the Respiratory Network Fonds de la Recherche en Santé du Québec. Reduction of hospital utilization in patients with chronic obstructive pulmonary disease: A disease-specific self-management intervention. Arch Intern Med 2003;163(5):585-91.

27. Rice KL, Dewan N, Bloomfield HE, Grill J, Schult TM, Nelson DB, Kumari S, Thomas M, Geist LJ, Beaner C, Caldwell M, Niewoehner DE. Disease management program for chronic obstructive pulmonary disease: A randomized controlled trial. Am J Respir Crit Care Med 2010;182(7):890-6.

28. Fan VS, Niewoehner DE, Lew R. A comprehensive care management program to prevent chronic obstructive pulmonary disease hospitalizations. Ann Intern Med 2012;157(7):530-1.

29. Nici L, Bontly TD, Zuwallack R, Gross N, Bontly TD, Zuwallack R, Gross N. Self-management in chronic obstructive pulmonary disease. Time for a paradigm shift? Ann Am Thorac Soc 2014;11(1):101-7.

30. Bucknall CE, Miller G, Lloyd SM, Cleland J, McCluskey S, Cotton M, Stevenson RD, Cotton P, McConnachie A. Glasgow supported self-management trial (GSuST) for patients with moderate to severe COPD: Randomised controlled trial. BMJ 2012;344:e1060.

31. Bischoff EW, Akkermans R, Bourbeau J, van Weel C, Vercoulen JH, Schermer TR. Comprehensive self management and routine monitoring in chronic obstructive pulmonary disease patients in general practice: Randomised controlled trial. BMJ 2012;345:e7642.

32. Bhandari NJ, Jain T, Marolda C, ZuWallack RL. Comprehensive pulmonary rehabilitation results in clinically meaningful improvements in anxiety and depression in patients with chronic obstructive pulmonary disease. J Cardiopulm Rehabil Prev 2013;33(2):123-7.

33. Reticker AL, Nici L, ZuWallack R. Pulmonary rehabilitation and palliative care in COPD: Two sides of the same coin? Chron Respir Dis 2012;9(2):107-16.

34. Watz H, Pitta F, Rochester CL, Garcia-Aymerich J, ZuWallack R, Troosters T, Vaes AW, Puhan MA, Jehn M, Polkey MI, Vogiatzis I, Clini EM, Toth M, Gimeno-Santos E, Waschki B, Esteban C, Hayot M, Casaburi R, Porszasz J, McAuley E, Singh SJ, Langer D, Wouters EF, Magnussen H, Spruit MA. An official European Respiratory Society statement on physical activity in COPD. Eur Respir J 2014;44(6):1521-37.

35. Garcia-Aymerich J, Lange P, Benet M, Schnohr P, Antó JM. Regular physical activity reduces hospital admission and mortality in chronic obstructive pulmonary disease: A population based cohort study. Thorax 2006;61(9):772-8.

36. Garcia-Aymerich J, Farrero E, Félez MA, Izquierdo J, Marrades RM, Antó JM; Estudi del Factors de Risc d'Agudització de la MPOC investigators. Risk factors of readmission to hospital for a COPD exacerbation: A prospective study. Thorax 2003;58(2):100-5.

37. Waschki B, Kirsten A, Holz O, Müller KC, Meyer T, Watz H, Magnussen H. Physical activity is the strongest predictor of all-cause mortality in patients with COPD: A prospective cohort study. Chest 2011;140(2):331-42.

38. Garcia-Rio F, Rojo B, Casitas R, Lores V, Madero R, Romero D, Galera R, Villasante C. Prognostic value of the objective measurement of daily physical activity in patients with COPD. Chest 2012;142(2):338-46.

39. Zanoria SJ, ZuWallack R. Directly measured physical activity as a predictor of hospitalizations in patients with chronic obstructive pulmonary disease. Chron Respir Dis 2013;10(4):207-13.

40. Cindy Ng LW, Mackney J, Jenkins S, Hill K. Does exercise training change physical activity in people with COPD? A systematic review and meta-analysis. Chron Respir Dis 2012;9(1):17-26.

41. Casaburi R. Activity promotion: A paradigm shift for chronic obstructive pulmonary disease therapeutics. Proc Am Thorac Soc 2011;8(4):334-7.

42. Pitta F, Troosters T, Probst VS, Langer D, Decramer M, Gosselink R. Are patients with COPD more active after pulmonary rehabilitation? Chest 2008;134(2):273-80.

43. Polkey MI, Rabe KF. Chicken or egg: Physical activity in COPD revisited. Eur Respir J 2009;33(2):227-9.

44. Ries AL, Kaplan RM, Myers R, Prewitt LM. Maintenance after pulmonary rehabilitation in chronic lung disease: A randomized trial. Am J Respir Crit Care Med 2003;167(6):880-8.

45. Foglio K, Bianchi L, Ambrosino N. Is it really useful to repeat outpatient pulmonary rehabilitation programs in patients with chronic airway obstruction? A 2-year controlled study. Chest 2001;119(6):1696-704.

46. Hill K, Bansal V, Brooks D, Goldstein RS. Repeat pulmonary rehabilitation programs confer similar increases in functional exercise capacity to initial programs. J Cardiopulm Rehabil Prev 2008;28(6):410-14.

47. Bourbeau J, Nault D. Self-management strategies in chronic obstructive pulmonary disease. Clin Chest Med 2007;28(3):617-28, vii.

48. Reardon J, Awad E, Normandin E, Vale F, Clark B, Zuwallack RL. The effect of comprehensive outpatient pulmonary rehabilitation on dyspnea. Chest 1994;105(4):1046-52.

49. Griffiths TL, Burr ML, Campbell IA, Lewis-Jenkins V, Mullins J, Shiels K, Turner-Lawlor PJ, Payne N, Newcombe RG, Ionescu AA, Thomas J, Tunbridge J. Results at 1 year of outpatient multidisciplinary pulmonary rehabilitation: A randomised controlled trial. Lancet 2000;355(9201):362-8.

50. Bowen JB, Votto JJ, Thrall RS, Haggerty MC, Stockdale-Woolley R, Bandyopadhyay T, ZuWallack RL. Functional status and survival following pulmonary rehabilitation. Chest 2000;118(3):697-703.

51. Griffiths TL, Phillips CJ, Davies S, BurrML, Campbell IA. Cost effectiveness of an outpatient multidisciplinary pulmonary rehabilitation programme. Thorax 2001;56(10):779-84.

52. Porszasz J, Emtner M, Goto S, Somfay A,Whipp BJ, Casaburi R. Exercise training decreases ventilatory requirements and exercise-induced hyperinflation at submaximal intensities in patients with COPD. Chest 2005;128(4):2025-34.

19

비침습 환기

MARK WEIR

도입

"비침습 환기(non-invasive ventilation, NIV)"는 기관내 관(endotracheal tube) 없이 기계가 호흡일을 보조하는 방법으로 정의할 수 있으며, 양압 및 음압 환기를 모두 사용할 수 있다. 많은 응급실과 중환자실에서, 그리고 폐쇄 수면 무호흡 치료에 주로 비침습 양압 환기기를 사용하기 때문에, 대다수 의사들은 비침습 양압 환기기가 더 익숙할 것이다.

역사

다양한 임상 문제와 기술 발전을 통해 오늘날 우리가 사용하고 있는 형태의 환기기(ventilator)로 발전하게 되었다. 최초의 상용 환기기는 1930년대에 출시되었지만, 크기도 크고 가격도 비쌌다. 그럼에도 불구하고, 이러한 환기기는 1970년대까지 만성 호흡 부전 치료에 폭넓게 사용되었다. 1952년 발생한 코펜하겐 소아마비 전염병은 또 다른 진보를 불러왔다. 미국에 비해 환기기가 상대적으로 부족했기 때문에, 환기 보조를 위해 의과대학 학생들과 간호사들의 힘을 빌려 기관절개 및 산소 마스크를 통한 수동 환기를 사용하였고, 사망률을 극적으로 낮출 수 있었다. 이러한 긍정적인 결과와 상기도 폐쇄 악화, 기계 크기 같은 환기기의 문제점이 부각되며 기존에 사용하던 음압 환기는 점진적으로 양압 환기로 전환되었다. Salk와 Sabin이 만든 소아마비 백신 덕분에 소아마비 유행은 종식되었지만, 이 때 배운 교훈은 오늘날에도 여전히 활용되고 있다. NIV 발전의 다음 단계는 폐쇄 수면 무호흡 치료에서 안면마스크를 이용한 지속 기도 양압(continuous positive airway pressure, CPAP) 적용이었다. 이로 인해 편안함과 내성을 개선한 일련의 새로운 사용자 인터페이스가 탄생했다. 현재는 급성 및 만성 호흡부전을 유발하는 광범위한 질환에 NIV를 사용할 수 있도록 여러 종류의 편안한 마스크 인터페이스와 결합할 수 있는, 소형 휴대용 환기기에서 더 많은 감시 기능을 갖춘 고급 환기기까지, 다양한 환기기를 사용할 수 있다.

호흡 부전

호흡 부전은 다양한 질병 과정의 결과로 인해 저산소혈증(hypoxemia)이나 고이산화탄소혈증(hypercapnia)이 있는 상태 혹은 저산소혈증과 고이산화탄소혈증이 같이 있는 상태로 정의할 수 있다. 고이산화탄소혈증은 일반적으로 환기 요구가 호흡 골격근의 환기 공급 기능을 넘어설 때 볼 수 있다. 호흡 부전이 일어나면, 호흡기계의 호흡 공급 기능이 생성된 CO_2를 제거하지 못하고 정상 $PaCO_2$를 유지할 수 없게 된다. 이는 다음 공식으로 표현할 수 있다.

$$PaCO_2 = \frac{CO_2 \text{ 생성}}{\text{폐포 환기}} \times K$$

폐포 환기 = 분당 환기 - 사강
K = 상수, 주로 0.863

고이산화탄소혈증은 CO_2 생성이 증가하거나 폐포 환기(alveolar ventilation)가 감소하면 나타날 수 있다. 폐포 환기 감소는 분당 환기량 감소나 생리적 사강(dead space)의 증가를 반영한다. 사강은 해부학적 사강 혹은 기능적 사강으로 나눌 수 있다. 해부학적 사강은 기관, 상기도, 환기기 회로(ventilator circuit) 같이 폐포가 없는 기도를 의미하며, 기능적 사강은 환기/관류 불일치(ventilation/perfusion mismatch)가 있는 폐 단위 때문에 발생한다.

비침습 양압 환기

안면 마스크를 통해 전달되는 양압 환기는 비침습 환기기 보조(ventilator support)를 제공하는 주된 방법이 되었다. 기관내 삽관과 양압 환기를 사용하는 침습 기계 환기와 비교하면, 비침습 양압 환기(noninvasive positive pressure ventilation, NIPPV)는 더 편안하며, 상기도 기능을 보존할 수 있다. 환기기 보조는 다양한 인터페이스와 환기 방식(ventilatory mode)으로 제공할 수 있다. NIPPV는 압력 설정(pressure preset) 환기 방식이나 용량 설정(volume preset) 환기 방식으로 전달할 수 있다.

용량 설정이나 용량 제한(volume limited) 방식은 여러 가지 장점이 있다. 용량 설정 환기기는 광범위한 들숨 기류(inspiratory flow)에 걸쳐 많은 1회 호흡량을 전달할 수 있다. 이 경우, 환자에게 전달되는 용량은 매 호흡마다 일정하게 보장된다. 하지만, 용량 설정 환기는 상당한 공기 누출과 관련 있다. 최신 환기기는 전달하는 용량을 늘림으로써 공기 누출을 보상할 수 있지만, 표준 기능은 아니다. 공기 누출이 있으면 들숨 시간이 연장되며, 따라서 환자-환기기 비동조(patient-ventilator dyssynchrony)가 발생하고 환자 내성을 제한하게 된다. 호흡 횟수는 일반적으로 환자의 자발 호흡 횟수로 설정한다. 전달하는 1회 호흡량은 8-10 mL/kg 수준으로 설정한다. 인터페이스를 통해 쉽게 호흡을 유발할 수 있도록 유발 민감도(minimal trigger sensitivity)는 가장 낮은 값을 적용한다. 고급 환기기에서 사용할 수 있는 용량 제한 NIV는 누출 비율, 기류, 1회 호흡량 같은 환기 변수를 감시할 수 있으며, 경보기가 있으며, 더 높은 들숨 O_2 분획을 사용할 수 있는 등 몇 가지 장점이 있다.

압력 설정 환기는 NIV를 전달하기 위해 폭 넓게 사용되고 있다. 이 방식은 호흡일을 줄이고, 1회 날숨 용량을 늘리고, 자발 호흡 횟수를 줄인다. 압력 설정 환기는 목표 들숨 압력(targeted inspiratory pressure)을 달성하기 위해 환기기 기류를 증가시켜 공기 누출을 보상할 수 있다. 일반적으로 사용하는 압력 설정 환기는 두 가지로, 압력 보조 환기(pressure support ventilation, PSV)와 압력 조절 환기(pressure control ventilation, PCV)가 있다. PSV는 환자가 매 호흡마다 직접 호흡을 유발해야 하며, 전달되는 1회 호흡량은 미리 설정된 압력, 환자의 노력, 환자의 폐 역학(pulmonary mechanic)에 따라 달라진다. PSV 호흡은 미리 설정한 기류에 도달하면 종료되며, 일반적으로 초기 기류의 25%로 설정한다. NIV 중 공기 누출이 발생하면, 환기기가 기류 감소를 적절하게 감지하지 못하여 들숨이 비정상적으로 연장된다. PCV 중에는 의사가 전달할 압력, 들숨 시간, 호흡 횟수를 미리 설정한다. PSV와는 반대로, PCV 동안 환자는 매 호흡마다 호흡을 유발할 필요가 없다.

비침습 외부 음압 환기

외부 음압 환기(external negative pressure ventilation)는 NIV의 한 형태로 자발 환기를 모방한다. 음압 환기기는 전신을 감싸는 통, 흉곽 덮개(cuirass shell), 혹은 판초 형태 싸개(poncho style wrap) 등으로 흉부를 감싸 환기기 보조를 제공한다. 원리는 흉벽과 가로막을 받침대로 사용하는 것이다. 환기기가 가슴막 안(pleural cavity)에 낮은 대기압을 생성하면, 이는 마치 진공이 흉벽을 위쪽 및 바깥쪽으로, 가로막을 아래로 당기는 것처럼 작동한다. 이로 인해 상당한 흉곽내 음압이 발생하고, 상기도와 기관 쪽으로 기류가 흐를 수 있도록 해주는 압력 기울기가 생성된다. 날숨은 흉벽과 폐의 수동 반동(passive recoil)을 통해 이루어진다. 음압 환기는 일반적으로 환자의 자발 호흡에 맞춰 설정하며, 그 후 목표로 하는 1회 호흡량에 도달할 때까지 전달하는 음압을 점진적으로 늘려간다. 통 형태의 환기기나 철 폐(iron lung)에서는 머리와 목을 제외한 전신에 음압을 적용하는 반면, 흉곽 덮개나 판초 형태 싸개를 사용하는 환기기에서는 흉부와 상복부에만 음압을 적용한다. 음압 장치가 감싸는 범위가 커질수록, 더 많은 1회 호흡량이 생성된다. 따라서, 통 형태의 환기기가 판초 싸개 환기기에 비해 더 많은 1회 호흡량을 생성하며, 판초 싸개 환기기는 흉곽 환기기보다 더 많은 1회 호흡량을 생성한다. 최근 개발된 장치는 환자가 환기기의 음압 적용을 유발할 수 있는 기능이 포함되어 있어, 환자-환기기 동조를 향상시켰다. 음압 환기는 신생아 호흡곤란 증후군, 신경근육병 혹은 흉벽 질환으로 인한 만성 호흡 부전, 만성 폐쇄 폐 질환(chronic obstructive pulmonary disease, COPD)으로 인한 급성 및 만성 호흡 부전 같은 다양한 질병군에 사용되었다. 따라서, 음압 환기는 급성 호흡 부전에서 완전한 환기기 보조(full ventilatory support)를 위해 사용할 수 있으며, 진행 신경근육병

표 19.1 양압 환기 기법과 음압 환기 기법의 기본 차이점

	양압 환기	음압 환기
장비	중환자 치료 환기기에서부터 안면마스크를 이용한 소형 이동식 기구까지 다양	흉곽 덮개, 판초 싸개, 철 폐 등
모드	지속 기도 양압, 이상(bilevel) 기도 양압, 압력 보조 환기, 용량 조절 환기 등	간헐 음압, 지속 흉곽외 음압, 날숨 끝 음압, 외부 고빈도 진동 환기 등
심혈관 효과	정맥혈 복귀를 감소시킬 수 있으며, 심장 박출량에 부정적 영향을 미칠 수도 있다.	흉곽에 적용되는 음압은 정맥혈 복귀와 심장 박출량을 증강할 수 있다.
상기도 효과	폐쇄 수면 무호흡 치료에 사용. 기관내 삽관의 필요성 및 이와 관련한 합병증을 줄여준다.	상기도 폐쇄 및 산소 포화도 감소를 유발할 수 있다. 의사 소통 및 식사를 위해 상기도는 보존한다.
단점	안면마스크 불편, 안면 피부 손상, 공기 삼킴증	흉벽 불편감, 상기도 폐쇄, 간호 제한, 장비 착용의 번거로움

표 19.2 침습 환기와 비침습 환기의 차이점

침습 기계 환기	비침습 환기
• 흡인으로부터 기도를 보호	• 기도 보호 없음
• 확실한 용량 혹은 압력 조절	• 용량과 압력을 추정할 수 있지만, 정확도가 떨어진다.
• 압력 변화와 기류를 측정할 수 있는 더 크고, 더 비싸며, 기술적으로 더 진보한 기계	• 쉽게 휴대할 수 있다는 장점이 있는 더 작고 저렴한 장치
• 더 높은 수준의 간호 및 호흡 치료사가 필요하며, 일반적으로 중환자실 수준의 치료가 필요하다.	• 간호사의 부담이 덜하며, 준중환자실, 일반 병동, 가정 등의 환경에서 안전하게 관리할 수 있다.
• 기관내 삽관은 환기기 관련 폐렴, 환기기 유발 폐 손상, 진정제 사용 증가, 발성 및 식사 능력 손상 등의 위험과 관련이 있다.	• 폐렴 위험이 낮으며, 발성 및 식사 능력은 보존된다.

이나 흉벽 질환으로 인한 만성 호흡 부전이 있는 환자에서 수면 중 간헐 보조(intermittent support)를 위해 사용할 수도 있다. 요통과 상기도 폐쇄가 악화될 가능성 같은 합병증, 간호 및 의료 제공 상의 한계, 예를 들어 중심 정맥 도관이나 침습 감시 등을 할 수 없는 점, 환자 자세의 제약 등은 음압 환기의 광범위한 적용을 제한할 수 있다(표 19.1, 표 19.2).

지속 기도 양압

지속 기도 양압(continuous positive airway pressure, CPAP)은 자발 호흡이 있는 환자에게 마스크나 다른 기구를 통해 지속적으로 양압을 적용하는 방법이다. CPAP은 들숨 동안 환기를 늘리기 위한 추가 압력(pressure boost)을 제공하지 않는다. 그럼에도 불구하고, CPAP은 날숨 끝 폐 용적(end-expiratory lung volume)을 증가시킴으로써 산소화를 개선하며, 따라서, 폐내 션트(intrapulmonary shunt)를 감소시킬 수 있다. CPAP은 호흡기 순응도를 향상시키며, 이는 호흡 일을 감소시키고 환자의 편안함을 개선한다. 이 기법은 폐쇄 수면 무호흡이 있는 환자에서 상기도 개방성을 유지하는데 유용하며, 폐쇄 수면 무호흡이 있는 환자에게 널리 사용되고 있다. 이 환자들은 체형에 따라 더 높은 압력이 필요할 수도 있다. 급성기 상황에서 CPAP은 정상 폐내외압력차(transpulmonary pressure) 범위 안에 들어가는 3-5 cmH$_2$O로 시작할 수 있다. 그 후 환자의 편안함, 호흡 횟수, 호흡 보조근 사용, 산소화 수준 등을 평가하면서 3분에서 5분마다 압력을 2 cmH$_2$O씩 증가시킬 수 있다. 폐 부종에서 최적의 CPAP 수준은 약 10 cmH$_2$O라고 보고되었다.

이상 기도 양압

이상 기도 양압(bilevel positive airway pressure, BiPAP)은 환자가 호흡을 유발하며, 압력 제한 형태로 NIV를 제공하는 방법으로 기류 주기(flow cycle) 방식이나 시간 주기 방식으로 작동한다. BiPAP은 흔히 NIV나 NIPPV라고 부른다. BiPAP은 자발 방식, 자발/시간 방식, 시간 방식으로 설정할 수 있다. 자발 방식은 기존 환기기의 보조(assist) 방식과 동등하며, 자발/시간 방식은 보조/조절(assist/control) 방식과 동등하며, 시간 방식은 조절 방식과 동등하다. 자발/시간 방식과 시간 방식은 예비 호흡수(backup rate) 제공 및 최소 필수 분당 환기(minimum mandatory minute ventilation)를 보장하기 위해 사용한다. 자발/시간 방식은 비만 저환기나 중증 신경근육병이 있는 환자 같이 수면 중 저환기 경향이 있는 환자에게 사용한다. 특정 생리적 목표에 맞게 들숨 기도 양압(inspiratory positive airway pressure, IPAP)이나 날숨 기도 양압(expiratory positive airway pressure, EPAP)을 미리 설정할 수 있다. 압력 보조를 선택했다면, 초기 환기기 설정은 IPAP 8-12 cmH$_2$O 같이 낮게 시작해야 한다. EPAP은 일반적으로 3-5 cmH$_2$O으로 시작한다. IPAP은 호흡 일을 감소시키고, 자발 가스 교환을 보조하기 위해서 호흡수, 날숨 1회 호흡량, 호흡 보조근 사용 같은 변수를 감시하면서 3분에서 5분마다 2-3 cmH$_2$O 정도를 증가시켜야 한다. 과거에는 높은 압력과 정밀한 산소 공급을 위해 중환자 환기기가 필요했지만, 현재는 휴대용 환기기도 이러한 기능을 갖추고 있다. BiPAP을 사용한다면, BiPAP은 단일 회로로 구성되어 있기 때문에 들숨과 날숨이 같은 회로에서 이루어지며, 이는 이산화탄소의 재호흡으로 이어질 수도 있음을 기억해야 한다. 단방향 날숨 밸브를 가능한 환자에게 가깝게 배치하고 EPAP을 적용하면 지속적인 가스 기류가 회로에서 CO$_2$를 씻어내기 때문에 상당한 CO$_2$ 재호흡을 방지할 수 있다. 날숨끝 폐용적을 증가시키고, 허탈된 폐포를 보충하고, 그로 인해 산소화를 개선시키기 위해 EPAP을 천천히 증가시킬 수 있다. 보충 산소가 필요하다면, T자 연결관을 사용하거나 마스크 접속부에 연결하는 방식으로 환기기 회로에 산소 공급관을 연결할 수 있다.

급성 호흡 부전에서 비침습 환기 사용

급성기 상황에서 비침습 환기 사용을 위한 환자 선택

성공적인 NIV의 핵심은 NIV의 기능, 한계, 적절한 환자 선택에 대한 이해다. 즉시 기관내 삽관이 필요한 환자나 NIV가 절대 금기인 환자를 배제한 후에 적절한 환자 선택 과정을 시작할 수 있다. 중증도와 가능한 기간을 헤아리면서 환자와 호흡 부전의 근본 원인을 고려해야 한다. 선택한 형태의 증강 환기가 있으면 일을 할 수 있는 환자와 몇 시간에서 며칠 내로 되돌릴 수 있는 상태가 NIV에 가장 적합하다.

절대 금기

환자 선택은 성공적인 NIV를 위해 반드시 필요하다. 일반적으로, NIV는 호흡을 도와주는 환기기가 있으면 일을 할 수 있는 자발호흡 중인 환자에게 사용해야 한다.

다음은 절대 금기 사항 중 일부다.

- 혼수
- 심정지
- 호흡 정지
- 즉시 기관내 삽관이 필요한 모든 상태

상대적 금기

NIV를 안전하지 않게 만들 수도 있는 몇 가지 문제가 있다. 일반적으로 이 문제는 상기도 개방성 및 폐의 오염 가능성과 관련이 있다.

다음은 상대적 금기 사항 중 일부다.

- 심장 불안정성
- 위장관 출혈: 난치 구토나 조절이 불가능한 출혈
- 기도 보호 불가능
- 기침 혹은 삼킴 장애
- 분비물 제거 불량
- 우울감과 무기력
- 뇌전증 지속상태(status epilepticus)
- 상기도 폐쇄 가능성

의사의 경험과 설정

환기기 기술이 발전하고 의료에 변화가 나타난 덕분에 보다 다양한 임상 상황에 환기기를 사용할 수 있게 되었다. 그러나, 적절한 인력 수준과 감독이 있어야 한다.

- NIV 사용은 임상 상황에 따라 다르다: 중환자실 vs. 응급실, 일반 병동 vs. 호스피스
- 호흡 부전의 근본 원인에 대한 의사의 경험과 비침습 환기에 대한 친숙함

- 간호, 물리 치료, 호흡 치료의 업무량과 친숙함

환자 선택 기준

환자 선택은 어렵다. 다음은 권장 기준 중 일부다.

- 성공적인 NIV 전달을 위해서는 환자 협조가 반드시 필요
- 중등도에서 중증의 호흡곤란
- 폐쇄 기도 질환에서 호흡수가 24회/분 이상, 제한 기도 질환에서 30회/분 이상
- 호흡 보조근 사용 혹은 모순 호흡(paradoxical breathing)
- 산증(acidosis)을 동반한 고이산화탄소혈증 호흡 부전, pH가 7.20 이상, 7.35 이하
- 저산소혈증, PaO_2/FiO_2가 100 이상 200 이하

저산소혈증 호흡 부전

이 환자 집단에 대한 간단한 정의는 PaO_2/FiO_2가 200 이하며, 호흡 횟수가 35회/분 이상인 COPD 이외의 원인으로 인한 호흡 부전이다. 따라서, 이는 동반 질환, 원인, 기간, 추정되는 호흡 부전의 결과라는 측면에서 서로 이질적인 환자 집단이다. 결과적으로, 이 집단에 대한 NIV 사용을 지지하는 근거는 명확하지 않다. 기관내 삽관의 필요성이 감소한다는 근거도 있지만, 일부 집단에서는 기관내 삽관이 지연되면 NIV 실패 및 사망률 증가와 관련 있다는 결과도 있다.

NIV로 기도에 양압을 적용하면 환기되지 않은 폐포가 보충되고 폐용적이 증가한다. 부종이 재분포되고, 환기 없이 관류만 있었던 부위에 환기가 증가하면, 폐내 션트(intrapulmonary shunt)가 감소하고 산소화가 증가한다. NIV는 호흡 곤란과 호흡 근육의 호흡일을 감소시키며, 고이산화탄소혈증을 완화할 수 있다. CPAP 단독 사용은 산소화는 향상시킬 수 있지만, 호흡일을 감소시키거나 $PaCO_2$를 감소시키지는 못한다. 흉곽내 양압은 심장 박출량에 두 가지 영향을 미친다. 먼저, 오른쪽 심장으로 돌아가는 정맥혈 복귀를 감소시키며, 이는 일부 임상 상황에서 부정적인 효과를 나타낼 수 있다. 두 번째로, 흉곽내 양압은 좌심실의 벽경유 압력 기울기(transmural gradient)를 감소시키며, 따라서 좌심실의 후부하를 감소시켜 심장 박출량을 증가시키는 유익한 효과를 나타낼 수 있다.

고유량 코 삽입관(high-flow nasal cannula, HFNC)은 비침습 호흡 보조 장치로, 체온에 맞게 온도를 높일 수 있으며 가습이 가능하게 설계된 코 삽입관을 통해 특정 FiO_2로 조절한 공기와 산소 혼합물을 30-60 L/min 속도로 전달할 수 있도록 설

계되어 있다. 최근 진행된 한 대규모 무작위 시험에서는 급성 저산소혈증 호흡 부전이 있는 성인에 대한 HFNC 적용을 연구했다. 이 연구에서 HFNC는 재삽관 비율과 90일 사망률 같은 임상 결과의 개선 가능성을 보여주었다. HFNC의 치료 효과는 추가 날숨끝 양압(positive end-expiratory pressure, PEEP)과 CO_2 제거가 관여할 것으로 추정된다. HFNC는 산소화를 향상시키고, 환자의 노력을 감소시키며, 생리적 동맥혈 CO_2 수준을 유지하기 위해 필요한 분당 환기량을 감소시키며, 날숨끝 폐용적을 증가시키며, 동적 순응도와 균등 환기(ventilation homogeneity)를 향상시킨다.

핵심 요점

- 중증 저산소혈증 급성 호흡부전이 있는 모든 환자에게 NIV의 일상적 적용을 지지하는 근거는 현재로서는 충분하지 않다.
- 중증 급성 호흡 부전에서 NIV의 이점은 복부, 심장, 흉부 수술 후 발생한 수술 후 급성 호흡 부전이 있는 환자, 지역사회 획득 폐렴(community-acquired pneumonia, CAP), 특히 기존에 심폐질환이 있던 환자, 흉부 외상 등이 있는 환자에서 확인되었다.
- 성인 호흡 곤란 증후군(adult respiratory distress syndrome, ARDS)에서 NIV는 여러 연구에서 높은 실패율이 관찰되었기 때문에 매우 조심해서 사용해야 하며, 쇼크나 대사 산증이 없는 경도에서 중등도의 ARDS에만 사용해야 한다.
- 면역약화 환자에서 NIV는 기관내 삽관 및 이와 관련된 합병증을 피하기 위해 사용할 수 있다.
- HFNC는 급성 저산소혈증 호흡 부전이 있는 성인에게 사용할 수 있다.

비침습 환기 실패의 예측 요인

NIV에 적합한 환자를 선택하기 위해서는 실패할 가능성이 높은 환자를 배제해야 한다. 일반적으로 질병의 중증도가 높거나, 기관내 관을 통해 보다 통제된 환기와 혈관작용 약물 및 마비가 필요한 환자들이 여기에 해당한다.

- 입원 시 높은 질병 중증도 점수
- $PaO_2/FiO_2 < 50$
- 쇼크가 있거나 혈관작용 약물이 필요
- 기타 장기 기능장애
- 영상에서 침윤 악화
- 경험적 치료에 불량한 초기 반응
- 감각 장애

폐렴

폐렴은 만성 질환이 있는 환자에게서 상당한 사망률을 보이는 흔한 질병 과정이다. 폐의 염증과 분비물은 폐포 환기를 손상시키며, 호흡 부전을 유발할 수 있다. 폐렴의 원인 중 대부분은 폐를 드문드문 침범하는 경향이 있지만, 일부 폐 영역을 완전히 침범할 수도 있다. 분비물로 인해 부분적으로 막힌 폐 영역에는 환기/관류 불일치가 있으며, 환기가 없는 완전히 경화된 폐 구역에는 폐내 션트(intrapulmonary shunt)가 발생하며, 저산소혈증이 악화된다.

지역사회 획득 폐렴에서 NIV 사용을 지지하는 근거는 제한적이다. 순수하게 폐렴으로 인해 호흡 부전이 발생한 환자는 혈압상승제, 기관내 삽관, 기계 환기가 필요한 쇼크 상태와 혈류역학 불안정으로 발전하는 경향이 있다. NIV에 대한 반응을 예측하는 일련의 요인이 확인되었다. NIV 적용 실패를 빠르게 인식하고 시기적절하게 기관내 삽관을 진행해야 한다. 기관내 삽관이 지연되면 사망률 증가와 관련되기 때문에, 기관내 삽관 지연은 가능한 피해야 한다. NIV를 적용할 경우, 필요한 경우 신속하게 기관내 삽관을 할 수 있는 숙련된 의사가 시행해야 한다. 기저질환으로 울혈 심부전, COPD, 폐렴이 있는 환자는 NIV로 관리할 수 있지만, 이러한 환자를 관리할 때는 숙련자가 해야 한다는 점을 뒷받침하는 몇몇 근거가 있다.

천식

전 세계적으로 천식 환자 관리가 발전했음에도 불구하고, 급성 "천식 발작"으로 인해 환자가 사망할 수도 있다. 급성 기관지연축(bronchospasm)이 있는 환자는 저산소혈증 및 고이산화탄소혈증 호흡 부전이 나타날 수 있다. 저산소혈증 발생 뒤에 있는 기전은 기관지연축으로 인한 기도 폐쇄와 환기가 불량한 폐 단위, 환기/관류 불일치 증가, 폐내 션트로 이어지는 기도 분비물 증가다. 고이산화탄소혈증은 가스 걸림(gas trapping) 증가로 이어지는 점진적 기도 폐쇄, 급성 기관지연축, 내인(intrinsic) PEEP 등으로 발생한다. 호흡 근육은 증가한 흉곽내 용적으로 인해 과도하게 늘어난다. 결과적으로, 호흡 근육은 내인 PEEP을 극복하기 위해 필요한 충분한 흉곽내 음압을 생성하지 못하며, 1회 호흡량이 감소하고, 심각한 폐포 저환기가 발생한다.

치료는 급성 기관지연축의 완화와 이를 유발한 기저 염증에 중점을 두어야 한다. 그러나, 천식 환자 중 일부는 매년 기계 환기 보조가 필요하다. 급성 천식 악화에서 NIV 적용을 연구한 무작위 대조군 시험은 없다. 호흡일을 감소시키고, 내인 PEEP을 상쇄하는 약간의 외인 PEEP을 제공하기 위해 NIV를 사용하면 이론적으로는 이점이 있다. 압력 손상, 환기기 관련 폐렴, 중증 질환 다발신경병증(critical illness polyneuropathy) 같은 기관내 삽관 및 기계 환기와 관련된 합병증을 피할 수 있는 이점도 있다. 또한, NIV는 호흡 근육 기능을 손상시키고, 공기 걸림에 더 많이 기여하며, 호흡일 저항을 더욱 증가시키는 기관내관 사용을 피할 수 있도록 해준다. 그러나, 현재의 근거는 급성 천식에서 NIV의 광범위한 사용을 지지하지 않는다. 호흡기 준중환자실이나 임상 시험 같이 통제된 환경에 있는 숙련된 의사는 기관내 삽관과 기계 환기를 빠르게 적용할 수 있는 대비책이 있다면 NIV를 사용할 수 있다

만성 폐쇄 폐 질환의 악화와 급성 고이산화탄소혈증 호흡부전

NIV는 1990년대 초반에 COPD의 급성 악화에 처음 사용되었으며, COPD에서 성공 사례 중 하나였다. 초기 연구는 NIV의 가능성을 보여주었으며, 이후 무작위 대조군 시험에서 이를 확인할 수 있었다. NIV의 주요 이점은 기관내 삽관 비율 감소와 침습 환기와 관련된 합병증 감소다. NIV는 사망률을 감소시키고, 재원 기간을 줄이며, 일부 지역에서는 귀중한 자원인 중환자실 병상 보존에 도움이 된다.

COPD 악화와 고이산화탄소혈증 호흡 부전(pH < 7.35)이 있는 환자는 NIV로 혜택을 볼 가능성이 높다. COPD 악화는 호흡일을 증가시키며, 이는 일반적으로 환자의 보상능력을 넘어서는 경우가 많기 때문에 저환기로 이어진다. 기관지수축과 점액 과다분비는 기도 저항 증가, 호흡 횟수 증가, 날숨 시간 감소로 이어진다. 이러한 요소는 동적 과다팽창을 증가시키고, 호흡 근육의 길이 대 장력 비율을 최적이 아니게 하며, 호흡 근육의 기계적 장애를 유발한다(그림 19.1). 내인 PEEP 증가, 동적 과다팽창 증가, 호흡 근력 약화가 조합되어 효과적이지 못

한 1회 호흡량을 생성한다. NIV는 효과적으로 호흡근의 부담을 감소시키며, 1회 호흡량을 증가시키며, 호흡 횟수를 감소시키며, 내인 PEEP을 상쇄하며, 따라서 호흡 일을 감소시킨다. 이는 산소 공급이 증가하고, 고이산화탄소혈증이 감소하는 보다 효율적인 환기로 이어진다.

효과적인 치료를 위해서 NIV는 기관지 확장제, 코르티코스테로이드, 항생제 등을 통한 기저 질환 치료와 병행해야 한다. 치료의 가역성을 고려할 때 NIV 보조는 COPD 악화에 가장 적합하다.

만성 폐쇄 폐질환의 악화: 요점

- pH가 7.35 미만인 환자에게만 이점이 있다.
- NIV 실패와 그 후 간헐 필수 환기(intermittent mandatory ventilation, IMV)로의 전환은 사망률을 증가시키지 않는다.
- 동반 질환이 많으며, 중증도 점수가 높은 환자는 실패 확률이 높다.
- CPAP도 이점이 있지만, BiPAP 환기가 COPD 악화에 가장 효과가 좋으며,
- $PaCO_2$ 감소는 IPAP과 EPAP 사이의 압력차와 관련 있다. 즉, 압력 보조 정도와 관련 있다.

비침습 환기 적용을 위한 실전 요점

성공적인 NIV를 위해 필요한 몇 가지 요소들이 있다.

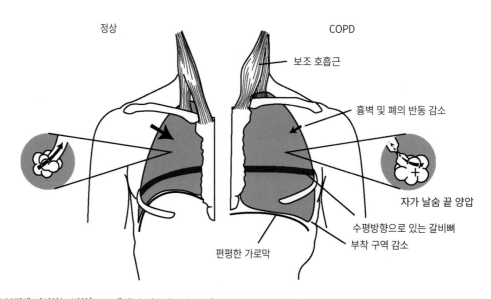

그림 19.1 COPD에서 호흡 부전에 기여하는 변화(From "Clinical indications for noninvasive positive pressure ventilation in chronic respiratory failure due to restrictive lung disease, COPD, and nocturnal hypoventilation: A consensus conference report." Chest, 116(2):521-34, 1999.)

- 환자와 함께 하며, 마스크/인터페이스를 설정하고, 환자의 동기화를 장려하는, 숙련도가 높으며, 이해심이 넓으며, 경험이 풍부한 의사가 매우 중요한 역할을 한다.
- 환자에게 적합한 편안한 인터페이스
- 초기 EPAP이나 PEEP은 일반적으로 5 cmH$_2$O 이하로 설정한다. 체형이 큰 환자, 폐쇄 수면 무호흡이 있는 환자, 폐 부종이 있는 환자는 EPAP 증가가 도움이 될 수 있다.
- 압력 보조, 즉, IPAP과 EPAP의 차이는 8-15 cmH$_2$O 사이어야 한다.
- IPAP을 너무 높이면 공기 누출과 환자 불편으로 이어진다.
- 누출은 20 L/min 이하를 목표로 한다.

폐 부종

NIV는 심장성 폐 부종이나 울혈 심부전으로 인해 발생한 호흡 부전의 치료에 효과적으로 이용할 수 있다. 심장성 폐 부종으로 인한 호흡 부전은 빠르게 되돌릴 수 있으며, NIV은 울혈 심부전 관리에 사용하는 다른 치료법과 함께 보조 방법으로 사용할 수 있다.

심장성 폐 부종에서 호흡 부전의 병태생리는 사이질 부종(interstitial edema)으로 이어지는 정수압(hydrostatic pressure) 상승, 폐혈관 울혈, 폐포 체액 축적의 조합과 관련 있다. 폐포 체액 축적은 환기/관류 불일치로 인한 저산소혈증 호흡 부전으로 이어지며, 심각한 경우, 고이산화탄소혈증이 발생할 수도 있다. CPAP은 폐포 보충(alveolar recruitment)을 제공하여 환기/관류 불일치를 개선하며, 기능 잔기 용량(functional residual capacity, FRC)과 폐 순응도를 증가시키며, 호흡일을 감소시킨다. 극한의 호흡일 부하가 발생하면, 가로막과 호흡 근육이 심장 박출량 중 최대 20-40%를 사용하기 때문에, 호흡일 부하를 감소시키면 심장 부하도 감소한다. NIV를 통한 흉곽내 양압은 전부하와 좌심실 후부하를 감소시킨다.

심장성 폐 부종에서 CPAP 사용에 대한 근거는 항상 긍정적이었지만, BiPAP 사용에 대해서는 추가 이점이 입증되지 않았다. CPAP은 증상과 생리를 빠르게 개선한다. 결과적으로, CPAP은 급성 심장성 폐 부종으로 인한 극한의 호흡 곤란 완화에 유용하다. CPAP은 기관내 삽관의 필요성을 감소시키며, 사망률에도 이점이 있다. 엄격한 시험을 통해 CPAP의 안전성이 확인되었으며, 따라서, NIV가 심근 경색을 증가시킨다는 주장은 반박되었다. CPAP은 급성 심근 경색 환자나 혈류역학이 불안정한 환자에게는 사용하지 말아야 한다.

면역약화 환자

면역약화 환자는 기회 감염이나 약물 반응으로 인한 급성 호흡 부전의 위험이 있다. 급성 호흡 부전은 일반적으로 화학요법, 장기 이식의 유도, 말기 혈액암, HIV 등으로 인한 최대 면역 억제와 동시에 발생한다. 면역약화 환자에서 기관내 삽관과 관련한 위험 회피는 매력적인 선택지다. 적절한 환자에게 NIV를 사용하면 기관내 삽관 비율, 중환자실 입원 기간, 사망률을 감소시킬 수 있다. 일부 센터에서는 기관내 삽관 및 중환자실 전실을 방지하기 위해 면역약화 환자에게 초기에 NIV 혹은 CPAP을 사용하는 것이 관행이 되었다(그림 19.2).

수술 후 호흡 부전

수술에 따라오는 수술 전후(perioperative) 합병증은 흔하며, 재원 기간, 사망률, 이환율 증가와 관련 있다. 수술 후 급성 호흡 부전은 흔하며, 고령, 수술 전 호흡 부전, 흉부 혹은 복부 수술, 빈혈 같은 몇 가지 환자 관련 위험 요인이 확인되었다. 이는 완전한 목록이 아니다. 몇 가지 문제로 인해 수술 전후 기간에 호흡계가 손상 받는다. 수술을 위한 절개, 특히 가로막 부근이나 흉부 절개는 고정 효과를 유발하여 기능 잔기 용량을 감소시킨다. 마취 기간, 약물치료, 혈액량 부하, 수혈 관련 폐 손상, 패혈증 등이 호흡 억제에 더 기여할 수 있다.

NIV는 폐포 환기를 증강시키고, 호흡일을 감소시켜 손상된 호흡계를 부분적으로 보상할 수 있다.

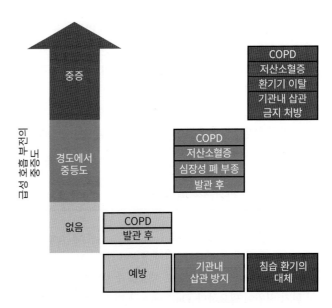

그림 19.2 급성 호흡 부전의 중증도에 따른 NIV 적용 시기(From Nava, S, Navalesi, P, Conit, G. "Time of non-invasive ventilation." Intensive Care Med, 32, 361-370, 2006.)

호흡 부전의 치료 및 예방을 위해 수술 전후 기간에 특히, 흉부와 복부 수술에서 NIV 사용을 지지하는 몇 가지 근거가 있다. NIV는 무기폐를 줄이며, 산소화를 개선하며, 입원 기간과 사망률을 줄인다. 다시 한번 언급하지만, 상대적 금기가 많기 때문에 환자 선택이 중요하며, 수술 상처 봉합선에 과도한 팽창이 발생할 수 있기 때문에, 상부 위장관 수술을 받은 환자에게는 신중하게 접근해야 한다.

만성 호흡 부전에서 비침습 환기 사용

만성 폐쇄 폐 질환

COPD는 심각한 기도 폐쇄, 과다팽창, 호흡 근육 운동 장애, 영양실조, 만성 전신 스테로이드 사용, 동반 질환 같은 여러 기전을 통해 환자에게 만성 호흡 부전을 유발한다. COPD 환자에게 고이산화탄소혈증 호흡 부전이 발생하면, 악화와 재입원 위험, 사망률이 증가한다. 장기간 산소 요법 사용을 지지하는 근거가 있다. 그러나, NIV 사용은 생존, 재입원, 삶의 질, 기능적 상태 등에 일관되는 이점을 보여주지 못하고 있다.

야간 NIV의 이론적 이점은 호흡 근육 휴식이며, 따라서 만성 호흡 근육 피로의 회복을 향상시키며, 호흡 근육의 힘을 개선한다. 야간에 사용하는 NIV는 야간뿐만 아니라 주간에도 $PaCO_2$를 감소시킬 수 있다. CO_2에 대한 호흡 중추의 민감도를 재설정하기 위해 야간 저환기를 개선하는 이론이 제시되었다. 양압은 환기가 되지 않거나 환기가 불량한 폐 단위를 보충하여 환기/관류 불일치를 개선한다.

가장 최근에 진행된 연구들은 고강도 NIPPV (high-intensity NIPPV, HI-NIPPV)에 집중하고 있다. 이는 18-30 cmH_2O 수준의 높은 IPAP 압력과 14-18 BPM의 예비 호흡 횟수를 활용하여 $PaCO_2$의 정상화를 목표로 더 많은 환기 보조를 제공하기 위한 NIV 알고리듬이다. HI-NIPPV가 혈액 가스, 폐 기능, 건강 관련 삶의 질, 나아가 이제는 생존을 향상시킬 수 있다는 근거가 증가하고 있다.

제한 폐 질환과 신경근육 폐 질환

척주뒤옆굽음증(kyphoscoliosis), 강직 척추염(ankylosing spondylitis), 결핵 후 증후군, 기타 흉부 이상 등으로 인한 제한 폐 질환은 만성 호흡 부전으로 이어질 수 있으며, 기계를 이용한 환기 지원이 필요하다. Duchenne 근 디스트로피(Duchenne's muscular dystrophy), 근긴장 디스트로피(myotonic dystrophy), 근위축 측삭경화증(amyotrophic lateral sclerosis), 중심 저환기 증후군, 양쪽 가로막 마비 등과 같이 만성 호흡 부전을 유발할 수 있는 다양한 만성 신경근육병이 있다. 질병 과정의 중증도 혹은 단계에 따라 환자에게 고이산화탄소혈증을 동반한 만성 호흡 부전이 나타날 수 있다. 코크란 리뷰(Cochrane review)는 기계 환기를 하지 않은 환자에 비해 야간 기계 환기를 시행한 환자는 저환기 관련 임상 증상, 삶의 질, 야간 평균 산소 포화도, 주간 고이산화탄소혈증이 개선되었다고 결론 내렸다. 고이산화탄소혈증 개선은 예상하지 못한 입원 위험 및 사망률을 감소시킨다. 이러한 환자에 대한 치료는 일상으로 자리 잡았으며, 수많은 코호트 연구를 통해 얻은 근거에서는 대부분 기대 수명 연장을 확인할 수 있다.

환자는 일반적으로 코 마스크(nasal mask) NIV를 이용해 치료하며, 용량 혹은 압력 제한 방식을 사용한다. 치료 시작 적응증은 만성 호흡 부전의 증상이 있거나 다음 중 하나에 해당될 경우다. (1) $PaCO_2$가 45 mmHg 이상인 주간 고이산화탄소혈증, (2) $PaCO_2$가 50 mmHg 이상인 야간 고이산화탄소혈증, (3) $TcPCO_2$ (transcutaneous carbon dioxide)가 10 mmHg 이상 증가하는 야간 저환기. 중증 제한 폐질환이 있지만, 아직 고이산화탄소혈증이 발생하지 않은 환자는 주의 깊게 감시해야 한다. 이 분야에 경험이 많은 의사가 숨뇌에 문제가 있는 신경근육병 환자를 치료해야 한다.

신경근육병으로 인한 만성 호흡 부전 환자는 대부분 예후가 매우 나쁘다. 기관절개를 통한 침습 환기나 NIV는 만성 호흡 부전을 완화하고 삶의 질을 현저하게 개선하여 치료 혜택을 제공할 수 있다. 하지만, 불필요하게 환자의 고통을 연장시키고 존엄사를 가로막는 위험을 피하기 위해 신중한 고려가 필요하다. 완화 치료에 대한 기준은 국가 별로 다르기 때문에 현지의 지침과 전문 지식을 참조해야 한다.

비침습 환기의 합병증

폐렴

NIV는 침습 기계 환기와 관련된 폐렴 위험을, 특히 면역약화 환자에서 3배에서 5배 정도 감소시킨다. 자발 호흡과 비교할 때 NIV가 폐렴 위험을 증가시키는지에 대해서는 거의 연구된 바가 없다. NIV는 기관내 삽관처럼 오염을 방지하는 폐 방어 기전을 방해하지 않는다. 그러나, 상기도 기능이 약화된 환자나 분비물 제거가 어려운 환자는 흡인 폐렴의 위험이 있다. 위가 과도하게 늘어나 있거나, 장 폐색, 구토, 위식도 수술을 한 환자는 주의를 기울여야 한다. 환자를 적절하게 선택한다면, 위험을 최소화 할 수 있다.

압력 손상

압력 손상은 잘 알려진 양압 환기의 합병증이다. NIV는 압력 손상이 발생할 위험이 매우 낮으며, IMV보다 훨씬 낮다. 압력 손상은 최대 들숨 압력(peak inspiratory pressure)을 가능한 낮게, 예를 들어 30 cmH$_2$O 이하로 유지하고, 자가 PEEP과 호흡 중첩을 피하기 위해 충분한 날숨 시간을 허용하고(I:E 1:4), 환자-환기기 비동조를 피하면 최소화 할 수 있다.

혈류역학 영향

NIV는 혈류역학에 다양한 영향을 미친다. 양압 환기는 흉곽 내 압력을 증가시키며, 이는 오른쪽 심장으로 돌아가는 정맥혈 복귀를 감소시키며, 우심실의 후부하를 증가시킨다. 두 번째로, 증가한 흉곽내 압력은 좌심실의 벽경유 압력(transmural pressure)을 감소시킴으로써 좌심실 후부하를 감소시킨다. 순 영향(net effect)은 예측할 수 없지만, NIV는 체액 고갈(fluid depletion)이나 좌심실 기능 손상 같은 심장 박출량에 기여하는 다른 요인을 악화시킬 수도 있음을 주의해야 한다.

이산화탄소 재호흡

CO$_2$ 재호흡은 CO$_2$ 제거를 방해할 수 있다. NIV를 전달하기 위해 사용하는 헬멧형 장치는 1회 호흡량에 비해 내부 가스 용량이 많기 때문에 CO$_2$ 재호흡에 더 취약하다. 단일 가스 전달 회로를 사용하며 날숨 밸브가 없는 환기기는 CO$_2$ 재호흡이 문제가 될 수 있다. 적절하지 못한 환기기 설정은 환자-환기기 비동조와 CO$_2$ 재호흡 증가에 기여할 수 있다.

폐소공포증

폐소공포증(claustrophobia)은 경미한 불편함에서 압도적인 질식감까지 다양한 양상으로 나타난다. 이 경우, 환자 교육, 침착한 의료진, 인터페이스 변경, 소량의 진정제 등이 도움이 될 수 있다.

불편

인터페이스 내성은 마우스피스가 가장 열악하였으며, 그 다음으로 코 마스크와 입코 마스크(oronasal mask)가 뒤를 이었다. 끈 부착 시스템은 언제나 불편하며, 더 강하게 조이면 내성이 감소할 수도 있다. 많은 환자들이 용량 조절 환기보다 압력 보조 환기를 더 편하게 느낀다.

안면 피부 병변

마스크와 접촉하는 부위의 피부 병변, 특히 콧등 부분의 병변은 마스크 착용이 불량하거나, 안면마스크를 과도하게 조이거나, NIV 기간이 길어지면 증가하며, NIV 내성을 제한할 수 있다.

결론적으로, 급성 및 만성 호흡 부전에서 NIV를 전달하기 위해 몇 가지 선택지를 이용할 수 있다. 의사와 보조 인력의 숙련도, 사용 가능한 장비, 환자의 편안함, 환자 상태를 기반으로 음압 환기와 NIPPV를 선택해야 한다. 최적의 NIV를 위해서는 신중한 환자 선택과 NIV가 실패한 경우 이를 능숙하게 뒷받침해 줄 수 있는 숙련된 팀이 필요하다. 이러한 치료에 경험이 많은 전문가가 있는 곳에서 활력 징후, 가스 교환, 내성, 환자-환기기 상호작용에 세심한 주의를 기울이면서 환자를 면밀히 감시해야 한다.

PART 6

상기도 질환

20 알레르기 비염과 비부비동염 224
Steve Durham and Guy Scadding

21 수면 무호흡과 수면 호흡 장애 236
Maria Elena Vega Sanchez, Samuel Krachman, and Fredric Jaffe

알레르기 비염과 비부비동염

STEVE DURHAM AND GUY SCADDING

알레르기 비염

비염은 코 점막의 염증을 의미한다. 알레르기 비염은 대부분 사소하게 생각하지만 심각할 수도 있으며, 알레르기 비염이 있으면 일반적으로 수면의 질이 낮아지며, 일상 생활에 방해가 되며, 학습 및 업무 능력이 저하된다.

역학

알레르기 비염은 서구화된 인구 중 약 25%에 영향을 미친다. 유럽에 있는 6개국에서 전화 설문 조사를 통해 추정한 유병률은 23%인 반면, 미국에서는 인구 중 15%가 이 질병을 앓고 있을 것으로 추정된다. 비염의 유병률은 최근 수십 년간 증가하고 있다. 일반적으로 어린시절에 발병하지만, 가장 많이 발생하는 시기는 20대와 30대다. 비염은 기관지 천식을 유발하는 주요 위험 요인이다. 알레르기 비염이 있는 환자 중 약 30%가 기관지 천식이 있다.

병인

알레르기 비염은 계절 혹은 사계절 알레르기 항원으로 인해 발생하며, 때로는 직업이 원인이 되기도 한다. 영국에서 가장 흔한 계절 증상의 원인은 증상이 6월에서 7월에 최고조에 달하는 잔디 꽃가루(grass pollen)며, 이 시기를 일반적으로 "윔블던 2주"라 부른다. 한국 꽃가루 달력은 그림 20.1과 같다. 자작나무 및 기타 나무 꽃가루로 인한 봄철 건초열이 점점 더 흔해지고 있다. 봄철 증상은 3월에서 4월에 최고조에 달하며, 환자의 절반 이상이 사과, 씨가 있는 과일, 개암 등과 같은 조리하지 않은 과일을 먹었을 때 입안 가려움과 부기를 동반하는 꽃가루 식품 증후군(pollen food syndrome) 혹은 "입 알레르기 증

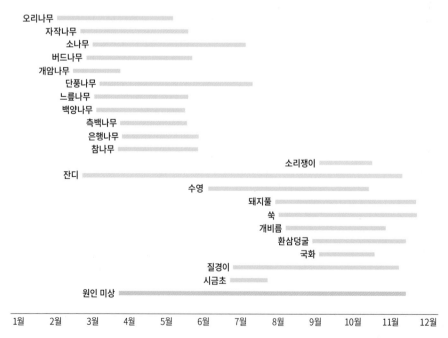

그림 20.1 한국 꽃가루 달력, 1997-2002. (Adapted from Jae-Won Oh et al, Allergy Asthma Immunol Res. 2012 Jan; 4(1): 5–11.)

후군(oral allergy syndrome)"과 관련 있다. 사과, 씨가 있는 과일, 개암 등은 모두 자작 나무 알레르기 항원과 교차 반응하는 열 민감 알레르기 항원(heat labile allergen)을 함유하고 있다. 잡초 꽃가루에는 쑥, 개물통이, 돼지풀 등이 있다. 쑥과 개물통이는 남부 유럽에서 여름철 증상의 흔한 원인이며, 돼지풀은 미국과 중동부 유럽에서 가을철 증상을 유발한다. 아스페르길루스(Aspergillus), 알테나리아(Alternaria), 클라도스포룸(Cladosporium) 같은 곰팡이 포자는 어디에나 있으며 가을철에 정점에 달한다. 사계절 알레르기 항원에는 세로무늬 먼지 진드기, 큰 다리 먼지 진드기 같은 집먼지 진드기와 반려동물인 개와 고양이, 그리고 말 등이 있다. 미국 도심에 사는 소아는 일반적으로 바퀴벌레와 쥐가 원인이지만, 유럽에서도 유사한 관련성이 있는지는 확실하지 않다. 일반적인 직업 알레르기 원인에는 실험실 동물, 빵집의 밀가루, 병원에서 사용하는 라텍스, 제조 또는 취급 중인 항생제 등이 있다.

발병기전

알레르기 비염은 국소 및 전신 면역글로불린 E (immunoglobulin E, IgE) 생성, 비만 세포 활성, 조직 호산구 증가, T-도움 림프구

의 별개 부분집합인 T-도움 2 세포(T_H2)의 활성 등이 특징이다. 코 상피가 저농도 알레르기 항원에 노출되면 알레르기 항원의 점막 침투를 촉진하는 단백질 분해효소가 알레르기 항원 내부에서 배출될 수 있다. 상피 수상돌기 세포(dendritic cell)에 의해 알레르기 항원이 흡수 및 처리되면 그 후 구역 림프절로 이동하며 이곳에서 기억 T-세포 및 미접촉(naïve) T 세포와 만난 후 우선적으로 T_H2 세포의 성숙을 유도한다. T_H2 세포는 T_H2 사이토카인을 생성하고 B-세포의 IgE 생성을 돕는다.

민감화(sensitization) 후, 알레르기 항원에 재노출되면 알레르기 항원은 IgE와 결합하며, 그 후 비만 세포의 표면에 있는 인접한 IgE 수용체들과 교차 결합한다. 그 후 히스타민과 트립신분해효소(tryptase) 같은 미리 만들어진 과립함유 매개체가 방출되며, LTC4, LTD4, LTE4 같은 시스테인 류코트라이엔(cysteinyl leukotriene)과 비만 세포 특이 프로스타글랜딘 D2를 함유한 막 지질에서 새로운 아라키돈산 유래 매개체가 빠르게 생성된다. 이러한 매개체의 생물학적 특징에는 들신경(afferent nerve) 자극, 혈관 확장, 부종 형성, 점액 과다분비 등이 있으며, 이는 0분에서 60분 사이에 일어나는 코 알레르기 항원 자극에 대한 즉각적인 반응과 일치한다. 그 후 호염기구(basophil), 호산

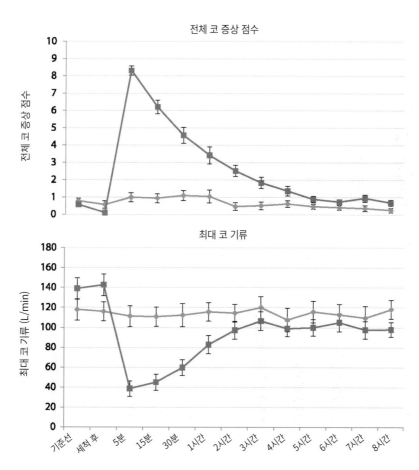

그림 20.2 알레르기 환자에 대한 고양이 알레르기 항원 추출물을 사용한 코 알레르기 항원 유발 검사에서 시간에 따른 증상 및 코 기류 변화(Adapted from Scadding, G et al., Clin Exp Allerg, 2014;45(3):613–23.)

구, 선천 2형 림프모양 세포(innate lymphoid cell type 2, ILC2)를 포함한 염증 세포 보충 단계와 염증 세포 활성 단계가 뒤따른다. ILC2는 2시간에서 12시간 사이에 나타나는 후기 반응을 유발하며, 후기 반응은 주로 코 폐쇄, 지속적인 점액 분비가 특징이다. 그 후, 코 과민성이 증가하여 며칠에서 심지어 몇 주 동안 지속되며, 이 동안 국소 알레르기 염증과 인터루킨(interleukin, IL) 4 증가로 인해 "시동(priming)"이 일어나며, 이는 추가적인 T$_H$2 세포 분화와 활성을 돕고, 후속 알레르기 항원 노출에서 문턱값(threshold)을 낮춘다. 코 유발 검사 후, 시간에 따른 코 증상은 그림 20.2에서 볼 수 있다. 0분에서 60분 사이에 나타나는 트립신 분해효소의 조기 방출, 2시간에서 8시간 사이에 나타나는 호산구 화학유인물질 에오탁신(eotaxin) 증가와 콧물에서 T$_H$2 사이토카인 증가는 그림 20.3에서 확인할 수 있다.

알레르기 비염과 천식은 발병기전이 유사하다. 바닥막 두꺼워짐, 상피 파괴, 혈관 및 평활근 비대, 아교질 침착(collagen deposition) 증가를 동반한 기도 재형성이 천식의 특징이지만, 이러한 변화는 계절 혹은 사계절 알레르기 비염에서는 볼 수 없다는 점이 다르다. 반대로, 알레르기 비염에서는 코 용종의 재형성에 현저한 변화가 있다.

진단

알레르기 비염의 일반적인 증상에는 흡입 알레르기 유발요인으로 인한 코 가려움, 재채기, 앞쪽으로 흐르는 맑은 콧물, 눈 증상 등이 있다. 대부분 코 울혈이 있으며 노출이 지속된다면, 증상은 만성이 될 수도 있다. 증상이 만성이 되면 비특이 코 과다반응이 증가하며 담배연기, 향수, 표백제, 공해 같은 비특이 자극 유발요인에 대한 문턱값(threshold)도 감소한다. 흔한 동반 질환에는 기관지 천식, 중이염, 비부비동염(rhinosinusitis) 등이 있다. 어릴 때 천식 혹은 습진이 있었거나 가족력에 알레르기가 있는 경우가 많다. 식품 알레르기는 비염의 드문 원인이며, 만약 식품 알레르기가 있다면, 항상 다른 기관을 같이 침범하며 코 증상만 단독으로 나타나지는 않는다. 직업력도 청취해야 하며, 증상이 업무와 관련이 있는지 조사해야 한다. 코 스프레이를 통한 약물 사용 빈도 및 코 스프레이 사용 방법도 점검해야 한다.

이경(auriscope)을 부착한 검안경 검사에서 정상 소견이 나올 수도 있지만, 만약 증상이 있다면, 일반적으로 창백하고, 푸르며, 부어 있는 맑은 코 점막(edematous watery nasal mucosa)을

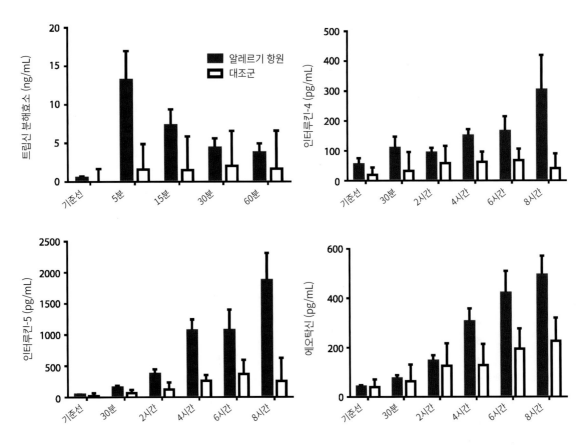

그림 20.3 코 알레르기 항원 유발 검사 후 콧물에 있는 트립신 분해효소, 인터루킨-4, 인터루킨-5, 에오탁신의 수치(Adapted from Scadding, G et al., Clin Exp Allerg., 2014;45(3):613-23.)

볼 수 있다. 상당한 코 중격 편향(nasal septal deflection)은 한 쪽 막힘(unilateral blockage)의 원인일 수 있으며, 코 분무기를 통한 효과적인 약 전달을 방해한다. 경직 혹은 굴곡 코내시경(nasendoscopy)을 이용한 내시경 검사는 부비동 입구(sinus ostia)를 검사하고, 용종을 배제하고, 코 뒤 공간(postnasal space)을 검사하기 위해 필요하다.

흔한 흡입 알레르기 항원을 이용한 피부 바늘따끔 검사(skin prick test)는 아토피 성향 여부 확인과 노출 후 증상이 나타났을 때 이와 관계된 IgE 민감화 확인에 유용하다. 피부 검사는 임상 병력에 비추어 해석해야 한다. 결과는 15분 후에 평균 자국(mean weal) 직경으로 기록한다. 알레르기 항원 희석제를 사용한 음성 대조군 결과보다 3 mm 이상 크면 양성으로 판단한다. 거짓 양성 결과는 인구 중 최대 10%에서 볼 수 있는 피부그림증(dermographism) 때문에 나타날 수 있으며, 거짓 음성 결과는 항히스타민이나, 삼환계 항우울제(tricyclic antidepressant) 같은 복용 약물 때문에 나타날 수 있다. 스테로이드는 피부 바늘따끔 검사 결과에 영향을 미치지 않는다.

혈청 알레르기 항원 특이 IgE 검사는 피부 검사와 비슷한 정보를 제공하지만, 더 많은 알레르기 항원을 이용할 수 있다. 그러나, 혈청 IgE 검사는 가격이 비싸며, 결과가 바로 나오지 않으며, 피부 검사에 비해 민감도가 떨어진다. 혈청 IgE 검사는 피부그림증이나 심각한 습진이 있는 경우 혹은 피부 검사 예정인 환자가 실수로 항히스타민을 복용한 경우에 유용하다. 드문 사례에서 의심이 지속된다면, 국소 코 자극으로 유용한 추가 정보를 얻을 수 있다. 예를 들어, 피부 검사와 특이 IgE 검사가 음성이지만, 노출 후 증상이 나타나는 확실한 이력이 있는 경우를 들 수 있다. 양성 검사를 위한 알레르기 항원 농도는 정확한 문턱값이 확립되지 않았지만, 코 유발 결과가 음성이라면 알레르기 진단을 배제하는데 도움이 될 수 있다.

감별 진단

감별 진단 목록은 표 20.1에 요약되어 있다. 감염 비부비동염(rhinosinusitis)은 콧물이 더 점액고름(mucopurulent) 양상을 띠며, 콧물이 자주 뒤로 넘어가며, 코 울혈, 안면 통증 및 두통 등이 있다. 가려움과 재채기는 두드러지지 않으며, 눈 증상은 없다. 주요 폐쇄와 후각 소실은 코 용종증(polyposis)일 가능성이 높으며, 환자 중 50%는 Aspirin과 비스테로이드 소염제(NSAID)에 민감성이 있다. 투약 병력을 통해 울혈을 유발하는 항고혈압 약물과 국소 충혈제거제(decongestant) 사용 여부를 조사해야 한다. 국소 충혈제거제를 과도하게 사용하면 반동 충혈(rebound hyperemia)과 만성 중증 차단, 즉 약물 비염(rhinitis

표 20.1 비염의 감별 진단

알레르기 비염	진드기, 꽃가루, 곰팡이, 동물, 직업 알레르기 항원
국소 알레르기 비염	피부 검사 및 혈청 면역글로불린E 검사는 음성이지만, 코 알레르기 항원 유발 검사에는 양성
감염 비염/ 비부비동염	감기를 포함한 바이러스, *Streptococcus*, *Haemophilus*, *Moraxella*, *Staphylococcus*, *Mycobacteria* 등을 포함하는 세균, 곰팡이 특히 *Aspergillus*, 드물게는 *Leishmania* 등의 원생동물. 문제가 되거나 흔하지 않은 병원균이 분리되면 면역결핍을 고려.
구조 문제	코 중격 만곡, 코 용종, 아데노이드 비대증, 뒤 콧구멍폐쇄증(choanal atresia)
비알레르기 비염	다른 원인 배제: 호산구 증가 증후군을 동반한 비알레르기 비염(non-allergic rhinitis with eosinophilia syndrome, NARES)에서는 호산구가 증가할 수 있으며, 자율 비염(autonomic rhinitis)에서는 염증이 아닐 수도 있다.
육아종	유육종증, 육아종증 다발혈관염
전신/염증	천식 및 호산구 증가증과 관련된 코 용종, Churg-Strauss 증후군
점액/점막 결함	낭성 섬유증, 1차 섬모 운동이상증
기타	호르몬 문제, 약물 유발(항고혈압 약물, 코 충혈제거제), 위축 비염, 미각 비염, 뇌척수액 누출, 악성 질환(림프종, 편평 세포 암종)

medicamentosa)이 발생할 수 있기 때문이다. Cocaine은 딱지형성, 출혈, 설명할 수 없는 코 중격 천공의 주요 원인이다. 비염 증상의 호르몬 원인에는 임신, 월경 전 증상, 갑상샘 질환 등이 있다. 딱지형성과 출혈의 다른 원인에는 유육종(sarcoid)과 기저 혈관염 같은 육아종병(granulomatous disease)이 있다. 고령 환자에서 한쪽 통증, 차단, 혹은 출혈 증상이 있다면 암을 의심해야 한다. 지속적인 한쪽 맑은 콧물은 뇌척수액 누출의 단독 증상일 가능성이 있으며, 일반적으로 머리 외상이나 부비동 수술 후에 발생하지만, 자연히 발생할 수도 있으며 이 경우 양성 두개내압 상승(intracranial hypertension)과 관련이 있을 수 있다.

알레르기 비염 관리

알레르기 항원 회피

유발 알레르기 항원을 확인하고 가능한 경우 이를 피해야 한다. 예를 들어, 직업 알레르기 항원과 반려 동물이 원인인 경우, 항원 회피가 필요한 모든 것일 수도 있다. 회피 전략의 효과는 계절 꽃가루에 노출되지 않으면 겨울철 내내 무증상으로 지낼 수 있는 심각한 건초열 환자를 통해 확인할 수 있다. 꽃가루는 해당 계절에 완벽하게 피할 수는 없지만, 간단하게 조언을 하자면 창문을 단단히 닫고, 차량에 꽃가루 필터를 장착하고, 꽃가루 농도가 높아지는 경향이 있는 늦은 오후에 잔디가 많은 장소는 피하는 것이 좋다. 집 먼지 진드기에 대한 전략은 지속 효과가 입증되지 않았다. 따로 보관한 침대 커버는 진드기 천식과 비염 모두에 효과가 없었으며, 딱딱한 바닥, 세탁할 수 있는 깔개, 정기적인 진공 청소, 습기 및 먼지 제거 같은 보다 포괄적인 접근 방식을 권장하는 이유를 보여준다. 최근 진행된 연구에 따르면 진드기 알레르기 천식 환자는 침대 근처에 공기 청정기를 두면 수면과 삶의 질 향상에 효과가 있었으며, 현재 임상 3상 시험이 진행 중이다.

알레르기약

비염은 계절성과 사계절성으로 분류하지만, ARIA (Allergic Rhinitis and Its Impact on Asthma) 지침에 따르면 중증도와 기간에 따른 분류가 치료법 권장에 더 실용적일 수 있다. 따라서, 비염은 증상이 크게 없는 경도, 증상이 수면의 질 혹은 일상 생활에 영향을 미치는 중등도-중증으로 분류할 수 있다. 또한, 비염은 증상이 일주일에 4일 미만 혹은 1년에 4주 미만으로 나타나는 간헐 비염과 일주일에 최소 4일 이상 나타나며 1년에 4주 이상 지속되는 지속 비염으로 분류할 수 있다(그림 20.4).

경구 혹은 국소 비진정 H1 항히스타민은 간헐 경도 혹은 지속 경도 증상에 권장하며, 중등도-중증 지속 질환에는 1차 요법으로 하루에 한 번 콧속 코르티코스테로이드 사용을 권장한다. 항류코트라이엔은 항히스타민에 비해 지속 효과가 덜하지만, 영국에서는 경도 천식과 관련된 알레르기 비염에서 추가 치료법으로 사용한다.

항콜린 약물인 Ipratropium bromide는 맑은 콧물에만 효과가 있지만, 알레르기 비염에서 이 증상이 주요 증상이라면 유용한 추가 요법이 될 수 있다. Ipratropium은 작용 기간이 짧기

때문에 필요에 따라 최대 8시간 단위로 처방해야 하며, 과도한 건조를 피하기 위해 용량을 조절해야 한다.

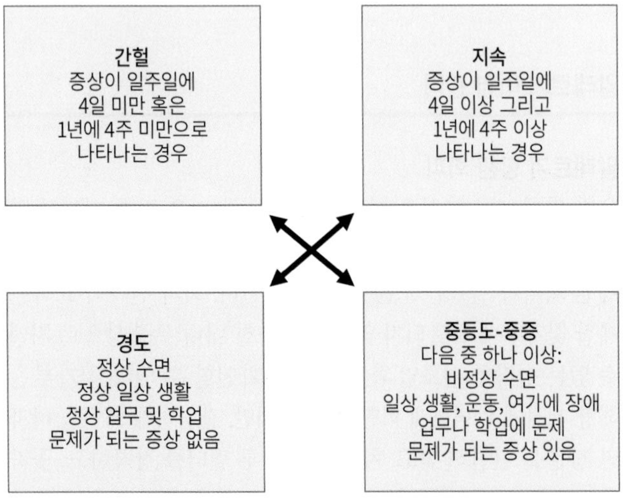

최근에는 콧속 코르티코스테로이드 제제인 Fluticasone propionate와 항히스타민 제제인 Azelastine을 모두 함유하고 있는 코 분무기(spray)가 약을 따로 주는 방법보다 더 효과적인 것으로 밝혀졌으며, 복합 분무기는 작용 시간도 더 빠른 것으로 확인되었다.

환자 정보지, 정기 교육, 약물 준수 여부, 코 분무기 사용 기술 등을 확인해야 한다. 약물은 알레르기 항원 회피 방법과 같이 사용해야 한다. 기관지 천식, 부비동염, 중이염 같은 동반 질환도 확인하고 치료해야 한다. ARIA를 기반으로 하는 단순화한 치료 계획은 그림 20.5에 나와있다.

알레르기 항원 면역요법

알레르기 항원 면역요법은 유발 알레르기 항원에 대한 임상적 및 면역학적 내성을 유발하기 위해 알레르기 항원 추출물을 반복해서 투여하는 방법이다. 이 치료법은 표적 장기의 알레르기 염증을 억제하고, IgG 관련 알레르기 항원 특이 IgE 차단 활동을 장기간 촉진하는 방법으로 작동한다. IgG4 생성을 유도하는 "전환 인자" 역할을 하는 IL-10을 생성하는 조절 T-세포 유도로 인해 국소 T_H2 반응이 감소한다. 장기적으로는 IgE 생성을 억제하고 IgG1 종류 변환(class change)을 촉진하는 인터페론 감마가 증가하며 항원-특이 T_H1 반응 쪽으로 면역반응 치우침(immune deviation)이 나타난다.

피부 밑 면역요법(subcutaneous immunotherapy)은 약 100년 이상 사용해 왔으며, 특히 알레르기 약물에 반응하지 않거나 콧속 코르티코스테로이드를 사용하는 환자 중 약 5-8% 정도에서 발생하는 지속 코 출혈 같은 수용하기 힘든 부작용을 겪는,

그림 20.4 알레르기 비염의 ARIA 분류(Adapted from Bousquet, J et al., J Allerg Clin Immunol, 2001;108: S147–334.)

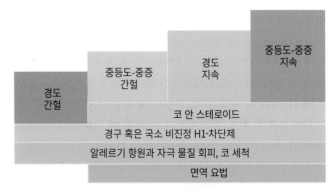

그림 20.5 ARIA 지침에 따른 알레르기 비염의 치료 접근 요약(Adapted from Bousquet, J et al., J Allerg Clin Immunol, 2001;108:S147–334.)

계절 질환이 있는 환자에게 효과적이다. 치료에는 전문가의 감독이 필요하며 일반적으로 꽃가루 계절이 아닌 시기에 12-15주 동안 매주 주사가 필요하며 그 후에는 매달 유지 주사가 필요하다. 환자는 주사 후 즉시 나타날 수도 있는 알레르기 증상을 인식하고 치료할 수 있도록 1시간 동안은 반드시 전문가의 감독 하에 있어야 한다. 3년간 치료하면 그 후 치료를 중단해도 최소 2년 동안은 완화를 유도한다.

최근에는 혀 밑 경로가 효과적인 대안으로 부상하고 있으며, 의사의 감독 하에 첫 용량을 투여한 다음 집에서 자가 투여를 통해 치료할 수 있다. 잔디 알레르기 항원 정제(grass allergen tablet)는 질병 교정 및 장기 임상 이점을 제공한다. 소아와 성인에 대한 최근 자료에 따르면 세로무늬 먼지 진드기, 큰 다리 먼지 진드기에서 추출한 혼합물이 포함된 집 먼지 진드기 알레르기 항원 정제는 사계절 비염 및 이와 관련된 기관지 천식에 효과적이다.

IgE 결합 잠재력, 다시 말해 "알레르기 항원성(allergenicity)"은 줄이면서 면역원성(immunogenicity)을 증강하기 위한 짧은 T-세포 항원결정부위(epitope) 유래 펩타이드, 보다 나은 표준화를 위한 재조합 알레르기 항원, 보조제 포함/비포함 수정 알레르기 항원 등을 사용하는 새로운 접근법은 현재 개발 중이다.

현재는 가치가 입증된 기존 알레르기 항원 추출물을 이용한 혀 밑과 피부 밑 면역요법을 사용할 수 있다. 이 두 가지 경로의 차이를 비교한 연구가 없기 때문에, 이 두 가지 방법은 균형을 이루고 있으며 경로 선택은 자원의 접근성과 환자의 선호도에 따라 달라질 수 있다.

비부비동염

도입

비부비동염은 코와 부비동의 염증을 의미한다. 비부비동염의 특징은 코 막힘, 울혈, 앞쪽 콧물 혹은 코 뒤 흐름(post nasal drip), 안면 압력과 통증, 후각 장애 등이 있다. 정의에 따르면, 급성 비부비동염(acute rhinosinusitis, ARS)은 12주 내에 완전히 회복되지만, 만성 비부비동염(chronic rhinosinusitis, CRS)은 최소 12주 이상 지속된다. ARS는 일반적으로 바이러스 상기도 감염 후에 발생한다. CRS의 병인은 명확하지 않다. CRS는 코 용종이 있는 CRS (CRS with nasal polyps, CRSwNP)와 코 용종이 없는 CRS (CRS without nasal polyps, CRSsNP)로 세분화된다. 코 용종은 코안(nasal cavity)과 부비동에 있는 양성, 부종성(edematous), 염증 덩이다. CRSwNP는 천식과 밀접한 관련이 있으며, 특히 성인 발병 호산구 천식(eosinophilic asthma)과 관련이 깊으며, Aspirin과 비스테로이드 소염제(NSAID) 과민성과도 관련이 있다. CRS는 많은 낭성 섬유증(cystic fibrosis, CF) 환자에게 영향을 미치며, 낭성 섬유증과는 별개로 기관지 확장증과 관련이 있을 수도 있다.

급성 비부비동염

ARS는 대부분 Rhinovirus나 Coronavirus 같은 바이러스가 원인이며, 상기도 감염 뒤에 발병한다. 감염은 대부분 자기한정(self-limiting)이며 10일 이내에 해결된다. 바이러스 감염 후 ARS는 증상이 10일 이상 지속되거나 첫 5일 후 명확한 악화가 나타난다. 환자 중 약 0.5-2%는 바이러스 감염 후 2차 급성 세균 비부비동염으로 발전한다. 이를 의심할만한 소견에는 콧물 색상 변화, 심한 안면 통증, 특히 한쪽 안면 통증, 38℃ 이상의 발열, 적혈구 침강속도(ESR) 및 C-반응 단백질(CRP) 증가, 초기에 호전을 보이다가 악화되는 증상 등이 있다. 하지만, 순수한 바이러스 감염과 세균 감염을 감별하는 것은 임상적으로 어려우며, ARS에는 일반적으로 항생제가 필요하지 않다. 일반적인 세균 병원체는 *Streptococcus pneumoniae, Haemophilus influenzae, Staphylococcus aureus* 등이 있다. ARS의 증상 완화에는 진통제, 식염수로 코 세척, 콧속 충혈제거제(decongestant) 같은 방법을 사용한다. 콧속 코르티코스테로이드는 중등도 사례에서 단독 요법으로 권장하며, 중증 사례에서는 전신 항생제 치료와 병행해서 사용한다. ARS의 드문 합병증에는 안와골막 연조직염(periorbital cellulitis) 및 안와 연조직염(orbital cellulitis)과 국소 고름집(abscess) 형성이 있다. 고름집, 수막염(meningitis), 뇌염(encephalitis), 정맥동 혈전증(sinus thrombosis) 같은 두개내 합병증은 더 드물지만 일반적으로 정맥 항생제와 수술 배액 같은 개입이 즉시 필요하다.

만성 비부비동염

역학

의사가 진단한 CRS의 유병률은 2-4%다. 환자 중 최대 1%는 일정 단계에서 코 용종이 발생하는 것으로 추정되며, 천식 환자 중 7%가 영향을 받는다. 코 용종은 일반적으로 천식 발병보다 먼저 발생하며, 특히 Aspirin과 비스테로이드 소염제(NSAID) 과민성이 있는 경우에 흔하다. 코 용종 발생의 평균 나이는 42세. 용종은 20세 미만에서는 드물지만, 낭성 섬유증이 있는 환자는 최대 40%가 용종이 있다.

병인

많은 사례에서 CRS의 정확한 원인은 확실하지 않다. CRSwNP는 천식, 특히 호산구 천식과 많은 병리학적 특성을 공유하지만, 전신 아토피와는 확실한 연관성이 없으며 중년기의 발병 유발요인은 아직 파악되지 않았다. CRS, 특히 CRSsNP는 기저 면역 기능이상으로 인해 발생할 수 있다. 1차 원인으로는 점막 방어 기능 손상, 1차 섬모 운동이상증(primary ciliary dyskinesia)과 같은 섬모 기능이상, 선천 면역 결핍, 면역글로불린과 특이 면역글로불린 손상, 공통 가변 면역결핍(common variable immune deficiency)과 T-세포 이상 등으로 인해 발생할 수 있으며, 2차 원인으로는 당뇨, 장기이식 후, 사람 면역결핍 바이러스(HIV), 면역억제 약물, 암 등으로 인해 발생할 수 있다. CRS와 관련 있는 다른 요인에는 흡연, 기계 작업자 및 조립 기술자 같은 특정 직업 등이 있다. 치과 감염은 한쪽 CRS를 유발할 수 있다. 코와 부비동의 구조적 변이는 관련이 없어 보이며, 이는 CRS가 본질적으로 점막 질환이라는 이론을 뒷받침한다.

병리

유럽과 미국의 사례 중 80% 이상에서 CRSwNP는 호산구, T_H2-사이토카인(특히 IL-5), 형질 세포, IgE 등이 특징인 염증과 관련이 있다. IgE는 대부분 다세포군(polyclone)이며 전신 아토피와는 관련이 없어 보인다. 그러나, 최근 진행된 연구에 따르면, Staphylococcus aureus의 장독소(enterotoxin)는 초항원(superantigen)으로 작용하여 IgE 생성을 주도하며, 특히 천식 환자나 Aspirin 과민성 환자에서 IgE 생성을 주도한다. 아이코사노이드(eicosanoid) 같은 지질 유래 매개물질도 관련이 있다. 용종 조직에서 시스테인 류코트라이엔(cysteinyl leukotriene)과 프로스타글랜딘(prostaglandin) D2 같은 염증 매개물질의 과다발현과 낮은 항염증 프로스타글랜딘 E2 (PGE2) 수치를 볼 수 있다. 고리산소화효소(cyclooxygenase) 억제로 인한 것으로 생각되는 Aspirin에 대한 급성 과민성 반응은 류코트라이엔을 추가로 상향조절 한다. 남은 20% 미만의 사례와 중국의 사례 대부분은 T_H1형 염증, T_H17형 염증, 중성구 침윤, 전환 성장인자(transforming growth factor, TGF)-β 발현과 관련 있는 섬유증 같은 다른 병리 기전을 가지고 있다.

CRSsNP의 기저에 있는 병리는 명확하지 않으며, 집락을 형성한 세균의 특성, 앞서 언급한 숙주 방어의 장애 등과 관계가 있을 수도 있다. 병원체 제거 장애, 점막 방어막 손상, 선천 및 획득 면역 손상 등으로 인해 미생물이 점막에 집락을 형성할 수 있다. 세포바깥 바탕질(extracellular matrix)로 보호받는 세균 집락, 다시 말해 균막(biofilm)을 만들 수 있는 세균은 숙주 면역 체계와 전신 항생제 치료 양쪽에 내성을 가질 수 있다. 균막을 만드는 세균에는 *H. influenzae, S. aureus, S. pneumoniae,* *Pseudomonas aeruginosa, Moraxella catarrhalis* 등이 있다.

임상 양상 및 진단

CRS의 정의는 상자 20.1에 나와있다. 내시경 검사를 할 수 없다면, 임상 소견으로 치료를 시작해야 한다. CRSwNP는 일반적으로 후각 상실 혹은 후각 장애를 유발하며, 이는 CRSsNP에서는 드문 특성이다. CRS의 추가 증상에는 귀 불편감, 인두 및 후두 자극감, 발성장애, 기침 등이 있다. CRS는 흔히 수면의 질을 떨어뜨린다. 다른 증상 없이 두통 및 안면통만 있는 경우 CRS가 원인일 가능성은 매우 낮으며, 다른 원인을 찾아야 한다. 특정 증상, 특히 한쪽 증상, 두드러지는 출혈 및 딱지형성, 악취후각증(cacosmia), 한쪽 용종 등은 주의를 기울여야 한다. 이러한 증상이 있으면 암이나 Wegener 육아종증(Wegener's granulomatosis) 같은 기저 염증 질환을 의미할 수도 있기 때문에, 즉시 상급 병원에 의뢰해야 한다.

상자 20.1 만성 비부비동염의 정의

- 코와 부비동의 염증
- 다음 증상 중 두 가지 이상이 존재
  - 한 가지는 반드시 코 울혈, 코막힘, 코 폐쇄, 앞쪽 콧물, 코 뒤 흐름 중 하나
  - ± 안면 통증 혹은 안면 압박감
  - ± 후각 장애 혹은 후각 소실
- 그리고 내시경 소견에서 다음 중 하나가 존재
  - 용종. 그리고/또는
  - 주로 중간 콧길(middle nasal meatus)에서 나오는 점액고름 콧물. 그리고/또는
  - 주로 중간 콧길의 점액 폐쇄 혹은 부종
- 그리고/또는 CT 소견
  - 콧길 입구 복합체(ostiomeatal complex) 그리고/또는 부비동 내부의 점막 변화
- 증상이 완전히 해결되지 않고 12주 이상 지속

코 내시경 검사로 부비동에서 배액되는 부위인 중간 콧길(middle nasal meatus, 그림 20.6) 점막과 코인두 점막을 볼 수 있다. 내시경 검사를 할 수 없다면, 비경(nasal speculum)과 머리에 장착된 램프 혹은 큰 귀보개(ear piece)가 있는 이경(otoscope)을 이용한 앞쪽 비경술로 많은 사례에서 적절한 점막 시야를 확보할 수 있다. 내시경에서 확인할 수 있는 코 용종의 등급은 표 20.2에 나와있다. 코 바깥쪽에 대한 검사도 동상 낭창(lupus pernio), 콧등 무너짐, 콧등 넓어짐 같은 근본적인 진단에 대한 단서를 제공할 수 있다.

일반 방사선 검사는 가치가 제한적이다. 가장 좋은 영상 기

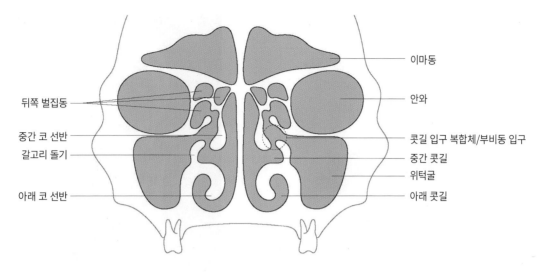

그림 20.6 부비동의 구조

뒤쪽 벌집동
중간 코 선반
갈고리 돌기
아래 코 선반

이마동
안와
콧길 입구 복합체/부비동 입구
중간 콧길
위턱굴
아래 콧길

표 20.2 코 용종의 등급

용종 점수	임상 소견
등급 0	보이는 용종 없음
등급 1	중간 콧길에 작은 용종이 있지만, 중간 코 선반의 아래쪽 경계 밑으로 확장하지 않음
등급 2	중간 코 선반의 아래로 확장하는 용종
등급 3	아래 코 선반의 아래쪽 경계 밑으로 확장하는 큰 용종 혹은 중간 콧길에서 안쪽에 위치하는 용종
등급 4	아래 코 안을 완전히 막는 큰 용종

표 20.3 Lund-Mackay CT 점수 체계

위치	왼쪽	오른쪽
위턱동	0–2	0–2
앞 벌집동	0–2	0–2
뒤 벌집동	0–2	0–2
나비동	0–2	0–2
이마동	0–2	0–2
콧길 입구 복합체	0–2	0–2
합계	0–12	0–12

참고: 혼탁의 정도: 0 = 정상, 1 = 부분, 2 = 완전. 콧길 입구 복합체의 경우, 막히지 않으면 0으로 막히면 2로 계산한다. 양쪽의 합계 접수는 각각 0점에서 12점 사이이며, 총 합계 점수는 0점에서 24점 사이이다.

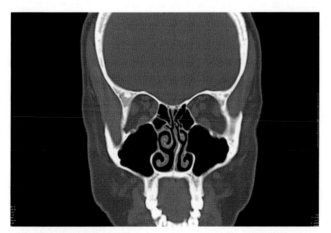

그림 20.7 정상 부비동 CT 영상

법은 컴퓨터 단층촬영(CT)이다(그림 20.7). 걱정스러운 징후나 심각한 질병이 없는 경우, 1차 약물 치료가 실패한 환자에게 수술을 고려할 경우를 대비하여 CT 촬영을 보류한다. Lund-Mackay 점수 체계는 CT 결과로 등급을 나눌 때 가장 일반적으로 사용하고 있으며, 특히 임상 연구에서 많이 사용한다(표 20.3). 자기 공명 영상(MRI)은 CT를 보충할 수 있으며, 특히 의

심되는 종양, 점액낭종(mucocele) 확장, 곰팡이 감염 등에 대한 추가 정보를 제공한다.

CRSwNP에서는 혈액 호산구가 증가할 수 있으며, 특히 천식이 있을 때 증가할 수 있다. 전신 코르티코스테로이드를 사용하지 않았을 때 수치가 최대 1.5×10^9/L까지도 증가할 수 있다. 수치가 2.0×10^9/L을 넘어서면 호산구 육아종증 다발혈관염을 의심해야 한다. 알레르기 곰팡이 부비동염이 의심되는 경우, 전체 IgE 수치와 아스페르길루스(aspergillus) 같은 곰팡이 특이 IgE 수치가 필요하다. 잦은 하기도 감염, 다른 부위의 잦은 감염, 다른 부위의 중증 감염 등과 관련이 있는 CRSsNP가 있으면 항체 종류(antibody class), 파상풍(tetanus)과 폐렴알균(pneumococcus) 같은 회상 항원(recall antigen)에 대한 반응, 전체 혈구 계산(CBC)을 포함한 면역 평가를 진행해야 하며, 병력을 바탕으로 2차 면역결핍도 고려해야 한다. 20세 미만에서 용종이 있으면 낭성 섬유증을 고려해야 한다. 전형적인 CT 양상은 그림 20.8에 나와있다. 흉부 감염, 중이염, 가족력을 동반한 영아

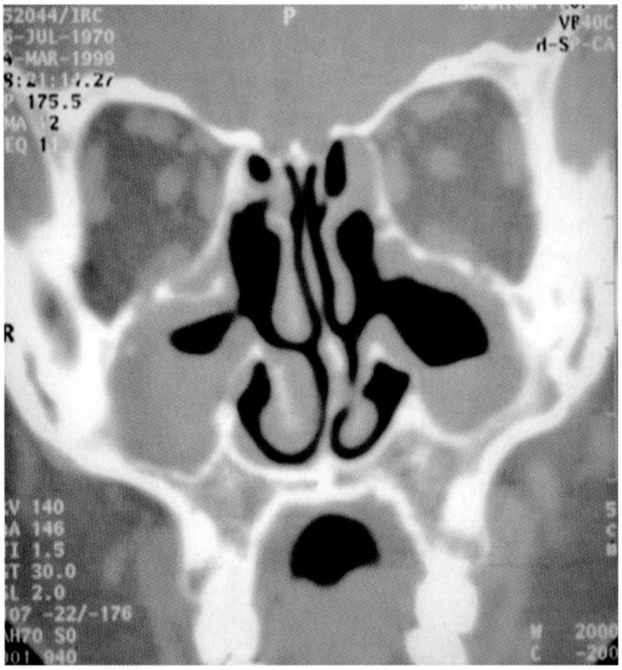

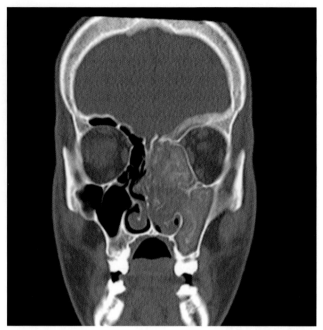

그림 20.8 낭성 섬유증에서 볼 수 있는 전형적인 부비동 CT 영상. 이마동(frontal sinus)이 없거나 형성저하가 있으며, 위턱동(maxillary sinus)이 "C-뒤집어진C" 모양으로 보인다.

그림 20.9 알레르기 곰팡이 비부비동염의 CT 영상. 비대칭 음영증가, 염증 물질로 인한 다양한 음영, 안와(orbit)에 대한 압력 효과 등을 볼 수 있다.

기(infancy) 때부터 지속된 만성 콧물 같은 병력이 있으면, 1차 섬모 운동이상증(primary ciliary dyskinesia, PCD)일 가능성이 높다. 선별검사로는 사카린 맛보기 검사(saccharin taste test)에서 35분 이상 지연, 매우 감소한 코 산화 질소(nitric oxide) 수치 등이 있지만, PCD를 진단하기 위해서는 섬모 진동 빈도와 전자현미경 검사를 위한 코 솔질(nasal brushing)이 필요하다.

합병증

CRS는 합병증이 드물다. 뼈 미란(erosion)과 확장은 치료하지 않은 코 용종이나 점액낭종(mucocele)으로 인해 발생할 수 있다. 점액낭종은 부비동 안에 있는 상피가 늘어선 주머니로, 확장할 수 있으며, 이로 인해 시신경병증(optic neuropathy)이 발생할 수 있다. 특히, 뒤쪽 벌집동(ethmoid sinus)이나 나비동(sphenoid sinus)을 침범하면 발생 가능성이 높다. 정상 뼈 구조의 소실과 경화가 특징인 골염(osteitis)도 발생할 수 있지만, 관계성은 완전히 알려지지 않았다. 매우 드문 경우지만, 새로운 뼈 형성 및 성장을 의미하는 뼈 화생(osseous metaplasia)이 국소 확장을 통해 질병을 유발할 수도 있다.

소아 만성 비부비동염

성인 CRS와 비교하여 소아 CRS에서는 기침이 더 두드러지는 특성이다. 만성 기침이 있지만 흉부 방사선 사진에서 특이 소견이 없거나 천식 약물에 반응을 보인다면 비염이나 CRS

를 고려해야 한다. 아데노이드 비대증(adenoidal hypertrophy)은 만성 세균 감염의 원인이 될 수 있다. 아데노이드절제술(adenoidectomy)은 일부 소아 CRS환자에게 도움이 될 수 있다. 소아에게 CRS 소견이 있다면, 특히 하기도 감염이나 삼출을 동반한 만성 중이염이 있다면, 낭성 섬유증, 1차 섬모 운동이상증, 면역결핍, 알레르기 같은 기저 질환 가능성을 의심해 볼 수 있다.

곰팡이 비부비동염

곰팡이에 대한 IgE 민감화가 있는 CRSwNP과 알레르기 곰팡이 비부비동염(allergic fungal rhinosinusitis, AFRS)은 감별이 어렵다. AFRS를 진단하기 위해서는 곰팡이에 대한 민감화와 특징적인 CT/MRI 소견이 모두 필요하다(그림 20.9). CT/MRI의 특징에는 비대칭 질환, 주변 구조물의 확장 및 침범, 다양한 조직 음영(multiple tissue density) 등이 있다. AFRS는 상당한 지리적 차이를 보여준다. 예를 들어, 미국 남부에서 발생률이 높다. 환자는 일반적으로 CRSwNP 환자보다 젊다. 급성 침습 곰팡이 비부비동염은 국소 조직 침습 성향이 높으며, HIV, 혈액암, 조절되지 않는 당뇨병 같이 상당한 면역억제가 있는 환자는 사망률이 높다. 환자는 일반적으로 전신 상태가 좋지 않다. 빠른 내과 치료 및 수술 중재가 필요하다. 알레르기 민감화는 관련이 없으며, 곰팡이 특이 IgG는 면역약화 상태에서는 상승하지 않을 수도 있다. 다른 양상에는 만성 침습 곰팡이 부비동염, 육아종 곰팡이 부비동염, 부비동 곰팡이 균덩이(sinus fungal ball) 등이 있다.

만성 비부비동염과 하기도

상기도와 하기도의 관계, 특히 CRSwNP 및 천식에서의 관계는 앞서 설명한 바 있다. 상기도와 하기도는 점막 구조, 면역, 질병 병리가 유사하다. 상기도 질환은 생리학적 효과, 신경학적 효과, 면역학적효과를 통해 하기도에 영향을 미친다. CRS의 내과 및 외과 관리 모두가 천식 조절을 개선한다는 몇몇 근거가 있지만, 확실한 연구는 아직 부족하다. 이와 관계없이, 천식에서 CRS는 흔하며, 삶의 질을 상당히 감소시키기 때문에, 이러한 환자들에 대한 적극적인 선별검사가 필요하다.

관리
코 용종을 동반하지 않은 만성 비부비동염
콧속 코르티코스테로이드, 식염수 세척, 항생제 연장 사용을 지지하는 근거가 있다. 항생제는 8주에서 12주 동안 기간을 연장하며, 특히 Macrolide나 대안으로 확인된 Cotrimoxazole과 Doxycycline을 사용한다. Macrolide 사용에 대한 일부 근거는 하부 기도 연구를 기반으로 추정한 것이지만, CRS에 대한 연구에 따르면 총 IgE 수치가 높은 환자보다 정상인 환자가 더 잘 반응한다. 고용량 식염수 세척이 저용량 분무기보다 바람직하다. 차아염소산 나트륨(sodium hypochlorite)이나 자일리톨(xylitol)을 첨부하면 추가 이점이 있을 수 있다. 고용량 코르티코스테로이드 점적은 저용량 분무기에 비해 훨씬 효과적이지만, 순응도를 고려하여 환자를 선택해야 한다. Fluticasone propionate, Fluticasone furoate, Mometasone 같은 새로운 코르티코스테로이드는 전신 생체 이용률이 낮기 때문에 장기간 사용 시 바람직하다. 2차 치료에서는 일반적으로 3개월간 약물치료를 시행한다. 치료 반응이 좋지 않다면, CT 영상으로 재평가가 필요하며 수술도 고려해볼 수 있다. 수술로 부비동 배액을 개선하고 국소 치료제가 코 점막에 잘 전달될 수 있도록 염증 물질을 제거한다. 기능 내시경 부비동 수술(functional endoscopic sinus surgery, FESS)은 특히 중간 콧길 위턱굴창냄술(middle nasal meatus antrostomy)에 있어 오래된 보편적인 접근법보다 우수하다. 대부분은 수술 후 국소 치료 및 약물 치료를 지속해야 한다.

코 용종을 동반한 만성 비부비동염
콧속 코르티코스테로이드와 경구 코르티코스테로이드 사용을 뒷받침하는 근거가 있다. 콧속 코르티코스테로이드는 수술 후 환자에게 가장 효과가 크다. 경구 코르티코스테로이드는 효과적이며, 중증 천식이 동시에 있을 경우 반드시 필요하지만, 상대적으로 지속시간이 짧다. 실제 임상에서는 경구 Prednisolone을 중저 용량으로, 예를 들어 매일 5-10 mg으로 중장기간 유지하는 방법은 신중한 위험-혜택 분석 후에 스테로이드 유발 부작용을 계속 감시하면서 사용할 수는 있지만, 이는 현재의 근

임상 사례 1

44세 남자 환자가 중증 건초열 평가를 위해 알레르기 전문 진료소에 내원하였다. 건초열은 콧속 스테로이드 분무기, Cromoglycate 안약, 비진정 경구 항히스타민 조합에 전혀 반응하지 않았다. 환자는 현재 금연에 성공하였고, 흡연력은 10갑년이었다. 환자는 10살 때부터 매년 5월에서 8월에 사이에 증상이 발생했으며, 지속되는 눈 비비기, 재채기, 코막힘 때문에 "비참하다"고 말했다. 또한 계절 쌕쌕거림(wheezing)도 발생하여 Beclomethasone 200 μg을 하루에 2번 복용하고, 계절 가슴 증상이 정점에 달할 때는 추가로 Salbutamol도 사용하였다. 환자는 5월에서 8월까지 규칙적으로 약을 복용했다. 현재 아들과 애완견과 함께 살고 있었다. 코 기도는 개방되어 있었으며, 용종은 없었다. 흉부 검사는 정상이었으며, 쌕쌕거림도 들을 수 없었다. 1초간 노력 날숨량은 3.5 L로 예측치의 98%였으며, 흡입 히스타민의 유발 농도는 8 mg/mL 이상으로 기도 히스타민 반응성은 정상이었다. 피부 바늘따끔 검사(skin prick test)에서 혼합 잔디 꽃가루가 8 mm, 큰조아재비(timothy grass) 꽃가루가 10 mm, 집 먼지 진드기가 3 mm로 양성 반응을 보였으며, 고양이, 강아지, 나무 꽃가루, 곰팡이는 음성이었다. 코 분무기와 흡입기 사용 기술은 적절했다. 진료 후, 잔디 꽃가루의 표준 추출물로 만든 속용성 정제(fast dissolving tablet)를 하루에 한 번, 혀 밑에 2분간 머금고 있다가 삼키도록 하는 잔디 꽃가루 혀 밑 면역요법을 처방했다. 첫 복용은 진료소에서 감독 하에 복용하였고, 그 후 유행 계절 전인 2월부터 유행 계절까지 4개월 동안 집에서 매일 복용하였다. 환자는 매번 복용 시마다 20분에서 1시간 정도 지속되는 입인두 및 눈 자극감과 귀 가려움을 겪었으며, 2주 뒤에는 이 증상이 사라졌다. 9월에 다시 진료소를 방문했을 때, 환자는 "40 평생 최고의 여름이었다"고 말할 정도로 극적인 호전을 보였고, 꽃가루 유행기에 가끔 항히스타민을 사용하는 것 외에는 다른 약은 거의 필요하지 않았다. 연구에 따르면 최소 3년간 복용해야 그 후 최소 2년간 장기간 완화 효과를 볼 수 있기 때문에, 환자에게 잔디 꽃가루 알레르기 항원 정제를 3년간 매일 복용할 것을 권장했다.

해설: 알레르기 약을 규칙적으로 복용함에도 불구하고 삶의 질에 영향을 미치는 중증 건초열이 있는 환자는 면역 요법의 적응증이 된다. 계절 천식의 경우, 비수기에 치료를 시작하는 경우 금기가 아니지만, 중등도 및 중증 혹은 조절되지 않은 사계절 천식은 금기다. 피부 밑 혹은 혀 밑 같은 경로 선택은 환자의 취향에 따라 다르다.

거 기반 진료에서 벗어난다. 대부분 공개 연구에서 나온 결론이지만, Macrolide 항생제를 8주에서 12주 동안 연장 사용하는 방법도 효과가 있음이 입증되었다. 단기간(3주) Doxycycline도 효과가 있었다. CRS에 효과를 나타내는 항류코트라이엔(antileukotriene) 약물은 자주 사용하지만, 그 사용을 지지하는 근거는 현재로서는 없다. 코 식염수 세척은 특히 수술 후에 역할을 한다. CRSsNP와 마찬가지로, 수술은 약물 치료가 실패한 경우에 적응증이 된다. 약물 치료는 일반적으로 3개월 동안 진행하지만, 증상이 심각하거나 내시경 소견이 있다면 더 일찍 수술을 진행할 수도 있다. 기능 내시경 부비동 수술(functional endoscopic sinus surgery, FESS)은 용종과 감염된 점막을 제거하고 부비동 구멍을 개방하기 위해 많이 사용하는 방법이다. 수술 결과는 일반적으로 매우 양호하지만, 시간이 지난 뒤 재수술이 필요한 경우도 자주 있다. 장기간 국소 코르티코스테로이드 사용은 반드시 필요하다.

기타 치료

IgE 및 IL-5에 영향을 미치는 CRSwNP의 병태생리를 고려하면, 단클론 항체(monoclonal antibody) 약물 중 항IgE 약물인 Omalizumab과 항 IL-5 약물인 Mepolizumab도 효과가 있을 수 있다. 특히 천식을 동반한 환자를 대상으로 한 예비 연구에서 효과가 있었지만, 확실한 연구가 필요하다. 코 용종과 Aspirin 과민성이 있는 환자에게는 Aspirin 탈민감화(desensitization)가 선택지가 될 수도 있다. 이 환자들은 특히 질병이 중증인 경우가 많기 때문에 더 자주 수술을 받아야 한다.

임상 사례 2

40세 여자 환자가 5년간의 코 막힘, 코 뒤 흐름, 후각 상실을 주요 호소 증상으로 지역 이비인후과 진료소에 내원하였다. 환자는 최근 2년간 천식 치료를 받은 병력이 있었다. 혈액 검사에서 총 IgE 수치가 190 KU로 정상 범위 3-150보다 증가해 있었으며, 호산구 수는 0.9×10^9/L였고, CRP는 정상이었다. 환자는 필요에 따라 고용량 흡입 코르티코스테로이드와 지속 작용 베타 작용제(inhaled corticosteroid/long-acting beta agonist, ICS/LABA) 흡입기와 Salbutamol을 사용하고 있었으며, 지난 1년간 세번 경구 Prednisolone도 복용했었다. 두통 때문에 3주 전 마지막으로 Ibuprofen을 사용했지만 효과는 없었다. 검사에서 양쪽 코에 용종이 있었으며, 1초간 노력 날숨량(FEV_1)은 예측치의 65%였다. 피부 바늘따끔 검사(skin prick test)에서 잔디 꽃가루에만 양성 소견을 보였다. 환자는 2주간 사용할 Betamethasone 점적액과 다음 내원 시까지 사용할 Fluticasone 점적액을 처방받았으며, 사용 방법에 대한 설명을 들었다. 3개월 후 재방문에서 증상은 큰 변화가 없었다. 부비동 CT 영상에서 부비동 전체에 염증 부스러기가 있는 "백색 변화(white-out)"를 볼 수 있었다. 기능 내시경 부비동 수술(functional endoscopic sinus surgery)을 시행하였고, 수술 후 증상이 호전되었다. 환자에게 하루 한번 고용량 식염수 세척과 Fluticasone 점적 지속을 권장하였다(그림 20.10).

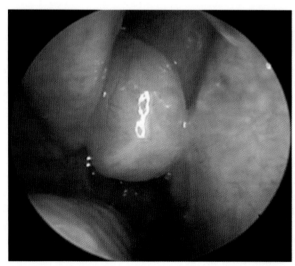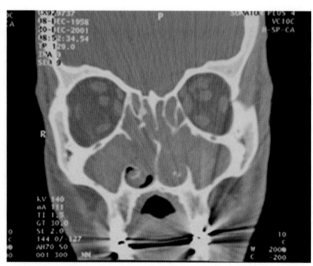

그림 20.10 내시경에서 볼 수 있는 코 용종. 코 용종을 동반한 만성 비부비동염 환자의 CT 영상에서 완전히 혼탁화(opacification)된 부비동을 볼 수 있다.

해설: 명백한 성인기 발병 천식이 나타나기 전에 코 증상이 나타나고 후각이 완전히 사라지는 매우 흔한 증례다. 전신 호산구 증가가 낮거나 중간인 경우가 일반적이다. 환자 중 일부만이 Aspirin 과민성을 동반하고 있다. 환자 중 대다수는 계속해서 부비동 수술을 받아야 한다.

30세 남자 환자가 지난 1년간 젖은 기침과 졸음증, 코막힘, 콧물, 눈과 콧등 사이의 불편함을 주요 호소 증상으로 호흡기 진료소에 내원하였다. 환자는 작년에 주치의를 통해 3번 항생제 치료를 받았으며, 객담 검체 중 하나에서 *H. influenzae*가 자랐다. 환자는 흡연을 한적이 없으며, 천식도 없었지만 어릴 때 중이염을 앓았으며, 10살 때 반복되는 편도염(tonsillitis)으로 편도절제술을 받은 병력이 있었다. 호흡기 질환이나 아토피의 가족력은 없었다. 검사에서 젖은 기침이 있었지만, 흉부는 정상이었으며, 전신 신체 검사도 정상이었다. 피부 바늘따끔 검사에서 흔한 공기 알레르기 항원에 모두 음성이었다. 전방 비경술(rhinoscopy)을 통한 코 검사에서 노란 점액 분비물(mucoid discharge)을 확인하였다(그림 20.11). 흉부 방사선 사진은 정상이었으며, FEV$_1$은 예측치의 85%였다. 환자에게 고용량 식염수 세척과 Fluticasone 점적을 권장하였고, 12주 과정으로 Clarithromycin 투약을 시작하였다. 방문 후 혈액 검사에서 전체 혈구 계산(CBC)은 정상이었으며, 총 IgE는 30 KU/L로 정상범위 안에 있었으며, CRP는 18 mg/dL로 약간 상승했다. 면역글로불린 수치도 정상이었으며, 알파1 항트립신도 정상이었지만, 폐렴알균 항원(pneumococcal antigen)에 대한 특이 IgG 수치가 낮았다. 흉부 CT에서 경계선(borderline) 기관지 확장증 변화를 확인할 수 있었다. 환자의 주치의와 연락하여 폐렴알균 백신 투여를 부탁하였다. 첫 방문 후 3개월 뒤, 코 증상은 호전을 보였으며, 가래양도 줄었지만, 폐렴알균 백신에 대한 항체 반응은 최적에 도달하지 못했다.

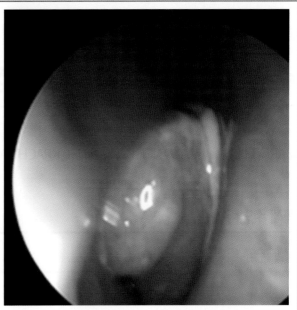

그림 20.11 코 용종이 없는 만성 비부비동염 환자에서 중간 코 선반(middle nasal turbinate) 근처에 있는 점액고름 분비물을 보여주는 내시경 영상.

해설: 만성 점액 생성은 코 뒤 흐름이나 흉부 문제 때문에 발생할 수 있다. 피로감과 졸음증이 흔하며, 적어도 부분적으로는 좋지 못한 수면의 질 때문일 가능성이 높다. 백신 접종 후 최적의 반응에 도달하지 못한 이유는 특이 항체 결핍 때문일 가능성이 높다.

더 읽을거리

1. Bousquet J, Schünemann HJ, Samolinski B et al. World Health Organization Collaborating Center for Asthma and Rhinitis. Allergic Rhinitis and Its Impact on Asthma (ARIA): Achievements in 10 years and future needs. J Allerg Clin Immunol. 2012;130:1049–62.

2. Eifan AO, Durham SR. Pathogenesis of rhinitis. Clin Exp Allerg. 2016;46:1139–51.

3. Wheatley LM, Togias A. Clinical practice. Allergic rhinitis. N Engl J Med. 2015;372:456–63.

4. Slovick A, Durham SR, Till SJ. Grass pollen immunotherapy for treatment of allergic rhinitis. BMJ. 2014;349:g6586.

5. Durham SR, Creticos PS, Nelson HS et al. Treatment effect of sublingual immunotherapy tablets and pharmacotherapies for seasonal and perennial allergic rhinitis: Pooled analyses. J Allerg Clin Immunol. 2016;138(4):1081–8.

6. Fokkens WJ, Lund VJ, Mullol J et al. EPOS 2012: European position paper on rhinosinusitis and nasal polyps 2012. A summary for otorhinolaryngologists. Rhinology. 2012;50(1):1–12.

21

수면 무호흡과 수면 호흡 장애

MARIA ELENA VEGA SANCHEZ, SAMUEL KRACHMAN, AND FREDRIC JAFF

폐쇄 수면 무호흡

정의

수면 호흡 장애(sleep disordered breathing)는 코골이에서 확실한 수면 무호흡까지 이어지는 연속적인 질환을 의미한다. 간단하게 정의하자면, 수면 호흡 장애는 상기도의 완전 혹은 부분 폐쇄와 기류의 완전 혹은 부분 폐쇄를 의미한다. 기류 폐쇄는 호흡 노력과 관련이 있는 폐쇄가 원인이거나, 호흡 노력과 관련이 없는 중추 신경이 원인일 수 있다. 수면 중 발생하는 이러한 사건은 정상 현상일 수도 있지만, 수면 기간 중 발생하는 사건의 수가 특정 문턱값(threshold)을 넘어서면 병이라고 간주한다 (그림 21.1). 폐쇄 사건을 동반하는 수면 호흡 장애에는 두 가지

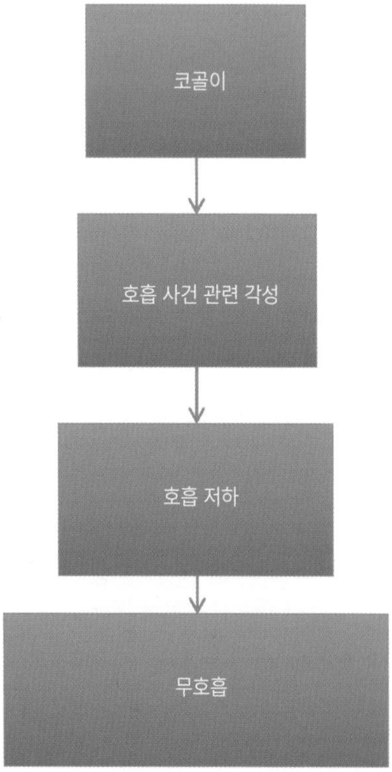

그림 21.1 수면 장애 사건의 진행 과정

기류 제한 유형이 있다. 호흡저하(hypopnea)는 수면 중 각성이 있거나 산소 포화도가 기준선으로부터 상당량 감소하지만, 기류가 완전히 폐쇄되지는 않는 상태로 정의한다. 무호흡(apnea)은 기류가 90% 이상 거의 완전하게 막히며, 산소 포화도 감소 여부는 관계없다. 이처럼 수면 호흡 장애는 상기도 개방성과 관련 있다.

수면 호흡 장애의 중증도는 고전적으로 무호흡 호흡저하 지수(apnea hypopnea index, AHI)를 사용해 정의했다. 중증도는 총 무호흡 횟수에 총 호흡저하 횟수를 합친 값을 수면 시간으로 나눠서 계산한다. 수면 호흡 장애를 정의하기 위한 다른 공식도 있지만, 이 공식을 가장 많이 사용한다. AHI가 5 미만이면 정상이며, 표 21.1에서 AHI를 통한 경도, 중등도, 중증 수면 무호흡의 정의를 확인할 수 있다. AHI가 경도인 환자에게 수면 무호흡 증후군을 진단하기 위해서는 관련된 임상 증상이 있어야 한다. AHI가 15를 초과하면 증상이 없어도 수면 무호흡 증후군을 진단할 수 있다.[1]

임상 양상

모든 환자에 대한 평가는 완전한 병력 청취에서 시작된다. 이러한 관점에서 수면 호흡 장애가 의심되는 환자도 다른 의학적 문제가 있는 환자와 다를 바가 없다. 환자에게 취침 시간과 기상 시간을 비롯한 수면 습관에 대해 질문하는 것이 완전한 수면 병력 청취의 시작이다. 환자가 이에 대해 잘 모르는 경우, 같이 잠을 자는 사람의 이야기가 수면 병력을 확인하는데 도움

표 21.1 수면 호흡 장애의 중증도

중증도	무호흡 호흡저하 지수
정상	< 5
경도	5–15
중등도	16–30
중증	> 30

이 될 수 있다. 병적 수면 호흡 장애가 있는 환자에게 나타날 수 있는 증상에는 잠을 자도 개운하지 않음, 과도한 주간 졸음, 80데시벨 이상 되는 큰 코골이, 무호흡 목격, 수면 중 숨막힘(choking)이나 숨헐떡임(gasping) 등이 있다.[2]

폐쇄 수면 무호흡(obstructive sleep apnea, OSA) 환자는 주간 기면, 인식 장애, 삶의 질 불량, 교통사고 위험 증가 같은 문제점을 동반하고 있다. OSA는 고혈압, 뇌졸중, 울혈 심부전, 심방세동, 관상동맥 질환을 포함한 여러 가지 심혈관 질환의 독립 위험 요인으로 밝혀졌다. 또한 OSA는 2형 당뇨병, 폐 고혈압을 포함한 다른 동반 질환과도 관련이 있다.[1] 앞서 언급한 이유를 고려할 때, 이러한 환자에 대한 확인과 치료는 중요하다.

적절한 병력과 증상에 더하여, OSA에 대한 임상적 의심을 견고히 해주는 여러 가지 위험 요인이 있다. 여기에는 비만, 고령, 다양한 기도의 해부학적 구조 등이 있다. 이 중 확실한 위험 요인은 비만과 65세 이상 고령이다.[3] 인구가 고령화됨에 따라 이는 무시할 수 없는 보다 중요한 위험 요인이 된다. 그러나, 비만이 가장 확실한 위험 요인이며, 비만의 유병률 증가는 놀라운 수준이다. 비만은 OSA의 위험을 2배에서 10배 정도 증가시키는 주요 역학적 위험 요인이다. 수면 무호흡을 의심해볼 만한 다른 요소에는 가족력이 있다. 가족력은 OSA의 위험을 2배에서 4배 정도 증가시킬 수 있다.[4]

신체 검사 과정에서 상기도와 체형에 특히 관심을 기울여야 한다. AASM (American Academy of Sleep Medicine)에 따르면, OSA를 의심할 수 있는 특징에는 남자에서 17 인치(≒43 cm), 여자에서 16 인치(≒40 cm) 이상 되는 목 둘레, 좁은 기도를 의미하는 수정 Mallampati 점수 3점이나 4점,[5] 아래턱후퇴(retrognathia), 큰 혀(macroglossia), 편도 비대(tonsillar hypertrophy), 목젖 확대, 높은 궁모양 단단 입천장 (high arched hard palate), 좁은 단단 입천장, 코 이상 등이 있다. 구조 이상으로 인해 기도가 좁아질수록 기도가 폐쇄될 가능성이 높아지기 때문에, 수면 호흡 장애의 위험이 높아진다.

유병률

수면 호흡 장애와 이에 대한 인식은 1836년 찰스 디킨스가 저술한 Pickwick 보고서(Pickwick Papers)로 거슬러 올라간다. 여기서 찰스 디킨스는 "뚱보 조"라는 인물에 대해 뚱뚱하며, 항상 졸려 하며, 얼굴이 붉은 색이었다고 서술하고 있다. 그 후 1956년 Dr. Burwell이 뚱보 조와 같은 특성이 있는 환자에 대해 Pickwickian 증후군이라는 이름을 붙였다.[6]

수면 호흡 장애의 유병률은 최근 눈에 띄게 증가하고 있으며, 미국 인구 중 일부는 상대적으로 최대 55%까지 증가했다. 현재까지 미국에서 OSA와 OSA 증후군의 유병률을 정의한 대규모 역학 연구는 두 개가 있다. Bixler 등은 일반 인구에서 무작위 표본을 사용한 2단계 연구를 수행하였으며 OSA의 유병률이 남자는 3.9%, 여자는 1.2%임을 확인했다. 호르몬 대체 요법을 받지 않은 폐경 이후 여자에서 수면 무호흡의 발생률은 2.7%였으며, 폐경 전 여자는 0.6%였다.[7] WSCS (Wisconsin Sleep Cohort Study)는 야간 수면다원검사(polysomnography)를 통한 수면 호흡 장애의 자연 병력을 조사하기 위해 고안된 종단 역학 연구로, 일반 인구에서 무작위 집단을 표본으로 선정하여 4년 간격을 두고 야간 수면다원검사를 반복하는 방법을 사용했다. WSCS에서 추정한 유병률은 남자와 여자 모두에서 높았으며, 경도 OSA의 유병률이 남자는 24%였고, 여자는 9%였다. 시간당 AHI가 15를 초과하는 사건이 발생할 확률은 남자는 9%, 여자는 4%였다.[8] 수면 호흡 장애의 발생률에 대한 첫 자료는 CFS (Cleveland Family Study)에서 나왔으며, AHI가 최소 15 이상인 중등도-중증 OSA의 5년 발생률은 7.5%였으며, AHI가 최소 10 이상인 경도에서부터 중등도-중증 OSA의 5년 발생률은 16%였다. 또한, 이 연구는 노화가 진행되면 남자 및 체질량지수(BMI)는 OSA의 위험요인으로서 그 중요성이 사라진다는 점을 제안했다. 따라서, 50세가 되면 남자와 여자는 발생률이 비슷하다.[9] 노령화가 진행함에 따라 유병률이 증가하는 사실을 뒷받침하는 근거는 더 많다.

2013년 Peppard가 진행한 역학 연구에 따르면, 30-49세 인구 중 AHI가 16 이상인 중등도-중증 수면 호흡 장애의 유병률은 남자에서는 10%, 여자에서는 3%로 증가했다. 50-70세에서는 유병률이 더 높았으며, 남자는 17%, 여자는 9%로 증가했다.[10] 앞서 언급한 바와 같이, 이는 인구 집단의 고령화 및 비만화에 따라 향후 몇 년 동안 이 숫자가 더 증가할 수도 있다는 점을 보여주는 엄청난 증가다.

발병기전

OSA의 병태생리적 원인은 개인마다 다양하며, 한 개인 안에서도 다양하다. 구조 및 신경 관점에서 OSA는 상기도 변화와 신경근육 조절로 인해 발생한다. 연구에 따르면, OSA 환자는 구조적 문제가 있으며 이로 인해 수면 중 인두 함몰에 취약해진다. 깨어 있는 동안 OSA 환자들의 상기도는 OSA가 없는 사람과 비교할 때 크기가 감소해 있다. 환자가 자는 동안에는 상기도에 대한 의지적 통제가 사라지기 때문에, 깨어 있는 동안에 호흡이나 기도 개방성에 문제가 없었던 수면 무호흡 환자가 잠들면 기도 협착과 폐쇄가 발생한다. 이는 각성 상태가 구조적

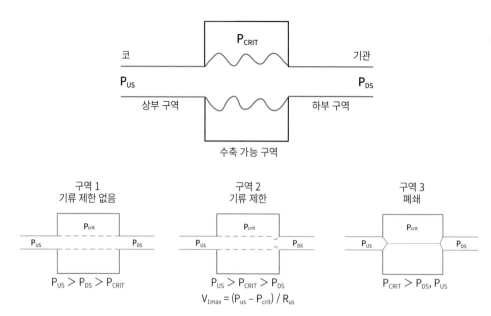

그림 21.2 스탈링 저항기 모델에서 관의 수축 가능한 부분은 상부 구역 및 하부 구역과 이어져 있다. (adapted in part from Gleadhill et al. 18)

취약성 때문에 폐쇄되기 쉬운 기도의 확장근(dilator muscle)에 보상성 신경세포 활성을 제공하기 때문이다. 그러나, 수면 중에는 이 활성이 사라지기 때문에 OSA 환자에게 폐쇄 사건이 발생한다.[11] Schwartz 등은 수축 가능한 관이 장착된 스탈링 저항기(collapsible tube Starling resistor)를 상기도에 빗대어 설명한 기계식 모델을 제안했다. 이 모델은 수축 가능한 관이 밀봉된 상자 안에 들어있으며, 관이 상자로 들어가고 나가는 부위는 경직관을 사용했다.

이 모델에서 P_{US}는 기도 입구의 대기압을 의미하며, P_{DS}는 기관 압력을 의미한다. 주변 압력(P_{crit})이 관내 압력(P_{in})보다 높아지면 기도 폐쇄가 발생하며, 벽경유 압력은 0이 된다. P_{crit}이 P_{US}나 P_{DS} 보다 상당히 낮아지면($P_{US} > P_{DS} > P_{crit}$), 관을 통한 공기 흐름이 발생한다(그림 21.2, 구역 1). 들숨 중 P_{DS}가 Pcrit 보다 낮아지면($P_{US} > P_{crit} > P_{DS}$), 들숨 기류 제한이 발생한다. 이러한 상황에서 인두는 부분적으로 좁아진 상태이며, 최대 들숨 기류는 P_{US}와 P_{crit}의 차이에 따라 선형으로 변한다(그림 21.2, 구역2). P_{US}가 P_{crit} 아래로 떨어지면($P_{crit} > P_{US}, P_{DS}$) 상기도는 폐쇄된다(그림 21.2, 구역3).[12]

비만은 목 주변에 지방 축적을 유발하여 상기도 협착에 기여할 수 있으며, 결과적으로 관외 압력(extraluminal pressure)이 증가하여 기도가 폐쇄되기 쉽다. 또한, 중심 비만증(central adiposity)은 폐용적 축소로 이어지며, 이로 인해 기관에 대한 폐 실질의 견인력이 소실되어 기도가 더 쉽게 폐쇄된다.[12] 호르몬의 관점에서 렙틴(leptin)은 지방세포 유래 인자로 포만감을 유도하고 대사를 증가시킬 뿐 아니라 호흡 자극제 역할도 한다.

비만과 OSA에서 렙틴 수치가 증가함에도 불구하고, 비만이 있는 사람은 어느 정도 렙틴 내성을 가지고 있다.[13] 따라서, 폐쇄되기 쉬운 기도에 대항하는 능력이 감소한다. 따라서, 비만이 수면 무호흡의 발병기전에 기여하는 과정에는 여러 인자가 관여한다.

나이가 어떤 요인으로 작용하는지에 대해서는 논란이 많으며 많은 이론이 제시되었다. 나이가 들어감에 따라 수면 무호흡의 유병률을 증가시킬 수 있는 수면 중 호흡 조절에 변화가 발생할 수 있다. 하지만, 수면 관련 화학민감성(chemosensitivity) 변화에 대한 연구는 성과가 없었으며, 호흡에 대한 중추 조절 능력은 노인에서도 비교적 안정적이었다. 노인에서 수면 무호흡의 유병률이 증가한다는 또 다른 이론은 수면 무호흡과 관련된 동반질환이 있으며, 이러한 질환이 있으면 수면 무호흡이 발생하기 쉽다는 내용이다. 신부전과 당뇨병이 있는 사람은 나이가 증가함에 따라 수면 무호흡이 발생할 확률이 높다. 이러한 관계는 인과관계만을 의미하지는 않는다. 고령 환자에 있는 기전 중 하나는 연령 관련 각성 빈도 증가다. 수면 중 각성은 과다환기(hyperventilation)로 이어지며, 그 결과 저이산화탄소혈증이 발생한다. 이는 호흡 불안정과 수면 중 주기 호흡(periodic breathing)을 촉진할 수 있다. 노인에서 뇌파도(EEG)의 주파수 변동과 호흡 패턴 사이의 관계는 이러한 현상을 설명할 수 있는 단서가 될 수도 있다. 각성 빈도가 많을수록 무호흡과 호흡 저하를 더 많이 볼 수 있다. 또한, OSA의 증가는 노인, 특히 남자에서 상기도 내강(lumen) 크기가 감소하기 때문일 수도 있다.[14] 상기도 크기에 관한 구조적 변화에는 남녀 모두 인두 기도(pharyngeal airway)가 길어진다는 점이 있다. 또한, 나이가 들어감에 따라 목뿔 뼈(hyoid bone)가 아래로 이동하며 그 결과 인두 저항이 증가하게 된다. 건강한 노인은 젊은 사람에 비해 인두 저항이 증가하기 때문에 기도 폐쇄가 쉽게 일어날 수 있다.[15] 하나의 이론만으로는 발생률 증가를 완벽하게 설명할 수 없지만, 나이가 수면 호흡 장애에 영향을 미친다는 근거는 설득력이 있다.

진단

검사실 수면다원검사나 이동식 모니터를 이용한 가정 검사(home test) 같은 객관적인 검사를 통해 수면 무호흡을 확진한다. 수면 검사실 검사는 수면 호흡 장애를 진단하기 위한 가장 좋은 방법이다. 수면 검사실에서는 환자 머리에 여러 개의 전극을 부착시키고 감시를 진행한다. 수면 중 나타나는 서로 다른 단계의 특징인 안구 운동을 추적하기 위해 안구의 가쪽 눈구석(outer canthus)에도 전극을 부착한다. 또한, 근육 움직임을 측정하기 위해 턱 아래에 근전도 전극을 배치한다. 다리 움직임을 측정하기 위해 다리에도 전극을 부착한다. 기류는 두 가지 방법으로 측정한다. 하나는 기류 변화에 따른 온도 차이를 측정하는 서미스터(thermistor)를 이용하는 방법이며, 다른 하나는 기류 변화에 따른 압력 차이를 측정하는 압력 변환기를 이용하는 방법이다. 환자의 심장 박동수와 수면다원검사 중 발생할 수 있는 부정맥을 감지하기 위해 심전도 전극도 부착한다. 흉부와 복부의 움직임을 감지하기 위해 흉부와 복부에 벨트도 착용한다. 마지막으로, 산화혈색소(oxyhemoglobin)의 포화도 변화를 측정하기 위해 맥박 산소측정기를 사용한다. 수면 검사를 위한 모든 설정을 몽타주라고 부른다(그림 21.3). 서로 다른 수면 장애를 감지하기 위해 다양한 몽타주를 설정한다. 이에 대한 자세한 설명은 이번 장의 범주를 벗어난다. 뇌파도 변화가

행동 변화와 관련이 있는지 확인하기 위해 영상 촬영도 같이 진행한다. 환자가 원하면 하룻밤 혹은 하루 종일 감시를 진행한다. 전체 검사 기간 동안 수면 검사실 기술자가 환자를 감시한다.

최근 몇 년 동안 가정 수면 검사를 제공하기 위한 움직임이 나타나고 있다. 가정 수면 검사용 기구들은 전극을 많이 사용하지 않기 때문에 얻을 수 있는 정보가 적다. 이 방법을 이용하면 환자는 훨씬 편하지만, 밤 동안 수면 검사실 기술자가 관찰하는 장점이 사라지며, 획득할 수 있는 정보도 적다. 이러한 한계점을 이해한다면, 중등도에서 중증 OSA의 사전검사 가능성이 높은 환자에게 가정 수면 검사를 시행할 수 있다. 가정 수면 검사법이 특정 환자 집단에서 자리를 잡았다는 몇 가지 근거가 있다. 다기관 무작위 임상 시험에 따르면, 중등도 OSA를 진단하고 치료하기 위한 가정 기반 전략은 수면 검사실 수면다원검사와 비교할 때 수용성, 순응성, 기능적 향상성 측면에서 뒤쳐지지 않는다.[16] 하지만, 이 연구는 폐 질환, 신경근육병, 울혈 심부전 같은 동반질환이 있는 환자와 다른 수면 장애 질환이 있을 것이라 추정되는 환자는 배제하고 진행했다. 이러한 환자는 가정 수면 검사법이 적합하지 않다.

폐쇄 수면 무호흡의 치료

수면 호흡 장애가 있는 환자는 치료가 필요하다. 수면 장애가 고혈압, 당뇨, 두통 등의 조절에 영향을 미치기 때문에 수면 장애에 영향을 받지 않는 의학적 문제는 거의 없다. 치료 방법은 중증도에 따라 달라지지만, 일반적인 치료법은 아래에 나와있다. OSA의 치료에는 내과적 혹은 외과적 방법이 있다. 경도, 중등도, 중증 OSA에 대한 가장 효과적이고 믿을 만한 치료법

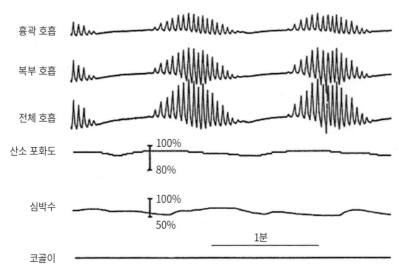

그림 21.3 수면 몽타주의 호흡 부분

은 지속 기도 양압(continuous positive airway pressure, CPAP)이다. CPAP을 통한 치료는 안면 인터페이스를 통해 제공하며, 1981년부터 사용해 왔다. 기도 개방성을 유지하기 위해 필요한 압력은 검사실에서 수면 다원검사 동안 조절할 수 있으며, 가정에서는 복잡한 알고리듬을 통해 압력을 결정하는 자동 조절 장비를 사용한다. 검사실에서는 수면 기술자가 무호흡과 호흡 저하가 없어지도록 압력을 조절한다.

수년 동안 마스크 인터페이스와 관련한 상당한 순응도 문제가 있었다. CPAP 치료가 시작된 이래로 환자가 CPAP을 편안하게 이용할 수 있도록 마스크의 디자인과 압력 전달 방법에 상당한 개선이 이루어졌다. 기도 폐쇄를 방지하기 위해 상기도에 압력을 전달하는 마스크에는 코 마스크(그림 21.4), 안면 전체 마스크(그림 21.5), 코 삽입관(nasal cannula)과 비슷한 인터페이스를 지닌 마스크(그림 21.6) 등이 있다. 기도 양압(PAP)은 지속 방식(CPAP)이나 이상 기도 양압(Bilevel Positive Airway Pressure, BiPAP), 혹은 자동 조절 PAP (AutoPAP)으로 제공할 수 있다. 이상(BiPAP) 방식은 기도가 폐쇄되지 않도록 들숨 중 압력을 전달하고 날숨 중 압력을 낮춘다. 전달 방식은 다양하게 선택할 수 있다. 일반적으로 환자의 편안함에 따라 전달 방식을 결정한다. 때로는 한 가지 방식만으로는 수면 호흡 장애를 제거하기 위한 압력을 충분히 제공하지 못할 수도 있다. 비침습 PAP은 상기도 개방성을 유지하기 위한 공기 부목(pneumatic

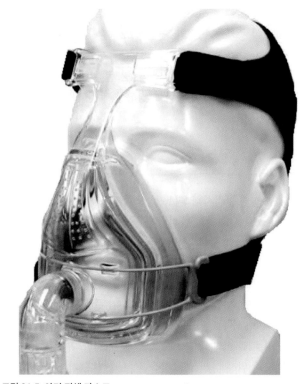

그림 21.5 안면 전체 마스크

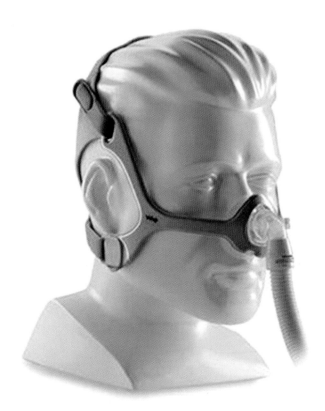

그림 21.4 코 마스크

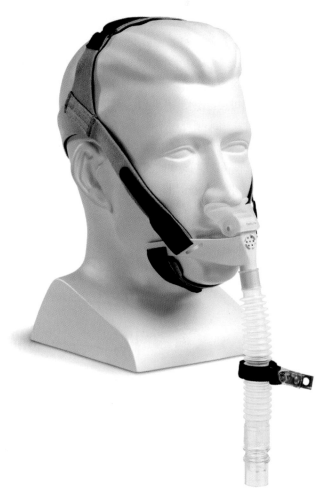

그림 21.6 코 받침 인터페이스(nasal pillow interface)

splint) 역할을 할 뿐만 아니라 이 압력을 기도로 전달하여 폐 용적도 증가시킬 수 있다.[17] CPAP, BiPAP, AutoPAP은 폐쇄 사건 제거에 효과적이다.

많은 연구에 따르면 호흡 장애가 개선되면 주간 졸음, 인지력, 삶의 질이 개선되며, 또한 심혈관계 사망률과 이환율이 감소한다.[18] 그러나, 안타깝게도 CPAP 치료에 대한 순응도는 좋지 않다. 수많은 연구에서 가장 좋은 순응도는 최대 50%였다. CPAP 치료의 순응도가 낮은 이유에는 피부 찰과상과 압력 불내성을 유발하는 마스크 불편함 등이 있다. 코 울혈 같은 부작용도 흔하며, 폐소공포증으로 인해 환자가 기계를 정기적으로 사용하기 어려울 수도 있다.

따라서, CPAP 치료를 견딜 수 없는 환자를 위해 코골이 방지 기구(oral appliance) 사용, 체위 OSA에 대한 체위 요법, 상기도에 대한 수술 중재 같은 OSA를 치료하기 위한 다른 방법이 개발되었다. 일부 코골이 방지 기구는 윗니와 아랫니 사이에 배치하여 아래턱을 앞으로 밀어서 상기도를 열어준다(그림 21.7). 수면 중 혀가 상기도를 막지 않도록 혀를 입 앞쪽에 안정시키는 방법도 시도하고 있다. 그러나, 이러한 기구들은 중증 OSA 환자의 치료에 PAP처럼 효과적이지 못하며, 따라서 일반적으로 경도나 중등도 OSA 환자가 적응증이 된다.[1] 바로 누운 자세가 수면 호흡 장애의 대부분을 유발하는 환자에게는 체위 기구를 사용할 수 있다(그림 21.8). 수면 호흡 장애 사건이 주로 바로 누운 자세에서 발생하는 체위 OSA는 매우 흔하며 경도 OSA 환자 중 50%, 중등도 OSA 환자 중 19%에서 나타난다. Permut 등이 연구한 바에 따르면, 체위 요법은 심지어 중증 질환에서도 AHI를 정상화하는데 있어서 CPAP과 동등한 효과가 있었다.[19]

수면 호흡 장애가 있는 성인에 대한 수술 방법에는 입천장 이식술(palatal implant), 목젖입천장인두성형(uvulopalatopha-ryngoplasty, UPPP), 상하악 전진술(maxillomandibular advance-ment, MMA), 고주파 절제술(radiofrequency ablation), 기관절개술(tracheostomy) 등이 있다. 최근에는 CPAP을 견딜 수 없는 중등도에서 중증 OSA 환자를 위한 삽입형 상기도 자극기(implantable upper airway stimulator, Inspire®)가 개발되었다. 많은 환자에서 효과가 입증되었지만, 환자 중 34%는 12개월 동안 AHI 50% 감소와 AHI 20 미만이라는 1차 결과를 달성하지 못했다.[20] 다양한 방법에 대한 논의는 이번 장의 범주를 벗어난다. 상기도의 수술 교정을 평가하기 위한 철저한 자료가 부족하기 때문에, 이러한 방법은 내과 치료에 실패한 환자를 위해 보류해야 한다. AASM (American Academy of Sleep Medicine)은 OSA를 치료하기 위한 외과적 상기도 접근법과 관련한 매개변

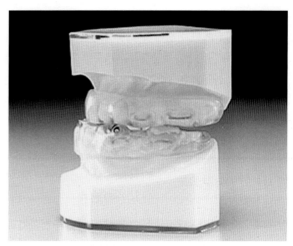

그림 21.7 코골이 방지 기구

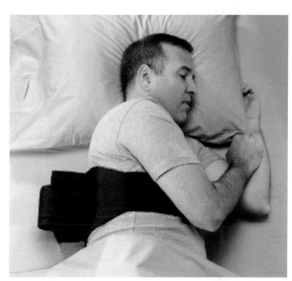

그림 21.8 체위 기구

수를 발표했다.[21]

마지막으로, 수면 호흡 장애를 치료할 때 가장 중요한 부분은 아마도 생활습관 교정일 것이다. 이러한 습관 변화는 모든 환자에게 권장해야 하며, 여기에는 체중 감량, 금주, 상기도 긴장과 개방성을 감소시킬 수 있는 진정제 및 마약 회피 등이 있다. 여러 연구에 따르면 체중 감량은 AHI를 감소시킨다. OSA의 치료에서 체중 감량 수술과 기존 치료법의 효과를 비교한 무작위 대조군 시험이 하나 있다. 이 연구에서는 최근에 OSA를 진단받고 AHI가 30 인상인 비만 환자 60명을 대상으로 무작위로 기존 체중 감량 프로그램과 체중 감량 수술을 진행했다. 수술 집단은 2년간 평균 체중 감량이 27.8 kg으로 기존 집단의 5.1 kg에 비해 상당히 높았다. 그러나, 수술 집단의 상당한 체중 감량이 OSA의 상당한 호전으로 이어지지는 않았다.[22] 체중 감량은 AHI 개선과 관련 있지만, 개인에 대한 영향에는 큰

차이가 있다. 따라서, 환자는 반복된 수면다원검사에서 AHI 정상화가 확인될 때까지 상당한 체중 감량 후에도 OSA 치료를 지속해야 한다. 상기도 개방성을 유지하기 위한 다른 치료법도 존재하지만, 성공률은 천차만별이다. PAP이 가장 효과적이며, 다른 대체 요법과 마찬가지로 신중한 환자선택이 중요하다.

수면 호흡 장애의 기타 형태

비만 저환기 증후군

체질량 지수(BMI)가 30 kg/m^{2}을 초과하는 비만과 저환기의 다른 원인 없이 낮 동안 $PaCO_2$가 45 mmHg를 초과하는 고이산화탄소혈증을 유발하는 폐포 저환기가 같이 있으면 이를 비만 저환기 증후군(obesity hypoventilation syndrome, OHS)이라 정의한다. OHS 환자 대부분은 OSA 환자와 비슷한 임상 양상을 보인다. 이 환자들은 일반적으로 수면 중 폐쇄 무호흡이 있지만, OHS는 OSA가 없어도 발생할 수 있다. OHS 환자는 깨어 있는 동안 산소 분압(PaO_2)과 맥박 산소측정기에서 산화혈색소 포화도(SpO_2)가 낮으며, 총 수면 시간 중 SpO_2가 90% 미만인 기간이 OSA 환자보다 더 길다. 또한, OHS 환자는 이산화탄소 수치가 정상인 OSA 환자와 비교하여 심각한 호흡 곤란과 말초 부종, 폐 고혈압, 폐심장증(cor pulmonale) 등을 호소할 가능성이 더 높다.[23]

OHS를 유발하는 병태생리 기전은 복잡하다. 정상 이산화탄소혈증 비만과 고이산화탄소혈증 비만의 차이를 설명하는 기전으로는 폐 역학 변화, 상기도 폐쇄, 환기 구동 변화 등이 제시되었다. OHS 환자 중 90%가 동시에 OSA를 가지고 있다는 점을 감안하면 야간 수면다원검사가 필요하다. 반드시 필요하지는 않지만, 폐포 저환기를 감시할 수 있는 피부경유 CO_2 감시는 검사실 수면다원검사 동안이나 CPAP 혹은 BiPAP 조절 중에 진단에 유용한 도구가 될 수도 있다.

OHS 환자의 치료 방법에는 CPAP 요법과 BiPAP 요법이 있다. CPAP 조절 중에는 무호흡과 호흡저하를 제거하고 산소 포화도를 개선하기 위해 압력을 위로 조절해 나간다. CPAP 요법에도 불구하고 산소 포화도가 90% 밑으로 내려가거나 CO_2 수치가 계속해서 높게 유지된다면 BiPAP을 시작해야 한다. 몇몇 환자들은 PAP에 추가로 산소 요법이 필요할 수도 있다. 그러나, PAP 없이 산소 보충만으로는 충분하지 못하며, 저환기를 개선할 수 없다. PAP을 통한 OHS 치료는 혈액 가스, 아침 두통, 과도한 주간 졸음과 불면증, 폐 고혈압, 하지 부종, 2차 적혈구 증가 등을 개선한다.[24]

중추 수면 무호흡

중추 수면 무호흡(central sleep apnea, CSA)은 수면 중 뇌에서 가로막과 다른 호흡 근육으로 향하는 신경세포 출력이 가끔씩 사라져서 발생하는 호흡 노력 중단으로 확인할 수 있다. 기류 중단 동안 지속적인 호흡 노력이 관찰되는 OSA와는 반대로, 중추 무호흡은 기류 중단 동안 호흡 노력이 관찰되지 않는다. CSA는 잦은 야간 각성, 과도한 주간 졸음, 심혈관계 부작용 위험 증가 같은 중요한 합병증과 관련이 있다.[25]

깨어 있는 상태에서 환기 조절은 $PaCO_2$와 PO_2의 변화뿐만 아니라 행동 및 각성 활동에도 반응하는 기능이다. 수면 중에는 특히 급속 안구 운동(rapid eye movement, REM) 수면 중에 저산소증과 고이산화탄소혈증에 대한 반응이 둔해지며, 호흡에 대한 행동의 영향도 사라진다. 수면 중에는 $PaCO_2$ 변화가 호흡을 지배적으로 제어한다. 수면 중 모든 사람은 $PaCO_2$가 무호흡 문턱값(apnea threshold)이라고 하는 임계 문턱값 아래로 내려가면 무호흡 사건에 취약해질 수 있다. 무호흡 문턱값은 일반적으로 정상 호흡 수면 $PaCO_2$보다 2 mmHg에서 6 mmHg 아래다.[26] CSA 환자는 $PaCO_2$가 조금만 변해도 과다환기가 일어날 수 있으며, 그 결과 저이산화탄소혈증이 발생할 수 있다. $PaCO_2$가 무호흡 문턱값 아래로 내려가면 무호흡이 발생한다.

유발 원인 혹은 기전에 따라서, 예를 들어, 수면 중 정상적으로 발생하는 무호흡과 같은 중추 무호흡은 임상적으로 의미가 없을 수도 있다. 이는 높은 고도에서 주기 호흡(periodic breathing) 중에 저산소 환기 자극으로 인해 호흡 중추 시스템이 불안정하게 작동하여 발생할 수도 있다. 또한 흔하지 않지만 특발 중추 무호흡도 있다.[27] 이 질환이 있는 환자는 깨어 있는 동안에도 PCO_2 수치가 낮은 경향이 있다. 따라서, 이 질환이 있는 환자는 무호흡 문턱값에 더욱 가깝다고 할 수 있다. 성인에서 CSA의 주요 원인에는 울혈 심부전과 아편유사제(opioid) 장기 사용 등이 있다. 2개월 이상 장기간 아편유사제 치료를 받은 환자는 CSA가 발생할 위험이 높다. 흥미롭게도 Methadone 유

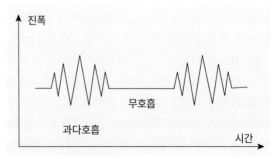

그림 21.9 중추 수면 무호흡

지 요법을 받은 환자 중 30%는 CSA가 있었다.[28] 아편유사제 관련 CSA는 정확한 기전이 밝혀지지 않았다. 중추 무호흡과 과다환기의 위상 반복이 특징인 Cheyne–Stokes 호흡은 울혈 심부전 환자에서 흔히 발생한다. 울혈 심부전에서 볼 수 있는 좌심실 충만압(filling pressure) 증가는 폐 울혈로 이어지며, 그 결과 폐 미주 자극 수용체(lung vagal irritant receptor)가 작동하여 과다환기와 저이산화탄소혈증을 유발한다.[29] 과다호흡 기간 중에 무호흡과 호흡저하가 특징적인 점감/감쇠(crescendo/decrescendo) 환기 패턴으로 번갈아 나타나며, 주로 비렘수면(non REM sleep) 중에 볼 수 있다(그림 21.9).

CSA의 치료는 CSA를 유발하거나 악화시킬 수 있는 상태를 대상으로 해야 하며, 동시에 수면 관련 호흡 패턴을 정상화하기 위한 치료도 병행해야 한다. CSA에 대한 1차 치료는 CPAP이다. 근거는 대부분 심부전 환자의 CSA에 중점을 둔 연구에서 비롯되었다. CPAP 요법으로 치료한 환자는 AHI, 평균 야간 산소 포화도가 개선되었으며, 6분간 걸을 수 있는 거리가 증가하였다.[30] CPAP 요법에도 불구하고 무호흡 사건이 감소하지 않는 환자나 CPAP을 견디지 못하는 환자에게는 예비 호흡수를 적용한 BiPAP, 산소 요법, 적응 서보 환기(adaptive servo-ventilation, ASV) 같은 다른 선택지가 있다.[31] ASV는 BiPAP의 일종으로 날숨 PAP과 다양한 들숨 압력을 제공해준다. ASV는 매 호흡마다 호흡 노력 정도에 따라 수정한 들숨 압력 보조를 제공하며, 호흡 속도를 정상화하기 위한 자동 예비 호흡수(auto-backup rate)가 적용되어 있다. 하지만, ASV는 현재 박출률(ejection fraction)이 45% 미만으로 감소한 CSA 환자의 치료에는 권장하지 않는다.[32] 이러한 권고 사항은 수축기 심부전 환자의 중추 수면 무호흡을 대상으로 한 적응 서보 환기 시험(Adaptive Servo-Ventilation for Central Sleep Apnea in Systolic Heart Failure trial, SERVE-HF trial)에서 나온 결과를 기반으로 하고 있다. 이 시험에서 ASV로 치료받은 환자들은 모든 원인으로 인한 사망률과 심혈관 사망률이 증가했다.[33] 이 시험에서 ASV가 사망률을 증가시키는 기전은 밝혀지지 않았다. 따라서, 더 많은 연구나 추가 자료가 나오기 전에는, CPAP이 실패했거나 CPAP을 견디지 못하는 CSA가 있으며 박출률이 감소한 심부전 환자에 대한 치료 방법은 야간 산소 요법과 심부전에 대한 내과 관리가 최선이다.

수면 유발 저산소혈증

정상 수면 중에는 근육 수축력, 호흡 조절, 기도 저항에 변화가 나타난다.[34] 수면에 들어가면 이산화탄소와 산소에 대한 화학 수용체 민감도가 감소하며, 또한 피질 자극에 대한 근육 반응도 감소한다는 사실은 잘 알려져 있다.[35,36] 이러한 효과는 모든

자발 뼈대 근육(voluntary skeletal muscle)이 마비되는 렘(REM) 수면 중 더 두드러진다. 가로막에서 근육 움직임 감소를 볼 수 있지만, 자발 뼈대 근육에서처럼 두드러지지는 않는다.[35] 수면 중 주로 영향을 받는 신체 부위는 보조 호흡근이다. 건강한 사람에게는 이러한 근육이 효과적인 호흡 기전에 필요하지 않을 수도 있지만, 효과적인 호흡 기전 기능을 위해 이러한 근육에 의존하는 만성 폐쇄 폐 질환 같은 심각한 폐 질환을 가진 환자에게는 영향을 미칠 수도 있다.[37] 또한, 렘수면 중에는 비렘수면과 마찬가지로 분당 환기량(minute ventilation)이 감소하지만, 렘수면에서의 감소량이 더 많다. 또한, 수면 중에는 1회 호흡량이 감소하며, 이는 날숨 끝 이산화탄소 분압(end tidal CO_2) 증가로 이어질 수 있다. 이는 일시적인 저산소혈증을 유발할 수 있으며 건강한 사람은 큰 문제가 없지만 가스 교환에 문제가 있는 환자에게는 임상적으로 유의미한 저산소혈증이 발생할 수도 있다.[38] 수면 관련 저산소혈증과 산소포화도 저하는 폐 고혈압 및 폐심장증(cor pulmonale) 발병과 만성 폐쇄 폐 질환에서 조기 사망에 기여하며,[39,40] 사이질 폐 질환(interstitial lung disease, ILD) 환자에서는 나쁜 예후에 대한 독립 예측 요인으로 확인되었다.[41]

OSA나 고이산화탄소혈증이 없는 폐 질환 환자에게 야간 저산소혈증이 있다면 산소 요법만으로도 치료할 수 있다. 만성 폐쇄 폐 질환 환자나 사이질 폐 질환 환자에게는 OSA의 배제가 무엇보다 중요하다. 두 질환 모두에서 OSA의 발생률이 증가하기 때문이다. 또한, 폐 질환이 진행된 환자에서는 동반하는 고이산화탄소혈증을 배제해야 하며, 산소 요법에 추가로 비침습 양압 환기(noninvasive positive pressure ventilation)를 사용해야 한다.[42-44]

결론

수면 호흡 장애는 심각한 질병이지만 효과적인 치료법이 있다. 철저한 병력 청취와 적절한 신체 검사는 빠른 진단과 효과적인 치료로 이어질 수 있다. 수면 호흡 장애는 여러가지 치료법이 있다. 치료는 각 환자에게 가장 효과적인 방법을 찾기 위해 개별화해야 한다. 적절한 치료는 삶의 질을 향상시키며, 특히 OSA 환자의 사망률과 이환율에 영향을 미칠 수 있다.

참고 문헌

1. Epstein L, Kristo D, Strollo Jr P et al. Clinical guideline for the evaluation, management and long-term care of obstructive sleep apnea in adults. J Clin Sleep Med 2009;5(3):263–76.

2. Myers KA, Mrkobrada M, Simel DL. Does this patient have obstructive sleep apnea?: The Rational Clinical Examination systematic review. JAMA 2013;310(7):731–41.

3. Redline S. Age-related differences in sleep apnea: Generalizability of findings in older populations. In Sleep and Respiration in Aging Adults. New York, NY: Elsevier; 1991:189–94.

4. Guilleminault C, Partinen M, Hollman K, Powell N, Stoohs R. Familial aggregates in obstructive sleep apnea syndrome. Chest 1995;107(6):1545–51.

5. FriedmanM, Tanyeri H, La RosaMet al. Clinical predictors of obstructive sleep apnea. Laryngoscope 2009;109(12):1901–7.

6. Bickelmann AG, Burwell CS, Robin ED, Whaley RD. Extreme obesity associated with alveolar hypoventilation; a Pickwickian syndrome. Am J Med 1956;21(5):811–18.

7. Bixler EO, Vgontzas AN, Lin H et al. Prevalence of sleepdisordered breathing in women effects of gender. Am J Respir Crit Care Med 2001;163(3):608–13.

8. Young T, Palta M, Dempsey J, Peppard PE, Nieto FJ, Hla KM. Burden of sleep apnea: Rationale, design, and major findings of the Wisconsin Sleep Cohort Study. WMJ 2009;108(5):246.

9. Tishler PV, Larkin EK, Schluchter MD, Redline S. Incidence of sleep-disordered breathing in an urban adult population. JAMA 2003;289(17):2230–7.

10. Peppard PE, Young T, Barnet JH, Palta M, Hagen EW, Hla KM. Increased prevalence of sleep-disordered breathing in adults. Am J Epidemiol 2013;177(9):1006–14.

11. Dempsey JA, Veasey SC, Morgan BJ, O'Donnell CP. Pathophysiology of sleep apnea. Physiol Rev 2010;90(1):47–112.

12. Patil SP, Schneider H, Schwartz AR, Smith PL. Adult obstructive sleep apnea: Pathophysiology and diagnosis. Chest J 2007;132(1):325–37.

13. O'Donnell CP, Schaub CD, Haines AS et al. Leptin prevents respiratory depression in obesity. Am J Respir Crit Care Med 1999;159(5):1477–84.

14. Martin SE, Mathur R, Marshall I et al. The effect of age, sex, obesity and posture on upper airway size. Eur Respir J 1997;10:2087–90.

15. Browne HAK, Adams L, Simonds AK et al. Impact of age on breathing and resistive pressure in people with and without sleep apnea. J Appl Physiol 2001;90:1074–82.

16. Rosen CL et al. A multisite randomized trial of portable sleep studies and positive airway pressure autotitration versus laboratory-based polysomnography for the diagnosis and treatment of obstructive sleep apnea: The HomePAP Study. Sleep 2012;35(6):757–67.

17. Heinzer RC, Stanchina ML, Malhotra A et al. Lung volume and continuous positive airway pressure requirements in obstructive sleep apnea. Am J Respir Crit Care Med 2005;172(1):114–17.

18. Marin JM, Carrizo SJ, Vicente E, Agusti AG. Long-term cardiovascular outcomes in men with obstructive sleep apnoea–hypopnoea with or without treatment with continuous positive airway pressure: An observational study. Lancet 2005;365(9464):1046–53.

19. Permut I, Diaz-Abad M, Chatila W et al. Comparison of positional therapy to CPAP in patients with positional obstructive sleep apnea. J Clin Sleep Med 2010;6(3):238–43.

20. Strollo Jr. PJ, Soose RJ, Maurer JT et al. Upper-airway stimulation for obstructive sleep apnea. N Engl J Med 2014;370:139–49.

21. Aurora RN, Casey KR, Kristo D et al. Practice parameters for the surgical modifications of the upper airway for obstructive sleep apnea in adults. Sleep 2010;33(10):1408–13.

22. Dixon JB, Schachter LM, O'Brien PE et al. Surgical vs conventional therapy for weight loss treatment of obstructive sleep apnea: A randomized controlled trial. JAMA 2012;308(11):1142–9.

23. Mokhlesi B, Kryger MH, Grunstein RR. Assessment and management of patients with obesity hypoventilation syndrome. Proc Am Thorac Soc 2008;5(2):218–25.

24. Budweiser S, Riedl S, Jörres R, Heinemann F, Pfeifer M. Mortality and prognostic factors in patients with obesityhypoventilation syndrome under-

going noninvasive ventilation. J Intern Med 2007;261(4):375–83.

25. Lanfranchi PA, Somers VK, Braghiroli A et al. Central sleep apnea in left ventricular dysfunction: Prevalence and implications for arrhythmic risk. Circulation 2003;107:727–32.

26. Eckert DJ, Jordan AS, Merchia P, and Malhotra A. Central sleep apnea: Pathophysiology and treatment. Chest 2007;131(2):595–7.

27. Xie A, Rutherford R, Rankin F, Wong B, Bradley TD. Hypocapnia and increased ventilatory responsiveness in patients with idiopathic central sleep apnea. Am J Respir Crit Care Med 1995;152:1950–5.

28. Wang D, Teichtahl H, Drummer O et al. Central sleep apnea in stable methadone maintenance treatment patients. Chest 2005;128:1348–56.

29. White DP. Pathogenesis of obstructive and central sleep apnea. Am J Respir Crit Care Med 2005;172(11):1363–70.

30. Bradley TD, Logan AG, Kimoff RJ, Sériès F, Morrison D, Ferguson K, Belenkie I, Pfeifer M, Fleetham J, Hanly P, Smilovitch M, Tomlinson G, Floras JS, CANPAP Investigators. Continuous positive airway pressure for central sleep apnea and heart failure. N Engl J Med 2005;353(19):2025–33.

31. Aurora RN, Chowdhuri S, Ramar K, Bista SR, Casey KR, Lamm CI, Kristo DA, Mallea JM, Rowley JA, Zak RS, Tracy SL. The treatment of central sleep apnea syndromes in adults: Practice parameters with an evidence-based literature review and meta-analyses. Sleep 2012;35(1):17–40.

32. Aurora RN, Bista SR, Casey KR, Chowdhuri S, Kristo DA, Mallea JM, Ramar K, Rowley JA, Zak RS, Heald JL. Updated adaptive servo-ventilation recommendations for the 2012 AASM guideline: "The Treatment of Central Sleep Apnea Syndromes in Adults: Practice Parameters with an Evidence-Based Literature Review and Meta-Analyses". J Clin Sleep Med 2016;12(5):757–61.

33. Cowie MR, Woehrle H, Wegscheider K et al. Adaptive servo-ventilation for central sleep apnea in systolic heart failure. N Engl J Med 2015;373:1095–105.

34. McNicholas WT. Impact of sleep in COPD. Chest 2000; 117:48S–53S. 35. Phillipson EA. State of the art: Control of breathing during sleep. Am Rev Respir Dis 1978;118:909–39.

36. Gothe B, Altose MD, Goldman MD et al. Effect of quiet sleep on resting and CO_2-stimulated breathing humans. J Appl Physiol 1981;50:724–30.

37. Johnson MW, Remmers JE. Accessory muscle activity during sleep in chronic obstructive pulmonary disease. J Appl Physiol 1984;57:1011–17.

38. Douglas NJ, Calverley PM, Leggett RJ, Brash HM, Flenley DC, Brezinova V. Transient hypoxaemia during sleep in chronic bronchitis and emphysema. Lancet 1979;1:1–4.

39. McNicholas WT, Fitzgerald MX. Nocturnal deaths among patients with chronic bronchitis and emphysema. Br Med J (Clin Res Ed) 1984;289:878.

40. Boysen PG, Block AJ, Wynne JW, Hunt LA, Flick MR. Nocturnal pulmonary hypertension in patients with chronic obstructive pulmonary disease. Chest 1979;76:536–42.

41. Corte TJ, Wort SJ, Talbot S, Macdonald PM, Hansel DM, Polkey M, Renzoni E, Maher TM, Nicholson AG, Wells AU. Elevated nocturnal desaturation index predicts mortality in interstitial lung disease. Sarcoidosis Vasc Diffuse Lung Dis 2012;29:41–50.

42. Ozsancak A, D'Ambrosio C, Hill NS. Nocturnal noninvasive ventilation. Chest 2008;133:1275–86.

43. Weir M, Marchetti N, Czysz A et al. High intensity noninvasive positive pressure ventilation for stable hypercapnic chronic obstructive pulmonary disease patients. Chronic Obstr Pulm Dis (Miami) 2015;2(4):313–20.

44. Duiverman ML, Wempe JB, Bladder G, Jansen DF, Kerstjens HA, Zijlstra JG, Wijkstra PJ. Nocturnal non-invasive ventilation in addition to rehabilitation in hypercapnic patients with COPD. Thorax 2008;63(12):1052–7.

PART 7

기도 질환

22 천식   246
Cole Liberator, Robert Marron, Jeffrey Barry, and Kartik Shenoy

23 만성 폐쇄 폐 질환   268
Matthew Gordon, Patrick Mulhall, Amandeep Aneja, and Gerard J. Criner

24 기관지 확장증   289
Fredric Jaffe, Karla M. Criner, and Chandra Dass

25 낭성 섬유증   301
Nicholas J. Simmonds, Laura J. Sherrard, and Scott C. Bell

천식

COLE LIBERATOR, ROBERT MARRON, JEFFREY BARRY, AND KARTIK SHENOY

역학

천식은 미국을 포함한 전 세계에서 유병률이 증가하고 있는 병이다. CDC (Center for Disease Control)에 따르면, 미국에서 천식 유병률은 2001년에서 2009년까지 인구 중 7.3%에서 8.2%로 증가했다(그림 22.1). 전 세계적으로는 보편적 방법을 적용하면 약 300만명이 천식을 앓고 있으며, 250명 중 한 명은 천식 때문에 사망한다. 미국에서는 2007년 기준으로 3,347명이 천식으로 사망하였으며, 이는 10만 명당 1.1명으로 전 세계에 비해서는 사망률이 낮다. 미국에서 사망률은 정체기에 들어선 후 감소하고 있으며, 1999년과 2009년 사이에 27% 감소하였다. 미국과 세계의 사망률 차이는 인식이 개선되고 더 용이한 치료가 이루어진다면 전 세계적인 부담이 줄어들 수 있음을 의미한다.

천식의 이환율은 중요하다. 질병이나 상태로 인한 전반적인 부담을 측정하기 위해 장애보정 생존년(disability-adjusted life year, DALY)을 사용한다. 전 세계적으로 DALY 중 1%는 천식이 원인이며, 이 수치는 당뇨병이나 조현병 같은 질환과 비슷한 수준이다. 미국에서 천식으로 인해 소아는 평균적으로 1,440만 일을 등교하지 못하였으며, 성인은 1,420만 일을 일하지 못하였다.

환자가 의사를 찾거나 의학적 도움을 찾을 때 흔한 1차 불편 중 하나는 천식이다. 2010년 1,420만 명이 1차 진단명으로 천식을 확진받았으며, 응급실 내원 환자 중 180만 명, 입원 환자 중 43만 9천 명은 천식이 원인이었다. 미국은 2007년 한 해에만 천식 비용으로 560억 달러(≒64조 원)를 지출했다. 이는 2002년에 비하면 30억 달러(≒3조 4천억 원) 증가한 수치로, 비록 미국에서 천식으로 인한 사망은 감소하고 있지만 천식으로 인한 부담과 비용은 증가하고 있음을 의미한다.

역학 변동성

천식은 모든 성별, 연령, 민족 및 인종 배경에 영향을 미치지만, 동등하게 영향을 미치지는 않는다. 미국 소아의 경우, 남자아이 중 11.3%, 여자아이 중 7.9%가 천식을 앓고 있다. 흥미롭게도, 성인에서는 성별 비율이 바뀌어서 여자 중 9.7%, 남자 중 5.5%가 천식을 앓고 있다. 천식을 앓고 있는 여자는 천식을 앓고 있는 남자에 비해 천식 발작 비율이 높다. 인종과 민족간 차이도 존재한다. 2011년, 백인에 비해 흑인에서 천식 유병률이 47% 높았다. 이는 천식 유병률이 백인 소아의 8.5%에 비해 17%인 흑인 소아의 천식 부담을 들여다보면 더욱 두드러진다. 천식으로 인한 연령 수정 사망률(age-adjusted death rate)은 백인 환자에 비해 흑인 환자에서 3.1배 높다.

사회경제, 환경, 다른 건강 요인 또한 천식 부담에 큰 영향을 미친다. 천식은 빈곤층에 불균형적으로 영향을 미치며, 빈곤층 환자 중 10.6%가 천식을 앓고 있는 반면, 빈곤층이 아닌 환자는 7.0%가 천식을 앓고 있다. 이러한 경향에는 몇 가지 요인이 관련되어 있다. 여기에는 소아에게 불균형적으로 영향을 미치는 대기오염과 바퀴벌레, 쥐 같은 다른 형태의 도시 오염 및 알레르기 항원 등이 있다. 이러한 요인들은 앞서 언급한 일부 인종 간 차이를 더 혼란스럽게 할 수 있다. 건초열, 습진, 비염, 아토피 같은 다른 건강 요인도 천식과 관련이 있다.

히스패닉(Hispanic) 인구에 대한 천식 부담은 정량화하기가 더 어렵다. 전반적으로 천식으로 인한 연령 수정 사망률은 히스패닉이 아닌 백인에 비해 히스패닉에서 더 높지만, 히스패닉이 아닌 흑인에 비해서는 낮다. 그러나, 특정 히스패닉 인구에 대한 역학 연구에서 천식의 유병률과 이환율에 두드러지는 가변성을 보여주는 "히스패닉 역설"이라고 부르는 현상을 밝혀냈다. 푸에르토리코인은 천식 유병률이 멕시코계 미국인의 5.4%에 비해 16.1%로 훨씬 더 높다. 흥미롭게도 멕시코계 미국인은 멕시코에 거주하는 멕시코인에 비해 천식을 앓을 가능성이 높

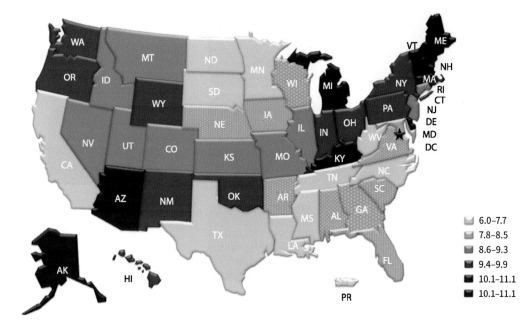

그림 22.1 거주 지역에 따른 성인에서의 자가보고 천식 유병률(%), 2010

	6.0–7.7
	7.8–8.5
	8.6–9.3
	9.4–9.9
	10.1–11.1
	10.1–11.1

은 반면, 푸에르토리코에 거주하는 푸에르토리코인은 미국 본토에 사는 푸에르토리코인에 비해 천식을 앓을 가능성이 더 높다. 이러한 소견의 본질은 다원적(multifactorial)이며, 이 질병의 복잡성을 보여준다.

임상 양상

천식의 특징은 기도 과민성이다. 이는 환자에게 호흡 곤란, 기침, 쌕쌕거림(wheezing), 흉부 압박감 등으로 나타난다. 환자는 다양한 양상을 보일 수 있지만, 이러한 징후나 증상 중 하나 이상은 반드시 가지고 있다. 이러한 특징은 경과나 중증도에 따라 다를 수 있다. 발현까지의 시간도 다양하며, 몇 시간에서 몇 개월이 걸릴 수도 있다. 또한, 드물게 악화를 보이는 환자에게는 치명적인 사건이 발생할 수도 있다.

의사는 천식 진단을 위해서 자세한 병력을 청취해야 하며, 기도 과민성의 패턴을 확인하기 위해 신체 검사를 진행해야 한다. 환자의 날숨 기류가 가변적임을 입증할 수 있는 객관적 자료 수집이 중요하다. 이는 일반적으로 폐활량 검사(spirometry)로 획득할 수 있다(그림 22.2). 마지막으로, 천식을 확진하기 위해서는 환자의 증상이 기관지 확장제 치료에 가역적으로 반응하거나 기관지 유발 검사를 시행했을 때 발생한다는 점을 객관적인 방법으로 입증해야 한다(그림 22.3).

천식 환자를 확인하기 위해서는 병력 청취가 중요하다. 증상을 유발하는 식별 가능한 원인이 있는가? 많은 환자에게 알레르기 항원(allergen)이 유발 원인으로 작용한다. 나무와 풀은 봄철에 흔한 유발 요인이며 잡초 알레르기는 가을에 심해진다. 환자는 진드기, 애완동물, 곰팡이 등이 유발 요인인 경우 주로 집에서 증상을 보이며, 직업과 관련한 알레르기가 있으면 일하는 중에는 증상이 악화되었다가 주말이나 저녁에는 호전을 보이기도 한다. 알레르기 유발 천식 환자는 천식의 "알레르기 표현형"으로 분류하며, 흔히 소아기 초기에 진단받으며, 알레르기 비염이나 습진에 대한 개인 혹은 가족력이 있으며, 가래를 현미경으로 검사하면 호산구 증가증을 확인할 수 있다.

다른 환자들은 병력 청취 중에 Aspirin이나 COX-1 비스테로이드 소염제(NSAID)를 복용 후 증상이 발생했다고 이야기할 수도 있다. 또 다른 환자는 운동을 시작한 후에 증상이 발생한다고 말할 수도 있다. 운동 유발 천식 환자들은 운동을 시작하고 수분 후에 증상이 나타나기 때문에 운동 유발 증상에서는 시기가 중요하다. 이는 심부전이나 만성 폐쇄 폐 질환 같은 다른 질환으로 인한 운동 호흡 곤란이 있는 환자와의 차이점이다.

특정 환자 집단은 진단이 어려울 수 있다. 예를 들어 노인에게는 오진을 하는 경우가 많다. 만성 폐쇄 폐 질환, 수축기 심부전, 허혈 심근병증 등이 있는 환자는 천식으로 과진단(over-diagnosis) 될 수 있다. 일부 환자는 기침만 있을 수도 있다. 일부 천식 환자는 기침이 주 증상이지만, 성대 기능장애, 위식도 역류병(gastroesophageal reflux disease, GERD), 혹은 만성 상기도 기침 증후군, 예를 들어, 코 뒤 흐름(postnasal drip) 같은 다른 질환도 고려해야 한다.

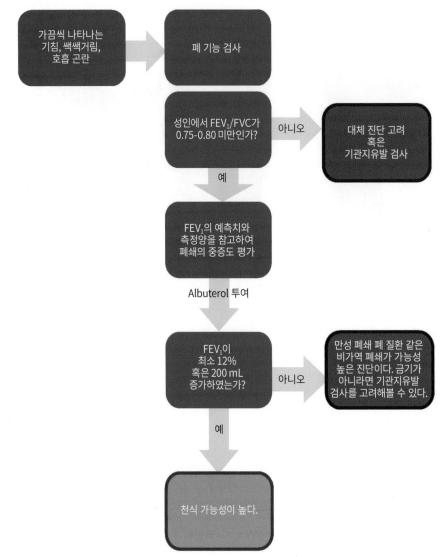

그림 22.2 천식 진단 알고리듬

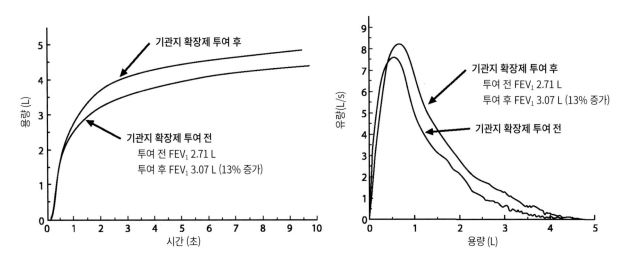

그림 22.3 천식 환자에서 폐 기능 검사 중 기관지 확장제에 대한 반응(From National Asthma Education and Prevention Program, Third Expert Panel on the Diagnosis and Management of Asthma. Expert Panel Report 3: Guidelines for the Diagnosis and Management of Asthma. Bethesda (MD): National Heart, Lung, and Blood Institute (US); 2007 Aug. Available from: https://www.ncbi.nlm.nih.gov/books/NBK7232/.)

증상이 밤이나 이른 아침에 심해지거나, 시간대와 정도가 다양하거나, 바이러스 감염, 운동, 알레르기 항원, 추위, 웃음 혹은 자극 물질에 노출되면 유발되는 경우 천식일 가능성이 높다. 기침이나 가슴 통증, 혹은 만성 가래가 단독으로 있거나, 50세 이상이거나, 상당한 흡연력이 있는 경우 천식일 가능성이 낮다.

일반적으로 기침, 호흡 곤란, 쌕쌕거림은 고려해야 할 감별 진단의 범위가 넓다. 기침이 주요 증상인 환자는 만성 부비동염, GERD, 성대 기능 장애, 코 뒤 흐름, 바이러스감염 후 기침 증후군(post viral tussive syndrome), 안지오텐신 전환효소 억제제(angiotensin converting enzyme inhibitor ACEi) 같은 약물의 부작용, 혹은 백일해 같은 다른 감염이 원인일 수 있다. 호흡 곤란을 주요 호소 증상으로 내원한 환자에게는 만성 폐쇄 폐 질환, 심부전, 폐 색전증, 유육종증 혹은 사이질 폐 질환을 배제해야 한다. "쌕쌕거림이 있다고 해서 반드시 천식인 것은 아니다"는 의과대학에서 배우는 잘 알려진 문구다. 쌕쌕거림이 들숨에 들리는가? 아니면 날숨에 들리는가? 들숨 쌕쌕거림과 거품소리(crackle)는 천식의 특징이 아니다. 날숨 쌕쌕거림은 천식과 일치하지만, 만성 폐쇄 폐 질환, 성대 기능장애, 기관연화증(tracheomalacia), 이물질 흡인 등도 고려해야 하며, 쌕쌕거림이 국소 부위에서만 들린다면 암도 생각해야 한다. 임상 특징에 대해 앞서 논의한 내용은 주로 천식 진단을 위한 합의 지침을 설정한 2014년 GINA (Global Initiative for Asthma) 보고서에서 인용하였다. 이 지침은 정확한 진단을 위해 환자의 병력을 탐색하는데 도움이 된다.

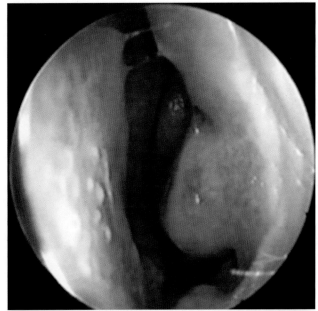
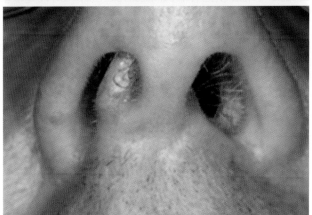

그림 22.4 알레르기 비염이 있는 천식 환자의 코 용종(nasal polyp)

검사

천식은 주로 임상 진단이다. 그러나, 환자가 기관지 확장제 치료에 반응하거나 기관지 유발 검사에서 악화되는 기도 폐쇄가 있는지에 대한 객관적인 근거들을 기록할 필요가 있다. 환자에게 앞서 말한 증상 중 하나 이상이 있다면 천식을 고려해야 한다. 증상이 시작되는 시기, 증상이 나타나는 상황, 환자나 가족 중에 천식, 알레르기 비염, 습진 같은 병력이 있는지에 대한 질문을 포함한 자세한 병력 청취를 해야 한다(그림 22.4-6).

천식 환자에 대한 신체 검사는 환자에게 증상이 없다면 정상인 경우가 흔히 있다. 폐 청진에서 날숨 끝 쌕쌕거림이 있다면 천식일 수도 있지만, 앞서 언급한 질환들에 대한 감별도 고려해야 한다. 환자가 증상이 심각하거나 악화 상태라면, 심각한 기도 폐쇄로 인해 "호흡음 소실(silent chest)"이 발생하여 쌕쌕거림을 인식하지 못할 수도 있다. 만약 곤봉증(clubbing)이 있다면 천식과 일치하지 않으며, 만성 폐쇄 폐 질환, 사이질 폐 질환,

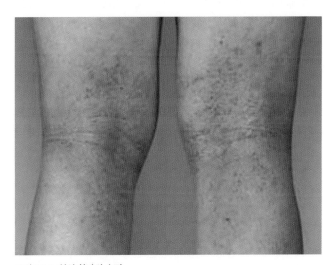

그림 22.5 천식 환자의 습진

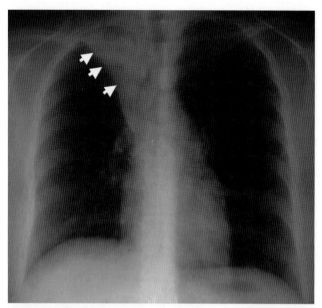

그림 22.6 폐 허탈을 동반한 점액 마개(mucous plugging)를 보여주는 흉부 방사선 사진

낭성 섬유증, 암 등에 대한 감별진단을 고려해야 한다. 완전한 신체 검사에는 습진 변화를 평가하기 위한 피부 검사와 알레르기 비염의 징후를 검사하기 위한 완전한 머리 검사 등이 포함된다.

폐활량 검사

폐활량 검사는 들숨과 날숨의 기류와 속도 및 용적을 측정하는 폐 기능 검사 방법이다. 천식을 진단하기 위해서는 의사가 환자에게 객관적인 기류 폐쇄가 있음을 입증해야 한다. 검사는 치료 시작 전에 시행하는 것이 가장 좋으나, 때때로 환자가 활성 증상이 있는 경우처럼, 치료 전에 시행하기 어려운 경우도 있다. 환자가 이미 흡입 치료를 받고 있다면, 속효 베타 작용제(short acting beta agonists, SABA)는 적어도 4시간, 지속 작용 베타 작용제(long acting beta agonists, LABA)는 최소 15시간 동안 보류해야 한다.

1초간 노력 날숨량(FEV$_1$)과 노력 폐활량(FVC)의 비율이 감소했다고 판단된다면, FEV$_1$을 추가로 조사해야 한다. 경도 천식 환자는 FEV$_1$ 값이 예측치의 80% 이상인 반면, 이보다 더 심각한 천식 환자는 예측치의 60% 아래로도 내려갈 수 있다. 폐쇄가 비가역적인 만성 폐쇄 폐 질환 환자와는 달리, 이 수치들은 환자의 천식이 검사 당시 활성 상태인지 여부에 따라 달라질 수 있다.

기류 폐쇄가 있음을 확인하였다면 Albuterol을 투여한다. 성

인에서는 FEV$_1$ 용적이 12% 혹은 200 mL 증가하면 기관지 확장제에 가역성이 있다고 판단한다. 소아에서는 FEV$_1$이 최소 12%만 증가하면 된다. Albuterol 투여 후 호전이 좋을수록 천식을 더 확실하게 진단할 수 있다.

최대 유량

기도 폐쇄를 측정하기 위해 사용하는 일반적인 도구로는 사용하기 쉬우며, 접근성이 넓기 때문에 최대 날숨 유량(peak expiratory flow, PEF)을 사용한다. 이 검사 방법은 환자가 앉거나 서 있는 상태에서 진행하며, 최대한 숨을 들이마신 뒤에, 최대 유량계(peak flow meter)로 가능한 힘을 주어 빠르게 숨을 내쉰다. PEF 측정의 주요 유용성은 질병 진행이나 호전을 확인하는데 있다. PEF 측정은 천식 진단에는 유용하지 않다. 측정값은 개별 환자에 따라 매우 다양하다. 연령, 성별, 키, 인종을 기반으로 표준 예측값을 기록하지만, 가변성으로 인해 PEF는 정확하지 않기 때문에 진단에는 사용할 수 없다. 측정값은 다른 폐쇄 폐 질환이나 제한 폐 질환에서도 감소할 수 있으며, 경도 기도 폐쇄가 있는 환자에서는 거짓 음성이 나오거나 잘못된 수치로 인해 안심하는 경우도 있다. 참고로, PEF 값은 흑인이나 히스패닉 환자에서는 10% 더 낮을 것으로 예상된다. PEF는 언제 검사하는지에 따라 같은 검사기로 같은 환자에게 검사해도 값이 달라질 수 있다. 이른 아침의 최대 유량 변동성이 성인에서 10% 이상, 소아에서 13% 이상인 일일주기 PEF 기록은 환자가 천식을 앓고 있다는 지표로 사용할 수 있다.

천식을 진단받은 환자가 비교적 무증상인 동안 PEF 측정치를 몇 주 동안 하루 두 번 기록할 때, "개인 최고기록(personal best)"을 기록으로 남길 수 있다. 이 방법은 치료에 대한 환자의 반응과 환자에게 의학적 평가가 필요한지, 혹은 천식을 치료하기 위해 응급 중재가 필요한지 여부를 평가하기 위해 사용할 수 있다.

기관지 유발 검사

기관지 유발 검사는 환자에게 천식 증상이 있지만 폐활량 검사는 정상인 경우 진단에 유용할 수 있다. 이는 운동 능력이 있고 질병이 경도며 조절이 잘되는 환자에게 사용할 수 있으며, 혹은 스쿠버 다이버나 특정 군인 같이 기관지연축(bronchospasm)이 발생하면 생명이 위험한 직업을 가진 사람에게 선별 검사로 사용할 수도 있다.

기관지 유발 검사는 적당한 민감도를 가지고 있다. 따라서, 검사가 음성이면 천식을 배제할 수 있다. 그러나, 특이도는 다

양하기 때문에 낭성 섬유증, 만성 폐쇄 폐 질환, 기관지폐 형성 이상(bronchopulmonary dysplasia), 알레르기 비염 같은 질환에서도 결과가 양성일 수 있다. 때로는 이 검사가 안전하지 않을 수도 있다. FEV₁이 예측치의 50% 미만이거나, 최근에 심근 경색을 앓았거나, 고혈압이 조절되지 않거나, 혹은 대동맥류가 있는 환자에게는 기관지 유발 검사를 시행하지 말아야 한다. FEV₁이 예측치의 50%에서 70% 사이인 환자는 특정 임상 상황에서 검사를 시행할 수 있으며, FEV₁이 예측치의 71% 이상인 환자는 일반적으로 안전하게 검사를 진행할 수 있다. 검사를 시행할 때는 항상 Albuterol을 준비해 두어야 하며, 검사실을 떠나기 전에 환자가 기준선(baseline) FEV₁으로 회복되었는지 확인해야 한다.

Methacholine, Aridol® (Mannitol), 고장 식염수(hypertonic saline)는 기관지 유발 검사에 주로 사용하는 약물이다. Methacholine은 비선택성 머스카린 수용체 작용제(nonselective, muscarinic receptor agonist)로 기도의 평활근 수용체를 직접 자극하여 기관지수축을 유발한다. 일반적으로 FEV₁이 예측치의 70% 이상인 환자는 Methacholine을 투여한 후 폐활량 검사를 시행한다. FEV₁이 20% 이상 감소하면 양성으로 판단하며, 그 후 Albuterol을 투여하여 FEV₁을 기준선으로 되돌린다. 검사에서 양성이 아니라면, 환자에게 더 높은 용량으로 두 번째와 세 번째 유발 검사를 시행한다. 이 검사는 다른 유발 검사보다 민감도가 높지만 특이도는 높지 않다.

Aridol® (Mannitol) 검사는 기도를 간접적으로 자극하여 기관지수축을 유발한다. 이 방법은 기도 표면의 오스몰농도(osmolarity)를 증가시켜, 프로스타글랜딘(prostaglandin)과 류코트라이엔(leukotriene) 같은 비만 세포(mast cell) 매개체의 방출을 유발한다. 이 검사는 Methacholine 유발 검사에 비해 특이도가 높다. 고장 식염수는 기관지 유발 검사에 사용하는 또 다른 약물이며, 단일 반응보다는 용량-반응 곡선을 획득할 수 있는 저렴한 방법이다.

학습 요점

천식은 다음을 기반으로 확진한다:

- 다양한 기침, 호흡 곤란, 쌕쌕거림
- FEV₁ 증가가 12% 이상 혹은 200 mL 이상인 가역적인 기류 폐쇄
- 최대 유량 가변성

기관지 유발 검사는 일부 사례에서만 필요하다.

병태생리

천식의 주요 특징은 기도 과민성, 기관지수축, 점액 분비, 만성 염증이다. 이러한 특징의 기초가 되는 과정은 환경, 유전, 여러 세포 및 사이토카인 사이의 복잡한 상호작용이다. 이는 시간의 흐름에 따라 환자마다 매우 다양할 수 있다. 그러나, 핵심은 기도 과민성과 기관지수축으로 인한 급성 증상으로 이어지는 기도 염증이 이 질환의 특징이라는 점이다.

천식 증상의 기초가 되는 주요 요인은 기류를 방해하는 기도 협착이다. 급성 악화에서 이는 기도 평활근 수축이 매개한다. 이는 직접 평활근 수축을 유발하는 비만 세포 방출 매개물질을 통한 면역글로불린 E (IgE) 의존 경로로 구동된다. 이 사건은 일반적으로 알레르기 항원, 자극제 혹은 기타 자극 같은 다양한 유발 요인에 대한 반응이다. Aspirin과 비스테로이드 소염제(NSAID)도 특정 환자에서 악화를 조장할 수 있다.

천식이 더 지속하면, 기도 부종과 염증에 의한 기류 제한이 더 악화된다. 점액 과다분비도 여기에 기여할 수 있으며, 점액 마개(mucus plug) 형성을 유발할 수 있다(그림 22.7). 결국 이러한 만성 염증 상태의 결과는 기도 재형성으로 인해 부분적으로만 가역적인 기류 폐쇄. 이 재형성에는 상피 손상, 술잔 세포 화생(goblet cell metaplasia), 상피밑 섬유증, 바닥막(basement membrane) 두께 증가, 기도 평활근의 양 증가, 기도 혈관발생

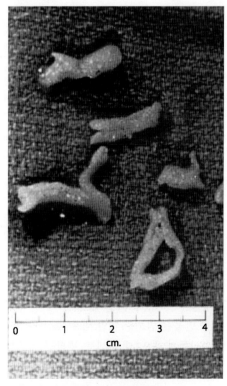

그림 22.7 기도 원주(cast)와 점액 마개

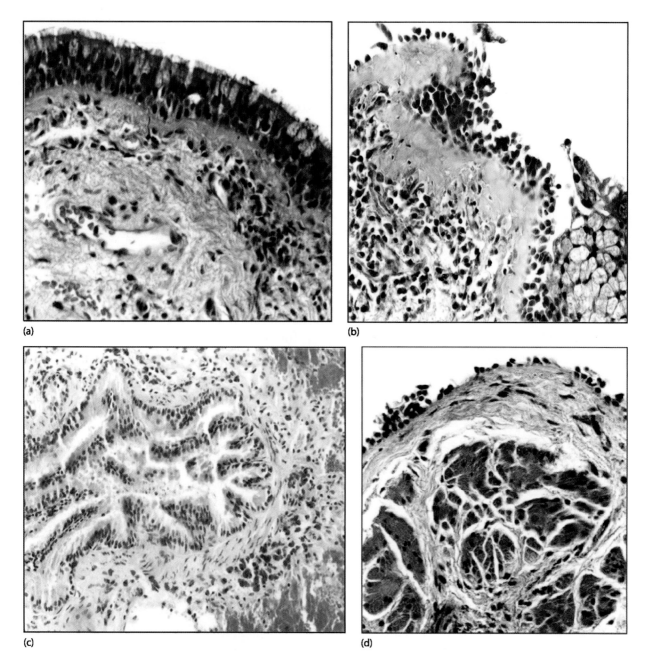

그림 22.8 천식의 조직 변화. (a) 최소한의 술잔 세포가 있는 정상 근위부 기도. (b) 중증 천식 환자에서 염증 세포 침윤 점막 증식. (c) 만성 천식 환자에서 호산구 침윤. (d) 만성 천식에서 평활근 비대(From Hamid, Q, J Allergy Clin Immunol, 2003;111:431-2.)

(angiogenesis) 증가 및 림프혈관발생 증가 등이 포함된다(그림 22.8).

기도 염증의 기전

천식에서 염증 반응은 림프구, 비만 세포, 호산구, 중성구, 기도 상피 세포, 수상돌기 세포, 대식 세포, 평활근 세포 등을 포함한 다양한 세포와 사이토카인이 매개한다(그림 22.9).

홍역이나 결핵 같은 특정 소아기 초기 감염은 T_H1 경로를 작동시킬 수 있으며, T_H1 경로와 T_H2 경로 사이의 균형 유지에 도움이 될 수 있다. 형제 자매, 어린이집 조기 등록 같이 다른 아이들이나 시골 환경에 대한 노출도 천식 위험을 감소시킨다. 이러한 관찰 내용은 올바른 숙주 상태 및 환경 조건에서 특정 병원체에 대한 조기 노출 부족이 T_H2 경로 선택에 기여하고 천식을 유발한다는 가설에 신빙성을 더해준다.

T_H2 염증 경로가 상향 조절되면, 인터루킨 4 (IL-4), IL-5,

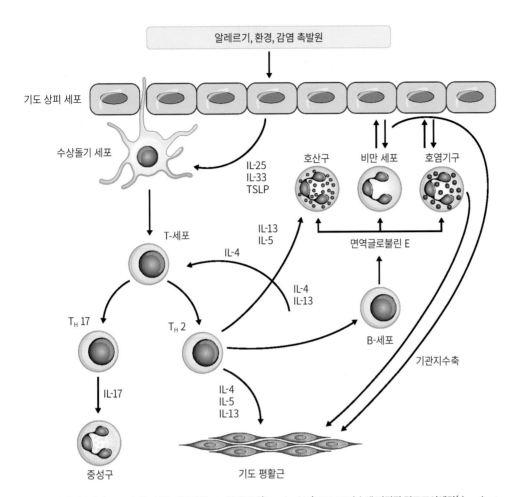

그림 22.9 천식 악화의 병태생리에서 두드러지는 염증 연쇄반응. IL: 인터루킨(interleukin), TSLP: 가슴샘 버팀질 림포포이에틴(thymic stromal lymphopoietin)

IL-13 같은 T_H2 사이토카인 생성을 유발한다. IL-4와 IL-13은 호산구와 B-세포에 신호를 보내 염증을 촉진한다. 또한, IL-4와 IL-13은 섬유모세포, 기도 평활근 세포, 상피 세포, 수상돌기 세포에 신호를 보내는 재형성을 통해서도 염증을 촉진한다. IL-5도 호산구를 자극하고, B-세포 생존과 성숙을 촉진하여 염증 반응을 더 전파한다. B-세포는 활성화되면 비만 세포 및 호염기구(basophil)와 결합하여 이 세포들을 활성화시키는 IgE를 생성할 수 있다.

다른 T-세포도 천식에 관여한다. 조절 T (Treg) 세포는 알레르기 항원에 대한 민감화(sensitization)와 T_H2 세포 발생에 중요한 역할을 한다. 조절 T 세포는 천식과 알레르기 질환에서 감소하는 것으로 밝혀졌다. 조절 T 세포 증가와 알레르기 기도 염증 감소를 연결하는 몇 가지 실험적 근거가 있다. T_H1 세포가 우세한 천식 환자와 T_H17 세포가 주로 역할을 하는 천식 환자도 있다. 후자의 경우, 중성구가 주요 작동 세포(effector cell)다.

점막 비만 세포 활성은 히스타민, 시스테인-류코트라이엔(cysteinyl-leukotriene), 프로스타글랜딘 D2 방출을 통해 기관

지수축, 혈관 확장, 알레르기 염증에 기여한다. 이 활성화는 주로 고친화성(high-affinity) IgE 수용체를 이용하는 알레르기 경로를 통해 발생하지만, 운동 유발 기관지연축에서도 역할을 할 수 있다.

호산구는 천식에서 중심 역할을 하며, 천식 환자 모두에서는 아니지만 많은 천식 환자에서 호산구 증가를 확인할 수 있다. 일반적으로 천식의 중증도는 호산구 증가수와 관련 있다. IL-3, IL-5, 과립구-대식세포 집락 자극 인자(granulocyte-macrophage colony stimulating factor, GM-CSF)는 골수에서 호산구 분화를 매개한다. IL-5는 호산구 생존을 촉진하며, 호산구가 생성하는 사이토카인과 케모카인(chemokine)은 기도 상피 손상과 T_H2 경로를 통해 염증을 촉진한다.

중성구도 천식에서 염증 반응을 촉진할 수 있다. 중성구는 급성 악화 동안 천식 환자의 기도와 가래에서, 중증 천식에서, 그리고 흡연을 하면 그 수가 증가한다. 중성구는 천식의 특정 내재형(endotype)에서 역할을 할 가능성이 높으며 T_H17 경로를 통해 보충된다. 흡입 코르티코스테로이드에 반응이 좋지 않은

환자는 중성구 우세와 관련이 있다.

수상돌기 세포와 대식 세포도 염증 경로의 일부로 기능한다. 수상돌기 세포는 핵심 항원 제시 세포 역할을 하며, 결국 미접촉(naïve) T-세포로부터 T_H2 세포 생성을 활성화한다. 수상돌기 세포는 외부 환경에 노출되어 있으며, 알레르기 항원과 감염원에 의해 직접적으로 혹은 기도 상피 세포에 의해 간접적으로 자극받고 보충될 수 있다. 또한 수상돌기 세포는 호산구도 보충한다. 저친화성(low-affinity) IgE 수용체와 결합하는 알레르기 항원은 대식 세포를 활성화할 수 있으며, 이는 염증 매개 물질 방출로 이어진다.

기도 평활근 세포와 상피 세포도 천식에 깊게 관여한다. 기도 상피 세포는 외부 환경, 기계적 스트레스와 산화 스트레스, 감염원, 알레르기 항원에 대한 방어막을 제공한다. 기도 상피 세포는 다양한 면역 세포에 신호를 보낼 수 있는 IL-25, IL-33, 가슴막 버팀질 림포포이에틴(thymic stromal lymphopoietin, TSLP), GM-CSF 같은 사이토카인과 케모카인을 생성한다. 천식에서는 상피 복구 과정도 비정상일 수 있다. 기도 평활근 세포가 수축하여 기관지수축으로 인한 기류 폐쇄를 유발한다. 천식 환자의 생검에서 기도 평활근 세포의 질량 증가를 확인할 수 있으며, 이는 전환 성장인자(transforming growth factor, TGF)-β_1과 혈소판 유래 성장 인자(platelet-derived growth factor)의 증가와 관련이 있다. 이 과정도 부분적으로 호산구가 방출하는 시스테인 류코트라이엔이 매개한다. 기도 평활근 세포는 자신만의 염증 매개물질도 생성할 수 있다.

천식 발병에 기여하는 요인

천식 발병으로 이어지는 과정은 명확하지 않지만 많은 요인들이 기여한다. 숙주와 환경 사이에 복잡한 상호작용이 일어나 천식의 원인이 되는 면역 반응 변화를 유도한다.

T_H2 경로 및 T_H1 경로와 앞서 언급한 다양한 감염의 역할

이외에 유전도 천식에서 중요한 역할을 한다. 쌍둥이에 대한 연구에서 추정한 바에 따르면 천식은 약 60%로 유전된다. 염색체 17q21의 ORMDL3/GSDMD 자리(locus)를 포함한 여러 유전자가 천식과 관련 있다.

비만은 천식과 관련된 또 다른 숙주 요인이다. 비만이 천식에 관여하는 경로는 명확하지 않다. 중심 비만, 혈압 상승, 공복 혈당 증가, 지질 이상 같은 대사 증후군에서 발생하는 저등급 염증(low-grade inflammation)이 천식과 관련이 있을 수 있다는 가설이 제시되었다. 그러나, 복부 비만과 긴 허리 둘레가 천식에 대한 더 나은 예측 인자가 밝혀졌고, 이러한 효과는 대사 증후군과는 무관하다. 산모의 과도한 체중 증가도 소아 천식의 위험 증가와 관련 있다.

환경 요인

흡연, 대기 오염, 알레르기 항원 같은 다양한 환경 요인도 천식 발병에 영향을 미치지만 이러한 상호작용은 상당히 복잡하다. 흡연은 천식 조절을 악화시키고, 흡입 코르티코스테로이드 치료에 대한 내성을 증가시킨다. 또한, 간접 흡연에 노출되면 성인 발병 천식의 위험이 있다. 대기 오염은 천식 악화에 영향을 미치며, 동시에 천식 발병의 유발 요인이 될 수도 있다. 집 먼지 진드기와 알테나리아(Alternaria)를 포함한 다양한 알레르기 항원에 대한 민감화 및 노출은 소아에서 천식 발병에 기여한다. 바퀴벌레 알레르기 항원도 천식 발병의 위험 요인이며, 알레르기 항원 민감화의 중요한 원인이다. 애완동물 비듬, 특히 개와 고양이 비듬은 천식과의 관계에서 다양한 결과를 보여준다.

천식 표현형

진행 중인 천식 연구는 대부분 임상적, 병리적, 기능적 표지자(marker)를 기반으로 서로 다른 천식 표현형을 밝히는데 집중하고 있다. SARP (Severe Asthma Research Program)를 포함한 대규모 집단을 기반으로 한 분석과 다중 영국 코호트(multiple

표 22.1 천식 표현형

표현형	역학	동반 질환	경로	코르티코스테로이드 반응 여부	치료
조기 발병 알레르기	소아기	아토피, 알레르기	T_H2, 면역글로불린E	예	코르티코스테로이드
후기 발병 호산구증가증	성인	부비동염, 코 용종	T_H2, 류코트라이엔, 인터루킨-4, 인터루킨-5	아니오	류코트라이엔 수용체 대항제(LTRA)
비호산구 증가증 (중성구/소수 과립구)	성인	흡연, 바이러스 감염, 고정 폐쇄	T_H17	아니오	특정 치료법이 없음
비만 관련	성인, 여성	비만, 위식도 역류병, 폐쇄 수면 무호흡, 대사 증후군, 고정 폐쇄	산화 스트레스, 인터루킨-6, 종양 괴사 인자-α, 호르몬	아니오	체중 감량

UK cohort) 연구는 보편적이지 않은 표현형을 찾기 위해 시행되었다. 이러한 연구 결과로 이전에는 언급되지 않은 천식과 관련한 다양한 고유 표지자를 확인할 수 있었다. 이를 바탕으로 일부 학자들은 천식이 단일 질환이 아니라 실제로는 중요한 증후군의 집합이라는 의견을 제안했다. 그러나, 이 정보를 생물학적 경로 혹은 내재형(endotype)으로 전환하는 능력은 여전히 제한적이며 추가 평가가 필요하다(표 22.1). 이는 부분적으로는 표현형 발현을 가리는 동반질환 때문일 수 있다. 현재는 다섯 가지 주요 천식 표현형이 확인되었다.

조기 발병 알레르기

가장 특징적인 표현형 중 하나는 조기 발병 알레르기다. 흔히 "고전적 천식 환자"로 여겨지는 이 환자들은 천식이 소아기에 발병하여 성인이 되어도 지속된다. 이 환자들에게는 일반적으로 유전 요소가 있는 강력한 T_H2 관련 염증 반응이 있다. IgE 상승과 그에 따른 알레르기 비염과 아토피 피부염이 흔하다. 중증도는 경도에서 중증까지 다양하며, 조기 중증은 성인이 되었을 때 불량한 폐 기능에 대한 예후 인자다. 인종에 따라 상당한 가변성이 있지만, 넓은 의미에서 IgE 상승은 일반적으로 중증도 증가와 관련 있다. 특히, 흑인 천식 환자는 일반적으로 IgE 수치와 중증도 사이에 강력한 상관관계를 보여준다.

후기 발병 호산구증가증

이 환자들은 조기 발병 천식과 유사하게 호산구 우세 천식이 있다. 그러나 이와는 대조적으로 후기 발병 천식 환자는 일반적으로 스테로이드 치료 후에도 지속적인 가래 호산구 증가증이 있으며, 아토피 발현은 덜하다. 또한, 일반적으로 첫 발병 시, 그리고 평생 동안 증상이 심한 경우가 많다. 관련 질환에는 부비동염, 코 용종증, Aspirin 악화 호흡기 질환 등이 있다. 조기 발병 알레르기 환자와 유사하게 T_H2 경로가 질병 과정에 영향을 미친다. 그러나, 후속 염증은 IgE 매개가 아닌 것처럼 보인다. 그 대신 이 표현형은 시스테인 류코트라이엔(cysteinyl leukotriene) 경로와 IL-4, IL-5의 상당한 상향조절을 유도한다. 스테로이드에 대한 치료 반응은 약하지만, 류코트라이엔 수용체 대항제(leukotriene receptor antagonist, LTRA)에는 잘 반응한다.

천식의 이질성(heterogeneity)은 세포 수준에서도 존재한다. 천식 환자의 가래와 폐 조직 분석에서 악화 중 다양한 염증 반응을 확인할 수 있었다. 이는 호산구 우세 표현형에서 가장 흔하며 가장 잘 알려져 있다. 연구에 따르면, 이러한 환자는 모든 가래 염증 세포의 2% 이상이 가래 호산구였다. 예상한 바와 같이, 이러한 환자는 T_H2 매개 염증이 있으며 일반적으로 스테로이드 치료에 잘 반응한다. 치료 후 호산구 감소를 측정하기 위한 노력은 성공 정도가 다양했다. 가래 호산구 수 감소는 증상 호전과 관련 있음이 확인되었다. 그러나, 이 접근 방식에는 전문 기술이 필요하기 때문에 이 방법은 대형 3차 병원에서만 시행할 수 있다.

다른 조직학적 표현형

두 번째로 흔한 염증 표현형은 중성구 우세형이다. 중성구 우세형의 중요성과 이것이 단지 관찰 소견인지 임상 표현형인지에 대해서는 여전히 논쟁의 여지가 있다. 이 환자들은 일반적으로 중등도에서 중증의 지속 천식이 있으며, 스테로이드 요법에 잘 반응하지 않는다. 흡연, 고정 폐쇄(fixed obstruction), 이전 바이러스 감염 등은 문헌에서 확인된 위험 요인이다. T_H17 매개 염증은 중성구 증가증과 기질 금속단백질 분해효소(matrix metalloproteinase, MMP) 발현 증가와 관련 있다.

특정 천식 환자는 악화 중 중성구 발현과 호산구 발현이 모두 나타나기 때문에, 이 표현형은 상호 배타적이지 않다는 점이 중요하다. 이는 후기 발병 천식에서도 흔히 볼 수 있다. 또한, 호산구 우세 염증이 있는 환자가 장기간 광범위 스테로이드 치료를 받은 뒤에 중성구 패턴으로 변할 수도 있다. 마지막으로, 조직학적으로 소수 과립구형 패턴(paucigranulocytic pattern)을 지니는 세 번째 염증 아형이 있다는 점도 주목할 가치가 있다. 이 패턴에 대해서는 다양한 치료에 내성이 있는 환자에 존재한다는 점 외에는 알려진 바가 거의 없다.

비만 표현형

비만 환자에서 천식 발병의 위험이 증가한다는 사실은 역학 연구에서 잘 드러난다. 위험 수준은 체질량 지수(BMI)와 밀접한 관련이 있다. 또한, 비만 천식환자는 일반적으로 중증 지속 천식을 앓고 있으며 조절하기가 더 어렵다. 위식도 역류병(GERD), 폐쇄 수면 무호흡(OSA) 같은 비만 관련 동반질환은 이 표현형에서 중요한 역할을 한다. 그러나, 최근 연구에 따르면 비만은 다른 표현형을 가진 환자의 천식에 영향을 주거나 악화시키지 않는다. 오히려 비만 관련 천식은 별개의 표현형이다. 이 환자들은 일반적으로 여자이며 후기에 발병한다. 이 표현형에서 천식 악화는 상대적으로 호산구 염증의 정도가 낮기 때문에, T_H2에 의한 것으로 보이지 않는다. 결과적으로, 이들은 스테로이드 요법에 잘 반응하지 않으며, 천식 조절을 위해 더 많은 약물이 꾸준히 필요하다. 비만 관련 천식환자는 아토피가 덜하며, IgE 수치가 낮다. 천식 중증도는 IL-6와 종양괴사인자

(tumor necrosis factor, TNF)-α 같은 사이토카인 상승으로 인한 전신 염증 반응 증가 정도가 결정한다. 산화 스트레스와 렙틴(leptin) 같은 비만 관련 호르몬 생성 증가도 영향을 미친다. 마지막으로, 위 우회술(gastric bypass surgery)을 통한 체중 감량이 천식 중증도에 미치는 영향을 측정하는 연구에서 증상 호전과 약물치료 감소를 확인할 수 있었다.

평가

중증도

질병 부담의 중증도에 대한 평가와 기록은 정량적 및 정성적 조치를 모두 고려하기 때문에 중요하다. 이러한 매개변수는 감시와 치료에 영향을 미친다. 환자가 처음 의사를 찾아왔을 때 초기 치료의 지침으로 삼기 위해 중증도를 평가한다(그림 22.10). 그러나 환자의 실제 중증도는 수개월간의 적절한 내과 치료와 증상의 종단 패턴(longitudinal pattern)을 확인하기 전까지는 판단할 수 없다. 증상을 조절하는데 필요한 최소 수준의 내과 치료가 중증도를 결정한다. 불량한 순응도, 나쁜 흡입 기술, 잘못된 진단, 부적절한 동반질환 평가, 자극제에 대한 지속 노출 같은 혼란스러운 변수도 고려해야 한다. 적절한 치료가 시작되고 환자의 증상이 안정 상태(steady state)에 있다고 판단되면 6가지 다른 기준을 사용하여 중증도를 평가할 수 있다(그림 22.11).

6가지 기준 중에서 가장 심한 범주가 환자의 중증도가 된다. 중증도에서 간헐적은 가장 아래에 있는 범주로, 구조 흡입기(rescue inhaler)로 속효 베타 작용제(SABA)만 있으면 충분하다. 그 후 단계들은 매일 유지 요법이 필요하다. 장기 지속 베타 작용제/흡입 코르티코스테로이드 병용 요법(LABA/ICS)과 일부 증상 조절을 위해 다른 조절제가 필요한 환자는 중증 지속 천식으로 간주한다(표 22.2). 이 하위 집단은 환자 수의 절대값과 비례하지 않는 상당량의 의료 체계를 차지한다. 중증 지속 천식 환자는 일반적으로 잦은 입원이 필요하며 치료 비용도 많이 든다. 예상한 바와 같이, 천식 연구는 이 하위 집단에 중점을 두고 있으며 후속 연구에서 놀라울 정도의 이질성이 확인되었다.

많은 한계와 편견에 대한 우려로 인해 중증도 분류 접근법에 대한 비판이 증가하고 있다. 가장 두드러진 주장은 중증도가 질병의 진행과 악화율을 잘 예측하지 못한다는 것이다. 중증 지속 천식 환자와 빈번한 악화 사이에는 상당한 중복이 있지만, 중증도가 낮음에도 불구하고 계속해서 악화를 보이는 환자도 상당수 존재한다. 또한, 이 분류 체계 안에서는 아토피나 다른 생체표지자(biomarker)에 대한 평가는 역할이 없다.

교정 가능한 위험 요인

천식 악화의 수정 가능한 위험 요인을 평가하고 가능하다면 교정하거나 제거해야 한다. 위험을 증가시키는 흔한 원인에는 흡연이나 심각한 알레르기 같은 자극제에 대한 만성 노출이 있다. 증상이 계속 진행하는 경우, 약물 복용 불량과 잘못된 흡입기 사용 기법이 확인되지 않은 원인일 가능성이 높다. 짧은 기간에 SABA를 과도하게 사용하지 않도록 환자를 교육해야 한다. 빠른 내성(tachyphylaxis)으로 이어질 수 있기 때문이다. 천식 악화에 영향을 미칠 수 있는 GERD, 정신 질환, 비만, 중복 감염 같은 동반질환도 평가해야 한다.

동반 질환

천식과 관련한 특정 동반 질환을 효과적으로 관리하면 천식 조절이 더 나아진다. 이는 특히 중증 지속 천식 환자에서 중요하며, 다른 기저 질환을 철저하게 평가해야 한다. 조절하기 힘든 환자와 관련된 동반 질환은 표 22.3에 나열되어 있다.

천식은 비만 환자에게 더 흔하며, 더 조절하기 어렵다. 위 우회술이 천식 환자에 미치는 영향에 대한 연구에서 BMI 감소와 기도 반응성, 천식 조절은 직접적인 상관 관계가 있었다. 이에 대한 이유는 다원적일 가능성이 높다. 복부 둘레 증가는 폐 용적 및 FEV_1 감소로 이어진다. 이 환자들이 동반하고 있는 폐쇄 수면 무호흡으로 인한 야간 저산소혈증은 기관지 반응성을 증가시키는 것으로 생각된다. 또한, 이러한 환자에게 지속 기도 양압을 시작하면 최대 유량과 치료 반응성을 향상시킬 수 있다.

비염과 부비동염은 천식과 강하게 연결되어 있다. 호산구 우세 표현형, 알레르기 천식 표현형을 가진 환자는 대부분 알레르기 비염을 동반하고 있다. 그러나, 비알레르기 비염과 코 용종증을 동반한/동반하지 않은 만성 비부비동염을 포함한 비알레르기 상기도 이상도 천식 환자에서 더 많이 발생한다. 연구에 따르면, 이러한 환자에서 콧속 코르티코스테로이드 치료는 기도 염증을 줄일 뿐만 아니라 중증 악화 횟수도 감소시킨다.

GERD는 천식 환자에서 평가하기 어려운 경우가 많은 마른 기침의 경쟁 원인이다. 천식에서는 역류가 더 흔하기 때문에 의사는 이에 대해 높은 임상적 의심을 가져야 한다. 명치 통증이나 속 쓰림(heartburn) 같은 고전적 증상이 있는 환자는 반드시 평가하고 치료해야 한다. 특정 천식 하위 집단에서 최대 유량 호전이 관찰되었기 때문이다. 그러나, 무증상 환자는 이점이 확실하지 않기 때문에 양성자 펌프 억제제(proton pump inhibitor, PPI) 치료를 시작하지 말아야 한다.

초기 치료 시 천식 중증도					
		간헐	지속		
			경도	중등도	중증
장애	증상	일주일에 2일 미만	일주일에 2일 미만	매일	하루 종일
	야간 각성	1개월에 2번 미만	1개월에 3-4번	매주	매일
	SABA 사용	일주일에 2일 미만	일주일에 2일 이상	매일	하루에도 여러 번
	활동 제한	없음	최소 제한	일부 제한	매우 제한
	폐 기능	- FEV_1 80% 이상 - FEV_1/FVC 정상	- FEV_1 80% 이상 - FEV_1/FVC 정상	- FEV_1 60-80% - FEV_1/FVC 5% 미만 감소	- FEV_1 60% 미만 - FEV_1/FVC 5% 이상 감소
위험	악화 횟수	연간 0-1회	연간 2회 이상		
	악화의 중증도				중환자실 기관내 삽관

그림 22.10 천식 중증도 평가. SABA: 속효 베타 작용제, FEV_1: 1초간 노력 날숨량, FVC: 노력 폐활량(From National Asthma Education and Prevention Program, Third Expert Panel on the Diagnosis and Management of Asthma. Expert Panel Report 3: Guidelines for the Diagnosis and Management of Asthma. Bethesda (MD): National Heart, Lung, and Blood Institute (US); 2007 Aug. Available from: https://www.ncbi.nlm.nih.gov/books/NBK7232/)

천식 조절 분류				
		조절 정도		
		잘 조절됨	잘 조절되지 않음	조절이 불량함
장애	증상	일주일에 2일 이하	일주일에 2일 초과	하루 종일
	야간 각성	일주일에 2일 이하	일주일에 1-3회	일주일에 4회 이상
	SABA 사용	일주일에 2일 이하	일주일에 2일 이상	하루에도 여러 번
	활동 제한	없음	일부 제한	매우 제한
	FEV_1 (% 예측치)	80% 초과	60-80%	60% 미만
	최대 유량 (% 개인 최고기록)	80% 초과	60-80%	60% 미만
	검증된 설문지 천식 치료 평가 설문지 천식 조절 설문지 천식 조절 시험	0 0.75 이하 20 이상	1-2 1.5 이상 16-19	3-4 해당 사항 없음 15 이하
위험	악화 횟수	매년 0-1회	매년 2회 이상	
	악화의 중증도 및 폐 기능의 점진적 소실			

그림 22.11 천식 조절 평가. SABA: 속효 베타 작용제, FEV_1: 1초간 노력 날숨량(From National Asthma Education and Prevention Program, Third Expert Panel on the Diagnosis and Management of Asthma. Expert Panel Report 3: Guidelines for the Diagnosis and Management of Asthma. Bethesda (MD): National Heart, Lung, and Blood Institute (US); 2007 Aug. Available from: https://www.ncbi.nlm.nih.gov/books/NBK7232/)

표 22.2 천식 중증도에 따른 초기 치료

	간헐	지속		
		경도	중등도	중증
1차 약물	SABA	ICS	ICS/LABA 병용	ICS(중간 및 고용량)/LABA + 기타 조절제(LTRA, Theophylline)
대체 약물	Cromolyn, Nedocromil, Formoterol	LTRA, Theophylline	중간 용량 ICS, ICS/LTRA, ICS/Theophylline	OCS, 면역글로불린 E 요법

참고: SABA: 속효 베타 작용제, ICS: 흡입 코르티코스테로이드, LABA: 지속작용 베타 작용제, LTRA: 류코트라이엔 수용체 대항제, OCS: 경구 코르티코스테로이드

표 22.3 천식과 동반질환

알레르기 기관지폐 아스페르길루스증	
음식 알레르기 및 급성 중증과민증	위식도 역류병
비만	만성 폐쇄 폐 질환
비염, 부비동염, 코 용종증	호르몬 이상
불안/우울	호흡기 감염
폐쇄 수면 무호흡	흡연

마지막으로 정신적 요인 및 정신사회적 요인을 평가해야 한다. 우울증이나 불안을 동반하고 있는 천식 환자는 중증 악화 위험과 입원 위험이 증가한다. 또한, 불안과 특정 공황 발작은 잘 조절되지 않은 천식으로 오진되는 경우가 많으며, 이는 과잉 치료와 불필요한 치료 비용으로 이어진다. 환자의 기저 정신 질환을 평가해야 하며, 필요한 경우 신경정신과 전문의에게 협진을 의뢰해야 한다. 안타깝게도 천식과 정신 질환 사이에 밀접한 관계가 있음에도 불구하고, 신경정신과 치료는 천식 환자에게 확실한 이점을 보여주지 못했다.

비약물 치료

천식 관리의 초석은 환자 교육이다. 초기 평가 동안 의사는 환자가 천식 증상, 약물의 효과, 흡입기 사용 기술, 예방 전략에 대해 잘 이해할 수 있도록 설명해야 한다. 가능한 유발 요인을 확인하고 이를 피할 계획도 수립해야 한다. 효과적인 교육은 환자 개인의 증상 및 삶의 질 향상과 천식 관련 치료 비용 절감으로 이어진다.

천식 행동 계획

천식 행동 계획 작성은 의사와 환자 관계에 반드시 필요하다(그림 22.12). 행동 계획은 환자와 의사가 상의하여 작성한 문서로, 환자가 일상적인 증상과 최대 날숨 유량(peak expiratory flow, PEF)을 감시하여 천식을 스스로 조절할 수 있도록 한다. 증상이 악화되면 환자는 이 계획에 나와있는 치료를 스스로 조절할 수 있다. 이러한 조절에는 완화제 증량, 제어 흡입기 증량, 경구

스테로이드 요법 추가 등이 포함된다. 천식 행동 계획은 치료가 변하면 정기적으로 경신해야 하며, 환자의 천식 조절 수준에 맞춰야 한다. 1대1 시험에 따르면, 환자가 행동 계획을 사용하여 스스로 조절한 약물은 의사의 처방에 따른 것만큼 효과적이었다.

가래 호산구

또 다른 천식 관리 전략 중 하나는 가래 기반 치료법이다. 이 방법은 가래 호산구 감소로 치료 성공을 평가한다. 이 접근법은 무작위 대조군 시험에서 지침 기반 요법과 비교하여 악화 위험을 줄이는 것으로 밝혀졌다. 그러나 이 접근법은 두 가지 제한점이 있다. 먼저, 호산구 우세 천식 환자에게만 사용할 수 있다. 다음으로, 효과적인 가래 분석을 위해서는 검사실이 필요하기 때문에 범위가 제한된다. 결과적으로 이 방법은 이러한 기술을 보유한 병원에서 관리 중인 중등도에서 중증 천식 환자에게만 권장한다.

분획 날숨 산화질소

천식 치료를 평가하기 위한 또 다른 감시 검사는 분획 날숨 산화질소(fractional exhaled nitric oxide, FeNO) 측정이다. 호산구 염증이 기도 상피 세포를 자극하여 산화질소를 생성한다고 가정한다. 결과적으로 FeNO 수치 상승은 호산구 증가증을 동반한 천식 환자에서 볼 수 있으며, 일반적으로 스테로이드 반응성을 효과적으로 예측할 수 있다. 천식 중증도와 치료 반응을 평가하기 위해 특정 결정점(cutoff point)을 사용한다. 그러나, 나이, 성별, 흡연력, 약물 복용 같이 FeNO 분석을 혼란스럽게 하는 요인이 많다. 또한, 천식 치료 반응에 대한 표지자로 FeNO를 사용한 임상 시험 결과는 상당히 가변적이었다. 이로 인해 다양한 결과가 발생하고, 임상 치료의 길잡이가 되는 효과성에 대한 합의가 이루어지지 않았다. 이러한 이유 때문에 천식 치료의 표지자로 FeNO 수치 감시는 권장하지 않는다.

천식행동지침

병원 방문 시 본 행동지침을 가져오세요.

응급상황시 연락처: 이름: _____ 연락처: _____

날짜: _____ 년 월 일

증상 조절 잘됨 (양호)	행동지침
• 기침, 쌕쌕거림, 가슴답답함, 주야간 호흡곤란이 없다. • 일상활동에 지장이 없다. • 잠을 잘 잔다. • 증상완화흡입제를 일주일에 2번 이하 사용한다. • 최대날숨유량: _____ L/min	• 기존에 처방받은 치료제를 유지하세요. 조절제: _____ ( )번/회, 아침/저녁 증상완화제: _____ ( )번/회, 아침/저녁 경구약: _____ ( )회/일, _____ ( )회/일 _____ ( )회/일, _____ ( )회/일 • 흡연과 원인 알레르기 항원 등 악화인자를 피하세요. • 정기적인 의사의 진료를 받으세요. • 운동 후 악화소견이 있다면 운동 15분 전에 증상완화제 _____ 를 ( )회 흡입하세요.
증상 나빠짐 (주의)	**행동지침**
• 기침, 쌕쌕거림, 가슴답답함, 호흡곤란이 있다. • 밤에 천식증상으로 잠에서 깬다. • 일상활동에 지장이 있다. • 증상완화흡입제를 일주일에 3번 이상 사용한다. • 최대날숨유량: _____ L/min	• 기존에 처방받은 치료제를 지속하면서 증상이 호전될 때까지 증상완화제를 추가로 사용하세요. 증상완화제: _____ ( )번/회 조절제: _____ ( )번/회, 아침/저녁 경구약: _____ ( )회/일, _____ ( )회/일 • 호전이 없거나 악화된다면 아래 "증상 심함"의 행동을 따라 하세요.
증상 심함 (주의)	**행동지침**
• 치료제가 도움이 되지 않는다. • 숨쉬기가 너무 힘들다. • 숨이 많이 차서 일상 활동을 할 수 없다. • 숨이 많이 차서 잠을 잘 수 없다. • 숨이 많이 차서 움직일 수 없다. • 숨이 많이 차서 말을 할 수 없다. • 손톱과 입술이 파랗다. • 최대날숨유량: _____ L/min	• 경구 스테로이드 ( )를 시작하세요. 용량 ( )알/회 • 119 혹은 타인에게 도움을 요청하여 즉시 응급실 또는 병원을 방문하세요. • 동시에 병원에 도착할 때까지 증상완화제 _____ 를 ( )번/회 흡입하세요.

주의 및 위험시각 행동지침에 의한 자가치료 후에는 1-2주 안에 의사를 방문한다.

그림 22.12 천식 행동 계획. (2022 천식 진료 지침, 대한 결핵 및 호흡기 학회)

천식 조절

외래 환자에 대한 약물 치료는 환자의 천식 조절 능력을 기반으로 용량을 조절한다(그림 22.13). 천식 조절은 천식 치료의 기초가 되며, 악화와 입원을 줄이고 환자의 동반 증상을 개선하는 효과적인 도구로 검증받았다. 조절은 위험과 손상이라는 두 가지 변수로 정의한다. 의사는 향후 악화 가능성을 예측하여 위험을 평가하며, 환자가 겪고 있는 기능 제한 정도를 판단하여 손상을 평가한다. 손상은 1개월 동안의 객관적 및 주관적 측정을 합하여 결정한다. 객관적 측정에는 최대 유량 감소, 베타 작용제 흡입제 사용, 세 가지 서로 다른 검증된 천식 손상 설문지 등이 포함된다. 이 설문지는 천식 치료 평가 설문지, 천식 조절 설문지, 천식 조절 시험이다. 이 세 가지 체계는 모두 점수

천식에 대한 왕립 의과대학의 3가지 질문

모든 질문의 답이 "아니오"인 경우 조절이 잘 되는 천식		
지난 한달 동안	예	아니오
천식 증상(기침 포함)으로 수면이 어려웠던 적이 있는가?		
일과 중 평소의 천식 증상(기침, 쌕쌕거림, 흉부 압박감, 혹은 숨가쁨)이 있었는가?		
천식으로 인해 일상 활동(집안일, 업무, 학업 등)에 방해를 받았는가?		

왕립 의과대학의 3가지 질문에 대한 확장 점수

각각의 질문은 증상의 빈도에 따라 점수를 채점

 0 = 증상 없음
 1 = 1개월에 한 번 혹은 두 번
 2 = 1주일에 한 번 혹은 두 번
 3 = 매일

점수는 0점에서 9점 사이

채점 방식으로 조절 정도를 평가한다. 왕립 의과대학 세 가지 질문 도구(Royal College of Physicians Three Question tool) 같은 간단한 선별검사 도구도 증상 평가를 위한 신속한 대안으로 사용되었다. 마지막으로, GINA (Global Initiative for Asthma) 증상 조절 평가 같은 범주형 도구는 점수 선별검사 방법과 증상 선별검사 방법을 통합한 방법이다.

위험 평가는 최근 병력을 기반으로 중증 천식 악화 혹은 호흡 저하를 예측하는 방법이다. 이는 의사에게 현재 증상이 의미하는 것보다 더 적극적인 치료가 필요한 환자를 확인하기 위한 도구를 제공해 준다. 위험 평가에서는 경구 스테로이드 사용 및 입원 횟수를 평가하여 최근 악화를 계산한다. 중환자실 감시 혹은 기관내 삽관으로 이어지는 입원을 확인함으로써 각 악화의 중증도를 판단할 수 있다. 이 두 가지 추론은 여러 연구에서 확인되었다. 마지막으로 치료 관련 부작용도 평가해야 한다.

손상 및 위험 매개변수로 환자를 평가했다면, 가장 심각한 증상이나 위험에 따라 환자를 세 집단으로 분류한다. 이에 따라 환자는 잘 조절되는 집단, 잘 조절되지 않는 집단, 조절이 불량한 집단으로 나뉜다. 환자의 조절 능력에 따라 치료 중재의 수준과 후속 조치의 강도를 결정한다. 치료 조절은 단계적 상향 혹은 단계적 하향 방식을 기반으로 한다. 잘 조절되는 환자의 경우, 만성 천식의 치료 목표는 가능한 적은 약물을 이용한 적절한 천식 조절이기 때문에 의사는 같은 치료를 지속하거나 단계적 하향 치료를 고려할 수 있다. 환자의 증상이 안정적이라면 추적 관찰은 최대 6개월까지 연장할 수 있다. 반대로, 잘 조절되지 않는 환자는 추적 관찰 간격을 줄이고 새로운 약물을 추가하는 단계적 상향 요법이 필요하다. 조절이 불량한 환자는 경구 스테로이드와 입원이 필요할 수도 있다. 이미 여러 가지 조절 약물을 복용하고 있는 조절이 불량한 환자는 치료법 선택을 위한 길잡이로 특정 표현형 식별이 필요할 수도 있다.

반응성

치료 반응성은 비록 명확하게 정의할 수는 없지만, 천식 관리의 또 다른 구성요소다. 이 매개변수는 천식 증상을 조절하는

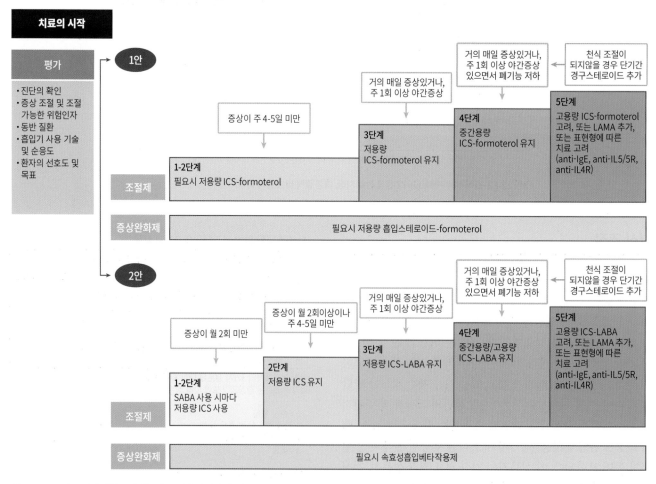

그림 22.13 증상 조절과 위험 요인 최소화를 위한 단계별 접근(2022 천식 진료 지침, 대한 결핵 및 호흡기 학회)

데 있어 특정 치료 방법을 사용할 때의 용이함 또는 어려움을 결정하기 위해 사용한다. 그러나, 치료 반응성의 정의는 보편적으로 받아들여지지 않고 있다. 이는 부분적으로는 임상적으로 의미 있는 결과를 정의하기가 어렵기 때문이다. 연구에 따르면, 의사와 환자는 "반응"을 구성하는 것이 무엇인지에 대해 서로 다르게 생각하고 있다. 또한, 새로운 면역 조절제와 기관지 열성형술 같은 일부 고급 치료법은 천식 조절 기준에 비해 반응성 결정에 더 많은 시간이 필요하다. 가래 호산구 증가증 같은 새로운 염증 경로 감시 방법은 천식 조절 기준에 포함되지 않지만, 일부 선택된 환자에서 임상 결과와 상관관계가 있음을 확인할 수 있었다.

단계적 치료

천식 치료에서 단계적 상향 방식은 만성 천식에서 외래 환자 관리의 초석이 된다. 환자 치료는 최소한의 약물을 사용한 조절을 목표로 증상 변화에 따라 증감해야 한다(그림 22.13). 단계적 상향과 단계적 하향 요법은 이미 치료를 받고 있는 천식 환자에서 증상 조절을 위해 사용하는 방법이라는 점을 주목해야 한다. 초기 평가를 위해 방문한 환자에게는 이 방법을 사용해서는 안된다. 이러한 환자는 앞서 정의한 현재의 중증도를 기반으로 분류하고 해당 지침에 따라 치료해야 한다.

약물 요법

간헐 천식

속효 베타 작용제

속효 베타 작용제(short acting beta agonists, SABA)는 모든 천식 환자에게 구조 요법(rescue therapy)으로 필요하다. Albuterol은 비선택 베타 작용제로 미국에서 주로 사용되는 SABA다. 5분 미만으로 짧은 작용시간과 용량 의존 반응은 많은 환자에서 기관지연축을 신속하게 해결해준다. Levalbuterol은 선택 베타2 작용제로 빈맥과 떨림(tremor) 같은 부작용을 줄이기 위해

개발되었다. 그러나, 실제로는 부작용 계수가 Albuterol과 동등한 수준으로 상당히 높다. SABA/ICS (beclomethasone) 조합을 이용한 구조 요법에 대한 일부 연구도 평가되었으며, 위약에 비해 통계적으로 유의미하게 증상이 개선되었다. 마지막으로 Femoterol은 또 다른 베타 작용제로 고유한 약동학으로 인해 구조 흡입제로 연구되고 있다. Femoterol은 Albuterol과 마찬가지로 작용 시간이 짧지만, 반감기는 12시간으로 더 길다.

다른 속효제

Ipratropium 같은 속효 항콜린제는 천식환자에서 SABA의 추가 요법 및 대체 요법으로 평가되었지만, 천식 치료의 외래 환자 관리에서 효과가 떨어지며 추가 이점이 없는 것으로 밝혀졌다. 비만 세포 억제제인 Cromolyn은 특히 운동 혹은 알레르기 유발 천식 환자에게 사용하며 구조 요법을 위한 또 다른 대체 약물이다.

경도 지속 천식

경도 지속 천식 환자는 증상 조절을 위해 매일 약물 치료가 필요하다.

흡입 스테로이드 요법

흡입 스테로이드 요법은 다양한 방법으로 증상 조절을 개선하며, 매일 흡입 치료가 필요한 천식 환자를 위한 1차 치료법이다. 연구에 따르면, 스테로이드는 일상적인 증상을 줄여주고, 삶의 질을 향상시키며, 전체 천식 악화와 중증 천식 악화를 모두 감소시킨다. 선택 가능한 스테로이드의 효능 범위는 매우 넓기 때문에, 증상을 조절할 수 있는 가장 효능이 약한 스테로이드를 선택해야 한다(표 22.4). 이는 아구창(thrush), 인두통, 더 심한 경우에는 안압 증가와 백내장 같은 스테로이드 부작용 때문이다(그림 22.14). 부작용을 고려하여 매일 스테로이드를 투여하는 방법과 "필요에 따라" 투여하는 방법을 비교하는 연구가 진행되었다. 그러나, 결과는 다양했으며, 매일 투여하는 쪽으로 가닥이 잡혔다. 만성 스테로이드 치료가 환자의 조직병리 표현

표 22.4 흡입 코르티코스테로이드 용량(µg)

흡입 코르티코스테로이드	저용량	중간 용량	고용량
Beclometasone dipropionate (CFC)	200–500	500–1,000	> 1,000
Beclometasone dipropionate (HFA)	100–200	200–400	> 400
Budesonide (DPI)	200–400	400–800	> 800
Ciclesonide (HFA)	80–160	160–320	> 320
Fluticasone propionate (DPI와 HFA)	100–250	250–500	> 500
Mometasone furoate	110–220	220–440	> 440
Triamcinolone acetonide	400–1,000	1,000–2,000	> 2,000

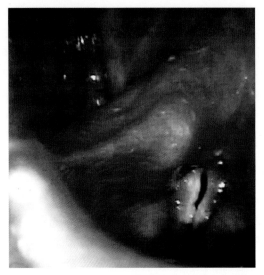

그림 22.14 만성 흡입 코르티코스테로이드 사용에 따른 후두 칸디다증

형을 변경할 수 있음이 밝혀졌지만, 치료 반응은 일반적으로 약물을 중단하면 되돌릴 수 있다. 또한, 천식 표현형에 따라 치료에 대한 반응도 다양하다. 특히, 상당한 흡연력이 있는 환자와 비호산구 우세 병리가 있는 환자는 반응이 떨어진다.

학습 요점
- 흡입 스테로이드는 일주일에 두 번 이상 기관지 확장제가 필요한 천식환자에게 시작해야 한다.
- 증상이 있는 환자에게는 단순히 흡입 스테로이드 용량을 증가하기 보다는 흡입 스테로이드와 지속 작용 기관지 확장제 조합을 이용한 단계적 상향 치료법을 고려해야 한다.
- 천식 조절을 최적화하기 위해서 코 증상과 위식도 역류를 치료한다.

중등도 지속 천식

중등도 지속 천식 환자는 적절한 천식 조절을 위해 매일 두 가지 별도의 약물이 필요하다. 이러한 환자에게는 지속 작용 베타 작용제(long acting beta agonist, LABA)와 흡입 코르티코스테로이드의 조합이 1차 치료법이다. 다른 치료 방법에는 류코트라이엔 조절제(leukotriene modifier), Theophylline 추가 혹은 흡입 스테로이드의 효능 증가 등이 있다. 치료는 약물 부작용과 환자의 과거 약물 복용 이력을 참고하여 진행해야 한다.

지속 작용 베타 작용제

지속 작용 베타 작용제(long acting beta agonist, LABA)는 흡입 스테로이드(ICS)와 함께 중등도 지속 천식 환자에 대한 1차 치료법이다. 이를 조합하여 사용하면 이환율, 입원, 악화를 감소시키는 것으로 밝혀졌다. 주로 기관지 확장제 효과 외에도, LABA는 스테로이드 치료 및 전달을 개선하고, ICS에 영향을 받는 유전자 전사(gene transcription)를 증가시키는 상승 효과를 나타낸다. 치료에 대한 반응은 다양하며, 이는 부분적으로 베타 아드레날린 수용체(beta-adrenergic receptor)에 대한 여러 유전적 다형성(polymorphism) 때문이라 여겨진다. LABA는 단독 요법으로 사용할 경우 중증 천식 악화 및 심지어는 사망과도 관련되기 때문에, 단독 요법으로 사용해서는 안 된다. 특히 아프리카계 미국인에서 두드러지는 이러한 결과는 SMART (Salmeterol Multicenter Asthma Research Trial) 시험에서 확인되었으며, 이로 인해 이 시험은 조기 종료되었다. 원인은 알 수 없지만, 조절되지 않은 기도 염증으로 인한 것이라 생각된다. 그 결과 LABA가 포함된 모든 제품에 강력한 복용 주의 경고

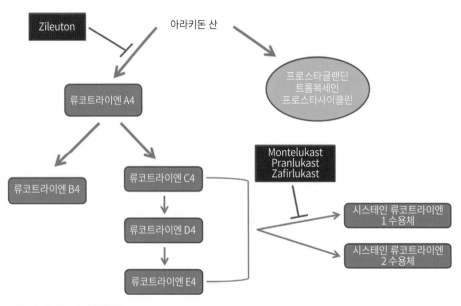

그림 22.15 류코트라이엔 경로

문이 부착되었다. 그러나, SMART 시험에서 극히 소수의 환자만이 흡입형 코르티코스테로이드를 사용하고 있었으며, 이 하위 집단에서는 천식 관련 사망률 증가가 없었다는 점도 중요하다.

류코트라이엔 조절제

류코트라이엔 조절제는 폐 기능과 삶의 질을 개선하며 악화율을 감소시킨다. 이는 천식 환자에서 염증 반응의 중요한 매개물질인 5-불포화지방산 산화효소(lipoxygenase) 경로를 조절하여 작용한다(그림 22.15). 류코트라이엔 방출은 기관지수축, 염증전 사이토카인 방출, 기관지혈관 누출 증가로 이어진다. 이 경로를 다양한 수준에서 방해하는 여러 약물 요법이 개발되었다. Montelukast와 Zafirlukast는 모두 시스테인 류코 트라이엔 1 (cysteinyl-leukotriene 1, cystLT1) 수용체 억제제며, 이 경로의 초기에 작용하는 Zileuton은 5-불포화지방산 산화효소 억제제다. Zileuton과 Montelukast를 비교한 무작위 대조군 시험 결과 Zileuton을 사용한 환자에서 유의미한 최대 유량(peak flow) 개선과 증상 감소를 확인할 수 있었다. 1대1 시험에서 류코트라이엔은 초기 조절 치료로는 흡입 코르티코스테로이드보다 못하지만, 스테로이드 요법을 견디기 힘든 환자에게는 2차 치료법으로 사용할 수 있다. 류코트라이엔 조절제는 LABA와 흡입 코르티코스테로이드 조합에 비해 안전하지만 효과가 떨어진다. 주목할 만한 부작용으로는 드물고 관계가 거의 알려지지 않은 Churg-Strauss 혈관염이 있다. 마지막으로 Zileuton은 가역적인 화학 간염을 유발할 수 있다.

Theophylline

Theophylline은 천식 치료에 50년 넘게 사용되었다. 치료 작용은 완전히 알려지지 않았지만, 다양한 연구에서 염증, 면역, 기관지 확장제 효과를 보여주고 있다. 최근 문헌에서는 Theophylline이 비특이 포스포다이에스터 분해효소(phospho-diesterase) 억제제로 작용하여 천식에서 효과를 나타낸다고 제안했다. 목표 Theophylline 농도는 10-20 μg/mL이며, 치료를 시작할 때와 용량을 변경할 때 마다 확인해야 한다. 간에서 P450 1A2 효소에 의해 대사되기 때문에 다양한 약물에 영향을 받을 수 있다. 만성 혹은 급성 기관 부전이 있거나 나이가 많은 환자는 제거율이 감소하기 때문에 Theophylline 독성의 위험이 높다. 부작용은 잘 알려져 있으며, 전해질 이상에서부터 부정맥과 발작까지 다양하다. 부작용, 좁은 치료 범위, 다양한 대체제의 도입 등으로 인해 그 인기와 사용빈도는 점차 감소하고 있다.

중증 지속 천식

2가지 조절 약물을 적절하게 사용함에도 불구하고 증상이 충분히 조절되지 않는 환자를 중증 천식 혹은 중증 지속 천식 환자라고 한다. 이러한 환자는 중간 용량에서 고용량의 흡입 코르티코스테로이드와 LABA, 류코트라이엔 조절제, 혹은 Theophylline을 사용하고 있지만 적절한 조절이 되지 않는 상태며, 이러한 약물 중 두 가지 이상을 사용하고 있는 경우가 많다. ATS (American Thoracic Society)는 중증 천식 환자로 판단하기 위해서는 연간 50% 이상 기간 동안 전신 코르티코스테로이드를 사용해야 한다고 명시하고 있다.

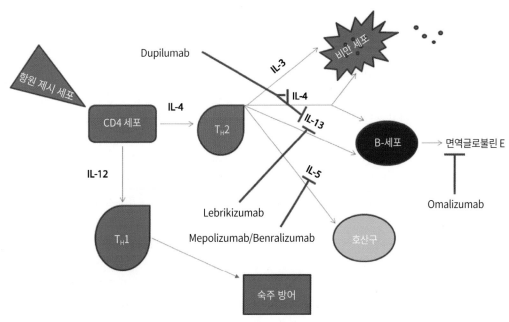

그림 22.16 천식 치료에서 단클론 항체의 표적

흡입제 치료에 계속 실패한 환자에게는 경구 코르티코스테로이드를 가능한 낮은 용량으로 처방할 수 있으며, 이 때 목표는 천식을 적절히 조절하면서 가능한 빨리 스테로이드 치료법을 종료하는 것이다. 기타 단계적 상향 요법에는 알레르기 민감화나 IgE 수치가 상승한 환자에 대한 단클론 항체(monoclonal antibody) 사용 등이 있다. 천식의 발병기전에서는 IgE가 매개하는 면역 반응이 중요하다. Omalizumab은 유리 IgE (free IgE)와 복합체를 형성하여 호염기구 및 비만 세포와의 상호작용을 차단한다. GINA (Global Initiative for Asthma) 지침에 따르면, 초기 단계에서 조절되지 않으며, 피부 바늘따끔 검사(skin prick test) 혹은 방사성 알레르기 항원 흡착검사(radioallergosorbent test)에서 알레르기 민감화가 있으며, IgE 수치가 30-700 IU/mL로 상승한 환자는 Omalizumab이 바람직하다.

임상 시험에서 Omalizumab은 혈청 유리 IgE 수치를 95% 이상 감소시키는 것으로 밝혀졌다. 더 중요한 점은, 알레르기 천식 환자에서 Omalizumab은 천식 악화와 경구 스테로이드 사용을 감소시키고 FEV_1을 향상시킨다는 점이다. 또한, 천식으로 인한 삶의 질도 상당히 개선되었다. 일부에게 Omalizumab은 혁신이었다. 그러나, Omalizumab이 있음에도 불구하고, 많은 천식 환자들은 여전히 지속되는 증상, 잦은 악화, 높은 의료 이용률을 보이고 있다. 최근에는 천식 치료를 위해 더 많은 단클론 항체가 개발되었다. 이는 조절되지 않는 천식에 영향을 미치는 여러 가지 인터루킨(interleukin)을 억제한다. 임상 시험 결과, 이러한 새로운 약물은 천식 중 T_H2가 우세한 표현형에서 가능성을 보여준다. 특히, 말초 호산구 증가증이 있으며, IgE 수치가 높으며, 천식 조절이 불량한 환자는 이러한 새로운 치료로 혜택을 볼 수 있다(그림 22.16).

조절되지 않는 천식에 대한 또 다른 새로운 치료법은 기관지 열성형술(bronchial thermoplasty)이다. 이 방법은 기도 평활근을 표적으로 하여 기도에서 고주파열 치료(radiofrequency ablation)를 시행한다. 이 치료법은 기도 평활근을 감소시킴으로써 천식으로 인한 삶의 질을 개선하고, 천식 악화를 줄여주며, 응급실 방문 횟수를 줄여주는 것으로 밝혀졌다. 전반적으로 대부분의 환자는 이 시술법을 잘 견디지만, 시술 전 상당한 천식 악화의 위험이 있으며, 특히 질환이 중증일수록 위험이 더 높다. 어떤 천식 환자가 이 치료를 통해 가장 혜택을 볼 수 있는지에 대해서는 의견이 분분하다.

급성 중증 천식

급성 중증 천식은 상당한 경제 및 의료 부담을 야기한다. 일반적으로 천식의 급성 악화는 시간이 지나면 대부분 호전되며,

사망률은 낮은 편이다. 응급실을 방문한 환자는 일반적으로 치료 후 첫 두 시간 내에 증상이 호전된다. 급성 천식의 임상 증상에는 호흡 곤란, 기침, 쌕쌕거림 등이 있다. 동반하는 신체 징후에는 빈맥, 빠른 호흡, 쌕쌕거림 등이 있다. 또한, 발한, 청색증, 둔화(obtundation)는 임박 호흡 부전(impending respiratory failure)의 징후다. 참고로, 일반적으로 쌕쌕거림은 급성 천식 환자에서 호흡 장애를 의미하는 좋은 지표가 아니다. 일반적으로 임박 호흡 허탈이 있는 환자는 호흡음이 소실되며, 상당한 빠른 호흡이 나타나거나 의식 수준이 변하는 경우가 많다.

급성 중증 천식의 치료법을 비교하는 유의미한 무작위 시험은 없다. 그러나, 사용 가능한 근거를 기반으로 하는 치료 지침은 존재한다. 베타 작용제는 치료의 주요 요소 중 하나다. SABA는 작용 시간이 짧으며 최고 날숨 유속(peak expiratory flow rate, PEFR)을 빠르게 향상시킨다. Albuterol의 치료 용량은 5-10 mg이다. 연구에 따르면, Albuterol 10 mg을 투여한 환자 중 60%는 응급실에서 안전하게 퇴원하기 위한 적절한 PEFR 문턱값(threshold)에 도달했다. Ipratropium 같은 항콜린 약물도 급성 천식에 사용된다. 그러나, 작용 시간이 느리며 효능이 약하기 때문에 급성 천식에서는 2차 치료법으로 간주된다. 항콜린 약물은 SABA와 병용 사용을 권장해왔으며, 입원율을 감소시키고 PEFR을 더 많이 향상시킬 수 있다. 이전에는 Aminophylline과 Theophylline 같은 메틸잔틴(methylxanthine)이 급성 천식의 1차 치료제였다. 그러나, 최근의 자료는 대부분의 급성 천식에서 이러한 약물은 이점이 적으며, 심각한 부작용이 발생할 가능성이 있음을 시사하고 있다.

코르티코스테로이드는 만성 천식과 마찬가지로 급성 천식 치료에서도 또 다른 초석이다. 그러나, 코르티코스테로이드는 임상적 이점이 점진적으로 나타나며, 일반적으로 최대 효과가 나타나기까지 최대 12시간이 소요된다. 따라서, 필요하다고 판단되면 가능한 빨리 투여해야 한다. 투여 용량과 경로는 의견이 분분하다. 흡입과 경구 방법을 비교한 수많은 연구는 다양한 결과를 보여주고 있다. 또한, 약물 용량은 주로 각 기관별 관행을 따르는 경우가 많다. 지침도 매우 다양하다. 전 세계적인 지침에서는 중등도 혹은 급성 중증 천식 발작에 대해 Prednisolone 0.5-1 mg/kg 사용을 제안하고 있다. 미국의 지침에서는 PEF가 예측치의 70%가 되거나 개인 최고 기록에 도달할 때까지 Prednisolone 40-80 mg을 하루에 한 번이나 두 번 나눠서 투여할 것을 권장하고 있다.

입원한 환자는 경도 저산소혈증이 있을 수 있다. 일반적으로, 산소 포화도를 90% 이상으로, 임신 중인 환자에게는 95% 이상으로 유지하기 위해 코 삽입관(nasal cannula)을 통한 산소

공급이면 충분하다. 산소와 헬륨이 혼합된 헬리옥스(heliox)는 중증 난치 천식 악화 환자에게 고려해볼 만한 또 다른 방법이다. 헬리옥스는 기도 저항을 줄여준다. 기계 환기가 필요한 환자에서 헬리옥스는 최대 들숨 압력(peak inspiratory pressure)과 CO_2 정체를 줄이는데 도움이 된다. 기계 환기 중이 아닌 환자에서 헬리옥스는 호흡 곤란을 줄여주며 가스 교환을 개선한다. 또한, 천식 치료에 사용하는 흡입제의 분포를 개선한다. 헬리옥스는 저항을 줄이고 약물 전달을 개선함으로써, 충분한 시간 동안 근육 피로를 지연시켜 그동안 스테로이드와 기관지 확장제가 효과를 발휘할 수 있도록 한다.

환기기 보조가 필요할 수도 있다. 이론적으로는 비침습 양압 환기(noninvasive positive pressure ventilation, NIPPV)는 마스크를 통한 양압을 견딜 수 있으며, 협조가 되는 경도 고이산화탄소혈증이 있는 환자를 보조할 수 있다. 그러나, NIPPV가 환기기 보조가 필요한 중증 천식 악화 환자에게 진정으로 이점이 있는지 여부를 보여주는 무작위 시험 자료는 거의 없다. 기계 환기는 CO_2가 상승하고, 의식 수준이 나빠지고, 심폐 부전 가능성이 있는 환자에게 사용해야 한다. 이미 과다팽창 된 환자에게 양압을 더 추가하면 혈류역학 허탈을 유발할 수 있기 때문에 이러한 환자에게는 세심한 주의를 기울여야 한다. 기계 환기가 필요한 환자에게는 일반적으로 깊은 진정이 필요하며, 신경근육 마비가 필요할 수도 있다.

알레르기 기관지폐 아스페르길루스증

알레르기 기관지폐 아스페르길루스증(allergic bronchopulmonary aspergillosis, ABPA)은 Aspergillus fumigatus에 대한 과민성으로 인해 발생하는 면역 질환이다. 환자는 전형적인 천식 증상을 보인다. 또한, 방사선 사진에서 폐 침윤이 있으며 일반적으로 기관지 확장증의 단서도 볼 수 있다. ABPA는 천식 환자 중 약 1-2%에 존재하며, 낭성 섬유증(cystic fibrosis) 환자에서 더 높은 유병률을 보인다. 발병기전은 완전하게 밝혀지지 않았지만, Aspergillus fumigatus 포자가 폐 안에 갇히면서 시작하는 것

으로 추정된다. 그 후 비정상 염증 반응을 동반한 항원 방출이 진행되며, 이로 인해 비정상 검사실 소견과 조직 병리가 유발된다. 환자는 대부분 30대에서 40대 사이다. 성별 차이는 없는 것처럼 보인다. 증상에는 미열, 쌕쌕거림, 기관지 과다반응 등이 있다. 일부에서는 객혈과 갈색 점액질을 동반한 젖은 기침이 있을 수도 있다. 가장 적절한 선별 검사는 혈청 IgE 수치다. 이 검사는 치료 반응을 추적할 때도 사용한다. 총 IgE 수치가 30-50% 감소하면 "완화(remission)"로 간주하며, 기준선 수치에서 50% 이상 증가하면 재발로 간주한다. 진단을 돕기 위해 총 IgE 수치와 아스페르길루스 항체에 대한 혈청 특이 IgE 및 IgG 항체를 같이 사용한다. ABPA의 방사선 사진 모양은 매우 다양하다. 지속하는 폐 침윤 혹은 증가했다가 감소하는 폐 침윤을 볼 수도 있다. 다른 특징적인 영상 징후는 중심 기관지 확장증, 나뭇가지 발아 모양 음영(tree-in-bud opacity)을 동반한 중심소엽 결절, 기관지낭종(bronchocele)을 동반한 점액 마개 등이 있다. ABPA로 인한 질병 특유 소견이라 추정되는 전형적인 흉부 방사선 사진 모양 중 하나는 점액 박힘(mucous impaction)으로 인한 "장갑 낀 손가락(finger in glove)" 패턴이다(그림 22.17).

ABPA의 다양한 증상, 면역 검사, 방사선 사진 패턴 등을 고려한 진단 기준이 확립되었다. Rosenberg–Patterson 기준은 문헌에서 가장 많이 인용되며(표 22.5), 주 기준과 부 기준으로 구성되지만, 진단을 위해 얼마나 많은 기준을 만족해야 하는지에 대해서는 논란이 있다. 대다수 학자들은 천식 병력, 전형적인 방사선 사진 소견, IgE 상승, 면역 검사에서 양성 등이 있으면 ABPA로 간주한다는 것에 동의하고 있다. 진단 기준뿐만 아니라 질병 단계도 제안되었다. 새롭게 진단된 증상이 있는 환자는 1단계로 간주한다. 완화는 2단계로 간주하며, 총 IgE 수치가 35-50% 감소하고 증상이 호전되어야 한다. 2단계에서는 일반적으로 약 9개월 동안 치료를 지속한다. 재발은 3단계로 간주하며, 치료의 증강 혹은 재개가 필요하며, 혈청 IgE가 기준선에서 두 배로 증가해야 한다. 4단계는 질병 조절을 위해 만성 전신 스테로이드가 필요하다. 일반적으로 호흡 부전이 있으면 5단계로 정의하며, 폐심장증(cor pulmonale)을 동반할 수도 동

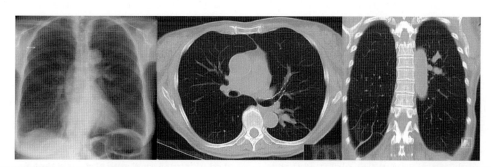

그림 22.17 알레르기 기관지폐 아스페르길루스증 환자의 흉부 방사선 사진과 CT 영상에서 막힌 기도로 인해 나타나는 장갑 낀 손가락 모양을 확인할 수 있다.

표 22.5 Rosenberg–Patterson 기준

주 기준	부 기준
기관지 천식	가래 배양에서 A. Fumigatus가 양성
A. Fumigatus 항원에 대한 즉각적인 피부 과민증	갈색을 띤 검은 점액 마개 배출
혈청 총 면역글로불린 E > 1,000 IU/mL	A. Fumigatus 항원에 대한 제 3형 피부 반응
A. Fumigatus에 대한 혈청 특이 면역글로불린 G 및 면역글로불린 E가 상승	
중심 기관지 확장증	
말초 호산구 증가증, 1,000 cells/mm^3 이상	
일시적 혹은 고정 폐 침윤	

참고: 주 기준 8가지 중 6가지를 충족하면 알레르기 기관지폐 아스페르길루스증을 진단할 수 있다.

반하지 않을 수도 있다.

ABPA의 치료는 일반적으로 주의 깊은 관찰과 당질 부신피질 호르몬(glucocorticoid) 투여다. 치료 용량 지침에 대한 자료는 없지만, 장기간 고용량 스테로이드 투여가 잠재적으로 완화율을 향상시키고, 재발을 예방한다는 것이 일반적으로 인정되고 있다. 치료 목표는 증상 호전과 총 혈청 IgE 수치를 35-50% 줄이는 것이다. 혈청 IgE 수치가 정상으로 돌아가는 것을 기대해서는 안된다. 다른 치료 방법에는 흡입 스테로이드, 경구 항곰팡이 약, 흡입 항곰팡이 약 등이 있다. 경구 항곰팡이 약은 임상 반응을 증가시키고 스테로이드 부담을 감소시키는 경향이 있다. 또한, Omalizumab은 ABPA를 동반한 소아 낭성 섬유증 집단에 사용하여 일부 성공적이기도 했지만, 비낭성 섬유증 ABPA 환자에 대해서는 보다 엄격한 연구가 필요하다.

소아 천식

천식은 소아기에, 특히 선진국에서 흔한 만성 질환이다. 유병률은 국가에 따라 다르지만 최대 20%에 달한다. 정확한 진단이 중요하며 이를 위해서 병력 청취, 신체 검사, 진단 검사 선택 등을 신중히 진행해야 한다. 이는 특히 기류 폐쇄에 대한 진단 검사를 진행할 수 없는 영아와 소아에서 어려울 수 있다. 또한, 소아 집단에서는 쌕쌕거림에 대한 폭 넓은 감별진단이 필요하다. 병력 청취는 증상, 증상의 패턴, 증상을 유발하는 요인 등에 중점을 두어야 한다. 또한, 천식 진단을 암시하는 주의를 기울여야 하는 전형적인 증상이 있다. 천식이 있는 소아는 대부분 5살 이전에 증상이 나타난다. 가장 흔한 증상은 기침과 쌕쌕거림이다. 밤에 발생하거나 계절에 따라 발생하는 기침은 천식일 가능성이 높다. 때로는 운동, 찬 공기, 향수, 악취 같은 특정 상황에 노출되었을 때 기침이 발생하기도 한다. 일반적으로 마른 기침이 많다. 쌕쌕거림은 또 다른 증상이며, 날숨 시 발생하며 고음이다. 그러나, 천식 증상이 심해지면 들숨과 날숨 모두에서 들을 수 있다. 그러나 쌕쌕거림이 있다고 해서 반드시 천식인 것은 아니다. 쌕쌕거림은 상기도 폐쇄, 기관연화증(tracheomalacia), 중심 기도 폐쇄의 단서가 될 수 있다.

병력 청취에서 간헐 혹은 지속되는 증상이 있으며, 신체 검사에서 증상을 동반한 쌕쌕거림이 증상과 같이 사라진다면, 이는 소아에서 천식을 강력하게 의심해볼 수 있는 소견이다. 이는 특히 폐활량 검사를 시행하기 힘든 5살 아래의 소아에서 유용하다. 이 연령대에서는 보통 "일반적인" 천식 약물로 시험을 진행하고, 만약 상당한 반응이 나타난다면 천식을 진단할 수 있다. 기관지 확장제 전후의 폐활량 검사는 천식이 의심되는 5살 이상의 환자에게 시행해야 한다. 속효 기관지 확장제 투여 후 FEV$_1$이 기준선에서 12% 이상 상승하면 가역적이라 판단해야 한다. 그러나, 일부 학자는 소아에서는 FEV$_1$이 8% 이상만 증가해도 가역적이라고 판단해야 한다고 주장한다. 기관지 유발 검사는 폐활량 검사가 정상이지만, 여전히 천식이 의심되는 5살 이상의 소아에게 시행할 수 있다. 비록 기관지 유발 검사가 음성이라고 해도 소아에서는 천식을 배제할 수 없지만 가능성은 낮다.

성인과 마찬가지로, 소아도 천식을 진단했다면 그 후 치료는 단계적으로 접근해야 한다. 이러한 단계적 접근은 증상 조절을 위한 흡입 스테로이드 사용에 중점을 두고 병용 약물을 추가하는 방법을 사용한다. 5세 이하의 환자와 5세에서 11세 사이의 환자에 대한 단계적 접근법은 약간 차이가 있다. 차이점의 핵심은 LABA를 추가하는 시기다. 또한, 5세에서 11세 사이의 환자는, 특히 먼지 진드기, 동물 비듬, 꽃가루 등에 알레르기가 있다면 면역요법을 고려해볼 수 있다.

또한, 성인과 마찬가지로, 천식 약물을 사용 중인 모든 소아에서도 천식 조절, 흡입기 사용 방법, 알레르기 항원 회피 등을 평가해야 한다. 교육은 아이와 부모 모두에게 진행해야 한다. 의사, 간호사, 약사, 호흡 치료사는 흡입기 사용 방법과 알레르기 항원 회피에 대해 빈번하게 점검해야 한다. 천식 조절이 되지 않는다면, 단계적 상향 방식을 이용해 치료의 다음 단계를 시작해야 한다. 환자가 3개월 이상 잘 조절된다면 천식 치료의 단계적 하향 방식을 고려해볼 수 있다.

소아 집단에서는 흡입기 사용 방법에 대해서 특별히 주의를 기울여야 한다. 일반적으로 적절한 약물 전달을 위해서 흡입 보조기(spacer)가 필요하다. 흡입 보조기를 사용하면 소아가 자신의 속도에 맞춰 쉽게 숨을 쉴 수 있도록 해주며, 약물 전달을 개선하며, 약물이 공기 중으로 빠져나가는 것을 방지할 수 있다. 마우스피스에 잘 적응하지 못하는 소아는 일반적으로 흡입 보조기 사용이 끝난 뒤나 연무기(nebulizer)의 일부로 안면 마스크를 사용한다. 안면 마스크를 사용한다면 부모가 자녀의얼굴에 딱 맞는지 확인해야 한다. 안면 마스크가 얼굴에서 약간만 떨어져도 기도로 전달되는 약물이 현저하게 감소한다. 다른 방법으로 건조 분말 흡입제를 사용할 수도 있다. 이 방법의 이점은 기구 작동에 맞춰서 흡입할 필요가 없다는 점이다. 이러한 장비는 5세 이하의 소아에게는 피해야 한다. 5세 이하는 적절한 약물 전달을 위한 들숨 압력(inspiratory force)을 만들지 못하기 때문이다.

직업 천식

직업 천식은 먼지, 화학 매연, 가스, 혹은 작업장에서 찾을 수 있는 다른 물질로 인해 발생한다. 증상은 일반적인 천식과 유사하며, 흉부 압박감, 기침, 쌕쌕거림, 호흡 곤란 등이 있다. 전형적으로, 주중에는 증상이 진행하다가 주말이나 휴가 중에는 증상이 진정된다. 직업 천식의 원인은 작업장 민감물질(sensitizer) 혹은 자극물질(irritant)로 분류할 수 있다. 민감제는 면역원 민감물질(immunogenic sensitizer) 때문이며, 자극물질은 그렇지 않다. 이는 노출 후 잠복기를 포함하여 처음에는 점진적인 증상 변화가 나타난다. 반대로 자극물질에 노출된 환자는 즉시 증상이 나타난다. 직업 노출 및 과민 반응과 관련한 천식에 대한 자세한 설명은 36장과 41장을 참고하기 바란다.

23

만성 폐쇄 폐 질환

MATTHEW GORDON, PATRICK MULHALL, AMANDEEP ANEJA, AND GERARD J. CRINER

도입

만성 폐쇄 폐 질환(chronic obstructive pulmonary disease, COPD)은 호흡 곤란과 관련된 만성 기류 폐쇄를 모두 포괄하는 용어다. 주로 담배 연기 및 생물자원 연료(biomass fuel)에 대한 흡입 노출과 관련이 있는 이 질환은 보편적으로 만성 기관지염과 폐기종이라는 두 가지 뚜렷한 하위 집합으로 분류한다. 대체 원인을 먼저 배제한 후 2년 연속으로 매년 3개월 이상 지속되는 만성 젖은 기침이 있을 때 이를 만성 기관지염이라고 정의한다. 폐기종은 섬유증 없이, 기도 벽의 파괴와 관련 있는, 종말 세기관지(terminal bronchiole) 원위부에 있는 공간(airspace)의 비정상적인 확대로 정의한다.

한 때 널리 퍼져 있으며 상당한 이환율과 사망률을 지닌 만성 비가역 질환이라 여겨졌던 COPD는 변화가 진행 중이다. COPD에 대한 이해가 증가함에 따라, 예방 및 치료 중재도 같이 증가했다. 이렇게 확장된 설비는 COPD의 정의에 대한 변화를 촉진하고 있다. GOLD (Global Initiative for Chronic Obstructive Lung Disease)의 2017년 보고에 따르면, COPD를 "주로 유해 입자나 가스에 상당히 노출되어 발생하는 기도와 폐포 이상으로 인한 지속하는 호흡기 증상과 기류 제한이 특징인, 흔하며, 예방 가능하며, 치료 가능한 질환"으로 새롭게 정의한다.[1]

COPD의 GOLD 정의는 만성 기관지염과 폐기종을 구분하거나 포함하지 않으며, 이는 작은 기도 혹은 큰 기도 질환의 상대적 기여도가 환자마다 다르며, 시간이 지남에 따라 진화할 수 있기 때문이다. 또한, COPD를 진단하기 위해서는 증상이 기류 폐쇄와 같이 있어야 한다는 점이 점점 더 강조되고 있다.

역학

일반적으로 잘 인식하지 못하고 진단이 잘 되지 않는 COPD는 전 세계적인 이환과 사망의 주요 원인이다. COPD는 각계 각층의 사람들에게 영향을 미치지만, 기류 폐쇄를 진단하기 위해 폐활량 검사에 의존하기 때문에 진단이 제한되었다. 참고로, 이번 장에 나와있는 통계는 2017년 GOLD에서 정의한 COPD보다 이전의 자료이므로, 기존의 기류 제한에 추가로 증상이 필요한 COPD의 새로운 정의를 반영하지 않는다.

설문 조사 연구는 폐활량 검사를 포함하는 집단 연구와 비교하여 COPD의 유병률을 과소평가하는 면이 있다. 자가보고 설문을 진행할 때, COPD의 유병률은 약 6%였지만, 폐활량 검사를 포함하는 집단 연구에서는 기류 폐쇄의 유병률이 10-20%로 다양했다.[2,3] COPD의 유병률은 나이에 따라 증가하며, 60세 이상에서 가장 높은 유병률을 보인다.

COPD는 역사적으로 여자보다는 남자에게 더 많은 영향을 미쳤지만, 이 균형은 변하고 있다. 유럽과 북미에서는 두 성별 사이에 거의 같은 분포를 보이고 있는 반면, 남미에서 진행한 연구에서는 남자에서 더 높은 유병률을 보였다.[4,5]

COPD는 전 세계적으로 네 번째 주요 사망 원인이며 2012년에 3억8천4백만 명이 진단받았고 3백만 명 이상이 COPD로 사망했으며, 이는 전 세계의 사망자 중 약 6%를 차지한다. 모든 흡연 관련 사망을 포함한다면, 이 숫자는 연간 5백만명 이상으로 증가한다.[6-9] 이러한 사망 중 90% 이상이 저소득 및 중간 소득 국가에서 발생한다.

사망률이 감소하고 있는 심혈관 질환과는 달리 COPD와 관련한 사망률은 계속해서 증가하고 있다. 2020년까지 COPD는 전 세계적으로 세 번째 주요 사망 원인이 될 것으로 예상되며, 2030년까지 매년 4백만 명 이상이 COPD로 사망할 것으로 추정된다.[9] 이러한 유병률과 사망률에 대한 예상이 증가한 원인은 선진국 인구의 수명 증가와 개발 도상국 인구의 생물자원 연료 및 담배 연기에 대한 지속적인 노출 때문이다.

COPD는 치명적인 질병일 뿐만 아니라, 상당한 이환율 및 의료 이용률과도 관련이 있다. COPD는 담배 연기 및 생물자원 연료에 대한 노출, 고령화와 관련이 있기 때문에, 일반적으로 생산성과 삶의 질에 중요한 영향을 미치는 심혈관 질환과 당뇨병 같은 수많은 전신 질환을 동반한다. 이러한 쇠약은 환자에게 영향을 줄 뿐만 아니라 COPD를 앓고 있는 사랑하는 사람을 돌봐야만 하는 주변 사람들에게도 상당한 부담을 준다.

COPD의 직접 비용은 유럽 연합에서 약 380억 유로(≒52조 원), 미국에서는 320억 달러(≒36조 원)로 추정된다. 총 비용은 미국에서 500억 달러(≒56조 원)로 증가한다. 유병률 증가와 관련하여 장애보정 생존년(disability-adjusted life years, DALY)도 증가하고 있으며, COPD는 현재 전 세계적으로 DALY의 다섯 번째 주요 원인이며, 미국 내에서는 두 번째 주요 원인이다.[10]

위험 요인

광범위한 유병률에도 불구하고 COPD의 발병과 위험 요인을 이어주는 인과 관계에 대한 단서는 제한적이다. 파생된 정보의 대부분은 연관성은 보여주지만 인과 관계는 증명하지 못한 대규모 역학 단면 연구에서 비롯되었다. 흡연은 가장 잘 알려진 위험 요인이지만, COPD의 원인은 대부분은 수정 가능한 발달 및 환경 위험 요인을 포함하여 매우 다양하다(표 23.1). COPD와 관련된 상당한 이환율과 사망률을 감안할 때, 위험 요인에 대한 인식과 조절은 COPD 치료의 핵심 요소다.

발달 위험 요인

유전 요인

이번 장의 뒷부분에서 논의할 알파-1 항트립신(alpha-1 antitrypsin, AAT) 질환을 제외하면, COPD의 특정 유전 원인을 밝히는 것은 여전히 어려운 일이다. 역학 연구는 COPD 발생에 대한 유전 가능한 위험을 보여주며, 유전체 연구(genomic study)는 COPD 발생의 위험을 증가시키는 여러 유전자를 밝혀냈다. 그러나, 인과 관계는 입증되지 않았다. COPD 발생과 관련된 유전자와 유전자 자리는 단백질분해효소/항단백질분해효소 상호작용, 탄력소 형성, 염증 및 면역계 조정, 항산화제 생성 등을 포함한 다양한 경로에 영향을 미친다.

특정 유전 소견이 없음에도 불구하고, 가족 관계성이 확인되었다. 쌍둥이 연구에 따르면, 기류 폐쇄가 일치하였으며, COPD 환자의 형제자매는 일반 인구에 비해 기류 폐쇄가 발생할 위험이 훨씬 높았다. 이는 COPD의 가족 군집 분류(clustering)를 입증한다.[11]

신생아기와 소아기 발달

자궁 안에서와 생애 초기의 폐 기능 발달 장애는 성장 후에 달성 가능한 최대 폐 기능과 기류 폐쇄 발생을 결정하는데 중요한 역할을 한다. 이러한 연구는 대부분 유아기의 노출이 기류 폐쇄 발생에 미치는 영향을 조사하지만, COPD는 발생하지 않아도 무방하다. COPD의 진단에는 증상과 폐쇄가 같이 있어야 하기 때문이다.

출생 시 감소한 최고 날숨 유속은 노년기의 기류 폐쇄 발생과 관련이 있다.[12] 이러한 기류 폐쇄의 변화는 유전적 차이를 통해 부분적으로 설명할 수 있지만, 독성 물질에 대한 조기 노출로도 설명할 수 있다. 이러한 노출에 대해 가장 잘 연구된 내용은 니코틴과 산모 흡연으로, 출생 시 최대 날숨 유량 감소와 1초간 노력 날숨량(FEV$_1$) 감소로 이어진다.[13] 산모가 대기 오염에 노출되어도 신생아 폐 발달에 부정적 영향을 미친다.

독성 노출이 없는 경우에도 조산과 저출생체중은 폐 발달 및 기능에 장기적인 영향을 미쳐 FEV$_1$ 감소로 이어진다. 이러한 변화는 출생이 빠를수록 더 두드러지며, 이는 기계 환기와 산소 보충이 필요하기 때문이다. 출생 후 산소 보충이 28일 이상 필요한 상태로 정의하는 기관지폐 형성이상은 기류 폐쇄 발생의 주요 위험 요인이며, 환자 중 16-19%는 FEV$_1$이 감소한다.[14]

출생 후 하기도 감염은 특히 3세 미만에서 장기적인 폐 기능에 부정적인 영향을 미칠 수 있다. 유아기에 방사선 사진에서 확인 가능한 폐렴이 있으면 노년기에 기류 폐쇄의 위험이 더욱 높아진다.[15]

가장 쉽게 확인할 수 있는 두 가지 요인은 호흡기세포 융합 바이러스(respiratory syncytial virus)와 아데노바이러스(adenovirus)다. 구조 변화 및 유전 변화가 이러한 소아에게 빈번한 감염과 기류 폐쇄를 유발하는지, 아니면 재발 감염이 폐 실질 손상

표 23.1 기류 폐쇄 발생의 위험 요인

발달 요인	환경 요인
유전 문제	담배, 대마초 같은 연기에 노출
신생아 노출	생물자원 연료
• 산모의 흡연 및 니코틴 사용	대기 오염
• 산모의 대기 오염 노출	직업 노출
저출생체중	만성 감염
미숙아	
기관지폐 형성이상	
여성	
고령	
천식/기관지 과민성	

및 그 뒤의 기류 제한으로 이어지는지는 확실하지 않다.

조기에 유해한 자극에 노출되면 최대 달성 가능한 FEV_1과 노년기의 FEV_1 감소 비율에 악영향을 미친다. 집단 연구에서 공기 중 오염 수준은 소아에서 FEV_1 수준과 상관관계가 있었으며, 이후의 오염 감소는 영향을 받는 지역에 있는 소아의 FEV_1 향상으로 이어진다. 마찬가지로, 담배 연기에 대한 조기 노출은 최대 달성 가능한 폐 기능에 부정적인 영향을 미친다. 전자 담배가 폐 기능에 어떤 역할을 하는지는 분명하지 않다.

성별과 나이
전통적으로 유럽과 북미에서 남자에게 우세한 질병이었던 COPD는 이제 남녀 간에 균등한 분포를 보이고 있으며, 이는 여자의 흡연 증가와 관련이 있을 가능성이 높다. 하지만 근거에 따르면, 여자는 남자보다 COPD가 발생하기 쉽다. 흡연 정도를 갑년으로 조정했을 때, 여자는 남자보다 작은 기도 질환에 대한 부담이 더 높은 것으로 보인다.[16-18]

소아기와 청소년기에는 나이가 들면서 폐 기능도 증가하지만 청년기에는 정체기가 이어진다. 나이가 들어감에 따라 FEV_1은 매년 약 25 mL 정도 감소한다. 폐 기능의 이러한 생리적 감소는 일반적으로 경미하기는 하지만 기류 폐쇄로 이어질 수 있다. 이 점이 노화의 정상적인 부분인지 아니면 COPD를 유발한다고 알려진 독성 물질에 대한 노출 누적을 반영하는지는 확실하지 않다.

천식과 기관지 과민성
가역적 기도에서 고정 폐쇄 기도로의 전환을 유발하는 정확한 기전에 대해서는 명확하지 않지만, 소아기의 지속 천식은 COPD의 위험 요인이다. 가역적 기도에서 고정 폐쇄 기도로 진행하는 환자 중 대부분이 출생 시 날숨 유량 감소의 징후를 보여주고 있으며, 7세까지 고정 기도 폐쇄가 발생할 수 있다. 10세 이전에 중증 천식을 진단받으면, 50세까지 GOLD 1단계 COPD가 발생할 확률이 44%다. 경도에서 중등도 천식이 있는 소아 중 17%는 30세까지 GOLD 1단계 COPD가 발생할 수 있다.[19-20]

유럽의 대규모 건강 설문 조사에서, 기관지 과민성은 COPD 발생의 두 번째로 큰 위험 요인이었다.[21] 이는 비록 기관지 확장제에 대한 가역성은 예측하지 못하였지만, FEV_1의 더 빠른 감소와 관련 있었다. 흡연은 기도 과민성 증가와 관련이 있으며, 금연 후에는 감소한다. 이 증가한 반응이 COPD의 결과인지 아니면 COPD에 선행하는지는 확실하지 않다.

환경 위험 요인

흡연 노출
흡연은 미국과 유럽에서 COPD 발병 위험의 80-90%를 차지하는 COPD의 가장 큰 위험 요인이다. 흡연의 해로운 효과는 비단 담배에만 국한되지는 않는다. 모든 형태의 담배 연기와 대마초가 COPD의 위험 요인이다. 간접 흡연도 COPD의 위험 요인이 될 수 있다.

노화와 관련된 폐 기능의 생리적 감소 외에도 흡연은 FEV_1을 갑년당 평균 9 mL/year 만큼 감소시킨다. 그러나 이 숫자에는 상당한 변동성이 있으며 오랜 흡연력에도 불구하고 COPD로 진행하지 않는 사람도 많다. 이러한 가변적 감수성의 이유는 아직 알려지지 않았지만, 유전 요소가 관여할 가능성이 있다.

FEV_1이 감소한 사람에게는 흡연이 폐 기능에 더 큰 영향을 미친다. 5년 동안 관찰한 결과, 현재 흡연자들은 금연한 사람들에 비해 FEV_1이 추가로 200 mL 더 감소한다. 그로부터 6년 후, 이러한 FEV_1 차이는 두 배가 되었다. 폐 기능 감소는 회복할 수 없지만, FEV_1 감소 비율은 금연 시 정상으로 돌아온다.

생물자원 연료와 직업 노출
전 세계적으로 30억 명의 사람들이 목재, 석탄, 동물 배설물 및 작물 잔류물과 같은 생물자원 연료를 사용한다. 특히 통풍이 잘 되지 않으면, 생물자원 입자는 COPD에 대한 상당한 노출 위험을 유발한다. 생물자원 연료에 대한 의존은 비흡연자, 특히 여자와 소아에게 높은 COPD 유병률을 야기한다. 생물자원 연료 사용으로 인해 전 세계적으로 매년 2백만 명의 여자와 소아가 사망하는 것으로 추정된다.[9]

흡연과 생물자원 연료 외에도, 유해한 입자상 물질에 대한 직업 노출도 전 세계의 모든 COPD 사례 중 약 15%를 차지한다. 유발 원인에는 석탄 및 금광, 곡물 창고, 시멘트 및 면화 가공 등이 있다. 직업 노출은 미국에서 연간 약 70억 달러(≒8조 원)에 가까운 상당한 경제적 부담을 야기한다.

감염
소아에서 호흡기 감염의 영향과 마찬가지로, 성인에서도 감염은 COPD의 위험을 증가시킬 수 있다. 심지어 흡연을 하지 않더라도, 만성 기관지염은 FEV_1의 급격한 감소를 유발하며 빈번한 COPD 악화의 위험 요인이다.[22]

사람 면역결핍 바이러스(HIV)는 그 자체로는 위험 요인이 아니지만 흡연 관련 폐기종의 위험을 증가시킨다. 결핵은 COPD의 동반 질환인 동시에 위험 요인이다. 이 점이 폐의 흉터형성(scarring) 때문인지 아니면 기류 제한 때문인지는 확실하지 않다.

병태생리

COPD는 폐기종과 만성 기관지염이라는 두 가지 뚜렷한 병리학적 질병 과정에 대한 임상 설명이다. 이 두 가지는 유사한 위험 요인을 공유하며, 일반적으로 환자에게 공존하여 다양한 증상을 유발한다. 시간이 지남에 따라 두 가지 병리 과정의 임상적 중요성이 커지기 때문에, 임상 양상도 진화할 수 있다. 유해한 자극에 대한 만성 노출은 염증 증가로 이어지며, 궁극적으로는 흉부 전체의 구조 변화로 이어진다. 이러한 변화의 정확한 기전은 알 수 없지만, 여러 가지 기전이 제안되었으며, 하나 또는 여러 기전이 시간이 지남에 따라, 그리고 환자에 따라 질병 발생에 기여하고 있다.

병리

폐기종

1600년대에 처음 질병명으로 자리잡은 폐기종은 그리스어로 "팽창"을 의미하는 단어에서 유래되었다. Gough와 Wentworth이 세절편 기법(thin section technique)을 개척한 1950년대가 되어서야 폐기종의 다양한 패턴이 확인되었다. 시간이 지남에 따라 폐기종의 병리학적 정의도 진화했다. 폐기종은 "명백한 섬유증 없이 벽 파괴를 동반하는, 종말 세기관지 원위부 공간(airspace)의 비정상적이고 영구적인 확대"로 정의한다(그림 23.1). 섬유증이 우세한 특징이 되면 안되지만, 폐기종에서 섬유증이 완전히 없는 것은 아니며, 작은 기도에서 확인할 수 있다. 폐기종의 패턴을 기반으로 하여 네 가지 서로 다른 아형을 정의할 수 있으며, 각각은 임상적 의미가 서로 다르다.

중심소엽 폐기종

중심소엽 폐기종(centrilobular emphysema, CLE)은 폐기종의 가장 흔한 아형이며, 임상적으로 가장 중요하다. CLE는 중심 세기관지에 영향을 미치며 원위 폐포는 상대적으로 보존된다. 최종 결과는 정상 구조와 비정상 구조를 모두 갖는 세엽(acinus)이며, 이로 인해 병변의 모양이 일정하지 않게 된다. CLE는 일반적으로 상엽 우세 분포를 보인다(그림 23.2). 영향을 받은 세엽 내에서 검은 색소침착을 흔히 볼 수 있다. 중증도가 증가함에 따라 원위부 폐포로 침범 범위가 퍼질 수 있으며, 이로 인해 범소엽 폐기종(panlobular emphysema, PLE)과 감별이 힘들어 질 수 있다(그림 23.3).

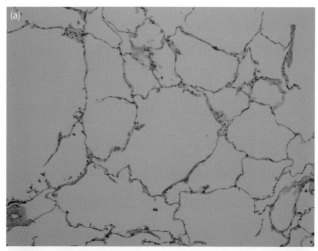
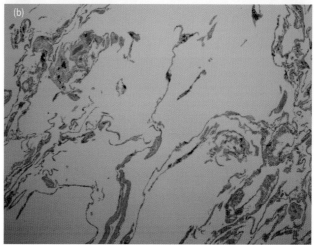

그림 23.1 폐기종의 병리학적 변화. (a) 빈 공간(airspace)과 얇은 폐포 벽 중격이 있는 정상 폐포. (b) 폐포 중격 파괴와 공간(airspace) 확대가 있는 폐기종 폐포

범소엽 폐기종

범소엽 폐기종(panlobular emphysema, PLE)에서는 전체 세엽이 병적으로 확장된다. 일반적으로 하엽 우세 분포를 보이며(그림 23.4), 이 형태의 폐기종은 전형적으로 알파-1 항트립신 결핍(alpha-1 antitrypsin deficiency, AATD)과 관련 있다. PLE는 또한 폐쇄 세기관지염(bronchiolitis obliterans)과도 관련 있다. 곁환기(collateral ventilation)가 있으면 근위 기도 허탈은 원위 폐포의 영구적인 확대(enlargement) 및 확장(dilatation)으로 이어진다.

중격주위 폐기종

CLE와는 반대로, 중격주위 폐기종(paraseptal emphysema, PSE)은 원위부 세엽의 확장과 파괴로 인해 발생한다. PSE는 폐엽과 가슴막의 주변부에서 주로 볼 수 있다. PSE는 상엽 분포를 가지며, 크기가 0.5-2.0 cm 이상인 여러 개의 순차적으로 확대된 공간(airspace)을 볼 수 있다(그림 23.5). PSE는 자발 기흉의 위험 요인이다.

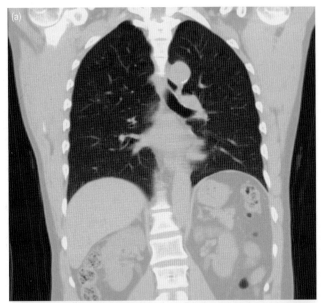

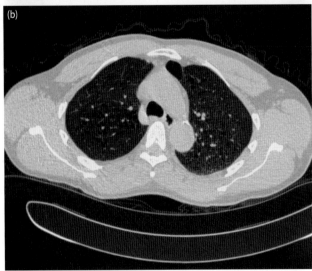

그림 23.2 중심소엽 폐기종. 관상면과(a) 횡단면(b) CT에서 중심소엽 폐기종을 확인할 수 있다. 상엽 우세 분포에 주목한다. (Courtesy of J. Stewart, MD, Temple University Hospital, Department of Thoracic Medicine and Surgery.)

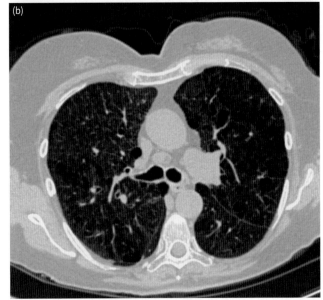

그림 23.3 중심소엽 폐기종과 범소엽 폐기종이 동시에 있는 사례. 중심소엽 폐기종에서 범소엽 폐기종으로의 진행은 관상면 영상의 상엽 부분과(a) 횡단면 영상의 왼쪽 폐에서(b) 가장 두드러진다. (Courtesy of J. Stewart, MD, Temple University Hospital, Department of Thoracic Medicine and Surgery.)

불규칙 폐기종

이름에서 알 수 있듯이, 불규칙 폐기종(irregular emphysema, IE)은 일정하지 않게 왜곡된 세엽으로 정의한다. IE는 흉터 근처에서 볼 수 있으며 일반적으로 분포가 제한된다.

만성 기관지염

대체 원인을 먼저 배제한 후 연속하여 2년 이상, 매년 3개월 이상 지속하는 만성 젖은 기침이 있을 때, 이를 만성 기관지염이라고 정의한다. 병리학적으로 큰 기도의 점막밑 샘(submucosal gland, 그림23.6)과 술잔 세포(goblet cell, 그림 23.7)의 비대로 확인할 수 있으며 점액 과다분비로 이어진다. 이러한 변화는 뚜렷한 기도 함몰(pitting of the airway)로 이어진다.

큰 기도 침범 이외에 2 cm 미만의 작은 기도도 영향을 받을 수 있다. 흡연자인 경우, 술잔 세포 화생(metaplasia)과 만성 점액 박힘(mucus impaction)을 볼 수 있다. 또한, 유해한 자극에 대한 지속 노출은 중성구와 대식세포 같은 염증전 세포의 침윤 증가로 이어진다. 이러한 만성 염증은 섬유증과 기도 폐쇄를 유발한다.

발병기전

COPD는 유해한 자극에 대한 만성 노출과 부적응 숙주 반응(maladaptive host response)으로 이어지는 유전 소인의 결과다. 이러한 다양한 반응으로 COPD의 다양한 임상 양상 및 병리

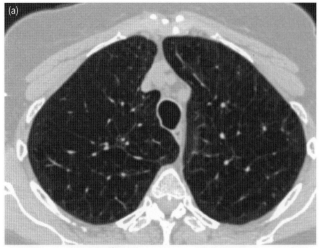

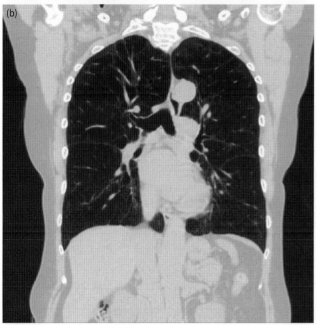

그림 23.4 범소엽 폐기종. 횡단면과(a) 관상면(b) CT에서 범소엽 폐기종을 확인할 수 있다. (Courtesy of J. Stewart, MD, Temple University Hospital, Department of Thoracic Medicine and Surgery.)

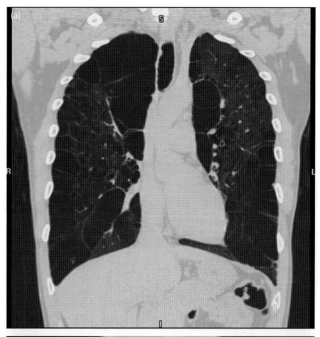

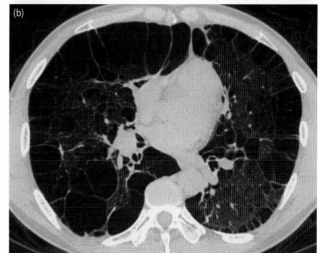

그림 23.5 중격주위 폐기종. 중격주위 폐기종의 관상면과(a) 횡단면(b) 영상. 주변부 분포를 주목한다.

양상을 설명할 수 있다.

염증 세포
COPD의 폐 실질은 사이토카인(cytokine), 케모카인(chemokine), 성장 인자의 수치 상승과 대식 세포와 중성구 같은 염증전 세포의 숫자 증가가 특징이다. 이러한 염증전 상태는 만성 흡입 노출의 결과다.

산화 스트레스
담배 연기와 생물자원 연료, 염증전 세포는 모두 산화제(oxidant)의 주요 원천이다. COPD는 산화제 수치 상승이 특징이며, 산화 스트레스의 2차 징후가 COPD 환자에서 확인되었다. NRF2

유전자가 항산화제 활성에 중요한 역할을 한다. NRF2 유전자 및 관련한 신호 경로의 유전 변이는 COPD에 대한 감수성 증가와 관련 있다.

단백질 분해효소-항단백질 분해효소 불균형
중성구 탄력소 분해효소(neutrophil elastase, NE) 같은 단백질 분해효소는 탄력소 같은 결합 조직 구성요소의 분해를 담당한다. 단백질 분해효소의 파괴 활동은 항단백질 분해효소에 의해 완충된다. 단백질 분해효소와 항단백질 분해효소 사이의 불균형은 만성 기도 폐쇄로 이어진다. 알파-1 항트립신(alpha-1 antitrypsin, AAT)과 COPD 사이의 유전 관련성은 잘 알려져 있다. 자세한 내용은 이번 장 마지막에 있는 알파-1 항트립신

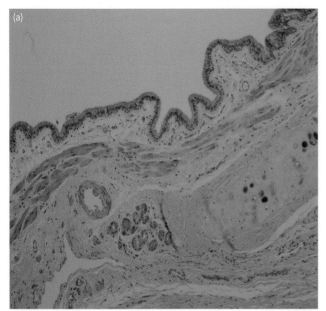

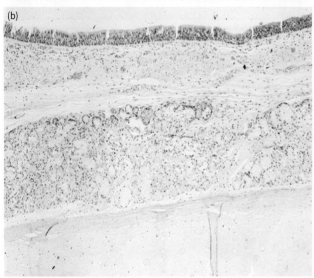

그림 23.6 만성 기관지염 – 점막밑 샘 증식. (a) 술잔 세포와 점막밑 장액점액 샘 (seromucinous gland)이 자리잡고 있는 거짓중층 상피가 있는 정상 기관지벽. (b) 만성 기관지염에서 점액 샘 증식

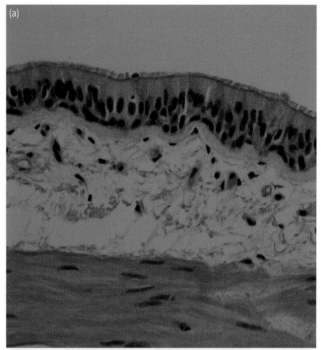

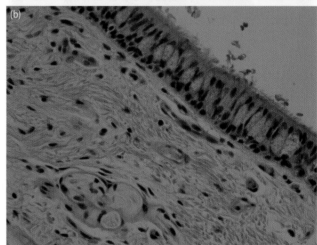

그림 23.7 만성 기관지염 – 술잔 세포 화생. (a) 술잔 세포가 자리잡고 있는 정상 거짓중층 원주 상피. (b) 만성 기관지염에서 술잔 세포 화생

결핍 부분을 참고하기 바란다.

생리

만성 염증, 섬유증, 점액 과다분비는 원위부 기도 협착으로 이어지며, 특정 상황에서는 원위부 기도를 완전히 막을 수도 있다. 이러한 협착으로 인해 전형적인 FEV_1 감소가 발생한다. 진행하는 기류 제한, 특히 날숨 동안의 기류 제한은 정적 과다팽창(static hyperinflation) 및 동적 과다팽창(dynamic hyperinflation) 모두로 이어질 수 있으며, 이는 COPD에서 운동 호흡 곤란의 주요 원인이다.

임상 양상

성인기 초기에 사람의 운동을 위한 호흡 능력은 운동을 위한 심장 능력을 넘어선다. 시간이 지남에 따라, 호흡 능력은 천천히 직선 모양으로 감소한다. COPD의 위험 요인인 유해한 자극에 노출되면 이러한 감소가 빨라진다. 그러나, 생애 초기의 이 초과한 호흡 능력으로 COPD와 연관된 호흡기 증상이 느리게 나타나는 이유를 설명할 수 있으며, 노출에서 증상 발현까지 일반적으로 20년에서 40년이 소요되는 장기간의 임상 전 단계 (preclinical phase)도 설명할 수 있다. COPD 발생에 민감한 사람이 20갑년 이상 흡연을 하면 임상적으로 명백한 증상이 발생할 수 있다.

병력

COPD의 증상과 징후는 다양하며, 일반적으로 느리게 나타난다(표 23.2). 주요 증상과 징후에는 호흡 곤란, 기침, 가래, 간헐 쌕쌕거림 등이 있으며, 급성 호흡기 증상이 단기간에 악화되어 발생하기도 한다. COPD의 증상은 고정 기류 폐쇄가 발생하기 전에 나타날 수 있다. 최신 GOLD 지침에 따르면, "호흡곤란, 만성 기침, 가래, 혹은 COPD의 위험 요인에 대한 노출 병력이 있는 모든 환자에게 COPD를 고려해야 한다."

호흡 곤란은 흔히 COPD의 특징으로 여겨지며, 또한 환자를 병원에 자주 방문하게 하는 증상이다. 보통은 만성, 진행성, 운동 악화성 등으로 수식어를 붙인다. 호흡 곤란은 쌕쌕거림, 흉부 압박감 등과 관련 있을 수 있다. 쌕쌕거림은 급성 악화 기간 동안에만 한정될 수도 있으며, 운동으로 유발되기도 하며, 혹은 그 자체가 만성일 수도 있다. 쌕쌕거림은 COPD만의 고유 특징이 아니며, 필수 조건도 아니다. 또한, 천식을 포함한 여러 가지 다양한 질환에서 확인할 수 있다.

만성 기침은 또 다른 흔한 증상이며 호흡 곤란보다 먼저 나타날 수도 있다. 기침은 질병 초기의 흡입 노출과 관련 있을 수 있으며 시간이 지남에 따라 진행된다. 기침 발작(coughing spell)은 실신 사건과 관련 있을 수 있다. COPD와 관련된 기침의 경우, 많은 환자들에게서 건조한 마른 기침이 나타나지만 젖은 기침이 나타날 수도 있다. 젖은 기침이 있다면, 하루 종일 소량의 가래가 빈번하게 나오는 일이 많다. 대량의 가래나 가래 양상에 변화가 있다면, 기관지 확장증, 감염, COPD의 급성 악화(acute exacerbations of COPD, AECOPD) 같은 다른 원인에 대한 평가를 진행해야 한다.

더 진행한 COPD에서는 폐외 증상(extrapulmonary manifestation)도 나타날 수 있다. 여기에는 호흡 종말증(respiratory cachexia)과 관련 있는 의도하지 않은 체중 감량과 식욕부진 등이 있다. 그러나, 만성 감염과 암 같은 다른 원인도 반드시 평가해야 한다. 피로는 중증 질환이 있을 때 빈번하게 나타나는 증상이며 쇠약을 유발하는 경우가 많다.

신체 검사

COPD에서 신체 검사는 비특이적인 경우가 많고, 질병 초기에는 경미하거나 없는 경우가 흔하다. COPD를 특징 지을 수 있는 단일 신체 검사 방법은 없다. 그 대신 신체 검사 결과와 증상을 합쳐서 진단을 추측해 볼 수 있다.

환자는 만성 과다팽창으로 인해 흉곽 앞뒤 크기가 확대될 수도 있다. 이러한 사례에서 청진을 해보면 심음과 폐음이 멀리서 들리는 경우가 많다. 쌕쌕거림도 있을 수 있다. 호흡 주기에서 날숨 기간 연장을 주목할 만하며, 입술 오므린 호흡(pursed lip breathing)도 자주 볼 수 있다. 호흡 보조근 사용과 가로막 운동 감소도 있을 수 있다. 목정맥 확장, 다리 부종, 간비대 같은 양상으로 나타나는 우심부전의 징후도 있을 수 있다. 곤봉증도 발생할 수 있다. 심각한 고이산화탄소혈증으로 인한 고정 자세불능증(asterixis)은 드물다.

악화

COPD는 일반적으로 천천히 진행하는 호흡 기능 감소가 특징이지만 중간중간 호흡 기능이 급격히 감소하기도 한다. 악화라고 부르는 이러한 급격한 변화는 GOLD 지침에서는 "추가 치료로 이어지는 호흡 증상의 급성 악화"로 정의하고 있다.[1]

악화의 정도는 보조 요법의 강도로 결정한다(표 23.3). 경도 악화에는 속효 기관지 확장제(short-acting bronchodilator, SABD)만 추가하면 되지만, 중등도 악화에는 SABD에 추가로 항생제 혹은 전신 코르티코스테로이드가 필요하다. 중증 악화에는 앞서 언급한 치료와 응급실 방문 혹은 입원이 필요하다.

표 23.2 COPD를 의심해 볼 수 있는 임상 양상

병력	신체 검사
호흡 곤란 • 느리게 진행 • 운동 유발일 수도 있음 • 급성 간헐 악화	흉곽 앞뒤 길이 증가
기침 • 노출 관련 혹은 만성 • 가래를 동반할 수 있음	멀리서 들리는 심음/폐음
가래 • 소량, 자주 • 색과 양이 급성으로 변할 수 있음	날숨 시간 연장 ± 입술 오므린 호흡
체중 감소 및 식욕 부진 • 의도하지 않은 • 중증 질환에서 볼 수 있음	쌕쌕거림
유해한 자극에 노출	보조 근육 사용
COPD의 가족력	가로막 운동 감소 우심실 부전의 징후

표 23.3 GOLD 지침에서 정의한 COPD 악화의 분류

중증도	정의
경도	속효 기관지 확장제(SABD) 사용 빈도 증가
중등도	속효 기관지 확장제 + 항생제 및/또는 전신 스테로이드
중증	속효 기관지 확장제, 항생제, 전신 스테로이드 + 응급실/병원 방문
잦은	매년 2번 이상 악화

중증 악화는 침습 혹은 비침습 양압 환기가 필요한 호흡 부전과 관련 있을 수도 있다. 1년에 2번 이상 악화가 있으면 잦은 악화로 정의한다.[1]

악화 위험은 환자마다 변동성이 많기 때문에 정량화가 힘들다. 개인 수준에서 FEV₁은 악화 위험에 대한 좋은 표지자가 되지 못한다. 기류 폐쇄가 비슷한 수준이라도 환자마다 변동 폭이 크기 때문이다. 악화 위험에 대한 가장 좋은 단일 표지자는 악화 병력이며, 기류 폐쇄 정도와는 관계가 없다. 그러나, 집단 수준으로 보면, GOLD 기류 폐쇄 등급이 증가하면 악화 위험도 증가한다. 기류 폐쇄 및 확산 능력 정도에 대한 각 학회의 주요 지침은 표 23.4를 참고한다.

혈액 호산구 수치는 특정 집단에서 악화 위험에 대한 표지자가 될 수 있으며 치료 방향 설정에 도움이 된다.[23,24] 여러 연구를 분석한 결과, 악화 위험과 호산구 수치 상승은 상관 관계가 있었으며, 이 집단에서 흡입 코르티코스테로이드(ICS)에 대한 반응 개선과도 관계가 있었다. 그러나, AECOPD를 예측하고 치료 방향을 잡기 위해 혈액 호산구를 활용하는 전향 연구는 아직 진행되지 않았다.

AECOPD의 추가 위험 요인에는 위식도 역류병(GERD), 폐 고혈압, 고령, 여러 동반 질환이 있는 경우 등이 있다.

동반 질환

COPD는 유해한 자극에 대한 전신 노출로 발생하기 때문에, COPD의 임상 경과가 동반 질환의 중증도에 강하게 영향을 받는다는 사실은 놀라운 일이 아니다. 이러한 동반 질환은 범위가 넓고 전신 질환인 경우가 흔하며, COPD의 임상 과정에 영향을 미칠 뿐 아니라 사망률에도 직접 영향을 미친다.

심혈관 질환과 대사 증후군
COPD 환자에게 심혈관 질환과 대사 증후군은 흔한 동반 질환이다. 이 두 질환은 흡연 노출이라는 공통 위험 요인을 공유하기 때문이다. 관상동맥 질환과 말초동맥 질환은 COPD 환자에서 흔히 볼 수 있으며, 운동 능력 감소와 기능 상태 감소에 기여한다. 심장 트로포닌 상승이라는 형태로 진행 중인 심근 허혈과 AECOPD가 동시에 있는 경우, 장기 및 단기 사망률 모두가 증가한다.[25]

COPD 환자에서 고혈압은 흔히 볼 수 있으며, 확장 기능장애와 운동 호흡 곤란의 유병률이 높은 이유를 설명하는데 도움이 된다. 울혈 심부전은 사망의 독립 위험 요인이다. 울혈 심부전의 증상은 일반적으로 AECOPD와 감별하기 힘들며 동시에 존재할 수도 있다. 부정맥은 또 다른 흔한 동반 질환이며, 심방 세동 발생률은 FEV₁과 직접적인 관계가 있다.

다양한 심혈관 질환에 대한 치료는 COPD의 존재 혹은 중증도와는 별개로 각 질환별 임상 지침을 따라야 한다. 관상동맥 질환의 치료에서 주춧돌 중 하나인 베타 차단제는 COPD 환자에서 베타 차단제의 안전성을 보여주는 강력한 근거에도 불구하고 과소처방 되는 경우가 많다. 비선택이 아닌 선택 베타 차단제를 활용해야 한다.

위식도 역류병
위식도 역류병(GERD)은 정확한 기전과 최적의 치료법이 명확하지 않음에도 불구하고 AECOPD의 독립 위험 요인이다. H2 차단제와 양성자 펌프 억제제(proton pump inhibitor, PPI)를 통한 산 억제는 가장 자주 사용하는 치료법이다. 위바닥 주름형성술(fundoplication)같은 추가 치료는 천식 같은 다른 호흡기 질환에는 이점이 있는 것으로 밝혀졌지만, COPD에서는 철저한 평가가 진행되지 않았다.

폐쇄 수면 무호흡
COPD가 폐쇄 수면 무호흡을 동반할 때, "부분의 합보다 전체가 더 크다." "중복 증후군"으로 부르는 두 호흡기 질환이 동시에 있으면 저산소혈증과 고이산화탄소혈증 증가로 이어질 뿐만

표 23.4 여러 국제 호흡기 학회가 정의한 기류 폐쇄와 확산 능력의 중증도

GOLD 등급	FEV₁		ATS/ERS	FEV₁	DLCO[a]
Gold 1: 경도	80% 이상		경도	70% 이상	60% - 정상 하한
Gold 2: 중등도	50-79%		중등도	60-69%	40-60%
Gold 3: 중증	30-49%		중등도 중증	50-59%	
Gold 4: 매우 중증	30% 미만		중증	35-49%	40% 미만
			매우 중증	35% 미만	해당 없음

참고: 기류 폐쇄의 중증도에 대한 등급 체계는 기관지 확장제 투여 후 측정한 FEV₁으로 결정하며, FEV₁의 예측치 %로 표시한다.
[a]GOLD 등급은 FEV₁만 사용하며 DLCO는 사용하지 않는다.

아니라, 부정맥과 폐 고혈압 발생률도 높아진다.

불안과 우울증

흔히 간과하는 동반 질환인 불안과 우울증은 COPD 환자에게 나쁜 결과를 가져올 수 있다. COPD와 정신 질환은 지침에 따라 치료해야 한다. 호흡 재활은 이 환자 집단에서 중요한 역할을 한다. 신체 운동은 우울 증상을 감소시킨다.

골다공증

비록 정확한 원인은 다원적이지만, COPD에서 골다공증은 흔한 동반 질환이다. 전신 코르티코스테로이드를 통한 치료는 골다공증 발병의 위험 요인이며, 흡입 코르티코스테로이드도 위험을 증가시킬 수 있다. 그러나 골다공증 발생률은 스테로이드와 흡연 노출을 감안하더라도 일반 인구보다는 체질량 지수(BMI)와 제지방 지수(fat free mass)가 낮은 폐기종 환자에서 더 높다.

폐암

폐기종 환자에서 증가하는 COPD와 폐암 사이의 관계는 잘 알려져 있다. 폐암 발병의 위험 요인에는 폐기종, 기류 폐쇄, 고령, 흡연력 등이 있다. 가장 효과적인 예방법은 금연이다. 미국에서는 선별 검사 전 15년 이내에 최소 30갑년 이상의 흡연력이 있는 55세에서 74세 사이의 환자에 대해 저선량 CT 촬영을 통한 선별 검사를 권장한다. CT 선별 검사는 아직 전 세계적으로 채택되지는 않았다.

진단

COPD 진단을 위해서는 COPD와 일치하는 증상 및 노출, 그리고 폐활량 검사로 측정한 기류 제한이 있어야 한다.[1] 진단 후 동반 질환과 악화 위험에 대한 포괄적인 평가를 활용하여 치료 방향을 결정한다.

병력

COPD의 진단은 철저한 병력 청취에서 시작한다. 천천히 발생하는 호흡 곤란, 만성 기침, 가래 같은 증상이 있으면 COPD를 의심해 볼 수 있다. COPD 진단을 위해 매연이나 생물자원 연료 같은 해로운 물질에 대한 노출 이력에 중점을 둔 직업력 청취가 필요하다. COPD에 대한 위험 요인, 만성 폐 질환에 대한 개인력, COPD와 관련된 동반 질환, 폐 질환의 가족력 등에 대한 평가를 진행해야 한다. COPD의 임상 양상에 대한 더 자세한 정보는 앞서 설명한 부분을 참고한다.

폐활량 검사

폐활량 검사는 COPD를 확진하기 위해서 반드시 필요하다. 폐활량 검사는 비침습적이고, 쉽게 사용할 수 있으며, 재현 가능한 검사법이다. 최대 유량계(peak flow meter)는 가격이 싸고, 사용하기 쉬우며, 민감도가 높지만, COPD를 정확하게 진단하기 위해 필요한 특이도가 부족하다.

환자는 최대한 숨을 들이신 뒤에 강하게 숨을 내쉬며, 폐활량 검사를 통해 단위 시간당 내쉬는 공기의 양을 측정한다. 첫 1초 동안 내쉰 공기의 양(FEV_1)과 전체 내쉰 공기 양, 즉 노력 폐활량(FVC)을 비교한다. 폐활량 검사는 기관지 확장제를 사용하여 시행할 수도 있으며, 기관지 확장제 없이도 시행할 수 있다. COPD 진단에는 기관지 확장제 사용 후 FEV_1/FVC 비율을 사용해야 한다. FEV_1/FVC 비율이 0.7 미만이면 기류 폐쇄를 진단할 수 있다.

폐활량 검사를 통한 결과는 성별, 키, 나이, 인종별 참고치와 비교한다. 참고치는 정상 하한값을 결정하기 위해 사용하며, 이는 특정 집단의 하위 5%로 정의한다. 정상 하한값(lower limit of normal)과 FEV_1/FVC 고정 비율을 비교해 보았을 때, 고정 비율을 사용하면 정상 하한값에 비해 노인에서는 COPD를 과다 진단하게 되고 젊은 환자에서는 기류 폐쇄를 과소 진단하게 된다.[26,27] 그러나, 고정 비율은 여러 연구에서 검증되었으며, 정확한 참조값 획득과는 관계없이 쉽게 사용할 수 있다. COPD 평가에 대해 GOLD는 고정 비율 사용을 권장하고 있으나, ATS/ERS (American Thoracic Society/European Respiratory Society)는 정상 하한값 사용을 권장하고 있다.

FEV_1/FVC 비율이 0.70 미만임을 확인한 후에 기관지 확장제 사용 후 FEV_1을 사용하여 기류 폐쇄의 중증도 등급을 나눈다. 그러나, FEV_1과 증상은 상관관계가 거의 없다. 기류 폐쇄의 중증도 등급에 대한 ATS 지침과 GOLD 지침 사이에는 약간의 차이가 있다. 기류 폐쇄의 중증도 등급에 대해서는 표 23.4를 참고한다.

기관지 확장제 사용 전 폐활량 검사와 기관지 확장제 사용 후 폐활량 검사 사이의 가역성 정도는 치료적 의미가 없으며, 이를 통해 COPD와 천식을 감별할 수도 없다. 증상이 없는 환자에게는 선별검사를 위한 폐활량 검사를 권장하지 않는다.

증상 평가

FEV₁과 증상은 관계가 없으며, 동반 질환이 COPD의 결과에 상당히 기여한다는 점을 고려하면, COPD의 진단과 관리에는 증상에 대한 포괄적인 평가가 반드시 필요하다. 호흡기 증상에만 중점을 둔 평가 도구는 이러한 큰 기여를 설명하지 못하며, 부적절하다고 여겨진다.

여러 임상 영역을 평가할 필요성과 의사의 속도 및 단순성에 대한 요구 사이에 균형을 이루는 두 가지 설문지가 수용되었다. COPD 조절 설문지와 COPD 평가 검사(COPD Assessment Test, CAT)는 현재 임상에서 사용 중인 두 가지 검증된 점수 체계다. 여전히 자주 사용되고 있는 호흡 곤란 점수(Modified Medical Research Council Dyspnea Scale, mMRC)는 호흡 곤란의 정도만 나타내며 동반 질환의 기여도는 설명할 수 없다. 그러나, mMRC는 COPD 사망률에 대한 검증된 예측 인자인 BODE 지수의 구성 요소다. BODE 지수는 체질량 지수(BMI), 기류 폐쇄(airflow Obstruction), 호흡 곤란(Dyspnea), 운동 능력(Exercise capacity)으로 구성된다.

폐 기능 검사

폐활량 검사 외에도 폐용적 및 확산 능력에 대한 평가는 COPD 치료 방향 설정, 중증도 측정, 다른 질환에 대한 평가 등에 도움이 될 수 있다. COPD에서 과다팽창은 총 폐용량(total lung capacity) 증가로 확인할 수 있으며, 가스 걸림은 잔기 용량(residual volume, RV) 증가로 확인할 수 있다. 이는 중증도의 표지자 역할을 하며, 폐용적 축소 수술(lung volume reduction surgery, LVRS) 같은 치료 방향 설정에 도움을 준다.

일산화탄소 확산능력(diffusion capacity of lung for carbon monoxide, DLCO)은 폐포 모세혈관 경계를 평가하며, 이 막을 통한 가스 교환 효율을 반영한다. 폐기종에서는 감소하지만, 만성 기관지염이나 천식 같은 질환에서는 정상으로 유지된다. 확산능력에 따른 중증도 등급은 표 23.4를 참고한다.

운동 검사

운동 검사는 적절한 산소화 여부 및 치료에 대한 반응 추세를 평가하는데 사용할 수 있으며, 이를 통해 사망 위험을 평가할 수 있다. 주로 사용하는 방법은 6분 걷기 검사(six-minute walk test, 6MWT)다. 이는 쉽게 사용할 수 있으며, 최소한의 장비, 훈련, 공간만 있으면 가능하다. 이는 사망률 및 삶의 질 평가와 관련 있으며, 호흡 재활의 효과를 측정하는데 사용할 수 있다.

간혹 시행하는 심폐 운동 검사는 호흡 곤란의 원인을 진단하는데 도움이 되며, LVRS에서 수술 전 평가 도구 역할을 하기도 한다.

영상

COPD의 진단에 흉부 영상이 반드시 필요한 것은 아니다. 주로 사용하는 영상 형태는 흉부 방사선 사진과 CT다. 흉부 방사선 사진은 호흡 곤란의 다른 원인을 배제할 때 유용한 검사방법이지만, COPD에 대해서는 민감도와 특이도가 낮다. COPD에서 흔히 볼 수 있는 이상에는 편평한 가로막, 방사선 투과성(radiolucency), 복장 뒤 공간(retrosternal airspace) 증가 등이 있다. CT 영상은 폐기종과 기관지염 확인뿐만 아니라 폐기종과 암 같은 다른 진단을 평가할 때도 흉부 방사선 사진에 비해 민감도와 특이도가 훨씬 높다. CT 영상은 LVRS에 대한 수술 전 평가에서 중심 역할을 한다.

치료

COPD 치료에 사용하는 치료 방법은 다양하며 다면적이다. 치료는 질병 상태에 따라 달라진다. 안정적인 COPD의 관리는 증상을 개선하고, 진행 속도를 늦추고, 악화를 방지하는 것에 중점을 둔다. 이러한 관리는 급성 악화 동안 사용하는 치료와는 다르다.

현재의 치료 선택지는 체계적인 재활 프로그램 같은 비약물적 방법에서부터 보편적인 약물 흡입 방법과 후기 질병에서 시술을 통한 중재에 이르기까지 다양하다. 마지막으로 폐 이식은 일부 환자에 대한 최종 치료 선택지다.

금연

전 세계적으로 전반적인 흡연율이 감소하고 있음에도 불구하고, 흡연은 COPD 발생의 위험 요인 중 중요한 요인이며, 따라서 금연은 모든 COPD 관리 방법의 주춧돌이 되어야 한다.[1] 이미 기류 폐쇄가 있는 환자가 지속해서 흡연할 경우 폐 기능 감소가 빨라지며, 호흡기 관련 입원이 증가하며, 사망률이 증가한다.[28]

그럼에도 불구하고, 일반적으로 금연 시도가 지속 금연 결과로 이어지는 경우는 드물며 일부 연구에 따르면 연간 금연 비율은 3% 정도로 낮다.[29] 의사는 환자에게 흡연의 악영향에 대해 교육하고, 금연의 이점을 자주 상기시켜야 한다. 이 방법만이 금연율을 향상시키는 것으로 확인되었다. 또한, 니코틴 대체 요법 같은 금연 보조 및 약물 요법은 금연 성공율을 거의 2배 가까이 향상시키는 것으로 확인되었다.[30] 또한, 서방형 (sustained-release) 니코틴 패치와 "필요할 때" 사용하는 니코틴 껌을 병용하는 방법 같은 여러 가지 니코틴 대체 요법을 조합하는 방법도 금연 성공율을 향상시킨다.

금연 도구로 승인받은 경구 약물 요법은 Bupropion, Varenicline, Cytisine으로 3가지가 있으며, 니코틴 대체 요법과 금연율이 비슷하다.[31-35] 니코틴 대체 요법과 약물 요법을 병용하면 금연율을 더 향상시킨다.

전자 담배는 금연 도구로 관심을 끌었다. 전자 담배는 담배에 있는 알려진 해로운 가연성 물질 없이 기화된 니코틴을 방출한다. 그러나, 이러한 장치의 장기적인 안전 능력에 대해서는 알려진 바가 거의 없으며, 일부 연구에서는 이러한 장치가 실제로는 더 많은 흡연을 조장할 수도 있다고 추측하고 있다. 이는 이 장비의 인기와 사회적 수용으로 인해 이전에는 금연 장소였던 곳에서 더 많은 니코틴을 소비할 수 있게 되었기 때문이다.

환자의 금연을 돕기 위해 의사가 사용하는 방법에 관계없이, 금연 지속의 어려움을 이해하고 금연에 어려움을 겪는 환자와 열린 의사소통을 이어나가는 것이 무엇보다 중요하다.

백신

많은 연구에서 COPD 환자에 대한 인플루엔자 예방 접종의 이점을 보여주었다. 연간 인플루엔자 예방 접종은 COPD 환자에서 부작용은 최소화하면서도 입원, 악화, 빈도 및 사망률을 감소시켜준다. 폐렴알균 백신(pneumococcal vaccine)은 승인받은 약물로 65세 이상의 모든 환자에게 사용해야 한다.[36] 또한, COPD 환자에게는 그 이점을 지지하는 근거가 제한적임에도 불구하고 65세 이전에 23가 백신 접종을 권장한다.[37] COPD 환자에 대한 대다수 연구 결과에 따르면, 폐렴알균 예방 접종은 부작용은 최소화하면서도 중증 지역사회 획득 폐렴 (community-acquired pneumonia, CAP)의 위험과 CAP로 인한 세균혈증(bacteremia)을 감소시켜준다. 이 자료는 COPD 악화 감소에 대해서는 일관성이 없었다.

호흡 재활

COPD 환자는 흔히 여러 가지 원인으로 인한 운동 제한과 호흡 곤란을 경험한다. 연구에 따르면 COPD 환자에서 호흡기는 심각하게 손상되는 반면, 골격근은 비효율적으로 작동하여 조기 젖산 산증(lactic acidosis)을 유발하고, 이로 인해 운동 제한이 더욱 심해진다. 이를 인식하여, 운동 내성을 개선하고 운

동 호흡 곤란을 줄이기 위해 폐외 장기를 재건하는 호흡 재활 프로그램이 확립되었다. 성공적인 호흡 재활 프로그램은 일반적으로 환자가 질병의 범위를 완전히 이해하는데 도움이 되도록 질병 교육, 자가 관리 기술, 영양 조언 및 정신사회 요법과 신체 훈련을 같이 진행한다. 많은 임상 시험이 삶의 질 점수, 걸을 수 있는 거리, 호흡 곤란 점수 향상의 관점에서 호흡 재활 프로그램의 이점을 보여준다. 그러나, 이러한 이점은 보통 호흡 재활 프로그램을 종료한 뒤에 빠르게 사라진다.[38-41] 모든 COPD 환자 집단에서 호흡 재활 프로그램 사용을 지지하는 수많은 근거에도 불구하고, 최적의 기간이나 훈련 방법에는 논란의 여지가 많다. 일반적으로 프로그램 과정은 매주 2-3개의 관리 과정으로 구성되며, 6주에서 8주 동안 진행된다. 더 긴 과정은 약간의 점진적 향상을 보여주었다. 호흡 재활 프로그램은 호흡 근육 훈련에 중점을 두지 않고 근력과 지구력 훈련 조합에 중점을 두며, 개인별 이점을 달성하고 개인별 한계를 인식하는데 중점을 두기 위해 개별 환자에 맞게 구성해야 한다.

호흡 재활은 최근에 COPD 악화를 겪은 환자에서도 연구되었다. 악화 후 4주 이내에 외래 호흡 재활 프로그램에 등록한 환자는 향후 악화가 감소하고 전체 사망률이 개선되었다. 또한, 호흡 재활 프로그램은 최소한 중등도에서 중증의 COPD 환자에게 가장 효과적인 것으로 나타났다. 치료 결과에 대해서는 입원 환자 호흡 재활 프로그램과 외래 환자 호흡 재활 프로그램 간에 차이가 없었다. 최근의 가정 기반 프로그램은 지역사회 혹은 병원 기반 프로그램과 비슷한 결과가 나왔으며, 이는 교통이 좋지 못한 곳에 거주하는 환자에게 치료 선택지가 될 수 있다.

약물 치료

COPD 환자가 이용할 수 있는 내과적 치료법은 속효 및 지속 작용 흡입제에서부터 경구 약물과 산소에 이르기까지 다양하다. 이러한 치료법이 전 세계적으로 활용되고 있음에도 불구하고, 이러한 치료법이 장기 사망률에 영향을 미친다는 자료는 전무하다. 가능한 예외는 장기 산소 요법이지만, 여기에 대해서도 최근에 의문이 제기되었다. 사망률을 감소시키지는 못하지만, 이러한 치료법은 증상 완화와 만성 호흡 곤란 관리를 도와주며, 악화 빈도와 중증도를 감소시킨다.

기관지 확장제

COPD 환자가 이용할 수 있는 가장 다양한 약물 분류는 아마도 기관지 확장제일 것이다. 이 분류의 흡입 약물은 기도 평활근에 직접 작용하여 기도 직경을 증가시키며, 따라서 기류를 향상시킨다. 이러한 약물은 베타 작용제와 항머스카린이라는

두 가지 범주로 나눌 수 있다. 각각의 범주는 속효 구조 약물(short-acting rescue agent)과 지속 작용 조절 약물로 더 세분할 수 있다.

속효 약물은 증상을 개선하고 기류 폐쇄의 정도를 감소시키기 위해 사용한다. 이러한 약물은 작용이 빠른 반면, 효과도 짧다. 지속 작용 조절 약물은 발현이 느리지만, 작용이 오래 지속된다. 대다수 의사들은 증상과 FEV_1의 최적화를 위해 속효 "구조" 흡입제와 하나 또는 여러 가지 조절 흡입제를 조합하여 사용한다.

베타 작용제

베타 작용제는 흡입제며, 기도 평활근 세포의 베타-2 수용체에 직접 작용하여 기도 크기를 늘려준다. 속효 베타 작용제(short-acting beta-agonist, SABA)는 기도 협착을 빠르게 완화하고 FEV_1을 향상시키기 위해 일상적으로 사용하는 약물이다.[42] 이러한 약물은 첫 흡입 후 수 분 내로 작용하며, 4-6시간 동안 지속된다. 지속 작용 베타 작용제(long-acting beta-agonists, LABA)는 두 종류가 있으며, 하루 한 번 흡입제와 하루 두 번 흡입제로 나뉜다. 수많은 연구에 따르면, 이러한 약물은 일상적인 호흡 곤란, FEV_1, 폐용적을 효과적으로 개선해주며, 또한 악화율과 입원을 감소시킨다.

이 약물은 베타-아드레날린 수용체를 자극한다. 목표는 폐 안에 있는 표적 수용체이지만, 심장의 베타-아드레날린 세포도 영향을 받을 수 있으며, 빈맥으로 이어질 수 있다. 폐 기관지 확장과 빈맥은 모두 S자 모양의 용량 의존 곡선을 따른다. 이 약물은 최고 농도에서 기관지 확장 효과가 거의 없으며 과도한 부작용만 유발한다. 또한, 이 약물은 경도 안정 떨림(resting tremor)과 저포타슘혈증(hypokalemia)을 유발한다. 앞서 언급한 우려에도 불구하고, 베타 차단제는 COPD와 심장 질환이 동시에 있는 환자에게 사용할 때 안전성이 입증되었다.

항머스카린

베타 작용제와 유사하게 항머스카린 제제도 속효 제제(short-acting muscarinic antagonist, SAMA)와 지속 작용(long-acting muscarinic antagonist, LAMA) 제제로 나뉜다. 이 약물은 기도 평활근 세포의 머스카린 M3 수용체에 작용하여 기관지수축을 유발하는 아세틸콜린이 결합하는 것을 방지한다. 또한, 이 약물은 미주신경 유도(vagal induction)를 통해 기관지수축을 유발하는 신경세포 M2 수용제를 억제한다. SAMA와 LAMA는 모두 증상을 개선한다. SAMA는 LAMA에 비해 폐 기능과 건강 상태에 적은 이점만 있다.[43] 또한, LAMA는 악화율과 입원을 감소시킬 수 있다는 추가 이점이 있다. 안정적인 COPD 환자에서 비교했을 때, LAMA가 LABA보다 우수하며, 폐 기능은 개선하지 못하지만 악화 빈도를 줄인다.[44]

항콜린 약물은 대다수 환자에서 내약성이 우수하다. 부작용은 마른 입안(dry mouth)이나 약물 복용 시 금속 맛(metallic taste)에서부터 요정체(urinary retention)까지 다양하지만, 대부분은 약물을 중단하면 사라진다. 안면 마스크로 SAMA를 전달할 경우 녹내장이 발생한 사례가 있었다.

코르티코스테로이드

흡입 코르티코스테로이드(ICS)는 천식 치료에서는 여전히 주춧돌로 남아있지만, COPD에서의 일상적인 사용은 선호도가 감소하고 있다. 비록 이 약물이 기도 자체의 COPD 관련 염증을 감소시키는 것으로 밝혀졌지만, 임상적 효용성은 의문으로 남아있다.[45] ICS의 단독 사용만으로는 폐 기능이나 사망률이 장기적으로 개선되지 않는다는 점이 밝혀졌다. 실제로 ICS/LABA 조합과 ICS를 비교한 주요 시험에서, ICS 단독 사용 쪽은 사망률이 더 나빠지는 경향이 있었다. 이 연구에도 불구하고, ICS 요법은 LABA 민감성을 향상시켜주며, 따라서 병용 요법의 효과를 증가시키는 것으로 밝혀졌다. 여러 연구에서, LABA 단독 요법과 비교하여, ICS/LABA 병용 요법은 폐 기능을 호전시키고 악화율을 감소시키는 것으로 밝혀졌다.

ICS 요법의 부작용은 다른 흡입제 보다 더 중요하다. ICS 요법을 정기적으로 사용하면 입안 칸디다증, 더 많은 폐렴 및 결핵으로 이어지는 것으로 밝혀졌다. ICS 요법이 당뇨 조절을 악화시키고, 골다공증을 유발할 수 있다는 관찰적이고 결정적이지 않은 자료가 있지만, 이는 엄격한 임상 시험에서는 확인할 수 없었다.

병용 요법

일반적으로 단일 제제 요법을 사용 중인 환자는 증상이 남는 경우가 많기 때문에, 증상을 더 조절하고 FEV_1을 개선하기 위한 병용 요법 사용이 촉진되었다. 속효 SABA/SAMA 병용은 각각의 약물을 개별로 사용할 때보다 FEV_1과 증상을 더 개선하는 것으로 밝혀졌다.

LAMA/LABA 병용 요법은 각각의 약물을 개별로 사용할 때에 비해 부가 효과가 있다. 흡입 횟수를 최소화함으로써 환자 순응도를 향상시킬 수 있도록 제약 회사는 사전 혼합형 흡입기를 개발했다. 이는 약물 전달을 단순화했지만, 두 개의 다른 흡입기를 통해 전달했을 때와 비교하여 병용 약물의 기관지 확장 효과는 떨어졌다. 효능이 떨어짐에도 불구하고, 병용 전달 체계는 단일 제제 사용에 비해 더 많은 기관지 확장 효과를 보여준다. 악화 병력이 있는 환자에게 LAMA/LABA를 사용하면 LABA/ICS에 비해 악화 횟수가 감소한다.[46]

LABA/ICS 병용과 LAMA는 중증 증상이 있는 환자에게 흔히 사용한다. LABA/ICS에 LAMA를 추가하면 주관적인 증상이 호전되는 것으로 밝혀졌다. 그러나, 대규모 무작위 시험에서 이러한 "삼중 요법"은 LAMA/LABA 병용 요법과 비교하여 악화 위험에서는 차이가 없었다. 전반적으로, LAMA/LABA 병용 요법과 비교하여 3중 요법의 이점은 아직까지 밝혀진 바가 없다.

경구 약물
Macrolide
Macrolide는 항균 효과와 더불어 항염증 특성을 가진 유명한 항생제다. 악화 병력이 있는 COPD 환자에 대한 연구에서, 표준 치료 단독과 비교하여 표준 치료에 매일 Azithromycin을 추가하면 악화 빈도를 감소시킨다는 점이 밝혀졌다.[47] 이 연구 기간 동안 Azithromycin을 투여한 환자에서 더 많은 청력 소실과 세균 저항성이 발생했다. 사망률에는 변화가 없었다. Azithromycin을 1년 이상 장기 사용한 결과는 보고된 바가 없다.

포스포다이에스터분해효소-4 억제제
포스포다이에스터분해효소-4 (phosphodiesterase-4, PDE-4) 억제제는 세포내 고리 일인산 아데노신(cyclic adenosine monophosphate, cAMP) 농도를 증가시키며, 이를 통해 세포 염증을 감소시킨다. PDE-4 억제제인 Roflumilast는 만성 기관지염 증상, LABA/ICS로 치료한 중증 COPD, 악화 병력이 있는 환자에서 연구되었다. Roflumilast에 LABA/ICS를 추가했을 때, 악화 빈도가 감소하였으며 FEV_1도 소량 증가하였다.[48-50] 이 약물로 치료한 환자에서 위장관 관련 부작용, 특히 구역, 설사, 복부 팽만감, 체중감소 등이 나타났다. 부작용은 시간이 지나면 사라지는 경향을 보인다. 그러나, 치료를 시작하기 전에 이미 체중이 낮은 환자에게 처방할 때는 주의를 기울여야 한다.

코르티코스테로이드
안정적인 COPD 환자의 치료에서 경구 전신 코르티코스테로이드의 역할은 잘 알려진 바가 없다. 경구 스테로이드 사용을 전향적으로 살펴본 몇 안되는 연구에서 만성 스테로이드 사용의 부작용이 이점보다 압도적으로 크다는 점을 시사하는 결과를 얻을 수 있었다. 그러나, 급성 악화 관리에서의 역할은 여전히 중요하다.

장기 산소 요법

산소 요법은 호흡 곤란을 완화하고 사망률을 개선하기 위해 반세기 이상 사용해 온 치료 방식이다. 경도 및 중등도 저산소혈증이 있는 COPD 환자에게 운동 중 추가 산소를 사용하면, 호흡 곤란을 개선하고 운동 내성을 증가시킨다. 3년에 걸쳐 하루에 15시간을 초과하는 장기간 산소 사용은 PaO_2가 49-52 mmHg로 상당한 안정 시 저산소혈증이 있는 환자에서 생존율을 향상시키는 것으로 밝혀졌다.[51] 이는 하루 12시간 이상의 산소 사용으로 정의하는 하루 종일 연속으로 산소를 사용한 경우와 야간에만 산소를 사용한 경우를 비교한 유사한 연구에서 더 확실히 입증되었다. 19.3개월 동안 지속적으로 매일 17.7±4.8(평균±표준편차) 시간 동안 산소를 사용한 집단은 야간에만 사용한 집단과 비교하여 생존율에 상당한 이점이 있었으며, 혈청 적혈구용적률(hematocrit) 수치가 낮았으며, 폐 혈관 저항도 감소했다.[52] 최근의 대규모 무작위 다기관 시험은 맥박 산소 측정기로 측정한 안정 시 산소 포화도가 89-93%인 COPD 환자와 6분 걷기 검사 동안 산소 포화도가 5분 이상 80% 이상이며, 10초 이상 90% 미만으로 떨어지는 운동 유발 산소 포화도 감소가 있는 환자를 비교하였다. 환자는 지속 장기 산소 보충 요법을 사용한 집단과 산소 요법을 시행하지 않은 집단으로 나누었다. 환자들은 18개월(중앙값) 동안 추적 관찰하였고, 두 집단 사이에 사망률, 첫 입원, COPD 악화, 삶의 질, 6분 걷기 거리에 차이가 없음을 확인하였다.[53]

급성 악화

COPD의 급성 악화는 일반적으로 기침±가래를 동반한 급격하게 나빠지는 호흡 곤란 증상으로 알 수 있다. 이러한 사건은 일반적으로 기저 바이러스 감염이 원인이며 더 많은 기도 염증을 일으키며, 가스 걸림과 FEV_1 감소를 유발한다. 급성 악화 관리는 악화의 정도에 따라 약물을 추가하여 치료 증강 혹은 "단계적 향상"을 목표로 한다.

기관지 확장제
경도 악화는 경미하게 나빠지는 호흡 곤란 증상이 특징이며, 점액 생성이 증가하지 않는 경우가 많으며, 속효 기관지 확장제(short-acting bronchodilator, SABD) 사용 빈도를 늘리면서 외래 기반에서도 일상적으로 관리할 수 있다. 더 심한 악화는 입원, 심지어는 중환자실 입원이 필요할 수 있으며, 경구 혹은 정맥 코르티코스테로이드와 항생제 추가가 필요하다. 기관지 확장제는 급성 악화에 대한 모든 치료 알고리듬에서 기본이 된다. 집이나 병원에서 더 자주, 그리고 정기적으로 SABD를 투여한다. SABD 전달 빈도는 엄격하게 조사한 적이 없다. 그러나, 자료에 따르면 연속 연무 기관지 확장제는 2시간에서 4시간 마다 투여하는 주기적 SABD에 비해 추가 이점이 없다. 연무 약물이 계량 흡입기(meter dosed inhaler, MDI)를 통해 전달한 약물보다 더 효과적이라는 근거는 없다. 호흡 부전 징후가 있는 환자는 MDI로는 약물을 최적으로 전달하지 못할 수도 있다.[54] 환자의 호흡 상태가 허락한다면, 지속 작용 조절 흡입제의 재시작을 권장한다.

코르티코스테로이드

더 심각한 악화가 있는 환자에게는 전신 코르티코스테로이드를 권장한다. 이 제제를 사용하면 입원 기간, 회복 기간, FEV_1, 재발 위험을 포함하여 악화 관련 결과를 개선한다는 점이 밝혀졌다.[55] 코르티코스테로이드의 최적 투여 기간은 알려지지 않았다. 초기 연구에서는 치료 실패 및 재발의 관점에서 2주간 투여가 8주 과정만큼 효과적이라고 제안하고 있다.[55] 최근의 14일 투여와 5일 전신 투여를 비교한 연구에 따르면, 6개월 추적 관찰 결과 다음 COPD 악화까지 걸리는 시간에는 차이가 없는 것으로 밝혀졌다. 따라서, 5일간의 전신 요법이 필요한 전부일 수 있다.[56] 정맥 투여가 경구 투여보다 우수하다는 근거는 없다.

항생제

중등도에서 중증 악화가 있는 환자, 특히, 가래양이 많거나 가래의 고름형성(sputum purulence)이 증가한 환자에게는 항생제를 권장한다. 일부 연구에 따르면, 항생제는 치료 실패율과 단기 사망률을 감소시킨다. 침습 혹은 비침습 환기 중인 모든 악화 환자에게는 가래 변화와 관계없이 항생제를 투여해야 한다. 이 하위 집단에서 항생제를 보류한 경우 사망률을 악화시키는 것으로 밝혀졌다.[57] 항생제의 종류는 먼저 지역별 내성 패턴을 고려하여 결정한다. 유의미한 내성이 없는 경우, Macrolide나 Tetracycline이 안전한 1차 선택지다. 심각한 기류 폐쇄, 환기기 보조가 필요한 중증 악화, 최근 악화의 병력, 녹농균 집락형성(pseudomonas colonization) 병력, 기관지 확장증 등이 있는 환자에게는 Fluoroquinolone이 더 나은 1차 선택지가 될 수도 있다.

환기기 보조와 산소 보조

악화는 더 심한 환기/관류 불일치와 저산소혈증으로 이어질 수 있는 기류 폐쇄 악화로 알 수 있다. 목표 말초 산소 포화도를 88-92%로 유지하기 위해 환자에게 보충 산소를 투여해야 한다.[58] 보충 산소 요법에도 불구하고 여전히 저산소혈증이 유지되는 환자에게는 비침습 양압 환기(noninvasive positive pressure ventilation, NIPPV)를 사용할 수 있다. NIPPV를 사용하면 급성 악화로 치료받은 COPD 환자 중 약 85%는 침습 기계 환기가 필요하지 않았다.[59] 또한, NIPPV는 PCO_2를 감소시키고 pH

를 증가시킴으로써 호흡 기전과 환기를 개선하는 것으로 밝혀졌다. 이러한 대리 종점을 통해 NIPPV를 사용할 때의 사망률 개선을 설명할 수 있다. 기계 환기 및 그로 인한 나쁜 결과를 피할 수 있기 때문에 사망률이 감소했을 가능성이 높다.[60] NIPPV 실패의 징후에는 $PaCO_2$ 악화, 지속적인 호흡 곤란, 안전한 NIPPV 사용을 방해하는 의식수준 저하, NIPPV를 효과적으로 유지하기에는 너무 많은 분비물 등이 있다. NIPPV를 사용하는 경우, 침습 환기는 호흡 보조를 위한 마지막 선택지가 된다. 침습 환기가 필요한 COPD 환자는 6개월 사망률이 25%에 이른다.[61]

수술, 기관지 내시경 폐용적 축소, 이식

수술

COPD 환자에 대한 수술 선택지는 제한적이지만, 적절하게 선택한 환자에게는 상당한 이점이 있다. COPD의 진행 과정에서 병든 폐가 늘어남에 따라 환자의 생리적 환기/관류 불일치도 점차 악화된다. 약 50년 전에 수술을 통해 병든 폐를 절제하면, 건강한 폐가 더 확장할 수 있으며, 그로 인해 전반적인 가스 교환이 개선된다는 의견이 제안되었다. 이 개념은 폐용적 축소 수술(lung volume reduction surgery, LVRS)이라 부르는 수술법으로 발전하였다. 지난 수십년 동안 이 수술법은 발전을 거듭했다. LVRS는 현재 가슴절개술(open thoracotomy) 혹은 비디오 보조 흉강경 수술(video-assisted thoracoscopic surgery, VATS)로 시행할 수 있다. LVRS를 통해 폐기종이 있는 폐의 약 20-30%를 절제하여 남은 폐가 더 확장할 수 있도록 하여 폐활량을 증가시키고, 탄력 반동과 날숨 기류를 개선한다. 이러한 변화는 환기/관류 개선으로 이어진다.[62]

대규모 다기관 무작위 전향 연구에서 최대 내과 치료를 겸한 LVRS와 내과 치료 단독을 비교하였다. 수술 및 전체 사망률의 합은 수술 집단에서 유의미하게 높았지만, 상엽 우세 폐기종이 있으며 최대 운동 내성이 낮은 환자 집단에서는 내과 치료만 시행한 환자에 비해 LVRS을 시행한 환자 쪽이 생존에 더 큰 이점이 있었다.[63] 덧붙이자면 FEV_1이 예측치의 20% 이하, 폐기종의 균등한 분포, DLCO가 20% 이하라고 정의한 매우 심각한 기류 폐쇄가 있는 환자 하위집단에서는 허용할 수 없을 정도로 높은 사망률을 확인할 수 있었다.[64]

기관지 내시경 폐용적 축소

기관지내 판막(endobronchial valves, EBV)과 기관지내 코일은 기관지 내시경을 통해 폐엽 기관지에 배치하는 기구로, 들숨 기류를 차단하여 표적 폐엽의 허탈을 유발한다. 목표로 한 폐용적이 줄어들면 LVRS와 마찬가지로 사강 환기를 해소시키고 과다 팽창을 감소시키며, 폐활량을 증가시키는 것으로 밝혀졌다. 이러한 장비들은 아직 초기 단계이지만, 여러 연구에서 전반적으로 유망한 결과가 나왔다. 폐기종이 진행되고 평균 FEV$_1$이 30%인 환자에게 단일 폐엽 EBV 요법을 사용했을 때, FEV$_1$과 6분 걷기 거리, 호흡 곤란이 개선되었다. 치료 후 첫 6개월 동안의 추적 관찰 동안, EBV 집단에서 COPD 악화, 객혈, 폐렴이 더 많이 발생하였다. 이러한 부작용에도 불구하고, 12개월 동안 사망률에는 변화가 없었다.[65] 그러나, EBV 집단에서 훨씬 더 심각한 부작용, 특히 기흉이 발생하였다. 환자 중 12-15%는 가슴관(chest tube) 삽입이나 EBV 제거가 필요했다.

추가 연구에 따르면 폐기종이 진행되었으며, 폐엽사이 틈새(intralobar fissure)가 온전한 환자는 폐엽사이 틈새가 온전하지 않은 환자에 비해 FEV$_1$, FVC, 6분 걷기 거리가 상당히 향상되었다.[66] 온전한 틈새는 치료한 폐엽과 치료하지 않은 폐엽 사이의 곁환기(collateral ventilation)를 제한하며, 따라서 무기폐의 양을 증가시키는 것으로 추정된다.

기관지내 코일은 폐기종이 진행되었으며, 상당한 공기 걸림(air trapping)이 있는 환자에서 연구되었다. 상당한 공기 걸림은 잔기 용량(RV)이 예측치의 25%를 초과할 때로 정의하였다. 12개월 동안의 추적 관찰 결과, 이 환자들은 운동 내성, FEV$_1$, 호흡 곤란 점수가 호전되었다.[67]

이식

폐 이식은 1960년대 초반부터 COPD에 대한 치료 선택지였다. 초기 이식에서는 생존율이 암울했으며, 새로운 면역억제제가 등장한 1990년대가 되어서야 폐 이식은 허용 가능한 치료 방법이 되었다. 현재의 1, 3, 5, 10년 생존율은 각각 80%, 65%, 50%, 30%로 추정된다.[68]

COPD 환자가 BODE 점수 7점 초과, FEV$_1$ 20% 미만, DLCO 20% 미만, 폐심장증의 근거, 혹은 저산소혈증과 고이산화탄소혈증이 같이 있는 호흡 부전이 있다면 이식 의뢰를 고려해야 한다. 이식 후보자는 재활 능력이 있어야 한다.[69] 장기 할당은 폐 할당 점수를 기반으로 하며, 점수가 높을수록 중증도가 높아지기 때문에 장기가 필요할 가능성이 높아진다.

이식 후, 30일 이내의 초기 사망률은 대부분 1차 이식 실패 때문이다. 1년 이내의 사망률은 감염이 주요 원인이며, 1년 이후에는 만성 거부반응이 주요 원인이다. 수술 후 FEV$_1$은 생리적으로 첫 6개월 내에 70%까지 개선되고 그 후 정체될 것으로 예상된다. 이식 후 삶의 질 점수도 증가한다. 이식 후 현저한 임상적 호전에도 불구하고, 이 방법은 자원 집약적이며, 매우 의욕적인 환자와 다학제 치료팀이 필요하다.[70]

완화 치료

앞서 언급한 치료의 대상이 되지 못하거나, 이미 앞서 언급한 치료를 최대한 이용하고 있는 환자에 대한 치료는 증상 완화에 중점을 두어야 한다. COPD와 관련한 사망률을 감안하면, 많은 환자들이 말기로 진행한다는 사실은 놀라운 일이 아니다. 향후 사망률에 대한 예측 모델은 전체 인구 수준에서는 예측 요인이 될 수 있지만, 개인에게 적용할 때는 좋은 예측 요인이 되지 못한다. 증상 완화는 COPD 치료 초기에 시작해야 하며, 더 심각한 질병 상태에 대해서는 임종 치료로 접근해야 한다.

약물치료로는 호흡 곤란 감각을 감소시키기 위해 아편을 고려해볼 수 있다. 비록 Benzodiazepine과 항우울제 사용을 뒷받침하는 자료는 제한적이지만, 불안 관련 호흡 곤란을 감소시키기 위해 이러한 약물을 고려할 수 있다. COPD 환자와 가족을 지원하기 위해, 진행된 COPD에서는 공식적인 완화 치료 평가와 호스피스를 활용해야 한다.

알파 1 항트립신 결핍

알파1 항트립신 결핍(alpha-1 antitrypsin deficiency, AATD)은 가장 잘 알려진 COPD 발병의 유전 위험 요인이다. 혈청 단백질 전기영동(serum protein electrophoresis) 검사에서 알파-1 단백질이 이상할 정도로 없다는 사실을 Laurell과 Eriksson이 1963년에 처음 발견하여 논문으로 발표하였으며, 그 후 알파-1 결핍이 있는 환자는 강한 가족력을 동반한 조기 발병 폐기종이 있다는 사실이 확인되었다.[71] 이 발견 뒤로 1969년에도 비슷한 발견이 이어졌다. Sharp는 여러 가족의 소아에서 조기 발병 간경화증을 언급하였는데, 모두 혈청 단백질 전기영동 검사에서 알파-1 결핍과 관련 있었다.[72]

비교적 짧은 인식 기간에도 불구하고, 결핍 단백질의 구조 분석에서부터 AATD 환자에 이용할 수 있는 증강 요법에 이르기까지 알파-1 결핍에 대한 지식은 1960년대 초부터 현재까지 엄청나게 발전했다.

역학

전 세계적으로 예상되는 AATD 사례 수와 보고된 사례 사이에는 큰 차이가 있으며, 아마도 과소진단과 관련 있을 것으로 추정된다. 역학 및 유전 조사에 따르면 전 세계적으로 총 사례 수가 100만 건을 넘을 것으로 예상된다. AATD는 유럽계 혈통에게 흔하며, 미국에서는 3,000-5,000명 중 1명 수준으로 발생한다. 백인 신생아에서 AATD의 유병률은 낭성 섬유증과 비슷하다. 스칸디나비아 국가에서는 유병률이 1,600명당 1명으로 증가한다. 유럽에서 AATD는 분포가 다양하다. 북유럽 및 서유럽에서는 Z-맞섬 유전자(allele)가 더 흔하며, 남유럽 및 동유럽에서는 S-맞섬 유전자가 더 흔하다. AATD는 아시아와 아프리카계 미국인 집단에서는 드물게 확인된다.

AATD와 관련된 쉽게 식별할 수 있는 유전 표지자가 있음에도 불구하고, AATD는 진단되지 않는 경우가 많다. 미국 세인트루이스에서 헌혈된 혈액을 분석한 결과, 지역 AATD 사례 수는 700명으로 추정되었다. 추가 검토에서는 추정 사례 중 단 4%만이 AATD를 진단받았음을 확인할 수 있었다.[73] 다국가 연구에서는 감지율이 더 낮았으며, AATD 사례 중 0.5% 미만이 의학적 치료를 받은 것으로 추정된다.[74]

AATD를 진단받은 사람도 일반적으로 진단까지 시간이 많이 걸렸으며, 진단 전에 여러 의사를 방문하는 경우가 많았다. 유전 관련성, 평생 위험인자 회피 가능성, 증강 요법 등을 감안하면 질병에 대한 조기 인식을 개선할 필요성이 매우 높다.

병태생리

유전

이름에서 알 수 있듯이, AATD는 세린(serine) 단백질 분해효소 억제제 AA1 (A1)의 결핍으로 인해 발생한다. A1을 담당하는 유전자는 SERPINA1으로 밝혀졌으며, 14번 염색체의 장완(long arm)에 위치하고 있다. 맞섬 유전자는 현재까지 120개 이상이 확인되었다. A1은 인체에서 발견되는 수많은 단백질 분해효소 억제제(protease inhibitor, PI) 중 하나로, 농도가 가장 높은 단백질 분해효소 억제제다. A1은 급성기 반응물질로, 외상, 감염, 임신, 에스트로겐 요법, 피임법 등에서 농도가 증가한다.

다양한 다형성(polymorphism)은 서로 다른 맞섬 유전자(allele)를 구별하기 위해 알파벳 문자로 구분한다. 명명법은 젤 전기영동(gel electrophoresis)을 통한 이동 속도를 기반으로 하며, F는 빠름, M은 중간, S는 느림이며, Z는 매우 느림을 의미한다. 삭제 변이(null variant)는 Q로 명명한다. 공동 우성 패턴으로 유전되는 A1은 각각의 부모에게 받은 맞섬 유전자 변이로 기록한다. 예를 들어, 단백질 분해효소 억제제 – 중간속도/중간속도는 PI-MM으로 표기한다.

생리

A1은 비록 대식 세포와 기관지 상피 세포도 약간은 기여를 하지만 주로 간에서 생성된다. A1은 실제로는 트립신보다 중성구 탄력소 분해효소(neutrophil elastase, NE)에 대해 더 많은 활성을 띠기 때문에, AA1 질환은 잘못된 이름이다. A1은 비가역적 결합 과정을 통해 NE의 파괴적인 활동을 억제한다.

A1은 순환 수준에서는 불안정한, 고에너지 입체형태로 존재한다. A1의 메싸이오닌 곁 사슬(methionine side chain)에 NE가 결합하면 A1의 입체형태가 변화하여, 현재 포착된 NE 분자의 왜곡을 유발한다. 이 왜곡이 NE를 비활성화시키며, 두 분자 모두의 사멸로 이어진다. 정상 생리적 상태라면 폐의 A1 수치가 NE 수치보다 높기 때문에, NE의 파괴적 잠재성이 약화된다.

병태생리

NE에 의한 탄력소 파괴와 A1에 의한 탄력소 파괴 억제가 불균형을 이룰 때 AATD가 발병한다. 이러한 생리적 불균형은 A1의 변화가 원인이며, "독성 기능 상실" 혹은 "독성 기능 획득"을 통해 발생한다.

A1 맞섬 유전자는 기능에 따라 크게 정상, 결핍, 기능장애, 삭제(null) 4가지 분류로 나뉜다. 정상 맞섬 유전자는 "M"인 반면, "S"는 결핍 분류에 속한다. "Z"는 기능장애 맞섬 유전자로 양은 정상이지만 기능에 장애가 있는 A1을 생성하며, 삭제 맞섬 유전자는 "Q"로 표시하며 A1을 생성하지 못한다.

임상과 관련 있는 AATD의 95%는 글루탐산(glutamic acid)이 라이신(lysine)으로 치환된 결과로, 이는 "Z" 맞섬 유전자를 유발한다. 이러한 치환은 구조적으로 불안정한 베타 시트(beta-sheet)로 이어지며, 중합의 위험을 증가시킨다. 간세포의 세포질 그물(endoplasmic reticulum)에서 중합이 일어나면, 단백질은 세포에서 방출되지 못한다. 간세포에 A1이 축적되면 간경화를 유발하며, 이를 "독성 기능 획득"이라고 한다. A1 단백질 중 15%만이 방출된다. 방출된 A1 단백질은 중합 성향을 유지한다. A1 중합체는 본질적으로 염증전 물질이다. 그 뒤로 혈류 속의 낮은 순환 A1 수치와 염증전 중합체에 NE에 대한 A1의 친화성을 감소시키는 기능 변화가 더해진다. 감소한 친화성은 "독성 기능 상실"로 이어진다. 결합 부족은 A1의 항단백질 분해효소 기능을 더욱 억제한다. 최종 결과는 NE에 대한 결합 친화도가 감소하고 혈류 속 수치도 감소한 A1이 존재하는 염증전 상태이며, 탄력소의 국소 파괴를 유발한다. 이는 폐에 있는 탄력소 분해효소의 부담을 증가시키며, 본질적으로 염증전 물질인 흡연과 흡입 노출 같은 외부 요인이 이에 추가될 수 있다.

"S" 맞섬 유전자는 글루탐산이 발린(valine)으로 치환되는 단일 핵산 치환이 원인이며, 생리학적으로 정상 기능을 가진 A1의 농도 저하를 유발한다. PI-SS 유전형은 PI-MM 유전형과 비교할 때 폐기종 발생의 위험을 증가시키지 않는다. 이형접합체(heterozygote)는 매우 흔하다. PI-MS는 COPD의 위험을 증가시키지 않지만, PI-SZ는 COPD의 위험을 소량 증가시킨다. 여러 연구에도 불구하고 PI-MZ가 위험 증가로 이어지는지는 확실하지 않다. 삭제 맞섬 유전자가 있으면 폐기종이 발생할 위험이 높다.

임상 양상

폐

AATD에 대한 전형적인 설명은 조기에 발생하는, 폐 바닥 쪽에 분포하는 범소엽 폐기종(panlobular emphysema, PLE)이다. 증상은 일반적으로 40대에서 50대에 나타나며, 30대 이전에 나타나는 경우는 드물다. 폐 증상은 COPD와 유사하며, 호흡 곤란, 빈번한 젖은 기침, 간헐적 쌕쌕거림 등이 있다.

폐 기능 검사에서 기류 폐쇄를 확인할 수 있으며, 일반적으로 기관지 확장제를 사용하면 가역성이 있다. 흉부 방사선 영상은 정상일 수 있다. CT 영상 중 65%에서만 바닥 쪽에 우세한(basilar predominant) 폐기종 분포를 볼 수 있다. 기관지 확장증은 드물다.

폐 외

세포내 축적을 유발하는 유전형은 간염과 간경화를 포함한 간 질환과 관련이 있다. 간 질환의 임상 양상은 유전형에 따라 신생아 시기처럼 조기에 나타날 수도 있으며, 성인이 될 때까지 지연될 수도 있다. AATD의 간 증상에는 특별한 치료법이 없다. 환자는 간세포 암종(hepatocellular carcinoma)이 발생할 위험이 증가한다. AATD와 관련된 말기 간 질환에 대한 확실한 치료법은 간 이식이다.

드물지만, 괴사 지방층염(necrotizing panniculitis)도 보고되었다. 피부 증상으로는 통증이 심한 괴사 삼출 결절(necrotic weeping nodule)이 발생할 수 있으며, 일반적으로 이전 외상 부위에 발생한다. 절제 생검(excisional biopsy)을 통해 확진할 수 있으며, 생검에서 간혈 지방 괴사를 관찰할 수 있다. 치료는 증강 요법이다. 전신 혈관염, 특히 세포질 항중성구 세포질 항체 (cytoplasmic antineutrophil cytoplasmic antibody, C-ANCA)는 AATD와 관련이 있기 때문에, AATD에 대한 검사를 진행해야 한다.

진단

이전에는 AATD를 진단하기 위해 높은 의심 지수가 필요했다. 그러나, 유전 영향과 치료 및 위험 감소의 가능성, 그리고 진단되지 않은 AATD의 비율이 높은 점은 감안하여 시험 지침이 발전해 왔다. WHO와 GOLD 지침에서는 이제 지속하는 기류 폐쇄가 있는 모든 성인에게 AATD 검사를 권장하고 있다.

검사는 혈청 A1 농도 측정에서 시작한다. 급성기 반응물질로서의 역할을 감안하면, 염증전 상태에서는 거짓 음성 결과가 발생할 수 있다. A1 수치는 또 다른 급성기 반응물질인 C-반응단백질(C-reactive protein, CRP)과 같이 확인해야 한다. CRP 수치 증가는 염증 활성 상태를 나타내며 이 때, A1 수치는 상승하거나, 높은 정상(high-normal)일 것으로 예상된다. CRP가 증가한 상황에서 A1 수치가 낮은 정상(low-normal) 값이라면 상대적인 A1 부족을 의미하며, 추가 검사를 시행해야 한다.

결핍이 확인되었다면, 여러 가지 검사 방법을 활용할 수 있다. 표현형 분석은 등전 초점조절(isoelectric focusing)을 통해 확인할 수 있다. 그러나, 이 검사에는 특수 검사실이 필요하며, 삭제 변이는 감지할 수 없다. 유전형 분석은 많은 상업 검사실에서 진행할 수 있으며, M, S, Z 맞섬 유전자를 확인할 수 있다. 혈청 A1 수치를 참고하면, 삭제 변이도 추론할 수 있다. 드문 맞섬 유전자는 상업 유전형 분석으로는 식별할 수 없다. AATD가 진단되면 유전 상담을 진행해야 하며 친척에게도 검사를 권장해야 한다.

치료

임상 치료

AATD에 대한 일상적인 임상 치료에는 자세한 병력 청취와 만성 간 질환, 괴사 지방층염, 혈관염 같은 폐 외 증상 및 폐 증상을 평가하기 위한 신체 검사와 함께 정기적인 추적 관찰이 필요하다. 흡연 같은 위험 요인 회피도 교육해야 한다. 폐렴알균과 인플루엔자에 대한 예방 접종도 시행해야 한다. 병의 진행을 평가하고 증강 요법이나 수술 중재에 최적의 시기를 확인하기 위해 6개월에서 12개월 간격으로 폐 기능 검사를 시행해야 한다.

COPD 치료와 마찬가지로 기관지 확장제 및 ICS, 그리고 호흡 재활이 치료의 초석이다. 금연 같은 위험 요인 감소는 반드시 필요하다. 염증전 감염 상태의 기간을 제한하기 위해 일반적으로 초기에 항생제를 권장한다. 진행된 폐 질환에 대한 수술 요법에는 LVRS와 폐 이식이 있다. LVRS 의뢰는 COPD와 동일한 지침을 따라야 한다. 안타깝게도, AATD에서 주로 볼 수 있는 아래쪽 우세 폐기종에서는 LVRS를 통한 생존 혜택을 확인할 수 없었다. 소규모 연구에 따르면, 적절한 환자를 선택한다고 하더라도 LVRS의 결과는 보편적인 COPD 환자의 결과만큼은 좋지 않았다. 그러나, AATD 환자는 일반적으로 폐 이식을 의뢰한 COPD 환자보다 젊으며, 이식 후 결과가 양호했다.

증강 요법

일반적으로 증강 요법이라고 하는 정제된 혼합(purified pooled) 사람 A1 주입을 위한 다양한 제품이 나와있다. 치료의 목표는 순환 A1 수치를 높여, 치료 전에는 대항물질이 없었던 NE의 효과를 제한하는 것이다. 완전한 연구는 부족하지만 근거에 따르면, FEV_1 감소율이 줄어들며, CT 영상에서 폐 음영 소실 비율도 줄어들었다. 증강 요법은 사망률을 감소시키는 것으로 밝혀졌다.[75] 이제까지 이러한 이점은 중등도 기류 폐쇄가 있는 환자에게 한정되는 것처럼 보인다. 경도나 중증 질환이 있는 환자에서 증강 요법의 역할은 확실하지 않다.

FEV_1 이외에도 혈청 A1 수치와 유전형도 치료 시 고려해야 한다. 치료를 시작하기 위한 문턱값(threshold)은 A1과 NE 사이의 불균형이 병적이라고 여겨지는 11 μmol/L이다. 증강 요법은 PI-ZZ와 PI-ZO 같은 고위험 유전형에 한정되어야 한다. PI-MZ 같은 저위험 유전형에는 A1 보충 요법을 시행하면 안 된다. 현재 흡연 중인 환자에게도 증강 요법을 시행하면 안 된다.

증강 요법은 COPD의 진행 방지 외에도 괴사 지방층염에 효과적인 치료법이다.[76] A1 보충은 대다수 환자에서 내약성이 좋았으며, 보고된 주요 부작용은 두통, 어지럼증, 호흡 곤란이다. 드물게 급성 중증 과민증(anaphylaxis)도 보고되었다.

참고 문헌

1. Global Initiative for Chronic Obstructive Lung Disease (GOLD). Global Strategy for the Diagnosis, Management and Prevention of COPD. 2016. http://goldcopd.org/.2. Halbert RJ, Natoli JL, Gano A, Badamgarav E, Buist AS, Mannino DM. Global burden of COPD: Systematic review and meta-analysis. Eur Respir J 2006;28(3):523–32. doi: 10.1183/09031936.06.00124605.

3. Quach A, Giovannelli J, Cherot-Kornobis N, Ciuchete A, Clement G, Matran R, Amouyel P, Edme JL, Dauchet L. Prevalence and underdiagnosis of airway obstruction among middle-aged adults in northern France: The ELISABET study 2011–2013. Respir Med 2015;109(12):1553–61. doi: 10.1016/j.rmed.2015.10.012.

4. Landis SH, Muellerova H, Mannino DM, Menezes AM, Han MK, van der Molen T, Ichinose M, Aisanov Z, Oh YM, Davis KJ. Continuing to Confront COPD International Patient Survey: Methods, COPD prevalence, and disease burden in 2012–2013. Int J Chron Obstruct Pulm Dis 2014;9:597–611. doi: 10.2147/COPD.S61854.

5. Lopez Varela MV, Montes de Oca M, Halbert RJ, Muino A, Perez-Padilla R, Talamo C, Jardim JR, Valdivia G, Pertuze J, Moreno D, Menezes AM, Platino Team. Sex-related differences inCOPDin five Latin American cities: The PLATINOstudy. Eur Respir J 2010;36(5):1034–41. doi: 10.1183/09031936.00165409.

6. Adeloye D, Chua S, Lee C, Basquill C, Papana A, Theodoratou E, Nair N, Gasevic D, Sridhar D, Campbell H, Chan KY, Sheikh A, Rudan I, and Group Global Health Epidemiology Reference. Global and regional estimates of COPD prevalence: Systematic review and meta-analysis. J Glob Health 2015;5(2):020415. doi: 10.7189/jogh.05-020415.

7. Mathers CD, Loncar D. Projections of global mortality and burden of disease from 2002 to 2030. PLoS Med 2006;3(11): e442. doi: 10.1371/journal.pmed.0030442.

8. GBD 2013 Mortality and Causes of Death Collaborators. Global, regional, and national age-sex specific all-cause and cause-specific mortality for 240 causes of death, 1990–2013: A systematic analysis for the Global Burden of Disease Study 2013. Lancet 2015;385(9963):117–71. doi: 10.1016/S0140-6736(14)61682-2.

9. WHO. Chronic obstructive pulmonary disease (COPD). World Health Organization, 2017. Accessed February 1, 2017. http://www.who.int/respiratory/copd/en/.

10. Murray CJ, Lopez AD. Alternative projections of mortality and disability by cause 1990-2020: Global Burden of Disease Study. Lancet 1997;349(9064):1498–504. doi: 10.1016/S0140-6736(96)07492-2.

11. McCloskey SC, Patel BD, Hinchliffe SJ, Reid ED, Wareham NJ, Lomas DA. Siblings of patients with severe chronic obstructive pulmonary disease have a significant risk of airflow obstruction. Am J Respir Crit Care Med 2001;164 (8 Pt 1):1419–24. doi: 10.1164/ajrccm.164.8.2105002.

12. Stern DA, Morgan WJ, Wright AL, Guerra S, Martinez FD. Poor airway function in early infancy and lung function by age 22 years: A non-selective longitudinal cohort study. Lancet 2007;370(9589):758–64. doi: 10.1016/S0140-6736(07)61379-8.

13. Cook DG, Strachan DP, Carey IM. Health effects of passive smoking. 9. Parental smoking and spirometric indices in children. Thorax 1998;53(10):884–93.

14. Kotecha SJ, Edwards MO, Watkins WJ, Henderson AJ, Paranjothy S, Dunstan FD, Kotecha S. Effect of preterm birth on later FEV1: A systematic review and meta-analysis. Thorax 2013;68(8):760–6. doi: 10.1136/thoraxjnl-2012-203079.

15. Chan JY, Stern DA, Guerra S, Wright AL, Morgan WJ, Martinez FD. Pneumonia in childhood and impaired lung function in adults: A longitudinal study. Pediatrics 135 2015;135(4):607–16. doi: 10.1542/peds.2014-3060.

16. Foreman MG, Zhang L, Murphy J, Hansel NN, Make B, Hokanson JE, Washko G, Regan EA, Crapo JD, Silverman EK, DeMeo DL, COPD-Gene Investigators. Early-onset chronic obstructive pulmonary disease is associated with female sex, maternal factors, and African American race in the COPDGene Study. Am J Respir Crit Care Med 2011;184(4):414–20. doi: 10.1164/rccm.201011-1928OC.

17. Martinez FJ, Curtis JL, Sciurba F, Mumford J, Giardino ND, Weinmann G, Kazerooni E, Murray S, Criner GJ, Sin DD, Hogg J, Ries AL, Han M, Fishman AP, Make B, Hoffman EA, Mohsenifar Z, Wise R, Group National Emphysema Treatment Trial Research Sex differences in severe pulmonary emphysema. Am J Respir Crit Care Med 2007;176(3):243–52. doi: 10.1164/rccm.200606-828OC.

18. Silverman EK, Weiss ST, Drazen JM, Chapman HA, Carey V, Campbell EJ, Denish P, Silverman RA, Celedon JC, Reilly JJ, Ginns LC, Speizer FE. Gender-related differences in severe, early-onset chronic obstructive pulmonary disease. Am J Respir Crit Care Med 2000;162(6):2152–8. doi: 10.1164/ajrccm.162.6.2003112.

19. McGeachie MJ, Yates KP, Zhou X, Guo F, Sternberg AL, Van Natta ML, Wise RA, Szefler SJ, Sharma S, Kho AT, Cho MH, Croteau-Chonka DJ, Castaldi PJ, Jain G, Sanyal A, Zhan Y, Lajoie BR, Dekker J, Stamatoyannopoulos J, Covar RA, Zeiger RS, Adkinson NF, Williams PV, Kelly HW, Grasemann H, Vonk JM, Koppelman GH, Postma DS, Raby BA,

Houston I, Lu Q, Fuhlbrigge AL, Tantisira KG, Silverman EK, Tonascia J, Weiss ST, Strunk RC, Camp Research Group. Patterns of growth and decline in lung function in persistent childhood asthma. N Engl J Med 2016;374(19):1842–52. doi: 10.1056/NEJMoa1513737.

20. Tai A, Tran H, Roberts M, Clarke N, Wilson J, Robertson CF. The association between childhood asthma and adult chronic obstructive pulmonary disease. Thorax 2014;69(9):805–10. doi: 10.1136/thoraxjnl-2013-204815.

21. de MarcoR,Accordini S,MarconA,Cerveri I,Anto JM,GislasonT, Heinrich J, Janson C, Jarvis D, Kuenzli N, Leynaert B, Sunyer J, Svanes C, Wjst M, Burney P, Survey European Community RespiratoryHealth. Risk factors for chronic obstructive pulmonary disease in a European cohort of young adults.AmJ Respir Crit Care Med 2011;183(7):891–7. doi: 10.1164/rccm.201007-1125OC.

22. Woodruff PG, Barr RG, Bleecker E, Christenson SA, Couper D, Curtis JL, Gouskova NA, Hansel NN, Hoffman EA, Kanner RE, Kleerup E, Lazarus SC, Martinez FJ, Paine R, 3rd, Rennard S, Tashkin DP, Han MK, Spiromics Research Group. Clinical significance of symptoms in smokers with preserved pulmonary function. N Engl J Med 2016;374(19):1811–21. doi: 10.1056/NEJMoa1505971.

23. Pascoe S, Locantore N, Dransfield MT, Barnes NC, Pavord ID. Blood eosinophil counts, exacerbations, and response to the addition of inhaled fluticasone furoate to vilanterol in patients with chronic obstructive pulmonary disease: A secondary analysis of data from two parallel randomised controlled trials. Lancet Respir Med 2015;3(6):435–42. doi: 10.1016/S2213-2600(15)00106-X.

24. Siddiqui SH, Guasconi A, Vestbo J, Jones P, Agusti A, Paggiaro P, Wedzicha JA, Singh D. Blood eosinophils: A biomarker of response to extrafine beclomethasone/formoterol in chronic obstructive pulmonary disease. Am J Respir Crit Care Med 2015;192(4):523–5. doi: 10.1164/rccm.201502-0235LE.

25. Hoiseth AD, Neukamm A, Karlsson BD, Omland T, Brekke PH, Soyseth V. Elevated high-sensitivity cardiac troponin T is associated with increased mortality after acute exacerbation of chronic obstructive pulmonary disease. Thorax 2011;66(9):775–81. doi: 10.1136/thx.2010.153122.

26. Guder G, Brenner S, Angermann CE, Ertl G, Held M, Sachs AP, Lammers JW, Zanen P, Hoes AW, Stork S, Rutten FH. GOLD or lower limit of normal definition? A comparison with expertbased diagnosis of chronic obstructive pulmonary disease in a prospective cohort-study. Respir Res 2012;13(1):13. doi: 10.1186/1465-9921-13-13.

27. van Dijk W, Tan W, Li P, Guo B, Li S, Benedetti A, Bourbeau J, Cold Study Group Can. Clinical relevance of fixed ratio vs lower limit of normal of FEV1/FVC in COPD: Patient-reported outcomes from the CanCOLD cohort. Ann Fam Med 2015;13(1):41–8. doi: 10.1370/afm.1714.

28. Burchfiel CM, Marcus EB, Curb JD, Maclean CJ, Vollmer WM, Johnson LR, Fong KO, Rodriguez NL, Masaki KH, Buist AS. Effects of smoking and smoking cessation on longitudinal decline in pulmonary function. Am J Respir Crit Care Med 1995;151(6):1778–85. doi: 10.1164/ajrccm.151.6.7767520.

29. Schwartz RS, Benowitz Nl. Nicotine addiction. N Engl J Med 2010;362(4): 2295–303.

30. Fiore MC, Baker TB. Clinical practice. Treating smokers in the health care setting. N Engl J Med 2011;365(13):1222–31. doi: 10.1056/NEJM-cp1101512.

31. Fiore MC, Smith SS, Jorenby DE, Baker TB. The effectiveness of the nicotine patch for smoking cessation. A meta-analysis. JAMA 1994;271(24): 1940–7.

32. Gonzales D, Rennard SI, Nides M, Oncken C, Azoulay S, Billing CB, Watsky EJ, Gong J, Williams KE, Reeves KR, Group Varenicline Phase 3 Study. Varenicline, an alpha4beta2 nicotinic acetylcholine receptor partial agonist, vs sustained-release bupropion and placebo for smoking cessation: A randomized controlled trial. JAMA 2006;296(1):47–55. doi: 10.1001/jama.296.1.47.

33. Hurt RD, Sachs DP, Glover ED, Offord KP, Johnston JA, Dale LC, Khayrallah MA, Schroeder DR, Glover PN, Sullivan CR, Croghan IT, Sullivan PM. A comparison of sustained-release bupropion and placebo for smoking cessation. N Engl J Med 1997;337(17):1195–202. doi: 10.1056/nejm199710233371703.

34. Jorenby, DE, Leischow SJ, Nides MA, Rennard SI, Andrew Johnston J, Hughes AR, Smith SS, Muramoto ML, Daughton DM, Doan K, Fiore MC, Baker TB. A controlled trial of sustained-release bupropion, a nicotine patch, or both for smoking cessation. N Engl J Med 1999;340(9):685–91.

35. West R, Zatonski W, Cedzynska M, Lewandowska D, Pazik J, Aveyard P, Stapleton J. Placebo-controlled trial of cytisine for smoking cessation. N Engl J Med 2011;365(13):1193–200. doi: 10.1056/NEJMoa1102035.

36. Fiore AE, Uyeki TM, Broder K, Finelli L, Euler GL, Singleton JA, Iskander JK, Wortley PM, Shay DK, Bresee JS, Cox NJ, Control Centers for Disease and Prevention. Prevention and control of influenza with vaccines: Recommendations of the Advisory Committee on Immunization Practices (ACIP), 2010. MMWR Recomm Rep 2010;59(RR-8):1–62.

37. Tomczyk S, Bennett NM, Stoecker C, Gierke R, Moore MR, Whitney CG, Hadler S, Pilishvili T, Centers for Disease Control and Prevention (CDC). Use of 13-valent pneumococcal conjugate vaccine and 23-valent pneumococcal polysaccharide vaccine for adults with immunocompromising conditions: Recommendations of the Advisory Committee on Immunization Practices (ACIP). MMWR Morb Mortal Wkly 2014;63(37).

38. Berry MJ, Rejeski WJ, Adair NE, Ettinger WH, Jr., Zaccaro DJ, Sevick MA. A randomized, controlled trial comparing longterm and short-term exercise in patients with chronic obstructive pulmonary disease. J Cardiopulm Rehabil 2003;23(1):60–8.

39. Finnerty JP, Keeping I, Bullough I, Jones J. The effectiveness of outpatient pulmonary rehabilitation in chronic lung disease: A randomized controlled trial. Chest 2001;119(6):1705–10.

40. Ries AL, Kaplan RM, Limberg TM, Prewitt LM. Effects of pulmonary rehabilitation on physiologic and psychosocial outcomes in patients with chronic obstructive pulmonary disease. Ann Intern Med 1995;122(11):823–32.

41. Troosters T, Gosselink R, Decramer M. Short- and long-term effects of outpatient rehabilitation in patients with chronic obstructive pulmonary disease: A randomized trial. Am J Med 2000;109(3):207–12.

42. Sestini PE, Renzoni SR, Poole P, Ram FSF. Short-acting beta2-agonists for stable chronic obstructive pulmonary disease. The Cochrane Library, 2002.

43. Appleton S, Jones T, Poole P, Pilotto L, Adams R, Lasserson TJ, Smith B, Muhammad J. Ipratropium bromide versus longacting beta-2 agonists for stable chronic obstructive pulmonary disease. Cochrane Database Syst Rev 2006;(3):CD006101. doi: 10.1002/14651858.cd006101.

44. Vogelmeier C, Hederer B, Glaab T, Schmidt H, Rutten-van Molken MP, Beeh KM, Rabe KF, Fabbri LM, Poet-Copd Investigators. Tiotropium versus salmeterol for the prevention of exacerbations of COPD. N Engl J Med 2011;364(12):1093–103. doi: 10.1056/NEJMoa1008378.

45. Yang, IA, Fong K, Sim EHA, Black PN, Lasserson TJ. Inhaled corticosteroids for stable chronic obstructive pulmonary disease. The Cochrane Library, 2007.

46. Wedzicha JA, Banerji D, Chapman KR, Vestbo J, Roche N, Ayers RT, Thach C, Fogel R, Patalano F, Vogelmeier CF, Flame Investigators. Indacaterol-glycopyrronium versus salmeterolfluticasone for COPD. N Engl J Med 2016;374(23):2222–34. doi: 10.1056/NEJMoa1516385.

47. Albert RK, Connett J, Bailey WC, Casaburi R, Cooper JA, Jr., Criner GJ, Curtis JL, Dransfield MT, Han MK, Lazarus SC, Make B, Marchetti N, Martinez FJ, Madinger NE, McEvoy C, Niewoehner DE, Porsasz J, Price CS, Reilly J, Scanlon PD, Sciurba FC, Scharf SM, Washko GR, Woodruff PG, Anthonisen NR, and COPD Clinical Research Network. Azithromycin for prevention of exacerbations of COPD. N Engl J Med 2011;365(8):689–98. doi: 10.1056/NEJMoa1104623.

48. Calverley PM, Rabe KF, Goehring UM, Kristiansen S, Fabbri LM, Marti-

nez FJ, M2–M14 and M2–M125 study groups. Roflumilast in symptomatic chronic obstructive pulmonary disease: Two randomised clinical trials. Lancet 2009;374(9691):685–94. doi: 10.1016/S0140-6736(09)61255-1.

49. Fabbri LM, Calverley PM, Izquierdo-Alonso JL, Bundschuh DS, Brose M, Martinez FJ, Rabe KF, M, and M. study groups. 2009. Roflumilast in moderate-to-severe chronic obstructive pulmonary disease treated with longacting bronchodilators: Two randomised clinical trials. Lancet 374(9691):695–703. doi: 10.1016/S0140-6736(09)61252-6.

50. Martinez FJ, Calverley PM, Goehring UM, Brose M, Fabbri LM, Rabe KF. Effect of roflumilast on exacerbations in patients with severe chronic obstructive pulmonary disease uncontrolled by combination therapy (REACT): A multicentre randomised controlled trial. Lancet 2015;385 (9971):857–66. doi: 10.1016/s0140-6736(14)62410-7.

51. Stuart-Harris C, Flenley DC, Bishop JH. Long term domiciliary oxygen therapy in chronic hypoxic cor pulmonale complicating chronic bronchitis and emphysema. Report of the Medical Research Council Working Party. Lancet 1981;1(8222):681–6.

52. Nocturnal Oxygen Therapy Trial Group. Continuous or nocturnal oxygen therapy in hypoxemic chronic obstructive lung disease: A clinical trial. Nocturnal Oxygen Therapy Trial Group. Ann Intern Med 1980;93(3):391–8.

53. Long-Term Oxygen Treatment Trial Research Group, Albert RK, Au DH, Blackford AL, Casaburi R, Cooper JA, Jr., Criner GJ, Diaz P, Fuhlbrigge AL, Gay SE, Kanner RE, MacIntyre N, Martinez FJ, Panos RJ, Piantadosi S, Sciurba F, Shade D, Stibolt T, Stoller JK, Wise R, Yusen RD, Tonascia J, Sternberg AL, Bailey W. A randomized trial of long-term oxygen for COPD with moderate desaturation. N Engl J Med 2016;375(17):1617–27. doi: 10.1056/NEJMoa1604344.

54. Turner MO, Patel A, Ginsburg S, FitzGerald JM. Bronchodilator delivery in acute airflow obstruction. A metaanalysis. Arch Intern Med 1997;157(15):1736–44.

55. Niewoehner DE, Erbland ML, Deupree RH, Collins D, Gross NJ, Light WR, Anderson P, Morgan NA. Effect of systemic glucocorticoids on exacerbations of chronic obstructive pulmonary disease. Department of Veterans Affairs Cooperative Study Group. N Engl J Med 1999;340(25):1941–7. doi: 10.1056/nejm199906243402502.

56. Leuppi JD, Schuetz P, Bingisser R, Bodmer M, Briel M, Drescher T, Duerring U, Henzen C, Leibbrandt Y, Maier S, Miedinger D, Muller B, Scherr A, Schindler S, Stoeckli R, Viatte S, von Garnier C, Tamm M, Rutishauser J. Short-term vs conventional glucocorticoid therapy in acute exacerbations of chronic obstructive pulmonary disease: The REDUCE randomized clinical trial. JAMA 2013;309(21):2223–31. doi: 10.1001/jama.2013.5023.

57. Nouira S, Marghli S, Belghith M, Besbes L, Elatrous S, Abroug F. Once daily oral ofloxacin in chronic obstructive pulmonary disease exacerbation requiring mechanical ventilation: A randomised placebo-controlled trial. Lancet 2001;358(9298):2020–5. doi: 10.1016/s0140-6736(01)07097-0.

58. Austin MA, Wills KE, Blizzard L, Walters EH, Wood-Baker R. Effect of high flow oxygen on mortality in chronic obstructive pulmonary disease patients in prehospital setting: Randomised controlled trial. BMJ 2010;341:c5462. doi: 10.1136/bmj.c5462.

59. Brochard L, Mancebo J,Wysocki M, Lofaso F, Conti G, Rauss A, Simonneau G, Benito S, Gasparetto A, Lemaire F, Isabey D, Harf A. Noninvasive ventilation for acute exacerbations of chronic obstructive pulmonary disease. N Engl J Med 333 1995;(13):817–22. doi: 10.1056/nejm199509283331301.

60. Lightowler JV, Wedzicha JA, Elliott MW, Ram FS. Noninvasive positive pressure ventilation to treat respiratory failure resulting from exacerbations of chronic obstructive pulmonary disease: Cochrane systematic review and meta-analysis. BMJ 2003;326(7382):185.

61. Gunen H, Hacievliyagil SS, Kosar F, Mutlu LC, Gulbas G, Pehlivan E, Sahin I, Kizkin O. Factors affecting survival of hospitalised patients with COPD. Eur Respir J 2005;26;(2):234–41. doi: 10.1183/09031936.05.00024804.

62. Sciurba FC, Rogers RM, Keenan RJ, Slivka WA, Gorcsan J, 3rd, Ferson PF, Holbert JM, Brown ML, Landreneau RJ. Improvement in pulmonary function and elastic recoil after lungreduction surgery for diffuse emphysema. N Engl J Med 1996;334(17):1095–9. doi: 10.1056/nejm199604253341704.

63. National Emphysema Treatment Trial Research Group. Rationale and design of the National Emphysema Treatment Trial. Chest 1999;116(6):1750–61.

64. National Emphysema Treatment Trial Research Group. Patients at High risk of death after lung-volume–reduction surgery. N Engl J Med 2001;345:1075–83.

65. Sciurba FC, Ernst A, Herth FJ, Strange C, Criner GJ, Marquette CH, Kovitz KL, Chiacchierini RP, Goldin J, McLennan G, Vent Study Research Group. A randomized study of endobronchial valves for advanced emphysema. N Engl J Med 2010;363(13):1233–44. doi: 10.1056/NEJMoa0900928.

66. Klooster K, ten Hacken NHT, Hartman JE, Kerstjens HAM, van Rikxoort EM, Slebos D-J. Endobronchial valves for emphysema without interlobar collateral ventilation. N Engl J Med 2015;373(24):2325–5.

67. Sciurba FC, Criner GJ, Strange C, Shah PL, Michaud G, Connolly TA, Deslee G, Tillis WP, Delage A, Marquette CH, Krishna G, Kalhan R, Ferguson JS, Jantz M, Maldonado F, McKenna R, Majid A, Rai N, Gay S, Dransfield MT, Angel L, Maxfield R, Herth FJ, Wahidi MM, Mehta A, Slebos DJ, Renew Study Research Group. Effect of endobronchial coils vs usual care on exercise tolerance in patients with severe emphysema: The RENEW Randomized Clinical Trial. JAMA 2016;315(20):2178–89. doi: 10.1001/jama.2016.6261.

68. Stehlik J, Edwards LB, Kucheryavaya AY, Benden C, Christie JD, Dobbels F, Kirk R, Rahmel AO, Hertz MI. The Registry of the International Society for Heart and Lung Transplantation: Twenty-eighth Adult Heart Transplant Report—2011. J Heart Lung Transplant 2011;30(10):1078–94. doi: 10.1016/j.healun.2011.08.003.

69. Orens JB, Estenne M, Arcasoy S, Conte JV, Corris P, Egan JJ, Egan T, Keshavjee S, Knoop C, Kotloff R, Martinez FJ, Nathan S, Palmer S, Patterson A, Singer L, Snell G, Studer S, Vachiery JL, Glanville AR. International guidelines for the selection of lung transplant candidates: 2006 update—A consensus report from the Pulmonary Scientific Council of the International Society for Heart and Lung Transplantation. J Heart Lung Transplant 2006;25(7):745–5.

70. Mulhall P, Criner G. Non-pharmacological treatments for COPD. Respirology 2016;21(5):791–809. doi: 10.1111/resp.12782.

71. Laurell CB, Eriksson S. The electrophoretic alpha1-globulin pattern of serum in alpha1-antitrypsin deficiency. 1963. COPD 2013;10(Suppl 1):3–8. doi: 10.3109/15412555.2013.771956.

72. Sharp HL, Bridges RA, Krivit W, Freier EF. Cirrhosis associated with alpha-1-antitrypsin deficiency: A previously unrecognized inherited disorder. J Lab Clin Med 1969;73(6):934–9.

73. Silverman EK, Miletich JP, Pierce JA, Sherman LA, Endicott SK, Broze GJ, Jr., Campbell EJ. Alpha-1-antitrypsin deficiency. High prevalence in the St. Louis area determined by direct population screening. Am Rev Respir Dis 1989;140 (4):961–6. doi: 10.1164/ajrccm/140.4.961.

74. Luisetti M, Seersholm N. Alpha1-antitrypsin deficiency. 1: Epidemiology of alpha1-antitrypsin deficiency. Thorax 2004;59(2):164–9.

75. The Alpha-1 Antitrypsin Deficiency Registry Study Group. Survival and FEV1 decline in individuals with severe deficiency of alpha1-antitrypsin. The Alpha-1-Antitrypsin Deficiency Registry Study Group. Am J Respir Crit Care Med 1998;158(1):49–59. doi: 10.1164/ajrccm.158.1.9712017.

76. Blanco I, Lara B, de Serres F. Efficacy of alpha1-antitrypsin augmentation therapy in conditions other than pulmonary emphysema. Orphanet J Rare Dis 2011;6:14. doi: 10.1186/1750-1172-6-14.

24

기관지 확장증

FREDRIC JAFFE, KARLA M. CRINER, AND CHANDRA DASS

도입

기관지 확장증은 만성 고름 폐 질환으로 국소적일 수도 광범위할 수도 있다. 기관지 확장증은 만성 염증 과정으로 인한 기도 확장이 특징이다. 이 과정은 급성 혹은 만성 감염에서 존재하는 균을 적절하게 제거하지 못해서 발생한다. 이 질환은 1819년에 Rene Laennec이 처음 기술하였다. 그는 청진을 통해 이 질병을 발견했으며 증례 보고를 통해 상태를 설명했다. 그 당시 그는 만성 가래 생성을 특징으로 하는 모든 질병이 기관지 확장증으로 이어질 수 있음을 확인했다. 그는 결핵과 백일해 감염이 가장 가능성 높은 원인 질환임을 확인했다.[1] 19세기 후반에 기관지 확장증의 합병증으로 사망한 것으로 알려진 Sir William Osler는 이 질병을 더 연구하였다. 20세기초, Dr. Jex-Blake는 London Hospital for Consumption의 강의에서 이전 20년간의 입원 기록을 조사하여 기관지 확장증이 이전에 있던 다른 폐 질환의 결과로 인한 질병이라고 가정했다. 이 가정은 기관지 확장증이 폐렴, 가슴막염, 혹은 악성 종양 등으로 인해 발생한다고 생각되던 항생제 이전 시대에 공식처럼 받아들여졌다.[2]

역학

기관지 확장증은 부차적인 현상으로 여겨져 유병률을 정의하기 어려웠다. 이는 1차 장애로 여겨지지 않았으며, 따라서 질병 및 증상의 주요 원인이 아니다. 따라서, 과소보고 되었을 가능성이 높다. 이때까지 유병률은 1954년 영국에서는 인구 10만명 당 0.013명, 1998년 핀란드에서는 10만명 당 0.5명으로 추정되며, 전체 인구 중 18-34세에서는 인구 10만명 당 4명으로 추정된다. 이는 2005년 미국에서 75세 이상 인구 10만명 당 272명으로 증가한다. 뉴질랜드에서는 인구 10만명 당 3.7명으로 보고되었지만, 인종 차이를 고려하면 변할 수도 있다. 또한, 기관지 확장증은 특히 유럽의 소아에 비해 태평양 섬 혈통의 소아에서 흔하다. 미국 Medicare 자료의 소규모 표본(5%)에서, 8년 동안 기관지 확장증의 유병률은 인구 10만명 당 1,106명이었다. 기관지 확장증의 유병률은 나이가 들어감에 따라 매년 약 8.7% 증가하는 것으로 추정된다. 같은 표본에서 아프리카계 미국인과 유럽계 미국인에 비해 아시아인에서 유병률이 더 높았다. 미국의 연구에서, 여자 및 80세 이상의 모든 사람에게서 기관지 확장증과 관련된 입원의 비율이 가장 높았다. 기관지 확장증 환자의 예후는 다양할 수 있으며, 이는 여러 요인이 질병 진행에 영향을 미치기 때문이다. 그러나, 숙주의 폐 기능, 급성 감염, 그리고 이 둘 사이의 상호 작용은 서로 관계가 있다.

발병기전

생리 및 발병기전

기관지 확장증은 관내 과정(intraluminal process) 때문에 발생하는 기관지 및 세기관지의 비가역적이고 비정상적인 확장으로 정의하는 만성 쇠약 폐 질환이다. 기관지 확장증의 발병기전에 대해 가장 널리 인정받고 있는 설명은 Cole의 악순환 이론이다(그림 24.1). 이 이론에서 Cole은 기관지 확장증은 세균 감염 같은 첫 손상으로 시작되며 이는 점액섬모 청소 기능을 손상시키며, 이로 인해 점액 정체가 생겨 세균 집락형성을 강화하며, 기도 폐쇄를 유발한다고 제안하고 있다. 병원체는 기도를 손상시키며 추가적인 점액섬모 청소 기능에 장애를 유발하는 강력한 염증 반응을 자극한다. 재발 감염, 염증, 기도 파괴가 특징인 기관지 확장증의 악순환은 삶의 질과 폐 기능의 점진적인 하강으로 이어진다.[3]

기관지 확장증의 발병기전에서 또 다른 필수 요인은 숙주의 면역 반응 이상이다. 이는 합병증으로 기관지 확장증을 유발하는 면역결핍 바이러스(HIV)/후천 면역결핍 증후군(AIDS) 같은 면역 반응 감소 질환이나 알레르기 기관지폐 아스페르길루스증(allergic bronchopulmonary aspergillosis, ABPA) 같은 면역 반응 과다 질환이 있는 환자에게서 명확하게 드러난다.

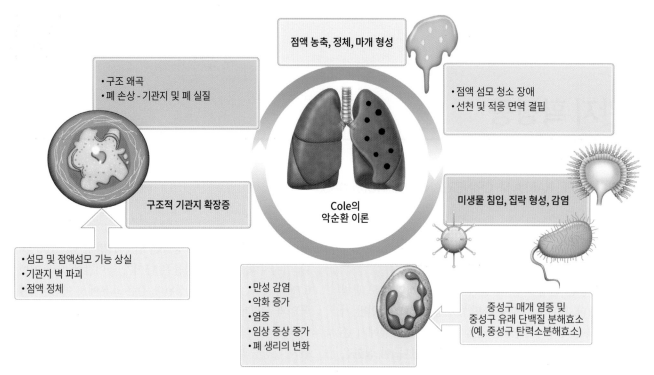

그림 24.1 Cole의 악순환 이론

기관지 확장증 환자에서 중성구는 가래의 주요 구성 요소다. 활성화된 중성구는 탄력소 분해효소(elastase), 금속단백질 분해효소(metalloproteases), 반응 산소종을 생성한다. 이러한 매개물질은 탄력소, 바닥막 아교질(basement membrane collagen), 프로테오글리칸(proteoglycan) 같은 기도 구조의 구성요소를 분해한다. 이러한 요인은 기관지 벽을 약화시키며, 기관지 확장으로 이어진다. 또한, 탄력소 분해효소는 상피 세포를 파괴할 수 있으며, 술잔 세포 증식과 과다한 점액 분비를 유발한다. 대식 세포와 림프구는 기관지 벽으로 침입한다. 대식 세포는 중성구 유입을 자극하며, 단백질 분해효소를 분비한다. 림프구는 면역글로불린과 면역 복합체를 생성한다.[4]

기관지 확장증의 구조적 위치와 침범 패턴은 근본 원인을 찾는데 도움이 될 수 있다. 기관지 확장증은 폐 침범의 패턴에 따라 국소 혹은 광범위로 나눌 수 있다. 국소 혹은 광범위 침범이 있으면 감별 진단에 도움이 될 수 있다. 국소 기관지 확장증은 일반적으로 이물질, 종양, 기관지결석(broncholith) 등에 영향을 받은 폐엽 근처의 관내 폐쇄(intraluminal obstruction)로 인해 발생한다. 림프절병증으로 인한 기도의 관외 압박은 중엽 증후군에서 발생할 수 있으며, 폐에 기관지 확장증과 유사한 변화를 유발한다. 그러나, 일부 학자들은 이것이 기관지 확장증의 진정한 정의에 속한다고 여기지 않는다. 이러한 논란은 기관지에 견인력을 생성하여 바깥쪽에서 기도를 확장시키는 폐 섬유증으로 인한 2차 견인 기관지 확장증에도 적용된다. 광범위

기관지 확장증은 양쪽 폐의 대부분에 영향을 미치며, 전신 감염, 독성 흡입, 숙주 방어 기능의 장애 등과 관련 있을 수 있다.

기관지 확장증의 병리 검체는 구역 기관지(segmental airway) 및 구역 기관지 가지(subsegmental airway)의 확장이 특징이며, 구불구불하거나 점액고름 마개로 막혀 있을 수 있다. 재발 감염과 염증으로 인해 손상을 받은 세기관지에는 섬유화 변화가 있을 수도 있다. 기관지 확장증에 영향을 받은 기도를 둘러싸는 폐 실질은 빈번하게 손상을 받으며, 폐기종과 유사한 변화를 볼 수 있다. 기관지 확장증으로 인한 염증은 기관지 동맥의 비대를 유발하며, 이를 통해 기관지 확장증 환자에서 나타나는 객혈을 설명할 수 있다.

기관지 확장증에는 다양한 분류 체계가 존재한다. 기관지 확장증은 중증도에 따라 경도, 중등도, 중증으로 분류할 수 있으며, 형태에 따라 원주(cylindrical) 혹은 관형(tubular), 정맥류형, 낭형(cystic) 혹은 주머니형(saccular)으로 분류할 수 있다. 경도 기관지 확장증은 관형 혹은 원주형이며, 기도의 가벼운 확장이 특징이며, 고해상도 CT에서 가장 흔히 확인할 수 있는 기관지 확장증의 아형이다. 중등도 기관지 확장증은 정맥류 형이며, 이는 정맥류와 비슷한 형태를 지니기 때문에 적절한 이름이라고 할 수 있으며, 구슬 끈과 비슷한 모양으로 함몰되어 늘어난 기관지가 특징이다. 중증 기관지 확장증은 낭형 혹은 주머니형이며, 포도 송이와 유사한 끝이 막힌 주머니로 끝나는

기관지가 특징이다. Reid는 기관지 조영술 상에서 정상 대조군과 비교하여 기관지 확장증 폐에서는 말초 세기관지를 막는 분비물로 인해 하위 가지(branch)가 더 적다는 사실을 발견했다.[5]

임상 특징 및 임상 양상

기관지 확장증의 핵심 증상과 특징을 압축하자면 젖은 기침으로 표현할 수 있다. 이러한 기침은 간헐적 기침으로 시작할 수 있으며, 질병이 진행함에 따라 매일 반복되는 기침으로 진행할 수 있다. 고름 가래를 동반한 만성 젖은 기침이 있는 환자는 기관지 확장증을 의심해볼 수 있으며, 의심해야만 한다. 그러나, 건조한 마른 기침이 주 증상인 경우도 있다. 특이도가 떨어지는 기관지 확장증의 징후에는 숨가쁨과 객혈이 있다. 또한, 피로, 식욕 부진, 체중 감소 같은 전신 증상이 있을 수도 있다. 흉부 청진에서 확인할 수 있는 거품소리(crackle)와 쌕쌕거림(wheezing) 같은 신체 검사 소견은 비특이적이다. 기타 폐외 증상에는 곤봉증 등이 있다.

진단

기관지 확장증에 대한 감별 진단은 범위가 넓다(표 24.1). 기관지 확장증을 처음으로 진단받은 환자에 대한 평가에는 항상 철저한 병력 청취와 신체 검사가 포함되어야 한다(상자 24.1). 안타깝게도, 기관지 확장증을 확진하였다고 해도 기관지 확장증

표 24.1 기관지 확장증의 원인

분류	원인
감염 후	알레르기 기관지폐 아스페르길루스증 세균 폐렴: S. aureus, Pseudomonas, Klebsiella, Bordetella pertussis 소아기 바이러스 감염: 홍역 육아종 질환
선천성	알파-1-항트립신 결핍 기관지 연골 결핍: Williams–Campbell 증후군 섬모 기능장애 증후군: Kartagener 증후군 선천 낭성 기관지 확장증 낭성 섬유증 Mounier–Kuhn 증후군 폐 분리증 황색 손톱 증후군 및 림프부종 증후군 Young 증후군
전신 질환	아교질 혈관 질환: 류마티스 관절염, Sjögren 증후군, 전신 홍반 루푸스 면역 결핍/기능장애: 선천 및 획득 염증 장 질환: 궤양 결장염, Crohn 병
기타	천식 기관지 폐쇄: 이물질, 점액 마개, 종양 만성 흡인 만성 폐쇄 폐 질환 폐 이식 거부반응 방사선 요법 후 모든 원인의 섬유증으로 인한 견인 기관지 확장증

의 원인 규명은 쉬운 일이 아니다. 사용 가능한 진단 방법으로 원인을 찾을 때, 원인불명인 경우가 사례 중 최대 50-80%를 차지한다.[6-8]

상자 24.1 기관지 확장증 환자에 대한 병력 청취 및 신체 검사

- 만성 고름가래 생성이 시작된 연령
- 지속하는 고름 비부비동염의 병력
- 흡연력
- 이전의 폐엽 절제술 혹은 전폐 절제술
- 백일해, 폐렴, 홍역 같은 소아기 호흡기 감염의 병력
- 폐 결핵 혹은 비정형 마이코박테리아(atypical mycobacteria) 감염의 병력. 비호흡기 감염에 대한 소인(predisposition)
- 아토피나 천식
- 결합 조직 질환의 병력
- 위식도 역류병의 병력이나 증상
- 불임
- 호흡기 패혈증의 가족력
- 사람 면역결핍 바이러스의 위험 요인이나 진단을 암시하는 특징. 예를 들어 점막피부 칸디다증

기관지 확장증의 영상

기관지 확장증의 영상 특징은 앞서 언급한 형태 유형과 병리 변화, 즉 확장된 관, 두꺼워진 벽, 감소한 곁 가지, 관내 조직파편 등을 반영한다. 기관지염, 세기관지염, 세기관지 확장증, 폐쇄 후 폐기종은 일반적으로 기관지 확장증을 동반한다. 일상적인 흉부 방사선 사진으로도 기관지 확장증을 의심해 볼 수 있지만, 고해상도 CT가 확진, 병의 확장 정도 평가, 관련된 합병증 확인, 치료 반응 추적관찰, 수술 계획 등에 가장 좋은 방법이다.

흉부 방사선 사진

경도 질환에서 흉부 방사선 사진은 특이 소견이 없다. 비정상적인 기관지 음영은 대부분 진행 질환에서 볼 수 있으며, 특정 진단은 진행된 질환에서만 가능하다. 확장되고 두꺼워진 기도는 영상에서 평행선과 앞을 바라보는 반지 형태의 음영을 생성한다(그림 24.2). 내강이 조직파편으로 막히면, 선형 혹은 가지형 음영, 즉 "장갑 낀 손가락(finger in glove)" 징후를 확인할 수 있다. 기관지 확장증으로 인한 주머니에 혈액, 고름, 분비물 같은 체액이 있으면 바로 서서 찍은 영상(erect image)에서 공기액체층(air-fluid level)을 형성한다. 영향을 받은 부위의 공기 걸림(air-trapping)이나 용적 소실로 인해 발생하는 과다팽창은 특이도가 떨어지는 영상 소견이다.

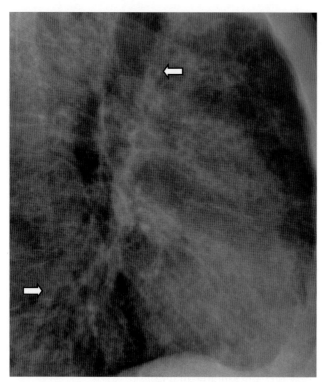

그림 24.2 흉부 방사선 사진, 가쪽 투사. 광범위 기관지 확장증에서 두꺼워진 고리(위쪽 화살표)와 두꺼운 평행선(아래쪽 화살표)을 볼 수 있다.

컴퓨터 단층 촬영

집결 국한(collimation)으로 연속 1 mm 절편, 폐 창 설정(lung window setting, width, ~1500; level, -600)을 적용한 비조영증강 나선형 다중검출 CT 영상은 기관지 확장증을 매우 정확하게 진단할 수 있다.[9,10] 기관지 확장증에 대한 몇 가지 고해상도

CT 소견이 기술되었으며, 이 중 일부는 높은 특이도를 가지고 있으며, 일부는 2차 소견 혹은 관련 소견을 의미한다.[11] 확장된 기관지와 윤곽 이상은 기관지 확장증의 직접 징후 혹은 특정 징후다(상자 24.2).

상자 24.2 기관지 확장증의 고해상도 CT 소견

특이 소견
- 확장된 기관지. 기관지 동맥 비율 증가[a]
- 윤곽 이상. 원주형, 정맥류형, 낭형

관련 소견
- 벽 두꺼워짐, 불규칙성
- 관내 조직파편/액체층
- 폐쇄로 인한 부차적인
  - 공기 걸림
  - 무기폐
  - 모자이크 저관류
- 세기관지염/세기관지 확장증의 특징
  - 갈비 가슴막(costal pleura) 1 cm 이내에서 볼 수 있는 기도
  - 나뭇가지 발아(tree-in-bud) 모양
- 기관지 동맥 비대

[a]기관지 동맥(B/A) 비율: 인접한 동맥의 외경에 대한 기관지 내경의 비율. 정상 B/A 비율은 1 미만이다. 고령 혹은 고지대에 사는 정상인은 B/A 비율이 최대 1.2까지 증가할 수 있다. B/A 비율이 1.2를 초과하면 기관지 확장증을 의미한다.

원주형, 정맥류형, 낭형 기관지 확장증 같은 전형적인 형태 유형은 확장된 기관지의 모양을 설명한다. 이러한 유형은 질병의 중증도 범위를 나타낼 수도 있다. 이러한 형태 유형은 모두

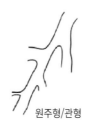
원주형/관형

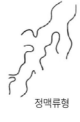
정맥류형

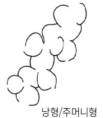
낭형/주머니형

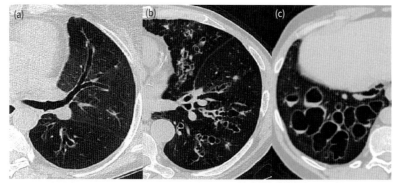

그림 24.3 기관지 확장증의 형태 유형. 고해상도 CT 모양. (a) 원주형 혹은 관형. (b) 정맥류형. (c) 낭형 혹은 주머니형

CT에서 쉽게 확인할 수 있다(그림 24.3). 벽 두꺼워짐이 흔한 소견이지만, 매우 낮은 혹은 매우 좁은 창 설정에서는 벽 두께가 거짓으로 과장될 수도 있다.

정상 원위부 점감(tapering) 소실과 평행한 두꺼운 벽을 가진 내관의 단일 확장, 즉 기찻길 징후(tram track sign)는 가장 흔한 형태인 원주형 기관지 확장증에서 볼 수 있다(그림 24.3a). 인접한 폐동맥과 확장된 기관지의 고리 형태는 인장반지(signet ring)처럼 보인다(그림 24.4). 불규칙한 구슬 모양은 정맥류형 기관지 확장증에서 볼 수 있으며(그림 24.3b), 얇은 혹은 두꺼운 벽을 가진 주머니는 낭형 혹은 주머니형 기관지 확장증에서 볼 수 있다(그림 24.3c). 공기액체층은 낭형 기관지 확장증에서 흔히 나타난다. 혼합 패턴도 흔하다. 확장되어 막힌 기관지 가지로 인해 발생하는 장갑 낀 손가락(finger in glove) 징후도 CT에서 쉽게 확인할 수 있다(그림 24.5). 기관지 확장증의 중증도가 증가함에 따라 기관지 동맥 직경과 객혈의 위험도 증가한다.[12] 만약 조영증강 CT 검사를 시행한다면, 객혈의 원인이 될 수 있는 비대한 기관지 동맥을 확인할 수 있다.

기관지 확장증의 CT 모양은 대부분 비특이적이다. 임상 특징 혹은 다른 영상 소견과의 상관관계를 통해 특정 원인 진단을 추정할 수 있다. CT 영상에 나타나는 분포 패턴은 원인 진단을 좁혀가는데 도움이 될 수 있다(표 24.2).[13]

검사실 검사

기관지 확장증을 평가하는 모든 환자에게는 전체 혈구 계산 및 감별 혈구 계산(complete blood count with differential)을 시

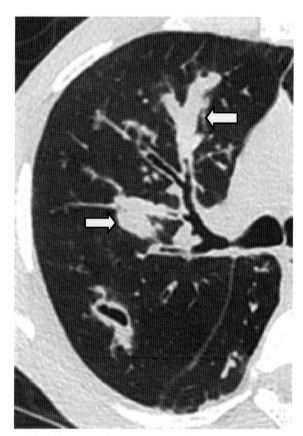

그림 24.5 확장되어 막힌 구역 기관지(흰색 화살표). 장갑 낀 손가락 징후

표 24.2 기관지 확장증의 분포 패턴

분포 및 중증도	병인
중증 및 광범위	낭성 섬유증, 알레르기 기관지폐 아스페르길루스증
양쪽 상엽	낭성 섬유증, 알레르기 기관지폐 아스페르길루스증
보다 중심 기도	낭성 섬유증, 알레르기 기관지폐 아스페르길루스증, 기관기관지비대증(Mounier–Kuhn 증후군), Williams–Campbell 증후군
하엽 우세	소아기 감염 점액섬모 청소 장애 면역결핍 증후군 알파-1-항트립신 결핍 만성 흡인
폐엽 침범	기관지 폐쇄 결핵 - 우상엽 MAC - 중엽 및 허구역(lingular segment)
흉터 부근	견인 기관지 확장증

약자: MAC, Mycobacterium avium complex

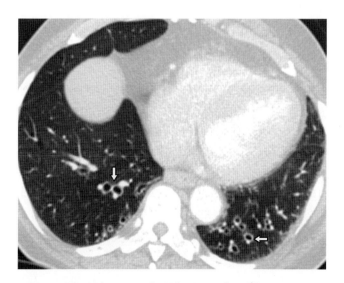

그림 24.4 인장 반지(signet ring) 징후(흰색 화살표). 축방향 3 mm 영상. CT 영상에서 양쪽의 확장된 기관지(반지)와 짝을 이루는 폐동맥(인장)을 볼 수 있다.

행해야 한다. 이를 통해 백혈구 증가, 림프구 감소, 말초 호산구 증가증, 혹은 만성 질환의 빈혈을 평가할 수 있다. 이러한 환자는 다른 기저 질환으로 인한 신장 질환뿐만 아니라 간 기능 이상도 보여주는 종합 대사검사 패널(complete metabolic panel)도 필요하다. 또한, 하위 분류를 포함하는 면역글로불린 수치를 조사하면 유전 면역결핍 장애를 확인할 수 있다. 추가로, 알

레르기 기관지폐 아스페르길루스증(allergic bronchopulmonary aspergillosis, ABPA)의 가능성을 평가하기 위해 면역글로불린 E (IgE) 수치도 검사해야 한다. 다른 검사에는 HIV 검사, 알파-1 항트립신 수치, 낭성 섬유증(cystic fibrosis, CF) 진단을 위한 땀 염소(sweat chloride) 검사 등이 있다. 그러나, 특정 검사는 병력과 신체 검사를 통한 임상적 의심에 기반을 두고 시행해야 한다.

가래

가래 분석에는 세균, 곰팡이 병원체, 항산균에 대한 호흡기 배양검사가 포함되어야 한다. 흔한 두 가지 병원체는 Pseudomonas 종과 Haemophilus influenzae다. 만약, Staphylococcus aureus 가 발견된다면, 낭성 섬유증을 의심해 보아야 한다. 가래에서 Aspergillus fumigatus가 배양된다면 ABPA의 가능성이 있지만, 이것 만으로는 진단할 수 없다.[7] Pseudomonas의 집락형성은 증상의 기간 및 불량한 폐 기능과 관련이 있을 수 있다.[14]

기관지 내시경

기관지 확장증의 진단에 기관지 내시경은 적응증이 되지 않는다. 그러나, 기관지 내시경은 후속 기관지 확장증을 유발하는 기관지내 병변이나 다른 폐쇄 병변의 존재를 확인하기 위해 사용할 수도 있다. 이에 대한 예시로는 중엽 증후군이 있다. 이는 기관지 확장증, 무기폐 혹은 세기관지염이 우중엽이나 혀 구역(lingular segment)에 국한되어 있을 때 볼 수 있다. 기관지 내시경은 또한 지속 혹은 재발 객혈의 평가에 사용할 수 있으며, 반복되는 감염 후에 기관지폐 구역을 평가하는데도 사용할 수 있다. 이러한 유용성의 예로는 MAC (Mycobacterium avium complex) 감염 사례를 들 수 있다. MAC는 가래 배양에서 확인할 수 있지만, 기관지 내시경을 통한 세척이 더 민감도가 높다. Tanaka 등은 MAC가 상당히 의심되는 26명의 정상면역 환자에 대한 전향적 연구에서 기관지 세척이 3일에 걸쳐 수집한 3개의 연속 가래보다 민감도가 두 배 더 높다고 보고했다.[15]

폐 기능 검사

기관지 확장증 환자에게 폐 기능 검사를 시행하여 폐쇄를 확인할 수 있다. 이는 정상 혹은 낮은 노력 폐활량과 감소한 1초간 노력 날숨량으로 나타날 수 있다.[16] 몇 가지 이유로 폐쇄 패턴을 설명할 수 있다. 이러한 이유에는 폐쇄 세기관지염, 날숨 시 큰 기도의 허탈, 기관지내 분비물의 정체, 동반하는 천식이나 폐기종 등이 있다. 기관지 과다반응도 볼 수 있다. 따라서, 폐 기능 검사를 시행할 때 기관지 확장제 검사를 권장한다. 또한, 환자가 저산소증이거나 방사선 사진에서 광범위한 영상 변화가 보인다면 확산능력 검사도 시행해야 한다.

기관지 확장증과 관련된 특이 질환

앞으로 언급할 질환들은 특정 만성 감염을 제외하면, 기관지 확장증과 관련된 주요 질환이다. 이 주요 질환의 범주를 벗어나기 때문에, Sjögren 증후군, 강직 척추염, 재발 다발연골염, 전신 홍반 루푸스, Marfan 증후군, 황색 손톱 증후군(yellow nail syndrome) 등과 같은 일부 매우 드물게 관련된 질환들은 배제하였다. 이러한 매우 드물게 관련된 질환에 대한 자세한 정보는 Cohen과 Sahn이 보고한 전신 질환에서의 기관지 확장증을 참고하기 바란다.

알레르기 기관지폐 아스페르길루스증

알레르기 기관지폐 아스페르길루스증(allergic bronchopulmonary aspergillosis, ABPA)은 기관지에 Aspergillus 종이 집락을 형성하면 발생할 수 있는, 천식이나 낭성 섬유증 환자에게 나타나는 과민 반응이다. 동반하는 염증과 반복적인 기관지 폐쇄로 인한 반복적인 점액 막힘은 기관지 확장증, 섬유증, 호흡기 손상으로 이어질 수 있다.[17]

알파-1 항트립신 결핍

기관지 확장증은 가장 심각한 형태의 알파-1 항트립신 결핍(alpha-1-antitrypsin deficiency, AATD)인 동형접합 PI-ZZ 유전자를 가지고 있는 환자에서 볼 수 있다. 그러나, 경우에 따라서는 동반 질환으로 인해 AATD로 인해 발생한 모든 기관지 확장증의 원인이 복잡해질 수도 있다. 기관지 확장증 환자 중 150명을 연속하여 선택한 집단에서 기관지 확장증의 원인을 확인하기 위한 Pasteur의 연구에서 기저 질환으로 AATD를 가진 환자는 확인되지 않았다.[7] 기관지 확장증의 원인을 알 수 없는 경우, 20-40세 사이의 젊은 환자에게는 AATD 검사를 진행하는 것이 현명하다. AATD에 대한 ATS/ERS (American Thoracic Society/European Respiratory Society)의 공동 성명에 따르면, 조기 발병 폐기종의 가족력, 기관지 확장증, 간질환, 지방층염(panniculitis), 혹은 간경화나 간세포 암종 같은 간 질환의 근거가 있는 환자에게는 AATD 검사를 시행해야 한다. 낮은 혈청 AAT 단백질 농도로 AATD를 진단할 수 있으며, 일반적으로 앞서 언급한 소견 중 하나가 있는 상태에서 AAT 단백질 농도가 50 mg/dL 이하면 진단할 수 있다.[18]

낭성 섬유증

낭성 섬유증(cystic fibrosis, CF)은 낭성 섬유증 막경유 전도도 (transmembrane conductance) 조절 유전자의 돌연변이가 원인인 다체계(multisystem) 질환이다. 이에 대해서는 25장에서 더 자세하게 다루고 있다. 이 결함은 췌장 흡수장애, 재발 기도 감염, 비정상 땀 염소 검사라는 세 가지 징후(triad)를 유발한다.[19] 광범위 기관지 확장증은 CF 환자의 주요 특징이다. 질병의 병태생리가 섬모 기능에 장애를 유발하고 분비물의 점액섬모 제거 부족으로 인한 조직 파괴가 기관지 확장증으로 이어지기 때문에, 질병이 진행되는 동안 첫 수년간은 이 같은 특징이 보이지 않을 수도 있다. 기관지 확장증을 평가받는 환자 중 3-6%만이 기저 질환으로 CF를 진단받는다. CF는 고령에서 발생, 경도 폐 질환, 정상 췌장 같은 비정형 형태로 나타날 수도 있다. 따라서, 새로 발견된 기관지 확장증 환자에 대해서는 합리적인 수준의 임상적 의심을 유지해야 한다.[20] 비록 이러한 비율은 낮지만, 땀 염소를 통한 CF 진단은 예후와 치료에도 큰 영향을 미치기 때문에 도움이 된다. 적절한 임상 상황에서 땀 염소 농도가 60 mEq/L면 CF를 진단할 수 있다.

사람 면역결핍 바이러스

HIV/AIDS 환자는 다발 감염 및 재발 감염에 취약하다. 그러나, 이러한 사실에도 불구하고 이 환자 집단에서는 기관지 확장증이 흔하지 않다.[21] 그러나, 기회 감염이 있는 환자는 재발 감염에 취약하다는 점을 감안하면 HIV를 기관지 확장증 발생의 위험 요인으로 고려할 수 있다. 원인을 알 수 없는 기관지 확장증 환자에게는 HIV 검사를 고려해보는 것이 합리적이다.

비결핵 마이코박테리아

기관지 확장증 환자에서 비결핵 마이코박테리아(nontuberculous mycobacteria, NTM)가 의심된다면, 연속 가래 검체를 획득해야만 한다. 그러나 검체가 배양에서 성장하기 위해서는 시간이 걸리며, 국소 기관지 확장증이 있는 부위에서 나온 대표 검체가 아닐 수도 있다. 이러한 이유 때문에, 기관지 내시경 세척이 더 민감할 수도 있으며, 임상적 의심이 충분히 높다면, NTM을 완전히 배제하기 위한 적응증이 될 수도 있다. NTM 감염은 결절 기관지 확장증과 관련이 있으며, 이를 유발할 수도 있다.[22] NTM이 실제로 기관지 확장증 같은 파괴를 유발하는지 여부는 아직 확실하지 않다. NTM 집락형성에 대한 위험 요인 중 하나는 폐 실질 구조 질환이다. 기관지 확장증으로 수술을 받은 9명의 환자에게서 제거한 폐 조직의 기관지 확장증 부위에 MAIC (Mycobacterium avium intracellulare complex) 균이 존재

한다는 사실은 인과 관계가 있을 수도 있음을 시사한다.[23]

1차 섬모 운동이상증

1차 섬모 운동이상증(primary ciliary dyskinesia, PCD)은 상염색체 열성 질환으로 섬모의 기능장애를 유발한다. 이로 인해 점액이 비효율적으로 제거되어 기도 분비물이 그대로 남아있게 된다. 그 후 잔류 분비 부산물과 효소로 인해 기도가 손상된다.[24] Kartagener 증후군은 PCD의 변형이다. 이 증후군에서 환자는 좌우 바뀜증(situs inversus)과 섬모 기능장애 같은 더 많은 이상이 있다. PCD의 특징에는 기관지 확장증, 만성 비부비동염, 남성 불임 등이 있다. PCD에 대한 검사는 "사카린 검사(saccharin test)" 혹은 직접 점막 생검으로 진행하며 원하는 방법을 선택하면 된다. 사카린 검사는 환자의 코 선반(nasal turbinate)에 1-2 mm 입자의 사카린을 위치시키고 최대 60분간 사카린을 맛볼 수 있도록 하는 방법으로 진행한다. 60분 후에 맛이 느껴지지 않는다면, 확진을 위한 점막 생검을 시행해야만 한다. 남자에게는 부동 정자(immotile spermatozoa)에 대한 선별검사를 시행해야 한다. 이는 PCD에 수반되는 불임의 병태생리 중 일부이기 때문이다.[25]

면역 결핍 질환

유전으로 면역글로불린 결핍이 있는 환자들이 있으며, 이 환자들은 기관지 확장증 발병에 취약하다. IgA, IgM, IgG 혹은 이 면역글로불린의 아계(subclass) 중 하나에 면역글로불린 결함이 있으면 재발 굴폐(sinopulmonary) 감염이 발생할 수 있으며 마지막에는 기도 확장을 유발한다. 이러한 결핍은 단독으로 나타나지 않을 수도 있으며, 더 심각한 면역결핍 질환의 일부분으로 발견될 수도 있다. 중증 복합 면역결핍 질환(severe combined immunodeficiency disorder) 혹은 공통 가변 면역결핍(common variable immunodeficiency) 같은 질환은 T-세포 기능이상을 나타내기 때문에 기관지 확장증으로 이어질 수 있다(표 24.3).[26] 공통 가변 면역결핍 같은 일부 질환은 성인기에 처음 나타날 수도 있다. 기관지 확장증의 원인을 알 수 없는 환자의 경우, 적절한 면역글로불린 수치 확인을 권장한다(상자 24.3).

류마티스 관절염

류마티스 관절염(rheumatoid arthritis, RA)에는 여러 가지 폐 증상이 존재한다. 가슴막염, 류마티스 결절, 폐쇄 세기관지염, 폐렴, 섬유화 질환, 기관지 확장증 등이 발생할 수 있다. 기관지 확장증이 있는 RA 환자는 대부분 심각한 결절 질환을 오랜 기간 앓고 있다. 기관지 확장증의 원인을 평가하는 과정에서 과도

표 24.3 주요 항체 결핍의 특징

주요 항체 결핍	특징
선천 무감마글로불린혈증(agammaglobulinemia)	모든 면역글로불린 동형이 감소 X 염색체 혹은 상염색체 열성 형태 대부분은 2세 이전에 진단
종류 전환 재조합 결핍	면역글로불린 G 및 면역글로불린 A 감소 면역글로불린 M은 정상이거나 증가
공통 가변 면역 결핍	면역글로불린 G 감소 면역글로불린 A 및/또는 면역글로불린 M 감소 면역화에 대한 반응 장애를 동반한 재발 감염 2세 이후
선택 면역글로불린A 결핍	면역글로불린 A 감소 면역글로불린 G와 면역글로불린 M은 정상 일반적으로 무증상
면역글로불린G 아형 결핍	면역글로불린 G와 면역글로불린 M은 정상 면역글로불린 A는 정상이거나 감소 면역글로불린 G 아계(subclass)인 G1-G4 중 하나 이상이 감소 다당 항원(polysaccharide antigen)에 대한 항체 반응 장애
특정 항체 결핍	면역글로불린 G, 면역글로불린 A, 면역글로불린 M 및 면역글로불린 G 아계는 정상 다당 항원에 대한 항체 반응 장애

출처: Kim, C and Kim, D-G, 2012. Bronchiectasis. Tuberculosis and Respiratory Diseases, 73(5): 249-257

상자 24.3 기관지 확장증 환자에 대한 일상적인 평가

기관지 확장증에 대한 일상적인 검사를 위한 검사실 검사, 영상 검사, 기타 자료
- 혈청 검사
- 가래 검사
- 방사선 사진 검사
- 폐 기능 검사
- 특이 검사
- 전체 혈구 계산과 감별 혈구 계산
- 종합 대사 패널
- 면역글로불린 G, M, A, E의 수치
- 알파-1 항트립신 수치

30대에서 50대 사이의 젊은 폐기종 환자, 간 질환의 단서가 있는 환자, 조기 발병 폐기종, 기관지 확장증, 간 질환 혹은 지방층염의 가족력이 있는 환자
- 호흡기 배양 검사
- 곰팡이 배양 검사
- 항산균 도말(smear) 및 배양 검사
- 일반 뒤앞(PA) 및 가쪽(lateral) 흉부 방사선 사진
- 고해상도 CT
- 기관지 확장제를 사용한/사용하지 않은 일상 폐활량 검사
- 일산화탄소 폐 확산 능력(DLCO) 검사

한 아침 강직(morning stiffness)이나 다발 관절염 같은 전형적인 RA 증상을 호소하는 환자에게는 류마티스 인자를 확인해야 한다.[27]

유육종증

유육종증(sarcoidosis)은 원인을 알 수 없는 다체계(multisystem) 질환이다. 유육종증은 폐 외에도 피부, 눈, 심장, 내분비계, 신경계, 신장, 위장계를 포함한 수많은 서로 다른 체계에 영향을 미치는 도움 T-림프구의 과다가 특징이다. 유육종증의 주요 특징은 생검에서 확인할 수 있는 비치즈 육아종(noncaseating granuloma)이다. 유육종 환자에서 볼 수 있는 기관지 확장증은 실질 섬유증 혹은 기관지주위 섬유증이 있는 진행 유육종 환자에서 "견인 기관지 확장증"으로 인해 발생한다.[28] 기관지내 유육종 육아종(sarcoid granuloma)은 기도를 막을 수 있으며, 원위부 기도에 기관지 확장증을 유발한다. 유육종증이 의심되거나 유육종증이 있는 환자에서 볼 수 있는 검사실 이상 소견은 화학 패널에서 확인할 수 있으며, 여기에는 간 효소 상승, 고포타슘혈증 등이 있다. 고칼슘혈증은 육아종 질환에서 볼 수 있는 1,25-DHVD (dihydroxyvitamin D)의 과잉생산으로 인해 발생한다.

염증 장 질환

궤양 대장염(ulcerative colitis)과 Crohn 병은 둘 다 기관지 확장증과 관련이 있지만, 이러한 실질 변화의 원인은 잘 알려져 있지 않다. Crohn 병 보다는 궤양 대장염에서 기관지 확장증의 유병률이 높다.[29] 안타깝게도, 장 절제가 필요할 때 이는 실제로 호흡기 증상 악화를 유발한다. 필요한 경우, 흡입 혹은 전신 스테로이드 요법으로 증상을 개선할 수 있다.

YOUNG 증후군

Young 증후군은 재발 상기도 및 하기도 질환이 특징이다. 이는 기관지 확장증을 유발하며, 정상 정자발생에도 불구하고 폐쇄 무정자증으로 이어질 수도 있다.[30] 이 환자들은 낭성 섬유증 혹은 1차 섬모 운동이상증 환자와 유사해 보이지만, 땀 염소 검사가 정상이며 섬모도 정상이다. Young 증후군의 정확한 유병률은 알 수 없지만, 낭성 섬유증이나 1차 섬모 운동이상증 보다 높을 것으로 추정된다.[8] 낭성 섬유증이나 1차 섬모 운동이상증이 의심되는 환자에게 시행한 방법과 유사한 방법으로 진단 검사를 진행해야 한다.[30]

중엽 증후군

중엽 증후군은 폐엽의 외부 압박 혹은 기도 폐쇄로 인해 혀구역(ligular segment)과 우중엽의 세기관지 염증, 무기폐, 혹은 기관지 확장증이 발생하는 질환이다.[31] 중엽 증후군의 원인을 설명하기 위해 림프절병증, 육아종 질환, 기관지결석을 포함한 많은 이론이 제시되었다. 우중엽이나 혀구역에 국한된 기관지 확장증은 배제 진단이며, 확인 가능한 다른 원인이 없다면 중엽 증후군을 진단할 수 있다.

관리

기관지 확장증은 다른 많은 질환들처럼 급성 악화 단계 및 유지 단계로 나누어 관리한다. 주요 치료법은 주로 항생제, 기도 청소, 기침 조절 등을 포함한 내과 관리다.

급성 악화

기관지 확장증의 악화는 임상적 의미로 정의한다(상자 24.4). 그러나, 질병 진행 과정에서 만성 점액 생성과 비교하여 고름 가래의 실제 증가를 객관적으로 정량화하는 것은 일반적으로 어렵다. 한 가지 주요 문제점은 기관지 확장증의 악화에서는 일반적으로 발열과 오한 같은 전신 증상이 없다는 점이며, 흉부 방사선 사진에도 명확한 침윤이 나타나지 않는다.[32] 이를 위해 이전에는 상자 24.4에 나와있는 9가지 증상 중 최소한 4가지 이상이 있으면 악화로 간주하는 방법을 이용하여 악화를 정의했다.

기관지 확장증이 있는 폐 실질에서 볼 수 있는 세균은 한 종류가 아니며, 수많은 서로 다른 병원성 세균이 있다. 가장 흔한 병원체는 *Hemophilus influenzae, P. aeruginosa, Streptococcus pneumoniae*다.[33]

상자 24.4 급성 악화
• 가래 생성 변화
• 호흡곤란 증가
• 기침 증가
• 발열
• 쌕쌕거림 증가
• 병감, 피로, 기면, 혹은 운동 내성 감소
• 폐 기능 감소
• 새로운 호흡기 증상과 일치하는 방사선 사진 변화
• 흉부 청진음 변화

입원이 필요하지 않은 급성 악화에서는 항생제 선택이 비교적 간단하다. 경구 Fluoroquinolone은 적절한 1차 약제다. 낭성 섬유증 관련 기관지 확장증에 흡입 Tobramycin을 사용하면 악화 횟수가 감소하며, 폐 기능이 개선되는 것으로 밝혀졌으며, 다른 질환과 관련된 기관지 확장증에도 폭넓게 사용되고 있다.

일부 문헌에서는 만성 *P. aeruginosa* 감염이 있는 환자의 급성 악화에서 Ciprofloxacin에 흡입 Tobramycin을 추가하면 가래에서 세균 부하를 유의미하게 감소시킬 수 있다고 주장한다. 그러나, 이는 여러 가지 다른 결과에 대해서는 유의미한 변화를 보여주지 못했다.[34]

치료 기간에 관해서는 아직 확립된 것이 없다. 그러나 전문가의 의견에 따르면 최소 7일에서 10일 동안 치료가 필요하다. 초기 치료에 반응하지 않는 환자에 대해서는 가래 배양을 시행해야 하며, 민감성을 확인해야 한다. 필요한 경우, 항생제는 특정 병원체에 맞게 조정해야 한다. 초기 항생제 치료에 실패한 입원 환자의 중증 악화에 대한 치료 방법은 정보가 부족하다.

억제 전략

기관지 확장증 환자에서 집락형성 균과 기도 파괴에 대한 이 균들의 역할은 항생제를 통한 만성 억제 전략으로 이어졌다. 미생물 부담, 특히 *P. aeruginosa* 집락형성으로 인한 부담은 나쁜 삶의 질에 대한 징후다. *P. aeruginosa*가 있는 집단은 질병의 정도가 더 했으며, 폐 기능이 더 나빴으며, 입원율이 더 높았다.[35] 장기 예방 요법은 부작용이 증가하고 항생제 내성 패턴이 나타나기 때문에 유익하지 못했다. 안타깝게도, 이미 항생제 전략에서 봤듯이, 가래 부하는 감소하지만 악화에는 차이가 없었다.[36] 일주일에 세 번 사용하는 Macrolide는 악화 감소에 효과적인 것으로 밝혀졌다.[37,38] Macrolide에는 악화를 감소시키는 항염증 및 면역조절 능력이 있다. 이점은 비낭성 섬유증 기관지 확장증 환자에서 유지 항생제 요법을 불확실하게 만든다. 순환

경구 항생제 전략을 사용해왔지만, 대조군 시험을 통한 근거가 부족하다. Quinolone을 포함한 항생제를 번갈아 가며 사용하여 치료한 기관지 확장증 환자 26명에 대한 보고서에서, 환자 중 77%는 질병이 방사선 사진에서만 안정적으로 보였다. 일부 환자들은 6개월에서 7년까지 이 순환 요법을 받았다.[39] 매일 하루 두 번 흡입 Tobramycin 300 mg을 사용하는 방법으로 2주 동안 사용하고, 2주 동안 사용을 중지하는 주기를 3주기 동안 받은 41명의 환자에 대한 공개 시험에서 미생물학적 이점에 추가로 폐 증상 점수가 향상되었음이 밝혀졌다.[40] 안타깝게도, 일부 환자에게는 상당한 약물 관련 폐 부작용이 발생했다. 다른 흡입 항생제 시험에는 Gentamicin과 Colistin이 있다. 이 시험에 참가한 환자 수는 결론을 내리기에는 부족했다. 그러나, 시험 결과는 염증 표지자 수치와 폐 기능의 개선을 암시한다. 이러한 연구는 유지 항생제 요법이 악화를 자주 경험하는 환자들에게 이점이 있을 수도 있음을 보여주지만, 상대적으로 근거 기반이 약하며, 항생제 내성 발생도 우려된다.[41]

악화 치료

기관지 확장증과 그 악화의 치료에는 세 가지 구성 요소가 있다. 첫 번째는 항생제 요법이며, 두 번째는 기도 염증의 조절, 마지막은 분비물 관리. 기관지 확장증에서 악화를 경험하여 항생제 치료가 필요한 환자는 가래 배양 결과에 따라 항생제를 조절해야 한다.

임상 매개변수를 바탕으로 분류한 경도에서 중등도 악화가 있는 환자는 2-3주 동안의 경구 항생제로 치료한다. 항생제 치료의 최적 기간은 논란의 여지가 있으며 확립되지 않았다. 항생제 치료법을 비교한 한 연구는 기관지 확장증 악화에 대해 IV Ceftazidime을 투여한 환자와 경구 Levofloxacin을 투여한 환자를 비교하였다. 환자 대부분은 가래에 *P. aeruginosa* 혹은 *H. influenzae*가 있었다. 두 치료 집단의 임상 결과에는 차이가 없었다.[42] 다른 학자들은 경구 Ciprofloxacin 요법에 흡입 Tobramycin을 추가하는 방법을 연구했다. 이는 Ciprofloxacin에 민감한 *P. aeruginosa* 감염으로 인한 악화를 치료하기 위한 것이었다. 다시 말하지만, 이전에 보았듯이 미생물 부하는 개선되었지만, 경구 약제 단독 치료에 비해 임상 이점은 없었다. 안타깝게도, 이러한 흡입 약물을 사용한 치료와 관련된 쌕쌕거림이 발생했다. 경구 Quinolone 치료에 대한 내성균이 있는 환자를 포함하여, 중증 악화가 있는 환자에게는 가정이나 병원 기반의 IV 항생제 치료가 필요할 수도 있다. 안타깝게도 이러한 악화 문제에 보다 명확하게 답하기 위한 임상 시험은 거의 없으며, 치료는 환자와 원인균에 맞게 개별화해야 한다.

기관지 확장증 악화 치료의 두 번째 측면은 기도 염증을 감소시키기 위한 시도다. 흡입 코르티코스테로이드와 경구 Macrolide는 기관지 확장증 환자의 기도 염증을 감소시킬 수 있다. 위약과 비교하여 하루 두 번 흡입 Fluticasone을 사용하여 치료한 환자에서 임상적 호전을 보여준 1년간의 임상 시험에서 흡입 Fluticasone은 가래의 인터루킨-6 같은 염증 표지자의 수치를 감소시키는 것으로 밝혀졌다.[43] 비낭성 섬유증 기관지 확장증 환자에 대한 전신 스테로이드의 역할은 무작위 시험을 통해 연구되지 않았다. Macrolide 항생제는 범세기관지염, 폐쇄 세기관지염, 만성 폐쇄 폐 질환 같은 기도 질환에서 항염증 효과를 나타내며, 기관지 확장증에 사용하면 이러한 이점을 활용할 수 있다. 일부 연구에서 보았듯이, Erythromycin 500 mg을 하루 두 번 사용한 군과 위약군을 비교할 때, Macrolide 요법은 가래 양을 감소시키며, 폐 기능을 개선한다.[43] Azithromycin 500 mg을 일주일에 두 번, 총 6개월 동안 사용한 시험은 악화 횟수가 감소하는 임상적 이점을 보여주었다.[44]

기관지 확장증 악화 치료의 세 번째 측면은 기도 분비물 이동이다. 이는 악화가 없는 환자에게도 유익할 수 있다. 약물 사용 및 분비물의 물리적 이동은 비낭성 섬유증 기관지 확장증에서는 폭넓게 연구되지 않았다. 기관지수축을 치료하기 위해 사용하는 아드레날린제제 및 항콜린제제를 포함한 속효 혹은 지속작용 기관지 확장제는 그 효능에 대한 폭넓은 근거없이 처방된다. 약물 사용을 지지하는 무작위 대조군 시험은 없으며, 다른 폐 질환에서의 사용을 통해 그 효능을 추측하고 있다.[45] 재조합 사람 DNA 분해효소 I (recombinant human DNase I)은 비낭성 섬유증 기관지 확장증 환자에 대해 연구했을 때 부작용이 있었기 때문에, 유지 약물로 사용해서는 안된다.[32] 한 연구에 따르면, 임상적으로 상당한 기관지 확장증 환자가 12개월 동안 하루 두 번 Mannitol 400 mg을 흡입하였으나 악화율은 유의미하게 감소하지 않았다. 그러나 1차 악화까지의 시간과 삶의 질 측정은 통계적으로 개선되었다.[46] 분비물 제거에 도움을 줄 가능성이 있는 또 다른 약물은 7% 고장식염수(hypertonic saline) 용액이며, 이는 낭성 섬유증 및 비낭성 섬유증 기관지 확장증 환자의 치료에서 가능성을 보여주었다. 분무기를 통한 7% 고장식염수 흡입과 0.9% 식염수 흡입을 비교한 연구에서, 항생제 사용 및 응급실 방문이 감소하였다. 게다가, 가래 점도가 개선되었으며, 가래 배출이 용이해졌다. 7% 고장식염수를 규칙적으로 사용하면 비낭성 섬유증 기관지 확장증 환자의 폐 기능, 삶의 질, 의료 이용율이 개선된다.[47] 체위 배액을 포함한 흉부 물리 치료, 진동 날숨 양압 기구, 고주파 보조 기도 청소 같은 기계 보조는 기관지 확장증 환자에 대한 잠재적인 보조 요법이다. 비록 이러한 방법이 낭성 섬유증 기관지 확장증 환자에게는 표준 요법으로 여겨지지만, 비낭성 섬유증 기관지 확장증 환자에서는 그 유용성이 입증되지 않았다. 호흡 재활은 기관지 확장증 환자에게 효과적인 것으로 밝혀졌다.[48]

수술

기관지 확장증 치료에서 수술을 통한 국소 절제는 국소 질환이 있는 환자나 보편적인 치료에 반응하지 않는 환자에게 고려해볼 수 있다. 또한, 중재 영상의학 기법에도 불구하고 조절되지 않는 객혈이 있는 환자에게도 적용할 수 있다. 젊은(평균 연령 23세) 기관지 확장증 환자의 기관지 확장증 절제에 대한 일부 연구에 따르면 이환율은 23%였으며 사망률은 1.3%에 불과했다.[49] 폐 이식은 진행 기관지 확장증 폐 질환이 있는 환자에게 성공적으로 시행할 수 있다. 이러한 환자는 이식 후 삶의 질 및 장기 결과가 양호했다. 이식 전 환자에게 세균 병원체에 의한 만성 하기도 감염이 있더라도, 이식 후 감염은 생존에 큰 영향을 미치지 않지만, 항생제 내성 세균에 의한 감염은 이식 후 관리를 복잡하게 만들 수도 있다. 낭성 섬유증이 있는 어린 소아에 대한 폐 이식의 이점에는 다소 논란이 있지만, 비낭성 섬유증 기관지 확장증 때문에 폐 질환이 진행된 성인과 나이가 많은 소아에게는 폐 이식이 명확하게 유익할 수 있다.[50]

참고 문헌

1. Laennec RTH. De l'Auscultation Mediate ou Traite du Diagnostic des Maladies des Poumons et du Coeur. [On Mediate Auscultation or Treatise on the Diagnosis of the Diseases of the Lungs and Heart]. Paris: Brosson and Chaude, 1819.
2. Jex-Blake AJ. A lecture on bronchiectasis: Delivered at the Hospital for Consumption Brompton, November 19th, 1919. Br Med J 1920;1:591–4.
3. King P. Pathogenesis of bronchiectasis. Paediatr Respir Rev 2011;12:104–10.
4. Saavedra MT, Nick JA. 2003. Chapter 8: Chronic bronchiectasis & cystic fibrosis. In: Hanley ME, Welsh CH (Eds.). Current Diagnosis & Treatment in Pulmonary Medicine. New York: McGraw-Hill.
5. Reid LMcA. Reduction in bronchial subdivision in bronchiectasis. Thorax 1950;5:233–47.
6. Nicotra MB, Rivera M, Dale AM et al. Clinical, pathophysiologic, and microbiologic characterization of bronchiectasis in an aging cohort. Chest 1995;108:955–61.
7. Pasteur MC, Helliwell SM, Houghton SJ et al. An investigation into causative factors in patients with bronchiectasis. Am J Respir Crit Care Med 2000;162:1277–84.
8. Shoemark A, Ozerovitch L, Wilson R. Aetiology in adult patients with bronchiectasis. Respir Med 2007;101:1163–70.
9. Dodd JD, Souza CA, Müller NL. Conventional highresolution CT versus helical high-resolution MDCT in the detection of bronchiectasis. Am J Roentgenol. 2006;187(2):414–20.
10. Hill LE, Ritchie G, Wightman AJ, Hill AT, Murchison JT. Comparison between conventional interrupted highresolution CT and volume multidetector CT acquisition in the assessment of bronchiectasis. Br J Radiol 2010;83(985):67–70.
11. Bonavita J, Naidich DP. Imaging of bronchiectasis. Clin Chest Me. 2012;33(2):233–48.
12. Kosar M, Kurt A, Keskin S, Keskin Z, Arslan H. Evaluation of effects of bronchiectasis on bronchial artery diameter with multidetector computed tomography. Acta Radiol. 2014;55(2):171–8.
13. Javidan-Nejad C, Bhalla S. Bronchiectasis. Radiol Clin North Am 2009;47(2):289–306.
14. Evans SA, Turner SM, Bosch BJ et al. Lung function in bronchiectasis: The influence of Pseudomonas aeruginosa. Eur Respir J 1996;9:1601–4.
15. Tanaka E, Amitani R, Niimi A et al. Yield of computed tomography and bronchoscopy for the diagnosis of Mycobacterium avium complex pulmonary disease. Am J Respir Crit Care Med 1997;155(6):2041–6.
16. Pande LM, Jain BP, Gupta RG et al. Pulmonary ventilation and gas exchange in bronchiectasis. Thorax 1971;26:727–33.
17. Stevens DA, Moss RB, Kurup VP, Knutsen AP, Greenberger P, Judson MA, Denning DW, Crameri R, Brody AS, Light M, Skov M, Maish W, Mastella G; Participants in the Cystic Fibrosis Foundation Consensus Conference. Allergic bronchopulmonary aspergillosis in cystic fibrosis—State of the art: Cystic Fibrosis foundation consensus conference. Clin Infect Dis. 2003;37(Suppl 3):S225–64.
18. Allergic bronchopulmonary aspergillosis in cystic fibrosis— state of the art: Cystic Fibrosis Foundation Consensus Conference. ATS/ERS statement: Standards for the diagnosis and management of individuals with AAT deficiency I. Executive summary. Am J Respir Crit Care Med 2003;168:818–900.
19. Davis PB, Drumm M, Konstan MW. Cystic fibrosis. Am J Respir Crit Care Med 1996;154:1229–56.
20. Verra F, Escudier J, Bingon MC et al. Inherited factors in diffuse bronchiectasis in the adult: A prospective study. Eur Respir J 1991;4:937–44.
21. Verghese A, Al-Samman M, Nabhan D et al. Bacterial bronchitis and bronchiectasis in human immunodeficiency virus infection. Arch Int Med 1994;154:2086–91.
22. Glassroth J. Pulmonary disease due to nontuberculous mycobacterium. Chest 2008;133:243–51.
23. Fujita J, Ohtsuki Y, Shigeto E et al. Pathologic findings of bronchiectasis caused by Mycobacterium avium intracellulare complex. Respir Med 2003;97:933–8.
24. Barker AF. Bronchiectasis. N Engl J Med 2002;346(18):1383–93.
25. Bush A, Cole P, Hariri M et al. Primary ciliary dyskinesia: Diagnosis and standards of care. Eur Respir J 1998;12:982–8.
26. Rosen FS, Cooper MD, Wedgwood RJP. The primary immunodeficiencies. N Engl J Med 1995;333:431–40.
27. Shaddick NA, Fanta CH, Weinblatt ME et al. Bronchiectasis: A late feature of rheumatoid arthritis. Medicine (Baltimore) 1994;73:161–70.
28. Lewis MM, Mortelliti MP, Yeager H, Jr, Tsou E. Clinical bronchiectasis complicating pulmonary sarcoidosis: Case series of seven patients. Sarcoidosis Vasc Diffuse Lung Dis 2002;19(2):154–9.
29. Mahadeva R, Walsh G, Flower CD et al. Clinical and radiological characteristics of lung disease in inflammatory bowel disease. Eur Respir J 2000;15:41–8.
30. Handelsman DJ, Conway AJ, Boylan LM et al. Young's syndrome: Obstructive azoospermia and chronic sinopulmonary infections. N Engl J Med 1984;310:3–9.
31. Kwon KY, Myers JL, Swensen SJ et al. Middle lobe syndrome: A clinicopathologicstudy of 21 patients. Hum Pathol 1995; 26:302–7.
32. O'Donnell AE, Barker AF, Ilowite JS et al. Treatment of idiopathic bronchiectasis with aerosolized recombinant human DNase I. Chest 1998;113:1329–34.
33. Angrill J, Agusti C, de Celis R et al. Bacterial colonization in patients with bronchitectasis: Microbial pattern and risk factors. Thorax 2002;57:15–19.
34. Bilton D, Henig N, Morrissey B et al. Addition of inhaled tobramycin to

ciprofloxacin for acute exacerbations of Pseudomonas aeruginosa infection in adult bronchiectasis. Chest 2006;130:1503–10.

35. Ho PL, Chan KN, Ip MSMs et al. The effect of Pseudomonas aeruginosa infection on clinical parameters in steady-state bronchiectasis. Chest 1998;114:1594–8.

36. Evans DJ, Bara AI, Greenstone M. Prolonged antibiotics for purulent bronchiectasis in children and adults. Cochrane Database Syst Rev 2007;(2): CD001392. doi:10.1002/14651858.CD001392.pub2.

37. Davies G, Wilson R. Prophylactic antibiotic treatment of bronchiectasis with azithormycin. Thorax 2004;59:540–1.

38. SaimanL,MarshallBC,Mayer-HamblettNet al.Azithromycin in patients with cystic fibrosis chronically infected with Pseudomonas aeruginosa. JAMA 2003;290:1749–56.

39. Biewend ML, Waller EA, Aduen JF et al. Radiographic evolution and antimicrobial resistance patterns in patients with bronchiectasis treated with cyclic antibiotics [abstract]. Proc Am Thorac Soc 2005;2:A176.

40. Scheinberg P, Shore E. A pilot study of the safety and efficacy of tobramycin solution for inhalation in patients with severe bronchiectasis. Chest 2005;127:1420–6.

41. Evans DJ, Greenstone M. Long-term antibiotics in the management of non-CF bronchiectasis: Do they improve outcome? Respir Med 2003;97:851–8.

42. Tsang KW, Chan W-M, Ho P-L et al. A comparative study on the efficacy of levofloxacin and ceftazidime in acute exacerbations of bronchiectasis. Eur Respir J 1999;14:1206–9.

43. Tsang KW, Tan KC, Ho PL, Ooi GC, Ho JC, Mak J, Tipoe GL, Ko C, Yan C, Lam WK, Chan-Yeung M. Inhaled fluticasone in bronchiectasis: A 12 month study. Thorax 2005 Mar;60(3):239–43.

44. Cymbala AA, Edmonds LC, Bauer MA et al. The disease modifying effects of twice-weekly oral azithromycin in patients with bronchiectasis. Treat Respir Med 2005; 4:117–22.

45. Restrepo RD. Inhaled adrenergics and anticholinergics in obstructive lung disease: Do they enhance mucociliary clearance? Respir Care 2007;52:1159–73.

46. Bilton D, Tino G, Barker AF, Chambers DC, De Soyza A, Dupont LJA, O'Dochartaigh C, van Haren EHJ, Otero Vidal L, Welte T, Fox HG, Wu J, Charlton B, for the B-305 Study Investigators. Inhaled mannitol for non-cystic fibrosis bronchiectasis: A randomised, controlled trial. Thorax 2014;69:1073–9.

47. Johnston R, Shaw F, Wilson R, Loebinger M, Flude L. Nebulised 7% hypertonic saline improves health related quality of life in patients with non-cystic fibrosis bronchiectasis. Eur Respir J 2011;38:2978.

48. Newall C, Stockley RA, Hill SL. Exercise training and inspiratory muscle training in patients with bronchiectasis. Thorax 2005;60:943–8.

49. Eren S, Esme H, Avci A. Risk factors affecting outcome and morbidity in the surgical management of bronchiectasis. J Thorac Cardiovasc Surg 2007;134:392–8.

50. Hayes D, Meyer K. Lung transplantation for advanced bronchiectasis, seminars in respiratory and critical care medicine. 2010;31(2):123–38. doi:10.1055/s-0030-1249109.

25

낭성 섬유증

NICHOLAS J. SIMMONDS, LAURA J. SHERRARD, AND SCOTT C. BELL

역학

낭성 섬유증(cystic fibrosis, CF)은 백인에게 영향을 미치는 치명적인 유전 질환 중 가장 흔한 질환으로 3,000명 출생 중 약 1명이 가지고 있으며, CF 유전자 보유율은 인구 20-30명 당 1명으로 추정된다. 그러나 CF의 발생률은 전 세계적으로 상당히 다양하며, 북유럽을 포함하여 유사한 기원을 가진 인구 사이에서도 차이가 관찰된다. 발생률은 인종에 따라 다르며, 라틴 아메리카인의 경우 4,000-10,000명 출생 중 1명, 아프리카계 미국인의 경우 20,000명 출생 중 1명으로 추정되며, 아시아계 배경을 가진 사람의 경우 80,000명 출생 중 1명 미만으로 발생률이 훨씬 낮다. 또한, 이전에는 중동과 인도 아대륙을 포함한 세계 일부 지역에서는 CF 진단 가능성이 떨어진다고 생각했으나, 최근에는 이 인구에서 CF를 진단받은 환자의 수가 증가하고 있다.

성인기까지 생존

CF는 1938년에 처음 언급되었으며, 원래는 췌장의 섬유낭병(fibrocystic disease)으로 설명되었다. 이는 영아기나 유아기 모두에서 치명적이었다. 그 이후로, 이 질환을 가지고 태어난 환자의 임상 증상 및 결과에 엄청난 변화가 나타났다. 과거 50년 동안 생존 기간이 점진적으로 향상되었다. 실제로, CF 환자의 평균 생존 기간이 1989-2003년 사이의 28년에서 2009-2013년 사이의 38년으로 증가한 것을 보여주는 미국의 자료에서 알 수 있듯이, 평균 생존 기간의 극적인 증가는 지난 20년 동안에 나타났다(그림 25.1). 평균 생존 기간에 대한 자료는 현재 여러 국가의 등록기관에서 수집 및 기록하고 있으며, 30대 후반에서 40대로 보고되고 있다. 많은 연구에서 평균 생존 기간이 50세이상으로 증가할 것으로 예상하고 있다. 이는 최근 캐나다 CF 등록기관의 자료에서 확인되었으며, 평균 생존 기간은 50.9년이었다. 흥미롭게도 같은 연구에 따르면, 생존에 영향을 미치는 것으로 알려진 요인을 조정했음에도 불구하고 미국의 생존 기간이 10년 이상 낮았다. 이러한 차이에 대한 이유로 추정되는

것은 의료 체계 및 이식 결과의 차이 등이다.

CF 환자의 생존 기간 향상에는 많이 요인이 기여한다고 생각되며 여기에는 신생아 선별검사 및 조기 진단, 췌장 부전의 치료 개선과 더 나아진 영양보조, 더 나은 폐 기능에 기여하는 기도 청소를 포함한 폐 합병증에 대한 보다 집중적인 항생제 치료, 전문 CF 센터에서의 조정치료 등이 포함된다(그림 25.2). 생존 기간이 향상되면서 CF의 유병률은 일반적으로 증가하고 있다. 그러나 세계 일부 지역에서는 산전 보인자(carrier) 선별검사 시행 후 발생률이 감소했다고 보고하고 있다. 생존 기간 향상과 짝을 이루어 성인 CF 환자의 수도 증가하고 있으며(그림 25.3), 전 세계의 많은 지역에서 이제 성인 CF 환자가 소아 CF 환자보다 더 많아졌다.

영국의 최근 자료에 따르면 성인 CF 체제에서 치료를 받은 사람은 평균 연령이 26세였으며, 사분범위(interquartile range)로는 21세에서 34세였다. 이러한 고무적인 통계에도 불구하고 성인 CF 인구의 비율은 전 세계적으로 다양하다. 예를 들어 2003년과 2007년 사이에 유럽 공동체 내의 유럽 국가에서는 CF 인구의 47%가 성인이고, 평균 연령은 17.0세로 추정된다. 반대로, 비유럽 공동체 국가에서는 성인 CF 환자가 28%로 더 적었으며, 평균 연령은 12.1세였다. 또한, 유럽 CF 환자 등록기관의 자료를 기반으로 한 최근 분석에 따르면 성인 CF 인구는 2025년까지 향후 5년 동안 50%까지 증가할 것이며 이러한 증가의 70%는 서유럽 국가의 성인 환자 수 증가가 원인이 될 것이라고 예측했다. 동유럽 국가에서도 성인 환자 수가 증가할 것으로 예상되지만, 소아는 이보다 더 많이 증가할 것으로 예상된다.

낭성 섬유증: 고령 인구

대부분의 성인 CF 센터에서 40세 이상의 환자수가 빠르게 증가하고 있다. 영국, 캐나다, 미국, 이탈리아에서 진행한 4개의 대규모 성인 코호트를 비롯한 국제 연구에 따르면, 40세에 이르

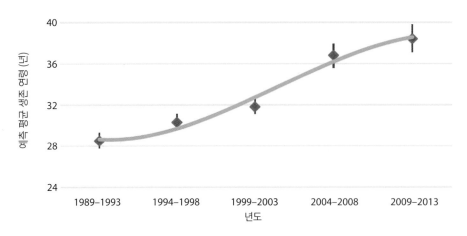

그림 25.1 미국 CF 환자의 평균 생존 연령 예측. 5년 단위, 198-2013년(Reproduced from the Cystic Fibrosis Foundation, Cystic Fibrosis Foundation Patient Registry, 2013 Annual Data Report, Cystic Fibrosis Foundation, Bethesda, Maryland, 2014. With permission.)

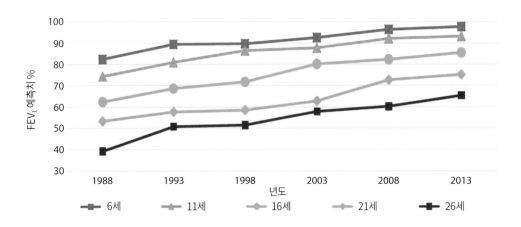

그림 25.2 미국 CF 환자의 연령에 따른 평균 FEV$_1$ 예측치 %. 1988-2013년(Reproduced from the Cystic Fibrosis Foundation, Cystic Fibrosis Foundation Patient Registry, 2013 Annual Data Report, Cystic Fibrosis Foundation, Bethesda, Maryland, 2014. With permission.)

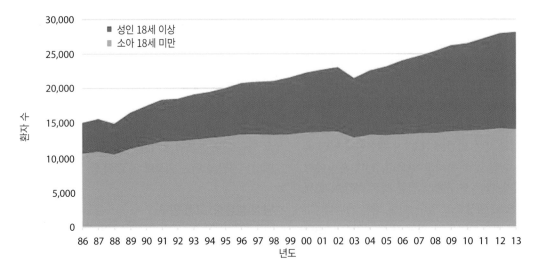

그림 25.3 미국에서 CF가 있는 성인과 소아의 수. 1986-2013년(Reproduced from the Cystic Fibrosis Foundation, Cystic Fibrosis Foundation Patient Registry, 2013 Annual Data Report, Cystic Fibrosis Foundation, Bethesda, Maryland, 2014. With permission.)

는 환자의 평균 생존 기간은 13년이며, 40-60세 환자의 연간 사망률은 3.4%다. 보다 정교한 유전자 진단 검사로 인한 진단 개선, 흔히 경미한 폐 표현형과 관계가 있는 비정형 혹은 비고전적 형태의 CF에 대한 인식, 진행 폐 질환 환자의 더 길어진 생존 기간 등 여러 요인이 고령 성인 CF 인구 증가에 기여할 가능성이 높다. 또한, 고령 CF 환자 집단은 (1) 소아에서 CF 진단을 받은, 즉 고전적 CF의 장기 생존자와 (2) 비고전적 증상과 경미한 유전 돌연변이로 나이가 들어서 진단을 받은 사람이 혼합된 것으로 알려져 있다.

병태생리

CFTR: 기본 결함

CF는 7번 염색체의 장완에 위치한 낭성 섬유증 막경유 전도도 조절(cystic fibrosis transmembrane conductance regulator, CFTR) 유전자의 돌연변이로 인한 상염색체 열성 질환이다. 이는 주로 상피의 꼭대기쪽 막(apical membrane)에서 발현되는 CFTR 단백질을 부호화(encode)하며, 주로 고리 일인산아데노신(cAMP)-활성 염화물 통로로 기능한다. 이 유전자가 1989년 처음 복제된 이래로 2,000개 이상의 돌연변이가 확인되었지만, 이들 중 10% 미만인 일부 만이 질병을 유발하는 것으로 생각된다. 가장 흔한 돌연변이인 F508del(ΔF508)은 전 세계적으로 CF 환자 중 70%에서 발생하며, CFTR의 위치 508에서 페닐알라닌이 결손(deletion, Δ)되어 발생한다. 돌연변이는 CFTR 생성 및 기능에 미치는 영향에 따라 I에서 VI까지 6가지 등급으로 분류할 수 있다. I 등급에서는 CFTR이 합성되지 않으며, II 등급에서는 부적절하게 처리되며, III 등급에서는 조절되지 않으며, IV 등급에서는 이온 전도가 불량하며, V 등급에서는 양이 부족하며, VI 등급에서는 전환이 높다(표 25.1). 예측한 CFTR 기능에 따라 환자를 분류할 수 있다. (1) 잔류 기능 – 환자는 IV-VI 등급에서 적어도 하나의 부분, 즉 "잔류" 기능 CFTR 돌연변이를 가지고 있다. (2) 최소 기능 – 환자는 I-III 등급에서 두 개의 최소 기능 CFTR 돌연변이를 가지고 있다.

CF의 임상 증상은 상피 기관에 기능 CFTR이 상대적으로 없기 때문에 나타난다. 이는 특히 CFTR이 우선적으로 발현되는 폐, 정관, 부비동, 췌장, 간, 위장관과 관련이 있다. 따라서 CF의 징후와 증상은 이들 기관에 대한 질병의 결과로 발생하지만, 특히 폐에 더 호발하며, 사망률과 이환율의 85-90%는 만성 호흡기 질환 때문에 발생한다.

폐의 병리 과정은 호흡 상피의 꼭대기쪽 막을 가로지르는 이온 이동의 불균형으로 인해, 즉 소위 말하는 저용량 가설

표 25.1 CFTR 돌연변이 등급

등급	CFTR에 대한 효과	돌연변이의 예시
I	단백질 생성 결함	G542X, R553X, W1282X, R1162X, 621-1G→T, 1717-1G→A
II	단백질 처리 결함	F508del, 1507del, N1303K
III	단백질 조절 결함 ["동기(gating)" 돌연변이]	G551D, G178R, S549N, S549R, G551S, G1244E, S1251N, S1255P, G1349D, R117H[a]
IV	이온 전도 결함	R117H[a], R334W, G85E, R347P
V	기능 CFTR 단백질의 양 감소	3849 + 10KbC→T, 2789 + 5G→A, A455E
VI	높은 CFTR 전환	120del23, N287Y, 4326delTC

[a]전도 및 동기 결함을 모두 가지고 있기 때문에 양쪽 등급 모두에 속한다.

표 25.2 CF 관련 기도 질환과 CFTR 기능장애를 연결하는 가설

기전	요약
저용량 가설	• Cl⁻ 이온 분비 감소, 기도에서 NaCl 및 물의 과다흡수 • 섬모주변 층의 깊이 감소가 존재 • 점액섬모 제거가 느려짐
섬모주위 솔질 가설	• 기도를 둘러싸는 점액층에 점액소(mucin)가 농축 • 섬모주변층의 허탈 • 점액섬모 제거 과정의 실패
저 pH 가설	• 폐로 중탄산염(bicarbonate) 이온 이동에 결함 • 기도 pH가 산성이 됨 • 항균 펩타이드 기능이 억제되고, 이로 인해 세균 사멸이 감소
비정상 점액 특성 및 유착	• 기도로의 중탄산염(bicarbonate) 이온 분비가 제한 • CF 기도에 있는 점액의 점도가 상승 • 점액섬모 제거에 결함이 발생 • 이는 기도에 충분한 수분공급이 있을 때도 나타남

(low volume hypothesis)로 인해 발생하는 것으로 널리 알려져 있다(표 25.2). Na⁺과 Cl⁻은 기도 상피 세포에서 분비되며, 이 과정은 CFTR 같은 꼭대기쪽 통로(apical channel)가 조절한다. 물은 이온과 같이 움직이기 때문에, 세포 위에 있는 점액층, 즉 기도 표면 액체(airway surface liquid, ASL) 층의 상대적인 수화(hydration)는 효과적인 점막섬모 제거를 위해 세밀하게 조절된다. CF에서는 이온 조절이 중단되고, 이 기전은 Na⁺의 과흡수와 부적절한 Cl⁻ 분비의 결합으로 인해 손상되어, ASL의 탈수, 즉 저용량이 발생하며, 점액섬모 제거를 방해하는 두껍고 끈적한 점액이 만들어진다. 그 결과 점액 제거가 지연되며, 기도 표면에 점액이 부착되어 세균이 자라기 쉬운 둥지를 제공한다. 폐로 들어간 세균은 점막에 갇히며, 처음에는 두꺼운 점액층에 집락을 형성할 수 있으며, 그 후 빈번한 감염이 발생한다. 저용량 가설 외에도 CFTR 결함과 CF 폐의 불량한 세균 제거를 연결하는 또 다른 기전에는 (1) ASL의 구성 변화와 (2) 비정상적인 점액 특성 등이 있다.

CF 기도에 존재하는 세균이 초기 급성 염증 반응을 유발하

는지 혹은 기본 CFTR 결함에 내재된 조절장애로 인해 감염 없이 기도 염증이 발생하는지는 현재 알려지지 않았다. 후자의 개념을 시사하는 근거에는 쥐에 대한 생체 내(in vivo) 연구에서 감염의 징후가 없는 기도 염증 반응과 점액 폐쇄가 관련되어 있었던 점을 들 수 있다. 또 다른 연구는 어린 소아 CF 환자에서 초기 중성구 유래 염증이 후속되는 폐 구조 질환 발병과 관련이 있음을 보여준다. 또한, 기관지폐포 세척액(broncho-alveolar lavage, BAL)에서 검출된 유리 중성구 탄력소 분해효소(free neutrophil elastase) 활성이 영아 CF 환자에서 기관지 확장증 진행의 위험인자라고 보고되었다. 그럼에도 불구하고, 점액 제거 불량, 지나친 염증, 감염의 악순환이 존재하여 결국에는 비가역적인 폐 손상, 기관지 확장증, 호흡 부전으로 이어진다는 사실은 분명하다.

미생물

세균 병원체

현재, CF 호흡기 감염에서 중요한 병원균으로 인식되는 세균은 거의 없다. 달리 명시하지 않는 한, 이러한 세균 병원체의 유병률은 2014년에 발표된 영국의 CF 환자에 대한 자료를 사용하여 본문 내용에서 언급할 것이다(그림 25.4).

*Staphylococcus aureus*는 CF 호흡기 분비물의 약 15%에서 배양된다. MRSA (methicillin-resistant *S. aureus*)도 검출될 수 있지만, 이 병원체의 유병률은 지리적 위치에 따라 다르다. CF에서 MRSA의 임상적 의미는 밝혀지지 않았지만, MRSA가 없는 사람들에 비해 MRSA 감염이 더 불량한 생존과 상관관계가 있음이 입증되었다.

*Haemophilus influenzae*는 어린 CF 환자와 관련이 있으며, 이 세균에 의한 기도의 집락형성은 나이가 들면서 감소한다. *H. influenzae*는 6세 미만 소아에서 가장 높은 비율로 검출되며, 0-1세 영아와 2-5세 소아의 10%가 배양 양성이다. 기도에 *H. influenzae*가 있으면 *Pseudomonas aeruginosa*에 감염되기 쉬운 폐 손상이 발생할 수 있다는 가설이 세워졌다.

*P. aeruginosa*는 가장 흔한 병원체로, 검사를 진행한 모든 환자 중 최대 50%가 배양 결과에서 *P. aeruginosa*가 양성이었다. *P. aeruginosa*는 폐 악화율 증가와 관련이 있기 때문에, 근절 치료가 표준 치료법이다. *P. aeruginosa*로 인한 최초 및 후속 감염을 공격적으로 치료해왔음에도 불구하고, 이 세균의 유병률은 나이가 들면서 증가하며, 폐 기능의 빠른 악화와 관련 있는 만성 *P. aeruginosa* 감염은 CF 환자 중 1/3에서 발생하는 것으로 추정된다. 그러나 자료에 따르면 *P. aeruginosa*에 만성적으로 감염된 성인의 비율은 감소하고 있음을 알 수 있다. 이러한 감소는 교차 감염 지침을 엄격하게 준수하고 새로운 *P. aeruginosa* 감염에 대해 공격적인 근절 프로토콜을 사용했기 때문이다. 따라서 CF 환자의 건강을 향상시키고 항상 최상의 치료 모델을

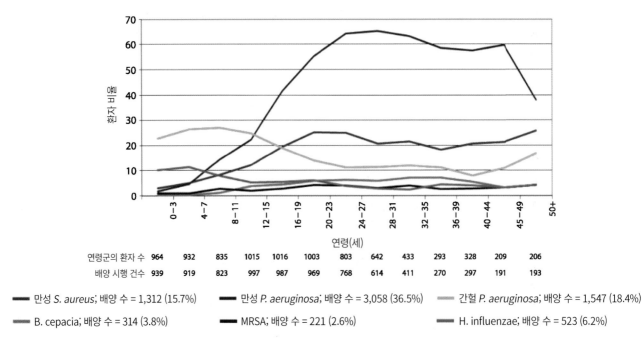

그림 25.4 영국에 거주하는 소아 및 성인 CF 환자에서 알려진 호흡기 병원체의 유병률. 만성 S. aureus 및 P. aeruginosa 감염 자료에서 이러한 균에 간헐적으로 감염된 CF 환자는 배제하였다. (Reproduced from the UK Cystic Fibrosis Trust, UK Cystic Fibrosis Annual Data Report 2013, Cystic Fibrosis Trust, London, UK, 2014. With permission.)

구현하기 위해서는 미생물학 검사실, 감염병 팀, CF 팀 간의 긴밀한 협력 관계가 중요하다.

*P. aeruginosa*는 CF 기도 안에서 적응하기 때문에, 한 환자에게서 수 년 간격을 두고 배양된 분리균 사이에는 표현형 차이가 나타날 수도 있다. 표현형 적응에는 항생제 내성 증가, 세포밖다당류(exopolysaccharide) 생성을 통한 점액성 형성, 과다변이성(hypermutability), 만성 감염 동안 운동성 소실 등이 있다. 그러나, *P. aeruginosa*의 다양성은 단일 CF 호흡기 검체 내에서도 관찰할 수 있으며, 다양한 집락 형태와 표현형을 명확하게 관찰할 수 있다.

P. aeruginosa 균주는 환자간 전파가 발생할 수 있으며, 이러한 공유 균주 중 일부가 정착하게 되면 임상 결과가 나빠질 수 있다. 공유 *P. aeruginosa* 균주는 호주, 영국, 캐나다를 비롯한 전 세계에서 보고되고 있다. 공기를 통한 전파 경로가 *P. aeruginosa*의 교차 감염에서 중요하게 작용할 가능성이 높다는 점이 최근 입증되었다. 이 연구에 따르면, *P. aeruginosa*는 CF 환자가 생성한 기침 공기입자(aerosol)에서 생존할 수 있으며, 최대 4 m를 이동할 수 있으며, 공기 중에 최대 45분 동안 남아있을 수 있다.

Burkholderia cepacia 복합체는 소수(4%)에서 발견되며, Burkholderia cenocepacia와 같은 이 복합체의 일부 구성 균은 이환율, 사망률 및 교차 감염 증가와 관련이 있다. *B. cenocepacia* 감염, 그리고 일부 이식 센터에서 *B. gladioli* 감염은 폐 이식의 금기로 여겨진다. 패혈증으로 인해 이식 후 생존율이 나쁘기 때문이다.

2014년에는 호주에서 유병률이 각각 9%, 4%, 2.5%인 Stenotrophomonas maltophilia, Achromobacter xylosoxidans, NTM (nontuberculous mycobacterium)을 포함한 다른 중요한 기회 감염 병원체가 확인되었다. 이 균들의 임상적 중요성을 완전히 이해할 수는 없지만, 이 균들이 본질적으로 여러 종류의 항생제에 내성이 있으며 치료가 어려울 수 있다는 점을 감안하면 이러한 세균이 검출되면 문제가 된다. 더욱이 NTM, 특히 빠르게 성장하는 NTM 종인 Mycobacterium abscessus는 중증 폐 질환과 관련이 있으며, CF 센터는 현재 NTM 감염의 발생률이 증가하고 있다고 보고하고 있다. M. abscessus의 개인간 전파를 설명하는 자료도 등장하고 있다.

균막 형성

만성 호흡기 감염의 특징은 세균이 균막(biofilm)이라고 알려진 세포밖다당류, DNA, 단백질 등을 포함하는 세포밖중합체(exopolymer) 물질로 구성된 바탕질(matrix)에 둘러싸여 있다는 점이다. 균막에서 자라는 세균은 부유하며 자라는 세균에 비해 항생제 내성이 최대 1,000배에 이르며, 그 결과 치료가 어렵다고 보고되었다. 점액성 *P. aeruginosa* 표현형은 시험관 내(in vitro)에서 더 깊고 거친 균막을 형성하며, 비점액성 균막을 형

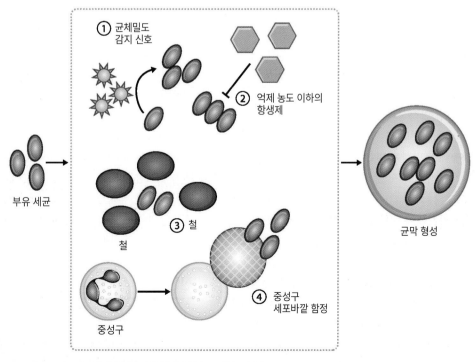

부유 세균

① 균체밀도 감지 신호

② 억제 농도 이하의 항생제

③ 철

철

중성구

④ 중성구 세포바깥 함정

균막 형성

그림 25.5 CF 기도에서 세균의 균막 형성에 영향을 미치는 요인

성하는 균주에 비해 더 큰 항생제 내성을 나타내는 것으로 밝혀졌다.

CF 폐에서 세균에 의한 균막 조절과 형성은 복잡한 현상이며 여러 요인에 영향을 받는다(그림 25.5). 예를 들어, 복합균 감염에서 소통을 위해 세균이 생성하는 균체밀도 감지(quorum sensing) 신호는 균막 성장과 관련이 있다. *P. aeruginosa*의 향상된 균막 성장은 세균을 죽이기 위해 중성구가 생성하는 중성구 세포바깥 함정(neutrophil extracellular trap, NET), CF 기도에서 억제 농도 이하의 항생제, 철 등에 영향을 받을 수도 있다.

CF 기도의 미생물 무리

CF 기도 내부에는 복합균 세균 집단(미생물 무리), 가파른 산소 기울기, 무산소 환경이 있다고 알려져 있다. 이 미생물 무리는 매우 다양하며, 여기에는 수많은 유산소균(aerobic bacteria), 조건 무산소균, 절대 무산소균 등이 있다. 이러한 세균 중 대부분은 다른 신체 부위의 감염에서 기회 병원체다. CF 환자에게 발생하는 만성 폐 질환의 진행에서 이러한 다른 "잠재적 병원체", 예를 들어 *Prevotella* 및 *Veillonella* 속과 *Streptococcus milleri* 집단에 속하는 병원체의 역할은 현재 확실하지 않다. 그러나 이러한 세균은 수많은 독성 요인을 가지고 있고, 생체 내에서 면역 반응을 유도하는 능력이 있으며, CF 기도 질환의 진행에 영향을 미칠 수 있는 알려진 CF 병원체와 상승작용을 통해 상호작용할 수 있다. 반대로 이러한 세균이 건강한 사람들의 기도에서도 발견된다는 사실은 이들이 공생적일 수 있으며, 질병이라기 보다는 CF 환자의 호흡 건강 및 임상 안정성에 기여할 수도 있음을 시사한다.

연구에 따르면, 세균 다양성의 감소는 연령 증가, 폐 기능 저하, 질병 진행 등과 관련이 있다. 따라서, CF 기도 미생물 무리를 추적 연구하고 이 집단이 어떻게 진화하는지 조사하는 것은 (1) CF에서 임상 안정성과 관련된 안정적이고 다양한 세균 집단을 유지하기 위한 치료를 할 것인지 혹은 (2) 소수의 알려진 CF 병원체에 의한 만성 감염을 예방하기 위한 치료를 할 것인지를 결정하기 위해 반드시 필요하다.

알려진 CF 세균 병원체에 대한 일상적 식별

배출된 객담, 유도 객담, 기관지폐포 세척 검체 같은 호흡기 분비물에 병원체가 존재하는지는 임상 검사실에서 일상적으로 검사한다. 간단하게는 폐 검체에서 세균을 분리하기 위해서 선택적 방법과 비선택적 방법에 기반한 배양 방법을 사용한다. 비선택적 방법의 예로는 혈액 우무배지(blood agar)가 있으며, 선택적 방법의 예로는 *Staphylococci* 배양을 위한 Mannitol 식염 배지, 그람양성 세균 배양을 위한 Colistin-Nalidixic acid 배지,

그람음성 세균 배양을 위한 MacConkey 배지 등이 있다. 순수한 세균 배양의 식별은 확진을 위한 분자 분석과 고전적인 표현형에 따른 특성을 기반으로 하며, 특히 비정형 표현형을 가진 병원균에 사용된다. CF 병원체의 식별 여부를 보고할 때는 상당한 주의를 기울여야 한다. 이 정보는 적절한 치료 방향을 결정하는데 사용될 것이기 때문이다.

질병 진행 과정에서 Prevotella, Rothia, Gemella 종 등의 세균이 발병에 미치는 역할이 제한적이라는 근거를 감안하여, 이러한 세균은 호흡기 검체에서 특별히 배양하지 않으며, 현재는 기도 감염 관리를 위한 치료에서 표적이 아니다.

곰팡이 감염

축적된 근거에 따르면 폐에 집락을 형성하는 특정 곰팡이는 CF 환자의 건강에 악영향을 미칠 수 있다. *Aspergillus* 속(genus)에 속하는 곰팡이의 재발은 흔한 일이며, 2012년에 호주 환자 중 25%가 영향을 받았다. *Aspergillus* 종의 집락 형성은 여러 양상으로 나타날 수 있기 때문에, 임상적으로 관련된 질병을 진단하기가 어렵다. 알레르기 기관지폐 아스페르길루스증(allergic bronchopulmonary aspergillosis, ABPA)은 *Aspergillus* 집락형성의 가장 중요한 합병증이다. 이에 대해서는 기도 질환: 합병증 및 관리 부분을 참고하기 바란다. 또한, 기관지염과 관련된 *Aspergillus fumigatus*는 호흡기 악화를 유발할 수 있다는 주장이 제기되었다. 그러나, *A. fumigatus*가 집락을 형성한 몇몇 환자는 감염되지 않은 사람들에 비해 더 나쁜 임상 결과의 징후가 없을 수도 있다.

Scedosporium 종은 섬유 모양 곰팡이로 CF 호흡기 검체에서 분리될 수 있으며, 2012년 호주의 CF 환자 중 약 4%에서 분리되었다. *Scedosporium apiospermum*은 중증 폐 감염과 관련이 있으며, 만성 *Scedosporium* 감염은 일부 이식 프로그램에서 상대적 금기에 해당한다.

*Candida albicans*는 CF 기도 분비물에서 약 25% 정도로 빈번하게 재발하며, 한 연구에 따르면 집락형성을 통해 폐 악화로 인한 입원을 예측할 수 있으며, 집락형성은 1초간 노력 날숨량(FEV_1)의 감소 비율 증가와 관련 있었다. 그러나, *C. albicans*의 집락형성이 더 나쁜 결과와는 관련이 없다는 점도 밝혀졌다.

진단

CF를 확진하기 위해서는 CF 표현형과 일치하는 임상 양상 및 CFTR 기능장애의 검사실 근거가 필요하다(그림 25.6). 다음 중 한 가지 이상이 있으면 CF를 의심해볼 수 있다. (1) 기관지 확

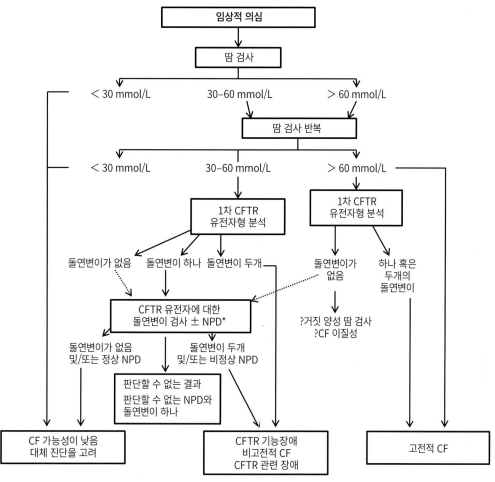

그림 25.6 낭성 섬유증의 진단 알고리듬. NPD = 코 전위차 측정. *장 전류 측정은 NPD의 대안으로 사용할 수 있으며, 특히 상당한 비염 혹은 코 용종증이 있으면 대안으로 사용할 수 있다.

장증, 코 용종증 같은 만성 굴폐 질환(sinopulmonary disease), *S. aureus, P. aeruginosa, B. cepacia* 복합체 등을 통한 지속 기도 감염. (2) 흡수장애, 췌장 부전, 재발 췌장염, 원위 장 폐쇄 증후군(distal intestinal obstruction syndrome, DIOS) 같은 위장관 증상이나 국소 담관성 간경화증(biliary cirrhosis). (3) 선천 양쪽 정관 결손(congenital bilateral absence of the vas deferens, CBAVD)이나 폐쇄 무정자증으로 인한 남성 불임. 확진을 위해서는 CFTR 기능장애의 근거를 입증해야만 한다. 땀 염소 평가와 유전형은 가장 흔한 방법이지만, 모호한 경우에는 상피경유 코 전위차(nasal potential difference, NPD)나 장 전류(intestinal current) 측정을 고려해야 한다. 대부분의 경우, CF의 진단은 간단하며 일반적으로 소아기에 진단할 수 있다. 그러나, CF의 질병 발현은 매우 다양하기 때문에 특히 성인기에는 진단에 딜레마가 발생하며 진단이 더 어려워질 수 있다. 광범위하고 체계적인 접근에도 불구하고 환자 중 극소수는 진단되지 않은 상태로 남아 있을 수 있다.

땀 염소

1950년대에 소아과 의사 Paul di Sant'Agnese가 고장성 땀(hypertonic sweat)이 CF의 특성임을 처음 발견한 후 Gibson과 Cooke에 의해 CF를 진단하기 위한 땀 검사가 개발되었다. 필로카르핀 이온이동법(pilocarpine iontophoresis)으로 땀을 자극하며, 염소 농도를 측정한다. 땀 염소 농도가 60 mmol/L를 초과하면서 CF가 없는 경우는 극히 드물다. 예로는 외배엽 형성 이상(ectodermal dysplasia)이 있다. 안타깝게도, 이 문턱값 아래의 검사 결과는 민감도가 낮지만, 땀 염소 값이 30-60 mmol/L으로 모호한 범위에 있더라도 여전히 CF를 진단할 수 있다. CF는 땀 염소 수치가 30 mmol/L 미만인 사람에게는 거의 가능성이 없지만, 문헌에는 이러한 수치와 두 개의 CFTR 돌연변이 및 CF와 일치하는 표현형을 가진 환자가 보고된 적이 있다. 땀 염소 값이 60 mmol/L 미만인 CF 환자는 일반적으로 "비전형" 혹은 "비고전(nonclassic)"으로 분류하며, 대부분 췌장 부전이 있다. CFTR 관련 장애라는 용어는 이제 CF를 확진하기 위한 검사실 근거가 충분하지 않은, CFTR 기능장애가 단일 장기에 발현했다는 뜻으로 인식되고 있다. 예를 들자면 선천 양쪽 정관 결손(CBAVD) 등이 있다.

돌연변이 분석

CF 돌연변이의 빈도는 인종 집단과 지리적 위치에 따라 다르다. 특정 집단은 특정 돌연변이의 발생률이 높다. 예로는 아슈케나즈 유대인의 W1282X를 들 수 있다. 따라서 일상 CFTR 유전형 분석에서는 특정 집단에 공통적인 돌연변이를 검사하는 것이 중요하다. 예를 들어, 영국에 있는 대부분의 검사실은 50개의 돌연변이를 검사하여 맞섬 유전자의 85-90%를 검출한다. 결과적으로, 특히 백인이 아닌 경우, 영향을 받은 환자 중 상당수인 25%에서 두 개의 질병 유발 돌연변이를 확정할 수 없다. 이 경우, 다중 엑손 DNA 염기서열 분석(multiple exon DNA sequencing)과 다중 결찰-의존 탐침자 증폭(multiple ligation-dependent probe amplification, MLPA)을 통해 전체 CFTR 검사를 시행할 수 있다. 이는 민감도(95-97%)가 매우 높은 검사법이지만, 드물게 돌연변이를 식별하지 못할 수도 있다.

코 전위차와 기타 CFTR 기능 측정

CF의 기본 결함은 기도의 Cl⁻ 분비 감소 혹은 부재와 Na⁺과 다흡수를 특징으로 하는 비정상적인 상피경유 이온 흐름(transepithelial ion flux)을 유발한다. 코 전위차(nasal potential difference, NPD) 측정법은 콧구멍에 작은 전극 혹은 도관을 배치하고 다른 관류 용액이 있는 상태에서 코 점막의 상피에서 생성된 전압을 측정하는 방법이다. 유럽의 진단 알고리듬에는 진단 과정의 핵심 요소로 NPD가 포함되어 있다. 장 전류 측정은 상피경유 전압을 측정하는 또 다른 접근법이며, 특히, NPD 추적 결과가 비염과 코 용종 같은 콧길(nasal passage)의 상당한 염증에 영향을 받는 경우에 유용할 수 있다. 이 방법은 작은 직장 생검 검체를 이용하여 생체 외(ex vivo)에서 이온 전달을 평가한다. 최근 미국 CF 재단의 진단 합의 지침에서는 땀 검사가 모호하며 유전형 분석에서 두 개의 질병 유발 돌연변이를 확정하지 못한 경우, NPD 및/혹은 장 전류 측정 같은 생리적 CFTR 검사를 권장하고 있다. 흥미롭고 떠오르는 분야는 장 장기유사체(intestinal organoid) 사용이다. 장 줄기 세포를 확보한 후 소형 장기 구조물로 성장시켜 CFTR 활성을 측정할 수 있는 생체 외 분석법을 시행한다. CFTR 활성은 CFTR 활성제인 Forskolin에 노출되었을 때 장기유사체의 부기(swelling) 정도로 판단한다. 또한, 이 기술은 정보 처리량이 많은 CFTR 활성 약물의 선별검사에 적합해지고, 향후 CF 환자의 개인 맞춤형 CFTR 특이 치료를 가능하게 할 것으로 기대된다.

신생아 선별검사

건조점 혈액 검사(dry spot blood analysis)를 통한 신생아 CF 선별검사는 현재 많은 선진국에서 사용 가능하다. 선별검사의 결과로 삶의 후반에 CF를 진단받게 되는 일은 앞으로 수십년 동안 극히 드문 일이 될 것이다. CF의 조기 진단과 그 후 이어지는 적절한 감시 및 치료 전략이 임상 결과 개선과 관련이 있다는 사실은 널리 알려져 있다. 그러나, 어릴 때부터 그러한 진단을 받은 심리적 부담, 특히 어린 시절에 비교적 무증상인 경우의 심리적 부담에 대해서는 아직 연구된 바가 없다.

기도 질환: 합병증 및 관리

하기도 질환

영국 및 호주의 신생아 선별검사 프로그램을 통해 CF를 진단받은 영아에 대한 두 가지 대규모 전향 코호트 시험에 따르면, 폐 기능은 일반적으로 진단 시점에 비정상인 경우가 많았지만, 영국의 자료에 따르면 그 후 2살이 될 때까지 폐 기능이 향상될 수 있었다. 영아의 폐 기능은 급속 흉복부 압박(rapid thoracoabdominal compression, RCT) 기법에서 용적이 증가하면 비정상으로 판단했다. 호주의 자료에 따르면, 학령기에 흔히 나타나는 작은 기도 폐쇄와 중성구 탄력소 분해효소 같은 염증의 중요한 표지자를 이용하여 지속하는 기관지 확장증을 예측할 수 있었다. 현재는 기관지 확장증이 한번 발생하면 환자가 살아가는 동안 감염 부담이 증가하면서 폐 파괴가 계속 악화될 것이라고 알려져 있다. 따라서, 더 빠른 그리고 보다 표적화된 치료는 CF에서 비가역적인 폐 손상을 지연시키는 중요한 중재의 구성요소가 될 가능성이 있다.

CF 환자들은 일반적으로 특정 호흡기 병원체에 대해 배양 음성에서 간헐 감염으로 전환되며, 그 후 폐 기능의 점진적 감소와 관련된 만성 감염이 발생할 수 있다. CF 소아에서 P. aeruginosa 감염의 다양한 단계를 정의하기 위한 기준이 개발되고 검증되었지만, 성인에 대해서는 아직 합의가 이루어지지 않았다.

하기도 질환의 관리는 다면적이며, 자원 소모적이며, 평생 지속되며, CF 환자의 생존율이 계속 증가하기 때문에 치료 부담도 증가하게 된다. 현재 호흡기 질환을 관리하기 위해 사용하는 전략은 매우 다양하다(그림 25.7). 최근에는 CF의 기본 결함을 표적으로 하는 CFTR 조절제가 개발되었으며, 이미 승인되었거나 현재 임상 시험 중에 있는 치료법들은 뒤에 나오는 "새로운 치료법" 부분에서 다루고 있다.

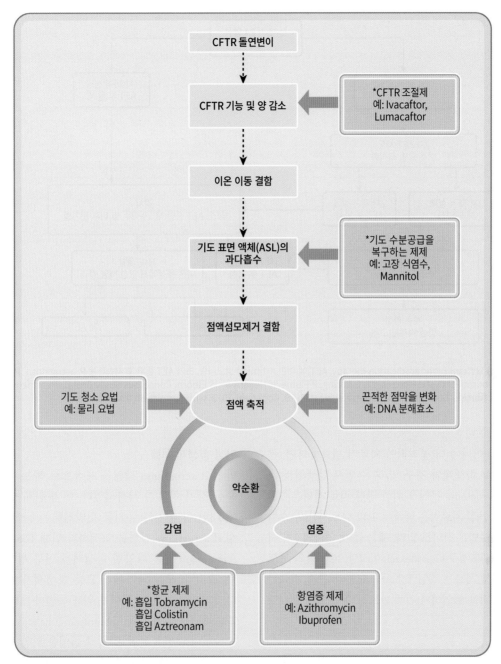

그림 25.7 CF에서 폐 질환 치료를 위한 전략. *이 전략을 이용하는 치료는 현재 진행 중인 임상 시험에도 사용하고 있다. 새로운 치료법 부분을 참고

항생제 치료

알려진 CF 호흡기 병원체에 대한 항생제 치료는 CF 환자의 기대 수명 연장에 기여하는 가장 중요한 중재방법 중 하나다. 항생제 치료법은 예방, 근절, 감염 억제, 급성 악화 치료로 나눌 수 있다.

초기 감염의 예방적 치료

CF 폐를 감염시키는 세균에 대한 예방적 치료를 뒷받침하는 근거는 부족하다. 그러나, 영국에서는 결정적인 임상적 이점이 밝혀지지 않았음에도 불구하고, *S. aureus* 감염의 발생률을 감소시키기 위해 진단을 받은 소아가 3세가 될 때까지 Flucloxacillin을 이용한 지속적인 *Staphylococcus* 치료를 시작할 수 있다. 반대로, *S. aureus* 예방은 효과에 대한 근거가 부족하고, *P. aeruginosa* 감염의 유병률을 증가시킬 가능성이 있기 때문에, 미국을 포함한 다른 국가에서는 시행되고 있지 않다.

초기 혹은 새로운 감염의 치료

효과에 대한 근거를 기반으로, *P. aeruginosa* 근절은 현재 모든 지침에서 권장하고 있으며, 폐 기능을 유지하고 만성 감염을 예방하기 위한 초기 감염 및 후속 감염에 대한 표준 치료다. 첫

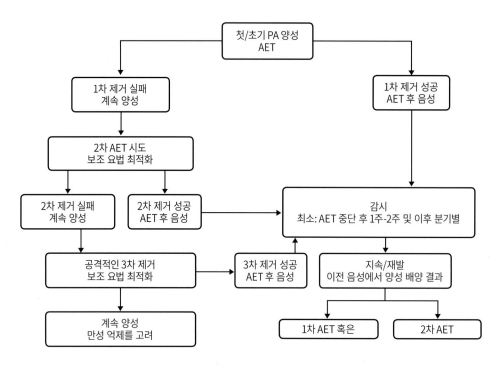

그림 25.8 항생제 근절 요법(antibiotic eradication therapy, AET)에 대한 Artimino 알고리듬. 초기 AET 중재 후 지속하는 P. aeruginosa (PA) 치료를 위한 관리 계획(Reprinted from Journal of Cystic Fibrosis, 11, G Döring, P Flume, H Heijerma, JS Elborn, Consensus Study Group, Treatment of lung infection in patients with cystic fibrosis: Current and future strategies, 461–79, Copyright 2012, with permission from Elsevier.)

번째 배양 후 4주 이내에 더 공격적인 치료가 필요하다면, 근절 치료를 위해 IV 항생제와 경구 및/혹은 연무 항생제를 처방해야 한다. P. aeruginosa 근절을 위한 권장 치료 계획은 그림 25.8에 나와있다. 근절 치료법은 국가에 따라 다르지만, 우수한 효능을 보여준 치료법은 하나도 없다. 예를 들어, 영국의 1차 치료는 연무 Colistin과 경구 Ciprofloxacin이지만, 유럽 합의 보고에서 권장하는 1차 치료는 흡입 Tobramycin이다. 근절 치료가 종료되었다면, 근절을 확인하기 위해 반드시 후속 배양을 시행해야 한다.

CF 기도를 감염시키는 MRSA 근절을 위한 특정 프로토콜도 제안되었다. 이러한 치료법에는 Sodium Fusidate, Rifampicin, Teicoplanin, Vancomycin 같은 항생제를 경구와 IV로 같이 사용하는 병용 요법이 있다. 새로운 MRSA 감염 환자에 대해 최근에 진행된 무작위 대조군 시험의 결과에 따르면, 치료한 집단 중 82%는 28일 째에 MRSA 배양이 음성이었지만, 중재를 하지 않은 관찰 집단은 26%만 음성이었다. 치료 집단은 2주 동안 경구 Trimethoprim-Sulfamethoxazole 혹은 Minocycline에 Rifampin을 추가하고 Chlorhexidine으로 구강세척을 진행했으며, 5일 동안 코에 Mupirocin을 사용하고 Chlorhexidine으로 몸을 닦았으며, 21일간 환경 오염을 제거했다. 지속하는 MRSA 감염에 대한 근절 프로토콜의 효과를 조사하기 위한 임상 시험(NCT01594827, NCT01746095)이 현재 진행 중이다.

만성 항생제 치료

만성 P. aeruginosa 감염을 표적으로 하는 흡입 항생제를 이용한 장기 치료가 시작되었다. 이 병원체 이외의 다른 세균에 대한 장기 치료 유지를 뒷받침하는 근거는 거의 없다. 만성 P. aeruginosa 감염을 억제하기 위해 Tobramycin, Colistin, Aztreonam 같은 다양한 항생제를 연무 형태로 사용하고 있다. 그러나, 모든 국가에서 모든 항생제가 승인된 것은 아니다. 흡입 Tobramycin 투여를 위해 특별히 개발된 두 가지 제제, Tobramycin 흡입 용액(Tobramycin inhalation solution, TIS)과, Tobramycin 건조 분말 흡입, 즉 흡입을 위한 TOBI Podhaler 캡슐약이 있다. TIS가 표준 치료이지만, TOBI Podhaler도 비슷한 효과를 보여주며, 사용하기에 더 편리한 것으로 밝혀졌다. 흡입 Colistin의 건조 분말 제제(Colobreathe)도 고안되었고, TIS에 비해 뒤처지지 않는 것으로 밝혀졌으며, 내약성이 좋으며, 유럽에서 사용을 승인받았다. 전문 물리 치료사가 올바른 흡입 기술과 하루 중 치료 시기에 대해 교육한다.

만성 P. aeruginosa 감염을 치료하기 위해 현재 사용 중인 다른 항생제를 흡입 제제로 만든 신약에 대한 임상 평가가 진행되고 있다. Levofloxacin 흡입 용액(Aeroquin)은 임상 3상에서 TIS에 비해 뒤처지지 않으며, 안전하며, 효과적인 것으로 밝혀졌다. Amikacin liposome 흡입 제제(Arikayce)는 임상 2상에서 위약군에 비해 폐 기능을 개선했으며, 그 후 Amikacin과 TIS를 비교하는 임상 3상이 최근 종료되었다. 또한, Fosfomycin과 Tobra-mycin을 결합한 흡입 제제는 임상 2상에서 대조군에 비해 긍정적인 결과를 보여주었다.

지속하는 MRSA 감염을 표적으로 하는 Vancomycin의 건조 분말 흡입(AeroVanc)에 대한 임상 2상(NCT01746095)이 최근 종료되었으며, 1차 결과 측정에서 가래의 MRSA 집락형성 단위(colony forming unit, CFU) 수가 기준선으로부터 변화가 있었다.

악화 치료

폐 악화는 기침, 가래의 양, 호흡 곤란의 변화와 활기, 식욕, 체중 및 폐활량 검사 결과의 감소 등으로 다양하게 정의할 수 있지만, 이에 대해 합의된 진단 기준은 없다. 악화는 매우 흔하며 연령 증가 및 폐 기능 감소와 관련이 있다. 낭성 섬유증의 역학 연구에 따르면, 폐 악화에 대한 IV 항생제 치료의 연간 비율은 나이가 증가함에 따라 증가하며, 6세 미만의 환자는 23%이지만 18세 이상의 환자는 63%로 증가한다. 미국 낭성 섬유증 재단 환자 등록기관의 자료에서도 유사한 결과가 나왔다. CF 폐 악화의 연간 비율은 생존의 중요한 예측자로, 추적 관찰 중 사망 확률을 평가하는 두 개의 개별 예측 모델에서 2년 및 5년 생존과 관련이 있다. 악화는 폐 기능 감소와도 관련이 있다.

이러한 악화를 즉시 인식하고 치료하며, 입원이 필요한 경우 지연되지 않도록 하는 것이 표준 치료다. 급성 악화의 원인은 알 수 없지만, 치료는 일반적으로 환자의 가래에서 분리한 세균 병원체를 기반으로 하여 작용 기전이 다른 2가지 이상의 항생제를 경구, IV, 흡입을 통해 투여한다. 약사, 감염내과 전문의, 미생물학 전문가는 어떤 IV 항생제가 가장 적합한지 조언해 줄

수 있다. 또한 폐 악화 치료의 시작 및 종료 시에 폐 기능을 감시해야 한다. 전문 물리 치료사는 기도 청소 전략을 강화하기 위해 반드시 필요하며, 폐 악화는 대사 요구 증가 및 식욕 감소와 관련이 있다는 점을 감안하면 칼로리 섭취를 최적화하기 위해 전문 영양사가 필요하다. IV 항생제로 치료받은 환자 중 10-35%는 악화 후 기준선 FEV_1을 회복하지 못하는 것으로 추정된다.

급성 악화를 유발할 수 있는 요인에 대한 지식을 쌓기 위해 다양한 연구가 시도되었다. 새로운 균주 획득이 악화를 유발할 수 있다고 예측되었으나, 이 가설은 입증되지 않았다. 마찬가지로, 악화 동안 세균 밀도 및/혹은 호흡기 미생물 무리의 구성에 변화가 발생하는지 여부도 불확실하다. CF가 있는 소아와 성인 모두에서 악화의 65%가 급성 호흡기 바이러스 감염과 관련한 호흡기 악화였다. 최근의 연구에 따르면 대기 오염도 폐 악화의 위험 증가와 관련이 있다.

유지 치료

물리 요법 및 점액용해제, 수분공급 제제, Azithromycin을 통한 장기 치료는 특정 처방 기준을 만족하는 환자에게 권장한다. 또한, CFTR 조절제는 특정 유전 변이가 있는 환자에게 적합할 수 있다. 이 부분은 "새로운 치료법"을 참고한다. 표 25.3에는 2012년과 2013년에 미국에서 특정 유지 요법을 처방받은 CF 환자의 전반적인 비율과 그러한 처방의 기준이 나와있다.

기도 청소 요법

매일 시행하는 기도 청소 요법은 CF 환자를 위한 표준 치료다. 그러나 장기 이점을 강화하는 근거는 부족하다. 기도 청소 요법은 폐에서 과도한 분비물을 제거하기 위해 호흡 생리의 원리

표 25.3 2012년과 2013년에 미국에서 장기 유지 요법을 처방받은 CF 환자의 비율

폐 건강을 위한 권장 만성 유지 약물	2012	2013	처방 기준
Dornase alfa (Pulmozyme)	84	85	• 최소 6세 이상
고장 식염수	61	63	• 최소 6세 이상
TOBI 등의 흡입 Tobramycin 용액	66	63	• 최소 6세 이상 • 배양에서 *P. aeruginosa*
Cayston 등의 흡입 Aztreonam 용액	39	42	• 최소 6세 이상 • 배양에서 *P. aeruginosa*
Zithromax 등의 Azithromycin	71	69	• 최소 6세 이상 • 배양에서 *P. aeruginosa* • 체중 25 kg 이상 • FEV_1이 예측치의 30% 이상
Ivacaftor (Kalydeco)	78	87	• 최소 2세 이상 • G551D 유전자 돌연변이[a]

출처: Reproduced from the Cystic Fibrosis Foundation, Cystic Fibrosis Foundation Patient Registry, 2013 Annual Data Report, Cystic Fibrosis Foundation, Bethesda, Maryland, 2014. With permission.
[a] Ivacaftor는 현재 다른 CF 유전자 돌연변이에 대한 사용이 승인되었다. 새로운 치료법 부분을 참고.

를 사용하는 물리적 혹은 기계적 방법이다. 보편적인 방법에는 타진(percussion), 체위 배액, 기침 같은 흉부 물리 요법, 자율 배액, 가쁜 기침(huff cough) 등이 있다. 기도 청소를 돕기 위해 장비를 사용할 수도 있으며, 날숨 양압(positive expiratory pressure, PEP), 고주파 가슴벽 진동을 사용하는 조끼 요법, Acapella®라는 날숨 양압과 고주파 진동이 결합된 휴대용 진동 장치 등을 사용할 수 있다. 각각의 방법은 장단점이 있다. 예를 들어 흉부 물리 요법은 장비나 비용이 들지 않지만, 간병인이 있어야 한다. 반대로, 고주파 가슴벽 진동은 비용이 많이 들고, 다른 휴대용 기기는 비용이 저렴하다. 그러나, 환자의 독립성을 촉진하고 치료에 걸리는 시간 부담을 줄이기 위해 일부 연무 약물과 병용할 수 있다. 비교 연구는 거의 진행되지 않았지만, 폐 악화 횟수를 기준으로 할 때 날숨 양압이 고주파 가슴벽 진동보다 우수한 것으로 최근에 밝혀졌다.

기도 청소 요법은 CF 환자에게 시간, 노력, 자원을 요구하기 때문에, 순응도에 부정적인 영향을 미칠 수 있다. 따라서, 치료는 개인에 맞게 조정해야 하며, 그 유용성을 극대화하기 위해 환자의 선호도도 고려해야 한다. 연령, 폐 질환의 단계, 악화와 안정 같은 질병의 단계, 가정과 공공장소 같은 물리적 환경 등의 요인은 일생 동안 겪는 서로 다른 시점에서의 기도 청소 방법 선택에 영향을 미친다.

운동은 기도 청소의 중요한 보조 역할로 여겨진다. 근거에 따르면 신체 활동이 증가하면 폐 기능 감소가 줄어들며 유산소 능력이 증가한다. CF의 물리 요법 관리 계획에는 체력 수준 평가 및 감시도 포함되어야 한다. 질병이 진행함에 따라 운동 프로그램도 수정이 필요할 수 있다.

점액용해제
DNA 분해효소인 Dornase Alfa는 CF에서 효능에 대한 근거가 있는 점액 분해제다. DNA 분해효소 투여는 폐 기능을 개선하고 폐 악화를 감소시키는 것으로 보고되었다. 또한, DNA 분해효소는 6-10세의 어린 환자에서 96주 동안 진행된 시험에서 대조군에 비해 폐 기능을 유지시켜주며, 폐 악화를 감소시켜 주는 것으로 밝혀졌으며, 2년 동안 진행된 추가 연구에서는 성인과 소아에서 FEV_1의 감소 비율을 줄여주는 것으로 확인되었다. 치료를 중단하면 유익한 효과가 사라지기 때문에, 이 약제를 사용한 장기 유지 치료를 권장한다. N-acetyl cysteine 같은 다른 점액용해제는 CF에서 효과가 입증되지 않았다. 따라서, N-acetyl cysteine이 임상 결과에 미치는 영향을 확실하게 밝히기 위해 추가 임상 시험이 필요하다.

수분공급 요법 혹은 삼투 요법
기도 표면에 수분공급 및 점액섬모 청소를 개선하기 위해 현재 사용하는 제제에는 고장 식염수(hypertonic saline) 흡입제 혹은 삼투제제인 Mannitol 흡입제가 있다. 수분공급 제제(hydrator agent)는 기도를 자극하기 때문에, 기관지 확장제로 전처치를 해야 한다.

48주간의 무작위 대조군 시험에 따르면, 고장 식염수로 치료한 6세 이상 환자에서 대조군에 비해 폐 악화가 더 적었으며, 모든 무작위 내원 후(post randomization visit) 전체의 값을 평균화했을 때, FEV_1 예측치가 개선되었다. 반대로, 6세 미만의 영유아에서는 고장 식염수는 대조군에 비해 폐 악화의 빈도를 감소시키지 못했다. 현재 임상 지침에서는 6세 이상의 CF 환자에게 만성 유지 요법으로 고장 식염수를 권장하고 있다. Mannitol은 건조 분말 제제(Bronchitol)로 사용할 수 있으며, 장기 및 단기 연구에서 모두 대조군에 비해 폐 기능을 개선하는 것으로 밝혀졌다. Mannitol은 CF 환자의 치료 방법으로 호주의 TGA (Therapeutic Goods Administration)와 유럽의 EMA (European Medicines Agency)에서 승인받았다. 반대로, 미국의 FDA (Food and Drug Administration)는 객혈을 비롯한 관련된 부작용 및 효능에 대한 근거가 부족하다는 이유로 Mannitol을 승인하지 않았다. (역주: 2021년 3월 FDA는 성인 CF 환자에서 폐 기능 향상을 위한 유지 요법으로 Bronchitol을 승인했다.)

다른 제제는 꼭대기쪽 상피 표면에 있는 통로를 표적으로 하여 기도 수분공급을 회복하기 위해 개발되었다. 새로운 제제(P-1037)를 이용한 12세 이상의 청소년 및 성인을 대상으로 하는 임상 2상(NCT02343445)이 종료되었다. 이 제제는 CFTR-연결 Na^+ 상피 통로, 즉 ENaC (epithelial sodium channel)를 억제하며, 이를 통해 기도 표면 액체(airway surface liquid, ASL)의 수분공급이 개선될 것이라고 가정했다.

소염제
CF에서 관찰되는 비정상적인 기도 염증을 감소시키기 위해 많은 전략이 개발되었다. CF 환자를 대상으로 연구된 소염제에는 Ibuprofen (NSAID), 코르티코스테로이드, Azithromycin 등이 있다. CF 폐에 상당한 손상을 유발하는 특정 염증 매개물질을 표적으로 하는 다른 화합물에 대한 연구도 진행되었다.

고용량 Ibuprofen은 폐 기능에 유익한 효과가 있는 것으로 밝혀졌으며, 만성 유지 요법으로 권장한다. 그러나, Ibuprofen은 주로 위장관 출혈 같은 부작용에 대한 우려 때문에 많이 사용되고 있지는 않다. 실제로 한 소아 CF 센터는 Ibuprofen을 투여한 환자 중 50%가 바람직하지 않은 부작용 때문에 치료를 중단했다고 보고했다. 마찬가지로 전신 코르티코스테로이드도 소아 및 당뇨 환자의 성장 지연을 포함한 부작용으로 인해 장기 치료로는 권장하지 않는다. 관찰 연구에 따르면, 소아 및 청소년 CF 환자에게 흡입 코르티코스테로이드를 사용하면 FEV_1 감소율이 줄어들었지만, 혈당 강하제 사용이 늘어났으며, 나이에 비해 성장도 느렸다.

Azithromycin은 일반적인 Macrolide계 약물로, 입증된 항균 작용보다는 항염증 효과가 있다고 추정되기 때문에 장기 사용을 권장한다. 무작위 대조군 시험에 따르면 Azithromycin은 FEV_1 및 체중 개선과 악화 감소로 이어진다. 확실한 근거는 없지만, 성인에서 Azithromycin을 장기간 사용하면 CF 폐 기능을 유지할 수 있고, 삶의 질을 개선할 수 있다고 보고되었다. 그러나, 장기간 사용은 S. aureus와 H. influenzae의 Macrolide 내성을 증가시키는 것으로 관찰되었다. Azithromycin 단독 요법은 NTM에서 내성을 유발할 수 있으며, 장기간 Azithromycin 사용 및 이와 동시에 나타나는 M. abscessus 감염의 유병률 증가를 둘러싼 우려가 있다. 그러나, 전년도에 장기간 Azithromycin 치료를 받은 환자는 NTM 감염 사례가 발생할 가능성이 적음을 시사하는 최근 자료로 인해 서로 모순되는 근거가 존재하게 되었다.

기도로의 중성구 유입을 감소시키기 위한 제제도 개발되었다. 류코트라이엔 B4 (LTB4)는 중성구 화학 유인물질이며, 임상 2상에서 LTB4-수용체 대항제(BIIL 284 BS)를 투여하면 성인 CF 환자에서 위약군에 비해 심각한 부작용과 폐 악화가 증가하는 것으로 밝혀졌다. 따라서, 임상 시험은 조기에 종료되었다. 쥐의 P. aeruginosa 폐 감염 모델에서, BIIL 284 BS는 기도 중성구를 감소시키지만, 대조군과 비교할 때 세균 증식과 심각한 세균혈증을 유발하는 것으로 확인되었다. 이러한 연구는 CF에서 염증의 과도한 억제와 관련된 잠재적인 위험을 강조한다.

다른 학자들은 임상 시험에서 중성구 탄력소 분해효소와 산소기(oxygen radical)를 포함한 중성구 생성 억제를 통해 조절되지 않는 염증을 조절하려고 시도했지만, 폐 감염의 유의미한 호전은 관찰되지 않았다.

알레르기 기관지폐 아스페르길루스증

알레르기 기관지폐 아스페르길루스증(allergic bronchopulmonary aspergillosis, ABPA)은 A. fumigatus가 기관지 확장증을 유발할 수 있는 면역 매개 호흡기 질환이다. ABPA는 2013년 영국 CF 환자 중 10.5%에서 보고되었으며, 폐 기능의 급격한 감소 및 호흡 부전으로 진행한다(그림 25.9). 진단 후 일반적으

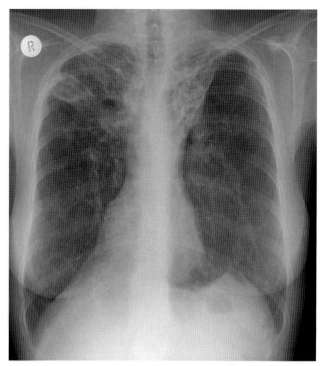

그림 25.9 ABPA 환자의 흉부 방사선 사진에서 기관지 확장증, 양쪽 침윤, 심각한 점액 마개로 인해 허탈 된 왼쪽 상엽을 볼 수 있다.

로 Prednisolone 같은 전신 코르티코스테로이드로 2-4주 동안 치료를 시작한 다음 염증 및 면역 반응을 약화시키기 위해 2-3개월에 걸쳐 서서히 용량을 감소시킨다. 항원 부담을 억제하고 코르티코스테로이드 용량을 더 빠르게 감량하기 위해 Itraconazole 같은 항곰팡이제를 치료에 추가할 수 있다. 건설 현장, 보수 공사, 마구간 청소 같은 A. fumigatus 홀씨(spore)의 환경 원천에 대한 노출 감소도 조언할 필요가 있다.

기흉

자발 기흉은 매년 CF 환자 167명 중 1명에서 발생하는 것으로 추정되는 잠재적으로 생명을 위협하는 합병증이며, 일반적으로 이환율 및 사망률 증가와 관련이 있다. 기흉 발생률은 나이가 들어감에 따라, 그리고 폐 질환이 더 심각해질수록 증가한다. 진단은 흉부 방사선 사진 같은 영상 검사를 기반으로 하며, 지침에서는 기흉이 작지만 환자가 불안정한 경우나 기흉이 큰 경우에 가슴관 삽입을 권장한다(그림 25.10). 큰 기흉이 반복되는 경우, 외과적 가슴막 유착술(pleurodesis)을 권장한다. 환자는 기흉 해소 후 최소 2주 동안은 비행을 하거나, 무거운 물건을 들거나, 혹은 폐활량 검사를 시행해서는 안된다.

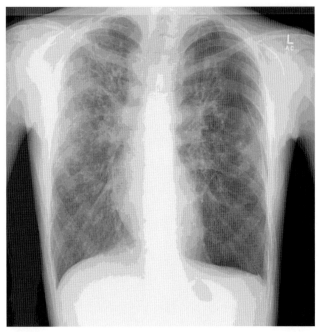

그림 25.10 가슴관 삽입술을 시행한 왼쪽 기흉의 흉부 방사선 사진

객혈

객혈은 CF에서 흔한 합병증이며, 출혈량이 5 mL 미만인 경우 "소량"으로 기술하며, 240 mL 이상은 "중증 및 잠재적으로 생명에 위협적인"으로 기술한다. 이는 손상되고 비대해진 기관지 동맥 혹은 구불구불해진 기관지 동맥에서 발생한다(그림 25.11). 한 연구에 따르면 CF 환자 중 9%는 5년 내에 객혈이 있었다. 객혈은 소아보다는 성인에서, 폐 질환이 더 심각한 경우에, 혹은 *P. aeruginosa*와 *S. aureus*에 감염된 경우에 더 흔하다. 출혈은 폐 악화의 징후일 수 있기 때문에, 합의 지침에서는 객혈이 있으면 항생제 치료를 권장한다. 환자는 혈소판 기능에 미치는 영향과 단기간의 Tranexamic acid 추가 여부를 감안하여 장기 NSAID를 중단해야 한다. 대량 객혈 환자에서는 출혈 부위에 혈전 형성을 촉진하기 위해서 기도 청소 요법의 제한을 권장한다. 그러나, 만약 출혈이 대량이라면 환자는 임상적으로 불안정해질 수 있으며, 출혈이 지속된다면 기관지 동맥 색전술을 권장한다. 이 경우, Terlipressin 같은 혈관 수축제 사용도 고려해 볼 수 있다.

진행 폐 질환

CF의 기초 과학에 대한 이해가 진보했음에도 불구하고 CF 환자 중 대다수는 호흡 부전으로 진행한다. 진행 폐 질환 환자 관리의 우선 순위는 정기적인 다학제 평가와 경구 항생제 투여, 기도 청소 보조, 영양 보조 등을 포함한 악화에 대한 조기 및

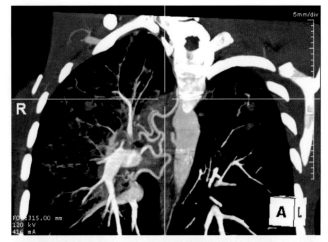
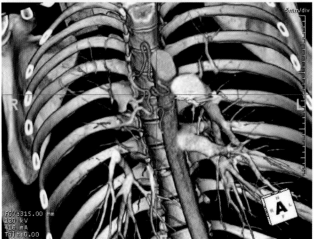

그림 25.11 심각한 객혈이 있었던 CF 환자의 비대한 기관지 동맥을 보여주는 재구성 CT 영상

집중 치료다. 비침습 환기기와 산소는 고이산화탄소혈증 호흡 부전을 관리하기 위해 필요할 수 있으며, 기도 청소를 보조할 수 있으며, 성공적인 이식까지의 "가교"가 될 수 있다.

이식

지침에서는 FEV_1, 저산소혈증, 고이산화탄소혈증, 혜택 기간이 제한적인 IV 항생제에 대한 불량한 반응 같은 평가 기준을 권장하지만, 폐 이식의 시기는 복잡하며 고려해야 할 요인이 많다. 영국 런던의 Royal Brompton Hospital은 FEV_1이 예측치의 30% 미만인 진행 폐 질환이 있는 환자의 생존율 향상을 보고하였다. 1991년과 1992년에 폐 기능이 낮은 환자 집단의 평균 생존 기간은 13개월이었지만, 2002년과 2003년에는 유사한 집단의 평균 생존 기간은 5.3년이었다. 미국 낭성 섬유증 재단 환자 등록기관의 최근 자료에 따르면 폐 기능이 낮은 환자 집단 3,340명의 평균 생존 기간은 6.5년 이상으로 생존율이 더 나아졌다. 이식을 권장하는 정확한 시기에 영향을 미칠 수 있는 또

표 25.4 CF 환자에서 폐 이식의 금기

폐 이식의 절대 금기
- 과거 2년 내의 악성 질환
- 수술 교정/병용 치료가 불가능한 심장, 간, 신장 같은 다른 중요한 장기의 치료할 수 없는 심각한 기능장애
- 만성, 치료할 수 없는 폐외 감염
- 흉곽 및 척추의 상당한 변형
- 중증 혹은 증상이 있는 골다공증
- 치료 순응도 부족
- 협조가 되지 않는 치료 불가능한 정신 장애
- 현재 또는 최근 6개월 동안의 흡연, 알코올 중독, 약물 남용 같은 중독 장애

폐 이식의 상대적 금기
- 연령 > 65세
- 치명적인 혹은 불안정한 임상 상태
- 재활 가능성이 없는 상당히 제한된 기능 상태
- *Burkholderia cenocepacia, Burkholderia gladioli, M. abscessus*의 집락형성. *Burkholderia gladioli*는 일부 센터에서는 금기가 아니다.
- 최적의 치료가 되지 않은 질환이 있는 경우. 예: 고혈압, 당뇨병, 위식도 역류병, 골다공증, 관상동맥 심장병

출처: Reproduced from Hirche, TO, Knoop, C, Hebestreit, H et al., Pulm Med, 2014, 621342, 2014.

다른 요인에는 이식을 대기하고 있는 환자 수와 제한된 기증자 수가 있다. 또한, 폐 이식의 절대 및 상대적 금기도 고려해야 한다(표 25.4). 이러한 자료는 CF 센터와 지역 이식 센터 사이의 긴밀하고 정기적인 의사소통이 중요함을 강조한다. 일부 국가의 장기 기증 프로그램은 급격히 악화되는 환자에게 긴급 이식 기회를 제공하기도 한다.

이식에는 불확실한 영역이 많이 있다. 이식 대기 환자가 점진적이고 지속하는 호흡 부전이 있는 경우, 침습 환기의 역할은 논란의 여지가 있다. 장기 결과가 기계 환기를 하지 않은 환자보다 더 나쁘기 때문이다. 일부 센터는 CF 환자 중 이식 우선 순위에 있는 일부 환자에게 체외막 산소공급(ECMO)을 포함한 단기간의 침습 환기를 제공하기도 한다. 만성 신부전, 정맥 접근의 어려움, 다약제내성 세균의 치료는 CF 이식 수용자의 치료를 더 복잡하게 만든다. 이식 팀으로부터 자주 들듯이, "더 이상 간단한 CF 이식 후보자는 없다!"

임종 치료

사망 가능성을 포함하여, 임상적 쇠퇴의 영향과 이식 의뢰 논의 시기에 대해 CF 전문가팀, 환자, 그리고 가족 간의 초기 논의를 권장한다. 임종을 효과적으로 관리하는 것은 매우 중요하며, 효과적인 의사소통, 적절한 증상 조절, 완화 치료 전문지식을 포함하는 다학제 접근이 필요하다.

폐 외 질환: 합병증 및 관리

상기도 질환

상기도는 흔히 범부비동염(pansinusitis)에 영향을 받으며, 범부비동염은 거의 모든 환자에서 CT와 같은 영상에 어느 정도 나타난다. 코 용종증은 환자 중 20%에서 발생하며 수술이 필요한 경우가 많으며 재발률도 높다.

코 폐쇄 및 부비동염의 증상에 대한 내과적 치료에는 콧속 국소 스테로이드, 식염수 세척, 경구 항히스타민 등이 있다. 불응 증상에는 외과 치료가 필요할 수 있으며, 여기에는 코 용종의 용종 절제술, 부비동염과 관련된 장기적이고 지속하며 심각한 증상에 대한 내시경 부비동 수술 등이 있다. 이상적으로는 CF 팀과 긴밀히 협력하는 숙련된 이비인후과 전문의가 이 수술을 진행한다. 증상 완화는 많은 사례에서 단기간만 유지된다는 점을 감안하여 수술의 필요성과 시기를 결정해야 한다.

췌장 기능과 영양

이는 유전형, 특히 CFTR 돌연변이 I-III 등급에 강하게 영향을 받으며 일반적으로 출생 시에 존재한다. 기도와는 반대로, 췌장의 변화는 자궁내 생활 초기에서 입증되었다. 이 과정은 CFTR 통로 장애를 통한 췌장 체액 및 탄산수소염 생성 감소로 인한 것으로 추정되며, 췌장 분비물의 점도 향상을 유발한다. 결과적으로 근위 세관의 폐쇄, 세엽 세포(acinar cell) 파괴와 섬유화가 발생하여 외분비 조직에 비가역적인 손상을 유발한다. 전반적으로, 불충분한 지방 분해 효소 및 단백질 분해 효소 분비로 인해 단백질과 지방을 제대로 소화시키지 못한다. 흡수 장애는 체질량 지수 감소(BMI)로 이어지며, 이는 만성 폐 패혈증과 관련된 분해대사(catabolism) 상태로 인해 더 악화된다. 영양 실조 외에도, 췌장 부전은 중증도에 따라 태변 장폐색증(meconium ileus)에서부터 성장 부전, 설사, 지방변, 저알부민혈증으로 인해 2차로 발생하는 심각한 부종까지 다양한 방식으로 나타날 수 있다.

영양 상태, 폐 기능, CF에서의 생존율 사이의 관계는 잘 알려져 있다. 환자의 에너지 요구량이 증가함에 따라, 특히 성장 과정이 불충분한 소아 및 청소년과 BMI가 20 kg/m² 으로 최적화되지 못한 성인에게는 일반적으로 고단백, 고에너지 식사를 권장한다. 췌장 효소 대체 요법(pancreatic enzyme replacement therapy, PERT)의 최적화와 다른 CF 합병증에 대한 적절한 치료는 CF 팀 전문 영양사에게 협진을 진행할 때 중요한 부분이다. 협진 시 고려할 다른 CF 합병증에는 악화되는 폐 상태, 이

전에 인식되지 않았던 CF 관련 당뇨병, 동시에 존재하는 CF 간 질환 등이 있다. 경구 고에너지 보충제 사용을 권장하며, 일부 경우에는 코위관(nasogastric tube) 영양과 위창냄술(gastrostomy) 영양 같은 더 침습적인 장관 영양 접근법도 고려해야 한다. 췌장 효소 대체는 췌장 부전이 확인된 환자에 대한 표준 치료다. 대체 췌장 효소는 돼지 췌장에서 처리하여 산-내성 장용해 캡슐제로 제조한다. 권장 용량은 체중과 식사의 지방 함량을 기반으로 한다. 현재 지침에 따르면, PERT 용량은 식사 당 최대 2,500 지방분해효소 단위/체중(lipase unit/kg) 혹은 하루에 10,000 지방분해효소 단위/체중으로 제한해야 한다.

최근 임상 시험에서 평가된 췌장 효소에는 비돼지 췌장 효소인 *Liprotamase*와 세균 지방 분해효소인 *Burlulipase* (NCT01710644)가 있다. *Burlulipase*는 돼지 효소에 비해 위산으로 인한 비활성화에 더 잘 저항할 수 있도록 개발되었다.

지용성 비타민 A, E, D의 처방을 권장한다. 비타민 K 보충의 역할은 더 논란의 여지가 많지만, 응고병증 및/혹은 객혈 같은 재발 출혈이 있는 환자에게 적응이 된다. 그러나, 일부 지침에서는 모든 환자에게 보충할 것을 권장하고 있다.

증상이 있는 췌장염은 CF의 합병증이며, 일반적으로 CFTR 돌연변이 IV-VI 등급과 관련이 있다. 환자는 일반적으로 처음에는 췌장 기능이 충분하다. 즉, 앞으로 손상될 수 있는 생존 가능한 췌장 조직이 있다. 췌장 부전으로의 진행은 잘 알려져 있으며, 염증과 흉터가 반복된 결과다.

급성 췌장염은 금식을 통한 장 휴식, IV 수액 대체, 진통제를 포함한 일반적인 접근법으로 관리하며, 만약 구토가 지속된다면 코위관을 배치한다. 거짓낭(pseudocyst)과 저칼슘혈증 발생을 배제하기 위해 췌장염의 합병증 발생 여부를 복부 초음파 등으로 정기적으로 감시해야 한다. 재발 급성 췌장염 환자는 수분 공급 및 염분 대체 시 주의를 기울여야 한다. 췌장 효소는 증상이 없는 췌장 부전 환자에게도 권장한다.

간담도 질환

CFTR은 간내 담관 세포의 꼭대기쪽 막에서 발현된다. CF 간 질환의 유병률은 생화학 및 초음파 평가를 기준으로 20-25%이며, 간경화증이 이 중 6-8%에서 나타난다. 조직 변화에는 담관 확장을 동반한 담도 가지의 관내 결석이 있다. 임상 특징에는 담관성 간경화증(biliary cirrhosis)이 확인된 경우의 간비장 비대가 있으며 비록 드물지만, 정맥류 출혈이 발생할 수도 있다. 전반적인 임상 양상은 매우 느린 진행 질환과 유사하며, 일반적

으로 CF에서는 호흡기 부분의 이환율 및 사망률로 인해 간담도 질환의 이환율 및 사망률은 가려진다. 그러나, 환자 중 2-3%는 간 합병증으로 사망한다.

Ursodeoxycholic acid는 CF 간 질환 환자에서 간 기능을 개선하는 역할을 할 수 있다. 그러나, 만성 간 질환으로의 진행을 예방하는 장기적인 역할은 명확하지 않다. 유사하게, 만성 간 질환의 진행을 조절하는 Ursodeoxycholic acid의 역할도 입증되지 않았다. 일반적으로 CF 간 질환 환자에게는 영양 보조가 필요하며, 식도 정맥류 발견 및 선제적 정맥류 밴드술(variceal banding)을 위한 정기적인 상부 위장관 내시경이 중요하다. 중증 문맥 고혈압(portal hypertension)은 비장항진증(hypersplenism)과 복수를 유발할 수 있으며, 문맥전신 션트가 필요할 수도 있으며, 경우에 따라서는 간 이식을 고려해야 할 수도 있다.

환자 중 최대 10%는 담석이 있으며, 환자 중 30%는 일반적으로 담낭이 작으며 제대로 기능하지 않는다. 담낭 절제술은 증상을 유발하는 담석에 가장 좋은 치료법이며, 드물지만, 담석과 담즙 찌꺼기로 인한 재발 담관염을 관리하기 위해 내시경을 통한 담관 관삽입 및 조임근절개(sphincterotomy)가 필요할 수도 있다.

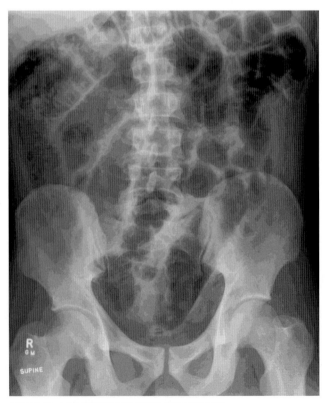

그림 25.12 소장 폐쇄와 확장을 동반한 중증 DIOS 환자

관내 위장관 질환

CF의 위장관 합병증은 모든 연령대에서 흔하다. 태변 장폐색증은 신생아 시기에 발생하며, 비정상적인 점성을 가진 태변이 내강 안에서 농축되어 소장 폐쇄가 나타난다. 조기 발견과 적절한 치료 덕분에 이제는 영아가 이 합병증으로 사망하는 일은 매우 드물다.

원위 장 폐쇄 증후군(distal intestinal obstruction syndrome, DIOS)도 잘 알려진 CF의 위장관 합병증으로 모든 연령대에서 발생할 수 있으며, 말단 회장(terminal ileum)과 상행 결장에 있는 비정상적인 점성을 지닌 점액분변(mucofaeculent) 물질로 인한 소장의 부분 혹은 완전 폐쇄를 유발한다(그림 25.12). 임상적으로 DIOS는 급성 복통, 구역, 구토, 불완전한 배변 혹은 배변 부재로 이어지며, 흔히 오른쪽 엉덩뼈 오목(iliac fossa)에서 분변 덩이를 촉진할 수 있다. 근본적인 병태생리는 잘 알려져 있지 않지만, 점성 소장 분비물, 비록 전제조건은 아니지만 췌장 부전, 장 운동장애 같은 요인을 비롯한 여러 가지 요인이 관여하는 것으로 생각된다. DIOS는 일반적으로 전해질이 포함된 PEG (polyethylene glycol) 같은 대용량 삼투 변비약으로 치료한다. 일반적으로 경구 및 IV 수액을 통한 수분공급이 필요하며, Meglumine amidotrizoate이나 N-acetylcysteine을 경구로 투여하는 치료법도 사용한다. 조영제가 회맹판막(ileocecal valve)을 통과할 수 있는 경우, 조영제 관장은 대장이나 막창자(cecum) 안에 박힌 분변을 움직이는데 도움이 될 수 있다. 난해한 경우에는 Meglumine amidotrizoate을 이용한 치료 대장 내시경을 고려해야 한다. 그러나, 집중적인 내과 치료가 성공적이지 않고 소장의 심각한 확장이 지속된다면, 긴급으로 외과에 협진을 의뢰해야 한다. CF 환자에게는 단순 변비 자체도 흔하며, DIOS와 동일한 기전을 일부 공유한다. 에너지 밀도가 높은 식단이 필요하기 때문에 일반적으로 섬유질 섭취가 감소하여 문제가 악화된다. 충분한 수분공급과 염분 보충을 통한 변비 예방이 중요하며, 특히 열대 지방에 거주하거나 여행하는 환자에게 중요하다. Macrogol (PEG) 같은 대변 연화제는 만성 변비 관리에 유용할 수 있다.

위식도 역류병은 일반적으로 CF와 관계가 있다. 자료는 상충되지만, 일부 연구에 따르면 환자 중 무려 90%는 위식도 역류병의 증상이 있다. 기전은 불량한 하부 식도 조임근의 긴장도, 위 배출 지연, 기침 및 일회 호흡량 변화의 영향으로 일시적으로 하부 식도 조임근의 압력을 넘어서는 흉복부 압력 기울기 생성 등을 포함한 여러 가지 요인이 관여할 것으로 생각된다. 위식도 역류병의 내과 관리에는 흔히 양성자 펌프 억제제(proton pump inhibitor, PPI)를 사용한다. 그러나 내과 관리를 통한 조절이 불완전한 경우, 특히 조절되지 않은 위식도 역류병은 CF에서 폐 기능 감소에 기여할 수 있다는 일부 근거를 감안하면, 외과적 위바닥 주름형성술(fundoplication)도 고려해 볼 수 있다.

내분비 및 대사 질환

염분 및 수분 부족

과도한 염분 및 수분 소실은 CF의 특징이며, 환자가 높은 주변 온도에 노출되면 탈수가 발생할 수 있다. 탈수는 중증일 수도 있으며, 끈적한 기도 분비물을 제거하는 신체 능력에 영향을 미칠 수 있으며, DIOS와 변비에도 기여한다. 충분한 수분과 염분 섭취를 유지하는 것이 중요하며, 특히 고온 기후에 노출되었을 때 중요하다.

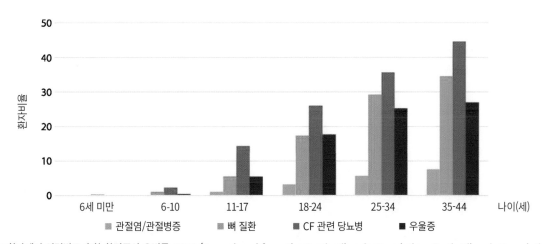

그림 25.13 CF 환자에서 연령별로 흔한 합병증의 유병률, 2013 (Reproduced from the Cystic Fibrosis Foundation, Cystic Fibrosis Foundation Patient Registry, 2013 Annual Data Report, Cystic Fibrosis Foundation, Bethesda, Maryland, 2014. With permission.)

CF 관련 당뇨병

CF 관련 당뇨병(CF related diabetes, CFRD)은 CF의 흔한 합병증이며, 생후 20년부터 CFRD의 유병률 증가가 관찰된다(그림 25.13). 또한, 비정상 포도당 내성 혹은 CFRD는 성인 CF 환자 중 상당 부분, 특히 30세 이상의 환자에서 발생하는 것으로 보고되었다. CFRD의 유병률은 점진적으로 증가하여 40세 이상의 환자에서 40-50%에 달한다. CFRD의 근본 결함은 췌장 β-세포 소실로 인한 인슐린 결핍이다. 포도당 불내성은 인슐린 저항성으로 인해 악화될 수 있으며, 이 현상은 특히 폐 악화 중에 발견된다. CFRD는 췌장 부전이 있는 환자에서 더 흔하며, 따라서 "중증" CFTR 돌연변이가 있는 환자에게 더 흔하다.

CFRD는 CFRD가 없는 사람과 비교할 때 사망률에 대한 상당한 위험 요인으로 확인되었으며, CFRD는 폐 기능, 영양 상태, 입원율 증가에 부정적인 영향을 미치는 것으로 밝혀졌다. 캐나다 CF 등록기관의 자료를 활용한 최근 연구에 따르면, CFRD가 있는 여자는 사망의 위험이 증가한다. 또한 CFRD가 있는 여자의 사망 위험 증가로 CF 생존의 성별 격차를 설명할 수 있다고 가정했다. 신경병증, 망막병증, 신병증을 포함하는 미세혈관 합병증도 CFRD 환자에게서 관찰되었지만, 이러한 작은 혈관 질환은 일반적으로 5년에서 10년 이상 장기간 혈당 조절이 불량할 때 발생한다.

CFRD에는 다양한 포도당 불내성 이상이 포함된다. 최근에 합의된 문서에서는 공복 고혈당 상태에 덜 집중해야 한다고 주장한다. 공복 고혈당이 없는 환자에게도 CFRD의 치료가 유익하다는 근거가 밝혀졌기 때문이다. 이러한 치료는 폐 기능 및 BMI를 포함한 임상 결과 개선과 관련이 있다. CFRD의 진단은 일반적으로 지난 10년 이상의 기간 동안 안정적인 외래 CF 환자가 대상이며, 2시간 75 g 경구 포도당 내성 검사를 기반으로 한다. 공복 고혈당 혹은 식후 2시간 혈당 증가가 있으면 CFRD를 진단할 수 있으며, 식후 48시간 이후에도 혈당이 계속 증가해있다면 보다 진단 가치가 높다. CFRD의 진단에서 당화 혈색소(HbA1c)의 역할은 민감도가 부족하기 때문에 논란의 여지가 있다. 그러나, HbA1c는 혈당 조절의 적절성 감시에 유용한 표지자다.

교육 제공, 영양 유지 및 운동에 대한 적절한 조언, 인슐린을 통한 조기 치료 등을 위해 CFRD 관리 경험이 있는 내분비 내과 전문의가 참여하는 다학제 치료를 권장한다. 인슐린이 가장 좋은 치료법이지만, 인슐린 종류와 용법은 개별화가 필요하다. 인슐린 치료 시작 후 영양 상태가 개선되었다는 근거가 있다. CFRD에서 인슐린 요법이 폐 기능 저하에 미치는 영향을 평가하기 위한 수많은 연구가 현재 진행 중이다.

CF의 대사 뼈 질환

CF에서 골밀도 감소와 골절률 증가는 잘 알려져 있으며, 특히 심각한 폐 질환이나 영양 결핍이 있는 사람, 그리고 신체 활동이 없는 사람에게서 잘 발생한다. 최근 연구에 따르면 이 합병증의 유병률은 감소하고 있는 것처럼 보인다. 더 나은 영양 상태를 포함하여 청소년 CF 환자의 임상 상태 개선은 이러한 주요 성장 기간 동안 뼈가 더 잘 발달할 수 있도록 한다. 이러한 사실에도 불구하고, 골밀도 감소는 폐 질환이 진행된 많은 성인에게 여전히 문제가 되고 있으며, 모든 성인 및 청소년 CF 환자에게는 선별 검사를 권장한다. 호주 CF 자료 등록기관의 자료에 따르면 40세 이상의 CF 환자에게서 골다공증의 유병률은 13%, 골감소증의 유병률은 23%였으며, 이 환자 집단 중 8%는 지난 12개월 동안 골절이 있었다. 이식 전후의 최소 외상 골절도 임상 과정에 상당한 영향을 미칠 수 있다.

골밀도 감소는 일반적으로 이중 에너지 방사선 흡수측정(dual-energy x-ray Absorptiometry, DEXA) 영상을 기반으로 진단하며, 이 검사는 초기 청소년기부터 2년에 한 번씩 진행할 것을 권장한다. 골밀도가 안정된 환자에게는 검사 간격을 늘려도 괜찮지만, (1) 골다공증의 DEXA 기준을 충족하는 환자, (2) 장기간 전신 코르티코스테로이드 치료 중인 환자, (3) 최소 외상 골절이 있는 환자, (4) 폐 상태가 급격히 감소하는 환자에게는 매년 검사를 시행해야 한다. 정량 CT 같은 골밀도를 평가하기 위한 다른 방법은 척추 높이에 대한 뼈 질량의 추정 조정값을 제공하기 때문에, 키가 매우 작은 환자에게 더 적합할 수 있다.

골밀도 감소를 예방하기 위한 전략은 중요하며, 여기에는 영양 상태 최적화, 폐 기능 유지, 소아기 후기 및 청소년기 동안 규칙적인 운동 참여 등이 포함된다. 마찬가지로, 이러한 원칙은 성인의 뼈 건강 유지에서도 중요하다. 생식샘저하증, 갑상샘항진증, 비타민 D 결핍증 같은 2차 골다공증의 잠재적 원인에 대한 환자 평가도 반드시 필요하다. CF에 합병증으로 골다공증이 생겼다면, 먼저 앞서 언급한 위험 요인을 수정한 다음, Bisphosphonate를 이용한 뼈 복원을 고려해야 한다.

생식능력 및 생식

불임은 남자 CF 환자 중 98% 이상이 가지고 있는 합병증이며, 선천 양쪽 정관 결손(congenital bilateral absence of the vas deferens, CBAVD)으로 인해 발생하지만, 정자발생은 일반적으로 정상이다. 최근 몇 년 동안 성인 CF 진료소는 자녀를 낳은 남자 환자가 증가하고 있다고 보고했다. CBAVD 환자가 아이를 낳는 방법에는 고환 부고환 정자 흡인 시술 및 세포질내 정자 주입 등이 있다. 이 시술은 기증자 정자를 사용한 인공 수정을 포함한 다른 생식 선택지를 대체할 수 있다. 또한, 만성 질환이 있으면 일반적으로 입양 기관을 통한 입양 신청이 거절된다는 점을 감안하면, CF 환자의 입양은 대부분의 국가에서 문제로 남아있다. CF 환자가 부모가 되었을 때의 건강 결과는 잘 알려져 있지 않다.

여자 CF 환자는 생식 기능이 정상이지만 희발월경, 불규칙월경, 끈적한 자궁경부 분비물로 인한 정자의 자궁 경부 통과 실패 등 여러 요인이 생식력에 부정적인 영향을 미칠 수 있다. 임신 후 5년 동안 환자를 추적 관찰한 코호트 연구에서 임신은 산모의 생존에 나쁜 영향을 미치지 않는 것으로 밝혀졌다. 산부인과 전문의팀과 CF팀 사이의 효과적인 의사소통을 포함하여 산전 관리에 대한 다학제 접근법이 필요하다.

신장병

급성 신장 손상은 CF에서 널리 보고되고 있으며, IV Aminoglycoside, NSAID, 탈수를 포함한 최근의 폐 악화 치료와 관련이 있다. 반대로, 만성 신장병은 드물지만 나이가 들수록 더 흔해지며, 여자 및 폐 기능이 좋지 않은 환자와 관련이 있다. 만성 신장병의 추가 위험 요인에는 CFRD, 빈번한 급성 신장 손상 사건, 폐 이식 등이 있다. 이식 후 신장 기능 악화는 흔하며, 대부분은 기존에 신장 장애나 CFRD가 있었던 환자에게 발생한다. Calcineurin 억제제와 고혈압은 이식 후 만성 신장병을 더 악화시킬 수 있다.

CF의 심리적 측면

삶의 질

앞서 언급했듯이 CF의 생존 기간은 지난 50년 동안 급격히 증가했으며, 새로운 CF 관련 합병증의 출현과 짝을 이룬 폐 기능 감소는 CF의 정신사회 측면 및 삶의 질에 미치는 영향을 강조하게 되었다. 질병과 그 치료에 대한 부담은 이제 잘 알려져 있으며, 이는 새로운 치료법이 환자가 보고하는 결과에 미치는 영향을 판단하는 것이 중요하다는 인식으로 이어졌으며, 또한 건강 관련 삶의 질 측정법 개발로 이어졌다.

정신 건강

정신 건강 관리는 CF 치료를 제공하는데 있어 매우 중요하며, 심리 장애에는 성인과 청소년 CF 환자에서 흔히 보고되는 우울증과 불안이 포함된다. 심리적 고충의 예측 요인은 표 25.5에 나와있다. 걱정스럽게도 CF 환자 중 5%는 자살을 생각했던 것으로 알려졌다.

표 25.5 성인 CF 환자에서 우울증 및/혹은 불안과 관련한 임상 특징

심리 증상의 예측 요인[a]	
우울증 및 불안	• 고령 • 낮은 FEV_1 예측치 % • 최근의 기흉 혹은 객혈 • 이식 대기자로 등록 • 신경정신과 약물 복용 • 심리 치료를 받은 이력
우울증	• 최근 IV 항생제 사용
불안	• 여성 • 낮은 체질량 지수

[a] 출처: Quittner, AL, Goldbeck, L, Abbott, J et al., Thorax, 69, 1090–1097, 2014.

심리 증상과 관련된 부정적 결과에는 폐 기능 저하, 입원 증가, 삶의 질 감소, 투약 충실도 악화, 의료 비용 증가 등이 있다. 현재 심리적 고충의 적절한 치료가 임상 결과에 얼마나 영향을 미치는지는 알려지지 않았다.

정신 건강 관리 제공 방법은 CF 센터와 국가마다 다르며, 우울증과 불안을 안정적으로 측정하기 위한 척도의 표준화가 필요하다. 정신 건강에 대한 체계적인 선별 검사는 심각한 장애가 발생하기 전에 심리적 고충을 조기에 식별하고 적절한 개입을 시작하기 위해 중요하다. CF 환자의 우울증과 불안에 대한 선별 검사, 진단, 관리를 위한 알고리듬이 발표되었으며, 정기적으로 관리할 것을 권장한다.

충실도

지난 20년 동안 CF 환자의 치료법은 매우 복잡해졌으며, 이는 순응도에 부정적인 영향을 미칠 수 있다. CF 팀은 환자 및 가능한 경우 가족과 협력하여 환자의 역할, 치료 효과에 대한 인식, 내약성, 충실도 등에 대한 지식을 포함하여 치료의 모든 구성 요소를 평가해야 한다. 이 평가는 연간 점검 과정의 일부로 진행할 것을 적극 권장한다. 충실도를 장려하는 접근 방식을 주제로 하는 연구가 계속 진행되고 있다.

새로운 치료법

CF 치료의 주요 발전은 CF의 근본 원인을 표적으로 하는 CFTR 조절제의 발견 및 개발에서 비롯되었다. 폐에서 CFTR 조절제는 CFTR 기능을 복원하여 기도 수분 공급과 점액 제거를 개선한다. 또한, 관련 기관의 CFTR 기능을 조절하여 폐외 합병증을 치료할 수 있다. 마지막에는 CFTR 활성을 개선함으로써 CF 증상을 예방하고 질병 진행을 늦출 수 있기를 기대한다. 현재까지 CFTR 조절제는 작동 기전에 따라 세 가지 중 하나로 분류된다(그림 25.14).

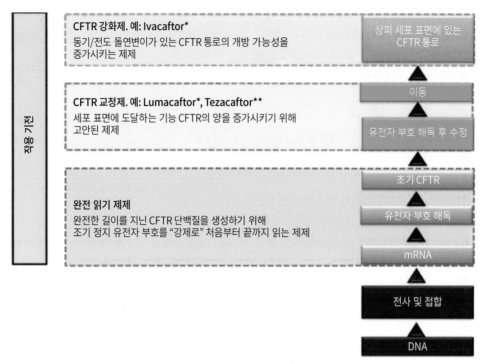

그림 25.14 CFTR 조절제의 작용 기전. *임상 사용 승인 ** 2017년 임상 3상 종료

CFTR 동기/전도도 돌연변이

Ivacaftor (Kalydeco)는 상피 세포 표면에 발현되는 CFTR 통로의 활성을 증강시키는 CFTR 강화제이며, III 등급 G551D 돌연변이가 적어도 하나 이상이 있는 6세 이상의 환자를 위한 치료제로 2012년 1월 FDA에서 최초로 승인되었다. G551D는 가장 흔한 CFTR 동기 돌연변이(gating mutation)며, 아일랜드에서 가장 높은 유병율이 관찰되며, 2013년 자료를 기준으로 CF 환자 중 14.5%가 이 돌연변이를 적어도 하나의 맞섬 유전자에 가지고 있었다. 세계의 다른 지역에서는 G551D 돌연변이의 빈도가 흔하지 않다. 예를 들어, 유전형 분석 결과 호주, 영국, 미국에서는 CF 환자 중 4-7%가 G551D 돌연변이가 있었지만, 스칸디나비아와 남부 유럽에서는 환자 중 0.5% 미만이 이 돌연변이를 가지고 있었다. 2개의 임상 3상 시험 결과에 따르면 위약 집단에 비해 Ivacaftor로 치료한 집단에서 FEV_1과 BMI가 유의미하게 증가하였으며, 땀 염소 검사 수치도 유의미하게 감소하였다. 땀 염소 검사 수치는 CF 진단에 필요한 수치 미만으로 감소하였다. 임상 3상 개방 표지 연장 시험(open-label extension trial)에서는 이러한 개선이 최대 144주 동안 지속되는 것으로 밝혀졌다. 시판 후 관찰 연구에서도 유사한 결과가 보고되었으며, Ivacaftor 요법은 점액섬모 청소율을 개선하고 위장관 pH를 정상화하는 것으로 밝혀졌다. 또한, Ivacaftor 요법은 Ivacaftor 개시 1년 후 임상 검체의 *P. aeruginosa* 검출 감소와도 상관관계가 있다. 또한, 강화제를 투여받은 FEV_1 예측치가 40% 미만인 중증 폐 질환 환자에게서 대조군과 비교하여 임상적으로 유의미한 개선이 관찰되었다.

최근에 Ivacaftor는 다른 비-G551D 동기 돌연변이가 있는 6세 이상의 환자들을 대상으로 하는 임상 3상 시험에서 평가되었다. 이 연구에서 G551D 돌연변이가 있는 환자들과 비교하여 Ivacaftor로 치료받은 비-G551D 동기 돌연변이가 있는 환자에서도 유사한 임상 개선을 관찰할 수 있었다. III 등급 동기 및 IV 등급 전도도 이상 돌연변이인 R117H 돌연변이가 있는 환자를 대상으로 하는 연구에서도 폐 기능 개선을 확인할 수 있었다. 그러나, G551D 돌연변이와 비교할 때 개선 정도는 적었다. 최근 종료된 임상 3상 개방 표지 연구는 맞섬 유전자 중 적어도 하나에 CFTR 동기 돌연변이가 있는 2세에서 5세 사이의 CF 소아에서 Ivacaftor의 안전성, 약동학, 약력학을 평가했다. 이러한 임상 실험 및 실험실 기반 연구에서 얻은 긍정적인 결과에 따라 FDA는 38개의 동기 혹은 잔류 기능 돌연변이(표 25.1) 중 적어도 하나 이상이 있는 2세 이상의 CF 환자를 치료하기 위해 Ivacaftor를 승인하였다.

CFTR 접힘/성숙 돌연변이

F508del은 가장 흔히 발견되는 CFTR 돌연변이이며, 많은 국가에서 CF 환자 중 약 80-90%는 이 돌연변이를 적어도 하나 이상 가지고 있다. 그러나, 이스라엘과 이탈리아를 포함한 다른 국가

에서는 F508del의 유병률이 낮았으며, CF 환자 중 40% 미만이 이 돌연변이를 가지고 있었다. F508del은 II 등급 돌연변이로 단백질 접힘 결함 및 그 뒤로 이어지는 돌연변이 CFTR이 세포 표면에 도달하기 전에 분해되는 것과 관련 있다. 꼭대기쪽 표면(apical surface)에 도달하는 소수의 돌연변이 CFTR 통로도 통로 개방 및 안정성이 비정상이다. 2015년 7월, FDA는 F508del이 두 개 있는 12세 이상 CF 환자의 치료를 위해 CFTR 조절제 조합인 Orkambi를 승인했다. Orkambi는 교정제와 강화제로 구성된다. 교정제로는 세포 표면에서 세포 처리를 교정하고 기능 CFTR의 양을 증가시키는 Lumacaftor를 사용하며, 강화제로는 통로 개방을 증가시키는 Ivacaftor를 사용한다.

이 조합을 사용한 임상 3상 시험은 F508del에 대한 동형접합이 있는 12세 이상 환자를 대상으로 하여 종료되었고, 대조군과 비교하여 폐 기능, BMI가 개선되었으며, 폐 악화율이 감소하였다. 그러나 기준선에서 FEV_1 증가 정도는 Ivacaftor를 중심으로 진행한 연구에 비해 미미했다. 이 결과는 Ivacaftor가 사람 1차 기도 상피 세포에서 Lumacaftor가 교정한 F508del의 전환율을 증가시킨다는 것을 발견한 시험관 내 연구 결과를 반영하는 것일 수도 있다. 따라서, Lumacaftor–Ivacaftor 조합의 효과를 더욱 향상시키고, F508del-CFTR의 활성을 완전히 교정하기 위한 두 번째 CFTR 조정제가 필요하다. 이 가설을 뒷받침하는 근거는 실험 및 단백질 모델 연구에서 보고되었다.

Lumacaftor–Ivacaftor는 또한 폐 질환이 진행되고 F508del에 대해 동형접합인 환자들에게도 사용되었으며(NCT02390219), Lumacaftor–Ivacaftor를 장기간 사용한 환자와 F508del에 동형접합인 환자에 대한 개방 표지 연장 연구가 완료되었으며, 두 연구에서 모두 유망한 결과를 얻었다. 그러나 일부 환자에서 중단으로 이어진 Lumacaftor–Ivacaftor에 대한 부작용으로 숨가쁨, 흉부 압박감, 상기도 감염 등이 보고되었으며, 항곰팡이 제제와 호르몬 피임약 같은 다른 약제와의 약물 상호작용도 흔하며, 이는 Lumacaftor–Ivacaftor 사용을 더 복잡하게 만들 수 있다.

이후에 Tezacaftor라는 새로운 CFTR 조절제가 개발되었으며, 2017년 하반기에 3개의 다기관 위약-대조군 임상 시험 결과가 발표되었다. F508del 돌연변이 동형접합 환자와 F508del 이형접합 및 G551D 돌연변이가 있는 환자에게 Tezacaftor 단독 사용과 Ivacaftor와의 병용 사용에 대한 임상 2상에서 적절한 용량을 찾을 수 있었으며, 부작용은 치료 집단과 위약 집단이 비슷했으며, 중단 비율은 낮았다고 보고했다. 12세 이상의 CF 환자를 대상으로 하는 2개의 임상 3상 시험이 추가로 진행되었다. F508del 돌연변이에 대한 동형접합이 있는 위약 환자군에

비해 Tezacaftor-Ivacaftor는 폐 기능을 개선하고, 폐 악화 위험을 감소시킨다. F508del 돌연변이에 대한 이형접합과 잔류 기능 돌연변이가 있는 위약 환자군에 비해서도 Tezacaftor-Ivacaftor는 폐 기능과 환자가 보고하는 호흡 상태를 개선해준다. 이러한 임상 3상 연구는 Tezacaftor-Ivacaftor에 대한 만족스러운 안정성을 추가로 보여준다.

Tezacaftor-Ivacaftor와 VX-152 (NCT02951195), VX-440 (NCT02951182), VX-445 (NCT03227471), VX-659 (NCT03224351) 중 하나를 이용한 3중 요법에 대한 여러 가지 임상 2상 연구의 예비 결과가 완료되었다. 중요 임상 3상 연구는 2018년에 시작할 것으로 예상된다. 또한, Vertex Pharmaceuticals이 주도하는 VX 프로그램뿐만 아니라 Galapagos NV (NCT02707562, NTC 02690519, NCT03119649) 및 Flatley Discovery Labs (NCT03173573, NCT03093714)을 비롯한 여러 다른 생명공학 회사도 CFTR을 조절하기 위한 약물을 개발하고 있다.

무의미 돌연변이

CF 환자 중 약 10%는 I 등급 CFTR 무의미 돌연변이(nonsense mutation)를 가지고 있으며, 이는 CFTR 단백질 절단 혹은 mRNA 전사물의 붕괴를 유발한다. Aminoglycoside가 상피 세포 안의 리보소체(ribosome)에 결합하고, 유전자 부호해독(translation) 중에 조기 정지 유전자 부호(premature stop codon)를 강제로 처음부터 끝까지 읽어 완전한 길이를 지닌 단백질 생성으로 이어진다는 것이 입증되었다. 안타깝게도, 기능 CFTR 생성을 회복하기 위한 Aminoglycoside의 임상 사용은 장기간 투여 시 신독성과 귀독성이 예측되기 때문에 제한적이다.

Ataluren은 Aminoglycoside와 유사하지만, 독성 부작용 없이 리보소체를 표적으로 하기 위해 개발되었다. 임상 3상에 따르면 Ataluren을 투여받은 환자는 1차 평가변수인 48주에 기준선으로부터 FEV_1 예측치의 상대적 변화를 충족하지 못했다. 그러나, 사후(post hoc) 분석에 따르면, 일부 하위 집단은 대조군에 비해 폐 기능 저하 및 폐 악화가 덜 발생했다. 이 하위 집단은 만성 흡입 Tobramycin을 투여하지 않은 환자로 구성되어 있었으며, 이를 통해 리보소체 수준에서 Ataluren과 Tobramycin 사이의 경쟁적인 약물 상호작용이 존재했음을 추측해 볼 수 있다. 그러나, Ataluren에 대한 후속 국제 다기관 임상 3상 시험 (NCT02139306)에서 무의미 돌연변이가 있으며, 장기간 흡입 Aminoglycoside를 투여하지 않은 위약군 환자에 비해 폐 기능이나 폐 악화율에 유의미한 차이가 없음을 확인했다. 따라서, CF 치료제로서의 Ataluren 개발은 중단되었다.

유전자 요법

유전자 요법은 환자 세포에 CFTR의 정상 복제 삽입을 기반으로 하는 치료법이며, 어떤 CFTR 돌연변이 조합이 있는 환자라도 치료할 수 있는 가능성이 있다. 유전자 전달에는 아데노바이러스 매개체, 렌티바이러스(lentivirus) 매개체, 혹은 지방소체 매개체 같은 다양한 매개체를 사용할 수 있으며, 이는 다양한 수준의 면역원성, 핵산전달감염(transfection) 효능, CFTR 발현 활성과 관련 있다.

1년 동안 매월 분무 pGM189/GL67A 유전자-지방소체 복합체를 투여한 비바이러스 CFTR 유전자 전달 요법은 위약군에 비해 적당한 폐 이점, 즉 폐 기능 안정화와 관련이 있다는 것이 최근 입증되었다. 이 연구는 비바이러스 유전자 요법이 안전하고 CF의 임상 매개변수에 긍정적인 영향을 미칠 수 있음을 처음으로 보여주었지만, 치료의 효율성을 향상시키거나 다른 유전자 전달 매개물을 평가하기 위해 초기 임상 시험에서 후속 연구가 필요하다.

치료 제공

CF 자료 등록기관

CF 자료 등록기관은 1960년대 초반에 설립되었고, 건강 결과, 합병증, 사용한 치료법 등을 평가하기 위한 핵심 자료를 제공해준다. 대다수 등록기관은 국가 수준에서 관리하지만, 최근 몇 년 동안 유럽 CF 환자 등록기관이 발족하여 현재는 환자와 국가의 범위를 점차 늘려가고 있다. 등록기관은 연구의 기초가 되었으며, 연구 집단이 개별 센터에서 검색할 수 있는 것보다 훨씬 더 많은 환자 집단에 접근할 수 있도록 해준다. 등록기관 분석을 통해 센터별로 결과에 차이가 있음을 확인할 수 있었고, 이는 많은 경우 공개적으로 발표되는 센터 간 비교로 이어졌다. 센터별 FEV$_1$ 예측치 % 및 BMI의 중앙값 등과 같은 주요 임상 결과와 연간 외래 환자수 및 호흡기 검체 수집 수 등과 같은 치료 제공 측면을 비교한다. 근거에 따르면 임상 결과는 센터에 따라 매우 다양하며, 이는 센터별 CF 유전자 돌연변이 분포와 사회경제적 요인을 조정한 뒤에도 차이가 크다.

표준 치료

CF 센터 간의 다른 임상 결과는 아마도 다학제 팀 구성원에 대한 접근, 진료소 평가의 빈도, 폐 기능 측정이나 미생물 배양 같은 평가 절차, 사용한 치료법을 포함하여 치료의 각 구성 요소를 전달하기 위해 채택한 접근 방식의 다양성에서 비롯되었을

가능성이 높다. 임상 의사 결정 과정을 위한 최적의 접근 방식에 대하여 자세한 정보를 제공하기 위해 CF 표준 치료 및 그 근거와 배경 그리고 지침이 개발되었다. 따라서, CF 센터 간에 균일한 임상 결과가 달성될 것으로 예상된다.

벤치마킹

전문 센터(high-functioning center) 사이의 체제 전달 및 치료의 특성에 대한 이해를 높이기 위해 CF 재단이 후원하는 대규모 벤치마킹 계획이 수립되었다. 전문 센터의 주요 특징에는 강력한 지도력의 존재, 일관된 치료를 제공하기 위해 체계적 접근방식으로 일하는 숙련된 치료팀의 존재, 건강 관리팀과 가족 간의 결과에 대한 높은 기대, 임상적 쇠퇴에 대한 조기 및 공격적 관리, 질병 관리 및 그 근거에 대해 참여하고, 권한을 부여받고, 잘 알고 있는 환자 및 가족 등이 있다. CF 재단은 또한 결과 향상을 목표로 하는 지역 질 향상 계획을 지원했으며, 재단은 CF 센터별 치료 방법에 대한 정보 공유 기회를 제공해주었으며, 이는 질 향상으로 이어졌다. 유사한 접근법이 다른 곳에서도 채택되었다.

동료 평가

동료 평가 프로그램은 현재 많은 국가에서 확립되어 치료 개선이라는 최종 목표를 가진 직원, 시설 및 체제를 포함하여, 제공한 CF 치료에 대한 외부 평가 기회를 제공한다. 이 과정은 일반적으로 보다 나은 자료를 위해 지역 병원 행정팀과의 협상이 필요하다.

질병 상태 감시

표준 치료에서는 자문의사가 일반의, 공동 진료 자문의사, 그리고 환자 및 간병인에게 후속 보고서를 제공하여 각각의 CF 환자에 대해 적절한 검사를 포함한 연간 평가를 권장한다. 평가는 환자 및 간병인과 협의해야 하며, 다음 1년간의 관리 계획에 동의해야 한다. 치료에 대한 충실도, 기도 청소, 흡입 기술 등에 대한 평가를 진행해야 한다. 세균과 곰팡이 같은 감염 병원체를 감시하고 적절한 치료를 선택했는지 확인하기 위해 매 병원 방문 시마다 기도 배양을 시행해야 한다. 또한, 폐 기능 검사를 할 수 있을 정도로 충분히 자란, 일반적으로 5세 이상의 환자에게는 매 방문 시마다 폐활량 검사 같은 폐 기능 검사를 시행해야 한다. 흉부 방사선 사진은 매년 촬영을 기준으로 시작해야 하며, 임상 악화가 감지되는 경우에는 더 자주 촬영한다. 저선량 프로토콜을 이용한 고해상도 CT 영상은 명백한 이유 없이 급속한 쇠퇴를 보이는 환자에게 바람직하며, 유용할

수 있다.

다학제 치료

CF 치료 전달의 주요 특징은 본질적으로 다학제라는 것이다. 이 장에서 설명한 바와 같이, 이 질병 과정의 복잡성은 환자 중심에 중점을 두고 협력하는 다양한 기술을 가진 팀 구성원이 필요하다는 점을 강조한다. 특정 규모의 센터에 근무하는 정규직을 포함하여, CF 치료 전달을 위해 권장하는 다학제 팀 구성원은 표 25.6에 나와있다. 개별 환자에 대한 논의를 위한 정기적인 팀 회의는 반드시 필요하며, 빈번하게 진행된다. 일반의 같은 다른 의료 제공자와의 서면 의사 소통도 중요하다. 또한, 이러한 서면 문서는 CF 합병증에 대해 잘 알고 있어야 하는 의료 종사자의 세부 정보도 제공해 준다. 이러한 의료 종사자에는 미생물학자, 임상 유전학자, 중재 영상의학과 전문의, 이비인후과 전문의, 산과 전문의 및 부인과 전문의 등이 있다.

치료 이행

소아 치료에서 성인 치료로의 치료 이행은 청소년 CF 환자에게 중요한 이정표이며, 치료 전환으로 이어지는 수년 동안 교육과 신중한 계획이 필요하다. 치료 이행은 일반적으로 16세 이후에 그리고 청소년이 고등학교 교육을 마칠 때까지 발생한다. 청소년기의 이 시기는 일반적으로 정규 교육이 끝나갈 무렵에 있는, 직업 추구를 시작하고, 더 독립적이 되며, 자신의 건강을 관리하는 사람에게 상당한 변화와 적응의 시기다.

미래 전망

지난 50년 동안 CF 환자의 생존율은 크게 증가했다. 이제는 CF 소아가 성인이 되기 전에 사망하는 일은 드물며, 성인 CF 치료로 이행하는 청소년의 건강은 점진적으로 개선되었다. 즉, 폐 기능과 영양 상태가 더 좋아졌다. 현재 선진국의 일부 지역에서는 소아 CF 환자보다 성인 CF 환자가 더 많다.

현재 소아 치료는 CF의 조기 진단, 폐 감염의 신속한 인식, 질병 진행을 예방하기 위한 치료에 중점을 두고 있다. 미래에는 진단 후 CFTR의 기본 결손을 표적으로 하는 개별화된 치료 접근법을 시작하여 폐 손상을 예방하고 췌장을 포함한 다른 장기의 정상 기능을 촉진할 수 있을 것이다. CFTR 기능을 회복하기 위해 고안된 많은 치료법이 개발 및 임상 시험의 다양한 단계에 있다. 이러한 치료법에서는 개별 치료 반응을 예측하기 위해 적절한 생물표지자(biomarker)를 사용해야 한다. 예를 들자면, 장기 유사체로 변한 장 세포는 치료 조합을 시험하고 생체 내 반응을 예측하기 위해 시험관 내 모델로 연구할 수 있다. 특히 어린 소아와 유아의 경우, 다중 호흡 세척(multiple breath washout)에서 유래한 폐 청소 지수(lung clearance index) 같은 민감도가 높은 임상 결과 측정법을 사용하여 개별화된 치료에 대한 개별 환자의 반응을 반드시 감시해야 한다. 질병이 밝혀진 환자의 경우, 개별화된 CFTR 유도 요법의 목표는 상태의 증상을 예방하기 보다는 개선하는 것이다. 이 환자들은 여전히 점액 폐쇄와 폐 감염 치료를 포함한 CF와 관련된 다른 치료법이 필요할 것으로 예상된다. 따라서, 이러한 증상을 관리하기 위해 더 나은 전략이 필요하다.

현재 여러 치료법으로 치료를 받는 성인의 수가 급증하고 있다. CF가 다원적인 질병이라는 사실은 잘 알려져 있으며, 이 질환을 가진 사람들이 더 오래 살게 되면서 신장 장애, 조기 혈관 노화, 대사 증후군, 위장관 암 같은 합병증이 나타나고 있으며, 이는 치료를 더 복잡하게 만든다. 또한, 항균제 내성 및 항생제 내성 CF 병원체의 출현은 점점 더 흔해지고 있다. 환자가 더 오래 살게 되었고, 따라서 항생제의 평생 부담에 더 많이 노출되었기 때문이다. 일부 장기간 치료에 대한 추가적인 우려 사항은 독성이며, Aminoglycoside 신독성 및 귀독성을 예로 들 수 있다. 이는 효과에 영향을 미칠 수 있으며, 현재 이용 가능한 항생제 선택을 제한할 수 있다. 결과적으로 현재 항생제 치료의 작용을 개선할 수 있는 새로운 항생제 또는 보조 항균제 개발이 필요하다. 예로는 철 분리 혹은 균체밀도 감지 억제제(quorum sensing inhibitor)를 들 수 있다. CF 치료 센터는 또한 고령 환자의 비만 부담 증가와 지질 수치 상승을 관찰하고 있다. 이러한 일을 방지하기 위해 향후 노인 환자에서 영양 조언 및 콜레스테롤 수치의 일상적인 검사를 세심하게 고려해야 할 수도 있다. 이는 또한 치료의 모든 측면에서 모든 CF 환자에게 치료를 개인화 할 필요성을 강조한다.

표 25.6 CF 치료 전달을 위한 다학제 팀 구성원

- 소아 호흡기 의사/호흡기내과 전문의
- 전문 간호사
- 물리 치료사
- 미생물학자
- 영양사
- 심리학자
- 사회 복지사
- 약사
- 유전학자
- 해당과 전공의
- 관리 지원
- 자료집적(database) 관리자

건강 관리 체계는 증가하는 성인 CF 환자의 수에 빠르게 적응해야 하며, 앞으로는 전체 CF 집단에 전문화된 치료를 제공하기 위해 다학제 팀 내의 모든 건강 관리 분야에 공식 교육 프로그램을 구축해야 한다. CFTR 조절제 치료법의 시대에, 제약 산업, 의료 제공자, 정부 입장에서 CF의 기본 결함 치료는 이러한 치료법의 개발, 보조, 자금 지원에 대한 도전이 될 수 있다.

더 읽을거리

Bell SC, De Boeck K, Amaral MD. New pharmacological approaches for cystic fibrosis: Promises, progress, pitfalls. Pharmacol Ther 2015;145:19–34.

Conway S, Balfour-Lynn IM, De Rijcke K, Drevinek P, Foweraker J, Havermans T, Heijerman H, Lannefors L, Lindblad A, Macek M, Madge S, Moran M, Morrison L, Morton A, Noordhoek J, Sands D, Vertommen A, Peckham D. European Cystic Fibrosis Society Standards of Care: Framework for the Cystic Fibrosis Centre. J Cyst Fibros 2014;13(Suppl 1):S3–22.

Doring G, Flume P, Heijerman H, Elborn JS. Treatment of lung infection in patients with cystic fibrosis: Current and future strategies. J Cyst Fibros 2012;11:461–79.

Flume PA, O'Sullivan BP, Robinson KA, Goss CH, Mogayzel PJ Jr, Willey-Courand DB, Bujan J, Finder J, Lester M, Quittell L, Rosenblatt R, Vender RL, Hazle L, Sabadosa K, Marshall B. Cystic Fibrosis Foundation, Pulmonary Therapies Committee. Cystic fibrosis pulmonary guidelines: Chronic medications for maintenance of lung health. Am J Respir Crit Care Med 2007;176:957–69.

LiPuma JJ. The changing microbial epidemiology in cystic fibrosis. Clin Microbiol Rev 2010;23:299–323.

Ramsey BW, Davies J, McElvaney NG, Tullis E, Bell SC, Dřevínek P, Griese M, McKone EF, Wainwright CE, Konstan MW, Moss R, Ratjen F, Sermet-Gaudelus I, Rowe SM, Dong Q, Rodriguez S, Yen K, Ordoñez C, Elborn JS. VX08-770-102 Study Group. A CFTR potentiator in patients with cystic fibrosis and the G551D mutation. N Engl J Med 2011;365:1663–72.

Ratjen F, Bell SC, Rowe SM. Cystic fibrosis. Nat Rev Dis Primers 2015;1:15010. doi:10.1038/nrdp.2015.10.

Smyth AR, Bell SC, Bojcin S, Bryon M, Duff A, Flume P, Kashirskaya N, Munck A, Ratjen F, Schwarzenberg SJ, Sermet-Gaudelus I, Southern KW, Taccetti G, Ullrich G, Wolfe S. European Cystic Fibrosis Society. European Cystic Fibrosis Society Standards of Care: Best practice guidelines. J Cyst Fibros 2014;13(Suppl 1):S23–42.

Stern M, Bertrand DP, Bignamini E, Corey M, Dembski B, Goss CH, Pressler T, Rault G, Viviani L, Elborn JS, Castellani C. European Cystic Fibrosis Society Standards of Care: Quality management in cystic fibrosis. J Cyst Fibros 2014;13(Suppl 1):S43–59.

PART 8

신생물

26 폐암   326
  Pallav L. Shah and Tom Newsom-Davis

27 희귀 폐 종양 및 폐로 전이하는 암종   353
  Brett C. Bade, Muhammad Perwaiz, Marc A. Judson, and Gerard A. Silvestri

28 세로칸 종양   363
  Daniel Körner and Hendrik Dienemann

폐암

PALLAV L. SHAH AND TOM NEWSOM-DAVIS

역학

폐암은 남녀 모두에서 주요 암 중 하나로, 네 번째로 흔한 암이지만, 암으로 인한 사망률은 두 번째로 높다. 폐암은 남자의 모든 암 중 20%를 차지하고 평생 위험은 1/13이며, 여자의 모든 암 중 12%를 차지하며 평생 위험은 1/23이다. 전 세계적으로 폐암 발생률은 160만 명으로 추정되며, 남자는 약 1,095,200건, 여자는 약 513,600건으로 추정된다. 2008년 선진국에서는 724,300명이 새로 폐암을 진단받았으며, 개발 도상국에서는 884,500명이 새로 폐암을 진단받았다. 폐암의 전 세계적 부담은 급격히 증가했으며, 이는 개발 도상국에서 급격히 증가하는 흡연율을 반영한다.

2012년 미국에서 추정되는 폐암 발생은 226,000명이며, 16만명이 폐암으로 사망할 것으로 예상된다. 유럽에서 폐암 발생은 41만 명이며, 354,000명이 사망할 것으로 예상된다.

폐암 발생률은 지리에 따라 매우 다양하며, 이는 주로 흡연과 같은 주요 위험 요인의 변동과 관련이 있다. 유럽 연합에서 발생률은 35세 남자 10만 명당 7명, 35세 여자 10만 명당 3명이지만, 75세 이상은 남자와 여자가 각각 440명과 72명이다(표 26.1).

병인

흡연은 대다수 폐암 환자에서 주요 위험 요인이며 남자의 폐암 원인 중 90%, 여자의 폐암 원인 중 79%를 차지한다. 흡연과 폐암의 인과 관계는 50년 전 Doll과 Hill이 밝혀냈다. 이들은 폐암, 간암, 위장관 암이 의심되어 병원에 입원한 환자들 사이에 연관성이 있는 것을 처음 발견했다. 최종 진단으로 폐암을 확진받은 환자는 최종 진단으로 폐암을 진단받지 않은 환자에 비해 흡연자일 가능성이 더 높았다. 핵심 연구는 의료인 명부에 있는 의사 집단을 대상으로 한 전향 분석이었다. 이들은 British

Medical Journal의 서한을 통해 모집했고, 4만 명이 응답했다. 이후 2년 반 동안 789명이 사망했고, 이 중 36명은 폐암이 있었다.

추가 연구에 따르면 폐암 위험과 흡연 사이에는 분명한 연관성이 있었다. 흡연 정도와 폐암의 위험 사이에는 용량 의존 관계가 있었으며, 모집단을 기준으로 흡연과 폐암 발생 사이에는 시간 경과 패턴이 있었다. 표 26.2는 환자가 금연을 시작한 나이에 따른 누적 폐암 위험을 보여준다. 간접 흡연과 관련한

표 26.1 75세까지 폐암의 발생률, 사망률 및 누적 발병 가능성

		발생률		사망률	
		ASR	누적 위험	ASR	누적 위험
선진국	남	47.4	5.7	39.4	4.7
	여	18.6	2.3	13.6	1.6
개발 도상국	남	27.8	3.3	24.6	2.9
	여	11.1	1.3	9.7	1.1

출처: Globoscan 2008의 통계
약자: ASR, 연령 표준화 비율(age standardized rate)

표 26.2 흡연 상태 및 성별에 따른 폐암으로 인한 누적 사망 위험

		남	여
비흡연자		0.4	0.4
이전 흡연자		5.5	2.6
금연 나이	30대	0.5	
	40대	3.0	-
	50대	6.0	-
	60대	10.0	-
현재 흡연	여송연(cigar) 혹은 파이프	8.1	-
	권련 담배	15.9	9.5
	흡연량		
	하루에 5개비 이하	10.4	3.4
	하루에 5-14개비	12.8	7.7
	하루에 15-24개비	16.7	10.4
	하루에 25개비 이상	24.4	18.5

폐암의 위험도 확인되었다. 따라서, 폐암은 가장 예방할 수 있는 암이며 금연뿐만 아니라 간접 흡연을 예방하는데 중점을 두어야 한다. 금연을 한 환자의 경우 폐암 발병의 위험은 약 15년 동안 점차적으로 감소하여 한 번도 흡연을 하지 않은 사람의 약 2배 수준까지 떨어진다.

석면 및 비소, 베릴륨, 비스 클로로메틸 에테르, 카드뮴, 크로뮴, 니켈, 다환 방향족 탄화수소, 라돈, 염화 비닐 같은 다양한 화학물질에 노출되어도 폐암 위험이 증가한다. 노출은 대부분 직업 환경에서 발생한다. 석면은 일반적으로 건설 산업에서 내화 물질로 사용된다. 따라서 석면 채굴 및 가공 산업뿐만 아니라 건축업자, 배관공 및 지붕 수리공에서도 폐암 발생률이 높게 나타났다. 가장 큰 위험은 특히 석면 중 흰색 백석면(chrysotile)보다는 갈색 각섬석(amphibole) 계통에서 발생했다. 흡연 중인 사람에서는 위험이 최대 16배로 현저하게 증가한다. 현재 미국과 유럽에서는 석면 사용이 금지되었지만, 러시아와 아시아에서는 석면이 상당한 양으로 제조되고 활용되고 있다.

석탄 가스, 금속 정제, 제련 등의 산업에서 앞서 언급한 화학 물질의 사용으로 인해 폐암 발생률이 더 높게 관찰되었다. 라돈 가스의 위험은 주거 환경에서 발생한다. 특정 지역에서 우라늄 238의 분해 산물인 라돈 226이 집에 축적되었기 때문이다. 극동 지역에서는 환기가 잘 되지 않는 환경에서 생물 연료를 사용하여 요리하기 때문에 폐암 발생률이 조금 더 높다.

방사선 노출은 폐암을 포함한 모든 암의 위험을 증가시킨다. 비슷한 원리로, 림프종과 유방암에서 흉부에 대한 치료 방사선은 특히 흡연자에게서 폐암 발병 위험을 증가시킨다. 폐 섬유증, 만성 폐쇄 폐 질환, 사람 면역 결핍 바이러스 감염 같은 다른 질환도 더 큰 위험과 관련이 있다.

발병기전

흡연은 폐를 다환 방향족 탄화수소, 나이트로사민(nitrosamine) 같은 수많은 발암 물질에 노출시킨다. 이는 결국 DNA, RNA 및 단백질에 직접 및 간접 손상을 유발한다.

방사선, 라돈 가스, 기타 발암 물질은 비슷한 효과를 나타낸다. 발암 물질 중 일부는 대사적으로 활성이 있으며, DNA와 반응하여 공유 결합된 DNA 부가물을 생성한다. 세포 복구 효소는 DNA 부가물을 원래의 상태로 복구한다. 그러나 DNA 복제 중 이상이 지속되면 영구적인 돌연변이로 이어질 수 있다. 세포 자멸사(apoptosis) 혹은 세포 사멸(cell death)이 이 과정을 조절한다. 그러나 종양 단백질 p53 (tumor protein p53, TP53) 같

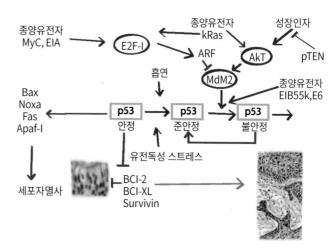

그림 26.1 폐암의 발병기전에서 p53 및 종양유전자의 역할

은 종양 억제 유전자 혹은 RAS, MYC 등의 종양 유전자 같이 중요한 영역의 돌연변이는 세포 조절에 영향을 미치며, 암 발병으로 이어질 수 있다(그림 26.1).

폐암의 분자 역학

표피 성장 인자 수용체(epidermal growth factor receptor, EGFR) 군은 4개의 타이로신 인산화효소(tyrosine kinases)로 구성된다. 이는 표피 성장인자, 전환 성장 인자, 인슐린 유사 성장 인자 같은 여러 성장 인자에 의해 활성화되는 막경유 신호 수용체다. 이는 수용체 동형 이합체화 반응(homodimerization)이나 이형 이합체화 반응(heterodimerization)을 유도하며, 세포내 연쇄반응을 유도하여 세포 증식, 혈관발생, 침습, 전이, 세포 자멸사 억제 등으로 이어진다(그림 26.2).

EGFR 유전자의 주요 돌연변이는 엑손(exon) 19 결손(dele-tion)이나 엑손 21 점 돌연변이(point mutation) L858R이다. EGFR 유전자의 돌연변이는 모든 폐암 환자의 약 10%에서 발견되며, 흡연을 한 적이 없는 샘암종(adenocarcinoma) 환자의 약 50%에서 발견된다. EGFR 돌연변이는 내부 활성화(intrinsic activation)와 세포 증식으로 이어지며, 그 결과 EGFR 경로를 통해 암 세포의 생존이 증가한다.

역형성 림프종 인산화효소(anaplastic lymphoma kinase, ALK) 유전자도 폐암의 발병 및 진행에 영향을 미친다. EML4 (echinoderm microtubule-associated protein-like 4)-ALK를 비롯한 염색체 재배열을 통한 ALK 활성은 비소세포 폐암(non-small cell lung cancer, NSCLC) 환자 중 4-6%에서 확인되었으며, 샘암종 조직형, 흡연을 한적이 없는 사람, 여자와 관련이 있다.

k-RAS, ROS-1, BRAF, c-MET 같은 추가 유전 변형이 발견

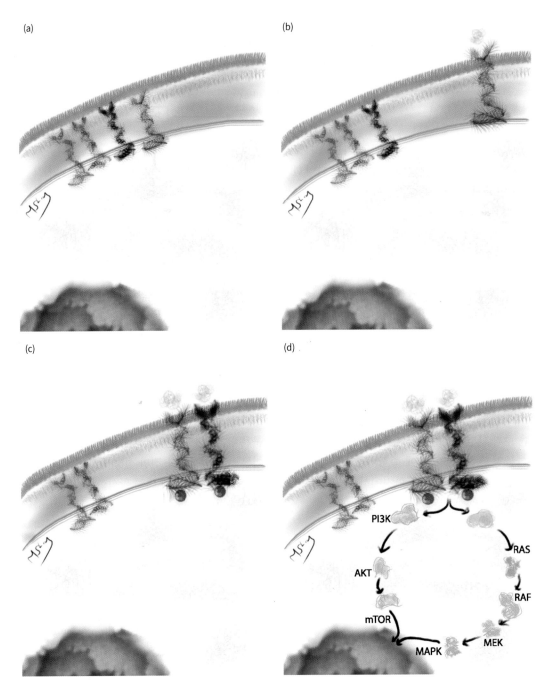

그림 26.2 EGFR 수용체의 활성과 이형 이합체 형성을 통한 세포내 타이로신 인산화효소 경로의 활성화. (a) EGFR 표면 수용체, (b) EGFR 수용체와 결합, (c) 이형 이합체 형성, (d) 세포 내 타이로신 인산화효소 경로의 활성화

되어 폐암의 분자 생물학에 대한 이해가 더욱 넓어졌다.

폐암에 대한 유전 감수성

망막모세포종 유전자(retinoblastoma gene, RB1)가 있는 보인자와 TP53 유전자 돌연변이가 있는 흡연자는 폐암의 위험이 더 높다. 연관 연구에서도 염색체 6q의 비정상 유전자 자리(locus)가 확인되었지만, 특정 유전자 자리는 확인되지 않았다.

흡연 관련 손상 복구 기전과 연결된 유전자, 즉 GSTT1 (glutathione S-transferase theta-1), DNA 복구, 염증 조절, 성장 인자 등과 관련된 유전자에 돌연변이가 있는 사람은 폐암 발병의 위험이 상대적으로 더 크다고 여겨진다.

병리

폐암의 두 가지 넓은 아형에는 비소세포암(non-small cell lung cancer, NSCLC)과 소세포암(small cell lung cancer, SCLC)이 있

상자 26.1 비소세포 폐암의 아형

편평 세포 암종

방추 세포 암종

샘암종
- 세엽
- 유두모양
- 비늘모양
- 점액형성을 동반한 고분화 고형 샘암종
- 태아 샘암종
- 교질 암종
- 점액 낭샘암종
- 반지세포 샘암종
- 투명 세포 샘암종

큰 세포 암종
- 바닥유사 암종
- 투명 세포 암종
- 거대 세포 암종

신경내분비 종양
- 림프상피종 유사 암종
- 샘편평 암종

유암종
- 기관지샘 암종
- 샘낭 암종
- 고등급 점액표피모양 암종
- 저등급 점액표피모양 암종

기타
- 가슴막폐 모세포종
- 폐 모세포종

다. 대다수 종양은 85%를 차지하는 NSCLC이며, 조직학적 아형은 상자 26.1에 나열되어 있다.

편평 세포 암종

이 암은 증식에서부터 편평 화생, 이형성, 중증 이형성을 지나 제자리 암종(carcinoma in situ)에 이르기까지 단계적으로 발전하는 것으로 생각된다(그림 26.3a-d). 그러나 모든 이형성이 암종으로 진행하는 것은 아니며, 이 과정에는 일부 가역성이 존재한다.

편평 세포 암종은 보다 중앙 쪽에 위치한 종양으로, 육안으로는 흰색이나 회색으로 보인다. 현미경 수준에서는 세포사이 결합체(intercellular bridge) 혹은 각질화(keratinization)가 특징이다(그림 26.3e).

샘암종

이 암은 폐 주변부에 더 자주 발생하지만, 근위부에도 발생할 수 있다. 비정형 샘종 증식은 샘암종의 전단계일 수 있다.

샘암종은 모양이 다양하며, 육안적으로는 작은 말초 결절에서부터 고형 결절, 광범위 경화에 이르기까지 다양하다. 현미경으로 보아도 세엽 세포(acinar), 유두모양(papillary, 그림 26.3f), 고형, 비늘모양(lepidic), 점액 패턴 등으로 모양이 매우 다양하다. 비늘모양 패턴이 있는 환자는 전반적으로 예후가 양호했지만, 미세 유두모양/고형(micropapillary/solid) 우세 패턴은 재발의 위험이 상당히 높았으며, 생존율도 상당히 낮았다(그림 26.3g).

소세포 암종

소세포 암종은 신경내분비 종양으로, 부드럽고, 괴사성이며, 주로 중앙에 위치한다. 작고 둥근 세포는 세포질이 매우 적고, 핵소체(nucleoli)가 불명확한 미세한 과립 핵 염색질 패턴을 가지고 있다(그림 26.3h).

진행 과정

폐암이 단일 세포에서 발생한다고 가정하면 일반적으로 종양이 직경 10 cm에 도달하려면 약 40번의 용적 배가(volume doublings)가 필요하다. 이는 사망 시 종양의 평균 크기다(표 26.3). 진단 시기에 종양의 평균 크기는 3 cm이며, 일반적으로 33번의 용적 배가를 거친다. 소세포암은 가장 빠르게 분열하는 암으로 약 29일마다 용적이 두배가 된다. 평균적으로 소세포암은 발견되기 전 2년 4개월 전부터 존재한다. 반대로, 폐의 샘암종은 느리게 자라며, 약 161일마다 용적이 두배가 된다. 샘암종

표 26.3 종양에 따른 배가 시간 및 악성 변화 시점으로부터의 배가 횟수와 성장에 걸리는 시간

	배가 시간	조기 진단(10 mm)	평균 진단(30 mm)	사망(100 mm)
용적 배가 횟수		30회	33회	40회
편평 세포 암종	88일	7.2년	8.4년	9.6년
샘암종	161일	13.2년	15.4년	17.6년
미분화 암종	86일	7.1년	8.2년	9.4년
소세포 암종	29일	2.4년	2.8년	3.2년

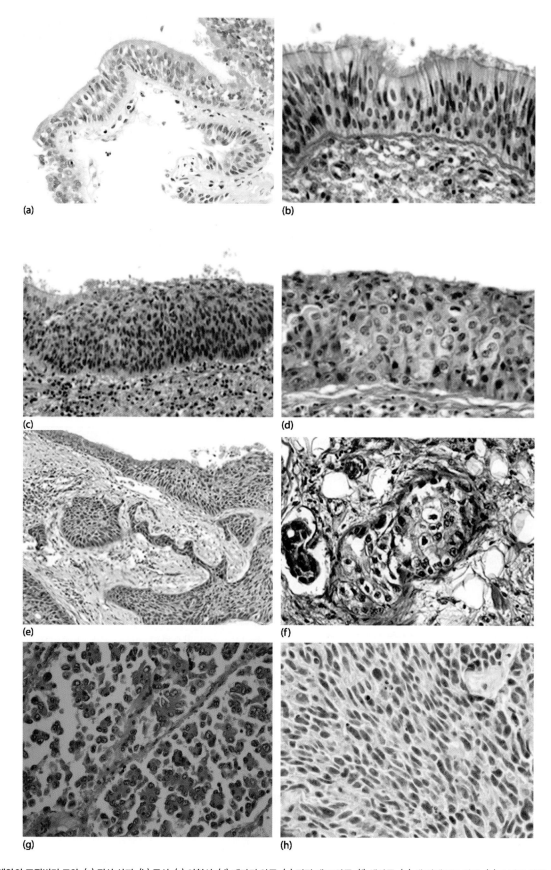

그림 26.3 폐암의 조직병리 모양. (a) 정상 상피. (b) 증식. (c) 이형성. (d) 제자리 암종. (e) 편평 세포 암종. (f) 샘암종. (g) 샘 미세유두 암종. (h) 소세포 암종

은 일반적으로 발견되기 전에 13년 이상 성장한다. 편평 세포 암종과 저등급 분화 암종(poorly differentiated carcinoma)은 앞서 설명한 둘 사이의 어딘가에 있으며, 약 88일 마다 용적이 두 배로 증가한다.

폐암의 성장에 걸리는 시간 또한 폐암이 일반적으로 암의 진행 과정 후반에 진단된다는 점을 보여준다. 암은 약 20번의 용적 배가 후에 전이할 수 있지만, 30번의 용적 배가를 거치기 전에는 검출할 수 없다. 따라서, 대부분의 환자는 증상이 나타난 시점에 이미 암이 진행되어 있다.

임상 양상

폐암은 일반적으로 초기 증상이 없다. 폐암의 증상은 매우 비특이적이며, 지속되는 기침, 젖은 가래, 호흡 곤란(상자 26.2), 흉

부 불편감 등이 나타날 수 있다. 결과적으로, 임상 증상을 보이는 환자는 대부분 암이 진행된 상태다(표 26.4).

상자 26.2 폐암에서 호흡 곤란의 기전
• 관내 기도 폐쇄
• 관외 기도 폐쇄
• 무기폐
• 폐쇄 폐렴
• 가슴막 삼출
• 심장막 삼출
• 폐동맥 혈전
• 림프관염 암종증

표 26.4 폐암의 임상 양상

	국소 질환	흉곽내 확산	전이 확산
증상	기침 젖은 가래 객혈 가슴 통증 체중 감소	가슴벽 통증 어깨 끝 통증 손의 위약감 쉰 목소리 두통 얼굴 부기	국소 통증
임상 징후	손톱의 곤봉증 단음 쌕쌕거림 국소 쌕쌕거림 그렁거림(stridor)	목정맥 확장 얼굴 다혈증(plethora) Horner 증후군 손의 작은 근육 소모	반신 마비 뇌전증 발작(epileptic seizure) 황달

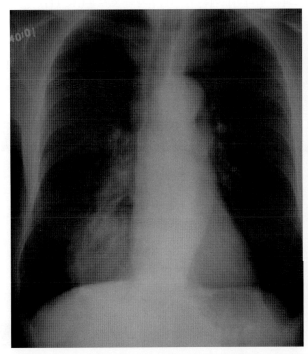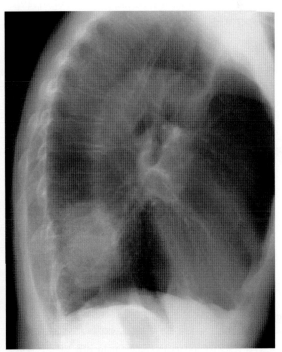

그림 26.4 우하엽 덩이를 보여주는 흉부 방사선 사진. 뒤앞 투사(PA view)와 오른쪽 가쪽 투사(right lateral view)

흉부 방사선 사진을 촬영하기 위해서는 문턱값(threshold)이 낮아야 한다(그림 26.4).

국소 질환

기침과 젖은 가래가 가장 흔한 증상이며 환자 중 50-70%에서 발생한다. 일반적으로 객혈로 병원을 찾는 경우가 많으며, 환자 중 약 20-50%에서 발생한다. 객혈은 일반적으로 가래에 보이는 줄무늬 형태의 혈액이지만, 일부 환자에서는 상당량의 신선혈이나 혈병(clot)이 있을 수도 있다. 그러나, 폐암에 대한 객혈의 양성 예측 값은 2.4% 밖에 되지 않는다.

내원 당시 환자 중 약 20%가 둔한 가슴 통증을 호소하며, 더 심각하고 국소적인 가슴 통증이나 가슴막염 가슴통증은 흉벽 침범을 의미할 수도 있다. 호흡 곤란은 여러 기전의 결과로 발생할 수 있으며, 환자 중 약 20%에서 나타난다(상자 26.2). 갈비뼈와 척추 몸통 같은 인접한 구조물에 종양이 국소 침범하면 지속하는 심한 통증을 유발할 수 있다. 가슴막 혹은 심장막으로 확장되면 삼출 및 이로 인한 호흡 곤란이 발생할 수 있다. 기관지 내 폐쇄 병변은 재발 국소 폐렴과 재발 구역 폐렴을 유발할 수 있다. 한쪽 혹은 단음(monophonic) 쌕쌕거림과 들숨 그렁거림(stridor) 같은 임상 징후는 폐쇄 기관지 종양의 일반적인 특징이 아니다. 림프관 침윤도 호흡 곤란으로 이어질 수 있다(그림 26.5).

꼭대기쪽 종양(apical tumor)은 확장하면서 위교감 신경 줄기(superior sympathetic chain)를 침범하여 Horner 증후군을 유발할 수 있으며, 팔 신경 얼기(brachial plexus)를 침범하면 어깨와 목에 통증을 유발하며, 손의 작은 근육들이 위축된다.

전이 질환

폐암은 부신, 뼈, 뇌, 간, 피부로 자주 전이된다. 체중 감소는 일반적으로 전이 질환을 의미하며, 특히 간 전이 환자에서 두드러진다. 1개월 사이에 20% 이상 감소한 체중은 일반적으로 불량한 예후를 의미하는 징후다. 뼈 전이는 국소 통증을 유발하며, 특히 갈비뼈, 척추, 위팔뼈(humerus) 및 넓적다리뼈(femur)를 침범한다. 반신마비, 조정 상실(loss of coordination), 혼란, 성격 변화, 혹은 뇌전증 발작(epileptic seizure)을 동반한 국소 신경 증상은 뇌 전이 환자에서 나타나는 특징일 수 있다. 뇌 전이는 소세포 암종 같은 폐암의 특정 유형에서 더 흔하다. 환자 중 최대 25%에서 빗장위 림프절(supraclavicular lymph node)과 앞목 림프절(anterior cervical lymph node)을 침범할 수 있기 때문에, 폐암 환자의 평가에서 일상적으로 평가해야 한다.

신생물 딸림 증후군

신생물 딸림 증후군(paraneoplastic syndrome)은 폐암 환자 중 10-20%에서 나타난다. 이러한 증후군 중 일부는 폐암 진단 이전에 나타날 수도 있다. 비대 골관절병증(hypertrophic osteoarthropathy, HOA)을 동반한 손가락 곤봉증(그림 26.6)은 폐암의 비전이 양상으로 여겨진다(그림 26.7). 수많은 증후군은 호르몬 혹은 펩타이드의 이소성 생성으로 인한 것이다(표 26.5). 이는 주로 소세포 폐암과 관련있다. 환자는 피로감, 구역, 복통, 혹은 혼란 같은 모호한 증상을 보일 수도 있으며, 젖흐름증(galactorrhea) 같은 더 특이적인 증상을 보일 수도 있다. 분비되는 펩타이드에는 부신피질자극 호르몬(ACTH), 항이뇨 호르몬(ADH), 칼시토닌, 옥시토신 및 부갑상샘 호르몬(PTH) 관련 펩타이드 등이 있다. 폐암 환자는 이러한 펩타이드의 수치가 높지만, 환자 중 5%에서만 임상 증상이 발생한다. Lambert-Eaton 근무력 증후군(Lambert-Eaton myasthenic syndrome) 같

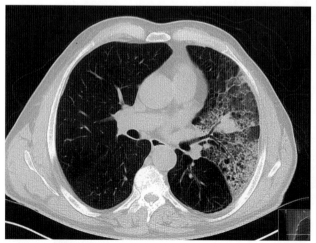

그림 26.5 림프관염 암종증(lymphangitis carcinomatosis)을 보여주는 흉부 CT 영상

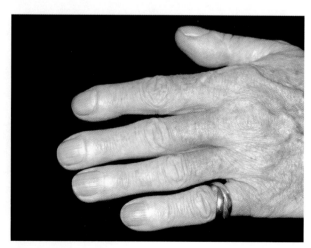

그림 26.6 손톱의 곤봉증

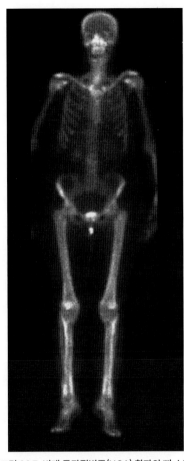

그림 26.7 비대 골관절병증(HOA) 환자의 뼈 스캔

표 26.5 폐암의 비전이 양상

흔한 양상	
일반	식욕부진 종말증(cachexia) 체중 감소 손톱의 곤봉증 비대 골관절병증
내분비	고칼슘혈증 부적절 항이뇨 호르몬 분비증후군(SIADH)
신경	Lambert-Eaton 근무력 증후군 말초 신경병증
혈액	빈혈 적혈구 증가증
드문 양상	
일반	발열 소모 심내막염(marantic endocarditis) 기립 저혈압
결합 조직 질환/혈관염	피부근염/다발근염 전신 홍반 루푸스
피부	흑색가시세포증 말단 각화증(Bazex 증후군) 후천 비늘증 후천 손발바닥 각질피부증 피부근염 고리 홍반 박탈 피부염 지속 이랑 홍반(erythema gyratum repens) 물집증 피부가려움증
내분비	말단비대증 유암종 증후군 Cushing 증후군 여성형 유방 고칼시토닌혈증 저혈당 저인산염혈증 젖산 산증
혈액	아밀로이드증 호산구 증가증 백혈구 증가증 백적혈모구 반응 적혈구 증가증 혈소판 감소증 응고항진성
신경	자율 신경병증 소뇌 변성 변연계 뇌염 다리뇌 미엘린증(pontine myelinosis) 망막병증
신장	사구체신염 세관사이질 질환

은 말초 신경병증과 신경학적 증후군도 폐암과 관련 있을 수 있다. 이는 소세포 폐암에서 더 흔하며 환자 중 약 5%에서 나타난다. 일반적으로 면역 매개성이며, 일부 환자는 검출 가능한 혈청 항신경세포 핵 항체(antineuronal nuclear antibody, ANNA-1 혹은 anti- Hu)가 있다. 다양한 피부 증상도 관찰된다.

진단

초기 검사는 주로 흉부 방사선 사진과 흉부 및 상복부 CT 영상이다. 이를 통해 추가 검사가 필요한 의심스러운 폐 음영이 있는지 확인한다. 진단을 위해서는 일반적으로 비정상 영역의 검체 채취가 필요하다. 진단과 병기 결정을 함께 고려하여, 가능하다면 더 높은 병기 결정을 내릴 수 있을 것으로 예상되는 비정상 영역에서 생검을 진행하는 것이 중요하다.

병기결정

현재 폐암의 병기 결정은 TNM 분류 8판을 기반으로 한다(표 26.6, 그림 26.8-그림 26.10).

종양: T 병기결정

T 병기결정은 종양의 크기, 위치, 국소 구조물 침범 여부를 기반으로 한다(상자 26.3, 그림 26.8a-d). 심장과 척추 몸통의 침윤은 T3 병기를 부여한다(그림 26.8c). 같은 쪽 폐 결절은 폐 전이를 시사하며, 현재 T4로 분류한다(그림 26.8d). 용골 침범 또한 T4로 분류한다(그림 26.11).

림프절: N 병기

N 병기결정은 림프절 침범을 기반으로 한다(상자 26.4). 새로운 통합 림프절 분류에서는 림프절을 위치와 구역 모두로 설명한다(그림 26.9a-e). 반대쪽 혹은 빗장위 림프절(supraclavicular lymph node) 침범은 가장 등급이 높다.

전이: M 병기

M 병기결정은 이제 장기 침범 및 침범 부위의 수에 따라 세 가지로 분류한다(그림 26.10a-d, 상자 26.5).

병기결정 및 진단을 위한 접근법

흉부 및 상복부 CT 영상은 종양의 위치와 특징, 중요 장기까지의 거리, 림프절 크기, 전이 질환 가능성에 대한 귀중한 정보를 제공한다.

18-FDG (dihydroxyfluoroglucose)를 이용한 PET-CT는 의심되는 암종의 병기 및 활성도에 관한 정보를 일부 제공한다. PET-CT가 CT 영상에 비해 특이도가 높지만, FDG 흡수 세로칸 림프절의 침범 여부를 확정하기 위해서는 여전히 병리 검체가 필요하다(그림 26.12). 세로칸에 대한 PET-CT의 거짓 양성률은 약 15%이지만, 음성 예측율은 높다. 따라서, 1차 병변 이외에 다른 FDG 활성이 없는 환자는 바로 수술 절제를 진행할

상자 26.3 폐암의 종양 병기결정(T)

T: 1차 종양

Tx: 1차 종양을 평가할 수 없거나 혹은 기관지 세척이나 가래에 악성 세포가 존재하여 종양이 입증되었으나 영상이나 기관지 내시경에서 볼 수 없는 경우

T0: 1차 종양의 근거가 없음

Tis: 제자리 암종

T1: 종양의 크기가 장축을 기준으로 3 cm 미만이면서 주변이 폐 혹은 내장 가슴막으로 둘러싸여 있지만 폐엽 기관지보다 더 근위부를 침범한 기관지 내시경 근거가 없는 경우

T1a(mi): 최소 침습 샘암종

T1a: 종양의 크기가 장축을 기준으로 1 cm 미만

T1b: 종양의 크기가 장축을 기준으로 1 cm 이상 2 cm 미만

T1c: 종양의 크기가 장축을 기준으로 2 cm 이상 3 cm 미만

T2: 종양의 크기가 3 cm 이상 5 cm 미만이며, 다음 중 하나 이상을 만족할 때
- 용골(carina)에서의 거리와 관계없이 주 기관지를 침범하였지만, 용골은 침범하지 않음
- 내장 가슴막 침범
- 폐의 전체 혹은 부분을 포함하며, 폐문 부위로 확장하는 무기폐 혹은 폐쇄 폐렴과 관련됨

T2a: 종양의 크기가 장축을 기준으로 3 cm 이상 4 cm 미만

T2b: 종양의 크기가 장축을 기준으로 4 cm 이상 5 cm 미만

T3: 종양의 크기가 장축을 기준으로 5 cm 이상 7 cm 미만 혹은 같은 폐엽의 위성 결절이 1차 종양인 경우 혹은 다음 구조물 중 하나를 직접 침범할 때: 벽 가슴막과 상고랑 종양(superior sulcus tumor)을 포함한 흉벽, 가로막 신경, 벽 심장막

T4: 종양의 크기가 장축을 기준으로 7 cm 이상 혹은 같은 쪽 다른 폐엽의 위성 결절이 1차 종양인 경우 혹은 다음 구조물 중 하나를 침범할 때: 가로막, 세로칸, 심장, 대혈관, 기관, 되돌이 후두신경, 식도, 척추 몸통, 용골

상자 26.4 폐암의 림프절 병기결정(N)

N1: 같은 쪽 기관지 주위, 같은 쪽 폐문

N2: 용골 밑, 같은 쪽 세로칸

N3: 반대쪽 세로칸 혹은 폐문, 목갈비근(scalene) 혹은 빗장위(supraclavicular)

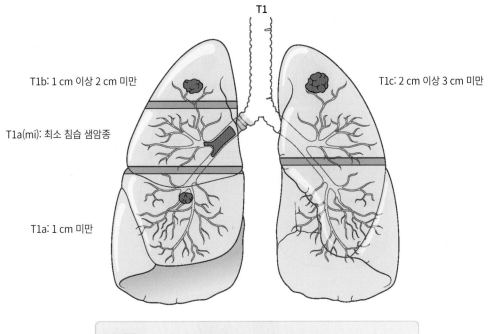

T1

T1b: 1 cm 이상 2 cm 미만

T1c: 2 cm 이상 3 cm 미만

T1a(mi): 최소 침습 샘암종

T1a: 1 cm 미만

T1 설명
종양의 크기가 3 cm 미만. 주변이 폐 혹은 내장 가슴막으로 둘러싸여 있지만
폐엽 기관지보다 더 근위부를 침범한 기관지 내시경의 근거가 없는 경우

(a)

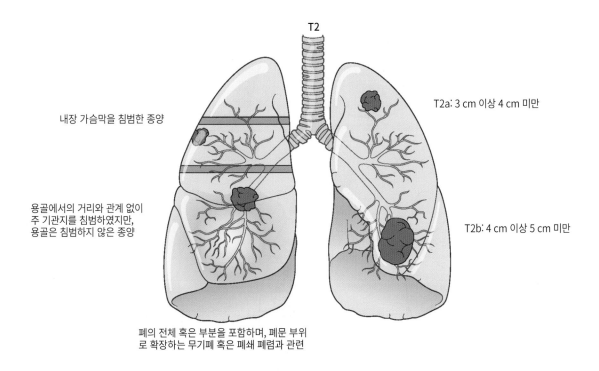

T2

T2a: 3 cm 이상 4 cm 미만

내장 가슴막을 침범한 종양

용골에서의 거리와 관계 없이
주 기관지를 침범하였지만,
용골은 침범하지 않은 종양

T2b: 4 cm 이상 5 cm 미만

폐의 전체 혹은 부분을 포함하며, 폐문 부위
로 확장하는 무기폐 혹은 폐쇄 폐렴과 관련

T2 설명
종양의 크기가 3 cm 이상 5 cm 미만

(b)

그림 26.8 TNM 8판을 기반으로 한 폐암의 병기결정: (a) T1 병기 종양의 특징. (b) T2 병기 종양의 특징

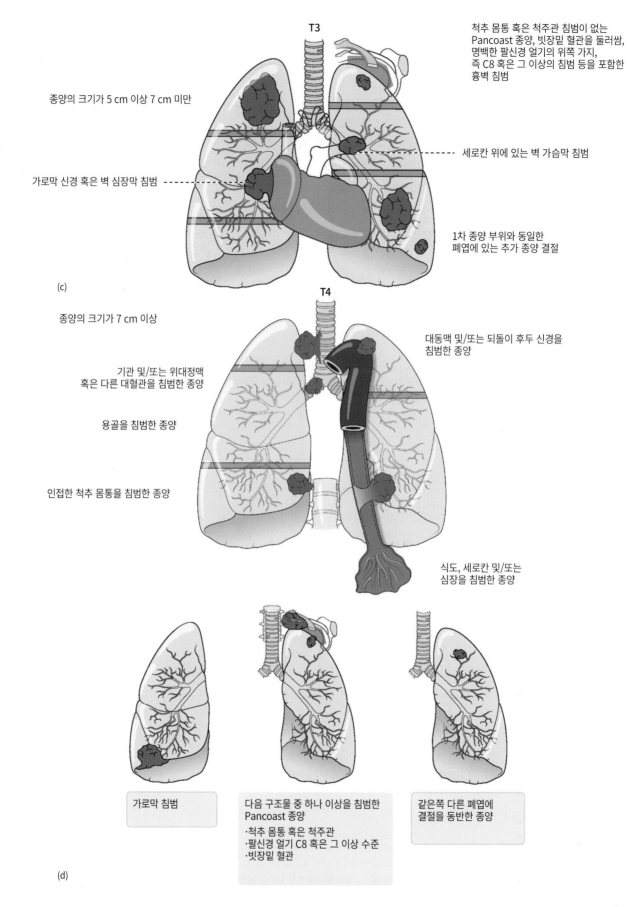

T3

종양의 크기가 5 cm 이상 7 cm 미만

가로막 신경 혹은 벽 심장막 침범

척추 몸통 혹은 척주관 침범이 없는
Pancoast 종양, 빗장밑 혈관을 둘러쌈,
명백한 팔신경 얼기의 위쪽 가지,
즉 C8 혹은 그 이상의 침범 등을 포함한
흉벽 침범

세로칸 위에 있는 벽 가슴막 침범

1차 종양 부위와 동일한
폐엽에 있는 추가 종양 결절

(c)

T4

종양의 크기가 7 cm 이상

기관 및/또는 위대정맥
혹은 다른 대혈관을 침범한 종양

용골을 침범한 종양

인접한 척추 몸통을 침범한 종양

대동맥 및/또는 되돌이 후두 신경을
침범한 종양

식도, 세로칸 및/또는
심장을 침범한 종양

가로막 침범

다음 구조물 중 하나 이상을 침범한
Pancoast 종양
·척추 몸통 혹은 척주관
·팔신경 얼기 C8 혹은 그 이상 수준
·빗장밑 혈관

같은쪽 다른 폐엽에
결절을 동반한 종양

(d)

그림 26.8(이어서) TNM 8판을 기반으로 한 폐암의 병기결정: (c) T3 병기 종양의 특징. (d) T4 병기 종양의 특징

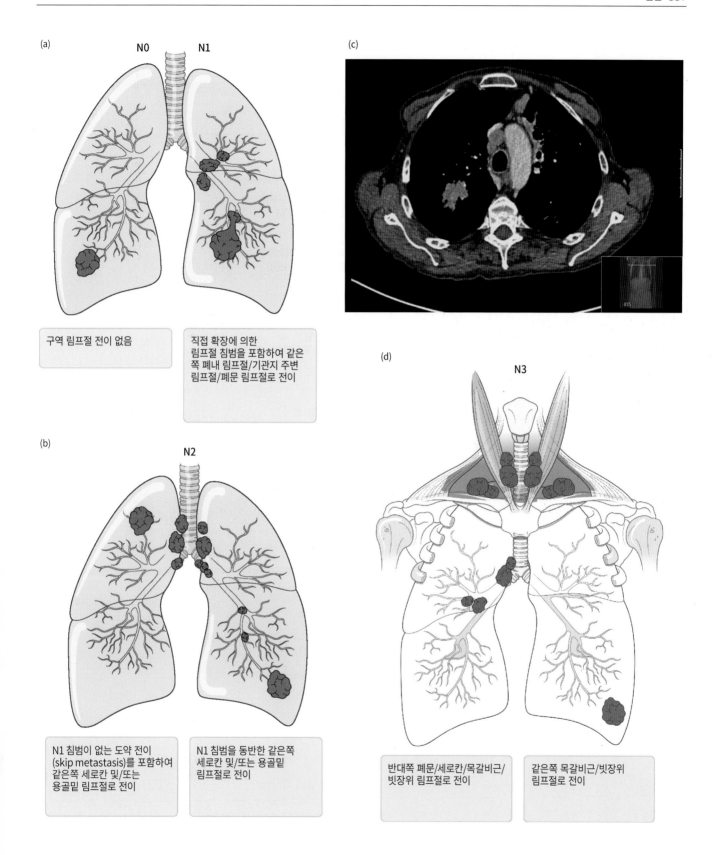

그림 26.9 TNM 8판을 기반으로 한 폐암의 병기결정: (a) N1 병기 종양의 특징. (b) N2 병기 종양의 특징. (c) N2 병기인 위치 4R 림프절 침범의 CT 영상. (d) N3 병기 종양의 특징

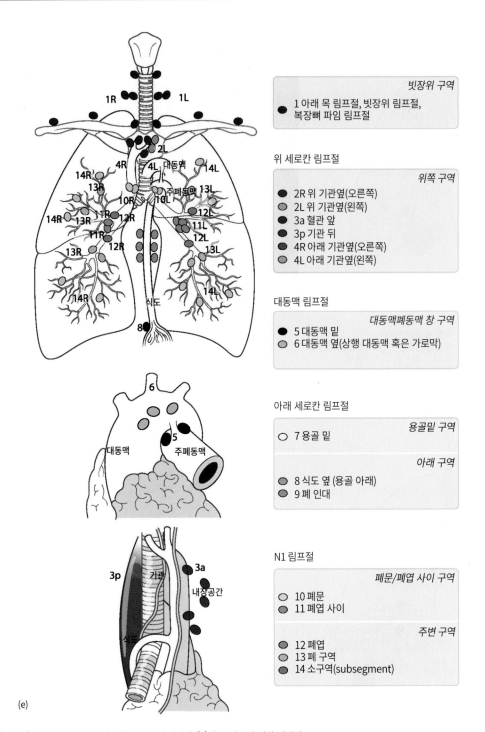

그림 26.9(이어서) TNM 8판을 기반으로 한 폐암의 병기결정: (e) 흉부 림프절 위치 명명법

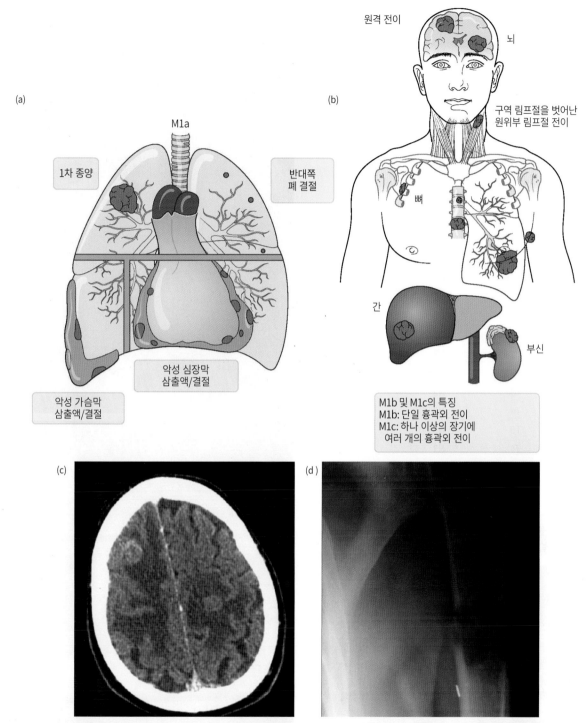

그림 26.10 TNM 8판을 기반으로 한 폐암의 병기결정: (a) M1a 병기 종양의 특징. (b) M1b 및 M1c 병기 종양의 특징. (c) 뇌 전이를 보여주는 CT 영상. (d) 왼쪽 위팔뼈 전이를 보여주는 방사선 사진

상자 26.5 폐암의 전이 병기결정
M0: 원격 전이 없음
M1: 원격 전이 존재
M1a: 반대쪽 폐엽에 별도의 종양 결절. 가슴막이나 심장막 결절을 동반한 종양, 혹은 악성 가슴막 삼출, 혹은 악성 심장막 삼출
M1b: 단일 흉곽외 전이
M1c: 하나 이상의 장기에 여러 개의 흉곽외 전이

표 26.6 병기 분류

잠복 암종	TX	N0	M0
병기 0	Tis	N0	M0
병기 IA1	T1(mi)	N0	M0
	T1a	N0	M0
병기 IA2	T1b	N0	M0
병기 IA3	T1c	N0	M0
병기 IB	T2a	N0	M0
병기 IIA	T2b	N0	M0
병기 IIB	T1a-c	N1	M0
	T2a	N1	M0
	T2b	N1	M0
	T3	N0	M0
병기 IIIA	T1a-c	N2	M0
	T2a-b	N2	M0
	T3	N1	M0
	T4	N0	M0
	T4	N1	M0
병기 IIIB	T1a-c	N3	M0
	T2a-b	N3	M0
	T3	N2	M0
	T4	N2	M0
병기 IIIC	T3	N3	M0
	T4	N3	M0
병기 IVA	모든 T	모든 N	M1a
	모든 T	모든 N	M1b
병기 IVB	모든 T	모든 N	M1c

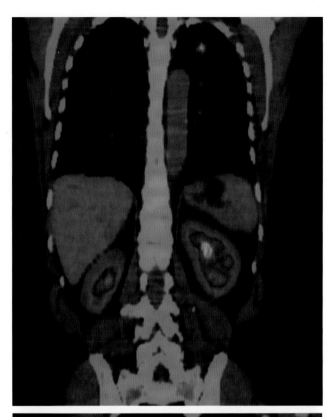

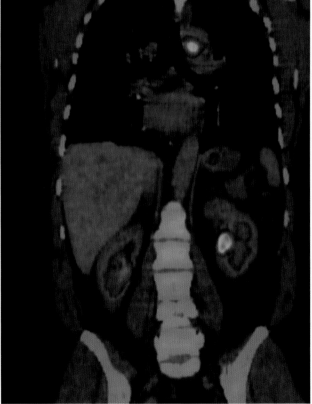

그림 26.12 세로칸 림프절(N2) 활성이 있는 좌상엽 종양을 보여주는 PET-CT

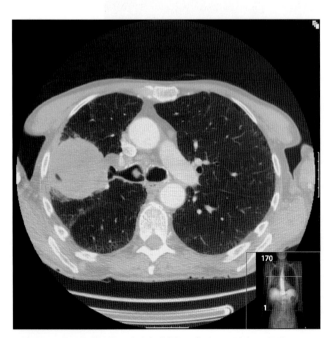

그림 26.11 용골을 침범한 우상엽의 폐암을 보여주는 CT 영상. T4 종양

수 있다. 또한, PET-CT 영상은 뼈 혹은 부신 같은 흉곽외 침범을 입증하는데 유용하다. 최적의 병기결정 및 진단 정보를 제공하기 위해 가능하면 가장 높은 질병 단계로 추정되는 비정상적인 FDG 흡수 부위에서 먼저 생검을 진행해야 한다(그림 26.13).

기관지 초음파

기관지 초음파(endobronchial ultrasound, EBUS)는 세로칸 림프절의 검체 채취를 가능하게 해주며, 진단 및 병기결정에 대한 정보를 모두 제공한다. 자세한 내용은 11장을 참고하기 바란다. 폐암에서 EBUS는 민감도가 85% 이상이며, 특이도는 100%다. 환자의 병기를 거짓으로 상향하는 일을 피할 수 있도록 N3로 고려되는 림프절에서 먼저 검체를 채취해야 하며, 그후 N2, N1 림프절의 검체를 채취한다. 검체를 채취할 수 있는 명백한 기관지내 병변이 있더라도, 유의미한 세로칸 림프절병증이 있다면 EBUS를 먼저 시행해야 한다. 이 방법이 병기결정 및 진단에 대한 정보를 모두 제공하기 때문이다. EBUS 시행 후 기관지내 종양에서 조직 검체를 채취하기 위해 표준 기관지 내시경을 진행할 수 있다.

실전 요점

1. 진단 및 병기결정에 관한 정보를 모두 얻기 위해 PET 영상에서 가장 높은 병기 범주로 추정되는 비정상 부위에 대한 생검을 먼저 시행해야 한다.
2. 세로칸 림프절의 활동성을 보여주는 PET-CT 영상은 특이도가 85%다. 따라서, 비정상 부위는 기관지 초음파(EBUS)나 세로칸 내시경술(mediastinoscopy)로 검체를 채취해야 한다.
3. PET-CT는 음성 예측치가 높다. 따라서, 1차 병변 이외에 다른 FDG 활성이 없는 환자는 바로 수술 절제를 진행할 수 있다.

CT 유도 생검

중심 기관지내 병변이나 세로칸 림프절 침범이 없는 경우, 결절이나 덩이에 대한 조직 진단을 얻기 위해 CT 유도 생검이 필요할 수 있다. 그러나 PET 영상에서 세로칸 림프절병증이나 원격 전이의 근거가 없으며, 의심되는 1차 병변에서만 집중된 흡수가 보이는 경우, 생검 없이 수술을 진행하는 것이 더 적절할 수도 있다. CT 유도 생검의 위험성은 기흉에 대해서는 약 10-30%, 상당한 출혈에 대해서는 5-10%다.

기타 기관지 내시경 기법

결절의 크기가 25-30 mm 이상이며 기관지에서 덩이로 접근할 수 있는 경우, 조직 진단을 위해서 투시 검사(fluoroscopy)와 함께 굴곡 기관지 내시경과 네비게이션 혹은 방사형 EBUS 같은 기법을 동시에 사용하는 것을 고려해 볼 수 있다. 이러한 기법에 대해서는 10장과 11장에서 더 자세히 다루고 있다.

초음파 유도 조직 생검

빗장위 림프절이 커지거나 PET 영상에서 활동성 증가가 보인다면, 빗장위 림프절에서 초음파 유도 생검을 시행해야 한다. CT 영상 혹은 PET 영상에서 간 전이가 의심되는 경우 간 생검을 시행해야 한다. 왼쪽 부신은 내시경 초음파(endoscopic ultrasound, EUS)로 검체를 채취할 수 있지만, 오른쪽 부신은 CT 혹은 초음파 영상을 통한 복벽경유 접근이 필요하다.

내시경 초음파

내시경 초음파(endoscopic ultrasound, EUS)는 기관지 초음파(EBUS) 및 세로칸 내시경술과 상호 보완적이며, 왼쪽 세로칸 림프절, 즉 위치 2 L, 4 L, 7 림프절에 접근할 수 있다. 오른쪽 림

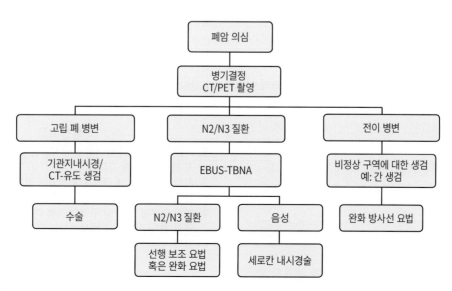

그림 26.13 진단 및 병기결정 알고리듬. EBUS-TBNA, 기관지 초음파 유도 기관지 경유 가는 바늘 흡인(endobronchial ultrasound-guided transbronchial needle aspiration)

임상 사례 1

매우 활동적이며 건강해 보이는 76세 여자 환자가 지속되는 기침을 주요 호소 증상으로 내원했다. 다른 증상은 없었다. 수행도 (performance status)는 0이었다. 환자는 애연가였으며, 흡연력은 30갑년이었다(그림 26.14a-c).

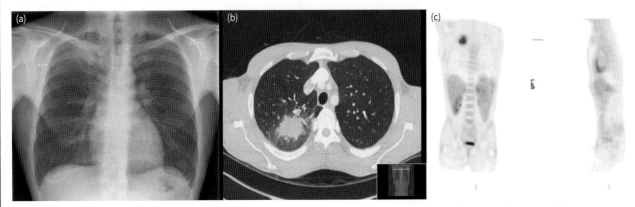

그림 26.14 (a) 우상엽 덩이를 보여주는 흉부 방사선 사진. (b) 우상엽 덩이를 보여주는 CT 영상. (c) SUV가 16인 단일 병변을 보여주는 PET 영상

해설: 이 환자의 경우 폐암의 가능성이 높으며, 병기는 T2aN0M0다. 따라서 수술 절제를 권장했다. 상당한 동반 질환이 있거나 수술 적합성이 경계선인 환자에게는 CT 생검을 고려해볼 수 있다. 환자가 수술에 매우 적합한 후보인 경우 가슴경유 생검은 필요하지 않다. 더욱이, 이번 사례의 경우 생검이 음성이라고 해도 안심하기 어려우며 폐암의 가능성이 여전히 높다.

임상 사례 2

병력 상 만성 폐쇄 폐 질환이 있으며 잦은 호흡기 악화가 있었던 68세 남자 환자가 내원했다. 환자는 3년 전 금연에 성공했으며, 흡연력은 40갑년이었다.

해설: 병기는 T1bN2M1b다. 이번 사례에서는 간 전이의 가능성이 높아 보인다(그림 26.15). 이를 통해 높은 병기를 확인할 수 있으며, 따라서, 초음파 유도 간 생검 같은 영상 유도 검사가 가장 좋은 검사 방법이며, 조직 진단 및 병기결정에 대한 정보를 제공한다.

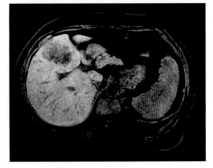

그림 26.15 간 전이를 시사하는 CT 영상

프절은 식도와 림프절 사이에 기관이 있기 때문에 접근하기 어렵다. EUS는 아래쪽 세로칸 림프절, 즉 위치8 및 위치9 림프절의 검체 채취에도 유용하다. 이 접근법은 간의 구역 4에 있는 병변과 왼쪽 부신에서 검체를 채취할 때도 활용할 수 있다. 대다수 센터에서 병기결정 완료를 위한 기관지 초음파와 내시경 초음파를 한 번에 시행하기 위해 EBUS 기관지 내시경을 활용한다.

세로칸 내시경술

EBUS 검체가 결정적이지 않고, 폐암이 의심되며, 세로칸 림프절 침범이 있다면, 세로칸 내시경술(mediastinoscopy)을 시행해

야 한다.

실전 요점

1. 기관지내 병변이 있더라도 병기결정 및 진단에 대한 정보를 얻기 위해 EBUS를 고려한다.
2. 가장 병기가 높을 것으로 추정되는 림프절 위치에서 먼저 검체를 채취한다.
3. 여러 림프절 위치 및 구역의 침범 여부에 대한 병기결정 정보를 얻기 위해 커지거나 비정상적인 모든 림프절에서 검체를 채취한다.

58세 여자 환자가 2개월 동안 지속된 기침을 주요 호소 증상으로 내원했다. 흉부 방사선 사진에서 우측 중간 구역에 음영이 보였다. CT 영상을 통해 위치 7 림프절과 오른쪽 폐문 위치 11R 림프절에서 14 mm 크기의 작은 용골 밑 림프절을 볼 수 있었다(그림 26.16).

해설: 이 경우, 진단 및 병기결정 모두에 대한 정보를 얻을 수 있기 때문에, 세로칸 및 폐문 림프절에서 먼저 검체를 채취해야 한다. 이는 가슴경유 바늘 생검을 피할 수 있으며, 따라서 기흉 위험도 피할 수 있다.

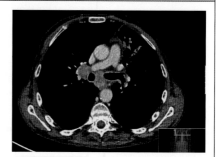

그림 26.16 위치 7 및 11Rs의 림프절병증을 보여주는 CT 영상

비소세포암의 치료

폐암의 다학제 치료

폐암의 치료 방법은 세포 아형, 폐암의 병기, 환자의 수행도(performance status)에 따라 달라진다. 따라서, 세부 전문지식을 갖춘 다양한 의료 전문가가 필요하다. 그러므로 치료는 다학제 팀으로 진행해야 하며, 치료 방법은 팀의 동의를 거쳐 결정한다. 다학제팀은 적어도 일주일에 한 번은 만나야 하며 가능한 통합 진료소에서 일하는 것이 좋다.

수술

수술은 초기 폐암에 가장 좋은 치료 방법이다. 동반질환이 없는 IA기부터 IIB기까지로 분류된 환자에게는 수술 절제를 고려해야 한다. 종양의 위치와 폐문 림프절 침범 여부에 따라 체계적인 림프절 박리와 폐엽 절제술 혹은 전폐 절제술 등으로 수술 범위를 결정한다. 수술 접근은 전통적으로 가쪽 개흉술(lateral thoracotomy)을 사용했지만, 비디오 보조 흉강경(video-assisted thoracoscopy) 사용이 증가하고 있다.

증상과 운동 능력에 대한 주의 깊은 병력 청취를 통해 수술 전 검사가 필요할 수도 있는 의심되는 심혈관 질환을 식별해야 한다. 3층 계단을 오를 수 있는 능력은 수술 적합성을 나타내는 좋은 지표다. 심장 적합성을 평가하기 위해 심초음파 검사, CT 혈관조영술, 탈출 영상, 관상동맥 조영술 등이 필요할 수 있다. 수술 후 폐 기능을 예측하기 위해서 완전한 폐 기능 검사를 시행해야 한다.

폐의 상대적 환기 및 관류를 보다 정확하게 측정하고 따라서 수술 후 폐 기능을 보다 정확하게 예측하기 위해서 차별 환기 관류 검사(differential ventilation perfusion study)가 필요할 수 있다. 수술 기술의 발전은 수술 절제에 적합한 환자 선택에 상당한 영향을 미쳤다(그림 26.17).

전폐 절제술을 견딜 수 없는 환자라도 소매 폐엽 절제술은 견딜 수도 있다. 소매 폐엽 절제술은 병변이 있는 폐엽 및 관련한 기관지를 절제하고, 그 후 근위부 말단과 원위부 말단을 연결하는 수술 방법이다(그림 26.18). 또한, 작은 종양에 대한 구역 절제술(segmental resection) 및 체계적인 림프절 박리도 일부 환자에서 효과적인 수술 치료법이 될 수 있다는 근거가 증가하고 있다.

상고랑(superior sulcus) 혹은 용골 침범으로 인한 IIIA기(T4N0 혹은 T3N1) 환자 중 일부는 수술이 가능할 수도 있으며, 일반적으로 복합양식 치료법의 일부로 수술을 사용한다. N2 침범으로 인한 IIIA기는 의견이 분분하지만, 수술 중에 세로칸 림프절, 즉 N2 림프절에 미세전이가 발견된 경우는 수술을 계속 진행하는 것을 고려해볼 수 있으며, 혹은 단일 위치(single station) N2 질환에서는 선행보조 화학요법과 병행으로 수술을 고려해 볼 수 있다.

방사선 요법

치료 목적의 정위 절제 방사선요법(stereotactic ablative radiotherapy, SABR)은 폐 주변부에 종양이 있으나 수술에 적합하지 않은 환자에게 선택지가 될 수 있다. 다중 등각 방사선 빔(multiple conformal radiation beams)을 사용하여 종량 선량 100 Gy와 동등한 고선량 방사선을 3-8일에 걸쳐 매우 집중된 부위에 적용한다. 삽입한 기준 표지자 혹은 눈에 보이는 음영 추적을 통해 운동 허상을 상쇄하여 주변 조직에 대한 방사선 조사를 최소화한다. 기준 표지자는 CT 유도나 기관지 내시경으로 삽입할 수 있다(그림 26.19). 3년간 국소 제어 비율(local control rate)은 90%를 넘지만, SABR과 수술은 1년 및 3년 생존율이 비슷하다.

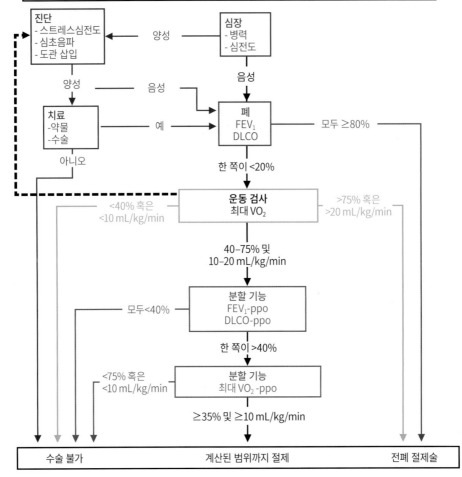

수술 후(ppo) 예측 폐 기능

19 - 영상 기법 및/또는 기관지 내시경으로 추정한 폐쇄가 있는 구역(segment)의 수 = T

T – 절제 예정인 기능하는 구역의 수 = R
ppo 값 = (수술 전 값/T) × R

혹은, 다른 방법으로 표시하면, 폐엽 절제술 전 ppo-FEV_1: ppo-FEV_1 = 수술전 FEV_1 × (1-a/b)
a는 절제 예정인 폐쇄가 없는 구역의 수, b는 폐쇄가 없는 구역의 전체 수

진단
- 스트레스심전도
- 심초음파
- 도관 삽입

심장
- 병력
- 심전도

치료
-약물
-수술

폐
FEV_1
DLCO

운동 검사
최대 VO_2

분할 기능
FEV_1-ppo
DLCO-ppo

분할 기능
최대 VO_2 -ppo

양성
음성
음성
예
아니오
양성
한 쪽이 <20%
모두 ≥80%
<40% 혹은 <10 mL/kg/min
>75% 혹은 >20 mL/kg/min
40–75% 및 10–20 mL/kg/min
모두<40%
한 쪽이 >40%
<75% 혹은 <10 mL/kg/min
≥35% 및 ≥10 mL/kg/min

수술 불가
계산된 범위까지 절제
전폐 절제술

그림 26.17 수술 적합성 평가의 알고리듬

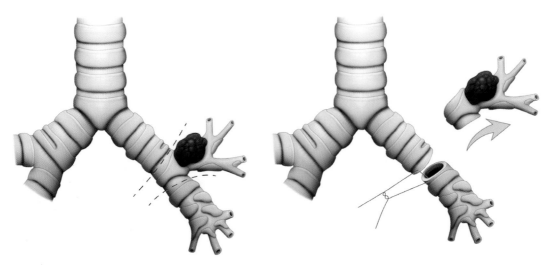

그림 26.18 소매 폐엽 절제술

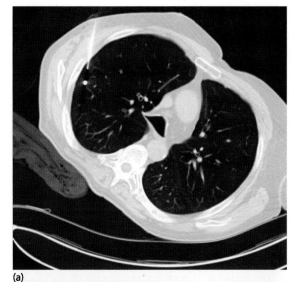
(a)

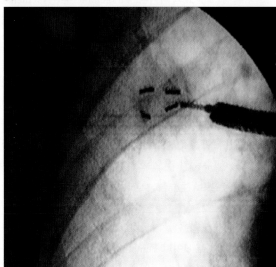
(b)

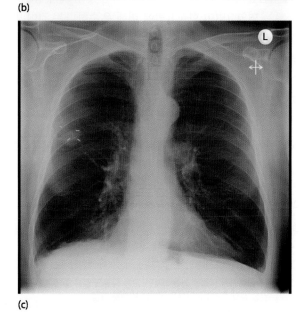
(c)

그림 26.19 기준 표지자: (a) CT 유도를 통한 기준 표지자 삽입. (b) 기관지 내시경을 통한 삽입. (c) 기준 표지자를 보여주는 흉부 방사선 사진

종양의 크기가 5 cm 이상으로 크거나 중앙에 위치한 종양은 SABR에 적합하지 않으며, 4-6주에 걸쳐 약 60 Gy를 전달하는 기존 방사선 요법이 가장 좋은 치료법이다.

수술이 불가능한 IIIA (N2)기에 있는 환자는 화학방사선 요법으로 치료한다. 화학요법과 방사선요법을 동시에 진행하면 생존율이 4.5% 더 증가하지만, 급성 식도 독성(acute esophageal toxicity) 증가 같은 부작용이 발생할 수 있다. 60-63 Gy 선량을 매일 1.8-2 Gy로 나누어 전달하는 방법이 표준 치료법이며, 더 높은 선량을 사용하면 결과가 더 나빠진다. 연속 과분할 가속 방사선 요법은 10일 동안 하루에 3번 2 Gy를 전달한다. 입원 치료의 필요성과 일주일에 7일 치료를 제공하기 위한 직원 채용 문제로 인해 이 치료법의 채택에는 한계가 있다.

방사선 요법과 관련된 독성에는 식도, 심장, 척수 같은 인접 구조물 및 병변 주변의 폐 손상이 있으며, 이는 선량을 제한하는 주요 요인이다.

방사선은 또한 통증과 객혈 같은 증상에 대한 완료 치료로도 활용할 수 있다. 치료 방법은 종양의 위치와 크기에 따라 다르지만, 일반적으로 단일 10 Gy가 완화에 적합하다.

근접 치료는 방사선 요법을 관내(intraluminal)에 적용하는 방법이다. 이미 외부 방사선 요법을 받은 환자의 완화 목적 혹은 조기 폐암의 치료 목적으로 사용할 수 있다. 조기 폐암은 제자리 암종 혹은 침범이 제한적이며 림프절 전이의 근거가 없는 암이다. 끝이 막힌 폴리에틸렌 관을 기관지 내시경을 통해 치료 부위로 삽입한다. 치료 면적과 선량을 계산한 후, 이에 따라, 로봇 장치를 사용하여 이 관에 방사능원(radioactive source)을 후장전(afterloding)하여 주변 조직에 알파 및 베타 방사선을 전달한다.

보조 방사선 요법

종양의 완전 절제가 불가능한 경우 보조 방사선 요법을 고려해 볼 수 있다. 완전 절제한 N0 혹은 N1 질환에서 보조 방사선 요법은 역할이 없다. 2년 사망 위험이 6% 증가하기 때문이다. N2 질환에 대한 보조 방사선 요법의 역할에 대해서는 의견이 분분하다.

방사선 요법의 적응증
A. 수술이 불가능하거나 수술을 원하지 않는 환자에 대한 근치 치료
B. 동시 화학방사선 요법에서 근치 요법의 일부
C. 기침, 호흡 곤란, 국소 통증 같은 증상에 대한 능동 완화
D. 완화를 위한 전이 병변 치료

화학 요법

화학 요법은 세포 주기의 유사분열기가 보다 활동적인 상태에 있는 세포를 표적으로 삼는 방법이다. 목표는 암세포만 선택적으로 죽이는 것이지만 다른 활동적인 세포도 영향을 받을 수 있으며, 이를 통해 탈모, 골수 억제, 점막염 같은 잘 알려진 부작용을 설명할 수 있다.

선행보조 화학 요법

종양 등급을 내리고 미세전이를 근절하기 위한 선행보조 화학 요법은 초기 수술에 적합하지 않은 환자에게 치료 선택지가 될 수 있다. 따라서 중요한 구조물을 침범하는 종양, 예를 들어 주변을 둘러싸는 흉곽 입구를 침범하는 Pancoast 종양 등의 절제를 가능하게 할 수 있다. 선행보조 화학요법은 단일 위치(single station)의 크기가 작은 N2 질환에도 고려해 볼 수 있다. 절대 생존 이점은 5년에 6%로 추정된다.

보조 화학 요법

직경이 40 mm를 초과하는 종양이 있거나 림프절 전이의 근거가 있는 환자는 3주기 혹은 4주기로 투여하는 보조 Cisplatin 기반 이중 화학요법으로 혜택을 볼 수도 있다. Cisplatin과 Vinorelbine 조합을 주로 사용한다. 메타 분석에 따르면 절대 생존 이점은 5년에 5.4%며 위험비(hazard ratio)는 0.74에서 0.87이다.

완화 화학 요법

백금 기반 이중 화학요법은 진행된 폐암 환자의 생존을 연장하고 삶의 질을 향상시킨다. 이 방법은 EGFR 혹은 ALK 돌연변이가 없으며, 유의한 동반 질환이 없으며, 수행도가 0-2로 양호한 환자에게 권장한다(표 26.7). 치료는 4-6주기 동안 진행하며, 평균 생존 기간은 8-12개월이다. 최적의 지지 요법과 비교할 때 화학요법은 전반적인 평균 생존 기간을 1.5개월 연장해준다.

화학 요법의 적응증

근치 요법
- 수술이나 방사선 요법 전 선행보조 요법
- 방사선 요법과 병합 요법
- 수술 후 보조 요법

완화 요법
- 진행된 질환 혹은 비소세포 폐암의 증상 완화

Cisplatin 혹은 Carboplatin 중 하나를 사용할 수 있으며, 각각은 자체적인 부작용이 있다. 그러나, Cisplatin은 비편평 종양에서 우수한 반응률 및 생존과 관련 있었다. Gemcitabine,

Vinorelbine, Docetaxel, Paclitaxel 등을 추가로 선택할 수 있으며, Pemetrexed와의 조합은 비편평 종양에서 우수한 생존율을 보여준다.

ECOG (Eastern Co-operative Oncology Group) 수행도가 2인 환자에게는 여전히 백금 기반 화학요법을 고려해 볼 수 있다. 부작용이 증가함에도 불구하고 최상의 지지 요법에 비해 생존율을 개선하기 때문이다. 혹은 Gemcitabine, Vinorelbine, Docetaxel 등을 단일 제제로 사용할 수도 있지만, 백금 기반 요법에 비해 생존율이 떨어진다. ECOG 수행도가 3 이상인 환자에게는 일반적으로 화학 요법을 권장하지 않는다.

백금 기반 병용 화학 요법은 수행도가 0-1로 양호한 70세 이상의 고령 환자에게 효과적이다. Vinorelbine 혹은 Gemcitabine를 이용한 단일 제제 화학 요법은 수행도가 좋지 않은 고령 환자에게 선택지가 될 수 있다(표 26.7).

1차 백금 기반 화학 요법 후 질병이 조절되고 있으며, 수행도가 0-1로 독성을 관리할 수 있을 정도로 양호하며, 비편평 종양이 있는 환자에게는 단일 제제 유지 요법으로 Pemetrexed를 고려해 볼 수 있다. 이는 전반적인 생존기간을 향상시키며 부작용은 허용 가능한 수준인 것으로 밝혀졌다. 폐암이 진행될 때까지 치료를 지속한다.

최근까지 2차 요법은 삶의 질과 생존 기간을 향상시키는 것으로 밝혀진 Docetaxel이나 Pemetrexed를 단일 제제로 사용 했으며, 비편평 종양에는 Pemetrexed를 사용했다. 그러나, 2차 요법으로는 면역요법이 화학요법에 비해 우수하다는 것이 밝혀졌다. 따라서, 일반적으로 이러한 화학요법은 추후 치료를 위해 보류한다.

분자 표적

종양의 분자 특성화를 통해 종양발생을 유발하는 돌연변이를

표 26.7 ECOG (Eastern Co-operative Oncology Group) 수행도

등급	정의
0	모든 활동 가능, 제한 없이 모든 활동을 수행할 수 있음
1	신체 스트레스 활동은 제한되지만, 거동이나 간단한 일은 수행 가능
2	거동 및 자가 관리는 가능하지만, 모든 종류의 일은 할 수 없는 상태 일상 생활 중 50% 이상을 일어나서 생활 가능
3	제한적인 자가 관리만 가능, 일상 생활 중 50% 이상을 침대나 의자에서 보냄
4	완전 무능 상태로 자가 관리가 불가능, 항상 침대나 의자에서 보냄

식별할 수 있는 가능성이 생겼으며, 이는 개별화된 치료로 이어진다. 비록 소수의 환자에게만 존재하지만, 이러한 분자 변화를 표적으로 삼으면 극적인 영상 반응 및 임상 반응을 이끌어낼 수 있다. 이제는 병기가 높은 환자에게 EGFR 돌연변이와 ALK 전좌(translocation)에 대한 검사를 일상으로 진행하며, ROS-1과 BRAF 같은 희귀한 표적도 검사할 수 있다.

EGFR 돌연변이를 통해 EGFR 타이로신 인산화효소 억제제(tyrosine kinase inhibitors, TKI)인 Gefitinib, Erlotinib, Afatinib 등에 대한 반응을 예측할 수 있다. 1차 치료 환경에서 이는 56-84%의 반응률을 보여주었으며, 평균 무진행(progression-free) 생존 기간은 9-13개월이었다. 삶의 질 분석에서 화학 요법과 비교하여 기침 및 호흡 곤란 같은 질병 관련 증상이 개선되고, 허용 가능한 부작용 같은 명확한 이점이 있다. 주요 부작용으로는 발진과 설사가 있다. 1차 요법으로 EGFR TKI를 진행한 환자 중 약 60%에서 내성 돌연변이 T790M이 발생했다. 이는 말초 혈액 검체 안에 있는 순환 종양 DNA (circulating tumor DNA, ctDNA)나 생검을 통해 검출할 수 있다. T790M이 검출된 환자는 3세대 EGFR TKI인 Osimertinib으로 치료할 수 있다. Osimertinib은 피부 부작용이 적으며, 뇌 전이에서 활동성을 보여주며, 무진행 생존 기간은 10개월이었다.

ALK 융합 유전자를 통해 Crizotinib, Ceritinib, Alectinib 등의 ALK TKI에 대한 반응을 예상할 수 있다. 1차 Crizotinib은 백금 기반 화학 요법보다 효과 및 삶의 질 측면에서 우수하다. 평균 무진행 생존 기간은 7.7개월이다. 그 후 Alectinib이 Crizotinib에 비해 독성은 적고 효과는 더 큰 것으로 밝혀졌다. 상대적으로 많은 수의 ALK 억제제를 사용할 수 있다는 말은 이러한 제제의 최적 우선 순위가 아직 결정되지 않았음을 의미한다.

다른 분자 표적과 그 치료를 위해 승인된 약물이 계속해서 등장하고 있다. 비소세포 폐암의 약 1%로 추정되는 ROS-1 전좌가 있는 종양은 Crizotinib과 Ceritinib 같은 제제에 민감하다. 흑색종에서 더 자주 발견되는 BRAF V600E 돌연변이가 있는 폐암 환자는 Dabrafenib과 Trametinib 조합으로 혜택을 볼 수 있다.

이러한 억제제의 임상 활성에도 불구하고, 후천 내성은 결국 불가피하며, 다양한 기전을 통해 발생한다(표 26.8). 따라서, 이러한 환자에게는 여전히 화학 요법을 통한 후속 치료가 필요하다.

면역 요법

면역 체계는 악성 세포와 감염원을 인식한다. 그러나, 암 세포는 면역 반응을 피하는데 능숙하다. 관문 억제제(checkpoint inhibitor)라고 하는 새로운 종류의 면역 요법 치료제는 T-세포에 대한 암 세포의 면역 억제 효과를 차단하여 더 많은 항종양 활동을 유도한다. 특히 주목할 만한 것은 세포예정사(programmed cell death, PD)-1 축이다. PD-1은 T-세포에서 발현된다. PD-1의 리간드(ligand)인 PD-L1은 종양 세포를 포함한 항원 제시 세포에서 발현되며, PD-1과 PD-L1의 상호작용은 T-세포 무반응을 유발한다. 따라서, 이 경로를 억제하면 암에 의한 면역 체계 회피를 극복할 가능성이 있다.

PD-1 또는 PD-L1을 표적으로 하는 다수의 단클론 항체가 이미 허가를 받았거나 개발 중이며, 이들의 임상 활성은 매우 고무적이다. 면역조직화학으로 측정한 종양세포의 더 많은 PD-L1 발현은 넓은 의미에서 면역요법에 대한 더 나은 반응과 관련이 있다.

항 PD-1인 Nivolumab과 항 PD-L1인 Atezolizumab은 재발 진행 편평 폐암 환자 혹은 비편평 폐암 환자에 대한 Docetaxel 화학 요법에 비해 반응률, 무진행 생존 기간, 전체 생존 기간이 우수한 것으로 밝혀졌다. 항 PD-1인 Pembrolizumab은 PD-L1이 1% 이상으로 양성인 재발 비소세포 폐암의 치료에서 Docetaxel과 유사한 이점이 있을 뿐 아니라 PD-L1 발현이 50% 이상인 환자의 경우 1차 백금 기반 화학 요법에 비해 반응률,

표 26.8 임상 표적 약물의 후천 내성 기전

표적	약물	이상	후천 내성 획득 기전(임상적)
EGFR	Gefitinib Erlotinib Afatinib Osimertinib	자급 세포성장	EGFR 내성 돌연변이(T790M, C797S) MET 증폭 HER2 증폭 EMT 소세포 분화
ALK	Crizotinib Ceritinib Alectinib Brigatinib Lorlatinib	성장 억제에 무반응	L1196M, G1202R를 포함한 다양한 내성 돌연변이 ALK 숫자 증가(copy number gain) 대체 종양유전자(EGFR, KRAS) 변환(transformation)

무진행 생존 기간, 전체 생존 기간이 우수한 것으로 밝혀졌다.

현재, PD-L1이 50% 이상인 환자에 대한 1차 치료에는 Pembrolizumab을 권장하며, 2차 또는 추후 치료에는 Nivolumab, Pembrolizumab, Atezolizumab 등을 권장한다. EGFR이나 ALK 돌연변이가 있는 환자는 면역 요법을 고려하기 전에 우선 표적 치료를 모두 마쳐야 한다.

초기 면역 관문 억제제와 다르게, 항PD/PD-L1 제제는 부작용이 매우 작다. 흔한 부작용에는 피로, 구역, 발진 등이 있지만 일반적으로 경미하다. 폐렴, 결장염, 내분비 질환 같은 더 중요한 자가면역 독성은 드물고, 발생한다고 하더라도 일반적으로 관리할 수 있다. 기존에 존재하는 자가면역 질환은 일반적으로 면역요법의 금기증이다.

항 PD-1/PD-L1 제제는 소세포 폐암과 중피종에서도 임상 활성이 있는 것으로 밝혀졌다. 또한, 화학 요법 혹은 다른 면역 요법 약물과 PD-1/PD-L1을 표적으로 하는 약제를 조합하여 사용하는 병용 면역요법은 더 큰 임상 활성을 가지지만, 중대한 부작용도 더 많아지는 것처럼 보인다. 이러한 새로운 접근법의 역할에 대해서는 계속 탐구해야 한다.

면역 요법은 이제 폐암 치료의 필수적인 부분이라 여겨지며, 이는 환자 관리 방식의 근본적인 변화를 의미한다.

복합양식 치료법

폐암에서 복합양식 치료법의 역할은 커지고 있다. 선행보조 화학요법은 T3N1이나 T4N1 질환이 있는 환자나 수행도가 양호한 단일 위치 N2 질환이 있는 일부 환자에서 고려해볼 수 있다. 이는 방사선 요법과 병용할 때 특히 유용하며, Pancoast 종양, 즉 상고랑 종양에서는 그 후 수술을 진행한다. 보조 화학요법은 이제 IIB기와 IIIA기 환자에서도 고려되고 있다.

임상 사례 4

58세 여자 환자가 5개월 동안 지속된 마른 기침을 주요 호소 증상으로 내원했다. 흉부 방사선 영상과 CT를 촬영했다. 영상을 통해 우상엽에 14 mm 크기의 뾰족한 결절이 있는 것을 확인했다. PET-CT에서 1차 결절 부위와 위치 4R 림프절에 활동성 증가를 볼 수 있었지만, 폐문 림프절은 활동성이 보이지 않았으며 커지지도 않았다(그림 26.20).

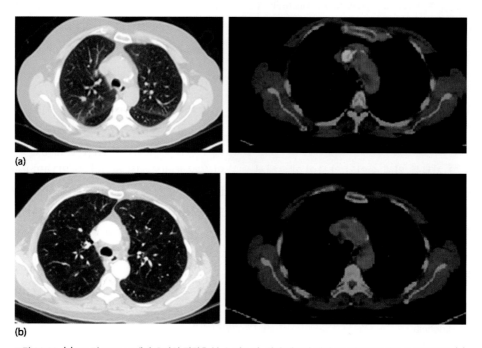

그림 26.20 (a) CT 및 PET-CT에서 우상엽 결절을 볼 수 있으며, 결절 내부와 위치 4R 림프절의 흡수가 증가했다. (b) 크기 및 활동성이 감퇴된 결절과 활동성이 완전히 사라진 위치 4R 림프절.

해설: 이번 사례는 도약 전이(skip metastasis)의 드문 예다. EBUS를 통해 채취한 위치 4R 림프절 검체에서 전이 비소세포 암종이 확인되었다. 환자가 건강하고 단일 위치 N2 질환이기 때문에 선행보조 화학요법이 선택지가 될 수 있다. 환자는 화학요법에 잘 반응했으며 그 후 폐엽 절제술을 시행했다.

27세 여자 환자가 진행하는 호흡 곤란과 지속되는 기침을 주요 호소 증상으로 내원했다. 환자는 비흡연자였다. CT에서 여러 개의 폐 음영이 보였다. CT 생검을 통해 폐 기원의 샘암종을 확진했다(그림 26.21).

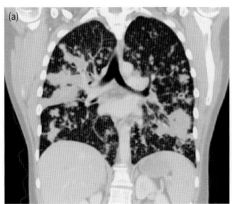
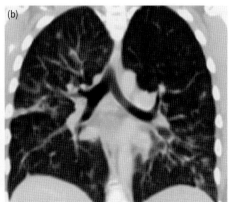

그림 26.21 (a) 여러 개의 폐 음영을 보여주는 CT 영상. (b) Crizotinib으로 치료 후 폐 음영의 크기와 활성 감퇴.

해설: 형광 제자리 부합(fluorescence in situ hybridization, FISH) 분석법으로 EGFR 돌연변이 분석을 시행해야 한다. 그리고 결과가 음성이라면 ALK 돌연변이 분석을 시행한다. 환자는 ALK 돌연변이가 있었으며, Crizotinib으로 치료했으며 반응이 좋았다.

완화 치료

환자의 모든 증상에 중점을 둔 총체적 접근 방식이 중요하다. 진행 폐암 환자의 치료에 완화 의학 전문가가 조기에 참여하면 증상 조절을 최적화하고, 삶의 질을 향상시키며, 전체 생존 기간도 향상시킬 수 있다.

기관지내 치료법

주 기관지나 기관에 폐쇄가 있으면 기관지내 치료법을 고려해 볼 수 있다. 종양 절제를 위한 기술은 매우 다양하며, 이는 10장에서 다루고 있다. 폐엽 기관지의 외인 협착이 있는 환자와 기관지내 종양 부피 감량(endobronchial tumor debulking)을 시행한 환자 중 일부에게는 기도를 보조하기 위한 스텐트를 고려해볼 필요가 있다. 기관지 침범이 있는 폐암에는 일반적으로 니켈과 티타늄의 합금인 니티놀(nitinol)로 만든 덮개가 있는 자가 확장 금속 스텐트를 사용한다.

소세포 폐암의 치료

소세포 폐암은 성장 속도가 가장 빠르며 전이 질환 및 신생물 딸림 증후군과 관련 있을 가능성이 높다.

화학요법

Cisplatin 혹은 Carboplatin과 Etoposide를 병행하는 4-6주기의 화학요법이 표준 요법이며, 반응률은 80%에 이른다. 병변이 단일 방사선 요법으로 치료할 수 있는 범위 안에 있을 때, 이를 국소 혹은 제한 병기로 정의한다. 국소 병기에 있는 환자는 동시 화학 요법과 흉부 방사선 요법으로 치료해야 한다. 이 방법이 생존 기간을 유의미하게 개선하기 때문이며, 평균 생존 기간이 9개월에서 20개월로 향상되었다.

화학 요법에 반응하는 모든 환자에게는 화학 요법 종료 후 예방적 머리 조사(prophylactic cranial irradiation)를 고려해야 한다. 이는 뇌 전이 발생률을 54% 감소시킨다.

양호한 초기 반응률에도 불구하고 소세포 폐암은 재발이 흔하다. 초기 요법 후 4-6개월 이상 지난 다음 재발했다면 백금과 Etoposide를 이용한 재도전이 선택지가 될 수 있다. 만약 이 기간 안에 재발했다면, CAV (Cyclophosphamide, Adriamycin, Vincristine)를 이용한 병용 화학요법이나 경구 Topotecan을 이용한 단일 제제 요법을 2차 치료로 고려해볼 수 있다. 재발 후 평균 생존 기간은 3-4개월이다.

방사선 요법

흉부 방사선 요법은 국소 혹은 제한 병기 질환이 있는 환자에게는 화학 요법과 동시에 사용하며, 광범위 병기 질환이 있으며 영상 반응이 양호한 환자에게는 화학 요법 후에 사용한다. 방사선 요법은 화학 요법을 견딜 수 없는 수행도가 불량한 환자에게 단독 치료로 사용할 수도 있다. 예방적 머리 방사선 요법은 화학 요법에 양호한 영상 반응을 보이는 환자에게 시행한다. 뇌 전이 발생률을 54% 감소시키기 때문이다.

수술

소세포 폐암이 수술에 적합한 경우는 매우 드물지만, 간혹 종양 절제 후 발견되기도 한다. 이러한 환자에게는 보조 화학 요법과 방사선요법을 고려해야 한다. 수술로 절제한 종양에서 수술 후 소세포 폐암이 진단된 경우, EBUS 유도 기관지 경유 가는 바늘 흡인(transbronchial fine needle aspiration, TBNA)과 세로칸 내시경술로 철저한 병기 결정을 진행해야 한다.

표적 요법과 면역 요법

EGFR과 ALK 돌연변이는 소세포 폐암과는 관련이 없다. 면역 요법은 재발 질환에서 어느 정도 활성이 있는 것으로 밝혀졌지만, 이 경우에 대한 사용은 아직 승인되지 않았다.

예후

일반적으로 폐암의 평균 5년 생존율은 5-16% 사이이다. 예후는 세포 유형, 종양 유전형, 동반하고 있는 내과 질환, 수행도, 병기에 따라 달라진다. 가능한 경우 수술이 가장 좋은 치료 방법이다. 그러나, 선행보조 화학 요법이나 수술 후 보조 화학 요법을 통한 복합 양식 치료가 증가하는 추세다. 수술로 치료한 I기 종양의 생존율은 70%가 넘는다. IIb기 환자나 절제한 종양의 크기가 40 mm 이상인 환자는 보조 화학요법을 받는 경우 5년에 5.4%의 생존 이점을 얻는다. 유사하게, 선행보조 화학요법이나 화학방사선 요법 후 수술을 진행한 N2 질환의 경우 흉부 방사선 요법만 단독으로 시행한 경우에 비해 5년 생존율에서 약간 더 나은 결과를 보여준다.

환자 중 약 50%는 첫 내원 시 원격 전이를 동반한 IV기 질환을 가지고 있다. 치료하지 않은 IV기 비소세포 폐암의 평균 생존 기간은 3-4개월이며, 1년 생존율은 약 15%다. 화학요법

임상 사례 6

이집트 출신의 53세 여자가 가슴 통증과 숨가쁨을 주요 호소 증상으로 내원했다. 환자는 흡연을 한 적이 없으며 고혈압 이외에 다른 과거력은 없었다(그림 26.22a).

기관지 내시경 생검에서 폐 기원의 샘암종을 진단했다. 분자 분석 결과 EGFR 돌연변이, 엑손 19 결손이 있었다. Gefitinib으로 치료를 시작했고, 2주가 채 되지 않아 가슴 통증과 호흡 곤란이 현저하게 호전되었다. 치료 2개월 후 촬영한 CT 영상은 양호한 반응을 보였다(그림 26.22b).

환자는 재발하기 전 2년 간 Gefitinib으로 관리했고, 재발 후에는 2가지 기존 화학요법으로 치료했다. 환자는 첫 진단 후 4년 뒤 사망했다.

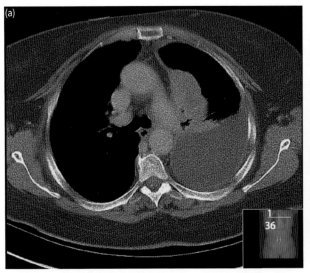
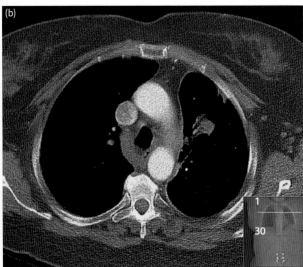

그림 26.22 (a) 세로칸을 침범한 왼쪽 폐문 병변, 세로칸 림프절병증 및 가슴막 삼출을 보여주는 CT 영상. (b) Gefitinib으로 치료 후 줄어든 폐암.

학습 요점: EGFR 타이로신 인산화효소 억제제는 EGFR 돌연변이가 있는 환자에게 극적인 임상 및 영상 반응을 나타낼 수 있다. 이는 수 개월 동안 유지되지만 암의 진행은 불가피하다. 이점에도 불구하고, 전체 예후는 일반 폐암 환자 집단에 비해 양호하다.

을 통한 완화 치료는 평균 생존 기간을 9-18개월 향상시킨다. EGFR 돌연변이가 있는 환자는 예후가 더 양호하며, 평균 생존 기간은 2-3년이다.

폐암의 선별검사

북미 폐 선별검사 연구에 따르면, 고위험 환자에 대한 표적 CT 선별검사는 초기 폐암 발견을 향상시킨다. 선별 검사를 시행한 집단에서는 10만 인년 당 645건의 암이 발견되었지만, 대조군 집단에서는 572건이 발견되었다. 또한, 폐암 사망률은 20% 감소하였으며, 모든 원인으로 인한 사망률은 6.7% 감소했다.

CT 선별검사의 실전 요점

위험 집단
1. 55세 이상
2. 25갑년 이상의 흡연력
3. 폐암의 가족력
4. 이전에 암이 있었던 병력

제한점
- 높은 비율의 비정상 CT 영상
- CT 이상과 관련된 특징
- 상엽 위치
- 뽀족함
- 크기
- 간유리 요소

임상 사례 7

흡연력이 60갑년인 82세 여자 환자가 기침을 주요 호소 증상으로 내원했다. 환자는 만성 폐쇄 폐 질환, 허혈 심장병, 말초 혈관 질환, 2형 당뇨병, 고혈압, 고콜레스테롤혈증 같은 동반하고 있는 내과 질환이 많았다.

검사에서 우하엽 병변을 발견했고, 생검을 통해 폐 기원의 샘암종을 확진했다. PET 영상에는 림프절 전이나 원격 전이가 보이지 않았다(그림 26.23). 최종 병기는 T2N0M0였다.

마취 평가에서 전신 마취를 하지 못할 정도로 불량한 심장 기능을 확인했다. 결과적으로, 환자는 잘 견딜 수 있는 근치 방사선 요법을 받았다. 첫 진단 후 3년이 지났지만 환자는 관해(remission) 상태를 유지하고 있다.

학습 요점: 수술을 할 수 없는 조기 폐암 환자라도 치유(cure) 목적의 근치 방사선 요법으로 치료할 수 있다.

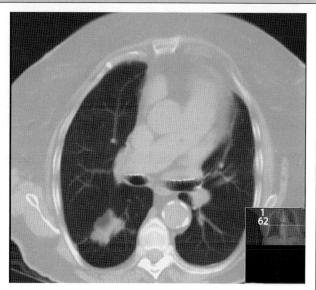

그림 26.23 우하엽 덩이를 보여주는 CT 영상

임상 사례 8

기술자로 일하다가 퇴직한 70세 환자에게 정규 고관절 치환술에 대한 평가 중 우중엽에서 우연종(incidentaloma)을 발견했다. 생검을 통해 소세포 폐암을 확진했고, PET 영상 및 뇌 MRI에서 전이는 보이지 않았다. 폐 기능 검사 결과, 폐 기능이 잘 보존되어 있었다. 최종 병기는 T3N0M0, 제한 병기였다.

환자에게 Etoposide와 Cisplatin을 이용한 화학 요법을 6주기 시행했고, 동시에 흉부 방사선 요법도 시행했다. 그 결과 완벽한 영상 반응을 볼 수 있었다. 그 후 환자는 예방적 머리 방사선 요법을 받았다.

환자는 치료 종료 후 3년 동안 계속 관해 상태를 유지하고 있다.

학습 요점: 초기 소세포 폐암 환자는 치유 목적으로 시행하는 근치 요법의 대상자가 될 수 있다. 재발은 여전히 흔하지만, 화학방사선 요법과 예방적 머리 방사선 요법의 조합은 이러한 환자 중 약 30%에서 장기 생존으로 이어졌다.

임상 사례 9

61세 배관공이 왼쪽 가슴 통증을 주요 호소 증상으로 내원했다. 환자는 흡연력이 60갑년이었으며 동반하고 있는 내과 질환으로 만성 폐쇄 폐 질환과 고혈압이 있었다.

검사 결과 좌하엽 종양과 세로칸 림프절병증을 확인했다. PET 영상과 MRI에서 다른 부위의 병변은 보이지 않았다. 세로칸 림프절에 대한 EBUS에서 편평 세포 암종을 확인했다(그림 26.24a). 환자는 Vinorelbine과 Cisplatin을 4주기 동안 투여하며 동시에 흉부 방사선 요법으로 66 Gy를 33번 나누어서 조사하는 화학 방사선 요법으로 치료했다. 치료 중 합병증으로 중성구 감소 패혈증, 방사선 요법 연관 식도염, 저마그네슘혈증으로 인한 2차 심장 부정맥 등이 발생했다.

치료 후 영상에서 1차 종양 및 세로칸 림프절의 크기 감소, 좌하엽을 침범하는 방사선 변화, 가슴막 삼출을 볼 수 있었다(그림 26.24b). 삼출은 1개월 뒤 자연히 해결되었다.

환자는 치료 부작용으로부터 회복했고, 14개월 동안 관해를 유지하고 있었으나, 14개월 째에 여러 개의 폐 및 간 전이가 발생했다. 환자는 추가 치료를 거부했고 얼마 지나지 않아 사망했다.

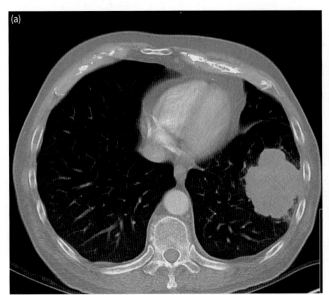
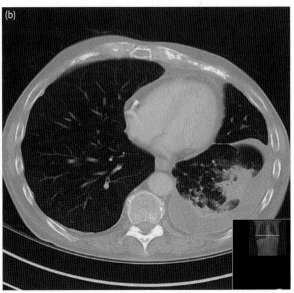

그림 26.24 (a) CT 영상에서 가슴막 쪽으로 확장했으나 가슴막 침범은 없는 좌하엽 덩이를 볼 수 있다. (b) 방사선 요법과 화학 요법으로 치료한 다음 촬영한 CT 영상에서 좌하엽 덩이의 크기 감소를 볼 수 있지만, 폐엽 용적도 일부 감소했고, 가슴막 삼출도 발생했다.

학습 요점: 국소 진행, 즉 IIIA기 비소세포 폐암 환자는 근치 화학방사선 요법으로 치료할 수 있다. 이는 비록 치유 목적으로 시행하지만, 환자에게 상당한 독성을 유발할 수 있다. 환자 중 약 30%는 장기간 생존한다.

27

희귀 폐 종양 및 폐로 전이하는 암종

BRETT C. BADE, MUHAMMAD PERWAIZ, MARC A. JUDSON, AND GERARD A. SILVESTRI

도입

지난 10년간 가슴 통증, 비특이 호흡 곤란, 혹은 기침이 있을 때 흉부 CT를 훨씬 더 자주 촬영하게 되었다. 고해상도 CT의 개발과 급속 영상 촬영, 그리고 NLST (National Lung Screening Trial) 발족으로 흉부 CT는 유용성이 높아졌다. 현재 혹은 이전 흡연자에게 흉부 CT를 촬영하면 이 중 최대 25%에서 추적 관찰이 필요한 이상 소견을 발견할 수 있다.[1] 더욱이 NLST는 폐암으로 인한 사망률 20% 감소와 모든 원인으로 인한 사망률 6.7% 감소를 보여주었으며, 이는 지침이 도입될 경우, 흉부 CT 촬영이 더 빈번해질 수 있음을 시사한다. 이상 소견은 대부분이 염증, 감염, 육아종, 혹은 기관지유래 암종이지만, 호흡기내과 전문의에게 부담으로 다가오는 부분은 비교적 드문 폐 종양도 고려하고 알고 있어야 한다는 점이다.

이번 장의 목표는 영상으로 확인된 폐 결절 혹은 덩이의 감별 진단을 비소세포 폐암(non-small cell lung cancer, NSCLC), 소세포 폐암(small cell lung cancer, SCLC), 그리고 염증 병변 이외의 영역으로 확장하는 것이다. 폐암은 암 발병률이 두 번째로 높고 암 사망률은 가장 높기 때문에[2] 기관지유래 암종이 가장 큰 관심사임은 분명하다. 이번 장에서 다루는 종양은 흔하지 않지만, 일부는 독특한 패턴을 가지고 있으며 포괄적인 접근을 위해서 반드시 고려해야 한다.

희귀 폐 종양은 양성이거나 악성일 수 있으며, 희귀 폐 종양의 전체 목록은 표 27.1에 나와있다. 이 모든 희귀 종양에 대한 완전한 논의는 이 장의 범주를 벗어난다. 따라서, 그나마 발생 빈도가 조금 더 높고 임상적으로 특이한 희귀 폐 종양을 개별적으로 다룰 예정이다.

유암종 종양

폐 유암종 종양(carcinoid tumor)은 기관지 점막의 Kulchitsky 세포, 즉 장크롬친화(enterochromaffin) 세포에서 유래한다. 다른 이름으로는 고분화 신경내분비 종양이라고도 한다. 이 세포는 광범위한 신경내분비계의 일부분이며, 신경내분비 과립에서 부신피질자극 호르몬과 세로토닌 같은 강력한 호르몬을 생성한다. 한때는 양성으로 여겨졌지만, 이제는 덜 공격적인 유암종 종양에서부터 매우 공격적인 소세포 폐암에 이르기까지 넓은 범위를 가지는 저등급 악성 종양으로 알려져 있다. 위장관 특히 소장에서 주로 볼 수 있으며, 유암종 중 최대 25%는 기관지 가지에서 발생한다.[3]

유암종 종양은 전체 폐암의 1-2%에 불과하지만, 성인에서 두 번째로 흔한 1차 폐암이다.[3-5] 유암종 종양은 환자의 평균 나이가 50대라는 점과 여자가 많다는 점에서 비소세포 폐암 및 소세포 폐암과 구별된다. 유암종 종양은 대부분 산발적으로 발생하지만 가족 패턴도 보고된 적이 있다. 유암종 종양은 1형 다발내분비 신생물(multiple endocrine neoplasia type 1)이 있는 환자 중 최대 5%에서 발생한다.[5] 또한, 폐암에서 볼 수 있는 흡연 연관성은 저등급 유암종과는 관련이 없다. 인종별 차이도 없다.

표 27.1 희귀 악성 및 양성 폐 종양

희귀 악성 폐 종양	희귀 양성 폐 종양
유암종 종양	폐 과오종
광범위 특발 신경내분비 증식증	연골종
샘낭 암종	섬유종
점액표피모양 암종	혈관종
폐 모세포종	폐 신경 종양
폐 암육종	과립 세포 종양(Schwannoma)
폐의 림프증식성 장애	거짓림프종
호지킨 림프종, 비호지킨 림프종,	염증 근섬유모세포 종양
폐 형질세포종	지방종
폐 육종: 윤활 육종,	평활근종
악성 섬유 조직구종,	투명 세포 종양
폐 평활근육종, 혈관 육종	
폐 흑색종	
폐 가슴샘종	
종자 세포 종양: 기형종, 융모막암종	
혈관주위세포종	

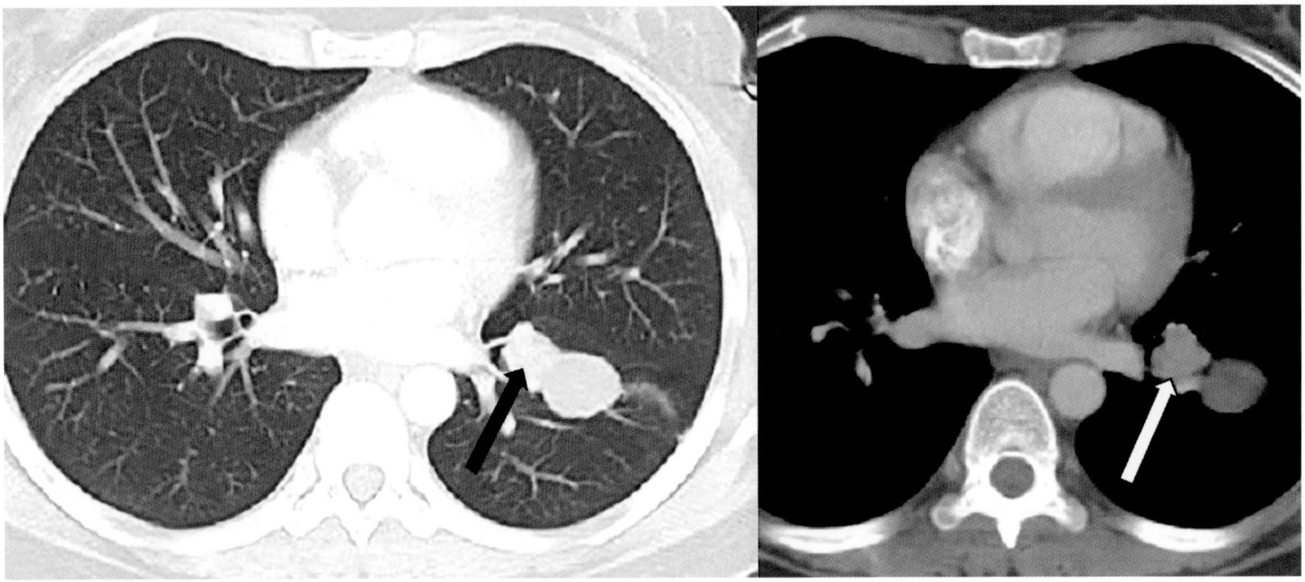

그림 27.1 유암종 종양. 폐 창(왼쪽) 및 세로칸 창(오른쪽) 흉부 CT에서 원위부 점액낭종을 동반한 유암종 종양을 볼 수 있다. (Images courtesy of Dr. James G. Ravenel, MD. Division of Thoracic Radiology, Medical University of South Carolina.)

고분화 신경내분비 종양은 저등급(전형) 혹은 중간등급(비전형) 유암종 종양으로 나눌 수 있다. 저등급/전형 종양은 유암종 중 80-90%를 차지한다.[4] 예상할 수 있듯이, 중간등급/비전형 종양이 더 공격적이며, 전이 가능성이 더 높으며, 예후가 더 나쁘다. 종양 등급은 보편적으로 조직 소견, 고배율 시야에서 유사 분열의 수, 세포 충실성, 다형성 등을 기반으로 결정한다.

폐의 유암종 종양은 주 기관지에 주로 발생하지만(그림 27.1, 그림 27.2), 폐 주변부에 고립 폐 결절 형태로 발생할 수도 있다.[4] 사례 중 1/3 정도가 무증상이며 우연히 발견된다. 증상은 일반적으로 기관지 안에서의 위치로 인해 발생하며, 기침, 호흡 곤란, 쌕쌕거림, 객혈 등이 있다.

드문 양상이지만, 유암종 종양은 질병이 진행하여 호르몬을 생성하고 혈류로 방출할 때, 특히 간으로 방출할 때 발생하는 유암종 증후군(carcinoid syndrome)으로 가장 잘 알려져 있다. 유암종 증후군은 쌕쌕거림, 설사, 홍조, 우심부전 등으로 알 수 있으며, 폐 유암종 종양 환자 중 최대 30%는 유암종 증후군을 가지고 있다.[5] Cushing 증후군은 유암종 종양 환자 중 1-4%에서 발생한다.[5,6]

젊은 환자에서 부드러운 종양으로 인한 기관지 폐쇄가 있다면 유암종 종양을 의심해볼 수 있다.[6] 그러나, 진단에는 조직 검체가 필요하다. CT 영상은 일반적으로 명확하고, 조영제에 증강되며, 중앙에 위치한, 석회화를 동반하거나 동반하지 않은 결절을 보여준다. 따라서, 조영증강 흉부 CT가 가장 좋은 영상 검사 방법이다.[5] 병변을 확인하고 국한하기 위해서 일반적으로

기관지 내시경으로 생검을 진행한다. 폐 주변부 병변은 흔하지 않지만, 만약 있다면 CT 유도 생검이 필요할 수도 있다.

성장호르몬 억제인자 수용체 섬광조영술(somatostatin receptor scintigraphy), 즉 옥트레오타이드 스캔(octreotide scan)은 위장관 유암종에 활용할 수 있으며, 일부 연구에서 민감도가 거의 90%에 달하는 것으로 보고되었다.[3] 그러나, 기관지 유암종 중 최대 35%는 성장호르몬 억제인자 수용체가 없기 때문에[6] 임상 유용성이 떨어진다. 많은 사례에서 진단, 전이 암종 검출, 추적 관찰 영상을 위한 PET-CT에 추가로 옥트레오타이드 스캔을 사용한다. 이 방법을 사용하면 1차 종양 중 최대 80%를 검출할 수 있다.[5] 그러나 PET-CT는 세로칸 질환에 대한 민감

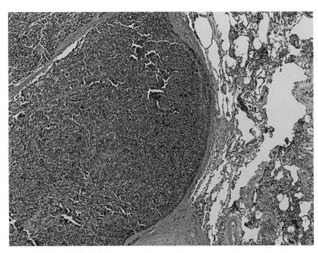

그림 27.2 유암종 폐 종양, 저배율 시야. 왼쪽에는 단조로운 종양 세포가 모여 있으며, 오른쪽에는 폐 실질이 있다. (Images courtesy of Dr. Allen B. Flack, MD. Department of Pathology, Medical University of South Carolina.)

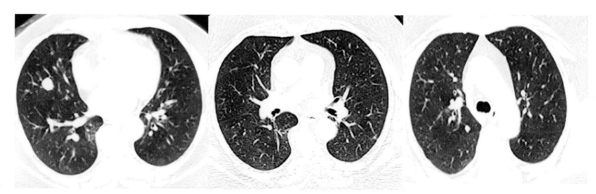

그림 27.3 DIPNECH. 우상엽 결절과 양쪽 폐 곳곳에 있는 센티미터 미만의 미세종양. (Images courtesy of Dr. James G. Ravenel, MD. Division of Thoracic Radiology, Medical University of South Carolina.)

도가 낮기 때문에 의심스러운 N2 질환에서는 기관지 초음파나 세로칸 흉강경을 통한 세로칸 병기 결정이 필요하다.[5]

유암종 종양과 관련된 폐 질환인 광범위 특발 신경내분비 증식증(diffuse idiopathic neuroendocrine hyperplasia, DIPNECH)은 짚고 넘어가야 한다(그림 27.3). 결절 세포 응집으로 인한 5 mm 미만의 종양 병변이 폐 전반에 걸쳐 발생하면 DIPNECH를 진단할 수 있다. 고해상도 CT의 날숨 영상에서 모자이크 감쇠가 보일 수도 있다.[5] 조직 소견에서 "소금과 후추(salt-and-pepper)" 염색질이 있는 세포를 볼 수 있다(그림 27.4). DIPNECH 미세종양은 유암종 종양의 전병변이라 여겨진다.

치료는 병기에 따라 결정한다. 유암종의 병기 결정은 TNM 병기결정 기준을 따른다. 전형 유암종 종양은 대부분(80-90%)이 I기다. 전형 및 비전형 유암종에서 원격 전이는 드물다. 치유 가능성이 있기 때문에, 림프절 박리 및/혹은 검체 채취를 포함

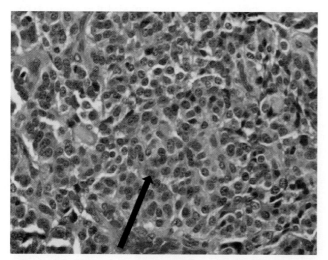

그림 27.4 유암종 종양, 소금과 후추(salt-and-pepper) 세포질. 단조로운 세포 모양과 미세 과립(소금과 후추) 세포질(검은 화살표). (Image courtesy of Dr. Allen B. Flack, MD. Department of Pathology, Medical University of South Carolina.)

한 수술 절제가 가장 좋은 치료법이다. 폐를 보존하는 쐐기 절제술이나 구역절제술을 주로 사용한다.[7] 수술이 불가능한 경우에는 내시경 절제를 고려해 볼 수 있다.[8]

진행 유암종 질환에 대한 치료는 일반적으로 다학제 접근이 필요하며, 보편적인 화학 요법, 방사선 요법, 무증상 환자에 대한 경과 관찰 전략 등이 포함된다. Etoposide와 백금 병용 요법 같은 보편적인 화학 요법에 대한 반응은 일부 연구에서 20% 정도로 낮게 보고되었으며, 임상적 이점은 확인되지 않았다.[3,8] 연구에 자주 사용되며 안전하기 때문에 주로 Temozolomide를 권장하며, 뇌 전이에도 사용한다. 일부 센터에서는 전이 암종에 도움이 될 수 있는 펩타이드 수용체 방사선 표적 치료도 시행한다.[5]

ENETS (European Neuroendocrine Tumor Society)는 치유 목적이 달성 가능한 경우[1] 혹은 종양 부담의 90% 이상이 제거되었음에도 유암종 증후군이 있는 경우에[2] 전이 병변 절제를 고려해 볼 것을 권장하고 있다.[5] 전형 유암종 및 저등급 비전형 유암종이며, 사망률이 5% 미만이며, 오른쪽 심장의 기능이 보존되어 있으며, 절제 불가능한 림프절 침범이 없는 환자라면 치유 목적을 적용해볼 수 있다.[5]

여전히 유암종 증후군에 대해 가장 좋은 표준인 성장호르몬 억제인자 유사물질은 종양 성장을 억제한다는 근거가 있으며, 절제가 불가능한 질병에서 1차 전신 요법으로 사용할 수도 있다.[5,9] 이상적인 치료 접근법과 화학 요법은 아직 확립되지 않았다. 병기, 종양의 공격성, 기능 상태, 기준선 폐 기능 등을 기반으로 한 개별 요법이 가장 논리적이다. 향후, 혈관 내피 성장 인자(vascular endothelial growth factor, VEGF)나 포유류 라파마이신 표적 단백질 경로(mammalian target of rapamycin pathway, mTOR pathway)가 표적이 될 수도 있다.[9]

영상에서는 두드러지지만, DIPNECH은 일반적으로 직접 치료보다는 감시가 필요한 경우가 많다. 중증 질환에서는 스테로이드 시험이나 폐 이식을 고려해볼 수도 있다.

유암종 암종의 예후는 종양 등급과 병기에 따라 다르다. 전형 유암종의 5년 생존율은 90-100%다. 비전형 유암종은 이보다 나쁘며, 5년 생존율은 40-60%다.[3]

침샘 유형 암종

침샘 유형 폐 종양은 희귀하며, 느리게 자라는, 일반적으로 저등급 악성 종양이며, 1차 폐 종양으로 발생하는 경우는 거의 없다. 샘낭 암종(adenoid cystic carcinoma, ACC)과 점액표피모양 암종(mucoepidermoid carcinoma, MEC)이 이 분류에 해당한다. 이 두 종양은 그 분류에서 추측할 수 있듯이 1차 침샘 종양으로 더 많이 발생한다. 이 두 종양은 임상적으로 유사하며, 초기에 발견되는 경우가 많으며, 일반적으로 예후가 양호하다. 발표된 논문은 소규모 후향 연구를 통한 것이다.

ACC는 초기에는 양성으로 여겨졌으며, 원주종(cylindroma)으로 알려졌었다. 종양은 기도의 기관기관지 샘에서 발생한다. 현재는 샘암종의 변형으로 알려져 있다. 침샘 이외에서 1차 ACC는 유방, 피부, 자궁, 자궁경부, 위장관, 폐 등에서 볼 수 있다.[10] MEC는 점액분비 세포, 편평 세포, 중간 세포 등을 포함하는 혼합 세포 유형으로 구성된다.

ACC는 젊은 환자에서 더 흔하며, 1차 폐 종양의 0.2%를 차지한다. 최근의 연구에 따르면 평균 연령은 46세다.[10] 일반적으로 진행은 느리지만, 조직 소견은 공격성을 띠고 있을 수도 있다. 환자는 대부분이 비흡연자다.[10] ACC의 양상은 폐 종양과 비슷하며, 중심 기도, 일반적으로 기관 내부에 위치한 종양은

그렁거림(stridor)을 유발할 수도 있다.[10]

MEC도 1차 폐암의 0.2%를 차지한다. 보고된 나이는 3-78세로 범위가 넓지만, 환자 중 50% 이상이 30세 미만이다.[11] 명백한 성별 차이는 없다.[12] 비록 환자 중 최대 25%가 무증상이지만, MEC도 중심 기관지내 종양이 증상을 유발하는 경우가 많다.[12]

흉부 CT에서 원위부 경화가 보일 수도 있지만, MEC와 ACC의 특징적인 영상 소견은 명확한, 타원형, 혹은 소엽 모양의, 비균질하게 조영 증강되는 기관지내 병변이다(그림 27.5).[11] 보편적인 기관지유래 암종에 비해 석회화가 더 흔하다. 주변부 고립 폐 결절은 중심 병변에 비해 드물다. 침샘이 가장 흔한 1차 발병 부위이기 때문에, 항상 전이 암종을 고려해야 하며, 머리 영상으로 평가해야 한다. CT 혹은 PET-CT를 고려할 수 있다.

헤마톡실린-에오신(Hematoxylin and eosin, H&E) 염색으로 진단을 추측할 수 있는 경우가 많지만, 면역조직화학 검사가 필요할 수도 있다(그림 27.6, 그림 27.7). 병리소견에서 점액이 가득 찬 세포질이 보일 수도 있다(그림 27.7). ACC에서 각질(keratin), CK7, 액틴(actin) 염색도 보고된 적이 있다.[10] MEC는 목이 있거나(pedunculated), 목이 없을 수도(sessile) 있다.

전이 암종 혹은 국소 림프절 확산은 드물다. 따라서, 림프절 박리와 검체 채취를 겸한 수술 치료가 바람직하고 가장 효과적이다.[13] 결과는 완전 절제 후 가장 좋았다.

비록 진행 질환이 드물지만, 진행한다면 결과는 상당히 나쁘다. 종양은 상대적으로 방사선에 민감하며, 일부 의사는 수술 후 절제 경계(resection margin)가 양성이면 보조 방사선요법을 시행하기도 한다. 안타깝게도, ACC는 대부분 화학 요법에

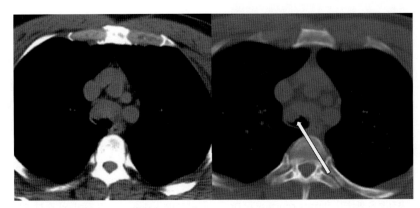

그림 27.5 ACC. 기관을 침범한 ACC(흰색 화살표) (Images courtesy of Dr. James G. Ravenel, MD. Division of Thoracic Radiology, Medical University of South Carolina.)

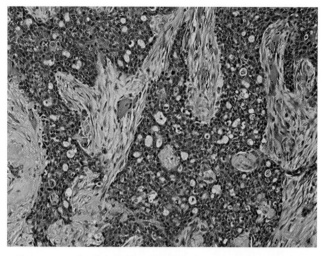

그림 27.6 ACC. 세포질이 빈약하고 검은 핵이 있는 작은 세포를 보여주는 ACC. (Image courtesy of Dr. Allen B. Flack, MD. Department of Pathology, Medical University of South Carolina.)

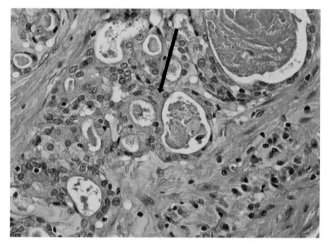

그림 27.7 MEC. MEC 세포는 점액으로 가득 찬 세포질(화살표)을 포함하고 있다. (Image courtesy of Dr. Allen B. Flack, MD. Department of Pathology, Medical University of South Carolina.)

반응하지 않는다. 기관지유래 암종에 대한 화학 요법은 성공률이 낮다. 증례 보고에서는 Imatinib을 사용했다.[14] 진행 질환에 대한 완화 요법에는 방사선 요법, 화학 요법, 기관 스텐트 삽입, 전기 지짐 등이 있다.

저등급 국소 질환은 전반적으로 예후가 양호하며, 완전 절제는 치유로 간주한다.[13] ACC는 5년 생존율이 92%, 10년 생존율이 70%로 매우 양호하지만, 국소 재발 경향이 있다. 반대로, 고등급 MEC는 5년 생존율이 31%다.[12]

국소 재발의 위험 때문에 일반적으로 수술 후 정기적인 영상 촬영을 권장한다.

폐 육종

폐 육종은 폐 종양의 0.5% 미만을 차지하며 일반적으로 젊은 환자에게 발생한다. 중간엽 세포의 다양성을 반영하여 다양하고 희귀한 폐 육종이 발생한다. 1차 폐 윤활 암종(primary pulmonary synovial carcinoma, PPSC), 폐의 1차 악성 섬유 조직구종(primary malignant fibrous histiocytoma, MFH), 1차 폐 평활근육종(primary pulmonary leiomyosarcoma, PPL), 폐 혈관 육종이나 상피모양 혈관 내피종 같은 혈관 육종 등이 주를 이룬다. 폐 육종의 범주에 포함되는 암들은 화학 요법에 내성이 있으며, 진행 폐 육종은 화학 요법에 잘 반응하지 않는다.

PPSC는 희귀하고 공격적인 암이며 주로 청소년이나 젊은 성인 남자에게 나타난다.[15,16] MFH도 젊은 환자에게 나타나며, 평균 연령은 54세다.[17] 폐 종양의 일반적인 증상 외에, MFH에서는 비대 폐 골관절병증(hypertrophic pulmonary osteoarthropathy)이나 저혈당증이 나타날 수도 있다.[18]

PPL은 희귀 암으로 기관지나 혈관 벽의 평활근 세포에서 유래한다. 폐내 양상(intrapulmonary presentation)이 가장 흔하다.[19] PPSC 및 MFH와 마찬가지로 50세 이상의 남자 환자에게 가장 많이 나타난다.[19]

폐 혈관 육종에는 1차 폐 혈관육종(primary pulmonary angiosarcoma, PPA), 폐 상피모양 혈관 내피종(pulmonary epithelioid hemangioendothelioma, PEH) 같은 여러 가지 유형이 있다. 종양은 혈관 내피 세포에서 기원한다. PEH와 PPA는 저등급 암이며 진단 전 국소 침범이나 전이가 흔하다.[20]

PEH는 다른 폐 육종과는 다르게 젊은 여자와 중년 여자에게서 주로 볼 수 있다. 평균 연령은 40세다.[21] 폐 육종은 대부분이 무증상이며 증상이 비특이적이지만, PEH는 뼈를 침범하는 경우가 더 많으며, 빈혈, 쇠약, 저림, 통증, 병적 골절 등이 나타날 수도 있다.[22]

육종은 주로 폐외 조직에서 발생하기 때문에, 1차 폐 육종을 진단하기 전에 육종의 특징을 지닌 전이 암종을 반드시 배제해야 한다. PET-CT가 질병의 1차 부위나 확산의 근거를 찾는데 유용할 수 있다.

모든 폐 육종의 진단에는 병리 검사를 위한 조직 검체가 필요하다. 면역조직화학 염색도 도움이 된다. 이러한 종양은 희귀하기 때문에 명확한 패턴 확립이 어렵지만, 양상은 중심부와 주변부에 따라 차이가 있는 것으로 보인다.

PPSC는 일반적으로 중심부에 위치하는 경우가 더 많다. 그러나 폐 주변부 종양도 발생할 수 있으며 가슴막이나 뼈를 국소 침범할 수도 있다. 병리 소견에서 방추 모양 세포를 볼 수 있다(그림 27.8). 흉부 CT에서는 일반적으로 비균질 덩이와 가슴막 삼출을 볼 수 있다. 림프절병증은 흔하지 않다.[23]

MFH는 주변부에 더 많이 발생하며, 연부조직 음영을 보이며, 공동을 형성할 수 있다.

PPL은 CT 상에서 일반적으로 말초에 위치하며 경계가 부드러우며, 둥근 형태를 지니며, 비균질 음영을 볼 수 있다. 성장이 빠르기 때문에 괴사와 출혈이 흔하다.[19]

PEH는 흉부 영상에서 우연히 발견되는 경우가 많다.[22] PEH의 흉부 CT는 한쪽 혹은 양쪽에서 보이는 2 cm 미만의 작은 혈관주변 결절이 특징이며, 뼈, 가슴막, 혹은 림프절을 침범할 수도 있다.[21,22] PPA는 더 큰 고립덩이로 알려져 있으며, 공동을 형성할 수도 있다.[24]

전체로 보면 폐 육종은 공격적이며, 진단 당시 진행 암(advanced cancer)인 경우가 많다. 예를 들어, PPL 환자 중 최대 2/3는 발견 당시 절제가 불가능한 상태다. 수술 절제 후 절제면이 깨끗할 때 생존율이 가장 좋다. 보조 방사선은 수술 절제면을 확인할 수 없는 경우에 주로 사용한다. 화학 요법은 진행 질환이나 절제불가 질환에서 초기 치료가 될 수도 있지만, 투여 방법은 정해진 바가 없다.

국한 암을 발견하고 치료한다면, PPSC와 MFH는 연속 추적 영상이 필요하다. 국소 및 원격 재발이 흔하기 때문이다.[25,26]

MFH는 일반적으로 화학 요법과 방사선 요법에 내성이 있지만, 방사선 요법은 국소 재발을 감소시킬 수도 있다.

PPA 집단에 대한 치료 요법도 정해진 바가 없다. 수술, 방사선 요법, 화학 요법이 모두 활용되었다. 화학 요법은 양쪽 폐 질환이나 전이 암종에서 1차 치료법이다. 특이하게, Paclitaxel, Sorafenib, 인터루킨-2 (IL-2) 요법이 PPA 치료에 사용되었다.[20,24]

폐 육종은 일반적으로 유암종 종양이나 침샘 종양에 비해 예후가 불량하다. 진단 당시 진행 질환일 가능성이 높기 때문이다. 예후는 다른 폐 종양과 유사한 요인을 통해 예측해볼 수 있다. 예를 들어, MFH의 예후는 발견 당시 종양의 크기, 연령, 병기, 조직 등급 등을 기반으로 예측해 볼 수 있다.[18] 혈관 육종은 진행 질환에 비해 국한 질환에서 생존율이 얼마나 향상되는지에 대한 예시를 보여준다. 국소 PEH는 5년 생존율이 73%다. 그러나, 전이 암종에서는 5년 생존율이 24%로 감소한다. PPA는 일반적으로 예후가 불량하며, 절제 불가능한 병변이 있는 환자는 대부분 1년 내에 사망한다.[20,24]

윤활 암종의 생존 기간은 6-58개월로 보고되었다.[23] 수술 절제면이 깨끗하다면 생존 기간이 늘어나지만, 큰 종양 부담으로 인해 수술이 불가능한 경우가 더 많다.

MFH는 다른 폐 육종에 비해 결과가 더 양호할 수도 있다. 평균 생존 기간은 16개월이며, 5년 생존율은 58%로 보고되었다.[17]

흥미롭게도, PPL은 전이가 드물다. 평균 생존 기간은 48개월이며, 5년 생존율은 38-48%로 보고되었다.[27] 완전 절제가 가능하다면 5년 생존율은 50%에 이른다.[19]

폐 모세포종

폐 모세포종(pulmonary blastomas)은 희귀하고 공격적인 1차 폐 종양이며, 모든 폐 악성 신생물 중 0.5%를 차지한다.[28] 종양은 상피와 중간엽 조직으로 구성된 배아 조직을 닮았지만, 다능 폐 조직(pluripotent pulmonary tissue)에서 기원한 것처럼 보인다(그림 27.9). 단상(monophasic) 또는 고분화 모세포종, 가장 흔한 이상(biphasic) 모세포종, 그리고 가슴막폐 모세포종(pleuropulmonary blastoma)이라는 3가지 아형이 확인되었다. 일반적으로 40-50세의 성인에게 나타나며, 남자에게 더 흔하다.[28,29]

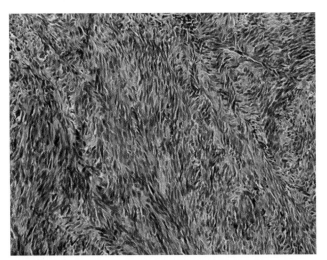

그림 27.8 폐 윤활 암종. 윤활 암종은 검은색 핵이 있는 방추모양 세포 판을 보여준다. (Image courtesy of Dr. Allen B. Flack, MD. Department of Pathology, Medical University of South Carolina.)

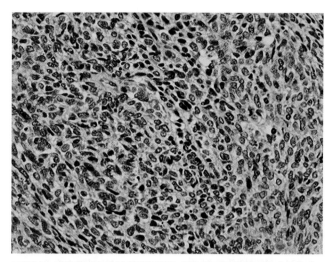

그림 27.9 폐 모세포종. 폐 모세포종 세포는 검은 핵, 빈약한 세포질, 혼합된 세포 모양을 보여준다. (Image courtesy of Dr. Allen B. Flack, MD. Department of Pathology, Medical University of South Carolina.)

특징적인 증상은 없지만, 상기도 감염 증상, 객혈, 가슴 통증이 흔한 편이다.[29] 재발하는 상기도 감염과 유사한 증상이 있어 영상 검사를 하는 경우가 많고, 주로 한쪽의, 큰, 윤곽이 선명한 폐 주변부 덩이를 볼 수 있다.[28,29] 면역조직화학 검사를 통해 진단할 수 있다. PET-CT는 병기 결정에 유용하다.

치료는 희귀 폐 종양들과 비슷하며 백금 기반 화학 요법을 활용한다.

폐 모세포종의 전반적인 예후는 불량하며, 진단 후 2년 이내에 2/3가 사망한다. 수술 절제부가 깨끗한 환자의 평균 생존 기간은 33개월로, 수술이 불가능한 환자는 2개월로 보고되었다.[28,29]

1차 폐 림프종

1차 폐 림프종(primary lung lymphomas, PLL)은 희귀하며, 상대적으로 성장이 느리며, 전체 림프종의 0.4%만을 차지하며, 모든 1차 폐 악성종양 중 0.5-1%에 불과하다.[31] PLL은 희귀성으로 인해 1차 폐 질환을 진단하기 전에 흉곽외 질환에 대한 평가가 필요하다. 비호지킨 림프종(non-Hodgkin lymphoma)은 PLL 중 대부분인 70-80%를 차지하고 점막 연관 림프 조직(mucosa-associated lymphoid tissue, MALT) 종양인 경우가 흔하며, 호지킨 림프종은 PLL 중 1-2%만을 차지한다.[30] 명확한 성별 차이는 없으며 일반적으로 50대와 70대 사이에서 나타난다.[30]

앞서 언급한 폐 종양들과 반대로, PLL 환자는 대부분 증상이 있다. 그러나, 질병의 희귀성과 진단 지연으로 인해 5개월 이상 증상이 지속되는 경우가 많다.[30]

림프종은 주로 흉곽 밖에서 발생하는 경우가 더 많기 때문에, 진단에는 병리 평가와 흉곽외 질환의 부재 둘 다가 필요하다. 영상에서 종양은 반점형 음영, 단일 혹은 다발 결절이나 덩이, 국소 림프절 침범을 동반한/동반하지 않은 경화 등을 보여준다. 가슴막 삼출이 있을 수도 있다. 가장 일반적인 진단 방법은 수술이지만, 기관지 내시경도 사례의 30-40%에서 활용된다.[30] 도움이 되는 다른 방법에는 혈청 단백질 전기 영동법이나 혈청 면역글로불린 G 측정법 등이 있다.

단세포군 감마글로불린병증(monoclonal gammopathy)은 성숙 림프구와 반응 낭포(reactive follicle)를 동반한 확장된 림프종 조직으로, 거짓림프종과는 구별되며 예후가 불량하다.[30] 병기 결정에는 흉곽외 조직에 대한 영상, 일반적으로 CT와 골수 생검이 필요하다. 많은 림프종 종양이 낮은 흡수를 보이기 때문에 PET의 역할은 확실하지 않다.

지침은 존재하지 않지만, 국소 질환에는 수술을 가장 많이 사용한다. 보조 화학 요법 및/혹은 방사선 요법은 보다 진행된 질환에 활용한다. 상당한 질병 부담이 있으며, 절제면이 불분명하고, 조직 소견에서 비점막 관련 림프 조직(non-mucosa-associated lymphoid tissue, non-MALT) 림프종이 있는 환자에게는 병용 요법을 권장한다.[30]

국소 재발률은 50%며, 평균 생존 기간은 71.3개월로 보고되었다. 재발 위험과 생존 기간은 모두 진단 당시의 종양 유형과 병기에 달려 있으며, 가장 흔한 종양 유형인 MALT 림프종 환자는 생존 기간이 평균 117개월로 더 길며, 재발률이 낮은 경향이 있다. 전반적으로, 사망까지는 약 7년이 걸린다고 보고되었다.[30] 비록 저등급 질환은 5년 생존율이 94%이며, 고등급 질환은 평균 생존기간이 3년이라는 일부 보고가 있지만, 결과는 매우 다양하다.

과오종

비록 드물지만, 폐 과오종(pulmonary hamartoma, PH)은 폐에서 가장 흔한 양성 종양이다. 잔류 배아 세포에서 유래했을 가능성이 큰 PH는 비정상 패턴으로 자라는 정상 세포로 구성되어 있다.[32] 조직 생검에서 일반적으로 섬유점액모양 조직, 기관지 조직, 지방 조직을 볼 수 있다(그림 27.10). PH는 50-60세 남자에게 더 흔하다.[32]

PH는 흉부 방사선 사진에서 우연히 고립 폐 결절로 발견되

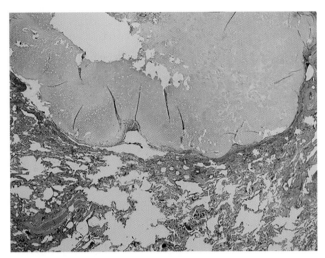

그림 27.10 폐 과오종에서 폐 조직(그림 아래쪽 부분)과 상피 및 연골로 구성된 종양(그림 위쪽 부분)을 볼 수 있다. (Image courtesy of Dr. Allen B. Flack, MD. Department of Pathology, Medical University of South Carolina.)

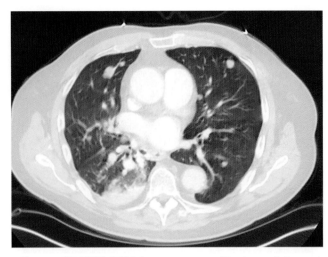

그림 27.11 폐로 전이한 흑색종. (Image courtesy of Dr. James G. Ravenel, MD. Division of Thoracic Radiology, Medical University of South Carolina.)

는 경우가 많다. 흡인 혹은 절제로 진단할 수 있으며, 체계적이지 못한 조직 성장을 보여준다. 지방과 팝콘 모양 같은 석회화의 혼합이 특징인 CT 영상으로 추측해 볼 수 있다. 결절 내부의 지방 음영 모양은 매우 특이적이다. 결절은 일반적으로 주변부에 있으며, 고립성이며, 평균 크기가 2 cm으로 작다.[32]

악성 변형이 보고된 사례가 없기 때문에, 일반적으로 경과를 관찰한다. 종양의 크기가 크고, 증상을 유발한다면 절제 수술을 권장한다. 희귀성과 양성 특성으로 인해 PH가 생존에 미치는 영향은 보고된 바가 없다.

폐로 전이하는 암종

폐를 침범하는 전이는 진행 암(advanced cancer)에서 흔하다. 확산 경로에는 폐 순환이나 기관지 순환 같은 혈행 파종, 림프 파종, 혹은 직접 침범 등이 있으며, 혈행 경로가 가장 흔하다. 진행 암은 병인에 관계없이 예후가 불량한 4기 암을 의미한다. 폐로 전이하는 주요 암에는 유방암, 대장암, 신장암, 자궁암, 머리/목 암 등이 있다.[33] 전이 암종은 무증상인 경우가 많으며, 증상이 있더라도 1차 폐 종양의 증상처럼 고유한 증상은 없다.

국소 증식이 없기 때문에 전이 암으로 간주하지 않지만, 원격 종양 세포는 폐 혈관계에 색전을 유발할 수 있다. 종양 세포는 국소 혈전, 중막 비대, 심지어 내막 섬유증을 유발하기도 한다. 혈전 색전과 달리 혈관 재개통은 일어나지 않으며, 손상은 비가역적이다. 폐에 종양 색전이 있는 환자는 호흡 곤란, 저산소증, 기침, 청진에서 깨끗한 호흡음, 정상 CT 폐 혈관조영술 같은 소견을 보인다. 수율은 낮지만, 오른쪽 심장에 도관을 삽

입하여 흡입한 혈액에 대한 세포 검사로 진단할 수도 있다.

전이 암종은 일반적으로 방사선 영상에서 발견된다. 흉부 CT는 가장 민감도가 높으며, 여러 가지 영상 패턴이 있다. 가장 흔한 패턴은 다발 폐 결절이다(그림 27.11). 결절이나 덩이는 일반적으로 폐 주변부에 위치하며, 하엽에 많이 발생하며(그림 27.12, 그림 27.13), 이는 아래쪽 영역의 높은 혈류때문일 가능성이 높다.[33] 전이 결절은 공동을 형성할 수 있으며, 편평 세포 암종, 샘암종, 이행 세포 암종, 육종 등이 공동을 자주 형성한다는 점을 유의해야 한다.[33] 일반적으로 임상 양상으로 추정할 수 있는 경우가 많지만, 확실한 진단에는 조직 검체 채취가 필요하다.[33]

이미 암을 진단받은 환자에서 흔한 CT 소견에는 새롭게 생긴 가슴막 삼출이 있다. 삼출액은 가슴막 침범을 의미하며, 흉막천자나 가슴막 생검으로 진단할 수 있다. 진단 수율은 암에 따라 매우 다양하지만, 가슴막 체액 세포 검사로 최대 60%를 진단할 수 있으며, 검체를 반복해서 채취하면 수율을 27% 더 높일 수 있다.[34] 가슴막 체액 평가가 음성이라면, 비디오 보조 흉강경(video-assisted thoracoscopy, VAT) 유도 가슴막 생검이 가장 좋은 검사법이다.

사이질 두꺼워짐을 유발하는 림프관염 암종증(lymphangitic carcinomatosis), 종양 색전 증후군이나 폐의 종양 혈전 미세혈관병증을 유발하는 종양 색전, 기관지내 암종 등은 전이 폐암의 주요 패턴이 아니다.

치료에는 일반적으로 화학 요법이 필요하며, 1차 종양의 병

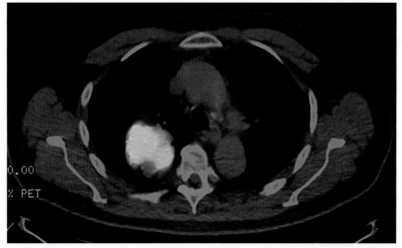

그림 27.12 폐로 전이한 흑색종의 PET-CT 영상. (Image courtesy of Dr. James G. Ravenel, MD, Division of Thoracic Radiology, Medical University of South Carolina.)

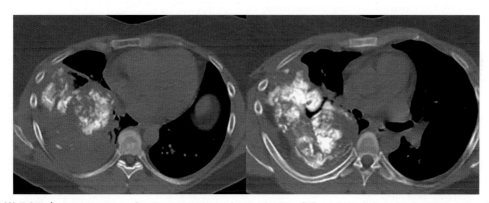

그림 27.13 폐로 전이한 골육종. (Images courtesy of Dr. James G. Ravenel, MD. Division of Thoracic Radiology, Medical University of South Carolina.)

리에 따라 방법을 결정한다. 큰, 증상이 있는, 혹은 출혈이 있는 병변은 방사선 요법으로 혜택을 볼 수도 있다. 비록 전이 샘암종에는 권장하지 않지만, 폐를 침범한 육종에서는 선택 폐 전이암 절제술이 역할을 할 수도 있다. 육종은 약 30-40%에서 폐를 침범한다.[35] 현재까지 생존 이점은 입증되지 않았다. 육종의 국소 폐 침범 가능성과 육종 환자의 젊은 나이 때문에 선택 전이암 절제술을 권장하며, 이는 초기 암 확산의 치유 가능성을 제시한다. 폐 전이암 절제술의 결과 및 더 나은 예후와 관계 있다고 보고된 유리한 예측 요인에는 더 긴 무질병(disease-free) 간격, 낮은 폐 전이 수, 완전 절제 등이 있다.[35]

불량한 예측 요인에는 1차 종양과 동시 전이, 폐외 전이 등이 있다.[35] 전이 재발은 환자 중 80%에서 발생하며, 대부분 2년 이내에 나타난다.[35] 비록 사망률 증가는 보고되지 않았지만, 적절한 환자 집단 및 사망률 개선이 확인되기 전에는 폐의 전이암 절제술은 아마도 자주 시행되지 않을 것이다.

전이 암종은 일반적으로 예후가 불량하지만, 개별 환자의 예후는 1차 종양의 병리에 따라 매우 다양하다.

결론

흉부 CT 촬영이 증가함에 따라, 폐 "우연종(incidentaloma)"도 더 많이 발견되고 있다. 비록 양성 염증 병변, 감염 후유증, 기관지유래 암종이 흔하지만, 의사는 더 희귀한 진단도 고려하고 알고 있어야 한다. 비록 모양은 비슷하지만, 질환들 간의 치료 방법은 확연히 다르다. 예를 들어, 무증상이며 광범위한 전이 암종 결절은 무증상이며 광범위한 DIPNECH 결절과 상당히 다른 접근법이 필요하다. 제한 암과 진행 암 사이의 매우 다른 결과를 감안하면 희귀 폐 종양에 대한 조기 진단과 정확한 진단은 매우 중요하다. NLST의 결과와 매우 유사하게, 희귀 폐 종양에서 빈틈없는 의사의 존재와 사망률을 개선하는 치료로 이어지는 조기 진단은 차별 요인이 될 수도 있다.

참고 문헌

1. Aberle DR, Adams AM, Berg CD et al. Reduced lung-cancer mortality with low-dose computed tomographic screening. N Engl J Med 2011;365:395–409.

2. Siegel R, Ma J, Zou Z et al. Cancer statistics, 2014. CA Cancer J Clin 2014;64:9–29.

3. Bertino EM, Confer PD, Colonna JE et al. Pulmonary neuroendocrine/carcinoid tumors: A review article. Cancer 2009;115:4434–41.

4. Meisinger QC, Klein JS, Butnor KJ et al. CT features of peripheral pulmonary carcinoid tumors. AJR Am J Roentgenol 2011;197:1073–80.

5. Caplin ME, Baudin E, Ferolla P et al. Pulmonary neuroendocrine (carcinoid) tumors: European Neuroendocrine Tumor Society expert consensus and recommendations for best practice for typical and atypical pulmonary carcinoids. Ann Oncol 2015;26(8):1604–20.

6. Detterbeck FC. Clinical presentation and evaluation of neuroendocrine tumors of the lung. Thorac Surg Clin 2014;24:267–76.

7. AnileM, Diso D, Rendina EA et al. Bronchoplastic procedures for carcinoid tumors. Thorac Surg Clin 2014;24:299–303.

8. Noel-Savina E, Descourt R. Focus on treatment of lung carcinoid tumor. Onco Targets Ther 2013;6:1533–7.

9. Strosberg J. Evolving treatment strategies for management of carcinoid tumors. Curr Treat Options Oncol 2013;14:374–88.

10. Hu MM, Hu Y, He JB et al. Primary adenoid cystic carcinoma of the lung: Clinicopathological features, treatment and results. Oncol Lett 2015;9:1475–81.

11. Li X, Zhang W, Wu X et al. Mucoepidermoid carcinoma of the lung: Common findings and unusual appearances on CT. Clin Imaging 2012;36:8–13.

12. El-Sameed YA, Al Marzooqi SH. Primary mucoepidermoid carcinoma of the lung. J Bronchology Interv Pulmonol 2012;19:203–5.

13. Shen C, Che G. Clinicopathological analysis of pulmonary mucoepidermoid carcinoma. World J Surg Oncol 2014;12:33.

14. Bhattacharyya T, Bahl A, Kapoor R et al. Primary adenoid cystic carcinoma of lung: A case report and review of the literature. J Cancer Res Ther 2013;9:302–4.

15. Roy P, Das A, Sarkar A et al. A primary synovial sarcoma of lung. N Am J Med Sci 2012;4:241–3.

16. Falkenstern-Ge RF, Kimmich M, Grabner A et al. Primary pulmonary synovial sarcoma: A rare primary pulmonary tumor. Lung 2014;192:211–4.

17. Kim JH, Cho SH, Kim EK et al. Endobronchial malignant fibrous histiocytoma: Case report of an unusual presentation and palliative flexible bronchoscopic resection. Respir Care 2013;58:e92–94.

18. Tsangaridou I, Papamihalis G, Stathopoulos K et al. Primary malignant fibrous histiocytoma of the lung: A case report. Case Rep Med 2010;2010:389692.

19. Shen W, Chen J, Wei S et al. Primary pulmonary leiomyosarcoma. J Chin Med Assoc 2014;77:49–51.

20. Kojima K, Okamoto I, Ushijima S et al. Successful treatment of primary pulmonary angiosarcoma. Chest 2003;124:2397–400.

21. Shao J, Zhang J. Clinicopathological characteristics of pulmonary epithelioid hemangioendothelioma: A report of four cases and review of the literature. Oncol Lett 2014;8:2517–22.

22. Sardaro A, Bardoscia L, Petruzzelli MF et al. Pulmonary epithelioid hemangioendothelioma presenting with vertebral metastases: A case report. J Med Case Rep 2014;8:201.

23. Polverosi R, Muzzio PC, Panunzio A et al. Synovial sarcoma: CT imaging of a rare primary malignant tumour of the thorax. Radiol Med 2011;116:868–75.

24. Kulkarni HS, Rosenbluth DB. Cavitary lung nodules in a patient with prior squamous cell carcinoma of the submandibular gland. Am J Respir Crit Care Med 2014;190:1447–8.

25. Seyhan EC, Sokucu SN, Gunluoglu G et al. Primary pulmonary synovial sarcoma: A very rare presentation. Case Rep Pulmonol 2014;2014:537618.

26. Salem J, Shamseddine A, Khalife M et al. Malignant fibrous histiocytoma presenting with complete opacification of the hemithorax: A case report. Int J Surg Case Rep 2014;5:1162–3.

27. Falkenstern-Ge RF, Friedel G, Bode-Erdmann S et al. Pulmonary leiomyosarcoma mimicking glomus tumor at first biopsy and surgically treated with isolated left main bronchus resection: Rare clinical documentation. Ir J Med Sci 2013;182:735–8.

28. Alahwal MS, Maniyar IH, Saleem F et al. Pulmonary blastoma: A rare primary lung malignancy. Case Rep Med 2012; 2012:471613.

29. Smyth RJ, Fabre A, Dodd JD et al. Pulmonary blastoma: A case report and review of the literature. BMC Res Notes 2014;7:294.

30. Parissis H. Forty years literature review of primary lung lymphoma. J Cardiothorac Surg 2011;6:23.

31. Majid N, Kamal el B, Oncology B et al. Primary pulmonary lymphoma: About five cases and literature review. Lung India 2014;31:53–5.

32. Umashankar T, Devadas AK, Ravichandra G et al. Pulmonary hamartoma: Cytological study of a case and literature review. J Cytol 2012;29:261–3.

33. Cheng S, Mohammed TL. Metastatic disease to the lungs and pleura: An overview. Semin Roentgenol 2013;48:335–43.

34. Kastelik JA. Management of malignant pleural effusion. Lung 2013;191:165–75.

35. Reza J, Sammann A, Jin C et al. Aggressive and minimally invasive surgery for pulmonary metastasis of sarcoma. J Thorac Cardiovasc Surg 2014;147:1193–1200; discussion 1200–1.

28

세로칸 종양

DANIEL KÖRNER AND HENDRIK DIENEMANN

도입

세로칸의 구조

세로칸은 두 가슴막 안(pleural space) 사이에 위치하고 있다. 세로칸은 위로는 위가슴문(thoracic inlet), 아래로는 가로막, 앞으로는 복장뼈, 뒤로는 척추로 둘러싸여 있다. 세로칸 종양은 세로칸에 있는 서로 다른 구조물에서 발생할 수 있는 악성 덩이 및 양성 덩이의 총칭이다. 세로칸은 구조를 기준으로 3 구역으로 나뉜다.

• 앞 구역은 복장뼈의 뒤에서부터 대혈관과 심장막의 앞쪽 부분 까지다. 이 구역에는 가슴샘(thymus), 속가슴 동맥(internal mammary artery), 림프절, 결합 조직, 지방이 있다.
• 중간 구역은 심장막과 심장으로 구성된다. 이 구역에는 대혈관, 기도, 림프절, 가로막 신경, 되돌이 후두신경이 있다.
• 뒤 구역은 심장막의 뒤쪽 면과 흉추 사이에 위치한다. 이 구역에는 식도, 흉부 대동맥, 홀정맥(azygos vein) 및 반홀정맥, 가슴 림프관, 미주 신경, 교감신경 줄기(sympathetic chain), 근위부 갈비사이 신경혈관 다발, 척추 신경절, 림프 조직, 결합 조직이 있다.

앞 구역에서는 가슴샘 주머니(thymic cyst), 림프종, 종자 세포 종양, 가슴속 갑상샘 유사 복장 밑 갑상샘종(substernal goiter) 및 이소성 갑상샘 조직, 부갑상샘종, 혈관종, 지방종, 지방육종, 섬유종, 섬유육종, Morgagni 구멍 탈장(foramen of Morgagni hernia) 등의 덩이를 볼 수 있다. 림프종으로 인한 림프절 병증, 유육종, 전이 폐암 등의 기관지유래 주머니, 심장막 주머니, 혹은 장 주머니(enteric cyst)는 중간 구역에 발생한다. 신경기원 종양과 수막 탈출증(meningocele)은 일반적으로 뒤 구역에 발생한다.

임상 양상

세로칸 종양은 3가지 특징이 있다. 먼저, 주변 구조물을 압박하거나 침윤하는 종양 성장으로 인한 여러 가지 다양한 국소 증상이 나타날 수 있다. 여기에는 기침, 그렁거림(stridor), 객혈, 숨가쁨, 통증, 언어장애, 쉰 소리, 위대정맥 증후군(superior vena cava syndrome)으로 인한 얼굴 및/또는 팔 부기, 심장 눌림증이나 심장 압박으로 인한 저혈압, 교감신경 줄기 침범으로 인한 Horner 증후군 등이 있다. 두 번째로, 세로칸 종양이 있는 환자에게는 발열, 야간 발한, 체중 감소 혹은 신생물딸림 증후군(paraneoplastic syndrome) 같은 전신 증상도 나타날 수 있다. 마지막으로, 종양은 다른 이유로 촬영한 영상에서 우연히 발견되는 경우가 많다.

임상 관리

나이, 성별, 세로칸 종양의 위치와 별개로, 환자의 병력은 감별 진단을 좁혀가는데 도움이 될 수 있다. 병력 청취 시에는 증상이 언제 시작됐으며, 병원에 오기까지 어떻게 변해왔는지 등을 질문해야 한다. 또한, 환자에게 동반 질환, 특히 신생물 유무와 수술 이력, 복용 약물 등에 대해서도 질문해야 한다. 완벽한 신체 검사는 임상 평가의 일부다.

가장 먼저 촬영할 영상은 앞뒤 및 가쪽 흉부 방사선 사진이다. 조영증강 흉부 CT는 종양의 크기, 위치, 주변 구조물과의 관계, 조직 특징 등에 대한 정보를 제공해준다. 추가 영상 검사에는 압박과 침윤을 감별하기 위한 흉부 MRI, 척추 근처에 위치한 뒤쪽 종양에 대한 척추 MRI, 이소성 갑상샘 조직이나 복장 밑 갑상샘종이 의심될 때의 테크네튬(technetium) 스캔 등이 있다.

또한, 임상 평가에는 중증 근무력증(myasthenia gravis) 자가항체, 종자 세포 종양 표지자 및 갑상샘 기능 검사를 위한 혈액 검사도 포함된다. 중증 근무력증 자가항체 검사에는 항-아세틸콜린 수용체(anti-AchR) 및 항 근육 특이 인산화효소(anti-muscle specific kinase, anti-MuSK) 등에 대한 검사가 포함되며, 종자 세포 종양 표지자 검사에는 베타 사람 융모 생식샘 자극 호르몬(β-hCG)과 알파 태아단백질(AFP)이 포함된다. 폐 기능 검사도 시행해야 한다. 기도 압박이 있는 경우, 폐 기능 검사에서 폐쇄 징후가 나타날 수도 있다.

병력, 신체 검사, 영상 검사, 추가 검사 등을 기반으로 감별 진단을 좁혀갈 수 있다. 그러나 최종 진단을 위해서는 조직 검체가 필요하다. 이는 치료 전에 시행할 수도 있으며 혹은 종양에 대한 완전한 치료 절제 중에 시행할 수도 있다. 가는 바늘 흡인(FNA), 중심부 바늘 생검(core needle biopsy), 혹은 개방 생검(open biopsy)으로 조직을 얻을 수 있다. 종양은 CT 유도로 생검할 수도 있으며, 기도와 근접하거나 기도를 침윤한 경우는 기관지 내시경으로 기관지경유 생검, 기관지내 생검, 혹은 FNA를 시행할 수도 있다.

또한, 세로칸 종양의 생검을 위한 여러 가지 외과적 세로칸 접근법이 있다. 앞 세로칸절개(mediastinotomy), 즉 Chamberlain 수술법은 특히 복장뼈 아래에 있는 종양을 개방 생검할 수 있다. 이 수술 중 가슴막 공간(pleural cavity)은 열리지 않기 때문에, 수술 후 가슴관(chest tube) 삽입이 필요 없다.

세로칸 내시경술은 기도, 특히 기관옆 및 용골밑 공간에 근접한 중간 세로칸에 위치한 종양에 접근하는 방법이다. 이 접근법은 폐암 환자에서 세로칸 림프절 병기 결정의 일부분이 될 수도 있다.

비디오 보조 흉강경 수술(video-assisted thoracoscopic surgery, VATS)을 이용하면 세로칸의 거의 모든 부위에 접근할 수 있으며, 종양을 직접 보면서 생검을 할 수 있다. 가슴막 공간이 열리기 때문에, 수술 후에는 일반적으로 가슴관을 삽입한다.

세로칸 종양의 완전 절제를 위해 종양의 위치 및 크기, 환자 나이, 성별 등에 따라 서로 다른 수술 접근법을 사용할 수 있다. 최소 침습 기법에는 VATS, 로봇보조 수술, 목경유 절제(transcervical resection) 등이 있으며, 개방 접근 법에는 가슴절개, 복장뼈 정중절개, 가슴복장절개(thoracosternotomy, clamshell), 반가슴복장절개(hemithoracosternotomy, hemiclamshell) 등이 있다.

가슴샘종과 가슴샘 암종

역학

가슴샘종과 가슴샘 암종은 드물게 발생하며, 미국에서 전체 발생률은 10만 명당 0.15건이다. 가슴샘종과 가슴샘 암종은 전체 세로칸 신생물의 약 20%를 차지하며, 앞 세로칸 신생물의 약 50%를 차지한다. 연령 정점은 40세에서 60세 사이며, 성별 분포는 거의 같다. 가슴샘종은 신생물 딸림 질환, 특히 중증 근무력증과 관련있다. 가슴샘종 환자 중 약 30%는 중증 근무력증이 있다. 그러나 중증 근무력증 환자는 10%만 가슴샘종이 있다. 중증 근무력증이 있는 가슴샘종 환자는 중증 근무력증이 없는 가슴샘종 환자에 비해 더 젊으며, 이는 중증 근무력증의 신경학적 증상으로 인한 조기 진단 때문일 수 있다.

발병 기전

가슴샘종과 가슴샘 암종의 발병기전에 대해서는 알려진 바가 없다. 또한, 이 종양들과 중증 근무력증과의 관계도 일부만 알려져 있다. 중증 근무력증은 골격근의 쇠약과 피로가 특징인 자가면역 질환이다. 자가항체가 신경근육 접속부의 아세틸콜린 수용체를 공격하며, 시간이 흐름에 따라 수용체 수가 감소한다. 중증 근무력증의 발병 기전에 대한 이해가 커짐에 따라, 관련된 추가 자가항체, 예를 들어 근육 특이 인산화효소(muscle specific kinase, MuSk)에 대한 자가항체도 발견되었다.

아세틸콜린 수용체 항체가 있는 중증 근무력증 환자 중 대부분에서 가슴샘 이상이 발견되었다. 이 환자 중에서 60-70%는 가슴샘 증식이 있었으며, 약 10%는 가슴샘종이 있었다. 또한, 가슴샘절제는 일반적으로 중증 근무력증 증상을 개선한다. 따라서, 이러한 환자에서 가슴샘은 자가항체 생성의 근원이라 생각된다.

병리

2004년 가슴샘 종양의 세계 보건기구(WHO) 분류는 조직 소견을 기반으로 한다. 드문 질환이지만, 주요 상피 가슴샘 종양은 가슴샘종과 가슴샘 암종이다. WHO 분류는 종양의 생물학적 특성 및 환자의 예후와 관련 있다. 분류에 따르면 가슴샘종에는 A형, A/B형, B형이 있다.

A형 가슴샘종은 동일한 형태를 가진 단조로운 방추 모양(bland spindle shape)의 신생물 상피 세포로 구성되어 있으며, 반대로 B형 가슴샘종은 원형 혹은 다각형 모양이 우세한 신생

물 상피 세포로 구성되어 있다. 림프구 침윤 및 비전형성의 정도에 따라 B형 가슴샘종은 3가지 아형인 B1, B2, B3로 나뉜다. A/B형 가슴샘종은 A형과 B1형 혹은 B2형과 유사한 특징을 모두 가지고 있다. 조직학 모양, 생물학적 특성, 임상 경과 측면에서 가슴샘 암종은 완전히 다른 종양이다. 가슴샘 암종은 분화에 따라 명명하며, 예를 들자면 편평 세포 암종 등으로 명명한다.

비록 A형과 A/B형 가슴샘종은 국소 침윤이나 전이가 드물지만, 모든 가슴샘종과 가슴샘 암종은 악성 종양이다.

1994년에 나온 가슴샘종 및 가슴샘 암종에 대한 Masaoka-Koga 분류는 임상 병기 결정에 널리 사용되고 있다(표 28.1). 이 분류법은 세로칸 안에서 종양의 확장 정도, 인접 구조물에 대한 침범 여부, 종양 파종 등을 설명한다.

임상 양상

가슴샘종과 가슴샘 암종은 전형적으로 다음 세 가지 양상 중 한 가지를 보인다. (1) 무증상 환자에서 다른 이유로 촬영한 흉부 영상에서 우연히 발견, (2) 인접 구조물을 압박 혹은 침윤하는 종양 성장으로 인한 국소 증상, (3) 신생물 딸림 증후군으로 인한 전신 증상.

국소 증상에는 가슴 통증, 숨가쁨, 기침, 가로막신경 마비, 위대정맥 증후군 등이 있다. 파종이 있는 경우, 가슴막 혹은 심장막 삼출이 가슴 증상을 유발할 수도 있다.

가슴샘종은 다양한 신생물 딸림 증후군 및 질환과 연관될 수 있다. 중증 근무력증이 가장 흔하다. 중증 근무력증은 가슴샘종 환자 중 약 30%에 영향을 미치며, 조직학 소견에 따른 모든 가슴샘종에서 나타날 수 있지만, 가슴샘 암종에서는 매우

표 28.1 1994년 발표된 가슴샘종 및 가슴샘 암종에 대한 Masaoka-Koga 병기 결정 체계

병기	병리
I	육안 및 현미경 검사에서 완전히 피막으로 둘러싸여 있음
IIa	현미경 검사에서 피막을 뚫고 침범
IIb	육안적으로 가슴샘 혹은 주변 지방 조직으로 침윤, 혹은 육안적으로 세로칸 가슴막이나 심장막과 붙어있지만, 세로칸 가슴막이나 심장막을 침범하지는 않음
III	육안적으로 주변 기관을 침범
IVa	가슴막 혹은 심장막 파종
IVb	림프절 혹은 혈행 전이

출처: From Koga, K et al., Pathol Int, 44, 359–67, 1994.

드물다. 일반적으로 중증 근무력증의 첫 징후는 복시와 눈꺼풀 처짐이며, 그 후 조음 장애, 삼킴 곤란, 씹기 어려움 같은 숨뇌 증상(bulbar symptom)이 뒤따른다. 그 후 팔다리 및 몸통 근육의 위약감이 나타날 수 있다. 근무력 위기(myasthenic crisis)의 경우, 호흡근 약화로 인한 호흡 부전이 발생할 수 있다.

중증 근무력증 이외에도 가슴샘종 및 가슴샘 암종과 관련하여 다른 신생물 딸림 자가면역 질환, 내분비 질환, 신경 및 신경근육 증후군, 혈액 질환 등이 발생할 수 있다. 자가 면역 질환으로는 결합 조직 질환, 다발 근육염, 류마티스 관절염 등이 발생할 수 있으며, 내분비 질환으로는 Addison 병, 갑상샘 항진증, 부갑상샘 항진증 등이 발생할 수 있다. 가슴샘종 환자 중 5-10%에서 순수 적혈구 무형성이 나타난다. 저감마글로불린혈증이나 순수 백혈구 무형성으로 인한 면역결핍은 가슴샘종 환자 중 5% 미만에서 발생한다. 면역결핍과 가슴샘종이 동시에 있으면 이를 Good 증후군이라고 한다. 가슴샘종 관련 다장기 자가면역(multiorgan autoimmunity)은 매우 희귀한 병이다.

진단

초기 가슴샘종의 경우, 흉부 방사선 사진, 조영 증강 CT 및 필요한 경우 MRI 등의 흉부 영상에서 명확한 앞 세로칸 덩이나 타원형 앞 세로칸 덩이를 볼 수 있다. 가슴샘 암종은 일반적으로 후기에 발견되며, 국소 침범 징후가 있다. 가슴샘 암종에는 괴사, 낭성, 혹은 석회화 부위가 있을 수 있다.

치료

현재까지 가슴샘 악성종양에 대한 치료 지침은 없다. 현재로서는 수술이 가장 좋은 치료 방법이다. 모든 종양 병기에서 완전 종양 절제는 주요 예후 인자다. 임상 및 영상 평가 후에 완전 절제가 가능하다고 생각되는, 가슴샘종 혹은 가슴샘 암종이 의심되는 앞 세로칸 덩이가 있는 환자는 1차 치료로 수술을 진행한다. 수술 절제면이 깨끗하다면 Masaoka-Koga III 혹은 IVa 등의 병기가 높은 종양에서도 확장 절제(extended resection)는 이점이 있는 것으로 보인다. 완전 절제가 불가능한 종양이나 나이 혹은 동반 질환으로 인해 수술이 금기인 환자는 최종 치료 전에 조직 진단을 시행한다.

방사선 요법의 역할은 종양 병기에 따른 완전한 종양 절제 후 보조 치료에 있다. 대다수 센터에서는 Masaoka-Koga II기 이상에서 조직 유형을 고려하여 방사선 요법을 논의한다. 종양을 완전히 절제하지 못한 R1 및 R2 환자도 방사선 요법을 시행한다. 나이나 동반 질환 등으로 인해 수술이 불가능한 환자에

게는 방사선 요법이 최종 치료가 될 수도 있다.

한 번에 절제가 불가능한 종양의 경우, 절제를 가능하게 해주는 선행보조 화학요법을 이용한 복합 요법으로 치료한다. 완화 화학 요법은 여러 치료 후에도 절제가 불가능한 종양이나 전이가 있는 경우, 즉 Masaoka–Koga IVb기에서 가장 좋은 치료법이다.

예후

WHO 분류 즉, 종양의 조직 소견, Masaoka–Koga 병기, 완전 절제 여부 등이 환자의 예후에 큰 영향을 미친다. A형 및 A/B형 가슴샘종은 대부분 초기에 발견된다. 이 경우 종양을 완전 절제하면 예후가 매우 좋다. 그러나, B형 가슴샘종, 특히 가슴샘 암종은 일반적으로 후기에 발견된다. 모든 조직학적 유형을 통틀어 10년 생존율은 I기에서 90%, II기에서 70%로 보고되었으며, III기는 55%, IV기는 35%로 보고되었다.

세로칸 종자 세포 종양

도입

종자 세포 종양(germ cell tumor)은 고환이나 난소에 1차 종양이 없는 경우에만 생식샘외부(extragonadal)로 명명한다. 생식샘외부 종자 세포 종양은 모든 앞 세로칸 덩이 중 약 15%를 차지한다. 주로 젊은 성인에게 발생하며, 특히 악성 종자 세포 종양은 환자 중 90% 이상이 남자다.

세포 유형에 따라, 세로칸 생식샘외부 종자 세포 종양은 기형종(teratoma), 고환종(seminoma), 비고환종 종자 세포 종양(nonseminomatous germ cell tumor)으로 분류하며 각각은 치료와 예후가 다르다. 여자에서 고환종과 비고환종 종자 세포 종양에 해당하는 종양은 난소고환종(dysgerminoma)과 비난소고환종이며, 소아에서는 종자세포종(germinoma)과 비종자세포종이다.

생식샘외부 종자 세포 종양의 병인은 알려져 있지 않다. 조직발생에 관하여 서로 다른 경쟁 가설이 있다. 그 중 하나는 생식샘외부 종자 세포가 배아발생 중 정중선으로 이동한 원시 종자 세포에서 유래했다는 가설이다.

종양 표지자인 혈청 AFP와 β-hCG는 진단 및 추적 관찰 시 의미가 있다.

세로칸 종자 세포 종양과 전이 병변을 구별하기 위해서 촉진, 초음파 및/혹은 MRI를 통해 반드시 고환의 1차 종양을 배제해야 한다.

그림 28.1에 세로칸 종자 세포 종양의 분류에 대한 개요가 나와있다.

세로칸 기형종

성숙 기형종(mature teratoma)은 가장 흔한 세로칸 종자 세포 종양이며, 약 50-75%를 차지한다. 모든 연령대에 존재할 수 있지만, 청소년기에 가장 흔하며, 성별 분포는 동일하다.

성숙 기형종은 세 가지 배아 층 중 적어도 2개 이상에서 발생한다. 종양은 피부, 머리카락, 땀샘, 치아와 유사한 구조물 같은 외배엽 조직을 포함하고 있을 수 있다. 지방, 연골, 뼈, 평활

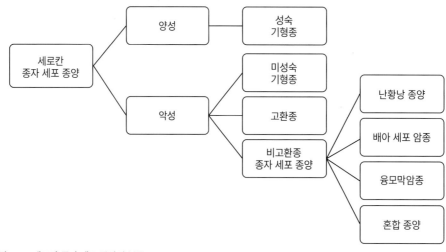

그림 28.1 세로칸 종자 세포 종양의 분류

근 같은 중배엽 조직은 호흡기 상피 및 장 상피 같은 내배엽 조직보다 덜 흔하다.

순수한 성숙 기형종은 매우 천천히 자라는 양성 종양이다. 반대로 태아 혹은 신경내분비 조직을 포함한 미성숙 기형종은 악성처럼 행동한다. 또한, 드물지만, 세로칸 기형종은 다양한 악성 종양, 예를 들어 횡문근육종(rhabdomyosarcoma)이나 샘암종으로 악성 변환할 수 있다.

대다수 환자는 완전히 무증상이다. 증상은 인접 구조물의 압박이나 폐쇄로 인해 발생할 수 있다. 머리카락이나 기름주머니 부스러기(sebaceous debris)가 섞인 객담을 동반한 기관지 침식이나 심장막, 혈관 혹은 피부로는 침식이 드물다.

성숙 기형종의 흉부 영상에서는 경계가 명확한, 둥글거나 소엽 모양의 덩이를 볼 수 있으며, 석회화가 있을 수도 있다. MRI에서는 기름주머니 성분이나 지방이 보일 수도 있다.

가장 좋은 치료방법은 종양의 수술 절제다. 성숙 기형종은 매우 좋은 결과를 보여주며, 증상 완화를 위한 불완전한 절제에서도 좋은 결과를 얻을 수 있다. 성숙 기형종은 화학 요법과 방사선 요법에 반응하지 않는다.

세로칸 고환종

세로칸 고환종은 악성 세로칸 종자 세포 종양 중 약 1/3을 차지하지만, 모든 세로칸 덩이에서는 2-4%만을 차지한다. 20-40대 사이의 남자에게 주로 영향을 미친다.

세로칸 고환종은 느리게 성장하는 종양이며, 진단 당시 부피가 매우 클 수도 있다. 진단으로 이어지는 일반적인 증상에는 가슴 통증, 호흡 곤란, 기침, 체중 감소, 위대정맥 증후군, 발열, 구역 등이 있다. 세로칸 고환종은 대부분 진단 시 전이가 있으며, 주로 림프절로 전이하며 폐, 뼈, 간으로의 전이는 드물다. 환자 중 약 1/3은 혈청 β-hCG가 상승한다. AFP 상승은 순수한 고환종과 일치하지 않는다.

세로칸 고환종은 Cisplatin 기반 화학요법과 방사선 요법에 민감하다. 폐 전이를 동반한/동반하지 않은 환자는 BEP (Bleomycin, Etoposide, Cisplatin) 화학 요법으로 치료한다. 방사선 요법은 화학 요법을 받을 수 없는 환자나 종양의 크기가 크지 않거나, 전이가 있는 환자에 대한 대안 요법이다.

화학 요법 후에 잔류 덩이가 있는 경우, 악성종양 잔류 여부를 확인해야만 한다. 따라서, 수술 절제, 생검 혹은 18FDG PET-CT를 활용한다. 또는 주기적인 CT 촬영으로 감시하는 방법도 있다. 구제(salvage) 화학 요법이나 방사선 요법은 잔존 악성 종양을 조직학적으로 확인한 뒤에만 시행해야 한다.

폐 이외의 장기로 내장 전이(nonpulmonary visceral metastasis)가 없는 세로칸 고환종은 위험이 양호한 종자 세포 종양으로 분류한다. 5년 생존율은 90% 이상으로 높다.

세로칸 비고환종 종자 세포 종양

비고환종 종자 세포 종양에는 난황낭 종양(yolk sac tumor), 융모막암종(choriocarcinoma), 배아 암종(embryonal carcinoma)이 포함된다. 또한, 기형종 및/또는 고환종처럼 한 가지 이상의 조직 유형을 지닌 혼합 종양일 수도 있다. 난황낭 종양이 가장 흔한 1차 비고환종 종자 세포 종양이며, 단독으로 발생할 수도 있으며, 다른 조직 소견과 조합으로 발생할 수도 있다. 일반적으로 20대에서 40대 남자에게 주로 발병한다.

진단 당시 대다수 환자는 증상이 있으며 전신 증상으로는 발열, 오한, 체중 감소 등이 나타날 수 있으며, 국소 증상으로는 가슴 통증, 호흡 곤란, 객혈, 위대정맥 증후군 등이 나타날 수 있다. 융모막암종의 hCG 분비로 인해 여성형 유방이 나타날 수 있다. 생식샘외부 비고환종 종자 세포 종양 중 85%에서 혈청 AFP 및/혹은 β-hCG가 상승한다. 환자 중 약 80%는 진단 당시 전이가 있다. 종양은 크며, 모양이 불규칙하며, 중심부 괴사, 출혈 혹은 주머니 형성 부위가 있다.

환자는 복합 요법으로 치료하며, 화학 요법 시행 후 잔류 병변을 수술로 절제한다. 화학 요법으로는 Vinblastine, Ifosfamide, 백금 제제, 혹은 BEP (Bleomycin, Etoposide, Cisplatin)를 사용한다. 세로칸 종자 세포 종양은 위험이 불량한 종자 세포 종양으로 분류하며, 전반적인 5년 생존율은 40-45%다.

드물지만, 세로칸 비고환종 종자 세포 종양이 육종이나 암종으로 전환하는 경우가 발생할 수 있으며, 특히 종양에 기형종 요소가 있을 때 발생한다.

또한, 세로칸 비고환종 종자 세포 종양은 이전에 받은 화학 요법 때문에 발생하는 것이 아닌 혈액 질환과 상관 관계가 있으며, 이러한 혈액 질환에는 거대핵모세포 백혈병(megakaryoblastic leukemia), 골수성 백혈병(myelogenous leukemia), 골수형성 이상증후군, 악성 비만세포증, 악성 조직구증 등이 있다.

세로칸 신경기원 종양

도입

세로칸에는 세포의 기원에 따라 서로 다른 다양한 신경기원 종양이 발생할 수 있다. 이는 모든 세로칸 종양의 약 19-39%를 차지하며, 전형적으로 뒤 세로칸 구역에서 발견된다.

말초 신경집(peripheral nerve sheath)은 신경초종(schwannoma)과 신경섬유종 같은 양성 종양뿐만 아니라, 매우 공격적인 악성 종양의 기원이 될 수 있다. 원시 교감신경절 세포에서 발생하는 신경모세포 종양에는 양성 종양부터 악성 종양까지 다양한 종양이 있으며, 여기에는 신경절신경종(ganglioneuroma), 신경절신경모세포종(ganglioneuroblastoma), 신경모세포종(neuroblastoma) 등이 있다.

양성 세로칸 말초 신경집 종양

역학

신경초종(schwannoma)은 갈비사이 신경집의 신경집 세포(schwann cell)에서 기원하며, 성인에서 가장 흔한 세로칸 신경기원 종양이다. 산발 신경초종은 모든 연령의 남녀 모두에서 발생하지만, 정점은 20대에서 50대 사이다. 세로칸 신경섬유종은 20대에서 30대 사이의 젊은 환자에서 발생하며, 양성 고립 종양이다. 한 환자에게 다발 신경초종이 있다면, 이는 2형 신경섬유종증(neurofibromatosis)의 일부일 수도 있다.

병리

신경초종은 확실한 피막에 둘러싸인 종양으로 신경집 세포로 구성되며, 말초 신경이나 신경 뿌리에서 한쪽으로 치우친 방식(eccentric way)으로 성장한다. 흑색증 신경초종(melanotic schwannoma)의 변이 이외에 악성 전환은 발생하지 않는다. 피막이 없고 부드러우며 부서지기 쉬운 신경섬유종도 신생물 신경집 세포로 구성되지만, 추가로 아교질 섬유(collagen fiber) 및 신경 섬유의 바탕질(matrix)에 신경다발막 유사 세포와 섬유모세포를 포함하고 있다. 세로칸 위치에서는 신경섬유종의 신경내 유형(intraneural type)이 가장 흔하다.

임상 양상

대다수의 환자가 무증상이며, 종양은 우연히 발견된다. 증상은 신경 손상이나 인접 구조물의 압박으로 인해 발생할 수 있으며, 감각이상, 신경뿌리 유형의 통증, 감각 손실, Pancoast 증후군, Horner 증후군, 종양이 척추사이 구멍을 통해 성장하는 경우에 척추 압박으로 인한 신경학적 증상 등을 유발한다.

진단

신경초종은 흉부 CT에서 척추주위 구역이나 갈비사이 공간에 위치한, 둥글며 경계가 뚜렷하고 조영제에 증강되는 덩이로 보인다. 갈비뼈와 척추 몸통에 변형이나 미란을 유발할 수 있다. 척추사이 구멍을 통해 성장하면 종양이 아령 모양으로 보일 수도 있다. MRI 영상은 척추내 확장을 배제하는데 도움이 된다. 신경초종은 균일하게 조영 증강되며, T1 강조 영상에서 중간 신호를 보이며, T2 강조 영상에서는 매우 밝은 신호를 보인다.

신경섬유종은 CT 영상에서 최소 조영 증강 혹은 조영 증강이 되지 않는 경계가 분명한 덩이로 보인다. T2 강조 MRI에서 일반적으로 중심부 저음영 구역, 즉 "표적 징후(target sign)"를 볼 수 있다.

치료

신경초종과 신경섬유종에 대한 가장 좋은 치료법은, 특히 환자가 증상이 있거나 영상을 기반으로 악성이 의심될 때 가장 좋은 치료법은 수술 절제다. 척추사이 구멍을 통해 종양이 성장하는 경우, 한 번의 수술로 종양을 절제하기 위해 심장혈관흉부외과 전문의와 신경외과 전문의가 협력할 수 있다.

악성 세로칸 말초 신경집 종양

역학

악성 말초 신경집 종양(malignant peripheral nerve sheath tumor)은 발생률이 0.001%로 매우 드물며, 1형 신경섬유종증, 즉 von Recklinghausen 병과 관련 있다. 이 종양은 30대에서 40대 사이의 젊은 나이에 발병하며, 산발 종양 환자는 70대 근처의 고령이다.

병리

악성 말초 신경집 종양은 기존에 존재하던 얼기모양 신경섬유종(plexiform neurofibroma), 신경다발종(perineuroma), 혹은 정상 신경에서 발생한다. 환자 중 22-50%는 1형 신경섬유종증이 있으며, 그 외의 종양은 산발적이다. 불량한 예후로 인해 악성 연부 조직 육종으로 분류된다.

임상 양상

악성 말초 신경집 종양은 공격적인 성향을 보이며, 종양 성장 속도가 빠르며, 통증과 신경 결핍 같은 증상 변화가 빠르다.

진단

흉부 영상에서 경계가 분명하지 않고, 지방층을 침범하고, 주변에 부종이 있는, 거대한 비균질 종양을 볼 수 있다.

치료

악성 말초 신경집 종양은 연부 조직 육종처럼 복합 요법으로 치료한다. 절제 경계면을 넓게 잡은 수술 절제는 치료에서 중요한 역할을 하며 수술 전이나 후에 보조 방사선 요법을 병행한다. 진행 질환은 화학 요법으로 치료한다.

예후

예후는 불량하며 5년 생존율은 34%에서 64% 사이다.

세로칸 신경모세포종

역학

신경모세포종은 소아에서 발생하는 신경기원 종양이다. 소아에서 세 번째로 흔한 악성 질환이며, 진단 시 평균 나이는 17.3개월이며, 여아보다 남아에게 조금 더 흔하다. 모든 신경모세포종 중 30%는 세로칸 안에서 발생한다.

병인

병인은 불명확하다. 실제로 다양한 유전 장애가 때때로 신경모세포종과 관련 있다.

병리

신경모세포종은 태아 발달 중 신경 능선에서 기원하는 원시 교감신경절 세포에서 발생한다. 사례 중 대부분이 산발적이며, 심지어는 가족 형태도 있다. 종양은 전적으로 신경모세포로 구성되며 매우 공격적인 성향을 띤다.

진행 과정

신경모세포종의 진행 과정은 매우 다양하다. 자연 퇴행하기도 하며, 성숙하여 양성 신경절신경종(ganglioneuroma)이 되기도 하며, 혹은 사망으로 이어지는 전이 파종을 동반한 공격적인 질환이 될 수도 있다.

임상 양상

흔한 증상에는 통증, 신경학적 결핍, Horner 증후군, 호흡 부전, 실조증(ataxia) 등이 있다.

치료

신경모세포종의 치료는 위험 분류, 즉 낮음, 중간, 높음을 기반으로 한다. 초기에는 수술이 치료의 중심이다. 화학 요법과 방사선 요법은 후기에서 더 중요해진다.

예후

예후는 환자의 나이에 따라 다르며, 환자가 어릴수록 예후가 더 좋다. 1세 미만의 소아에서 5년 생존율은 83%이며, 1-4세 사이의 소아에서는 55%, 5-9세 사이의 소아에서는 40%다.

세로칸 림프종

세로칸 호지킨 림프종

호지킨 림프종의 발생률은 연간 10만 명당 2-3건이다. 세로칸 우세 질환은 30대 여자에서 가장 유병률이 높다. 현미경에서 보이는 큰 단핵 혹은 다핵 종양 세포, 즉, Reed-Sternberg 세포가 질병 특유 양상이다. 호지킨 림프종은 악성 세포의 양에 따라 4가지 유형이 있으며, 그 중 결절 경화 호지킨 림프종이 82%로 가장 흔하다.

세로칸 침범이 있는 환자는 기침, 호흡 곤란, 가슴 통증, 가슴막 삼출, 위대정맥 증후군 등의 증상을 보일 수 있다. 발열, 야간 발한, 6개월 내에 10% 이상 감소하는 체중 등을 포함하는 B 증상(B symptom)의 존재 유무가 병기 결정에 중요하다. 흉부 영상에서 혈관앞(prevascular) 및 기관옆 림프절 확장을 볼 수 있다. 호지킨 림프종은 예후와 치료를 모두 결정하는 Ann Arbor 병기결정 체계에 따라 병기를 결정한다. 병기에 따른 치료 선택지에는 화학 요법과 방사선 요법이 있다. I기의 치유율은 90%지만, IV기의 치유율은 50-60%로 감소한다.

세로칸 비호지킨 림프종

림프모구 림프종

림프모구 림프종(lymphoblastic lymphoma)의 평균 진단 시기는 28세에서 35세다. 가슴샘 림프구에서 기원하며 매우 공격적인 성향을 보인다. 세로칸 이외에, 골수, 중추 신경계, 피부, 생식샘도 침범할 수 있다. 흔한 증상에는 기침, 쌕쌕거림, 숨가쁨, 위대정맥 증후군, 심장 눌림증, 기관 폐쇄 등이 있다.

최적의 치료법은 아직 확인되지 않았다. 치료 전략은 림프모구 백혈병의 치료를 중심으로 한다. 1차 치유율은 78%에 달하지만, 재발률이 72%이며, 7년 생존율은 7% 밖에 되지 않는다.

1차 세로칸 큰 B 세포 림프종

1차 세로칸 큰 B 세포 림프종(primary mediastinal large B-cell lymphoma)은 모든 비호지킨 림프종 중 2.4%를 차지한다. 진단 당시 남자보다 여자가 2배 많으며, 평균 연령은 30대에서 40대다. 종양은 가슴샘 수질(thymic medullar)의 B 세포에서 유래하며, 주로 앞 세로칸에 위치한다. 빗장위 및 목 림프절을 침범할 수 있으며, 이보다 더 멀리 있는 림프절이나 골수 침범은 드물다.

가슴 통증, 기침, 삼킴 곤란, 가로막 신경 마비, 쉰 소리 등이 나타날 수 있다. 환자 중 최대 50%는 가슴막 삼출이나 심장막 삼출이 있다. 잠재적 종양 응급 상황에는 위대정맥 증후군이 있으며, 얼굴 부기나 머리 충만감, 그리고 급성 기도 폐쇄 같은

증상이 나타날 수 있다. 위대정맥 증후군은 주로 목 정맥이나 흉곽 윗부분 정맥의 혈전증, 팔 부기, 뇌 부종 등으로 이어질 수 있다.

1차 세로칸 큰 B 세포 림프종에는 표준 치료법이 없다.

사례

임상 사례 1

67세 여자 환자가 눈꺼풀 처짐과 시야 흐림을 주요 호소 증상으로 내원했다. 중증 근무력증을 진단했고, Pyridostigmine과 Prednisone을 이용한 약물 치료 후 증상이 사라졌다.

CT에서 앞 세로칸 덩이가 발견되었다. 정중 복장뼈절개술로 덩이 절제를 시행했다. 병리 검사에서 WHO 분류 A/B형 가슴샘종을 볼 수 있었으며, Masaoka–Koga 병기는 II기였으며, 수술 절제면은 깨끗했다(그림 28.2).

해설: 가슴샘절제술은 세로칸 덩이의 근거가 없을 지라도 중증 근무력증 치료의 일부분이다.

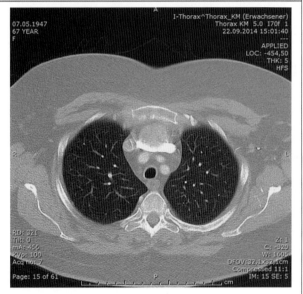

그림 28.2 앞 세로칸 덩이를 보여주는 흉부 CT

임상 사례 2

48세 남자 환자가 전반적인 상태 악화와 발열 때문에 입원했다. 흉부 방사선 사진에서 왼쪽 가슴막 삼출이 보였다. 가슴막 천자를 시행했고, 삼출액의 검사실 결과에서 가슴막 가슴고름집(empyema)이 의심되었다.

흉부 CT를 통해 왼쪽 가슴막 가슴고름집을 확진했고, 추가로 앞 세로칸 덩이도 발견했다. 왼쪽 가슴절개술을 통해 세로칸 덩이 절제와 가슴고름집 피질제거(decortication), 가슴막절제(pleurectomy), 죽은조직제거(debridement)를 시행했다. 병리 검사에서 머리카락을 포함하고 있는 종양을 확인했다. 최종 진단은 성숙 기형종이었다(그림 28.3).

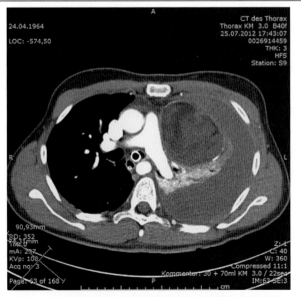

그림 28.3 앞 세로칸 덩이와 왼쪽의 가슴막 가슴고름집을 보여주는 흉부 CT

임상 사례 3

26세 여자 환자가 호흡곤란, 야간 발한, 얼굴 부기를 주요 호소 증상으로 입원했다. 흉부 방사선 사진과 CT 영상에서 위대정맥과 기도를 누르고 있는 큰 세로칸 덩이를 확인했다. 덩이에 대한 생검을 위해 우측 세로칸절개(mediastinotomy)를 시행했다. 병리 검사에서 1차 세로칸 B 세포 림프종을 확인했다(그림 28.4, 그림 28.5).

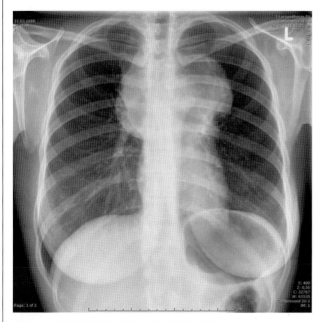

그림 28.4 세로칸 덩이를 보여주는 흉부 방사선 사진

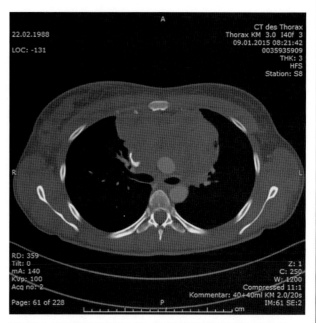

그림 28.5 위대정맥을 압박하고 있는 앞 세로칸 덩이를 보여주는 흉부 CT

PART 9

감염

29 세균 폐 감염   374
Simon Brill

30 결핵   383
Onn Min Kon and Georgina Russell

31 호흡기 곰팡이 감염   399
Anand Shah

32 바이러스 감염   416
Amelia Bercusson

33 HIV 감염의 호흡기 합병증   423
Julia Choy, Pallav L. Shah, and Anton Posniak

세균 폐 감염

SIMON BRILL

도입

역학

하기도 감염은 2012년 전 세계에서 4번째 주요 사망 원인이며, WHO 팩트시트(factsheet)에 따르면, 전체 사망자 중 약 5.5%인 310만명이 하기도 감염으로 사망했다. 세균 폐렴은 대부분 연령의 양극단에 있는 사람에게 영향을 미치는 질환으로, 매우 어린 아이와 노인에서 더 흔하다. 7가 폐렴알균 백신(7-valent pneumococcal vaccine)이 도입되기 전에는 미국에서 폐렴으로 인한 2세 미만의 입원 건수는 1,000명당 13명으로 추산되었지만, 이러한 발생률은 소아에게 예방접종이 폭넓게 도입된 후로는 상당히 감소했다(그림 29.1). 그러나, 전 세계적으로는 여전히 유아의 사망률이 높으며, 2015년 5세 이하 사망자 중 15.5%인 922,000명은 폐렴으로 사망한 것으로 추정된다.

서유럽과 미국에서 전체 발생률의 추정치는 성인 1,000명당 5명에서 11명 사이로 다양하다. 영국에서 성인 중 0.5-1%는 지역사회 획득 폐렴(community acquired pneumonia)을 앓고 있으며, 이 중 하기도 증상으로 병원을 방문하는 사람은 5-12%며, 이 중에서 22-44%는 입원이 필요하다. 이 중 1.2-10%는 중환자실 입원이 필요하며, NICE (National Institute for Clinical Excellence) 지침의 정보에 따르면 중환자실에 입원한 환자의 사망률은 30%를 넘어선다. 다른 만성 질환이나 말기 질환이 있는 환자의 경우, 사망을 유발하는 마지막 사건이 폐렴인 경우가 많기 때문에 고령에서는 사망률이 급격하게 증가한다.

병인

사람은 숨을 쉴 때마다 수천 마리의 세균을 흡입하며, 사람의 몸은 이를 조절하는 복잡한 구조 기전 및 면역 기전을 가지고

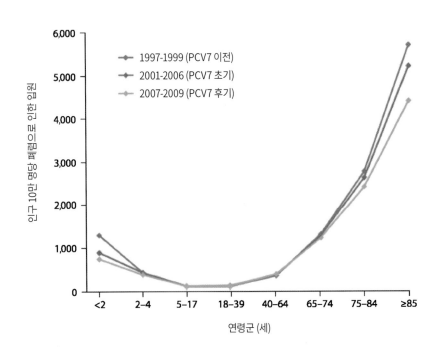

그림 29.1 미국에서 7가 폐렴알균 백신(PCV7) 도입 전후의 폐렴으로 인한 연령별 연평균 입원율

있다. 예전에는 건강한 사람이라면, 상기도는 다양한 기도 세균이 집락을 형성하지만 하기도는 무균 상태일 것이라 생각했었다. 이는 이제 사실이 아닌 것으로 밝혀졌으며, 건강한 사람에게도 복잡한 미생물 군집이 존재한다. 이는 미생물과 숙주 사이의 복잡한 상호작용을 수반하며, 일부 숙주 기전은 아래에 요약되어 있다. 따라서, 세균 폐 감염은 흡입한 세균을 통한 새로운 발생이든 기도에 이미 존재하던 병원체로부터 발생하는 것이든 관계없이, 특정 병원체의 우세화가 발생할 수 있는 군집붕괴(dysbiosis) 혹은 미생물 군집(microbiome)의 구성 변화로 인해 발생한다.

사례마다 관련된 세균은 다르지만, *Streptococcus pneumoniae*가 가장 흔히 분리되는 병원균이며, 병인이 확인된 세균 폐렴 사례 중 1/3 이상을 차지한다. 기타 중요한 병원체에는 *Moraxella catarrhalis*, *Haemophilus influenzae*, *Legionella pneumophila* 등이 있으며, 폐렴 사례 중 최대 1/4 이상은 비정형 병원체인 *Chlamydia pneumoniae*와 *Mycoplasma pneumoniae*로 인한 것일 수 있다. 특정 병원체는 특히 만성 질환에서 중요하며, 감염이 만성이 될 수도 있으며, 심지어는 급성 임상 감염이 없음에도 반복적으로 병원체가 분리(isolation)될 수도 있다. 이러한 예로는 만성 폐쇄 폐 질환에서 *H. influenzae*와 만성 폐쇄 폐 질환, 낭성 섬유증, 비낭성 섬유증 기관지 확장증 같은 다양한 질환에 걸쳐 있는 매우 흔한 *Pseudomonas aeruginosa* 등이 있다.

이러한 질환에서 특히 *Pseudomonas*의 집락 형성은 질병의 중증도를 나타내는 표지자가 될 수도 있다. 복합균 감염도 발생할 수 있으며, 이러한 경우는 일반적으로 예후가 불량하다.

표 29.1에 서로 다른 상황에서 폐 감염을 유발할 수 있는 세균 중 일부가 요약되어 있다.

세균 폐 감염의 병태생리

사람의 몸에는 폐로 유입된 세균을 조절하는 다양한 기계, 물리, 세포 및 체액 기전이 있다(그림 29.2). 코인두의 형태는 그 자체로 큰 공기 중 입자의 침착을 촉진하며, 기침은 큰 기도에서 조직파편과 감염된 점액을 배출할 수 있는 충분한 힘을 제공한다. 이 아래에서 상피 세포 섬모의 박동으로 구동하는 점액섬모 상승운동(mucociliary escalator)은 기도 점액을 위로 운반하여 청소한다. 기도 점막층은 섬모주변 액체와 그 위를 덮는 젤(gel)로 구성되어 있으며, 이는 세균에 대한 물리 장벽을 제공한다. 상피 세포에서 방출하는 분비 면역글로불린 A (immunoglobulin A, IgA)는 독소 중화, 옵소닌화(opsonization) 촉진, 호흡기 상피를 통한 세균 침입 예방 같은 특별한 항균 역할을 한다. 상피 세포 또한 기도로의 염증 세포 보충으로 이어지는 세균 감염 같은 자극에 반응하여 케모카인을 분비하는 역할을 하며, 항원 제시와 림프구 반응 증폭에서도 제한된 역

표 29.1 세균 폐 감염의 원인균. Mycobacteria는 제외.

정상 면역 숙주에서 지역사회 획득 폐렴 *S. pneumoniae* *H. influenzae* *M. catarrhalis* *L. pneumophila* *M. pneumoniae* *C. pneumoniae* *Klebsiella pneumoniae*	**흡인 폐렴** 입안 균무리
면역억제 환자: 대부분 위와 같으며 여기에 추가로 *Nocardia spp* Chronic lung disease	**폐 고름집의 원인균** 산소균: *Klebsiella pneumoniae* *Staphylococcus aureus* *Streptococcus pyogenes* 무산소균: Bacteroidetes Fusobacteria *Streptococcus spp*
낭성 섬유증 *Staphylococcus aureus* *Burkholderia cepacia complex* *P. aeruginosa*	**특정 돌발 폐렴** *Mycoplasma pneumonia* *Legionella pneumonophila* *Staphylococcus aureus* (Panton-Valentin leucocidin을 생성하는)
비낭성 섬유증 기관지 확장증 *P. aeruginosa*	**병원 획득 폐렴** Methacillin-resistant *staphylococcus aureus (MRSA)* *Acinetobacter baumanii* Gram-negative organisms
만성 폐쇄 폐 질환 *H. influenza* *P. aeruginosa* *M. catarrhalis* *S. pneumoniae*	**HIV** 상기 유기체에 추가로: *Nocardia asteroides* *Bordatella pertussis* *Pasteurella multocida* *Rhodococcus equi*

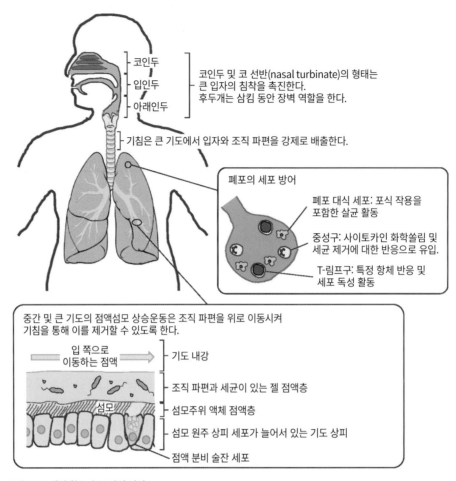

코인두 및 코 선반(nasal turbinate)의 형태는
큰 입자의 침착을 촉진한다.
후두개는 삼킴 동안 장벽 역할을 한다.

― 코인두
― 입인두
― 아래인두

기침은 큰 기도에서 입자와 조직 파편을 강제로 배출한다.

폐포의 세포 방어

폐포 대식 세포: 포식 작용을
포함한 살균 활동

중성구: 사이토카인 화학쏠림 및
세균 제거에 대한 반응으로 유입.

T-림프구: 특정 항체 반응 및
세포 독성 활동

중간 및 큰 기도의 점액섬모 상승운동은 조직 파편을 위로 이동시켜
기침을 통해 이를 제거할 수 있도록 한다.

입 쪽으로
이동하는 점액

― 기도 내강
― 조직 파편과 세균이 있는 젤 점액층
― 섬모주위 액체 점액층
― 섬모 원주 상피 세포가 늘어서 있는 기도 상피
― 점액 분비 술잔 세포

섬모

그림 29.2 폐의 항균 숙주 방어 기전

할을 한다. 이 세포들은 기도를 둘러싸고 있으며, 추가 기계 장벽을 형성하는 다양한 구조물에 의해 주변 세포와 연결되어 있다. 수상돌기 세포도 기도 상피에 존재하며, 주로 항원 제시 역할을 한다. 또한, 수상돌기 세포는 흡입된 항원을 흡수할 수 있으며, 그 후 활성화되어 폐 림프절로 이동하여 미접촉 T-세포(naïve T cell)와 특정 숙주 면역 반응을 자극한다.

기도를 따라 더 내려가면, 폐포에 포함된 세포도 흡입된 기도 세균에 반응하여 특정 역할을 한다. 여기서 폐포 대식 세포가 1차 방어선을 구축하며, 다양한 세균을 사멸할 수 있는 단백질 분비, 직접 포식 등을 포함한 다양한 직접 살균 기능과 중성구를 보충하고 염증을 조절하는 분비 역할을 한다. 또한, 특정 T-세포 면역 반응 활성에도 관여한다. 중성구는 일반적으로 폐포에 적은 수로 존재하며, 세균 폐 감염에 대한 급성 숙주 반응의 주요 구성 요소를 제공한다. 앞서 설명한 많은 세포들이 분비하는 다양한 염증전 케모카인에 반응하여 화학쏠림(chemotaxis)이 발생하며, 그 결과 활성 중성구가 감염 부위로 대량 유입된다. 그 후 세균 제거는 세균 포식, 세균독성 펩타이드 생성, 산소기(oxygen radical) 생성 등을 포함하는 다양한 기전에 영향을 받는다. 중증 사례에서 압도적인 전신 염증 반응 및 호흡 부전이 발생하는 이유는 바로 이 급속도로 증폭하는 중성구 매개 반응 때문이다.

무산소 세균(anaerobic bacteria)에 의한 실질 감염이 발생하면, 폐에 국소 괴사가 발생할 수 있으며, 고름집(abscess)이 형성될 수도 있다. 일반적인 세균은 입안 균주에서 유래하며, 여기에는 *Peptostreptococcus*, *Bacteroidetes*, *Fusobacterium*, 미세산소(microaerophilic) *Streptococcus* 종이 있다. 1차 폐 고름집 형성에서 이 균들이 입에서 직접 흡입될 가능성도 있지만, 폐 고름집은 IV 마약남용 환자의 삼첨판 심내막염이나 속목정맥의 패혈 혈전정맥염, 즉 Lemierre 증후군 등으로 인한 색전 감염으로도 발생할 수 있다. 괴사가 진행함에 따라 기관지실질 샛길(broncho-parenchymal fistulation)이 나타나며, 공동 내부에 공기 액체층(air-fluid level)이 만들어져 폐 고름집의 전형적인 방사선 사진 모습을 나타낸다. 가슴막 공간으로의 파열 같은 추가 합병증도 발생할 수 있다. 이는 항생제가 없던 시절에 환자

중 2/3가 사망하거나 만성 합병증이 남는 파괴적인 질병이었다.

염증이 폐의 가슴막 표면 근처에서 발생하면, 염증전 사이토카인이 중피 세포의 투과성 변화를 유도하여 가슴막 공간에 체액 축적을 유발할 수도 있다. 폐 림프절의 배액 능력을 초과한다면 가슴막 삼출이 발생한다. 삼출액은 초기에는 단순하지만, 염증이 지속되면 혈관 및 중피 세포 투과성 증가로 인해 혈장의 혈관 밖 유출이 발생하여 이 삼출액에 추가된다. 응고연쇄반응 활성은 삼출액 내부에 섬유소 축적을 유발하며, 삼출액 내부에 특징적인 섬유소 중격과 작은 방을 형성하는 복잡한 부폐렴 삼출액(parapneumonic effusion)으로 이어진다. 세균과 중성구 이동은 체액의 고름 감염이나 확실한 가슴고름집(empyema)으로 이어지며, 시간이 흐르면, 삼출액은 가슴막 표면에 형성되는 섬유소 껍질로 조직화된다. 이렇게 진행한 단계의 경우, 단순 배액은 어려우며 일반적으로 수술을 통한 제거가 필요하다.

척주뒤옆굽음증(kyphoscoliosis) 같은 구조 변형, 호흡근 약화 및 삼킴 결함 같은 신경근육병, 기관지 확장증, 섬모 운동이상증, 낭성 섬유증 같은 폐 구조 및 점액섬모 구성 혹은 기능의 변화, 당질부신피질호르몬(glucocorticoid) 사용으로 인한 수상돌기 세포 감소 및 이로 인한 면역 세포 기능의 변화, 선천 장애나 약물 복용으로 인한 중성구 기능 변화 같은 많은 질환이 폐를 세균 감염에 취약하게 만든다.

임상 양상

세균 폐렴의 고전적인 임상 양상은 기침, 발열, 흔히 색이 변하거나 고름이 있는 가래 생성 등을 동반한 일반적으로 21일 이내의 급성 발현이다. 흔히 동반하는 기타 증상에는 가슴이나 등 통증, 병감, 근육통, 인두통, 호흡 곤란, 위장관 증상 등이 있다. 더 중증인 경우에는 전신 염증이 있을 수 있으며, 의식 수준 변화나 둔감(obtundation)을 동반한 호흡 부전 같은 증상이 나타날 수 있다. 폐외 증상도 나타날 수 있으며, 특히 Mycoplasma에 의한 비정형 폐렴에서 두드러지며, 발진, 관절통, 혹은 특정 신경학적 이상 같은 증상이 나타날 수 있다. 세균 폐 감염은 아급성으로도 나타날 수 있으며, 수주에서 몇 개월 동안 지속된 발열과 체중 감소 등의 병력을 동반하는 경우가 많다. 이는 특히 폐 고름집(lung abscess)이나 가슴고름집(empyema)에서 더욱 두드러진다.

임상 검사를 통해 일반적으로 빈맥과 빠른 호흡을 동반한 전신 염증 반응의 징후를 확인할 수 있다. 목 림프절병증이 있을 수 있으며, 선행 바이러스 감염을 시사한다. 흉부 검사에서는 항상 존재하는 것은 아니지만, 폐엽 경화를 시사하는 기관지 호흡음이나 비빔소리(crepitation)를 확인할 수도 있다. 가슴벽의 촉진 압통과 가슴막염 가슴 통증(pleuritic chest pain)은 가슴막 침범을 시사하며, 타진에서 둔한 소리와 하부 구역으로의 공기 유입 감소는 가슴막 삼출 혹은 가슴고름집이 공존하고 있음을 시사한다. 다른 체계에 대한 검사에서 폐렴의 병인에 따른 기타 특이 소견을 확인할 수도 있다. 색전 감염으로 인한 2차 폐 고름집이 있다면, 1차 감염의 징후가 있을 수 있다. 예를 들어, 국소 피부 고름집, 심내막염, 혹은 Lemierre 증후군에서 속목정맥의 압통 등이 있을 수 있다.

검사

기본 검사는 확진뿐만 아니라 근본 병인, 중증도, 추가 치료가 필요할 수 있는 다른 합병증의 유무 확인을 목표로 해야 한다.

영상

폐렴과 단순 기도 감염을 구별하기 위한 진단 표준은 흉부 방사선 사진 혹은 CT 영상에 새로운 침윤의 존재 및 이와 일치하는 임상 증후군과 신체 검사 소견이다.

흉부 방사선 사진은 첫 번째 검사 방법이다(그림 29.3-그림 29.5). 고전적 소견은 폐엽 경화지만, 여러 가지 다른 이상도 나타날 수 있다(표 29.2). 방사선 소견으로 폐렴의 병인을 구별하는 것은 불가능하다. 이전 영상과의 비교는 유용한 경우가 많으며, 특히 고전적 소견이 없거나 미묘한 경우에 유용하다. 일반적으로 방사선 사진이면 충분하지만, 진단이 확실하지 않거나 합병증이 있으면 추가 영상 촬영의 적응이 된다(그림 29.6, 그림 29.7).

추가 영상 양식의 선택은 임상적 의문에 따라 다르지만, 폐 감염에 유용한 두 가지 방법은 초음파와 CT다. 가슴막 초음파는 삼출액의 원인에 관한 많은 정보를 제공해주며, 특히 폐 감염의 맥락에서, 가슴고름집을 진단할 수 있다. 진단 흡인과 갈비사이 배액관 배치를 유도하기 위해서도 필요하다. CT 영상은 더 세밀한 3차원 영상을 제공하며, 적응증으로는 폐엽 허탈, 의심되는 덩이 병변, 폐문 혹은 세로칸 이상, 특이한 폐 실질 이상, 가슴막 삼출에 대한 추가 조사, 폐 혈전색전 질환 의심, 호전되지 않는 증상, 혹은 기타 다른 이유 등이 있다. CT는 2차원 영상에서는 놓친 더 미묘한 경화를 감지할 수도 있다. 세균 폐 감염의 영상에서 볼 수 있는 일부 이상 소견은 표 29.2에 자세하게 설명되어 있다.

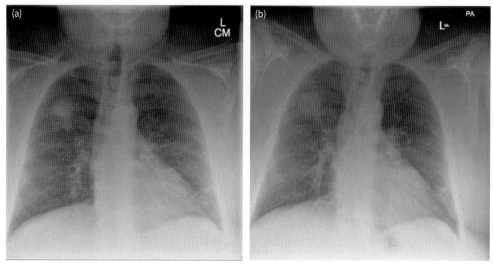

그림 29.3 세균 폐렴은 고형 덩이 병변(solid mass lesion)과 유사하다. 왼쪽 사진에서 *S. pneumoniae* 감염으로 인한 밀도가 높은 둥근 경화를 볼 수 있다. 2주 뒤에 촬영한 오른쪽 흉부 방사선 사진에서 항생제 치료 후 일부 작아진 경화를 볼 수 있다.

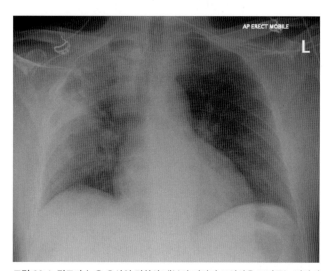

그림 29.4 밀도가 높은 우상엽 경화와 내부의 기관지 조영상을 보여주는 방사선 사진. 오른쪽 심장 경계면과 반가로막(hemidiaphragm)은 깨끗하며, 우중엽과 우하엽이 보존되고 있음을 보여준다.

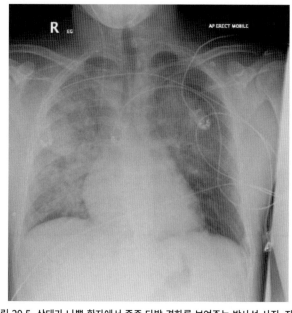

그림 29.5 상태가 나쁜 환자에서 중증 다발 경화를 보여주는 방사선 사진. 좌상엽, 우중엽, 우상엽이 침범되었다. 양쪽 하엽은 상대적으로 보존되어 있으며, 반가로막도 깨끗하다.

혈액 검사

일상 혈액 검사에서는 일반적으로 백혈구 증가증과 C-반응 단백(CRP), 적혈구 침강 속도, 프로칼시토닌 같은 염증 표지자 상승을 볼 수 있다. 최근 NICE 지침에서는 항생제 치료의 방향을 잡기 위해 가능하다면 1차 치료에서 현장 진단 CRP 검사를 권장하고 있다. 항생제 치료는 20 mg/L 미만에서는 권장하지 않으며, 20-100 mg/L인 경우 예비 과정을 권장하며, 이 수준을 초과하면 즉시 항생제 치료를 권장한다. CRP는 또한 항생제 요법에 대한 반응을 평가하기 위해서도 사용할 수 있으며, 48-72시간 내에 최소 50% 감소가 예상된다.

백혈구 감소도 나타날 수 있으며, 이는 불량한 예후에 대한 표지자다. 간 기능 장애도 나타날 수 있으며, 특히 비정형 폐렴에서 나타나며, 혹은 항균 요법의 결과로 발생할 수도 있다. 신장 기능 장애는 패혈증과 탈수를 반영한 것일 수 있다. 파종 혈관내 응고(disseminated intravascular coagulation, DIC)는 전신 패혈증을 동반한 더 심각한 사례에서 나타날 수 있다.

호흡 부전과 특히 고이산화탄소혈증의 위험이 높은 환자를 평가하기 위해 동맥혈 검사를 시행해야 한다.

표 29.2 세균 폐 감염에서 보일 수도 있는 방사선 사진의 이상소견

이상	확인에 가장 좋은 검사법	참고
미묘한 침윤	흉부 방사선 사진, CT	질병 초기 과정일 수 있음. 양쪽 혹은 한쪽.
공기 기관지조영을 동반한 폐엽 경화	흉부 방사선 사진, CT	한쪽 혹은 양쪽일 수 있음(그림 29.3, 그림 29.4, 그림 29.5).
폐엽 허탈	흉부 방사선 사진, CT	기도 점액 마개로 인해 나타날 수 있으며, 폐쇄 병변이나 이물질을 암시할 수도 있다. 급성기 혹은 회복기에 추가 영상 검사가 필요할 수 있다.
세로칸 림프절병증	CT	세균 폐렴의 경우, 국소 반응 림프절병증이 흔히 나타나기 때문에 추가 검사는 필요하지 않다. 광범위 혹은 괴사 림프절병증은 결핵이나 악성 종양 같은 추가 기저 질환을 시사한다.
가슴막 삼출액		부폐렴 삼출액이나 가슴고름집(empyema)일 수 있다(그림 29.6). 가슴고름집을 의미하는 CT 소견에는 두꺼워지고 증강된 가슴막, 렌즈모양 삼출액, 삼출액 내부의 공기 방형성 등이 있으며, 방형성은 일반적으로 초음파에서 가장 잘 보인다. 가슴고름집을 의미하는 초음파 소견에는 체액에 대한 에코발생 모양과 내부의 중격 등이 있으며, 형성된 방은 일반적으로 서로 다른 모양을 하고 있다. 반대로, 무에코 삼출액은 가슴고름집이 아닐 가능성이 높다.
폐 공동화/고름집		세균 폐 고름집은 일반적으로 벽이 두껍고 주변이 침윤물로 둘러싸여 있으며, 대부분 체액층을 가지고 있다. 하나 혹은 여러 개가 있을 수 있다. 병변이 여러 곳에 있으며 분포가 광범위 하다면 색전 감염원을 의미할 수도 있다.
심장막 삼출액		작은 반응 심장막 삼출액은 드물지 않으며, 일반적으로 추가 중재가 필요하지 않지만, 추가 영상이 필요할 수도 있다. 대량 삼출액은 결핵 심장막염을 의미할 수도 있다.

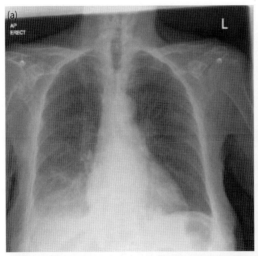
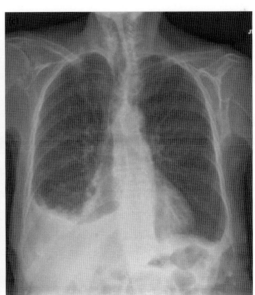
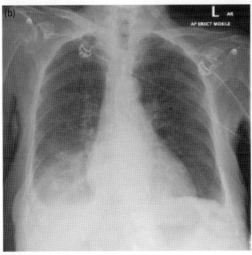

그림 29.6 항생제 치료에도 불구하고 17일에 걸쳐 우하엽 경화가 가슴고름집으로 진행하는 것을 보여주는 연속 방사선 사진. 이는 결국 배액이 필요하다.

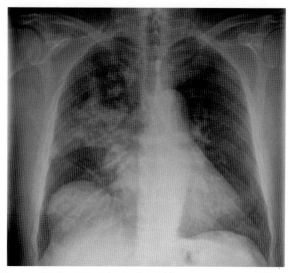

그림 29.7 기존에 오른쪽 반가로막 내장 탈출(eventration of right hemidiaphragm)이 있는 환자에게 발생한 우상엽 경화.

미생물 검사

영국의 NICE 지침에서는 경도 폐렴이 있는 지역사회에서 치료 중인 환자에게는 일상적 검사를 권장하지 않는다. 이에 대한 예외로는 기저 폐 질환이 있는 환자와 최근에 의료 환경에

있었던 환자가 포함된다. 병원에 입원해야 할 정도로 몸이 좋지 않은 환자에게는 근본 원인을 밝히고 표적 항생제 요법을 제공하기 위한 검사를 진행해야 한다. 세균 폐 감염을 조사하기 위한 가장 적극적인 방식으로도 환자 중 약 40%는 확실한 세균 폐렴을 진단받지 못한다. 표 29.3에 유용한 진단 검사법이 요약되어 있다.

중증도 점수

지역사회 획득 폐렴의 위험 평가를 위해 검증된 많은 점수 체계가 있다. 가장 성능이 우수한 점수 체계는 1997년 14,000명이 넘는 환자의 자료집적(database)을 이용하여 Fine 등이 도출하고, 두 개의 서로 다른 코호트에서 검증한 폐렴 중증도 지수(Pneumonia Severity Index, PSI)다. 이는 30일 사망 위험에 따라 환자를 5단계로 분류하고, 이를 위해 자세한 환자, 임상, 및 검사실 자료를 이용한다. 그러나 점수 계산에는 18개의 별도 변수가 필요하며, 이러한 상대적 복잡성 때문에 적어도 영국에서는 광범위한 활용이 제한되었다. 영국에서 가장 폭넓게 사용되는 위험 분류체계는 CURB-65 점수로, 2003년 Lim 등이 발표하였으며, 마찬가지로 사망률에 따른 위험 수준을 추정하며, 쉽게 측정할 수 있는 다섯 가지 변수를 기반으로 점수를 계

표 29.3 세균 폐 감염에 대한 진단 검사

검사 방법	검체	적응
표준 현미경 검사, 배양 검사, 민감도 검사	가래 기관지폐포 세척액 가슴막 삼출액	중등도-중증 CAP 기타 필요한 경우
폐렴알균 항원 검사	소변	중등도-중증 CAP 기타 필요한 경우
혈액 배양	혈액	
레지오넬라 항원 검사	소변	중등도-중증 CAP 기타 필요한 경우
레지오넬라에 대한 특이 배양	가래 기관지폐포 세척액 혈액	소변 검사에서 레지오넬라 항원 양성 중증 폐렴 기타 의심 사례. 예: 지역 폐렴 유행
M. pneumoniae 중합효소 사슬반응 (가능한 경우)	가래 기관지폐포 세척액 목구멍 면봉채취	지역 폐렴 유행 젊은 환자
M. pneumoniae 혈청 검사	혈청	
C. pneumoniae 혈청 검사	혈청	젊은 환자
마이코박테리아 현미경 검사 및 배양 검사	가래/기관지폐포 세척액 존재하는 경우, 가슴막 삼출액	고위험군 병력이나 영상에서 의심이 가는 경우 다른 위험 요인
사람 면역 결핍 바이러스 혈청 검사	혈청	HIV 감염율이 높은 지역에 있는 모든 CAP 환자 비정형 양상은 특이한 병원균을 시사한다. 예: *Pneumocystis jirovecii*
면역약화 환자의 병원체 • *Aspergillus* • *P. jirovecii* • 거대세포 바이러스(cytomegalovirus) • *Nocardia*	기관지폐포 세척액	위험군. 특히 면역억제 환자

약자: CAP, 지역 사회 획득 폐렴; HIV, 사람 면역 결핍 바이러스

각각에 대해서 해당하면 1점으로 계산

C 혼란(특정 의식 상태 검사 혹은 새롭게 발생한 장소, 시간, 사람에 대한 지남력 장애)

U 혈청 요소 질소(BUN) > 19 mg/dL (7 mmol/L)

R 호흡 수 > 20회/분

B 수축기 혈압 < 90 mmHg, 혹은 확장기 혈압 ≤ 60 mmHg

65 나이 ≥ 65세

점수	30일 사망률(%)
1	0.7
2	2.1
3	9.2
4	14.5
5	40

산한다(상자 29.1). 사망률이 3% 미만인 저위험군에 있는 환자는 일반적으로 외래 환경에서 안전하게 관리할 수 있으며, 고위험 환자는 치료를 위해 병원에 입원해야 한다. CURB-65 및 이의 지역사회 대응 부분인 CRB-65의 주요 장점은 단순성이며,

PSI와 비교할 때 성능이 현저하게 나쁘지도 않다. 다른 점수 체계에는 기계 환기의 필요성 예측에서 CURB-65 보다 우수한 SMART-COP(그림 29.8)과 영국에서 아직 폭 넓게 사용되고 있지는 않지만, 중증 폐렴의 예후를 더 잘 예측할 수 있는 중증 지역사회 획득 폐렴(Severe Community Acquired Pneumonia, SCAP) 점수 등이 있다.

그러나 이러한 점수 체계 중 어느 것도 임상 판단을 대체할 수는 없다는 점은 짚고 넘어가야 한다. 점수가 낮음에도 불구하고 입원이 필요한 이유에는 여러 가지가 있을 수 있다.

세균 폐 감염의 치료

단순 세균 폐렴에 대한 치료는 호흡 부전 및 전신 패혈증의 치료를 비롯한 전신 항생제와 지지 요법으로 구성된다. 회복은 느릴 수 있다. 발열은 대부분 1주 이내에 사라지며, 가슴 통증, 기침, 호흡 곤란은 주로 1개월 정도 지나면 호전을 보이며, 3개월이 지나야 증상 회복이 종료된다. 피로는 최대 6개월까지도 지속될 수 있다.

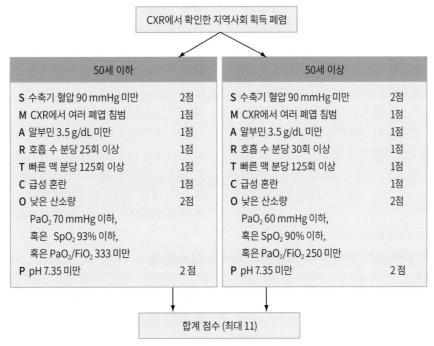

CXR에서 확인한 지역사회 획득 폐렴

50세 이하		50세 이상	
S 수축기 혈압 90 mmHg 미만	2점	**S** 수축기 혈압 90 mmHg 미만	2점
M CXR에서 여러 폐엽 침범	1점	**M** CXR에서 여러 폐엽 침범	1점
A 알부민 3.5 g/dL 미만	1점	**A** 알부민 3.5 g/dL 미만	1점
R 호흡 수 분당 25회 이상	1점	**R** 호흡 수 분당 30회 이상	1점
T 빠른 맥 분당 125회 이상	1점	**T** 빠른 맥 분당 125회 이상	1점
C 급성 혼란	1점	**C** 급성 혼란	1점
O 낮은 산소량	2점	**O** 낮은 산소량	2점
PaO_2 70 mmHg 이하, 혹은 SpO_2 93% 이하, 혹은 PaO_2/FiO_2 333 미만		PaO_2 60 mmHg 이하, 혹은 SpO_2 90% 이하, 혹은 PaO_2/FiO_2 250 미만	
P pH 7.35 미만	2점	**P** pH 7.35 미만	2점

합계 점수 (최대 11)

SMART-COP 점수 해석

0 - 2점: IRVS가 필요할 위험성이 낮음

3 - 4점: IRVS가 필요할 위험성이 중간. 8명 중 1명

5 - 6점: IRVS가 필요할 위험성이 높음. 3명 중 1명

7점 이상: IRVS가 필요할 위험성이 매우 높음. 3명 중 2명

중증 지역사회 폐렴 = SMART-COP 점수 5점 이상.

그림 29.8 SMART-COP 점수. CXR, 흉부 방사선 사진; PaO_2, 산소 분압; FiO_2, 들숨의 산소 비율, SpO_2, 피부 경유 산소포화도; IRVS, 집중 호흡 보조 혹은 혈압상승 보조 (intensive respiratory or vasopressor support)

항생제 치료

항생제 선택은 지역별 세균 내성 패턴과 폐렴의 중증도에 따라 다르다. 영국의 국가 지침은 표 29.4에 요약되어 있다. 세균 폐 감염의 치료에서 코르티코스테로이드는 직접적인 역할은 없지만, 관련된 만성 폐 질환의 치료에 적합할 때는 사용해야 한다.

호흡 부전

급성 호흡 부전의 주된 치료법은 산소 요법이며, 대다수 사례에서 저산소혈증을 교정할 수 있을 정도로 충분한 호흡 보조를 제공해야 한다. 이전에 건강했던 환자는 목표 SaO_2가 일반적으로 94-98%지만, 고이산화탄소혈증 호흡 부전이 발생하기 쉬운 기저 폐 질환이 있는 환자는 이보다 낮은 88-92%를 목표로 사용한다. 불응 저산소혈증이 있는 환자에 대한 추가 보조 요법에는 고유량 코 산소 공급이나 지속 기도 양압 요법 등이 있다. 두 가지 모두 들숨 산소의 농도를 높여주며, 기도 양압을 어느 정도 제공한다.

기저 폐 질환이 없는 환자에게 발생한 고이산화탄소혈증 호흡 부전은 임박 탈진(imminent exhaustion)을 시사하며, 추가 환기기 보조가 필요하다. 급성 폐렴에서 이상(bilevel) 비침습 환기(NIV) 적용은 논란의 여지가 남아 있다. 최근까지의 연구는 소규모였으며, 결과도 달랐으며, 많은 연구에서 NIV가 매우 효과적인 만성 폐쇄 폐 질환 환자의 비율이 높았다. 2012년 코크란 리뷰(Cochrane review)는 3개의 연구에 참여한 151명의 환자를 대상으로 하였으며, NIV를 이용한 치료는 산소 요법 단독에 비해 삽관 위험, 중환자실 사망률 및 중환자실 입실 기간을 감소시킨다는 일부 근거가 있지만, 병원 사망률, 2개월 사망률, 입원 기간에는 차이가 없었다. 더 많은 양질의 대규모 연구가 필요하지만, 일반적으로 의견 일치가 있는 내용은 NIV를 폐렴 환자에게 사용하는 경우, 실패 시 환자에게 바로 기관내 삽관을 할 수 있는 장비가 갖춰진 준중환자실 이상의 환경에서 사용해야 한다는 점이다. 중증 폐렴 사례 중 대부분은 기관내 삽관과 침습 양압 환기가 필요하다. 수액 소생과 수축 촉진제를 이용한 순환 보조도 필요할 수 있다.

몇몇 폐렴에서 기관내 삽관과 침습 양압 환기가 필요하며, 가장 중증 사례에는 체외막 산소공급을 사용할 수도 있다. 수액 소생과 수축 촉진제를 이용한 순환 보조도 필요할 수 있다.

향후 전망

현재, 임상에서 세균 폐 감염의 진단은 대부분 배양이나 혈청 검사에 기반을 두고 있다. 50% 미만의 사례만 병인을 확인할 수 있으며, 배양 결과로 치료의 방향을 잡기까지는 일반적으로 시간이 지연된다. 따라서, 이 과정을 개선하기 위한 분자 기법을 연구개발 중이다. 세균 종들 사이에 보존되어 있는 16S 리보소체(ribosome) RNA 유전자에 대한 염기서열 분석은 배양 없이도 작은 집락에서 세균을 검출할 수 있다. 현재의 한계점에는 처리 시간과 특히 Streptococcus 종에 대한 정확한 종분화(speciation)의 한계 등이 있다. 사전 증폭없이 짧은 조각의 검체에 있는 모든 DNA 혹은 RNA에 대해 염기서열 분석을 하는 산탄총 균유전체학(shotgun metagenomics)이라는 새로운 기술은 바이러스 DNA 및 세균 DNA 둘 다를 식별할 수 있을 뿐만 아니라 발병을 추적하는데 유용할 수 있는 유전체 정보(genomic information)를 제공한다. 처리 시간은 16S rRNA 유전체 염기서열분석 보다 훨씬 빠르다. 지금까지는 주로 장 미생물 군집을 평가하는데 사용되었다. 진단 향상을 목표로 이러한 새로운 기술을 사용하는 수많은 연구들이 있다. 그 중 하나를 예로 들자면 S-CAP (Severe Community-Acquired Pneumonia) 시험으로, 중증 지역사회 획득 폐렴으로 인해 기관내 삽관 및 환기 중인 환자에서 두 기술의 유용성을 평가할 예정이다.

감사의 말

저자는 사진 제공에 도움을 주신 Royal Brompton Hospital의 Dr. Said Abdallah에게 감사의 말을 전합니다.

표 29.4 지역사회 획득 폐렴에 대한 권장 항생제 요법

중증도	권장 요법
낮음	단일 항생제를 이용한 5일 과정. 예: Amoxicillin 혹은 알레르기가 있는 경우 Tetracycline/Macrolide
중간	이중 항생제 요법을 이용한 7-10일 과정. 예: Amoxicillin + Macrolide
높음	베타락탐 분해효소에 안정적인 베타락탐 + Macrolide를 이용한 7-10일 과정
병원 획득 폐렴	현지 지침에 따른 7-10일 과정의 항생제 치료
폐 고름집	추정 유기체와 지역별 내성 패턴에 따른 초기 경험적 IV 항생제 요법. 일반적으로 무산소균 범위를 포함한다. 임상 반응이 관찰되고 장관 영양이 가능하다면 경구 요법으로 전환한다. 공동 폐쇄(cavity closure)를 위해서는 일반적으로 6-8주 동안 항생제 치료가 필요하다.

30

결핵

ONN MIN KON AND GEORGINA RUSSELL

역학

결핵(tuberculosis, TB)은 1997년부터 전 세계적으로 유병률이 감소해왔다. 그러나 2014년에도 여전히 전 세계적으로 120만 명이 결핵으로 사망하고, 960만 명이 결핵에 새로 감염된다(그림 30.1).[1] 이 때문에 결핵은 감염으로 인한 사망 중 사람 면역 결핍 바이러스(HIV) 다음으로 많은, 두 번째로 흔한 원인이다. 약제 내성 결핵은 발생률이 상대적으로 안정적인 반면, 다약제 내성 결핵(multidrug-resistant TB, MDR TB)은 새로운 결핵 중 3.5%를 차지하며, 다약제내성 결핵의 일부인 광범위약제 내성 결핵(extensively drug resistant, XDR-TB)은 지역에 따라 발생률이 매우 다양하며, 예를 들어 리투아니아에서는 24%에 달한다.[2]

진행 과정

Mycobacterium TB는 절대산소균(aerobic obligate)으로 세포내 모양이 막대 같은 세균이며 크기는 2-5 μm다. 15-20시간마다 한 번씩 복제하기 때문에, 사람 숙주에서 최대 평생 동안 잠복 상태를 유지할 수 있다.

미생물이 포함된 비말을 흡입하여 이 비말이 종말 폐포에 도달하면, 미생물은 선천 면역 수용체가 촉진하는 폐포 대식 세포와 수상돌기 세포를 감염시킨다. 수상돌기 세포는 구역 림프절로 이동하고, T-세포 반응을 시작한다. 미생물 섭취로 인해 대식 세포가 종양 괴사 인자(tumor necrosis factor, TNF), 인터루킨-12, 기타 케모카인 등을 방출하면 중성구와 단핵구가 보충된다. 이 면역 세포 무리는 결핵 질환의 특징인 육아종을 형성하여 세균에 대한 방어막을 형성한다.

결핵균에 감염된 환자 중 소수는 즉시 결핵균을 제거할 수 있다. 감염된 사람 중 대부분은 세포 매개 면역을 통해 남은 삶 동안 결핵균을 "잠복 감염"이라 부르는 임상적 비활성 상태로 가지고 있다. 1차 결핵, 즉 초기 감염 후 18개월 내에 활동 결핵이 나타날 위험은 5%로 추정되며, 감염자가 면역 능력이 충분하다면 일생 동안 활동 결핵으로 발전하는 "재활성화" 위험도 5%로 추정된다(그림 30.2).[3] 이는 결핵 통제의 큰 도전 과제 중 하나를 보여준다. 전 세계 인구 중 1/3, 약 20억 명이 결핵에 감염된 것으로 추정된다.[4] 다른 질병(예: HIV)이나 의인 원인(예: 항-TNF 단클론 항체 같은 질병 수정 제제 혹은 생물학적 제제)으로 인해 면역이 억제되면 재활성화 위험이 증가한다.

1차 결핵

결핵균에 감염된 사람 중 5-10%는 18개월 내에 활동 결핵이 발생한다. 소아는 1차 결핵이 발생할 가능성이 더 높다. 특히 2세 미만의 소아는 첫 감염 후 활동 결핵이 발생할 가능성이 12-50%에 달한다.[5] 1차 결핵은 일반적으로 폐를 침범하지만, 사례 중 2-6%는 혈행 전파를 통해 좁쌀 결핵(miliary TB), 즉 파종 결핵을 보이기도 한다.[6] 환자는 결핵의 전형적인 증상을 나타내며, 1차 노출을 기억하지 못할 수도 있다. 고전적 영상 소견에는 한 쪽 폐문 림프절병증, 우중엽의 기시부를 압박하는 림프절 병증으로 인한 2차 우중엽의 폐쇄 허탈, 원위부 경화 등이 있다.

잠복 결핵

미생물에 감염된 환자 대부분은 이 미생물을 폐에 있는 육아종 안에 효과적으로 지니고 있다. 환자는 무증상이며 일반적으로 임상 징후도 없다.

그러나, 최근의 접촉, 환자의 의학적 상태 혹은 예정된 치료가 결핵 재활성 위험을 증가시키는 경우, 잠복 결핵 감염(latent TB infection, LTBI)의 진단은 중요하다. 결핵에 감염된 적이 있으며, 잠복 감염이 발생한 건강한 사람에게서 연간 재활성 위험은 0.1%다. 다양한 요인이 재활성 위험을 증가시킨다(그림 30.3).[7]

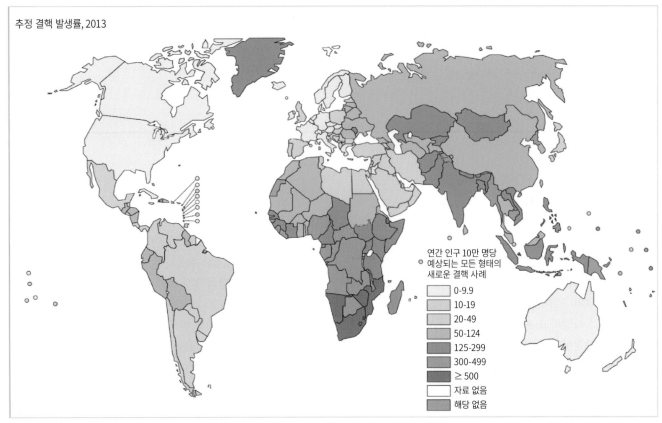

추정 결핵 발생률, 2013

연간 인구 10만 명당 예상되는 모든 형태의 새로운 결핵 사례

- 0-9.9
- 10-19
- 20-49
- 50-124
- 125-299
- 300-499
- ≥ 500
- 자료 없음
- 해당 없음

이 지도에 표시된 경계, 지역명, 사용한 명칭은 국가, 영토, 도시, 지역 혹은 해당 당국의 법적 지위, 국경 혹은 경계에 관한 WHO의 의사 표현을 의미하지 않는다. 지도의 점선과 파선은 대략적인 경계선을 나타내며, 실제 경계선과 완전히 일치하지 않을 수도 있다.

자료 출처: Global Tuberculosis Report 2014. WHO, 2014.

 World Health Organization

그림 30.1 전 세계의 결핵 발생률 지도

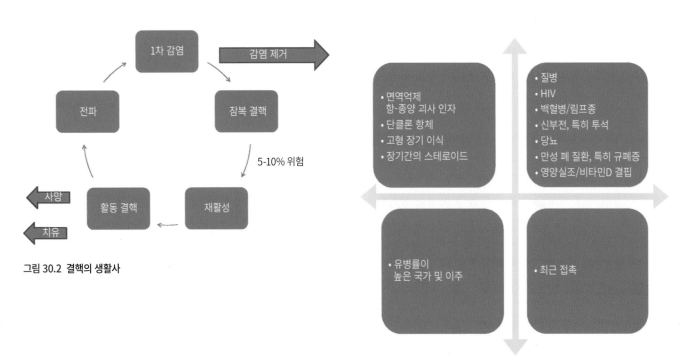

그림 30.2 결핵의 생활사

1차 감염 → 감염 제거
잠복 결핵
5-10% 위험
재활성
활동 결핵
→ 사망
→ 치유
전파

- 면역억제 항-종양 괴사 인자
- 단클론 항체
- 고형 장기 이식
- 장기간의 스테로이드

- 질병
- HIV
- 백혈병/림프종
- 신부전, 특히 투석
- 당뇨
- 만성 폐 질환, 특히 규폐증
- 영양실조/비타민D 결핍

- 유병률이 높은 국가 및 이주

- 최근 접촉

그림 30.3 잠복 결핵의 재활성에 관여하는 요인

따라서, 이러한 환자들에게는 잠복 결핵 선별검사를 진행해야 하며, 이러한 치료를 시작하기 전에 예방화학 요법을 시행하는 것이 바람직하다.

잠복 결핵 진단

잠복 결핵 감염을 치료하면 재활성 위험이 최대 90%까지 감소한다.[8] 그러나, 치료에는 위험이 따르기 때문에, 재활성화 가능성과 잠복 결핵 치료가 중요한 부작용을 유발할 가능성이 어느 정도 되는지를 평가해야 한다. 안타깝게도, 잠복 결핵 감염을 진단하기 위해 현재 사용하는 검사 중 어느 방법도 감염된 환자 중 누가 재활성 위험이 가장 높은지는 정확하게 예측할 수 없다. 미국이나 영국에서 사용 중인 국가 지침에서는 치료를 고려해야 하는 환자에 대한 접근 방식을 제안하고 있다. 이러한 환자에는 활동 폐 결핵에 노출된 환자, 최근 결핵 유병률이 높은 국가를 방문한 사람, 항-TNF를 시작할 예정인 환자, 장기 이식 예정인 환자 등이 있다.

현재 잠복 결핵 감염의 진단에는 2가지 면역 기법을 사용한다.

Mantoux 검사라고도 알려진 투베르쿨린 피부 검사(tuberculin skin test, TST)는 투베르쿨린을 피부 밑에 주입하는 방법이며, 일반적으로 아래팔(forearm)에 주입한다. 48-72시간 후에 홍반(erythema)이 아닌 경화(induration)의 지름을 측정한다. 직경이 5 mm 이상이면 양성이지만, 양성에 대한 문턱값은 사용한 시약, 이전 BCG (Bacillus Calmette-Guérin) 예방접종, 국가 관행 등에 따라 다르다. 인터페론 감마 방출 검사(Interferon gamma release assays, IGRA)는 결핵 항체에 대한 T-세포 반응과 말초 혈액 단핵 세포 반응을 체외에서 측정하며, Mycobacterium tuberculosis (M. TB)에 특이적인 두 가지 항원인 ESAT-6 (early secretory antigen target 6)와 CFP-10 (culture filtrate protein 10)에 반응하여 생성된 인터페론 감마를 측정하는 방법을 사용한다. 현재 상업적으로 이용 가능한 두 가지 IGRA에는 ELISPOT (enzyme linked immuno-spot assay) 방법을 사용하는 T.SPOT.TB와 ELISA (enzyme-linked immunosorbent assay) 기반의 관내 QUANTIFERON GOLD가 있다(표 30.1).

재활성/활동 결핵

폐 결핵의 전형적 증상에는 만성 기침, 가래, 야간에 정점에 달하는 발열, 야간 발한, 식욕 감소, 체중 감소, 객혈 등이 있다. 병력이 짧아도 결핵을 의심해야 한다. 결핵의 유전형, 숙주의 나이, 인종, 면역 상태, 기저 질환에 따라 환자 중 10-40%는 폐외 결핵을 보이기도 한다.[9] 폐외 결핵은 림프절, 신장, 뼈, 특히 척추, 수막, 피부 등을 포함한 모든 장기에 영향을 미칠 수 있다(그림 30.4).

표 30.1 결핵 노출에 대한 면역 검사 방법, 투베르쿨린 피부 검사와 인터페론 감마 방출 검사 비교

특징	투베르쿨린 피부 검사(TST)	인터페론 감마 방출 검사(IGRA)
기법	생체 내 피부 바늘따끔 검사(skin prick test)	생체 외 ELISPOT (T-spot) ELISA (quantiferon 검사)
항원	정제 단백질 유도체(PPD)	ESAT-6, CFP-10 (모두) TB 7.7 (p4) (quantiferon 검사)
결과 보고 방법	피부 경화 (mm)	T-spot의 수 인터페론 감마 농도(quantiferon 검사)
해석	주관적	객관적
검사에 걸리는 시간	48-72시간	24시간
환자 방문 횟수	2회	1회
추가 면역 효과가 있는가?	예	TST 후에 가능할 수 있지만 첫 3일 동안은 볼 수 없다.
NTM과 교차 반응이 있는가?	예	제한적, 임상적으로 관련 낮은 종
BCG에 영향을 받는가?	예	아니오
민감도 (HIV 음성)[a]	65-77%	61-84% (quantiferon 검사) 67-89% (T-spot 검사)
특이도 (HIV 음성)[a]	65-70%	96-99% (quantiferon 검사) 86-93% (T-spot 검사)
활동 결핵으로의 진행에 대한 양성 예측치[b]	2.4%	2.7%
활동 결핵으로의 진행에 대한 음성 예측치[b]	99.4%	99.7%

[a] Thillai M et al. Interferon release assays for tuberculosis: Current and future applications. Expert Rev Respiratory Med 2014;8(1):67-78.
[b] Diet et al. Predictive value of interferon gamma release assay and tuberculin skin testing for progression from latent TB infection to disease state: A meta-nalysis. Chests 2012;142(1):63-75.

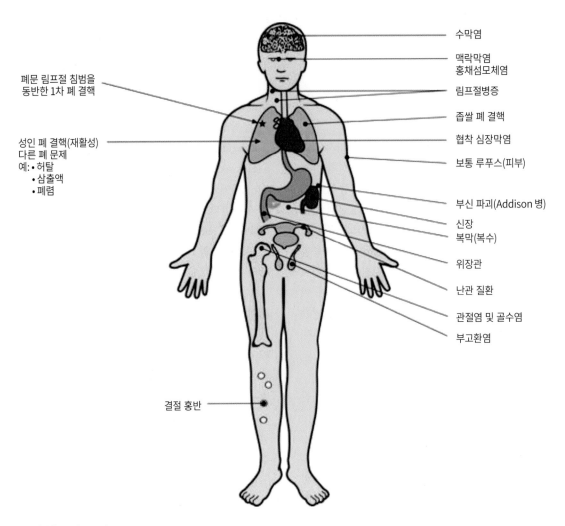

폐문 림프절 침범을
동반한 1차 폐 결핵

성인 폐 결핵(재활성)
다른 폐 문제
예:•허탈
　•삼출액
　•폐렴

결절 홍반

수막염

맥락막염
홍채섬모체염

림프절병증

좁쌀 폐 결핵

협착 심장막염

보통 루푸스(피부)

부신 파괴(Addison 병)

신장
복막(복수)

위장관

난관 질환

관절염 및 골수염

부고환염

그림 30.4 결핵이 발생할 수 있는 부위

국소 림프절 배액 혹은 혈행 전파로 인한 말초 및 중심 림프절병증은 폐외 결핵이 주로 발생하는 부위이며, 통증이 없는 부드러운 목 림프절로 나타날 수도 있다. 가슴막 결핵도 흔하다.

결핵 수막염은 이환율과 사망률이 높으며, 조기 진단 및 치료가 가장 중요하다.

그러나, 임상 양상은 대부분 비특이적이며 발열, 두통, 병감, 성격 변화 등이 2-3주에 걸쳐 천천히 진행할 수도 있다. 결핵이 수막염 단계로 진행하면, 구토, 목 강직, 혼란, 그리고 간혹 뇌신경 마비 등이 나타난다. 치료하지 않으면 혼미 혹은 혼수로 진행할 수 있으며 발작 위험이 높아진다.[10]

HIV 환자는 일반적으로 결핵 증상이 비전형적이다. 환자 중 최대 50%는 CD4 수치가 200 미만인 경우 폐외 결핵이 나타난다. CD4 수치가 75미만이면, 결핵은 만성 발열과 체중 감소

같은 매우 비특이적 증상으로 나타난다.[11] 사례 중 10%는 무증상일 수 있으며, 특히 결핵 발생률이 높은 나라에서 더 그러한 경향이 있다.[12] 유사하게, 항-TNF 요법 후 결핵이 재활성화된 환자는 파종 결핵이 발생할 가능성이 높다.[13]

학습 요점
● HIV 환자는 결핵의 임상 및 영상 소견이 비전형적이다.

결핵 진단

표 30.2에 활동 결핵의 진단에 유용한 검사 방법들이 요약되어 있다.

미생물학

결핵 진단의 최적 표준은 미생물 배양법이다. 10-100개의 개

표 30.2 결핵 진단을 위한 부위별 특정 검사 방법

질병 부위	영상	검사	뒷받침하는 결과	해설
폐	흉부 방사선 사진 고해상도 CT PET	가래/유도 가래 기관지 내시경(세척, 솔질, 생검)	공동화, 나뭇가지 발아, 미세결절 같은 전형적 CT 모양 생검/솔질에서 치즈 육아종	기관지 내시경 검체를 포함한 모든 검체를 배양
가슴막	흉부 방사선 사진 CT 가슴막 초음파	가슴막 체액 흡인액 가슴막 생검(영상 유도, 흉강경, 간접)	림프구 삼출물성 삼출액(exudative effusion) 높은 아데노신 아미노기제거효소(ADA) 혹은 인터페론 감마 수치 생검에서 육아종	모든 검체를 배양 가슴막 생검은 수율이 높다.
림프절	CT 초음파	림프절 흡인/중심부 생검 초음파 유도, 기관지 초음파 검체 채취, 세로칸 내시경술	전형적인 조직병리 소견	모든 검체를 배양
수막/뇌	CT MRI	요추 천자 및 뇌척수액 흡인	높은 단백질 수치, 낮은 포도당 수치, 림프구 IGRA 양성 핵산 탐색자 양성(GeneXpert®를 권장)	CT에서 결핵종 MRI에서 기저부 염증
심장막	CT 심초음파	심장막 체액 흡인 심장막 생검(수술이 필요한 경우)		두껍고 색이 밝은 심장막 체액 및 심장막을 배양할 수 있다.
관절	일반 방사선 사진 CT MRI	관절 흡인	림프구 삼출물	검체를 배양할 수도 있다.
척추	CT MRI	뼈 생검 고름집 생검	조직 검사에서 치즈 육아종	모든 검체를 배양 치료가 길어질 수 있으므로 특히 척수 침범을 확인해야 한다.
신장	IV 요로조영상 초음파	아침 첫 소변 3회 채취		배양
위장관	CT 대장내시경	결장 생검 복수 천자	일반적으로 말단 회장이나 그물막(omentum)을 침범한다	모든 검체를 배양
비뇨생식	초음파	아침 첫 소변 자궁내막 긁어냄(curettage)		모든 검체를 배양
세로칸	CT PET	기관지 초음파	TST 혹은 IGRA 양성이면서 세로칸 림프절 확장 혹은 PET 흡수 증가	모든 검체를 배양 및 중합효소 사슬반응(PCR) 검사
피부	덩이인 경우 초음파	피부 생검 혹은 고름집 가는 바늘 흡인	조직 검사에서 육아종	도말 및 배양
파종	CT 초음파	가래/기관지 세척액 혈액 배양 요추 천자	CT에서 검체 채취 부위를 확인할 수도 있다.	모든 검체를 배양 및 중합효소 사슬반응 검사

참고: CT, 컴퓨터 단층 촬영; MRI, 자기 공명 영상; PET, 양전자 방출 단층촬영; IV 정맥 내; TST, 투베르쿨린 피부 검사; IGRA, 인터페론 감마 방출 검사.

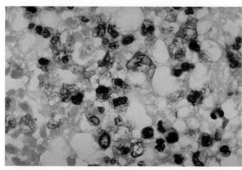
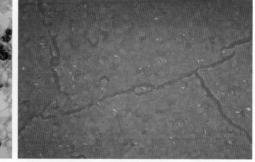

그림 30.5 아우라민(auramine) 및 아우라민-형광 염색

체만 있어도 Lowenstein Jensen 계란 기반 배지 같은 고체 배지에서 검출할 수 있지만, 배양에는 3주에서 8주가 소요된다. Middlebrook 7H12 같은 액체 배양 배지는 자동화되어 있고 빠르며, 1-3주 사이에 결과가 나오지만 항상 고체 배지와 같이 사용해야 한다. 그 후 일반적으로 핵산 혼성체화(hybridization) RNA/DNA 탐색자를 이용한 표현형 확인과 약물 감수성 검사(drug sensitivity testing, DST)를 위해 분리균을 표준 검사실로 보낸다.

현미경 관찰 약물 감수성 분석(microscopic observation drug susceptibility assay, MODS)은 평균 7일의 짧은 배양 기간과 즉각적인 약물 감수성 검사가 가능하다는 장점이 있다.[14] 세계 보건 기구(WHO)에 승인받은 다른 표현형 검사에는 색채학적 산화환원 지시약(colorimetric redox indicator)과 질산염 환원효소 분석법(nitrate reductase assay)이 있다.[15]

항산 염색을 이용하면 5,000-10,000 결핵균/mL만 있어도 검체에서 확인이 가능하다(그림 30.5). 이 방법은 무기산이나 산성 알코올로 세척 처리했을 때 결핵균이 염색을 유지하는 능력을 이용하는 방법이다. 일반적으로 사용하는 두 가지 방법은 Ziehl Neelsen 염색과 아우라민(auramine) 염색이다. Ziehl Neelsen 염색은 카볼푹신(carbol fuchsin)을 이용하는 방법이며, 아우라민 염색은 일반적으로 10배 더 민감하지만 형광현미경을 사용해야 하는 형광색소(fluorochrome) 염색과 같이 사용한다. 일반적으로 검체는 치료 반응을 감시하는데 도움이 될 수 있도록 양성인 경우 정량적 추정치(+ ~ +++)를 같이 표기한다. 림프절 흡인물, 가슴막 체액, 뇌척수액 등 모든 검체를 염색할 수 있지만, 뇌척수액의 Ziehl Neelsen 염색은 사례 중 단 50-70%에서만 양성으로 나올 가능성이 있다.[16]

학습 요점

● 모든 Mycobacteria 종은 Ziehl Neelsen 염색이나 아우라민 현미경 방법으로 염색되기 때문에, Mycobacterium tuberculosis을 확인하기 위해서는 배양 혹은 중합효소 사슬반응(PCR)이 필요하다.

중합효소 사슬반응(PCR) 기법을 사용하여 결핵 리보소체(ribosome) RNA를 검출하면 결핵과 비결핵 Mycobacteria 질환을 감별할 수 있다. 결핵이 의심되지만, 확신할 수 없고, 빠른 진단에 따라 치료가 달라지는 상황이라면, 배양 결과가 나오기 전에 핵산 기법으로 M. TB DNA를 확인할 수도 있다.[17]

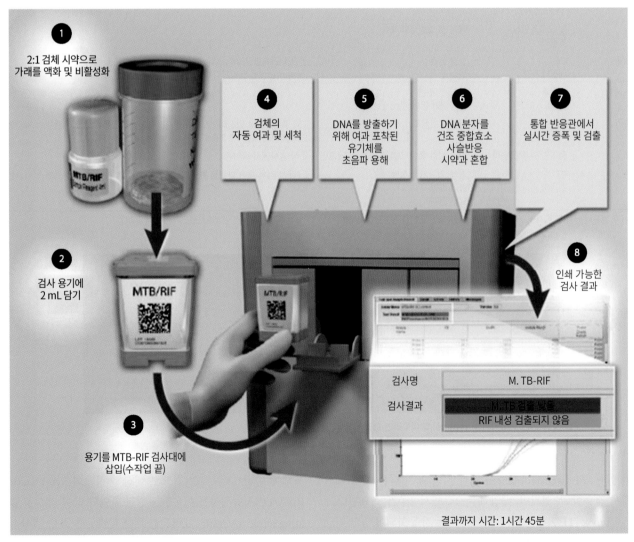

그림 30.6 Cepheid의 GeneXpert® 시스템

2010년 WHO는 HIV 양성인 환자, MDR-TB가 의심되는 환자, 도말 음성인 환자에 대한 결핵 진단에 GeneXpert® 시스템 사용을 승인했다. GeneXpert®는 자동 카트리지 기반 시스템으로 핵산 증폭을 사용하여 M. TB DNA의 유무를 검출하며, Rifampicin 내성도 확인할 수 있다(그림 30.6). 모든 사례에서 민감도는 80%, 특이도는 99%에 달하는 것으로 밝혀졌다. HIV 양성 환자에서 민감도가 79%, 특이도가 99%라는 점이 중요하며, 가래 도말 표본 검사 단독에 비해 높다.[18] 이 검사는 최소한의 훈련만 필요하며 2시간 이내에 Rifampicin 내성을 포함한 결과를 제공해준다. 이 시스템은 뇌척수액과 림프절 흡인물에도 시험하였으며 결과는 양호했다.[19]

가래 검체 채취

폐 결핵에서 결핵균은 폐포와 기도에 존재한다. 따라서, 기침이나 3% 고장 식염수(hypertonic saline)로 유도하여 얻은 가래 검체가 필요하다. WHO 국제 지침에서는 검체를 24시간에 걸쳐 최소 5 mL 이상, 첫 검체는 이른 아침에 채취할 것을 권장하고 있다. 도말 표본에서 결핵균이 보이지 않더라도, 가래에서는 배양될 수도 있지만 2개월 이상 소요된다. 첫 검체가 도말 표본에서 진단을 보장할 가능성이 가장 높지만, 후속으로 검체를 두 번 더 채취하면 진단 정확도가 점진적으로 증가하며, 2번 검체의 경우 추가로 5-15%, 3번 검체의 경우 여기에 추가로 2-5%가 더 증가한다.[20]

가래 유도/기관지 내시경/위 세척

가래 유도는 기관지폐포 세척(bronchoalveolar lavage, BAL)에 비해 안전하고 저렴한 방법이지만 결과는 유사하다.[21] 그러나 일반적으로 결핵 발생률이 낮거나 중간이어서 다른 진단의 가능성이 있을 경우, 가래 유도가 성공적이지 못한 경우, 혹은 BAL 후에 추가 검사가 예정된 경우 등에서는 기관지 내시경이 더 바람직하다. 기관지 내시경 검사 중과 후에 결핵 전염을 최소화하기 위한 감염 관리 절차에 주의를 기울여야 한다. 환자 중 최대 1/3이 기관지 내시경 후 가래 도말이 양성으로 밝혀졌기 때문이다.[22] 도말에서 음성이 나온 50명의 환자를 대상으로 한 연구에서 확인된 바와 같이 추가적인 기관지 내시경 검체 채취 방법은 진단 수율을 높여준다. 세척, 솔질, 생검, 기관지 내시경 후 가래 배양을 시행한 50명의 환자 중 45명에게서 배양으로 진단을 할 수 있었으며, 36명은 4개의 검체 중 최소 하나에서 도말 양성이었다.[23]

학습 요점

● 기관지 내시경 후 항상 AFB (acid-fast bacilli) 도말을 위한 가래 검체를 보내야 한다. 이는 진단 수율을 높인다.

활성 결핵의 방사선 영상

결핵을 진단하기 위해서는 특히, 약제 내성 가능성을 감안하면 결핵균의 존재를 확인해야 한다. 그러나, 흉부 방사선 영상도 결핵 질환의 가능성을 확인하고, 잠재적인 미생물 검체 채취 부위를 확인하고, 치료 반응을 감시하는데 중요하다.

흉부 방사선 사진

흉부 방사선 사진은 호흡기 증상이 있는 모든 환자에게 권장한다. 그러나 흉부 방사선 사진이 정상이라도 활동 결핵은 배제할 수 없다. 미국 내슈빌에서 시행한 관찰 연구에 따르면, 601명의 배양 양성 환자 중 9%는 흉부 방사선 사진이 정상이었다.[24] 정상 방사선 사진의 비율은 HIV 양성 환자에게서 훨씬 더 높았다.

결핵의 흉부 방사선 사진 양상은 환자의 연령, 면역 상태, 감염 단계 등에 따라 다르다. 1차 감염 후, 환자 중 1/3은 폐 실질에 약간의 잔류 흉터가 발생한다. Ghon 원발소(Ghon focus)는 일반적으로 중간 구역과 아래 구역에서 보이는 육아종 영역이며, 후기에는 석회화가 있을 수도 있다. Ghon 원발소와 배액 림프절이 같이 있으면 이를 Ghon 복합체(Ghon complex)라 부른다. 림프절은 후기에 석회화 될 수도 있으며, Ghon 원발소와 석회화 된 배액 림프절이 같이 있으면 이를 Ranke 복합체라고 부른다(그림 30.7).[25]

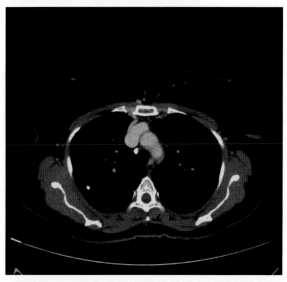

그림 30.7 Ghon 원발소와 Ranke 복합체

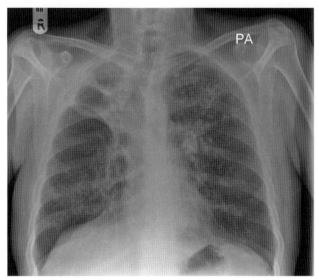

그림 30.8 우상엽의 공동

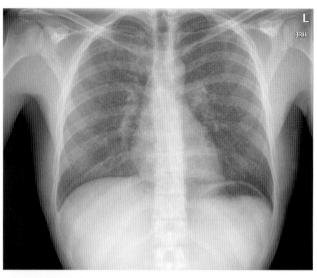

그림 30.9 파종 결핵

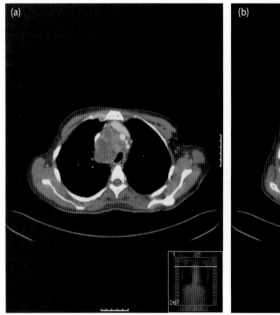
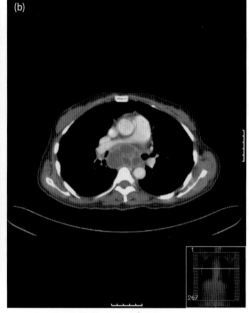

그림 30.10 확장되고 괴사가 있는 림프절을 보여주는 흉부 CT. (a) 대동맥 주위 지역. (b) 용골밑 림프절

결핵이 재활성화되면, 주로 공기는 많이 들어오지만 배액은 잘 되지 않는 상엽이나 하엽의 위쪽 구역에 병변이 나타난다. 사례 중 88%에서 하나 이상의 폐엽을 침범하였다.[26] 공동도 흉부 방사선 사진에서 명확하게 보이며, 주로 상엽에 여러 개의 공동이 보인다(그림 30.8). 혈행으로 전파된 좁쌀 결핵 혹은 파종 결핵은 방사선 사진에서 넓게 퍼진, 균일하게 분포하는 직경 1-3 mm 크기의 결절로 보인다. 이는 고전적으로 낱알 곡물의 씨앗처럼 보인다고 묘사했었다(그림 30.9).

HIV 양성 환자에서는 CD4 수치가 감소함에 따라, 임상 양상이 고전적 양상을 따르지 않으며, 따라서 흉부 방사선 사진

소견도 비정형적일 수 있다. 공동화는 잘 발생하지 않으며, 하엽을 침범할 수도 있으며, 가슴막 삼출과 세로칸 림프절병증이 흔하다.

컴퓨터 단층촬영

컴퓨터 단층촬영(computed tomography, CT)은 공동, 석회화, 결절, 그리고 림프절병증을 설명하는데 있어서 일반 방사선 사진에 비해 민감도가 훨씬 높다. 커진 결절에서 저감쇠 중심부와 주변부 증강 고리가 있으면 괴사를 확인할 수 있다(그림 30.10). CT는 또한 기관지 확장증, 기관기관지 샛길(tracheobronchial

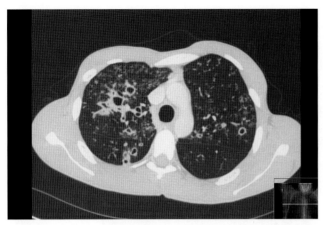

그림 30.11 3개의 폐엽에 있는 여러 개의 공동 및 이를 둘러싸는 염증을 보여주는 흉부 CT

fistula), 동맥류, 기도 협착 같은 결핵의 합병증도 보여준다. "나뭇가지 발아(tree-in- bud)" 모양이 공동과 같이 있으면, 이는 기관지내 결핵을 진단할 수 있는 유용한 징후다(그림 30.11).

CT가 가지고 있는 위치와 세로칸 림프절 침범을 명확하게 확인할 수 있는 능력은 기관지 초음파(EBUS)나 내시경 초음파(EUS)를 이용한 생검 방향을 정할 때 유용하다. CT는 또한 폐외 결핵의 부위도 확인할 수 있으며, 가슴막 내부에 있는 병변도 확인할 수 있다. 또한, CT는 복부, 뇌, 척추 같이 조직의 검체 채취가 어려울 수도 있는 폐외 결핵에서는 임상적으로 무증상이거나, 파종이거나, 혹은 일반 방사선 사진에서 정상인 폐나 세로칸의 결핵을 확인하고 검체를 채취할 수 있게 해주는 추가 수율을 제공한다.

양전자 방출 단층촬영

양전자 방출 단층촬영(positron emission tomography, PET)은 잠복 혹은 임상적으로 불확실한 결핵 부위 확인에 활용할 수 있으며, 치료 반응의 감시에도 사용할 수 있다(그림 30.12). SUVmax (Maximum Standard Unit Value) 수치를 사용한 병인 구별은 때때로 육아종 염증과 악성 질환을 구별하는데 유용할 수 있지만, 유육종증이나 림프종은 SUV 수치가 비슷하다.

가슴막 조사

삼출액이 200 mL 이상이면 일반적으로 뒤앞 흉부 방사선 사진에서 볼 수 있으며, 대부분 눈에 보이는 실질 질환과 관련이 있다. 가슴막 초음파는 가슴막 결핵의 진단에서 중요한 역할을 하며, 삼출액의 양 측정, 중격 식별, 안전한 가슴막 천자와 삼출액 검체 채취 보조 등에서 가치가 더 크다.[27]

결핵에서 가슴막 체액은 일반적으로 밀짚 색깔 삼출액이다. 포도당은 정상일 수 있으며, 245 사례에서 포도당은 모두 60 mg/dL 이상이었다.[28] pH도 정상일 수 있으며 사례 중 1/5만 7.3 미만이었다.[29] 현미경 검사 및 Ziehl Neelsen 염색은 일반적으로 음성이다.[30] 세포 검사는 림프구 우세 삼출액으로 나올 가능성이 높다. 아데노신 아미노기 제거효소(Adenosine deaminase, ADA)는 활성 T-림프구가 생성하는 효소다. 스페인의 한 연구에 따르면, ADA 수치가 40 μ/L 이상일 때는 민감도가 89%였으며, 세포 검사 정보가 추가된다면, ADA 수치가 높을 때 양성 예측율이 69%에서 90%로 증가한다.[31] 인터페론 감마(IFN-γ)는 ELISA로 측정할 수 있으며, 22개 연구, 2000명의 환자에 대한 메타 분석에서 가슴막 결핵에 대해 민감도는 89%, 특이도는 97%로 확인되었다.[32]

> **학습 요점**
> - 가슴막 체액은 항상 결핵 배양을 시행해야 한다. ADA나 IFN-γ 수치로는 약물 내성을 확인할 수 없기 때문이다.

가슴막 생검은 영상 유도 생검이나 흉강경 검사 도중 직접 보면서 혹은 Abrams 바늘이나 Cope 바늘 같은 폐쇄 생검 바늘을 이용하여 획득할 수 있다. 흉강경으로 직접 보면서 검체를 채취하는 방법은 전문적인 세부 센터에서 점점 더 많이 이용하는 추세며, 미생물 검사와 조직 검사를 합쳐서 볼 때 민감도는 100%, 특이도는 79%로 진단 수율이 가장 높은 방법으로 입증되었다. 영상 유도 생검은 맹생검(blind biopsy)보다 안전하며, 이 방법을 보다 많은 센터에서 사용할 수 있게 되면서 진단 수율이 높아질 가능성이 크다.[33]

림프절 검체 채취

림프절병증은 폐외 결핵이 주로 침범하는 위치며 대부분 세로칸 림프절을 침범한다. 세로칸 내시경술은 대부분 EBUS로 대체되었다. 기관지 내시경을 통한 배양 혹은 조직 검사를 위한 세로칸 림프절 검체 채취는 위험이 낮은 방법이며, 연속된 1,299명의 환자에서 합병증 발생률은 0.15%였다. 위치 2R, 2L, 7, 10R, 10L, 11R, 11L 림프절에 가는 바늘 흡인(fine needle aspiration, FNA)이 가능하다. 156명을 대상으로 시행한 한 후향적 연구에 따르면, 약제 내성 결핵 식별을 포함한 배양율은 47% 였으며, 민감도는 94%였다.[34] 대동맥폐동맥, 용골밑, 그리고 식도 주변 림프절은 식도 경유 EUS FNA로 접근할 수 있다.

> **학습 요점**
> - 초음파는 임상적으로 명백하지 않지만 FNA에 적합한 목 림프절과 빗장위 림프절을 식별할 수 있다.

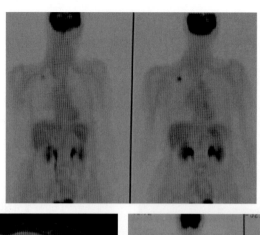

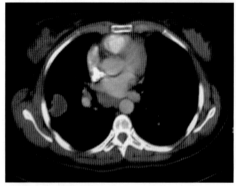
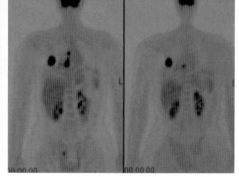

그림 30.12 임상 PET 검사

결핵 치료

잠복 결핵 치료

잠복 결핵이 확인되었다면, 치료는 추후 재활성의 예방을 목표로 한다. 연구에 따르면, 이는 HIV 감염이나 다른 면역억제의 맥락에서도 최대 90%까지 효과적인 것으로 밝혀졌다. 활동 감염이 배제되었고, 간독성 위험이 낮은 모든 환자에게 치료를 권장한다. 이에 대한 특정 문턱값(threshold)은 국가 및 국가 지침에 따라 다르다. 재활성 위험이 높은 사람, 예를 들어 HIV 양성이거나, 항-TNF 치료를 시작하는 사람에게도 치료를 권장한다.

권장 요법은 표 30.3에 나열되어 있다.

잠복 결핵이 발견되었지만 치료를 거부하거나 혹은 간독성 위험이 높다고 생각되는 환자의 경우, 활동 결핵의 증상이 나타나면 조기에 내원해야 하며, 3개월 및 1년 뒤에 후속 조치를 취할 것이라는 정보를 제공해야 한다.[35]

표 30.3 잠복 결핵 치료에 대한 권장 요법

약물	용량 및 빈도	기간	해설
Isoniazid	하루 한 번 300 mg 혹은 일주일에 두 번 900 mg	6개월	ATS/CDC: 저위험 환자에 대한 대체 요법 WHO: HIV 양성 환자 NICE: HIV 양성 환자에 대한 1차 치료
Isoniazid	하루 한 번 300 mg 혹은 일주일에 두 번 900 mg	9개월	ATS/CDC: 1차 치료
Isoniazid	하루 한 번 300 mg 혹은 일주일에 두 번 900 mg	36개월	WHO: 유병률이 높은 지역에 거주하는 HIV 양성 환자에 대한 권장사항
Rifampicin	하루 한 번 600 mg	4개월	ATS/CDC: INH 내성 접촉자에 대한 대체 요법
Rifampicin	하루 한 번 600 mg	6개월	NICE: 35세 이하의 INH 내성 접촉자
Rifampicin + Isoniazid	하루 한 번 600 mg + 300 mg	3개월	NICE: HIV 음성 환자에 대한 1차 치료
Rifapentine + Isoniazid	일주일에 한 번 600 mg + 900 mg	3개월	ATS/CDC: 대체 요법 임산부 및 2세 미만의 소아가 아닌 경우

참고: ATS, American Thoracic Society; CDC, Center for Disease Control; INH, isoniazid; NICE, National Institute for Health and Care excellence.

활동 결핵 치료

결핵 치료는 최소 6개월이며, 치료 종료까지 치료를 꾸준히 받는 것이 치유 및 내성 예방에 가장 중요하다. 따라서 환자에게 진단과 결핵 관리 원칙을 자세하게 설명하는데 주의를 기울여야 한다.

활동 결핵의 치료는 표준 요법이라고 부르는 다음과 같은 방법을 사용한다.

- 2개월 동안 Isoniazid (H), Rifampicin (R), Pyrazinamide (Z), Ethambutol (E)을 같이 복용하고
- 그 후 4개월 동안 Isoniazid (H)와 Rifampicin (R)을 복용한다.

학습 요점
- 충실도를 높이고 알약 부담을 최소화하기 위해 고정 용량 복합 정제를 권장한다.

폐외 결핵 치료

결핵이 침범한 림프절, 비뇨 생식관, 관절, 눈을 포함한 대부분의 다른 결핵 부위는 앞서 설명한대로 치료해야 한다. 치료 초기에 코르티코스테로이드를 추가하면 감염 후유증을 감소시킨다고 밝혀진 몇 가지 사례가 있다. 따라서, 당질부신피질호르몬(glucocorticoid)은 다음과 같은 결핵 치료 중 첫 6주 동안만 사용하고 그 후 점감을 권장한다.

- 수막 결핵에는 Prednisolone 20-40 mg을 사용한다.
- 심장막 결핵에는 처음에는 Prednisolone 120 mg을 투여하고, 그 후 매주 용량을 반으로 줄여 나간다.[36]

수막 결핵, 결핵종, 척추 결핵이 있는 환자가 MRI 영상에서 척수 침범이 의심되는 경우 같은 중추 신경계 결핵에는 확장 치료로 12개월 투여가 필요하다. 파종 결핵이나 척추 결핵에는 치료 기간을 결정하기 위해 요추 천자 및/혹은 뇌 영상이 필요하다

Isoniazid와 Pyrazinamide는 탁월한 뇌척수액 침투력을 가지고 있다고 알려져 있다. Rifampicin은 침투력이 낮지만 치료 기간을 단축시키기 위해 반드시 필요하며, 최근의 연구에 따르면, IV 투여가 가능한 Rifampicin을 고용량으로 투여하면 유익할 수도 있다. Streptomycin과 더 작은 범위에서, Ethambutol은 감염된 수막에 잘 침투하며, 일부 병원에서는 치료 초기에 Strep-tomycin이나 Prothionamide를 사용해야 한다고 주장한다. 최근 연구에 따르면, Fluoroquinolone은 더 나은 뇌척수액 침투력을 보이며 탁월한 살균력이 있기 때문에, 실행 가능한 대안이 될 수 있다.[37]

치료 시작

결핵을 확진했거나 가능성이 높은 상황에서 최적의 검체 채취가 이루어지면 즉시 결핵 치료를 시작해야 한다. 결핵 수막염의 경우, 초기 진단 수율은 낮고 결핵의 진행은 빠를 수 있기 때문에 시간 지연과 이환율 증가를 피하기 위해서 결핵에 대한 의심이 높다면 치료를 시작할 필요가 있다. 상호 작용할 가능성이 있는 약물, 특히 Rifampicin과 상호 작용할 가능성이 있는 약물에 대한 환자의 투약 기록 검토와 기준선 간 기능 검사가 중요하다. 간독성이 더 심각한 부작용 중 하나이기 때문이다. Ethambutol은 색상 인식에 영향을 미칠 수 있기 때문에, 치료를 시작하기 전에 표준 Ishihara 차트(standard Ishihara chart) 등을 이용하여 이를 검사해야 한다.

학습 요점

Rifampicin 상호작용 기록:
사이토크롬 P450 CYP3A4의 강력한 유도제:
- 복합 경구 피임약은 효과가 없다. 가임기 여성에게는 대체 피임 방법 사용을 권장해야 한다.
- Cyclosporine과 Tacrolimus와 같은 이식 거부 예방 요법에 사용하는 칼시뉴린 대항제는 Rifampicin에 의해 상당한 영향을 받으며, 신중하게 용량을 조절해야 한다.
- Efavirenz, Nevirapine, 단백질 분해효소 억제제 같은 수많은 항레트로바이러스 약물의 대사를 방해한다. 대안을 고려하거나, Rifabutin을 대신 사용한다.

새로운 결핵 환자는 재활성의 원인, 특히 HIV에 대한 선별 검사가 필요하다.

HIV 환자의 치료

HIV 및 후천 면역결핍 증후군의 맥락에서 결핵을 치료하기 위해 표준 항결핵 요법, 즉 2RHZE/4RH를 권장한다. 그러나, 환자의 다른 약물 및 투약 요법에 주의를 기울여야 한다. 간헐적 항결핵 치료는 HIV 양성 환자에서 실패율이 높다는 것이 밝혀졌으며, 따라서 권장하지 않는다.[38]

Rifamycin은 CYP34A 효소를 유도하며, 이는 두 종류의 항레트로바이러스 약물, 즉 단백질 분해효소 억제제와 비뉴클레오사이드 유사체(nonnucleoside analogue)의 대사에 관여한다. Rifampicin을 복용 중인 환자에서 낮은 약물 수치로 인한 약물

내성 발생을 피하기 위해 고활성 항레트로바이러스 요법(highly active anti-retroviral therapy, HAART)으로 치료법을 변경해야 할 수도 있다.

치료 감시

무반응의 주요 원인은 약물 복용 불이행 혹은 약물 내성이기 때문에, 결핵 치료 중인 모든 환자를 잘 감시해야 한다.

모든 다른 약물과 마찬가지로 항결핵 화학요법도 부작용이 발생할 가능성이 있기 때문에 환자에게 이에 대한 주의를 당부하고, 병원 내원 시마다 이러한 증상이 없는지 질문해야 한다. 각 약물의 잠재적 부작용은 그림 30.13에 요약되어 있다.

간독성

가장 흔하며, 가장 문제가 될 가능성이 높은 항 결핵 약물의 부작용은 간독성이다. 터키에서 1,149명을 대상으로 진행한 연구에 따르면 간독성은 발생률이 2.4%였으며 심각한 간독성이 발생한 환자는 1% 미만이었다.[39] 치료 시작 2주 후 간기능 검사를 동일하게 진행하면 초기 및 후기 간독성을 감지할 수 있는 것으로 밝혀졌다.[40] 결핵 약물 중 Isoniazid, Pyrazinamide, Rifampicin 등의 모든 간독성 약물은 증상이 없지만 알라닌 아미노기전달효소(alanine transaminase, ALT)가 기준선에서 5배 증가했거나, 증상이 있으면서 ALT가 기준선에서 3배 증가했다면 중단해야 한다. 대신 그 사이에 결핵 치료를 위해 적어도 3가지 비 간독성 약물, 일반적으로 Ethambutol, Moxifloxacin, Amikacin을 사용해야 한다. 간 기능이 표준값의 2배 이내로 다시 안정된다면 약물을 다시 투여할 수 있다. 지침에서는 한 번

에 한 가지 약물을 투여하며, 낮은 용량에서 시작하여 연속 간기능 검사를 주시하면서 매일 용량을 늘려갈 것을 권장하지만,[41] 현재는 바로 전체 용량을 다시 투여하는 방법 같은 다른 대안법도 고려되고 있다. 약물을 다시 투여하면 대부분은 내약성이 좋지만, 때로는 약물 대체와 장기간 치료가 필요할 수도 있다.

치료 반응

약물 감수성 결핵이라면 환자는 치료 시작 2주 내에 임상적으로 호전을 보인다. 기침과 발열 감소, 체중 안정화 등은 모두 유용한 임상 표지자다. 진단 표지자에는 치료 시작 후 도말 양성에서 음성으로 변하는 가래 등이 있다. 따라서, 내원 시마다 환자에게 가래를 받아오라고 교육해야 한다. 공동화 결핵 같이 질병 부담이 큰 환자에서는 치료 후 첫 2주 동안은 가래 도말이 양성으로 나올 수도 있다. 그러나, 결핵 부하가 감소하면 보이는 결핵균의 밀도는 감소하며, 배양 양성이 나올 때까지 걸리는 시간도 연장된다.

흉부 방사선 사진의 변화가 해결되기까지는 시간이 걸리지만, CT 영상의 이상소견이 호전되는 것은 더 빨리 나타날 수도 있다. 배양으로 확인한 결핵 환자 52명에 대한 연구에서 모든 환자는 고해상도 CT 영상에서 미세결절이 있었으며, 나뭇가지 발아 징후는 85% 이상이 가지고 있었다. 치료 후 두 징후가 모두 해결되었다.[42] PET 영상도 치료 감시에서 역할을 할 수 있다.[43]

환자가 4가지 약물을 이용한 2개월간의 초기 치료, 즉 "집중 단계"를 마쳤다면, 일반적으로 2가지 약물을 이용한 4개월간의 "지속 단계"로 한 계단 내려가야 한다. 그러나, 이 시점에서 미생

약물	잠재적 부작용	선별/검사
Ethambutol (E)	• 눈 뒤 신경염으로 인한 시각 장애	• Ishihara 색맹 검사 • 시력
Isoniazid (H)	• 말초 신경병증 • 간염 • 발진	• Pyridoxine 투여. 특히 HIV/당뇨/영양실조 환자 • 간염 바이러스, 알코올 남용을 포함한 간 기능장애의 원인에 대한 선별 검사
Rifampicin (R)	• 주황색 소변 • 구역/복통 • 사이토크롬 CPY34A 유도/약물 상호 작용 • 간염 • 발진	• 피임 조언 • HAART/약물 검토 • 간기능 감시
Pyrazinamide (Z)	• 간염 • 관절통 • 발진	• 간기능 감시

그림 30.13 항결핵 약물의 부작용. HAART, 고활성 항레트로바이러스 요법(highly active anti-retroviral therapy). (From Gülbay, BE, Gürkan, OU, Yildiz, OA, Onen, ZP, Erkekol, FO, Baççioğlu, A, Acican, T, Respir Med, 100(10), 1834-42, 2006. Table 4.)

물 정보, 특히 도말 상태와 감수성에 대한 검토, 임상 반응, 충실도, 영상 등을 평가해야 한다. 이를 통해 지속 단계를 계속 이어 나갈 수 있는 적절한 시기와 약물을 확인할 수 있다.

적절한 항결핵 약물 투여 후에 오히려 증상이 명확하게 악화되어 치료가 복잡해질 수도 있다. 이 현상은 역설적 반응이라고 하며, 적절한 결핵 화학요법 후에 기존 질환의 임상적 악화 혹은 영상 악화, 그리고 새로운 질병의 출현으로 정의한다. 전형적으로 발열, 림프절염, 호흡기 증상 악화가 나타난다. 환자 중 최대 23%에서 나타나는 이 현상은 아마도 높은 세균 부하에 대한 활발한 면역 반응의 결과 혹은 항원 잔류 부위에서 발견되는 활발한 면역 반응의 결과로 생각된다.[44] 역설적 반응은 상당한 이환율로 이어질 수 있다. 림프절이 확대되고, 고름이 생기고, 쇠약해질 수 있으며, 이는 환자에게 스트레스가 될 수 있으며, 신경계 결핵의 악화는 치명적일 수 있다. 면역 재구성 증후군이라고 부르는 비슷한 그림을 HIV 환자에서도 볼 수 있으며, 특히 상당한 면역 손상이 있는 환자에게 HAART를 시작할 때 볼 수 있으며, 이는 면역병리 이론을 지지해준다. 다른 질환은 배제해야 하며, 이상적으로는 약물 감수성 결핵이 확정되면 치료 기간을 단축시키기 위해 스테로이드를 고려해 볼 수 있다.

감염 관리

결핵 의심 환자들은 대부분이 병원에 입원할 필요가 없으며 외래에서 치료할 수 있다. 입원한 환자는 1인실에서 격리 치료해야 한다. MDR-TB의 가능성이 있다면, 음압 격리실이 필요하다. 도말 양성인 환자가 진단 검사를 위해 병실을 떠날 때는 수술 마스크를 착용하도록 해야 한다. 환자를 돌보는 사람들도 적절한 호흡 보호 장비를 착용해야 한다. 가래 유도나 기관지 내시경 같은 모든 공기분사(aerosolizing) 시술은 호흡기 보호 장치가 있는 환기 시설에서 시행해야 한다.

환자는 최소 2주간의 치료가 끝나고, 충실도가 입증되고, 3번의 가래 도말에서 음성이 나오고, 기침이나 발열 같은 다른 증상이 완화될 때까지는 여전히 전염성을 유지한다. 따라서 병원에 있는 동안은 격리해야 한다. 환자가 노숙자나 시설 입소자가 아니며, 어린 소아 혹은 면역억제 환자와 같이 살고 있지 않는 이상은 2주 전에도 집으로 퇴원할 수 있다.

접촉자 추적

활동 폐결핵이 있는 사람과 집에서 접촉하는 사람, 즉 욕실이나 주방을 공유하는 사람은 활동 결핵이나 잠복 결핵 감염에 대한 선별검사를 받아야 한다. 남자친구나 여자친구, 집에 자주 방문하는 사람, 심지어 직장 동료 같은 추가 접촉자도 특히 최초 환자가 감염성이 높은 경우라면, 선별검사로 혜택을 볼 수 있다. 활동 감염을 배제했다면, 접촉자는 잠복 결핵에 대한 검사를 받아야 하며, 필요한 경우 치료해야 한다.

약물 내성

M. TB 치료에 사용 가능한 약물은 몇 가지로 한정되어 있다. 국제 표준 요법에서는 내성 발생을 최소화하기 위해 4가지 약물을 사용한다. 그럼에도 불구하고 내성은 발생했으며, 상당한 관리 문제를 야기했다.

- 약물 내성 결핵: 표준 1차 약물 중 하나에 내성이 있는 균주
- 다약제 내성 결핵: 표준 요법의 중심인 Isoniazid와 Rifampicin에 내성이 있는 균주
- 광범위약제 내성 결핵: Isoniazid, Rifampicin, 모든 Fluoroquinolone에 내성이 있으며, Capreomycin, Amikacin 및 Kanamycin 같은 IV 투여가 가능한 약물에도 내성이 있는 균주

내성 진단

모든 결핵 양성 배양물에는 약물 감수성 검사를 진행한다. 약물이 함유된 배양 배지에서 결핵균이 계속해서 성장하면 약물 내성 결핵을 확인할 수 있다. 이 과정은 보편적인 고체 배양 배지에서는 수 주가 걸린다. 따라서, 내성 결핵을 더 빠르게 식별하기 위해 핵산 검사가 개발되었다.

단일 내성 중 가장 흔한 형태는 Isoniazid 내성이다. 돌연변이는 일반적으로 마이코박테리아 과산화수소분해효소-과산화효소(mycobacterial catalase-peroxidase) KatG 유전자나 inhA 유전자에 발생한다. 시판 중인 GenoType®MTBDRplus는 최대 94%의 민감도로 Isoniazid 내성과 Rifampicin 내성을 감별할 수 있는 것으로 확인되었다.

Rifampicin 내성은 rpoB 유전자의 돌연변이로 인해 발생하며, 이는 RNA 중합효소의 B 소단위를 부호화한다. 결핵균에서 이 유전자의 돌연변이는 Rifampicin의 결합 부위를 변경하고, Rifampicin에 대한 결핵균의 친화력을 감소시켜 항생제 효능을 저하시킨다. rpoB 유전자의 돌연변이를 확인하기 위해 핵산 탐색자를 사용할 수 있다. 여기에는 GeneXpert®MTB/RIF가 있으며, 메타 분석에서 Rifampicin 내성 식별에 98%의 민감도가 있는 것으로 확인되었다.[18] 완전한 내성 내역도 여전히 필요하기 때문에, 탐색자 검사와는 별도로 표준 배양과 약물 감수성

검사도 진행해야 한다.

현미경 관찰 약물 감수성 분석(microscopic observation drug susceptibility assay, MODS)은 비용이 저렴하며, M. TB를 검출할 수 있으며, 7-10일 이내에 내성을 식별할 수 있다. 2010년에 진행된 체계적인 검토에 따르면, 고체 배양 배지와 비교하여 Isoniazid 내성에 대한 통합 민감도는 97%, Rifampicin 내성에 대한 통합 민감도는 100%였으며, 결과를 훨씬 빠르게 확인할 수 있었다.[14]

학습 요점

● DR-TB와 MDR-TB를 포함한 M. TB 내성과 관련한 모든 사례는 전문 부서와 협의를 진행해야 하며, 이상적으로는 전문 부서에서 관리해야 한다.

약물 내성 결핵 치료

단일 내성을 치료할 때, 항결핵제 선택은 내성 패턴에 따라 달라진다. Isoniazid 단일 내성의 경우, 일반적으로는 지속 단계를 연장하여 Rifampicin과 Ethambutol, 그리고 잠재적으로 Moxifloxacin을 조합하여 9-12개월 동안 치료하는 방법을 사용한다. 시작 단계는 언제 Isoniazid 내성이 확인되었는지에 따라 다르다. 치료 시작 시에 확인했다면, Isoniazid 대신에 Streptomycin이나 Moxifloxacin으로 대체할 수 있다.

다약제 내성 결핵의 치료

MDR-TB 치료법은 약물 감수성 검사 결과를 감안해서 선택해야 하지만, 일부 약물, 특히 Streptomycin과 Pyrazinamide에 대한 시험관 내 내성 검사 결과는 주의해서 해석해야 한다. WHO에서는 현재 치료 기간으로 18-24개월을 권장한다. 권장하는 집중 단계는 8개월이며, 치료에 대한 반응에 따라 다르지만, 지속 단계를 최소 10개월은 유지해야 한다. 최소한 매달 가래 도말 검사와 배양 검사를 하면서 치료 반응을 주의 깊게 관찰해야 한다.

집중 단계에는 적어도 4가지의 2차 약물 조합을 포함하여 5가지 약물을 사용해야 한다.

- 1차 약물 중 Pyrazinamide
- 차세대 Fluroquinolone
- Kanamycin이나 Amikacin 같은 IV 투여가 가능한 Amino-glycoside 혹은 Capreomycin 같은 폴리펩타이드
- 추가 균억제제, 바람직하게는 Ethionamide/Prothionamide

- Cycloserine 혹은 Cycloserine을 사용하기 힘든 경우 PAS (para-aminosalicylic acid)

5가지 약물을 조합하여 사용하면 심각한 부작용이 흔히 발생하며, 각각의 약물은 그 자체로 상당한 독성을 지니고 있다. IV 투여 제제를 포함한 8개월 집중 치료에서는 귀독성이 흔하다.

새로운 치료법

약물 감수성 결핵에 대해 효과적이지만 치료 기간이 더 짧은 치료법은 치료 종료를 하지 못하는 비율을 줄이고, 결핵 치료 감독에 투여되는 비용을 줄여서 MDR-TB의 발생률을 감소시킬 수도 있다. 전 세계적으로 HIV와 결핵의 동시 감염은 상당한 약리학적 문제를 유발하며, HAART와 함께 안전하게 사용할 수 있는 새로운 결핵 치료법이 필요하다. 현재의 MDR-TB 치료법은 치료 성공율이 약물 감수성 결핵에 비해 낮으며, 심각한 부작용이 발생할 위험도 상당하다. 따라서, 치료 결과를 개선하고, 치료 기간을 단축시키며, 보다 내약성이 좋은 새로운 약물이 절실하다.

현재 새로운 결핵 치료 약물에 대한 임상 2상 및 3상 연구가 진행 중이다.[45] M. TB에 일부 효과가 있다고 알려진 오래된 약물을 개조하고, Rifampicin 같은 기존 약물의 용량을 변경하는 연구도 진행 중이다.

약물 감수성이 있는 경우에, 표준 요법을 더 단축하기 위해 많은 연구에서 Fluroquinolone를 사용하고 있다. 그러나, REMox와[46] OFLOTUB는[47] 재발률이 더 높았으며, 표준 요법에 비해 뒤쳐지지 않는다는 것을 입증하지 못했다. Moxifloxacin과 Rifapentine을 일주일에 한 번 6개월 동안 복용하는 방법은 RIFAQUIN 시험에서[48] 표준 요법만큼 효과적인 것으로 밝혀졌다. 그러나, Moxifloxacin과 Rifapentine을 일주일에 두 번, 4개월로 단축해서 투여하는 방법은 표준 요법만큼 효과적이지 못했다.

Bedaquiline과 Delamanid라는 두 가지 새로운 약물은 최근 MDR-TB 치료제로 허가 받았으며, WHO에서는 사용 기준을 다음과 같이 규정했다. 이 약들은 실패한 치료법에 추가해서는 안되며, 임신부나 모유 수유 중인 산모에게는 피해야 하며, HIV 양성 환자나 간 기능이상, 신장 기능이상, 혹은 알코올 남용 병력이 있는 환자에게는 주의해서 사용해야 한다. 이 두 가지 약물을 사용한 최적의 치료법을 찾기 위한 시험이 계속 진행 중이다.

참고 문헌

1. World HealthOrganization. Global TB report. 2015. http://apps.who.int/iris/bitstream/10665/191102/1/9789241565059_eng.pdf?ua=1.

2. WHO. Tuberculosis drug resistance surveillance and response supplement to WHO Global TB report. France: France: World Health Organization, 2014.

3. Andrews JR, Noubary F, Walensky RP et al. Risk of progression to active tuberculosis following reinfection with Mycobacterium tuberculosis. Clin Infect Dis 2012;54:784-91.

4. Dye C, Scheele S, Dolin P, Panthania V, Ravioglione MC. Consensus statement. Global burden of tuberculosis: Estimated incidence, prevalence and mortality by country. WHO global Surveillance and Monitoring project. JAMA 1999;282:677-86.

5. Marais BJ, Gie RP, Schaaf HS, Hesseling AC, Obihara CC, Starke JJ, Enarson DA, Donald PR, Beyers N. The natural history of childhood intrathoracic tuberculosis: A critical review of literature from the pre-chemotherapy era. Int J Tuberc Lung Dis 2004;8(4):392-402.

6. Mohamed H, Sharma H. Miliary tuberculosis: A new look at an old foe. J of Clin TB and Other Mycobacterial Diseases 2016;(3):13-27.

7. Getahun H, Matteelli A, Chaisson RE, Raviglione M. Latent Mycobacterium Tuberculosis infection. N Engl J Med 2015;372:2127-35.

8. Comstock GW. How much isoniazid is needed for prevention of tuberculosis among immunocompetent adults? Int J Tuberc Lung Dis 1999;3(10):847-50.

9. Caws M, Thwaites G, Dunstan S et al. The influence of host and bacterial genotype on the development of disseminated disease with Mycobacterium tuberculosis. PLoS Pathog 2008;4(3).

10. Thwaites GE, Chau TTH, Stepniewska K, Phu NH, Chuong LV, Sinh DX, White NJ, Parry CM, Farrar JJ. Diagnosis of adult tuberculous meningitis by use of clinical and laboratory features. Lancet 2002;360(9342):1287-92.

11. von Reyn CF, Kimambo S, Mtei L et al. Disseminated tuberculosis in human immunodeficiency virus infection: Ineffective immunity, polyclonal disease and high mortality. Int J Tuberc Lung Dis 2011;5:1087-92.

12. Mtei L, Matee M, Herfort O et al. High rates of clinical and subclinical tuberculosis among HIV-infected ambulatory subjects in Tanzania. Clin Infect Dis 2005;40:1500-7.

13. Keane J, Gershon SK, Braun MM. Tuberculosis and treatment with infliximab. N Engl J Med 2002;346:625-6.

14. Minion J, Leung E, Menzies D, Pai M. Microscopicobservation drug susceptibility and thin layer agar assays for the detection of drug resistant tuberculosis: A systematic review and metaanalysis. Lancet Infect Dis 2010;10:688-98.

15. World Health Organization. Non-commercial culture and drug susceptibility testing methods for screening patients at risk for multidrugresistant tuberculosis: Policy statement. WHO/HTM/TB/2011.9. Geneva, Switzerland: WHO, 2011. http://whqlibdoc.who.int/publications/2011/9789241501620_eng.pdf

16. Thwaites GE, Chau TT, Farrar JJ. Improving the bacteriological diagnosis of tuberculous meningitis. J Clin Microbial 2004;42(1):378-9.

17. Centers for Disease Control and Prevention (CDC). Updated guidelines for the use of nucleic acid amplification tests in the diagnosis of tuberculosis. MMWR Morb Mortal Wkly Rep 2009;58(1):7.

18. Steingart KR, Schiller I, Horne DJ, Pai M, Boehme CC, Dendukuri N. Xpert® MTB/RIF assay for pulmonary tuberculosis and rifampicin resistance in adults. Cochrane Database Syst Rev 2014;1:CD009593.

19. Denkinger CM, Schumacher SG, Boehme CC, Dendukuri N, PaiM, Steingart KR. Xpert MTB/RIF assay for the diagnosis of extrapulmonary tuberculosis: A systematic review and metaanalysis. Eur Respir J 2014;44(2):435-46.

20. Aziz M, Cuevas L, Cunningham J, Laszlo A, Mase S, Pai M, Perkins M, Ryszewska, Squire B, Steingart K, Vincent V, Weyer K, Yassin M, Ridderhof J. Improving the diagnosis of TB through sputum microscopy. Expert consultation, WHO, September 2005.

21. Anderson C, Inhaber N, Menzies D. Comparison of sputum induction with fiber-optic bronchoscopy in the diagnosis of tuberculosis. Am J Respir Crit Care Med 1995;152(5 Pt 1): 1570-4.

22. George PM, Metha M, Dahriwal J, Singanyagam A, Rapheal CE, Salmasi M. Post bronchoscopy sputum: Improving the diagnostic yielding smear negative pulmonary TB. Respir Med 2011;105:1726-31.

23. Chawla R, Pant K, Jaggi OP, Chandrashekhar S, Thurkral SS. Fibreoptic bronchoscopy in smear negative pulmonary tuberculosis. Eur Respir J 1988;1:804-6.

24. Pepper T, Joseph P, Mwenya C, Mckee GS, Haushalter A, Carter A, Warkentin J, Haas DW, Sterling TR. Normal chest radiography in pulmonary tuberculosis: Implications for obtaining respiratory specimen cultures. Int J Tuberc Lung Dis 2008:12:297-403.

25. Andreu J, Caracere J, Pallisa E, Marinez-Rodriguez M. Radiological manifestations of pulmonary TB. Eur J Radiol 2004;51:139-49.

26. McAdams HP, Erasmus J, Winter JA. Radiological manifestations of pulmonary TB. Radiol Clin N Am 1995;33:655-78.

27. Du Rand I, Maskell N. British Thoracic Society pleural disease guideline. Thorax 2010;65(Suppl 2):ii32-40.

28. Valdes L, Alvarez D, San Jose E, Penela P, Valle JM, Garica-Pazos JM, Suárez J, Pose A. Tuberculous pleurisy a study of 245 patients. Arch Int Med 1998:158:2017-21.

29. Sahn SA. The value of pleural fluid analysis. Am J Med Sci 2008:335;7-15.

30. Heyderman RS, Makunike R, Muza T, ODwee M, Kadzinrange G, Manyemba J, Muchedzi C, Ndemera B, Gomo ZA, Gwanzura LK, Mason PR. Pleural TB in Harare, Zimbabwe. The relationship between HIV, CD4 lymphocyte count, granuloma formation and disseminated disease. Trop Med Int Health 1998:3:14-20.

31. Garcia-Samalloa A. Taboada-Gomez J. Diagnostic accuracy of adenosine deaminase and lymphocyte proportion in pleural fluid for tuberculous pleurisy in different prevalence scenarios. PLoS One 2012:7:c38729.

32. Jiang J, Shia HZ, Liang QL, Qin SM, Qin XJ. Diagnostic value of interferon gamma in tuberculous pleurisy: A metaanalysis. Chest 2007;131:1133-41.

33. Halifax RJ, Corcoran JP, Ahmed A, Nagendran M, Rostom H, Hassan N, Maruthappu M, Psallidas I, Manuel A, Gleeson FV, Rahman NM. Physician based ultrasound guided biopsy for diagnosing pleural disease. Chest 2014;146:1001-16.

34. Navani N, Molyneaux PL, Nreen R, Connell DW, Jepson A, Nakivell M, Brown JM, Morris-Jones S, Ng B, Wickremasinghe M, Lalvani A, Rintoul RC, Santis G, Kon OM, Janes SM. Utility of endobronchial ultrasound guided transbronchial needle aspiration in patient with tuberculous intrathoracic lymphadenopathy. Thorax 2011;66:889-93.

35. Tuberculosis: Clinical diagnosis and management of tuberculosis, and measures for its prevention and control. Nice Guideline (CG117). March 2011. https://www.nice.org.uk/guidance/cg117.

36. IMPI Trial Investigators. Prednisolone and Mycobacterium indicus pranii in tuberculous pericarditis. N Engl J Med 2014; 371:1121-30.

37. Thwaites GE. Advances in the diagnosis and treatment of tuberculous meningitis. Curr Opin Neurol 2013;26(3):295-300.

38. Burman W, Benator D, Vernon A, Khan A, Jones B, Silva C, Lahart C, Weis S, King B, Mangura B, Weiner M, El-Sadr W, Tuberculosis Trials Consortium. Acquired rifamycin resistance with twice-weekly treatment of HIV-related tuberculosis. Am J Respir Crit Care Med 2006;173(3):350-6.

39. Gülbay BE, Gürkan OU, Yildiz OA, Onen ZP, Erkekol FO, Baççioğlu A, Acican T. Side effects due to primary antituberculosis drugs during the initial phase of therapy in 1149 hospitalized patients for tuberculosis. Respir

Med 2006;100(10):1834-42.

40. Singanayagam A, Sridhar S, Dhariwal J, Abdel-Aziz D, Munro K, Connell DW, George PM, Molyneaux PL, Cooke GS, Burroughs AK, Lalvani A, Wickremasinghe M, Kon OM. A comparison between two strategies for monitoring hepatic function during antituberculous therapy. Am J Respir Crit Care Med 2012;185(6):653-9.

41. Blumberg HM, Burman WJ, Chaisson RE, Daley CL, Etkind SC, Friedman LN, Fujiwara P, Grzemska M, Hopewell PC, Iseman MD, Jasmer RM, Koppaka V, Menzies RI, O'Brien RJ, Reves RR, Reichman LB, Simone PM, Starke JR, Vernon AA, American Thoracic Society, Centers for Disease Control and Prevention and the Infectious Diseases Society. American Thoracic Society/Centers for Disease Control and Prevention/ Infectious Diseases Society of America: Treatment of tuberculosis. Am J Respir Crit Care Med 2003;167(4):603-62.

42. Lee J-J, Chong P-Y, Lin C-B, Jsu A-H, Lee C-C. High resolution CT in patients with pulmonary tuberculosis: Characteristic findings before and after antituberculous therapy. Eur J Radiol 2008;67:100-4.

43. Martinez V, Castilla-Lievre M, Guillet-Caruba C, Grenier G, Fior RT, Desarnaud S, Doucet-Populaire F, Boué F. (18) FFDG PET/CT in tuberculosis: An early non invasive marker of therapeutic response. Int J Tuberc Lung Dis 2012;16:1180-5.

44. Bell LC, Breen R, Miller RF, Noursadeghi M, Lipman M. Paradoxical reactions and immune reconstitution inflammatory syndrome in tuberculosis. Int J Infect Dis 2015;32:39-45.

45. Zumla A, Gillespie S, Hoescher M, Phillips P et al. New antituberculosis drugs, regimens, and adjunct therapies: Needs, advances and future prospects. Lancet Inf Dis 2014; 14:324-40.

46. Gillespie, SH, Crook AM, McHugh TD, Mendel CM, Meredith SK, Murray SR, Pappas F, Phillips PPJ, Nunn AJ. For the REMoxTB Consortium. Four-month moxifloxacin-based regimens for drug-sensitive tuberculosis. N Engl J Med 2014;371:1577-87.

47. Merle CS, Fielding K, Sow OB, Gninafon M, Lo MB, Mthiyane T, Odhiambo J, Amukoye E, Bah B, Kassa F, N'Diaye A, Rustomjee R, de Jong BC, Horton J, Perronne C, Sismanidis C, Lapujade O, Olliaro PL, Lienhardt C, for the OFLOTUB/Gatifloxacin for Tuberculosis Project. A four-month gatifloxacin-containing regimen for treating tuberculosis. N Engl J Med 2014;371:1588-98.

48. Jindani A, Harrison TS, Nunn AJ, Phillips PPJ, Churchyard GJ, Charalambous S, Hatherill M, Geldenhuys H, McIlleron HM, Zvada SP, Mungofa S, Shah NA, Zizhou S, Magweta L, Shepherd J, Nyirenda S, van Dijk JH, Clouting HE, Coleman D, Bateson ALE, McHugh TD, Butcher PD, Mitchiso DA. High-dose rifapentine with moxifloxacin for pulmonary tuberculosis. N Engl J Med 2014;371(17):1599-608.

31

호흡기 곰팡이 감염

ANAND SHAH

도입

호흡기 곰팡이 질환은 상당한 사망률과 이환율을 유발한다.[1,2] 면역억제 요법 사용이 증가하고, 만성 질환이 있는 고령 인구가 증가함에 따라, 곰팡이 감염도 발생률이 계속해서 증가하고 있다.[3] 면역손상 환자에게 곰팡이 감염이 생긴 후 발생하는 사망률과 이환율의 가장 흔한 원인은 호흡기 합병증이다.[2,4] 이번 장에서는 호흡기 곰팡이 질환의 범주를 살펴볼 것이다. 여기에는 대체로 전신 면역손상 상태에서의 침습 곰팡이 감염이 있지만, 만성 준침습 질환의 유병률도 인식 개선과 함께 증가하고 있다. 보편적인 배양 방법과 현미경 검사법의 낮은 민감도로 인해 곰팡이 감염은 여전히 진단이 어려우며, 현재는 임상, 미생물, 영상 기준을 이용한 합의된 국제 권장사항을 활용하고 있다.[5] 대다수 호흡기 곰팡이 감염에서 조직학적 확진은 여전히 표준 검사법으로 남아있지만, 이는 대부분 실용적이지 못하며, 상당한 위험을 야기할 수도 있다. 그럼에도 불구하고, 진단 지연은 불량한 결과로 이어지기 때문에, 침습 곰팡이 진단을 위한 새로운 진단법 및 치료제의 개발은 면역 요법의 역할에 대한 연구와 함께 논의되고 있다. 마지막으로, 새로운 곰팡이 병원체의 출현과 심각한 이환율을 유발하는 곰팡이 내성은 풍토진균의 호흡기 합병증과 같이 살펴볼 것이다.

역학

곰팡이 감염의 발생률과 유병률 확인은 진단 능력의 한계로 인해 어렵다. 일반적인 중환자실 환경에서, 이탈리아의 18개 중환자실을 대상으로 한 최근의 조사 연구에 따르면, 효모 감염(yeast infection)은 전반적인 발생률이 1,000명 입실 당 16.5건, 실모양 곰팡이 감염(filamentous fungal infection)은 발생률이 1,000명 입실 당 2.3건이었으며, 대략적인 전체 사망률은 42.8%로 높았다.[6] 일반 중환자실 환경에서, 중성구 감소증 같은 침습 곰팡이 감염에 대한 보편적인 위험 요인은 만성 폐쇄 폐 질환 같은 만성 호흡기 질환으로 대체되었다.[7] 그럼에도 불구하고, 침습 곰팡이 감염의 유병률에 대한 가장 포괄적인 역학 분석은 미국에서 TRANSNET (Transplant Associated Infection Surveillance Network) 연구의 일 부분으로 고형 장기 이식(solid-organ transplantation, SOT) 및 조혈 줄기세포 이식(hematopoietic stem cell transplantation, HSCT)에서 시행되었다.[8-10] HSCT 수용자에서 12개월 누적 발생률은 일치하는 비혈연 동종이형(matched unrelated allogeneic)에서는 7.7%, 일치하지 않는 혈연 동종이형에서는 8.1%, 일치하는 혈연 동종이형에서는 5.8%였으며, 자가이식에서는 1.2%였다. 침습 아스페르길루스증(invasive aspergillosis)이 43%로 우세 병원체며, 그 다음은 29%인 침습 칸디다증(invasive candidiasis)이었다.[9] SOT 내에서는 전반적인 1년 누적 발생률이 11.6%였으며, 가장 흔한 병원체는 침습 칸디다증(53%), 그 다음은 침습 아스페르길루스증(19%)이었다.[10]

만성 폐 아스페르길루스증(chronic pulmonary aspergillosis, CPA)의 정확한 역학은 다양하지만, 인도 같이 결핵 유병률이 높은 나라의 5년 유병률은 인구 10만 명당 약 24명으로 추정된다.[11] 일반적으로 환경 원천에서 발견되는 매우 다양한, 임상적으로 중요한 곰팡이의 출현율이 추가로 증가하고 있다. 여기에는 *Mucor*와 *Rhizopus* 같은 접합균류(zygomycete), *Scedosporium apiospermum*과 *Scedosporium prolificans* 같은 *Scedosporium*, *Cladophialophora* 같은 검은 곰팡이, *Rhodotorula* 종이 포함된 효모 유사 유기체(yeast-like organism), *Paecilomyces*, *Fusarium*, *Acremonium* 등이 있다.[12-16]

항곰팡이 약물

현재 사용 중인 항곰팡이 약물은 크게 3 종류로 나뉜다.[17] Amphotericin B deoxycholate 같은 폴리엔(polyene)은 1958년에 도입된 최초로 허가를 받은 항곰팡이 약물이다. 그 후 독성을 제한하기 위해 지질 기반 제형(lipid-based formulation) Amphotericin이 개발되었다.[18] Amphotericin B는 곰팡이 세포막의 구성요소인 어고스테롤(ergosterol)을 파괴하여, 구멍 형성 (pore formation) 및 세포사를 유발한다. 대다수 효모와 실모양 곰팡이에 대해 매우 강력하지만, 그 가치는 독성, 특히 용량 의존 신독성으로 인해 제한된다. 이는 현재 1차 약물로 주로 사용하는 지방 기반 제형에서는 줄어들었다.[19]

Azole 항곰팡이 약물에는 곰팡이 호흡기 질환에 흔히 사용하는 Fluconazole, Itraconazole, Voriconazole, Posaconazole, Isavuconazole 같은 Triazole이 포함된다.[20] Triazole은 어고스테롤 합성을 손상시키며, 따라서 세포막 온전성을 방해한다.[21] 최근 몇 년 동안 농업에서 항곰팡이제 사용과 관계가 있을 수도 있는 Triazole 내성이 증가하고 있다.[22] 새로운 Triazole 약물의 생체 이용률은 Itraconazole, 특히 캡슐 제형보다 높지만, 모든 Azole 약물은 사용 할 때 치료 약물 농도 감시(therapeutic drug monitoring)를 권장한다.[23] Azole은 간 CYP450 대사 효소의 기질 및 억제제다. 따라서, 약물과 약물 상호작용을 감시해야 하며, 경우에 따라서는 그 이용이 제한될 수도 있다.[24]

Caspofungin, Micafungin, Anidulafungin 같은 Echinocandin은 다당류 β-1,3 글루칸의 합성을 방해하여 필수 곰팡이 세포벽을 파괴하는 반합성 지질펩타이드다. Echinocandin은 위장관에서 흡수가 잘되지 않기 때문에 비경구 제형으로만 이용할 수 있지만, 일반적으로 내약성이 좋다.[25]

아스페르길루스증

Aspergillus fumigatus는 전 세계의 탄소 및 질소 재활용에 중요한 역할을 하는 아주 흔한 부생 곰팡이(saprophytic fungus)며,[26] 거의 200종 가까이 있는 Aspergillus 속(genus)의 일부분이다.[27] 사람은 매일 이 곰팡이에 노출된다. 그러나, 면역 체계가 손상된 감수성이 있는 환자에서 A. fumigatus는 침습, 준침습, 만성 아스페르길루스증의 주요 원인이며, Aspergillus flavus, Aspergillus terreus 및 Aspergillus niger가 그 뒤를 잇는다.[3] Aspergillus의 생활사는 공기 중으로 쉽게 퍼질 수 있는 분생포자(conidium)나 무생포자(asexual spore) 생성에서 시작한다.[28] A. fumigatus의 분생포자는 평균 크기가 2-3 μm으로 상대적으로 작으며, 흡입할 수 있으며, 점막섬모 청소를 우회할 수 있으며, 세기관지와 폐포 깊은 곳에 침착할 수 있다.[29,30] 분생포자는 포유류의 체온인 37°C에서 쉽게 발아하며, 자체 하이드로포빈 층(hydrophobin layer)을 벗겨내고 4시간 이내에 부풀어 올라, 부푼 분생포자를 형성한다. 6-8시간이 지나면 극성 성장으로 전환하여 짧은 균사(short hyphae), 즉 발아체(germling)를 형성한다. 그런 다음 이는 확장하여 온전한 균사 혹은 균사체(mycelia)를 형성한다. 이 균사체는 실모양의 다핵 구조물이며, 조직 침습 및 유증상 질환을 유발할 수 있다.[28,29]

사람의 Aspergillus 감염은 1842년 결핵의 합병증으로 아스

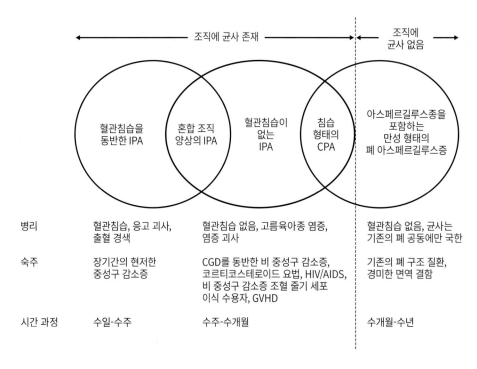

그림 31.1 A. fumigatus로 인한 질병의 범위. 질병의 양상은 주로 숙주의 위험 요인에 따라 결정된다. 상당한 전신 면역결핍은 급성 혈관침습 질환을 유발하며, 국소 혹은 경미한 면역결핍 상태 및/혹은 공존하는 상당한 폐 질환은 만성 질병 과정으로 이어진다. CGD, 만성 육아종 질환; GVHD, 이식편 대 숙주 병; IPA, 침습 폐 아스페르길루스증; CPA, 만성 폐 아스페르길루스증.

페르길루스종(aspergilloma)이 생긴 사례에서 처음 보고되었다.[31] 그 후 1950년대 초에 만성 육아종 질환과 중성구 감소 암 환자에서 침습 아스페르길루스증이 보고되었다.[32,33] 이를 바탕으로 많은 사람들이 주로 흡입을 통해 *Aspergillus* 분성포자에 노출되지만, 면역 반응에 결함이 있는 일부 환자에서만 질병이 발생한다는 사실을 알게 되었다.[34] *Aspergillus* 감염의 임상 양상, 과정 및 예후는 병원체와 숙주의 면역 반응 사이의 상호작용에 따라 달라진다. *Aspergillus* 관련 질환은 알레르기 기관지폐 아스페르길루스증(allergic bronchopulmonary aspergillosis, ABPA)이나 면역반응 과다로 인한 알레르기에서부터 이전 공동화 결핵 같은 기존에 존재하는 폐 구조 질환에서 발생하는 만성 아스페르길루스증, 그리고 침습 아스페르길루스증에 이르기까지[2,35] 다양하다(그림 31.1).

*Aspergillus*는 신체의 모든 장기를 감염시킬 수 있지만, 흡입 경로로 감염되기 때문에 대부분은 굴폐 부위(sinopulmonary region)에서 발생한다.[35] 중성구가 감소한 숙주에서는 최소한의 염증 반응과 혈관 침습, 혈관 혈전증, 조직 괴사가 특징적인 병리 소견이다.[36] 이는 고형장기 이식 환자 같은 중성구 감소가 없는 숙주와는 대조적이며, 이런 환자에서는 일반적으로 증상이 며칠이 아니라 몇 주에 걸쳐서 서서히 나타나며, 영상에서 혈관 침습이 없다.[37]

TRANSNET 연구에서 이식 수용자의 연간 침습 아스페르길루스증 발생률은 0.65%였으며, 최근의 다기관 연구에 따르면 매년 발생률이 증가하고 있다. 폐 이식에서 침습 아스페르길루스증은 가장 흔한 침습 곰팡이 감염으로 밝혀졌으며, 고형 장기 이식 이외에서는 매우 드문 증상인 *Aspergillus* 기관기관지염의 발생률이 높았다.[38] 침습 아스페르길루스증 사례 중 대부분은 이식 후 90일 이후에 발생했으며, 폐에 국한된 경우가 78%였으며, 12개월 사망률은 41%였다.[10]

침습 및 준침습 아스페르길루스증

보편적으로 침습 아스페르길루스증의 위험이 있는 환자군에는 중성구 감소증이 있는 조혈 줄기세포 이식 수용자와 중성구 감소증이 없는 고형 장기 이식 수용자가 있다. 그러나 최근의 역학 연구에 따르면, 일반적인 중환자실 환경에서 만성 폐쇄폐 질환 등의 만성 폐 질환, 만성 심부전, 간경화, 당뇨 등이 있는 환자도 침습 아스페르길루스증의 위험이 높은 것으로 밝혀졌다.[1,7,39] 표 31.1에서 볼 수 있는 것처럼 특정 위험 요인은 조혈 줄기세포 이식과 폐 이식 모두에서 침습 아스페르길루스증과 관련 있다.

현재 침습 아스페르길루스증의 진단은 합의 기반 지침을 기준으로 하고 있으며, 침습 아스페르길루스증의 가능성은 "유력한(probable)", "가능한(possible)", 그리고 조직학적 확인을 기반으로 한 "입증된(proven)"으로 구분한다. 이러한 구분은 숙주 요인과 임상 기준의 조합이며, 여기에는 영상 모양과 최근에 통합된 간접 항원 검사와 표준 배양 기술을 사용하는 미생물 기준 등이 포함된다.[5]

침습 아스페르길루스증 환자의 임상 양상은 다른 폐 병원체가 있는 환자와 비교했을 때 일반적으로 비특이적이다. 발열, 기침, 호흡 곤란 및 객혈을 동반한 가슴막염 가슴 통증(pleuritic chest pain)은 혈관침습과 조직 괴사가 발생한 다음, 후기 소견으로 간혹 보고된다.[40,41] 파종 질환은 일반적으로 더 특징적이며, 안면 통증, 곰팡이 부비동염에서 코피와 콧물, 안와 부기, 안구 통증, 안구내염(endophthalmitis)에서 시력 감소, 국소 신경학적 소견, 뇌 질환에서 의식 수준 저하, 피부 질환에서 점진적인 비고름 궤양 등이 나타날 수 있다.[42]

고해상도 CT는 침습 아스페르길루스증을 진단할 때 표준 흉부 방사선 사진보다 훨씬 더 민감한 것으로 확인되었다. 비

표 31.1 조혈 줄기 세포 이식 및 고형 장기 이식에서 침습 아스페르길루스증의 위험 요인

조혈 줄기 세포 이식	고형 장기 이식
이식 유형 • 불일치 HLA 기증자 • 비혈연 기증자 • 탯줄 혈액 이식	신부전 및 혈액투석 필요
고령	고령
조건화 요법	거대세포바이러스
장기간의 중성구 감소증	재발 세균 감염
림프구 감소	만성 이식 거부반응
이식편 대 숙주 병 및 그 치료	폐 이식 전 아스페르길루스 종의 집락형성
거대세포바이러스 감염	폐 이식에서 기관지 협착
코르티코스테로이드 - 고용량, 장기간	

록 비특이적이지만, "달무리(halo)" 징후와 "역 달무리(reverse halo)" 징후를 포함한 다양한 영상 특징은 보편적으로 침습 아스페르길루스증의 진단 가능성과 관련이 있다(그림 31.2).[43] 후기 특징에는 간혹 공동을 형성하는 덩이 같은 병변이 있다. 그러나, 혈액암 집단에 대한 후향 연구에서는 침습 아스페르길루스증과 관련된 다양한 영상 특징이 확인되었으며, 그 중 주변

부 결절 변화가 가장 많았다.[44] 다른 특징에는 구역 경화, 간유리 음영, 나뭇가지 발아(tree-in-bud) 질환, 가슴막 삼출 등이 있다(그림 31.2).[45] 폐 이식 환자군에서는 CT에서 나뭇가지 발아 변화로 보이는 기관기관지염이 특히 우세였다. 폐 이식 환자에게 발생한 Aspergillus 기관기관지염은 기관지 내시경 양상이 매우 독특하다(그림 31.3).

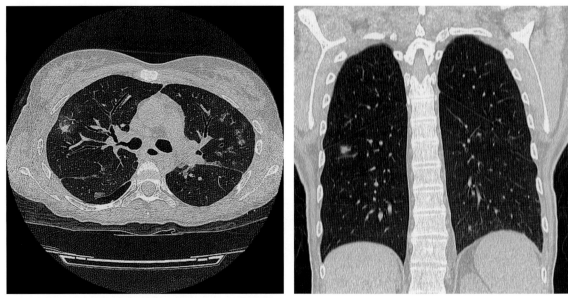

그림 31.2 급성 침습 아스페르길루스증에서 볼 수 있는 CT 소견인 역 달무리 징후

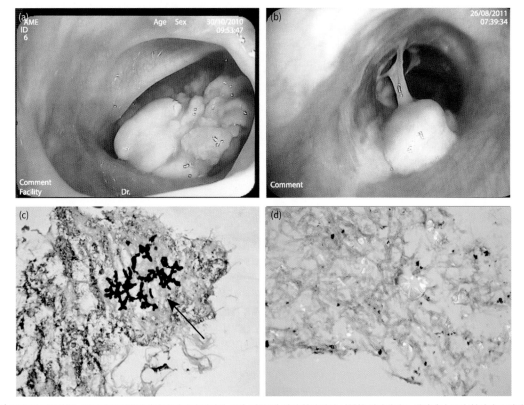

그림 31.3 (a, b) 양쪽 폐 이식 환자, 곰팡이 기관기관지염의 기관지 내시경 소견. 양쪽 폐 이식 환자에서 시행한 기관지경유 생검에서 균사 침범의 조직병리 소견을 보여주는 (c) Grocott-Gömöri 메타나민은 염색(Grocott-Gömöri's methenamine silver stain)과 (d) 헤마톡실린 에오신(H&E) 염색. 검은색 화살표는 균사를 나타낸다.

표준 미생물 배양 기법의 낮은 민감도와 특이도, 그리고 분석을 위한 조직 검체 채취의 어려움을 감안하여, 최근에는 혈청 및 기관지폐포 세척액에 대한 *Aspergillus* 갈락토만난(galactomannan) 같은 간접 항원과 *Aspergillus* 중합효소 사슬반응(polymerase chain reaction, PCR) 검사의 가치가 조명받고 있다.[46] *Aspergillus* 특이 신속 진단 장비(lateral flow device, LFD) 같은 *A. fumigatus*에 특이한 새로운 단클론 항체를 활용하는 현장 진료 기술이 개발되면서 보다 빠르고 보다 특정한 진단이 가능해졌으며, 독성이 높은 경험 치료를 피할 수 있게 되었다.[47,48] *Aspergillus* 갈락토만난의 성능은 혈액 질환이 있는 중성구 감소증 환자에서 가장 잘 나타나지만, 항곰팡이제 사용과 관련한 낮은 특이도 및 민감도가 이러한 검사의 가치를 낮출 수 있다.[49] 집락형성(colonization)은 기관지폐포 세척액 갈락토만난 검사에서 거짓 양성 결과를 유발할 수도 있다.[46,50-56] *Aspergillus* 특이 신속 진단 장비 검사도 유망해 보이지만 비슷한 한계가 있으며, 대규모 시험을 통한 검증이 필요하다.[56,57] 중합효소 사슬반응 기반 검사는 민감도가 가장 높지만, 프로토콜의 표준화가 어렵고 특이도가 낮기 때문에 한계가 있다.[46] 그러나, 가까운 미래에는 혈청 및 기관지폐포 세척액을 기반으로 하는 간접 분자 및 항원 기반 검사가 침습 아스페르길루스증 진단에서 검사 속도와 특이도를 변화시킬 가능성이 있다.

침습 아스페르길루스증의 치료는 Triazole, Amphotericin, Echinocandin 화합물 사용을 기반으로 한다.[58] 침습 아스페르길루스증에서 Voriconazole과 Amphotericin B의 효능은 대규모 무작위 대조군 시험에서 검증되었으며, Voriconazole은 지방소체(liposomal) Amphotericin B에 비해 효능이 더 높았다.[59] 현재 Amphotericin B와 Voriconazole은 주로 1차 요법으로 사용하며, 돌파 내성(breakthrough resistance)이나 Azole계 내성 사례에서는 Echinocandin을 추가하여 복합 요법으로 사용한다.[60,61] Azole 약물은 사이토크롬 P450 효소(CYP2C19, CYP2C9, CYP3A4)의 기질 및 억제제이기 때문에 상당한 약물 상호 작용이 발생한다. IV 형태도 상당한 신장 및 간 독성을 유발할 가능성이 있다. 치료 약물 농도 감시(therapeutic drug monitoring, TDM)가 반드시 필요하며, 낮은 치료 농도는 치료 실패로 이어지며, 높은 치료 농도는 독성을 유발한다.[62] 지연방출 Posaconazole과 Isavuconazole 같은 신형 경구 Triazole 약물은 약동학을 더 예측하기 쉬우며 내약성이 더 좋은 선택지를 제공한다.[20,63]

난치 사례의 경우, 숙주 반응을 증가시키고 사망률과 이환율을 감소시키기 위한 면역요법의 가능성에 상당한 관심이 모이고 있다. 가능성 있는 접근 방법에는 과립구, 항원 특이 T-세포, 자연 살해 세포, 수상 돌기 세포 등의 작동 세포 및 조절 세포 투여와 인터페론 감마, 과립구 대식 세포 집락 자극인자(granulocyte-macrophage colony stimulating factor, GM-CSF) 같은 재조합 사이토카인 투여 등이 포함된다.[64-66] 시험관 내 자료 및 동물 연구의 연속 사례 안에서 개별적인 성공을 보여주는 유망한 결과가 나왔지만, 임상 환경에서 이러한 전략의 위험 및 이점에 대해 확고한 결론을 내리기에는 현재의 자료가 너무 한정적이다.[67-70]

만성 폐 아스페르길루스증

만성 폐 아스페르길루스증(chronic pulmonary aspergillosis, CPA)은 단순 아스페르길루스종, 만성 공동화 혹은 섬유화 폐 아스페르길루스증, 아스페르길루스 결절, 만성 괴사 폐 아스페르길루스증 등에 이르는 다양한 질병 범위를 대표하는 용어다(그림 31.4).[71] CPA의 전 세계적인 발생률과 유병률은 추정하기 어려우며, 개발 도상국에서는 진단되지 않은 질병으로 인해 상당한 부담이 있을 가능성이 높다.[72-75]

단순 아스페르길루스종은 *Aspergillus* 종을 시사하는 미생물학적 또는 혈청학적 근거가 있는 곰팡이 균덩이(fungal ball)를 포함하고 있는 단일 폐 공동을 의미한다. 이는 CT 영상에서 특징적인 모습을 나타낸다(그림 31.5). 환자는 대부분 면역손상이 없으며, 전신 증상도 거의 없으며, 최소 3개월 관찰에서 유의미한 영상 진행도 관찰되지 않는다.[76] 기저 폐 질환이 없는 무증상 환자에서 수술은 위험이 낮으며, 일반적으로 치유를 위한 방법이다.[77]

만성 공동화 폐 아스페르길루스증은 대부분 여러 개의 공동이 있으며, 이 안에는 아스페르길루스종이 있을 수도, 없을 수도 있다.[78] 객혈, 호흡 곤란, 가슴 통증 같은 호흡기 증상과 발열, 야간 발한, 체중 감소 같은 전신 증상은 일반적으로 약 3개월에 걸쳐 나타난다.[79] 치료하지 않으면 공동이 확장되어 서로 합쳐질 수 있으며, 가슴막으로 천공이 생길 가능성도 있다.[80] 확장 섬유증과 주요 기능 상실로 진행할 수 있으며, 만성 섬유화 폐 아스페르길루스증을 유발할 수 있다.[81,82] 특징적인 영상 모양, *Aspergillus* 감염의 직접 근거(가래 혹은 기관지폐포 세척액 배양), *Aspergillus* 종에 대한 면역 반응(항-*Aspergillus* 항체의 존재. 예를 들어 *Aspergillus* 특이 면역글로불린 G 혹은 *Aspergillus* 침전소) 등을 근거로 진단한다.[83,84]

CPA 발생의 위험 요인은 일반적으로 기존 폐 구조 질환과 관련이 있으며, 결핵 후, 알레르기 기관지폐 아스페르길루스증, 유육종증, 이전에 치료한 폐암이나 만성 폐쇄 폐 질환, 비결핵 마이코박테리아 감염, 이전의 기흉이나 흉막유착술 등을 예로

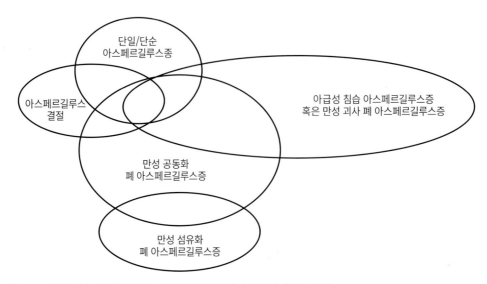

그림 31.4 만성 폐 아스페르길루스증의 다른 형태, 특히 겹치는 부분을 흔히 볼 수 있다.

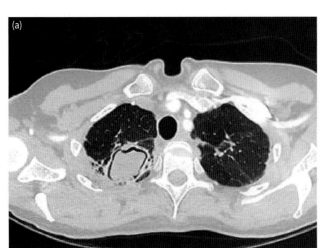

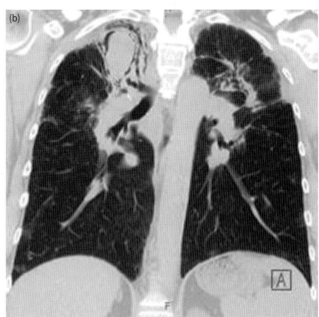

그림 31.5 아스페르길루스종과 일치하는 우상엽 공동 내부 연부 조직 감쇠와 초승달 모양의 공기로 둘러싸인 둥근 덩이를 보여주는 고해상도 CT의 축방향 영상과(a) 관상면 영상(b)

들 수 있다. 전신 위험 요인에는 영양실조, 알코올 중독, 당뇨 등이 있다.[85,86]

영상에서 특징적인 양상은 아마도 가슴막 두꺼워짐과 확연한 실질 파괴 및 섬유화와 함께 만성 폐 질환 환경에서 공동내 곰팡이 균덩이 형성을 동반한/동반하지 않은 다양한 벽 두께를 지닌 공동의 존재일 것이다(그림 31.6). 영상 변화는 일반적으로 아급성 침습 질환보다 천천히 진행하며, 몇 년이 걸릴 수도 있다. 감별 진단에는 폐 결핵, 비결핵 마이코박테리아 질환, 바퀴살균증(actinomycosis), 히스토플라스마증(histoplasmosis), 콕시디오이데스진균증(coccidioidomycosis), 폐 암종 등이 있다. 유의

미한 기관지 곁혈관(collateral vessel)의 발달을 흔히 볼 수 있으며, 이는 치명적일 수도 있는 상당한 객혈을 유발할 수 있다.

치료는 경구 Triazole 요법을 기반으로 한다. 집단 연구에서 폐 기능 안정화, 영상 진행 안정화, 치명적인 객혈의 예방 가능성 등을 볼 수 있었다.[84,87] 항곰팡이 요법에 대한 반응은 느리며, 효능을 평가하기 위해서 최소 4-6개월 동안은 치료가 필요하다.[82,88-91] 연구에 따르면 IV Echinocandin 혹은 Amphotericin 요법은 Azole이 금기이거나 Azole에 내성이 있는 환자에게 치료 선택지를 제공하는 것 외에도 일반 환자에게도 일부 효과가 있는 것으로 밝혀졌다.[92,93] Echinocandin을 주기적으로 투

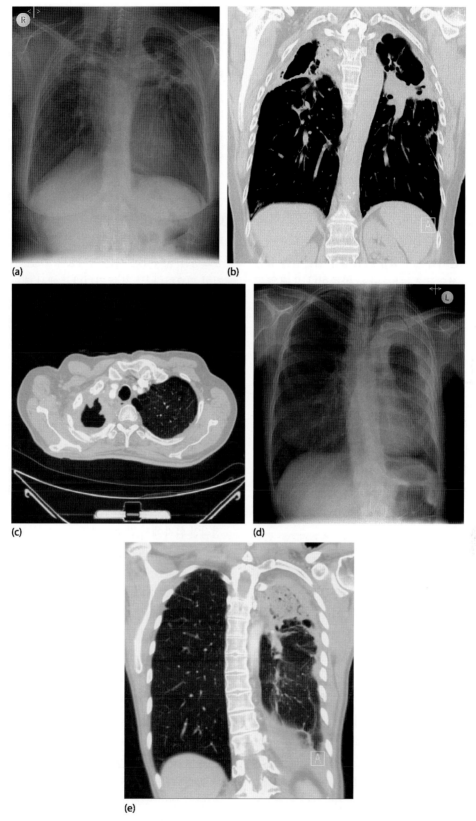

그림 31.6 CPA의 흉부 방사선 사진과(a, d) CT 영상(b, c, e). 영상 변화에는 진행 폐 섬유화와 관련된 공동내 곰팡이 균덩이를 동반한 복잡한 공동화, 실질 파괴, 가슴막 두꺼워짐 등이 포함된다.

여하면 유육종증 관련 CPA에서 효과가 있는 것으로 확인되었다.[94] 치료 반응은 증상 호전 및 영상의 안정화 혹은 개선을 기반으로 확인한다. 그러나, 치료에도 불구하고 사망률은 여전히 높으며, 연구에 따르면 12개월 사망률은 20-30%에 이른다.[90,95]

기관지 동맥 색전술은 현재 대량 객혈에 가장 좋은 치료법이다.[96] 수술 절제가 가능한 환자의 경우, 객혈이 재발하거나 혹은 확실한 치료 선택지일 가능성이 높은 경우라면 수술을 고려해야 한다.[97,98] 단순 아스페르길루스종은 거의 재발하지 않는다. 그러나 만성 공동화 폐 아스페르길루스증은 수술 절제가 성공할 가능성이 낮으며, 곰팡이 내용물이 가슴막 공간으로 유출되면 상당한 수술 후 사망률 및 이환율로 이어진다.[99,100] 기관지내 도관이나 피부경유 가슴경유 접근법을 통한 항곰팡이 약물, 일반적으로 Amphotericin 반죽이나 용액을 공동 내로 주입하는 방법은 일부 사례에서 이점이 있는 것으로 밝혀졌다.[101,102]

침습 칸디다증

Candida 종은 심각한 병원 획득 감염을 유발하는 주요 곰팡이 병원체며, 칸디다혈증은 4번째로 흔한 의료 관련 혈류 감염이다.[103-105] 최근의 역학 연구에 따르면, 칸디다혈증은 발생률이 증가하고 있으며, 파종 칸디다증 환자는 혈액배양 결과의 진단 수율이 낮기 때문에 실제 발생률은 저평가되었을 수도 있다. 사망률이 높으며, 이식 환자와 중환자실 환자에 대한 최근 연구에서 사망률은 최대 50%에 달했다.[10,106]

침습 칸디다증 혹은 심부 칸디다증(deep-seated candidiasis)의 위험 요인은 매우 다양하며, 여기에는 중성구 감소증, 스테로이드, 화학 요법, 고형 장기 이식, 암 같은 전신 면역 억제, 중환자실 체류와 연관된 유치 도관, 혈액투석, 완전 비경구 영양, 장기간의 기계 환기, 광범위 항생제 사용을 동반한 중환자실 체류 등이 있다.[106,107]

전 세계적인 연구에 따르면, 침습 칸디다증 환자에서 분리되는 Candida 종의 90%는 Candida albicans, Candida glabrata, Candida parapsilosis, Candida tropicalis, Candida krusei였다. 그러나, 전 세계에서 칸디다혈증을 유발하는 non-albicans Candida 종, 특히, Fluconazole 내성 균주 발생이 전반적으로 증가하고 있다.[108,109]

폐 칸디다증에서는 일반적으로 발열, 기침, 호흡 곤란 같은 상기도 혹은 하기도 감염의 비특이 증상이 나타난다. 조직학적으로는 파종 폐 칸디다증, 기관지폐 칸디다증, 일반적으로 판

막 혹은 도관의 칸디다 감염으로 인한 2차 색전 폐 칸디다증이라는 3가지 패턴이 확인되었다.[110] 흉부 방사선 사진에서는 일반적으로 비특이적인 진행하는 공간(airspace) 경화, 즉 칸디다 폐렴을 볼 수 있다. 조혈 줄기세포 이식 환자의 폐 칸디다증에서 가장 흔한 고해상도 CT 소견은 일반적으로 경화 부위와 관련된 여러 개의 양쪽 결절 음영이다. 때로는 국소 공동도 발생할 수 있다. 결절 병변을 둘러싸는 "달무리 징후"도 간혹 볼 수 있다.[111]

파종 질환에서는 혈액 배양이 가장 좋은 진단 방법이다.[112] Candida 종은 대부분 정상 구강 균무리 중 일부분이기 때문에 폐 질환에서 가래와 기관지폐포 세척 양성 결과가 항상 병리적 중요성을 암시하는 것은 아니었다.[113] 완전한 진단에는 조직 소견이 필요하다.[114] 침습 칸디다증에서 베타-D-글루칸 분석 및 PCR 기반 분석 같은 간접 항원 검사 방법은 중간 정도의 민감도와 특이도를 가진 것으로 밝혀졌다.[115] 침습 칸디다증을 빠르게 진단하기 위한 T2 자기공명 영상 및 신속 진단 면역분석(lateral flow immunoassay)의 최근 발전은 일찍이 가능성을 보여주었으며, 대규모 임상 연구에서 검증이 필요하다.[116,117]

침습 칸디다증의 심각성과 항곰팡이 요법 지연이 나쁜 결과로 이어진다는 점을 감안하여, 고위험 환자에서 광범위 항생제에 반응하지 않는 발열이 지속되는 경우, 예방조치로 경험 치료를 시작해야 한다.[118] 이는 과다노출과 내성 발달에 대한 우려를 불러 일으켰다.[119] 최근의 지침 기반 권장사항에서는 안정적인 환자에서 칸디다혈증의 1차 치료, 단계적 하강 요법, 예방 요법으로 Echinocandin과 Fluconazole을 권장한다. 지방소체 Amphotericin과 Voriconazole은 대안 1차 요법이나 2차 요법으로 고려해볼 수 있다.[120,121] Candida 파종을 피하기 위해서 14일 치료 및 혈액배양 음성화 확인, 안저 검사, 중심 정맥 도관 제거, 식도경유 심초음파를 권장한다.[120-123]

아스페르길루스 이외의 곰팡이와 새로운 곰팡이 감염

털곰팡이증

털곰팡이증(mucomycosis)은 Mucorale이 유발하는 드물지만 유병률이 증가하고 있는 치명적인 곰팡이 질환이다.[124] 주로 화학요법, 조혈 줄기세포 이식, 고형 장기 이식, 혹은 당뇨로 인한 면역억제 환자에게 발생한다.[125] 폐와 코-안와-뇌 감염이 주요 병소다.[126-129] 폐 감염에서는 Rhizopus 종, Mucor 종, Cunninghamella 종이 주로 분리되는 균이다.[130] 일반적으로 사망률이 높으며 아스페르길루스증과 털곰팡이증이 유사한 임상 및 영상 특징을 공유한다는 점을 감안하면(그림 31.7), 신속한 진단과 치료 시작이 필요하다.[131] Mucorale은

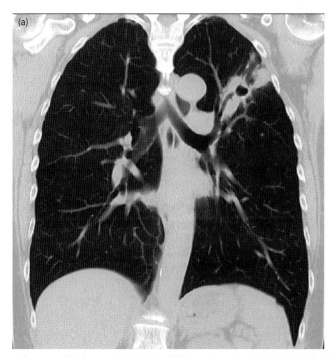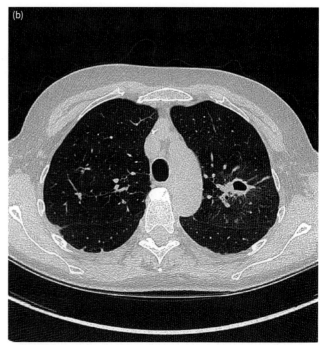

그림 31.7 공동화와 그 주변을 둘러싸는 경화를 보여주는 아급성 털곰팡이증 환자의 CT 영상

Echinocandin과 침습 아스페르길루스증의 일반적인 1차 치료제인 Voriconazole에 내성이 있다는 점이 특히 중요하다.[132] 진단은 직접 현미경 검사, 배양, 조직병리를 기반으로 한다. 칼코플루오르 화이트 형광염색(calcofluor white staining)으로 크고, 중격이 없거나 작게 있는 불규칙한 리본 형태를 한 *Mucorale*의 균사를 검출할 수 있다. *Mucorale*과 *Aspergillus*는 이들이 서로 다른 특징이 많음에도 불구하고 감별이 어려울 수도 있다. 최근에 사용 중인 말디토프 질량분석(matrix-assisted laser desorption/ionization time-of-flight mass spectrometry, MALDI-TOF MS)과 실시간 중합효소 사슬반응은 Mucorale을 보다 빠르고 정확하게 진단할 수 있는 가능성을 보여주었다.[133] 치료에는 일반적으로 지방소체 Amphotericin B, Posaconazole, Isavuconazole 같은 항곰팡이 약물과 조기의 공격적인 죽은조직제거(debridement) 수술에 대한 고려 등을 포함한 복합 접근법이 필요하다.[20,126] Echinocandin과 폴리엔(polyene) 계열을 이용한 구조(salvage) 병용 요법은 쥐를 대상으로 하는 연구와 소규모 인체 사례에서 일부 이점이 있는 것으로 확인됐다.[134,135]

아스페르길루스 이외의 새로운 곰팡이 감염

최근 몇 년간 *Aspergillus* 이외의 곰팡이 감염 및 새로운 곰팡이 감염은 그 수가 꾸준히 증가하고 있다.[13,16] 여기에는 *Mucorale* 뿐만 아니라 *Cladophialophora* 종 및 *Fonsecaea* 종 같은 검은 곰팡이, *Scedosporium*, *Fusarium*, *Paecilomyces*, *Acremonium* 등이 포함된다. 특히 낭성 섬유증 환자에서는 *Exophiala dermatitidis*

같은 효모 유사 유기체 감염도 증가하고 있다.[136] 이러한 곰팡이는 일반적으로 토양, 물, 썩은 초목 및 하수 같은 다양한 환경 원천에서 발견할 수 있으며, 고위험 환자에게는 가능성 있는 원천과 접촉을 줄이는 방법을 권장한다.[137] 감염은 거의 항상 공기 중에 있는 포자를 직접 흡입하여 발생한다.

발병률 증가는 부분적으로는 새로운 곰팡이가 감염에 주로 사용하는 항곰팡이 약물에 대한 감수성 감소 및 예방적 항곰팡이 약물 사용 증가와 관련이 있을 수도 있다.[138]

현재는 표준 배양과 현미경 검사를 기반으로 진단하지만, 향후에는 새로운 중합효소 사슬반응 기반 분석이 유용해질 수도 있다.[139] 고용량 및 장기간 곰팡이 배양, 선택적 배양 배지(예: Scedosporium)를 사용하면 수율이 향상된다.[140] 현재 연구 중인 단클론 항체 기술을 활용하면 향후 더 빠른 진단이 가능할 수도 있다.[141]

고위험 집단은 감염 후 결과가 불량하다.[12,142] 조혈 줄기세포 이식 환자에게 발생한 *S. apiospermum*과 *S. prolificans* 감염을 분석한 결과에 따르면 53%가 파종 질환이었으며 사망률은 58%였다.[143] 로지스틱 회귀 분석에 따르면 Voriconazole이 Amphotericin B에 비해 결과가 더 우수했다. 이와 유사하게, 고형 장기 이식 환자에게 Scedosporium 감염이 발생하면 6개월 사망률이 55%였다.[144] 새로운 곰팡이 균주는 항곰팡이 약물에 내성을 가진 경우가 많기 때문에, 모든 임상 분리균에 대한

항곰팡이 약물 감수성 검사는 치료 방향 결정에 반드시 필요하다.[145]

면역손상 환자에서 Fusarium 종과 관련된 푸사리움증(fusariosis)은 일반적으로 파종 질환이며, 대부분 침습 아스페르길루스증과 유사한 영상 양상을 지닌 폐렴을 유발한다.[146,147] 그러나, 추가로 피부나 손톱에 피부스침증(intertrigo)이나 손발톱진균증(onychomycosis) 혹은 양쪽이 있으면서 이 병변의 배양 결과가 양성인 경우 침습 푸사리움증이 발생할 가능성이 높았다.[148] 치료는 Voriconazole 및/또는 지방소체 Amphotericin B 같은 항곰팡이 약물을 기반으로 하며, 가능한 경우 수술 절제를 고려해 볼 수도 있다.[147,149] 예후는 대체로 불량하다.[150]

낭성 섬유증 환자에서 Scedosporium 종과 Exophiala 종으로 인한 감염이 증가하고 있다. 집락형성과 감염은 감별하기 어려우며, 연구에 따르면 집락형성은 진행 낭성 섬유증과 관련이 있는 것처럼 보인다.[136] Exophiala dermatitidis에 대한 면역글로불린G 항체의 발달은 염증 반응과 관련이 있는 것으로 밝혀졌으며, 이는 병리학적 중요성을 암시한다.[151]

풍토 진균증

풍토 진균증은 지리적으로 위험도가 높은 지역에서 지속해서 발생한다.[152,153] 이식 환자의 곰팡이 감염에 대한 종단 코호트 연구에 따르면, 2001년 3월부터 2006년 3월까지 15개 기관에서 발생한 풍토 진균증 감염은 총 70건이었다.[154]

히스토플라스마증(histoplasmosis)은 미국과 중미에서 가장 흔한 풍토 진균증이며, 미국에서 고형 장기 이식 환자와 조혈 줄기 세포 이식 환자의 12개월 누적 발생률은 0.1%다.[154,155] 모든 풍토 진균증과 마찬가지로 조직병리, 세포 검체 혹은 배양에서 곰팡이를 입증하여 진단한다. 조직병리 검사에서 특징적인 병리 양상은 치즈 혹은 비치즈 육아종과 메타나민 은 염색(methenamine silver stain) 혹은 헤마톡실린 에오신(H&E) 염색에서 보이는 좁은 기저 발아(narrow-based budding) 효모 형태다.[156] 그러나, 혈액, 소변, 기관지폐포 세척액에 대한 항원 기반 분석법이 개발되면서 민감도가 매우 높은 비침습 진단을 빠르게 할 수 있게 되었다.[157]

면역 능력이 있는 사람은 심한 노출이 있었다면 2주 이내에 발열, 오한, 병감, 광범위 폐 침범 같은 호흡기 증상이 급성으로 나타난다. 추가적인 류마티스 증상이 있을 수 있으며, 일반적으로 환자가 지역 사회 획득 폐렴에 대한 광범위 항생제 치료에 반응하지 않는다는 것을 확인하기 전에는 진단을 의심하기 힘들다.[158] 흉부 방사선 사진에서는 일반적으로 양쪽 광범

위 공간(airspace) 음영과 현저한 폐문 및 세로칸 림프절병증을 볼 수 있다(그림 31.8a).[159] 중증 사례에서 적절한 치료를 시행하지 않는다면 호흡 부전이 발생할 수 있으며, 사망할 수도 있다. 중증 사례에 대한 권장 치료법은 지방소체 Amphotericin B와 코르티코스테로이드며, 경증 사례에서는 Itraconazole을 사용한다. 만성 공동화 아스페르길루스증과 유사하게, 만성 폐 히스토플라스마증은 일반적으로 기존 폐 질환이 상엽에 분포하는 환자에게서 발생한다.[160,161] CT에서는 공간(airspace) 음영으로 둘러싸인 공동 모양을 흔히 볼 수 있으며, 치료하지 않고 진행하는 경우 폐 용적 축소, 폐문 뒤당김(retraction), 가슴막 두꺼워짐도 볼 수 있다. 석회화 된 세로칸 림프절 혹은 폐 결절도 흔히 볼 수 있다.[162] 일반적으로 영상에서 더 이상 호전이 보이지 않을 때까지 12-24개월 동안 Itraconazole 요법을 권장한다.[163]

콕시디오이데스진균증(coccidioidomycosis)은 Coccidioides immitis와 Coccidioides posadasii라는 두 가지 다른 곰팡이 종으로 인한 감염으로 남서 반구의 사막, 즉 캘리포니아, 애리조나, 그리고 미국 이외의 중남미 지역에서 주로 보고되는 풍토 진균증이다. 공기 중 분절포자(arthroconidia)가 호흡기로 흡입되어 전염되며 매우 다양한 임상 증상이 나타난다. 최대 60%는 노출 후 증상을 기억하지 못한다.[164] 그러나, 임상 양상은 경미한 자가한정 질환에서부터 파종 감염을 동반한 폐렴 및 급성 폐 손상까지 다양할 수 있다. 중증 감염은 일반적으로 숙주의 면역억제나 높은 감염 부담과 관련이 있다. 영상 변화는 비특이적이지만 일반적으로 폐엽 폐렴 양상이 나타난다(그림 31.8b).[165] 호산구 삼출물성 가슴막 삼출액(exudative pleural effusion)이 드물게 발생할 수 있다. 소규모 사례에서 만성 섬유공동 질환이 발생할 수 있으며, 간혹 Aspergillus 종 감염이 추가되기도 한다.[166] 폐외 증상으로는 골수염, 수막염, 뇌 혈관염 등이 발생할 수 있다. 확진은 특이도가 높고 중증도와 관련 있는 면역확산 검사 및 보체 결합 검사와 함께 생검 검체 혹은 가래 같은 체액 배양을 기반으로 한다.[167] 치료는 일반적으로 기저 면역억제 환자, 상당한 동반 질환이 있는 환자, 장기간 감염 혹은 보체 결합 역가가 증가한 환자를 위해 보류한다. Fluconazole이 가장 좋은 치료법으로 1차 폐 질환에 대해서는 약 3-6개월 동안 투여하며, 폐외 질환이나 만성 감염은 Itraconazole로 치료한다. 수막 질환은 일반적으로 장기간 Fluconazole 치료가 필요하며 중단 시 재발률이 높다.[168]

Blastomyces dermatitidis는 북미 중부와 남부의 호수 및 강 기슭에 많은 풍토 곰팡이로, 면역능력이 있는 환자도 감염이 발생할 수 있지만, 면역손상 환자에서 더 중증 질환을 유발한다.[169] 분아균증(blastomycosis)의 증상은 급성 혹은 만성 폐 증

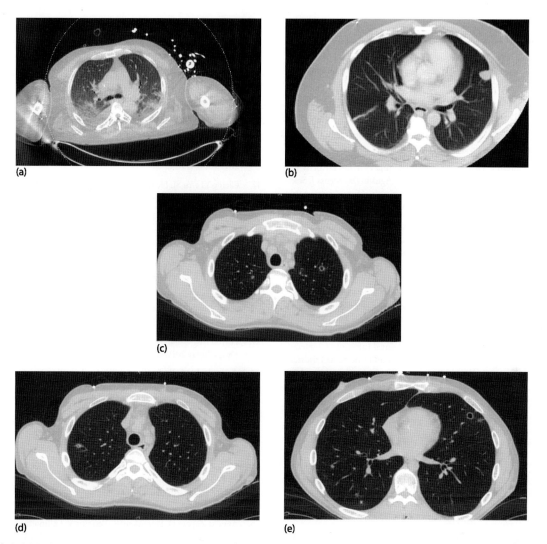

그림 31.8 (a) 간이식을 받은 62세 남자 환자에서 파종 히스토플라스마증(histoplasmosis)을 보여주는 CT 영상. 이 아급성 사례에서 세로칸 림프절병증이나 결절의 전형적인 특징을 동반하지 않은 유의미한 경화 및 간유리 변화를 볼 수 있다. (b) 47세 남자환자에게 발생한 파종 콕시디오이데스진균증(coccidioidomycosis) 사례. CT 영상의 왼쪽 허구역에서 처음에는 암으로 의심되었던 가슴막 바닥 덩이를 볼 수 있다. (c-e) 신장 이식을 받은 37세 환자에서 발생한 파종 분아균증(blastomycosis) 사례. CT 영상에서 양쪽 폐에 있는 공동 및 미세결절을 볼 수 있다. (Courtesy of Dr. Arthur Baker and Professor John Perfect, Transplant Infectious Diseases Unit, Duke University Hospital, North Carolina.)

상으로 나타날 수 있으며, 급성 감염이 있을 때 흉부 방사선 영상에서 전형적인 폐엽 침윤을 볼 수 있다(그림 31.8c-d).[170] 드문 경우지만, 적절한 항곰팡이 요법에도 불구하고 치명적인 급성 호흡 부전 증후군이 발생할 수도 있다.[171] 혈행 파종으로 많은 장기를 침범할 수 있지만, 피부 병변이 가장 많으며, 남자에서는 비뇨 생식관 침범이 그 다음으로 많다. 만성 질환의 양상은 폐결핵과 유사하며, 상엽 공동화 질환 혹은 폐암과 비슷한 덩이 같은 침윤이 나타난다.[172] 진단은 항원 검출을 위한 간접 효소 면역분석과 함께 배양 및 조직 소견을 기반으로 한다.[173] 경도에서 중등도 질환에는 Itraconazole을 사용하며, 중증 질환에는 처음부터 지방소체 Amphotericin B를 사용한다.[174]

파라콕시디오이데스진균증(paracoccidioidomycosis)은 라틴 아메리카의 아열대 지방에 많은 풍토 진균증인 *Paracoccidioides brasiliensis*가 유발하는 전신 곰팡이 감염이다.[175] 이 또한 공기 중에 있는 분생포자 흡입으로 인해 발생하며, 발열, 체중 감소, 샘병증(adenopathy), 간비장비대, 빈혈, 호산구 증가증, 폐 침윤을 동반한 아급성 형태의 소아 질병을 유발한다.[176] 성인의 만성 형태는 일반적으로 잠복 병변의 재활성이며, 광범위 폐 침윤이 사이질 패턴으로 나타나며, 자주 파종되어 피부 점막 병변, 구강 점막 병변, 목 및 턱밑 림프절병증이 나타난다.[177-179] 진단은 혈청 검사와 함께 현미경 검사 및 감염 병변의 배양을 기반으로 한다.[180,181] 장기간 치료가 필요하며, 일반적으로 Itraconazole과 Sulfonamide를 사용한다.[182]

참고 문헌

1. Baddley JW, Stephens JM, Ji X, Gao X, Schlamm HT, Tarallo M. Aspergillosis in intensive care unit (ICU) patients: Epidemiology and economic outcomes. BMC Infect Dis 2013;13:29.

2. Kosmidis C, Denning DW. The clinical spectrum of pulmonary aspergillosis. Thorax 2015;70(3):270-7.

3. Pfaller MA, Pappas PG, Wingard JR. Invasive fungal pathogens: Current epidemiological trends. Clin Infect Dis 2006;43:S3-14.

4. Garnacho-Montero J, Olaechea P, Alvarez-Lerma F, Alvarez-Rocha L, Blanquer J, Galvan B, Rodriguez A, Zaragoza R, Aguado JM, Mensa J, Sole A, Barberan J. Epidemiology, diagnosis and treatment of fungal respiratory infections in the critically ill patient. Rev Esp Quimioter 2013;26(2):173-88.

5. De Pauw B, Walsh TJ, Donnelly JP, Stevens DA, Edwards JE, Calandra T, Pappas PG, Maertens J, Lortholary O, Kauffman CA, Denning DW, Patterson TF, Maschmeyer G, Bille J, Dismukes WE, Herbrecht R, Hope WW, Kibbler CC, Kullberg BJ, Marr KA, Munoz P, Odds FC, Perfect JR, Restrepo A, Ruhnke M, Segal BH, Sobel JD, Sorrell TC, Viscoli C, Wingard JR, Zaoutis T, Bennett JE, European Organization for R, Treatment of Cancer/Invasive Fungal Infections Cooperative G, National Institute of A, Infectious Diseases Mycoses Study Group Consensus G. Revised definitions of invasive fungal disease from the European Organization for Research and Treatment of Cancer/Invasive Fungal Infections Cooperative Group and the National Institute of Allergy and Infectious Diseases Mycoses Study Group (EORTC/MSG) Consensus Group. Clin Infect Dis 2008;46(12):1813-21.

6. Montagna MT, Caggiano G, Lovero G, De Giglio O, Coretti C, Cuna T, Iatta R, Giglio M, Dalfino L, Bruno F, Puntillo F. Epidemiology of invasive fungal infections in the intensive care unit: Results of a multicenter Italian survey (AURORA Project). Infection 2013;41(3):645-53.

7. Taccone FS, Van den Abeele AM, Bulpa P, Misset B, Meersseman W, Cardoso T, Paiva JA, Blasco-Navalpotro M, De Laere E, Dimopoulos G, Rello J, Vogelaers D, Blot SI, AspICU Study Investigators. Epidemiology of invasive aspergillosis in critically ill patients: Clinical presentation, underlying conditions, and outcomes. Crit Care 2015;19:7.

8. Andes DR, Safdar N, Baddley JW, Alexander B, Brumble L, Freifeld A, Hadley S, Herwaldt L, Kauffman C, Lyon GM, Morrison V, Patterson T, Perl T, Walker R, Hess T, Chiller T, Pappas PG, TRANSNET Investigators. The epidemiology and outcomes of invasive Candida infections among organ transplant recipients in the United States: Results of the Transplant-Associated Infection Surveillance Network (TRANSNET). Transpl Infect Dis 2016;18(6):921-31.

9. Kontoyiannis DP, Marr KA, Park BJ, Alexander BD, Anaissie EJ, Walsh TJ, Ito J, Andes DR, Baddley JW, Brown JM, Brumble LM, Freifeld AG, Hadley S, Herwaldt LA, Kauffman CA, Knapp K, Lyon GM, Morrison VA, Papanicolaou G, Patterson TF, Perl TM, Schuster MG, Walker R, Wannemuehler KA, Wingard JR, Chiller TM, Pappas PG. Prospective surveillance for invasive fungal infections in hematopoietic stem cell transplant recipients, 2001-2006: Overview of the Transplant-Associated Infection Surveillance Network (TRANSNET) Database. Clin Infect Dis 2010;50(8):1091-100.

10. Pappas PG, Alexander BD, Andes DR, Hadley S, Kauffman CA, Freifeld A, Anaissie EJ, Brumble LM, Herwaldt L, Ito J, Kontoyiannis DP, Lyon GM, Marr KA, Morrison VA, Park BJ, Patterson TF, Perl TM, Oster RA, Schuster MG, Walker R, Walsh TJ, Wannemuehler KA, Chiller TM. Invasive fungal infections among organ transplant recipients: Results of the Transplant-Associated Infection Surveillance Network (TRANSNET). Clin Infect Dis 2010;50(8):1101-11.

11. Agarwal R, Denning DW, Chakrabarti A. Estimation of the burden of chronic and allergic pulmonary aspergillosis in India. PloS One 2014;9(12):e114745.

12. Farmakiotis D, Kontoyiannis DP. Emerging issues with diagnosis and management of fungal infections in solid organ transplant recipients. Am J Transplant 2015;15(5):1141-7.

13. Shoham S. Emerging fungal infections in solid organ transplant recipients. Infect Dis Clin N Am 2013;27(2):305-16.

14. Huprikar S, Shoham S, AST Infectious Diseases Community of Practice. Emerging fungal infections in solid organ transplantation. Am J Transplant 2013;13(Suppl 4):262-71.

15. Galimberti R, Torre AC, Baztan MC, Rodriguez-Chiappetta F. Emerging systemic fungal infections. Clin Dermatol 2012;30(6):633-50.

16. Saliba F. Emerging fungal infections. Expert Rev Anti Infect Ther 2012;10(4):419-21.

17. Chang YL, Yu SJ, Heitman J, Wellington M, Chen YL. New facets of antifungal therapy. Virulence 2017;8(2):222-36.

18. Stone NR, Bicanic T, Salim R, Hope W. Liposomal amphotericin B (AmBisome(R)): A review of the pharmacokinetics, pharmacodynamics, clinical experience and future directions. Drugs 2016;76(4):485-500.

19. Hamill RJ. Amphotericin B formulations: A comparative review of efficacy and toxicity. Drugs 2013;73(9):919-34.

20. Natesan SK, Chandrasekar PH. Isavuconazole for the treatment of invasive aspergillosis and mucormycosis: Current evidence, safety, efficacy, and clinical recommendations. Infect Drug Resist 2016;9:291-300.

21. Peyton LR, Gallagher S, Hashemzadeh M. Triazole antifungals: A review. Drugs Today 2015;51(12):705-18.

22. Azevedo MM, Faria-Ramos I, Cruz LC, Pina-Vaz C, Rodrigues AG. Genesis of azole antifungal resistance from agriculture to clinical settings. J Agric Food Chem 2015;63(34):7463-8.

23. Neofytos D, Ostrander D, Shoham S, Laverdiere M, Hiemenz J, Nguyen H, Clarke W, Brass L, Lu N, Marr KA. Voriconazole therapeutic drug monitoring: Results of a prematurely discontinued randomized multicenter trial. Transpl Infect Dis 2015;17(6):831-7.

24. Niwa T, Imagawa Y, YamazakiH.Drug interactions between nine antifungal agents and drugs metabolized by human cytochromes P450. Curr Drug Metab 2014;15(7):651-79.

25. Aguilar-Zapata D, Petraitiene R, Petraitis V. Echinocandins: The expanding antifungal armamentarium. Clin Infect Dis 2015;61:S604-11.

26. Pitt JI. The current role of Aspergillus and Penicillium in human and animal health. J Med Vet Mycol 1994;32(Suppl 1):17-32.

27. Samson RA, Visagie CM, Houbraken J, Hong SB, Hubka V, Klaassen CH, Perrone G, Seifert KA, Susca A, Tanney JB, Varga J, Kocsube S, Szigeti G, Yaguchi T, Frisvad JC. Phylogeny, identification and nomenclature of the genus Aspergillus. Stud Mycol 2014;78:141-73.

28. Latge JP. The pathobiology of Aspergillus fumigatus. Trends Microbiol 2001;9(8):382-9.

29. Latge JP. Aspergillus fumigatus and aspergillosis. Clin Microbiol Rev 1999;12(2):310-50.

30. Dagenais TR, Keller NP. Pathogenesis of Aspergillus fumigatus in invasive aspergillosis. Clin Microbiol Rev 2009;22(3):447-65.

31. Warris A. The biology of pulmonary Aspergillus infections. J Infect 2014;69(Suppl 1):S36-41.

32. Cawley EP. Aspergillosis and the aspergilli; report of a unique case of the disease. Arch Intern Med (Chic) 1947;80(4):423-34.

33. Rankin NE. Disseminated aspergillosis and moniliasis associated with agranulocytosis and antibiotic therapy. Br Med J 1953;1(4816):918-19.

34. Mansour MK, Tam JM, Vyas JM. The cell biology of the innate immune response to Aspergillus fumigatus. Ann N Y Acad Sci 2012;1273:78-84.

35. Segal BH. Aspergillosis. N Engl J Med 2009;360(18):1870-84.

36. Stergiopoulou T, Meletiadis J, Roilides E, Kleiner DE, Schaufele R, Roden M, Harrington S, Dad L, Segal B, Walsh TJ. Host-dependent patterns of tissue injury in invasive pulmonary aspergillosis. Am J Clin Pathol 2007;

127(3):349-55.

37. Singh N, Paterson DL. Aspergillus infections in transplant recipients. Clin Microbiol Rev 2005;18(1):44-69.

38. Mehrad B, Paciocco G, Martinez FJ, Ojo TC, Iannettoni MD, Lynch JP, 3rd. Spectrum of Aspergillus infection in lung transplant recipients: Case series and review of the literature. Chest 2001;119(1):169-75.

39. Dimopoulos G, Frantzeskaki F, Poulakou G, Armaganidis A. Invasive aspergillosis in the intensive care unit. Ann N Y Acad Sci 2012;1272:31-9.

40. Turc J, Lamblin A, Vitry T, Caremil F, Lions C, Dardare E, Bylicki O. Clinical diagnosis of invasive pulmonary aspergillosis in a non-neutropenic critically ill patient. Respir Care 2014;59(9):e137-9.

41. Park SY, Kim SH, Choi SH, Sung H, Kim MN, Woo JH, Kim YS, Park SK, Lee JH, Lee KH, Lee SG, Han DJ, Lee SO. Clinical and radiological features of invasive pulmonary aspergillosis in transplant recipients and neutropenic patients. Transpl Infect Dis 2010;12(4):309-15.

42. Schwartz S, Thiel E. Clinical presentation of invasive aspergillosis. Mycoses 1997;40(Suppl 2):21-4.

43. Georgiadou SP, Sipsas NV, Marom EM, Kontoyiannis DP. The diagnostic value of halo and reversed halo signs for invasive mold infections in compromised hosts. Clin Infect Dis 2011;52(9):1144-55.

44. Althoff Souza C, Muller NL, Marchiori E, Escuissato DL, Franquet T. Pulmonary invasive aspergillosis and candidiasis in immunocompromised patients: A comparative study of the high-resolution CT findings. J Thorac Imaging 2006;21(3):184-9.

45. Milito MA, Kontoyiannis DP, Lewis RE, Liu P, Mawlawi OR, Truong MT, Marom EM. Influence of host immunosuppression on CT findings in invasive pulmonary aspergillosis. Med Mycol 2010;48(6):817-23.

46. Eigl S, Hoenigl M, Spiess B, Heldt S, Prattes J, Neumeister P, Wolfler A, Rabensteiner J, Prueller F, Krause R, Reinwald M, Flick H, Buchheidt D, BochT. Galactomannan testing and Aspergillus PCR in same-day bronchoalveolar lavage and blood samples for diagnosis of invasive aspergillosis. Med Mycol 2017;55:528-34.

47. Pan Z, Fu M, Zhang J, Zhou H, Fu Y, Zhou J. Diagnostic accuracy of a novel lateral-flow device in invasive aspergillosis: A meta-analysis. J Med Microbiol 2015;64(7):702-7.

48. Held J, Schmidt T, Thornton CR, Kotter E, Bertz H. Comparison of a novel Aspergillus lateral-flow device and the Platelia(R) galactomannan assay for the diagnosis of invasive aspergillosis following haematopoietic stem cell transplantation. Infection 2013;41(6):1163-9.

49. Hadrich I, Makni F, Cheikhrouhou F, Neji S, Amouri I, Sellami H, Trabelsi H, Bellaaj H, Elloumi M, Ayadi A. Clinical utility and prognostic value of galactomannan in neutropenic patients with invasive aspergillosis. Pathol Biol 2012;60(6):357-61.

50. Petraitiene R, Petraitis V, Bacher JD, Finkelman MA, Walsh TJ. Effects of host response and antifungal therapy on serum and BAL levels of galactomannan and (1->3)-beta-D-glucan in experimental invasive pulmonary aspergillosis. Med Mycol 2015;53(6):558-68.

51. Acosta J, Catalan M, del Palacio-Perez-Medel A, Lora D, Montejo JC, Cuetara MS, Moragues MD, Ponton J, del Palacio A. A prospective comparison of galactomannan in bronchoalveolar lavage fluid for the diagnosis of pulmonary invasive aspergillosis in medical patients under intensive care: Comparison with the diagnostic performance of galactomannan and of (1->3)-beta-D-glucan chromogenic assay in serum samples. Clin Microbiol Infect 2011;17(7):1053-60.

52. D'Haese J, Theunissen K, Vermeulen E, Schoemans H, De Vlieger G, Lammertijn L, Meersseman P, Meersseman W, Lagrou K, Maertens J. Detection of galactomannan in bronchoalveolar lavage fluid samples of patients at risk for invasive pulmonary aspergillosis: Analytical and clinical validity. J Clin Microbiol 2012;50(4):1258-63.

53. Heng SC, Chen SC, Morrissey CO, Thursky K, Manser RL, De Silva HD, Halliday CL, Seymour JF, Nation RL, Kong DC, Slavin MA. Clinical

utility of Aspergillus galactomannan and PCR in bronchoalveolar lavage fluid for the diagnosis of invasive pulmonary aspergillosis in patients with haematological malignancies. Diagn Microbiol Infect Dis 2014;79(3):322-7.

54. Khorvash F, Meidani M, Babaei L, Abbasi S, Ataei B, Yaran M. Galactomannan antigen assay from bronchoalveolar lavage fluid in diagnosis of invasive pulmonary aspergillosis in intensive care units patients. Adv Biomed Res 2014;3:68.

55. Meersseman W, Lagrou K, Maertens J, Wilmer A, Hermans G, Vanderschueren S, Spriet I, Verbeken E, Van Wijngaerden E. Galactomannan in bronchoalveolar lavage fluid: A tool for diagnosing aspergillosis in intensive care unit patients. Am J Respir Crit Care Med 2008;177(1):27-34.

56. Miceli MH, Goggins MI, Chander P, Sekaran AK, Kizy AE, Samuel L, Jiang H, Thornton CR, Ramesh M, Alangaden G. Performance of lateral flow device and galactomannan for the detection of Aspergillus species in bronchoalveolar fluid of patients at risk for invasive pulmonary aspergillosis. Mycoses 2015;58(6):368-74.

57. Wiederhold NP, Thornton CR, Najvar LK, Kirkpatrick WR, Bocanegra R, Patterson TF. Comparison of lateral flow technology and galactomannan and (1->3)-beta-Dglucan assays for detection of invasive pulmonary aspergillosis. Clin Vaccine Immunol 2009;16(12):1844-6.

58. Koulenti D, Garnacho-Montero J, Blot S. Approach to invasive pulmonary aspergillosis in critically ill patients. Curr Opin Infect Dis 2014;27(2):174-83.

59. Herbrecht R, Denning DW, Patterson TF, Bennett JE, Greene RE, Oestmann JW, Kern WV, Marr KA, Ribaud P, Lortholary O, Sylvester R, Rubin RH, Wingard JR, Stark P, Durand C, Caillot D, Thiel E, Chandrasekar PH, Hodges MR, Schlamm HT, Troke PF, de Pauw B, Invasive Fungal Infections Group of the European Organisation for Research and Treatment of Cancer, and the Global Aspergillus Study Group. Voriconazole versus amphotericin B for primary therapy of invasive aspergillosis. N Engl J Med 2002;347(6):408-15.

60. Verweij PE, Ananda-Rajah M, Andes D, Arendrup MC, Bruggemann RJ, Chowdhary A, Cornely OA, Denning DW, Groll AH, Izumikawa K, Kullberg BJ, Lagrou K, Maertens J, Meis JF, Newton P, Page I, Seyedmousavi S, Sheppard DC, Viscoli C, Warris A, Donnelly JP. International expert opinion on the management of infection caused by azole-resistant Aspergillus fumigatus. Drug Resist Updat 2015;21-22:30-40.

61. Marr KA, Schlamm HT, Herbrecht R, Rottinghaus ST, Bow EJ, Cornely OA, Heinz WJ, Jagannatha S, Koh LP, Kontoyiannis DP, Lee DG, Nucci M, Pappas PG, Slavin MA, Queiroz-Telles F, SelleslagD,WalshTJ,Wingard JR,Maertens JA. Combination antifungal therapy for invasive aspergillosis: A randomized trial. Ann Intern Med 2015;162(2):81-9.

62. Park WB, Kim NH, Kim KH, Lee SH, Nam WS, Yoon SH, Song KH, Choe PG, Kim NJ, Jang IJ, Oh MD, Yu KS. The effect of therapeutic drug monitoring on safety and efficacy of voriconazole in invasive fungal infections: A randomized controlled trial. Clin Infect Dis 2012;55(8):1080-7.

63. Wiederhold NP. Pharmacokinetics and safety of posaconazole delayed-release tablets for invasive fungal infections. Clin Pharmacol 2015;8:1-8.

64. Kasahara S, Jhingran A, Dhingra S, Salem A, Cramer RA, Hohl TM. Role of granulocyte-macrophage colonystimulating factor signaling in regulating neutrophil antifungal activity and the oxidative burst during respiratory fungal challenge. J Infect Dis 2016;213(8):1289-98.

65. Bellocchio S, Bozza S, Montagnoli C, Perruccio K, Gaziano R, Pitzurra L, Romani L. Immunity to Aspergillus fumigatus: The basis for immunotherapy and vaccination. Med Mycol 2005;43(Suppl 1):S181-8.

66. Bacher P, Jochheim-Richter A, Mockel-Tenbrink N, Kniemeyer O, Wingenfeld E, Alex R, Ortigao A, Karpova D, Lehrnbecher T, Ullmann AJ, Hamprecht A, Cornely O, Brakhage AA, Assenmacher M, Scheffold A. Clinical-scale isolation of the total Aspergillus fumigatus-reactive T-helper cell repertoire for adoptive transfer. Cytotherapy 2015;17(10):1396-405.

67. Estrada C, Desai AG, Chirch LM, Suh H, Seidman R, Darras F, Nord EP. Invasive aspergillosis in a renal transplant recipient successfully treated with interferon-gamma. Case Repo Transplant 2012;2012:493758.

68. Armstrong-James DP, Turnbull SA, Teo I, Stark J, Rogers NJ, Rogers TR, Bignell E, Haynes K. Impaired interferongamma responses, increased interleukin-17 expression, and a tumor necrosis factor-alpha transcriptional program in invasive aspergillosis. J Infect Dis 2009;200(8):1341-51.

69. Nagai H, Guo J, Choi H, Kurup V. Interferon-gamma and tumor necrosis factor-alpha protect mice from invasive aspergillosis. J Infect Dis 1995;172(6):1554-60.

70. Armstrong-James D, Teo IA, Shrivastava S, Petrou MA, Taube D, Dorling A, Shaunak S. Exogenous interferongamma immunotherapy for invasive fungal infections in kidney transplant patients. Am J Transplant 2010;10(8):1796-803.

71. Denning DW, Cadranel J, Beigelman-Aubry C, Ader F, Chakrabarti A, Blot S, Ullmann AJ, Dimopoulos G, Lange C, European Society for Clinical Microbiology and Infectious Diseases and European Respiratory Society. Chronic pulmonary aspergillosis: Rationale and clinical guidelines for diagnosis and management. Eur Respir J 2016;47(1):45-68.

72. Denning DW, Pleuvry A, Cole DC. Global burden of chronic pulmonary aspergillosis as a sequel to pulmonary tuberculosis. Bull World Health Organ 2011;89(12):864-72.

73. Denning DW, Pleuvry A, Cole DC. Global burden of allergic bronchopulmonary aspergillosis with asthma and its complication chronic pulmonary aspergillosis in adults. Med Mycol 2013;51(4):361-70.

74. Denning DW, Pleuvry A, Cole DC. Global burden of chronic pulmonary aspergillosis complicating sarcoidosis. Eur Respir J 2013;41(3):621-6.

75. Hedayati MT, Azimi Y, Droudinia A, Mousavi B, Khalilian A, Hedayati N, Denning DW. Prevalence of chronic pulmonary aspergillosis in patients with tuberculosis from Iran. Eur J Clin Microbiol Infect Dis 2015;34(9):1759-65.

76. Moodley L, Pillay J, Dheda K. Aspergilloma and the surgeon. J Thorac Dis 2014;6(3):202-9.

77. Regnard JF, Icard P, Nicolosi M, Spagiarri L, Magdeleinat P, Jauffret B, Levasseur P. Aspergilloma: A series of 89 surgical cases. Ann Thorac Surg 2000;69(3):898-903.

78. Binder RE, Faling LJ, Pugatch RD, Mahasaen C, Snider GL. Chronic necrotizing pulmonary aspergillosis: A discrete clinical entity. Medicine 1982;61(2):109-24.

79. Ohba H, Miwa S, Shirai M, Kanai M, Eifuku T, Suda T, Hayakawa H, Chida K. Clinical characteristics and prognosis of chronic pulmonary aspergillosis. Exp Rev Respir Med 2012;106(5):724-9.

80. Chan JF, Lau SK, Wong SC, To KK, So SY, Leung SS, Chan SM, Pang CM, Xiao C, Hung IF, Cheng VC, Yuen KY, Woo PC. A 10-year study reveals clinical and laboratory evidence for the 'semi-invasive' properties of chronic pulmonary aspergillosis. Emerging Microbes Infect 2016;5:e37.

81. Kousha M, Tadi R, Soubani AO. Pulmonary aspergillosis: A clinical review. Eur Respir Rev 2011;20(121):156-74.

82. Nam HS, Jeon K, Um SW, Suh GY, Chung MP, Kim H, Kwon OJ, Koh WJ. Clinical characteristics and treatment outcomes of chronic necrotizing pulmonary aspergillosis: A review of 43 cases. Int J Infect Dis 2010;14(6):e479-82.

83. Page ID, Richardson MD, Denning DW. Comparison of six Aspergillus-specific IgG assays for the diagnosis of chronic pulmonary aspergillosis (CPA). J Infect 2016;72(2):240-9.

84. Godet C, Laurent F, Bergeron A, Ingrand P, Beigelman-Aubry C, Camara B, Cottin V, Germaud P, Philippe B, Pison C, Toper C, Carette MF, Frat JP, Beraud G, Roblot F, Cadranel J, ACHROSCAN Study Group. CT imaging assessment of response to treatment in chronic pulmonary aspergillosis. Chest 2016;150(1):139-47.

85. Lowes D, Al-Shair K, Newton PJ, Morris J, Harris C, Rautemaa-Richardson R, Denning DW. Predictors of mortality in chronic pulmonary aspergillosis. Eur Respir J 2017;49(2).

86. Takeda K, Imamura Y, Takazono T, Yoshida M, Ide S, Hirano K, Tashiro M, Saijo T, Kosai K, Morinaga Y, Nakamura S, Kurihara S, Tsukamoto M, Miyazaki T, Tashiro T, Kohno S, Yanagihara K, Izumikawa K. The risk factors for developing of chronic pulmonary aspergillosis in nontuberculous mycobacteria patients and clinical characteristics and outcomes in chronic pulmonary aspergillosis patients coinfected with nontuberculous mycobacteria. Med Mycol 2016;54(2):120-7.

87. Maturu VN, Agarwal R. Itraconazole in chronic pulmonary aspergillosis: In whom, for how long, and at what dose? Lung India 2015;32(4):309-12.

88. Cucchetto G, Cazzadori A, Conti M, Cascio GL, Braggio P, Concia E. Treatment of chronic pulmonary aspergillosis with voriconazole: Review of a case series. Infection 2015;43(3):277-86.

89. Godet C, Philippe B, Laurent F, Cadranel J. Chronic pulmonary aspergillosis: An update on diagnosis and treatment. Respiration 2014;88(2):162-74.

90. Jhun BW, Jeon K, Eom JS, Lee JH, Suh GY, Kwon OJ, Koh WJ. Clinical characteristics and treatment outcomes of chronic pulmonary aspergillosis. Med Mycol 2013;51(8):811-17.

91. Al-Shair K, Atherton GT, Harris C, Ratcliffe L, Newton PJ, Denning DW. Long-term antifungal treatment improves health status in patients with chronic pulmonary aspergillosis: A longitudinal analysis. Clin Infect Dis 2013;57(6):828-35.

92. Kohno S, Izumikawa K, Kakeya H, Miyazaki Y, Ogawa K, Amitani R, Niki Y, Kurashima A. Clinical efficacy and safety of micafungin in Japanese patients with chronic pulmonary aspergillosis: A prospective observational study. Med Mycol 2011;49(7):688-93.

93. Kohno S, Izumikawa K, Ogawa K, Kurashima A, Okimoto N, Amitani R, Kakeya H, Niki Y, Miyazaki Y, Japan Chronic Pulmonary Aspergillosis Study Group. Intravenous micafungin versus voriconazole for chronic pulmonary aspergillosis: A multicenter trial in Japan. J Infect 2010;61(5):410-18.

94. Keir GJ, Garfield B, Hansell DM, Loebinger MR, Wilson R, Renzoni EA, Wells AU, Maher TM. Cyclical caspofungin for chronic pulmonary aspergillosis in sarcoidosis. Thorax 2014;69(3):287-8.

95. Salzer HJ, Cornely OA. Awareness of predictors of mortality may help improve outcome in chronic pulmonary aspergillosis. Eur Respir J 2017;49(2).

96. Shin B, Koh WJ, Shin SW, Jeong BH, Park HY, Suh GY, Jeon K. Outcomes of bronchial artery embolization for lifethreatening hemoptysis in patients with chronic pulmonary aspergillosis. PloS One 2016;11(12):e0168373.

97. Kepenekli E, Soysal A, Kuzdan C, Ermerak NO, Yuksel M, Bakir M. Refractory invasive aspergillosis controlled with posaconazole and pulmonary surgery in a patient with chronic granulomatous disease: Case report. Ital J Pediatr 2014;40:2.

98. Farid S, Mohamed S, Devbhandari M, Kneale M, Richardson M, Soon SY, Jones MT, Krysiak P, Shah R, Denning DW, Rammohan K. Results of surgery for chronic pulmonary Aspergillosis, optimal antifungal therapy and proposed high risk factors for recurrence—A National Centre's experience. J Cardiothorac Surg 2013;8:180.

99. Kim YT, Kang MC, Sung SW, Kim JH. Good long-term outcomes after surgical treatment of simple and complex pulmonary aspergilloma. Ann Thorac Surg 2005;79(1):294-8.

100. Hata Y, Otsuka H, Makino T, Koezuka S, Sugino K, Shiraga N, Tochigi N, Shibuya K, Homma S, Iyoda A. Surgical treatment of chronic pulmonary aspergillosis using preventive latissimus dorsi muscle flaps. J Cardiothorac Surg 2015;10:151.

101. Bennett MR, Weinbaum DL, Fiehler PC. Chronic necrotizing pulmonary aspergillosis treated by endobronchial amphotericin B. South Med J 1990;83(7):829-32.

102. Matsumoto K, Komori A, Harada N, Ohsima T, Inoue H, Ninomiya K, Hara N. Successful treatment of chronic necrotizing pulmonary aspergillosis with intracavitary instillation of amphotericin B—A case report. Fu-

kuoka Igaku Zasshi 1995;86(3):99-104.

103. Strollo S, Lionakis MS, Adjemian J, Steiner CA, Prevots DR. Epidemiology of hospitalizations associated with invasive candidiasis, United States, 2002-2012. Emerg Infect Dis 2016;23(1):7-13.

104. Antinori S, Milazzo L, Sollima S, Galli M, Corbellino M. Candidemia and invasive candidiasis in adults: A narrative review. Eur J Intern Med 2016;34:21-8.

105. McCarty TP, Pappas PG. Invasive candidiasis. Infect Dis Clin N Am 2016;30(1):103-24.

106. Lortholary O, Renaudat C, Sitbon K, Madec Y, Denoeud-Ndam L, Wolff M, Fontanet A, Bretagne S, Dromer F, French Mycosis Study Group. Worrisome trends in incidence and mortality of candidemia in intensive care units (Paris area, 2002-2010). Intensive Care Med 2014;40(9):1303-12.

107. Piazza O, Boccia MC, Iasiello A, Storti MP, Tufano R, Triassi M. Candidemia in intensive care patients. Risk factors and mortality. Minerva Anestesiol 2004;70(1-2): 63-9.

108. Lockhart SR, Wagner D, Iqbal N, Pappas PG, Andes DR, Kauffman CA, Brumble LM, Hadley S, Walker R, Ito JI, Baddley JW, Chiller T, Park BJ. Comparison of in vitro susceptibility characteristics of Candida species from cases of invasive candidiasis in solid organ and stem cell transplant recipients: Transplant-Associated Infections Surveillance Network (TRANSNET), 2001 to 2006. J Clin Microbiol 2011;49(7):2404-10.

109. Pinhati HM, Casulari LA, Souza AC, Siqueira RA, Damasceno CM, Colombo AL. Outbreak of candidemia caused by fluconazole resistant Candida parapsilosis strains in an intensive care unit. BMC Infect Dis 2016;16(1):433.

110. Kassner EG, Kauffman SL, Yoon JJ, Semiglia M, Kozinn PJ, Goldberg PL. Pulmonary candidiasis in infants: Clinical, radiologic, and pathologic features. AJR Am J Roentgenol 1981;137(4):707-16.

111. Franquet T, Muller NL, Lee KS, Oikonomou A, Flint JD. Pulmonary candidiasis after hematopoietic stem cell transplantation: Thin-section CT findings. Radiology 2005;236(1):332-7.

112. Jones JM. Laboratory diagnosis of invasive candidiasis. Clin Microbiol Rev 1990;3(1):32-45.

113. Montagna MT, Caggiano G, Borghi E, Morace G. The role of the laboratory in the diagnosis of invasive candidiasis. Drugs 2009;69(Suppl 1):59-63.

114. Ellepola AN, Morrison CJ. Laboratory diagnosis of invasive candidiasis. J Microbiol 2005;43(Spec No.):65-84.

115. Nguyen MH, Wissel MC, Shields RK, Salomoni MA, Hao B, Press EG, Shields RM, Cheng S, Mitsani D, Vadnerkar A, Silveira FP, Kleiboeker SB, Clancy CJ. Performance of Candida real-time polymerase chain reaction, beta-Dglucan assay, and blood cultures in the diagnosis of invasive candidiasis. Clin Infect Dis 2012;54(9):1240-8.

116. Pfaller MA, Wolk DM, Lowery TJ. T2MR and T2Candida: Novel technology for the rapid diagnosis of candidemia and invasive candidiasis. Future Microbiol 2016;11(1):103-17.

117. He ZX, Shi LC, Ran XY, Li W, Wang XL, Wang FK. Development of a lateral flow immunoassay for the rapid diagnosis of invasive candidiasis. FrontMicrobiol 2016;7:1451.

118. Pappas PG, Rex JH, Sobel JD, Filler SG, Dismukes WE, Walsh TJ, Edwards JE. Guidelines for treatment of candidiasis. Clin Infect Dis 2004;38(2):161-89.

119. Timsit JF, Chemam S, Bailly S. Empiric/pre-emptive anti-Candida therapy in non-neutropenic ICU patients. F1000Prime Rep 2015;7:21.

120. Ullmann AJ, Akova M, Herbrecht R, Viscoli C, Arendrup MC, Arikan-Akdagli S, Bassetti M, Bille J, Calandra T, Castagnola E, Cornely OA, Donnelly JP, Garbino J, Groll AH, Hope WW, Jensen HE, Kullberg BJ, Lass-Florl C, Lortholary O, Meersseman W, Petrikkos G, Richardson MD, Roilides E, Verweij PE, Cuenca-Estrella M, ESCMID Fungal Infection Study Group. ESCMID* guideline for the diagnosis and management of Candida diseases 2012: Adults with haematological malignancies and after haematopoietic stem cell transplantation (HCT). Clin Microbiol Infect 2012;18(Suppl 7):53-67.

121. Cornely OA, Bassetti M, Calandra T, Garbino J, Kullberg BJ, Lortholary O, Meersseman W, Akova M, Arendrup MC, Arikan-Akdagli S, Bille J, Castagnola E, Cuenca-Estrella M, Donnelly JP, Groll AH, Herbrecht R, HopeWW,Jensen HE, Lass-Florl C, Petrikkos G, Richardson MD, Roilides E, Verweij PE, Viscoli C, Ullmann AJ, ESCMID Fungal Infection Study Group. ESCMID* guideline for the diagnosis and management of Candida diseases 2012: Nonneutropenic adult patients. Clin Microbiol Infect 2012;18(Suppl 7):19-37.

122. Hope WW, Castagnola E, Groll AH, Roilides E, Akova M, Arendrup MC, Arikan-Akdagli S, Bassetti M, Bille J, Cornely OA, Cuenca-Estrella M, Donnelly JP, Garbino J, Herbrecht R, JensenHE, Kullberg BJ, Lass-Florl C, Lortholary O, Meersseman W, Petrikkos G, Richardson MD, Verweij PE, Viscoli C, Ullmann AJ, ESCMID Fungal Infection Study Group. ESCMID* guideline for the diagnosis and management of Candida diseases 2012: Prevention and management of invasive infections in neonates and children caused by Candida spp. Clin Microbiol Infect 2012;18(Suppl 7):38-52.

123. Cuenca-Estrella M, Verweij PE, Arendrup MC, Arikan-Akdagli S, Bille J, Donnelly JP, Jensen HE, Lass-Florl C, Richardson MD, Akova M, Bassetti M, Calandra T, Castagnola E, Cornely OA, Garbino J, Groll AH, Herbrecht R, Hope WW, Kullberg BJ, Lortholary O, Meersseman W, Petrikkos G, Roilides E, Viscoli C, Ullmann AJ, ESCMID Fungal Infection Study Group. ESCMID* guideline for the diagnosis and management of Candida diseases 2012: Diagnostic procedures. Clin Microbiol Infect 2012;18(Suppl 7):9-18.

124. Danion F, Aguilar C, Catherinot E, Alanio A, DeWolf S, Lortholary O, Lanternier F. Mucormycosis: New developments into a persistently devastating infection. Semin Respir Crit Care Med 2015;36(5):692-705.

125. Hong HL, Lee YM, Kim T, Lee JY, Chung YS, Kim MN, Kim SH, Choi SH, Kim YS, Woo JH, Lee SO. Risk factors for mortality in patients with invasive mucormycosis. Infecti Chemother 2013;45(3):292-8.

126. Riley TT, Muzny CA, Swiatlo E, Legendre DP. Breaking the mold: A review of mucormycosis and current pharmacological treatment options. Ann Pharmacother 2016;50(9):747-57.

127. Fernandez JF, Maselli DJ, Simpson T, Restrepo MI. Pulmonary mucormycosis: What is the best strategy for therapy? Respir Care 2013;58(5):e60-3.

128. Serio B, Rosamilio R, Giudice V, Zeppa P, Esposito S, Fontana R, Annunziata S, Selleri C. Successful management of pulmonary mucormycosis with liposomal amphotericin B and surgery treatment: A case report. Infez Med 2012;20(Suppl 2):43-7.

129. Hamilos G, Samonis G, Kontoyiannis DP. Pulmonary mucormycosis. Semin Respir Crit Care Med 2011;32(6):693-702.

130. Saegeman V, Maertens J, Ectors N, Meersseman W, Lagrou K. Epidemiology of mucormycosis: Review of 18 cases in a tertiary care hospital. Med Mycol 2010;48(2):245-54.

131. Mitchell TA, Hardin MO, Murray CK, Ritchie JD, Cancio LC, Renz EM, White CE. Mucormycosis attributed mortality: A seven-year review of surgical and medical management. Burns 2014;40(8):1689-95.

132. Lewis RE, Lortholary O, Spellberg B, Roilides E, Kontoyiannis DP, Walsh TJ. How does antifungal pharmacology differ for mucormycosis versus aspergillosis? Clin Infect Dis 2012;54(Suppl 1):S67-72.

133. Lackner M, Caramalho R, Lass-Florl C. Laboratory diagnosis of mucormycosis: Current status and future perspectives. Future Microbiol 2014;9(5):683-95.

134. Reed C, Bryant R, Ibrahim AS, Edwards J, Jr., Filler SG, Goldberg R, Spellberg B. Combination polyenecaspofungin treatment of rhino-orbital-cerebral mucormycosis. Clin Infect Dis 2008;47(3):364-71.

135. Ibrahim AS, Gebremariam T, Fu Y, Edwards JE, Jr., Spellberg B. Combination echinocandin-polyene treatment of murine mucormycosis. Antimicrob

Agents Chemother 2008;52(4):1556-8.

136. Kondori N, Gilljam M, Lindblad A, Jonsson B, Moore ER, Wenneras C. High rate of Exophiala dermatitidis recovery in the airways of patients with cystic fibrosis is associated with pancreatic insufficiency. J Clin Microbiol 2011;49(3):1004-9.

137. Zalar P, Novak M, de Hoog GS, Gunde-Cimerman N. Dishwashers—A man-made ecological niche accommodating human opportunistic fungal pathogens. Fungal Biol 2011;115(10):997-1007.

138. Taj-Aldeen SJ, Salah H, Al-Hatmi AM, Hamed M, Theelen B, van Diepeningen AD, Boekhout T, Lass-Florl C. In vitro resistance of clinical Fusarium species to amphotericin B and voriconazole using the EUCAST antifungal susceptibility method. Diagn Microbiol Infect Dis 2016;85(4):438-43.

139. Nagano Y, Elborn JS, Millar BC, Goldsmith CE, Rendall J, Moore JE. Development of a novel PCR assay for the identification of the black yeast, Exophiala (Wangiella) dermatitidis from adult patients with cystic fibrosis (CF). J Cyst Fibros 2008;7(6):576-80.

140. Hong G, Miller HB, Allgood S, Lee R, Lechtzin N, Zhang SX. The use of selective-fungal culture media increases detection rates of fungi in the cystic fibrosis respiratory tract. J Clin Microbiol 2017;55(4):1122-30.

141. Thornton CR, Ryder LS, Le Cocq K, Soanes DM. Identifying the emerging human pathogen Scedosporium prolificans by using a species-specific monoclonal antibody that binds to the melanin biosynthetic enzyme tetrahydroxynaphthalene reductase. Environ Microbiol 2015;17(4):1023-38.

142. Corzo-Leon DE, Satlin MJ, Soave R, Shore TB, Schuetz AN, Jacobs SE, Walsh TJ. Epidemiology and outcomes of invasive fungal infections in allogeneic haematopoietic stem cell transplant recipients in the era of antifungal prophylaxis: A single-centre study with focus on emerging pathogens. Mycoses 2015;58(6):325-36.

143. Husain S, Munoz P, Forrest G, Alexander BD, Somani J, Brennan K, Wagener MM, Singh N. Infections due to Scedosporium apiospermum and Scedosporium prolificans in transplant recipients: Clinical characteristics and impact of antifungal agent therapy on outcome. Clin Infect Dis 2005;40(1):89-99.

144. Johnson LS, Shields RK, Clancy CJ. Epidemiology, clinical manifestations, and outcomes of Scedosporium infections among solid organ transplant recipients. Transpl Infect Dis 2014;16(4):578-87.

145. Capilla J, Guarro J. Correlation between in vitro susceptibility of Scedosporium apiospermum to voriconazole and in vivo outcome of scedosporiosis in guinea pigs. Antimicrob Agents Chemother 2004;48(10):4009-11.

146. Stempel JM, Hammond SP, Sutton DA, Weiser LM, Marty FM. Invasive fusariosis in the voriconazole era: Singlecenter 13-year experience. Open Forum Infect Dis 2015;2(3):ofv099.

147. CarneiroHA, Coleman JJ, RestrepoA, Mylonakis E. Fusarium infection in lung transplant patients: Report of 6 cases and review of the literature. Medicine 2011;90(1):69-80.

148. Varon AG, Nouer SA, Barreiros G, Trope BM, Magalhaes F, Akiti T, Garnica M, Nucci M. Superficial skin lesions positive for Fusarium are associated with subsequent development of invasive fusariosis. J Infect 2014;68(1):85-9.

149. Liu JY, Chen WT, Ko BS, Yao M, Hsueh PR, Hsiao CH, Kuo YM, Chen YC. Combination antifungal therapy for disseminated fusariosis in immunocompromised patients: A case report and literature review. Med Mycol 2011;49(8):872-8.

150. Muhammed M, Coleman JJ, Carneiro HA, Mylonakis E. The challenge of managing fusariosis. Virulence 2011;2(2):91-6.

151. Kondori N, Lindblad A, Welinder-Olsson C, Wenneras C, Gilljam M. Development of IgG antibodies to Exophiala dermatitidis is associated with inflammatory responses in patients with cystic fibrosis. J Cyst Fibros 2014;13(4):391-9.

152. Hage CA, Knox KS, Wheat LJ. Endemic mycoses: Overlooked causes of community acquired pneumonia. Respir Med 2012;106(6):769-76.

153. Chu JH, Feudtner C, Heydon K, Walsh TJ, Zaoutis TE. Hospitalizations for endemic mycoses: A population-based national study. Clin Infect Dis 2006;42(6):822-5.

154. Kauffman CA, Freifeld AG, Andes DR, Baddley JW, Herwaldt L, Walker RC, Alexander BD, Anaissie EJ, Benedict K, Ito JI, Knapp KM, Lyon GM, Marr KA, Morrison VA, Park BJ, Patterson TF, Schuster MG, Chiller TM, Pappas PG. Endemic fungal infections in solid organ and hematopoietic cell transplant recipients enrolled in the Transplant-Associated Infection Surveillance Network (TRANSNET). Transpl Infect Dis 2014;16(2):213-24.

155. Benedict K, Mody RK. Epidemiology of histoplasmosis outbreaks, United States, 1938-2013. Emerg Infect Dis 2016;22(3):370-8.

156. Joseph Wheat L. Current diagnosis of histoplasmosis. Trends Microbiol 2003;11(10):488-94.

157. Richer SM, Smedema ML, Durkin MM, Herman KM, Hage CA, Fuller D, Wheat LJ. Improved diagnosis of acute pulmonary histoplasmosis by combining antigen and antibody detection. Clin Infect Dis 2016;62(7):896-902.

158. Wheat LJ, Azar MM, Bahr NC, Spec A, Relich RF, Hage C. Histoplasmosis. Infect Dis Clin N Am 2016;30(1):207-27.

159. Hage CA, Azar MM, Bahr N, Loyd J, Wheat LJ. Histoplasmosis: Up-to-date evidence-based approach to diagnosis and management. Semin Respir Crit Care Med 2015; 36(5):729-45.

160. McKinsey DS, McKinsey JP. Pulmonary histoplasmosis. Semin Respir Crit Care Med 2011;32(6):735-44.

161. Goodwin RA, Jr., Owens FT, Snell JD, Hubbard WW, Buchanan RD, Terry RT, Des Prez RM. Chronic pulmonary histoplasmosis. Medicine 1976;55(6):413-52.

162. Grover SB, Midha N, Gupta M, Sharma U, Talib VH. Imaging spectrum in disseminated histoplasmosis: Case report and brief review. Australas Radiol 2005;49(2):175-8.

163. Kennedy CC, Limper AH. Redefining the clinical spectrum of chronic pulmonary histoplasmosis: A retrospective case series of 46 patients. Medicine 2007;86(4):252-8.

164. Thompson GR, 3rd. Pulmonary coccidioidomycosis. Semin Respir Crit Care Med 2011;32(6):754-63.

165. Jude CM, Nayak NB, Patel MK, Deshmukh M, Batra P. Pulmonary coccidioidomycosis: Pictorial review of chest radiographic and CT findings. Radiographics 2014;34(4):912-25.

166. Sobonya RE, Yanes J, Klotz SA. Cavitary pulmonary coccidioidomycosis: Pathologic and clinical correlates of disease. Hum Pathol 2014;45(1):153-9.

167. Malo J, Luraschi-Monjagatta C, Wolk DM, Thompson R, Hage CA, Knox KS. Update on the diagnosis of pulmonary coccidioidomycosis. Ann Am Thorac Soc 2014;11(2):243-53.

168. Hartmann CA, Aye WT, Blair JE. Treatment considerations in pulmonary coccidioidomycosis. Exp Rev Respir Med 2016;10(10):1079-91.

169. Bariola JR, Vyas KS. Pulmonary blastomycosis. Semin Respir Crit Care Med 2011;32(6):745-53.

170. Ronald S, Strzelczyk J, Moore S, Trepman E, Cheang M, Limerick B, Wiebe L, Sarsfield P, Macdonald K, Meyers M, Embil JM. Computed tomographic scan evaluation of pulmonary blastomycosis. Can J Infect Dis Med Microbiol 2009;20(4):112-16.

171. Kralt D, Light B, Cheang M, MacNair T, Wiebe L, Limerick B, Sarsfield P, Hammond G, MacDonald K, Trepman E, Embil JM. Clinical characteristics and outcomes in patients with pulmonary blastomycosis. Mycopathologia 2009;167(3):115-24.

172. Mardini J, Nguyen B, Ghannoum M, Couture C, Lavergne V. Treatment of chronic pulmonary blastomycosis with caspofungin. J Med Microbiol 2011;60(Pt 12):1875-8.

173. Martynowicz MA, Prakash UB. Pulmonary blastomycosis: An appraisal of diagnostic techniques. Chest 2002;121(3):768-73.

174. McKinnell JA, Pappas PG. Blastomycosis: New insights into diagnosis, prevention, and treatment. Clin Chest Med 2009;30(2):227-39, v.

175. Freitas RM, Prado R, Prado FL, Paula IB, Figueiredo MT, Ferreira CS, Goulart EM, Pedroso ER. Pulmonary paracoccidioidomycosis: Radiology and clinical-epidemiological evaluation. Rev Soc BrasMed Trop 2010;43(6):651-6.

176. Queiroz-Telles F, Escuissato DL. Pulmonary paracoccidioidomycosis. Semin Respir Crit Care Med 2011;32(6):764-74.

177. Funari M, Kavakama J, Shikanai-Yasuda MA, Castro LG, Bernard G, Rocha MS, Cerri GG, Muller NL. Chronic pulmonary paracoccidioidomycosis (South American blastomycosis): High-resolution CT findings in 41 patients. AJR Am J Roentgenol 1999;173(1):59-64.

178. de Pinho DB, da Costa Neves T, Celem LR, Quintella L, Rodrigues R, Ramos ESM. Enlarged, painful cervical and axillary lymph nodes in chronic paracoccidioidomycosis. J Dermatol Case Rep 2014;8(2):50-4.

179. Di MartinoOrtiz B, Rodriguez-Oviedo ML, Rodriguez-Masi M. Chronic multifocal paracoccidioidomycosis in an immunocompetent adult. Actas Dermosifiliogr 2012;103 (7):645-6.

180. Sylvestre TF, Franciscone Silva LR, Cavalcante Rde S, Moris DV, Venturini J, Vicentini AP, de Carvalho LR, Mendes RP. Prevalence and serological diagnosis of relapse in paracoccidioidomycosis patients. PLoS Negl Trop Dis 2014; 8(5):e2834.

181. Perenha-Viana MC, Gonzales IA, Brockelt SR, Machado LN, Svidzinski TI. Serological diagnosis of paracoccidioidomycosis through a Western blot technique. Clin Vaccine Immunol 2012;19(4):616-19.

182. Cavalcante Rde S, Sylvestre TF, Levorato AD, de Carvalho LR, Mendes RP. Comparison between itraconazole and cotrimoxazole in the treatment of paracoccidiodomycosis. PLoS Negl Trop Dis 2014;8(4):e2793.

32

바이러스 감염

AMELIA BERCUSSON

병인

"호흡기 바이러스"라는 용어는 일반적으로 호흡기에 우세한 증상과 징후를 나타내는 특성을 지닌 바이러스를 의미한다. 그러나, 호흡기 감염을 유발하는 것으로 알려진 바이러스는 200종이 넘으며, 이 중 대부분은 전신 양상으로 더 잘 알려져 있다(표 32.1). 두 가지 이상의 바이러스 병원체가 동시에 감염을 유발하는 일은 상대적으로 흔하며, 어린 소아 사례 중 최대 30%[1], 성인 사례 중 14%에서[2] 발생한다.

역학과 전파

급성 호흡기 감염은 모든 연령대에서 가장 흔한 호흡기 질환이며, 매년 270만 명이 급성 호흡기 감염으로 사망한다.[3] 5세 이하의 소아에서는 전 세계적인 사망률의 주된 원인이다.[4] 호흡기 바이러스는 이러한 질병 부담에 상당한 기여를 한다.

상기도 감염의 대부분은 주요 병원체인 리노바이러스(rhinovirus), 호흡기 세포융합 바이러스(respiratory syncytial virus, RSV) 및 인플루엔자(influenza)가 유발한다. 또한, 바이러스는 하기도 감염에서도 중요한 원인이며, 어린 소아와 65세 이상에서 가장 비율이 높다. 급성 상기도 감염을 확진 받은 0-4세의 입원 중인 소아의 경우, 모든 중증 사례 중 50%에서 바이러스 병원체가 검출되었다.[5] 고령의 성인에서는 모든 지역사회 획득 폐렴 사례 중 1/3에서 바이러스가 검출되었다.[6] 중합효소 사슬 반응(polymerase chain reaction, PCR)을 사용하게 되면서 기존 방법으로는 확인하기 어려웠던 리노바이러스, 코로나바이러스(coronavirus), 그리고 사람 메타뉴모바이러스(human metapneumovirus, hMPV) 검출이 증가했다.

호흡기 바이러스는 비말 분무와 공기입자화를 통해, 그리고 사람과 사람의 직접 접촉 및 간접 매개물 접촉을 통해 전파된다. 국제 항공 여행의 증가 추세는 2003년 중증 급성 호흡기 증후군(severe acute respiratory syndrome, SARS) 사태 때 나타난 것처럼 호흡기 바이러스의 전 세계적인 확산에 기여할 수 있다.[7]

발병기전

바이러스 감염은 대부분 상기도에서 시작하며, 바이러스가 원주 상피 세포를 감염시키고, 복제하며, 바이러스 입자(virion)를 생성하여 꼭대기쪽 형질막(apical plasma membrane)에서 기도 내강으로 분비하여 아래쪽으로 감염을 전파한다.

바이러스 감염은 상피 세포의 세포자멸사를 유도하며, 치밀이음(tight junction)을 파괴하며, 상피 Na^+ 통로 활성을 방해한다. 이 모든 사건은 상피-내피 방어벽의 온전성 소실과 기도 내강 침수에 기여한다. 활성화된 내피 세포는 부착 분자를 상향 조절하고, 이는 염증 세포가 혈관 바깥으로 유출되도록 한다. 상피 및 내피 세포는 모두 사이토카인과 케모카인을 방출한다. 보충된 중성구는 사이토카인이 풍부한 환경에서 활성화되며, 결국 반응 산소종, 더 많은 사이토카인, 중성구 세포바깥 함정(neutrophil extracellular trap, NET)을 방출하여 상피 및 내피 방어벽을 더욱 손상시킨다(그림 32.1).[8]

병리

호흡기 바이러스는 관여한 바이러스에 따라 폐에서 다양한 병리 변화를 유발한다. 인플루엔자 바이러스는 광범위 상피 세포 괴사와 만성 점막아래 염증을 유발한다. 중증 사례에서 이는 괴사 기관지염과 광범위 폐포 손상으로 진행한다. 반대로, 호흡기 세포융합 바이러스와 파라인플루엔자 바이러스는 세기관지 내강의 삼출물과 기관지벽의 염증 세포 침윤이 특징인 괴사 기관지염을 유발한다. 면역약화 환자에서 파라인플루엔자 바이러스는 홍역 폐렴과 유사한 광범위 폐포 손상을 동반한 거대 세포 폐렴을 유발할 수 있다.

표 32.1 호흡기 증상을 유발하는 바이러스

과(family)	속(genus)	계절성
RNA 바이러스		
피코르나바이러스과(Picornaviridae)	리노바이러스	120가지 이상의 혈청형
	파레코바이러스	일년 내내, 봄과 겨울에 유행 혈청형 1-4 계절성 불확실
	엔테로바이러스(콕사키바이러스)	지역 유행병
메타뉴모바이러스과(Metapneumoviridae)	호흡기 세포 융합 바이러스 A 및 B	겨울과 초봄에 유행
	사람 메타뉴모바이러스(hMPV)	겨울과 봄에 유행
오르토믹소바이러스과(Orthomyxoviridae)	인플루엔자 A 및 B	겨울 유행병 간헐 범유행. 예: H1N1 "돼지 인플루엔자", H5N1 "조류 인플루엔자"
파라믹소바이러스과(Paramyxidae)	파라인플루엔자	혈청형 1-4 1 및 2는 겨울에 유행 3은 봄에 유행
	홍역바이러스	일년 내내, 늦겨울과 봄에 유행
코로나바이러스과(Coronaviridae)	코로나바이러스 229E, OC43, NL63	겨울에 유행
	중증 급성 호흡기 증후군(SARS)	명확한 계절성 없음. 동물병원소와 관련하여 발발
	중동 호흡기 증후군(MERS)	명확한 계절성 없음. 박쥐/낙타 동물병원소와 관련하여 발발할 가능성 있음
부니아바이러스과(Bunyaviridae)	한타바이러스(신놈브레 바이러스)	사슴, 쥐 동물병원소
DNA 바이러스		
아데노바이러스과(Adenoviridae)		50가지 이상의 혈청형 일년 내내, 늦여름과 초봄에 더 흔함
포진바이러스과(Herpesviridae)	단순 포진 바이러스(HSV)	계절성 없음
	수두 대상포진 바이러스(VZV)	
	거대세포 바이러스(CMV)	
	Epstein-Barr 바이러스(EBV)	
	사람 포진 바이러스HHV 6 및 7	
파르보바이러스과(Parvoviridae)	사람 보카바이러스	유전자형 1-4 계절성 불확실

임상 양상

바이러스는 위로는 부비동부터 아래로는 폐포까지 호흡기의 모든 부분을 감염시킬 수 있으며, 감염 부위에 상응하는 중복 증후군(overlapping syndrome)을 유발할 수 있다. 질환의 중증도는 무증상 질환에서부터 치명적인 호흡 부전까지 다양하다. 임상 양상 만으로는 바이러스 하기도 감염과 세균 하기도 감염을 확실하게 구분하거나 관련된 특정 바이러스를 확정하는 것은 불가능하다. 예외는 특징적인 폐외 질환과 관련된 바이러스로, 예를 들자면 홍역과 수두 대상포진 바이러스가 있으며, 이 바이러스들은 질병 특유의 발진을 유발한다.

호흡기 양상

- 감기: 코막힘, 콧물, 재채기, 인후통, 가벼운 발열, 혹은 전신 증상.
- 인플루엔자: 발열, 오한, 병감, 근육통, 두통, 탈진. 이와 같은 현저한 전신 증상은 상기도 및 하기도 감염 증상을 동반할 수도 있다.
- 후두인두염: 인후통, 쉰 목소리, 인두 홍반, 편도 비대, 후두 부종.
- 상기도막힘증(croup): 거친 개기침(barking cough), 쉰 목소리, 그렁거림(stridor), 호흡 곤란, 인두 부종. 인두 부종이 심한 경우, 질환이 있는 소아는 호흡 보조근 사용, 갈비사이 뒤당김(intercostal retraction), 공기 부족이 나타나며, 결과적으로 탈진, 저환기 및 청색증을 동반한 호흡 기능장애의 징후를 보일 수도 있다.
- 기관기관지염: 기침, 쌕쌕거림(wheezing), 호흡 곤란, 가슴 통증, 가래.
- 폐쇄 기도 질환의 급성 악화: 기침, 쌕쌕거림, 호흡 곤란, 가슴 통증, 가래, 저산소증, 고이산화탄소혈증 호흡 부전.
- 세기관지염: 일반적으로 2세 이하의 소아에 영향을 미친다.

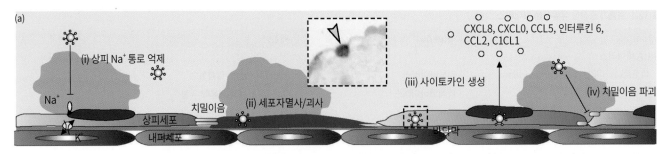

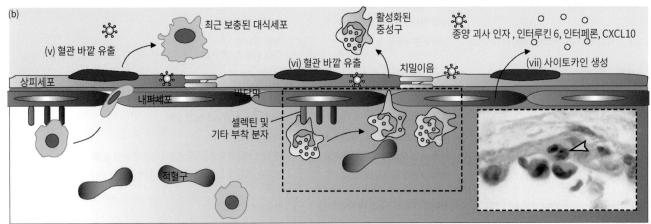

그림 32.1 바이러스 감염이 상피 및 내피 세포에 미치는 영향. (a) 급성 호흡 곤란 증후군 초기, 인플루엔자 바이러스는 다음을 유발할 수 있다. (i) 폐포 상피 세포의 상피 Na$^+$ 통로(epithelial sodium channel, ENaC)를 억제. (ii) 폐포 상피 세포의 세포 자멸사 및 괴사. (iii) 상피세포에 의한 염증전 사이토카인 생성. (iv) 치밀 이음 파괴. (b) 상피-내피 방어벽의 온전성 소실 및 부착 분자의 상향 조절은 (v) 단핵구와 (vi) 중성구의 혈관 바깥 유출을 유발한다. (vii) 활성화된 내피 세포는 염증전 사이토카인을 생성한다. (From Short, K.R. et al., Lancet Infect. Dis., 14, 57-69, 2014.)

상기도 전조증상에 이어 들숨 및 날숨 쌕쌕거림, 빠른 호흡, 갈비사이 및 복장위(suprasternal) 뒤당김, 코 벌렁임, 무호흡, 들숨 거품소리(crackle), 저산소증이 나타난다.

- 폐렴: 기침, 가래, 빠른 호흡, 가슴막염 가슴 통증, 객혈, 발열, 저산소증, 호흡 부전.

1차 바이러스 감염이 있으면 합병증으로 2차 세균 감염이 발생할 수 있다. 2차 세균 감염을 유발하는 주요 병원체에는 *Streptococcus pneumoniae, Staphylococcus aureus, Haemophilus influenzae* 등이 있다. 바이러스와 세균 동시 감염은 더 심각한 염증 반응을 유발하며, 리노바이러스 및 인플루엔자-세균 폐렴에서 사망률이 증가한다는 근거가 있다.[9]

흉곽외 증상

호흡기를 감염시키는 수많은 바이러스는 다른 장기도 감염시킬 수 있으며, 흉곽외 질환을 유발한다. 다른 장기의 질병은 바이러스 감염으로 인해 폐에서 유발된 병리 변화의 합병증으로 발생할 수도 있으며, 바이러스 감염으로 인해 발생한 염증 반응의 결과로 발생할 수도 있다(표 32.2).

진단

경도의 상기도 감염은 진단을 위한 검사 없이도 병력과 신체 검사만으로 진단할 수 있다. 이보다 더 중증이라면 진단을 위한 검사가 필요하다.

폐렴이 의심되는 모든 환자는 흉부 방사선 사진을 촬영해야 하며, 바이러스 진단과 세균 배양을 위한 미생물 검체를 보내야 한다.

영상

영상 소견만으로 바이러스 병원체와 세균 병원체를 정확하게 감별하는 것은 불가능하다. 흉부 방사선 사진은 정상일 수도 있으며, 흉부 방사선 사진에서 한쪽 경화나 양쪽 반점 경화 부위, 결절 음영, 기관지벽 두꺼워짐, 소량의 가슴막 삼출이 보일 수도 있다. 폐엽 경화는 흔하지 않다. 수두 폐렴은 흉부 방사선 사진에서 특징적인 광범위 양쪽 결절 침윤을 유발한다.

폐렴에 대한 임상적 의심이 높지만 흉부 방사선 사진이 정상이거나 확실하지 않은 환자에 대한 고해상도 CT 사용이 증가

표 32.2 호흡기 바이러스 감염의 흉곽외 양상

계통	흔한 양상	드문 양상
심혈관	일시적 심전도 변화	심근염 심장막염 폐심장증
신경	열 경련(소아)	뇌염 수막염 Bell 마비 횡단 척수염 Guillain-Barré 증후군 말초 신경병증 뇌졸중/일과성 허혈 발작 뇌 정맥 혈전증 거미막밑 출혈 급성 괴사 뇌병증
위장관	복통 설사 및 구토 아미노기전달효소(ALT, AST) 상승	전격 간염 거대세포 바이러스 결장염 및 단순 포진 바이러스 식도염(면역약화 환자의 경우)
내분비		부적절 항이뇨호르몬 분비 증후군(SIADH)
이비인후	중이염	
근육뼈대	근육통	근염
신장		횡문근융해증 급선 신부전
점막피부	수두 대상포진 바이러스(VZV): 수두/대상포진 홍역: Koplik 반점, 반구진 발진 단순 포진 바이러스(HSV): 입-생식기 궤양 사람 포진 바이러스HHV 6: 장미진 거대세포 바이러스(CMV): 입-생식기 궤양(면역약화 환자의 경우) 엔테로바이러스: 손발입병	Epstein-Barr 바이러스: 영아 구진 말단피부염

하고 있다. 바이러스 폐렴이 있을 때 CT에서 볼 수 있는 다섯 가지 주요 패턴은 다음과 같다.

- 실질 감쇠, 즉 모자이크 현상
- 간유리 음영 및 경화
- 결절, 미세결절 및 나뭇가지 발아(tree-in-bud) 음영
- 소엽 사이 중격 두꺼워짐
- 기관지 및/또는 세기관지 벽 두꺼워짐

검사실 진단

바이러스 진단을 위한 보편적인 최적 표준은 바이러스 배양이다. 그러나, 처리 시간이 3-14일로 오래 걸리며, 이는 치료에 영향을 미치는 임상적으로 유용한 기간을 넘어서기 때문에 그 가치가 제한된다. 인플루엔자 A와 B, 그리고 호흡기 세포융합 바이러스의 진단을 위한 현장 진료 검사로 신속 항원 검출 검사가 폭 넓게 사용되고 있다. 이 방법은 소요 시간이 15-30분으로 짧으며, 응급 상황이나 입원 환자에서 양성 결과는 환자 관리에 상당한 영향을 미치는 것으로 밝혀졌다.[10] 이러한 검사의 민감도는 병원체와 연령대에 따라 다양하다. 새로운 2009 H1N1 인플루엔자 바이러스 검출에 사용되는 면역 분석법은 일반적으로 민감도가 열악하다.[11] 직접 형광 항체 검사도 처리 시간이 약 1시간 전후로 빠르다. 특이도는 높지만 민감도는 아데노바이러스에 대해서는 50%이지만, 호흡기 세포융합 바이러스에 대해서는 80% 이상으로, 관여한 바이러스에 따라 다양하다.

상자 32.1 바이러스 검사에 적합한 검체

- 바이러스 이송 배지에 보관한 코인두 깃털 면봉 채취물
- 바이러스 이송 배지에 보관한 코와 인후 결합 면봉 채취물
- 코인두 흡인물/세척물
- 기관지폐포 세척액
- 기관 흡인물
- 가래
- 혈청

여러 가지 서로 다른 바이러스를 동시에 검사할 수 있는 다중 중합효소 사슬반응 패널이 개발되면서 앞서 언급한 모든 기법을 대체했다. 이 방법은 보편적인 진단 기법에 비해 민감도와 특이도가 더 높으며, 아형 분석, 바이러스 부하 정량화, 내성 돌연변이 검출 등에도 사용할 수 있다. 이 방법은 처리 시간이 몇 시간 내로 짧기 때문에, 환자 관리에 영향을 미칠 수 있는 실용

적인 진단 검사로 자리 잡았다.

바이러스 혈청 검사는 감염을 후향적으로 확인할 때 사용하지만, 급성 감염 관리에서는 그 가치가 제한된다. 항체 역가 증가를 확인하기 위해 최소 2주가 차이나는 혈청 검체 한 쌍을 보내야 한다.

관리

대다수 바이러스 상기도 감염은 경증 및 자가 한정이며, 별다른 치료가 필요하지 않다. 하기도 감염은 중재가 필요하다. 대부분은 최선의 지지요법과 2차 세균 감염에 대한 항생제 치료가 치료의 주류를 이룬다. 그러나, 특정 바이러스 감염에 사용 가능한 항바이러스 요법이 있다.

인플루엔자

항 인플루엔자 약물에는 뉴라민산기 제거효소 억제제 (neuraminidase inhibitor)와 아다만탄(adamantan)이라는 두 가지 종류가 있다.

Amantadine과 Rimantadine은 아다만탄이며, 인플루엔자 A 에 효과가 있지만, 광범위한 내성 출현은 이 약물이 더 이상 활용되지 않음을 의미한다. Oseltamivir와 Zanamivir는 뉴라민산기 제거효소 억제제며, 인플루엔자 A 및 B에 효과가 있으며, 성인과 소아의 인플루엔자 치료에 사용된다. 이 제제의 실제 이점에 대해 문헌에서 몇 가지 논쟁이 있었지만, 최근의 포괄적 메타분석에 따르면, 검사를 통해 인플루엔자를 확진 받은 사람들에게 Oseltamivir는 위약군과 비교하여 증상의 지속 기간, 항

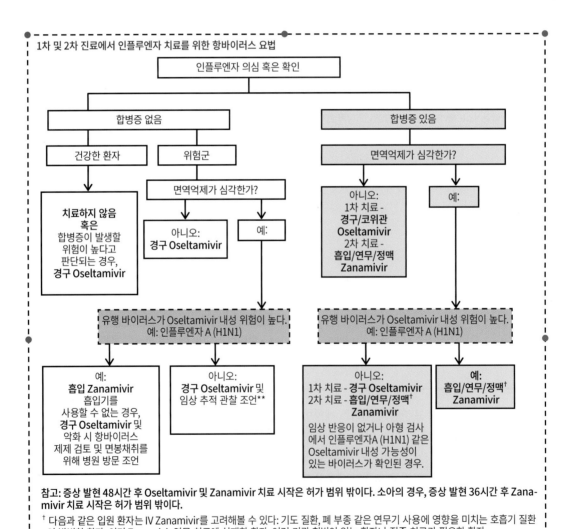

그림 32.2 인플루엔자 관리를 위한 영국 공중 보건국(Public Health England, PHE) 치료 알고리듬

생제 처방 및 모든 원인으로 인한 병원 입원을 감소시켰다.[12] 적응증이 된다면, 치료는 증상 발현 48시간 이내에 시작해야 한다(그림 32.2). 치료가 지연되어도 약간은 이점이 있다는 근거가 있지만,[13] 48시간 이후의 치료 시작은 허가 범위(off-label) 밖이다.

지난 10년간 Oseltamivir에 대한 내성이 나타났으며, H3N2 균주나 인플루엔자 B에 비해서 인플루엔자 A 및 H1N1 균주에서 내성이 나타날 가능성이 더 높다. 이전에 항바이러스 요법을 받은 적이 있는 인플루엔자 합병증이 있는 중증 면역억제 환자도 내성이 나타날 위험이 더 높았다.

다른 항바이러스 제제

Ribavirin은 광범위 항바이러스 제제로 호흡기 세포융합 바이러스, 사람 메타뉴모바이러스, 파라인플루엔자, 인플루엔자에 효과가 있다. Ribavirin은 단독으로 사용할 수도 있으며, 호흡기 세포융합 바이러스 혹은 사람 메타뉴모바이러스(hMPV) 감염이 있는 조혈 줄기 세포 이식 환자나 고형 장기 이식 환자를 포함한 일부 면역약화 환자에서 면역글로불린이나 코르티코스테로이드와 병용할 수도 있다.

상자 32.2 중증 인플루엔자 감염의 위험이 있는 집단

- 만성 심폐 질환
- 만성 신장 질환
- 만성 간 질환
- 만선 신경 질환
- 당뇨
- 심각한 면역약화
- 65세 이상
- 임산부

상자 32.3 심각한 면역약화 환자

- 중증 1차 면역결핍
- 현재 혹은 6개월 이내의 화학 요법/방사선 요법
- 면역억제 요법을 받은 장기이식 수용자
- 면역억제 요법을 받은 골수이식 수용자 혹은 12개월 내에 면역억제 요법을 받은 환자
- 이식편 대 숙주 병
- 고용량 코르티코스테로이드. 1주 이상 매일 40 mg 이상의 Prednisolone 투여
- 사람 면역결핍 바이러스(HIV) 양성이면서 CD4가 200 cells/mm³ 미만이거나 총 림프구가 15% 이하.

Cidofovir는 면역약화 환자에서 발생한 아데노바이러스 폐렴에 사용해 왔다. 수두 폐렴은 Aciclovir로 치료한다. Aciclovir와 코르티코스테로이드를 병용해서 중증 수두 폐렴을 치료한 일부 제한된 근거가 있다. 다른 바이러스 폐렴에서는 스테로이드의 일상적 사용을 권장하지 않는다.

예방접종

인플루엔자

불활성 인플루엔자 백신에는 A 및 B 아형에서 얻은 항원이 들어있으며, 지역 사회에서 유행하는 인플루엔자 균주에 대한 관찰을 기반으로 매년 재설계한다.

호흡기 세포융합 바이러스

다양한 독성약화 생백신이 개발 중이지만, 아직 임상적으로 사용되고 있지는 않다. 사람화 단클론 항체(humanized monoclonal antibody)인 Pavilizumab은 고위험 신생아에서 예방 목적으로 사용하고 있다.

새로운 호흡기 바이러스

중증 급성 호흡기 증후군 코로나 바이러스

중증 급성 호흡기 증후군(severe acute respiratory syndrome, SARS) 코로나 바이러스는 2003년 2월 중국 광둥성 지방에서 출현했다. 그 후 6개월에 걸쳐 동아시아, 북미, 유럽으로 전파되었고, 전 세계적으로 8,096명이 감염되었으며, 774명이 사망했다.[14]

SARS 사례는 고열, 오한, 병감, 두통 및 근육통 등이 나타나지만, 상기도 증상은 거의 없는 전조 기간 연장이 특징이다. 호흡기 질환은 전형적으로 마른 기침으로 시작하며, 그 후 호흡 곤란, 가슴막염 통증, 호흡 부전이 이어진다. 2003년 감염병 유행 기간 동안, 환자 중 약 25%는 기계 환기를 위한 중환자실 입실이 필요했다.

효과가 입증된 특정 항바이러스 요법이 없기 때문에, 지지 요법이 치료의 주류를 이룬다. 감염병 유행 기간 동안 대다수 환자는 고용량 코르티코스테로이드와 Ribavirin으로 치료했지만, Ribavirin의 효과를 입증할 근거는 없었으며, 코르티코스테로이드와 관련된 나쁜 결과를 입증할 근거도 없었다.[15] Lopinavir와 Ritonavir, 그리고 인터페론은 시험관 연구에서 효과가 있다는 일부 근거를 기반으로 몇몇 사례에서 구조 치료(rescue treatment)로 사용되었다.

H1N1 인플루엔자(신종 플루)

H1N1 인플루엔자 바이러스는 흔히 "돼지 인플루엔자 혹은 신종 플루"라고 부르는 전 세계적인 범유행병을 유발했지만, 이제는 계절 독감의 원인이다. 2009-2010년 발발한 범유행병은 멕시코에서 시작됐으며, 항공 여행을 통해 미국과 전 세계로 퍼졌다. 젊은 성인과 소아에서 감염율이 가장 높았으며, 65세 이상은 감염률이 낮았다. 이는 이전에 접촉한 항원성이 유사한 인플루엔자 바이러스에 대한 면역 확립의 결과일 가능성이 높다.[16] 사례 중 최대 30%는 합병증으로 세균 중복 감염이 발생했으며, 주요 세균은 *S. pneumoniae*, 민감 및 다약제 내성 *S. aureus*, *Streptococcus pyogenes*, *H. influenzae* 등이었다. Oseltamivir와 Zanamivir로 치료한다.

중동 호흡기 증후군 코로나 바이러스

중동 호흡기 증후군 코로나 바이러스(Middle East respiratory syndrome coronavirus, MERS-CoV)는 2012년 급성 신장 손상과 폐렴이 나타난 사우디 아라비아 환자에서 처음 분리되었다. 그 이후로 사례 중 대부분은 아라비아 반도에서 발생했으며, 이 지역 밖의 사례는 모두 해당 지역을 여행한 기록이 있거나 여행자와 밀접 접촉이 있었다. SARS 코로나바이러스 발병과 비교할 때, MERS는 기저 동반질환이 있는 고령 환자에게 영향을 미쳤다. 중증 질환의 위험 요인에는 당뇨, 심폐 질환, 면역약화, 병적 비만 등이 있다. 주요 증상은 발열, 오한, 기침, 호흡 곤란, 객혈, 설사, 구토, 복통이었다. 질병 진행은 빠르며, 발병부터 환기 보조가 필요할 때까지는 평균 7일, 사망까지는 평균 11.5일이었다. 진단을 위해서는 가능하다면 하기도 검체를 채취해야 한다. 바이러스 부하가 상기도 검체보다 유의미하게 높기 때문이다. 현재는 확고한 근거를 기반으로 하는 항바이러스 요법이 없기 때문에 치료의 중심은 최선의 지지요법이다. MERS 회복 환자의 사람 단클론 중화 항체와 회복기 혈청, 인터페론 알파 및 베타, Lopinavir, 인터페론과 Ribavirin의 병용요법, Chloroquine, Cyclosporin A 등을 이용한 시험관 연구, 동물 모델, 실험 치료(investigational therapy)를 위한 소규모 사례 연구에서 일부 효과를 확인할 수 있었다.

참고 문헌

1. Canducci F, Debiaggi M, Sampaolo M, Marinozzi MC, Berrè S, Terulla C, Gargantini G, Cambieri P, Romero E, Clementi M. Two-year prospective study of single infections and co-infections by respiratory syncytial virus and viruses identified recently in infants with acute respiratory disease. J Med Virol 2008;80(4):716-23.

2. Choi SH, Chung JW, Kim HR. Clinical relevance of multiple respiratory virus detection in adult patients with acute respiratory illness. J Clin Microbiol 2015;53(4):1172-7.

3. GBD 2015 Mortality and Causes of Death Collaborators. Global, regional, and national life expectancy, all-cause mortality, and cause-specific mortality for 249 causes of death, 1980-2015: A systematic analysis for the Global Burden of Disease Study 2015. Lancet 2016;388(10053): 1459-544.

4. Rudan I, Boschi-Pinto C, Biloglav Z, Mulholland K, Campbell H. Epidemiology and etiology of childhood pneumonia. Bull World Health Organ 2008;86(5):408-16.

5. Lukšić I, Kearns PK, Scott F, Rudan I, Campbell H, Nair H. Viral etiology of hospitalized acute lower respiratory infections in children under 5 years of age—A systematic review and meta-analysis. Croat Med J 2013;54(2):122-34.

6. Ruuskanen O, Lahti E, Jennings LC, Murdoch DR. Viral pneumonia. Lancet 2011;377(9773):1264-75.

7. Olsen SJ, Chang HL, Cheung TY, Tang AF, Fisk TL, Ooi SP, Kuo HW, Jiang DD, Chen KT, Lando J, Hsu KH, Chen TJ, Dowell SF. Transmission of the severe acute respiratory syndrome on aircraft. N Engl J Med 2003;349(25):2416-22.

8. Short KR, Kroeze EJBV, Fouchier RAM, Kuiken T. Pathogenesis of influenza-induced acute respiratory distress syndrome. Lancet Infect Dis 2014;14(1):57-69.

9. Seki M, Kosai K, Yanagihara K, Higashiyama Y, Kurihara S, Izumikawa K, Miyazaki Y, Hirakata Y, Tashiro T, Kohno S. Disease severity in patients with simultaneous influenza and bacterial pneumonia. Intern Med 2007;46(13):953-8.

10. Falsey AR, Murata Y, Walsh EE. Impact of rapid diagnosis on management of adults hospitalized with influenza. Arch Intern Med 2007;167(4):354-60.

11. Sutter DE, Worthy SA, Hensley DM, Maranich AM, Dolan DM, Fischer GW, Daum LT. Performance of five FDAapproved rapid antigen tests in the detection of 2009 H1N1 influenza A virus. J Med Virol 2009;84(11):1699-702.

12. Dobson J, Whitley RJ, Pocock S, Monto AS. Oseltamivir treatment for influenza in adults: A meta-analysis of randomised controlled trials. Lancet 2015;385(9979):1729-37.

13. Muthuri SG, Venkatesan S, Myles PR et al. Effectiveness of neuraminidase inhibitors in reducing mortality in patients admitted to hospital with influenza A H1N1pdm09 virus infection: A meta-analysis of individual participant data. Lancet Respir Med 2014;2:395-404.

14. World Health Organization. Summary of probable SARS cases with onset of illness from 1 November 2002 to 31 July 2003. http://www.who.int/csr/sars/country/table2004_04_21/en/index.html.

15. Stockman LJ, Bellamy R, Garner P. SARS: Systematic review of treatment effects. PLoS Med 2006;3(9):e343.

16. Fisman DN, Savage R, Gubbay J, Achonu C, Akwar H, Farrell DJ, Crowcroft NS, Jackson P. Older age and a reduced likelihood of 2009 H1N1 virus infection. N Engl J Med 2009;361(20):2000-1.

33

HIV 감염의 호흡기 합병증

JULIA CHOY, PALLAV L. SHAH, AND ANTON POZNIAK

도입

2017년 추정치에 따르면 성인 중 약 3천 7백만 명이 사람 면역 결핍 바이러스(human immunodeficiency virus, HIV)를 가지고 살고 있다. HIV로 인한 폐 합병증은 사망률과 이환율의 주요 원인이며, 영향을 받는 환자 중 60%는 평생 동안 최소한 한 번은 중요한 HIV 관련 폐 질환을 경험한다. 합병증은 폐 감염에서 사이질 폐 질환까지, 특히 기회 감염에서부터 종양까지 다양하다. 폐포 대식 세포는 폐에서 HIV의 중요한 저장소 역할을 한다. HIV는 세포 폐 면역 및 체액 폐 면역 모두를 손상시킨다. 경도 면역억제가 있는 환자는 일반적으로 정상 집단에 비해 더 빈번한 호흡기 감염이 발생한다. 또한, 만성 폐쇄 폐 질환, 폐암, 사이질 폐 질환, 폐 고혈압의 유병률도 높다. HIV가 진행하여 더 심한 면역억제가 있는 환자는 더 많은 기회 감염과 기회 암이 발생하는 경향이 있다. 이러한 위험은 항레트로바이러스 제제로 치료하면 극적으로 감소한다.

HIV에서 특정 호흡기 질환의 위험 요인

특정 호흡기 질환의 발생 위험은 주로 HIV에 감염된 환자의 면역 상태에 영향을 받지만, 인구 통계 요인과 예방 항생제 사용도 발생 위험의 차이에 영향을 미친다.

면역 상태

CD4 수치

CD4+ 림프구 수치는 HIV에서 면역 기능에 대한 유용한 대리 표지자다. 환자가 취약한 폐 질환의 유형에 대한 정보를 제공해 주며, HIV의 단계 정의에도 도움을 준다(표 33.1). HIV 환자에서 특정 감염 및 기회 감염의 발생률은 면역억제 정도와 상관관계가 있다. 대체로 건강한 감염되지 않은 성인 및 청소년은 CD4 수치가 500-1,200 cells/mm^{3}이다. 이 수치가 350 cells/mm^3 이하로 떨어지면 다양한 질환이 발생할 위험이 증가하며, CD4

표 33.1 CD4 상태에 따라 발생할 수 있는 폐 합병증의 감별 진단

CD4+ 수치	폐 질환
모든 CD4 수치	부비동염 기관지염 세균 폐렴 결핵 Kaposi 육종
100 초과 200 이하 진행한 HIV - 기회 감염	사람 폐포자충 폐렴 곰팡이 거대세포 바이러스 1차 폐 림프종
100 이하 후기 HIV	비결핵 마이코박테리아
350 초과 및 바이러스 부하 검출 불가 잘 관리되는 HIV	전신 림프종(비호지킨 림프종) 만성 폐쇄 폐 질환 사이질 폐 질환 폐동맥 고혈압 폐암

수치가 200 cells/mm^3 이하로 매우 낮아지면 기회 감염과 종양이 발생할 수 있다. 그러나, CD4 수치가 높더라도 드물게 기회 종양이 발생할 수 있음을 주의해야 한다.

학습 요점
- 결핵과 세균 폐렴은 일반적으로 후속 기회 감염과 신생물이 나타나기 전에 발생한다.
- CD4 수치가 낮으면 감염 및 폐 질환의 발생률이 증가한다.
- CD4 수치가 낮으면 서로 다른 폐 감염이 더 빈번하게 발생하며, 시간이 흐름에 따라 재발 감염으로 인한 2차 기관지 확장증의 위험이 증가한다.
- 병용 항레트로바이러스 요법(combination antiretroviral therapy, cART)을 사용하면 이러한 모든 합병증은 발생률이 극적으로 감소한다.

인구 통계 요인

정맥 마약 남용, 인종, 거주 지역 같은 인구 통계 요인도 특정 폐 합병증의 위험에 영향을 미칠 수 있다.

1. HIV와 정맥 마약 남용
   - 다른 HIV 환자와 비교하여 세균 폐렴의 위험이 증가한다.
   - 이 하위 집단에서는 사람 폐포자충 폐렴(*Pneumocystis jirovecii pneumonia*, PCP)보다 세균 폐렴이 더 흔하다.
   - 곰팡이 폐렴 - 이 집단에서는 침습 아스페르길루스증이 더 흔하다.
2. 인종
   - 결핵의 위험은 개발도상국에 거주하거나 개발도상국에서 온 환자와 흑인 또는 히스패닉계 환자에서 더 높다.
   - PCP, HIV 악성 종양, 거대세포 바이러스(cytomegalovirus, CMV) 질환의 위험은 백인에서 더 높다.
3. 거주 지역
   - 유럽과 미국은 아프리카에 비해 PCP의 위험이 높으며, 결핵이 HIV의 주요 합병증이다.
   - 폐쇄 집단, 예를 들어 교도소와 호스텔 등에서는 결핵 발병률이 더 높다.
   - 풍토 곰팡이의 지리적 분포에 따라 곰팡이 감염의 발생률이 높아진다. 미시시피 삼각주에 거주하거나 아프리카에서 온 HIV 환자는 히스토플라스마증(histoplasmosis)의 발생률이 높으며, 캘리포니아에 거주하는 HIV 환자는 콕시디오이데스진균증(coccidioidomycosis)의 발생률이 높다.

예방 항생제 및 항레트로바이러스 요법

HIV 감염을 치료하지 않으면 세포 매개 면역이 점진적으로 감소하며, 이는 CD4 수치 감소로 이어져 기회 감염이 발생할 위험이 증가한다.

이러한 위험은 다음과 같은 방법으로 감소시킬 수 있다.

1. HIV 바이러스 활동을 감소시키기 위해 병용 항레트로바이러스 요법(combination antiretroviral therapy, cART)을 시작한다. 이는 CD4 수치 증가와 면역성 향상으로 이어진다. cART를 대대적으로 사용하게 되면서 폐 기회 감염은 발생률이 극적으로 감소했다.
2. CD4 수치가 낮은 환자에게 기회 감염을 감소시키기 위한 예방 항생제를 사용한다. CD4 수치가 100 이하인 환자는 예방 치료가 없으면 PCP 위험이 매년 40-50%다. 이 위험은 예방 항생제를 사용하면 9배 감소한다.

HIV 감염 및 폐 질환 환자에게 사용하는 진단 검사법

초기 검사

전체 혈구 계산 및 감별 혈구 계산. 중성구 감소증이 있다면, *Pseudomonas aeruginosa*를 치료할 수 있는 경험 항생제 요법이 바람직하다.

젖산 탈수소효소(lactate dehydrogenase, LDH)는 PCP 환자에서 대부분 상승하지만 비특이적이다. 혈청 베타-글루칸(beta-glucan)도 고려해볼 수 있다.

혈액 배양은 파종 마이코박테리아, 곰팡이, 세균 폐렴, 특히 *Streptococcus pneumoniae*로 인한 세균 폐렴을 진단할 때 도움이 된다.

뱉은 가래를 이용한 그람 염색과 배양은 민감도와 특이도가 낮다. 특히 항생제 치료를 시작한 후라면 더 낮을 수 있다.

PCP 염색, 항산균(acid fast bacilli, AFB) 염색, 배양을 위한 유도 가래는 대다수 센터에서 가장 초기에 시행하는 검사법이다. 중합효소 사슬반응(polymerase chain reaction, PCR)은 Pneumocystis jirovecii 진단에 가장 민감도가 높은 검사 방법이며, 결핵 진단에 가장 민감도가 높은 검사 방법은 GeneXpert® 검사다.[1]

추가 검사

고해상도 CT 영상은 흉부 방사선 사진에서 보이지 않았던 이상을 확인하는데 도움이 된다.

운동 산소측정은 PCP 진단에 유용하다.

광섬유 기관지 내시경 및 기관지폐포 세척, 기관지경유 생검.
- 기관지폐포 세척액(Bronchoalveolar lavage, BAL)은 PCP 진단에 민감도가 높다.
- Kaposi 육종(Kaposi's sarcoma)은 일반적으로 특징적인 보라색 플라크(purple plaque)를 눈으로 확인하여 진단하며, 출혈 위험이 있어 생검은 대부분 시행하지 않는다.

폐 생검은 일반적으로 CMV 사이질 폐렴, Aspergillus 사이질 폐렴, 혹은 림프구 사이질 폐렴 같은 대체 진단을 확인하기 위해 필요하다.

폐 주변부 결절과 기관지 내시경 생검으로 접근할 수 없는 덩이를 진단할 때는 비디오 보조 흉강경 생검이 유용하다.

폐 감염

HIV 관련 폐 감염의 역학은 cART와 예방 요법이 발전하면서 변했지만 주요 호흡기 감염은 다음과 같다.

1. 지역사회 획득 폐렴(community-acquired pneumonia, CAP)
2. 사람 폐포자충 폐렴(pneumocystis jirovecii pneumonia, PCP)
3. 마이코박테리아 결핵

사하라 사막 이남의 아프리카 등에 있는 개발도상국에서 HIV 환자에게 가장 흔한 폐 감염은 결핵이며, 두 번째는 지역사회 획득 폐렴이다(표 33.2).

선진국에서는 cART의 도입과 Cotrimoxazole을 예방적으로 사용한 덕분에 PCP의 비율이 상당히 감소했다. HIV 환자의 결핵 비율도 cART 도입과 공중 보건 조치로 인해 감소했다. 따라서, 현재 HIV 환자에서 가장 흔한 폐 감염은 세균 지역사회 획득 폐렴이다.

세균 지역사회 획득 폐렴

HIV는 세포 매개 면역에 더 큰 영향을 미친다. 그러나, HIV가 더 진행하면 중성구 기능 및 항체 생성 모두에 이상이 발생하며, 세균 폐렴이 발생할 위험이 더 높아진다. 세균 폐렴은 HIV 환자에서 폐 감염의 주요 원인이며, CD4 수치와 관계없이 발생할 수 있다.

HIV 환자에서 지역사회 획득 폐렴은 연간 발생률이 100명당 5.5-29건이며, HIV 음성 환자는 100명당 0.7-10건이다. cART 사용으로 인해 세균 폐렴 발생률은 환자 100명당 연간 22.7건에서 9.1건으로 감소했지만, 연령별 HIV 음성 성인과 비교하면 여전히 위험이 약 40배 더 높다.

세균 폐렴의 역학은 역학 요인 및 면역 요인 모두에 영향을 받으며, 이러한 위험 요인은 표 33.3에 요약되어 있다.

병인

일반적으로 병원체의 범주는 HIV 음성 환자와 다르지 않다(표 33.2). 또한, CAP의 임상 양상도 HIV 음성 환자와 매우 유사하다. HIV 환자는 일반 세균 폐렴 환자와 동일한 임상 과정, 검사실 과정, 진행 과정을 보인다.

증상: 발열, 오한, 젖은 기침, 숨가쁨, 가슴막염 가슴 통증(pleuritic chest pain).

흉부 방사선 사진: 경화 부위(그림 33.1), 국소 침윤, 가슴막 삼출, 공동화, 광범위 침윤(그림 33.2).

Streptococcus pneumoniae:
- HIV에서 세균 폐렴 중 20%를 차지한다.
- HIV 감염 환자는 세균혈증(bacteremia) 비율이 높다. HIV 양성 성인은 연령별 HIV 음성 환자에 비해 침습 폐렴알균 질환(*pneumococcal disease*)의 위험이 약 40배 높다.
- HIV 감염은 재발 폐렴알균 폐렴의 위험 요인이다.

Haemophilus influenzae:
- 세균 폐렴의 약 10-15%를 차지한다.
- 흉부 방사선 사진은 결핵과 유사한 위쪽 구역 공동화, 폐엽 및 구역 경화, 혹은 PCP와 유사한 양쪽 폐의 광범위 침윤 같은 다양한 양상을 보인다.

표 33.2 HIV의 호흡기 감염 합병증

폐 감염 유형	균종
세균 지역사회 획득 폐렴	*S. pneumonae* *Haemophilus* *S. aureus* *Pseudomonas* *Klebsiella* *Nocardia* *Legionella* *Rhodococcus* 비정형균
결핵	*Mycobacterium tuberculosis*
비결핵 마이코박테리아	*Mycobacterium kansasii, avium, fortuitum, xenopi*
곰팡이	*Pneumocystis jirovecii* *Cryptococcus* *Aspergillus* *Histoplasma*
바이러스	거대세포 바이러스

표 33.3 HIV에서 CAP의 위험 요인

- HIV 감염 자체
- CD4 수치 200 cells/mm³ 미만
- 검출 가능한 바이러스 부하
- 병용 항레트로바이러스 요법 사용하지 않음
- 이전 사람 폐포자충 폐렴 병력
- 정맥 마약 남용
- 흡연
- 알코올 남용 및 기타 동반 질환
- 스테로이드 사용
- 중성구 감소증

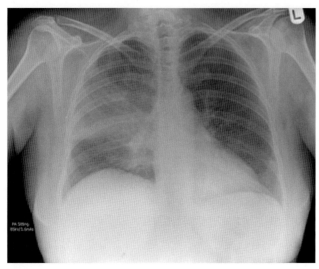

그림 33.1 *Streptococcus pneumoniae*로 인한 폐엽 폐렴을 보여주는 흉부 방사선 사진

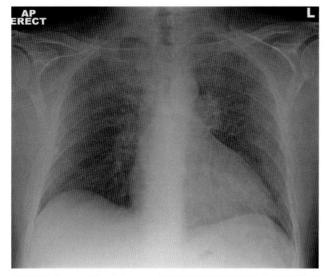

그림 33.2 *Hemophilus influenzae* 감염이 원인이지만 PCP와 유사한 양쪽 폐의 광범위 침윤을 보여주는 흉부 방사선 사진

Staphylococcus aureus:
- 이에 대한 중요한 위험 요인은
  ① 정맥 마약 남용 + HIV 감염
  ② HIV 감염 환자에서 이전의 PCP 감염

기타 원인 유기체는 다음과 같다:
- 그람 음성 병원체 - 감염 위험 요인에는 진행된 HIV, 낮은 CD4+ 수치 등이 있다.
  ① *Pseudomonas aeruginosa*
  ② *Klebsiella pneumoniae*
- HIV 환자에서 CAP를 유발하는 드문 병원체는 다음과 같다:
  ① *Legionella*
  ② *Chlamydia*, *Mycoplasma* 같은 비정형균
  ③ *Nocardia*
  ④ *Rhodococcus*

검사
기침이 있는 HIV 환자에서는 항상 결핵 진단을 배제해야 한다. 결핵이 배제되기 전에는 환자를 적절하게 격리해야 한다.

1. 흉부 방사선 사진
2. 가래
   - 그람 염색, AFB 염색, 배양을 위해 검체 3개를 배출하도록 한다.
   - 유도 가래는 일반적으로 CD4 수치가 200 미만이며, PCP가 의심될 경우 면역형광검사를 위해 채취한다.
     - 마른 기침이 있는 환자에서는 결핵 진단에 사용할 수도 있다.
3. 혈액 배양 - 폐렴알균 폐렴이 있는 HIV 환자 중 최대 60%에서 *Streptococcus pneumoniae*가 분리된다.
4. 폐렴알균 및 *Legionella* 소변 항원
5. 동맥혈 가스 - 저산소증이나 PCP가 의심될 때 감별진단을 위해 시행한다.
6. 가슴막천자 - 가슴막 삼출이나 가슴고름집(empyema)이 있는 경우에 시행한다. 체액을 채취하여 그람 염색, AFB 염색, 아데노신 아미노기제거효소(adenosine deaminase, ADA) 검사, 배양, 세포 검사를 진행한다.

지역사회 획득 폐렴의 치료
지역사회 획득 폐렴의 치료는 다음과 같다:

Beta lactam + Macrolide 혹은 Fluoroquinolone

추가 고려사항:
- CD4+ 수치가 200 cells/mm^3 미만이거나 CD4 비율이 14% 이하라면 PCP 예방을 추가한다.
- 기침이 있는 환자에서는 Quinolone을 사용하기 전에 항상 결핵을 먼저 배제한다. Quinolone은 결핵 진단을 지연시킬 수 있으며, Quinolone 내성 결핵을 유발할 수 있다.

결과
HIV 음성 환자와 비교하여 HIV 양성 환자는 CD4 세포 수치와 관련된 위험과 나이 및 양상의 중증도를 조절한 후에도 사망 위험이 증가한다. HIV 양성 고령 집단에서 간경화나 만성 폐 질환 같은 관련 동반 질환을 가진 환자의 비율이 증가함에 따라 최근 몇 년간 증례 치사율(case fatality rate)도 증가하는 추세다.

HIV 양성 환자에서 폐렴알균 백신

영국에서는 두 종류의 폐렴알균 백신이 승인되었다.

1. PPV-23: 폐렴알균 다당류 백신
2. PCV-13: 폐렴알균 단백질 접합 백신

HIV 양성 성인에서 폐렴알균 백신 사용에 대한 가장 확실한 근거는 PCV-13 사용과 관련이 있다. 접합 백신은 면역 반응을 유발하며, CD4 수치가 낮은 HIV 양성 성인을 대상으로 시행한 한 연구를 포함하여 무작위 대조군 시험에서 임상 효과가 입증되었다. 현재는 BHIVA (British HIV association) 및 유럽 지침에서 HIV 양성 성인에게 CD4 세포 수치, cART 사용, 바이러스 부하와 관계없이 PCV-13 1회 접종을 권장한다. 일반적으로 65세 이상 혹은 HIV 이외의 동반 질환 같은 PPV-23 예방접종의 국가 지침 기준을 충족하는 HIV 양성 성인은 일반 지침을 따르며, PPV-23을 1회 접종한다.

폐포자충

이전에는 쥐 폐포자충(*Pneumocystis carinii*)이라고 불렸던 사람 폐포자충(*Pneumocystis jirovecii*)은 곰팡이 폐렴인 사람 폐포자충 폐렴(pneumocystis jirovecii pneumonia, PCP)의 원인이다. PCP는 CD4 수치가 낮은 환자에 대한 cART와 PCP 예방으로 인해 발생률이 극적으로 감소했다. 그러나, 여전히 CD4 수치가 낮은 HIV 감염 환자에서 주요 기회 감염 중 하나다. PCP 사례 중 대부분은 진단받지 않은 HIV가 있으며, 결과적으로 낮은 CD4 수치로 인한 기회 감염이 있는 환자나 치료를 받지 않거나 혹은 치료에 관심이 없는 환자에게 발생한다. 최근 6개월 동안 CD4 수치가 200 cells/mm^3 이상인 환자는 PCP의 가능성이 낮다.

PCP의 위험 요인은 다음과 같다:

- CD4 ≤ 200 cells/mm^3
- CD4% ≤ 14%
- 이전의 PCP 병력
- 높은 바이러스 부하 > 100,000 copies/mL
- 아구창(thrush)

임상 사례

천식 병력이 있는 25세 남자 환자가 최근 3개월간의 점진적인 호흡 곤란을 주요 호소 증상으로 내원했다. 증상은 상당한 활동 시에 항상 나타났다. 환자는 가슴 압박감과 가슴 안쪽에서 거품소리가 나는 것 같으며, 심한 발작 기침이 있다고 표현했다.

가래 뱉는 것을 힘들어했으며, 흡입 스테로이드 용량을 늘려도 반응하지 않았다. 진료 후 2주간의 항생제와 경구 스테로이드 치료를 처방받았지만 별다른 효과가 없었다. 이 시점에서 흉부 방사선 사진을 촬영하였으나 정상이었다. 환자는 현재 현저한 피로감을 호소했으며, 업무 대처와 장기간 업무를 힘들어 했다. 환자는 여자 친구와 약혼했으며 모든 위험 요인을 부인했다.

신체 검사에서 호흡수는 18회/분이었으며, 맥박은 130회/분, 산소 포화도는 산소 공급 없이 85%였다. 호흡기 검사에서 폐는 양쪽 모두 동일하게 팽창했으며, 기저부에 약간의 비빔소리(crepitation)가 들렸다. 명확한 쌕쌕거림(wheezing)은 없었다.

흉부 방사선 사진(그림 33.3)과 CT 영상(그림 33.4)에서 폐 전체에 약간의 반점 음영이 보였다.

기관지 내시경 검사와 세척을 시행하였고, *P. jirovecii*에 대한 PCR에서 양성이 나왔다.

증상은 일반적인 지역사회 획득 폐렴과는 반대로 발현 시점에서부터 점진적으로 나타났다. 환자들은 평균적으로 내원 전 약 3주 동안 아래와 같은 폐 증상이 있었다.

- 발열
- 마른 기침 - 젖은 기침은 CAP를 시사하지만, 환자 중 1/6은 동시 병원체로 인한 젖은 기침이 있을 수 있다.
- 특히 운동 중 심해지는 호흡 곤란

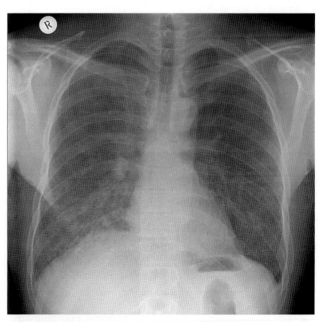

그림 33.3 흉부 방사선 사진

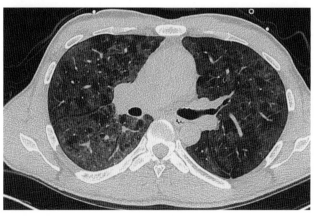

그림 33.4 CT 영상

신체 소견은 다음과 같다.

- 발열
- 빠른 호흡
- 들숨 끝 거품소리 - 일반적으로 매우 진행한 사례에서만 들을 수 있다. PCP 환자 중 50%는 흉부 검사 소견이 정상이다.
- 아구창
- 운동 중 산소포화도 감소는 PCP를 강하게 시사한다.

동맥혈 가스 검사에서 1형 호흡 부전의 정도로 PCP의 중증도를 분류할 수 있다. 실내 공기에서 PaO_2가 9.3 kPa (≒70 mmHg) 미만이면 중증 PCP를 시사하며, 항생제에 추가로 당질부신피질호르몬(glucocorticoid)이 필요하다.

흉부 방사선 사진
- 25%에서 정상일 수 있다.
- 가장 흔한 소견은 광범위 양쪽 폐 침윤이다(그림 33.3).
- 위쪽 구역 침윤
- 폐엽 경화
- 기흉 - HIV 양성 환자의 흉부 방사선 사진에 기흉이 있다면 PCP를 배제해야 한다.

학습 요점
- PCP에 특이적인 임상 양상은 없다.
- 이전 PCP의 병력이 없는 환자에서 흉부 방사선 사진이 정상 혹은 정상에 가까운 경우, 안정 시와 운동 사이에 산소 포화도 감소는 PCP에 대한 합당한 특이 검사로 검증받았다. 그러나 미생물 검사 확진 없이 진단을 하기에는 충분하지 않다.
- LDH 수치는 PCP가 있는 HIV 감염 환자 중 90%에서 높지만, 진단을 위한 민감도와 특이도는 불량하다. PCP에서 적절한 치료에도 불구하고 LDH 수치가 상승한다면, 이는 불량한 예후 인자다.
- 혈청 베타-글루칸은 PCP를 시사할 수도 있지만, 다른 곰팡이 감염에서도 양성으로 나올 수 있다.

미생물 진단
*P. jirovecii*는 배양할 수 없는 곰팡이다. 따라서, 진단을 위해서는 호흡기 분비물에서 *P. jirovecii*를 직접 확인해야 하므로 적절한 가래 검체가 필요하다. 이는 최소 침습 기법인 유도 가래를 통해 획득할 수 있으며, 민감도는 50-90% 수준이다. 유도 가래 결과가 음성이거나 판독불가인 경우는 기관지 내시경을 통한 기관지폐포 세척으로 평가해야 한다. 이 방법의 진단 민감도는 90% 이상이다. 기관지폐포 세척액 검체로 진행하는 *P. jirovecii* PCR은 가장 민감도가 높은 진단 방법이다.

치료
CD4 수치가 200 미만 혹은 14% 미만이면서 전형적인 임상 및 영상 소견이 있는 환자에게는 유도 가래 검체 혹은 기관지폐포 세척액에 대한 세포 분석 결과를 기다리면서 경험적 치료를 시작한다(표 33.4). PCP가 의심된다면 치료는 바로 시작해야 하며, 유기체 확인을 위해 지체하지 않아야 한다.

동맥혈 가스 검체를 통한 저산소증의 정도 평가는 PCP의 중증도와 당질부신피질호르몬 추가 여부를 평가하는데 도움이 된다.

BHIVA (British HIV association)와 미국 CDC (Centers for Disease Control) 지침에서는 PCP의 1차 치료로 고용량 Trimethoprim-sulfamethoxazole (TMP-SMX 혹은 Cotrimoxazole)을 권장하고 있다(표 33.4). Sulfa 제제에 알레르기가 있는 환자에게는 2차 약제가 필요하다.

환자에게 삼킴이나 흡수에 영향을 미치는 위장관 문제, 예를 들어 아구창이나 설사가 있거나, 중등도에서 중증 PCP가 있다면, TMP-SMX는 경구 투여보다는 IV로 투여한다.

1차 치료로는 고용량 TMP-SMX를 21일 동안 IV로 투여한다.

표 33.4 PCP의 치료

중증도	경도 PaO_2 > 9.3 kPa (≒70 mmHg)	중등도-중증 PaO_2 ≤ 9.3 kPa (≒70 mmHg)
1차 치료	Cotrimoxazole	Cotrimoxazole
대체 요법	Clindamycin-Primaquine 혹은 Trimethoprim과 Dapsone 병용 혹은 Atovaquone	IV Pentamidine Clindamycin-Primaquine

고려해야 할 내용은 다음과 같다.

1. Sulfa 제제 알레르기: 2차 약물로 변경한다.
2. 흡수장애: IV TMP-SMX가 필요할 수도 있으며, Sulfa 제제에 알레르기가 있다면 IV Pentamidine이 필요하다.
3. TMP-SMX에 대한 반응: 환자 중 10%는 1차 치료에 실패하며, 2차 약제가 필요하다. 1차 치료 실패는 치료 시작 5일 후 악화로 정의한다.
4. 저산소증의 정도: 중등도에서 중증 PCP인 경우, 항균제에 코르티코스테로이드를 추가한다.
5. 보조 요법으로 Caspofungin을 사용하는 것은 여전히 불확실하다.

중등도 및 중증 폐포자충 폐렴에서 스테로이드의 역할

PaO_2가 9.3 kPa (≒70 mmHg) 이하인 환자에게는 경구 스테로이드를 추가해야 한다. 이는 *P. jirovecii*에 대한 강력한 염증 반응을 억제한다. 연구에 따르면, 항균제에 보조로 스테로이드를 사용하면 사망률이 감소하며, 기계 환기가 필요할 위험성이 줄어든다.

호흡 부전

치료가 지연되거나 효과적이지 않다면, 급성 호흡 부전 증후군과 유사한 중증 PCP로 진행할 수 있다. PCP 치료 중 점진적인 호흡 악화가 있다면, 이는 급성으로 진행하는 저산소증 때문이며, 초기에 중환자실/준중환자실 입실이 필요하며, 높은 사망률 및 이환율로 이어진다.

PCP에서 불량한 예후를 시사하는 요인은 다음과 같다:

1. 수일간 치료 후 나타나는 호흡 부전
2. 기흉
3. 기계 환기 필요

폐포자충 폐렴 예방

이 방법은 CD4 수치가 200 cell/mm³ 미만이면서 PCP의 위험이 높은 환자에게 시행한다.

예방 요법으로 사용하는 1차 약물은 Cotrimoxazole, Dapsone, Atovaquone이며, 대안으로는 흡입 Pentamidine을 사용할

표 33.5 PCP 예방 요법의 적응증

1차 예방 요법	CD4 ≤ 200 CD4 수치가 총 림프구 수의 14% 이하
2차 예방 요법	사람 폐포자충 폐렴이 있었던 모든 환자

수 있다(표 33.5).

폐포자충 폐렴 예방 중단

혈장 바이러스 부하가 검출되지 않는 cART 중인 환자와 6개월 동안 CD4 수치가 200 cells/mm³ 이상으로 유지되는 환자에게는 PCP 예방 요법을 중단할 수 있다.

폐 결핵

HIV는 노출 후 결핵 진행을 가속화하고 재활동 위험을 크게 증가시킴으로써 전 세계적인 결핵 사례 증가를 주도하는 주요 구동원이다. 활동 결핵은 350 cells/mm³ 이상의 비교적 높은 CD4 수치에서도 발생할 수 있다. 개발도상국에 거주하는 많은 환자들은 주변 환경의 특성, 특히 과밀과 빈곤으로 인해 결핵에 노출된다.

HIV에 감염되지 않았지만 잠복 결핵이 있는 환자에서 활동 결핵이 발생할 위험은 평생 10%이지만, HIV/결핵 중복감염이 있으면서 cART를 받지 않은 환자는 매년 10%다.

임상 양상

임상 양상은 HIV 음성 환자와 유사하다:

- 만성 젖은 기침
- 야간 발한 및 발열
- 피로와 체중 감소

진행한 HIV 질환 혹은 CD4 수가 200 미만인 경우, 결핵 증상은 대부분 비특이적(표 33.6)이고 비정형적이며, HIV 음성 환자의 결핵에 비해 많은 검사 결과들이 진단 민감도가 떨어진다.

확연한 면역억제가 있는 환자, 예를 들어 CD4가 200 cells/mm³ 미만인 환자는 결핵 복제를 통제할 수 없으며, 따라서 상당한 마이코박테리아 부담을 가지고 있다(표 33.6). 그러나, 예를 들어 폐 공동화(cavitation) 같은 가래 도말 양성과 관련된 요인이 감소하면, HIV/결핵 동시 감염 환자에서 가래 현미경 검사

표 33.6 HIV 감염 여부 및 CD4 수치에 따른 결핵의 임상 양상

	HIV 비감염	HIV 감염, CD4 < 200
증상	주로 국소 증상	주로 비특이 증상
부위	주로 폐	폐외 결핵 및 파종 결핵의 비율이 높음
가래 도말 AFB	수율이 양호	수율이 낮음
생검 혹은 부검에서 마이코박테리아 부하	낮음	높음

는 진단 수율이 상당히 낮아진다. 따라서, HIV/결핵 동시 감염이 있는 경우, 결핵을 진단하기 위해서는 조직검사, 결핵 배양, 결핵 PCR을 위한 조직 검체와 마이코박테리아 혈액 배양이 필요하다.

HIV 양성 환자에서 CD4 수치가 심각한 면역억제를 나타낸다면 잠복 결핵 감염을 평가하기 위한 투베르쿨린 피부 검사 (tuberculin skin test)와 ELISpot (enzyme-linked immune-spot) 같은 면역 검사는 대부분 음성으로 나온다.

흉부 방사선 사진
CD4 수치가 낮은 HIV 양성 환자에서 결핵의 전형적인 영상 소견은 HIV 음성 환자와는 다르다(표 33.7, 그림 33.5, 그림 33.6).

진단
- GeneXpert® MTB/RIF 검사
- 도말 및 배양 검사를 위한 유도 가래를 포함한 반복적인 가래 검체 채취
- 림프절 생검 같은 조직검사/배양/PCR을 위한 조직 생검
- 마이코박테리아 혈액 배양은 중증 면역억제 환자 중 10%에

표 33.7 HIV 감염과 관련된 결핵의 영상 특징

전형 결핵	HIV/낮은 CD4 수치에서 결핵
위쪽 구역(zone) 공동화	위쪽 구역이나 공동화에 대한 특정 우세가 없는 폐 침윤
양쪽 폐문 림프절병증	세로칸 림프절병증 가슴막 삼출액

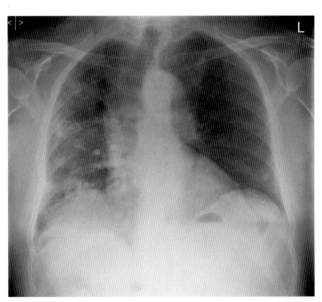

그림 33.5 오른쪽 중간 부위 및 아래쪽 부위의 폐 음영을 보여주는 흉부 방사선 사진

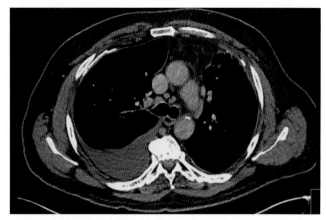

그림 33.6 오른쪽 가슴막 삼출을 보여주는 흉부 CT 영상

서만 양성으로 나온다.
- 가슴막 삼출액에서 아데노신 아미노기제거효소(ADA) 검사

치료
결핵을 확진했다면 가능한 빠르게 경험 치료를 시작해야 하며, HIV에 감염되지 않은 결핵 의심 환자와 동일한 지침을 따라야 한다. 즉, Rifampicin을 기반으로 한 치료를 시작한다. 그러나, HIV/결핵 동시 감염이 있는 환자에서는 다음의 내용을 고려해야 한다.

1. 많은 무작위 대조군 시험에서 볼 수 있듯이, 결핵 치료에 cART를 추가하면 치료 결과가 호전되며 사망률이 감소한다. 대다수 환자는 결핵 치료 시작 후 2주 내에 cART를 시작하면, 특히 CD4 수치가 50 cells/mm^3 미만인 경우 혜택을 볼 수 있다. CD4 수치가 높은 환자는 HIV 치료를 지연할 수도 있지만 8주를 넘어서지 않아야 한다.
2. 초기 결핵 요법은 경험 치료이지만, HIV에서 약제 내성 결핵의 발생률이 높다는 점을 감안하여, 가능하다면 분리균의 약물 내성을 참고하여 치료법을 조절해야 한다.
3. 치료 반응과 면역 재구성 염증 증후군(immune reconstitution inflammatory syndrome, IRIS)을 주의 깊게 관찰한다. 특히 CD4 수치가 50 cells/mm^3 미만이라면 주의한다.
4. Rifampicin은 사이토크롬 P450 효소의 강력한 유도자다. 따라서, Rifampicin은 cART에 사용하는 약물, 특히 단백질 분해효소 억제제와 상호작용을 하며, 이 약물의 농도를 치료 수준 이하로 만들며, HIV 치료 실패 및 약물 내성을 유발할 수 있다. 항레트로바이러스 약물과 Rifampicin을 같이 사용할 수 없다면, 약물 상호작용이 적은 Rifabutin 기반 요법을 사용해야 하지만, 신중하고 전문적인 용량 관리가 필요하다. cART를 진행 중인 환자에서 결핵 치료를 시작할 때는 약물 상호작용에 대한 신중한 검토가 반드시 필요하다. 자세한

내용은 www.hiv-druginteractions.org를 참고한다.

면역 재구성 염증 증후군

면역 재구성 염증 증후군(immune reconstitution inflammatory syndrome, IRIS) 혹은 면역 복원 질환은 HIV 감염 환자에서 나타나는 질병 특이 혹은 병원체 특이 염증 반응으로 일반적으로 cART를 시작한 뒤나 재시작한 뒤에 발생한다. IRIS는 마이코박테리아, 곰팡이, 바이러스, 세균 등에 감염된 환자에서 악화되는 증상 및 징후로 보고되었다. Kaposi 육종 같은 종양 악화도 관찰되었다.

대다수 사례는 cART 치료를 시작할 때 CD4 수치가 낮은 환자에게 발생하며, 그 후 CD4 세포 수치가 급격하게 증가한다. 이 증후군은 일반적으로 cART 치료를 시작하고 첫 8주 이내에 나타나지만, 치료 시작 후 더 많은 시간이 지난 후에 발생하는 경우도 보고되었다. 치료는 코르티코스테로이드지만, 일부 환자에서는 과정이 상당히 연장될 수도 있다.

곰팡이 폐 감염

HIV 환자에서 호흡기의 곰팡이 감염은 바이러스나 세균 감염보다 드물다. 그러나, CD4 세포는 항곰팡이 방어에 중요한 역할을 하며, CD4 세포 숫자 및 세포 기능 감소는 HIV 환자에서 침습 폐 감염의 위험 요인이다.

다른 위험 요인은 다음과 같다:

* 중성구 감소증
* 장기간 코르티코스테로이드 요법
* 정맥 마약 남용
* 장기 이식 후의 인위적인 면역억제
* 비정상 폐 구조

HIV에서 주요 폐 곰팡이 감염은 다음과 같다:

1. PCP - 폐포자충 부분을 참고
2. 아스페르길루스증(aspergillosis)
3. 크립토코쿠스증(cryptococcosis)

cART가 도입되면서 곰팡이 감염은 유병률이 극적으로 감소했지만, 이는 여전히 후천 면역결핍 증후군(AIDS)과 관련된 사망률에 상당히 기여한다.

아스페르길루스증

아스페르길루스증은 곰팡이 종 Aspergillus가 원인인 질환을 의미한다. cART 도입 전에는 침습 아스페르길루스증은 주요 사망 원인이었다. 현재는 CD4 수치가 50 cells/mm^3 미만으로 매우 낮은 환자 ± 곰팡이 감염에 대한 다른 위험 요인이 있는 환자를 제외하면 HIV 환자에서 침습 아스페르길루스증은 보기 힘들다. 미국 자료집적(database)에 따르면, HIV 감염 환자 중 단 0.43%에서만 아스페르길루스증을 볼 수 있다.

아스페르길루스증은 토양이나 공기에 있는 곰팡이 포자가 흡입되어 발생한다. *Aspergillus fumigatus*가 질병을 유발하는 가장 흔한 종이다.

HIV에서 침습 폐 실질 아스페르길루스증

이는 HIV 감염 환자에서 파종 아스페르길루스증 사례 중 80%를 차지하며 대부분 치명적이다.

증상

* 발열
* 기침 및 객혈
* 숨가쁨
* ± 파종 감염의 징후, 예를 들어 뇌 침범에서 나타나는 신경학적 징후

진단

* 영상
* 흉부 방사선 사진: 결절 혹은 공동 병변

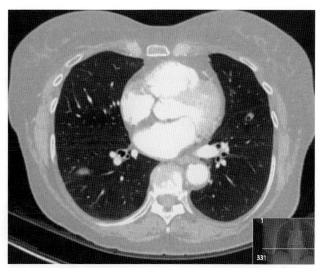

그림 33.7 곰팡이 결절이 있는 HIV 환자의 단면 CT 영상. 오른쪽 폐에 있는 경계가 불확실한 결절과 왼쪽 폐에 있는 결절 안의 공동을 주목한다.

- CT 영상: 결절 음영을 둘러싸는 간유리 침윤 부위로 인한 특징적인 "달무리 징후(halo sign)"가 있다면 아스페르길루스증의 초기 진단에 매우 도움이 된다(그림 33.7).
- Aspergillus 항원
- 혈장이나 기관지폐포 세척액에서 갈락토만난(galactomannan)을 검출하면 진단에 도움이 될 수 있다.

기관기관지 아스페르길루스증

주로 기관과 기관지를 침범하면 기관기관지 아스페르길루스증으로 분류하며, 기도 폐쇄 증상과 기침, 숨가쁨, 쌕쌕거림이 나타날 수 있다.

증상

- 현저한 숨가쁨
- 들을 수 있는 쌕쌕거림으로 이어지는 기도 폐쇄
- 기침

치료

- Voriconazole이 가장 좋은 치료법이다.
- Caspofungin은 대안으로 사용할 수 있다.

크립토코쿠스증

피막으로 둘러싸인 효모인 Cryptococcus neoformans으로 인한 감염은 전 세계적으로 HIV 감염 환자에서 가장 흔한 곰팡이 감염이지만, 선진국에서는 드물다.

폐 크립토코쿠스증(cryptococcosis)은 호흡기 분비물 혹은 폐 생검 검체에서 C. neoformans가 배양되거나, 혈청에서 크립토코쿠스 항원이 검출되면 진단할 수 있다.

HIV 감염 환자는 CD4 수치가 100 cells/mm³ 미만이면, 크립토코쿠스 수막뇌염 같은 폐외 크립토코쿠스증이 발생할 위험이 매우 높다.

증상

- 발열
- 기침
- 숨가쁨

흉부 방사선 사진: 주로 폐 기저부에 발생하는 석회화가 없는 폐 결절, 폐문 림프절병증, 사이질 침윤, 폐 덩이(그림 33.8)

진단

혈청 크립토코쿠스 항원이 양성이며 조직 생검 혹은 기관지폐포 세척액에서 효모가 보일 수 있다.

치료

고용량 Fluconazole로 치료하지만, 중증 질환 및/또는 수막뇌염이 있다면, 고용량 Amphotericin + Flucytosine으로 치료한다.

폐암

Kaposi 육종과 비호지킨 림프종(non-Hodgkin lymphoma)이 폐를 침범할 수 있으며, HIV 환자는 감염되지 않은 대조군과 비교할 때 폐암 발생률도 높으며, 더 공격적인 폐암이 발생하는 것으로 보인다.

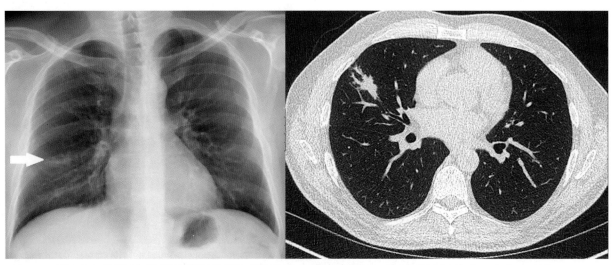

그림 33.8 **크립토코쿠스 감염이 있는 환자에서 결절을 보여주는 흉부 방사선 사진(흰색 화살표)과 오른쪽 중간 구역의 결절을 보여주는 CT 영상**

폐 Kaposi 육종

Kaposi 육종(Kaposi's sarcoma)은 8형 사람 포진바이러스(human herpesvirus-8, HHV-8)가 원인이며, HIV 환자에서 가장 흔한 악성 종양이다. 주로 피부를 침범하지만, 진행된 질환에서는 Kaposi 육종이 내장(viscus)을 침범하는 일이 흔하며, 기도, 폐 조직, 세로칸 림프절, 가슴막을 침범할 수 있다. 사례 중 최대 15%에서 폐만 침범한다.

흉곽 Kaposi 육종 환자는 일반적으로 명백한 점막피부 병변이 있다. 입천장에 병변이 있으면 폐 침범을 시사한다.

증상
기침, 호흡곤란, 발열, 객혈이 발생할 수 있다.

진단
일반적으로 기관지 내시경에서 특징적인 보라색 플라크(purplish plaque) 병변을 눈으로 확인하면 진단에 충분한 것으로 간주한다. 기관지 내시경 폐 생검은 수율이 낮지만, 상당한 주요 출혈(major bleeding)이 발생할 위험이 있다. 폐 결절이 있지만 특정 진단을 시사하는 다른 특징이 없는 일부 환자에게는 개방 폐 생검(open lung biopsy)이 필요할 수도 있다.

가슴막 삼출은 일반적으로 삼출물성(exudative) 및 혈액성(sanguineous)이지만, 세포 검사로는 진단할 수 없다. 가슴막 병변의 국소 특징과 주로 벽 가슴막(parietal pleura)보다는 내장 가슴막(visceral pleura)을 침범하는 특성 때문에 폐쇄 가슴막 생검 검체에서 Kaposi 육종이 양성으로 나오는 경우는 매우 드물다. 따라서, 병변을 눈으로 확인하기 위한 비디오 보조 흉강경 검사가 필요하다.

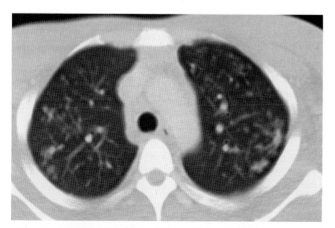

그림 33.9 기관지혈관 주변 결절 침윤이 우세한 Kaposi 육종 환자의 단면 CT 영상

영상 소견
영상 소견은 매우 다양하지만 기관지벽 두꺼워짐이 있다. Kerley B선(Kerley B line)과 기관지혈관 주변에 분포하는 결절 침윤(그림 33.9), 폐 삼출(pulmonary effusion)이 흔한 특징이다.

치료
지방소체(liposomal) Anthracyclines과 cART를 이용한 전신 화학 요법으로 치료한다.

림프종

비 호지킨 B-세포 림프종
HIV 음성 환자에 비해 HIV 양성 환자는 비호지킨 B-세포 림프종(non-Hodgkin's B-cell lymphoma, NHL)이 발생할 위험이 200-600배 높다. 이 비율은 CD4 수치가 100 cells/mm^3 이하로 감소하면 극적으로 증가하며, 고활성 항레트로바이러스 요법(highly active anti-retroviral therapy, HAART)에도 불구하고 지속해서 발생한다.

HIV 감염과 관련된 NHL은 대부분 고등급 B-세포 종양이며, 주로 IV기 및 림프절 외 질환(extranodal disease)으로 발생하는 경향이 있다. 폐는 림프절 외 질환이 발생하는 부위이지만, HIV에 감염되지 않은 환자와는 반대로 세로칸 및 폐문 림프절병증은 일반적으로 두드러지지 않는다.

증상
영향을 받은 환자는 대부분 무증상이지만, 림프절 혹은 폐 침범으로 인해 기침과 호흡 곤란이 발생할 수 있다.

영상
흉부 방사선 사진과 CT 영상에서 림프절 침범, 폐엽 경화, 결절, 그물 음영, 덩이, 무기폐, 삼출, 가슴막 두꺼워짐 등을 확인할 수 있다. 18FDG-PET (fluorodeoxyglucose positron emission tomography) 영상은 병기 결정 및 질병 활성 감시에 유용하다.

진단
- 부위에 따라 기관지 내시경 혹은 개방 생검
- 기관지폐포 세척액은 진단 수율이 매우 낮다.
- CT 유도 생검
- 세로칸 림프절 침범이 있다면 세로칸 내시경술
- 폐문 림프절 질환과 폐 주변부 침범이 있는 경우 비디오 보조 흉강경 수술
- 가슴막 생검 혹은 가슴막 체액의 세포 분석

1차 삼출액 림프종

1차 삼출액 림프종(primary effusion lymphoma)은 일반적으로 가슴막, 심장막 혹은 복막 삼출액으로 나타난다.

거의 모든 사례에서 종양 DNA는 Kaposi 육종의 원인이기도 한 HHV-8을 보여준다.

폐의 비소세포 암종

비소세포 폐암은 HIV 감염 환자에서 발생률이 증가하는 것으로 보인다. 이러한 증가가 단순히 더 높은 흡연율을 반영하는지는 계속 논의 중이다. CD4 수치, 바이러스 부하, cART와는 관계가 없다.

HIV 감염 환경에서 폐암 환자는 평균 나이가 45세로 상대적으로 젊은 경향이 있으며, 경도 혹은 중등도 면역 억제가 있다. 대다수 환자는 III기 혹은 IV기에 진단된다. 샘암종이 가장 흔한 조직 유형이며, HIV 감염 환자는 예후가 더 나쁘다.

HIV 관련 폐암에 대한 진단 및 치료 접근은 HIV 감염이 없는 환자와 동일하지만, cART와 관련한 약물 상호작용은 염두에 두어야 한다.

기타 폐 질환

이러한 악성 종양과 감염 이외에, HIV는 폐 고혈압, 만성 폐쇄 폐 질환, 사이질 폐 질환, 림프구 사이질 폐렴 같은 다른 폐 질환의 위험 증가와도 관련이 있으며, 특히 소아에서 관련이 크다.

폐 고혈압

HIV에서 유병률이 높다. HIV 감염 환자 200명당 1명 수준으로 발생하며, 이는 HIV 감염이 없는 환자에 비해 6-12배 높은 수준이다. 발병기전은 약물 간 상호작용 및 비경화 폐 고혈압과 관련되어 있으나 명확하지는 않다.

증상
초기에는 대부분 무증상이지만, 운동 호흡 곤란, 비정형 가슴 통증, 실신 등이 나타날 수 있다.

치료
HIV 관련 폐 고혈압의 치료는 다른 유형의 폐 고혈압과 거의 동일하지만, 칼슘 통로 차단제 사용은 권장하지 않는다는 점이 다르다.

만성 폐쇄 폐 질환

HIV 감염 환자는 호흡기 증상 및 만성 폐쇄 폐 질환의 유병률이 높다.

현재 흡연 및 이전 세균 폐렴은 호흡기 증상과 만성 폐쇄 폐 질환의 발달에 중요한 역할을 하는 것으로 보인다.

관리
금연이 중요하다. 만성 폐쇄 폐 질환은 HIV에 감염되지 않은 환자와 같은 방법으로 관리한다.

중요한 고려사항은 항바이러스 제제 Cobicistat 및 Ritonavir와 흡입 플루오린화(fluorinated) 스테로이드 사이의 약물 상호작용이며, Cushing 증후군이 발생할 수도 있다.

천식과 기관지 과민성

천식과 기도 과민성이 HAART로 치료한 HIV 양성 환자에서 더 흔한지를 결정하기 위한 자료는 현재로서는 제한적이다.

흡입 플루오린화 스테로이드와 항레트로바이러스 요법의 약물 상호작용을 주의해야 한다.

기관지 확장증

기관지 확장증은 결핵을 포함한 중증 혹은 반복 기회 감염의 결과로 발생한다. 소아의 위험 요인에는 재발 폐렴, 중증 면역억제, 림프구 사이질 폐렴 등이 있다.

사이질 폐 질환

cART 도입 전에는 사이질 폐렴과 림프구 사이질 폐렴이 성인 HIV 환자에서 자주 언급되었다. cART 도입 후, 이러한 질병은 흔하지 않게 되었으며, 아마도 폐 면역 개선의 결과로 인한 것이라 추정된다(표 33.8). 그러나 HIV 감염 환자에서 유육종증은 더 많이 증가하고 있으며, 이는 면역 재구성 현상을 반영하는 것일 수 있다.

표 33.8 HIV에서 볼 수 있는 사이질 폐 질환의 주요 원인인 비특이 사이질 폐렴, 림프구 사이질 폐렴, 원인불명 기질화 폐렴, 과민 폐렴, 유육종증의 임상, 영상, 조직 특징

	비특이 사이질 폐렴	림프구 사이질 폐렴	원인불명 기질화 폐렴	과민 폐렴	유육종증
호흡 곤란 및 기침	+/-	+	+	+	+/-
발열	+/-	+	+	-	+/-
일반적인 CD4 수치 (cells/mm^3)	< 200	> 350	모든 수치 가능	> 350	> 200
흉부 방사선 사진	사이질 혹은 폐포 침윤 최대 50%에서는 정상 소견	그물망 혹은 결절 음영	경화	정상이거나 광범위 결절	양쪽 폐문 림프절병증 ± 결절 음영
고해상도 CT: 간유리 음영	바닥쪽이 우세할 수 있음	있음	있음	광범위 혹은 반점	때때로 광범위
고해상도 CT: 경화	있을 수 있음	일반적 특징이 아님	주요 특징	일반적 특징이 아님	있을 수 있음
고해상도 CT: 벌집모양	드물게 있을 수 있음	진행한 질환에 있음	일반적 특징이 아님	진행한 질환에 있음	섬유화 질환인 경우 있을 수 있음
고해상도 CT: 기타 특징		그물망 및 결절 음영	공동화 결절	모자이크 감쇠	틈새(fissure)에 샘병증 및 결절
조직병리 특징	림프구, 형질 세포, 대식 세포의 사이질 침윤	폐포 중격으로 확장을 동반한 다세포 림프구, 일부 조직구, 형질 세포의 사이질 침윤	기질화 폐렴, 과립 조직의 관내 용종	만성 질환에서 세기관지 주위 림프구 침윤 및 다양한 섬유증	비치즈 육아종
육아종	없음	때때로 보고됨	없음	있음	우세
치료 및 예후	일반적으로 자가 한정 cART를 사용하면 림프구 폐포염 호전으로 이어진다.	치료 없이도 안정적일 수 있음 스테로이드와 cART가 일부 역할 드물게 호흡 부전으로 진행	코르티코스테로이드에 빠르게 반응	원인 물질을 제거하면 자가 한정일 수 있음 코르티코스테로이드가 필요할 수 있음	자발 해소될 수 있음 스테로이드가 필요할 수 있음

출처: Adapted from Doffman, SR, Miller, RF, Clin Chest Med, 34, 293-306, 2013.
참고: cART, 병용 항레트로바이러스 요법(combination antiretroviral therapy)

참고 문헌

1. Zeka AN, Tasbakan S, and Cavusoglu C. Evaluation of the GeneXpert MTB/RIF assay for Rapid Diagnosis of Tuberculosis and Detection of Rifampin Resistance in Pulmonary and Extrapulmonary Specimens. J Clin Microbiol 2011;49(12):4138-4141.

PART 10

광범위 폐 질환

---

34 폐 유육종증   438
Peter M. George and Athol U. Wells

35 특발 폐 섬유증   449
Peter Saunders, Richard J. Toshner, and Toby M. Maher

36 과민 폐렴   460
Helen E. Jo and Tamera J. Corte

37 결합 조직 질환과 관련된 사이질 폐 질환   470
Sandra Chartrand and Aryeh Fischer

38 폐 혈관염   483
Irene J. Tan and Maria Elena Vega Sanchez

39 희귀 폐 질환   491
Jay H. Ryu

폐 유육종증

PETER M. GEORGE AND ATHOL U. WELLS

정의와 역학

유육종증은 다체계 질환이며 영향을 받은 장기의 비치즈 육아종(noncaseating granuloma) 형성 및 침윤이 특징이다. 눈, 피부, 뇌, 심장, 뼈, 혹은 간을 침범할 수 있지만, 폐가 주로 영향을 받는 장기다. 일부 환자에서는 유육종증이 짧은 기간의 자가 한정 질환이라는 점과 또 다른 환자에서는 만성 질환으로 진행한다는 점을 감안하면, 유병률과 발생률 추정은 어려운 일이다. 그럼에도 불구하고, 많은 연구 자료에 따르면 미국과 서유럽에서 연간 발생률은 인구 10만 명당 5-10명이며, 시점 유병률은 이 수치의 약 2배로 추정된다. 과거 30년 동안 질병의 발생률 변화에 대한 의견은 없었다. 유육종증은 두봉우리 연령 분포가 있으며, 유럽과 일본에서 발병률이 가장 높은 연령대는 25세와 40세 사이로 70%를 차지하며, 그 뒤로 대부분 50대와 60대 사이의 여자로 구성된 두 번째로 작은 고점이 보고되었다. 소아와 노인에게는 매우 드물게 나타난다. 유육종증은 주로 여자에서 빈번하게 관찰되며, 가장 최근의 추정치에 따르면 남녀 성별 비율은 1.20:1.75(남:여)다. 또한 인종에 따른 소인이 분명하며, 아프리카 및 아프리카계 카리브해 사람에게서 거의 10배 정도 더 많이 발생한다. 이 집단에서 유육종증은 더 빈번하게 전신을 침범하고 더 중증이며, 더 만성 과정을 따른다. 북유럽에서도 높은 발생률을 볼 수 있지만 일본에서는 드물다. 일반적으로 산발적이지만 유육종증 사례 중 최대 9.6%는 가족성이다. 불완전 침투를 동반한 열성 유전 패턴이 제안되었으며 일란성 쌍둥이는 위험이 80배 증가한다.

병인

유육종증은 발병기전에 관한 수많은 가설이 있지만 그 원인은 밝혀지지 않았다. 유육종증의 위험 요인으로 확인된 단일 유전자 다형성(gene polymorphism)은 없지만, 흥미롭게도 유전자 관련 연구에 따르면 면역 반응과 관련한 톨 유사 수용체(toll-like receptor, TLR)나 주 조직적합 복합체(major histocompatibility complex, MHC) 같은 유전자 자리(genetic locus)가 관련 있을 것으로 추정된다. 일부 학자들은 감염이 감수성이 있는 개인에게 특이 반응을 유발하는 "2회 충격(two-hit 혹은 second hit)"을 제공함으로써 중요한 역할을 할 것이라고 제안한다. 북미와 유럽의 유육종증 환자 중 90%에서 폐 침범이 있다는 점을 감안하여, 공기 전파 가능성도 주장되었다. 단일 감염 유기체가 핵심 역할을 할 가능성은 거의 없다. 예를 들어, 마이코박테리아 감염과 임상적으로 유사하며, 결핵과 유육종증 사이에 약한 연관성이 있지만, 전 세계적인 결핵 발생률 감소가 유육종증의 발생률 감소로는 이어지지 않았다.

또한, 유육종증은 면역 체계 조절장애의 결과를 반영하는 것이며, 영향을 받은 환자가 지금까지 알려지지 않았지만, 일반적으로 접하는 항원에 대해 과도하게 반응할 수 있다는 주장도 제기되었다. 선천 면역 반응에서 TLR 및 NLR (nucleotide-binding oligomerization domain-like receptor) 같은 패턴 인식 수용체는 일련의 숙주 방어 신호 경로를 시작하여 병원체의 표면에 있는 병원체 관련 분자 패턴(pathogen associated molecular pattern, PAMP)인 보존된 분자 모티브(molecular motif)에 반응한다. 그러나 동일한 수용체는 내부에서 생성된 항원인 손상 관련 분자 패턴(damage-associated molecular pattern, DAMP)에도 유사한 방법으로 반응할 수 있다. 세포 스트레스와 괴사뿐만 아니라 면역 기능장애는 DAMP 생성으로 이어지며, 이는 패턴 인식 수용체가 비감염 염증을 영구화하도록 자극한다. 유육종증은 본질적으로 면역조절 요법에 반응을 보이는 수많은 염증전 사이토카인의 혈청 수치를 증가시키는 염증 질환이다. 폐 유육종증 환자의 폐포 대식 세포는 TLR에 더 공격적으로 반응하며, 이는 감염에 대한 반응을 의미하는 것일 수도, 아닐 수도 있는 지속하는 전신 염증 반응이 중심 역할을 할 가능성이 있다는 견해를 더욱 지지한다.

다중 유발 요인 가설에 따라 유육종증의 가능한 원인으로 많은 비기질적 병인이 제안되었다. 역학연구에서 베릴륨, 소나무 꽃가루, 타는 목재, 조류 노출이 모두 관련이 있었지만, 이후에 확정된 것은 없었다. 흥미롭게도, 다른 폐 육아종 질환인 과민 폐렴과 마찬가지로 흡연은 보호 요인이었다.

유육종증은 비치즈 육아종의 형성 및 침윤을 특징으로 하는 다체계 질환이다. 림프절과 폐가 주로 영향을 받는 장기이며, 폐 림프절 침범의 분포는 일반적으로 폐가 가장 먼저 영향을 받는 장기라는 발병기전을 암시한다. 유육종증의 특징은 육아종이며, 상피모양 세포와 다핵 거대 세포가 중심부에 있고 이를 둘러싸는 주변 림프구로 구성된다. 원인 요인과 관련된 항원이 육아종 내에 있어 지속적인 면역 반응을 유발할 것으로 추정된다. 이 병이 왜 일부에서는 퇴행하고 일부에서는 계속 지속하는지는 알 수 없다.

폐 유육종증의 임상 양상

폐 유육종증의 증상은 다음과 같이 분류할 수 있다.

- 유육종증의 일반 양상
- 폐 유육종증의 장기 특이 양상

느린 진행 양상과 임상 양상 대부분이 비특이적이라는 점을 감안하면, 일부 폐 유육종증 환자가 1차 및 2차 진료 의사에게 계속되는 기침, 쌕쌕거림(wheezing), 그리고 운동 호흡 곤란을 호소하는 일은 놀라운 일이 아니다. 수많은 감별진단이 있기 때문에 확진이 지연되는 일이 흔하다. 일부 사례에서는 쌕쌕거림, 폐쇄 폐 생리, 호흡 곤란의 조합으로 인해 천식으로 합리적인 오진을 하는 일이 나타날 수 있으며, 환자가 흡입 코르티코스테로이드와 베타2 작용제를 통한 보편적인 천식 관리에 잘 반응하지 않음을 확인한 뒤에야 비로소 유육종증을 의심하게 되는 경우가 많다.

일반 양상

폐는 유육종증에서 주로 침범되는 장기다. 앞서 언급한바와 같이, 유육종증은 초기에 다양한 부위를 침범하는 다체계 침범이 특징이지만, 폐, 피부, 눈이 주로 영향을 받는다. 피로나 관절통 같은 다른 흔한 증상은 발현 후 진행이 느리기 때문에, 주요 장기 침범이 없는 상태에서 이를 바탕으로 유육종증을 빠르게 진단할 수 있는 경우는 드물다.

호흡기 양상

대부분 느리게 진행하는 지속되는 기침은 유육종증의 흔한 호흡기 양상이다. 운동 호흡 곤란은 때때로 심각한 제한을 야기할 수 있지만, 기침보다는 빈번하지 않으며, 폐 질환, 심장 질환 혹은 폐 고혈압을 의미할 수도 있다. 염증 기관지 과활성의 양상인 쌕쌕거림은 흔하지 않다. 가슴 불편감은 흔하며 일반적으로 근육뼈대(musculoskeletal) 가슴벽 통증 양상으로 나타난다.

상기도

코 침범은 드물며, 유육종증 환자 중 약 6%가 영향을 받지만, 일반 인구 중 20%는 코 증상이 있다. 코 침범과 피부 질환 사이에는 강한 연관이 있으며, 이 두 부위에 대한 침범은 중증도가 유사한 경향을 보인다. 전형적인 증상은 코딱지, 출혈, 후각 상실증(anosmia)이다. 부비동 점막의 육아종 염증이 유발하는 폐쇄로 인한 2차 만성 부비동염 증상이 나타날 수도 있다. 코인두, 구강, 편도 침범은 드물다. 후두 질환은 유육종 양상의 1% 미만을 차지하며, 후두덮개, 모뿔 후두덮개 주름(aryepiglottic fold), 모뿔 연골(arytenoid)을 주로 침범한다.

기도

폐 육아종은 림프절 주변 분포 다음으로 많으며, 세기관지동맥 다발 및 소엽 사이 중격에 주로 발생하며, 일반적으로 작은 기도 침범을 유발한다. 육아종은 주 기도의 점막 및 점막밑층에 주로 나타나기 때문에, 큰 기도도 영향을 받을 수 있다. 기도 침범은 일반적으로 작은 기도 및 큰 기도 질환으로 인한 기류 폐쇄로 이어진다. 기도에 국한된 유육종증은 환자가 쌕쌕거림, 숨가쁨, 기침 등을 호소하기 때문에 천식과 혼동하기 쉽다. 환자가 보편적인 천식 치료에 잘 반응하지 않는다면 진단을 고려해볼 수 있다. 유육종증의 맥락에서 기류 제한은 대부분 기관지 확장 요법에 잘 반응하지 않는다. 기도는 구조 왜곡과 견인 기관지 확장증(traction bronchiectasis)을 유발하는 주변 섬유화가 있을 때도 영향을 받을 수 있다. 확장된 세로칸 림프절이 기도를 압박하여 기도 폐쇄, 심지어는 폐엽 허탈을 유발하는 일도 드물게 발생할 수 있다.

폐 실질

폐 유육종증 환자 대부분이 일반적으로 가역적인 기관지중심 육아종 침윤이 있는 반면, 최대 10%는 비가역적인 폐 섬유증 혹은 섬유큰공기집(fibrobullous) 변화가 있다. 또한, 초기 고해상도 CT에서 염증 결절 기관지중심 변화가 있었던 환자 중 10-20%는 폐 섬유증이 발생한다. 흉부 방사선 사진에서 명백한 폐 섬유증이 있는 IV기 환자는 가장 예후가 나쁘며, 일부 사례에서는 공격적인 면역억제에도 불구하고 환자를 쇠약하게 만드는 기능 장애 및 안정 시나 운동 시 산소 의존 상태로 진행한다. 이러한 경우, 폐 이식이 기대 수명을 향상시킬 수 있는 유일한 방법이다. 점진적 섬유큰공기집 질환이 있는 환자에서 진균

표 34.1 폐 유육종증의 흉부 방사선 사진 분류

병기	비율	영상 특징
병기 0	8%	정상 방사선 사진
병기 I	40%	폐문 림프절병증
병기 II	37%	폐문 림프절병증 및 이와 관련한 실질 염증 변화
병기 III	10%	림프절병증 없는 실질 염증 변화
병기 IV	5%	섬유화 변화

참고: Scadding의 흉부 방사선 사진 병기결정 시스템. 각 병기의 환자 비율은 AC-CESS (A Case Controlled Etiologic Study of Sarcoidosis) 등록자료에서 차용하였으며, 개별 지정 센터의 자료보다 중증 질환에 대한 편향이 적을 가능성이 있다.

종(mycetoma) 형성은 흔한 동반 질환이며, 치명적인 객혈을 유발할 수 있다. 폐 고혈압은 IV기 환자에게 더 자주 나타나지만, 사이질 폐 침범이 거의 없는 환자나 전혀 없는 환자에게도 발생할 수 있다. 여러 연구에 따르면, 만성 운동 제한이 있는 유육종증 환자에서 폐 고혈압은 유병률이 약 50%에 근접한다.

진단 시점의 병기는 대부분 I기 혹은 II기이지만, 폐 유육종증 환자 중 최대 5%는 진단 시 IV기 질환을 가지고 있다(표 34.1). 주요 장기 침범으로 인한 기대 수명 감소는 유육종증 환자 중 약 5%에서 발생하며, 대부분은 폐 혹은 심장 침범 때문이다.

폐 유육종증 의심 환자에 대한 평가

유육종증이 의심되는 경우, 평가는 다음과 같은 목표를 중점으로 하면 유용하다.

1. 진단 확정
2. 3가지 목적을 위한 주요 장기 침범의 정량화
   ① 예후 평가
   ② 치료 필요성 여부 평가
   ③ 향후 감시를 위한 기준 자료 작성
3. 수용하기 힘든 삶의 질 손실 확인
4. 진균종 형성 같은 합병증 발견

진단

보편적으로 유육종증을 진단하기 위해서는 두 부위에서 생검 확인이 필요했다. 두 부위 생검이라는 요구사항이 일상 진료에서 엄격하게 준수되는 경우는 거의 없지만, 많은 의사들은 다음과 같은 기준을 기반으로 유육종증을 진단한다.

1. 임상 및 영상 양상이 일치
2. 조직 소견에서 비치즈 육아종

3. 다른 질환 배제

그러나 이미 많은 논문에 명시되어 있지만, 조직 확인이라는 유연하지 못한 요구조건에 대해 점점 더 많은 의문이 제기되고 있다. 인구 통계 요인, 임상 특성, 영상 특성을 통합하면 일반적으로 95% 이상의 가능성으로 진단할 수 있다. I기 유육종증 환자 중 대부분은, 심지어 급성 발현 관절통이나 결절 홍반 같은 임상 양상이 없는 경우에도, 림프절 침범 패턴 만으로도 주요 감별 진단 대상인 결핵과 림프종을 강하게 배제할 수 있다. 다른 경우에서도, 사이질 폐 질환의 존재 및 특성은 이러한 진단을 효과적으로 배제할 수 있다. 고해상도 CT 영상이 유육종증의 고전적 양상과 다를 경우, 진단 생검의 필요성은 사례별로 고려해야 한다. 무엇보다 조직 확인이 필수라는 내용은 시대착오적이다. 21세기에 이러한 결정은 의사의 전유물이 아니라 일반적으로 어느 정도 정보를 알고 있는 환자의 희망에 따라 결정된다. 진단 가능성이 높다는 사실을 알게 된 많은 환자들은 추가적인 침습 혹은 준침습 진단 절차를 거치지 않는 대신에 신중한 감시 과정에 기꺼이 참여할 것이다. 이를 통해 관찰된 질병 행동은 가능성이 높은 "포괄 진단(working diagnosis)"을 검증하는데 도움이 된다. 저자들은 환자에게 생검이 필수라는 구소련식 명령을 하지 않고 환자에게 다양한 방법을 선택할 수 있는 기회를 적극적으로 제공해야 한다고 믿는다.

폐 유육종증을 진단받은 환자에서는 병력 및 임상 검사를 통해 명백한 피부, 심장 혹은 신경계 침범을 확인할 수도 있으며, 혹은 적어도 추가 검사 필요 여부를 확인할 수 있다. 특히, 제한적인 운동 호흡 곤란이 반드시 폐 질환으로 인한 것이라고 가정해서는 안된다. 유육종증 관리에 경험이 있는 대다수 의사들은 진료 과정에서 유육종 심근병증으로 인한 호흡 곤란이 폐 유육종증 때문이라는 잘못된 가정을 한 적이 한 번씩은 있다. 심장 유육종증으로 인한 돌연사는 유육종 사망률의 주요 원인이며, 따라서, 두근거림이나 설명할 수 없는 실신 사건은 일반적으로 주의 깊게 조사해야 한다.

폐 유육종증에서, "위험한 질환"은 대부분 중증 운동 호흡 곤란으로 확실해진다. 고통스러운 기침 같은 다른 호흡기 증상은 삶의 질 하락을 유발할 수 있지만, 반드시 장애를 유발하는 폐 섬유증의 가능성과 관련된 것은 아니다. 그러나, 폐 질환의 중증도 평가는 다학제 참여가 필요하다. 운동 호흡 곤란은 원인이 다양하며, 근육뼈대 요인, 피로, 체력 저하, 체중 증가, 빈혈, 불안, 심폐기능 제한 등을 반영한다. 심폐 질환이 제한의 주요 결정 요인일 가능성을 확인하기 위한 6분 걷기 검사처럼 직접 관찰하면서 운동 호흡 곤란 증상을 재현하는 방법은 대부분 유용하다. 폐 섬유증을 동반한 폐 유육종증 환자에서 신체 검사는 대부분 도움이 되지 않지만, 폐 고혈압 발생의 임상적 근거가 있는 환자는 예외다.

환자에게 신중하게 질문해서 얻은 호흡기 및 전신 증상의 전체 "꾸러미(package)"를 고려하면 삶의 질 손실을 가장 잘 정량화 할 수 있다. 아마도 피로가 삶의 질 손실의 주요 원인이겠지만, 이는 과소평가되는 경향이 있다. 다시 말하자면, 피로는 가족, 직장 상사, 혹은 경험이 적은 의료 종사자가 "피로는 모두 스트레스 때문이다"는 잘못된 인식을 하게 만들었다. 호소하는 증상 목록이 많은 경우, 환자가 가장 완화하고자 하는 증상을 확인하는 것이 유용하다. 또한, 가능하다면 유육종증의 질병 활동을 반영하는 증상과 다른 질환으로 인한 증상을 반드시 구별해야 한다. 예를 들어, 피로는 원인이 다양하며 수면 부족이나 우울증으로 인해 발생하기도 한다. 수면 부족은 때로는 유육종증의 근육뼈대 증상을 반영하기도 하며, 우울증은 다체계 질환을 잘 이해하지 못해서 괴로워하는 환자에서 흔한 문제다.

영상

일반적인 흉부 방사선 사진 패턴은 표 34.1에 나와 있다. 유육종증은 폐의 위쪽 구역에 영향을 미치는 경향이 있다. 고전적인 고해상도 CT 소견에는 세로칸 림프절병증과 "틈새 염주모양(fissural beading)"으로 나타나는 림프절 주변 결절을 동반한 기관지중심 병변 등이 있다. 작은 기도 침범은 고해상도 CT에서 광범위한 저감쇠 변화로 확인할 수 있다. 이를 모자이크 감쇠(mosaic attenuation) 패턴이라고 한다. 유육종증의 맥락에서 섬유화는 다음과 같은 다양한 모양으로 나타날 수 있다.

1. 기관지혈관 패턴을 지닌, 폐 주변부로 다양하게 확장하는 폐문 주변 질환
2. 진행 대량 섬유증과 유사한 광범위한 뭉친 섬유증
3. 비가역적 광범위 간유리 음영
4. 일부 환자에서 보통 사이질 폐렴의 패턴을 시사하는 벌집모양을 동반한 고전적 그물망 이상(reticular abnormality)
5. 때로는 만성 곰팡이 및 세균 감염이 합병증으로 발생하는 섬유큰공기집 파괴

일반적으로 폐 섬유화가 있으면 구조 왜곡을 의미하며, 이는 구역 용적 감소 혹은 견인 기관지 확장증으로 나타날 수 있다.

MRI 및 18FDG PET을 포함한 고급 영상 기술은 이번 장의 범주 밖이다. 두 방법은 모두 폐 유육종증 평가에서 일상적인 역할은 할 수 없다. 그러나, 사전 자료(preliminary data)에 따르면 섬유 질환이 우세한 환자에서 18PDG PET으로 활동 유육종증 염증을 확인할 수 있다. 두 방법은 모두 전신 침범이 있거나 의심되는 환자 중 일부 환자에서 장기 침범의 패턴 확인, 특히 심장 유육종증의 패턴 확인과 예후 평가에 유용한 정보를 제공한다.

혈액 검사

유육종을 진단하기 위한 완전한 혈청 검사는 존재하지 않는다. 그러나 혈액 검사는 일반적으로 다른 질환을 배제하거나, 유육종증 진단 가능성을 개선하거나, 장기 침범 패턴을 정의하는 데 중요한 역할을 한다. 임상 양상이 결핵과 중복되는 점을 감안하면, QuantiFERON® 혹은 TB-ELISpot 같은 인터페론 감마 방출 검사(interferon-gamma release assay, IGRA)는 대부분 유용하다. 그러나, 확실한 유육종증에서 IGRA가 거짓 음성이며, 결핵이 확진된 일화 같은 관찰 사례가 있다. 이는 두 질환 사이의 복잡한 면역학적 중복을 반영하는 것일 수 있다. 혈청 안지오텐신 전환 효소(angiotensin converting enzyme, ACE) 수치 상승은 단독으로는 진단을 신뢰할 정도로 민감도와 특이도가 높지 않지만, 다른 임상 정보와 통합하면 진단 신뢰도가 높아지는 경우가 많으며, 비특이 전신 증상이 활동 질환의 결과일 가능성을 시사하기도 한다. 염증 표지자가 상승하고 림프구 감소증이 있으면 활성 유육종증일 가능성이 높아진다. 폭 넓게 사용되는 선별 검사에는 혈청 Ca^{2+} 수치, 간 기능 검사, 신장 기능 검사 등이 있다. 뇌 나트륨배설 펩타이드(brain natriuretic peptide, BNP) 측정은 폐 고혈압의 선별검사로 유용할 수 있으며, 만약 트로포닌-T와 BNP가 같이 증가하는 경우, 심장 침범과 폐 고혈압 모두에 대한 선별검사로 유용할 수 있다.

기타 보조 진단 검사

유육종증의 진단 가능성은 투베르쿨린(tuberculin) 피부 검사에서 완전한 무반응과 24시간 소변 검체를 정량화했을 때 고칼슘뇨(hypercalciuria)가 있으면 더 높아진다.

폐 기능 검사

폐 기능 검사는 질병의 중증도 등급 설정과 감시 모두에서 중심 역할을 한다. 초기 평가에는 폐활량 검사의 폐용적 측정, 가스 전달 측정, 그리고 이상적으로는 체적변동기록(plethysmography)의 폐용적 측정이 포함되어야 한다. 체적변동기록의 폐용적 측정은 환기 장애의 패턴을 특성화하고, 향후 감시에서, 예를 들어 흉벽 불편감이 있을 때, 폐활량 검사의

폐용적 측정을 대체하기 위해 필요하다. 환기 장애의 패턴에는 기류 폐쇄, 혼합 장애, 제한 장애 등이 있다. 총 폐용량(total lung capacity, TLC)이 80% 이상, 1초간 노력 날숨량(FEV$_1$)과 노력 폐활량(FVC)의 비가 70% 미만이면 기류 폐쇄를, FEV$_1$/FVC가 70% 미만, TLC가 80% 미만이면 혼합 장애를, 기류 폐쇄가 없으면서 TLC가 80% 미만이면 제한 장애를 고려할 수 있다. 일산화탄소 폐 확산능력(Diffusion capacity of the lung for carbon monoxide, DLCO) 수치는 기관지중심성 질환에서는 보존되지만, 사이질 침범이 광범위한 경우에는 감소한다. 그러나, 폐 혈관병증(pulmonary vasculopathy)에서처럼 비례해서 감소하지는 않는다. 폐 혈관병증의 경우, DLCO를 폐포 용적 수준으로 나눈 값인 일산화탄소 전달 계수(carbon monoxide transfer coefficient, Kco)가 비례해서 감소한다.

심초음파

폐 유육종증 환자에서 진단 평가를 진행할 때는 동반하는 폐 고혈압이 없음을 확인하기 위한 기준선 심초음파 영상이 필요하다. 심장 유육종의 검사 방법에 대한 자세한 설명은 이번 장의 범주를 벗어나지만, 비정상 심초음파 소견, 가슴 통증, 두근거림 같은 의심되는 증상이 있다면 추가 평가를 위해 전문 센터에 의뢰해야 한다.

기관지 내시경, 세척, 기관지 초음파, 생검

광섬유 기관지 내시경은 폐 유육종증과 다른 사이질 폐 질환을 감별할 때 중요한 역할을 한다. 유육종증에서 기관지폐포 세척액은 전형적으로 림프구가 우세하며, 과민 폐렴에서 주로 나타나는 CD4/CD8 비율 감소와는 반대로 CD4/CD8 비율이 증가한다. 기관지내 및 기관지경유 폐 생검은 폐 유육종증에서 조직 진단을 확보하기 위한 보편적인 방법이다. 2000년대 이전에는 확대된 세로칸 림프절에서 검체를 채취하기 위해서는 전신 마취 하에 진행하는 세로칸 내시경이 필요했었다. 그러나, 현재는 기관지 초음파(EBUS) 유도를 통해 기관지 내시경으로 세로칸 림프절을 폭 넓게 채취할 수 있으며, 일부 센터에서는 림프절 조직으로 즉시 세포병리적으로 비치즈 육아종을 확진할 수 있는 프로토콜을 만들어, 불필요한 추가 기관지내 및 기관지경유 생검을 상당히 감소시켰다. 드물게는 폐 유육종증을 진단하기 위해 수술을 통한 폐 생검이 필요할 수도 있다. 앞서 언급한 바와 같이, 생검 시술의 진행 여부는 환자와 상의하여 결정해야 하며, 생검 전 유육종증의 진단 가능성이 이러한 결정에 큰 영향을 미친다.

치료

폐 유육종증의 진단은 그 자체로는 코르티코스테로이드나 면역억제제 요법이 필요함을 의미하지 않는다. 자가 한정 혹은 안정적인 섬유 질환이 있는 많은 환자에서 최적의 초기 접근법은 즉각적인 중재가 아닌 주의 깊은 감시, 즉 "신중한 경과 관찰(Masterly inactivity and cat-like observation, MICO)"이면 충분하다. 폐 유육종증에서 이는 특히 급성 양쪽 폐문 림프절병증, 피로와 관절통 같은 전신 증상, 그리고 경도 폐 침범이 있는 환자에게 적용된다. 이러한 사례 중 대부분에서 유육종증은 면역조절 요법 없이도 자연히 사라진다. 유육종증 환자 중 최대 1/3은 무증상이며, 진단 검사를 통해 주요 장기 침범이 확인되기 전에는 치료가 필요하지 않다.

폐 유육종증에서 면역조절 치료의 시작 여부는 두 가지 사항을 기반으로 결정해야 한다.

먼저, 자연 퇴행 가능성을 계산해야 한다. 결절 홍반의 존재 및/또는 I기 폐 질환은 대다수 사례에서 완전 퇴행이 나타난다. 따라서, 장기 이환율을 조절하기 위해 치료가 필요하더라도, 자연 퇴행 가능성이 있다면 중재 연기가 합리적이다. 반대로, 안구, 뼈 혹은 심장 침범 환자처럼 자연 퇴행 가능성이 상대적으로 낮다면, 치료 결정을 연기할 이유가 없다. 안타깝게도, 예후는 정확하지 않은 경우가 많으며, 많은 환자들이 예후가 양호한 집단과 예후가 불량한 집단으로 깔끔하게 구분되지 않는다.

두 번째로, 자연 퇴행 가능성이 없다면, 치료는 다음 두 가지 넓은 적응증 중 하나 혹은 둘 모두에 따라 시작하는 것이 합리적이다.

1. 질병이 "위험"하다고 보일 정도로 충분히 중증인 경우. 즉, 치료하지 않으면 주요 장기 침범으로 인한 비가역적 장애를 유발할 위험이 있거나 기대 수명 감소로 이어질 위험이 있는 경우. 이 적응증은 치료의 가역성이 없다고 해서 배제되지 않는다는 점이 중요하다. 목표는 육아종 염증을 억제하고 이를 통해 기저 질병이 활동 상태로 남아있더라도 섬유증의 악화를 방지하는 것이다.
2. 수용하기 힘든 삶의 질 손상이 있는 경우

이러한 원칙을 폐 유육종증에 적용하면, 다음과 같은 상황에 따라 치료를 연기할 수도 있다.

- 무증상 I기 환자. 양쪽 폐문 림프절병증만 있는 경우
- 경도 II기 질환이 있으면서 6-12개월 동안 폐 기능 검사가 안

정적인 환자. 이러한 환자 중 50%는 3년 이내에 영상에서 호전이 나타난다.

- 경도 III기 질환이 있으면서 6개월 동안 폐 기능 검사에서 진행이 없는 환자. 이러한 환자 중 30%는 5년 이내에 질병 해소를 경험한다.

다음은 "위험한 상태"에 대한 치료 적응증이다.

- 기준선이 중등도에서 중증인 환자. 중증도 평가는 다학제를 통해야 하며, 증상을 동반한 제한, 영상 소견, 폐 기능 검사를 통합하여 평가해야 한다. DLCO 수치가 예측치의 60% 미만이거나 폐활량 검사 결과가 예측치의 70% 미만이면 질병 진행을 방지하기 위한 치료를 고려해야 한다. 질병 기간은 중요한 고려 사항이다. 예를 들어, 발병으로부터 1년 미만임에도 불구하고 DLCO가 60% 미만이라면 더 중증이다.
- 다음을 통합해 보았을 때, 계속 진행하는 근거가 있는 경우:
  - 3-6개월에 걸쳐 FVC가 기준선에서 10% 이상, DLCO가 기준선에서 15% 이상 감소하는 유의미한 감소
  - 흉부 영상에서 진행의 근거
  - 운동 제한이 악화
  - 폐 고혈압이 발생

앞서 언급했듯이, 폐 유육종증에서 삶의 질 손상은 호흡기 및 전신 증상의 "꾸러미"인 경향이 있다. 주요 장기 침범에서는 일반적으로 삶의 질을 위한 치료가 필요하다. 이러한 결정은 치료의 의미를 이해해야 하는 환자의 명확한 의견을 바탕으로 사례별로 내려야 한다. 일부 환자는 유육종 활동으로 인한 증상과의 균형을 고려할 때 체중 증가, 심리 장애, 대사 조절장애 같은 부작용이 따라오는 코르티코스테로이드 치료를 받아들이지 못할 수도 있다. 이상적으로는, 이환율과 관련된 치료 방향은 위험한 장기 침범이 아니라 환자의 의견을 바탕으로 결정해야 한다.

치료 선택지

환자 중 최대 1/3은 보존적으로 치료하며, 질병이 더 이상 활동 상태가 아닐 때까지 주의 깊은 관찰이 필요하다. 이러한 환자 중 대부분은 임상적 및 생리적으로 의미 있는 결핍이 남지 않는다. 위에서 상세하게 언급한 바와 같이, 치료에 대한 결정은 장기를 위협하는 질환 및/혹은 진행하는 질환의 존재 여부, 혹은 삶의 질에 미치는 수용 불가능한 영향을 기반으로 해야 한다. 약물 치료의 중심은 면역 조절이며, 이는 대부분 경구 코르티코스테로이드로 구성된다. Hydroxychloroquine, Methotrexate, Azathioprine, Infliximab 같은 스테로이드 보존

제제는 스테로이드 부하를 제한하거나 스테로이드에 반응하지 않는 질환에 사용하지만, 주로 마주치는 부작용은 감시가 필요하다. 곰팡이 감염이나 폐 고혈압 같은 부작용에 대한 적극적인 평가 및 치료는 진행한 질환에서 매우 중요하며, 말기 질환에서는 폐 이식을 고려해야 한다.

코르티코스테로이드

경구 코르티코스테로이드는 유육종증 치료의 중심이며, 일반적으로 염증 반응을 억제하는데 효과적이다. 많은 환자에서 적절한 용량의 코르티코스테로이드 단독요법은 주요 장기 침범 악화를 예방하고 삶의 질을 개선한다. 많은 경우, 질병 진행을 예방하기 위해 4년 이상의 장기 치료가 필요하다는 점이 중요하다. 1980년대에 주를 이룬 코르티코스테로이드 요법인 3-6개월의 단기 치료를 연구한 대다수 임상 시험에 따르면, 단기 치료는 질병의 진행 과정에 변화를 주지 못했다. 반대로, 장기 치료는 진행 과정에 유익한 영향을 미친다는 근거가 있으며, BTS (British Thoracic Society)의 유육종증 연구 결과가 가장 설득력이 있다. 모든 환자에게 최적인 용량은 존재하지 않는다. 약물 용량은 사이질 폐 질환의 진행을 예방할 수 있는 최소 용량으로 조절해야 한다.

강력한 근거 기반이 없는 경우, 대다수 의사들은 첫 4-6주는 고용량, 예를 들어 매일 0.5 mg/kg으로 치료를 시작하고 매 4-8주마다 5-10 mg을 감량하여, 환자의 체중 및 부작용에 따라 다르지만, 매일 15-20 mg을 투여하는 방법을 선호한다. 그 후 목표 용량을 매일 7.5-10 mg으로 일반적으로 6-12개월에 걸쳐 더욱 점진적으로 감량한다. 장기적으로 질병 조절이 성공했다면, 용량을 줄이기 위한 시도를 반복해야 한다. 용량 감소로 인한 질병 악화에는 고용량 코르티코스테로이드를 단기간 투여한 후 질병이 조절되던 기준선 용량으로 빠르게 되돌리는 방법이 효과가 있다. 펄스 요법(pulse therapy)으로 3일 연속 Methylprednisolone을 750 mg 투여하고 그 후 4주 동안 0.5 mg/kg로 투여하는 고용량 IV 코르티코스테로이드 요법은 명백하게 위험한 상태, 특히 심장 유육종증과 신경 유육종증을 위해 보류해야 한다. 흡입 코르티코스테로이드 요법은 기관내 염증으로 인한 기관지 과민이 있는 경우 때때로 이점이 있지만, 이러한 경우를 제외하면 폐 유육종증에서 일상적인 흡입 코르티코스테로이드 사용을 지지하는 설득력 있는 자료는 없다.

스테로이드 저항이 있는 경우, 2차 약제가 필요하며, 보다 일반적으로는 장기 안정성을 유지하기 위해 매일 10 mg을 초과하는 Prednisolone이 필요한 경우 2차 약제가 필요하다.

Methotrexate

Methotrexate는 항염증 및 면역억제 기능이 있는 엽산 대항제 대사 산물(antifolate metabolite)이며, 많은 의사들이 유육종증에서 가장 좋은 스테로이드 보존 제제로 여긴다. 일반적으로 매주 간격을 두고 경구로 투여한다. IM 경로는 거의 사용하지 않는다. 초기 용량은 일반적으로 7.5 mg이며, 매 2-4주마다 2.5 mg씩 증량하며, 목표 용량은 15 mg이다. 치료에 반응을 보이는 유육종증에서 매주 25 mg 수준의 고용량이 필요할 수도 있다. 약물 사용은 부작용으로 인해 제한된다. 급성 부작용에는 구역, 설사, 점막염(mucositis) 등이 있다. 신장에서 대사되기 때문에 중증 신장 장애에서는 금기다. 주요 관심사는 간독성이며, 이는 거의 대부분이 가역적이지만 일반적으로 임상 증상 및 징후가 나타나지 않는다. 따라서, 정기적인 간 기능 검사로 감시해야 한다. Methotrexate 폐렴은 유육종증에서는 드물지만, 치료 중 악화되는 환자, 특히 말초 호산구 증가증이 있는 환자에서는 고려해 볼 만하다.

Azathioprine

Azathioprine은 퓨린 유사체(purine analogue)로 면역 조절장애와 관련한 사이질 폐 질환의 관리에 주로 사용된다. 일부 의사들은 Azathioprine을 유육종증에서 가장 좋은 스테로이드 보존 제제로 여긴다. 이용 가능한 근거에 따르면 Azathioprine과 Methotrexate은 유사한 효과와 독성이 있지만, 개별 환자에 따라 때로는 한 약물의 효과가 다른 약물의 효과보다 더 큰 것처럼 보인다. 따라서, Azathioprine은 일반적으로 Methotrexate가 효과가 없거나 내약성이 떨어질 때 사용한다. Azathioprine은 50 mg/day로 시작하며, 일반적으로 목표 용량인 150 mg/day에 다다를 때까지 4주 마다 50 mg씩 증량한다. 흔한 부작용에는 병감, 기면, 구역/구토, 혈액학적 억제, 간 독성이 있다. 따라서, 정기적인 혈액 검사로 감시해야 한다.

Cyclophosphamide

Cyclophosphamide는 알칼리화 제제(alkalizing agent)로 유육종증보다는 면역 조절장애와 관련된 사이질 폐 질환에 더 자주 사용된다. 폐 유육종증에서 Cyclophosphamide는 앞서 언급한 제제보다 효과가 덜하지만, 신경 유육종증에는 때때로 효과가 있다. 일반적으로 2-4주 간격으로 IV로 투여한다.

Hydroxychloroquine

이 항말라리아 제제는 유육종증에서 수년간 스테로이드 보존 제제로 사용되었다. 주로 피부 질환과 관절통의 관리에 가장 효과적이며, 일부 환자에서는 폐 유육종증에도 효과가 있다. 전반적으로 치료 효과와 관련하여, 매일 Hydroxychloroquine 400 mg 투여는 매일 Prednisolone 5 mg 투여와 동등하지만, 이러한 평균에 대한 언급은 개별 환자에서는 오해의 여지가 있다. Hydroxychloroquine은 일반적으로 두 번으로 나누어서 투여한다. 일부 사례에서 Hydroxychloroquine은 아무런 효과가 없지만, 다른 사례에서는 효과가 좋다. 내약성이 좋으며, Methotrexate나 Azathioprine보다 부작용이 작다. 정기적인 혈액 검사로 감시해야 한다. 매우 드물게 망막 독성이 발생할 수 있다. 감시가 필요하며, 색각 변화나 다른 비정상적인 시각 증상이 나타나는 경우, 즉시 약물을 중단하고 병원에 내원할 것을 환자에게 교육해야 한다.

항 종양 괴사 인자 요법

3차 약제로서 항 종양 괴사 인자(tumor necrosis factor, TNF) 요법의 위치는 아직 완전히 확립되지 않았다. 주로 사용하는 약제는 Infliximab이며, Etanercept는 효과가 없다. 가격이 비싸며, 일상적 사용을 권장할 만한 근거가 현재로서는 충분하지 않다. 그러나, 다른 치료법에 내성이 있는 일부 환자에서, 특히 중증 피부 질환, 동상 낭창(lupus pernio), 신경 유육종증 등에서 Infliximab이 효과적인 관리의 열쇠를 쥐고 있다는 점은 의심할 여지가 없다. 섬유화 폐 유육종증에는 거의 사용하지 않는다. 류마티스 관절염에서 잘 알려진 내용에 따르면 항 TNF 요법에서는 잠복 결핵이 활동 결핵으로 바뀔 위험이 증가하며, 심각한 급성 중증과민증(anaphylaxis)도 발생할 수 있다. 따라서, 불확실한 장단점을 감안한다면, 유육종증 관리에 경험이 많은 의사가 사례별로 Infliximab 사용을 고려해야 한다.

폐 이식

진행, 중증, 치료 불응 폐 유육종증은 폐 이식의 확실한 적응증이다. 유육종증은 폐 이식의 모든 적응증 중 약 2.5-3%를 차지하며, 결과는 특발 폐 섬유증, 만성 폐쇄 폐 질환, 특발 폐동맥 고혈압 같은 다른 만성 폐 질환과 유사하다. 5년 생존율은 52%이며, 10년 생존율은 37%다. 다체계 침범이라는 질병의 본질을 감안하면, 폐 이식이 적절한지 확인하기 위해서는 폐외 질환에 대한 철저한 평가가 반드시 필요하다.

사례

임상 사례 1

37세 남자가 4주간의 발열, 야간 발한, 작은 관절의 관절통을 주요 호소 증상으로 내원하였다. 환자는 정강이에 통증을 유발하는 병변이 생겼다고 설명했으며, 신체 검사 결과 결절 홍반으로 확인되었다. 환자의 1차 진료 의사는 흉부 방사선 사진(그림 34.1)을 촬영하고, 호흡기 내과 전문의에게 협진을 의뢰하였으며, 호흡기 내과 전문의는 흉부 CT 영상을 촬영하였다(그림 34.2). 환자는 Löfgren 증후군으로 진단받았으며, 비스테로이드 소염제(NSAID)로 증상을 치료하였다. 6주 후 환자의 증상은 호전되었고, 3개월 후 추적검사에서 촬영한 흉부 방사선 사진에서 폐문 림프절병증이 해소된 것을 확인하였다(그림 34.3).

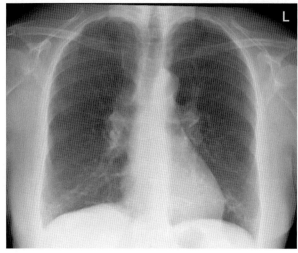

그림 34.1 양쪽 폐문 림프절병증을 보여주는 흉부 방사선 사진

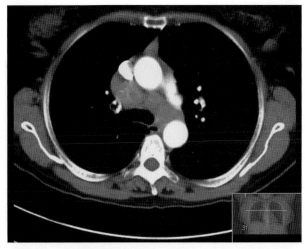

그림 34.2 폐문 림프절병증을 보여주는 CT 영상

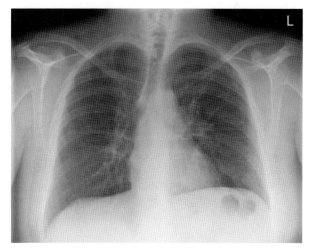

그림 34.3 3개월 후 폐문 림프절병증의 해소를 보여주는 흉부 방사선 사진

임상 사례 2

비서로 일하는 43세 남자가 마른 기침, 쇠약해지는 피로, 관절통을 주요 호소 증상으로 내원하였다. 흉부 방사선 사진과 고해상도 CT 영상에서 폐 유육종증과 일치하는 폐 실질 변화가 보였다(그림 34.4, 그림 34.5). 폐 기능 검사를 시행하였으며, FEV_1이 예측치의 84%, FVC가 예측치의 72%, DLCO가 예측치의 76%로 경도 장애를 보였다. 심초음파 검사는 정상이었으며, 폐외 질환의 특징도 보이지 않았다. 명백한 호흡기 증상은 없었지만, 장기간 결근할 정도로 피로와 관절통이 심하였다. 비록 폐 침범이 환자의 일상을 제한하지는 않았지만, 삶의 질이 상당한 저하되었기 때문에 치료 시도를 고려할 것이라고 생각되었다. 경구 Prednisolone 40 mg과 하루 한번 경구 Hydroxychloroquine 200 mg으로 치료를 시작하였으며, 4주 후 다시 출근할 정도로 상태가 호전되었다. 그 후 6주에 걸쳐 Prednisolone을 20 mg으로 감량하였고, 그 후 폐 기능, 영상, 증상이 안정적으로 유지되는 용량인 10 mg으로 최종 감량하였다.

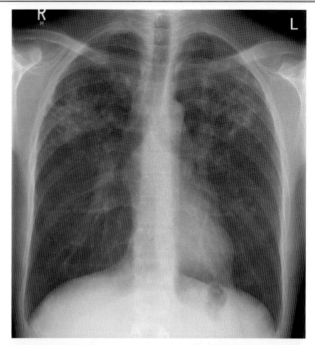

그림 34.4 폐 유육종증으로 인해 발생한 위쪽 구역의 반점 결절 변화를 보여주는 흉부 방사선 사진

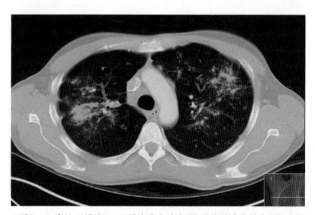

그림 34.5 흉부 고해상도 CT 영상에서 기관지중심성 결절 음영과 경화 융합 부위로 구성된 전형적인 유육종증을 볼 수 있지만, 확실한 섬유증은 보이지 않는다.

6개월간의 운동 호흡 곤란, 마른 기침, 발열, 야간 발한, 체중 감소가 있었던 29세 남자 환자가 호흡기 내과 전문의에게 의뢰되었다. 흉부 방사선 사진은 비정상이었으며(그림 34.6), 고해상도 CT를 촬영하였고, 위쪽 구역에 우세한 섬유화 변화를 확인하였다(그림 34.7). 초기 평가에서 환자의 아내가 2년 전 활동 결핵으로 치료받았으며 환자는 접촉 추적 조사를 받지 않은 사실을 확인하였다. 혈액 검사에서 인터페론 감마 방출 검사인 TB ELIspot에서 양성이 나왔으며, 경계선 림프구 감소증이 있었다. 결핵과 유육종증의 차이를 감안하여, 기관지 초음파를 통한 기관지경유 림프절 흡입과 기관지폐포 세척을 시행하였다. 기관지 내부의 모양은 전형적인 유육종이었다(그림 34.8). 세척액을 통한 항산균 도말 검사 및 결핵 배양 검사에서 결핵은 음성이었으며, 림프절 흡입 검체의 조직 소견에서 비치즈 육아종을 확인하였다. 폐 기능 검사 결과 FEV_1은 예측치의 65%, FVC는 예측치의 53%, DLCO는 예측치의 58%였다. 환자는 PaO_2가 7.8 kPa ($\fallingdotseq$ 58 mm Hg)로 저산소혈증이 있었으며, 질병 부담의 관점에서 IV Methylprednisolone으로 펄스 요법을 시행하였고, 그 후 Prednisolone과 Methotrexate로 장기간 유지 요법을 시행하였다.

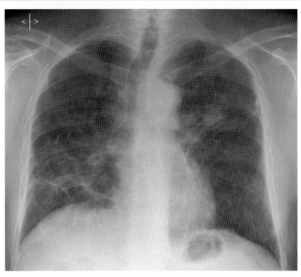

그림 34.6 사이질 변화와 폐문 림프절병증을 보여주는 흉부 방사선 사진

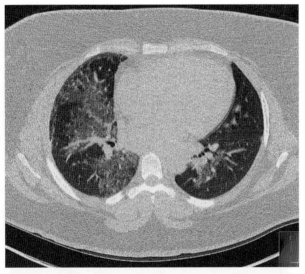

그림 34.7 기관지중심성 음영과 결절을 동반한 섬유화 유육종을 보여주는 고해상도 CT. 미묘한 견인 기관지 확장증을 동반한 섬유증의 근거를 일부 볼 수 있다.

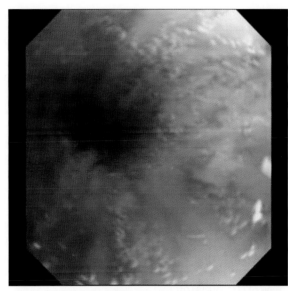

그림 34.8 기관지 안쪽을 침범한 유육종증에서 전형적인 조약돌 모양을 보여주는 기관지 내시경 중 촬영한 사진.

임상 사례 4

20년 전 생검으로 확진한 폐 유육종이 있는 64세 여자 환자가 운동 호흡 곤란의 악화와 가래에서 보이는 줄무늬 형태의 객혈을 주요 호소 증상으로 호흡기 내과 전문의를 방문하였다. 고해상도 CT를 촬영하였고, 상엽 큰 공기집(bulla) 안에 진균종(mycetoma) 발생을 확인하였다(그림 34.9). Aspergillus 혈청 검사, 즉 면역글로불린 E와 면역글로불린 G가 양성이었으며, 현재 유지 치료 중인 Prednisolone에 추가로 Itraconazole 요법을 시작하였다.

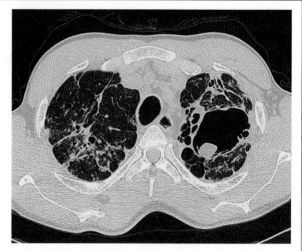

그림 34.9 섬유큰공기집 유육종증이 있는 환자에서 좌상엽 공동 내부의 진균종을 보여주는 고해상도 CT

임상 사례 5

진행 섬유화 유육종증의 병력이 있는 44세 남자 환자가 외래를 방문하였다. 환자는 하루에 두 번 Hydroxychloroquine 200 mg, 하루에 한번 Prednisolone 20 mg, 일주일에 한 번 Methotrexate 17.5 mg 투여를 통한 고용량 면역억제에도 불구하고 폐 기능이 감소하였다. 고해상도 CT에서 섬유화 악화를 볼 수 있었다(그림 34.10). 환자는 추적 관찰 사이에 하기도 흉부 감염은 없었다고 설명했다. 폐 기능이 급속도로 나빠지는 상태를 감안하여 IV Methylprednisolone으로 펄스 요법을 시행하였고, 이러한 치료에도 불구하고 폐 기능은 안정되지 않았다. 심초음파에서 중등도 폐 고혈압을 확인하였다.

환자의 폐 기능 검사 추세는 표 34.2에 나와있다.

환자는 현재 안정 시 2 L/min, 운동 시 4-6 L/min으로 산소 의존 상태에 있다. 심각한 생리 기능장애 및 약물 치료에도 불구하고 질병이 안정화되지 않는 점을 감안하여, 폐 고혈압의 정도를 확인하기 위해 오른쪽 심장 도관삽입(catheterization)을 의뢰하였고, 폐 이식도 의뢰하였다.

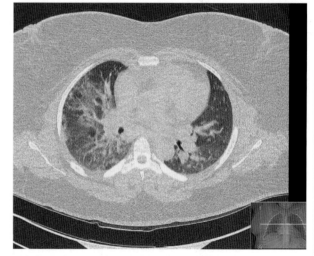

그림 34.10 중증 섬유화 폐 유육종증 환자의 고해상도 CT

표 34.2 임상 사례 5에 나온 환자의 폐 기능 검사 추세

	첫 방문	6개월 후	12개월 후	24개월 후
투약	없음	Prednisolone 20 mg	IV Methylprednisolone을 이용한 펄스 요법 후 Prednisolone 30 mg + Methotrexate 15 mg	Prednisolone 20 mg + Methotrexate 17.5 mg
FVC	50%	41%	33%	29%
DLCO	56%	45%	36%	28%

35

특발 폐 섬유증

PETER SAUNDERS, RICHARD J. TOSHNER, AND TOBY M. MAHER

도입

특발 폐 섬유증(idiopathic pulmonary fibrosis, IPF)은 사이질 폐질환(interstitial lung diseases, ILD) 중 가장 흔하며 치명적이다. 집단으로 보면, ILD는 폐포 상피와 주변 모세혈관 내피 사이에 위치한 공간에 영향을 미치는 염증 및/또는 섬유화가 특징이다. 따라서, 모든 ILD는 가스 교환 장애를 유발하며, 이는 주로 호흡 곤란 증상으로 이어진다. ILD를 유발하는 200가지 이상의 질병 중 주로 마주치는 질병은 특발 사이질 폐렴(idiopathic interstitial pneumonia, IIP)이다. 이 질병 집단은 다른 장에서 언급했듯이, 서로 다른 조직병리 모양이 특징인 여러 가지 개별 질병으로 나뉜다(그림 35.1). 보통 사이질 폐렴(usual interstitial pneumonia, UIP)의 조직 병변과 임상적으로 상관 관계가 있는 사이질 폐렴에서 다른 특별한 원인이 확인되지 않을 때, 이를 특발 폐 섬유증이라고 한다.

역학

IPF는 주로 60대와 70대에 발생하며, 새로 진단받은 환자 중 약 75%가 남자로 성별 편향을 보인다. 영국의 IPF 발생률은 10만 인년 당 7.44건으로 추정되며, 이 수치는 지난 40년 동안 약 6배 증가했다. 발생률은 다른 국가에서도 비슷한 것으로 보이며, 2000년대 초반에 미국의 성인 8만 9,000명이 IPF를 앓고 있는 것으로 추정되었다. IPF를 진단받은 환자 대부분은 이 질환으로 사망한다. 영국에서는 매년 5,000명이 IPF로 사망하며, 이는 기록된 사망자 100명 중 1명에 해당하는 수치다.

병인

IPF의 병인과 발병기전은 모르는 부분이 많다. 영향을 받은 환자는 거의 대부분 이전에 흡연자였으며, 진단 당시 현재 흡연자는 10% 미만이다. 유전 취약성은 IPF의 발달에 중요한 역할을 하며, IPF 환자 중 약 5%는 1차 친척, 즉 부모, 형제, 자녀에게 IPF가 있다. 환자 대조군 연구에서는 IPF 발달의 위험 요인으로 근무현장에서 노출되는 먼지의 중요성을 강조했다. 석면 노출과 관련된 폐 섬유증, 즉 석면증은 IPF와 중복되는 특징이 많으며, 이를 통해 질병 기전을 공유한다는 사실을 추측해 볼 수 있다. IPF 발달의 다른 위험 요인으로 추정되는 것에는 과거 바이러스 감염, 특히 Epstein–Barr 바이러스 감염과 미세흡인을 동반한 위식도 역류병 등이 있다.

발병기전

현재의 근거에 따르면, IPF는 유전 감수성이 있는 환자에서, 반복되는 폐포 손상에 대한 비정상적인 상처 치유 반응으로 인해 발생한다(그림 35.2). 가족성 폐 섬유증 환자를 대상으로 시행한 유전 연구에서 질병 발생에 취약하게 하는 특정 유전자 이상을 확인했다. 이러한 유전자에는 끝분절효소(telomerase), 표면활성물질 단백질 C (surfactant protein C), 끝분절 연장 나선 효소 조절제(regulator of telomere elongation helicase, RTEL) 등이 있다. 많은 수의 산발 IPF 환자를 대상으로 한 전체 유전체 상관분석 연구(genome wide association study)에 따르면, 여러 주요 유전자의 다형성이 IPF 발생과 관련이 있었다. 이러한 다형성 중 가장 잘 정의된 것은 점액소(mucin)와 관련된 유전자인 MUC5B다. 확인된 다른 질병-감수성 유전자는 상피 온전성, 숙주 방어, 세포 노화 등과 관련된 기능을 가지고 있었다.

세포 수준에서 IPF는 광범위한 폐포 손상과 바닥막의 박피가 특징이다. 이는 반복되는 폐포 손상이 IPF 발생을 유발하는 주요 사건임을 암시한다. 동물 모델에서 II형 폐포 세포의 선택적 손상은 폐 섬유증 발생을 시작하기에 충분했다. IPF 환자에서 폐포 상피는 특히 손상과 세포 자멸사에 취약한 것처럼 보이며, 이는 아마도 조기 세포 노화가 원인일 가능성이 높다. 먼지, 무기물 입자, 바이러스 같은 환경 인자에 대한 노출과 자가면역 및 위 내용물의 미세흡인 같은 내인 손상에 의한 반복적인 상피 손상이 질병 발생의 핵심인 것처럼 보인다.

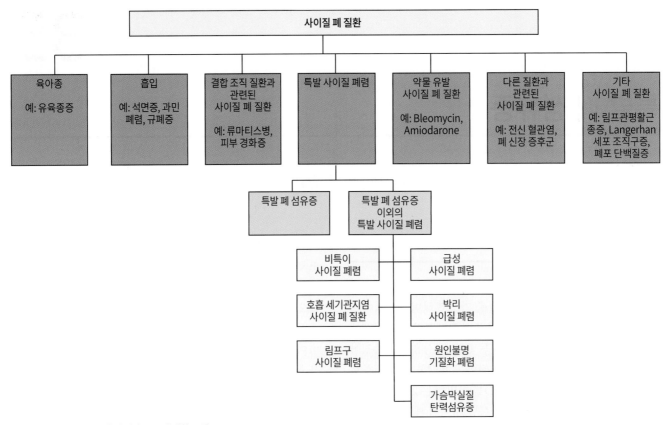

그림 35.1 사이질 폐 질환의 일반 분류에 대한 모식도

반복되는 상피 손상은 결국 정상 상처 치유 반응에 관여하는 다양한 경로를 활성화시키고, 세포 표면 수용체를 상향 조절한다. 1) 사이토카인, 케모카인, 성장 인자의 방출 증가. 2) 그 후 다표현형 발현(pleiotropic) 섬유전 사이토카인, 잠재적 섬유전 사이토카인, 전환 성장 인자 β의 활성화. 이후 상주 중간엽 세포와 섬유모세포가 증식하며, 이들은 그 후 활성화된 고도로 합성된 근섬유모세포로 전환된다. 근섬유모세포는 아교질(collagen)과 세포바깥 바탕질 단백질(extracellular matrix protein) 합성을 담당한다. IPF에서 세포바깥 바탕질 축적은 자가 영속적이며, 결국 폐 구조가 파괴된다. 또한, 폐포를 과다형성성 상피가 늘어서 있으며, 점액 조직파편으로 채워진 미세주머니(microcystic) 벌집 공간(airspace)으로 대체한다. 이는 폐포 모세혈관 소실을 동반하며, 환기 관류 불일치를 유발하며, 섬유화 폐에서 추가적인 가스 교환 장애를 유발한다.

증상 및 진행 과정

IPF의 주요 증상은 호흡 곤란과 기침이다. 그러나, 이러한 양상은 비특이적이며 수많은 다른 호흡기 및 비호흡기 질환에서도 흔하기 때문에 진단이 지연되는 경우가 많다. IPF 환자의 주요 증상은 서서히 발병하지만, 지속해서 진행하는 운동 호흡 곤란이다. 첫 내원 시 IPF 환자 대부분은 운동 호흡 곤란이 최소 6개월 이상 있었다. 호흡 곤란이 일반적이지만 항상 있는 것은 아니며, 기침을 동반하며, 특히 아침에 맑은 가래가 가끔 나오는 특징적인 마른 기침을 동반하기도 한다. 호흡 곤란과 기침 이외에 다른 증상은 드물다. IPF 환자는 일반적으로 스스로는 큰 문제를 못 느끼지만, 일부는 질병의 진행에 따라 더욱 현저해지는 피로감을 호소한다. IPF가 후기에 이르면 대다수 환자에게 호흡 부전이 발생하며, 처음에는 운동 시 발생하지만 결국에는 안정 중에도 나타난다. 기존의 호흡 곤란을 악화시키는 폐 고혈압도 발생할 수 있으며, 폐 고혈압은 많은 경우 말초 부종을 유발한다.

진단

현재 국제 지침에 따르면 IPF 진단에는 다음이 필요하다.

- 결합 조직 질환, 약물 독성, 가정 및 환경 노출 같은 섬유화 폐 질환의 다른 원인을 배제
- 수술 폐 생검을 진행하지 않은 환자에서 보통 사이질 폐렴(UIP)과 일치하는 고해상도 CT
- 수술 폐 생검을 진행한 환자에서 고해상도 CT와 조직 패턴의 특정 조합

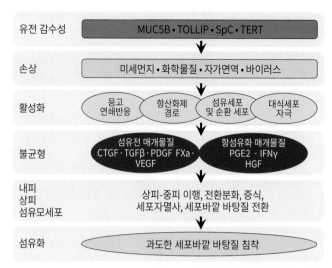

유전 감수성	MUC5B · TOLLIP · SpC · TERT
손상	미세먼지 · 화학물질 · 자가면역 · 바이러스
활성화	응고 연쇄반응 / 항산화제 경로 / 섬유세포 및 순환 세포 / 대식세포 자극
불균형	섬유전 매개물질 CTGF · TGFβ · PDGF FXa VEGF / 항섬유화 매개물질 PGE2 · IFNγ HGF
내피 상피 섬유모세포	상피-중피 이행, 전환분화, 증식, 세포자멸사, 세포바깥 바탕질 전환
섬유화	과도한 세포바깥 바탕질 침착

그림 35.2 IPF의 발병기전에 대한 현재의 모델을 보여주는 모식도. 유전 감수성이 있는 환자에서, 손상은 다양한 염증 경로, 세포 신호 경로, 복구 경로를 활성화한다. 이러한 연쇄반응이 활성화되면 섬유전 매개물질 및 항섬유 매개물질 사이에 불균형이 나타난다. 이러한 매개물질은 순차적으로 다양한 세포 유형을 활성화하며, 세포 기능 및 세포-세포 상호작용에 변화를 유발하며, 결국은 진행 섬유증으로 이어진다. 약자: CTGF, 결합 조직 성장 인자(connective tissue growth factor); TGF-β, 전환 성장 인자-β (transforming growth factor β); PDGF, 혈소판 유래 성장 인자(platelet-derived growth factor); IFNγ, 인터페론 감마(interferon-γ); FXa, 인자(factor) Xa; PGE2, 프로스타글랜딘 E2 (prostaglandin E2); VEGF, 혈관 내피 성장 인자(vascular endothelial growth factor); HGF, 간세포 성장 인자(hepatocyte growth factor).

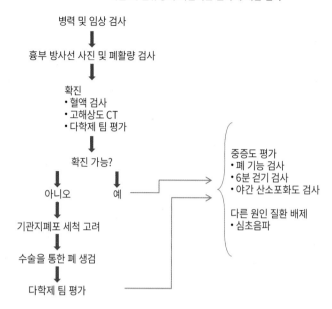

특발 폐 섬유증이 의심되는 환자에 대한 검사

병력 및 임상 검사 → 흉부 방사선 사진 및 폐활량 검사 → 확진 · 혈액 검사 · 고해상도 CT · 다학제 팀 평가 → 확진 가능? → 아니오 / 예

아니오 → 기관지폐포 세척 고려 → 수술을 통한 폐 생검 → 다학제 팀 평가

중증도 평가 · 폐 기능 검사 · 6분 걷기 검사 · 야간 산소포화도 검사

다른 원인 질환 배제 · 심초음파

그림 35.3 IPF가 의심되는 환자에게 권장하는 진단 알고리듬

임상, 영상 및 병리 소견의 통합이 필요하다는 점을 감안하면, IPF는 다른 사이질 폐 질환과 같이 다학제 팀 간의 의견 교류를 통해 가장 확실하게 진단할 수 있다(그림 35.3). 다학제 팀은 최소한 사이질 폐 질환에 전문적인 내과 전문의, 영상의학 전문의, 병리학 전문의로 구성해야 한다. 다학제 팀은 진단을 위한 최적 표준 접근법으로 여겨지며, 다른 어떤 단일 방법보다 우수하다.

임상

임상 관점에서 철저한 병력 청취가 반드시 필요하며, 직업 및 환경 노출, 가족력, 약물 복용력, 전신 질환의 폐외 양상, 위식도 역류병의 증상 등에 중점을 두어야 한다. 신체 검사에서 벨크로와 비슷한 거품소리(velcro-like rale)의 유무를 확인해야 하며, 추가 소견을 배제해야 한다. 예를 들어 과민 폐렴을 의심할 수 있는 짧은 들숨 쌕쌕거림(squawk)이나 결합 조직 질환의 전신 양상 등을 배제해야 한다. IPF 환자 중 약 40%는 비대 폐 골관절병증(hypertrophic pulmonary osteoarthropathy), 즉 곤봉증(clubbing)이 있다. 또한, 폐 고혈압을 포함한 합병증을 확인하기 위해 주의를 기울여야 한다.

폐 기능 검사는 일반적으로 폐활량 검사에서 제한 결합 양상과 일산화탄소 확산능(diffusing capacity for carbon monoxide, DLCO) 감소를 보여준다. 폐 기능 검사는 중증도 결정에는 유용하지만, IPF와 다른 사이질 폐 질환을 구별하는데 도움이 되지 않는다. 기저 결합 조직 질환이 의심되는 경우 항핵항체(antinuclear antibody) 및 추출 가능한 핵 항원(nuclear antigen)과 함께 류마티스 인자 혹은 항고리 시트룰린 펩타이드 항체(anticyclic citrullinated peptide antibody)에 대한 면역학적 검사를 시행해야 한다. 혈청 침전소는 만성 과민 폐렴이 의심될 때 진단에 유용한 도움이 될 수 있다.

영상

일반 흉부 방사선 사진은 사이질 폐 질환의 유무를 확인하는데 유용한 선별검사 도구다. 그러나, IPF는 흉부 방사선 사진만으로는 진단할 수 없다. 지난 15년간, 서로 다른 사이질 폐 질환의 고해상도 CT 양상에 대한 이해가 발전하면서 IPF 및 다른 특발 사이질 폐렴(IIP)의 진단에서 단면 영상이 우위를 차지하게 되었다. 대다수 사례에서 섬유증의 특정 조직 아형이 구별 가능한 거시적 질병 패턴을 유발한다는 인식이 뒷받침되면서 CT 영상의 중요성이 높아졌다.

CT 영상에 나타나는 보통 사이질 폐렴 및 IPF의 특징적인 양상은 유의미한 간유리 변화 및 중심소엽 결절 같은 다른 질환을 의심해 볼 수 있는 특징이 없는 상태에서 양쪽, 가슴막밑, 아래쪽에 우세한 그물망 형성(reticulation) 및 벌집 변화(honeycomb change)다. 현재의 국제 지침은 관찰된 CT 양상의 조합

표 35.1 임상적으로 IPF가 의심되는 사례에서 CT 양상을 판독하기 위한 2010년 ATS (American Thoracic Society), ERS (European Respiratory Society), JRS (Japanese Respiratory Society), LATA (Latin American Thoracic Association) 지침

보통 사이질 폐렴의 패턴에 대한 고해상도 CT 기준		
보통 사이질 폐렴 패턴 4가지 특성을 모두 만족해야 함	보통 사이질 폐렴의 가능성이 있는 패턴 3가지 특성을 모두 만족해야 함	보통 사이질 폐렴과 일치하지 않는 패턴 7가지 중 하나 이상에 해당
• 가슴막 밑, 기저부 우세 • 그물망 이상 • 견인 기관지 확장증을 동반한/동반하지 않는 벌집모양 • 보통 사이질 폐렴과 일치하지 않는 패턴에 나와 있는 특성이 없음	• 가슴막 밑, 기저부 우세 • 그물망 이상 • 보통 사이질 폐렴과 일치하지 않는 패턴에 나와 있는 특성이 없음	• 상엽 혹은 중엽 우세 • 기관지혈관 주변 우세 • 광범위한 간유리 이상. 간유리 이상이 그물망 이상보다 넓은 경우 • 양쪽, 상엽에 우세한 여러 개의 결절 • 여러 개의, 양쪽의, 벌집모양 부위에서 떨어져 있는 별도의 낭종 • 양쪽, 3개 이상의 폐엽에 있는 광범위 모자이크 감쇠/공기 걸림 • 기관지폐 구역/폐엽에 있는 경화

에 근거하여 진단에 대한 신뢰도 수준에 차이를 두고 있다(표 35.1). 보통 사이질 폐렴의 CT 특성과 일치하지 않는 환자에게는 기관지폐포 세척 혹은 폐 생검 같은 침습 검사를 고려해보아야 한다. 그림 35.4는 보통 사이질 폐렴이 확실한 CT 영상의 예를 보여주며, 그림 35.5는 보통 사이질 폐렴의 가능성이 있는 CT 영상의 예를 보여주며, 그림 35.6은 보통 사이질 폐렴과 일치하지 않는 CT 영상의 예를 보여준다.

조직

특발 사이질 폐렴의 현재 분류는 섬유화 사이질 폐 질환이 몇 가지 뚜렷한 조직 패턴을 유발한다는 관찰을 기반으로 한다. 2001년 특발 사이질 폐렴의 재분류 이후, IPF의 진단은 보통 사이질 폐렴의 조직 병변이 있는 환자에게 국한되었다(그림 35.7). 따라서, IPF 진단을 위한 최적 표준에는 조직 소견이 필요하다고 생각할 수도 있다. 그러나, 이는 여러 가지 이유로 해

당되지 않는다. 먼저, 보통 사이질 폐렴은 석면증, 류마티스와 관련된 사이질 폐 질환, 만성 과민 폐렴, 그리고 드물지만 유육종증을 포함한 다른 질환에서도 볼 수 있다. 따라서, 보통 사이질 폐렴이 확인되었더라도 임상 정보 없이는 IPF를 진단할 수 없다. 두 번째로, 보통 사이질 폐렴, 비특이 사이질 폐렴, 기질화 폐렴이라는 질병명은 실제로는 완전히 별개의 질병이 아니며, 모양이 중복되거나 심지어 같은 환자에서 공존할 수도 있다. 조직학적 특징과 관련이 있는지는 생검 결과가 임상 병력 및 CT 양상의 맥락과 일치할 때에만 완전하게 이해할 수 있다. 세 번째로, 부분적으로는 서로 다른 조직병리의 중복되는 모양으로 인해 동일한 생검 검체를 검토한다고 하더라도 병리학 전문의에 따라 의견이 다를 수 있다. 따라서 다학제 팀이 조직 혹은 영상 단독보다 더 신뢰도가 높은 진단을 제공할 수 있다.

이러한 모든 주의 사항을 염두에 두면, IPF가 의심되는 환자 중 10-35%는 수술 생검이 필요하다. 수술은 일반적으로 비디

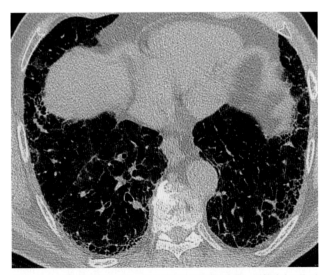

그림 35.4 양쪽 기저 벌집 변화 및 견인 기관지 확장증이 있는 전형적인 보통 사이질 폐렴 및 특발 폐 섬유증의 모양을 보여주는 65세 남자의 CT 영상

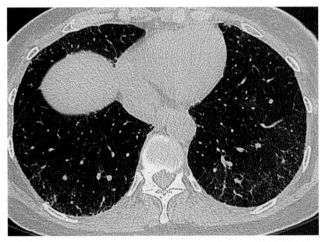

그림 35.5 기저에 우세한, 가슴막밑 그물망 및 견인 기관지 확장증을 보여주지만, 벌집 변화가 없으며, 보통 사이질 폐렴과 일치하지 않는 특징(표35.1)이 없는 68세 여자 환자의 CT 영상. 현재의 국제 지침에 따르면, 이러한 모양은 보통 사이질 폐렴의 가능성이 있는 것으로 고려해야 한다.

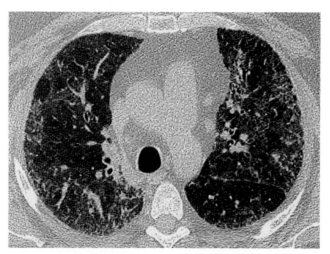

그림 35.6 강한 폐 섬유증 가족력이 있는 44세 남자 환자의 CT 영상. CT 영상에서 광범위한 그물망 변화와 간유리 감쇠를 볼 수 있다. 현재 지침에 따르면, 이러한 형태는 보통 사이질 폐렴과 일치하지 않는다고 간주할 수 있다. 이후의 수술 생검에서 보통 사이질 폐렴을 확인하였고, 가족력을 감안하여 일치하지 않는 CT 양상에도 불구하고 다학제팀 간의 의견 교류를 거쳐 IPF를 진단하였다.

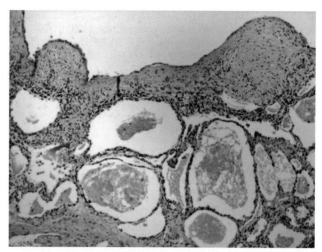

그림 35.7 58세 남자 환자에게 시행한 수술 폐 생검 검체의 고배율 현미경 사진. 과다형성 상피가 늘어선 섬유모세포 병터 및 미세주머니 벌집 공간(airspace)이 있는 전형적인 보통 사이질 폐렴 모양을 볼 수 있다.

표 35.2 임상적으로 IPF가 의심되는 사례에서 생검 조직 형태를 판독하기 위한 2010년 ATS (American Thoracic Society), ERS (European Respiratory Society), JRS (Japanese Respiratory Society), LATA (Latin American Thoracic Association) 지침

보통 사이질 폐렴 패턴에 대한 조직병리 기준			
보통 사이질 폐렴 패턴 4가지 기준을 모두 만족해야 함	보통 사이질 폐렴의 개연성이 있는 패턴	보통 사이질 폐렴의 가능성이 있는 패턴 3가지 기준을 모두 만족해야 함	보통 사이질 폐렴이 아닌 패턴 6가지 기준 중 하나 이상
• 주로 가슴막밑/중격 주위 왜곡에서 현저한 섬유증/구조 왜곡 ± 벌집모양의 근거 • 섬유증에 의한 폐 실질의 반점 침범이 있음 • 섬유모세포 병터가 있음 • 다른 대체 진단을 시사하는, 보통 사이질 폐렴 패턴에 부합하지 않는 특성이 없음	• 현저한 섬유증/구조 왜곡 ± 벌집모양의 근거 • 반점 침범이나 섬유모세포 병변 중 한 가지만 있음 • 다른 대체 진단을 시사하는, 보통 사이질 폐렴 패턴에 부합하지 않는 특성이 없음 혹은 벌집모양 변화만 있음	• 사이질 염증을 동반한/동반하지 않은 섬유증에 의한 폐 실질의 반점 혹은 광범위 침범 • 보통 사이질 폐렴의 다른 기준이 없음 • 다른 대체 진단을 시사하는, 보통 사이질 폐렴 패턴에 부합하지 않는 특성이 없음	• 유리질 막 • 기화화 폐렴 • 육아종 • 벌집 모양 부위에서 떨어진 곳에 현저한 사이질 염증 세포 침윤 • 현저한 기도 중심 변화 • 대체 진단을 시사하는 다른 특징

참고: 개연성(probable)은 확률이 80% 이상, 가능성(possible)은 확률이 0-100%를 의미.

오 보조 흉강경 수술로 진행하며, 생검을 진행하는 빈도는 지역 및 의료 체계에 따라 상당히 다양하다. 그러나, 지난 10년 간 IPF의 CT 형태에 대한 이해가 향상됨에 따라 생검 시행 수는 지속해서 감소했다. 기관지경유 생검은 IPF의 진단에서 중요한 역할을 하지 못한다. 보통 사이질 폐렴의 반점상 특성으로 인해 수 mm² 면적에서 채취한 검체만으로는 신뢰할 만한 조직 진단을 확보하기 힘들기 때문이다. 그러나, 냉동 생검(cryobiopsy)이라는 새로운 방법은 기관지경유 생검에서 마주하는 검체 크기와 관련된 문제를 극복할 수 있으며, IPF와 다른 사이질 폐질환의 진단에서 냉동 생검의 역할을 확인하기 위해 현재 전 세계적으로 대규모 연구가 진행 중이다.

보통 사이질 폐렴을 확실하게 진단하기 위한 조직 소견 모양

은 국제 진단 지침에서 정의하였으며, 표 35.2에 요약되어 있다. 일부 사례에서 조직병리 및 영상 형태가 일치하지 않지만, 이러한 경우 다학제팀 사이의 의견 교류와 질병의 모든 측면에 대한 평가가 매우 중요하다. 표 35.3에는 현재 지침에 나와 있는 조직 및 영상 자료를 조율하기 위한 접근법이 요약되어 있다.

세포 감별 계산을 위한 기관지폐포 세척은 일반적으로 IPF의 진단을 돕기 위한 추가 검사로 시행한다. IPF가 의심되는 경우에, 기관지폐포 세척의 역할은 진단을 확정하는 것만이 아니라 만성 과민 폐렴과 같은 가능한 대체 진단을 배제하는 것임을 인식해야 한다. 기관지폐포 세척액의 림프구가 30% 이상인 림프구 증가증은 IPF 이외의 다른 진단을 강하게 시사하는 소견이다.

표 35.3 2010년 ATS (American Thoracic Society), ERS (European Respiratory Society), JRS (Japanese Respiratory Society), LATA (Latin American Thoracic Association) 지침에 따른 임상적으로 IPF가 의심되는 사례에서 CT 및 생검 양상의 조합에 대한 판독 권장 사항

IPF 진단을 위한 고해상도 CT 및 생검의 조합. 다학제 토론이 필요		
고해상도 CT 패턴	수술 폐 생검의 조직 패턴	IPF 진단가능?
보통 사이질 폐렴	보통 사이질 폐렴	예
	보통 사이질 폐렴 개연성 있음	예
	보통 사이질 폐렴 가능성 있음	예
	분류할 수 없는 섬유증	예
	보통 사이질 폐렴이 아님	아니오
보통 사이질 폐렴 가능성 있음	보통 사이질 폐렴	예
	보통 사이질 폐렴 개연성 있음	예
	보통 사이질 폐렴 가능성 있음	아니오
	분류할 수 없는 섬유증	아니오
	보통 사이질 폐렴이 아님	아니오
보통 사이질 폐렴과 일치하지 않음	보통 사이질 폐렴	가능성 있음
	보통 사이질 폐렴 개연성 있음	아니오
	보통 사이질 폐렴 가능성 있음	아니오
	분류할 수 없는 섬유증	아니오
	보통 사이질 폐렴이 아님	아니오

참고: 개연성(probable)은 확률이 80% 이상, 가능성(possible)은 확률이 0-100%를 의미.

특발 폐 섬유증의 진행 과정 및 합병증

IPF 환자 대부분은 질병이 계속해서 진행하며, 평균적으로 첫 번째 증상이 나타난 후 3-4.5년 뒤에 호흡 부전으로 사망한다. 그러나, 질병 활성은 범위가 매우 넓으며, 어떤 환자는 질병

이 빠르게 진행하여 증상 발현에서 사망까지 12-18개월이 걸리는 반면, 다른 환자는 매우 느린 질병 과정을 가져서 진단 후 7-10년간 생존하기도 한다(그림 35.8). 현재로서는 진단 시점에 개별 환자의 경과를 예측할 수 있는 방법이 없지만, 진단 시점의 기준선 DLCO 및 노력 폐 활량(FVC)은 모두 단기 및 중기 예후 예측에 도움이 된다. IPF 환자는 질병이 진행하고 섬유증이 더 광범위해짐에 따라 호흡 곤란이 점진적으로 악화될 뿐만 아니라 수많은 다른 질병 합병증에도 취약해진다.

특발 폐 섬유증의 급성 악화

IPF 환자는 시간 흐름에 따른 점진적 악화뿐만 아니라 급성 악화에도 취약하다. 다른 호흡기 질환과는 다르게 IPF의 급성 악화는 감염이 없는 상태에서도 발생할 수 있는 원인불명 사건이며, 조직 소견에서 광범위 폐포 손상(diffuse alveolar damage)이 특징이다(그림 35.9). 이는 급성 호흡 곤란 증후군에서 볼 수 있는 것과 동일한 특징이다. IPF의 급성 악화에 대한 국제 기준이 확립되었다(표 35.4). 우선, 새롭게 발생하는 호흡 곤란의 다른 잠재적 원인을 배제해야 한다. 급성 악화는 매우 불량한 예후의 전조이며, 30일 사망률이 50%에 달하며, 1년 사망률은 80%에 달한다. IPF의 급성 악화에서 생존한 환자는 결코 이전의 기준선으로 회복하지 못하며, 필연적으로 DLCO 및 FVC 감소를 동반한 생리적 예비력에 비가역적인 손상을 겪는다. 활성 감염이 있으면 IPF의 급성 악화를 배제할 수 있지만, 이전 바이러스 감염과 폐 미생물 군집의 변화가 중요한 촉진 요인임을 암시

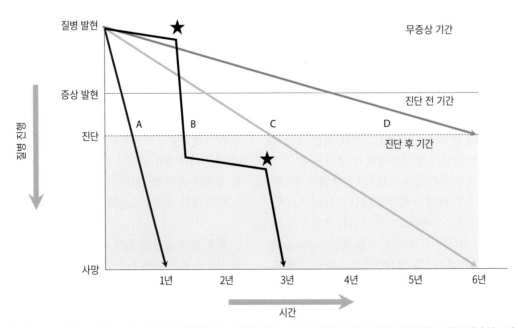

그림 35.8 IPF의 잠재적 임상 과정을 나타내는 모식도. 질병이 진행함에 따라, 질병의 영상 소견만 존재하는 무증상 기간이 있으며, 그 후 증상이 있는 기간이 이어지며, 이 기간은 진단 전 임상 기간과 진단 후 임상 기간으로 구성된다. 사망까지의 감소 및 진행 비율은 A처럼 빠를 수도 있으며, C 및 D처럼 느릴 수도 있으며, B와 같이 혼합 양상을 띨 수도 있다. 혹은 별표처럼 급성 감소 기간 사이에 상대적 안정기가 있을 수도 있다. (From Ley, B et al., American Journal of Respiratory and Critical Care Medicine, 183, 431–40, 2011.)

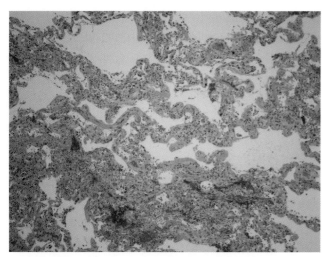

그림 35.9 광범위 폐포 손상 변화를 보여주는 보통 사이질 폐렴이 있는 62세 여자 환자에서 시행한 생검. 이러한 변화에는 광범위한 폐포 상피 손상, 유리질 막 (hyaline membrane), 폐포 공간 내부의 체액 등이 있다. 이러한 변화가 있으면 IPF의 급성 악화를 진단할 수 있다.

표 35.4 IPF의 급성 악화를 진단하기 위한 ATS (American Thoracic Society)의 권장 기준

IPF의 급성 악화 진단
• 이전에 혹은 동시에 IPF 진단
• 30일 이내의 설명할 수 없는 호흡 곤란 악화 혹은 발병
• 양쪽 간유리 이상 및/또는 배경 그물망에 중첩되는 경화 혹은 보통 사이질 패턴과 일치하는 벌집 모양 패턴을 보여주는 고해상도 CT
• 기관내 흡인물 혹은 기관지폐포 세척액에서 폐 감염의 근거 없음
• 다음을 포함한 대체 원인의 배제 　◦ 좌심부전 　◦ 폐 색전증 　◦ 식별 가능한 급성 폐 손상의 원인

자료 누락 등으로 5가지 기준을 모두 만족할 수 없는 특발 임상 악화 환자는 "급성 악화 의심"으로 명명한다.

하는 새로운 근거가 있다. 또한, IPF 환자는 침습 환기 후, 예를 들어 일반적인 수술을 위한 침습 환기 후에 그리고 암 치료에 필요한 화학 요법이나 방사선 요법 후에 급성 악화에 취약해지는 것으로 보인다. IPF 환자에게 수술 혹은 암 치료의 장단점을 고려할 때는 이를 반드시 염두에 두어야 한다.

폐 고혈압

IPF에서 2차 폐 고혈압은 흔한 합병증이며, 말기 질환에 있는 환자 중 많게는 50-70%에 영향을 미친다. 그러나, 이 합병증은 겉보기에 경도 섬유증이 있는 환자에서도 발생할 수 있다. 모든 환자에 대해 오른쪽 심장 도관삽입을 시행한 한 전향적 임상 시험에 따르면, 환자 중 10%는 폐 기능이 잘 보존되었음에도 불구하고 폐 고혈압이 있었다. IPF에서 폐 고혈압은 여러 가지 기전으로 발생할 수 있다. 조기에 폐 고혈압이 발생한 환자에서는

폐포 모세혈관 체계의 소모와 이어지는 환기 관류 불일치가 중요해 보인다. 말기 질환에서만 폐 고혈압이 발생한 환자는 지속적인 저산소증이 중요한 발병 요인으로 추정된다.

IPF 환자에서 폐 고혈압이 나타나면 일반적으로 가스 교환이 급속도로 악화되고, 이에 상응하여 호흡 곤란이 증가한다. 이는 대부분 말초 부종을 동반한다. 임상적 관점에서 운동 저산소증 및 수면 저산소증을 포함한 저산소증에 대한 선별검사와 치료가 중요하며, 여건이 된다면 혈전색전 질환 같은 폐 고혈압의 다른 원인을 찾아서 배제해야 한다.

감염

앞서 언급한 바와 같이, 감염은 IPF에서 급성 악화의 중요한 선행 요인일 수 있다. 이뿐만 아니라 호흡기 감염은 IPF의 사망률과 이환율에 기여한다. 감염으로 입원한 IPF 환자는 IPF의 급성 악화 환자와 결과가 다르지 않으며, 30일 사망률이 50%에 달한다.

현재로서는 IPF에 대한 특정 예방 전략을 지지하는 근거는 없다. 그럼에도 불구하고, 많은 지침에서는 인플루엔자 및 폐렴알균 예방접종(pneumococcal vaccination)과 신속한 감염 치료를 권장하고 있다. 진행된 IPF 환자를 대상으로 시행한 예방적 Cotrimoxazole에 대한 연구의 2차 분석에 따르면 치료와 관련한 장점이 있었다. 그러나 이러한 접근법을 실제 임상에서 폭넓게 권장하기 위해서는 추가 임상 시험이 필요하다.

1차 폐암

IPF 환자는 1차 폐암 발생률이 과도하게 높다. 연령 및 흡연에 따른 대조군 집단과 비교하여 평균적으로 위험이 3배 더 높은 것으로 보인다. 이 위험은 아마도 IPF에서 관찰되는 상피의 증식 증가 및 활성 증가와 관련 있을 것이다. 암이 발생한 IPF 환자는 주로 기침의 특성 변화 혹은 증가, 그리고 체중 감소 감속화를 호소한다. 다른 중요한 증상에는 객혈과 가슴 통증이 있다. 이러한 증상 변화를 호소하는 모든 IPF 환자에게는 검사를 진행해야 한다.

IPF에서 폐암 치료는 대부분 복잡하다. 수술을 고려할 수도 있지만, 폐 기능 장애의 정도에 따라 금기가 될 수도 있다. 또한, IPF 환자는 수술 후 급성 악화의 위험이 증가한다. 유사하게, IPF 환자는 화학 요법에 따른 폐 독성 부작용의 위험이 높기 때문에 화학 요법을 사용할 때는 주의해야 한다. 이러한 이유로 인해, IPF와 폐암이 있는 환자의 결과는 폐암만 있는 환자

에 비해 나쁜 경향이 있다.

특발 폐 섬유증의 관리

의사, 간호사, 물리 치료사 및 건강 심리 전문가를 포함한 사이질 폐 질환에 경험이 풍부한 여러 전문가들이 팀을 이룰 때 IPF를 가장 잘 관리할 수 있다. 또한, 1차, 2차, 3차 진료 의사가 모두 밀접하게 관여하는 것도 중요하다. 다른 질환들과 유사하게, IPF 치료는 기저 질환에 대한 약물요법, 이식, 생활 습관 변화, 증상 관리, 합병증 관리 등과의 관계를 고려해야 한다.

항섬유화 요법

2012년까지는 IPF를 치료하기 위해 주로 Prednisolone, Azathioprine, N-acetylcysteine을 병용 투여했다. 이는 이 조합이 질병 진행을 느리게 하는데 도움이 되었음을 시사하는 몇 가지 소규모 시험에 근거한 것이었다. 2012년 미국에서 시행한 Azathioprine, N-acetylcysteine, 고용량 Prednisolone 조합을 위약군과 비교하는 무작위 시험, 즉 PANTHER 연구에 따르면 이러한 치료 전략은 해로운 것으로 밝혀졌다. 결과적으로 현재는 IPF에서 면역억제제 사용은 권장하지 않는다.

가장 최근에는 두 가지 새로운 항섬유화 제제인 Pirfenidone과 Nintedanib이 미국과 유럽에서 IPF 치료제로 승인받았으며, 두 제제 모두 최근 지침에서 사용을 권장하고 있다.

Pirfenidone은 경구 복용이 가능한 피리돈 유도체(pyridone derivative)로 시험관 내에서 항염증, 항산화 및 항섬유 능력을 보여준다. 임상 3상 시험에서 Pirfenidone은 12개월의 과정 동안 노력 폐활량(FVC) 감소 비율을 반으로 줄여주는 것으로 확인되었다. 3가지 임상 시험에 대한 메타 분석에 따르면, 이러한 질병 감소율의 둔화는 생존율 향상과 동일한 것으로 밝혀졌다. Pirfenidone에는 위장 장애, 빛민감 발진, 불면증을 포함한 여러 가지 중요한 부작용이 있다. 실제로 임상에서 환자 중 최대 1/3은 장기 치료를 견디기 힘들어한다.

Nintedanib은 경구 복용이 가능한 타이로신 인산화효소 억제제(tyrosine kinase inhibitor)로 혈소판 유래 성장 인자, 혈관 내피 성장 인자, 섬유모세포 성장 인자에 대한 수용체에 주로 작용한다. 원래는 암 치료제로 개발된 Nintedanib은 시험관 내에서 항섬유화 효과를 보여주었다. 결과적으로, Nintedanib은 임상 2b 시험인 TOMORROW 시험에서 IPF에 대해 시험 되었으며, 삶의 질 향상 및 급성 악화 감소와 관련된 질병 진행 감소 효과를 보여주었다. 후속 병행 임상 3상 시험에서 하루 두 번

Nintedanib 150 mg 투여는 12주 동안 위약군에 비해 질병 진행을 늦추는데 효과적이며, 노력 폐활량(FVC) 감소를 거의 절반으로 줄이는 것으로 확인되었다. Nintedanib은 설사 및 빛민감 발진을 유발할 수 있다.

Pirfenidone과 Nintedanib을 1대1로 비교한 시험은 없었으며, 이용 가능한 시험 자료가 유사한 효능을 시사한다는 점을 감안할 때, 약물은 환자 선호도, 내약성, 동반 질환 등을 기반으로 선택해야 한다. 치료 내약성은 주요 문제이며 따라서 잠재적인 부작용에 대해 환자에게 교육하고 부작용 발생을 예방하기 위한 사전 전략을 채택하는 것은 의료 제공자에게 중요한 과제다. 치료에 관련된 모든 사람이 치료의 목표가 이후 생존율을 개선하고 삶의 질이 더 오래 유지되도록 질병 진행 속도를 느리게 하는 것임을 이해하는 것도 중요하다. 이 말은 곧 환자도 자신이 치료 중에 계속 악화될 것을 예상할 수 있으며, 치료에도 불구하고 증상 개선은 기대할 수 없음을 인지한다는 것을 의미한다. 이를 염두에 두면, 질병 진행을 감시하기 위해 사용하는 현재 이용 가능한 노력 폐 활량 같은 임상 검사 중 어느 것도 개별 환자에게 치료 성공을 정의하는데 사용할 수 없다. 이는 주요 한계점이며, 지속적인 생체표지자 연구에 의한 해결을 기대해야 한다. 한 항섬유화 제제에서 다른 제제로의 변경은 현재 치료에 대한 내약성 감소를 기준으로 결정하거나 혹은 치료에도 불구하고 빠르게 악화되는 상태를 기준으로 결정해야 한다.

기타 약물요법

관찰 자료에 따르면 위식도 역류병은 IPF에서 질병 진행을 구동할 수도 있다. 따라서, 현재 지침에서는 증상이 있는 위식도 역류를 치료하기 위한 양성자 펌프 억제제 사용을 지지하는 약한 권장사항(weak recommendation)을 제공하고 있다. 다른 권장 사항에는 인플루엔자 및 폐렴알균 감염에 대한 예방 접종이 있다. 폐 고혈압 환자는 이뇨제 및 알도스테론 대항제(aldosterone antagonist)를 이용한 치료를 고려해야 한다. IPF 관련 폐 고혈압에서 Sildenafil이 산소화를 개선하고 호흡 곤란을 감소시킨다는 몇몇 근거가 있다. 그러나 이를 입증하기 위해서는 적절한 임상 시험이 필요하다.

증상 기반 요법

기침과 호흡 곤란은 IPF 환자를 매우 쇠약하게 만드는 주요 증상이다. 모든 질병 단계에 있는 환자에서 완화 및 증상 기반 접근법은 삶의 질 향상에 매우 중요할 수 있다. 호흡 곤란을 효과적으로 치료하기 위한 방법에는 중증 호흡 곤란에 대

한 호흡 조절 운동과 심리 치료, Benzodiazepine, 아편제제 등이 있다. IPF에서 기침 관리의 길잡이가 되는 근거는 제한적이며, 일반적으로 성공적인 증상 조절에는 어느 정도 시행 착오가 뒤따른다. 고려해 볼만한 전략에는 흡입 기관지확장제, 저용량 Amitriptyline, Gabapentin, 저용량 코르티코스테로이드, 아편제제, Thalidomide 등이 있다. 이러한 선택지 중에서 유일하게 Thalidomide만이 IPF에 대한 임상 시험에서 검증되었다. Thalidomide는 매우 효과적인 기침 억제제이지만, 졸음, 변비, 말초 신경병증 같은 부작용과 비용으로 인해 그 사용은 제한적이다.

산소 및 운동

IPF 관련 호흡 부전을 관리할 때 산소 사용의 길잡이가 되는 근거는 거의 없으며, 대다수 지침은 만성 폐쇄 폐 질환에 더 적합한 접근 방식을 계속 옹호하고 있다. 관찰 연구에서 이동식 산소 공급은 호흡 곤란을 줄이고, 보행거리를 개선하며, 삶의 질을 향상시키는 것으로 밝혀졌다. IPF에서 이동식 산소 공급은 실내 공기로 호흡한 후 운동에 따른 산소포화도 감소를 교정하는 유량으로 산소 공급을 조절한 환자가 순차적인 6분 걷기를 완료했을 때, 보행거리와 호흡 곤란 점수가 개선된 환자를 치료하기 위한 실용적인 접근 방법이다. 2차 폐 고혈압 환자에서는 야간 산소포화도 감소의 근거를 찾아야 하며, 만약 있다면 산소 공급으로 교정해야 한다. 증상이 있는 안정 시 호흡 부전은 산소를 지속 공급하여 치료해야 한다. IPF의 점진적 특성을 감안할 때, 산소 요구량은 정기적으로 재평가해야 하며 필요에 따라 산소 공급량을 상향 조절하는 것이 중요하다.

호흡 재활이 IPF 환자에서 보행거리, 최대 산소 섭취량, 증상 점수 개선을 나타내는 단기 및 중기 이점이 있다는 것을 보여주는 근거가 점점 늘어나고 있다. 호흡 재활이 힘든 경우, 환자에게 규칙적인 가벼운 운동을 하도록 권장해야 한다.

이식

이 책의 다른 부분에서 언급했듯이, 폐 이식은 말기 질환이 있는 환자에서 치료 선택지로 고려해볼 수 있다. 현재 국제 지침에서는 IPF 환자의 DLCO가 예측치의 40% 아래로 내려가면 이식 평가를 권장하고 있다. IPF에서 이식을 받은 환자의 결과는 다른 호흡기 질환으로 이식을 받은 환자의 결과와 비슷하지만, IPF 환자 300명 중 1명 미만만 이식을 받는다. 이는 IPF가 고령에서 발생하는 점, 질병 진행이 빠른 점, 이식을 배제하게 하는 다른 동반 질환의 비율이 높은 점 등을 반영한다.

임종 치료

IPF 환자 대다수는 호흡 부전으로 사망한다. 이를 염두에 두고 적절한 계획을 세울 수 있도록 임종 치료에 대한 조기 논의를 진행하는 것이 무엇보다 중요하다. 가능하다면 일차 진료 및 완화 진료팀이 공동으로 참여하면 임종 치료를 매우 수월하게 제공할 수 있으며, IPF 환자가 자신이 사망할 곳을 어느 정도 통제하고 가능한 한 호흡 부전과 관련된 증상을 피할 수 있도록 해준다.

전망

지난 10년 동안 분류, 진단 접근법, 발병기전에 대한 이해, 그리고 중요한 점인 IPF 치료에서 엄청난 진전이 이루어졌다. 그럼에도 불구하고, IPF 환자 중 대다수는 이전보다는 더 느리지만 여전히 IPF로 인해 사망한다는 것을 예상할 수 있다. 이 점을 감안하면, IPF 환자들에게는 충족되지 않은 요구가 많이 남아 있다. 그나마 다행인 점은 IPF의 다양한 질병 기전을 표적으로 하는 수많은 임상 시험이 진행 중이라는 점이다(그림 35.10). 비록 이 모든 시험이 성공하지는 못할지라도, 이 중 일부는 성공할 것이라는 희망이 있다. 이를 염두에 두고, 어떤 환자가 특정 요법, 즉 개인 맞춤 요법으로 혜택을 볼 수 있는지를 확립하고, 치료 성공 및/또는 실패에 대한 생체표지자를 확인하고, 항섬유화 요법을 조합했을 때의 효과를 평가하는 것이 미래 연구의 우선 순위다.

결론

IPF는 예후가 나쁜 진행 섬유 폐 질환이다. 다학제팀 간의 의견 교류를 통해 여러 섬유화 사이질 폐 질환 중에서 IPF를 올바르게 식별하고 진단할 수 있으며, 이는 적절한 치료 접근을 보장하기 위해 중요하다. 고용량 코르티코스테로이드와 면역억제제는 IPF에서 피해야 한다. 대신, 최적의 치료는 새로운 항섬유화 제제인 Pirfenidone이나 Nintedanib 중 하나를 사용하는 방법이다. 이러한 제제를 사용하면 질병 진행을 느리게 하고 생존을 향상시킬 수 있지만, 일부 환자는 부작용을 감수해야 한다. IPF 관리에서 고려할 다른 중요한 내용에는 기침과 호흡 곤란을 완화하기 위한 증상 기반 전략, 호흡 재활, 질병 관련 합병증의 치료, 산소 공급, 임종 치료 등이 있다.

사례

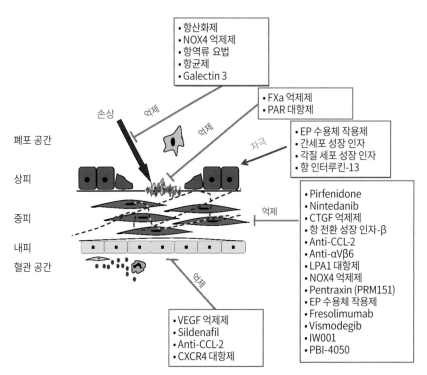

그림 35.10 IPF의 발병기전에 대해 현재까지 알려진 내용에 따르면, 반복적인 폐포 상피 손상이 바닥막 박리 및 상처 치유 반응에 관련된 핵심 경로를 활성화시킨다. 이는 차례대로 섬유모세포 증식, 섬유모세포의 근섬유모세포로의 전환, 세포바깥 바탕질의 확장으로 이어진다. 이러한 효과는 추정 골수 유래 섬유모세포 전구체인 섬유세포를 포함한 순환 염증 세포의 유입으로 더 증강된다. 섬유생성 억제, 항섬유화 경로 촉진, 폐포 손상 감소 같은 IPF 발병기전의 서로 다른 면을 표적으로 하는 다양한 치료법이 개발 중이다. 약자: CTGF, 결합조직 성장 인자(connective tissue growth factor); VEGF, 혈관 내피 성장 인자(vascular endothelial growth factor); FXa, 인자 Xa(factor Xa); NOX, NADPH 산화효소(oxidase); EP, E 프로스타노이드(prostanoid); PAR, 단백질 분해효소 활성 수용체(proteinase activated receptor); LPA, 리소포스파티드산(lysophosphatidic acid); CCL-2, 케모카인 리간드 2 [chemokine (C-C motif) ligand 2]. (Adapted from Maher, TM, *Clin Chest Med*, 33(1), 69–83, 2012.)

임상 사례 1

기술자로 은퇴한 65세 남자가 3년간의 운동 호흡 곤란 및 마른 기침을 주요 호소 증상으로 내원하였다. 현재는 금연하였으나 흡연력이 20갑년이었다. 병력상 II 형 당뇨병, 고혈압, 고지혈증이 있었다. 환자는 직접 질문 중에 위식도 역류 증상을 호소하였다. 안구 건조나 구강 건조, 관절 증상 및 피부 증상은 없었다. 신체 검사에서 손가락에 곤봉증이 있었으며, 청진에서 미세한 들숨 끝 비빔소리(crepitation)가 양쪽 폐 아래쪽에서 들렸다. 안정 시 산소 포화도는 실내 공기로 96%였다. 초기 CT 영상은 그림 35.11a와 같았다.

첫 병원 내원 시 시행한 폐 기능 검사는 다음과 같다: 1초간 노력 날숨량(FEV$_1$)은 2.6 L로 예측치의 77%, 노력 폐활량은 2.9 L로 예측치의 67%, FEV$_1$/FVC비율은 89%, DLCO는 예측치의 47%, Kco는 예측치의 75%.

N-acetylcysteine으로 치료를 시작하였고, 18개월 후 추적 검사에서 운동 내성이 평지에서 10 yd (≒ 9 m)로 감소했다. 추적 검사에서 시행한 CT 영상은 그림 35.11b와 같았다. 추적 검사에서 시행한 폐 기능 검사는 다음과 같았다. FEV$_1$은 2.1 L로 예측치의 60%, FVC는 2.30L로 예측치의 54.4%, FEV$_1$/FVC비율은 85%, DLCO는 예측치의 23%, Kco는 예측치의 53%.

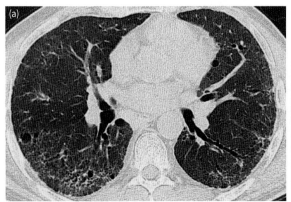
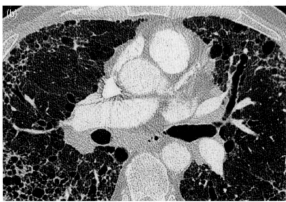

그림 35.11 IPF가 있는 65세 남자 환자의 CT 영상. 최초 방문 시 영상과(a) 질병 진행 18개월 후 영상(b)

임상 사례 2

64세 여자 환자가 최근 6개월 간 지속된 경도 운동 호흡 곤란과 마른 기침을 주요 호소 증상으로 내원하였다. 흉곽외 증상은 없었으며, 관련된 노출도 없었다. 신체 검사에서 미세한 비빔소리가 양쪽 폐 아래쪽에서 들렸다. 폐 기능 검사에서 FEV_1은 2.4 L로 예측치의 77%, FVC는 2.8 L로 예측치의 81%, DLCO는 예측치의 55%로 확인되었다. 초기 CT 영상은 그림 35.12a와 같았다. 기관지폐포 세척액에 대한 세포 검사는 호산구 3%, 중성구 5.7%, 림프구 13% 였다. 수술 폐 생검에서 보통 사이질 폐렴을 확진하였고, 다학제 팀을 통해 IPF를 진단하였으며, Pirfenidone을 이용한 치료를 시작하였다.

9개월 후, 환자는 최근 2주간 빠르게 악화되는 호흡 곤란으로 다시 병원을 방문하였다. 신체 검사에서 발열은 없었으며, 양쪽 폐의 중간 부위에서 미세한 비빔소리가 들렸다. 추가 촬영한 CT 영상은 그림 35.12b와 같았다. IPF의 급성 악화를 진단하고 IV 항생제와 코르티코스테로이드로 치료를 시작하였다. 그럼에도 불구하고 호흡 부전은 악화되었다. 다시 촬영한 CT는 그림 35.12c와 같았다. 환자의 상태는 계속해서 나빠졌으며, 환자는 입원 2주 뒤 사망하였다. 사후 검사에서 배경에 보통 사이질 폐렴이 있는 광범위 폐포 손상을 볼 수 있었으며, 따라서 IPF의 급성 악화로 인한 사망을 확정할 수 있었다.

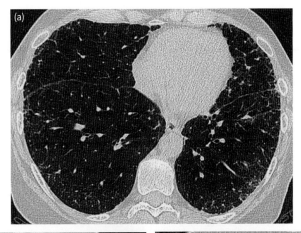

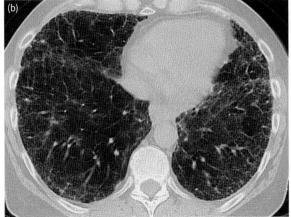 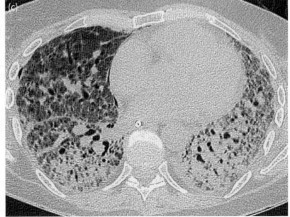

그림 35.12 수술 생검 후 다학제팀 의견교류를 통해 IPF를 진단받은 64세 여자 환자의 CT 영상. (a) 첫 방문 시 영상. (b) 9개월 뒤 2주간의 빠르게 진행하는 호흡 곤란이 나타난 다음 촬영한 영상. (c) IPF의 급성 악화를 진단받고 1주일 뒤에 촬영한 마지막 CT 영상

36

과민 폐렴

HELEN E. JO AND TAMERA J. CORTE

정의

외인 알레르기 폐포염(extrinsic allergic alveolitis)이라고도 하는 과민 폐렴(hypersensitivity pneumonitis, HP)은 복잡한 호흡기 질환으로 유육종증과 함께 육아종 사이질 폐 질환으로 분류된다(그림 36.1). HP는 주로 환자가 이전에 민감화된 흡입 항원에 대해 면역 반응이 유발하는 폐 실질의 염증으로 인해 발생한다. HP에 대한 특정 진단 기준은 없으며, 전통적으로 임상 양상에 따라 급성, 아급성, 만성으로 분류한다. 다양한 임상 양상, 진행 과정, 검사 소견이 있기 때문에 정확한 진단을 위해서는 높은 수준의 임상적 의심 지수가 필요하다.

역학 및 병인

많은 항원이 HP의 발달과 관계가 있다(표 36.1). 이러한 대부분의 유기 입자는 일반적으로 5 μm로 크기가 작기 때문에 기관지 가지를 지나 폐포에 쉽게 도달할 수 있다. 주요 항원은 세균, 곰팡이, 효모, 가금류 등에서 비롯된다.

HP는 특정 진단이 어려운 경우가 많으며, 오진 사례가 있기 때문에, HP의 유병률은 정확하게 판단하기 어렵다. 또한, 유병률은 지리적 조건과 농업 및 산업 관행에 따라 매우 다양하다. HP의 유병률은 알려진 유도 항원에 노출된 전체 인구 중 5-15%로 보고되며, 모든 사이질 폐 질환 중 4-15%를 차지한다.

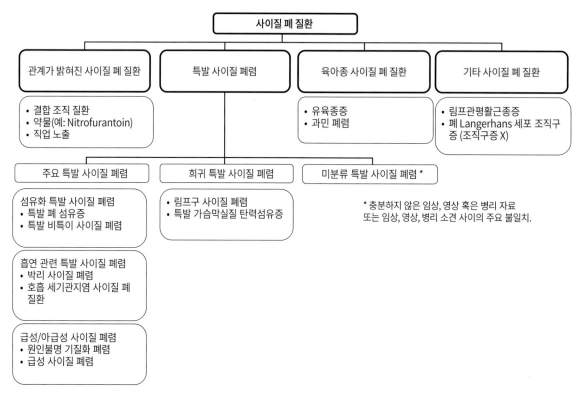

그림 36.1 사이질 폐 질환의 범주. (Adapted from American Thoracic Society and European Respiratory Society, Am J Respir Crit Care Med, 165, 277–304, 2002.)

표 36.1 HP를 유발하는 흔한 원인 물질

항원	원천	질환[a]
세균		
Faeni rectivirgula	곰팡이 쓴 건초, 곡물, 가축 사료	농부 폐
Thermoactinomyces 종	오염된 강제 환기 시스템, 물 저장고	환기 폐렴, 가습기/에어컨 폐
마이코박테리아		
Mycobacterium avium complex	사우나, 온수 욕조	온수 욕조 폐
Mycobacterium immunogenum	금속 가공 유체	기계 작동자 폐
곰팡이		
Trichosporon cutaneum	오염된 오래된 집	여름형 폐렴
Aspergillus	곰팡이 핀 보리	맥아 인부 폐
조류 단백질	잉꼬, 앵무새, 비둘기, 닭, 칠면조 등의 배설물, 깃털, 혈청	비둘기 사육사 폐
곤충 단백질	분진에 오염된 곡물(밀 바구미)	방앗간 인부 폐(miller's lung)
화학 물질		
Sodium diazobenzene sulphate	실험실 시약	Pauli 시약 폐포염
Isocyanate; Trimellitic anhydride	폴리우레탄 거품, 스프레이 페인트, 탄성 중합체, 특수 접착제	화학제제 취급자 폐

[a] 나열된 모든 질환은 급성, 아급성, 만성 양상을 나타내는 과민 폐렴 유형이다.

발병 기전

HP의 발병 기전은 복잡하며 여러 요인이 관여할 가능성이 높다. 유도 인자인 항원에 노출된 다음, 촉진 인자인 기존에 가지고 있는 유전 감수성이나 환경 요인이 HP의 발생 위험을 증가시킨다는 "2회 충격(two hit)" 가설이 제안되었다(그림 36.2).

HP의 급성 형태에서, 흡입 가용성 항원(soluble antigen)은 면역글불린 G (IgG) 항체와 결합하여 면역 복합체를 형성하고, 이는 보체 연쇄반응을 시작하여 대식 세포를 활성화한다. 이러한 대식 세포는 중성구, T-림프구, 단핵구를 유인하는 케모카인과 사이토카인을 분비하여 염증을 유발한다.

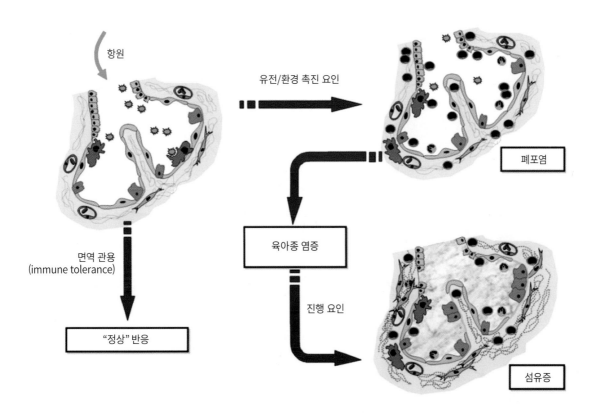

그림 36.2 HP의 발병기전에 대한 "2회 충격(two-hit)" 모델

아급성 및 만성 형태는 T-림프구 매개 면역 반응의 확장이 특징이다. 정확한 기전은 확실하지 않다. 그러나, HP 환자에게 있는 인터페론 감마(interferon gamma, IFN-γ), 인터루킨-12 (interleukin-12, IL-12), 종양 괴사 인자-α (tumor necrosis factor-α, TNF-α)를 포함한 사이토카인의 존재는 주로 T-도움 1경로를 시사한다. 이 모델에서 폐포 대식 세포와 수상돌기 세포에 의해 표현된 항원은 CD4+T-세포가 IL-12와 IFN-γ를 생성하도록 하고, 이는 림프구를 T_H1 세포 분화 프로그램 쪽으로 분극화하여 육아종 염증을 유발한다. HP 환자에서는 면역반응을 조절하는 조절 T-세포(regulatory T-cell)가 손상되어 조절불가한 염증을 유발하는 것으로 추정된다(그림 36.3).

그러나 최근의 연구에 따르면 T_H17 세포도 상향 조절되어 IL-17과 IL-17 관련 전사물을 방출하여 섬유증 발달에 중요한 역할을 한다. 실험 연구에서 유전자 결손 혹은 IL-17의 항체 매개 고갈은 염증 감소와 질병에 대한 방어로 이어졌다.

전통적으로 항염증 경로로 생각되었던 T_H2 경로도 만성 HP에 영향을 미치며, 쥐 실험 모델은 T_H2 기반 면역 반응이 섬유화전(profibrotic) 반응임을 보여준다. T_H2 경로로의 치우침은 만성 HP 환자에서도 입증되었다.

흥미롭게도 HP는 비흡연자에 비해 흡연자에게서 덜 발생한다. 흡연자는 높은 HP 항원이 있는 환경에 노출되었을 때 유발 항원에 대한 특정 항체의 수치가 낮다. 정확한 방어 기전은 분명하지 않다. 그러나, 니코틴은 대식 세포 활성에 영향을 미치며, 림프구 증식을 감소시키며, T-세포 기능을 손상시킨다.

임상 양상

전통적으로 HP는 임상 양상에 따라 급성, 아급성, 만성으로 분류한다(표 36.2).

급성

일반적으로 상당한 양의 항원에 노출되고 나서 약 6시간이 지나면 증상이 나타난다. 환자는 마른 기침, 호흡 곤란, 발열, 병감 등을 동반한 독감과 유사한 양상을 나타내며, 일반적으로 노출 후 12-24시간에 정점에 달한다. 증상은 대부분 치료 없이도 48시간 내에 사라지지만 재노출시에 더 심한 양상으로 재발한다. 급성 HP는 급성 호흡기 감염이나 천식으로 오진하는 경우가 많으며, 특히 직업 환경을 고려할 때 오해소지가 더 커진다.

아급성

아급성 HP는 일반적으로 낮은 농도의 흡입 항원에 반복해서 노출될 때 발생한다. 느리게 진행하는 운동 호흡 곤란, 피로, 기

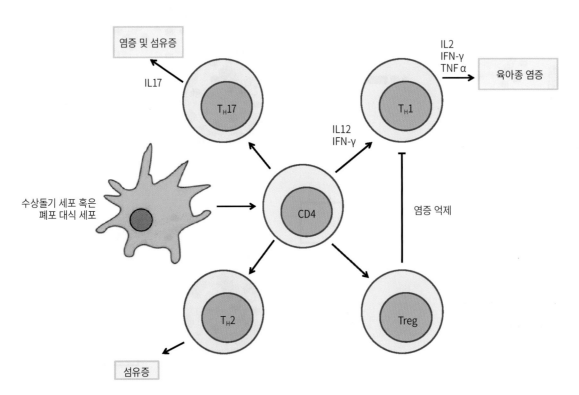

그림 36.3 HP의 발병기전에 영향을 미칠 것으로 추정되는 사이토카인과 경로

표 36.2 HP의 임상 특징

	급성	아급성	만성
노출	짧고 강렬	낮은 농도 반복	장기간 낮은 농도
흔한 항원	곰팡이, *Thermophilic actinomycetes*, MAC 같은 미생물	곰팡이, *Thermophilic actinomycetes*, MAC 같은 미생물	가용성 조류 단백질
면역병리	면역 복합체 매개 항체 특이 면역글로불린 G의 역가가 높은 경우가 많다.	염증을 유발하는 IFN-γ, IL-12, TNF-α를 포함하는 T_H1 경로 사이토카인	T_H1 경로 사이토카인도 작용하지만 T_H17 및 T_H2 경로도 섬유증 발생에 중요한 역할을 할 수 있다.
임상 양상	급성으로 발현하는 독감 유사 질환. 발열, 기침, 호흡 곤란, 병감	느리게 발현하는 운동 호흡 곤란, 피로, 기침	느리게 발현하는 운동 호흡 곤란, 피로, 기침 악화 및 완화가 나타날 수 있다. 곤봉증이 있을 수도 있다.
감별 진단	호흡기 감염 열성 질환 직업 천식 세포 비특이 사이질 폐렴	직업 천식 만성 기관지염 비특이 사이질 폐렴 비결핵 마이코박테리아 감염 유육종증	특발 폐 섬유증 섬유화 비특이 사이질 폐렴 유육종증
결과	원인 물질에서 떨어지면 완전하게 회복	완전 해소부터 만성 과민 폐렴까지 다양	섬유증으로 진행한 경우 예후가 불량하다. 폐 고혈압이 발생하고 곤봉증이 있으면 예후가 불량하다.

참고: MAC, Mycobacterium avium complex

침이 특징이다. 증상은 일반적으로 노출을 중단하면 사라진다. 그러나, 낮은 농도에 계속해서 빈번하게 노출되면 수많은 악화와 완화를 유발할 수 있으며, 지속하는 기침과 호흡 곤란이 특징인 진행 질환을 유발한다.

만성

인식하지 못하고 치료하지 않은 급성 및 아급성 HP는 만성 HP로 진행할 수 있다. 그러나, 많은 사례에서 환자가 급성 사건을 기억하지 못하는 경우가 많다. 만성 HP는 일반적으로 수 개월에서 수 년에 걸쳐 천천히 발생하며, 호흡 곤란, 기침, 피로, 병감, 체중 감소를 주요 호소 증상으로 내원한다. 곤봉증도 발생할 수 있으며 불량한 예후와 관련이 있다. 만성 HP는 일반적으로 다른 특발 폐 섬유증 및 섬유화 비특이 사이질 폐렴(nonspecific interstitial pneumonia, NSIP)과 감별하기 어렵다.

진단

HP의 진단에는 높은 임상 의심 지수가 필요하며, 항원 노출 병력이 중요한 역할을 한다. 가정 환경, 업무 환경, 취미, 애완동물, 여행뿐만 아니라 항원에 대한 모든 잠재적 노출과 관련된 증상의 시기 등에 대한 자세한 정보가 반드시 필요하다. 사이질 폐 질환에 대한 다학제 회의에서 임상, 영상, 병리 자료를 고려하여, 다학제 합의를 통해 진단한다. 추가 검사는 진단을 위해 중요하며(표 36.3), 진단 알고리듬 안에서 고려해야 한다(그림 36.4).

고해상도 CT 영상

그 자체만으로는 HP를 진단할 수 없지만, HP의 각 형태별로 특징적인 고해상도 CT 소견이 있다.

급성

급성 HP에서 흉부 방사선 사진과 고해상도 CT는 정상일 수도 있다. 그러나 우세한 소견에는 그림 36.5에 나와있는 것과 같이 일반적으로 상엽 분포, 간유리 음영, 불분명한 작은 결절, 모자이크 변화 등이 있다.

아급성

고해상도 CT 양상은 급성 HP 소견에서부터 만성 HP 소견까지 매우 다양하다. 급성 HP에서와 같이 간유리 음영과 불분명한 작은 결절이 나타날 수 있다. 작은 기도 폐쇄로 인한 2차 공기 걸림이나 광범위 세기관지 폐쇄 환자의 모자이크 관류 때문에 모자이크 양상을 흔히 볼 수 있다(그림 36.6).

만성

만성 HP의 고해상도 CT 소견에는 간유리 음영, 중심소엽 결절 음영, 모자이크 등이 있다. 또한, 소엽간 중격 두꺼워짐, 폐엽 용적 감소, 견인 기관지 확장증, 벌집모양 같은 섬유증의 고해상도 CT 소견이 있을 수도 있다(그림 36.7). 그물망 모양은 상엽에 우세할 수 있으며, 일반적으로 폐 아래 부분은 보존되며, 주로 가슴막밑 혹은 기관지혈관주변에 분포한다. 일반적으로 간유리 감쇠 부위 안에 있는 벽이 얇은 주머니도 나타날 수 있다. 만성 농부 폐(farmer's lung)가 있는 환자는 섬유증보다는 폐기종

표 36.3 HP에 대한 검사

	급성	아급성	만성
폐 기능 검사	DLCO 감소를 동반한/동반하지 않은 정상, 제한, 폐쇄 혹은 혼합 양상이 있을 수 있음 기관지 과민성이 있을 수 있음 결함의 중증도가 반드시 나쁜 예후를 의미하는 것은 아니다.	일반적으로 DLCO 감소를 동반한 제한 및 폐쇄 혼합 양상 지속해서 노출되면 연속 검사에서 급격한 감소가 나타날 수 있다.	일반적으로 DLCO 감소를 동반한 제한 및 폐쇄 혼합 양상 폐 고혈압이나 폐기종이 있지 않은 이상 Kco는 보존된다.
고해상도 CT	간유리 음영 경계가 불분명한 작은 결절 공간(airspace) 경화 모자이크	고해상도 CT 패턴이 다양하며, 급성 및 만성 과민 폐렴의 특징이 모두 있을 수 있다.	간유리 음영 및 중심소엽 결절 음영 섬유증의 징후 • 소엽사이 중격 두꺼워짐 • 폐엽 용적 손실 • 견인 기관지 확장증 • 벌집 모양 일반적으로 폐 기저부에는 그물망이 나타나지 않는다. 만성 농부 폐에서는 폐기종이 우세할 수도 있다.
혈청 항체[a]	조류 침전소(비둘기와 잉꼬 혈청, 비둘기 깃털 항원), Aspergillus 침전소, 푸른 곰팡이, Saccharopolyspora rectivirgula, Thermoactinomyces viridians, Trichosporon cutaneum(일본)		
기관지폐포 세척액 (세포 감별 계산)	50% 이상의 림프구 증가증을 동반한 전체 세포 수 증가 만성 과민 폐렴과 흡연자의 경우 수치가 낮을 수 있다. 기관지폐포 세척액의 림프구가 30% 미만인 경우 과민 폐렴은 가능성이 낮다.		
병리	세기관지주변 사이질 염증 느슨한 조직구 응집 사이질 중성구 섬유소 침착	림프구 염증 림프구 증식 작은, 비괴사 육아종 거대 세포	세기관지중심성 염증 강화 기관지주위 섬유증, 세기관지 상피 증식 육아종 혹은 다핵 거대 세포 보통 사이질 폐렴, 비특이 사이질 폐렴, 기질화 폐렴과 유사할 수도 있다.

[a] 항원 노출을 의미. 항체 역가가 높을수록 특이도가 증가한다. 혈청 항체가 음성이라도 과민 폐렴은 배제할 수 없다.
참고: Kco, 일산화탄소 전달 계수(carbon monoxide transfer coefficient)

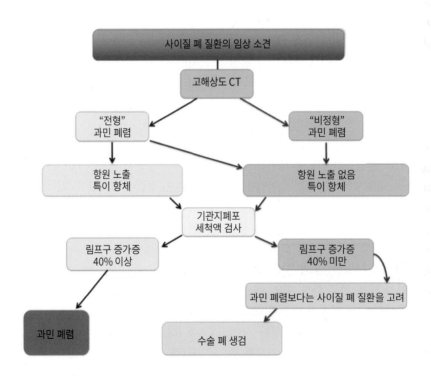

그림 36.4 아급성 및 만성 HP를 진단하기 위한 알고리듬 접근법

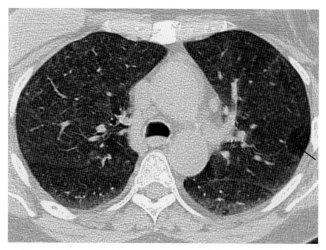

그림 36.5 급성 HP의 고해상도 CT 영상. 이 영상에서 급성 HP와 일치하는 광범위 간유리 침윤, 중심소엽 결절, 모자이크 부위(화살표)를 볼 수 있다.

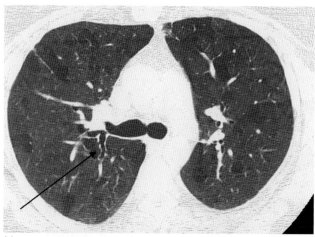

(a)

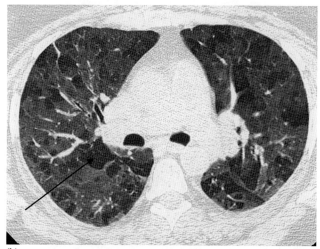

(b)

그림 36.6 아급성 HP의 고해상도 CT 영상. 이 영상은 비둘기에 노출된 45세 여자 환자에게서 촬영하였다. 영상에서 가스 걸림(gas trapping) 영역을 나타내는 현저한 투과성 소엽 부위를 동반한 광범위 간유리 음영(화살표)을 들숨 영상에서 볼 수 있으며(a), 날숨 영상에서(b) 이 부분이 강조된다.

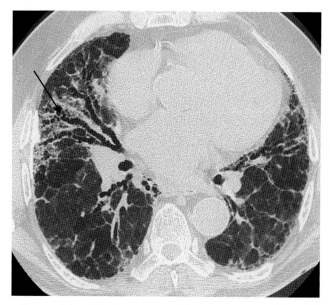

그림 36.7 만성 HP의 고해상도 CT 영상. 이 영상은 65세 남자 환자에게서 촬영하였으며, 섬유화 변화가 위쪽 구역에 분포하고 있다. 견인 기관지 확장증, 그물망 변화, 넓은 부위의 간유리 음영이 있다. 음영은 소엽에 따라 다르며 섬유증 부위에서 멀어지는 공기 걸림이 있다. 이 환자는 유발 항원을 밝히지 못했다.

이 발생하는 경향이 있다.

폐 기능 검사

폐 기능 검사에서 우세한 소견은 혼합 제한 및 폐쇄 환기 장애, 일산화탄소 확산능력(diffusion capacity for carbon monoxide, DLCO) 장애다. 폐 용적 감소는 일반적으로 균일하지 않으며, 총 폐용량(total lung capacity)에 비해 폐활량(vital capacity)이 상당히 감소하지만, 잔기량(residual volume)은 보존된다. 동반 폐기종 혹은 폐 고혈압이 있는 경우를 제외하면 DLCO 감소에도 불구하고 일산화탄소 전달 계수(carbon monoxide transfer coefficient, Kco)는 일반적으로 보존된다. 급성 사례에서, 폐 기능 검사는 정상일 수 있지만, 기도 과다반응을 흔히 볼 수 있다. 폐 기능 검사는 HP 진단에는 상대적으로 비특이적이지만 생리적 장애의 중증도 결정에는 중요하다.

혈청 항체

특정 순환 항체가 있으면 HP의 진단을 보조할 수 있지만, 무증상 농부 중 10%, 무증상 비둘기 사육사 중 40%가 항원 노출을 반영하여 양성으로 나오기 때문에, 임상 양상과의 상관 관계가 중요하다. 검사 패널에 특정 유도 항원의 부족, 잘못 정제된 항원 혹은 부적절한 환자 혈청으로 인한 검사 실패 때문에 항원이 검출되지 않을 수도 있다. 검사할 항원은 지역 환경에서 널리 퍼진 항원을 고려하여 지역에 따라 선택해야 한다. 대다수 센터에서 검사에 사용하는 항원에는 비둘기 및 잉꼬 혈청, 비둘기 깃털 항원 같은 조류 침전소, Aspergillus 침전소, Thermoactinomyces viridans 등이 있다. 침전소 혹은 총 IgG 항체는 여러 가지 방법으로 측정할 수 있다. 효소 결합 면역흡착 측정(enzyme-linked immunosorbent assay, ELISA)이 가장 바람직한 방법이지만, 이 기법도 표준화가 부족하다. 침전소 검사 결과를 양성으로 판단하기 위한 문턱값(threshold)에 대해서는 합의된 바가 없다. 그러나, 사용한 문턱값에 따라 검사의 민감도와 특이도가 상당히 변한다는 점은 분명하다.

기관지폐포 세척

기관지폐포 세척(bronchoalveolar lavage, BAL)은 기관지 내시경으로 시행하는 검사로 폐의 일부 구역으로 식염수를 최소 100 mL 주입한 다음 기관지 및 폐포 상피의 꼭대기쪽 표면을 덮고 있는 분비물을 회수하는 방법이다.

BAL은 폐 염증을 검출하는 민감도가 높은 방법이며, 일반

적으로 총 세포 수가 현저하게 증가하며 특히 림프구가 50% 이상 증가한다. 만성 HP에서는 그 수치가 낮을 수도 있지만, HP에서 BAL의 림프구가 30% 미만인 경우는 드물며, 이 경우 HP 진단이 불확실해진다. 그러나, 항원에 노출된 적이 있는 무증상 환자도 BAL의 림프구가 증가할 수 있다. 폐포 림프구 증가증은 유육종증, 비특이 사이질 폐렴에서도 나타날 수 있으며, CD4 및 CD8 아형에 대한 평가로는 이러한 질환을 확실하게 구별할 수 없다.

조직병리

급성 HP 환자에게 수술을 통한 폐 생검이 항상 필요한 것은 아니다. 급성 HP의 조직병리 소견에는 세기관지주변 패턴의 사이질 염증, 느슨한 조직구 응집, 사이질 중성구 증가, 섬유소(fibrin) 축적 등이 있다. 아급성 HP에서는 육아종 사이질 세기관지중심 폐렴이 있다. 그러나 육아종 특징은 수술 생검 검체 중 많게는 30%에서 없을 수도 있다. 육아종이 없는 경우, 조직

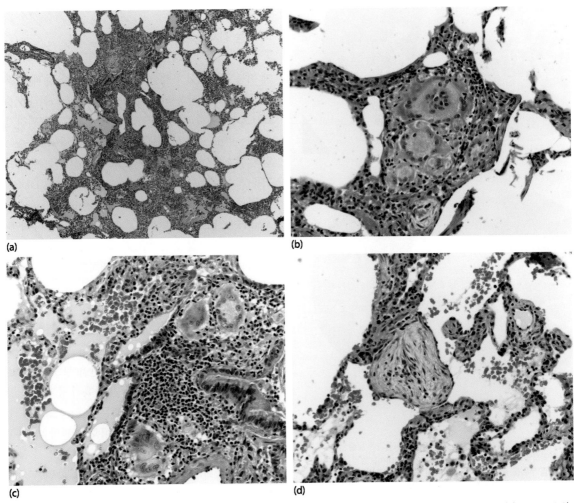

그림 36.8 아급성 HP의 조직병리 특징. (a) 중심소엽 증강이 있는 세포 사이질 침윤. (b) 작은 사이질 육아종. (c) 단일 사이질 거대 세포. (d) 기질화 폐렴(organizing pneumonia) 병소

병리 패턴은 비특이 사이질 폐렴에서 보는 것과 매우 유사할 수 있다(그림 36.8). 만성 HP에서는 아급성 HP에서 볼 수 있는 소견에 추가로 섬유화 변화와 구조 왜곡이 있다. 반점 섬유증, 가슴막밑 벌집모양, 섬유모세포 병소 같은 보통 사이질 폐렴 패턴은 만성 HP 환자 중 최대 20%에서 나타날 수 있다. HP를 지지하는 특징에는 세기관지중심 염증, 기관지주변 섬유증, 세기관지주변 화생, 사이질 육아종이나 다핵 거대 세포 혹은 Schaumann 소체(Schaumann body)의 존재 등이 있다(그림 36.9).

치료

HP 치료의 중심은 항원 회피이며, 이 전략은 급성 질환에서는 완전한 증상 해소로 이어지며, 만성 질환에서는 진행을 멈추거나 느리게 한다. 따라서 유발 물질 확인이 개별 환자를 관리하는데 있어 중요하다. 신중한 질문에도 불구하고 사례 중 70% 이상에서는 유발 항원을 결코 찾을 수 없다. 일부 환자는 항원에서 떨어질 수 없거나, 떨어지는 것을 꺼려한다.

효능을 보여주는 대조군 연구는 없지만, 전문가 의견에서는 현재 약물 요법의 주축으로 전신 코르티코스테로이드를 권장하고 있다. 경험적 요법은 기능 용량(functional capacity)의 최대화를 목표로 4-6주간 Prednisone 0.5 mg/kg/day을 투여하며, 그 후 최대 기능 수준을 유지할 수 있는 허용 가능한 최소 용량으로 서서히 감량한다. 급성 및 아급성 HP에서는 3-6개월의 치료면 충분하다. 만성 HP에서는 스테로이드를 저용량으로 유지할 필요가 있으며, 목표는 약 10 mg/day다. 스테로이드를 허용 가능한 수준으로 낮출 수 없는 경우나 코르티코스테로이드에 반응하지 않는 경우에는 Azathioprine, Mycophenolate mofetil, Cyclophosphamide 같은 면역억제제를 치료 요법에 추가할 수 있다. 임상 검사, 폐 기능 검사, 영상 검사를 포함한 질병 반응과 약물로 인한 부작용을 반드시 감시해야 한다. 임상양상 혹은 기능에 이점이 없다면 치료를 완전히 중단해야 한다.

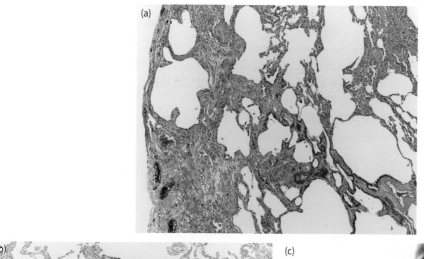

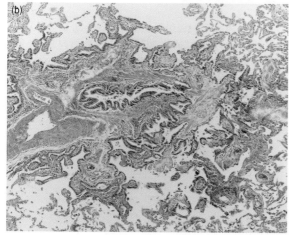

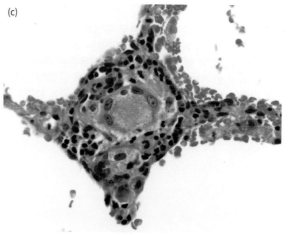

그림 36.9 만성 HP의 조직병리 특징. (a) 미세 벌집모양 변화를 동반한 확립된 섬유증. (b) 세기관지주변 화생을 동반한 중심소엽 증강. (c) 사이질 거대 세포

임상 문제 1

35세 호텔 수영장 청소부가 반복되는 호흡 곤란, 기침, 발열을 주요 호소 증상으로 내원하였다. 환자는 응급실로 내원하였고, 저산소증이 있었다. 고해상도 CT는 그림 36.5와 같았다. 환자는 입원하였고, 3일 후 증상이 완전히 회복되어 퇴원하였다. 다시 근무를 시작한 다음, 더 심한 호흡 곤란, 기침, 발열이 나타났다. 이 환자의 증상을 유발할 가능성이 가장 높은 항원은?

A. Faenia rectivirgula

B. Trichosporon cutaneum

C. 조류 단백질

D. Mycobacterium avium complex

E. Mycobacterium immunigenum

정답: D.

MAC (Mycobacterium avium complex)는 "온수 욕조 폐 질환(hot tub lung disease)"을 유발하는 항원으로 이 환자에서 급성 HP를 유발한 원인이다. 이 사례에서, 환자는 유발 항원에서 멀어진 후 특별한 치료 없이도 증상이 호전되었고, 온수 욕조 필터를 청소하는 근무로 다시 돌아갔을 때 증상도 다시 나타났다. MAC는 비결핵 마이코박테리아로 온수 욕조에서 발견되며, 느리게 성장하고 물을 싫어한다(hydrophobic). MAC는 표면에 부착하여 많은 물 소독제에 내성을 생성하는 균막(biofilm)을 형성한다. "온수 욕조 폐 질환"을 실제 HP로 생각해야 하는지, 아니면 감염으로 생각해야 하는지 혹은 둘 다로 생각해야 하는지에 대해서는 논쟁이 계속되고 있다. 그러나, 항균 요법보다는 면역억제를 동반/동반하지 않은 항원 회피가 치료라는 점을 감안하면, 근본적인 병리는 주로 항원에 대한 면역 반응으로 생각된다.

*Faeni rectivirgula*는 "농부 폐(farmer's lung)"의 원인 항원이며, 곰팡이 핀 건초, 곡물, 가축 사료(silage)에서 주로 발견된다. *Trichosporon cutaneum*은 "여름형 폐렴(summer-type pneumonitis)"의 원인 항원이며, 일본에 특히 많으며, 덥고 습한 여름철에 가정 환경을 오염시키는 계절 곰팡이다. *Mycobacterium immunigenum*은 "기계 작동자 폐(machine operator's lung)"의 원인 항원이며, 금속 가공 유체에서 찾을 수 있다.

임상 문제 2

농부로 은퇴한 78세 비흡연자가 만성 기침과 심해지는 호흡곤란을 주요 호소 증상으로 내원하였다. 환자는 최근 겨울마다 흉부 감염이 반복된 병력이 있었지만, 은퇴한 다음에는 이 증상이 호전되었다.

다음 중 이 환자에서 HP가 아닌 다른 진단을 시사하는 영상 특징은?

A. 폐기종

B. 감쇠가 줄어든 소엽 부위

C. 기저부에 우세한 벌집 모양

D. 중심소엽 결절

E. 위쪽 구역의 섬유화 변화

정답: C.

특발 폐 섬유증과 만성 HP는 일반적으로 구별하기 힘들다. 그러나 이러한 질환을 영상의학적으로 구별하는데 미묘하지만 도움이 되는 특징이 있다. 기저부에 우세한 벌집모양은 특발 폐 섬유증의 특징이며, 장기간의 "농부 폐"로 인한 2차 만성 HP가 있는 환자에서는 나타날 가능성이 낮다. 만성 HP에서 섬유증은 아래쪽 구역보다는 위쪽 구역에 더 흔하게 나타나는 경향이 있으며, 중심소엽 결절 및 감쇠가 줄어든 소엽 부위도 만성 HP를 감별하는데 도움이 되는 특징이다. 평생 비흡연자를 포함한 만성 농부 폐가 있는 환자 중 일부는 섬유증 보다는 폐기종이 발생할 가능성이 더 높다는 사실도 확인되었다.

임상 문제 3

다음 중 급성 HP의 관리에 가장 중요한 중재는?

A. 전신 코르티코스테로이드

B. 항원 회피

C. Azathioprine

D. 가정 산소공급

E. 폐 이식

정답: B.

급성 HP에서 항원 회피는 완전한 회복으로 이어질 수 있으며 치료의 주축이다. 안타깝게도, 항상 항원을 확인할 수 있는 것은 아니며 환자가 노출을 피할 수 없을 수도 있다. 양호한 효과를 보이는 전신 코르티코스테로이드나 Azathioprine 같은 다른 면역억제 약물을 사용할 수도 있다. 일부 환자는 급성 HP가 있을 때 저산소증이 매우 심해질 수 있으며 산소 요법이 필요하지만, 장기간의 가정 산소공급은 일반적으로 만성 HP의 말기에서만 필요하다.

예후

급성 HP 환자는 일반적으로 조기 진단, 항원 회피, 필요한 경우 적시의 스테로이드 치료 등으로 완전하게 회복한다. 아급성 및 만성 HP는 일반적으로 비가역적인 섬유증으로 진행한다. 고해상도 CT 혹은 폐 생검에 섬유증이 있는 것은 불량한 예후 인자며, 섬유증의 중증도는 기저 사이질 폐 질환의 진단보다 생존에 더 중요한 예측 요인으로 밝혀졌다. 폐 고혈압도 만성 HP의 합병증이며 사망률 증가와 관련이 있다.

감사의 말

CT 영상은 호주 뉴 사우스웨일스 주에 있는 Royal Prince Alfred Hospital 영상의학과의 MBChB, FRANZCR인 Samuel McCormack께서 제공해 주셨습니다. 조직 사진은 호주 뉴 사우스웨일스 주에 있는 웨스턴 시드니 대학교의 MBBS, FRCPA인 Annabelle Mahar와 호주 뉴 사우스웨일스 주에 있는 Royal Prince Alfred Hospital의 해부 병리학 의국에서 제공해 주셨습니다.

임상 실전 요점

HP의 진단을 예측할 수 있는 6가지 요소는 다음과 같다:

1. 알려진 유발 항원에 대한 노출
2. 유해 물질에 대한 침전 항체 양성
3. 반복되는 증상
4. 신체 검사에서 들숨 거품소리(crackle)
5. 노출 4-8시간 뒤에 발생하는 증상
6. 체중 감소

임상 실전 요점

- 혈청 침전물은 항원에 대한 특이 항체다. 적절한 임상 상황에서 혈청 침전물 양성 결과는 HP의 진단을 뒷받침할 수 있으며, 환경 노출 이력, 임상 특징, 영상 소견 등과 상관 관계가 있어야 한다.
- 검사한 혈청 침전물이 환자의 노출 및 지리적 위치와 관련이 있는지 확인하는 것이 중요하다.

37

결합 조직 질환과 관련된 사이질 폐 질환

SANDRA CHARTRAND AND ARYEH FISCHER

결합 조직 질환과 폐

결합 조직 질환(connective tissue diseases, CTD)은 전신 자가면역과 다양한 수준의 염증 및 면역 매개 장기 손상을 특징으로 하는 서로 다른 특징을 가진 질병군이다(표 37.1). CTD의 범주 안에서는 폐 침범이 주로 나타난다(표 37.2).

사이질 폐 질환(Interstitial lung disease, ILD)이 특히 문제가 되며, 잠재적으로 치명적인 양상을 보인다. 전신 경화증(systemic sclerosis)에서 섬유화 비특이 사이질 폐렴(nonspecific interstitial pneumonia, NSIP), 류마티스 관절염(rheumatoid arthritis)에서 보통 사이질 폐렴(usual interstitial pneumonia, UIP), Sjögren 증후군에서 림프구 사이질 폐렴(lymphocytic interstitial pneumonia, LIP) 같이 사이질 폐렴(interstitial pneumonia, IP)의 특정 폐 손상 패턴은 특정 CTD와 관련이 있다. 그러나 사이질 폐렴의 폐 손상 패턴은 대부분 각각의 CTD 별로 이미 알려져 있으며, 이러한 패턴의 조합은 환자에 따라 공존할 수도 있다(표 37.3).

사이질 폐 질환과 CTD는 매우 다양한 방식으로 교차할 수 있다:

1. 사이질 폐 질환은 CTD의 초기 양상일 수 있으며, CTD의 흉곽외 양상은 수개월에서 수년 뒤에 발생할 수도 있다.
2. 사이질 폐 질환은 이미 알려진 CTD에서 확인될 수도 있으며, 영상 혹은 생리적 이상은 있지만 증상은 없는 무증상 양상을 보이거나 만성 진행 혹은 치명적인 전격 질환으로 나타나기도 한다.
3. 사이질 폐 질환은 초기에는 특발로 추정되는 질환으로 나타날 수도 있지만, 분류 가능한 CTD에 대한 기존의 류마티스 기준을 아직은 충족하지 못하는 병리 및 영상 같은 형태적, 임상적, 혈청학적 자가면역 특성의 조합이 있을 수도 있다. 즉, 자가면역 특성을 동반한 사이질 폐렴(interstitial pneumonia with autoimmune features, IPAF)이라는 설정을 반영할 수도 있다.

이번 장에서는 CTD 관련 ILD (CTD-ILD)의 임상 평가 및 관리를 위한 접근 방법을 다룰 예정이다. 때로는 CTD-ILD를 단일 질병으로 간주하기도 하지만, 실제로는 다양한 사이질 폐렴 패턴을 동반한 서로 다른 CTD를 총망라하는 균일하지 않은 질병 범주를 반영한다(표 37.1, 표 37.3). 한 유형의 CTD-ILD, 예를 들어 전신 경화증에서 비특이 사이질 폐렴의 평가 및 관리를 위한 접근 방식이 다른 형태의 CTD-ILD, 예를 들어 류마티스 관절염에서 보통 사이질 폐렴이나 특발 염증 근염(idiopathic inflammatory myositis, IIM)에서 기질화 폐렴(organizing pneumonia, OP) 등에도 적용될 수 있는지 여부는 아직 결정되지 않았다.

역학

더 민감도가 높은 검사, 특히 흉부 고해상도 CT의 출현 및 가치 덕분에 CTD 환자 사이에서 ILD는 점점 더 일반적인 소견으로 인식되고 있다. 그러나, ILD가 있는 CTD 환자 중 상당수는 치료가 필요하지 않다. 이들이 가지고 있는 ILD가 본질적으로 경미하며 진행하지 않기 때문이다. 문헌에 나와있는 CTD-ILD의 유병률과 발생률에 대한 추정치는 대상 집단 선택의 편향, 질병의 기간, 그리고 가장 중요한 ILD 확인 방법의 차이, 예를 들어 폐 생리 측정, 일반 흉부 방사선 사진, 고해상도 CT, 혹은 부검 등의 방법에 따라 범위가 매우 다양하다(표 37.4).

임상 양상

일반적으로 ILD는 점진적으로 진행하는 운동 호흡 곤란과 마른 기침의 형태로 나타난다. ILD의 특정 아형, 특히 급성 사이질 폐렴과 기질화 폐렴은 더 급성으로 발생할 수 있으며, 초기에는 감염 폐렴이나 급성 폐부종으로 오진되기도 한다. 증상

표 37.1 CTD의 유형

- 류마티스 관절염
- 전신 경화증
- 전신 홍반 루푸스
- 특발 염증 근염
- Sjögren 증후군
- 혼합 결합 조직 질환
- 미분류 결합 조직 질환

표 37.2 CTD의 호흡기 양상

가슴막 질환	가슴막염 삼출액 두꺼워짐	
기도	상기도	반지모뿔 질환(cricoarytenoid disease) 기관 질환
	하기도	기관지 확장증 세기관지염
실질	사이질 폐 질환 광범위 폐포 출혈 급성 폐렴 류마티스 결절	
혈관	폐동맥 고혈압 혈관염 혈전색전 질환	

표 37.3 사이질 폐렴과 CTD

사이질 폐렴의 조직 패턴	고전적으로 관련된 CTD[a]
보통 사이질 폐렴	류마티스 관절염, 전신 경화증
비특이 사이질 폐렴	전신 경화증, 특발 염증 근염
기질화 폐렴	특발 염증 근염, 류마티스 관절염
광범위 폐포 손상	모든 결합 조직 질환
림프구 사이질 폐렴	Sjögren 증후군

[a] 나열된 모든 사이질 폐렴 패턴이 각각의 결합 조직 질환과 연관될 수 있음을 기억하는 것이 중요하다.

표 37.4 CTD에서 ILD의 추정 유병률

	전체 (%)	폐 기능 검사 (%)	흉부 CT 영상 (%)	의미가 있는 질병(%)[a]
류마티스 관절염	5-65	35-40	20-65	5-10
전신 경화증	25-90	90	65	40
특발 염증 근염	5-75		75	20-30
Sjögren 증후군	10-60			5-10
전신 홍반 루푸스	5-35			드물다
혼합 결합 조직 질환	55-80	75	65-80	20

[a] 다양한 결합 조직 질환에서 사이질 폐 질환에 대한 "의미가 있는 질병"의 신뢰할 수 있는 추정치가 부족하기 때문에 표에 나와있는 추정치는 저자의 임상 경험을 반영한 것이다.

및 징후가 악화되었다가 호전되는 악화 기간도 있을 수 있다. 청진에서는 주로 폐 아래쪽에서 마른 거품소리를 들을 수 있지만, 간혹 폐 전체 구역에서 들릴 수도 있다. 발열, 야간 발한, 오한, 경직(rigor), 쉽게 나타나는 피로감, 전신 쇠약, 체중 감소 같은 전신 증상도 나타날 수 있다.

CTD는 균일하지 않은 질병군이며, 각각은 다양한 임상 특징을 지니고 있다(표 37.5).

CTD와 ILD 사이의 이러한 복잡한 상호작용 때문에 이러한 질병 사이의 시간적 관계에 관한 "규칙성"은 거의 없다. CTD의 흉곽외 양상은 ILD보다 수년 전에 나타나기도 하며, 혹은 CTD의 양상이 ILD 발생과 동시에 나타나기도 하며, 혹은 ILD가 발생하고 수개월에서 수년이 지난 다음에 CTD의 특징이 나타날 수도 있다(그림 37.1-그림 37.4).

임상 사례 1

흡연을 한 적이 없는 55세 여자 환자가 밤에 급격히 악화되어, 호흡 곤란과 기침을 주요 호소 증상으로 내원하였다. 병력상 갑상샘 저하증과 경도 고혈압이 있었다. 증상 검토에서 환자는 추위에 노출될 때 양손에 창백함, 저림, 통증이 있다고 설명했다. 신체 검사에서, 근위부 가락뼈 사이 관절(interphalangeal joint)의 원위부에 있는 피부에 일부 함몰(skin tethering)을 동반한 손가락 부종이 있었으며, 약간의 흩어진 모세혈관확장증도 있었다(그림 37.1).

손톱주름(nailfold) 모세혈관 현미경 검사는 비정상이었으며, 흩어져 있는 모세혈관 고리 탈락 부위와 확장되고 구불구불 한 모세혈관을 볼 수 있었다(그림 37.2). 호흡기 검사에서 양 쪽 폐 기저부에서 거품소리를 들을 수 있었다. 흉부 고해상도 CT 영상에서 섬유화 비특이 사이질 폐렴을 시사하는 특징을 볼 수 있었다(그림 37.5).

검사실 검사에서 항핵항체(antinuclear antibody, ANA)가 양성이며, 역가는 1:640으로 중등도였으며, 반점모양 염색 패턴을 보여주었다. 또한, 항 국소이성질화효소 I (topoisomerase I, Scl70) 항체가 양성이며 역가가 높았다.

이 사례는 CTD 병력이 없는 환자에서 발생한 ILD를 보여주며, 병력(Raynaud 현상), 신체 검사(손가락 부종, 모세혈관확장증, 비정상 손톱 주름 모세혈관 현미경검사), 검사실 검사(핵소체-ANA 및 항 Scl70 항체 양성)에서 얻은 특징은 이 환자가 현재 ILD를 동반한 전신경화증이 있음을 확인하는데 도움이 된다.

자가면역 특성을 동반한 사이질 폐렴(IPAF)에서는 환자가 ILD와 특이 자가면역에 대한 임상적, 혈청학적 및/또는 형태적 특성의 조합을 지니고 있어서 근본적인 자가면역 질환이 존재함을 시사하지만, 이러한 환자는 아직은 정의에 따라 분류 가능한 CTD 기준을 충족하지 못한다(표 37.6).

표 37.5 CTD의 특징적인 양상

결합 조직 질환	임상 양상	임상증상 부속 양상
류마티스 관절염	염증 관절염, 일반적으로 대칭, 크고 작은 여러 관절 침범. 관절 변형	염증 표지자 상승 류마티스 인자 항 CCP 항체 방사선 사진에서 관절 미란
전신 홍반 루푸스	뺨의 디스크모양 발진 빛민감성 코/입 궤양 탈모 관절통/비미란 관절염 가슴막염/심장막염 신경학적 침범 혈전색전증 임신 합병증	신기능 감소, 단백뇨(신염) 백혈구 감소/림프구 감소 용혈 빈혈 혈소판 감소증 항핵항체 항-이중-가닥 DNA 항 Smith (SM) 항체 항인지질항체 C3 및 C4 감소
전신 경화증	Raynaud 현상 가락피부경화증/피부 두꺼워짐 손발가락 부종 비정상 손발톱주름 모세혈관 손발가락 궤양 손발가락 함몰 흉터 손/얼굴/입 점막의 모세혈관확장증 피부 석회증 힘줄 마찰음 위식도 역류병 조기 포만감/복통/설사 폐동맥 고혈압 신장 위기	모세혈관 현미경 검사에서 특징적인 모세혈관 변화 방사선 사진에서 원위부 손발가락의 말단골 용해 심초음파에서 폐동맥 압력 상승 항핵항체 항중심절항체 항국소이성질화효소 I (Scl-70) 항체 항-다발근육염-전신경화증 항체(Anti-PM-Scl) 항-RNA 중합효소 III 항체(Anti-RNA pol III) 항-U3-리보핵산단백질 항체(Anti-U3-RNP) 항-Th/To 항체
Sjögren 증후군	건조증(눈 및 입 건조증) 귀밑샘 비대 피부 및 점막 건조(기관지, 질) 신경병증 관절통 심각한 피로	검사에서 눈물 생성 감소 혹은 눈 검사에서 건조증 류마티스 인자 검사 중 침샘 흐름 감소 다세포 고감마글로불린혈증 항핵항체 항-SSA (Ro) 항체 항-SSB (La) 항체 소음순 생검에서 상피 주위 림프구 침윤이 양성
특발 염증 근염	근육염(팔다리 근위부 쇠약, 삼킴 곤란, 목 굽힘근 쇠약, 보조 근육 쇠약) 발진(연보라 발진, Gottron 징후, 두피 및 얼굴 발진, V-목 징후, 어깨걸이 징후, Holster 징후, 빛민감성) Raynaud 현상 손발톱주위 홍반 기계공 손(원위부 손가락 갈라짐) 비정상 손발톱주름 모세혈관 피부 석회증 비미란 관절염 발열 건조증 위식도 역류병	모세혈관 현미경 검사에서 특징적인 모세혈관 변화 크레아틴 인산화효소/알돌분해효소(aldolase) 증가 근전도에서 근병증 변화 MRI에서 염증 근육 변화 근 생검에서 근염에 대한 특징적인 변화 항핵항체는 일반적으로 음성이지만, 세포질 형광 검사는 양성이다. 항-SSA (Ro) 항체 항-tRNA-합성효소 항체(Jo-1, PL-7, PL-12, EJ, OJ, KS, Tyr, Zo) 항-MDA-5 항체 항-Mi-2 항체 항-다발근육염-전신경화증 항체(Anti-PM-Scl)
혼합 결합 조직 질환	Raynaud 현상 손발가락 부종 가락피부경화증 모세혈관확장증 빛민감성 피부근염 발진 비정상 손발톱주름 모세혈관 피부 석회증 위식도 역류병 관절염 근염 건조증 폐동맥 고혈압	모세혈관 현미경 검사에서 특징적인 모세혈관 변화 방사선 사진에서 원위부 손발가락의 말단 뼈 용해 심초음파에서 폐동맥 압력 상승 항핵항체 항-RNP 항체

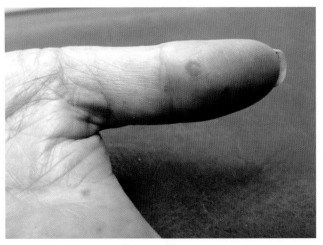

그림 37.1 손바닥 모세혈관 확장증

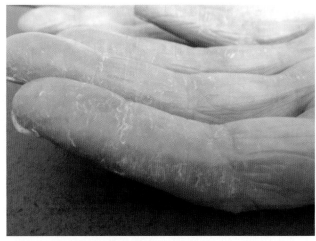

그림 37.4 가쪽 손가락 갈라짐이 특징인 기계공 손

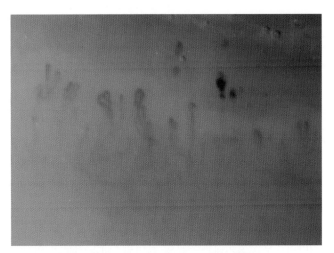

그림 37.2 모세혈관 현미경 검사에서 볼 수 있는 비정상 모세혈관

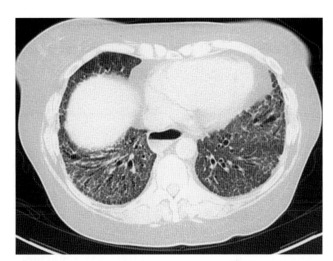

그림 37.5 섬유화 비특이 사이질 폐렴

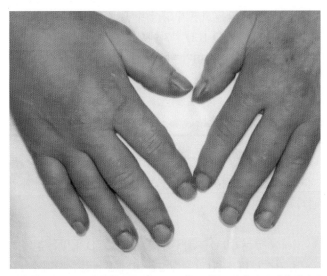

그림 37.3 Gottron 구진(Gottron's papule), 손발톱주위 홍반, 손가락 갈라짐
을 동반한 항합성효소(antisynthetase) 손

표 37.6 자가면역 특성을 동반한 사이질 폐렴(IPAF)의 분류 기준

1. 흉부 고해상도 CT 영상 혹은 수술 폐 생검에서 사이질 폐렴이 존재하며,
2. 다른 대체 원인을 배제하였으며,
3. 정의된 결합 조직 질환의 기준을 충족하지 않으며,
4. 다음 영역 중 두 영역 이상에서 최소 한 가지 특성을 가지고 있을 때:

임상	혈청 검사	형태
1. 원위부 손발가락 갈라짐 (예: 기계공 손)	1. 항핵항체 역가가 1:320 이상, 광범위 패턴, 얼룩모양 패턴, 균질한 패턴, 혹은 항핵항체의 핵소체 패턴(모든 역가) 혹은 항핵항체가 동원체 패턴(모든 역가)	1. 고해상도 CT에서 암시하는 영상 패턴(자세한 내용은 본문 참고):
2. 원위부 손발가락 말단 궤양		1) 비특이 사이질 폐렴
3. 염증 관절염 혹은 60분 이상 지속되는 여러 관절의 아침 관절 경직		2) 기질화 폐렴
4. 손바닥 모세혈관확장증		3) 기질화 폐렴과 중복되는 비특이 사이질 폐렴
5. Raynaud 현상	2. 류마티스 인자가 정상 상한가의 2배 이상	4) 림프구 사이질 폐렴
6. 설명할 수 없는 손발가락 부종	3. 고리 시트룰린 펩타이드에 대한 항체(anti-CCP)	2. 수술 폐 생검에 따른 조직병리 패턴 혹은 특징
7. 손발가락 폄근(extensor)의 표면에 설명할 수 없는 고정 발진, 즉 Gottron 징후	4. 항-이중 가닥 DNA 항체(anti-dsDNA)	1) 비특이 사이질 폐렴
	5. 항-SSA (Ro) 항체	2) 기질화 폐렴
	6. 항-SSB (La) 항체	3) 기질화 폐렴과 중복되는 비특이 사이질 폐렴
	7. 항-U1-리보핵산단백질 항체(Anti-U1-RNP)	4) 림프구 사이질 폐렴
	8. 항 Smith (SM) 항체	5) 종자 중심을 동반한 사이질 림프구 응집
	9. 항 국소이성질화효소 I (Scl-70) 항체	6) 림프 소포를 동반한/동반하지 않은 광범위 림프형질세포 침윤
	10. 항-tRNA-합성효소 항체(Jo-1, PL-7, PL-12, EJ, OJ, KS, Zo, tRS)	3. 사이질 폐렴에 추가로 여러 구획 침범
	11. 항-다발근육염-전신경화증 항체(Anti-PM-Scl)	1) 설명할 수 없는 가슴막 삼출액 혹은 두꺼워짐
	12. 항-MDA-5	2) 설명할 수 없는 심장막 삼출액 혹은 두꺼워짐
		3) 폐 기능 검사, 영상 혹은 병리로 설명할 수 없는 내인 기도 질환[a]
		4) 설명할 수 없는 폐 혈관병증

[a] 기류 폐쇄, 세기관지염, 혹은 기관지 확장증을 포함

임상 사례 2

흡연을 한 적이 없는 40세 여자 환자가 갑자기 발생한 호흡 곤란과 마른 기침을 주요 호소 증상으로 내원하였다. 유의미한 병력은 없었다. 증상 검토에서, 환자는 과거 몇 번인가 있었던 손의 부종에 대해 이야기했다. 환자의 CTD에 대한 체계별 문진(review of system, ROS)에는 특이 소견이 없었다. 신체 검사에서, 손가락 부종이 있었지만 Raynaud 현상, 가락피부 경화증(sclerodactyly), 모세혈관 확장증의 근거는 없었다. 근육뼈대(musculoskeletal) 검사는 정상이었으며 활막염(synovitis)이나 근력저하는 발견되지 않았다. 호흡기 검사에서 양쪽 폐 아래쪽에서 거품소리가 들렸다. 흉부 고해상도 CT에서 비특이 사이질 폐렴의 폐 손상 패턴을 암시하는 양쪽 폐 주변부에 주로 분포하는 간유리 음영을 동반한 ILD의 근거를 볼 수 있었다(그림 37.6). 자가항체에 대한 혈청 검사에서 항-SSA/Ro 항체만 양성으로 나왔으며, 염증 표지자가 증가한 상태였다. 이 환자의 진단은 CTD-ILD인가?

이 사례는 암시적 형태의 CTD-ILD를 가진 환자에 대해 설명하고 있다. 환자의 인구 통계 특징(40세 여자), 미묘한 흉곽외 임상 양상(손가락 부종), 객관적 자가면역(항-SSA 항체 양성), CTD 환자가 거의 대부분 가지고 있는 폐 손상 패턴인 비특이 사이질 폐렴과 일치하는 영상 소견에 근거하여 환자의 ILD는 "자가면역 성향"이 있는 것으로 간주할 수 있다. 설명한 환자가 특징적인 CTD의 공식 분류를 충족하지는 못하지만, 임상 상황은 환자에게 자가면역 특성을 동반한 사이질 폐렴(IPAF)이 있음을 암시한다.

진단

다학제 평가

일반적으로 호흡기내과 전문의, 류마티스내과 전문의, 영상의학 전문의, 병리학 전문의가 참여하는 다학제 평가는 ILD 환자의 검사에서 중요한 구성요소다. 앞에서 강조했듯이, CTD 환자는 무수히 많은 호흡기 양상이 발생할 위험이 있으며(표 37.2), 심지어는 CTD-ILD 환자에서도 호흡 곤란 혹은 기침의 모든 잠재적 원인을 밝히기 위해서는 포괄적 평가가 필요하다(표 37.7).

평가를 위한 접근 방법

CTD-ILD를 평가하기 위한 표준 접근법은 없지만, 여기서는 저자가 임상 실전에서 유용하다고 확인한 특정 원칙에 대해 언급하고자 한다.

1. 기저에 있는 CTD를 확인한다. 이미 CTD가 있는 환자라면, 기저 CTD 진단의 확실성을 고려한다. 일부 사례에서는 장기간 류마티스 관절염이 있는 환자에서 항고리 시트룰린 펩타이드 항체(anti-cyclic citrullinated peptide antibody, anti-CCP Ab) 혹은 류마티스 인자(RF)가 양성인 것처럼 매우 간

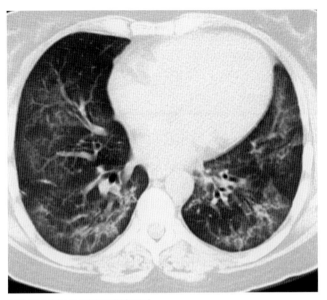

그림 37.6 비특이 사이질 폐렴(NSIP)

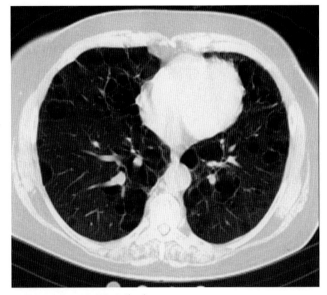

그림 37.7 림프구 사이질 폐렴(LIP)

표 37.7 CTD에서 호흡 곤란의 감별 진단

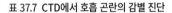

- 호흡기 감염
- 폐 색전증
- 가슴막 질환
- 폐 혈관 질환
- 기도 질환
- 흡인 폐렴
- 심장 허혈
- 심근병증
- 판막 심장병
- 심장막 질환
- 흉벽 침범. 예: 피부경화증 피부
- 빈혈
- 상태 악화
- 근병증 혹은 근염

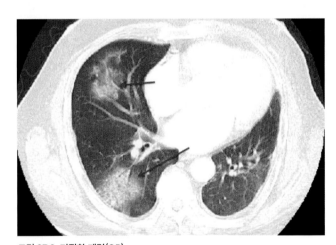

그림 37.8 기질화 폐렴(OP)

단하다. 이 점은 항체 양성이나 영상 근거 없이 류마티스 관절염을 진단받았을 가능성이 있는 혈청 음성 관절염과 같은 또 다른 사례에서는 간단하지 않을 수도 있다. 혹은 흉곽 외 특징과 ANA 및 항-SSA/Ro 양성을 기반으로 전신 홍반 루푸스(systemic lupus erythematosus, SLE)가 있을 것으로 생각되는 환자에게 비특이 사이질 폐렴(그림 37.6), 림프구 사이질 폐렴(그림 37.7), 혹은 기질화 폐렴(그림 37.8)이 발생하면, 이 상태가 특발 염증 근염 관련 ILD나 전신 경화증 관련 ILD, 혹은 Sjögren 증후군 관련 ILD가 아니라고 할 수 있는가? 만성 ILD가 다른 CTD에 비해 SLE에서 상대적으로 드물다는 점을 고려할 때, "확인한 CTD"가 사실은 SLE였으며, 따라서 정확한 명칭은 SLE-ILD이고, 더 흔하게 보이는 형태의 CTD-ILD 중 하나가 아니라고 확신할 수 있는가?

2. 잠복 CTD의 발견. ILD는 기저 CTD의 첫 번째 혹은 단독 임상 양상일 수 있음을 인지하는 것이 중요하다. 원인 불

명으로 추정되는 사이질 폐렴이 있는 환자에서 의사는 표 37.6에 강조 되어있는 "자가면역 특성"을 고려해야 한다. 이러한 과정에 류마티스내과 전문의가 참여하면 포괄적인 ILD 평가에 유용할 수 있다.

3. 다른 원인을 배제한다. 아직은 관련이 없어 보일지라도 다른 원인일 가능성은 남아있다. CTD 환자에서 ILD를 확인할 수 있다는 점이 두 가지 질병이 관련이 있음을 의미하는 것은 아니기 때문이다. 철저한 평가, 특히 약물 관련 폐렴 및 과민 폐렴에 대한 평가는 여전히 필요하다. CTD-ILD는 배제 진단 중 하나다.

4. ILD의 패턴이 "적합"한지를 결정한다. 확인된 영상 혹은 병리 패턴에 대한 세심한 주의가 CTD-ILD 평가에 매우 중요하다. 다중 구획 침범, 예를 들어 폐 실질 침범에 추가로 기도, 혈관 및 가슴막 이상의 존재 같은 양상이 있으면 기저 CTD에 대한 의혹을 더해준다. 또한, 대부분의 경우 CTD-

ILD는 대칭적인 경우가 많으며, 하엽에 주로 나타나기 때문에 폐 손상 패턴의 분포도 유용할 수 있다.

5. 감염에 대해 의심한다. CTD 환자는 대부분 면역손상 상태이기 때문에, 의사는 이 집단에 발생한 사이질 침윤이 감염의 징후일 수도 있다는 의심을 가져야 한다. 이러한 관점에서, 세척을 동반한 기관지 내시경 평가 및 전형 및 비정형 병원체에 대한 광범위한 미생물 배양을 고려해야 한다.

6. 전형적이지 않은 임상 상황을 가진 환자나 다른 원인이 의심되는 환자, 예를 들어 과민 폐렴이 의심되는 환자에게는 수술을 통한 폐 생검을 시행한다. 폐 손상의 특정 조직병리 패턴을 확인하는 것이 CTD-ILD의 예후에 영향을 미친다는 것을 보여주는 자료가 없기 때문에, 기존의 CTD가 있는 환자에서 수술을 통한 폐 생검의 역할은 여전히 논란의 여지가 있다. 이러한 맥락에서, 생검 소견이 면역억제제 사용에 영향을 미치지 못하기 때문에, 영상 패턴이 CTD-ILD의 임상 상황과 일치하는 패턴을 강하게 시사한다면, 의사는 일반적으로 수술 생검을 시행하지 않는 방법을 선택한다. 그러나, 영상의 패턴이 비정형적이거나 혹은 임상 상황이 감염, 과민 폐렴, 혈관염, 혹은 악성 종양 같은 ILD의 다른 원인에 대한 가능성을 시사한다면, 수술 생검은 다른 진단을 배제하거나, 특정 ILD 패턴을 추가로 확인하고, CTD-ILD를 확진하는데 도움이 되는 병리 특성, 예를 들어 림프 소포(lymphoid follicle) 혹은 가슴막염을 입증하는데 도움이 될 수 있다.

치료할 환자: 장애 평가

일반적으로 CTD-ILD에 대한 면역억제제 요법은 "임상적으로 유의미한" 질환이 있는 환자를 위해 보류한다. CTD-ILD의 진단이 환자가 ILD에 대한 면역억제제 요법이 반드시 필요하다는 의미는 아니다. 실제로, CTD에서 무증상 혹은 진행하지 않는 ILD의 유병률이 높은 점을 감안하면, 모든 CTD-ILD 환자에서 호흡 장애의 정도를 평가하는 것이 중요하다. 또한, 흉곽외 염증 질환 양상, 예를 들어 활막염(synovitis)이나 근염(myositis)에는 면역억제제 요법이 필요할 수도 있지만, ILD에는 필요하지 않다.

장애의 주관적 평가

표준 임상 도구 같은 호흡 곤란의 정도, 운동 능력, 삶의 질에 대한 재현 가능하고 주관적인 방법을 사용하면 시간 경과에 따른 호흡기 질환의 진행 및 기능성을 평가하는데 도움이 될 수 있다. 다양한 호흡 곤란 지수가 ILD에서 검증되었다. 저자는 주관적 호흡 곤란을 안정적으로 정량화하기 위해 어떤 지수를 사용할지 선택하는 것이 일관된 구현보다 중요성이 떨어진

다는 점을 발견했다. 그러나, CTD와 관련된 상당한 흉곽외 양상을 감안하면, ILD와 특별히 관련된 장애의 정도를 평가하는 일은 어려울 수도 있다.

6분 걷기 검사

6분 걷기 검사는 특발 폐 섬유증의 중증도 및 예후와 상관 관계가 있는 것으로 밝혀졌지만, CTD-ILD에서 6분 걷기 검사의 가치는 잘 확립되지 않았다. CTD와 더불어 존재하는 폐외 양상으로 인해, 특히 근육뼈대 질환(musculoskeletal disease)으로 인해, CTD 환자에서 이 검사를 시행하는 것이 항상 가능하지 않을 수도 있다. 그러나, 저자는 근육뼈대 질환으로 인해 검사를 할 수 없는 경우가 아닌 이상, 6분 걷기 검사는 CTD-ILD 환자에서 운동 능력을 종단으로 측정할 수 있는 비교적 쉽고, 저렴하며, 신뢰할 수 있는 도구라는 점을 확인했다.

폐 기능 검사

폐 기능 검사는 ILD 상태의 객관적 및 종단적 평가에 사용하는 비교적 쉬우며, 저렴하며, 비침습적이며, 신뢰할 수 있는 방법이다. 특히, 노력 폐활량(FVC)과 일산화탄소 확산능력(DLCO)에 대한 종단 평가는 호흡 장애의 정도, 치료에 대한 반응, 예후를 결정하는데 도움이 된다. FVC 및 DLCO의 종단 감소는 CTD-ILD에서 진행 위험 및 생존 기간 단축과 관련이 있다.

흉부 고해상도 CT

흉부 고해상도 CT는 폐 손상 패턴(6장 참고) 및 질병의 범위, 질병 진행에 대한 평가, 실질외 이상에 대한 평가를 포함한 ILD에 관한 귀중한 정보를 제공한다. 실질외 이상에는 식도 확장, 폐 고혈압을 시사하는 폐동맥 확장, 기도 질환, 가슴막 및 심장막 질환 등이 있다. CTD-ILD 사례 중 많은 경우에서 특정 영상 패턴, 예를 들어 보통 사이질 폐렴을 높은 신뢰도로 결정할 수 있다. 특정 임상 상황 안에서 이러한 패턴 인식을 통해 수술을 통한 폐 생검의 필요성을 배제하고 귀중한 예후 정보를 얻을 수 있다.

치료

CTD-ILD에 대한 치료는 일반적으로 증상, 생리 및/또는 영상을 근거로 하는 ILD의 진행 여부, ILD로 인한 환자의 임상적 장애 여부, 치료가 필요한 흉곽외 양상의 존재를 기반으로 결정한다. 또한, 임상 의사는 잠재적 합병증, 동반 질환, 혹은

존재할 수도 있는 다른 완화 요인도 고려해야만 한다. 본질적으로 ILD가 "임상적으로 유의미"하거나 진행성이라 판단되는 CTD-ILD 환자의 경우, 면역억제제를 통한 약물 치료가 적절한 관리 단계라 판단된다. 임상 시험의 부족함을 감안할 때, 치료에 대한 접근법은 안타깝게도 근거 기반이 아니며, 일반적으로 ILD의 중증도, 치료가 필요한 흉곽외 양상의 존재, 약물 선택지와 비약물 관리 전략 등에 대한 고려를 통합하여 결정한다(그림 37.9).

결합 조직 질환 관련 사이질 폐 질환에서 흉곽외 증상의 치료

과거 20년 동안 약물 요법의 종류, 특히 활막염을 표적으로 하는 약물 요법의 종류가 크게 확장되었다. 모든 약물은 설계상 면역억제제이므로, 전형 및 비정형 병원체 모두에 대한 호흡기 및 다른 감염의 위험을 증가시킬 수 있다. 따라서, 이러한 약물로 치료를 시작한 환자에게서 사이질 침윤 혹은 다른 실질 이상이 발생하면 감염을 강하게 의심해야 한다. 또한, 이러한 약물 중 일부는 폐렴을 유발할 가능성이 있다는 근거가 있기 때문에, CTD-ILD 환자에게 사용할 때 문제가 발생할 수도 있다. 특히 흥미로운 점은, 폐렴을 유발할 가능성이 있으며, 기저 ILD의 악화를 약물 유발 폐렴과 구별하기 어렵다는 사실 때문에 CTD-ILD 환자에게는 Methotrexate를 피하는 경향이 있다는 것이다. 종양 괴사 인자-α (TNF-α) 억제제와 같은 생물학적 질병 변형 항류마티스 약물(disease modifying antirheumatic

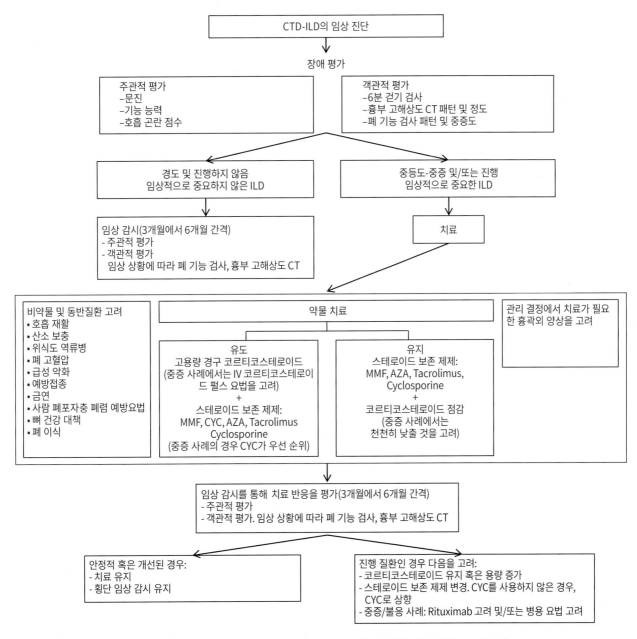

그림 37.9 CTD-ILD에 대한 권장 관리 알고리듬. MMF, Mycophenolate mofetil; CYC, Cyclophosphamide; AZA, Azathioprine.

drug, DMARD)은 본질적으로 매우 강력한 면역억제제이며, 이러한 약물을 투여 중인 환자는 다양한 범위의 호흡기 및 다른 감염에 대한 위험이 높다. 일부 생물학적 DMARD가 폐렴과 관련이 있을 수도 있다는 증례 보고 및 시판 후 조사에 대한 우려가 있으므로 CTD-ILD 환자에게는 주의해서 사용해야 한다. 저자의 경험상, 저자는 CTD-ILD 환자에서 흉관외 증상을 관리하기 위해 생물학적 DMARD를 자주 사용하였고, 이러한 약제가 ILD에 거의 또는 전혀 영향을 미치지 않는다는 점을 확인하였다. ILD와 흉관외 증상 모두에 면역억제 치료가 필요한 경우, 일반적으로 Etanercept나 Rituximab 등의 활막염이나 근염을 표적으로 하는 생물학적 DMARD와 Azathioprine이나 Mycophenolate mofetil 같은 ILD를 표적으로 하는 약물 중 하나를 조합해서 사용하는 것이 바람직하다는 점도 확인했다.

약물 요법

이제부터는 CTD-ILD의 약물관리에 대한 일반적인 접근법을 언급할 것이다.

코르티코스테로이드

코르티코스테로이드 요법은 빠른 작용과 높은 효능으로 인해 대다수 CTD-ILD에서 유도 치료의 초석이다. 일반적으로, 저자는 코르티코스테로이드 단독 요법을 옹호하지 않으며, 오히려 코르티코스테로이드로 치료를 시작하고 동시에 또는 그 직후에 스테로이드 보존 요법으로 사용하는 Azathioprine, Mycophenolate mofetil, Cyclophosphamide 같은 2차 제제를 투여한다. 저자는 주로 코르티코스테로이드 요법을 Prednisone 등가물 0.5–1.0 mg/kg/day으로 시작한다. 코르티코스테로이드 및 2차 제제의 임상 반응과 내약성에 따라, 저자는 치료 4-6개월 사이에 Prednisone 등가물의 하루 투여량을 약 10 mg까지 천천히 줄여 나가고 있으며, 임상적으로 가능한 빨리 완전히 중단하려고 한다. 주목할 만한 예외는 전신경화증 관련 ILD이며, 고용량 코르티코스테로이드는 보편적으로 전신경화증 신장 위기의 위험 요인이라 여겨지기 때문에, 이러한 경우에는 일반적으로 Prednisone을 가능한 사용하지 않으려고 하며, 혹은 적응증이 된다면 15 mg/day 이하로 유지하려고 한다. 급성 사이질 폐렴, 비특이 사이질 폐렴과 기질화 폐렴의 조합, 항합성효소 증후군(anti-synthetase syndrome)에서 발생한 비특이 사이질 폐렴과 같이 코르티코스테로이드를 더 강하게 사용하는 것을 고려해야 하는 임상 상황도 있다. 이러한 경우, 3일간 IV Methylprednisolone을 500-1,000 mg 투여하고 그 후 수주에 걸쳐 매주 250-1,000 mg을 투여하는 펄스 요법으로 사용하고, 동

시에 매일 Prednisone 등가물 1 mg/kg을 투여하는 방법을 주로 사용한다. 코르티코스테로이드 치료를 시작하면 뼈 건강 보존 및 폐포자충(pneumocystis) 예방에 적절한 주의를 기울여야 한다.

Cyclophosphamide

Cyclophosphamide는 가장 강력한 스테로이드 보존 면역억제 약물이며, 일반적으로 CTD의 다양한 장기 위협 증상을 치료하는데 사용한다. CTD-ILD, 특히 전신경화증 관련 ILD에서 Cyclophosphamide 사용은 폐 기능의 안정화 혹은 향상으로 이어진다. 실제로 Cyclophosphamide는 일반적으로 더 중증 형태의 CTD-ILD에 대한 1차 치료로 여겨진다. Cyclophosphamide는 CTD-ILD에 대한 사용을 뒷받침하기 위해 임상 시험 자료를 통제한 약물 중 하나이지만, 이러한 자료는 전신경화증 관련 ILD로 한정된다. 또한, 전신경화증 관련 ILD의 자료를 다른 형태의 CTD-ILD에 어느 정도 적용할 수 있는지도 아직 결정되지 않았다. 경구 Cyclophosphamide를 2 mg/kg/day이하로 복용하거나 IV Cyclophosphamide를 매달 약 750 mg/m^2 범위로 3-6개월간 투여하는 방법을 사용한다. 전신경화증의 경우, FVC가 70% 미만인 더 제한적 질환, 흉부 고해상도 CT 영상에서 더 높은 섬유화 점수, 혹은 더 심한 피부 두꺼워짐이 있는 환자는 Cyclophosphamide에 더 강한 반응을 보인다. 중요한 점은 경구 Cyclophosphamide 치료가 더 많은 독성과 관련 있다는 점이다. 골수 억제(빈혈과 백혈구 감소증), 감염 위험(폐렴), 악성종양(방광암으로 인한 혈뇨) 같은 부작용이 발생할 수 있다. 저자는 질병이 중증이며, 본질적으로 빠르게 진행하는 경우에, CTD-ILD의 범주에 대해 Cyclophosphamide를 사용하는 경향이 있다. 보다 안전한 특성을 감안하여, 저자는 IV Cyclophosphamide 사용을 선호하며, 매달, 6개월 이상 투여하며, 일반적으로 임상적 상황이 허용하는 한 가능한 빠르게 Azathioprine이나 Mycophenolate mofetil 같은 독성이 적은 제제로 전환하려고 한다.

Azathioprine

Azathioprine은 CTD 치료에 흔히 사용하는 약물이다. 그러나 CTD-ILD에서의 사용에 대한 자료는 제한적이다. 일반적으로 더 경미한 진행 질환에 사용하지만, 중증 및 빠르게 진행하는 사례에서는 유도 치료, 예를 들어 고용량 코르티코스테로이드 및/또는 IV Cyclophosphamide 투여 후에 유지 요법으로도 사용할 수 있다. 최적 목표 용량은 2 mg/kg/day다. 25-50 mg/day 수준의 저용량으로 시작하며, 시작 후 1-2주 동안 전체 혈구 계산(CBC)과 간 기능 검사(LFT)를 감시하여 특이 무과

립구 반응이나 간독성이 없는지 확인한 다음, 수주에 걸쳐 점진적으로 최적 용량으로 증량한다. 일부 의사들은 투여 전에 TPMT (thiopurine methyltransferase) 효소 검사가 필요하다고 주장한다. 저자는 Azathioprine은 내약성이 좋으며 일반적으로 CTD-ILD가 요구하는 장기 치료에 적합한 효과적인 스테로이드 보존 제제 중 하나라는 점을 확인하였다. 저자의 경험상, Azathioprine은 특히 류마티스 관절염 관련 ILD에 유용하다. 활막염과 ILD 구성요소 모두의 조절을 돕는데 효과적이며, 더 중증 활막염이 있는 환자에게는 종양 괴사 인자-α (TNF-α) 억제제 같은 생물학적 DMARD와 안전하게 병용할 수 있기 때문이다.

Mycophenolate mofetil

Mycophenolate mofetil은 CTD-ILD의 치료에서 그 인기가 높아지고 있다. 임상 경험에 따르면, Mycophenolate mofetil은 일반적으로 CTD-ILD의 진행 예방 및/또는 개선에 효과적이다. 전신경화증 관련 ILD에서 Cyclophosphamide에 비해 뒤쳐지지 않음을 보여주는 무작위 임상 시험 근거가 있다. 저자는 보통 1.5 g bid, 즉 3g/day를 목표 용량으로 정한다. 저자는 보통 하루 두 번 500 mg으로 Mycophenolate mofetil 투여를 시작하며 전체 혈구 계산(CBC) 및 간기능 검사(LFT) 같은 검사실 평가와 증상을 기준으로 내약성을 평가하면서 목표 용량에 도달할 때까지 약 2주 간격으로 용량을 증량한다. 스테로이드 보존 효과 외에도, Mycophenolate mofetil은 FVC 및 DLCO의 종단 개선과 관련이 있으며, 충실도(adherence rate)가 약 90% 수준인 매우 내약성이 좋은 치료법으로 밝혀졌다. 저자의 경험상, 흉곽외 질환, 예를 들어 활막염으로 인해 생물학적 요법을 통한 더 강하고 표적화 된 접근법이 필요한 환자에서, Mycophenolate mofetil은 Azathioprine과 유사하게 생물학적 DMARD와 안전하게 병용할 수 있다.

Rituximab

Rituximab은 B-세포가 기억 세포 및 형질 세포로 분화하기 전에 가지고 있는 세포 표면 수용체인 CD20을 표적으로 하는 키메라 단클론 항체(chimeric monoclonal antibody)다. Rituximab은 비호지킨 림프종 이외에도 그 사용이 확장되어 이제는 다양한 자가면역 질환에 사용되며, 일반적으로 내약성이 우수하다. CTD-ILD에서 Rituximab 사용에 대한 근거는 사례군을 기반으로 하고 있으며, 중증 및 진행 사례에서 Cyclophosphamide를 통한 유도가 실패했거나, 다른 면역억제제에 반응하지 않는다면 사용을 고려해볼 수 있다. 매우 제한된 자료를 기반으로, 류마티스 관절염에서 투여 일과 14일 후에 1,000 mg을 IV로 투여한 방법과 혈관염에서 4주 연속 매주 375 mg/m^{2}을 투여한 방법은 서로 다른 CTD-ILD 아형에서 폐 기능 검사 및/또는 흉부 고해상도 CT 매개변수의 결과가 악화에서 안정화 혹은 개선에 이르기까지 서로 상충되는 결과를 보여준다. Rituximab의 높은 면역억제 특성은 추가적인 폐 감염의 소인이 될 수 있다. 또한, 시간이 얼마나 지난 후에 재치료를 해야 하는지, 혹은 재발만 있는 경우에 재치료를 할 것인지 아니면 이전 치료로 안정화된 경우만 재치료를 시도할 것인지, 혹은 개선이 되었을 때만 재치료를 할 것인지 같은 재치료에 대한 의문도 아직 해결되지 않았다.

비약물 요법 및 전략

심폐 재활

심폐 재활은 ILD를 포함한 여러 가지 만성 폐 질환에서 중요한 보조 요법이다. CTD-ILD에서는 공식적으로 연구된 바가 없지만, 저자는 심폐 재활이 ILD뿐만 아니라 근력 강화처럼 일부 흉곽외 질환에도 유용하다는 점을 발견했다. 저자의 경험상, 일반적으로 충분히 활용되지는 않지만 근육뼈대 질환으로 인한 상당한 제한이 없다면 CTD-ILD 환자에게 심폐 재활은 효과적인 보조 요법이다.

산소 보충

CTD-ILD에서 공식적으로 연구된 바는 없지만, 모든 ILD 환자에서 산소 보충의 필요성을 평가하여 환자가 안정 중, 운동 중 혹은 수면 중 저산소증 상태가 아닌지 확인해야 한다. 산소 보충으로 운동 능력을 향상시킬 수 있지만, 환자 관련 결과 및 생존에 미치는 영향은 알려져 있지 않다.

표 37.8 위식도 역류병의 치료 방법

비약물	약물/수술
하부 식도 조임근 긴장도를 감소시키는 음식을 삼가 한다. 예: 커피, 초콜릿, 민트 보편적인 하루 세번 식사보다 소량을 자주 섭취한다. 수면 전 음식 및 음료 섭취를 삼가한다. 침상 머리를 높인다.	양성자 펌프 억제제. 일반적으로 고용량 H2-수용체 대항제 위장관 운동 촉진제. 예: Domperidone, Metoclopramide, Octreotide, Cisapride, Prucalopride 위바닥 주름형성술. 식도 운동장애를 악화시킬 수 있기 때문에 주의.

위식도 역류병과 흡인

위식도 역류병(gastroesophageal reflux disease, GERD)은 CTD 에서의 높은 유병률, 불응성 특징(표 37.8), 폐 이식에 대한 금기 사항 등으로 인해 CTD-ILD 환자에서 마주치는 문제가 되는 주요 의학적 상태 중 하나다. 특히 CTD-ILD에서 GERD 관련 폐 손상 및 흡인 폐렴에 대한 평가를 고려해야 하며, 이는 CTD-ILD 환자에게서 기침의 주요 원인일 수 있다.

폐 고혈압 감시 및 치료

수많은 CTD는 폐 고혈압으로 이어지는 1차 혈관병증이 발생할 위험이 있기 때문에 ILD 환자는 만성 저산소증과 관련된 폐 고혈압의 발생률이 높다. 저자의 의견으로는 모든 CTD-ILD 환자에게 심초음파 검사를 통한 주기적인 선별검사를 고려해야 하며, 의심되는 사례에서는 오른쪽 심장 도관삽입으로 확실하게 평가해야 한다. 치료 측면에서 폐동맥 고혈압을 표적으로 하는 치료에 대한 연구에서는 ILD 환자를 배제했지만, 실제로는 ILD에 대한 면역억제 요법과 폐동맥 고혈압 특이 요법의 병행은 드문 일이 아니다. 마지막으로, 코르티코스테로이드를 얼마나 자주 사용하는지와 그 Cushing 부작용을 감안하면, 이 환자 집단에서는 폐쇄 수면 무호흡을 폐 고혈압의 잠재적 원인으로 고려해 보아야 한다.

사이질 폐 질환의 급성 악화

다른 형태의 ILD와 유사하게, CTD-ILD 환자에게도 질병 악화가 발생할 수 있으며 결과가 좋지 않을 수 있다. CTD-ILD 환자의 상태가 급성 혹은 아급성으로 나빠지거나, 호흡 곤란 혹은 기침이 나타난다면, ILD 악화를 염두에 두어야 하며, 폐 생리 재평가, 흉부 고해상도 CT 영상, 기관지 내시경 평가, CT 혈관조영술이나 환기/관류 영상, 심초음파, 혹은 다른 심장 검사를 통해 호흡기 감염, 혈전색전증, 급성 심혈관 질환, 약물 독성 같은 보다 흔한 질환을 배제하기 위한 포괄적인 평가가 바람직하다. 고해상도 CT 영상에서 다른 원인 없이 ILD의 진행만 보인다면, 일반적으로 면역억제 요법의 변경 및 강화가 바람직하며, 먼저 고용량 코르티코스테로이드를 사용하고 그 후 스테로이드 보존 요법으로의 변경을 고려해야 한다.

예방접종 및 금연

금연은 모든 만성 폐 질환의 치료에서 핵심 요소이며, CTD-ILD도 다르지 않다. 모든 CTD 환자, 그리고 ILD와 확실한 관련이 있는 환자에게 금연을 격려하고 강조하는 것이 중요하다. 많은 CTD 환자들이 면역결핍을 타고 났으며, 만성 면역억제 치료를 받는다는 사실과 내인 폐 질환의 존재를 감안하여, 기본적인 감염 예방 방법을 교육하고 강조해야 하며, 적절한 예방 접종을 시행해야 한다(표 37.9).

폐포자충 예방

CTD-ILD 환자는 호흡기 및 기타 감염에 더 취약하다. 또한, 이러한 환자들에게 사용하는 잠재적 면역억제 요법의 만성 역할로 인해 CTD-ILD 환자들은 진단하기 더 어렵고, 치명적인 결과를 초래할 수 있는 *Pneumocystis jirovecii*가 발생할 위험이 높을 수 있다. 일반적으로, 저자는 Cyclophosphamide로 치료 중인 환자나 Prednisone 등가물의 코르티코스테로이드를 하루에 20 mg 이상 투여하면서 Mycophenolate mofetil나 Azathioprine 같은 2차 약제를 사용 중인 환자에게 *Pneumocystis jirovecii* 예방을 시작한다. 새로운 침윤 폐 질환이 있는 모든 CTD 환자에서 *Pneumocystis jirovecii* 감염 가능성을 고려하는 것이 중요하다.

뼈 건강 대책

CTD의 염증 특성과 코르티코스테로이드를 일반적으로 수 개월에서 때로는 수 년에 이르기까지 비교적 장기간 사용하는 비율이 높은 점을 감안하여, 식이 요법, 운동, 금주, 금연 같은 "뼈에 좋은 습관"을 권장한다. 충분한 칼슘과 비타민 D 섭취량을 평가하여 필요에 따라 보충하며, 경우에 따라서는 예방적으로 뼈흡수 억제제를 추가한다. 기준선 및 종단 뼈 밀도측정은 뼈 밀도 상태의 정량화에 중요하다. 매일 Prednisone 등가물 5 mg 이하처럼 저용량 코르티코스테로이드를 사용할지라도 골절 위험 증가와 관련이 있음을 명심해야 한다.

폐 이식

폐 이식은 CTD-ILD의 치료법 중 마지막 방법이다. 폐 이식에 적절한 CTD-ILD 환자를 신중하게 선택하는 일은 복잡하고 지루한 과정이며, 시기적절하며 철저한 평가가 필요하다. 이식을 배제하거나 복잡하게 만들 수 있는 주목할 만한 동반 질환에는 폐 고혈압, 심부전, 신장 질환, 혈전색전 질환, 흉벽 피부 두꺼워짐, 특히 운동장애 및/또는 흡인을 동반한 중증 위식도 역류병 등이 있다. 또한, 흉곽외 CTD 질환의 전반적인 활동성도 고려해야 한다. 신중하게 선택한 환자에 대한 연구에 따르면, 폐 이식을 받은 전신경화증 관련 ILD 환자의 사망률은 폐 이식 후 2년이 지난 특발 폐 섬유증 환자와 유사하다.

표 37.9 CTD-ILD 환자에게 고려해볼 수 있는 예방접종 일정

백신	일정 및 특징
인플루엔자 백신(근육 주사)	금기가 아닌 경우 매년 접종
폐렴알균 백신 • 폐렴알균 13가 단백결합 백신(PCV13) • 폐렴알균 23가 다당 백신(PPSV23)	예방 접종이 처음인 경우: • PCV13을 먼저 접종하고 8주 뒤에 PPSV23을 접종한다. • 그 후 5년마다 PPSV23을 접종한다. PPSV23을 먼저 접종한 경우: • PPSV23을 접종 후 1년 후에 PCV13을 접종해야 한다. • 그 후 5년마다 PPSV23을 접종한다. 최근 PCV13을 접종한 경우 최소 8주 뒤에 접종한다.
기타 불활성 백신 예: 개량 디프테리아 백일해 파상풍 백신, 사람 유두종 바이러스 백신, B형 간염 백신	일반적으로 권장하는 일정 • 이상적으로는 면역억제 요법을 시작하기 전에 접종한다. • 그러나 합성제제 혹은 생물학적 질병 변형 항류마티스 약물을 사용하는 경우는 접종을 할 수 있지만, Rituximab은 예외로 다음 투여 4주 전에 접종하거나 마지막 투여로부터 6개월 뒤에 접종한다.
약독화 생백신 예: BCG (Bacillus Calmette-Guérin), 코/입 인플루엔자, 홍역 볼거리 풍진 백신	전문가에게 협진 의뢰 이상적으로는 면역억제 4주 전 및 치료 중단 후 최소 5번의 반감기가 지난 후에 접종
대상 포진 백신(생백신)	나이 및 이전 상태와는 무관 • 이상적으로는 면역억제 요법 시작 전에 투여; 코르티코스테로이드를 Prednisone 등가물 20 mg/day 이하로 사용 중이라면 접종할 수 있으며, 혹은 20 mg/day 이상을 사용하더라도 2주 이상 사용했다면 접종할 수 있다. Azathioprine은 3 mg/kg/day 미만으로 사용하는 경우 접종할 수 있다. • Mycophenolate mofetil 같은 다른 면역억제제 혹은 앞서 언급한 제제를 고용량으로 사용하는 경우, 접종 4주 전에 중단해야 한다.

문제

1. 특별한 과거력이 없는 52세 여자 환자가 지난 몇 년간 지속된 호흡 곤란과 마른 기침을 주요 호소 증상으로 내원하였다. 체계별 문진에서 환자는 관절 굳음이나 부종을 동반하지 않은 관절통과 안구 및 입안 건조 증상을 호소하였다. 일반 흉부 방사선 사진에서 ILD를 의심하여 고해상도 CT를 촬영하였으며, 고해상도 CT에서 비특이 사이질 폐렴을 시사하는 폐 손상 패턴과 일치하는 양쪽 폐 아래쪽 주변부의 그물망 변화와 간유리 음영을 볼 수 있었다. 항핵항체(anti-nuclear antibody, ANA)가 양성이며, 역가는 1:640, 균일한 패턴이었으며, 류마티스 인자(rheumatoid factor, RF)도 양성이며 역가가 높았다. 항-SSA 및 항-SSB도 양성이었다. 다음 중 이 환자의 진단으로 가장 가능성이 높은 것은?
   ① 전신 홍반 루푸스
   ② 전신 경화증
   ③ Sjögren 증후군
   ④ 류마티스 관절염
   ⑤ 특발 비특이 사이질 폐렴

2. 47세 남자 환자가 원인불명 기질화 폐렴(cryptogenic organizing pneumonia, COP)을 진단받고 코르티코스테로이드로 치료를 받았다. 코르티코스테로이드를 중단하고 몇 주 후에 호흡기 증상이 재발하였으며, 흉부 고해상도 CT 영상에서 기질화 폐렴의 재발을 확인하였다. 환자는 관절염, 관절통, 근육통, 근병증은 없었으며, 건조증도 없었다. 환자는 위식도 역류병뿐만 아니라 Raynaud 현상과 일치하는 증상을 이야기했다. 신체 검사에서 손가락 가쪽 피부가 거친 양상으로 "기계공 손"과 일치하였으며, 손가락 관절에 고정 발진이 있었다. 이 환자에서 양성으로 나올 가능성이 높은 자가항체는?
   ① 항-국소이성질화효소 I (Anti-topoisomerase I, Scl70)
   ② 항핵항체 중심절 패턴(centromere pattern)
   ③ 항-Jo1
   ④ 항-SSB
   ⑤ 류마티스 인자

3. 류마티스 관절염, 위식도 역류병, 양성 전립선 비대가 있는 67세 남자 환자가 수개월간의 운동 호흡 곤란을 주요 호소 증상으로 내원하였다. 환자는 오랜 기간 흡연을 해왔으며, 현재도 흡연 중이었다. 지난 10년간 Methotrexate와 TNF-α 억제제로 치료를 받았다. 환자의 류마티스 관절염은 지난 몇 개월 동안 더 활동적이었다. 흉부 고해상도 CT 영상에서 폐 아래쪽에 우세한 간유리 음영을 볼 수 있었다. 다음 중 고해상도 CT 소견을 설명할 수 있는 내용은?
   ① 류마티스 관절염 관련 사이질 폐렴
   ② Methotrexate 폐렴
   ③ 감염 폐렴
   ④ 흡연 관련 폐 질환
   ⑤ 모두 다 맞다.

4. 10년간 가락피부경화증(sclerodactyly), Raynaud 현상, 손가락 궤양, 위식도 역류병, 얼굴 모세혈관확장증, 핵소체 패턴 항핵항체 양성 등의 양상을 동반한 피부 한정 전신경화증 병력이 있는 56세 여자 환자의 과거 흉부 고해상도 CT에서 5% 미만 질병 확장이 있는 경도 ILD가 보였다. 환자는 주기적으로 진료를 받지 않았으며, 마지막 평가는 5년 전이었다. 환자는 최근 몇 년 간 운동 호흡 곤란이 증가했다고 설명했다. 환자의 위식도 역류병은 고용량의 양성자 펌프 억제제 요법에도 불구하고 활동성이었다. 폐 기능 검사에서 FVC는 예측치의 83%에서 75%로 감소했으며, DLCO는 예측치의 73%에서 45%로 감소했다. 다시 촬영한 흉부 고해상도 CT에서 양쪽 폐 아래쪽의 ILD가 최소한으로 진행한 것을 확인하였으며, 현재는 질병 확장이 5%에서 10% 사이였다. 심초음파에서 우심방 확장 및 경도 우심실 확장이 있었으며, 수축기 폐동맥 압력은 40 mmHg로 측정되었다. 혈류역학 억제가 없는 경도 심장막 삼출도 확인할 수 있었다. 이 환자의 운동 호흡 곤란이 진행한 이유로 가장 가능성이 높은 것은?
① 흡인 폐렴
② 감염 폐렴
③ 폐동맥 고혈압
④ 전신경화증 관련 ILD의 진행
⑤ 전신경화증의 진행

5. 2년간의 피부 국한 전신경화증이 있는 49세 여자 환자가 최근 몇 개월간 심해지는 호흡 곤란을 주요 호소 증상으로 내원하였다. 환자에게는 Raynaud 현상이 있었으며, 피부 침범은 최소한이었으며, 활동성 위식도 역류병이 있었다. 폐 기능 검사에서 FVC는 지난 12개월 간 예측치의 83%에서 65%로 감소하였으며, DLCO는 예측치의 73%에서 55%로 감소하였다. 흉부 고해상도 CT에서 하엽 ILD가 비특이 사이질 폐렴 패턴으로 진행하였으며, 질병 확장은 지난 12개월 동안 10%에서 20%로 진행하였다. 심초음파에서 수축기 폐동맥 압력은 2년 전 30 mmHg에서 35 mmHg로 증가하였다. 다음 중 가장 합리적인 다음 절차는?
① 폐동맥 고혈압을 배제하기 위해 오른쪽 심장 도관삽입을 시행한다.
② 1 mg/kg/day의 고용량 코르티코스테로이드로 치료를 시작한다.
③ Rituximab으로 치료를 시작한다.
④ 6-12개월 동안의 Cyclophosphamide로 치료를 시작한다.
⑤ 위식도 역류병을 완화하기 위해 위바닥 주름형성술(fundoplication)을 시행한다.

더 읽을거리

Antin-Ozerkis D, Rubinowitz A, Evans J, Homer RJ, Matthay RA. Interstitial lung disease in the connective tissue diseases. Clin Chest Med 2012;33:123–49.

Cappelli S, Bellando-Randone S, Guiducci1 S, Matucci-Cerinic M. Is immunosuppressive therapy the anchor treatment to achieve remission in systemic sclerosis? Rheumatology 2014;53:975–87.

Chartrand S, Fischer A. Management of connective tissue disease–associated interstitial lung disease. Rheum Dis Clin North Am 2015;41:279–94.

Connors GR, Christopher-Stine L, Oddis CV, Danoff SK. Interstitial lung disease associated with the idiopathic inflammatory myopathies—What progress has been made in the past 35 years? Chest 2010;138:1464–74.

Fischer A, du Bois R. Interstitial lung disease in connective tissue disorders. Lancet 2012; 380:689–98.

Fischer A, Richeldi L. Cross-disciplinary collaboration in connective tissue disease-related lung disease. Semin Respir Crit Care Med 2014;35:159–65.

Herzog EL, Mathur A, Tager AM, Feghali-Bostwick C, Schneider F, Varga J. Interstitial lung disease associated with systemic sclerosis and idiopathic pulmonary fibrosis—How similar and distinct? Arthritis Rheum 2014;66:1967–78.

Kreider M, Highland K. Pulmonary involvement in Sjögren. Semin Respir Crit Care Med 2014;35:255–64.

Pego-Reigosa JM, Medeiros DA, Isenberg DA. Respiratory manifestations of systemic lupus erythematosus: old and new concepts. Best Pract Res Clin Rheumatol 2009;23:469–80.

Solomon JJ, Chartrand S, Fischer A. Current approach to connective tissue disease associated interstitial lung disease. Curr Opin Pulm Med 2014;20:449–56.

Tzelepis G, Toya SP, Moutsopoulos HM. Occult connective tissue diseases mimicking idiopathic interstitial pneumonias. Eur Respir J 2008;31:11–20.

38

폐 혈관염

IRENE J. TAN AND MARIA ELENA VEGA SANCHEZ

도입

혈관염은 혈관의 염증 질환이다. 혈관벽 파괴로 인한 임상적 특징은 출혈, 인접 조직으로의 천공, 후속 혈전증을 동반한 내피 손상, 혹은 의존 조직의 경색 등이 있다. 드문 양상에는 동맥류 형성이 있다. 혈관염은 침범된 혈관의 크기, 유형 및 위치에 따라 분류하는 범위가 넓고 이질적인 질병군이다(표 38.1). 폐 혈관염은 대부분 작은 혈관 질환의 집합체이며, 이 중에서 항중성구 세포질 항체 관련 혈관염[antineutrophil cytoplasmic antibody (ANCA) associated vasculitis, AAV]이 주로 광범위 폐포 출혈(diffuse alveolar hemorrhage, DAH) 때문에 호흡기 내과 전문의의 주된 관심사다.

2012년 국제 CHCC (Chapel Hill Consensus Conference)는 여러 가지 혈관염의 명명법을 사람 이름에서 병인, 발병기전, 병리, 임상 특징에 기반한 질병을 설명하는 명명법으로 갱신했다.[1] Wegener 육아종증(Wegener's granulomatosis)은 육아종증 다발혈관염(granulomatosis with polyangiitis, GPA)으로, Churg–Strauss 증후군은 호산구 육아종증 다발혈관염(eosinophilic granulomatosis with polyangiitis, EGPA)으로, Henoch–Schönlein 자반병(Henoch–Schönlein purpura)은 면역글로불린 A (immunoglobulin A, IgA) 혈관염으로 갱신되었다.[1] AAV에는 GPA, EGPA, 그리고 미세 다발혈관염(microscopic polyangiitis, MPA)이 포함된다.

역학

혈관염의 역학은 선행 1차 질환의 질병 활동뿐만 아니라 연령, 성별, 인종, 지리 특성을 고려한 각각의 특정 질병에 따라 매우 다양하다(표 38.1).

발병기전

폐 혈관염은 원인이 밝혀지지 않았다. 그러나, AAV는 유전적으로 취약한 환자에서 환경 유발인자로 인해 발생하는 것으로 추정된다. HLA class II 유전자인 HLA-DP는 GPA, 특히 항단백질 분해효소 3 (antiproteinase 3, PR3) 항체에 대한 ANCA 특이성과 관련이 있으며, HLA-DQ 유전자는 MPA, 특히 항골수세포 과산화효소(antimyeloperoxidase, MPO) 항체에 대한 ANCA 특이성과 관련이 있다.[2]

또한, ANCA 특이성은 뚜렷한 질병 표현형과도 관련이 있다. 예를 들어, EGPA 환자 중 약 40%는 ANCA 양성이며, 대부분은 MPO-ANCA다.[3] ANCA 양성 EGPA는 혈관염의 조직학적 근거, 사구체 및 폐포 모세혈관염과 관련 있지만, ANCA 음성 EGPA는 폐 침윤, 심근병증, 호산구 침윤의 조직학적 근거를 동반한 호산구 위염/장염과 관련이 있다.[3]

임상 양상

폐 혈관염의 임상 양상은 중복될 수도 있지만 일반적으로 침범된 혈관의 크기를 암시한다. 큰 혹은 중간 혈관 혈관염이 있는 경우, 폐 증상이 없기 때문에 호흡기 내과 전문의를 찾지 않는다. Takayasu 동맥염(Takayasu's arteritis)이나 거대 세포 동맥염 같은 큰 혈관의 혈관염이 의심된다면, 손상된 대동맥으로 인한 증상과 대동맥의 주요 분지에 대한 조사를 시작해야 한다. 여기에는 하지 절뚝거림, 혈관 잡음, 비대칭 혈압, 맥박 사라짐 등에 대한 확인이 포함된다. 중간 혈관 혈관염의 가능성이 있는 경우, 피부 결절, 궤양, 손가락 괴저, 다발 단일 신경염, 위장관 출혈, 신장 혈관 침범으로 인한 고혈압 등을 확인해야 한다. 반면, 작은 혈관 폐 혈관염이 있는 경우 호흡기 내과 전문의를 찾을 수도 있다. 증상으로는 객혈, 기침, 가슴 통증, 호흡 곤란이 있을 수 있으며, 때로는 경미하고 점진적이지만, 때로는 중환자실 입실이 필요한 폐포 출혈과 호흡 부전의 치명적 징후가 극적

표 38.1 2012년 개정된 국제 CHCC (Chapel Hill Consensus Conference)에서 채택한 혈관염의 명명법

명명법	혈관염
큰 혈관 혈관염	Takayasu 동맥염 거대 세포(측두) 동맥염
중간 혈관 혈관염	결절다발 동맥염 Kawasaki 병
작은 혈관 혈관염	항중성구 세포질 항체(antineutrophil cytoplasmic antibody, ANCA)와 관련된 혈관염 • 육아종증 다발혈관염(이전의 Wegener 육아종증) • 호산구 육아종증 다발혈관염(이전의 Churg–Strauss 증후군) • 미세 다발혈관염
	면역 복합체 매개 • 항사구체 바닥막(anti glomerular basement membrane, anti-GBM) 질환 • 한랭글로불린혈증 혈관염(cryoglobulinemic vasculitis) • 면역글로불린 A 혈관염(Henoch–Schönlein 자반병) • 저보체혈증 두드러기 혈관염
가변 혈관 혈관염	Behçet 병 Cogan 증후군
단일 기관 혈관염	피부 백혈구파괴 혈관염 피부 동맥염 1차 중추 신경계 혈관염(고립 중추 신경계 혈관염) 고립 대동맥염 기타
전신 질환과 관련된 혈관염	루푸스 혈관염 류마티스 혈관염 유육종 혈관염 기타
가능성 있는 병인과 관련된 혈관염	C형 간염 바이러스 관련 한랭글로불린혈증 혈관염 B형 간염 바이러스 관련 혈관염 매독 관련 혈관염 약물 관련 면역 복합 혈관염(과민 혈관염) 약물 관련 ANCA 관련 혈관염 기타

출처: Jennette, JC, Falk, RJ, Bacon, PA et al., Arthritis Rheum, 65, 1–11, 2013.

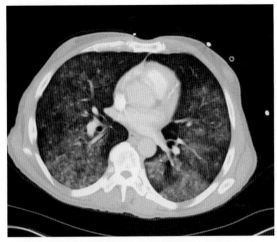

그림 38.1 DAH 환자의 광범위 반점 공간(airspace) 음영

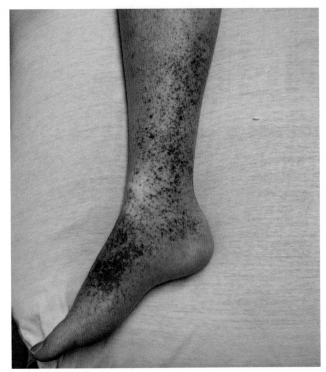

그림 38.2 편평하거나 부풀어 오르는 창백하지 않은 자반 발진은 작은 혈관 침범을 동반한 전신 증후군을 암시한다.

으로 나타나기도 한다.

　광범위 폐포 출혈(diffuse alveolar hemorrhage, DAH)이 있는 모든 환자에서 작은 혈관의 폐 혈관염을 의심해야 한다(그림 38.1). DAH 환자에게는 객혈, 광범위 폐포 침윤, 혈색소 감소가 나타날 수 있다. 그러나, 환자 중 1/3은 객혈이 없을 수도 있으며, 한쪽 폐포 음영이 보일 수도 있다.[4] 동일한 위치에서 시행한 연속 기관지폐포 세척액의 부분표본에서 뒤로 갈수록 더 많은 출혈이 보이면 DAH를 진단할 수 있다.[5]

　DAH 외에도 다른 임상 병력과 다른 작은 혈관 침범을 체계적으로 확인해야 한다. 특정 혈관염에서는 특정 장기 체계가 더 흔히 침범된다. 관절통이나 관절염 같은 근육뼈대(musculoskeletal) 양상은 감별진단을 좁히는데 도움이 되지 않는다. 따라서, 모든 혈관염을 고려할 필요가 있다. 피부 양상 중 구진

(papule)은 한랭 글로불린혈증, 발진(rash)은 루푸스, 그물 울혈반(livedo reticularis)은 기타 결합 조직 질환, 촉지 자반(palpable purpura, 그림 38.2)은 AAV, 두드러기(ulticaria)는 저보체혈증 두드러기 혈관염(hypocomplementemic urticarial vasculitis)을 암시한다. 고전적인 안장코 변형(그림 38.3)과 코 중격 결손을 동반한 부비동염(그림 38.4) 같은 상기도 침범은 GPA의 전형적인 양상이지만, 유육종증, 결합 조직 질환, 감염, 악성 종양에서도 볼 수 있다. 천식 혹은 알레르기 비염의 병력은 EGPA를 암시한다. 위장관 출혈을 동반한 복통은 IgA 혈관염을 암시할 수도 있다. 현미경 혈뇨, 단백뇨, 활성 요침전물, 혹은 신증후군을 동반한

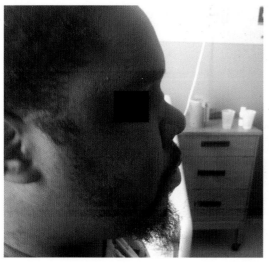

그림 38.3 GPA 환자의 안장코 변형

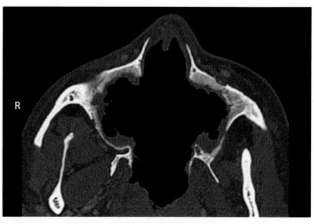

그림 38.4 GPA 환자의 부비동 CT 영상에서 양쪽 위턱굴(maxillary sinus) 및 벌집굴(ethmoid sinus)이 코안(nasal cavity)과 연결되어 하나의 큰 부비동코 공간(sinonasal cavity)을 형성하는 큰 코 중격 결손을 볼 수 있다.

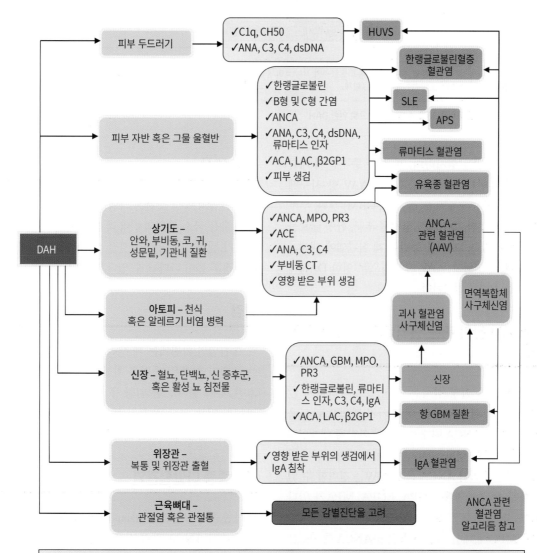

ACA = 항카디오리핀 항체, ACE = 안지오텐신 전환 효소, ANA = 항핵항체, ANCA = 항중성구 세포질 항체, APS = 항인지질항체 증후군, β2GP1 = β-2 당단백질 1 항체, C3, C4 = 보체 3 및 4, DAH = 광범위 폐포 출혈, dsDNA = 항-dsDNA 항체, GBM = 사구체 바닥막, HUVS = 저보체혈증 두드러기 혈관염 증후군, IgA = 면역글로불린 A, LAC = 루푸스 항응고인자, MPO = 항-골수세포 과산화효소 항체, PR3 = 항-단백질분해효소-3 항체, SLE = 전신 홍반 루푸스.

알고리듬 38.1 DAH를 동반한 폐 혈관염

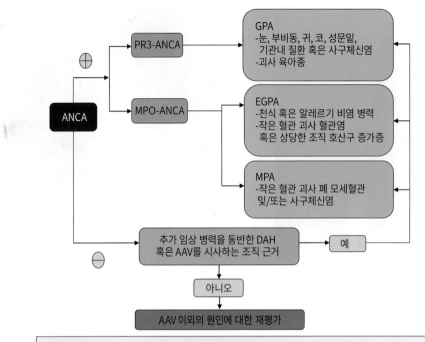

AAV = ANCA-관련 혈관염, ANCA = 항중성구 세포질 항체, DAH = 광범위 폐포 출혈, EGPA = 호산구 육아종 다발혈관염, GPA = 육아종 다발혈관염, MPA = 미세 다발혈관염, MPO = 항-골수세포 과산화효소 항체, PR3 = 항-단백질분해효소-3 항체.

알고리듬 38.2 AAV 가능성으로 인한 DAH

신장 침범은 사구체신염을 암시하며, 폐-신장 증후군에 대한 감별진단을 고려해야 한다. 폐-신장 증후군은 AAV, 항-사구체 바닥막(anti-glomerular basement membrane, GBM) 질환, 루푸스 및 기타 결합 조직 질환, 항인지질 항체 증후군, 한랭 글로불린혈증 등에서 볼 수 있다. DAH를 동반한 폐 혈관염에 대해서는 알고리듬 38.1을 참고하고, AAV 가능성으로 인한 DAH에 대해서는 알고리듬 38.2를 참고한다.

혈청검사 - ANCA 관련 혹은 면역 복합체 매개 작은 혈관 혈관염

폐 혈관염에서 ANCA 혈청 검사는 양성으로 나타나지 않을 수도 있다. 그러나, 혈청 검사는 여러 가지 방법으로 도움이 될 수 있다.[1] 질병이 ANCA 매개인지 면역 복합체 매개인지를 결정하는 것은 치료에 영향을 미치며,[2] 폐 모세혈관염이 없는 국한된 GPA의 경우처럼 ANCA 음성 AAV는 경미할 수 있다.[6] ANCA 매개 폐 혈관염에는 GPA, EGPA, MPA가 있다(표 38.1). PR3에 대한 세포질 혹은 c-ANCA 특이성은 GPA와 관련이 있으며, MPO에 대한 핵주위 혹은 p-ANCA 특이성은 MPA 혹은 EGPA와 관련이 있다. 각각에서 혈청 검사의 예외 및 중복이 나타날 수도 있다. 면역 복합체 매개 폐 혈관염에는 항-GBM 질환, 전신 루푸스, 한랭 글로불린혈증 혈관염이 있다(표 38.1).

흉부 영상

폐 혈관염의 영상 소견은 다양하며 비특이적이다. 영상에서 광범위 혹은 국소 부위의 간유리 음영, 공동화 및 비공동화 결절, 크기가 센티미터 이하인 결절, 혈관의 나뭇가지 발아(tree-in-bud) 징후 등이 나타날 수 있다.[7]

생검

폐 혈관염의 확진에는 폐 생검이 필요하다. 그러나, DAH가 있는 중환자의 경우, 생검은 최적화되지 못한 검체 채취, 비특이 소견, 수용 불가능한 위험 등 문제 소지가 많다. 현재는 수용 가능한 임상, 영상 및 혈청 정보를 활용하는 AAV 진단 기준을 개발하고 검증하기 위한 전세계적인 노력이 진행 중이다.[8,9]

육아종증 다발혈관염

육아종증 다발혈관염(granulomatosis with polyangiitis, GPA)은 가장 흔한 ANCA 관련 작은 혈관 혈관염이다. GPA는 일반적으로 질병의 서로 다른 단계에서 상기도, 하기도, 신장을 침범한다. 상기도를 침범한 경우에는 만성 부비동염, 귀염(otitis), 상기도 궤양 혹은 변형, 성문밑(subglottic) 협착 혹은 기관내 협착을 유발한다. 하기도를 침범한 경우에는 객혈, DAH, 흉부 CT

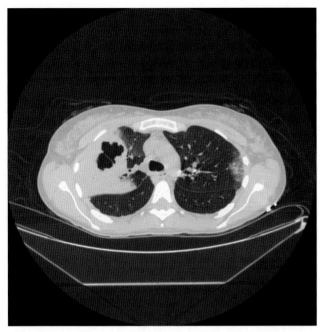

그림 38.5 우상엽에 있는 경화 부위로 둘러싸인 공동화 병변과 왼쪽에 있는 간유리 음영을 보여주는 GPA 환자의 축방향 CT 영상

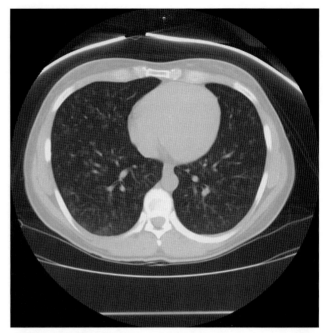

그림 38.7 중심소엽 분포와 일부는 나뭇가지 발아 모양을 하고 있는 다발 결절 간유리 음영을 보여주는 GPA 환자의 축방향 CT 영상

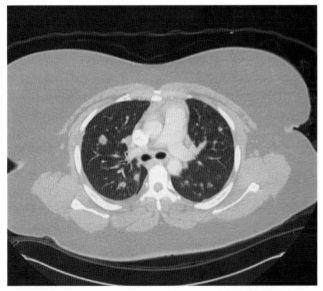

그림 38.6 폐 전체에 무작위로 분포하는 다양한 크기의 폐 결절을 보여주는 GPA 환자의 축방향 CT 영상

에 이상 소견을 유발한다. 신장을 침범한 경우에는 사구체신염을 유발한다. 고전적인 안장코 변형(그림 38.3)과 코 중격 결손(그림 38.4)도 나타날 수 있다.

가장 흔한 영상 특징은 공동화를 동반한 폐 결절 혹은 경화다(그림 38.5). 다른 영상 이상에는 다발 폐 결절(그림 38.6), 간유리 음영 등이 있으며, 사례 중 25-50%에서는 공간(airspace) 경화가 나타난다.[7] 간유리 음영은 DAH를 의미할 수도 있다. 환자

중 10%에서는 혈관염보다는 세기관지 염증으로 인한 중심소엽 결절과 나뭇가지 발아(tree-in-bud) 패턴이 나타날 수도 있다(그림 37.7).[10]

GPA의 병리 특징에는 중성구, 림프구, 형질 세포, 조직구, 호산구가 혼합된 염증 침윤물을 동반한 실질 괴사, 혈관염, 육아종 염증 등이 있다(그림 38.8).[11]

호산구 육아종증 다발혈관염

호산구 육아종증 다발혈관염(eosinophilic granulomatosis with polyangiitis, EGPA)은 일반적으로 천식, 말초 호산구 증가증, 호흡기의 호산구 육아종 염증, 작은 혈관 괴사 혈관염과 관련이 있다.

가장 흔한 영상 소견은 특정 폐 구역(lung zone)의 우세성이 없는 실질 음영이다(그림 38.9). 작은 결절도 보고되었다.

EGPA의 주요 조직병리 소견에는 조직의 호산구 침윤, 괴사 혈관염, 혈관바깥 육아종(extravascular granuloma) 등이 있다(그림 38.10).[12]

미세 다발혈관염

미세 다발혈관염(microscopic polyangiitis, MPA)은 폐-신장 증

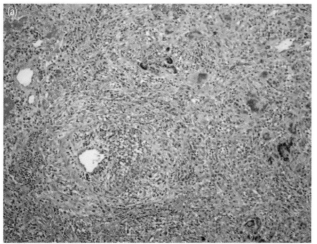

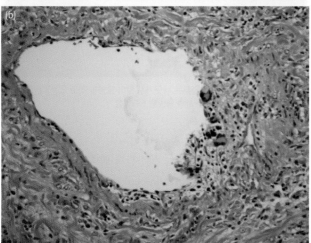

그림 38.8 (a) 호산구 및 중성구에 의한 내막 침윤과 거대 세포 및 단핵 세포에 의한 외막 침윤을 동반한 혈관염. 원본 배율 100×. (b) 혈관염. 원본 배율 200×

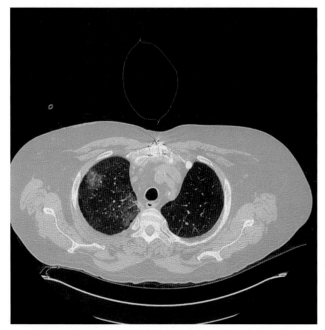

그림 38.9 EGPA 환자에서 간유리 음영의 반점 부위를 보여주는 축방향 CT 영상

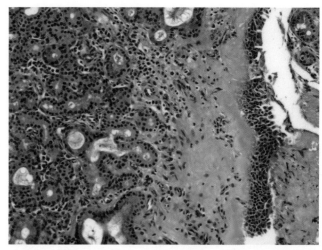

그림 38.10 EGPA 환자에서 만성 염증, 호산구 침윤, 두꺼워진 상피밑 바닥막을 동반한 호흡기 점막

후군의 가장 흔한 원인이다. MPA는 작은 혈관 괴사 혈관염, 사구체신염, 폐 모세혈관염과 관련이 있다. MPA의 혈관염은 GPA에만 존재하는 육아종 염증을 제외하고는 GPA의 혈관염과 구별할 수 없다.[13]

폐 침범은 MPA 환자 중 약 25%에서 나타나며[14], 폐 침범이 있다면 가장 흔한 소견은 폐 출혈, 즉 광범위 폐포 출혈(DAH)이다. 환자의 흉부 방사선 사진은 정상일 수 있지만, CT 영상에서는 광범위한 간유리 음영이 나타날 수도 있다. 반복된 출혈이 폐 섬유증으로 이어지는 경우는 드물지만, 만약 발생한다면 사망률이 높다.[15]

치료

폐 혈관염은 유도 요법 및 유지 요법 모두가 필요하다. 폐 혈관염으로 인한 DAH의 높은 사망률을 감안하여 일반적으로 진단 검사 결과가 진행 중이라도 급성 치료 동안 경험적 당질부신피질호르몬(glucocorticoid)을 투여한다. 스테로이드 용량은 장기 침범의 속도, 범위, 중증도를 바탕으로 결정한다. 활성 질환은 3-6개월간의 완화 유도 요법이 필요하며, 그 후 유지 요법을 사용하지만, 유지 요법은 아직 기간이 정해지지 않았다. 생물학적 제제가 개발되기 전에는 치명적인 폐 혈관염에 대한 공격적인 유도 중재를 위해 3-5일간 매일 Methylprednisolone 1,000 mg을 투여한 다음 경구 혹은 IV 스테로이드의 용량을 점감하는 IV 스테로이드 펄스 요법과 경구 Cyclophosphamide 2 mg/kg/day를 병용했다. DAH를 동반한/동반하지 않은 사구체신염에서 혈장 교환을 추가했을 때의 효과는 현재 연구가 진행 중이다.[16] Rituximab은 B-림프구를 표적으로 하는 항-CD20 키메라 단클론 항체(chimeric monoclonal antibody)다. 기계 환기가

필요한 호흡 부전 및 중증 DAH가 있는 환자는 연구에서 배제되었지만, 6개월 추적 관찰 결과 Rituximab을 이용한 B-세포 소모는 중증 질환 악화의 유도 요법에서 Cyclophosphamide보다 뒤처지지 않는 것으로 밝혀졌다.[17] 이 연구에서는 또한 Rituximab 유도군과 Cyclophosphamide 유도군 사이에서 그 후 유지 요법이 없었음에도 불구하고 18개월 재발률에서 예상치 못한 유사성이 있음을 발견했다.[17] Cyclophosphamide 유도군은 경구 Cyclophosphamide을 2 mg/kg/day로 투여했으며, Rituximab 유도군은 4주 동안 매주 375 mg/m²을 투여했다.[17] 폐 혈관염에서 고려해볼 수 있는 유지 요법에는 Azathioprine 2 mg/kg/day 투여와 매주 Methotrexate 25 mg 투여가 있으며, Mycophenolate mofetil은 Azathioprine보다는 못하지만 재발을 방지하는 안전한 2차 유지 제제가 될 수 있다.[18-20]

요점

1. 혈관염의 명명법은 병인, 발병기전, 병리, 임상 특징을 반영하기 위해 갱신되었다.
2. 실제 임상을 위한 혈관염의 진단 및 분류 기준은 개발 중이다.
3. DAH는 작은 혈관 혈관염의 징후다. 따라서, 촉지 자반과 사구체신염 같은 작은 혈관 침범의 다른 근거를 찾아야 한다.
4. PR3-ANCA 및 MPO-ANCA에 대한 검사는 질병 표현형, 질병 중증도, 장기 침범, 치료, 재발률에 영향을 미친다.
5. 확진을 위해서는 일반적으로 적절한 조직 생검이 필요하다.
6. 치료의 공격성은 장기 침범의 속도, 정도, 중증도에 상응해야 한다.

사례

임상 사례 1

만성 부비동염이 있는 47세 남자 환자가 발열, 진행하는 호흡 곤란, 다리 부종과 관련된 가슴 통증을 주요 호소 증상으로 내원하였다. 환자에게 객혈과 기관내 삽관이 필요한 저산소혈증 호흡 부전이 발생했다. 신체 검사에서 주목할 만한 안장코 변형이 있었다(그림 38.3). 부비동 CT 영상에서 코 중격 결손을 확인하였다(그림 38.4). 흉부 CT에서 광범위 반점 공간(airspace) 음영(그림 38.1)이 있었으며, 기관지 내시경에서 광범위 폐포 출혈을 확인하였다. 환자의 크레아티닌은 1.7 mg/dL였으며, 소변 검사에서 단백뇨와 적혈구 원주(red cell cast)를 동반한 혈뇨가 관찰되었다. 경험적 스테로이드 펄스 요법을 투여하였고, 그 후 Cyclophosphamide를 투여하였다. 환자는 c-ANCA 및 항 단백질분해효소 3 항체가 양성이었다. 항-GBM, ANA, 류마티스 인자는 음성이었다.

해설: 이 환자는 GPA가 있다. 환자에게는 광범위 폐포 출혈 및 사구체신염을 동반한 급성 폐-신장 증후군이 나타나기 전에 안장코 변형, 만성 부비동염, 코 중격 결손 같은 만성 상기도 파괴가 있었다. 신장 생검을 진행하기에는 폐 혈관염 때문에 환자가 너무 불안정했다. 빠르게 진행하는 특성과 치명적인 과정으로 진행할 가능성을 감안하여 혈청 검사 결과가 나오기 전에 환자에게 광범위 항생제를 투여하였고, 그 후 경험적 스테로이드 펄스 요법을 시행하고 Cyclophosphamide를 투여했다. 고려해 볼만한 다른 치료 선택지에는 치명적인 광범위 폐포 출혈과 빠르게 진행하는 사구체신염 모두에 바람직한 혈장 교환과 Rituximab이 있다.[16,17]

임상 사례 2

운동 유발 천식과 만성 설사 병력이 있는 25세 남자 환자가 지난 8일간의 호흡 곤란, 객혈, 손바닥의 편평한 근육 발진, 관절통을 주요 호소 증상으로 내원하였다. 환자의 IgE 수치는 2,140으로 상승해 있었으며, 호산구는 35%였다. 환자의 흉부 방사선 사진에서 양쪽 아래쪽 폐야에 침윤이 보였으며(그림 38.11), 심초음파에서 박출률이 20%로 감소했음을 확인하였다. 혈청 검사는 항-MPO 항체를 포함해 모두 음성이었다. 현재 증상이 나타나기 2년 전에 시행한 결장 생검 결과를 활용할 수 있었으며, EGPA의 진단과 일치하는 호산구 침윤을 볼 수 있었다. 고용량 스테로이드와 Cyclophosphamide로 환자를 치료하였다. 만성 설사를 포함한 모든 증상이 사라졌으며, 박출률도 정상으로 돌아왔다.

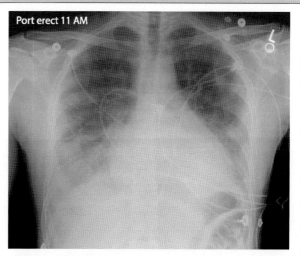

그림 38.11 심장 비대와 양쪽 아래쪽 폐 음영을 보여주는 흉부 방사선 사진

해설: 이 환자는 EGPA가 있으며, 위장관, 폐(광범위 폐포 출혈), 심장(수축기 심부전)을 침범하였다. EGPA 사례 중 13-47%는 심장을 침범하며, 사망률은 최대 50%에 이른다.[21] 이번 사례처럼 EGPA가 심장을 침범하면 일반적으로 ANCA는 음성이다.[21]

참고문헌

1. Jennette JC, Falk RJ, Bacon PA, Basu N, Cid MC, Ferrario F, Flores-Suarez LF, Gross WL, Guillevin L, Hagen EC, Hoffman GS, Jayne DR, Kallenberg CG, Lamprecht P, Langford CA, Luqmani RA, Mahr AD, Matteson EL, Merkel PA, Ozen S, Pusey CD, Rasmussen N, Rees AJ, Scott DG, Specks U, Stone JH, Takahashi K, Watts RA. 2012 revised International Chapel Hill Consensus Conference Nomenclature of Vasculitides. Arthritis Rheum 2013;65(1):1–11.

2. Lyons PA, Rayner TF, Trivedi S, Holle JU, Watts RA, Jayne D, Baslund B, Brenchley P, Bruchfeld A, Chaudhry AN, Cohen Tervaert JW, Deloukas P, Feighery C, Gross WL, Guillevin L, Gunnarsson I, Harper L, Hrušková Z, Little MA, Martorana D, Neumann T, Ohlsson S, Padmanabhan S, Pusey CD, Salama AD, Sanders JS, Savage CO, Segelmark M, Stegeman CA, Tesař V, Vaglio A, Wieczorek S, Wilde B, Zwerina J, Rees AJ, Clayton DG, Smith KGC. Genetically distinct subsets within ANCA-associated vasculitis. N Engl J Med 2012;367:214–23.

3. Sinico RA, Di Toma L, Maggiore U, Bottero P, Radice A, Tosoni C, Grasselli C, Pavone L, Gregorini G, Monti S, Frassi M, Vecchio F, Corace C, Venegoni E, Buzio C. Prevalence and clinical significance of antineutrophil cytoplasmic antibodies in Churg-Strauss syndrome. Arthritis Rheum 2005;52(9):2926–35.

4. Thickett DR, Richter AG, Nathani N, Perkins GD, Harper L. Pulmonary manifestations of anti-neutrophil cytoplasmic antibody (ANCA)-positive vasculitis. Rheumatology 2006;45:261–8.

5. Cordier JF, Cottin V. Alveolar hemorrhage in vasculitis: Primary and secondary. Semin Respir Crit Care Med 2011;32(3):310–21.

6. Kallenberg CGM. Key advances in the clinical approach to ANCA-associated vasculitis. Nat Rev Rheumatol 2014;10:484–93.

7. Chung MP, Yi CA, Lee HY, Han J, Lee KS. Imaging of pulmonary vasculitis. Radiology 2010;255(2):322–41.

8. Watts R, Lane S, Hanslik T, Hauser T, Hellmich B, Koldingsnes W, Mahr A, Segelmark M, Cohen-Tervaert JW, Scott D. Development and validation of a consensus methodology for the classification of the ANCA-associated vasculitides and polyarteritis nodosa for epidemiological studies. Ann Rheum Dis 2007;66(2):222–7.

9. Craven A, Robson J, Ponte C, Grayson PC, Suppiah R, Judge A, Watts R, Merkel PA, Luqmani RA. ACR/EULAR endorsed study to develop diagnostic and classification criteria for vasculitis (DCVAS). Clin Exp Immunol 2013;17:619–21.

10. Lee KS, Kim TS, Fujimoto K, Moriya H, Watanabe H, Tateishi U, Ashizawa K, Johkoh T, Kim EA, Kwon OJ. Thoracic manifestation of Wegner's granulomatosis: CT findings in 30 patients. Eur Radiol 2003;13(1):43–51.

11. Travis WD, Hoffman GS, Leavitt RY, Pass HI, Fauci AS. Surgical pathology of the lung in Wegener's granulomatosis. Review of 87 open lung biopsies from 67 patients. Am J Surg Pathol 1991;15(4):315–33.

12. Katzenstein AL. Diagnostic features and differential diagnosis of Churg-Strauss syndrome in the lung: A review. Am J Clin Pathol 2000;114:767–72.

13. Jennette JC, Thomas DB, Falk RJ. Microscopic polyangiitis. Semin Diagn Pathol 2001;18(1):3–13.

14. Guillevin L, Durand-Gasselin B, Cevallos R, Gayraud M, Lhote F, Callard P, Amouroux J, Casassus P, Jarrousse B. Microscopic polyangiitis: Clinical and laboratory findings in eighty-five patients. Arthritis Rheum 1999;42(3):421–30.

15. Eschun GM, Mink SN, Sharma S. Pulmonary interstitial fibrosis as a presenting manifestation in perinuclear antineutrophilic cytoplasmic antibody microscopic polyangiitis. Chest 2003;123(1):297–301.

16. Plasma Exchange and Glucocorticoids for Treatment of Anti-Neutrophil Cytoplasm Antibody (ANCA)—Associated Vasculitis (PEXIVAS). Available at: https://clinicaltrials.gov/ct2/show/NCT00987389. Accessed March 4, 2015.

17. Stone JH, Merkel PA, Spiera R, Seo P, Langford CA, Hoffman GS, Kallenberg CG, St Clair EW, Turkiewicz A, Tchao NK, Webber L, Ding L, Sejismundo LP, Mieras K, Weitzenkamp D, Ikle D, Seyfert-Margolis V, Mueller M, Brunetta P, Allen NB, Fervenza FC, Geetha D, Keogh KA, Kissin EY, Monach PA, Peikert T, Stegeman C, Ytterberg SR, Specks U; RAVE-ITN Research Group. Rituximab versus cyclophosphamide for ANCA-associated vasculitis. N Engl J Med 2010;363(3):221–32.

18. Jayne D, Rasmussen N, Andrassy K, Bacon P, Cohen Tervaert JW, Dadoniené J, Ekstrand AGaskin G, Gregorini G, de Groot K, Gross W, Hagen EC, Mirapeix E, Pettersson E, Siegert C, Sinico A, Tesar V, Westman K, Pusey C; European Vasculitis Study Group. A randomized trial of maintenance therapy for vasculitis associated with antineutrophil cytoplasmic autoantibodies. N Engl J Med 2003;349(1):36–44.

19. Pagnoux C, Mahr A, Hamidou MA, Boffa JJ, Ruivard M, Ducroix JP, Kyndt X, Lifermann F, Papo T, Lambert M, Le Noach J, Khellaf M, Merrien D, Puéchal X, Vinzio S, Cohen P, Mouthon L, Cordier JF, Guillevin L; French Vasculitis Study Group Azathioprine or methotrexate maintenance for ANCA-associated vasculitis. N Engl J Med 2008;359(26):2790–803.

20. Langford CA, Talar-Williams C, Barron KS, Sneller MC. A staged approach to the treatment of Wegener's granulomatosis; induction of remission with glucocorticoids and daily cyclophosphamide switching to methotrexate for remission maintenance. Arthritis Rheum 1999;42(12):2666–73.

21. Kane GC, Keogh KA. Involvement of the heart by small and medium vessel vasculitis. Curr Opin Rheumatol 2009;21(1):29–34.

39

희귀 폐 질환

JAY H. RYU

미국에서는 20만 명 미만에게 영향을 미치는 질병을 희귀 혹은 드문 질병으로 정의하며, 이는 인구 10만 명당 약 63건이다. 유럽에서는 한 질병이 2천명 중 1명 미만, 즉 인구 10만명으로 환산했을 때 50명 미만에게 영향을 미칠 때 희귀하다고 정의한다. 희귀 질환은 6,000가지 이상이기 때문에, 전 세계 인구 중 약 8%가 이러한 질환에 영향을 받을 것으로 추정되며, 이들 중 대부분은 진단되지 않은 상태로 남아있다.

희귀 폐 질환은 많이 있다. 이 중 일부는 빠른 인식 및 진단에 큰 도움이 되는 특징적인 임상 및 영상 양상을 지니고 있으며, 이를 통해 최적의 관리를 할 수 있다. 이번 장에서는 이러한 수많은 희귀 폐 질환을 다루고자 한다.

호산구 폐렴

호산구 폐렴은 말초 혈액, 기관지폐포 세척액 혹은 폐 조직에서 호산구 증가증이 특징인 이질적인 폐 질환군을 의미한다. 현재로서는 호산구 폐렴의 분류에 대해 일치된 의견은 없다. 이 질환 중 일부는 급성으로 나타나며 일부는 만성으로 나타난다. 일부는 광범위한 폐외 침범을 보이기도 한다. 단순 폐 호산구 증가증인 Löeffler 증후군, 급성 호산구 폐렴(acute eosinophilic pneumonia, AEP), 만성 호산구 폐렴(chronic eosinophilic pneumonia, CEP), 알레르기 기관지폐 아스페르길루스증, 이전에 Churg-Strauss 증후군이라 불렀던 호산구 육아종증 다발혈관염(eosinophilic granulomatosis with polyangiitis, EGPA), 특발 과다호산구 증후군(idiopathic hypereosinophilic syndrome), 기생충 감염, 약물 반응 등이 호산구 폐렴의 범주에 속한다. 이러한 질병 중 일부는 이 책의 다른 장에서 더 자세하게 다루고 있다. 이번 절에서는 주로 급성 및 만성 호산구 폐렴에 중점을 둘 것이다.

급성 호산구 폐렴

급성 호산구 폐렴(acute eosinophilic pneumonia, AEP)은 급성 호흡기 질환으로 폐의 호산구 침윤이 특징이다. 이 질환은 일부 사례에서는 식별 가능한 원인이 있지만, 일부 사례에서는 원인을 알 수 없다. AEP를 진단받은 환자를 평가할 때는 잠재적 원인을 밝히기 위한 공동의 노력이 필요하다(표 39.1).

AEP 환자 대부분은 성인이며, 나이는 20대에서 40대 사이다. 임상 양상은 운동 호흡 곤란, 기침이 주 증상인 급성 질환이며, 일반적으로 발열과 근육통을 동반한다. 폐 청진에서 들숨 거품소리(crackle)가 흔하다. 흉부 방사선 사진에서는 일반적으로 초기에는 사이질 침윤이 나타나며, 수일간의 과정을 거쳐 광범위 폐포 침윤으로 진행한다. 흉부 고해상도 CT에서는 양쪽 폐의 간유리 음영과 반점 경화를 볼 수 있다(그림 39.1). 중격 두꺼워짐과 가슴막 삼출도 흔하다. 호산구가 500개/μL 이상인 말초 혈액 호산구 증가증을 흔히 볼 수 있지만, 질병 초기에는 나타나지 않을 수도 있다.

최근 몇 년 동안 흡연, 코카인, 먼지(예를 들어, 세계 무역 센터 붕괴)를 비롯한 AEP를 유발할 수 있는 흡입 노출에 대해 관심이 집중되고 있다. 흡연으로 인한 AEP는 일반적으로 AEP가 발현하기 몇 개월 전에 흡연을 시작한 젊은 성인에게서 볼 수 있다. 그러나, AEP는 하루 흡연량을 늘린 만성 흡연자에게도 나타날 수 있다.

혈액 혹은 기관지폐포 세척액에서 호산구가 25% 이상 증가하는 호산구 증가증 소견이 있으면 AEP의 진단을 뒷받침할 수 있다. 일부 사례는 기관지 내시경이나 수술을 통한 폐 생검으로 진단하며, 생검에서 호산구 침윤을 동반한 급성 및/또는 기질화 광범위 폐포 손상을 볼 수 있다. AEP는 며칠 내에, 일부 사례에서는 수시간 내에 저산소혈증 호흡 부전으로 빠르게 진행하기 때문에 진단 평가를 빠르게 진행해야 한다. 급성 진행

표 39.1 AEP의 알려진 원인

- 흡연 및 기타 흡입 노출
- 약물. 예: Nitrofurantoin, Minocycline
- 감염, 기생충, 혹은 비기생충
- 전신 질환. 예: HIV 감염

표 39.2 CEP의 알려진 원인

- 약물. 예: Minocycline, Naproxen, Sulfonamides, 삼환계 항우울제
- 감염, 기생충, 혹은 비기생충
- 결합 조직 질환. 예: 류마티스 관절염
- 방사선 요법. 예: 유방암

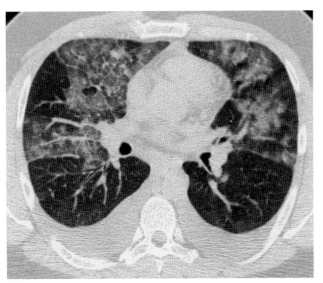

그림 39.1 AEP의 고해상도 CT 영상. 양쪽 폐에 반점 폐포 침윤이 있으며, 양쪽 가슴막 삼출도 확인할 수 있다. 이 22세 남자 환자는 1개월 전 흡연을 시작했다.

양상은 급성 호흡 부전 증후군과 비슷할 수 있다.

AEP의 관리는 근본 병인과 질병의 중증도에 따라 달라진다. 특히 특발 AEP에 대해 코르티코스테로이드 요법을 고려 중이라면 곰팡이와 기생충 같은 감염 원인을 배제해야 한다. 경도 질환이 있으며 흡연 혹은 약물 같은 식별 가능한 원인이 있는 환자의 경우, 문제가 되는 원인에 대한 노출 중단만으로도 AEP가 해결될 수 있다. 기계 환기 보조가 필요한 중증 AEP의 경우, 일반적으로 초기에 6시간 간격으로 Methylprednisolone 60–125 mg을 IV로 투여하는 고용량 코르티코스테로이드 요법이 필요하며, 치료 반응에 따라 2-6주에 걸쳐 점감한다. 중증도가 낮은 경우, 매일 경구 Prednisone 등가물 40–60 mg 투여를 시작할 수 있으며 그 후 용량을 점감한다. 비록 AEP 환자 중 일부는 내원 당시 상당한 중증 상태이지만, 대다수 환자는 빠른 진단과 치료로 완전히 회복된다.

만성 호산구 폐렴

만성 호산구 폐렴(chronic eosinophilic pneumonia, CEP)은 아급성 혹은 만성 질환으로 수주 혹은 더 오랜 기간에 걸쳐 진행하며, 폐의 호산구 침윤이 특징이다. AEP와 마찬가지로, CEP 환자 중 일부는 식별가능한 원인이 있지만, 일부는 원인을 알 수 없다(표 39.2).

CEP는 남자보다는 여자에게 흔하며, 일반적으로 중년에 잘 발생한다. 주요 임상 양상에는 기침, 호흡 곤란, 쌕쌕거림(wheezing), 발열, 야간 발한, 병감, 체중 감소 등이 있다. 환자 중 약 50% 정도는 거품소리, 쌕쌕거림, 혹은 양쪽이 모두 있는 폐 청진 이상 소견이 있을 수 있다. 환자 중 약 50%는 천식을 동반하고 있을 수 있다.

환자 중 70-80%는 말초 혈액 호산구 증가증이 있으며, 환자 중 2/3는 혈청 총 면역글로불린 E (IgE) 수치가 증가한다. 폐 기능 검사 결과는 제한성, 폐쇄성, 그리고 때로는 정상으로 다양하게 나타날 수 있다.

흉부 방사선 사진에서는 일반적으로 양쪽 폐야에 반점 침윤이 보이며, 때로는 "역 폐 부종" 패턴으로 주로 폐 주변부에 분포할 수도 있다. 흉부 고해상도 CT에서 폐 실질 음영은 간유리 패턴 및/또는 경화 패턴을 지닌다(그림 39.2). 세로칸 림프절병증은 환자 중 약 50%에서 나타난다.

적절한 임상 상황, 영상 소견, 말초 혈액 호산구 증가증이 있는 상황에서 합리적인 확신을 통해 CEP를 진단할 수 있다. 말초 혈액 호산구 증가증이 없는 경우, 기관지폐포 세척액의 호산구 증가증이나 폐 생검 상에 보이는 호산구 침윤이 진단을 뒷받침한다.

CEP의 조직 병리 소견으로는 폐포 안쪽 공간과 사이질에 림프구, 형질 세포, 호산구가 보이며, 육아종과 혈관염은 보이

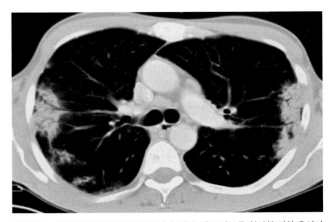

그림 39.2 CEP 환자의 고해상도 CT 영상. 양쪽 폐 주변부를 침범한 경화 음영이 있다. 이 54세 남자 환자는 비흡연자이며, 만성 지속 기침, 피로, 야간 발한, 4개월 전에 비해 20 파운드(≒ 9 kg) 감소한 체중을 주요 호소 증상으로 내원하였다.

지 않는다. CEP를 진단했다면, 근본 원인이 있는 경우, 감염, 약물, 전신 질환 같은 근본 원인 식별에 주의를 기울여야 한다.

AEP와 마찬가지로, CEP 환자의 관리는 기저 병인과 질병의 중증도에 따라 달라진다. 감염과 관련된 CEP를 제외하면, 일반적으로 코르티코스테로이드 요법을 사용하며, 특히 자연 완화 비율이 10% 미만인 특발 CEP의 경우 더욱 그렇다. 일반적으로, 코르티코스테로이드 요법은 경구 Prednisone 등가물 30–40 mg/day로 시작하며, 이는 즉각적인 증상 완화를 유도하며, 며칠 내로 폐 침윤이 호전된다. 그러나, 코르티코스테로이드 요법은 최소 7개월은 유지할 필요가 있다. 코르티코스테로이드를 첫 6개월 내에 중단할 경우 재발이 흔하기 때문이다. 때로는 일부 환자에서 재발을 방지하기 위해 장기간에 걸쳐 저용량 유지 요법, 예를 들어 Prednisone 등가물 5-10 mg을 매일 투여하는 방법이 필요할 수도 있다. Omalizumab 같은 항 IgE 요법은 일부 사례에서 성공적이었다고 보고되었다. 일부 환자에게서 나타날 수 있는 재발에도 불구하고, CEP는 일반적으로 예후가 양호하며 폐에 기능장애가 남는 경우는 드물다.

림프구증식 질환

림프모양 세포 침윤(lymphoid cellular infiltration)을 특징으로 하는 양성에서 악성 종양에 이르는 광범위한 폐 질환, 즉 폐 림프구증식 질환이 있다(표 39.3). 이번 절에서는 림프구 사이질 폐렴, Castleman 병(Castleman's disease, CD), 점액 관련 림프 조직(mucosa-associated lymphoid tissue, MALT) 림프종을 포함한 1차 폐 림프종에 중점을 둘 것이다.

림프구 사이질 폐렴

림프구 사이질 폐렴(lymphoid interstitial pneumonia, LIP)은 1960년대에 특발 사이질 폐렴의 형태 중 하나로 처음 언급되

표 39.3 폐 림프구 증식 질환의 범위

양성
결절 림프구 증식(거짓림프종)
낭포 세기관지염
림프구 사이질 폐렴
Rosai-Dorfman 병이라고도 하는 광범위 림프절병증을 동반한 굴 조직구증(sinus histiocytosis)
자가면역 증식 증후군
Castleman 병이라고도 하는 혈관낭포 림프구 증식
면역글로불린G4 관련 질환

중간
이식 후 림프증식 질환

악성
점막 관련 림프조직(mucosa-associated lymphoid tissue, MALT) 림프종 및 림프종모양 육아종증을 포함한 림프종

었으며, 광범위하고 밀도가 높은 림프구 사이질 침윤이 특징이다. 그 후 몇 년에 걸쳐 LIP의 조직병리 패턴은 다양한 임상 상황에서 볼 수 있다는 점이 밝혀졌다. 이러한 임상 상황에는 인간 면역결핍 바이러스(HIV) 감염, 공통 가변 면역결핍(common variable immunodeficiency), Sjögren 증후군 및 기타 자가면역 질환, Legionella 혹은 바이러스 등으로 인한 감염, Diphenylhydantoin 등으로 인한 약물 유발 폐 질환 등이 있다. 특발 LIP는 드물다.

LIP와 관련한 임상 특징은 마주하는 임상 상황에 따라 다양하다. LIP는 여자에게 더 흔히 나타나며, 증상 발현은 일반적으로 40대에서 70대 사이다. 환자는 거의 항상 기침, 느리게 진행하는 호흡 곤란 같은 호흡기 증상을 호소하며, 때로는 가슴막염 가슴 통증(pleuritis chest pain)을 호소하기도 한다. 체중 감소, 피로, 관절통, 야간 발한 같은 전신 증상은 드물다. Sjögren 증후군 환자는 건조증 증상이 주요 임상 양상이다. 때로는 무증상일 수도 있다. 신체 검사 상 거의 모든 환자에게서 양쪽 폐 아래쪽의 들숨 거품소리(crackle)를 들을 수 있지만, 곤봉증은 대부분 없으며, 청색증은 간혹 볼 수 있다. 기저 전신 질환, 예를 들어 Sjögren 증후군과 관련된 폐외 소견도 있을 수 있다. 폐 기능 검사는 일반적으로 일산화탄소 확산 능력(diffusion capacity of the lung for carbon monoxide, DLCO) 감소를 동반한 제한 패턴을 보인다. 질병이 광범위한 경우, 동맥혈 가스 검사에서 저산소혈증이 나타날 수도 있다.

흉부 방사선 사진은 일반적으로 그물망(reticular) 혹은 그물망결절(reticulonodular) 음영으로 구성된 양쪽 폐 침윤을 보여주며, 주로 폐 아래쪽 구역에 나타난다. 흉부 고해상도 CT에서는 간유리 음영, 림프절 주변 분포를 보이는 다양한 크기의 결절, 양쪽 폐에 반점 혹은 광범위하게 분포하는 기관지혈관 다발(bronchovascular bundle)의 두꺼워짐을 볼 수 있다. 림프종과 반대로 LIP 환자에서는 고해상도 CT 영상에서 낭종(cyst)을 흔히 볼 수 있다(그림 39.3). 벌집모양, 구조 왜곡, 기관지 확장증(HIV 양성 소아는 제외), 가슴막 삼출은 드물다.

LIP의 진단에는 폐 생검이 필요하지만, Sjögren 증후군 같은 특정 임상 상황에서 흉부 CT 소견을 기반으로 강하게 의심될 때만 시행한다. 때로는 기관지 내시경 생검 검체로도 충분할 수 있지만, LIP를 확진하기 위해서는 일반적으로 수술을 통한 폐 생검이 필요하다. LIP의 조직 병리 특징은 폐포 중격으로 광범위하게 확장하는 밀도가 높은 여러 형태의 사이질 염증 침윤물이다. 작은 기도 및 혈관도 침윤될 수 있다. 침윤물은 주로 T-림프구, 형질 세포, 대식 세포로 구성된다. 사이질에서 관련된 형질 세포는 카파 경쇄(kappa light chain) 및 람다 경쇄(lamda

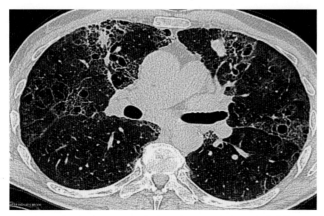

그림 39.3 LIP의 고해상도 CT 영상. 낭종, 간유리 음영, 견인 기관지 확장증과 관련된 그물망 음영을 포함하는 여러 가지 소견이 모여 있다. 이 71세 남자 환자는 3년간의 만성 지속 기침, 운동 호흡 곤란, 피로를 주요 호소 증상으로 내원하였다. 환자는 특발 LIP를 진단받았다.

light chain)에 대한 다세포 발현 패턴을 보여준다. 기관지폐포세척액에서는 림프구가 15% 이상 증가하는 림프구 증가증을 볼 수 있지만, 일반적으로 비특이 소견이다.

LIP 패턴의 조직 진단을 확립했다면, 감염, 자가면역 질환, 면역결핍, 약물 유발 반응 같은 식별 가능한 원인이나 LIP와 관련된 전신 질환의 유무를 재평가해야 한다. 이 중 하나가 있다면, 관리 전략은 일반적으로 HIV 감염 환자에 대한 항레트로바이러스 요법 같이 근본 원인의 치료에 중점을 둔다. 특발 LIP처럼 식별 가능한 원인이 없는 경우, 일반적으로 코르티코스테로이드를 사용하며, 환자 중 50-60%가 임상적으로 호전을 보인다. 초기 Prednisone 용량은 매일 0.75-1.0 mg/kg 범위이며, 3-6개월에 걸쳐 점진적으로 감량한다.

LIP 환자의 예후는 주로 기저 원인에 따라 결정된다. 특발 LIP 환자는 임상 과정이 다양하다. 대부분의 특발 LIP 환자는 코르티코스테로이드 요법으로 호전 혹은 안정화되지만, 일부 환자는 질병의 진행 혹은 수년에 걸친 면역억제 요법과 관련된 감염 합병증으로 사망할 수 있다. 몇몇 사례에서 LIP에서 림프종으로의 악성변환도 보고되었다.

Castleman 병

혈관낭포(angiofollicular) 림프절 증식 혹은 거대 세포 림프구 증식이라고도 하는 Castleman 병(Castleman's disease, CD)은 무증상 국소 림프절병증에서부터 지속하는 전신 증상을 동반한 광범위 림프절병증에 이르기까지 임상 양상이 다양한 희귀 질환이다. CD에 대한 몇 가지 분류법이 제안되었지만, 주로 사용하는 방법은 환자를 질병의 분포에 따라 단일중심(unicentric) CD와 다중심(multicentric) CD라는 두 유형으로 나누는 임상 분류다.

CD의 병인은 명확하지 않지만, 항원 자극에 대한 과다 반응을 대표하는 것으로 추정된다. CD 사례 중 일부는, 특히 다중심 형태는 사람 포진바이러스 8 (human herpesvirus 8, HHV-8)과 HIV를 비롯한 바이러스 감염과 관련이 있다.

CD의 3가지 조직병리 패턴이 알려져 있다. (1) 일반적으로 단일 관통 혈관이 있으며, 작은 림프구의 넓은 외투 구역(mantle zone)으로 둘러싸여 마치 양파 껍질 배열과 같은 모양을 하고 있는 다중 위축 종자 중심(germinal center)이 있는 비정상 여포가 특징인 유리질 혈관 변이(hyaline vascular variant), (2) 형질 세포의 동심 판(concentric sheet)으로 둘러싸인 다양한 종자 중심 증식 양상을 나타내는 형질 세포 변이, 마지막으로 (3) 형질 세포 사이의 여포내 구역 전반에 HHV-8+ 형질모세포(plasmablast) 혹은 면역모세포(immunoblast)의 존재가 특징인 HHV-8+ CD. 이 중에서 유리질 혈관 변이가 CD 환자 중 약 70-80%를 차지한다.

단일중심 CD는 성별 차이가 없으며 어느 연령대에서나 발생할 수 있지만, 평균 나이가 40대인 젊은 성인에서 더 흔히 볼 수 있으며, 다중심 CD는 60대에서 더 자주 볼 수 있다. 단일중심 CD에서 림프절병증은 세로칸, 복부, 겨드랑 혹은 목에 있는 단일 림프절이나 림프절 줄기(lymph node chain)를 침범할 수 있다. 단일중심 유리질 혈관 변이가 있는 환자 중 대다수는 내원 시 무증상이지만, 단일중심 형질 세포 변이가 있는 환자는 발열, 야간 발한, 병감 같은 전신 증상을 보이는 경향이 있다. 대부분이 형질 세포 변이인 다중심 CD에서는 일반적으로 발열, 야간 발한, 체중 감소 같은 전신 증상과 전신 말초 림프절병증이 나타난다. 일반적으로 검사실 이상 소견이 없는 단일중심 CD 환자와 반대로, 다중심 CD 환자는 일반적으로 빈혈, 혈소판 감소증, 고감마글로불린혈증, 침강률 및 C-반응 단백질 수치 증가, 간 효소 수치 증가, 신장 기능장애 같은 검사실 이상 소견이 있다. 다중심 CD 환자 중 최대 15%는 말초 신경병증(Peripheral neuropathy), 장기 비대(Organomegaly), 내분비병증(Endocrinopathy), 단클론 단백질(Monoclonal protein), 피부 변화(Skin change)가 같이 있는 POEMS 증후군을 동반하고 있다.

CD의 영상 소견으로는 단일중심 CD에서는 주로 국소 덩이 혹은 국소 림프절 병증을 볼 수 있으며, 다중심 CD에서는 주로 간비장비대와 관련될 수도 있는 광범위 림프절병증을 볼 수 있다. 흉부 CT 소견으로는 단일중심 CD에서는 일반적으로 고립 세로칸 덩이를 볼 수 있으며, 반대로 다중심 CD에서는 광

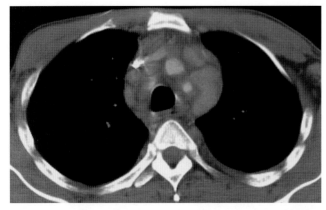

그림 39.4 CD의 흉부 CT 영상. 신체의 여러 부위를 침범하는 광범위 림프절병증이 나타나는 형질 세포 변이 유형의 CD가 있는 46세 남자 환자의 CT 영상에서 광범위 세로칸 림프절병증을 볼 수 있다.

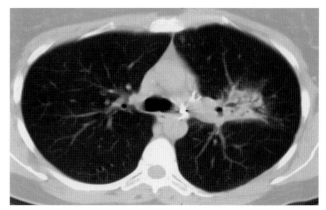

그림 39.5 1차 폐 MALT 림프종의 흉부 CT 영상. 왼쪽 폐문 주변에 공기 기관지 조영을 동반한 덩이 같은 국소 경화 음영이 있다. 이 48세 여자 환자는 다른 관련 증상이 없었지만 흉부 방사선 사진에 이상이 있었다.

범위 폐문 및 세로칸 림프절병증을 볼 수 있다(그림 39.4). 다중심 CD 환자의 CT에는 관련된 LIP로 인한 중심소엽 결절, 낭종, 기관지혈관 다발 두꺼워짐, 소엽간 중격 두꺼워짐 같은 폐 실질 소견이 있을 수도 있다. 환자 중 일부에서 가슴막 삼출을 볼 수 있으며 다중심 CD 환자에서 더 흔히 나타난다.

단일중심 CD는 대부분 국소 요법으로 관리한다. 예를 들어 단일중심 CD는 일반적으로 완전한 수술 절제로 치유할 수 있다. 부분 절제 후 방사선 요법도 우수한 장기 결과를 보여준다. 다중심 CD에 대한 최적의 치료법은 현재로서는 명확하지 않다. 코르티코스테로이드 요법 및/또는 병용 화학요법을 사용해 왔으며 반응은 다양하다. 최근에는 다중심 CD 치료에 Rituximab과 항 인터루킨-6 (anti-interleukin-6) 단클론 항체인 Siltuximab을 사용한 사례가 보고되었다.

1차 폐 림프종 및 MALT 림프종

림프종은 미국에서 5번째로 많은 암이며, 새롭게 진단되는 암의 4-5%를 차지하며 신체의 모든 장기를 침범할 수 있다. 림프종 중 약 2/3는 비호지킨 림프종(non-Hodgkin's lymphoma)이며 1/3은 호지킨 림프종이다. 일반적으로 흉곽내 림프종은 다른 신체 부위에 있는 림프종이 흉곽내로 침범하는 2차 림프종인 경우가 많다. 흉곽내 림프종의 주요 특징은 세로칸 및 폐문 림프절병증이다. 많은 사례에서 흉곽내 림프절병증은 양쪽으로 나타나지만, 비대칭인 경향이 있다. 림프종의 다른 흉곽내 양상에는 고립 혹은 다발 결절/덩이와 가슴막 삼출로 구성된 폐 실질 침윤이 있다. 간혹 사이질 침윤, 기관지내 침범, 위대정맥 증후군(superior vena cava syndrome), 흉벽 침범 같은 드문 양상이 나타나기도 한다.

호지킨 림프종 혹은 비호지킨 림프종일 수 있는 1차 흉곽내 림프종은 드물지만 흉곽외 질환이 없는 상태에서 세로칸, 폐문, 혹은 폐 실질에 나타날 수도 있다. 이러한 1차 폐 림프종 중 대부분은 점액 관련 림프 조직(mucosa-associated lymphoid tissue, MALT) 림프종이거나 광범위 거대 B-세포 림프종이다. 1차 흉곽내 림프종은 일반적으로 40대에서 70대 사이에 발생한다. 일부는 기저 질환으로 Sjögren 증후군이 있다. 환자 중 약 50%는 내원 시 무증상이며, 나머지 반은 폐 및/또는 전신 증상이 있다. 1차 폐 MALT 림프종에서는 일반적으로 하나 이상의 결절/덩이 병변이 나타나며, 공기 기관지조영(air bronchogram)이 보일 수도 있다(그림 39.5). 때로는 반점 경화 음영이나 광범위 사이질 침윤도 볼 수 있다.

흉곽내 림프종의 진단에는 일반적으로 림프종 진단을 확인하는 것 이상으로 자세한 분석을 시행할 수 있는 충분한 생검 검체가 필요하다. 최적의 치료를 부분적으로 결정하는 종양 아형을 추가로 검사해야 한다. 폐 MALT 림프종은 일반적으로 예후가 양호한 저등급 B-세포 림프종인 경향이 있으며, 일부 사례에서는 추적 관찰만으로 관리할 수도 있다. 필요한 경우, 치료 선택지에는 Rituximab, 방사선 요법, 병용 화학 요법 등이 있다.

폐포 단백질증

폐포 인지질단백질증(pulmonary alveolar phospholipoproteinosis) 이라고도 하는 폐포 단백질증(pulmonary alveolar proteinosis, PAP)은 원위부 공간(airspace)에 무형 지질단백질 물질의 축적이 특징인 광범위 폐 질환이다.

PAP에는 1차 혹은 후천, 2차, 선천이라는 3가지 유형이 있다. 1차 형태가 가장 흔하며, PAP 사례 중 약 90%를 차지하며, 과립구 대식세포 집락 자극 인자(granulocyte macrophage colony-stimulating factor, GM-CSF) 자가항체와 관련이 있다. 2차 PAP는 감염(Pneumocystis jirovecii 및 결핵), 흡입 노출(이산화규소 및 인듐), 기저 질환(백혈병 및 림프종 같은 혈액 질환) 등이 있을 때 나타난다. 선천 PAP는 GM-CSF 수용체 구성 요소 혹은 표면활성물질(surfactant) 단백질을 부호화 하는 유전자의 돌연변이와 관련이 있다.

PAP는 신생아에서 노인까지 다양한 연령대에서 나타날 수 있다. 1차 PAP 환자 중 대부분은 젊은 성인에서 중년 성인이며, 일반적으로 30대에서 50대 사이가 많다. 남녀 비율은 2:1이다.

손상된 표면활성물질 대사로 인해 폐포에 지질단백질 물질이 축적되며, 이는 폐포 내 표면활성물질과 지질 항상성 조절에 중요한 GM-CSF 신호전달의 변화가 매개한다. 1차 PAP에서 GM-CSF 중화 자가항체의 존재로 인해 폐의 GM-CSF 활성이 감소하면, 폐포 대식 세포의 표면활성물질 분해가 감소하여 과잉 및 축적으로 이어진다.

조직병리학적으로 PAP는 폐포 공간을 채우고 있으며, 과아이오드산시프(periodic acid-Schiff, PAS) 염색에 양성인 무형 과립 호산구 조각의 존재가 특징이다(그림 39.6). 폐포 중격은 정상이며 상대적으로 영향을 받지 않는다.

임상 양상은 일반적으로 비특이적이며, 주로 운동 호흡 곤란, 마른 기침을 동반한다. 환자 중 약 1/3은 진단 당시 무증상이다. 들숨 거품소리가 환자 중 약 1/2에서 들리며, 곤봉증은 드물다.

흉부 방사선 사진은 일반적으로 양쪽 폐포 음영을 보여주며, 대부분 폐문 주변 부위에 우세한 "박쥐 날개" 혹은 "나비" 패턴을 보이며, 폐 부종과 비슷해 보인다(그림 39.7). 비록 실질 음영이 대부분 양쪽으로 나타나며 상대적으로 대칭을 이루지만, 환자 중 약 1/3은 비대칭이거나 한쪽에만 음영이 나타난다. 흉부 고해상도 CT에서는 일반적으로 정상 폐 조직으로 둘러싸여 뚜렷한 경계를 형성하는 침윤물이 있는 반점 형태나 광범위하게 분포하는 폐 실질 간유리 음영을 볼 수 있다. 일반적으로 간유리 감쇠와 관련된 그물망 음영이 망을 형성하여 "돌조각 보도(crazy-paving)" 패턴을 유발한다(그림 39.8). 비록 PAP에서 이 패턴을 자주 볼 수 있지만, 이는 비특이적이며, 급성 호흡 곤란 증후군, 특발 폐 섬유증의 급성 악화, 외인 지질 폐렴(exogenous lipoid pneumonia), 폐 출혈 증후군, 약물 유발 폐 질환 같은 다른 폐 질환에서도 나타날 수 있다.

폐 기능 검사는 전형적으로 확산능력 감소를 동반한 제한 결함 양상을 보인다. PAP에서는 일반적으로 가스 교환에 변화가 나타나며, 폐포-동맥 산소 압력 기울기가 증가하고 PaO_2가 감소한다.

감염이나 울혈 심부전에 대한 근거가 없는 상황에서 지속하는 돌조각 보도(crazy-paving) 패턴과 폐문 주위 폐포 음영이 있는 환자처럼 임상적 상황과 영상 소견에 기반하여 PAP를 의심해볼 수 있다. 비록 오래된 문헌에는 주로 수술을 통한 폐 생검으로 PAP를 진단한다고 기술되어 있지만, 현대에는 임상 적

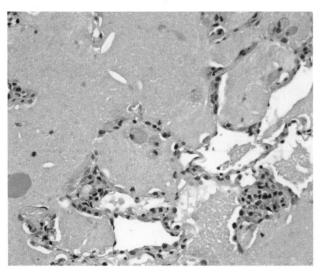

그림 39.6 PAP의 조직병리 소견. 헤마톡실린-에오신(hematoxylin–eosin, H & E) 염색으로 폐포 내 과립 물질을 보여주는 수술로 획득한 폐 생검 검체의 고배율 현미경 사진

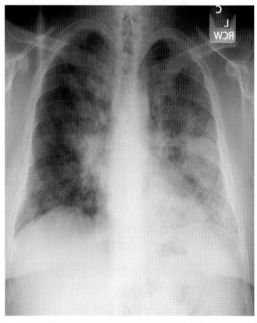

그림 39.7 PAP의 흉부 방사선 사진. 양쪽 폐포 침윤이 있으며, 왼쪽이 더 광범위하다. 이 39세 남자 환자는 지난 1년간 지속된 운동 호흡 곤란 및 경미한 마른 기침을 주요 호소 증상으로 내원하였다.

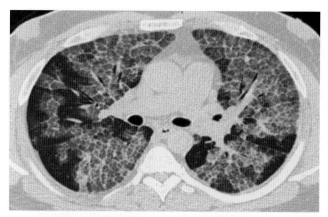

그림 39.8 PAP의 고해상도 CT 영상. 소엽사이 두꺼워짐, 즉 돌조각 보도 패턴과 관련된 광범위한 간유리 음영을 볼 수 있다. 그림 39.7과 동일한 환자

상황과 영상 소견에 기관지폐포 세척 결과를 조합하면 대다수 사례에서 PAP를 진단할 수 있다. 광학 현미경으로 볼 수 있는 PAS 양성 지질단백질 물질이 있는 혼탁 혹은 유백색 기관지 폐포 세척액으로 PAP를 확진할 수 있다. 기관지 내시경 폐 생검으로도 진단할 수 있다.

앞서 언급했듯이, GM-CSF 자가항체는 주로 1차 PAP에서 볼 수 있으며, 2차 PAP에서는 드물다. 혈청 GM-CSF 자가항체 정량화는 폭넓게 이용 가능한 검사법이 아니지만, PAP를 진단할 때 민감도가 100%, 특이도가 95%로 보고되었다. 이 자가항체는 기관지폐포 세척액에서도 검출할 수 있다.

모든 PAP 환자에게 치료가 필요한 것은 아니다. 무증상이거나 경도의 질병이 있는 PAP 환자는 경과관찰만으로도 충분할 수 있다. 또한, 몇몇 환자에게서 자연 완화도 관찰되었다. 현재의 치료법으로는 전폐 세척(whole-lung lavage), 비경구 혹은 흡입 GM-CSF, Rituximab 등이 있다. 전폐 세척은 일반적으로 중증 질환이나 저산소혈증을 동반한 환자에게 바람직한 방법이다. 전폐 세척의 효과는 평균기간이 15개월이며, 치료받은 환자 중 대부분은 5년 내에 반복 세척이 필요하다. 비경구 혹은 흡입 GM-CSF 요법에 대한 반응률은 40-90%다. Rituximab 요법은 전폐 세척 및 GM-CSF 요법에 반응이 충분하지 않은 PAP 환자를 위한 선택지다. 내과 치료에도 불구하고 질병이 진행하는 환자에게는 폐 이식을 고려해 볼 수 있다. PAP는 이식한 폐에서도 재발할 수 있다.

PAP 환자 중 10-15%는 진행하는 폐 질환으로 인해 사망한다. 손상된 대식 세포 기능 및 중성구 기능으로 인해, 노카르디아(nocardia), 마이코박테리아, 곰팡이 같은 폐 감염이 발생할 위험이 증가한다.

아밀로이드증

아밀로이드증은 불용성 원섬유 단백질(fibrillar protein)이 세포 바깥에 침착되어 발생하는 유전 혹은 후천 질병군을 의미한다. 아밀로이드증은 전신 혹은 장기 국한(국소) 침범 양상을 나타낼 수 있다. 콩고 레드 염색(Congo red stain)과 고유 결합이 가능한 베타 병풍 구조(β-pleated sheet structure)를 하고 있는 불용성 아밀로이드 섬유는 다양한 전구체 단백질로부터 형성될 수 있다. 아밀로이드증의 주요 3 가지 형태는 1차 아밀로이드증이라고도 하는 아밀로이드 면역글로불린 경쇄(amyloid immunoglobulin light chain, AL) 아밀로이드증, 트랜스티레틴 아밀로이드증(transthyretin amyloidosis), 아밀로이드 A 단백질 아밀로이드증이다.

아밀로이드증의 임상 양상은 다양하며 전구체 단백질의 유형, 조직 분포, 침착 정도에 따라 결정된다. 폐에서 아밀로이드가 발견된다면, 이는 전신 과정의 일부분 혹은 폐에 국한된 것일 수 있다. 아밀로이드증에서 폐 침범은 일반적으로 1차 아밀로이드증에서 면역글로불린 경쇄 조각이 침착되어 발생하며, 대부분 50대 이상의 성인에서 나타난다. 아밀로이드증의 흉곽내 양상은 기관기관지 질환, 때로는 부분적으로 석회화되거나 공동을 형성하는 폐 결절, 국소 혹은 광범위 사이질 침윤(그림 39.9), 흉곽내 림프절병증, 가슴막 질환 등으로 분류할 수 있다. 가장 흔한 양상은 폐 실질 결절이며, 이는 악성종양일 가능성도 있지만 대부분 무증상이다. 아밀로이드의 기관기관지 및 사이질 침윤은 일반적으로 기침과 호흡 곤란 같은 증상을 유발한다.

조직 생검 검체를 콩고 레드로 염색했을 때, 편광현미경 검사법에서 특징적인 밝은 녹황색(apple-green) 이중 굴절이 나타

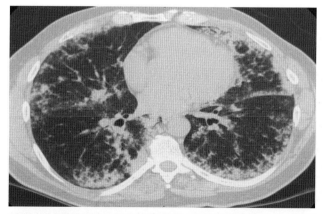

그림 39.9 광범위 사이질 폐 AL 아밀로이드증 환자의 고해상도 흉부 CT. 반점 경화를 포함한 양쪽 폐 실질 침윤을 볼 수 있다. 이 환자는 면역조직화학 염색에서 카파 경쇄(kapa light chain) 제한이 있는 1차 전신 아밀로이드증이 있다.

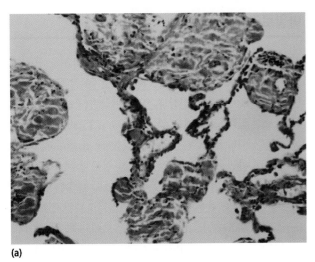 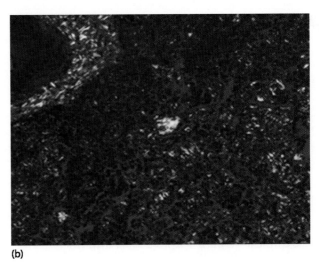

(a) **(b)**

그림 39.10 폐 아밀로이드증의 조직병리 소견. (a) 기관지경유 폐 생검 검체에서 무형 호산구 물질, 즉 아밀로이드의 사이질 침착을 볼 수 있다. (b) 콩고 레드 염색(Congo red stain)을 하면 편광현미경 검사법으로 특징적인 밝은 녹황색(apple-green) 이중 굴절을 볼 수 있다.

나는 아밀로이드 침착이 있으면 폐 아밀로이드증을 확진할 수 있다(그림 39.10). 아밀로이드의 유형은 면역조직화학검사나 질량 분광검사(mass spectroscopy)로 특징지을 수 있다.

폐 아밀로이드증의 치료는 아밀로이드 유형, 침범 패턴, 임상 효과 등에 기반하여 개별화해야 한다. 대부분이 AL 아밀로이드증인 기관기관지 아밀로이드증은 증상이 있으면 기관지 내시경 절제나 외부 빔 방사선(external beam radiation)으로 치료할 수 있다. 광범위 폐 실질 AL 아밀로이드증은 기저 아밀로이드증을 표적으로 하는 전신 화학 요법으로 치료한다.

폐 LANGERHANS 세포 조직구증(조직구증 X)

1차 폐 조직구증 X, 폐 호산구 육아종, 폐 Langerhans 세포 육아종증이라고도 하는 폐 Langerhans 세포 조직구증(pulmonary Langerhans' cell histiocytosis, PLCH)은 성인에게 발생하며, 일반적으로 소아에서 발생하는 다른 형태의 조직구 질환에서 볼 수 있는 다체계 침범은 없는 흡연 관련 사이질 폐 질환이다(표 39.4). Langerhans 세포는 기관기관지 가지의 상피 아래에 위치하고 있는 수상돌기 세포의 특정 집단이다. PLCH 환자에서는 흡입한 흡연 관련 항원이 세기관지중심으로 분포하는 Langerhans 세포의 보충과 증식을 유발하는 것으로 추정된다. PLCH는 일반적으로 반응 과정이라 여겨지지만, PLCH 환자 중 일부는 클론 과정을 암시하는 BRAF V600E 돌연변이가 있다.

환자는 대부분이 30대에서 40대 사이의 젊은 성인이다. 성별 분포는 거의 같다. PLCH 환자 중 90% 이상은 흡연력이 있다. 환자 중 대부분은 내원 시 기침, 운동 호흡 곤란을 비롯한 호흡기 증상이 있다. 일부 환자에게는 자발 기흉이 나타나

표 39.4 흡연 관련 사이질 폐 질환

- 호흡 세기관지염 관련 사이질 폐 질환
- 박리 사이질 폐렴
- 폐 Langerhans 세포 조직구증
- 급성 호산구 폐렴
- 흡연 관련 사이질 섬유증
- 폐 섬유증 및 폐기종 복합
- 류마티스 관절염 관련 사이질 폐 질환

기도 한다. 요붕증과 호산구 육아종으로 인한 뼈 병변은 각각 PLCH 환자 중 약 10%에서 보고되었다. 일부 환자에서는 폐고혈압이 주된 양상일 수도 있다.

PLCH 환자의 흉부 방사선 사진에는 결절, 그물망, 혹은 이 둘의 조합이 폐 위쪽 및 중간 구역에 주로 나타나며 아래쪽 구역은 상대적으로 보존된다. 폐 용적은 정상이거나 과다팽창으로 증가할 수 있다. 진행 질환에서는 낭종 변화가 뚜렷해진다. 흉부 고해상도 CT에서는 구조 왜곡이 있는 공동을 동반한/동반하지 않은 결절, 낭종, 거친 그물망 음영을 볼 수 있으며(그림 39.11), 이러한 비정상 소견이 주로 폐 위쪽 구역에 나타나는 것이 특징이다. 낭종의 모양은 폐 림프관평활근종증(lymphangioleiomyomatosis, LAM)에서 보이는 낭종보다 더 불규칙하고 복잡하다. 폐 기능 검사 결과는 제한성, 폐쇄성, 혹은 이상 소견의 조합으로 나올 수 있다. 확산능력은 일반적으로 감소한다.

임상 상황, 특히 흡연력과 암시적인 흉부 CT 소견을 기반으로 PLCH를 강하게 의심해 볼 수 있다. PLCH의 조직병리 특징은 무리를 이루고 있는 Langerhans 세포이며, 이는 CD1a, S-100, 혹은 랑게린(Langerin)에 대한 면역염색이 양성이면 식별할 수 있다. 전자 현미경에서는 Birbeck 과립(Birbeck granule)

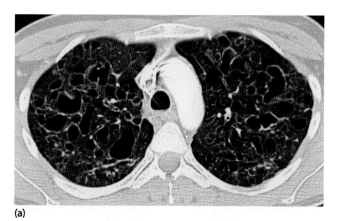

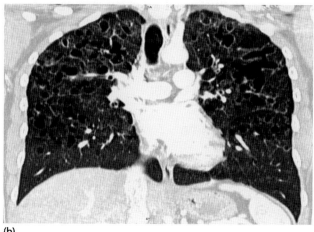

그림 39.11 PLCH 환자의 고해상도 흉부 CT. (a) 이 32세 여자 흡연자의 양쪽 폐에서 불규칙한 낭종 병변을 볼 수 있다. (b) 관상면 영상에서는 낭종 변화가 폐 위쪽 구역에 주로 나타나며, 폐 아래쪽 구역은 상대적으로 보존되는 특징을 볼 수 있다.

혹은 X-소체(X-body)라고 하는 독특한 5층(pentalaminar) 구조의 막대 모양 세포질 과립을 볼 수 있다. PLCH 진단에는 기관지폐포 세척액을 사용해 왔으며, 기관지폐포 세척액에서 CD1a 양성 세포가 5% 이상 존재하면 PLCH에 매우 특이적이다. 기관지 내시경을 통한 생검과 기관지폐포 세척액 검사는 이 검사를 시행한 환자 중 약 50%에서 PLCH를 확진할 수 있다. 흉부 CT 소견이 비정형적이며 기관지 내시경 검체로 진단을 할 수 없다면, 확진을 위해서 수술 폐 생검이 필요할 수도 있다.

비록 치료 역할이 명확하게 연구되지는 않았지만, 금연은 PLCH 환자에 대한 주요 치료 방법이라 여겨진다. 금연 후 영상 소견 호전, 심지어는 질병의 완전한 해결도 보고되었다. 특히 흡연을 지속할 경우 PLCH가 호흡 부전으로 진행하거나 이로 인해 사망할 수도 있다. PLHC 환자가 비흡연자인 경우, Cladribine (2-chlorodeoxyadenosine, 2-Cda)을 이용한 전신 화학요법이나 BRAF V600E 돌연변이가 있는 환자에 대해서는 BRAF 인산화효소 억제제를 고려해 볼 수 있다. 진행 PLCH 환자에서 단일 폐 이식 및 양쪽 폐 이식뿐만 아니라 심장-폐 이식

도 시행되었다. PLCH는 이식한 폐에서도 재발할 수 있다.

림프관평활근종증과 결절 경화증

폐 림프관근종증(lymphangiomyomatosis)이라고도 하는 폐 림프관평활근종증(lymphangioleiomyomatosis, LAM)은 광범위 낭성 폐 질환으로 대부분 여자에게 나타난다. LAM은 산발(sporadic) 형태인 S-LAM과 결절 경화증(tuberous sclerosis complex, TSC)과 관련된 TSC-LAM이라는 두 가지 형태로 나뉜다. 두 경우 모두에서 LAM은 TSC 유전자 즉, 9번 염색체에 있는 TSC1 유전자나 16번 염색체에 있는 TSC2 유전자 중 하나의 돌연변이로 인해 발생한다. S-LAM 환자는 체세포 돌연변이가 있는 반면, TSC-LAM 환자는 생식 세포 돌연변이가 있다. TSC는 상염색체 우성으로 유전되는 선천 과오종이지만, TSC 사례 중 약 2/3는 새롭게 발생한 돌연변이가 있다. TSC는 유병률이 인구 10만 명당 약 10건이며, 성인 TSC 환자 중 약 1/3에서 LAM이 나타난다.

S-LAM은 거의 대부분 여자에게 나타나며, TSC-LAM은 남녀 모두에게 나타난다. 남자 TSC 환자에서 LAM의 양상은 여자 TSC 환자보다 더 경미한 경향이 있다. LAM은 일반적으로 30대에서 40대 사이에 진단되지만, 때로는 그 후에도 흉부 CT에서 우연히 발견되기도 한다. LAM을 진단받은 모든 환자에게는 아직 확인하지 않았다면, 잠재적인 기저 TSC를 평가해야 한다.

LAM에서 광범위 낭성 폐 질환은 신장 혈관근지방종(an-giomyolipoma) 같은 폐외 부위에서 폐로 퍼지는, 돌연변이가 일어난 "LAM 세포"의 "양성 전이"를 반영하는 것으로 추정된다. TSC1 혹은 TSC2 그리고 그 생성물인 하마틴(hamartin)과 투베린(tuberin)의 기능적 생성이 사라지면, LAM 세포의 비정상 성장 및 이동으로 이어지는 라파마이신 기계 표적(mechanistic target of rapamycin, mTOR) 신호전달 경로가 구조적으로 활성화(constitutive activation)된다. 폐 낭종은 LAM 세포에 의한 금속단백질분해효소(metalloproteinase) 발현과 관련 있는 폐 실질 파괴, 혹은 기도 주변에 있는 LAM 세포가 수축 성장하여 발생하는 공기 걸림(air trapping)을 동반한 기도 폐쇄가 원인일 것으로 추정된다.

LAM의 주요 증상은 수년에 걸쳐 천천히 진행하는 운동 중 숨가쁨이다. 드문 증상에는 가슴 통증, 쌕쌕거림, 기침, 객혈이 있으며, 희귀한 증상으로는 객암죽(chyloptysis)이 있다. 자발 기흉은 LAM 환자 중 약 1/3에서 나타난다. LAM 환자가 평생 동안 기흉을 경험할 가능성은 70-80%다. 가슴막 삼출도 간혹

나타날 수 있으며, 대부분은 암죽가슴증(chylothorax)이다.

폐 청진에서 거품소리는 대부분 들리지 않지만 쌕쌕거림은 들릴 수도 있다. 전형적인 피부, 뇌, 눈 증상을 비롯한 TSC의 징후는 S-LAM 환자에게는 나타나지 않는다. 그러나, 신장 혈관근지방종과 폐외 림프관근종은 TSC-LAM과 S-LAM 모두에서 나타날 수 있다.

폐 기능 검사는 일반적으로 폐쇄 결함과 확산능력 감소를 보인다. 폐 기능장애의 제한 패턴은 가슴막 삼출이 있는 환자나 이전에 가슴막 유착술(pleurodesis)을 포함한 흉부 수술을 받은 환자에서 나타날 수 있다.

흉부 방사선 사진은 기저 낭성 폐 질환을 확인하는데 있어 민감도가 떨어지며, 따라서 진행된 질환이 있지 않는 이상 정상으로 보인다. 흉부 고해상도 CT에서는 폐 구역 우세성이 없으며, 광범위로 분포하는 폐의 낭성 병변이 특징이다(그림 39.12). PLCH와는 반대로, 낭종 사이에 있는 폐 실질은 정상으로 보인다(표 39.5). 일부 환자에게는 암죽가슴증 형태의 가슴막 삼출이 나타날 수도 있다.

광범위 낭성 변화가 양쪽 폐에서 확인되고, 신장 혈관근지방종, 암죽가슴증, TSC의 징후 중 하나가 있다면 생검 없이도 LAM을 진단할 수 있다. 그렇지 않은 경우, 기관지 내시경 혹은 수술을 통한 폐 생검뿐만 아니라 폐외 병변의 생검, 예를 들어 LAM이 침범한 림프절에 대한 생검으로 LAM을 확진할 수 있다. HMB-45 (Human melanoma black-45) 단클론 항체는 면역 조직화학법으로 LAM 세포를 식별하는데 유용하다. 혈청 혈관내피 성장 인자-D (vascular endothelial growth factor-D, VEGF-D) 수치의 상승 소견은 일부 사례에서 진단에 유용할 수 있다.

어떤 환자는 수년간 비교적 안정적인 상태로 남아있으며, 다른 환자는 진행하는 운동 호흡 곤란과 재발하는 기흉을 동반한 점진적 악화를 보이는 등 LAM은 임상 과정이 다양하다. Rapamycin이라고도 하는 Sirolimus 요법은 중등도에서 중증 LAM 환자에서 폐 기능을 안정화하는 것으로 최근에 밝혀졌다. 그러나 Sirolimus 요법은 치유법이 아니며, 치료를 중단하면 LAM은 진행 과정을 다시 시작한다. 진행 LAM 환자에서 단일 폐 이식 혹은 양쪽 폐 이식이 시행되었다. LAM은 이식한 폐에서도 재발할 수 있다.

LAM 환자의 관리에는 합병증 치료, 특히 기흉과 암죽가슴증에 대한 치료가 포함된다. 여자 LAM 환자가 임신하면 이러한 합병증이 발생할 위험이 증가한다. 항공 여행은 LAM 환자

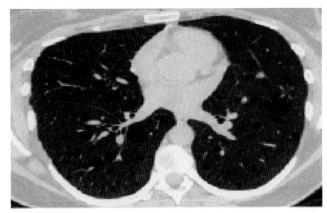

그림 39.12 폐 LAM 환자의 고해상도 흉부 CT 영상. 비흡연자인 이 45세 여자 환자에게서 광범위 낭성 병변을 볼 수 있다. 환자의 폐 기능 검사는 노력 폐활량(FVC)이 예측치의 80%, 1초간 노력날숨량(FEV₁)이 예측치의 64%, FEV₁/FVC 비율이 예측치의 66%, 일산화탄소 확산능이 예측치의 63%인 폐쇄 패턴이었다.

표 39.5 광범위 낭성 폐 질환의 주요 원인[a]

- 림프관평활근종증
- 폐 Langerhans 세포 조직구증
- Birt-Hogg-Dubé 증후군
- 아밀로이드증
- 림프구 사이질 폐렴

[a] 광범위 낭성 폐 질환의 드문 원인에는 경쇄(light chain) 침착 질환, 낭포 세기관지염, 폐쇄 세기관지염, Marfan 증후군, 곰팡이 감염, 전이 암 등이 있다.

의 기흉과 관련이 있으며, 한번 비행할 때마다 기흉이 발생할 위험은 1-2%다. 이러한 가슴막 합병증의 관리는 임상 상황, 증상의 중증도, 이용할 수 있는 자원 및 전문 지식에 따라 달라진다. 합병증 재발을 예방하기 위해 일반적으로 가슴막 유착술을 시행한다.

특발 폐 혈철소증

특발 폐 혈철소증(Idiopathic pulmonary hemosiderosis, IPH)은 원인을 알 수 없는 희귀 폐 출혈 증후군으로 주로 소아 환자가 많지만, 젊은 성인에서도 나타날 수 있다. 반복되는 폐포 출혈은 철 결핍 빈혈을 동반한 폐 혈철소증과 폐 실질 섬유증으로 이어진다.

IPH의 발병기전에는 면역 과정이 역할을 하는 것으로 추정되며 면역억제 요법의 이로운 효과도 보고되었지만, 이에 관한 결정적인 근거는 부족하다. 복강 질환과의 관련성이 주목되었으며, 글루텐 제한 식단이 폐 질환을 개선하는 것으로 보고되었다. 우유에 대한 순환 항체도 IPH와 관련이 있다. 폐포 모세혈관 벽의 구조 결함도 재발하는 폐포 출혈 경향의 근간으로 추정된다.

IPH의 임상 양상은 객혈을 동반한 급성 호흡 부전에서부터 천천히 진행하는 사이질 폐 침윤물 및 철 결핍 빈혈과 관련된 느리게 발생하는 운동 호흡 곤란까지 다양하다.

급성 폐 출혈이 나타났다면, 흉부 영상에서 반점 간유리 음영과 경화를 동반한 폐포 충만 패턴을 볼 수 있다. 폐포 출혈이 반복되면 폐 실질 혈철소증과 섬유증이 발생하며, 이는 영상에서 벌집모양을 포함한 그물망 음영 형성으로 반영된다.

폐 기능 검사에서는 전형적인 제한 패턴을 볼 수 있다. 상당한 폐 실질 섬유증이 있는 환자의 경우, 운동 관련 산소 포화도 감소가 나타날 수 있으며, 심지어는 안정 중에도 저산소혈증이 발생할 수 있다.

혈관염 혹은 모세혈관염, 자가면역 질환, 감염, 약물 같은 기타 식별 가능한 원인이나 특정 질병이 없는 상태에서 폐포 출혈의 근거를 기반으로 IPH를 진단한다. IPH를 진단하기 위해서는 일반적으로 폐 생검이 필요하다.

IPH 환자에 대한 주요 치료 형태는 코르티코스테로이드 요법이다. Azathioprine과 Cyclophosphamide 같은 다른 면역 억제제는 장기간 코르티코스테로이드 요법이 필요하거나 코르티코스테로이드 요법에도 불구하고 폐포 출혈이 재발하는 환자에게 사용되었다. IPH는 일반적으로 적절한 진단과 관리가 있으면 예후가 양호하다. 그러나, 반복되는 출혈 및 진행하는 폐 실질 섬유화와 관련한 급성 대량 폐 출혈 혹은 진행하는 호흡 부전이 있으면 사망할 수도 있다.

신경섬유종증

신경섬유종증은 신경기원 종양의 발생에 따른 유전적으로 구별되는 3가지 형태의 상염색체 우성 유전 질환으로 구성된다. 이 3가지 질환은 von Recklinghausen 병이라고도 부르는 신경섬유종증 1형(neurofibromatosis type 1, NF1), 신경섬유종증 2형(NF2), 그리고 신경초종증(schwannomatosis)이다. 폐 양상은 주로 신경섬유종증 중 가장 흔한 형태인 NF1과 관련이 있으며, 이번 절에서 중점적으로 다룰 것이다.

NF1은 3,500명 중 약 1명에게 영향을 미친다. 사례 중 약 50%는 유전이며, 나머지는 NF1 유전자의 자연 돌연변이로 인해 발생한다.

NF1은 17번 염색체 장완 11.2에 위치한 NF1 유전자의 돌연변이로 인해 발생한다. NF1 유전자의 돌연변이는 이 유전자의 단백질 산물인 뉴로피브로민(neurofibromin)의 발현 부족을 유발한다. 뉴로피브로민은 세포 성장에 관여하는 Ras 신호전달 경로의 음성 조절자 역할을 하는 종양 억제인자다. 뉴로피브로민 활성이 사라지면 Ras 신호전달의 과활성을 유발하며, 이는 종양 형성으로 이어진다.

NF1은 일반적으로 임상 기준으로 진단하며, NF1 유전자 검사는 특이한 임상 양상을 보이는 환자를 위해 보류한다. 다음 임상 기준 중 2가지 이상을 만족해야 한다. (1) 사춘기를 지난 환자에서 최대 직경이 15 mm 이상인 담갈색 반점(café-au-lait macule)이 6개 이상, (2) 모든 유형의 신경섬유종이 2개 이상 혹은 1개의 얼기모양 신경섬유종(plexiform neurofibroma), (3) 겨드랑 혹은 고샅(inguinal)의 주근깨, (4) 시신경 아교종(optic glioma), (5) 2개 이상의 홍채 과오종, 즉 Lisch 결절(Lisch nodule), (6) 나비뼈 형성이상(sphenoid dysplasia) 같은 독특한 뼈 병변, (7) NF1이 있는 1차 친척(부모, 형제, 자녀).

NF1의 흉곽 양상은 폐 실질보다는 뼈 혹은 세로칸에 더 자주 발생한다. 형성이상으로 인한 갈비뼈 변형과 척주뒤굽음증(kyphosis)을 동반한/동반하지 않은 척주옆굽음증(scoliosis)처럼 뼈 양상은 갈비뼈와 흉추를 더 자주(10-25%) 침범한다. 뒤쪽 세로칸 덩이는 척추곁 부위에서 발생한 신경섬유종이나 척추 신경 구멍을 통해 돌출한 가쪽 수막탈출증(meningocele)으로 인해 발생한다.

NF1과 폐 실질 병변의 관계는 논란의 여지가 있으며, 상반되는 결과들이 보고되었다. 두 가지 유형의 폐 실질 병변인 사이질 섬유증과 낭종 혹은 물집(bulla)이 NF1과 관련이 있다. 이러한 폐 실질 병변과 NF1 사이의 관계에 대한 제안은 일부 연구에서 흡연에 대한 설명이 없기 때문에 혼돈의 여지가 있다. NF1이 폐 실질 변화와 진정으로 관련이 있는지 여부는 아직 밝혀지지 않았다. 때로는 악성 말초 신경집 종양(malignant peripheral nerve sheath tumor)의 전이나 신경섬유종을 의미할 수도 있는 결절 폐 병변이 나타나기도 한다. 최근의 보고에 따르면 폐동맥 고혈압은 NF1에서 혈관병증의 한 형태로 발생한다.

지질 축적 장애

지질 축적 장애(lipid storage disorder)는 해로울 정도로 많은 지질이 세포와 조직에 축적되는 유전 대사 장애군을 의미한다. 이러한 장애는 지질 대사에 필요한 효소 중 하나가 결핍되어 발생하며, 상염색체 열성 혹은 X 염색체 열성 패턴으로 유전된다.

가장 흔한 지질 축적 장애는 글루코실세라마이드분해효소

(glucosylceramidase)라고도 하는 용해소체(lysosome) 효소인 글루코세레브로사이드분해효소(glucocerebrosidase)의 결핍으로 인해 발생하는 Gaucher 병이며, 대식 세포와 그물내피 세포에 있는 용해소체 내부에 글루코세레브로사이드 및 다른 당지질이 축적된다. 이 질환의 임상 양상은 이러한 지질을 함유한 세포, 즉 Gaucher 세포가 장기에 축적되어 발생하지만, 질병의 임상 중증도는 매우 다양하다. 대다수 환자는 간비장비대, 혈액학적 이상소견, 뼈 침범을 나타낸다. 폐 침범은 3가지 유형의 Gaucher 병 모두에서 보고되었으며, 간비장비대 및 척추 변형과 관련 있는 사이질 폐 질환, 폐동맥 고혈압, 제한 폐 질환으로 구성된다. 사이질 폐 질환은 Gaucher 세포가 폐 실질에 축적되어 발생하며, 폐 고혈압은 Gaucher 세포가 폐 모세혈관을 가득 채운 결과로 인해 발생한다. 흉부 영상에서 사이질 폐 질환은 그물망, 그물결절, 혹은 좁쌀(miliary) 패턴으로 나타난다. Gaucher 병의 치료에는 이 병의 많은 양상을 반전시키고 예방할 수 있는 효소 대체 요법을 사용할 수 있다. 조혈 줄기 세포 이식은 일부 환자에게 이점이 있을 수 있다.

Niemann–Pick 병은 스핑고미엘린(sphingomyelin)의 축적이 특징이며, 상염색체 열성 패턴으로 유전된다. 이 질환은 스핑고미엘린 포스포다이에스터분해효소(phosphodiesterase)-1 유전자 혹은 세포 과정 및 저밀도 콜레스테롤의 이송을 조절하는 유전자의 돌연변이로 인해 발생한다. 스핑고미엘린 혹은 에스터화 되지 않은(unesterified) 콜레스테롤이 세포내에 축적되면 일반적으로 다양한 연령대에서 발병하는 장기비대 및 신경학적 결핍 같은 질병 증상이 나타난다. 사이질 폐 질환은 지방 함유 대식 세포, 폐포 단백질증, 반복되는 호흡기 감염 등으로 인해 발생하며, 이러한 환자에서는 호흡 부전도 나타날 수 있다. 현재로서는 Niemann–Pick 병에 대한 치유법이나 효소 대체 요법은 존재하지 않는다.

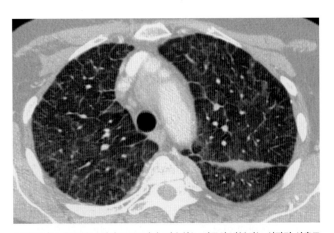

그림 39.13 ECD의 고해상도 CT 영상. 지속하는 피로와 반복되는 심장막 삼출로 내원한 이 62세 여자 환자에서 소엽사이 중격 두꺼워짐과 반점 간유리 음영으로 구성된 광범위 폐 실질 침윤 과정을 볼 수 있다. 왼쪽 주요 틈새(fissure)의 국소 두꺼워짐과 약간의 그물망 음영도 볼 수 있다.

폐를 침범할 수 있는 다른 지질 축적 장애도 존재한다. 여기에는 Fabry 병, Farber 병, 강글리오사이드증(gangliosidosis), Krabbé 병, Wolman 병, 이염색 백질형성장애(metachromatic leukodystrophy) 등이 있다. 그러나 이러한 장애는 더 희귀하며 폐 침범은 불완전하거나 폐외 증상으로 인해 가려진다.

ERDHEIM-CHESTER 병

Erdheim–Chester 병(Erdheim–Chester disease, ECD)은 산재한 염증 세포 및 다핵 거대 세포와 거품 조직구 판(sheet of foamy histiocyte)에 의한 조직 침윤이 특징인 여러 장기를 침범하는 희귀한 비 Langerhans 조직구 질환이다. ECD는 병인이 불명확하며 유전 질환이 아니다. 강한 전신 면역 활성을 동반한 조절되지 않는 만성 염증이 지배적인 과정으로 보이지만, 감염 병인은 확인되지 않았다. 최근에는 ECD 환자 중 50%이상에서 BRAF 유전자의 체세포 돌연변이(BRAF V600F mutation)가 확인되었다.

ECD의 임상 양상은 주요 침범 부위에 따라 다르다. 주로 긴 뼈를 침범하며, 뼈 통증, 특히 하지의 뼈 통증이 주요 증상이다. 그 외에 자주 침범되는 장기에는 심장, 폐, 중추신경계, 안와 등이 있다.

폐 침범은 ECD 환자 중 20-25%에서 볼 수 있으며, 폐 실질 침윤물, 세로칸 침윤, 가슴막 삼출/두꺼워짐 등이 나타난다. 흉부 CT에서 가장 흔한 폐 실질 소견은 소엽사이 중격 두꺼워짐이지만(그림 39.13), 그물 음영, 중심소엽 결절, 간유리 음영, 낭종 같은 다른 이상소견도 나타날 수 있다. 폐 기능 검사에서는 일반적으로 확산능력 감소를 동반한 제한 패턴이 나타난다.

적절한 임상 및 영상 소견의 맥락에서 독특한 조직병리 소견을 확인하면 ECD를 진단할 수 있다. 면역조직화학 염색에서 거품 조직구는 CD68에 양성이지만, Langerhans 세포의 표지자인 CD1a, S100, 랑게린(Langerin, CD207)에는 음성이다. ECD를 진단했다면, BRAF 돌연변이 상태를 평가할 필요가 있다. 이러한 결과가 치료에 영향을 미치기 때문이다.

ECD의 치료에 대한 무작위 임상 시험은 없다. ECD는 현재로서는 치유 가능한 병이 아니지만, 치료를 하면 증상 및 결과가 호전된다. 대다수 ECD 환자에게 치료를 권장하지만 무증상 환자는 치료가 필요하지 않을 수도 있다. ECD 치료에 다양한 제제가 사용되었지만, 가장 효과가 좋았던 치료법은 인터페론-α다. 다른 치료법에는 Infliximab과 Anakinra 같은 항사이토카인 표적 요법, Cladribine이나 병용 세포독성 제제 같은 화학

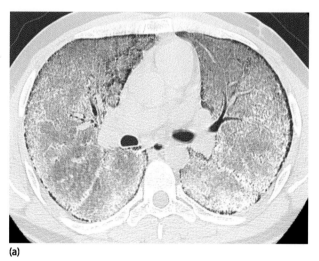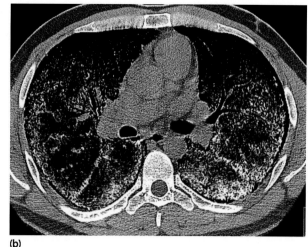

그림 39.14 폐포 미세결석증 환자의 고해상도 흉부 CT 영상. (a) FVC가 예측치의 60%, DLCO가 예측치의 40%인 이 31세 남자 환자의 CT 영상에서 가슴막밑을 보존하는 테두리가 있는 수많은 미세 결절로 구성된 광범위 간유리 음영을 볼 수 있다. (b) 연부 조직 창으로 변경하면 수많은 미세 석회화를 볼 수 있다.

요법 제제, 코르티코스테로이드, Imatinib 등이 있다. 최근의 보고에 따르면 BRAF 돌연변이가 있는 ECD 환자는 BRAF 인산화효소 억제제인 Vemurafenib에 탁월하게 반응한다. ECD에서 폐 병변에 대한 최적의 치료는 아직 확립되지 않았다.

ECD의 진행 과정은 잘 알려지지 않았지만, 자연 완화는 드물다. 5년 생존율은 68%로 보고되었다. 중추신경계 침범은 주요 예후 요인이며 동시에 사망에 대한 독립 예측 요인이다.

폐포 미세결석증

폐포 미세결석증(pulmonary alveolar microlithiasis)은 흉부 방사선 사진과 CT에서 독특한 석회화 미세결절 침윤물로 보이는 동심원을 이루는 층판 칼슘 인산 구체(lamellated calcium phosphate sphere)의 광범위한 폐포 내 축적이 특징인 희귀 폐 질환이다. 이 질병은 최근에 2b형 Na^+ 인산 동향수송체(type IIb sodium phosphate cotransporter)를 부호화 하는 SLC34A2 유전자의 돌연변이가 원인이며, 상염색체 열성으로 유전되는 유전 질환으로 밝혀졌다. 인 이온을 폐포 공간에서 II형 폐포 세포로 수송하는 정상 동향수송체 기능을 손상시키는 SLC34A2 유전자의 돌연변이는 세포내 칼슘 인산 미세결석 형성, 즉 폐포 미세결석증을 유발한다. 환자 중 약 1/3에서 가족성 발병이 보고되었다.

폐포 미세결석증은 전 세계적으로 발생하지만, 일본, 터키, 이탈리아를 비롯한 몇몇 국가에서 주로 발생한다. 진단 당시 나이는 범위가 넓으며 1/3은 20세 이전에 진단된다. 대다수 환자는 내원 시 무증상이며, 흉부 영상 검사에서 우연히 이상소견

을 발견한 다음에 진단된다. 운동 호흡 곤란과 기침은 질병 후기에 발생하며, 일반적으로 30대에서 40대 사이에 나타나며, 합병증으로 오른쪽 심장의 기능장애가 나타날 수도 있다. 미세결석이 가래로 나오는 일은 드물다. 폐포 미세결석증 환자에서 표면활성물질(surfactant) 단백질 A 및 D의 혈청 농도 증가가 보고되었지만, 이는 비특이 소견이다.

흉부 방사선 사진에서는 양쪽 폐 전체에 걸쳐 고운 모래 같은 석회화 미세결절, 즉 "모래폭풍" 모양을 볼 수 있으며, 중간 및 아래쪽 폐 구역에 더 우세하게 나타난다. 흉부 고해상도 CT에서 미세결절 석회화를 확인할 수 있지만(그림 39.14), 간유리 음영과 소엽사이 중격 석회화도 나타날 수 있으며, 때로는 "돌조각 보도(crazy paving)" 패턴이 발생하기도 한다. 미세결절이 융합되면 경화 음영이 나타날 수도 있다.

폐포 미세결석증은 일반적으로 흉부 CT의 특징적인 모양을 기반으로 진단한다. 필요하다면, 폐 생검을 시행할 수도 있다. 생검 검체에서는 폐포 내부에 있는 미세결석을 볼 수 있으며 때로는 사이질 염증 및 섬유증도 볼 수 있다.

폐포 미세결석증 환자의 임상 과정은 다양하지만, 대다수는 10-15년에 걸쳐 느리게 진행하며, 호흡 부전 및 폐심장증(cor pulmonale)으로 인한 사망은 일반적으로 50대에 나타난다. 특별한 치료법은 없지만 몇몇 사례에서 한쪽보다는 주로 양쪽 폐 이식이 성공적으로 시행되었다.

PART 11

환경 및 직업 폐 질환

---

40 금연   506
Aditi Satti

41 직업 폐 질환   510
Joanna Szram

42 석면증, 진폐증, 기타 직업 폐 질환   522
Erin R. Narewski, Scott Simpson, Joseph Ramzy, Jennifer Kraft, and Richard Ngo

43 약물 유발 폐 질환 및 방사선 유발 폐 질환   533
Erin R. Narewski and Scott Simpson

금연

ADITI SATTI

2014년은 흡연이 건강에 미치는 악영향을 다룬 최초의 미국 공중위생국 장관 보고서(US Surgeon General's report)가 나온 지 50주년이 되는 해였다. 50년전, 미국 인구 중 약 43%는 흡연자였다. 현재는 흡연자 비율이 18% 수준에서 머물고 있으며, 이는 상당한 이환율과 사망률을 고려할 때 수용할 수 없을 정도로 높은 비율이다. 미국 NHIS (National Health Interview Survey)의 자료에 따르면 흡연자는 비흡연자에 비해 상대적 사망 위험이 3배 더 높으며, 약 10년 정도 더 일찍 사망한다. 비록 심폐 질환이 흡연과 관련된 사망 중 대다수를 차지하지만, 현재는 흡연이 사실상 모든 장기 체계에 영향을 미치는 것으로 알려져 있다.

최근 수년간 미국에서의 흡연율 감소는 건강에 해로운 영향, 법률 및 담배 제품에 붙는 세금 등에 대한 더 나은 과학적 이해뿐만 아니라 더 많은 정보를 알고 있는 일반 대중들 덕분일 수 있다. Thun 등이 입증한 바와 같이 흡연율이 감소하면서 흡연으로 인한 상대적 사망 위험은 증가했다. 이 연구는 50년에 걸친 사망률 자료를 조사했다. 연구 결과에 따르면, 폐암, 만성 폐쇄 폐 질환, 허혈 심장병, 뇌졸중, 그리고 모든 원인으로 인한 사망률에 관련한 여자의 상대적 사망 위험이 이제는 남자와 비슷해졌다. 만성 폐쇄 폐 질환으로 인한 연령 보정 상대적 사망 위험은 여자에서는 4에서 23으로, 남자에서는 5.6에서 29로 증가하였다. 이러한 증가는 담배 연기를 더 깊게 들이마실 수 있도록 해주며, 담배연기를 폐 실질로 더 많이 전달할 수 있도록 해주며, 따라서 이환율을 증가시키는 담배의 설계 변화가 원인일 수도 있다.

금연은 담배가 건강에 미치는 악영향을 완화할 수 있다. 금연은 기침, 호흡 곤란, 가래 생성 같은 증상도 완화할 수 있으며, 심근 경색의 위험을 감소시키며, 만성 폐쇄 폐 질환 환자에서 1초간 노력 날숨량의 하강도 느리게 할 수 있다. 금연은 사망률에도 이점이 있다. Doll 등의 연구에 따르면 35세 이전에 금연한 환자는 수명이 10년 늘어나며, 기대 수명이 비흡연자와 비슷해진다.

금연

니코틴은 강력한 생리적 의존성을 만들어 금연을 매우 어렵게 만든다. 흡연자 중 70%는 금연을 원한다고 이야기하지만, 1년 동안 금연을 유지하는 비율은 단 6% 밖에 되지 않는다.

니코틴은 니코틴 아세틸콜린 수용체(nicotinic acetylcholine receptor, nAChR)에 대한 리간드(ligand)다. 이 수용체가 활성화되면 쾌감과 중독성을 담당하는 도파민이 방출된다. 생리적 의존성은 혈류로 전달되는 용량과 속도에 따라 결정된다. 일반 흡연자는 nAChR의 양이 상향 조절되어 니코틴 내성이 발생하며, 따라서 동일한 효과를 얻기 위해서는 더 많은 양의 니코틴이 필요하게 된다. 니코틴이 이러한 수용체에 전달되지 않으면, 환자는 안절부절, 짜증, 식욕 증가, 체중 증가, 우울 같은 금단 증상을 경험하게 된다. 금단 증상은 금연을 막는 주요 장벽이다.

미국의 HHS (Department of Health and Human Services)는 금연을 도와줄 5A를 개발했다. 의료 전문가는 흡연 여부에 대해 질문(Ask)하고, 금연을 조언(Advise)하고, 금연 준비 상태를 평가(Assess)하고, 금연 시도를 보조하고(Assist), 후속 관리를 준비(Arrange)해야 한다. 병원 방문 시마다 활력 징후처럼 흡연 여부를 확인해야 한다. 상담 시간을 늘리고 내원을 자주하면 금연 비율이 향상되는 것으로 밝혀졌지만, 환자에게 금연에 대한 조언을 3분 미만으로 하더라도 효과적인 것으로 밝혀졌다. 개별 상담, 집단 상담, 전화 상담 같은 모든 상담 형태가 효과적인 것으로 밝혀졌지만, 모든 행동 상담은 약물 요법과 병행할 때 더 효과적이다. 약물 요법과 행동 요법의 병행은 금연 프로그램에서 가장 효과적인 2단계 모델이다.

약물 요법

금연 치료에 효과적인 것으로 밝혀진 7가지 1차 제제가 있다. 이제부터 이러한 제제와 그 사용을 뒷받침하는 문헌에 대해서 더 자세하게 다룰 것이다. FDA (Food and Drug Administration)가 담배 의존 치료에 사용을 승인한 1차 제제에는 Bupropion SR, 니코틴 껌, 니코틴 흡입제, 니코틴 사탕, 니코틴 코 분무기, 니코틴 패치, Varenicline이 있다. 이러한 약물은 임산부, 청소년 혹은 하루에 10개비 이하를 피는 가벼운 흡연자에게는 적절하지 않을 수도 있다. 2차 요법에는 Nortriptyline과 Clonidine이 있으며, 1차 요법에 실패했거나 금기인 환자를 위해 보류해야 한다.

니코틴 대체 요법

니코틴 대체 요법(nicotine replacement therapy, NRT)은 흡연 없이도 흡연자에게 니코틴을 제공하여 흡연자의 행동을 변화시키고, 흡연자가 금연을 시도할 때 니코틴 금단 증상을 줄여준다.

NRT는 각각 약물 전달 방법과 약동학이 다르다. 니코틴 패치, 사탕, 껌은 일반 의약품이지만, 흡입제와 코 분무기는 처방이 있어야만 구할 수 있다. 수많은 연구에 따르면 NRT는 심폐 질환이 있는 환자에게도 안전한 방법이다.

메타 분석 결과 모든 NRT는 비슷한 효과를 나타내는 것으로 보인다.

니코틴 패치는 피부를 통해 니코틴을 전달하며 지속시간이 길지만 발현 시간은 느리다. 이 방법은 24시간 동안 지속되며 꾸준하게 금단 증상을 완화할 수 있다. 17개 연구에 대한 메타 분석에 따르면 니코틴 패치를 사용한 환자는 위약군보다 금연에 성공할 가능성이 2배 이상 높았다. 니코틴 패치를 사용한 환자는 6개월 후 금연 유지율이 22%였지만, 위약군은 9%였다. 니코틴 패치는 사용하기 쉬우며, 연구에 따르면 순응도도 높았다. 다른 NRT는 표 40.1에 요약되어 있다.

서로 다른 NRT를 병용하면 혈청 니코틴 농도를 증가시켜 치료에 이점이 있으며, 서로 다른 약물을 병용하면 두 가지 서

표 40.1 금연에 사용하는 FDA 승인 약물

금연 보조제	용량	사용 설명	금기	부작용	6개월 후 위약 대비 금연의 승산비 (신뢰구간 95%)
껌	하루 25개피 미만인 경우 2 mg, 하루 25개피 이상인 경우 4 mg	향이 날 때까지 씹은 다음 뺨과 이빨 사이에 껌을 놓는다. 향이 사라질 때까지 이를 반복한다. 약 30분	없음	소화불량, 턱 통증	1.5 (1.2-1.7)
흡입제	10 mg 카트리지	하루에 카트리지 6-16개 사용	없음	기침, 비염	2.1 (1.5-2.9)
사탕	일어난 후 30분 후에 첫 흡연을 하는 경우 2 mg 일어난 후 30분 내로 첫 흡연을 하는 경우 4 mg	첫 6주 동안은 매 1시간-2시간마다 사탕을 하나 사용하고, 그 후 6주 동안 천천히 용량을 점감한다.	없음	구역, 딸꾹질, 속쓰림, 기침, 두통	해당 없음
코 분무기	한 번 분무에 0.5 mg	한 시간마다 1-2회 하루에 최소 8회, 최대 40회	중증 반응 기도 질환	코 자극, 코 충혈, 미각 및 후각 감소	2.3 (1.7-3.0)
패치	7 mg 14 mg 21 mg	매일 아침 체모가 없는 부위에 새 패치를 부착	없음	국소 피부 반응, 불면, 생생한 꿈	6-14주 사용한 경우 1.9 (1.7-2.2)
Bupropion	하루 두 번 150 mg	금연 1-2주 전에 시작. 첫 3일간은 매일 아침 150 mg을 사용하고, 그 후 하루 두 번 150 mg으로 증량한다.	발작이나 식사 장애 병력. 최근 14일 이내에 모노아민 산화효소(monoamine oxidase, MAO) 억제제 사용. 기분 변화, 우울증, 자살 충동, 자살에 대한 FDA 경고.	불면증, 입안 건조	2.0 (1.8-2.2)
Varenicline	하루 두 번 1 mg	금연 일주일 전에 시작. 첫 3일간은 0.5 mg으로 시작. 그 후 4일간은 하루 두 번 0.5 mg으로 증량하고 복용 8일에 하루 두 번 1 mg으로 증량.	기분 변화, 우울증, 자살 충동, 자살에 대한 FDA 경고.	구역, 불면, 생생한 꿈	3.1 (2.5-3.8)

출처: Fiore, MC, Jaen, CR, Baker, TB et al., Treating Tobacco Use and Dependence: 2008 Update, US Dept of Health and Human Services, Rockville, MD, May 2008.
참고: 2008년 미국 HHS(Health and Human Service)의 흡연에 관한 보고서를 각색한 자료. FDA, Food and Drug Administration

로 다른 작용 기전이 상승 효과를 유발한다. 무작위 시험에 따르면 지속 작용 니코틴 패치와 속효 니코틴을 병용하면 니코틴 단독 사용에 비해 더 효과적이며, 내약성이 매우 좋다.

BUPROPION

Bupropion은 서방정으로 처방할 수 있으며, 도파민(dopamine)과 노르에피네프린(norepinephrine)의 흡수를 차단할 뿐만 아니라 아마도 nAChR를 차단함으로써 금연을 보조하는 것으로 추정된다. 일반적으로 금연 시작 약 1주일 전부터 복용을 시작하여 최대 14주 동안 지속한다. Bupropion은 발작병이 있는 환자에게는 금기다. 발작 위험은 0.1%이며, 용량 의존성이다. 환자의 행동, 정서, 다른 신경정신학적 증상도 감시해야 한다.

흡연자 615명을 대상으로 시행한 무작위 위약 대조군 시험에서는 Bupropion 서방정과 위약군을 비교했다. 환자는 무작위로 7주 동안 하루에 위약 150 mg, 위약 300 mg , 혹은 Bupropion을 처방받았다. 7주가 지난 후 날숨 일산화탄소 측정법으로 금연을 확인했다. 7주 후 Bupropion 군은 금연율이 44%로 위약군의 19%에 비해 훨씬 높았으며, 1년 후 Bupropion 군은 금연율이 22%였으며, 위약군은 12%였다.

7주 간의 Bupropion 요법으로 금연에 성공한 흡연자 461명을 대상으로 재발 방지에 대한 Bupropion의 역할을 연구하였다. 이 환자들은 무작위로 매일 Bupropion 300 mg 을 처방받은 군과 위약군으로 나누어 추가로 45주 동안 관찰하였다. 이 연구에서 확인한 3가지 주요 결과는 Bupropion을 처방받은 환자군이 1년 뒤에 금연율이 높았으며, 재흡연까지의 평균 기간이 더 길었으며(156일 vs. 65일), 2년 후에 체중 증가가 더 적었다는 점이다.

Bupropion과 니코틴 패치의 병용 요법에 대한 문헌은 단기간의 금연율 증가를 암시한다.

VARENICLINE

Varenicline은 α4β2 nAChR에 대한 부분 작용제 역할을 한다. Varenicline은 수용체를 부분적으로 자극하여 니코틴 금단 증상을 감소시킨다. 수용체에 대한 높은 친화성은 담배 연기의 니코틴이 수용체와 결합하는 것을 차단하여 흡연의 보상 측면을 감소시킨다.

흡연자 2,052명을 대상으로 시행한 2가지 무작위 시험에서는 하루 두 번 Varenicline 1 mg을 투여한 군, Bupropion SR 150 mg을 투여한 군, 위약군으로 나누어 관찰했다. 12주 후, Bupropion군과 위약군에 비해 Varenicline 군에서 금연율이 유의미하게 더 높았다. 1년 후 두 가지 무작위 연구 모두에서 Varenicline은 위약보다 우수했지만, 한 연구에서만 Bupropion보다 더 우수했다.

치료 기간에 대해서는 12주, 6개월, 1년으로 나누어 연구했다. 모두 금연과 관련하여 위약을 능가하는 것으로 밝혀졌으며, 재흡연하기 쉬운 사람들에게는 연장 요법이 필요할 수 있다. Bupropion과 마찬가지로 적대감, 초조, 우울증, 자살 생각 혹은 자살 행동을 증가시킬 수 있기 때문에 FDA는 신경정신과 질환이 있는 환자에서의 사용에 대해 강력한 복용 경고문(black box warning)을 발령했다. 이는 사례 연구에서 처음 강조되었다. 메타 분석에서는 이 소견을 확정할 수 없었다. 심폐 질환 또한 우려의 대상이 되었으며, 메타 분석 결과 심혈관 부작용 평가변수가 증가했지만 통계적으로 유의하지 않은 것으로 밝혀진 후 FDA는 안전 정보(safety communication)를 발행했다. 이는 다른 연구에서 일관되게 반복되지 않았으며, 현재는 의사들이 심폐 질환이 있는 집단에 Varenicline을 사용할 때 장단점을 잘 고려해야 한다.

Varenicline과 니코틴 대체 요법 혹은 Bupropion의 병용에 대한 연구는 거의 없다. 이는 더 많은 연구가 필요한 영역이다.

병용 요법은 금연율이 증가하며, 금단 증상이 더 완화되며, 내약성이 좋다는 장점이 있다. 재흡연 위험이 높은 흡연자에게는 병용 요법을 고려해야 한다.

새로운 접근법

ACCP (American College of Chest Physicians)는 니코틴 의존을 치료하기 위해 천식에 사용하는 것과 유사한, 새로운 단계적 접근 방식을 사용하는 흡연 조절 도구를 개발했다. 이 접근법은 니코틴 의존증의 정도, 금단 증상의 유무, 조절 수준을 기반으로 한 약물 요법을 병행하여 개별 환자에게 맞는 치료법을 제공한다. 이러한 치료 전략의 안전성과 효능에 대해서는 더 많은 연구가 필요하다.

요약

흡연은 미국에서 예방 가능한 이환율과 사망률의 주요 원인이다. 이는 더 많은 관심이 필요한 공중보건 문제다. 금연을 위한 약물 요법이 효과적이라는 것을 보여주는 분명한 근거가 있다. 이러한 선택지에 대해 환자에게 알리고, 상담 및 약물을 제공하고, 이를 통해 환자에게 금연에 성공할 수 있는 최상의 기회를 제공하는 것이 의료 서비스 제공자의 역할이다.

더 읽을 거리

2014 Surgeon General's Report: The Health Consequences of Smoking—50 Years of Progress. http://www.cdc.gov/tobacco /data_statistics/sgr/50th-anniversary/. Accessed October 15, 2015.

Cahill K, Stevens S, Perera R, Lancaster T. Pharmacological interventions for smoking cessation: An overview and network metaanalysis. Cochrane Database Syst Rev 2013;5:CD009329.

Centers for Disease Control and Prevention. Current cigarette smoking among adults—United States, 2005-2013. MMWR Morb Mortal Wkly Rep 2014;63(47):1108-12.

Centers for Disease Control and Prevention. Quitting smoking among adults—United States, 2001-2010. MMWR Morb Mortal Wkly Rep 2011;60(44):1513-19.

Fiore MC, Jaen CR, Baker TB. Treating Tobacco Use and Dependence: 2008 Update. Rockville, MD: US Dept of Health and Human Services; 2008.

Hays J, Ebbert J. Varenicline for tobacco dependence. N Engl J Med 2008;359(19):2018-24.

Jha P, Ramasundarahettige C, Landsman V, Rostron B, Thun M, Anderson R, McAfee T, Peto R. 21st Century hazards of smoking and benefits of cessation in the United States. N Engl J Med 2013 368;4;341-50.

Lai DT, Cahill K, Qin Y, Tang JL. Motivational interviewing for smoking cessation. Cochrane Database Syst Rev 2010;(1): CD006936.

Rigotti N. Strategies to help a smoker who is struggling to quit. JAMA 2012;308(15):1573-80.

Schane R, Ling P, Glantz, S. Health effects of light and intermittent smoking—A review. Circulation 2010;121:1518-22.

Thun M, Carter B, Feskanich D, Nreedman N, Prentice R, Lopez A, Hartge P, Gapstur S. 50 year trends in smoking-related mortality in the United States. N Engl J Med 2013;368; 4:351-64.

41

직업 폐 질환

JOANNA SZRAM

직업 천식 및 직업과 관련된 기타 기도 질환

직업 천식(occupational asthma, OA)은 가장 많이 보고되는 업무 관련 폐 질환이다. 이 질병 중 약 15%가 직업과 관련 있는 것으로 알려져 있다. 여기에는 직업 질환 및 업무 악화 질환이 모두 포함된다. 업무 관련 천식의 유병률은 나이에 따라 상당히 다르지만, 현재 근로자 중 약 20%에 영향을 미친다.

병인

직업 천식은 업무 중 민감 물질 흡입으로 발생한다. 직업 천식 유발 물질은 고분자 물질(high molecular mass, HMM) 혹은 저분자 물질(low molecular mass, LMM)로 분류된다. 고분자 물질은 근본적으로 밀가루나 효소 같은 완전 단백질(whole protein)이며, 저분자 물질은 면역학적으로 활성화되는, 일부 사례에서는 면역 단백질과 결합하는 이소사이안산(isocyanate) 같은 화학물질이다. 직업 천식을 유발하는 흔한 물질은 표 41.1에 나와 있다.

병리

직업 천식 유발 물질에 대한 흡입 노출이 있으면, 특이 면역글로불린 E (IgE) 항체가 생성된다. 이러한 발병기전은 T_H1 체계보다는 T_H2 세포 활성 증가와 관련 있다. 이러한 "알레르기" 표현형의 우세성은 아마도 유전(사람 백혈구 항원 및 대사 효소 아형) 및 환경(노출의 양과 강도) 선행요인으로 인한 것일 가능성이 높다. 혈장 B-세포는 IgE를 생성하고 분비하며, 이는 친화도가 높은 비만 세포의 세포 표면 수용체와 결합한다. 비만 세포의 세포 표면 수용체와 결합한 IgE가 흡입 혹은 점막 접촉 등으로 유입된 알레르기 항원과 교차 결합하면 비만세포는 탈과립하며, 다수의 매개물질을 방출한다. LMM 천식 유발 물질인 이소사이안산에 대한 특이 IgE 생성 기전(가설)은 그림 41.1에서 볼 수 있다.

진행 과정

직업 천식의 진행 과정에는 일반적으로 원인 민감 물질에 처음 노출된 시점부터 임상 증상이 나타나는 시기 사이에 약 3개월에서 6개월 정도의 특징적인 잠복기가 있다. 천식 증상보다는 비염 증상이 먼저 나타나는 경우가 많다. 임상적으로 증상이 없는 특이 IgE 항체가 생성되는 면역학적 과정, 즉 민감화(sensitization)는 증상이 나타나기 전에 먼저 발생한다.

임상 양상

"지속하는 감기"로 설명되기도 하는 눈과 코 알레르기 증상은 건초열이나 다른 비직업 알레르기 증상과 유사하며, 호흡기 직업 알레르기가 발생한 첫 징후인 경우가 많으며, 특히 HMM 천식 유발 물질에 노출될 때 자주 나타나는 특징이다. 그 후 흉부 압박감, 쌕쌕거림(wheezing), 운동 호흡 곤란, 주로 젖은 기침을 동반한 수면 장애 같은 증상이 나타난다. 직업 천식의 주요 특징은 업무에서 벗어났을 때 호전되는 증상이며, 대부분은 증상이 완전히 사라진다. 처음에는 1-2일간 휴식하거나 주말이 되면 호전을 보이지만, 질병 후기에는 노출로부터 며칠 혹은 몇 주가 지나야만 호전된다. 증상은 일반적으로 재노출 시 즉시 다시 나타난다.

진단

수많은 진단 알고리듬이 개발되었으며, 그림 41.2는 이러한 알고리듬 중 하나다. 이는 상세한 병력, 폐 기능 검사, 비특이적(비직업적) 검사를 이용한 천식 진단에 중점을 두고 있다. 천식을 확진했다면, 다음 단계는 증상과 직업 관련성을 확인하고, 가능성 있는 원인을 확인하고, 업무 관련 기도 반응성에 대한 근거를 확보하는 것이다. 업무 관련 기도 반응성은 업무 관련 최대 유량 기록이나(work-related peak flow diary, 그림 41.3) 업무 교대 혹은 업무 종료 후 Methacholine이나 Histamine 유발

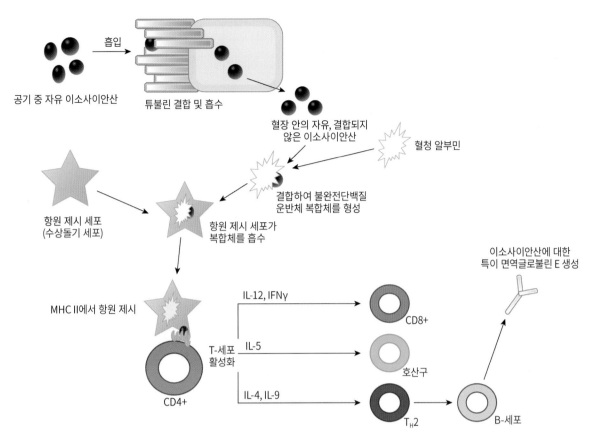

그림 41.1 이소사이안산(isocyanate)이 유발하는 천식의 발병기전(가설). 흡입된 이소사이안산은 기관지 상피에 있는 튜불린(tubulin)에 의해 흡수되며, 이는 이소사이안산이 혈장으로 이동할 수 있도록 해준다. 혈장에서 이소사이안산은 알부민 같은 순환 면역 단백질과 결합할 수 있으며, 불완전항원-단백질 복합체(hapten-protein complex)를 형성한다. CD4+ T-세포 경로를 활성화하는 면역 체계는 이를 이물질로 인식하여 T$_H$2 매개 경로를 촉발하며, 일부 환자에서는 측정 가능한 수준의 특이 IgE 항체가 생성된다. MHC, 주 조직적합 복합체(major histocompatibility complex).

검사를 했을 때, 비특이 기관지 과민성(non-specific bronchial hyperresponsiveness, NSBHR)이 변화하면 확인할 수 있다.

추정되는 알레르기 항원에 환자를 짧은 기간동안 노출시키고, 노출 후 1초간 노력 날숨량(FEV$_1$)과 NSBHR을 측정하는 특정 흡입 유발검사(specific inhalation challenge, SIC)가 최적 표준 검사법이다. 그림 41.4는 SIC에서 볼 수 있는 전형적인 초기 FEV$_1$ 하락을 보여주며, 검사 당일 뒤늦게 나타나는 경도 후속 반응과 그 사이에 있는 회복 기간도 보여준다.

표 41.1 직업 천식을 유발하는 흔한 고분자 물질과 저분자 물질

고분자 물질	저분자 물질
밀가루	이소사이안산
녹말 분해 효소, 섬유소 분해 효소, 기타 효소	백금염
	메타크릴레이트
동물 상피 및 뇨 단백질	열대 경목 가루
라텍스	송진 땜질 증기
어류 단백질	폴리아민
Penicillin, Cephalosporin, Macrolide 항생제	무수물
콩가루	

치료

직업 천식은 처음에는 대부분 새롭게 진단한 천식이나 단독 하기도 감염에 준해서 치료한다. 증상이 지속된다면 흡입 약물을 이용한 천식 치료를 시작하며, 일반적으로 비직업 천식에 사용하는 보편적인 유지 요법 단계를 밟아나간다. 최종 진단을 확진했다면, 주요 중재는 노출 환경에서의 업무 중단이다. 이용 가능한 근거에 따르면 확인된 천식 유발 물질에 노출된 상태에서 업무를 지속한 환자에 비해 노출을 피한 환자에게서 더 나은 증상 및 기능 결과가 나타났기 때문이다. 추가 노출 예방에 대한 필요성은 경제적, 사회적, 개인적 상황에 혼란을 가져오는 실직이나 직업의 중대한 변화로 이어질 수도 있다. 많은 국가에서 직업 천식 환자에게 국가 보상이나 지원을 제공하고 있다. 환자는 고용주를 상대로 산업재해를 신청할 수도 있다. 많은 기업들, 특히 대기업에서는 직업 천식 사례를 식별하고, 신속하게 진단하고 관리하기 위해 작업장 호흡기 건강 감시를 진행하고 있으며, 많은 국가에서는 이를 정부에서 의무화하고 있다.

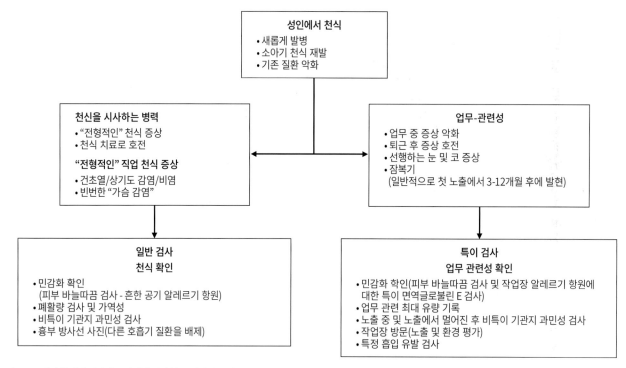

그림 41.2 직업 천식이 의심되는 사례에 권장하는 검사 알고리듬

임상 사례 1

대형 공장형 제과점에서 18개월 동안 "가루" 제빵사로 일해 온 26세 남자 환자가 4개월간의 야간 기상 및 업무에 들어가면 시작해서 초저녁까지 지속되는 기침, 흉부 압박감, 쌕쌕거림을 주요 호소 증상으로 내원하였다. 환자는 업무와 관련한 비염 증상을 6-9개월 동안 경험했다. 병력에서 알레르기 질환이나 호흡기 질환은 없었다. 병원에서 시행한 흉부 방사선 사진과 폐활량 검사는 정상이었다. 피부 바늘따끔 검사(skin prick test)에서 밀가루에 대한 알레르기 반응이 보였고, 특이 IgE 검사로 확진할 수 있었다. 환자의 업무 관련 최대 유량은 그림 41.3에서 볼 수 있다.

해설: 근로연령층의 성인에게서 새롭게 발생한 천식의 경우, 항상 직업 원인을 고려해야 하며, 이번 사례의 경우, 밀가루, 녹말분해효소(amylase), 기타 제빵 효소에 노출된 제빵사로 일하고 있다. 제빵사는 전 세계적인 직업 천식 감시 체계에서 주로 보고되는 직업 중 하나다. 밀가루나 기타 제빵 재료에 대한 피부 바늘따끔 검사 및/또는 혈청 특이 IgE 측정을 이용한 면역학적 검사로 진단을 뒷받침할 수 있다.

직업 천식 학습 요점

1. 성인에서 원인이 있는 새로 진단된 천식이나 증상이 악화되는 재발 천식 중 1/6에서는 직업 요인이 중요한 역할을 한다.
2. 비염이나 천식이 있는 성인 환자에게는 항상 직업과 업무 환경에 있는 물질에 대해 질문해야 한다.
3. 직업 관련 눈 및 코 증상, 즉 직업 비염은 직업 천식 증상이 나타나기 전에 발생하는 경우가 많다. 천식 발병 위험은 비염이 발생한 다음 1년이 가장 높다.
4. 직업 천식을 조기에 확인하고 환자가 추가 노출을 완전히 피할 수 있다면 예후는 매우 양호하다.
5. 직업 천식 진단은 반드시 객관적인 기준을 이용하여 뒷받침해야 한다. 천식으로 인한 고용 및 사회경제적 결과가 중요하기 때문이다.
6. 업무 관련 천식을 확인하기 위해 최대 유량 측정법을 사용한다면, 최소 3주 동안 하루에 최소 4번 이상 측정해야 한다.

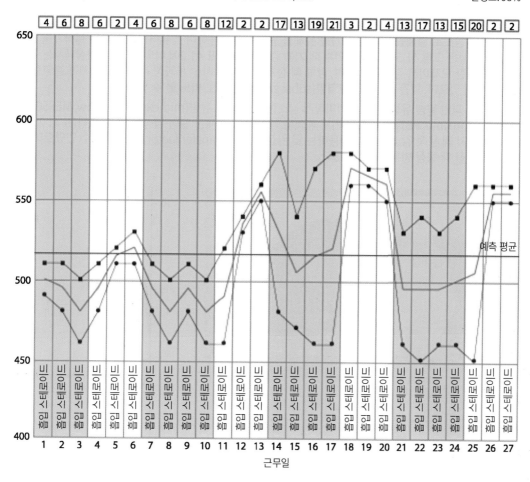

전체 평균: 515 L/min   예측 평균: 516 L/min   완성도: 98%

그림 41.3 업무 관련 최대 유량 기록. 1주와 2주는 노출 업무에서 떨어져 있었으며, 3주와 4주는 제과점 안에서 반죽 만드는 일을 했다. 업무를 한 3주와 4주에서 15% 이상의 하루 변이를 볼 수 있으며, 이는 업무 종료 후에 정상으로 돌아왔다. 따라서 이 기록은 실제 업무 관련 변동성을 보여준다.

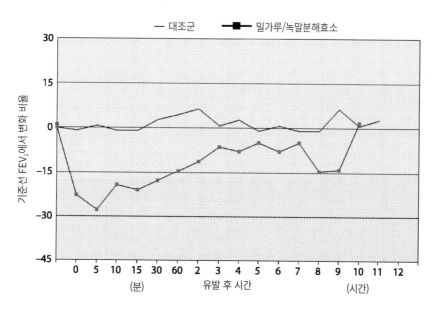

그림 41.4 제빵사에게 진행한 녹말분해효소 및 밀가루에 대한 특정 흡입 유발검사 후 감소한 FEV$_1$. 대조 유발 시험을 시행한 날과 비교할 때 초기와 후기의 이중 반응이 있다.

임상 사례 2

45세 남자 환자가 천천히 나타난 운동 중 숨가쁨을 주요 호소 증상으로 내원하였다. 증상은 업무 중 심해졌다. 환자는 금속공구 가공 공장에서 10년간 선반공으로 일해왔으며, 금속 가공 유체를 윤활제로 사용하며 컴퓨터로 제어하는 절삭기를 감독하는 일을 하고 있었다. 환자의 CT 영상은 그림 41.5에 나와있으며, 폐 기능 검사 결과는 표 41.2에 나와있다. CT 영상에서는 광범위한 공기 걸림(air trapping)으로 인한 모자이크 감쇠가 있으며, 양쪽 폐 전체에 걸쳐 방사선 투과성이 증가한 경계가 분명한 부위 사이로 조금 더 회색을 띄는 영역이 있으며, 약간 두꺼워진 구역밑(subsegmental) 기도 벽도 볼 수 있다.

폐 기능 검사에서는 깊이 파인 날숨 유량 고리, 유의미하게 감소한 중간 날숨 유량(mid-expiratory flow, MEF50), 연장된 노력 날숨 시간(forced expiration time, FET) 같은 작은 기도 폐쇄의 특징이 있는 제한 결함 양상을 볼 수 있다(표 41.2, 유량 용량 고리). 정적 검사(static test)에서 폐 용적 감소와 이에 상응하는 낮은 전달 인자(transfer factor)를 확인할 수 있었으며, 전달 인자는 기능 폐포 용적으로 보정했을 때 정상 범위로 교정되었다.

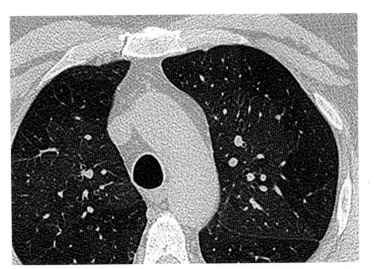

그림 41.5 (좌) 금속 선반공의 들숨 고해상도 흉부 CT 영상. (우) 금속 선반공의 유량 용량 고리

표 41.2 금속 선반공의 폐 기능 검사 결과

	예측 하한	예측 상한	검사 결과	예측 %	표준화 잔차
FEV$_1$(L)	2.38	4.05	1.33	41.1	−3.70
FVC (L)	2.99	4.99	1.38	45.8	−3.54
VC Max (L)	3.22	5.06	2.08	50.2	−3.68
FEV$_1$/FVC (%)	65.87	89.47	64.09	82.5	−1.89
MEF 50 (L/sec)	2.22	6.65	0.60	13.7	−2.87
FET (sec)			13.72		
PIF (L/sec)	6.16	6.16	2.62	42.5	
	예측 하한	예측 상한	검사 결과		
TLC	5.24	7.53	5.01		
RV	1.47	2.82	2.93		
RV/TLC (%)	25.68	46.58	58.43		
DLCOc	6.87	11.51	5.63		
VA	5.81	5.81	3.08		
KCOc	1.07	1.95	1.83		

해설: 금속 가공 유체 관련 과민 폐렴은 자주 보고되는 직업 폐 질환이다. 증상은 일반적으로 느리게 진행하며, 영상에서 급성 세기관지 폐포염(alveolitis)과 공기 걸림 모양을 볼 수 있다. 위험이 높은 근로자에게 임상적 의심이 있다면, 이러한 특징적인 CT 변화에 대한 검사를 신속하게 시행해야 한다. 경미한 사례의 경우, 작업장에서 노출된 즉시 혹은 가능한 빠르게 촬영할 수 있도록 예약이 필요할 수도 있다.

흡입 손상

흡입 손상은 일반적으로 자극성 가스에 노출되어 발생하며, 주로 더 큰 기도에 영향을 주며, 기관, 기관지, 직경이 큰 기관지 가지에 염증을 유발한다. 중증 사례에서는 더 작은 기도와 폐포 가스 교환에 영향을 미칠 수도 있으며, 급성 호흡 부전 증후군이나 2차 감염을 유발한다. 만성 및 비가역적 변화는 치료 내성 천식이나 만성 폐쇄 폐 질환의 임상 양상을 가지는 작은 기도 질환으로 인해 발생할 수 있다. 일부 제제는 영구적인 섬유화 손상을 유발할 수 있다.

유독 물질 방출 같은 돌발 노출은 일반적으로 많은 사람에게 영향을 미치며, 노출된 사람들은 노출 용량과 개인별 감수성에 따라 다양한 증상을 나타낸다. 이러한 이유 때문에 회복 속도도 다양하다. 다행히도, 노출된 사람 중 대부분은 몇 시간, 며칠 혹은 몇 주 내로 완전히 회복하며, 특히 영향을 받지 않은 지역으로 즉시 대피할 수 있고, 노출이 광범위하지 않거나 지속되지 않는 경우에 더욱 그렇다.

급성 노출은 병력을 기반으로 진단하며 내원 시 매우 신중하게 기록해야 한다. 신체 검사(임상 징후), 관찰 평가(맥박 산소측정, 호흡수, 혈류역학 표지자), 동맥혈 가스 검사, 흉부 방사선 사진, 최대 유량 검사, 가능한 경우 폐활량 검사 등을 포함한 검사결과는 급성 양상을 완전하게 특징지을 수 있도록 도와준다. 급성 노출은 지지 요법으로 치료해야 하며, 상당한 노출이 있는 경우, 호전을 보일 때까지 관찰을 위해 환자를 입원시켜야 한다.

많은 급성 흡입 손상 사례에서 상당한 심리적 영향이 나타난다. 이러한 합병증은 과소평가하지 말아야 하며, 경험이 풍부한 의사와 관련 의료 전문가의 지원을 통해 신중하게 관리해야 한다. 폐 기능 검사에서 임상적으로 측정 가능한 기도 이상이 없는 상태에서도 증상이 나타나거나 지속할 수 있다. 증상을 유발하는 구조이상이 없다는 점을 확인했다면, 호흡기 물리치료사와 음성 치료사(voice therapist)가 제공하는 유용한 중재가 환자의 증상 관리에 도움이 될 수 있다.

저용량 자극 물질에 대한 만성 노출이 폐에 미치는 영향에 대해서는 의견이 분분하다. 많은 연구에 따르면 전문 청소부에서 천식 발병률이 증가했다. 또한, "먼지"에 더 많이 노출된 직업과 후속 만성 폐쇄 폐 질환 발병 사이의 연관성을 뒷받침하는 강한 역학 자료도 있다.

금속 증기 발열(metal fume fever)이나 가습기 발열 같은 흡입 질환은 확연한 전신 증상, 고열, 발한, 오한, 병감, 근육통, 두통을 동반하는 "인플루엔자 유사(flu like)" 질환이다. 호흡기 증상, 징후 및 검사는 일반적으로 명확하지 않은 경우가 많지만, 어느 정도 흉부 압박감을 동반한 기침과 최소한의 숨가쁨은 흔히 나타난다. 영향을 받은 환자는 일반적으로 노출 12시간 이내에 증상이 나타난다. 다행히도, 이 질환은 대부분 자가한정질환이다. 유기 분진 독성 증후군(organic dust toxic syndrome)은 퇴비, 곰팡이가 핀 건초, 동물 사료 저장소 등에 있는 생물공기입자(bio-aerosol)에 포함된 내독소(endotoxin)나 진균독소(mycotoxin)를 흡입하여 발생한다. 임상 양상은 금속 증기 발열과 유사하지만, 내원 시 흉부 방사선 사진에서 사이질 변화를 더 자주 볼 수 있다. 병리 특성은 범위가 다양하며, 일반적으로 광범위 사이질 폐렴, 광범위 폐포 손상, 혹은 폐쇄 세기관지염과 비슷한 양상을 보인다. 방수 분무기 같은 수많은 화학 제제에 대한 급성 독성 노출에서도 유사한 임상 및 병리 양상이 나타날 수 있다.

과민 폐렴

과민 폐렴은 36장에서 자세히 다루고 있다. 그러나, 내원 시 고려해야만 하는 과민 폐렴의 중요한 직업 원인이 있다. 업무 관련 항원에 지속 노출되면, 고용량 경구 코르티코스테로이드 요법 같은 면역억제 요법으로 호전될 가능성이 낮아지며 질병이 악화될 수 있기 때문이다. 자주 보고되는 직업 원인으로 발생하는 과민 폐렴에는 비둘기 사육사 폐, 농부 폐, 금속 가공 유체(metal working fluid, MWF) 관련 과민 폐렴 등이 있다. 후자는 금속 공학 가공에서 냉각제로 사용되며, 살생제(biocide) 첨가에도 불구하고 미생물에 오염되는 것으로 보인다. 금속 가공 유체 관련 과민 폐렴은 현재 미국과 영국에서 가장 많이 보고되는 직업 과민 폐렴이며, 일반적으로 발병 시 원인이 분명한 경우가 많다. 지표 사례(index case)를 신속하게 식별하면 노출을 제거하고 추가 사례를 예방할 수 있으며, 즉시 발견하고 처리한다면 영향을 받은 근로자의 변화가 완전히 해결되는 경우가 많다. 지표 사례에서 자세한 노출 기록 확인은 증상 조절과 새로운 사례 예방 같은 적절한 조치를 취하기 위해 반드시 필요하다.

진폐증

진폐증(pneumoconiosis)은 분진을 흡입하거나 분진이 폐에 정체되어 발생하는 질병군으로, 폐 실질의 비가역적 흉터형성과 섬유증이 특징이다.

진폐증의 주요 형태에는 탄진(coal dust)으로 인한 광부 진폐증(coal workers' pneumoconiosis, CWP), 흡입 가능한 결정질 이산화규소(respirable crystalline silica, RCS)로 인한 규폐증(silicosis), 석면으로 인한 석면증(asbestosis)이 있으며, 이 3가지는 유사하지만 구별 가능한 조직병리 소견을 지니고 있으며, 각각, 그림 41.6, 그림 41.7, 그림 41.8에서 확인할 수 있다. 분진에 처음 노출된 후 증상이 발생하기까지는 일반적으로 약 10년 정도 지연이 있지만, 상당한 분진 노출 및 개인의 감수성 등으로 인해 더 일찍 나타날 수도 있으며, 이 경우 일반적으로 질병이 더 빠르게 진행한다. 새롭게 진단되는 사례와 진폐증으로 인한 사망 중 대부분은 국민연금 수급 연령을 넘어선 근로자의 과거 근로 조건을 반영한다.

진폐증은 대부분 "단순" 질환으로 발견된다. 20년 이상에 걸쳐 발생하거나 혹은 저농도 분진에 만성 노출되어 발생하는 경우가 더 많은 이러한 상태는 대부분 무증상이며, 일반적으로

흉부 방사선 사진에서 우연히 발견된다. 노출 증가 및/또는 환자의 감수성 요인이 있으면, 예를 들어 약 5-10년 간의 짧은 기간 동안 더 많은 분진에 노출되면 더 가속화하는 "복잡" 질환이 발생한다. 이러한 보다 심각한 질병은 광부에게서 볼 수 있는 진행 거대 섬유증(progressive massive fibrosis, PMF)으로 발전하는 것으로 알려져 있다(그림 41.9, 그림 41.10).

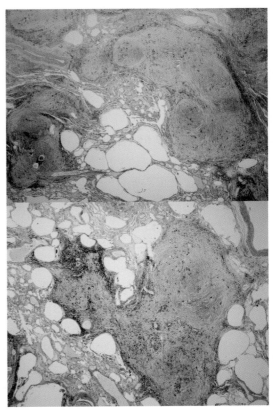

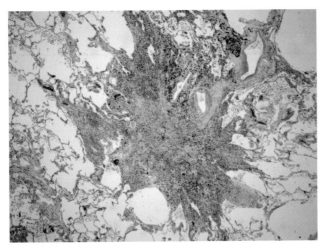

그림 41.6 광부 진폐증. H&E 염색, ×20

그림 41.7 규폐증. H&E 염색, ×20

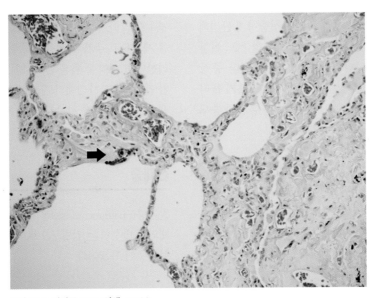

그림 41.8 석면증. H&E 염색, ×100

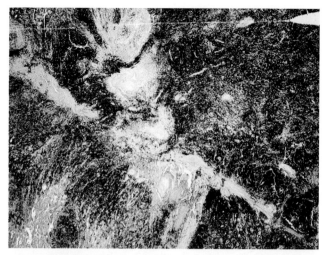

그림 41.9 진행 거대 섬유증. H&E 염색, ×20

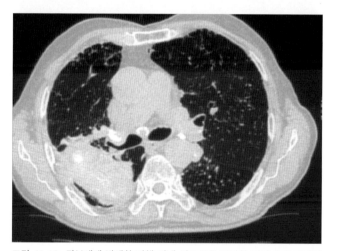

그림 41.10 광부에게 발생한 진행 거대 섬유증을 동반한 결절 중격 진폐증 (nodular septal pneumoconiosis)을 보여주는 고해상도 흉부 CT

진폐증의 근본 병리는 폐에서의 분진 제거 장애와 관련이 있다. 상당한 노출은 대식 세포 포식 체계를 압도하여 폐포에 분진이 축적되며, 이는 면역 반응을 촉발할 수 있다. 섬유모세포는 이러한 반응을 통해 활성화되며, 결과적으로 대식 세포는 폐 실질 조직 사이에 "갇히게" 된다. 결국, 이러한 대식 세포는 용해되어 섬유모세포 반응을 더욱 증가시키며, 더 많은 섬유화 조직이 쌓인다. 이와 동일한 과정이 림프절과 혈류에서도 발생하여 허혈 괴사를 유발한다. 분진 침착 부위가 넓어짐에 따라, 주변의 다른 병소와 합쳐져 별개의 사이질 섬유증 영역을 형성한다. 아직 완전히 밝혀지지 않은 요인들에 따라, 섬유화 병소는 정지할 수도 있으며 혹은 계속해서 커져서 결절을 형성할 수도 있으며, 이 결절들이 합쳐지면 진행 거대 섬유증(PMF)이 발생한다(그림 41.9, 그림 41.10). 이 과정은 국소 허혈 괴사 및 섬유증의 진행을 가속화하는 결핵이나 류마티스 인자에 의해 악화될 수 있다.

학습 요점

직업 폐 질환에서 영상 이상소견의 분포:
- 위쪽 구역: 규폐증, 광부 진폐증, 과민 폐렴, 베릴륨 중독증(berylliosis, 그림 41.11의 조직병리 사진 참고, 유육종과 유사).
- 아래쪽 구역: 석면증(보통 사이질 폐렴 패턴과 유사).

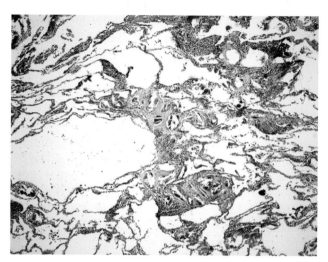

그림 41.11 베릴륨 중독증

급성 규폐증

급성 규폐증은 기존의 "단순" 규폐증에 비해 훨씬 더 빠르게 나타나는 증상이 특징이며, 매우 많은 양의 이산화규소 분진 노출과 관련이 있으며, 근무 시작 후 첫 몇 주 내로 나타날 수도 있다. 급성 규폐증의 특징은 빠른 속도로 발생하는 체중 감소 같은 전신 증상과 호흡 곤란이며, 상당한 사망위험을 동반한다. 광산 기계를 운전하는 노동자(15.7%)와 비건설 노동자(9.5%)가 주로 보고되는 직업이다. 그러나, 터키에서 모래 뿜기(sandblasting)로 의류와 프라이팬을 만드는 젊은 남성이 사망한 사례처럼 다양한 제조 공정에 모래 뿜기가 사용되면서 위험이 있는 직업은 범위가 넓어지고 있다. 그럼에도 불구하고 이러한 상황은 드물다. 1996년에서 2005년 사이에 미국의 모든 규폐증 사례에 대한 연령 보정 사망률은 인구 100만 명 당 0.8건이었으며, 주로 남자가 많았다.

학습 요점

흡입 결정질 이산화규소 노출의 위험이 있는 직업
- 모래 뿜기 작업자, 석공 및 일반 건설 노동자
- 광부
- 터널 기술자
- 주조 및 채석장 노동자
- 제분업자
- 도자기 및 유리 제조 업자

임상 사례 3

최소한의 흡연력이 있는 42세 남자 환자가 증가하는 숨가쁨을 주요 호소 증상으로 내원하였다. 환자는 27세 때부터 석공으로 일했으며 마스크는 간헐적으로만 착용했다. 환자의 흉부 방사선 사진에 이상소견(그림 41.12)이 있음을 확인하였고, 고해상도 CT를 촬영하였다(그림 41.13). CT를 통해 진행 거대 섬유증(PMF)을 동반한 가속화 규폐증을 확진했다. 환자의 폐 기능은 비교적 보존되어 있었지만, 3년간에 걸쳐 FEV_1 및 FVC가 모두 약 400 mL가량 감소했으며, 이는 향후 폐 기능에 영향을 미치는 빠르게 진행하는 감소를 암시한다.

해설: 규폐증 사례 중 대부분은 노출 통제, 호흡기 보호 장비 사용 및 호흡기 감시가 적절하게 구현되지 않는 직업에서 발생한다.

인식 부족은 진단 지연뿐만 아니라 더 많은 노출로 이어지며, 이로 인해 질병 중증도가 높아질 수 있다. 의사는 규폐증 환자에서, 특히 결핵 발생률이 높은 지역의 환자에서 결핵 위험이 증가하는 것을 인식하고 있어야 한다. 흡연과 마찬가지로, 이산화규소는 만성 폐쇄 폐 질환 및 폐암의 위험을 증가시킨다.

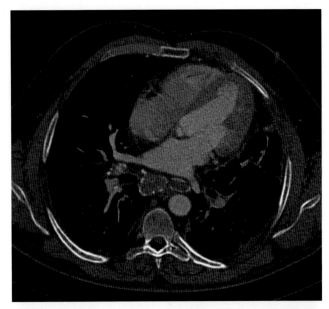

그림 41.13 고해상도 흉부 CT에서 양쪽 폐 상엽의 확연한 용적 소실과 관련된 밀도가 높은 뭉친 섬유증을 볼 수 있다. 소엽사이 중격이 약간 두꺼워져 있으며, 주로 위쪽 구역에서 일부 석회화를 동반한 광범위한 결절이 대부분 림프절 주변 및 기관지 중심성이으로 있다. 주변부 달걀껍질 모양 석회화(egg shell calcification)를 동반한 크기가 커진 림프절도 여러 개 볼 수 있다.

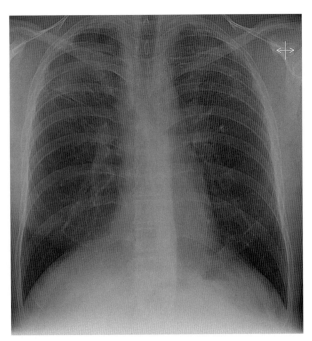

그림 41.12 오른쪽에 더 두드러지는 양쪽 상엽의 용적 소실을 보여주는 흉부 방사선 사진

석면 관련 폐 질환

근로자 수백만 명이 업무 중 석면에 노출되었다. 미국에서 석면의 중요성과 사용은 1970년대에 최고조에 달했으며, 영국에서는 20세기 말에 작업장에서 석면 사용이 금지되었지만, 미국에서는 여전히 일부 특정 제품에 석면 사용을 허가하고 있다. 과거 사용의 유산은 철거 및 개조 작업으로 인한 노출로 계속 이어지고 있다.

석면증

석면증(asbestosis)은 상당한 석면 분진을 흡입하여 발생하는 진폐증이며, 일반적으로 노출 후 20년 이상의 지연 후에 발생한다. 석면증은 느리게 진행하는 특징이 있으며, 기침 및 숨가쁨이 주요 증상으로 나타난다. 흔한 신체 검사 소견은 곤봉증과 양쪽 폐 아래쪽 부위에서 들리는 들숨 후반부의 "미세한" 거품소리다. 고해상도 CT에는 몇 가지 전형적인 소견이 나타난다.

학습 요점

석면증의 전형적인 CT 영상 소견:
- 가슴막밑 "점" 음영
- 곡선형 가슴막밑 선
- 간유리 음영
- 소엽사이 중격 두꺼워짐
- 벌집모양(후기 소견, 주로 뒤쪽 폐 주변부)

전기기술자로 40년 넘게 일해온 60세 남자 환자가 점진적으로 진행하는 운동 중 호흡 곤란을 주요 호소 증상으로 내원하였다. 환자는 상당히 많은 건설 및 개조 설계 업무에 참여했으며, 직장 생활 내내 간헐적으로 석면에 노출된 적이 있다고 이야기했다. 흉부 방사선 사진(그림 41.14)과 고해상도 CT(그림 41.15)를 촬영했다.

해설: 이 환자에게는 광범위 가슴막 두꺼워짐(diffuse pleural thickening, DPT) 및 이와 관련된 접힌 폐(enfolded lung)가 나타났다. 치료는 지지요법이다. 환자는 국가 보상 및/또는 산업재해 보상을 받을 자격이 있을 수도 있다.

가슴막 반(plaque)은 벽 가슴막(parietal pleura)의 양성 섬유부위다. 일반 흉부 방사선 사진에서 쉽게 확인할 수 있지만, CT에서 더 쉽게 판별할 수 있다. 환자는 주로 우연히 발견된 소견을 통해 진단받으며, 환자는 대부분 석면에 노출된 사실을 모르는 경우가 많다. 일반적으로는 초기 직업 노출 후 10년 이상 지나서 발견된다. 가슴막 반 형성의 기저 과정은 석면 섬유에 대한 섬유화 반응과 관련 있을 가능성이 높으며, 흔하지는 않지만 만약 가슴막 반이 벽 가슴막이 아니라 내장 가슴막에서 기원하면 특징적인 "털(hair)" 모양이 나타난다(그림 41.16). 시간이 흐름에 따라 석회화가 발생한다. 이는 주로 가로막과 가쪽 가슴벽에서 볼 수 있다. 노출이 동등한 사람과 비교할 때, 가슴막 반이 중피종(mesothelioma)으로 발전하거나 중피종의 위험을 증가시킨다는 근거는 없다. 가슴막 반은 임상 중재가 필요하지 않지만, 향후 건강의 위험성을 인지한 환자가 이에 대해 어느 정도 보장을 요구할 가능성은 있다.

양성 석면 가슴막 삼출(benign asbestos pleural effusion, BAPE)은 일반적으로 소량 및 한쪽 가슴막 삼출이며, 임상 양상이 나타난 후 몇 주 뒤에 자연히 사라지며, 대부분은 어느 정도의 가슴막 두꺼워짐을 남긴다. 양성 석면 가슴막 삼출은 주로 광범위 가슴막 두꺼워짐이 발생하기 전에 나타나며, 삼출액은 환자의 가슴막 흡입 결과 중 1/3에서 볼 수 있듯이 일반적으로 호산구 삼출이다. 기존의 가슴막 삼출 치료법을 넘어서는 특별한 임상 관리는 필요하지 않다.

광범위 가슴막 두꺼워짐은 내장 가슴막(visceral pleura)의 두꺼워짐을 의미한다. CT를 쉽게 촬영할 수 있는 현대에서 이 질환은 일반적으로 우연히 발견된다. 질병 진행이 광범위하다면

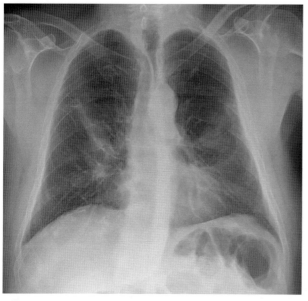

그림 41.14 양쪽 가슴막 반과 약간의 오른쪽 중간 구역의 음영을 보여주는 흉부 방사선 사진

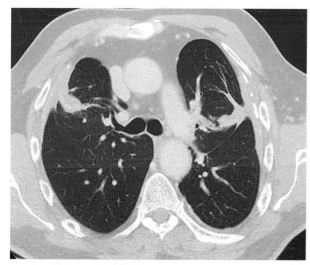

그림 41.15 폐 조직의 접힘, 즉 원형 무기폐를 유발하는 광범위 양쪽 가슴막 두꺼워짐 및 이와 관련된 가슴막 띠(pleural band)를 보여주는 고해상도 CT 영상

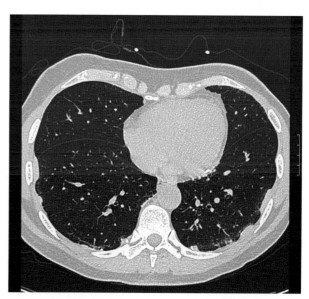

그림 41.16 "털 반(hairy plaque)"이라고도 하는 섬유화 가닥과 관련된 가슴막 반을 보여주는 CT 영상

제한 폐 기능 소견으로 이어질 수 있다. 환자는 일반적으로 운동 호흡 곤란을 주요 호소 증상으로 내원하며, 가슴막 두꺼워짐이 통증을 유발하는 경우는 드물다. 광범위 가슴막 두꺼워짐은 흉부 방사선 사진에서 특징적인 소견이 있다. 갈비가로막 각(costophrenic angle)의 소실이 흔하지만, 확진을 위해 반드시 필요한 것은 아니다. 원형 무기폐(rounded atelectasis)는 내장 가슴막이 폐 조직 주변에서 수축하는 경우에 볼 수 있다. 많은 사례에서 가슴막 섬유증으로 인한 폐 실질 "띠(band)"를 볼 수 있다. MRI와 18FDG PET-CT 영상은 광범위 가슴막 두꺼워짐과 악성 중피종을 감별하는데 유용할 수도 있다. 가슴막 생검은 영상으로 악성 중피종을 배제할 수 없는 경우에 시행한다. 치료는 필요하지 않지만, 간혹 폐 확장을 개선할 가능성이 있다고 판단되는 경우 가슴막 피질제거술(decortication)을 고려해 볼 수 있다.

악성 중피종은 석면 노출로 인해 발생한다. 중피종은 공격적인 암이며, 빠르게 치명적인 상태로 진행하며, 평균 생존 기간은 1년이다. 현재 높은 발병률은 주로 건설 노동자, 특히 배관공과 전기 기술자에게서 보고되고 있다. 중피종은 긴 잠복기를 가지는 질환으로 노출 후 20년에서 40년이 지나서 발생하기 때문에, 사망까지는 대부분 오랜 시간지연이 있으며 과거 노출로 인한 것이다. 중피종으로 인한 사망은 2010년에서 2020년 사이에 최고조에 달할 것으로 예상된다. 미국에서는 1999년에서 2005년 사이에 18,068명이 악성 중피종으로 사망했다. 사례 중 대부분이 남자(81%)였다.

집단 연구에서 얻은 근거에 따르면 과거에 석면에 노출된 환자는 폐암의 위험이 증가한다. 폐암 환자에게서 임상 병력을 청취할 때, 의사는 관련된 직업 혹은 환경 노출에 관해서도 질문해야 한다. 또한, 이산화규소(silica)와 해탄(coke)에 대한 직업 노출은 흡연 효과 이상으로 폐암의 위험을 증가시키는 것으로 밝혀졌다.

학습 요점

석면 노출의 위험이 있는 직업:
- 건설 노동자: 건축업자, 목수, 전기공, 일반 현장 노동자.
- 광산 및 절삭 제조업 종사자
- 철도 기술자
- 유지보수 기술자: 건물 (가정 및 상업, 운송)
- 철거 노동자
- 바닥 타일, 단열재, 내화섬유 제조업체 및 설치업체 종사자.
- 선박, 기차, 자동차 차체 제작자
- 자동차 기술자(브레이크 라이닝)
- 배관공, 도관 및 보일러 배관공

초경합금 폐 질환

이 질환은 탄화 텅스텐(tungsten carbide)과 주요 원인 물질일 가능성이 높은 코발트(cobalt)를 섞은 합금에 노출되어 발생하는 기도와 사이질 모두의 임상 질병 범주를 포함한다. 코발트와 탄화 텅스텐 합금은 물리적 특성으로 인해 산업용 천공, 절단, 연마 작업에 광범위하게 사용되는 화합물이다. 기도 질환은 이번 장의 앞 부분에서 다룬 직업 천식과 유사한 양상을 지닌다. 거대 세포 사이질 폐렴(giant cell interstitial pneumonia, GIP)은 고전적 형태이며(그림 41.17, 그림 41.18), 기관지폐포 세척액에서 다핵 거대 세포를 발견할 수 있다. 초경합금 분진에 노출된 이력이 있는 근로자에게는 점진적으로 진행하는 숨가쁨과 기침이 나타난다. 고해상도 CT 영상 소견은 다양하지만, 일반적으로 폐쇄 패턴뿐만 아니라 관련된 모자이크 감쇠/공기 걸림을 동반한 혼합 세기관지염 패턴도 볼 수 있다. 일반적으로 사이질 이상도 나타난다.

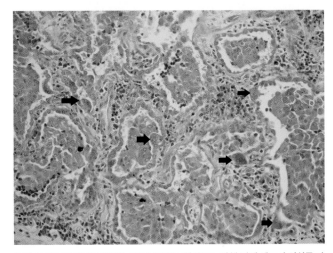

그림 41.17 초경합금 폐 질환. H&E, ×100. 화살표는 다핵 거대 세포의 위치를 나타낸다.

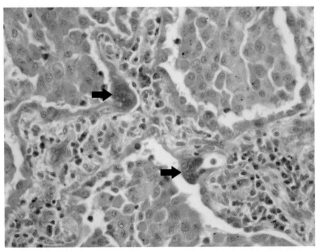

그림 41.18 초경합금 폐 질환. H&E, ×200. 화살표는 다핵 거대 세포의 위치를 나타낸다.

용접과 폐

용접은 여러 가지 물질 사용 및 이에 대한 노출, 강도, 용접 시간, 실습 유형, 과정 등으로 인해 매우 가변적인 직업이다. 직업 요인은 이렇게 광범위하며, 노출 통제 및 호흡기 보호를 개선하려는 노력에도 불구하고 용접 산업에서 자주 접하게 되는 많은 호흡기 질환이 있다. 자주 접하게 되는 호흡기 질환은 아래에 있는 학습 요점에 나열되어 있다. 참고로, 용접공은 폐렴의 위험이 증가하는 것으로 밝혀졌으며, 폐렴알균(pneumococcus)이 기관지 상피에 부착하는 것을 촉진하는 용접 증기에 있는 초미세 입자 때문인 것으로 추정된다. 이러한 이유로 많은 국가에서 노인 및 기존 호흡기 질환 혹은 면역 장애가 있는 환자에 대한 일반 인구 예방접종에 추가로 용접 기술자에게 폐렴알균 예방접종을 권장한다.

학습 요점

용접의 호흡기 부작용:
- 급성 흡입 손상/질식
- 금속 증기 발열
- 거대세포 사이질 폐렴
- 폐렴
- 천식
- 만성 폐쇄 폐 질환
- 철침착증
- 폐암
- 2차 질환: 석면 관련 질환(예를 들어 선박 건조 및 다른 산업에서 간접 노출)

더 읽을거리

Mason RJ, Murray JF, Nadel JA, Broaddus VC, eds. Murray and Nadel's Textbook of Respiratory Medicine, 4th ed. Philadelphia, PA: Elsevier Saunders; 2005.

Newman TA, Cullinan P, Blanc P, Pickering A. Parkes' Occupational Lung Disorders, 4th ed. Boca Raton, FL: Taylor and Francis; 2017

Rom WN, Markowitz S, eds. Environmental and Occupational Medicine, 4th ed. Philadelphia, PA: Lippincott Williams & Wilkins; 2007.

42

석면증, 진폐증, 기타 직업 폐 질환

ERIN R. NAREWSKI, SCOTT SIMPSON, JOSEPH RAMZY, JENNIFER KRAFT, AND RICHARD NGO

석면 폐 질환

도입

석면은 내화성과 마찰 저항으로 가장 잘 알려진 광물 섬유다. 석면은 1700년대부터 산업에 사용되어 왔지만, 1850년대 이후로도 그 사용은 정점에 도달하지 못했다.[1] 근로자 수백만명이 업무 중 석면에 노출되었다. 미국에서 석면의 중요성과 사용은 1970년대에 최고조에 달했으며, 영국에서는 20세기 말에 작업장에서 석면 사용이 전면 금지되었지만, 미국에서는 여전히 일부 특정 제품에 석면 사용을 허가하고 있다. 과거 사용의 유산은 철거 및 개조 작업으로 인한 노출로 계속 이어지고 있다.

역학과 역사

석면 관련 직업 폐 질환에 대한 첫 보고는 1930년대였다.[2] 미국에서 석면과 중피종의 상관관계는 1960년대에 밝혀졌다.[3] ATS (American Thoracic Society)는 1986년에 근로자 2,500만 명이 상당한 석면 흡입에 노출되었다고 보고했다. 1998년에 노출 용량 증가가 질병 위험 증가와 관련이 있음이 밝혀졌다. 2007년 미국에서는 석면과 관련한 사망이 2,000건 이상으로 보고되었다.[5]

석면 노출은 석면 광산 작업 중이나 석면을 작업에 사용할 때 발생할 수 있다. 근로자는 조선, 섬유, 시멘트, 마찰재, 단열재, 자동차 수리(특히 브레이크 라이닝), 배관, 혹은 배관 절단 산업에서 노출될 수 있다. 석면을 사용한 기존 건물의 철거도 또 다른 흔한 노출 원인이다. 마지막으로, 석면 노출 근로자의 직계 가족에게 석면 섬유가 전달되면 간접 노출도 발생할 수 있다. 석면 노출에는 유리 석면 섬유(free asbestos fiber)와의 직접 접촉이 필요하며 가정이나 직장에서 석면이 들어간 재료로 건설 또는 철거를 시도하지 않는 이상은 석면을 함유한 자재로 만든 건물에서 일하거나 거주하는 것만으로는 석면증이 발생하지 않는다.

병태생리

석면 섬유는 피부, 소화기관, 혹은 흡입을 통해 흡수될 수 있다. 흡입한 섬유는 종말 세기관지에 도달할 수 있다. 기도에 섬유가 침착되면 사이토카인, 단백질분해효소, 반응산소종(reactive oxygen species, ROS)을 포함하는 염증 매개 물질이 방출되어 기관지 및 가슴막 세포의 면역 특성을 자극한다. 이러한 병리 과정은 즉시 시작되며 수십년 동안 지속된다.[6]

석면 노출은 석면증으로 알려진 가슴막 반(pleural plaque), 광범위 가슴막 섬유증(diffuse pleural fibrosis, DPF), 가슴막 삼출, 원형 무기폐, 광범위 폐 섬유증을 유발할 수 있다. 석면증은 일반적으로 느리게 진행하며 폐 하엽에 우세한 특징이 있다. 석면 노출은 기관지유래 악성종양과 중피종의 위험을 증가시킨다.[1]

임상 양상

석면증은 제한 폐 질환을 유발한다. 진단을 위해서는 다양한 잠복기와 함께 석면 노출 이력이 필요하다. 환자는 느리게 진행하는 호흡 곤란, 마른 기침, 가슴막염 가슴 통증을 호소한다. 신체 검사에서 폐 아래쪽 구역에서 들리는 비특이적인 광범위한 들숨 거품소리(crackle), 타진에서 둔한 소리, 공기 흡입량 감소, 가슴막 질환이 있는 부위의 마찰음 등이 나타날 수 있다.

폐 기능 검사에서는 제한 패턴을 볼 수 있으며, 일반적으로 확산 능력이 감소한다.

석면 관련 가슴막 질환

양성 가슴막 질환

석면 노출과 관련한 가슴막 질환은 임상 및 영상이 서로 크게 다를 수 있다. 아래의 내용은 몇 가지 일반적인 양상이다.

임상 사례 1

전기기술자로 40년 넘게 일해온 60세 남자 환자가 점진적으로 진행하는 운동 중 호흡 곤란을 주요 호소 증상으로 내원하였다. 환자는 상당히 많은 건설 및 개조 설계 업무에 참여했으며, 직장 생활 내내 간헐적으로 석면에 노출된 적이 있다고 이야기했다. 폐 생검 검체는 그림 42.1에서 볼 수 있다.

해설: 화살표는 잔류 석면 소체(asbestos body)를 표시한다.

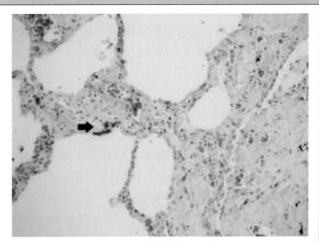

그림 42.1 석면 노출 환자의 폐 조직에 대한 H&E 염색

학습 요점

석면증의 일반적인 CT 영상 소견:
- 원형 무기폐, 가슴막 두꺼워짐/가슴막 반
- 가슴막 석회화
- 가슴막 삼출
- 간유리 음영
- 소엽사이 중격 두꺼워짐
- 벌집모양(후기 소견, 주로 폐 주변부 뒤쪽 및 아래쪽)

석면 노출의 위험이 있는 직업:
- 건설 노동자: 건축업자, 목수, 전기공, 일반 현장 노동자.
- 광산 및 절삭 제조업 종사자

- 철도 기술자
- 유지보수 기술자: 건물 (가정 및 상업, 운송)
- 철거 노동자
- 바닥 타일, 단열재, 내화섬유 제조업체 및 설치업체 종사자
- 선박, 기차, 자동차 차체 제작자
- 자동차 기술자(브레이크 라이닝 설치, 제거 및 수리)
- 배관공, 도관 및 보일러 배관공

직업 노출에 대한 완전한 목록 및 이와 관련한 질환에 대해서는 표 42.1을 참고한다.

표 42.1 직업 폐 질환

직업 노출	질환	유병률(노출된 인력)	잠복 기간(노출에서 임상 발현까지)
이산화규소	급성 규폐증	알 수 없음	12개월 미만
	가속화 규폐증	알 수 없음	2-10년
	만성 규폐증	알 수 없음	10년 이상
석면	석면증	다양: 10%에서 90% 이상까지	10년 이상
	가슴막 반	다양: 5-75%	10년 이상
석탄	광부 진폐증	5%	5-40년
	진행 거대 섬유증	알 수 없음	5-40년
기타	직업 천식	1-10%	대다수 사례에서 6-24개월

출처: O'Reilly KM et al., Chest, 75(5), 683-8, 2007; Roggli VL et al., Arch Pathol Lab Med, 134(3), 462-80, 2010; Renzetti AD, Jr et al., Am Rev Respir Dis, 133(6), 1205-9, 1986; Davis GS, Chest, 89(3 Suppl), 169S, 43752-3 [pii], 1986; Castranova V, Vallyathan V, Environ Health Perspect, 108(Suppl 4), 675-84, 2000.

- 가슴막염: 급성 가슴막 삼출, 삼출물성 가슴막 삼출(exudative pleural effusion), 가슴막 두꺼워짐, 혹은 기저 석면 가슴막 침범으로 인한 만성 가슴막 통증을 포함한다. 이러한 양상은 급성 혹은 만성으로 나타나며, 증상이 있을 수도 있고, 영상에서 우연히 발견되기도 한다. 변화하는 증상이나 영상 소견은 기저 가슴막 악성종양을 반영하는 것일 수 있다.[7]
- 가슴막 반(pleural plaque)은 석면 노출과 관련된 가장 흔한 양성 소견이다. 노출과 발견 사이에 10년에서 20년 사이의 잠복기가 있는 것이 일반적인 특징이다. 가슴막 반은 흉부 방사선 사진으로 쉽게 확인하고 진단할 수 있으며, 전형적으로 원형, 양쪽, 비대칭 가슴막 병변을 볼 수 있으며, 대부분 석회화가 있다. 가슴막 반 형성의 기저 과정은 석면 섬유에 대한 섬유화 반영과 관련 있을 가능성이 높으며, 때로는 특징적인 "털(hair)" 모양이 나타난다(그림 42.2). 시간이 흐름에 따라, 석회화가 발생한다. 이는 주로 가로막과 가쪽 가슴벽에서 볼 수 있다(그림 42.5).

- 가슴막 반의 존재는 과거에 많은 양의 석면에 노출되었음을 의미하기 때문에, 석면증 및 중피종이 발생할 위험이 높다. 그러나, 가슴막 반 자체는 전암 병터(premalignant lesion)가 아니다.[8] 가슴막 반에 대한 영상은 그림 42.3, 그림 42.4, 그림 42.5, 그림 42.7을 참고한다.

- 양성 석면 가슴막 삼출(benign asbestos pleural effusion, BAPE)은 일반적으로 소량 및 한쪽 가슴막 삼출이며, 임상 양상이 나타난 후 몇 주 뒤에 자연히 사라지며, 일반적으로 어느 정도의 가슴막 두꺼워짐을 남긴다. 양성 석면 가슴막 삼출은 주로 광범위 가슴막 두꺼워짐이 발생하기 전에 나타나며, 삼출액은 환자의 가슴막 흡입 결과 중 1/3에서 볼 수 있듯이 일반적으로 호산구 삼출이다. 기존의 가슴막 삼출 치료법을 넘어서는 특별한 임상 관리는 필요하지 않다.

- 가슴막 두꺼워짐: 국소 및 광범위: 이 형태의 양성 석면 가슴막 질환은 아교질(collagen) 형성을 자극하는 석면 소체의 흡입 및 정체로 인해 발생한다. 이 단계는 일반적으로 가슴막 삼출이 발생한 다음에 나타난다. 이는 광범위 내장 가슴막 두꺼워짐을 동반한 CT 소견으로 진단할 수 있다. 내장 가슴막 층과 벽 가슴막 층 사이의 유착도 간혹 보고되었다. 두꺼워진 내장 가슴막이 주변 폐 조직에 힘을 가하면 무기폐가 발생할 수 있다. 이는 일반적으로 가슴막 침범 부위에 국한된다. 그림 42.5와 그림 42.6에서 가슴막 두꺼워짐을 확인할 수 있다.

  - 질병 진행이 광범위한 경우, 제한 폐 기능 소견으로 이어질 수 있다. 환자는 일반적으로 운동 호흡 곤란을 주요 호소 증상으로 내원하며, 가슴막 두꺼워짐이 통증을 유발하는 경우는 드물다.

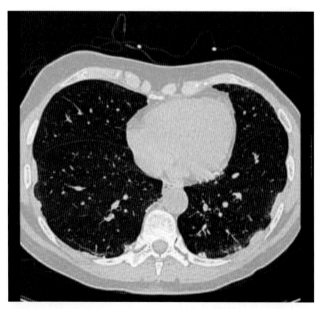

그림 42.2 여러 개의 가슴막 반과 그 중 일부에서 섬유화를 반영한 "털(hair)"을 보여주는 고해상도 CT 영상

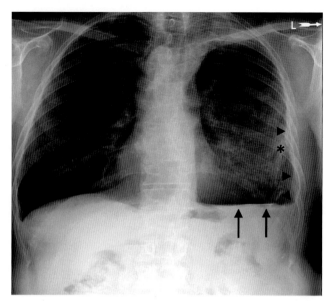

그림 42.3 가로막 석회화를 동반한 가슴막 반(화살표), 가슴막 두꺼워짐(화살촉), 원형 무기폐와 일치하는 용적 소실을 동반한 왼쪽 가슴막옆(juxtapleural) 폐 중간 구역의 음영(별표)을 보여주는 앞쪽 흉부 방사선 사진

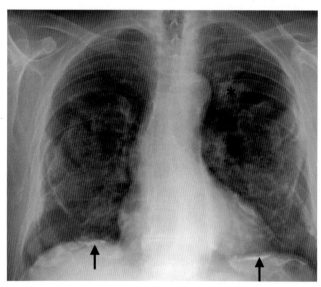

그림 42.4 수많은 양쪽의 석회화된 가슴막 반을 보여주는 전면 흉부 방사선 사진. "호랑가시나무 잎(holly leaf)" 모양(별표)과 가로막 가슴막 반(화살표)의 존재를 주목한다.

- 광범위 가슴막 두꺼워짐은 흉부 방사선 사진에서 특징적인 소견이 있다. 갈비가로막 각(costophrenic angle)의 소실이 흔하지만, 확진을 위해 반드시 필요한 것은 아니다.

- 원형 무기폐(rounded atelectasis)는 내장 가슴막이 폐 조직 주변에서 수축하는 경우에 볼 수 있다. 많은 사례에서 가슴막 섬유증으로 인한 폐 실질 "띠(band)"를 볼 수 있다. MRI와 18FDG PET-CT 영상은 광범위 가슴막 두꺼워짐과 악성 중피종을 감별하는데 유용할 수도 있다. 가슴막 생검은 영상으로 악성 중피종을 배제할 수 없는 경우에 시행한다.

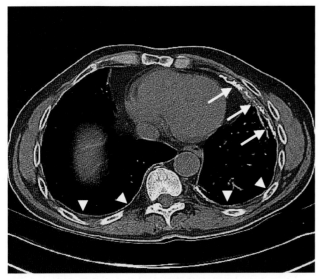

그림 42.5 왼쪽의 석회화 된 가슴막 반(화살표)과 양쪽의 매끄러운 가슴막 두께 워짐(화살촉)을 보여주는 연부 조직 창 설정의 흉부 CT 영상

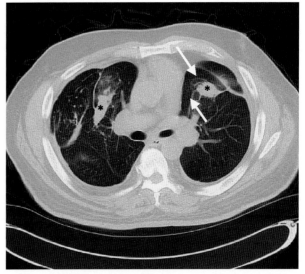

그림 42.6 원형 무기폐와 일치하는 용적 감소 및 혜성 꼬리 징후(comet tail sign, 화살표)와 연관된 두꺼워진 가슴막 및 틈새(fissure)에 인접한 양쪽 원형 음영(별표)을 보여주는 폐 창 설정의 흉부 CT 영상

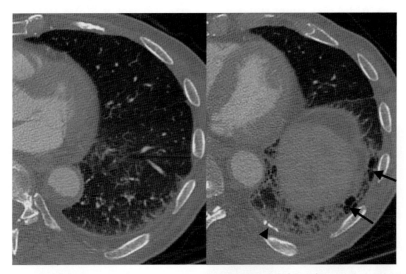

그림 42.7 왼쪽 폐 아래쪽에서 보통 사이질 폐렴 패턴과 일치하는 거친 폐 주변부 그물망 음영과 벌집모양(화살표)을 보여주는 폐 창 설정의 축방향 순차적 CT 영상. 가슴막 반이 존재하는 경우(화살촉), 이러한 소견은 석면증과 부합한다.

- 치료는 필요하지 않지만, 간혹 폐 확장을 개선할 가능성이 있다고 판단되는 경우 가슴막 피질제거술(decortication)을 고려해 볼 수 있다.
- 원형 무기폐: 이 양성 소견은 두꺼워진 내장 가슴막이 인접 폐 조직으로 접혀 들어가서 발생한다. 이는 일반적으로 국소 및 원형 모양을 하고 있으며, 폐문을 향하는 꼬리 모양을 하고 있기 때문에 "혜성 꼬리 징후(comet tail sign)"라고 부른다. 그림 42.3과 그림 42.6에서 원형 무기폐를 볼 수 있다.

악성 석면 관련 질환

중피종은 희귀 종양으로 석면 노출이 가장 흔한 촉진 요인이다. 현재 높은 발병률은 주로 건설 노동자, 특히 배관공과 전기기술자에게서 보고되고 있다. 중피종은 긴 잠복기를 가지는 질환으로 노출 후 20년에서 40년이 지나서 발생하기 때문에, 사망까지는 대부분 오랜 시간지연이 있으며 과거 노출로 인한 것이다. 중피종으로 인한 사망은 2010년에서 2020년 사이에 최고조에 달할 것으로 예상된다. 미국에서는 1999년에서 2005년 사이에 18,068명이 악성 중피종으로 사망했다. 사례 중 대부분이 남자(81%)였다.

임상 양상으로는 가슴막염, 가슴막 삼출, 체중 감소, 발열, 종말증(cachexia) 같은 전신 증상이 나타날 수 있다.[9] 병리적으로 벽 가슴막 층을 침범할 가능성이 더 높다.[10] 가는 바늘 흡인, 내과적 흉강경 검사(medical thoracoscopy), 혹은 비디오 보조 흉강경 수술을 통한 가슴막 병변의 생검으로 확진할 수 있다. 흉부 방사선 사진에서는 일반적으로 대량의 가슴막 삼출을 볼 수 있다. CT 영상에서는 이에 추가로 가슴막 반과 가슴막에 기반한 덩이 병변을 확인할 수 있으며, 가슴벽 침범이 있다면 가슴벽 침범도 확인할 수 있다.[11]

중피종은 방사선 요법에 거의 반응하지 않기 때문에 치료가 어렵다. Pemetrexed, Cisplatin, Bevacizumab, Sunitinib, Gemcitabine 등을 포함한 여러 가지 화학요법 제제를 이용한 임상 시험이 진행 중이며, 현재까지는 한정적인 생존 이점만 입증되었다.[11,12] 현재는 Premetrexed와 Cisplatin의 병용요법이 1차 치료법으로 여겨진다. 그림 42.8은 중피종 환자의 PET 영상이다. 가슴막 삼출을 주요 호소 증상으로 내원한 이 환자에게는 가슴벽 침범이 있다.

집단 기반 연구에서 석면이 모든 유형의 폐암 위험을 증가시킨다는 사실은 잘 알려져 있다. 흡연에 대한 석면의 부가 효과도 잘 알려져 있다. Lee 등은 비흡연자에 비해 흡연자에게서 석면 노출로 인한 기관지유래 암 발생 위험이 증가한다고 보고했다.[13] 흡연에 대한 석면 노출의 상승 효과가 각각의 독립 위험을 합한 것보다 더 크다는 사실이 확인되었다. 가능성 있는 설명으로는 석면 폐 질환의 병태생리 기전에 대한 흡연의 부가 효과와 흡연 과정에서 흡연자가 생성하는 환기 패턴의 변화가 있다.[13] 폐암 환자에게서 임상 병력을 청취할 때, 의사는 관련된 직업 혹은 환경 노출에 관해서도 질문해야 한다. 또한, 이산화규소(silica)와 해탄(coke)에 대한 직업 노출은 흡연 효과 이상으로 폐암의 위험을 증가시키는 것으로 밝혀졌다.

석면 사이질 폐 질환(석면증)

석면증은 석면 노출로 인해 발생하는 사이질 섬유증이다. 그림 42.7에서 대표적인 영상을 볼 수 있다. 이는 2010년 Roggi 등이 침범된 세기관지 근처에 있는 폐포에서 시작하여 이웃한 세기관지까지 확장하는 다양한 정도의 침범(0-4)이 있는 소수세포(paucicellular) 아교질 섬유증의 현미경 소견으로 정의하였다.[14] 정확한 조직 진단을 위해서는 전형적인 석면 섬유와 일치하는 얇고 반투명한 중심부가 있는 황금빛 갈색(golden-brown)을 띠는 구슬 모양 혹은 아령 모양의 구조를 포함하는 폐 조직이 제곱센티미터(cm^2) 당 최소 2개는 필요하다. 그러나 임상 양상 및 영상 소견이 전형적인 석면증이라면 조직 진단은 필요하지 않다.[14]

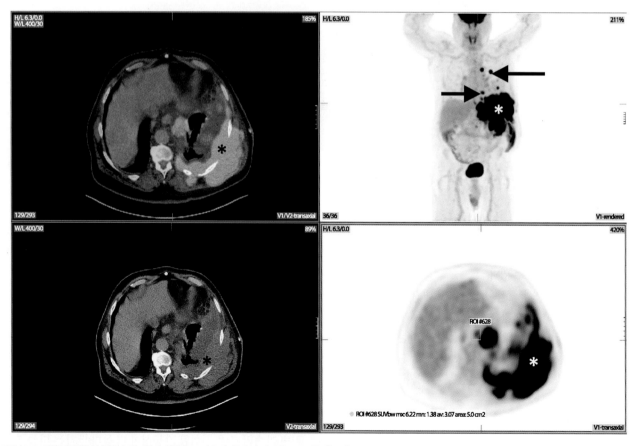

그림 42.8 왼쪽 아래쪽 가슴에서 중피종과 일치하는 가슴벽 침범 및 상당한 FDG 활성(별표)을 동반한 덩이 같은 가슴막 두꺼워짐을 보여주는 결합 및 비결합 PET/CT 영상. FDG 활성 림프절 및 폐 전이도 볼 수 있다(화살표).

진단 후 권장사항

의사를 위한 2004년 ATS 권장사항에는 석면 관련 폐 질환을 확인했다면, 환자에게 고지하고 해당 사례를 관련 기관에 보고 해야 한다고 명시되어 있다. 진단 및 ATS 장애 기준에 따른 장애의 중증도를 고려하여 노출이 폐에 미치는 영향을 평가했다면, 환자가 받을 수 있는 재해 보상에 대한 추가 논의가 필요할 수 있다.[15] 금연 상담은 최우선 순위가 되어야 한다. 흡연은 기관지유래 악성종양 및 중피종에 대한 위험을 석면 노출 단독보다 더 증가시키기 때문이다. 연령별 예방 지침에 따라 독감 및 폐렴알균 예방접종(pneumococcal vaccination)을 포함하는 예방접종을 권장한다. 의사는 석면 관련 폐암에 대한 높은 수준의 의심을 유지해야 하며, 임상 적응에 따라 3년에서 5년마다 흉부 방사선 사진 혹은 CT같은 영상 검사로 환자를 추적 관찰해야 한다.

진폐증

도입

진폐증은 업무 중 입자 물질을 흡입하여 발생하는 폐 질환군이다. 전 세계적으로 흔한 두 가지 진폐증은 규폐증(silicosis)과 광부 진폐증(coal worker's pneumoconiosis)이며, 여기에는 만성 기관지염, 폐기종, 폐 섬유증, 천식, 높은 수준의 이환율 및 사망률과 총체적으로 관련된 기타 양상이 포함된다. 광부가 탄층에 도달하기 위해 통과해야 하는 복잡한 지질 환경으로 인해 발생하는 광부 진폐증은 석탄 분진, 이산화규소, 디젤 배기가스 및 기타 광산 환경에 존재하는 입자들에 노출되어 발생하는 중복 증후군이다. 노출을 줄이기 위한 규제에도 불구하고 이러한 질병의 유병률은 크게 변하지 않았다. 미국의 경우, 새로운 규제에서 이산화규소 노출의 허용량이 감소하였으며 이는 질병 부담을 감소시킬 것으로 예상된다. 그러나, 전 세계적으로 새로운 산업이 나타나서 이러한 미세입자에 노출되는 근로자의 수가 증가하고 있으며, 질병 위험과 관련 있다고 알려진 직업 목록도 계속 늘어나고 있다.

병인과 역학

미세 물질은 크기가 10 μm 미만이라면 상기도에 걸리지 않고 폐 실질에 도달할 수 있다.[16] 2002년 WHO (World Health Organization)는 전 세계적으로 30,000명이 진폐증으로 인해 직접 사망한다고 추정하였으며, 이 숫자는 만성 폐쇄 폐 질환과 천식 같은 합병증을 정의에 포함하면 386,000명으로 증가한다. 개발 도상국의 경우, 노출 산업에 종사하는 근로자 중 30-50%

에서 진폐증이 발생했다.

이산화규소는 지각에 가장 풍부한 물질 중 하나다. 노출 직업에는 광업, 모래 뿜기(sandblasting), 터널 공사, 표면 천공, 암석 절단, 도기 및 도자기 제작, 건설, 이산화규소 제분, 주조 및 채석 작업 등이 포함된다.[17] 수압 파쇄 및 청바지 모래 뿜기 같은 새로운 산업은 이산화규소 노출의 새로운 원인이다.[18] "검은 폐 질환"이라고도 하는 광부 진폐증은 석탄 광산에 일하는 광부에게 발생한다. 전 세계의 전력 중 40%는 석탄에서 나온다.

노출 규제는 전 세계적으로 상당히 다양하다. 미국의 산업 안전 보건국(Occupational Safety and Health Administration, OSHA)은 최근 45년만에 처음으로 규제를 변경하여 이산화규소의 노출 허용 한도를 8시간 교대를 기준으로 공기 중 평균 50 mcg/m³로 감소시켰다.[19] 이산화규소의 노출 허용 한도를 반으로 줄인 이 규제는 매년 600명의 생명을 구할 수 있다. WHO는 석탄 분진의 노출 허용 한도를 2 mcg/m³으로 제안했다.[20]

발병기전

규폐증과 광부 진폐증은 첫 노출 후 잠복기가 있는 섬유발생 질환이다. 이산화규소에 노출된 환자는 질병에 걸릴 가능성이 높아진다. 규폐증과 광부 진폐증은 유사한 작용 기전을 가지고 있다. 침착된 광물은 폐에 있는 폐포 대식 세포의 활성 및 보충을 유발하며, 폐에서 대식 세포는 미세 물질을 포식한다.[21] 이러한 활성화된 폐포 대식 세포는 그 후 활성 산소종 및 사이토카인을 방출하며, 이는 그 자체로 섬유모세포와 염증 세포를 활성화한다. 활성 산소종은 폐에 있는 항산화제를 압도하여 지질 과산화와 그 결과물인 세포 손상을 유발한다.

특히, 이산화규소 및 이산화규소를 함유하고 있는 석탄 분진에 노출되면 NLRP3 (NACHT, LRR and PYD domains-containing protein 3) 염증조절복합체(inflammasome)의 활성화로 인해 인터루킨-1β와 인터루킨-18 같은 사이토카인이 방출되어 중성구와 섬유모세포를 보충한다.[21] 이산화규소는 또한 지질 과산화를 유발하는 독특한 압전 성질(piezoelectric property)을 지니고 있다.

진폐증의 근본 병리는 폐에서의 분진 제거 장애와 관련이 있다. 상당한 노출은 대식 세포 포식 체계를 압도하여 폐포에 분진이 축적되며, 이는 면역 반응을 촉발할 수 있다. 섬유모세포는 이러한 반응을 통해 활성화되며, 결과적으로 대식 세포는 폐 실질 조직 사이에 "갇히게" 된다. 결국, 이러한 대식 세포는 용해되어 섬유모세포 반응을 더욱 증가시키며, 더 많은 섬유화 조직이 쌓인다. 이와 동일한 과정이 림프절과 혈류에서도 발생하여 허혈 괴사를 유발한다. 분진 침착 부위가 넓어짐에 따라, 주변의 다른 병소와 합쳐져 별개의 사이질 섬유증 영역을 형성한다. 아직 완전히 밝혀지지 않은 요인들에 따라, 섬유화 병소는 정지할 수도 있으며 혹은 계속해서 커져서 결절을 형성할 수도 있으며, 결절들이 합쳐지면 진행 거대 섬유증(progressive massive fibrosis, PMF)이 발생한다. 이 과정은 국소 허혈 괴사 및 섬유증의 진행을 가속화하는 결핵이나 류마티스 인자에 의해 악화될 수 있다. 이 악화 고리는 아교질 바탕질(collagen matrix)을 분비하는 섬유모세포의 활성을 자극하여, 규폐증과 광부 진폐증의 최종 단계인 섬유증을 유발한다(그림 42.9, 그림 42.10).

학습 요점

흡입 결정질 이산화규소 노출의 위험이 있는 직업
- 모래 뿜기 작업자, 석공 및 일반 건설 노동자
- 광부
- 터널 기술자
- 주조 및 채석장 노동자
- 제분업자
- 도자기 및 유리 제조 업자

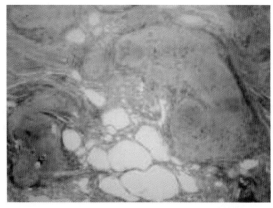

그림 42.9 규폐증의 전형적인 양상을 보여주는 병리 검체. H&E 염색

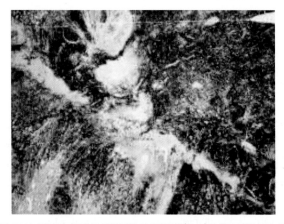

그림 42.10 광부 진폐증으로 인한 진행 거대 섬유증(PMF)의 생검 검체. H&E 염색

규폐증과 광부 진폐증의 진단

진단은 직업 노출 이력과 영상 소견을 기반으로 한다. 특히, 흉부 방사선 사진은 이에 사용되는 보편적인 영상 방법이다. 폐기능 검사에서는 일반적으로 제한 패턴을 볼 수 있지만, 이 집단은 폐쇄 폐 질환의 유병률이 높기 때문에 폐쇄 소견도 드물지 않다. 고해상도 CT는 섬유화 질환의 진단에 유용하며, 개발도상국에서 증상이 있는 노출 환자의 평가에서 점점 더 많이 선택되고 있는 영상 기법이다.

병력과 영상은 다양한 양상의 규폐증에 대한 정확한 진단으로 이어진다.

급성 규폐증 환자는 일반적으로 많은 양의 새로 파쇄된 이산화규소에 대한 짧은 노출 이력을 지니고 있으며, 근무 시작 후 첫 몇 주 내로 증상이 나타날 수도 있다. 기침, 체중 감소, 피로 같은 증상은 노출 후 몇 주 혹은 몇 년 후에 나타난다. 영상에서는 일반적으로 중엽과 하엽에서 광범위 간유리 병변을 볼 수 있지만, 폐포 단백질증(pulmonary alveolar proteinosis, PAP)과 유사한 소견 및 폐 부종도 드물지 않다.[17] 광산 기계를 운전하는 노동자(15.7%)와 비건설 노동자(9.5%)가 주로 보고되는 직업이다. 그러나, 터키에서 모래 뿜기(sandblasting)로 의류와 프라이팬을 만드는 젊은 남성이 사망한 사례처럼 다양한 제조 공정에 모래 뿜기가 사용되면서 위험이 있는 직업은 범위가 넓어지고 있다. 그럼에도 불구하고 이러한 상황은 드물다. 1996년에서 2005년 사이에 미국의 모든 규폐증 사례에 대한 연령 보정 사망률은 인구 100만 명 당 0.8건이었으며, 주로 남자가 많았다.

규폐증 사례 중 대부분은 노출 통제, 호흡기 보호 장비 사용 및 호흡기 감시가 적절하게 구현되지 않은 직업에서 발생한다.

인식 부족은 진단 지연뿐만 아니라 더 많은 노출로 이어지며, 이로 인해 질병 중증도가 높아질 수 있다. 의사는 규폐증 환자에서, 특히 결핵 발생률이 높은 지역의 환자에서 결핵 위험이 증가하는 것을 인식하고 있어야 한다. 흡연과 마찬가지로, 이산화규소는 만성 폐쇄 폐 질환 및 폐암의 위험을 증가시킨다.

만성/단순 규폐증은 영상에서 보이는 특징적인 결절의 크기 및 증상의 정도에 따라 단순할 수도 있으며, 혹은 진행 거대 섬유증으로 이어질 수도 있다. 이는 저 농도 이산화규소에 장기간 노출되어 발생하며, 일반적으로 발현은 노출 후 10년에서 20년 뒤에 나타난다. 흉부 방사선 사진 소견은 폐 위쪽 구역에 나타나는 다양한 정도의 석회화와 괴사를 동반한 여러 개의 최소한의 흡연력이 있는 42세 남자 환자가 증가하는 숨가쁨을 주요 호소 증상으로 내원하였다. 환자는 27살부터 석공으로 일했으며 마스크는 간헐적으로만 착용했다. 환자의 흉부 방사선 사진에 이상소견이 있음을 확인하였고, 고해상도 CT를 촬영하였다. CT를 통해 진행 거대 섬유증(PMF)을 동반한 가속화 규폐증을 확진했다. 환자의 폐 기능 검사에서 제한 이상을 볼 수 있었으며, 생검 결과는 그림 42.11에서 확인할 수 있다.

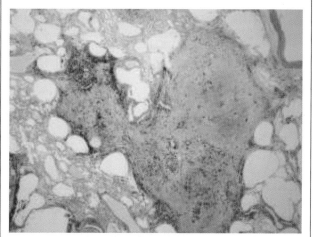

그림 42.11 규폐증 환자의 생검 검체. H&E 염색

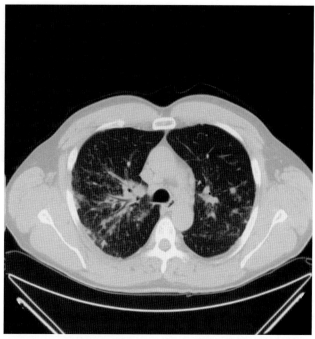

그림 42.12 기관지혈관 다발 및 가슴막을 따라 존재하는 여러 개의 림프절 주변 결절을 보여주는 폐 창 설정의 축방향 CT. 이러한 소견은 규폐증에서 볼 수 있지만, 유육종증과도 유사해 보인다.

결절이다. 이 결절은 이산화규소 및 소용돌이 형태(whorled)의 아교질 섬유로 만들어진다. 가래를 동반한 기침, 운동 호흡 곤란, 체중 감소, 병감 같은 증상이 나타날 수 있다. 그림 42.12의 환자는 만성 규폐증이 있다.

- 진행 거대 섬유증은 작은 결절이 합쳐져 크기가 1-2 cm보다 커질 때 발생한다. CT 영상에서는 "소시지 모양(sausage-shape)"을 띄는 방사하는 가닥이 있는 덩이 같은 음영 부위가 특징이다. 그림 42.13은 진행 거대 섬유증의 CT 소견을 보여준다.
- 가속화 규폐증은 만성 규폐증과 임상 및 영상 소견을 공유하지만, 노출 정도가 더 많을 가능성이 있으며, 증상 발현이 노출 후 4년에서 8년 사이로 일찍 나타난다.

광부 진폐증은 규폐증과 일부 특징을 공유함에도 불구하고 다른 임상 및 영상 양상을 보인다. 광부 진폐증은 단순과 복잡으로 분류할 수 있다. 후자의 경우 진행 거대 섬유증이라고도 하며, 규폐증의 최종 단계와 질병 양상이 비슷하다. 단순 광부 진폐증은 1-6 mm 크기의 결절이 특징이며, 주로 상엽의 세기관지 주변에 모여 있다.[17] 병리 검체에서 검은색으로 보이며, 결국 기도를 막게 되면 국소 폐기종을 유발한다. 크기가 7 mm 미만이면 미세결절로, 7 mm 를 초과하면 큰 결절로, 2 cm 를 초

과하면 진행 거대 섬유증으로 분류한다.

> **학습 요점**
>
> 직업 폐 질환에서 영상 이상소견의 분포:
> - 위쪽 구역: 규폐증, 광부 진폐증, 과민 폐렴, 베릴륨 중독증
> - 아래쪽 구역: 석면증

기타 폐 양상

이산화규소 노출은 진폐증과는 별개로 결핵 발병 위험 증가와 폐암 발병 위험 증가라는 두 가지 폐 연관성이 있다. 결정질 이산화규소는 결핵균을 사멸하는 폐포 대식 세포의 기능을 손상시킨다.[22]

1997년에 IARC (International Agency for Research on Cancer)는 규폐증의 진단 여부와 관계없이 이산화규소를 발암물질로 규정했다. 여러 역학 연구에서는 상반된 결과가 나왔다. 2012년, IARC는 이산화규소를 발암물질로 재확인했다. 이 발암물질 지정을 뒷받침하는 중요한 연구는 2013년에 Lei 등이 발표한 34,000명에 이르는 텅스텐 광부, 철 광부, 도예공을 대상으로 한 논문이다.[19]

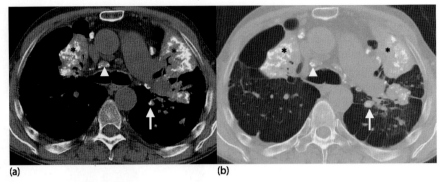

그림 42.13 규폐증과 관련된 진행 거대 섬유증과 일치하는 주변 구조 왜곡 및 용적 소실이 있는 내부 석회화를 동반한 폐문 주변 폐 위쪽 구역 덩이(별표)를 보여주는 연부 조직 창 설정(a) 및 폐 창 설정의(b) 축방향 CT 영상. 또한, 규폐증에서 볼 수 있는 인접한 작은 폐 결절(화살표)과 주변부가 석회화 된 세로칸 림프절(화살촉)도 주목한다.

광부 진폐증은 폐암 및 위장관 암의 위험 증가와 관련이 있다.[23]

폐외 양상

규폐증과 광부 진폐증은 모두 자가면역 질환과 관련이 있다. 이는 광물이 침착되는 동안 보충되는 폐포 대식 세포에 의해 시작되는 염증 과정과 밝혀지지 않은 방식으로 관련되어 있을 가능성이 있다. 규폐증은 전신 경화증, 류마티스 관절염, 전신 홍반 루푸스와 관련이 있다. 전신 경화증과 관련이 있을 때, 이를 Erasmus 증후군이라고 한다.[24] 광부 진폐증은 류마티스 관절염과도 관련이 있으며, 이를 Caplan 증후군이라고 한다.

규폐증은 신병증과도 관련이 있으며 여기에는 국소, 증식, 초승달 사구체신염뿐만 아니라 결절 다발동맥염(polyarteritis nodosa)과 일치하는 동맥류 형성을 동반한 괴사 사구체신염 같은 여러가지 사구체신염이 포함된다.[25] 발칸 토착 신병증(Balkan endemic nephropathy)과도 또 다른 연관성이 있을 수 있다. 특징적인 피부 결절을 동반한 말기 신장병도 보고되었다.

기타 진폐증

진폐증의 나머지 원인은 드물다. 베릴륨 중독증(berylliosis)은 원자력, 항공 우주, 전기 산업에서 사용되는 베릴륨에 노출되어 발생한다. 면폐증(byssinosis)은 의류 제조 산업에서 일하는 동안 면화, 대마(hemp), 또는 아마(flax)를 흡입하여 발생한다. 폐가 갈색을 띄지는 않지만, "갈색 폐 질환(brown lung disease)" 및 월요일 발열(Monday fever)이라고도 부른다. 월요일 발열은 근로자가 월요일에 직장으로 돌아오면 천식과 유사한 증상이 다시 나타나는 것을 의미한다. 증상은 일반적으로 업무 주간 동안 좋아진다. 철침착증(siderosis)은 철에 노출되어 발생하며, 용접 기술자에게서 볼 수 있다. 비섬유화 질환이라 여겨지지

만, 노출 후 섬유증 발생도 보고되었다. 석분증(chalicosis)은 암석 절단 시 발생하는 돌 입자를 흡입하여 발생하며, "부싯돌병(flint disease)"이라고도 부른다.

치료

규폐증이나 광부 진폐증에 효과적인 치료법은 현재로서는 존재하지 않는다. 노출을 줄이기 위해 현행 규정을 적용한 1차 예방에 중점을 두고 있다. 흉부 방사선 사진을 통한 매년 선별검사에서 질병의 징후가 있으며 업무 환경에서 노출을 더 제한할 필요가 있는 환자 혹은 완전한 제한이 필요한 환자를 확인할 수 있다. 폐활량 검사는 기저 혹은 동반 질환을 평가할 때 유용할 수 있다. 흉부 CT 영상은 질병의 결절 혹은 섬유화 양상을 구별하는데 유용할 수 있다. 기관지폐포 세척, 가래 배양, 드물게는 폐 생검을 겸한 기관지 내시경 검사는 이러한 배제 진단을 보조하는데 사용할 수 있다. 모든 환자는 철저한 상담을 받아야 하며, 적절한 사례에서는 질병 및 산업에 따라 장애 근로자를 위한 기관에 의뢰해야 한다.

기타 직업 폐 질환

베릴륨 민감화 및 만성 베릴륨 질환

베릴륨은 두 번째로 가벼운 금속이며, 항공 우주, 도자기, 합금 제조, 핵 방어를 포함한 다양한 산업에서 사용된다. 약 100만 명의 근로자가 베릴륨 입자 흡입을 통해 베릴륨에 노출된다.[26] 베릴륨 분진에 대한 노출은 베릴륨 민감화, T-세포 매개 적응 면역 반응, 비치즈 육아종 형성으로 이어진다. 베릴륨에 노출된 사람 중 약 2-16%에서 만성 베릴륨 질환이 발생한다.[26] 베릴륨 민감화에서 만성 베릴륨 질환으로의 진행은 유전 감수성과 노출 유형에 따라 달라진다.

베릴륨 민감화 및 만성 베릴륨 질환을 진단하기 위한 1차 선별 도구는 베릴륨 림프구 증식 검사(Beryllium Lymphocyte Proliferation Test, BeLPT)이며, 말초 혈액이나 기관지폐포 세척액으로 검사할 수 있다. BeLPT 양성 및 기관지경유 생검에서 볼 수 있는 육아종 염증의 근거가 있으면 만성 베릴륨 질환을 진단할 수 있다. 기관지경유 생검을 시행할 수 없는 경우, 만성 베릴륨 질환과 일치하는 임상 양상, 베릴륨에 대한 노출 이력, 베릴륨 민감화의 근거, 영상 소견 같은 진단 기준을 바탕으로 만성 베릴륨 질환을 추정 진단할 수 있다.[27]

만성 베릴륨 질환의 CT 소견은 유육종증과 유사하다. 기관지혈관 주변에 분포하는 작은 결절을 흔히 볼 수 있다. 세로칸 림프절병증, 간유리 음영, 기관지벽 두꺼워짐, 소엽사이 중격 두꺼워짐 등이 흔한 소견이다.[27] 벌집모양, 가슴막밑 낭종, 석회화는 진행 질환에서 볼 수 있다.[28]

만성 베릴륨 질환은 일반적으로 증상이 느리게 진행하며, 피로, 기침, 운동 호흡 곤란, 가슴 불편 등이 나타날 수 있다. 상당한 폐 기능 감소의 근거가 있으면 만성 베릴륨 질환의 치료에 코르티코스테로이드를 사용하지만, 최적의 용량, 시기 및 치료 기간은 확립되지 않았다.[27] 베릴륨 민감화가 확인된 모든 근로자는, 특히 만성 베릴륨 질환이 있는 근로자는 모든 추가 노출을 피해야 한다.

급성 흡입 손상

유해한 화학 물질의 흡입은 직업 폐 질환의 중요한 원인이다. 일반적인 흡입 자극제에는 유기 및 무기 화학물질뿐만 아니라 카드뮴(cadmium) 및 수은 같은 금속도 있다.[28] 대표적인 유기 화학물에는 유기인산염(organophosphate)과 중합체 증기(polymer fume)가 있으며, 무기 화학물의 예로는 암모니아, 황화수소, 산화질소, 이산화황 등이 있다. 직업 노출은 업무 공간의 환기가 충분히 되지 않은 상태에서 화학물질이나 금속을 다룰 때 발생한다. 흡입한 물질은 입자의 크기 및 용해성에 따라 호흡기의 다양한 위치에 있는 폐 상피를 직접 손상시킨다. 큰 입자 및 수용성(water solubility)이 높은 가스는 일반적으로 상기도에 침착되며, 작은 입자 및 수용성이 낮은 가스는 호흡기의 더 깊은 곳으로 흡입된다.[4] 급성 흡입 손상의 경우, CT 영상에서 일반적으로 폐 부종으로 인한 것으로 추정되는 중심소엽 혹은 반점 간유리 음영을 볼 수 있다.[28]

급성 흡입 손상의 주요 후유증은 반응 기도 질환 증후군, 천식 유사 증후군의 급성 발현, 기도 반응성이다. 폐쇄 세기관지염 및 기관지 확장증은 드문 합병증이며, 최초 노출 후 수주에

서 수개월 뒤에 나타날 수 있다. 폐쇄 세기관지염은 일반적으로 산화질소 및 이산화항에 노출된 다음에 많이 발생하며, 기관지 확장증은 주로 고농도 암모니아에 노출된 다음에 발생한다.[28]

라돈

라돈은 토륨과 우라늄의 방사선 붕괴 동안 생성되는 자연적으로 발생하는 불활성 가스다. 토양과 암석에 존재하는 불활성 라돈 가스는 α 선을 방출하는 방사선입자로 붕괴된다. 연간 사람 방사선량 중 80% 이상이 자연 방사선원으로 인한 것이며, 방사성 라돈 피폭은 연간 자연 방사선의 거의 절반을 차지한다.[29]

실외 환경에서는 토양에서 방출되는 방사성 라돈 가스가 희석되어 낮은 농도로 발생하기 때문에 인체에 미치는 영향이 미미하다. 그러나 방사성 라돈 가스는 토대의 균열을 통해 건물로 스며들 수 있다. 환기가 잘 되지 않는 건물에는 라돈 가스가 해로운 수준까지 축적될 수 있다.[29,30]

높은 실내 라돈 농도에 장기간 노출되면 폐암 위험이 증가하는 것으로 알려져 있다. 따라서 라돈은 발암 물질로 분류된다. 주거지 라돈 피폭은 흡연에 이은 폐암 발병의 두 번째 주요 위험 요인이다.[30] 전 세계적으로, 폐암으로 인한 모든 사망 중 약 3-15%는 실내 라돈 피폭이 원인이다.[31]

인듐 폐 질환

1990년대와 2000년대 초반에 전 세계적으로 인듐 수요가 늘어났다. 이는 산화 인듐(indium oxide) 90%와 산화 주석(tino oxide) 10%로 구성된 인듐 주석 산화물(indiumtin oxide, ITO)의 새로운 용도가 주도했다. 인듐 주석 산화물은 액정 화면, 플라즈마 화면, 터치 화면용 투명 전도성 코팅제 생산에 반드시 필요하다.[32]

인듐 폐 질환은 인듐 주석 산화물 생산 과정에서 인듐 금속 및 인듐 화합물에 노출된 근로자에게서 보고되고 있다.[32] 인듐 폐 질환은 폐포 단백질증에서 시작하여 폐기종을 동반한/동반하지 않은 폐 섬유증으로 진행할 수 있는 치명적일 수도 있는 질환이다.[33] 이는 느리게 발생하는 질환으로 보고되고 있으며, 일반적으로 수 개월간의 노출 뒤에 발생한다. 진단 시 흔한 증상은 젖은 기침과 호흡 곤란이다.

인듐 폐 질환 환자에게서 볼 수 있는 두 가지 주요 영상 소견은 폐 섬유증과 폐포 단백질증이며, 소엽사이 중격 두꺼워짐에

겹쳐진 간유리 음영으로 구성된 "돌조각 보도 패턴(crazy paving pattern)"으로 묘사된다.[32] 흥미롭게도, 노출과 진단 사이의 시간이 짧은 사례에서는 영상 소견이 폐포 단백질증과 일치할 가능성이 높았으며, 진단까지의 시간이 긴 경우에는 폐 섬유증이 있을 가능성이 높았다.[32]

비록 임상 양상은 다양하게 나타날 수 있지만, 인듐 폐 질환 환자는 기관지경유 생검 검체에서 유사한 조직 소견을 보이는 것으로 밝혀졌다. 폐포 단백질증의 특징인 과립 호산구 및 폐포 내 삼출물뿐만 아니라 육아종과 관련된 상당 양의 콜레스테롤 틈새(cholesterol cleft)도 확인되었다.[32] 일반적으로 폐 생검 조직을 입자 분석하면 인듐을 확인할 수 있다.[32]

참고 문헌

1. Cugell DW, Kamp DW. Asbestos and the pleura: A review. Chest J 2004;125(3):1103-17.

2. Merewether ERA, Price CW. Report on Effects of Asbestos Dust on the Lungs and Dust Suppression in the Asbestos Industry. Part II. Processes giving Rise to Dust and Methods for its Suppression. London: HMSO. 1930.

3. Wagner JC, Sleggs CA, Marchand P. Diffuse pleural mesothelioma and asbestos exposure in the North Western Cape Province. Br J Ind Med 1960;17(4):260-71.

4. watsubo Y, Pairon JC, Boutin C, Menard O, Massin N, Caillaud D, Orlowski E, Galateau-Salle F, Bignon J, Brochard P. Pleural mesothelioma: Dose-response relation at low levels of asbestos exposure in a French population-based case-control study. Am J Epidemiol 1998;148(2):133-42.

5. O'Reilly KM, Mclaughlin AM, Beckett WS, Sime PJ. Asbestosrelated lung disease. Chest 2007;75(5):683-8.

6. Mossman BT, Churg A. Mechanisms in the pathogenesis of asbestosis and silicosis. Am J Respir Crit Care Med 1998;157(5):1666-80.

7. American Thoracic Society. Diagnosis and initial management of nonmalignant diseases related to asbestos. Am J Respir Crit Care Med 2004;170(6):691-715.

8. Hillerdal G. Pleural plaques and risk for bronchial carcinoma and mesothelioma. A prospective study. Chest J 1994;105(1):144-50.

9. Lee YG, Light RW, Musk AW. Management of malignant pleural mesothelioma: A critical review. Curr Opin Pulm Med 2000;6(4):267-74.

10. Boutin C, Rey F. Thoracoscopy in pleural malignant mesothelioma: A prospective study of 188 consecutive patients. Part 1: diagnosis. Cancer 1993;72(2):389-93.

11. Robinson BW, Lake RA. Advances in malignant mesothelioma. N Engl J Med 2005;353(15):1591-603.

12. Baas P, Fennell D, Kerr KM, Van Schil PE, Haas RL, Peters S. Malignant pleural mesothelioma: ESMO clinical practice guidelines for diagnosis, treatment and follow-up. Ann Oncol 2015;26(Suppl. 5):v31-9.

13. Lee PN. Relation between exposure to asbestos and smoking jointly and the risk of lung cancer. Occup Environ Med 2001;58(3):145-53.

14. Roggli VL, Gibbs AR, Attanoos R, Churg A, Popper H, Cagle P, Corrin B, Franks TJ, Galateau-Salle F, Galvin J, Hasleton PS. Pathology of asbestosis—An update of the diagnostic criteria: Report of the asbestosis committee of the college of American Pathologists and Pulmonary Pathology Society. Arch Pathol Lab Med 2010;134(3):462-80.

15. Renzetti AD, Jr, Bleecker ER, Epler GR, Jones RN, Kanner RE, Repsher LH. Evaluation of impairment/disability secondary to respiratory disorders. Am Rev Respir Dis 1986;133(6):1205-9.

16. Davis GS. The pathogenesis of silicosis. State of the art. Chest 1986;89(3 Suppl):169S. doi: S0012-3692(15)43752-3 [pii].

17. Castranova V, Vallyathan V. Silicosis and coal workers' pneumoconiosis. Environ Health Perspect 2000;108(Suppl 4):675-84. doi: sc271_5_1835 [pii].

18. Bayram H, Ghio AJ. Killer jeans and silicosis. Am J Respir Crit Care Med 2011;184(12):1322-4. doi: 10.1164/rccm .201108-1440ED.

19. Steenland K, Ward E. Silica: A lung carcinogen. CA Cancer J Clin 2014;64(1):63-9. doi: 10.3322/caac.21214.

20. Blackley DJ, Laney AS, Halldin CN, Cohen RA. Profusion of opacities in simple coal worker's pneumoconiosis is associated with reduced lung function. Chest 2015;148(5):1293-9. doi: //dx.doi.org/10.1378/chest.15-0118.

21. Lopes-Pacheco M, Bandeira E, Morales MM. Cell-based therapy for silicosis. Stem Cells Int 2016;2016:5091838. doi:10.1155/2016/5091838.

22. Goodwin RA, Des Prez RM. Apical localization of pulmonary tuberculosis, chronic pulmonary histoplasmosis, and progressive massive fibrosis of the lung. Chest 1983;83(5):801-5. doi: 2048/10.1378/chest.83.5.801.

23. Ames RG. Gastric cancer and coal mine dust exposure. A case-control study. Cancer 1983;52(7):1346-50.

24. Imam JS, Mira-Avendano I. Erasmus syndrome in a patient evaluated for pulmonary hypertension. In: C44. Diffuse Parenchymal Lung Disease: Case Reports. American Thoracic Society; 2016:A5117. http://dx.doi.org. ezproxy.pcom.edu:2048/10.1164/ajrccm-conference.2016.193.1_Meeting-Abstracts.A5117.10.1164/ajrccm-conference.2016.193.1_MeetingAbstracts. A5117.

25. Ghahramani N. Silica nephropathy. Int J Occup Environ Med 2010;1(3): 108-15.

26. Fontenot AP, Amicosante M. Metal-induced diffuse lung disease. Semin Respir Crit Care Med 2008;29(6):662-9. doi: 10.1055/s-0028-1101276.

27. Balmes JR, Abraham JL, Dweik RA, Fireman E, Fontenot AP, Maier LA, Muller-Quernhein J, Ostiguy G, Pepper LD, Saltini C, Schuler CR, Takaro TK RA, Wambach PF; ATS Ad Hoc Committe on Beryllium Sensitivity and Chronic Beryllium Disease. An official American Thoracic Society statement: diagnosis and management of beryllium sensitivity and chronic beryllium disease. Am J Respir Crit Care Med 2014;190(10):e34-59. doi: 10.1164/rccm.201409-1722ST.

28. Satija B, Kumar S, Ojha UC, Gothi D. Spectrum of highresolution computed tomography imaging in occupational lung disease. Indian J Radiol Imaging 2013;23(4):287-96. doi: 10.4103/0971-3026.125564

29. Yoon JY, Lee JD, Joo SW, Kang DR. Indoor radon exposure and lung cancer: A review of ecological studies. Ann Occup Environ Med. 2016;28:15-016-0098-z. eCollection 2016. doi: 10.1186/s40557-016-0098-z.

30. Noh J, Sohn J, Cho J et al. Residential radon and environmental burden of disease among non-smokers. Ann Occup Environ Med 2016;28:12-016-0092-5. doi: 10.1186/s40557-016-0092-5.

31. Kim SH, Hwang WJ, Cho JS, Kang DR. Attributable risk of lung cancer deaths due to indoor radon exposure. Ann Occup Environ Med 2016;28:8-016-0093-4. doi: 10.1186/s40557-016-0093-4

32. Cummings KJ, Nakano M, Omae K, Kang DR, Joo S, Kim C, Shin DC. Indium lung disease. Chest 2012;141(6):1512-21. doi: 10.1378/chest.11-1880

33. Cummings KJ, Virji MA, Trapnell BC, Carey B, Healey T, Kreiss K. Early changes in clinical, functional, and laboratory biomarkers in workers at risk of indium lung disease. AnnAm Thorac Soc 2014;11(9):1395-403. doi: 10.1513/AnnalsATS .201407-346OC.

43

약물 유발 폐 질환 및 방사선 유발 폐 질환

ERIN R. NAREWSKI AND SCOTT SIMPSON

약물 유발 호흡기 질환

도입

내과 치료법이 점점 복잡해짐에 따라, 약물 유발 호흡기 질환 (drug-induced respiratory disease, DIRD)도 더 보편화되었다. 광범위한 화학요법 제제, 생물학적 제제, 항부정맥 제제, 약물 남용, 항생제 등이 다양한 폐 질환의 원인으로 알려져 있다. 수백 가지 제제가 알려진 DIRD와 관련이 있다고 보고되었다. 영상 패턴은 매우 다양하며, 급성, 아급성, 혹은 만성일 수 있다. 확실한 임상 진단은 어렵다. 이번 장에서는 이 복잡한 증후군 집단의 범위, 위험 요인, 평가, 영상 및 치료에 대한 이해를 돕고자 한다.

역학

약물 독성 및 약물 이상 반응 사례는 매우 흔하지만, 이러한 반응이 얼마나 자주 폐를 침범하는지는 명확하지 않다.[1] 화학요법을 받는 환자 중 10%에서는 폐 합병증이 나타나지만, 이 수치는 과소진단 경향을 반영할 가능성이 높다. 원인이 될 가능성이 있는 제제의 투여와 질병 발병 사이의 명백한 연관성에도 불구하고, 의사가 폐 부종/혈액량 과다, 감염, 기저 질환의 진행 혹은 기타 감염 증후군 같은 대체 진단을 배제하는 것은 일반적으로 어려운 일이다.[2] DIRD를 유발하는 것으로 알려진 제제는 이번 장의 다른 부분에서 다루고 있다. 유병률은 제제에 따라 매우 다양하다.

위험 요인/감수성

DIRD 발병의 위험 요인을 시사하는 상관관계가 발견되었지만, 이는 환자에게서 반응이 나타날 가능성을 예측하기에는 부족하다. DIRD 환자들은 대부분 기저 질환으로 류마티스 질환이나 암을 가지고 있다.[2,3] 이러한 질환들은 폐 손상을 유발할 가능성이 높은 치료와 관련되기 때문이다. 그러나, 추가 위험 요인도 확인되었다.

나이가 매우 어린 환자와 나이가 매우 많은 환자가 특히 위험이 높다. 첫 번째 집단은 신체 크기가 다르고, 두 번째 집단은 간 기능 및 신장 기능이 다르기 때문이다. 성별과 인종은 때로는 특정 제제와 관련된 DIRD 발생과 관계가 있지만, 일반적으로 더 감수성이 높은 집단은 없다.[1]

활성 산소종의 발생 때문에 산소 사용은 위험 요인이라 여겨진다. 이 연관성은 아직까지는 이론으로 남아있다. 그러나, 산화 손상을 동반하는 Amiodarone 유발 DIRD의 발병기전은 이러한 이론을 지지하는 강력한 근거다.[4]

화학 요법 및 방사선 요법과 DIRD의 위험 증가 사이의 연관성은 잘 알려져 있으며, 여러 가지 화학요법 제제 사용도 DIRD 비율 증가와 관련이 있다.[5]

많은 연구에 따르면, 기저 폐 질환 및 이전 혹은 현재 흡연력도 DIRD와 강한 상관관계가 있다.[6]

약물 유발 폐 질환이 있는 환자에 대한 초기 평가

원인을 알 수 없는 폐 질환 환자를 평가할 때는 반드시 완전한 병력과 신중한 신체 검사가 포함되어야 한다. 매우 다양한 증상과 영상 소견이 나타날 수 있다. 모든 사례에서 투약 기록이 가장 중요하며, 과거 투약 기록과 현재 투여 중인 약물을 모두 확인해야 한다. 화학요법 및 류마티스 질환 치료제의 복용 기록에 관한 정보 수집에는 특별한 주의를 기울여야 한다. 이러한 약물들은 일반적으로 자가 투약하지 않으며, 환자가 자가 보고한 약물 목록에서 누락될 수 있기 때문이다. 또한, 환자는 특별히 질문하지 않는 이상은 최근에 복용한 항생제에 대한 정보를 이야기하지 않을 수도 있다. 약초, "천연" 및 일반 의약품도 사용 이력에 대해 물어보지 않으면 놓치기 쉽다.

과거 혹은 현재 사용 중인 불법 물질에 관한 정보를 포함한 신중한 사회력도 청취해야 한다. 약물의 종류, 투여 방법, 빈도, 사용 기간에 관한 자세한 내용도 필요하다.

약물 사용에 따르는 증상 발현 시기는 DIRD의 가장 중요한 진단 지표다. 안타깝게도, 일부 약물, 특히 Amiodarone과 Methotrexate는 증상 발현이 느리기 때문에 이러한 연관성 확인이 더 어렵다.

DIRD 진단으로 이어지는 질병 특유의 임상, 검사실, 혹은 영상 소견이 없기 때문에, DIRD는 주로 배제 진단이다. 폐 질환의 직업, 류마티스, 감염, 심장, 환경 및 유전 원인을 배제하기 위해 특히 주의를 기울여야 한다.

폐 질환의 패턴

DIRD와 관련된 약물은 직접 폐 손상을 야기할 수 있으며, 직접 폐포 손상, 과민 폐렴, 혹은 폐 섬유증을 유발한다. 또한, 폐에 간접 손상을 야기할 수도 있으며, 이 경우 광범위 폐포 출혈, 폐 부종, 혹은 호산구 폐렴을 유발한다.

패턴은 매우 다양하다. 다양한 약물이 유사한 패턴을 야기할 뿐만 아니라 다양한 패턴이 단일 제제와 관련 있을 수도 있다. 패턴은 급성, 아급성, 혹은 만성으로 나타날 수 있다.[6] 모든 침윤 폐 질환 환자에게는 DIRD를 진단하기 위해 높은 의심 지수가 필요하다.

특정 약물 및 관련 증후군

특정 영상 패턴 목록이 나와있지만, 영상 소견은, 심지어 고해상도 CT 영상조차도 DIRD의 근본 병리를 잘 예측하지 못한다는 점에 유의해야 한다. 질병의 시간 진행과 중증도조차도 가능성 있는 원인 약물에 대한 좋은 지표가 아니다.[7] 그러나 약물 및 물질이 폐 질환을 유발하는 경우에 예상 가능한 다양한 임상 및 영상 양상은 기억해두는 것이 좋다. 표 43.1에는 주로 마주하게 되는 DIRD의 원인과 이에 대해 특별히 알려진 정보가 나열되어 있다.

AMIODARONE

Amiodarone은 심방 및 심실 심장 부정맥 치료에 일반적으로 사용하는 약물이다. Amiodarone은 빠른 발현 시간, 급성, 만성 및 예방적 상황에서의 효능, 경구 및 IV 주사 형태 모두를 이

용 가능한 점 같은 이유로 널리 처방되는 화합물이 되었다. 그러나, Amiodarone은 느리게 흡수되며 지방 조직에 축적되어 적정이 어렵다. 따라서, 언제든지 용량과 무관하게 독성이 발생할 수 있다.[8]

Amiodarone은 심근의 K^+ 통로를 차단하며, 또한 베타 차단 효과도 나타내는 III 등급 항부정맥 약물이며, 서로 다른 조직에서 서로 다른 독성 효과를 야기한다. Amiodarone은 일반적으로 폐, 간, 췌장의 섬유화 질환뿐만 아니라 갑상샘 질환도 유발한다. 이러한 조직에서 Amiodarone은 자유 라디칼 형성, 산화 스트레스, 막 불안정화를 유발한다.[4] Amiodarone 100 mg 정제 하나에는 하루 권장량의 250배에 달하는 아이오딘(iodine)이 함유되어 있으며, 갑상샘 호르몬 수준의 변화, 갑상샘 저하증(hypothyroidism), 심지어는 갑상샘 항진증(thyrotoxicosis)도 야기한다.[9] 그러나, 세포독성 효과는 대부분 산화 손상으로 인한 것이라 추정되기 때문에, 생체 외 연구에서 항산화제가 Amiodarone 노출로 인한 세포 손상을 예방 혹은 완화할 수 있다는 근거가 나오고 있다.[4,10]

Amiodarone으로 인한 DIRD는 다양한 방식으로 나타날 수 있으며, 기저 폐 질환이 있는 환자나 산소 치료 중인 환자에게 더 자주 발생하지만, 모든 환자에게 나타날 수 있다. 가장 흔한 형태인 폐렴은 일반적으로 호흡 곤란, 마른 기침, 발열, 가슴막염 같은 증상으로 시작된다. 이러한 비특이 증상으로 인해 Amiodarone 유발 폐 독성은 배제 진단이 된다.[8] 발생률은 환자 중 1-10% 사이로 추정된다. 위험 요인에는 남자, 고령, 하루에 200 mg 이상의 고용량 Amiodarone 사용, 장기간 사용, 다른 사이토크롬 P-450 억제제 사용, 만성 신장병 병력 등이 있다. 그러나 현재까지 가장 중요한 위험 요인은 기저 만성 폐쇄 폐 질환이다.

Amiodarone 독성으로 인한 폐렴은 일반적으로 폐포 및 사이질 모두에서 발생하며 발병이 느리지만 빠르게 발병하는 경우도 있다. 검사실 검사에서 호산구 증가증을 볼 수 있으며, 폐 기능 검사에서는 확산능력 감소를 동반한 제한 패턴이 나타나며, 영상에서는 양쪽 폐 침윤을 볼 수 있다.[8] 초기에는 간유리 음영을 동반한 과민 폐렴 패턴을 지니며, 진행하면서 급성 사이질 폐렴 패턴을 보이다가 결국에는 폐 섬유증으로 이어진다. 영상에 나타나는 간유리 음영은 초기 및 스테로이드 감수성 질환을 의미하는 것이라 생각된다.[11]

독성은 예방할 수 없지만 사용 및 중단에 관한 임상 지침을 면밀히 준수해야 한다.

표 43.1 특정 약물 및 관련 증후군

약물	종류	증후군	시기	위험 요인	가능성	영상 소견
Amiodarone	III등급 항부정맥 제제, 심근 K⁺ 통로 차단, 베타 차단	폐, 갑상샘, 간, 췌장의 섬유화 질환 갑상샘저하증 갑상샘항진증 폐렴	모든 용량, 모든 시기	기저 폐 질환 산소 사용 남성 고령 하루 용량 200 mg 이상 장기간 치료 다른 사이토크롬 P450 억제제 사용 만성 신장병 만성 폐쇄 폐 질환	환자 중 1-10%	양쪽 폐 침윤 간유리 음영 폐 섬유증
Dronedarone	II등급 항부정맥 제제	폐렴 심부전			사례 보고에 따르면 Amiodarone보다 낮음	
Methotrexate	다이하이드로엽산 환원효소 억제제	폐 침윤 급성 호산구 증가증		일본계 특정 HLA 표현형	드물다, 상대적 위험 1.1	과민 폐렴 광범위 폐포 손상 사이질 혹은 폐포 침윤
비스테로이드 소염제	비스테로이드 소염제	비심장성 폐 부종 호산구 증가증 호산구 증가증을 동반한 폐 침윤 증후군			알 수 없음	폐 침윤, 폐 부종
안지오텐신 전환효소 억제제	안지오텐신 전환효소 억제제	기침 사이질 폐 질환 호산구 폐렴			사이질 폐 질환에 대한 사례 보고 환자 중 15%에서 기침	사이질 폐 질환 호산구 폐렴
Imatinib	BCR-ABL에 대한 단백질 인산화효소 억제제	폐 부종 가슴막 삼출 사이질 폐 질환			사이질 폐 질환에 대한 사례 보고 사례 중 2.3%에서 가슴막 삼출액 및 폐 부종	사이질 폐 질환
항생제						
Nitrofurantoin	항생제	발열, 오한, 기침, 호흡곤란, 폐 침윤 말초 호산구 증가증	투약 후 약 9일	장기간 사용 1개월 이상에서 더 흔함	흔하다	과민 폐렴 섬유증
Minocycline	Tetracycline 항생제				드물다	과민 폐렴 호산구 폐렴
생물학적 제제						
Rituximab	항 CD-20 항체	폐 독성			사례 중 0.03%	광범위 폐포 침윤
Gefitinib	상피 성장 인자 억제제	치명적인 사이질 폐 질환	사용 후 첫 3개월			사이질 폐 질환
Cetuximab	단클론 항체				사례 보고 2건	광범위 폐포 손상
Interferon	면역조절제	유육종증	평균 11개월 치료			유육종증 폐 섬유증
화학요법 제제						
Gemcitabine	화학 요법					사이질 폐 질환 사이질 폐렴
Docetaxel	화학 요법				환자 중 1%	사이질 폐 질환 사이질 폐렴
Paclitaxel	난소암 및 유방암에 대한 화학 요법				동시 방사선 요법을 하지 않은 환자 중 1%	사이질 폐 질환 사이질 폐렴
Irinotecan	고형암에 대한 화학 요법				5-Fluorouracil과 병용 시 20% 이상	사이질 폐 질환 사이질 폐렴
Topotecan	화학 요법				사례 중 20% 미만	사이질 폐 질환 사이질 폐렴
Vinblastine	화학 요법					사이질 폐 질환 사이질 폐렴
Vinorelbine	화학 요법					사이질 폐 질환 사이질 폐렴

표 43.1 (이어서) 특정 약물 및 관련 증후군

약물	종류	증후군	시기	위험 요인	가능성	영상 소견
화학요법 제제						
Gefitinib	타이로신 인산화효소 억제제				환자 중 1%	광범위 폐포 손상 사이질 폐 질환
Bleomycin	혈액암에 대한 화학 요법	사이질 폐 질환 전이 결절을 자극할 수 있음 급성 호흡 곤란 증후군			3% 이상	결절 기질화 폐렴 급성 호흡 곤란 증후군
Dacarbazine	화학 요법				호지킨 림프종에 사용할 경우 42%	
Carmustine	화학 요법				골수 이식 준비 중인 환자 중 26%	
Cyclophosphamide	칼시뉴린 억제제	급성 호흡 곤란 증후군 폐 섬유증	사용 후 수년 뒤			급성 호흡 곤란 증후군 폐 섬유증

폐 질환의 병력이 있는 환자에 대해서는 기준선 폐 기능 검사 및 흉부 방사선 사진, 모든 환자에 대해서는 매년 흉부 방사선 사진 촬영을 비롯한 감시를 권장한다. 이후 폐 질환 발생의 근거가 있으면 즉시 약물을 중단해야 한다.[12]

현재 Multaq이라는 상품명으로 판매 중인 Dronedarone이라는 새로운 항부정맥 약물은 최근에 사용이 늘고 있다. 심방 세동 환자의 입원율 및 사망 감소가 확인되었기 때문이다.[13] 이는 Amiodarone의 구조를 변경한 새로운 화합물로 지방 용해성을 감소시키고 따라서 반감기를 감소시킴으로써 독성 발생률도 감소시키기 위해 아이오딘을 제거하고 메테인-설포닐기(methane-sulfonyl group)를 추가했다. 현재까지 나온 자료에 따르면 DIRD 발생률은 감소했지만, 주요 연구는 중증 심부전 환자에서 심부전 악화와 관련한 사망률 증가로 인해 조기에 중단되었다.[14] 이전에 Amiodarone을 투약한 적이 없었던 환자에서 발생한 폐 독성 사례도 보고되었다.[15]

METHOTREXATE

Methotrexate는 다양한 류마티스 및 종양학적 적응증에 주로 사용하는 다이하이드로엽산 환원효소 억제제(dihydrofolate reductase inhibitor)이며, 폐 질환 환자의 치료에도 자주 사용된다. Methotrexate는 주로 과민 폐렴 패턴과 관련이 있다. 과민 폐렴은 심지어 약물 농도가 낮을 때도 흔히 발생하며, 폐포막에서 작은 육아종을 형성하는 면역 세포 침윤이 원인이다. 이는 광범위 폐포 손상(diffuse alveolar damage, DAD)으로 진행하는 제4형 과민 반응을 나타내는 것으로 생각된다.[11] 영상 소견은 사이질, 폐포 혹은 혼합 양상으로 나타날 수 있다. 기관지폐포 세척액에서는 일반적으로 림프구 우세를 볼 수 있다.[7] 말초 호산구 증가증은 환자 중 약 40%에서 확인된다.[16] Methotrexate 관련 사이질 폐 질환은 일본계 환자 및 특정 HLA-A 표현형을 가진 환자에게서 흔하다. HLA-A 표현형은 약물에 대한 피부 반응과도 관련이 있다. 이는 약물로 변형된 HLA 분자에 의한 T-세포 활성 때문일 수 있다.[17] 그림 43.1은 Methotrexate 폐 질환 환자의 영상이다.

Methotrexate 관련 폐 질환과 면역억제 환자에게 흔한 이와 비슷한 양상을 지니는 다른 질환을 구별하는 것은 일반적으로 매우 어렵다. 폐포자충, 세균, 바이러스 폐렴, 심지어는 림프구 증식 질환도 Methotrexate 관련 DIRD로 가장할 수 있다.[18,19]

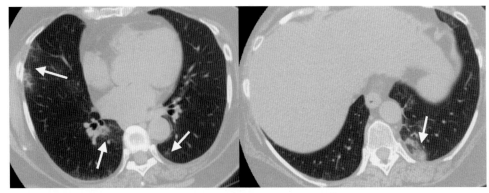

그림 43.1 Methotrexate를 사용 중인 환자에게서 2차 기질화 폐렴을 반영하는 반점 주변부 간유리 음영과 경화(화살표)를 보여주는 폐 창 설정의 축방향 CT 영상

Methotrexate 유발 DIRD라는 주제에 대한 상당한 보고가 있음에도 불구하고, Methotrexate 관련 폐렴은 매우 드물며 환자가 Methotrexate를 복용할 때 다른 형태의 폐 질환을 Methotrexate로 인한 것이라 잘못 판단하는 일이 많음을 암시하는 새로운 자료가 있다. 최근의 메타 분석에 따르면 Methotrexate를 복용중인 환자에서 폐 질환의 상대 위험도는 1.1이다.[3] 그러나, 문헌에서 보고된 고전적 발생률은 0.3-11.6% 사이이며, 대부분 류마티스 관절염 환자에게서 보고되었다.[16]

비스테로이드 소염제

비스테로이드 소염제(NSAID)와 Aspirin은 고전적으로 비심장성 폐 부종 및 호산구 증가증을 동반한 폐 침윤 증후군(pulmonary infiltrates with eosinophilia, PIE syndrome)의 발병과 관련이 있다. 높은 오진율로 인해 발생률은 알 수 없지만, 환자 중 90%는 약물을 중단하면 호전된다.[20]

NITROFURANTOIN

요로 감염에 주로 사용하는 Nitrofurantoin은 다른 어떤 약물보다 폐 손상 사례가 더 많다.[19] 급성 사례는 약물을 투여하고 약 9일 뒤에 나타나며, 발열, 오한, 기침, 숨가쁨, 폐 침윤 등으로 시작한다. 침윤은 주로 사이질 패턴 및 과민 폐렴 패턴을 지닌다. 이는 말초 호산구 증가증을 동반하기 때문에, 급성 알레르기 반응으로 가정한다. 1개월 이상 약물을 사용한 일부 환자에서는 만성 형태가 분명하게 나타나며, 결국 영상에서 섬유증으로 진행할 수도 있다. 거의 모든 환자가 약물을 중단하면 치료 없이도 회복된다. 비타민 C를 함유하는 일부 제제는 폐 독성이 덜 한 것으로 생각된다.[21]

MINOCYCLINE

Minocycline은 여드름과 모낭염 치료에 주로 사용하는 일반적인 항생제로 과민 폐렴 양상 혹은 호산구 폐렴을 유발하는 것으로 밝혀졌다. 호산구 폐렴은 기관지폐포 세척액에서 호산구 소견으로 구별할 수 있는 반면, 과민 폐렴은 전형적인 림프구 우세를 보인다.[22] Minocycline이 병리적으로 호산구 DIRD를 유발하지만 다른 Tetracycline은 그렇지 않은 이유는 밝혀지지 않았다.[6] 약물을 중단하면 예후는 양호하며, 때로는 스테로이드가 필요하다. 이 반응은 드물기 때문에, 사용 가능한 정보는 대부분 사례 보고를 통해 얻은 것이다

안지오텐신 전환 효소 억제제

안지오텐신 전환 효소 억제제(angiotensin-converting enzyme inhibitors, ACEi)는 고혈압 및 다양한 적응증에 널리 사용되는 약물이다. 환자 중 약 15%에서 기침을 유발하는 것으로 잘 알려져 있다. 대부분은 폐의 알려진 질병과 관련이 없다.[23] 그러나 사이질 폐 질환 및 호산구 폐렴에 대한 매우 드문 사례 보고가 있다.[24]

생물학적 제제

Imatinib은 BCR-ABL, 즉 필라델피아 염색체(Philadelphia chromosome)에 대한 단백질 인산화효소 억제제이며 사이질 폐 질환과 관련한 여러 사례 보고가 있다.[16] 또한 사례 중 2.3%에서 폐 부종 및 가슴막 삼출과도 관련이 있다.[2]

Rituximab은 항 CD-20 항체로 많은 B-세포 매개 질환에 사용되며, 즉각적인 주입 반응을 일으킬 뿐만 아니라 약물을 중단하면 사라지는 몇 가지 폐 독성 사례와도 관련이 있다.[16] 대규모 연구에 따르면 발생률은 0.03%다.[25]

Gefitinib은 상피 성장 인자 수용체(epidermal growth factor receptor, EGFR) 억제제로 투여 첫 3개월 안에는 사이질 폐 질환의 발생률이 낮다. 사례 중 1/3은 치명적인 것으로 보고된다. Gefitinib은 폐포 상피 세포에 있는 상피 성장 인자 수용체에 활성을 나타내 다른 원인으로 인한 폐 질환도 악화시킬 수 있다.[2]

Cetuximab은 다양한 수용체에 활성을 나타내는 단클론 항체로 일반적으로 두경부 암이나 결장암 치료에 사용된다. 이미

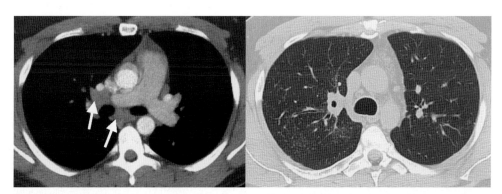

그림 43.2 인터페론-α로 치료 중인 환자에게서 유육종 유사 반응과 일치하는 폐문에 우세한 림프절병증(화살표)과 림프절 주변에 분포하는 여러 개의 고형 미세결절을 보여주는 연부 조직 창 및 폐 창 설정의 축방향 CT 영상

폐 이식을 받은 환자에게서 2건의 광범위 폐포 손상 사례가 발생했다.[25]

새로운 생물학적 제제 때문인 것으로 추정되는 다른 폐 질환 사례도 보고되었지만 드물다.

인터페론

인터페론은 바이러스 감염, 일부 암, 다발 경화증의 치료에 사용되는 일반적인 면역조절제다. 2006년 기준으로 문헌에서 인터페론-α 치료 후 유육종증이 발생한 사례가 60건으로 보고되었으며, 대부분 11개월 이상 간염 치료를 받은 환자에게 발생했다. 그러나, 실제 발생률은 아마도 더 높을 것이다. 이는 약물에 대한 면역 반응의 결과로 생각되며, 폐 섬유증으로 진행할 수 있다.[26] 그림 43.2는 인터페론-α로 인한 폐 질환 환자의 영상이다.

희귀 약물

약물과 약물이 유발하는 폐 손상을 연관시키는 일이 어렵다는 점을 감안하면, 이러한 반응에 대한 이력이 있는 약물 중 대부분은 사례 보고를 통해서만 분류할 수 있다. 따라서, 참조 상 편의를 위해 이러한 반응은 www.pneumotox.com에서 관련 인용과 함께 분류하고 있다. 약물은 일반명이나 약물군을 통해 쉽게 접근할 수 있으며, 이 웹사이트는 영어와 프랑스어를 모두 사용할 수 있도록 설계되었다. 사람 및 동물 시험 결과가 모두 분류되어 있으며, 지속해서 경신되고 있다. 항목은 반응 유형과 신뢰할 수 있는 사례 보고 혹은 인용 횟수별로 나열되어 있다. 조직 및 임상 양상도 관련 약물에 대한 링크와 함께 나열되어 있다. 이 온라인 자료를 활용한, 스마트폰에서 사용하기 위한 응용프로그램도 최근에 개발되었다.[24]

약초 및 건강 보조식품

안타깝게도 특히 미국에서 약초 및 건강 보조식품의 판매를 둘러싼 느슨하거나 존재하지 않는 규제 환경을 감안할 때, 이러한 제제로 인한 DIRD의 규모에 대해서는 알려진 바가 거의 없다. 최근 메타 분석에서는 폐 손상과 관련이 있는 두 가지 제제만 나열하고 있다. 로열 젤리(royal jelly)는 중증 기관지연축(bronchospasm)을 유발할 수 있으며, 체중 감소에 사용하는 말레이시아 식물인 아마메시바(Sauropus androgynous)는 폐쇄 세기관지염을 유발할 수 있다. 판매 중인 보조식품에 불순물 또는 오염이 흔하다는 점, 약초 요법에 약리학적 활성 화합물이 있을 가능성이 높은 점, 부작용에 대한 보고가 부족한 점 등을 감안할 때, DIRD가 의심되는 모든 환자에게 약초 혹은 건강 보조식품을 중단하도록 조언하는 것이 현명하다.[27] 또한 점안액으로 인한 것이라 생각되는 폐 질환에 대한 개별 사례도 있으며,[6] 최근 일본의 사례 보고에서도 폐렴과 관련이 있다고 의심되는 유사한 이름의 약초 요법 목록이 분류되어 있다.

불법 약물
헤로인/아편제제

아편제제는 특히 과다 복용 시 비심장성 폐 부종 발생과 관련이 있다. 이는 Naloxone을 투여 중인 환자와 남자에게 더 흔하지만, 일반적으로 이러한 환자가 상당한 호흡 자극 감소가 뒤따르는 더 심각한 수준의 과다복용을 한다는 사실 때문이라고 생각된다. 예후는 양호하며, 치료는 지지요법이다.[20]

코카인 및 메스암페타민

한때 의학적 용도를 위해 합법적으로 판매된 불법 각성제는 1800년대 이후로 미국에서 광범위하게 사용되어 왔다. 코카인, 메스암페타민(methamphetamine), 기타 이와 유사한 각성제는 인기가 높아져 일반적으로 정맥, 코안, 혹은 흡입 형태로 사용된다. 각성제 사용으로 인한 의학적 합병증은 의학 문헌에 널리 보고되었으며, 대다수 의사에게 친숙하며, 주로 심장, 정신, 신경 합병증이 발생한다. 폐 합병증은 잘 알려지지 않았다.[28]

흡입 유리염기 코카인(freebased cocaine) 혹은 "크랙 코카인(crack cocaine)" 흡연은 환자 중 34%에서 검은 가래를 동반한 기침, 22%에서 가슴막염 가슴 통증, 22%에서 약물 흡입 즉시 숨가쁨을 유발하는 것으로 알려져 있다. 한 연구에 따르면 코카인 흡연자 중 약 6%에서 객혈이 나타난다. 흡입 도중 Valsalva법(Valsalva maneuver)으로 인한 압력손상은 기흉과 관련이 있다. 코카인을 흡연한 천식 환자는 중증 천식 악화의 위험이 증가한다. 코카인 사용자에게서 시행한 기관지폐포 세척 검사에서는 호산구와 착색된 대식 세포를 볼 수 있다.[29]

메스암페타민을 흡연하는 환자에서는 이러한 급성 폐 증상의 발생률이 낮다. 이는 약물의 긴 반감기로 인해 흡연 빈도가 낮으며, 흡입한 연기의 온도가 더 낮기 때문이라 생각된다. 호흡기 증상을 유발하는 가장 흔한 약물인 크랙 코카인은 187°C에서 흡입하며, 이는 기도를 태우기에 충분한 온도다.[28]

각성제 사용이 폐 기능 혹은 구조에 미치는 영향을 설명하기 위한 노력은 이 집단에서 담배 및 기타 흡입 약물 사용의 빈도가 높기 때문에 방해를 받고 있다. 그러나 우리는 각성제 사용이 심장성 및 비심장성 폐 부종 모두와 관련이 있다는 사실을 알고 있다. 코카인 사용 2일 이내에 나타나는 급성 호흡 곤란, 저산소증, 양쪽 폐 침윤, 발열, 국소 및 말초 호산구 증가증 등으로 이루어진 증후군인 "균열 폐(crack lung)"에 대한 보고가 점점 증가하고 있다. 이는 심지어 호흡 부전 및 급성 호흡 곤란

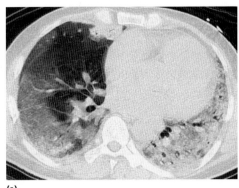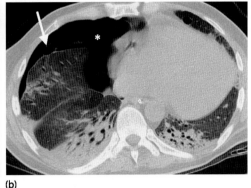

그림 43.3 생검으로 입증된 Bleomycin 사용으로 인한 광범위 폐포 손상을 나타내는 주변부 및 아래쪽에 우세한 간유리 음영과 경화를 보여주는 폐 창 설정의 축방향 CT 영상 (a). 1개월 뒤에 촬영한 CT 영상에서(b) 간유리 음영의 호전과 진행 견인 기관지 확장증 및 섬유증으로 인한 흉터 무기폐(cicatricial atelectasis)를 볼 수 있다. 압력 손상의 후유증인 오른쪽의 기흉(별표)과 가슴막옆 낭종(화살표)도 주목한다.

증후군, 사이질 폐렴, 폐쇄 세기관지 기질화 폐렴(bronchiolitis obliterans organizing pneumonia, BOOP)으로도 진행할 수 있다. 대다수 약물 유발 폐 질환 사례와 마찬가지로 치료는 지지요법이며, 필요한 경우 스테로이드를 사용한다.[28]

화학 요법

DIRD는 암환자에게 매우 흔하며, 대부분은 화학 요법이 원인이다. 이는 감염 및 방사선 유발 질환, 심지어는 초기 암의 림프절 전파와도 감별이 매우 어렵다. 또한, 화학 요법 유발 심부전으로 인한 모세혈관 누출 증가 혹은 폐 부종도 반드시 배제해야 한다. 임상적으로 유사한 양상을 지니는 이러한 질병과 감별하기 위해서는 일반적으로 고해상도 CT, 기관지폐포 세척, 생검이 필요하다. 화학 요법 유발 DIRD의 발생률은 10%로 추정된다.[2]

일반적으로 폐암에 사용하는 화학 요법 제제는 대부분 DIRD와 관련이 있다. Gemcitabine, Docetaxel, Paclitaxel, Irinotecan, Topotecan, Vinblastine, Vinorelbine은 사이질 폐 질환 및 사이질 폐렴 발병과 관련이 있다. Gefitinib은 상피 성장 인자를 표적으로 하는 새로운 인산화효소 억제제로 광범위 폐포 손상 및 사이질 폐 질환과 관련이 있다. 사이질 폐 질환의 발생률은 약물 투약 중인 환자 중 약 1%로 생각된다.[7]

특히 난소 및 유방의 악성종양에 사용하는 Paclitaxel은 30% 확률로 제 1형 과민 반응과 관련이 있다. 그러나 폐렴 및 사이질 폐 질환의 비율은 1%로 추정되지만, 방사선 요법을 추가할 경우 47%로 상승한다. Docetaxel에 대한 반응율도 비슷하다. 고형 암 치료에 사용하는 Irinotecan은 5-Fluorouracil과 병용하면 폐 독성의 위험이 20% 이상으로 높아진다. Topotecan은 독성 비율이 훨씬 낮다.[2]

일반적으로 혈액 종양에 사용하는 Bleomycin은 고전적으로 결절 기질화 폐렴과 관련 있으며, 전이 결절로 가장할 수 있다. 이를 감별하기 위해서는 생검이 필요하다. 또한 급성 가슴 증후군 및 급성 호흡 증후군으로 이어질 수 있으며, 심지어는 사용 후 수년 뒤에도 이러한 증후군을 유발할 수 있다. Bleomycine은 폐 손상과 직접 연관된 초기 약물들 중 하나다. Bleomycin을 투여 중인 환자에서 폐 독성의 발생률은 3% 이상일 것으로 생각된다. 그림 43.3은 Bleomycin을 투여 중인 환자의 영상이다. 호지킨 림프종에 사용하는 Dacarbazine은 폐 독성 발생률이 42%다. Carmustine도 폐 독성 발생률이 높다. 소규모 연구에서 골수 이식을 준비 중인 환자 중 26%에서 폐 독성이 나타났다. 가슴막 침범은 고전적으로 Cyclophosphamide 독성과 관련이 있으며, Cyclophosphamide는 또한 사용 후 수년이 지난 뒤에도 급성 호흡 곤란 증후군 및 폐 섬유증을 유발할 수 있으며, 대부분 비가역적이다. Busulfan, Chlorambucil, Cytosine-arabinoside, Etoposide, Fludarabine, Melphalan, Procarbazine, Thalidomide는 혈액 종양에 사용되는 폐 독성과 관련된 다른 화학요법 제제다.[16]

안타깝게도, 암치료와 관련한 높은 위험, 이 집단에서 약물 유발 폐 질환 및 임상적으로 이와 유사한 진단의 가능성이 높은 점, 암 환자에서 약물 반응의 중증도 증가 등으로 인해 암 환자에서 DIRD 발생을 선별하거나 예방하는 방법에 대해서는 의견이 분분하다. 추가 평가를 위해 화학 요법을 중단해야 하는 시기나 영상 검사가 선별검사에 유용한지 여부조차 명확하지 않다. 그러나 많은 의사들이 다양한 빈도로 폐 기능 검사 또는 영상을 이용하여 선별 검사를 시행하고 있다. 또한, 대다수 의사들은 스테로이드를 사용하는 경우 매우 천천히 점감할 것을 권장하고 있다. 스테로이드의 급속 점감은 암환자에서 DIRD 악화로 이어지기 때문이다. 많은 환자들이 빠르게 호흡 부전으로 진행하거나 사망하기 때문에, 이 집단에서 약물 유발 폐 질환의

망령은 무서운 존재다.[16]

진단

약물 유발 폐 손상은 증상 발현, 영상 소견, 약물 투여 시기 사이의 연관성을 확인하여 대부분 임상적으로 진단한다. 일반적으로 약물 유발 질환은 기저 폐 질환, 다른 원인으로 인한 광범위 폐포 손상, 감염 원인으로 인한 영상 침윤 등과 감별하기가 매우 어렵다.

세심한 병력 및 신체 검사 외에도 비조영증강 흉부 CT는 영상 소견을 설명하기 위한 최고의 도구다. 안타깝게도, 약물 유발 폐 손상을 다른 원인과 확실하게 구별할 수 있는 검사실 검사는 존재하지 않는다.[11] 진행하는 폐 손상 진행의 심각한 결과 및 결과가 예상과 다른 경우가 많다는[6] 점을 감안하여, 증상이나 징후가 재발하거나 악화하는 것을 확인하기 위해 약물을 다시 시작하는 유발 검사는 일반적으로 대다수 사례에서 권장하지 않는다. CD8+ 림프구에 대한 CD4+ 림프구의 비율이 낮으면 약물 유발 폐 질환을 암시하는 경우가 많기 때문에 기관지폐포 세척을 흔히 사용하지만, 중성구 증가증, 호산구 증가증, 혹은 복합 패턴도 많이 나타난다. 기관지폐포 세척에는 감염 원인을 배제하는데 도움이 되는 추가 특성이 있다. 드문 사례에서는 폐 생검이 필요할 수도 있으며, 다시 한번 언급하지만, 자극제가 동일한 경우에도 예상되는 조직 패턴은 매우 다양할 수 있다.[16]

치료

DIRD 치료는 원인 약물에 관계없이 비슷하다. 의사는 즉시 약물을 중단하고 환자에게 이러한 갑작스러운 변화의 이유에 대해 교육해야 한다. 약물 중단 만으로는 충분하지 않은 경우, 일반적으로 스테로이드 요법이 1차 치료법이다. 그러나, 스테로이드의 용량 및 시기에 관해서는 의견이 분분하다.[11] 폐 섬유증의 치료 방법에 대해서는 35장에서 다루고 있다.

전망

폐 질환을 유발하는 약물 및 화합물에 대한 이해는 여전히 부족하다. 몇 가지 연구가 잘 된 원인 이외에 대다수 폐 약물 반응은 사례를 통해서만 보고되고 있다. 안타깝게도, 문헌, 기관 혹은 제조업체를 통한 부작용 보고 비율은 대부분 1% 미만이며, 이는 약물을 폐 질환과 명확하게 연관 지을 수 없는 경우 특히 열악하다. 미래에는 보다 표준화 및 통합된 보고 체계, 그리고 다른 진단과 실제 DIRD 사례를 분류하기 위한 기술 발전이 필요하다. 약물, 방사선, 산소 및 기타 화합물의 조합과 관련한 폐반응의 상승 효과는 적절하게 특성화하기가 훨씬 더 복잡하다. 이 외에도 DIRD의 질병 병리에 관한 훨씬 더 도전적인 질문이 있다. 언제나 그렇듯이, 미래에는 의사들이 발견하는 중요한 주제에 대한 더 헌신적이고 조직적인 연구가 필요하다.[6]

방사선 유발 폐 손상

도입

WHO의 2012년 자료에 따르면 폐암은 선진국에서 사망의 3번째 주요 원인이다. 방사선 요법은 폐암 치료에 일반적으로 사용하는 방법이며, 악성 세포의 DNA를 직접 손상시키는 결정적인 효과를 생성한다. 이 방법은 유사하게 주변 부위의 정상 세포에도 영향을 미치며, 방사선 유발 폐 손상을 유발한다. 이 증후군의 복잡한 병태생리는 I형 폐포 세포의 파괴로 시작하여 방사선 요법 후 이 세포의 복구 조절 장애, 상피 및 내피 세포의 장벽 기능 소실 및 저산소혈증 같은 해로운 영향이 뒤따른다. 이는 염증 세포 축적을 자극하고 염증의 악순환 및 복구 조절 장애를 시작하여 결국 섬유세포 침착을 초래한다.[30]

방사선 유발 폐 손상은 방사선 폐렴으로 시작하여 방사선 섬유증으로 진행하며, 일반적으로 사용하는 세 가지 등급 체계가 있다. 증상은 발병 단계에 따라 부분적으로 다르며, 가슴막염 가슴 통증, 발열 혹은 오한, 마른 기침, 흉부 압박감 등이 나타날 수 있다. 적절한 병력 및 영상 소견을 바탕으로 폐 침윤, 폐렴, 폐 섬유증의 다른 일반적인 원인을 배제하고 나면 대다수 사례에서 배제 진단을 확정할 수 있다.

위험 요인

방사선 유발 폐 손상의 발생에 가장 중요한 위험 요인은 투여하는 방사선 선량과 치료하는 폐 조직의 부피다. 선량이 높을수록, 폐 조직의 부피가 클수록 환자에게 방사선 유발 폐 손상이 발생하기 쉬우며, 적절하지 못한 치료는 암과 관련된 좋지 않은 결과의 위험을 증가시키기 때문에 의사는 모든 치료 전략의 장단점을 고려해 신중하게 결정해야 한다. 추가 위험 요인에는 중엽 혹은 하엽에 위치한 종양, 흡연, 만성 폐 질환, 치료 전 폐 기능 불량, 당뇨, 화학요법 병용 등이 있다.[31]

미국 FDA (Food and Drug Administration)는 방사선이 유발하는 결정적 영향(deterministic effect)을 방지하기 위한 약물로 단 하나의 방사선보호 제제만 승인했다. Amifostine은 이온화 방사선 효과에 대한 정상 조직의 감수성을 감소시키는 다양한

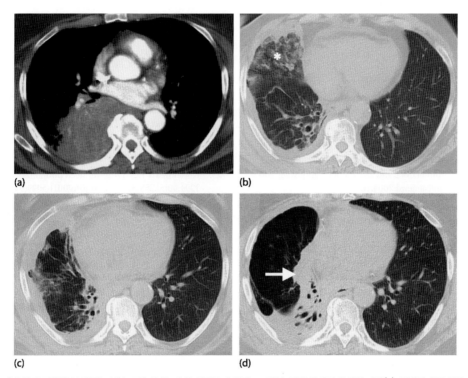

그림 43.4 방사선 유발 폐 손상의 진행을 보여주는 연부 조직 창 및 폐 창 설정의 순차적 CT 영상. 진단 당시의 우하엽 폐암(a), 극적인 치료 반응과 방사선 통과 부위에서 현저한 간유리 음영(별표)으로 표시되는 방사선 폐렴(b), 섬유증 및 견인 기관지 확장증을 동반한 후기 방사선 변화 (c), 3년 후 질병 재발(화살표)(d)

세포간 변화를 일으키는 유기 티오인산염(thiophosphate)이다. 그러나, 높은 부작용 발생률, 특히 저혈압으로 인해 사용이 제한된다.[32] Amifostine 사용은 메타 분석에서 방사선 유발 폐 손상 발생률을 감소시키는 것이 밝혀졌다.

방사선 유발 폐 질환에서 영상의학

방사선 유발 폐 손상의 CT에서는 간유리 음영을 동반한 급성 폐렴에서부터 밀도가 높은 경화에 이르기까지 다양한 질병을 확인할 수 있다. 가슴막 두꺼워짐, 섬유증, 폐 용적 소실, 무기폐는 후기 소견이다. 이러한 염증 변화는 18FDG-PET에서 흡수를 보인다. 그림 43.4는 시간 경과에 따라 양상이 변하는 환자의 영상이다.

치료

방사선 유발 폐 손상은 배제 진단이다. 대체 요인, 특히 감염 및 진행 악성 종양을 배제하기 위한 적절한 조치를 취했다면, 치료로는 증상이 있는 환자에 대해 몇 주 동안 Prednisone 1 mg/kg을 투여한 후 점차 감량하는 방법을 권장한다.[33] 그러나, 급성 후(postacute) 또는 만성 환경에서 Prednisone 요법은 명확한 역할이 없으며, 이 경우, 스테로이드 요법을 지속하면 위험이 이점보다 클 가능성이 높다는 점에 유의해야 한다. 안지오텐신 전

환효소 억제제, Pentoxifylline, 여러 비타민 및 항산화제는 동물 모델에서 가능성을 보여주었지만, 아직 사람에 대한 임상 효능 자료는 없다.

급성기가 지났다면, 치료는 지지 요법이며, 건강한 폐의 보존에 중점을 둔다. 호흡기 자극제, 특히 흡연을 피하고, 폐렴알균 및 인플루엔자에 대한 예방 접종, 폐 위생 등이 중심이 된다. 만성 방사선 유발 폐 손상과 관련한 상당한 기관지 확장증이 있는 환자에게는 증상을 개선하고 감염 위험을 줄이기 위해 기관지섬모 청소가 중요하다. 기관지 확장증 환자에게는 일반적으로 Macrolide 요법을 사용하지만, 방사선 유발 폐 손상 환자에서 Macrolide의 역할은 분명하지 않다.

참고 문헌

1. Schwaiblmair M, Behr W, Haekel T, Markl B, Foerg W, Berghaus T. Drug induced interstitial lung disease. Open Respir Med J 2012;6:63-74.

2. Dimopoulou I, Bamias A, Lyberopoulos P, Dimopoulos M. Pulmonary toxicity from novel antineoplastic agents. Ann Oncol 2006;17(3):372-9.

3. Conway R, Low C, Coughlan R, O'Donnell M, Carey J. Methotrexate and interstitial lung disease in rheumatoid arthritis—A systematic literature review and meta-analysis. Arthritis Rheum 2012;64(10):S918.

4. Golli-Bennour EE, Bouslimi A, Zouaoui O, Nouira S, Achour A, Bacha H. Cytotoxicity effects of amiodarone on cultured cells. Exp Toxicol Pathol 2012;64(5):425-30. doi: 10.1016/j.etp.2010.10.008.

5. Shiozawa T, Tadokoro J, Fujiki T, Fujino K, Kakihata K, Masatani S,

Morita S, Gemma A, Boku N. Risk factors for severe adverse effects and treatment-related deaths in Japanese patients treated with irinotecan-based chemotherapy: A postmarketing survey. Jpn J Clin Oncol 2013;43(5):483-91. doi: 10.1093/jjco/hyt040.

6. Camus P, Rosenow III EC. Iatrogenic lung disease. Clin Chest Med 2004;25(1):xiii-xix. doi: 10.1016/S0272-5231(03)00146-1.

7. Camus P, Kudoh S, Ebina M. Interstitial lung disease associated with drug therapy. Br J Cancer 2004;91(Suppl 2):S18-23. doi: 10.1038/sj.bjc.6602063.

8. Wolkove N, Baltzan M. Amiodarone pulmonary toxicity. Can Respir J. 2009;16(2):43-8.

9. Basaria S, Cooper DS. Amiodarone and the thyroid. Am J Med. 2005; 118(7):706-14. doi: 10.1016/j.amjmed.2004.11.028.

10. Durukan AB, Erdem B, Durukan E, Sevim H, Karaduman T, Gurbuz HA, Gurpinar A, Yorgancioglu C. May toxicity of amiodarone be prevented by antioxidants?A cell-culture study. JCardiothorac Surg 2012;7(1):61. doi: 10.1186/1749-8090-7-61.

11. Sakai F, Johkoh T, Kusumoto M, Arakawa H, Takahashi M. Drug-induced interstitial lung disease in molecular targeted therapies: High-resolution CT findings. Int J Clin Oncol 2012;17(6):542-50. doi: 10.1007/s10147-012-0489-2.

12. Goldschlager N, Epstein AE, Naccarelli G, Olshansky B, Singh B. Practical guidelines for clinicians who treat patients with amiodarone. Arch Intern Med 2000;160(12):1741-8. doi: 10.1001/archinte.160.12.1741.

13. Hohnloser SH, Crijns HJGM, van Eickels M, Gaudin C, Page RL, Torp-Pedersen C, Connolly SJ, ATHENA Investigators. Effect of dronedarone on cardiovascular events in atrial fibrillation. N Engl J Med 2009; 360(7):668-78. doi: 10.1056/NEJMoa0803778.

14. Køber L, Torp-Pedersen C, McMurray JJV, Gøtzsche O, Lévy S, Crijns H, Amlie J, Carlsen J, Dronedarone Study Group. Increased mortality after dronedarone therapy for severe heart failure. N Engl J Med 2008; 358(25):2678-87. doi: 10.1056/NEJMoa0800456.

15. Stack S, Nguyen D, Casto A, Ahuja N. Diffuse alveolar damage in a patient receiving dronedarone. Chest 2015;147(4):e131-3. doi: 10.1378/chest.14-1849.

16. Camus P, Costabel U. Pulmonary complications of hematological disorders. Semin Respir Crit Care Med 2005;26(5):458-81.

17. Furukawa H, Oka S, Shimada K, Tsuchiya N, Tohma S. Rheumatoid Arthritis-Interstitial Lung Disease Study Consortium. HLA-A31:01 and methotrexate-induced interstitial lung disease in Japanese rheumatoid arthritis patients: A multidrug hypersensitivity marker? Ann Rheum Dis 2013;72(1):153.

18. Jois RN, Gaffney K, Cane P, Nicholson AG, Wotherspoon AC. Methotrexate-associated lymphoproliferative disorder masquerading as interstitial lung disease. Histopathology 2007;51(5):709-12. doi: 10.1111/j.1365-2559.2007.02830.x.

19. Leslie KO. Pathology of interstitial lung disease. Clin Chest Med 2004; 25(4):657-703. doi: 10.1016/j.ccm.2004.05.002.

20. Lock BJ, Eggert M, Cooper Jr. JAD. Infiltrative lung disease due to non-cytotoxic agents. Clin Chest Med 2004;25(1):47-52. doi: 10.1016/S0272-5231(03)00129-1.

21. Sovijarvi A, Lemola M, Stenius B, Idanpaan Heikkila J. Nitrofurantoin induced acute, subacute and chronic pulmonary reactions. A report of 66 cases. Scand J Respir Dis 1977;58(1):41-50.

22. Oddo M, Liaudet L, Lepori M, Broccard A, Schaller M. Relapsing acute respiratory failure induced by minocycline. Chest. 2003;123(6):2146-8.

23. Rosenow III EC. Drug-induced pulmonary disease. Diseasea-Month 1994;40(5):258-310. doi: 10.1016/0011-5029(94)90025-6.

24. Camus P, Foucher P. Pneumotox online, the drug induced respiratory disease website. www.pneumotox.com. Updated 2012. Accessed February 20, 2013.

25. Peerzada M, Spiro T, Daw H. Pulmonary toxicities of biologics: A review. Anti-Cancer Drugs. 2010;21(2):131-9.

26. Goldberg HJ, Fiedler D, Webb A, Jagirdar J, Hoyumpa AM, Peters J. Sarcoidosis after treatment with interferon-α: A case series and review of the literature. Respir Med 2006;100 (11):2063-8. doi: 10.1016/j.rmed.2006. 03.004.

27. Ernst E. Harmless herbs? A review of the recent literature. Am J Med 1998;104:160-8.

28. Devlin R, Henry J. Clinical review: Major consequences of illicit drug consumption. Crit Care 2008;12(1):202.

29. Albertson TE, Walby WF, Derlet RW. Stimulant-induced pulmonary toxicity. Chest J 1995;108(4):1140-9. doi: 10.1378/chest.108.4.1140.

30. Giridhar P, Mallick S, Rath, GK, Julka PK. Radiation induced lung injury: Prediction, assessment and management. Asian Pac J Cancer Prev 2015;16(7):2613-17.

31. Zhang XJ, Sun JG, Sun J, Ming H, Wang XX, Wu L, Chen ZT. Prediction of radiation pneumonitis in lung cancer patients: A systematic review. J Cancer Res Clin Oncol 2012;138(12):2103-16.

32. Mettler F, Jr, Brenner DF, Fau CC, Fau KJ, Fau KA, Wagner LK. Can radiation risks to patients be reduced without reducing radiation exposure? The status of chemical radioprotectants. Am J Roentgenol 2011;196:616-18.

33. Bradley J, Movsas B. Radiation pneumonitis and esophagitis in thoracic irradiation. Cancer Treat Res 2016;128:43-64.

PART 12

세로칸 질환

44 세로칸 질환   544

Seyer Safi and Maren Schuhmann

세로칸 질환

SEYER SAFI AND MAREN SCHUHMANN

도입

세로칸은 폐의 가슴막 주머니 사이에 있는 가슴 중앙에 위치한 공간이며, 심장, 대혈관, 식도, 기관, 가로막 신경, 가슴 림프관, 가슴샘, 흉부 림프절이 위치한다.

세로칸 질환은 특정 부위를 선호하기 때문에, 세로칸을 여러 구획으로 나누는 것이 타당해 보인다. 임상 전문과에 따라 세로칸의 구조적 세분화는 차이가 있다. 일반적으로 복장뼈각(sternal angle)에서 T4/T5의 추간판까지 이어지는 가상선으로 위 세로칸과 아래 세로칸으로 구분하는 것이 바람직하다. 아래 세로칸은 추가로 앞, 중간, 뒤 구획으로 세분화된다. 복장뼈의 뒤쪽 표면, 상행 대동맥의 앞쪽 경계, 심장막의 앞쪽 표면은 앞 세로칸의 경계를 형성한다. 뒤 세로칸은 심장막의 뒤쪽 표면에서 척추까지 이어진다. 중간 세로칸은 앞뒤 세로칸 사이에 위치하며, 심장, 대혈관, 중심 기관기관지 구조물이 위치한다(그림 44.1).

이번 장에서는 세로칸공기증, 세로칸염, 세로칸 고름집, 세로칸 섬유증, Castleman 병(Castleman's disease, CD)의 병인, 임상 양상, 진단, 치료, 결과를 살펴볼 것이다. 세로칸 종양에 대해서는 28장에서 다루고 있다.

세로칸공기증

세로칸 기종(mediastinal emphysema)과 동의어인 세로칸공기증(pneumomediastinum)은 세로칸 공간에 자유 공기가 있는 상태를 의미한다(그림 44.2). 2가지 유형, 즉 1차 및 2차 세로칸공기증이 있다. 외상, 속이 빈 장기의 천공, 의인 기관기관지 손상, 가스 생성 미생물 감염, 수술 후 등과 관련된 사례를 2차 세로칸공기증으로 간주한다. 1차, 특발, 혹은 자발 세로칸공기증이라는 용어는 명확한 원인이 없는 경우에 사용한다. 자발 세로칸공기증의 병태생리는 폐포와 사이질 공간 사이의 압력 기울기로 인한 폐포 파열과 폐 사이질 공간의 공기 축적을 기반으로 한다. 세로칸의 압력은 폐 주변부 보다 낮기 때문에, 공기가 기관지혈관 싸개(bronchovascular sheath)를 따라 세로칸을 향해 중앙으로 순환하는 것으로 추정된다.

폐포 파열은 심한 기침이나 심각하게 증가한 호흡 노력 같은 폐포 내 압력 증가가 원인이다. 세로칸공기증이 발병하기 쉬운 상태에는 알레르기 천식, 흡연, 만성 폐쇄 폐 질환, 특정 불법 약물 흡입 등이 있다.

자발 세로칸공기증은 주로 젊은 성인 남자에게 영향을 미치는 반면, 2차 세로칸공기증은 기저 질환과 관련이 있다. 자발 세로칸공기증 환자에게는 일반적으로 갑자기 발생한 복장 뒤 통증(retrosternal pain), 호흡 곤란, 목의 피부 밑 기종(subcutaneous emphysema)이 나타난다. 그러나, 환자는 증상이 없을 수도 있으며, 흉부 영상에서 우연히 발견한 소견을 통해 진단받을 수도 있다. 이러한 증상을 유발하는 다른 감별 진단은 배제해야 한다.

흉부 방사선 사진의 뒤앞(posteroanterior) 및 가쪽 영상(lateral view)에 세로칸공기증의 징후가 보일 수도 있다(표 44.1). 일부 사례는 기존의 흉부 방사선 사진만으로는 가슴막 공간의 내장 가슴막과 벽 가슴막 사이에 공기가 있는 기흉, 세로칸 공간에 공기가 있는 세로칸공기증, 심장막 주머니에 공기가 있는 공기심장막증(pneumopericardium)을 감별하기 어려울 수도 있다(그림 44.3). 흉부 방사선 사진에서 세로칸공기증이 명백한 환자도 세로칸공기증의 진행을 명확하게 확인하고, 세로칸공기증과 일부 흔한 특징을 공유하는 기관기관지 파열이나 Boerhaave 증후군 같은 잠재적으로 위험한 질환을 배제하기 위해 흉부 CT 촬영을 권장한다. 기관지 내시경은 기관기관지 손상이 의심되는 경우에 고려해볼 수 있다. 위장관 손상이 강하게 의심되는 경우가 아니라면 삼킴 검사나 식도 평가는 권장하지 않는다. 전체 혈구 계산도 시행해야 한다. 세로칸공기증의

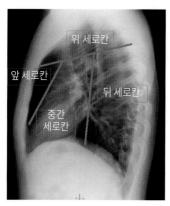

그림 44.1 위, 앞, 중간, 뒤 구획으로 분류한 세로칸 공간

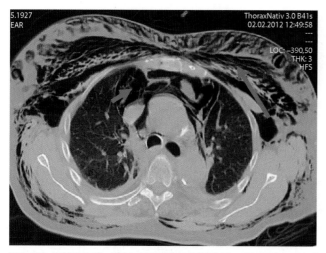

그림 44.2 세로칸공기증. 세로칸 사이질(짧은 화살)에 있는 자유 공기와 피부 밑 기종(긴 화살). (Courtesy of C.P. Heussel, Heidelberg, Germany.)

표 44.1 세로칸공기증의 영상 징후

- 세로칸과 세로칸 가슴막 사이에 있는 방사선 투과 띠
- 기관을 따라 혹은 복장 뒤에 있는 국소 공기 축적 혹은 방사선 투과 띠
- 대동맥 주변 공기 축적
- 중심 기관지가 공기로 둘러싸인 경우, "이중 기관지벽 징후"
- 심장막과 가로막 사이에 공기가 축적된 경우 "지속 가로막 징후"

치료에는 휴식, 필요에 따른 산소 보충 및 진통제 등이 있다. 자발 세로칸공기증은 항생제 치료에 대한 지침이 없으며, 많은 기관에서 예방 항생제 투여는 권장하지 않는다. 대다수 연구에서 환자를 입원시키고 2-5일간 관찰했을 때, 자발 세로칸공기증은 예후가 양호했으며, 대부분은 장기 추적 관찰에서 재발하지 않았다. 2차 세로칸공기증은 기저 질환에 따라 예후가 다르며, 수술 중재나 스텐트 배치가 필요할 수도 있다.

세로칸염

급성 및 만성 세로칸염은 세로칸 공간에 있는 필수 구조물을 둘러싸고 있는 결합 조직의 염증 질환이다. 만성 세로칸염은 세로칸 섬유증 부분에서 따로 다루고 있다.

역사적으로 급성 세로칸염은 치아 감염, 인두뒤 감염, 위쪽 목 감염(upper cervical infection)의 근접 전파 혹은 식도 천공으로 인한 2차 감염이 원인이었다. 현재 급성 세로칸염 사례 중 대부분은 개방 심혈관 수술(open cardiovascular surgery) 및 식도 수술의 합병증이 원인이며, 일부 사례는 세로칸 내시경 검사, 세로칸절개, 혹은 내시경 시술이 원인이기 때문에, 문헌에서는 세로칸염과 깊은 복장뼈 상처 감염(deep sternal wound infection)이라는 용어를 동의어로 사용하고 있다. 깊은 복장뼈 상처 감염이라는 용어는 복장뼈나 복장뼈를 덮고 있는 연부 조직의 감염도 포함하기 때문에 더 포괄적인 용어다. 사례 보고에 따르면, 급성 세로칸염은 복장뼈 절개를 동반한 수술 후 약 1.0-1.5%에서 발생한다. 주로 언급되는 수술 후 세로칸염의 위험 요인에는 고령, 만성 폐쇄 폐 질환, 당뇨, 비만, 수술 시간 연장 등이 있다.

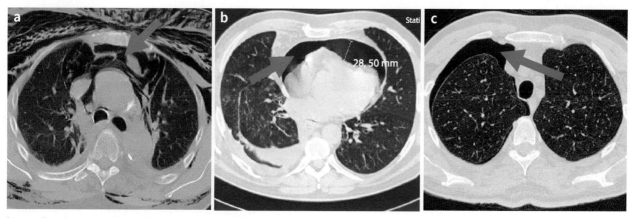

그림 44.3 흉부에 자유 공기가 있는 병적 상태. 세로칸공기증(화살표, a), 공기심장막증(화살표, b), 기흉(화살표, c). (Courtesy of C.P. Heussel, Heidelberg, Germany.)

급성 세로칸염 환자에게는 복장뒤 통증, 기침, 삼킴 곤란, 들숨 그렁거림(stridor), 쉰 목소리, 딸꾹질, 전신 상태 악화 같은 증상이 나타날 수 있다. 급성 세로칸염의 임상 징후에는 빈맥, 빠른 호흡, 피부 밑 기종, 피부의 홍반, 발열, 백혈구 증가증 등이 있으며, 이전에 개방 흉부 수술을 받았다면, 깊은 복장뼈 상처 감염의 징후도 나타날 수 있다. 흉부 방사선 사진에서 세로칸 확장(mediastinal widening)과 세로칸공기증의 징후가 명백할 수도 있다. 흉부 및 아래 목의 CT 영상은 가능성이 있는 다른 질병을 식별하는데 도움이 될 수 있으며, 급성 세로칸염이 의심되는 경우 반드시 촬영해야 한다(그림 44.4, 그림 44.5).

급성 세로칸염은 심각하고 치명적인 감염이며 사망률은 최대 40%로 보고되고 있다. 따라서, 수술 후 세로칸염의 예방 혹은 조기 진단 및 IV 항생제 치료가 반드시 필요하다. 세로칸에 체액이 고이거나 감염된 조직이 심한 피막을 형성하는 경우, 즉 고름집(abscess)이 있는 경우, 수술을 통한 배액이 바람직하다(그림 44.6). 보다 보수적인 방법을 통한 감염 조절이 실패했다면, 지체 없이 재수술을 해야 한다. 대다수 사례에서 병원체는 *Staphylococcus aureus*와 *Staphylococcus epidermidis*이며, 모든 분리균 중 50% 이상을 차지한다.

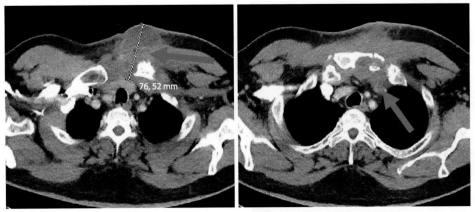

그림 44.4 최대 직경이 7.6 cm인 복장빗장 관절(sternoclavicular joint)의 골수염이 있는 49세 남자 환자(화살표, 왼쪽 사진). 이 부위에 고름집이 발생하였고, 세로칸의 위 구역을 향해 뒤쪽으로 확장하여 급성 세로칸염을 유발했다(화살표, 오른쪽 사진). (Courtesy of C.P. Heussel, Heidelberg, Germany.)

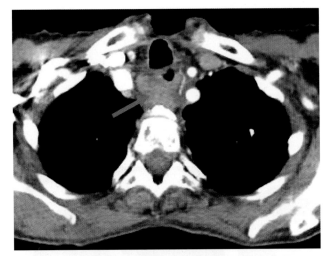

그림 44.5 식도 곁 세로칸 고름집(화살표)이 있는 73세 여자 환자. 고름집은 목 절개를 통해 배액하였다. 환자는 Zenker 곁주머니(Zenker's diverticulum) 때문에 3개월 전에 수술을 받았다. (Courtesy of C.P. Heussel, Heidelberg, Germany.)

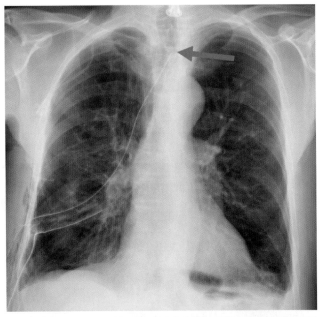

그림 44.6 목 척추 수술 후 세로칸 고름집이 발생한 62세 남자. 세로칸 고름집은 뒤 세로칸 구획의 식도 곁에 위치하고 있었다. 오른쪽에서 비디오 보조 흉강경 수술(video-assisted thoracoscopic surgery, VATS)로 고름집을 배액했다. 배액관 중 하나는 가슴막 안에 배치했고, 두 번째 배액관은 말단(tip)이 세로칸 안에 있다(화살표). (Courtesy of C.P. Heussel, Heidelberg, Germany.)

세로칸 섬유증

세로칸 섬유증은 경화 세로칸염(sclerosing mediastinitis) 혹은 섬유화 세로칸염(fibrosing mediastinitis)과 동의어로 사용된다. 세로칸의 장기간 염증은 세로칸 섬유증을 유발할 수 있기 때문에, 일부 저자들은 이를 만성 세로칸염이라고 부르기도 한다. 세로칸 섬유증은 일반적으로 영상 진단이며, 세로칸에 섬유 조직의 과도한 성장이 특징이다. 이는 주로 세로칸 림프절을 침범한 곰팡이 *Histoplasma capsulatum*과 관련된 이전 감염에 대한 숙주 반응으로 발생한다. 대다수 환자에게서 히스토플라스마증(histoplasmosis)은 무증상 감염이다. 침범된 세로칸 림프절은 피막에 둘러싸인 치즈 림프절(caseous lymph node)로 구성된 세로칸 육아종으로 발전하며, 몇몇 환자에서는 세로칸 섬유증으로 이어질 수 있다.

세로칸 섬유증은 느리게 진행하며, 일부 연구에 따르면 첫 증상에서부터 진단까지의 기간은 평균 5년이다. 가장 흔한 증상은 호흡 곤란이며, 그 다음은 세로칸 섬유증의 합병증으로 인한 증상이다. 섬유증의 위치 및 범위와 관련된 기관기관지, 혈관, 혹은 기타 세로칸 구조물의 손상으로 다른 질병이 발생하거나 사망할 수도 있다. 세로칸 섬유증에서 발생할 수 있는 일반적인 합병증은 표 44.2에 나와있다. 진단 검사법에는 흉부 방사선 사진, 흉부 CT, CT 혈관조영술, 흉부 MRI (magnetic resonance imaging) 등이 있다. 첫 번째 진단 접근법인 흉부 방사선 사진에서는 세로칸 혹은 폐문의 석회화 된 림프절 확장

표 44.2 세로칸 섬유증의 흔한 합병증

- 압박 무기폐 혹은 폐렴
- 기관지 미란 및 객혈
- 폐동맥 폐쇄 혹은 폐정맥 폐쇄
- 위대정맥 증후군 및 곁순환(collateral circulation) 형성
- 협착 심장막염
- 식도 압박

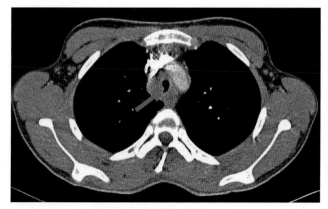

그림 44.7 세로칸 섬유증. (Courtesy of C.P. Heussel, Heidelberg, Germany.)

과 무기폐 및 폐렴의 영상 징후를 볼 수 있지만, 모두 비특이적이다. 흉부 CT 영상에서는 환자 중 80% 이상에서 석회화를 볼 수 있으며, 세로칸 침윤 과정을 볼 수 있다(그림 44.7). 모든 환자 중 50% 이상에서 흉부 방사선 사진은 흉부 CT 영상에 비해 세로칸 섬유증의 확장을 과소평가한다. CT 혈관조영술과 MRI는 혈관 폐쇄 정도 및 곁혈류(collateral blood flow) 유무를 평가하는 데 도움이 될 수 있다.

세로칸 섬유증은 진행하는 질환으로 현재까지는 치유법이 없다. 내과 치료는 제한적이다. 항곰팡이 혹은 당질부신피질호르몬(glucocorticoid) 요법은 임상 이점에 대한 근거가 없지만, 다른 자가면역 질환과 관련하여 보고된 특발 형태의 세로칸 섬유증인 자가면역 세로칸 섬유증에서 스테로이드 치료는 예외다. 수술 혹은 기관지 내시경을 통한 완화 중재 요법은 식도, 기관지 기도 혹은 혈관 구조물의 폐쇄로 인한 증상을 완화하기 위해 사용할 수 있다. 그러나 완화 중재 후의 장기 결과에 관한 자료는 한정적이다.

CASTLEMAN 병

Castleman 병(Castleman's disease, CD)은 림프구 증식 질환군에 속하며, 혈관낭포(angiofollicular) 증식이라고도 한다(그림 44.8). 림프절에서 낭포사이 혈관의 증식이 많아진 것을 볼 수 있으며, 증식 자극은 일반적으로 바이러스가 계기가 되어 발생한다고 생각되지만, 림프 조직의 발달 성장 장애도 추측해볼 수 있다. 이러한 변화는 단일 림프절 위치(lymph node station), 즉 단일중심(unicentric)일 수도 있으며 전신에 있는 서로 다른 림프절 위치, 즉 다중심(multicentric)으로 광범위할 수도 있다

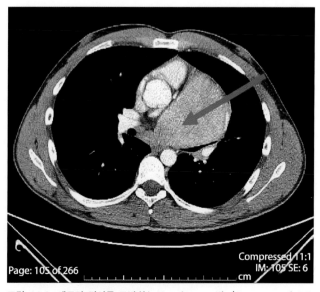

그림 44.8 세로칸 덩이를 모방하는 Castleman 병. (Courtesy of C.P. Heussel, Heidelberg, Germany.)

다. Castleman 병은 악성 질환으로 간주하지 않지만, 예후는 단일중심인지 다중심인지에 따라 다양하다. 세로칸 림프절 확장을 동반하기 때문에 이번 장에서도 다루고 있다.

단일중심 질환에서 림프절 확장은 일반적으로 우연히 발견되며, 확장된 림프절을 제거하면 더 이상은 합병증이 발생하지 않는다.

다중심 Castleman 병에서, 사람 포진바이러스 8 (human herpesvirus 8, HHV-8) 감염과의 관계를 확인할 수 있으며, HHV-8은 과도한 사이토카인 방출을 유도한다. 가장 두드러진 사이토카인은 인터루킨-6 (interleukin-6, IL-6)다. 다중심 Castleman 병 중 50%는 HHV-8과 관련이 있으며, 이러한 환자 중 대부분은 사람 면역 결핍 바이러스(human immunodeficiency virus, HIV) 양성이다. 그러나, HHV-8 음성 다중심 Castleman 병에서 면역 활성은 원인이 알려지지 않았기 때문에 이를 특발 Castleman 병이라고 부르기도 한다.

임상 증상 및 징후는 B 증상(발열, 야간 발한, 체중 감소)을 동반한 경도 림프절병증에서 전신 림프절병증, 간비장비대, 식욕 감소에 이르기까지 다양하다.

검사실 소견은 정상일 수 있지만, 적혈구 수 감소, 높거나 낮은 혈소판 수, C-반응 단백질 수치 증가, 인터루킨-6 및 섬유소원(fibrinogen) 증가 등이 나타날 수도 있다.

림프절 생검에서 비정상 혈관구조, 종자중심(germinal center) 퇴행, 유리질 혈관 변화(hyaline vascular change)가 있으면 진단할 수 있다. 유사한 변화를 보이는 다른 질환은 진단 전에 배제해야 한다.

다중심 Castleman 병에 대한 표준 치료는 없다. HHV-8 양성 환자의 경우, 치료에는 Rituximab, Ganciclovir 등을 사용할 수 있으며, 심지어는 다른 유형의 화학 요법도 사용할 수 있다.

HHV-8 음성 환자에 대해서는 인터루킨-6에 대한 단클론 항체, 스테로이드, Rituximab, Thalidomide 같은 치료제를 사용해 왔다.

2014년 인터루킨-6 단클론 항체인 Siltuximab이 승인된 이후로 Castleman 병 환자의 예후가 개선되었다.

더 읽을 거리

Macia I, Moya J, Ramos R, Morera R, Escobar I, Saumench J, Perna V, Rivas F. Spontaneous pneumomediastinum: 41 cases. Eur J Cardiothorac Surg 2007;31:1110-14.

Mathisen DJ, Grillo HC. Clinical manifestation of mediastinal fibrosis and histoplasmosis. Ann Thorac Surg 1992;54:1053-7; discussion 1057-8.

Sjögren J, Malmsjö M, Gustafsson R, Ingemansson R. Post-sternotomy mediastinitis: A review of conventional surgical treatments, vacuum-assisted closure therapy and presentation of the Lund University Hospital mediastinitis algorithm. Eur J Cardiothorac Surg 2006;30:898-905.

PART 13

가슴막 질환

45 가슴막 질환   550

Muhammad Redzwan S. Rashid Ali, José M. Porcel, Coenraad F.N. Koegelenberg, Robert J. Hallifax, Nick A. Maskell, and Yun Chor Gary Lee

46 악성 가슴막 중피종   574

Su Lyn Leong, Helen E. Davies, and Yun Chor Gary Lee

가슴막 질환

MUHAMMAD REDZWAN S. RASHID ALI, JOSÉ M. PORCEL, COENRAAD F.N. KOEGELENBERG,
ROBERT J. HALLIFAX, NICK A. MASKELL, AND YUN CHOR GARY LEE

도입

가슴막 질환은 임상 진료에서 흔히 마주칠 수 있으며, 일반적으로 진단 및 관리가 어렵다. 가슴막 질환에서 가장 흔한 양상은 가슴막 삼출 혹은 기흉이다. 가슴막 삼출은 미국에서만 매년 최대 100만 명에게 영향을 미친다. 이는 폐 질환, 특히 감염과 악성 종양의 합병증으로 나타날 수 있지만, 심장, 간, 위장관, 신장, 아교질(collagen) 혈관 질환 같은 폐외 원인으로도 발생할 수 있다.

가슴막 삼출의 원인은 60개 이상이 보고되었으며, 울혈 심부전, 암, 폐렴으로 인한 2차 가슴막 삼출이 가장 많았다(표 45.1).

가슴막 삼출에 대한 검사를 간소화하기 위해서 먼저 누출액(transudate)인지 혹은 삼출물(exudate)인지 확인하는 것이 보편적인 관행이다. 삼출물을 정의할 때 민감도가 98%인 Light 기준(Light's criteria)을 이용하면 이러한 분류를 가장 쉽게 할 수 있다(표 45.2). 그러나 Light 기준은 누출액 중 최대 25%를 삼출물로 잘못 분류할 수 있다.

이번 장에서는 울혈 심부전이나 간 경화로 인한 누출액성 삼출액(transudative effusion)과 삼출물성 삼출액(exudative effusion), 즉 부폐렴 삼출액 및 악성 삼출액의 일반적인 유형에 대해 간략히 설명하고, 그 후 삼출액의 드문 원인에 대해 간단히 설명할 것이다. 기흉도 그 원인과 최적의 관리에 대해서 다룰 것이다.

누출액성 가슴막 삼출액

누출액성 가슴막 삼출은 모든 가슴막 삼출 중 약 50%를 차지한다. 가장 흔한 원인은 울혈 심부전으로 사례 중 80%를 차지하며, 그 뒤로 사례 중 10%를 차지하는 간 물가슴증(hepatic

표 45.1 누출액성 삼출액과 삼출물성 삼출액의 흔한 원인

삼출물성 삼출액	누출액성 삼출액
흔한 원인	**흔한 원인**
1. 악성 질환 2. 감염: 세균, 결핵 등 3. 폐 색전증 4. 위장관 원인: 췌장염, 식도 누출 5. 심장 원인: 관상동맥 우회술 후 누출, Dressler 증후군, 심장막 질환 등 6. 아교질 혈관 질환: 류마티스 관절염, 전신 홍반 루푸스 등 7. 암죽 삼출액 8. 혈흉 9. 약물 유발	1. 울혈 심부전 2. 간경화 3. 신증후군을 포함한 모든 원인으로 인한 저알부민혈증
드문 원인	**드문 원인**
10. 산과/부인과 원인: 난소 과다자극 증후군, Meigs 증후군, 자궁내막증 등 11. 림프절 원인: 림프관평활근종증, 황색 손톱 증후군 12. 기타: 유육종증, 이식 후, 요독 가슴막염, 아밀로이드증, IgG4 가슴막염	4. 혈액량 과부하/과다 혈량증 (hypervolemia) 5. 경화와 관련된 암죽가슴증 6. 요가슴증(urinothorax) 7. 복막투석액의 가로막경유 이동 8. 뇌척수액 누출 9. 중심 정맥 도관 주입액의 혈관바깥 이동 10. 폐동맥 고혈압[a] 11. 갇힌 폐[a] 12. 가슴막 아밀로이드증[a]

[a] 이러한 상태는 Light 기준에서 삼출물과 부합할 수도 있다.

표 45.2 삼출물과 누출액을 구별하기 위한 Light 기준

삼출물성 삼출액은 다음 기준 중 하나 이상을 충족하지만, 누출액성 삼출액은 해당 사항이 없다.

- 가슴막 단백질 수치/혈청 단백질 수치 > 0.5
- 가슴막 젖산 탈수소효소(LDH)/혈청 LDH > 0.6
- 가슴막 LDH 수치가 혈청 LDH 수치 정상 상한의 2/3 이상

hydrothorax, HH)과 저단백혈증으로 인한 2차 삼출액이 뒤따른다.

일반적으로 울혈 심부전처럼 정수압(hydrostatic pressure)이 상승하거나 혹은 저알부민혈증처럼 삼투압(osmotic pressure)이

감소하면 Starling 공식에 장애를 유발하여 누출액이 발생한다. 가슴막 압력에 상당한 음압을 가하는 상태, 예를 들어 갇힌 폐(trapped lung) 같은 상태는 누출액성 삼출액을 유발할 수 있다. 간경화 복수 혹은 복막 투석 등에서는 누출액성 복막액이 가로막을 경유해서 가슴막 공간으로 이동할 수도 있다.

좌심실 부전

임상 양상
좌심실 부전은 고령 환자에서 가슴막 삼출의 주요 원인이다. 이러한 상황에서 가슴막 삼출액이 형성되는 주요 기전은 좌심실 부전이 원인인 폐 사이질에서 가슴막 공간으로의 체액 이동이다. 우심실 기능장애 환자 중 15-35%에서도 소량의 누출액성 삼출액이 보고되었다(그림 45.1).

진단
급성 보상실패(decompensated) 좌심실 부전 환자 중 약 50%에서는 흉부 방사선 사진에서 가슴막 삼출을 볼 수 있다. 컴퓨터 단층촬영(computed tomography, CT)이나 심초음파 검사에서 이러한 특징이 85% 이상으로 증가한다. 표준 흉부 방사선 사진에서 삼출액 중 60%는 양쪽으로 발생하며, 30%는 오른쪽에만 발생하며, 10%는 왼쪽에만 발생한다. 심장성 삼출 중 85%이상은 반쪽가슴(hemithorax)의 1/3 미만을 차지하는 소량이다. 심장 윤곽 확대와 상엽으로의 폐 혈류 재분포(cephalization)는 흔히 동반되는 징후다.

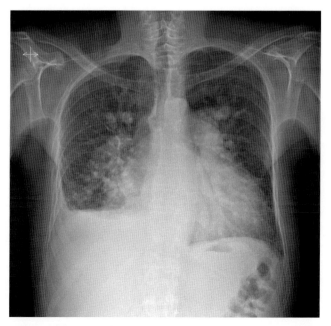

그림 45.1 중증 폐동맥 고혈압 환자에서 소량의 오른쪽 가슴막 삼출을 보여주는 흉부 방사선 사진

가슴막 삼출액 검사

임상 양상이 전형적인 좌심실 부전인 경우 진단 가슴막천자(thoracentesis)가 항상 필요한 것은 아니지만, 특정 상황에서는 고려해볼 수도 있다(표 45.3). 좌심실 부전으로 인한 삼출액은 일반적으로 Light 기준을 적용하면 누출액이지만, 최대 25%는, 특히 이뇨제 치료 중인 경우에는, 삼출물 기준에 부합한다. 임상적으로 좌심실 부전이 의심되지만, 가슴막 삼출이 경계선 삼출물인 경우, 가슴막 삼출액으로 NT-proBNP 검사를 권장한다. 가슴막 삼출액 검사에서 NT-proBNP 수치가 1,500 pg/mL 이상이면 삼출액을 누출액으로 재분류할 수 있다. NT-proBNP 검사를 시행할 수 없다면, 혈장 및 가슴막 삼출액에서 1.2 g/dL 이상 차이가 나는 알부민 수치와 3.1 g/dL 이상 차이가 나는 단백질 수치를 이용할 수도 있다.

표 45.3 심부전이 의심되는 환자에서 가슴막천자의 적응증
- 한쪽 가슴막 삼출, 특히 왼쪽인 경우
- 심장 비대가 없는 양쪽 가슴막 삼출
- 크기가 다른 양쪽 가슴막 삼출
- 발열이 있는 경우
- 가슴막염 가슴 통증이 있는 경우
- 이뇨제 요법에도 불구하고 가슴막 삼출액이 지속되는 경우

치료
심장성 삼출액은 대부분 수일 혹은 수주간의 이뇨제 치료로 사라진다. 호흡 곤란이 있는 환자는 증상 완화를 위해 치료 가슴막천자가 필요할 수도 있다. 가슴막 유착술(pleurodesis)이나 유치 가슴막 도관(indwelling pleural catheter, IPC) 거치는 치료에 반응하지 않는, 증상을 유발하는 대량 삼출액이 있는 환자에게 유용하다.

간 경화

임상 양상
간 물가슴증(hepatic hydrothorax, HH)은 간문맥 고혈압의 합병증으로 인해 발생한 가슴막 삼출로 정의한다. 이는 가로막 결손 부위를 통해 복강 체액이 가슴막 공간으로 이동하여 발생하며, 간경화 환자 중 약 6%에서 나타난다. 환자 중 최대 10%에서는 임상적으로 검출 가능한 복수가 없는 경우에도 간 물가슴증이 나타날 수 있다. 삼출액은 환자 중 80%에서 오른쪽 한쪽에만 나타나며, 흉부 방사선 사진에서 반쪽 가슴의 50% 이상을 차지하는 경우가 사례 중 2/3 이상이다.

진단

자발 세균 가슴막염(spontaneous bacterial pleuritis, SBP) 같은 대체 진단을 배제하기 위해 가슴막천자가 필요할 수도 있다. 간 물가슴증에서 삼출액은 누출액이다. 자발 세균 가슴막염에서 가슴막 삼출액은 여전히 누출액일 수도 있지만, 중성구 숫자가 더 많다(표 45.4).

표 45.4 자발 세균 가슴막염의 진단 기준

- 폐렴의 근거 없음
- 가슴막 삼출액 배양이 양성이거나 배양 음성이면서 중성구 수치가 500 cells/mm^3 이상인 경우

치료

간 물가슴증 환자는 평균 생존 기간이 약 9개월 밖에 되지 않지만, 목정맥경유 간내 문맥전신순환 션트(transjugular intrahepatic portosystemic shunts, TIPS) 시술을 받거나 간 이식을 한 몇몇 환자는 예외다. 물가슴증은 식이 염분 제한, 이뇨제로 치료를 시작하며, 만약 삼출액의 양이 많다면 치료 가슴막천자를 시행할수 있다(그림 45.2). 최대 25%를 차지하는 이뇨제에 반응하지 않는 환자에 대한 치료 선택지에는 TIPS와 간 이식이 있지만, 환자 중 최대 15%에서만 가능하다. 다른 방법으로는 가슴막 유착술을 시도할 수 있지만, 삼출액이 빠르게 재축적되어 가슴막 부착을 방해하기 때문에 실패하는 경우가 많다. 대안으로 유치 가슴막 도관을 사용하는 경우가 증가하고 있다. 자발 세균 가슴막염은 항생제로 치료해야 하며, 항상 관 배액이 필요한 것은 아니다.

저단백혈증으로 인한 누출액성 삼출액

누출액의 다른 드문 원인에는 영양실조로 인한 저단백증 상태,

신증후군(nephrotic syndrome) 같은 단백질 손실 상태, 악성 종양, 간 부전 등이 있다. 근본 원인의 교정이 핵심이다. 이뇨제를 시도해볼 수도 있다. 증상이 있는 환자에게는 치료 가슴막천자가 필요할 수도 있다.

삼출물성 가슴막 삼출액

흔한 두 가지 삼출물성 가슴막 삼출액은 가슴막 감염과 악성 가슴막 삼출액(malignant pleural effusion, MPE)이다.

가슴막 감염

가슴막 감염은 미국과 영국에서 매년 6만 5천명 이상의 환자에게 영향을 미치며, 동반하는 사망률은 최대 20%에 달한다. 평균 입원 기간은 12-15일이며, 이러한 환자 중 25%는 1개월 이상 입원하기도 한다. 발생률은 두봉우리 분포(bimodal distribution)를 지니며, 첫 번째 정점은 소아에서 나타나며, 두 번째 정점은 65세에서 75세 사이에 나타난다. 가슴막 감염은 다가 폐렴알균 백신(multivalent pneumococcal vaccine) 도입에도 불구하고 최근 수십년간 전 세계적으로 발생률이 증가하고 있다. 남자가 여자보다 영향을 두배 더 많이 받는다. 알려진 위험 요인에는 당뇨. 치아 상태 불량, 알코올, 약물 남용 등이 있다.

병인

경화된 폐에서 가슴막으로 세균이 직접 침범하여 발생하는 가슴막 감염의 주요 원인은 지역사회 획득 폐렴과 병원 획득 폐렴이다. 그러나, 환자 중 최대 30%는 폐렴의 영상 근거가 없으며, 미세흡인, 혈행, 가로막경유 침범 같은 다른 진입 경로의 가능성을 암시한다.

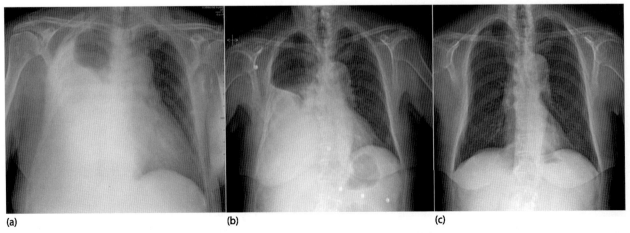

(a)　　　　(b)　　　　(c)

그림 45.2 간 물가슴증 환자의 순차적 흉부 방사선 사진. 진단 당시 영상(a), 치료 가슴막천자로 1.7 L를 배액 후 촬영한 영상(b), 3주간의 염분 제한과 이뇨제 치료 후에 촬영한 영상(c)

폐렴이 나타난 후, 일부 환자에게는 단순 부폐렴 삼출액 (parapneumonic effusion)이 발생한다. 이러한 환자는 초음파 소견에서 최대 50%로 확인되며, 흉부 방사선 영상에서는 최대 15%로 확인된다. 모든 폐렴 환자 중 5%에서 합병(complicated) 부폐렴 삼출액이 발생하며, 중격형성(septation)과 7.20 이하의 낮은 체액 pH가 특징이다. 가슴고름집(empyema)은 가슴막에 고름이 있거나 그람 염색 혹은 배양에서 가슴막 체액에 세균이 있는 상태를 의미한다. "가슴막 감염"은 합병 부폐렴 삼출액과 가슴고름집을 모두 포함하는 용어다.

분류

가장 널리 사용되는 부폐렴 삼출액과 가슴고름집의 분류법은 Light 분류법이다. Light 분류법의 수정판이 표 45.5에 나와있다.

임상 양상

임상 양상은 폐렴과 유사하다. 진행하는 발열, 가슴막염 통증, 호흡 곤란은 가슴막염 감염에 대한 경고일 수도 있다. 고령에서는 체중 감소 및 식욕 부진 같은 비특이 증상으로 인해 임상 양상이 명백하지 않을 수도 있다. 중요한 점은 pH가 낮은 모든 가슴막 삼출이 감염으로 인한 것은 아니라는 것이다.

원인균

가슴막 삼출액을 이용한 미생물 배양은 사례 중 약 45%에서만 양성으로 확인된다. 가슴막 삼출액 검체를 혈액 배양 병에 담으면 수율이 유의미하게 증가할 수 있다. 지역사회 획득 가슴막 감염과 병원 획득 가슴막 감염은 원인균이 상당히 다르다. 따라서 발병시 경험적 항생제는 이에 따라 조정해야 한다. 병원 획득 감염은 지역 사회 획득 감염에 비해 사망률이 최소 2배 이상 높다.

성인에서 가슴막 감염을 연구한 가장 규모가 큰(n = 454) 무작위 대조군 시험인 MIST-1 (Multicentre Intrapleural Sepsis Trial) 연구에서 발표한 분리균 자료에 따르면, 지역사회 획득 감염은 *Streptococcus*가 원인균인 경우가 52%로 가장 많으며, 이 중 24%는 *Streptococcus milleri* 군에 속하는 *Streptococcus anginosus*, *Streptococcus constellatus*, *Streptococcus intermedius*가 원인균이었으며, 21%는 *Streptococcus pneumoniae*가 원인균이었다. 그 다음은 무산소균(20%), *Staphylococcus aureus* (10%), *Enterobacteriaceae* (8%)였다. 성인에서 병원 획득 감염은 *S. aureus* (35%), 특히 MRSA (Methicillin-resistant Staphylococcus aureus)로 인해 가장 흔하게 발생하며, 그 다음은 *Enterobacteriaceae* (18%), *S. milleri* (7%) 및 *S. pneumoniae* (5%)를 포함하는 *Streptococcus* (18%), *Enterococcus* 종(12%), 무산소균(8%) 순이었다.

영상

흉부 방사선 사진에는 경화를 동반/동반하지 않은 한쪽 가슴막 삼출이 나타나는 경향이 있다. 가슴막 삼출은 단순이거나 방을 형성(loculated)할 수도 있다(그림 45.3). 흉부 초음파는 특히 조밀하게 경화가 나타난 폐와 가슴막 체액을 구별하고, 가슴막 방형성을 식별하고, 가슴관(chest tube) 삽입을 유도하는, 중요한 관리 도구다. CT 영상은 수술 중재 이전에 패혈증이 진행 중인 환자에서 가슴관 배액 후 남은 삼출액의 정도를 평가하고, 올바른 관의 위치를 확인하고, 근위부 폐 덩이를 배제하는데 유용하다(그림 45.4).

폐 고름집과 가슴고름집은 조영증강 CT 영상에서도 감별이 어려울 수 있다. 몇 가지 규칙이 폐 고름집과 가슴고름집을 구별하는데 도움이 된다(표 45.6).

표 45.5 부폐렴 삼출액과 가슴고름집의 Light 분류법

- 등급 1 - 의미 없음: 10 mm 미만의 농도가 짙은 소량의 삼출액. 가슴막천자 필요 없음
- 등급 2 - 일반적인 부폐렴 삼출액: 10 mm 이상의 농도가 짙은 삼출액, 포도당 >40 mg/dL, pH >7.2
- 등급 3 - 경계선 합병 부폐렴 삼출액: pH 7.0-7.2, 혹은 LDH >1000 IU/L, 그람 염색에서 미생물 보이지 않음
- 등급 4 - 단순 합병 부폐렴 삼출액: pH <7.0 혹은 그람 염색 양성. 방형성이나 명백한 고름 없음
- 등급 5 - 복합 합병 부폐렴 삼출액: pH <7.0 혹은 그람 염색 양성. 방형성 있음
- 등급 6 - 단순 가슴고름집: 명백한 고름, 단일 방형성 혹은 자유 유동
- 등급 7 - 복합 가슴고름집: 명백한 고름, 여러 개의 방형성

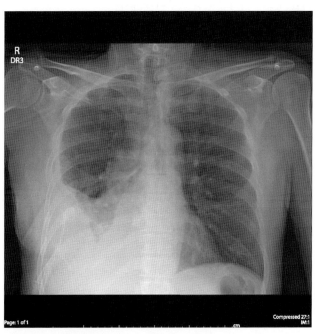

그림 45.3 방을 형성한 삼출액과 그 위치에 있는 가슴관

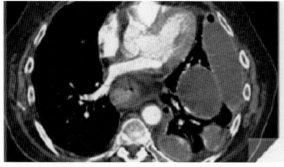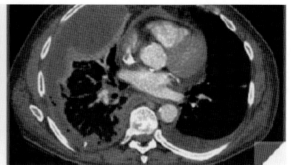

그림 45.4 방형성 가슴고름집의 두 가지 예시를 보여주는 CT 영상

표 45.6 폐 고름집과 가슴고름집을 구별하는데 도움이 될 수 있는 영상 검사(특히 CT)의 특징

폐 고름집	가슴고름집
• 일반적으로 둥근 형태	• 렌즈 모양
• 통과하거나 근처에 있는 혈관	• 근처에 관련된 혈관이 없음
• 폐 실질과 축적물 사이의 불분명한 경계	• 주변의 폐를 압박
• 가슴벽과 접촉 부위가 예각을 이루는 두껍고 불규칙한 벽	• 가슴 윤곽을 따라 둔각을 만드는 부드러운 경계

표 45.7 RAPID 점수

매개변수	평가 내용		점수
R 신장	요소	< 5 mmol/L (14 mg/dL)	0
		5-8 mmol/L (14-23 mg/dL)	1
		> 8 mmol/L (23 mg/dL)	2
A 나이	나이	< 50세	0
		50-70세	1
		> 70세	2
P 가슴막 체액의 고름형성	고름형성	고름형성	0
		고름형성 없음	1
I 감염원		지역사회 획득	0
		병원 획득	1
D 식이 요인	알부민	27 mmol/L (2.7 g/dL) 이상	0
		27 mmol/L (2.7 g/dL) 미만	1
위험 분류		점수 0-2	저위험
		점수 3-4	중위험
		점수 5-7	고위험

위험도 분류

가슴막 감염 환자에 대한 2가지 대규모 전향 무작위 시험을 토대로 최근 발표된 예측 모델인 RAPID (Renal, Age, Purulence, Infection source, Dietary factors) 점수는 가슴막 감염의 예후를 예측할 몇 가지 가능성을 보여준다. 나이 증가, 요소 증가, 알부민 감소, 병원 획득 감염, 고름형성 없음 등은 모두 불량한 예후와 관련이 있다(표 45.7, 그림 45.5). 이 점수는 이를 검증하기 위한 대규모 다기관 관찰 연구의 주제다.

치료

항생제 및 배액

적절한 항생제 및 감염된 가슴막 체액의 충분한 배액을 통한 내과 관리가 첫 번째 단계다. 항생제는 가장 가능성 높은 원인을 기반으로 경험적으로 선택해야 한다. 심각하지 않은 지역사회 획득 폐렴이 가장 가능성 높은 원인이라면, Fluroquinolone이나 Beta-lactam이 적절하다. 심각한 지역사회 획득 원인이 의심된다면 Macrolide나 호흡기 Fluroquinolone을 추가할 수도 있다. Pseudomonas 혹은 병원 획득 원인이 의심되는 경우 Pseudomonas에 대한 항생제를 선택해야 한다. 일반적으로 모든 가슴막 감염에 대해서는 Clindamycin이나 Metronidazole을 통한 무산소균 치료(anaerobic coverage)를 권장한다. 감염된 가슴막 체액의 배액은 순차적인 치료 가슴막천자로 시도하거나 혹은 가장 일반적인 방법인 가슴관 삽입술(thoracostomy)로 시도해야 한다.

섬유소용해제

관찰 자료에 따르면 섬유소용해제(fibrinolytics)를 가슴막 내부에 투여하면 가슴막 내부의 섬유소 격벽을 용해하고 가슴관 배액을 개선함으로써 배액 실패 및 후속 수술의 빈도를 감소시킨다. 그러나, 대규모 MIST-1 연구에 따르면 위약군에 비해 가슴막내 Streptokinase 단독 사용은 이점이 없었다. MIST-2는 가슴막 감염에 대한 이중 위약군, 무작위 대조군 연구며 격벽을 파괴하기 위한 직접 작용 섬유소용해제로 조직 섬유소분해효소전구체 활성제(tissue plasminogen activator, tPA)를 사용하고, 가슴막 공간 내부의 체액 점도를 감소시키고 배액을 개선하기 위해 DNA 분해효소를 사용했다. 210명을 대상으로 한 이 4군 연구에 따르면, 가슴막 내부의 tPA 및 DNA 분해효소 치료는 흉부 방사선 사진에서 유의미한 음영 감소로 이어졌지만, tPA나 DNA 분해효소를 단독으로 사용한 경우 위약군과 차이가 없었다. Piccolo 등은 최근 이 방법을 사용한 100명 이상의 환자에 대한 보고에서 이 방법은 안전하며 수술 개입의 필요성이 일부 환자에게만 국한되었음을 강조했다.

RAPID 점수로 추정한 Kaplan-Meier 생존율

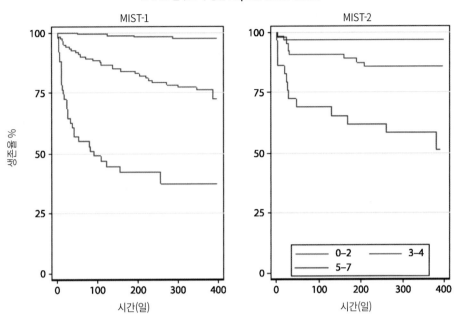

그림 45.5 RAPID 점수로 추정한 생존율. Clive AO 등이 발표한 논문 참고

영양

이는 관리에 있어 중요한 초석이지만, 초기에는 흔히 간과한다. 특정 영양 요법이 가슴막 감염 환자를 대상으로 한 무작위 대조 시험을 거치지는 않았지만, 영양 보조는 감염과 관련한 분해대사 상태(catabolic state)를 상쇄하는데 중요할 수도 있다. 모든 사례에서 완전한 조기 영양 평가를 강력하게 권장한다.

수술

안타깝게도, 환자 중 10-20%는 내과 관리에 실패한다. 이러한 상황이 발생하면 즉시 심장혈관흉부외과에 협진을 권장한다(그림 45.6). 대부분은 비디오 보조 흉강경 수술(video-assisted thoracoscopic surgery, VATS)로 치료할 수 있지만, 일

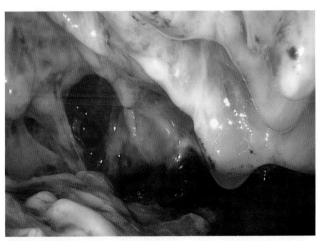

그림 45.6 VATS에서 보이는 가슴고름집

부는 개방 가슴절개술(open thoracotomy)을 통한 피질제거술(decortication)이 필요할 수도 있다. 매우 허약한 환자에게는 갈비뼈를 절제하고 가슴막 공간을 개방해두는 개방 배액(open drainage)이 선택지가 될 수 있다.

악성 가슴막 삼출액

악성 가슴막 삼출액(malignant pleural effusion, MPE)은 가슴막 삼출물(exudate)의 매우 흔한 원인이며, 양질의 근거가 부족하며 전 세계적으로 관리법이 다른 점을 감안할 때, 관리하기 어려운 가슴막 질환 중 하나이다. 모든 전이 암 환자 중 30-50%는 부검에서 가슴막 침범이 있으며, 이들 중 약 50%는 무의미한 소량 삼출에서부터 대량 삼출에 이르는 가슴막 삼출이 있다.

병인 및 발병기전

MPE는 대다수 악성 종양에서 합병증으로 나타날 수 있지만, 폐암이 가장 흔한 원인이다. 다른 흔한 원인은 상자 45.1에 요약되어 있다. 근거에 따르면 MPE는 암세포가 내장 가슴막으로 혈행 전파하여 발생하는 경우가 가장 흔하며, 그 다음은 벽 가슴막으로 파종하여 발생한다. 폐, 흉벽, 세로칸, 가로막밑 종양에서 종양의 직접 침범과 벽 가슴막으로의 혈행 전파도 MPE를 유발할 수 있다. 삼출액 자체는 종양 침범으로 인한 국소 염증을 유발하는 모세혈관 투과성 증가 및 림프계에 대한 간섭의 결과로 생각된다.

또한 악성 종양은 직접적인 암세포의 가슴막 침범 없이도 "신생물딸림(paraneoplastic)" 가슴막 삼출을 유발할 수도 있다. 이러한 삼출을 유발하는 흔한 원인에는 폐렴, 폐 색전증, 림프절 세로칸 폐쇄, 위대정맥 증후군(superior vena cava syndrome) 등이 있다.

상자 45.1 악성 가슴막 삼출액의 흔한 원인

원인	해설
폐암	모든 원인 중 1/3을 차지. M1a를 의미하며, 일반적으로 평균 생존 기간이 낮다.
유방암	두 번째로 흔한 원인; 일반적으로 가슴막 유착술이 가능하며, 대부분은, 특히 화학 요법에 반응을 보이는 경우, 폐암에 비해 평균 생존 기간이 길다.
림프종	일반적으로 질병 후기에 나타나며, 세로칸 림프절 침범으로 인해 발생한다.
원인불명 1차	잠복 질환으로 인한 경우가 많으며, 사례 중 최대 10%를 차지
기타 악성 질환	난소암, 위장관암, 신장암은 모두 악성 가슴막 삼출액을 유발할 수 있다.
악성 중피종	주로 지리에 따라 변동; 평균 생존 기간 6-18개월, 광범위 국소 침윤과 관련

임상 양상

기저 악성 종양 혹은 삼출액 자체로 인한 증상이나 징후가 나타날 수 있다. 호흡 곤란의 정도가 항상 삼출액의 양과 비례하는 것은 아니다. 기저 폐암이 폐 허탈 및 폐동맥 침윤을 모두 유발하여 환기-관류 불일치를 최소화할 수 있기 때문이다. 흉벽 침범이나 악성 중피종이 있지 않는 이상은 가슴 통증은 두드러지는 증상이 아닐 수도 있다.

영상

가슴경유 초음파는 가슴막 삼출을 악성으로 분류하는 것을 보조할 수 있으며, 가슴막천자 및 폐쇄 가슴막 생검을 유도하는 이상적인 도구다. 벽 가슴막 두꺼워짐이 10 mm 이상, 가로막 결절 혹은 가로막 두꺼워짐이 7 mm 이상, 내장 가슴막 두꺼워짐, 가

습막 결절/불규칙성 등이 악성 종양과 관련이 있다(그림 45.7).

일반 흉부 방사선 사진에서는 고전적으로 중규모에서 대규모의 자유 유동하는, 즉 방형성이 없는 가슴막 삼출을 볼 수 있다. 세로칸이 반대쪽으로 이동할 수도 있다(그림 45.8). 또는 세로칸이 같은 쪽으로 이동하거나(그림 45.9) 정중선에 그대로 있을 수도 있으며, 이는 기관지 폐쇄, 종양에 의한 세로칸 침윤, 악성 중피종으로 인한 무기폐를 의미한다.

조영증강 흉부 CT는 가슴막 악성 종양을 확인할 때 가장 바람직한 검사법이다. 가슴막 결절 및 두꺼워짐(그림 45.10), 폐 덩이 혹은 결절, 간 전이 등은 MPE를 시사하는 강한 예측 요인이며, 주변을 둘러싸는 가슴막 두꺼워짐이나 세로칸 가슴막 두꺼워짐은 악성 중피종을 의미할 수도 있다(그림 45.11). 가

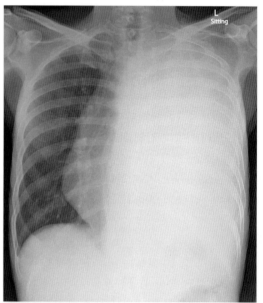

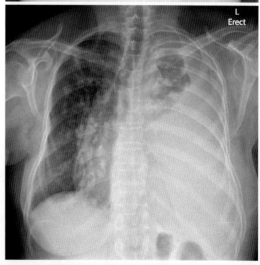

그림 45.8 (위) 반대편 세로칸 이동을 동반한 대량의 왼쪽 가슴막 삼출을 보여주는 전이 MPE 환자의 흉부 방사선 사진. (아래) 반대편 세로칸 이동을 동반한 왼쪽 가슴막 삼출과 여러 개의 폐 전이를 보여주는 흉부 방사선 사진

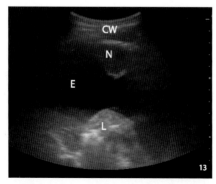

그림 45.7 MPE 환자의 저주파 초음파 영상. 삼출액(E), 결절 벽 가슴막 조임(tightening)(N), 흉벽(CW), 무기폐(L)를 주목한다.

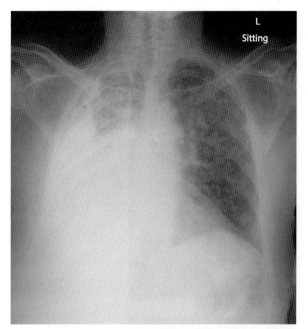

그림 45.9 같은 쪽 세로칸 이동, 수많은 폐 전이, 오른쪽 삼출액을 보여주는 흉부 방사선 사진. CT 영상에서는 기관지내 덩이 병변으로 인한 우하엽 및 우중엽 허탈을 볼 수 있었다.

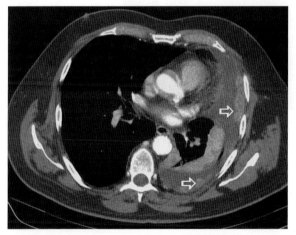

그림 45.10 폐의 전이 샘암종 환자에서 촬영한 CT 영상. 결절 가슴막 두꺼워짐(화살표)을 주목한다.

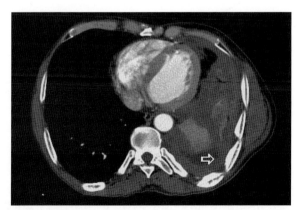

그림 45.11 상피모양 악성 중피종 환자의 CT 영상. 주변을 둘러싸는 가슴막 두꺼워짐(화살표)과 왼쪽 반쪽가슴(hemithorax)의 수축을 주목한다.

습막의 전이 가능성을 확인하기 위한 양전자 방출 단층촬영 (positron emission tomography, PET)은 그 사용이 점점 증가하고 있지만(그림 45.12), 거짓 양성 소견이 드물지 않으며, 활석 (talc) 가슴막 유착술을 시행한 경우에도 일반적으로 수년이 지나면 FDG (fluorodeoxyglucose) 흡수가 나타난다.

진단

MPE가 의심되는 사례에 대한 일반적인 진단 접근법은 그림 45.13에 요약되어 있다. 세포 검사를 위한 최소 50 mL의 가슴막천자는 민감도가 60-70%이지만, 면역염색으로 진단 정확도를 상당히 향상시킬 수 있다. 진단 수율에 영향을 미치는 다른 요인으로는 종양의 유형, 세포병리 의사의 경험 수준 등이 있다. 몇몇 국제 세포학자 기구는 최근 상피모양 중피종 (epithelioid mesothelioma)의 진단에 있어 가슴막 체액 세포검사의 역할과 신뢰성을 확인하는 공동 성명을 발표했다. 적어도 한 연구에서는 전문 센터 사례 중 73%에서 정확한 진단을 내릴 수 있었다고 보고하고 있다. 반복 가슴막천자의 역할에 대해서는 의견이 분분하다. 최근의 근거에 따르면 진단 수율의 점진적 증가가 낮기 때문이다.

조기 내과적 혹은 외과적 흉강경 검사는 일반적으로 가슴막천자로 진단되지 않는 사례에 권장한다. 비정상 가슴막에 대한 생검을 직접 보면서 할 수 있으며, 진단 수율이 95%에 달하며, 적절한 사례에서는 활석(talc) 분말주입도 할 수 있기 때문이다(그림 45.14, 그림 45.15).

영상 유도 폐쇄 가슴막 생검은 흉강경 검사의 대안이 되는 빠르고 비용이 저렴한 검사법이며, 숙련자가 시행할 경우 진단 수율이 90-95%에 이른다. CT 유도와 가슴경유 초음파 유도를 모두 사용할 수 있으며, 후자의 경우 움직일 수 있다는 장점이 있다. 이 방법은 Abrams 바늘과 Tru-Cut 바늘 등을 이용하며, 명백하게 이상한 가슴막을 생검할 수 있다. 또한, 영상 유도는 두꺼워짐과 관계없이 가슴막 조직의 획득 가능성을 증가시키는 것으로 밝혀졌다. 악성 종양 침착은 정중선 및 가로막 근처에 위치하는 경우가 많으며, 영상 유도를 이용하면 가로막에 근접한 부위도 생검을 할 수 있다.

개방 수술 생검, 기관지 내시경 등은 이 모든 방법으로도 진단되지 않는 소수를 위해 보류해야 한다.

관리

MPE는 일반적으로 예후가 불량한 난치병이다. 평균 생존 기간은 3-12개월이지만, 세포 유형, 환자의 수행도(performance status), 병기, 화학 요법에 감수성이 있는 악성 종양의 존재 여

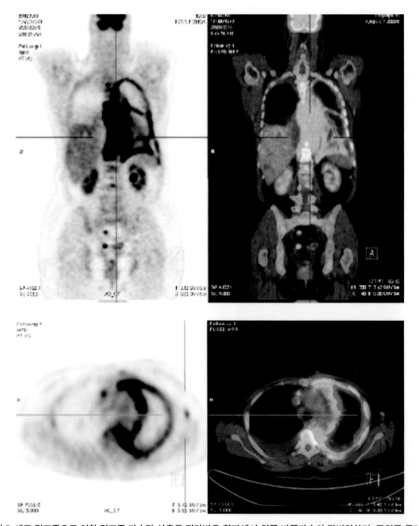

그림 45.12 재발 광범위 거대 B-세포 림프종으로 인한 림프종 가슴막 삼출을 진단받은 환자에서 왼쪽 반쪽가슴의 광범위하며, 주위를 둘러싸는 가슴막 흡수를 보여주는 병기 재결정을 위한 PET 영상

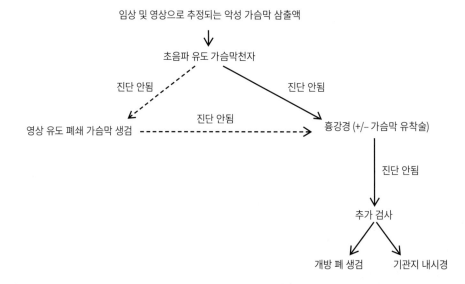

그림 45.13 MPE가 의심되는 환자에 대한 일반적인 진단 접근법. 가슴막천자로 진단되지 않은 환자에게는 MPE에 대한 1차 검사법으로 내과적 혹은 외과적 흉강경 검사를 고려한다. 영상 유도 폐쇄 가슴막 생검은 흉강경 검사를 시행할 수 없거나 검사를 원하지 않는 환자, 혹은 검사를 시행할 여건이 되지 않는 경우에 고려해볼 수 있다. 반대쪽 세로칸 이동을 동반한 대량 삼출액이 있는 환자에게는 진단 흉강경 검사를 시행하면서 동시에 활석 살포를 시행할지도 고려해야 한다. 이 과정을 거치고도 진단이 되지 않은 환자에 대한 진단 평가는 개별화해야 하며, 여기에는 개방 수술 생검이나 기관지 내시경을 통한 기관지경유 바늘 흡인 등이 포함된다.

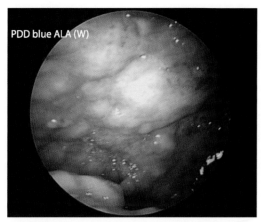

그림 45.14 경직 내과적 흉강경 검사(rigid medical thoracoscopy) 중 볼 수 있는 심하게 두꺼워진 벽 가슴막 및 내장 가슴막과 결절 모양

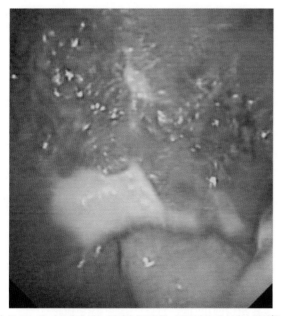

그림 45.15 벽 가슴막에 있는 결절을 보여주는 굴곡경직 가슴막경 검사(flexi-rigid pleuroscopy) 시야. 생검 결과에서 결절은 악성 가슴막 중피종으로 확진되었다.

표 45.8 LENT 점수 및 계산법

	변수	점수
L	가슴막 체액의 LDH (IU/L)	
	< 1,500	0
	≥ 1,500	1
E	ECOG 점수	
	0	0
	1	1
	2	2
	3-4	3
N	중성구: 림프구 비율 (혈액)	
	< 9	0
	≥ 9	1
T	종양 유형	
	저위험 중피종 혈액암	0
	중위험 유방암 부인과 암 신장 세포 암종	1
	고위험 폐암 기타	2

위험 분류	합계 점수	평균 생존 기간(사분범위)(개월)
저위험	0-1	10.5 (7.5-18.5)
중위험	2-4	4.5 (1.5-15.5)
고위험	5-7	1.5 (0.5-2.5)

출처: Adapted from Clive, AO, Kahan, BC, Hooper, CE, Bhatnagar, R, Morley, AJ, Zahan-Evans, N et al. Thorax, 69, 1098-1104, 2014.
참고: ECOG, Eastern Cooperative Oncology Group

부에 따라 매우 다양할 수 있다. LENT 점수 체계는 최근에 검증받은 예후 점수이며, MPE에서 임상 의사 결정에 도움이 된다(표 45.8).

MPE 환자의 관리는 근본 조직 소견, 예후, 수행도, 크기, 삼출액의 재발률, 종양의 폐 침범 같은 여러 가지 요인을 고려하여 결정한다(그림 45.16, 표 45.9). 현재의 근거에 따르면, 가슴막 유착술과 유치 가슴막 도관(indwelling pleural catheter, IPC)이 호흡 곤란과 삶의 질을 개선하는 정도는 비슷하다. IPC는 활석 현탁액(talc slurry) 가슴막 유착술에 비하여 추가 가슴막 중재의 필요성을 줄여주며, 환자가 남은 삶 동안 병원에서 허비하는 시간도 줄여준다.

화학 가슴막 유착술은 구경이 작은 가슴관 혹은 IPC를 이용하거나 흉강경 검사 도중 경화제를 분포하여 시행한다. 가장 많이 사용하는 경화제는 활석 현탁액이다(상자 45.2). 화학 가슴막 유착술은 현재 많은 의사들이 갇힌 폐(trapped lung)가 없고, 기대 수명이 3개월 이상인 환자에 대한 1차 치료법으로 여기고 있다. VATS 보조 활석 분말주입은 기대 수명이 긴 환자에게 탁월한 완화 효과를 제공할 수 있다. 외과적 흉강경 검사나 가슴 절개술 과정에서 발생하는 가슴막 찰과상(pleural abrasion)이 기계적 가슴막 유착술(mechanial pleurodesis)로 기능할 수도 있다.

상자 45.2 화학 가슴막 유착술에 주로 사용하는 경화제

제제	해설
활석	가슴 배액관을 통한 활석 현탁액 혹은 흉강경을 통한 살포는 성공률이 70-80%로 매우 높게 보고된다. 통증 및 발열을 유발할 수 있으며, 입자 크기가 작은 활석은 급성 호흡 곤란 증후군과 관련이 있다.
Doxycycline	성공률이 다양하다. 유방암 환자의 경우 80% 수준으로 높을 수 있다.
Bleomycin	전신 독성 및 비용 때문에 자주 사용하지 않는다.

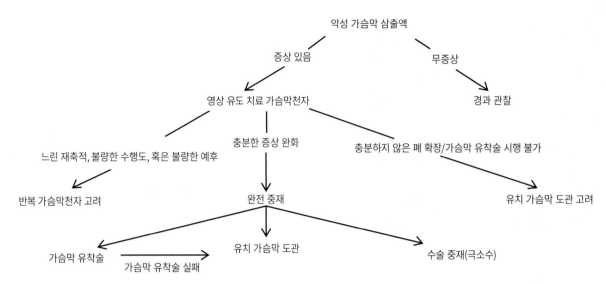

그림 45.16 MPE를 확진받은 환자에 대한 일반적인 치료 접근법. 무증상 환자는 보존적으로 추적 관찰할 수 있지만, 대다수 환자는 특정 지점에 도달하면 증상이 나타난다. 한 번의 치료 가슴막 흡인은 호흡 곤란을 완화할 뿐만 아니라 추가 중재에 대한 길잡이 역할도 한다. 재축적이 1개월 이상으로 느린 사례나 예후 혹은 수행도가 매우 불량한 환자를 위해 반복 흡인은 보류해야 한다. 대다수 환자에게 가슴막 유착술이나 IPC 삽입 같은 완전한 중재를 제공해야 한다. 자세한 내용은 본문을 참고하기 바란다.

표 45.9 MPE의 치료 선택지

전략	방법	해설 및 적응
암 특이 요법	방사선 요법	림프종 같은 일부 사례
	화학 요법	림프종, 소세포 폐암, 유방암 같은 특정 암에 효과적
보존	경과 관찰	일반적으로 무증상 삼출액은 크기에 관계없이 중재가 필요하지 않다.
최소 침습	치료 가슴막천자	즉각적인 완화를 제공. 외래에서도 반복할 수 있으며, 특히 재축적이 느린 환자나, 예상 생존 기간이 매우 짧은 환자, 혹은 수행도가 불량한 환자에게 시행한다.
	갈비사이 배액	즉각적인 완화, 그러나 대부분은 재발한다. 벽 가슴막과 내장 가슴막이 서로 가까이 있다면, 화학 가슴막 유착술을 고려한다.
	화학 가슴막 유착술을 겸한 갈비사이 배액	활석 현탁액이나 대체 약물을 투여한 다음, 하루 이상이 지난 다음 배액 한다. 가슴막 유착술은 사례 중 70-80%에서 성공한다.
	유치 가슴막 도관	대부분은 증상 호전을 경험한다. 최대 50%는 자발 가슴막 유착이 발생하기도 한다. 가슴막 유착술을 겸한 갈비사이 배액이 실패한 경우 혹은 첫 중재로 사용할 수 있다.
준침습	가슴막 유착술을 겸한 가슴막경	내과적 흉강경술 도중 직접 보면서 활석을 주입할 수 있다. 폐암과 유방암 같은 특정 악성 가슴막 삼출의 경우 가슴막 유착술을 겸한 갈비사이 배액보다 약간 높은 성공율을 보여준다.
수술	가슴막 유착술을 겸한 비디오보조 흉강경 수술	직접 보면서 가슴막 찰과상을 만든다. 매우 효과적으로 가슴막 유착을 달성할 수 있다.
	가슴막절제술을 겸한 가슴절개술	매우 효과적이지만, 침습적이며 합병증 및 사망과 관련이 있다.
	가슴막복막 션트	흔히 시행하지 않는다. 난치 사례, 갇힌 폐, 악성 종양에 2차로 발생한 암죽가슴증 등에서 때때로 고려해볼 수 있다.

IPC는 외래 환자에게도 삽입할 수 있으며, 가슴막 유착술과 동등한 수준으로 증상이 완화되며, 사례 중 50%에서 자발 가슴막 유착이 발생할 수 있기 때문에, 현재는 많은 센터에서 IPC를 초기 치료 선택지로 활용하고 있다. 합병증에는 감염, 도관 경로 전이, 장치 고장 등이 있다.

화학 가슴막 유착술에 실패한 환자에서 근치 가슴막절제(radical pleurectomy)는 MPE를 조절할 수도 있지만, 상당한 합병증을 동반하기 때문에 자주 시행하지는 않는다. 마찬가지로 가슴막복막 션트(pleuroperitoneal shunt)는 갇힌 폐(trapped lung)가 있거나, 가슴막 유착술에 실패했거나, 혹은 악성 암죽가슴증(chylo thorax)이 있는 환자를 위해 보류해야 한다.

가슴막 삼출의 드문 원인

가슴막 삼출의 다른 원인은 60가지 이상이다. 가슴막 삼출의 드문 원인은 쉽게 놓칠 수 있다. 이에 대한 자세한 설명은 이 장의 범위를 벗어나기 때문에, 몇 가지 특정 원인에 대한 핵심 사항만 다룰 예정이다.

폐 색전으로 인한 가슴막 삼출

이는 일반적으로 과소보고되는 가슴막 삼출의 원인이며, 삼출액의 병인이 분명하지 않은 경우 배제 진단에 포함해야 한다. CT에서 입증된 폐 색전 환자 중 최대 50%는 가슴막 삼출을 동반하고 있다.

Porcel 등이 가슴막 삼출을 동반한 폐 색전 환자 230명을 대상으로 시행한 대규모 연구에 따르면 환자 중 85%는 한쪽에만 가슴막 삼출이 있었으며, 21%는 방형성 가슴막 삼출이 있었다. 이 가슴막 삼출액은 대부분 소량이었으며, 증상을 유발하지 않았다. 반대로, 대량 가슴막 삼출액은 드물며, 이 경우 가슴막 삼출의 동반 원인을 찾아야 한다. 환자는 일반적으로 가슴막염 통증, 객혈, 삼출액의 양과 비례하지 않는 호흡 곤란을 호소하며, 간혹 기침이나 미열을 동반하기도 한다. 가슴막 체액의 특성은 일반적으로 삼출물이며, 혈액이 섞여 있다. 대부분 적혈구 수는 10,000-100,000/mm^{3}이다. 폐 색전을 치료해야 하며, 삼출액은 대부분 특정 치료법이 필요하지 않다. 삼출액은 일반적으로 1주일 이내에 해결된다.

학습 요점

폐 혈전 관련 삼출액
- 진단되지 않은 삼출물성 삼출액이 있는 모든 사례에서 고려해야 한다.
- 혈성 가슴막 삼출액은 항응고제의 금기가 아니다.
- 항응고제 사용 후 삼출액의 양이 늘었다면, 동반 원인, 특히 출혈과 감염을 배제해야 한다.
- 혈흉(hemothorax)이 발생할 수 있지만 드물다. 혈흉이 발생하는 경우 일반적으로 1주일 이내에 발생한다. 이 경우 항응고제 중단 및 가슴관 삽입이 필요하다.

암죽가슴증

암죽가슴증(chylothorax)은 가슴 림프관(thoracic duct)이 손상되어 암죽(chyle)이 가슴막 공간에 축적되는 것을 의미하며, 여러 가지 원인으로 발생할 수 있다(표 45.10).

암죽은 일반적으로 탁하며 유백색(milky)일 수 있다. 이 모양은 원심분리 후에도 유지된다(그림 45.17). 일반적으로 삼출물이지만, 상대적으로 LDH 수치가 낮다. 가슴막 체액에 암죽 미립(chylomicron)이 있는 것을 암죽가슴증이라고 정의한다. 이에 부합하지 않는 경우, 가슴막 체액의 중성지방(triglyceride) 수치 상승으로 진단할 수 있다(그림 45.18). 치료는 암죽가슴증의 원인에 따라 달라진다(표 45.10). 지속하는 암죽 누출의 주요 합병증은 영양실조와 면역 결핍이다. 암죽에는 T-림프구가 상당수 있기 때문이다.

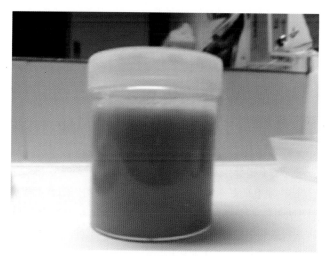

그림 45.17 암죽가슴증에서 가슴막 체액의 육안 소견

표 45.10 암죽가슴증의 흔한 원인

1. 외상	2. 악성 질환	3. 여러 가지 다른 질환	4. 기타
수술 중 직접 손상 식도절제술 선천 심장병 수술 폐/세로칸 덩이 절제 세로칸 내시경술 심혈관 수술 **비수술 의인 손상** 중심 정맥 도관 삽입 박동조율기 삽입 폐동맥 색전술 흉부 방사선 요법 가슴관 삽입술 **간접 손상** 무딘/관통 흉부 외상 웨이트 트레이닝/강도 높은 운동/기침 안전벨트 손상 출산	**림프절 침윤** 림프종/백혈병 전이 암종의 세로칸 침범 Kaposi 육종	**림프액 용량 증가/비정상 순환** 선천 림프 장애. 예: Gorham 병, Milroy 병, Noonan 증후군 등 림프절 형성저하, 림프관확장증, 황색 손톱 증후군, 림프관종, 림프관평활근종증 **림프절 폐쇄** 결핵, 유육종증, Castleman 병, Waldenström 고분자글로불린혈증 **중심 정맥압 상승** 울혈 심부전, 심근병증, 협착 심장막염, 위대정맥 혈전증, 세로칸 섬유증	암죽 복수의 가로막경유 이동 특발

참고: 의인 손상을 포함한 외상이 전체 사례 중 약 50%를 차지한다. 외상 사례가 아닌 경우, 림프종을 반드시 배제해야 한다.

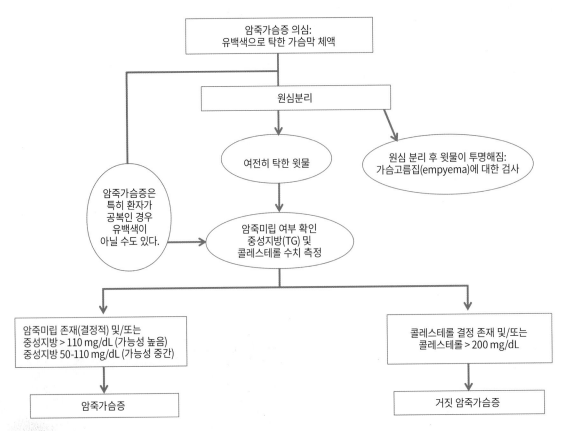

그림 45.18 암죽가슴증의 진단을 위한 알고리듬. 표 45.11 참고

흉부 CT 영상은 모든 비외상 암죽가슴증 사례에서 세로칸 질환, 특히 림프종을 배제하기 위해 촬영해야 하며(그림 45.19), 림프관평활근종증(lymphangioleiomyomatosis, LAM) 같은 다른 질병도 확인할 수 있다. 가슴 림프관 누출에 대한 수술을 계획 중인 경우 영상 검사가 유용할 수도 있다. 테크네튬99 (technetium99) 사람 혈청 알부민을 발등으로 주입하는 림프섬광조영술(lymphoscintigraphy)이 일반적인 접근법이다.

학습 요점

- 암죽가슴증은 지단백질(lipoprotein) 분석에서 암죽미립(chylomicron)이 있거나 가슴막 체액에서 중성지방이 높으면 진단할 수 있다.
- 가슴막염 통증과 발열은 드물다.
- 환자가 금식 중인 경우 가슴막 체액이 항상 탁하거나 유백색이 아닐 수도 있다.
- 암죽가슴증, 거짓 암죽가슴증, 가슴고름집은 모두 탁하게 보인다.
- 누출액성 암죽 가슴막 체액은 일반적으로 간경화나 심부전이 원인이다.
- 비외상 암죽가슴증이 있는 경우 림프종 유무를 검사해야 한다.

치료 목표는 증상 조절과 근본 병인 조절이다. 가슴막 체액은 환자에게 증상이 있는 경우에만 흡인해야 한다. 환자가 금식할 경우 암죽 흐름이 상당히 감소할 수 있으며 완전히 멈출 수도 있다. 외상 혹은 수술 후에 발생한 경우에는 짧은 기간의 완전 비경구 영양(total parenteral nutrition, TPN)이 가슴 림프관 누출의 치유에 도움이 될 수 있다. 그러나 이는 암죽가슴증의 원인이 "내과적"인 경우는 대부분 실용적이지 않다. 중쇄 중성지방(medium-chain triglyceride) 보충제를 권장한다. 가슴 림프관을 통하지 않고 전신 순환으로 직접 흡수되기 때문이다. 일부 사례, 주로 소아 집단에서 성장호르몬억제인자(somatostatin) 유사체는 암죽 누출을 멈추는 것으로 밝혀졌다.

가슴 림프관 누출에 대한 수술 복구 혹은 가슴 림프관 결찰(ligation)은 특히 수술 후에 발생한 사례에서 시행할 수 있다. 투시검사 유도와 미세코일 혹은 풀(glue)을 이용한 피부경유 복벽경유 가슴 림프관 색전술도 효과적이다.

증상이 있는 경우, 가슴막천자 혹은 가슴관 삽입술을 통한 삼출액 제거가 필요하다. 반응하지 않는 사례에서는 VATS 등을 이용한 가슴막 유착술이 필요하다. 사례 연구에서 IPC 거치도 가능한 것으로 밝혀졌다. 암죽 복수(chylous ascites)가 없다면 가슴막복막 션트를 사용할 수도 있다.

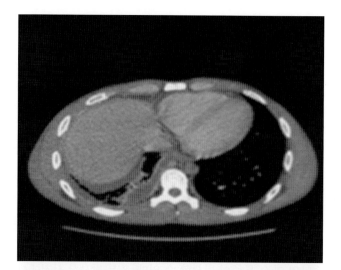

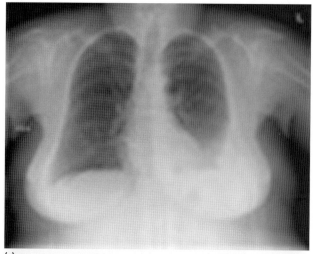

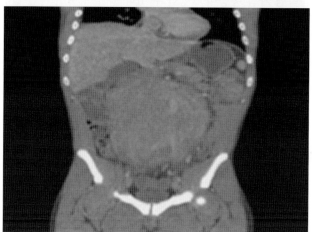

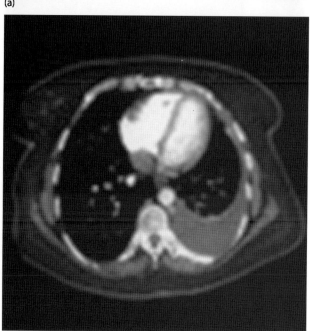

그림 45.19 이 환자는 오른쪽 가슴막 삼출액을 주요 호소 증상으로 내원하였으며, 배액 후 증상이 호전되었다. 체액 검사에서 암죽의 전형적인 특성을 확인할 수 있었다. CT 영상에서 남아있는 가슴막 삼출액을 볼 수 있으며(위), 대량의 복막 뒤 샘병증(retroperitoneal adenopathy)도 볼 수 있다(아래). 후속 생검에서 소포 림프종(follicular lymphoma)을 확진하였다.

그림 45.20 류마티스 관절염 환자에서 진행하지 않는 장기간의 왼쪽 가슴막 삼출액을 보여주는 흉부 방사선 사진(a)과 CT (b)

내과적 사례의 경우, 가능한 경우에 한해 근본 원인을 치료하면 암죽 재축적을 멈출 수 있다. 세로칸 림프종이나 암종에 대한 화학방사선 요법, 유육종증이 의심되는 사례에 대한 스테로이드, 간경화증에 대한 목정맥경유 간내 문맥전신순환 션트(transjugular intrahepatic portosystemic shunts, TIPS) 등은 몇몇 사례에서 유용할 수 있다.

거짓 암죽가슴증

암죽모양(chyliform) 혹은 콜레스테롤 가슴막 삼출이라고도 하는 거짓 암죽가슴증은 드물며, 대부분은 결핵이나 류마티스 관절염과 관련이 있다(그림 45.20). 일반적으로 무증상이며, 한쪽으로 발생한다. 삼출액은 높은 지질 함량으로 인해 대부분 탁하고 유백색을 지니고 있으며, 콜레스테롤 결정이 침착되어 발생한다. 가슴막 삼출액에 콜레스테롤 결정이 있거나 가슴막 삼출액의 콜레스테롤 수치가 증가하면 진단할 수 있다(표

45.11, 그림 45.21). 대부분은 치료가 필요없지만, 드물게 호흡 곤란 해소를 위한 치료 가슴막천자가 필요할 수도 있다. 환자에게 현저한 호흡 곤란이 있지만 폐 기능이 유지된다면 수술을 통한 피질제거술(decortication)을 고려해 볼 수도 있다.

류마티스 관절염 관련 가슴막 삼출/가슴막염

가슴막 이상은 류마티스 관절염 환자 중 최대 1/4에서 발견된다. 류마티스 관련 삼출액 자체는 사례 중 3-5%에서 발생하며, 고전적으로 만성 관절 침범, 피부 밑 결절, 높은 류마티스 인자 역가 등이 있는 고령 환자에게서 볼 수 있다. 대부분 무증상이며, 간혹 가슴막염이나 발열이 나타날 수 있다. 드물게는 관절 침범보다 먼저 나타날 수도 있다. 일반적인 감별 진단에는 결

표 45.11 가슴막 삼출액 분석에서 거짓 암죽가슴증과 암죽가슴증의 차이.

가슴막 체액 분석	암죽가슴증	거짓 암죽가슴증
암죽미립	예	아니오
콜레스테롤 결정	아니오	예
중성지방 수치, mg/dL (mmol/L)	> 110 (1.24)	< 50 (0.56)
콜레스테롤 수치, mg/dL (mmol/L)[a]	< 200 (5.18)	> 200 (5.18)

[a] 가슴막 대 혈청 콜레스테롤 비가 1.0 이상이면 거짓 암죽가슴증을 시사한다.

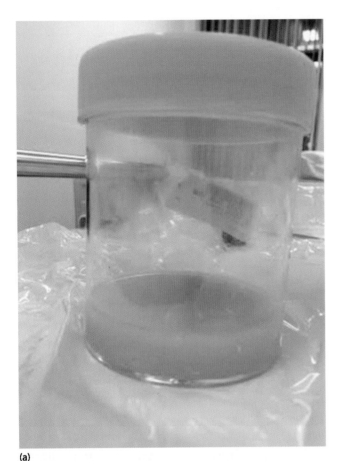

(a)

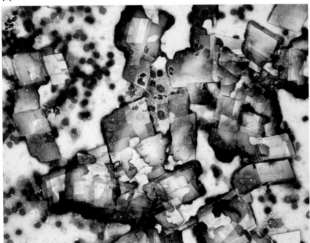

(b)

그림 45.21 거짓 암죽가슴증의 육안 소견(a)과 마름모 형태를 하며 수단 III (sudan III)에 염색되지 않는 콜레스테롤 결정의 현미경 소견(b).

핵, 감염, 거짓 암죽가슴증, 암 등이 있다(표 45.1). 삼출액의 양이 작고 무증상이라면 류마티스 가슴막염은 치료가 필요하지 않다. 재발 류마티스 삼출액을 관리하기 위해 비스테로이드 소염제(NSAID), 경구 스테로이드, 가슴막내 스테로이드, 가슴막 유착술 같은 많은 방법들이 시도되었지만, 제대로 연구된 방법은 없다. 시간이 지남에 따라 가슴막 두꺼워짐이 발생할 수 있다(표 45.12). 류마티스 관련 삼출액 혹은 가슴막염은 PET 영상에서 강한 흡수를 보일 수 있다(그림 45.22).

전신 홍반 루푸스 관련 가슴막 삼출

전신 홍반 루푸스(systemic lupus erythematosus, SLE)에서 가슴막 삼출은 흔히 발생할 수 있으며, 대부분 무증상이지만 가슴막염 가슴 통증이 발생할 수 있다. 흉부 방사선 사진에서는 일반적으로 소량의 양쪽 가슴막 삼출을 볼 수 있다. 가슴막 삼출액 분석은 대부분 삼출물성이며 질병특유 양상은 없다. 가슴막 삼출액의 항핵항체(anti-nuclear antibodies, ANA) 수치 및 홍반 루푸스 세포(lupus erythematosus cell)는 유용하지 않다. 가슴막 생검 검체에 면역글로불린 G, 항-IgM, 혹은 항-C3를 사용하면 전형적인 광범위한 반점 염색을 볼 수 있기 때문에 가슴막 생검은 유용한 검사법이다. 삼출액의 양이 많으며 증상이 있는 경우만 치료의 적응증이 된다. 코르티코스테로이드는 일반적으로 좋은 반응을 보여준다. 다른 방법으로는 Cyclophosphamide를 시도해 볼 수 있다. 드문 경우지만, 치료에 반응하지 않으며 증상을 유발하는 가슴막 삼출액은 화학 가슴막 유착술이나 유치 가슴막 도관이 필요할 수도 있다.

약물 관련 가슴막 삼출

약물 관련 가슴막 삼출은 비록 드물지만 일반적으로 쉽게 되돌릴 수 있기 때문에 모든 가슴막 삼출 사례에서 고려해야만 하는 중요한 원인이다. 특히, 다른 원인이 없지만 삼출액이 있는 경우 자세한 약물 복용 이력이 중요하다(표 45.13). 많은 약물이 시간적 연관성에 기반하여 가슴막 삼출을 유발하는 것으로 추측되지만 결정적인 근거는 부족하다. 치료는 원인 약물의 중단, 그리고 증상 및 삼출액의 해소 여부에 대한 관찰이다.

아밀로이드증 관련 가슴막 삼출

아밀로이드증에서 가슴막 삼출은 드물지만 존재할 경우 임상 경과를 크게 바꿀 수 있으며 대부분은 치료에 반응하지 않는다. AL 아밀로이드증 환자, 그리고 드물게 AA/ATTR 아밀로이드증 환자 중 6-18%에서 대량의 재발 삼출액이 발생한다. 아밀로이드증의 가슴막 삼출액은 누출액이거나 삼출물이다. AL 아밀로이드증에서 삼출액은 일반적으로 제한 심근병증에서 가슴막 표면이 침윤되어 발생한다. 다른 잠재적 요인에는 아밀로이드 심근병증, 아밀로이드 신병증으로 인한 저단백혈증, 아

표 45.12 류마티스 관절염 관련 가슴막 삼출 및 가슴막염에서 나타날 수도 있는 특징

흉부 방사선 사진	- 가슴막 두꺼워짐, 결절 - 가슴막 삼출액. 일반적으로 한쪽으로 발생하며, 반쪽가슴(hemithorax)의 50% 미만을 차지하는 작은 혹은 중간 크기. - 25%는 양쪽 삼출액을 동반한다.
전형적이지만 결정적이지는 않은 가슴막 체액 생화학 분석	- 삼출물성: LDH > 700 IU 혹은 혈청 정상 상한의 2배, 삼출액의 pH < 7.2, 콜레스테롤 > 65 mg/dL - 가슴막 체액의 포도당은 일반적으로 60 mg/dL 미만이며, 만성 삼출액은 대부분 더 낮다. 혈청 포도당에 대한 가슴막 체액 포도당의 비율은 0.5 미만이다. - 가슴막 체액의 류마티스 인자 역가 검사는 권장하지 않는다. 혈청 류마티스 인자 역가보다 약간 더 높기 때문이다.
가슴막 생검	- 생검 소견은 비특이적일 수 있다. - 육안 소견: 내장 가슴막 위로 염증 및 거친 벽 가슴막 표면, 결절이 있을 수도 있다. - 조직병리 소견: 정상 중피 세포 부족, 다핵 거대 세포, 울타리 세포(palisading cell)를 동반한 류마티스 결절, 림프구를 동반한 섬유소모양 괴사, 형질 세포

참고: 이 특징 중 그 어느 것도 질병특유 양상이 아니다.

표 45.13 가슴막 이상과 삼출을 유발한다고 보고된 특정 약물

항균제
- Nitrofurantoin
- Isoniazid(삼출액을 동반한 루푸스 유사 증후군)
- Dapsone
- Daptomycin
- Metronidazole

근육뼈대 질환 및 신경학적 장애에 사용하는 약물
- Dantrolene
- 맥각 알칼로이드(ergot alkaloid): Bromocriptine, Ergotamine, Pergolide, Methysergide
- Valproic acid
- Phenytoin
- Chlorpromazine
- Clozapine
- Fluoxetine

항암 제제
- Methotrexate
- Dasatinib[a]
- All-trans retinoic acid (Tretinoin)
- Procarbazine
- Imatinib

심장 및 기타
- Amiodarone
- Hydralazine
- Procainamide

참고: 더 자세한 정보는 www.pneumotox.com을 참고한다.

[a] 삼출액 발생률이 20-40%이며, 치료법은 명확하지 않다. 삼출액은 약물을 중단하면 해소되며, 스테로이드를 투여하면 빠르게 해소된다. 약물은 하루 용량 100 mg 미만을 하루 한 번 투여하는 방법으로 다시 시작할 수 있으며, 혹은 Nilotinib같은 대체 약물을 사용할 수도 있다. 하루 한 번 용량을 사용할 경우 삼출액 발생률이 낮으며, 효과는 그대로 유지된다.

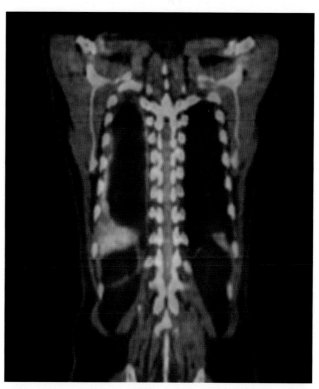

그림 45.22 장기간 류마티스 가슴막염과 오른쪽 가슴막 두꺼워짐이 있는 환자의 18FDG-PET 영상. 가슴막을 따라 존재하는 경도에서 중등도 흡수를 볼 수 있다.

밀로이드 갑상샘 질환 등이 있으며, 이러한 질병들이 치료에 반응하지 않는 대량 가슴막 삼출을 유발하는 일은 거의 없다. 반대로, AA 아밀로이드증에서 가슴막 삼출은 아밀로이드 생성을 자극하는 결핵, 류마티스 관절염, 혈관염 같은 만성 염증 질환의 직접 확장으로 인한 것이다. ATTR 아밀로이드증의 삼출액은 심장 기능장애를 반영하는 말기 양상이다.

아밀로이드 침윤을 확진하기 위해서는 가슴막 생검 검체를 콩고 레드(congo red)로 염색했을 때, 편광현미경 검사법에서 밝은 녹황색(apple-green) 이중 굴절이 나타나야 한다. 삼출액은 일반적으로 치료에 반응하지 않으며, 질병 경과 중 후기에 발생한다. 관리는 표 45.14에 요약되어 있다. 지속적인 가슴막 삼출액은 AL 아밀로이드증 환자가 생존할 가능성이 매우 낮음을 의미한다. 평균 생존 기간은 치료하지 않은 경우 1.6개월 정도로 짧으며, 화학 요법 및/또는 자가 조혈모세포 이식을 받은 경우 21.8개월로 보고되었다.

면역글로불린G4 관련 질환으로 인한 가슴막 삼출

면역글로불린G4 (IgG4) 관련 가슴막 삼출액은 새로운 질병명이며, 사례 연구에서 점점 더 많이 인용되고 있다. 이는 순환 면역글로불린G4 수치 상승과 관련된 전신 섬유염증 질환

표 45.14 아밀로이드증 관련 가슴막 삼출액의 치료

단계	치료
1차	• 근본 아밀로이드 질환의 치료 • 전신 화학 요법 및 자가 줄기 세포 이식 • 수액 제한 및 공격적인 이뇨제 요법 • 필요한 경우 치료 가슴막천자 • 난치 삼출액에는 Bevacizumab을 사용해왔다.
2차	• 빠르게 재발하는 경우, 가슴관 삽입술이 필요할 수도 있다. • 활석 가슴막 유착술 • 유치 가슴막 도관(그림 45.23)

표 45.15 면역글로불린G4 관련 가슴막 질환의 진단

다음 특징은 면역글로불린G4 관련 가슴막 질환을 시사한다:
• 혈청 면역글로불린 수치가 140 mg/dL 이상으로 상승. 정상 인구 중 5%에서만 면역글로불린G4 상승을 볼 수 있다는 점을 주목한다.
• 조직 소견: 일부 구역에 호산구 침윤을 동반한 광범위 림프형질세포 침윤. 면역염색 검사를 시행하면 염증 부위에서 상당한 면역글로불린G4 양성 형질세포를 확인할 수 있다.

이다(표 45.15). 근본 병태생리는 면역글로불린G4 양성 형질세포를 함유하는 밀도가 높은 림프형질 세포 침윤물의 여러 장기 침범이다. 광범위 전신 질환 혹은 가슴막을 포함하여 하나 혹은 2개의 장기를 침범하는 국소 양상으로 나타날 수 있다. 남자에게 흔하며 진단 시 평균 나이는 69세다. 대다수 환자는 Prednisolone 1 mg/kg/day 같은 스테로이드 요법에 2주 이내에 반응을 보이며, 스테로이드는 추후 점감한다. Bortezomib와 Cyclosporine이 효과가 있는 것으로 보고되었다.

기흉

체액 외에 공기도 가슴막 공간에 축적될 수 있으며, 기흉을 유발할 수 있다. 기흉은 자발로 발생할 수도 있으며, 내과 술기의 합병증, 즉 의인성이나 외상의 결과로 발생할 수도 있다. 전 세계적으로 의인 기흉이 가장 흔한 원인이며, 가슴경유 바늘 흡인(24%), 빗장밑(subclavian) 혈관 천자(22%), 가슴막천자(22%), 가슴막 생검(8%), 기계 환기(7%) 같은 술기로 인해 자주 발생한다.

이번 절에서는 남자 100만 명 중 180-240명에게 영향을 미치고, 여자 100만 명 중 12-60명에게 영향을 미치는 자발 기흉에 중점을 둘 예정이다. 보편적으로 1차 자발 기흉(primary spontaneous pneumothorax, PSP)은 밝혀진 기저 폐 질환이 없는 환자에게 발생한 기흉을 의미하며, 2차 자발 기흉(secondary spontaneous pneumothorax, SSP)은 소인이 되는 폐 질환이 있는 환자에게 발생한 기흉을 의미한다. SSP 환자는 대부분이 60세 이상의 고령이며, 상당한 동반 질환이 있으며, 더 긴 입원 기간이 필요한 경향이 있다. 영국의 경우, PSP와 SSP의 통합 입원율은 남자에서는 100만 명당 167건, 여자에서는 100만 명당 58건이었으며, 이에 상응하는 사망률은 남자에서는 매년 1.26명, 여자에서는 매년 0.62명이었다. PSP로 입원한 환자는 사망률이 0.1% 미만이지만, SSP로 입원환 환자는 최대 16%까지 보고된다.

병인

PSP는 체질량 지수가 낮으며 키가 큰 환자와 담배 및 대마초 흡연자에게 더 흔하다. PSP는 명확한 폐 질환이 없는 환자에게 나타나는 자발적인 일로 정의한다. 그러나, CT 영상 및 흉강경 검사에서 구조 이상, 특히 폐 꼭대기쪽 이상(lung apical abnormality)을 여전히 자주 볼 수 있다. 폐기종과 유사한 변화, 즉 기포(bleb) 및 큰 공기집(bulla)과 "가슴막 구멍(pleural porosity)"은 공기 누출의 원천이 될 수도 있지만, PSP의 정확한 발병기전은 아직 밝혀지지 않았다(그림 45.24).

거의 모든 폐 질환에서 합병증으로 SSP가 발생할 수 있지만,

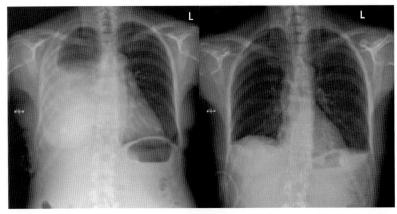

그림 45.23 심장 아밀로이드증과 아밀로이드 신병증으로 인한 중증 저단백혈증이 있는 환자에서 재발한 대량의 오른쪽 가슴막 삼출을 보여주는 순차적 흉부 방사선 사진. 가슴막 유착술은 성공적이지 못했다. 유치 가슴막 도관을 통한 정기적인 배액으로 증상이 상당히 완화되었다. (왼쪽) 유치 가슴막 도관 삽입 후 배액 전에 촬영한 사진. (오른쪽) 유치 가슴막 도관으로 배액 한 다음에 촬영한 사진

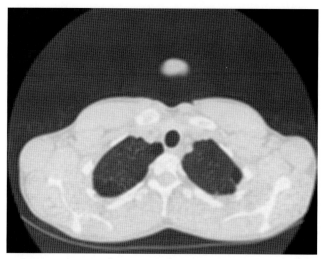

그림 45.24 이 젊은 환자는 PSP를 진단받았다. 양쪽 폐 꼭대기쪽에서 경미한 폐기종 유사 변화를 볼 수 있다.

표 45.16 SSP의 원인

흔한 원인	폐 결핵, 만성 폐쇄 폐 질환
덜 흔한 원인	낭성 섬유증, 폐암, 사람 폐 포자충 감염
드문 원인	사이질 폐 질환. 예: 특발 폐 섬유증, 유육종증, 조직구증 X, 림프관평활근종증 결합 조직 질환. 예: 류마티스 관절염, 피부경화증, 강직 척수염, Marfan 증후군, 월경 기흉

영국에서 가장 흔한 원인은 만성 폐쇄 폐 질환이다. 전 세계적으로는 폐 결핵이 가장 흔한 원인이다. 다른 원인은 표 45.16에 나열되어 있다.

임상 양상 및 초기 관리

환자는 일반적으로 호흡 곤란 및/또는 가슴 불편을 주요 호소 증상으로 내원한다.

긴장 기흉은 드문 내과적 응급 상황으로 즉시 인식해야만 한다. 긴장 기흉은 가슴막의 공기 누출 부위에 단방향 판막이 발생할 때 나타나며, 따라서 가슴막 내부 압력이 급속도로 증가한다. 긴장 기흉은 결국 정맥 환류에 장애를 유발하며, 심장 박출량을 감소시키며, 저산소증과 혈류역학 손상을 유발한다. 긴장 기흉은 임상 진단이며, 빗장 중간선(midclavicular line)에 있는 두 번째 갈비 사이 공간 앞쪽으로 바늘을 삽입하여 즉시 감압해야 한다. 영상 확진을 위해 치료를 지연해서는 안 된다.

긴장 기흉이 아니며(그림 45.25), 임상적으로 안정적이며, 양이 작은 PSP 환자에게는 기흉 해소를 확인하기 위한 주기적인 영상 촬영과 보존 요법, 예를 들어 경과 관찰이 적절한 방법일 수도 있다. PSP가 있지만 증상이 최소한인 환자의 치료에 대해

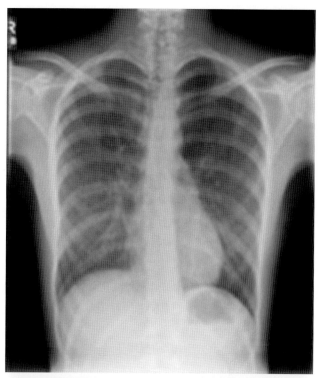

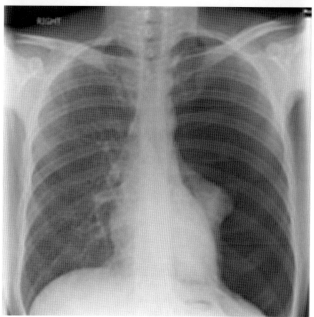

그림 45.25 기흉은 크기가 다양할 수 있다. (위) 18세 여자 환자에게 발생한 소량의 왼쪽 꼭대기 기흉. (아래) 젊은 남자 환자에서 발생한 왼쪽 폐의 완전한 허탈

서는 의견이 분분하며 관리 방식도 다양하다.

상당한 증상이 있거나 임상적으로 불안정한 환자에게는 중재를 권장한다. 그러나, 일부 의사는 초기에는 관찰을 선호하며, 심지어는 "대량"기흉 환자에게도 관찰을 선호한다. 현재 지침에서는 관련 증상이 있는 대량 PSP와 SSP에는 중재를 권장한다. 대량 기흉은 폐문 높이에서 2 cm 이상으로 정의한다(그림 45.25). 이 거리는 반쪽가슴의 50%를 차지하는 기흉에 해당한

다. 대량 PSP에서는 공기 누출이 지속할 가능성이 높다고 여겨지며, 이로 인해 긴장 기흉이 발생할 수도 있기 때문에 이러한 크기 기준은 타당하다. 두 가지 이용 가능한 치료 선택지는 흡인과 갈비사이 배액이다.

PSP는 처음에는 흡인을 시도해야 한다. 흡인 시 바늘은 16-18G를 사용하며, 최대 2.5 L까지 흡인한다. 만약 성공하지 못했다면, 수밀봉(underwater seal)과 연결된 구경이 작은 가슴 배액관(14F 이하) 삽입과 입원이 필요하다. 반대로, 중재가 필요한 모든 SSP 환자는 가슴 배액관 삽입과 고유량 산소 요법(필요한 경우)을 위해 입원해야 한다. 산소 요법은 혈액 중 질소 분압을 감소시켜 해소율을 증가시킬 수 있다. 그러나 고이산화탄소혈증 만성 폐쇄 폐 질환이 있는 환자에게 이는 안전하지 못하다. 연구에 따르면 작은 배액관(14F 이하)은 입원 기간, 재발률, 합병증 측면에서 큰 배액관(20F 이상)만큼 효과적이다. 정기적으로 환자를 재평가해서 공기 누출 중단 여부와 흉부 방사선 사진에서 기흉 해소 여부를 확인해야 한다.

외래에서의 관리

현재는 가슴관 삽입이 필요한 환자는 입원하여 수밀봉 배액 시스템을 연결한다. 이러한 환자에 대한 가슴관 배액의 외래 기반 해법은 새로운 개념이 아니다. 수밀봉이 아닌 단방향 판막에 가슴관 배액을 연결한 "Heimlich 판막"체계나 이동식 배액기구를 이용한 연구(주로 사례 연구) 18개를 체계적으로 검토한 결과에 따르면 전반적인 성공률은 86%로 보고되었다. 외래 환자 관리는 합병증이 거의 발생하지 않으며, 환자 중 78%에서 성공적이었다. 그러나, 이러한 근거는 일반적으로 편향 위험이 크며, 연구의 질이 좋지 않았다.

내과적 관리 실패

대다수 환자에서 공기 누출은 자연히 해결된다. 일상적인 흡인(suction) 사용은 권장하지 않는다. 그러나, 48시간 후에도 가슴 배액관을 통해 공기 방울이 지속해서 나오는 "지속 공기 누출(persistent air leak, PAL)"이 있다면 흡인을 고려할 수 있다. 대다수 환자들은 7-14일 동안 배액을 유지하면 공기 누출이 사라진다. 지속 공기 누출 환자의 경우, 지침에서는 5일 후 수술을 위한 협진을 권장한다. 그러나, 이러한 권장사항은 고품질의 연구를 기반으로 한 것은 아니다.

재발률

영국의 경우, 재발을 방지하기 위한 침습 치료의 적응증에는

같은 쪽의 두 번째 기흉, 임신, 조종사나 잠수부 같은 고위험 직업 등이 있다. 최근 연구에 따르면 PSP의 1년 재발률은 일반적으로 15-30% 사이지만, 한 연구에서는 최대 49%로 보고했다. SSP의 경우, 재발률은 병인에 따라 다양하지만, 낭성 섬유증 등에서는 최대 80%에 달할 수도 있다. 현재 대다수 국가에서 처음 발생한 기흉에는 재발을 방지하기 위한 치료를 권장하지 않는다.

수술 치료의 선택지

진행하는 지속 공기 누출이 있는 입원 환자나 재발 방지를 위해 의뢰된 외래 환자에게는 수술 치료를 고려할 수 있다. PSP에서 공기 누출이 실제로 기포 혹은 큰 공기집 부위에서 발생하는지 혹은 다른 부위에 있는 가슴막 구멍(pleural porosity)에서 발생하는지 여부는 여전히 명확하지 않다. 그러나, 수술을 통한 큰 공기집 제거술(bullectomy)만으로는 재발률이 최대 14%로 높으며, 이는 큰 공기집의 절제만으로는 충분하지 않다는 점을 암시한다. 결과적으로 대부분은 가슴절개술(thoracotomy) 혹은 VATS를 이용한 가슴막 절제술(pleurectomy)이나 가슴막 유착술로 내장 가슴막을 광범위하게 치료한다(그림 45.26). 두 경우 모두에서, 일반적으로 눈으로 확인 가능한 기포와 큰 공기집을 절제하고, 그 후 부분 가슴막절제술, 가슴막 찰과상 생성(pleural abrasion), 및/또는 경화제, 주로 활석(talc) 도포를 시행한다. VATS는 개방 가슴절개술에 비해 일반적으로 환자가 더 잘 견디며, 재발률도 2-4%로 비슷하다.

내과 치료의 선택지

영국의 경우, 내과적 가슴막 유착술은 지속 공기 누출이 있는 환자나 수술에 적합하지 않은 환자에서 재발 방지 목적으로만

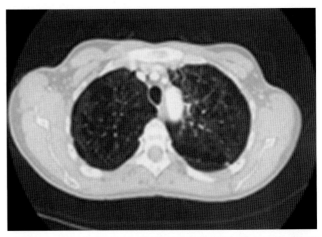

그림 45.26 이 35세 여자 환자는 이전에 폐 질환이 없었다. 따라서, 기흉을 PSP에 준하여 치료하였다. VATS 후 촬영한 CT는 양쪽 폐의 상엽에서 상당한 중심소엽(centrilobular) 및 중격주위(paraseptal) 폐기종을 보여준다.

사용한다. Tetracycline과 활석 가루는 모두 무난한 경화제며, 무균 염증을 일으켜 가슴막 공간을 "밀봉"하는 섬유소 생성 및 유착을 유발한다. 활석이 더 많이 사용되면서 Tetracycline 사용은 줄어드는 추세다. 비교 대조군 시험은 없지만 활석이 더 효과적인 것으로 보인다. 대만에서 진행된 최근 연구에 따르면, 가슴막 유착술 제제로 Minocycline을 사용한 경우 위약군에 비해 재발률이 현저하게 감소했다. 자가 혈액 가슴막 유착술은 지속 공기 누출에 대한 또 다른 선택지다. 중재 기관지 내시경도 기관지 안에 판막을 배치하여 진행하는 공기 누출을

관리하는 역할을 할 수 있다.

자궁내막증(endometriosis)같은 치료 가능한 기저 병인을 식별할 수 있는 경우, 기저 원인을 목표로 하는 치료를 시작해야 한다(그림 45.27).

요약하자면, 기흉은 흔한 문제임에도 불구하고 상당한 논란과 치료 다양성이 존재한다. 최적의 관리 전략은 완전히 정의되지 않았다. 보편적 관리 및 외래에서의 관리에 대해 현재 진행

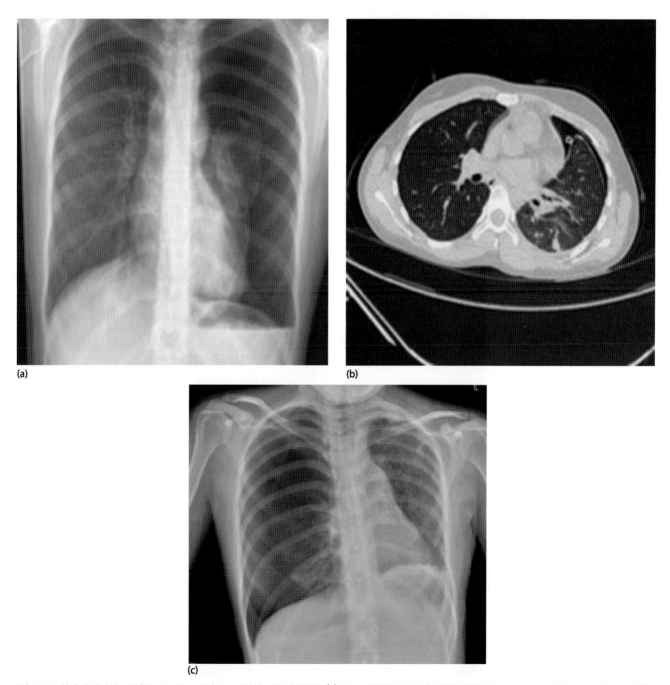

(a)

(b)

(c)

그림 45.27 월경 시 재발하는 기흉을 주요 호소 증상으로 내원한 17세 여자 환자. (a) VATS 및 외과적 가슴막 유착술이 필요한 초기의 왼쪽 기흉과 지속 공기 누출. (b) 첫 번째 왼쪽 기흉을 보여주는 같은 환자의 고해상도 흉부 CT 영상. (c) 그 후, 환자는 반대편인 오른쪽에 기흉이 발생하여 VATS 가슴막 유착술로 치료했다. 기저 자궁내막증에 대한 생식샘 자극호르몬 방출 호르몬(gonadotropin-releasing hormone, GnRH) 유사체 요법을 시작한 뒤에 재발 기흉이 조절되었다.

중인 연구와 새로운 기술 및 재발 방지의 시기에 관한 미래 연구는 임상 치료를 개선하는데 도움이 될 것이다.

더 읽을 거리

가슴막 감염

DaviesCW,Kearney SE,Gleeson FV,Davies RJ. Predictors of outcome and long-term survival in patients with pleural infection. Am J Respir Crit Care Med 1999;160(5 Pt 1):1682-7.

Farjah F, Symons RG, Krishnadasan B, Wood DE, Flum DR. Management of pleural space infections: A population-based analysis. J Thorac Cardiovasc Surg 2007;133(2):345-351.e1.

Finley C, Clifton J, Fitzgerald JM, Yee J. Empyema: An increasing concern in Canada. Can Respir J 2008;15(2):85-9.

Grijalva CG, Zhu Y, Nuorti JP, Griffin MR. Emergence of parapneumonic empyema in the USA. Thorax 2011;66(8):663-8.

Maskell NA, Batt S, Hedley EL, Davies CW, Gillespie SH, Davies RJ. The bacteriology of pleural infection by genetic and standard methods and its mortality significance. Am J Respir Crit Care Med 2006;174(7):817-23.

Maskell NA, Davies CWH, Nunn AJ, Hedley EL, Gleeson FV, Miller R, Gabe R, Rees GL, Peto TE, Woodhead MA, Lane DJ, Darbyshire JH, Davies RJ for the First Multicenter Intrapleural Sepsis Trial (MIST1) Group. U.K. controlled trial of intrapleural streptokinase for pleural infection. N Engl J Med 2005;352(9):865-74.

Piccolo F, Pitman N, Bhatnagar R, Popowicz N, Smith NA, Brockway B, Nickels R, Burke AJ,McCartney R, Choo-Kang B, Blyth K, Wong CA, Maskell NA, Lee YCG. Intrapleural tissue plasminogen activator and deoxyribonuclease for pleural infection. An effective and safe alternative to surgery. Ann Am Thorac Soc 2014;11(9):1419-25.

Rahman NM, Kahan BC, Miller RF, Gleeson FV, Nunn AJ, Maskell NA. A clinical score (RAPID) to identify those at risk for poor outcome at presentation in patients with pleural infection. Chest 2014;146(4):848-55.

악성 가슴막 삼출

Antony V, Loddenkemper R, Astoul P, Boutin C, Goldstraw P, Hott J, Rodriguez Panadero F, Sahh SA. Management of malignant pleural effusions. Eur Respir J 2001;18(2):402-19.

Azzopardi M, Porcel MJM, Koegelenberg CFN, Sa FCP, Lee YCG, Fysh ETH. Current controversies in the management of malignant pleural effusions. Semin Respir Crit Care Med 2014;35(6):723-31.

Botana-Rial M, Leiro-Fernández V, Represas-Represas C, González-Piñeiro A, Tilve-Gómez A, Fernández-Villar A. Thoracic ultrasound-assisted selection for pleural biopsy with Abrams needle. Respir Care 2013;58(11):1949-54.

Bugalho A, Ferreira D, Dias S, Schuhmann M, Branco J, Marques Gomes M, Eberhardt R. The diagnostic value of transthoracic ultrasonographic features in predicting malignancy in undiagnosed pleural effusions: A prospective observational study. Respiration 2014;87(4):270-8.

Clive AO, Kahan BC, Hooper CE, Bhatnagar R, Morley AJ, Zahan-Evans N, Bintcliffe O, Boshuizen RC, Fysh ETH, Tobin CL, Medford ARL, Harvey JE, van den Heuvel MM, Lee YCG, Maskell NA. Predicting survival in malignant pleural effusion: Development and validation of the LENT prognostic score. Thorax 2014;69(12):1098-104.

Davies H, Mishra E, Kahan B, Wrightson J, Stanton A, Guhan A, Davies CWH, Grayez J, Harrison R, Prasad A, Crosthwaite N, Lee YCG, Davies RJO, Miller RF, Rahman NM. Effect of an indwelling pleural catheter vs chest tube and talc pleurodesis for relieving dyspnea in patients with malignant pleural effusion: The TIME2 randomized controlled trial. JAMA 2012;307(22):2383-9.

Heffner J, Klein J. Recent advances in the diagnosis and management of malignant pleural effusions. Mayo Clin Proc 2008;83(2):235-50.

Hjerpe A, Ascoli V, Bedrossian CW, BoonME, Creaney J, Davidson B, Dejmek A, Dobra K, Fassina A, Field A, Firat P, Kamei T, Kobayashi T, Michael CW, Onder S, Segal A, Vielh P. Guidelines for the cytopathologic diagnosis of epithelioid and mixedtype malignant mesothelioma: Complimentary statement from the International Mesothelioma Interest Group, also endorsed by the International Academy of Cytology and the Papanicolaou Society of Cytopathology. Diagn Cytopathol 2015;43:563-76.

Hooper C, Lee YCG, Maskell N. Investigation of a unilateral pleural effusion in adults: British Thoracic Society Pleural Disease Guideline 2010. Thorax 2010;65(Suppl 2(2009)):ii4-17.

Koegelenberg C, Calligaro G. Transthoracic ultrasound for the categorization of pleural effusions as malignant: An adjunct, but not the answer? Respiration 2014;87(4):265-6.

Metintas M, Ak G, Dundar E, Yildirim H, Ozkan R, Kurt E, Erginel S, Alatas F, Metintas S. Medical thoracoscopy vs CT scan-guided Abrams pleural needle biopsy for diagnosis of patients with pleural effusions: A randomized, controlled trial. Chest 2010;137(6):1362-8.

Pilling J, Dusmet M, Ladas G, Goldstraw P. Prognostic factors for survival after surgical palliation of malignant pleural effusion. J Thorac Oncol 2010;5(10):1544-50.

Porcel J, Esquerda A, Vives M, Bielsa S. Etiology of pleural effusions: Analysis of more than 3,000 consecutive thoracenteses. Arch Bronconeumol 2014;50(5):161-5.

Porcel J, Pardina M, Bielsa S, González A, Light R. Derivation and validation of a CT scoring system for discriminating malignant from benign pleural effusions. Chest 2015;147(2):513-19.

Qureshi N, Rahman N, Gleeson F. Thoracic ultrasound in the diagnosis of malignant pleural effusion. Thorax 2009;64(2):139-43.

RobertsME, Neville E, Berrisford RG, Antunes G, AliNJ. Management of a malignant pleural effusion: British Thoracic Society Pleural Disease Guideline 2010. Thorax 2010;65(Suppl 2):ii32-40.

Sahn S. Pleural diseases related to metastatic malignancies. Eur Respir J 1997;10(8):1907-13.

Sahn S. Malignancy metastatic to the pleura. In: Antony V (ed.). Clinic in Chest Medicine. Philadelphia: WB Saunders Company; 1998:351-61.

Segal A, Sterrett G, Frost F, Shilkin K, Olsen N, Musk AW, Nowak AK, Robinson BW, Creaney J. A diagnosis of malignant pleural mesothelioma can be made by effusion cytology: Results of a 20 year audit. Pathology 2013;45(1):44-8.

Thomas R, Fysh ETH, Smith NA, Lee P, Kwan BCH, Yap E, Horwood FC, Piccolo F, Lam DCL, Garske LA, Shrestha R, Kosky C, Read CA, Murray K, LeeYCG. Effect of an indwelling pleural catheter vs talc pleurodesis on hospitalization days in patients with malignant pleural effusion: The AMPLE randomized clinical trial. JAMA 2017;318:1903-1912.

누출액성 삼출액

Porcel JM. Identifying transudates missclassified by Light's criteria. Curr Opin Pulm Med 2013;19:362-7.

Porcel JM. Management of refractory hepatic hydrothorax. Curr Opin Pulm Med 2014;20:352-7.

가슴막 삼출의 드문 원인

폐 색전

Fedullo PF. Pulmonary thromboembolism. In: Mason RJ, Broaddus VC, Murray JF et al. (eds.). Textbook of Respiratory Medicine. 4th ed. Philadelphia, PA: WB Saunders; 2005:1425-58.

Findik S. Pleural effusion in pulmonary embolism. Curr Opin Pulm Med 2012;18:347-54.

Le Gal G, Righini M, Roy P-M, Sanchez O, Aujesky D, Bounameaux H, Perrier A. Prediction of pulmonary embolism in the emergency department. The revised Geneva score. Ann Intern Med 2006;144:165-71.

Light RW. Pleural Disease, 6th ed. Lippincott, Williams & Wilkins; Philadelphia 2013.

Porcel JM, Madronero AB, Pardina M, Vives M, Esquerda A, Light RW. Analysis of pleural effusions in acute pulmonary embolism: Radiological and pleural fluid data from 230 patients. Respirology 2007;12:234-9.

Romero Candeira S, Hernandez Blasco L, Soler MJ, Munoz A, Aranda I. Biochemical and cytological characteristics of pleural effusions secondary to pulmonary embolism. Chest 2002;121:465-9.

Wells PS, Anderson DR, Rodger M, Stiell I, Dreyer JF, Barnes D, Forgie M, Kovacs G, Ward J, Kovacs MJ. Excluding pulmonary embolism at the bedside without diagnostic imaging: Management of patients with suspected pulmonary embolism presenting to the emergency department by using a simple clinical model and D-dimer. Ann Intern Med 2001;135:98-107.

암죽가슴증

Doerr CH, AllenMS, Nichols FC, 3rd, Ryu JH. Etiology of chylothorax in 203 patients. Mayo Clin Proc 2005;80:867-70.

Hillerdal G. Chylothorax and pseudochylothorax. Eur Respir J 1997;10:1157-62.

Huggins JT. Chylothorax and cholesterol pleural effusion. Semin Respir Crit Care Med 2010;31:743-50.

Light RW. Pleural Disease, 6th ed. Lippincott, Williams & Wilkins; 2013.

Mason RJ, Broaddus VC, Martin T, King Jr. TE, Schraufnagel D, Murray JF, Nadel JA. Murray and Nadel's Textbook of

Respiratory Medicine. 5th edition. Saunders Elsevier Inc Philadelphia 2010.

Nair SK, Petko M, Hayward MP. Review: Aetiology and management of chylothorax in adults. Eur J Cardiothorac Surg 2007;32:362-9.

Romero S. Nontraumatic chylothorax. Curr Opin Pulm Med 2000;6:287-91.

Skouras V, Kalomenidis I. Chylothorax: Diagnostic approach. Curr Opin Pulm Med 2010;16:387-93.

거짓 암죽가슴증

Hamm H, Pfalzer B, Fabel H. Lipoprotein analysis in a chyliform pleural effusion: Implications for pathogenesis and diagnosis. Respiration 1991;58:294-300.

Light RW. Pleural Disease, 6th ed. Lippincott, Williams & Wilkins; 2013.

Skouras V, Kalomenidis I. Chylothorax: Diagnostic approach. Curr Opin Pulm Med 2010;16:387-93.

Wrightson JM, Stanton AE, Maskell NA, Davies RJO, Lee YCG. Pseudochylothorax without pleural thickening: Time to reconsider pathogenesis? Chest 2009;136:1144-7.

류마티스 관련 가슴막 삼출

Balbir-Gulman A, Yigla M, Nahir AM, Braun-Moscovici Y. Rheumatoid pleural effusion. Semin Arthritis Rheum 2006;35:368-78.

Halla JT, Schronhenloher RE, Volanakis JE. Immune complexes and other laboratory features of pleural effusions. Ann Intern Med 1980;92:748-52.

Hyland RH, Gordon DA, Broder I, Davies GM, Russell ML, Hutcheon MA, Reid GD, Cox DW, Corey PN, Mintz S. A systematic controlled study of pulmonary abnormalities in rheumatoid arthritis. J Rheumatol 1983;10:395-405.

Juric AG, Davidsen D, Graudal H. Prevalence of pulmonary involvement in rheumatoid arthritis and its relationship to some characteristics of patients. A radiological and clinical study. Scand J Rheumatol 1982;11:217-24.

Light RW. Pleural Disease, 6th ed. Lippincott, Williams & Wilkins; 2013.

Walker WC, Wright V. Rheumatoid pleuritis. Ann Rheum Dis 1967;26:467-74.

전신 홍반 루푸스/루푸스 관련 가슴막 삼출

Breuer GS, Deeb M, Fisher D, Nesher G. Therapeutic options for refractory massive pleural effusion in systemic lupus erythematosus: A case study and review of the literature. Semin Arthritis Rheum 2005;34:744-9.

Harpey J-P. Lupus-like syndromes induced by drugs. Ann Allerg 1974;33:256-61.

Harvey AM, Shulman LE, Tumulty PA, Conley CL, Schoenrich EH. Systemic lupus erythematosus: Review of the literature and clinical analysis of 138 cases. Medicine 1954;33:291-437.

Mittoo S, Gelber AC, Hitchon CA, Silverman ED, Pope JE, Fortin PR, Pineau C, Smith CD, Arbillaga H, Gladman DD, Urowitz MB, Zummer M, Clarke AE, Bernatsky S, Hudson M, Tucker LB, Petty RE. Clinical and serological factors associated with lupus pleuritis. J Rheumatol 2010;37:747-53.

Porcel JM, Ordi-Ros J, Esquerda A, Vives M, Madroñero AB, Bielsa S, Vilardell-Tarrés M, Light RW. Antinuclear antibody testing in pleural fluid for the diagnosis of lupus pleuritis. Lupus 2007;16:25-7.

약물 관련 가슴막 삼출

Cooper JA, White DA, Matthay RA. Drug induced pulmonary disease. Am Rev Respir Dis 1986;133:488-505.

Holmberg L, Boman G. Pulmonary reactions to nitrofurantoin: 447 cases reported to Swedish adverse drug reaction committee, 1966-1976. Eur J Respir Dis 1981;62:180-9.

Light RW. Pleural Disease, 6th ed. Lippincott, Williams & Wilkins; 2013.

Mason RJ, Broaddus VC, Martin T, King Jr TE, Schraufnagel D, Murray JF, Nadel JA. Murray and Nadel's Textbook of Respiratory Medicine. 5th edition. Saunders Elsevier Inc Philadelphia 2010.

www.pneumotox.com

아밀로이드증 관련 가슴막 삼출

Berk JL, Keane J, Seldin DC, Sanchorawala V, Koyama J, Dember LM, Falk RH. Persistent pleural effusion in primary systemic amyloidosis: Etiology and prognosis. Chest 2003;124:969-77.

Berk JL. Pleural effusions in systemic amyloidosis. Curr Opin Pulm Med 2005;11:324-8.

Hoyer RJ, Leung N, Witzig TE, Lacy MQ. Treatment of diuretic refractory pleural effusions with bevacizumab in four patientswith primary systemic amyloidosis. Am J Hematol 2007;82:409-13.

Utz JP, Swensen SJ, Gertz MA. Pulmonary amyloidosis: The Mayo Clinic experience from 1980 to 1993. Ann Intern Med 1996;124:407-13.

면역글로불린 G4 관련 가슴막 삼출

Khosroshahi A, Stone JH. A clinical overview of IgG4 related systemic disease. Curr Opin Rheumatol 2011;23:57-66.

Ryu JH, Sekiguchi H, Yi ES. Pulmonary manifestations of IgG4 related sclerosing disease. Eur Respir J 2012;39:180-6.

Zen Y, Inoue D, Kitao A, Onodera M, Abo H, Miyayama S, Gabata T, Matsui O, Nakanuma Y. IgG4 related lung and pleural disease: A clinicopathologic study of 21 cases. Am J Surg Pathol 2009;33:1886-93.

기흉

Amjadi K, Alvarez GG, Vanderhelst E, Velkeniers B, Lam M, Noppen M. The prevalence of blebs or bullae among young healthy adults: A thoracoscopic investigation. Chest 2007;132(4):1140-5.

Baumann MH, Strange C, Heffner JE, Light R, Kirby TJ, Klein J, Luketich JD, Panacek EA, Sahn SA. (AACP Pneumothorax Consensus Group). Management of spontaneous pneumothorax: An American College of Chest Physicians Delphi consensus statement. Chest 2001;119:590-602.

Bille A, Barker A, Maratos EC, Edmonds L, Lim E. Surgical access rather than method of pleurodesis (pleurectomy or pleural abrasion) influences recurrence rates for pneumothorax surgery: Systematic review and meta-analysis. Gen Thorac Cardiovasc Surg 2012;60(6):321-5.

Brims FJ, Maskell NA. Ambulatory treatment in the management of pneumothorax: A systematic review of the literature. Thorax 2013;68(7):664-9.

Chee CB, Abisheganaden J, Yeo JK, Lee P, Huan PY, Poh SC, Wang YT. Persistent air-leak in spontaneous pneumothorax—Clinical course and outcome. Respir Med 1998;92(5):757-61.

Chen JS, Chan WK, Tsai KT, Hsu HH, Lin CY, Yuan A, Chen WJ, Lai HS, Yang PC. Simple aspiration and drainage and intrapleural minocycline pleurodesis versus simple aspiration and drainage for the initial treatment of primary spontaneous pneumothorax: An open-label, parallel-group, prospective, randomised, controlled trial. Lancet 2013;381(9874):1277-82.

Foroulis CN, Anastasiadis K, Charokopos N et al. A modified twoport thoracoscopic technique versus axillary minithoracotomy for the treatment of recurrent spontaneous pneumothorax: A prospective randomized study. Surg Endosc 2012;26(3):607-14.

Gupta D, Hansell A, Nichols T, Duong T, Ayres JG, Strachan D. Epidemiology of pneumothorax in England. Thorax 2000;55:666-71.

Horio H, Nomori H, Kobayashi R, Naruke T, Suemasu K. Impact of additional pleurodesis in video-assisted thoracoscopic bullectomy for primary spontaneous pneumothorax. Surg Endosc 2002;16(4):630-4.

Karangelis D, Tagarakis GI, Daskalopoulos M, Skoumis G, Desimonas N, SaleptsisV,KoufakisT,DrakosA, PapadopoulosD,Tsiliminga NB. Intrapleural instillation of autologous blood for persistent air leak in spontaneous pneumothorax—Is it as effective as it is safe? J Cardiothorac Surg 2010;5:61.

MacDuff A, Arnold A, Harvey J. Management of spontaneous pneumothorax: British Thoracic Society pleural disease guideline 2010. Thorax 2010;65(Suppl 2):ii18-31.

Massongo M, Leroy S, Scherpereel A, Vaniet F, Dhalluin X, Chahine B, Sanfiorenzo C, Genin M, Marquette CH. Outpatient management of primary spontaneous pneumothorax: A prospective study. Eur Respir J 2014;43(2):582-90.

46

악성 가슴막 중피종

SU LYN LEONG, HELEN E. DAVIES, AND YUN CHOR GARY LEE

악성 중피종(malignant mesothelioma)은 장막 공간(serosal cavity)을 둘러싸는 중피 세포에서 기원하는 치명적인 악성 종양이다. 악성 중피종이 가장 많이 발생하는 1차 부위는 90% 이상을 차지 하는 가슴막 표면이며, 그 뒤로 7%를 차지하는 복막, 그리고 드물게는 심장막이나 고환집막(tunica vaginalis)에도 발생할 수 있다. 전 세계적으로 중피종의 발생률은 특히 개발 도상국에서 계속해서 크게 증가할 것으로 예상된다. 악성 중피종으로 인한 경제적 비용은 상당하며, 향후 40년 동안 미국에서는 2,000억 달러(≒230조 원), 그리고 유럽에서는 800억 달러(≒91조 원)로 추정된다.

역학

석면은 악성 중피종의 주요 원인이며 사례 중 90% 이상을 차지한다. 석면과 악성 중피종의 연관성은 1960년 J.C. Wagner의 선구적 논문 이후에 확립되었다. 그 후로 중피종의 전 세계적인 발생률은 계속해서 증가했다. 1970년대 영국에서의 석면 사용 금지를 비롯해 대다수 서구 세계에서 석면 사용이 금지되었지만, 노출과 암 발생 사이에 일반적으로 20년 이상의 긴 잠복기가 있기 때문에 중피종의 발생률은 계속해서 증가하고 있다. 최근 자료에서는 석면 사용이 규제되지 않고 크게 증가한 아시아 및 기타 개발 도상국에서 향후 수십 년 동안 중피종의 "지진해일(tsunami)"이 발생할 가능성에 우려를 제기하고 있다. 영국과 호주에서 발병률이 가장 높으며, 영국에서 매년 2,500명, 호주에서 매년 700명 이상이 중피종으로 사망한다. 서유럽에서는 1999년과 2029년 사이에 25만명 이상이 중피종으로 사망할 것으로 추정된다.

석면은 내열성이 우수하여 단열재로 널리 사용되었다. 석면의 채광, 제분 및 운송에 직접 관련된 사람들은 위험이 컸으며, 중피종 환자의 "제1의 물결"이 되었다. "제2의 물결"은 주로 석면 제품의 최종 사용자, 특히 건설업 종사자, 전기 기술자, 배관공, 난방 기술자, 조선소 작업자, 철도 작업자 등으로 구성된다.

석면이 포함된 주택에서 주택 개조로 인해 노출된 사람들은 "제3의 물결"을 구성한다. 작업복을 세탁하는 가족 구성원처럼 석면에 노출된 작업자와의 "일상적인" 접촉으로 인한 위험도 잘 알려져 있다.

석면 노출을 보정하면 중피종의 위험은 남자와 여자가 동일하다. 환자 중 80% 이상이 남자며, 이러한 강한 남성 우세는 위험성이 있는 직업의 노동력을 반영한다. 이는 영국의 암 연구에서 확인되었다. 환자의 나이는 일반적으로 50-80대이며, 영국, 미국, 호주에서 평균 나이는 72-75세다.

병인

석면

석면은 전 세계에서 발견되는 결정 구조를 가지며 자연적으로 발생하는 섬유 규산염 광물이다. 주요 유형은 각섬석류(amphibole)와 온석면(chrysotile)이며, 후자가 전 세계적으로 사용되는 석면 중 90%를 차지한다. 각섬석류 섬유에는 산업에 사용되는 청석면(crocidolite)과 갈석면(amosite)이 포함되며, 직선형이며 바늘 같은 구조를 지니고 있다. 각섬석류는 단독으로 발생하는 경향이 있으며 더 쉽게 흡입된다. 온석면 섬유는 동그랗게 말려 있으며 대부분 덩어리로 존재한다. 각섬석류는 온석면보다 더 길고 날카로우며, 즉 길이 대 너비 비율이 높으며, 일단 흡입하면 생체지속성이 훨씬 더 길다. 동물 모델에서 청석면은 중피종을 유발하는 능력이 최대 100배 더 강했다.

중피종이 발생할 위험은 흡입한 섬유의 유형에 따라 다르며, 노출 강도와 노출 후 기간에 따라 증가한다.

석면이 중피종을 유발하는 발병기전은 아직 확실하지 않다. 석면은 중피 세포에 직접 손상을 가할 수 있으며, 독성 반응 산소종(reactive oxygen species)을 유도할 수 있으며, 세포 신호 경로를 교란하며, 종양유전자 형성(oncogene formation)을 유발할 수 있다. 석면 노출 환자 중 일부는 중피종이 발생하지만, 대부분은 발병하지 않는 이유는 알 수 없다. 유전 소인도 제안되었지만 아직 입증되지 않았다.

다른 섬유

석면 섬유의 물리적 특성이 주로 발암성에 기여하는 것으로 생각된다. 길이 대 너비 비가 높은 다른 섬유와 중피종의 연관성은 이러한 생각을 뒷받침한다. 에리오나이트(erionite)는 섬유 제올라이트(zeolite)로 물리적으로 청석면과 유사하지만, 화학적 특성 및 결정학적 특성이 다르다. 에리오나이트는 터키의 카파도키아 지역에서 자연적으로 발견되며, 이 지역에서 높은 중피종 비율과 에리오나이트 노출은 관계가 있다.

나노기술은 급성장하는 규모가 수조 달러에 달하는 산업이다. 나노관 내부의 탄소 섬유는 작고 밀도가 낮으며, 따라서 쉽게 분무형태로 변할 수 있다. 동물 연구에 따르면, 탄소 나노관을 흡입한 경우, 탄소 나노관은 벽 가슴막을 통과하여 석면과 유사한 방식으로 중피염증 및 중피종을 유발할 수 있다. 이 효과는 직경이 20 nm 이하 혹은 150 nm 이상인 나노관과 비교하여 직경이 약 50 nm인 나노관에서 더 커진다. 이러한 발견이 사람에게 미치는 영향을 특성화하기 위해서는 추가 연구가 필요하다.

원숭이 바이러스 40

원숭이 바이러스 40 (simian virus 40)은 1990년대에는 중피종 발병과 관련이 있다고 여겨졌었다. 이 가설을 뒷받침하는 주장은 대체로 부인되었다.

방사선

1930년대에서 1950년대 사이에 사용된 방사선 조영제인 이산화토륨(thorium dioxide)은 위험은 낮았지만 중피종과 관련이 있었다.

흡연

흡연은 중피종의 위험 요인이 아니다.

임상 양상

대다수 환자에서 한쪽 삼출물성 가슴막 삼출액 및 이와 관련한 증상이 나타난다. 호흡 곤란, 일반적으로 운동 호흡 곤란은 가슴막 삼출이 원인이지만, 진행 질환에서는 내장 가슴막 포획과 반쪽가슴(hemithorax)의 수축으로 인한 제한 폐 변화 때문에 발생할 수도 있다. 동반하는 석면증, 폐 색전, 신체 상태 악화도 기여할 수 있다. 흉벽이나 갈비뼈 침범으로 인한 가슴 통증도 발생할 수 있으며, 전신 증상이 흔하다. 피로, 식욕 부진, 체중 감소, 야간 발한을 동반한 종양 발열은 대부분 과소평가된다.

환자 중 최대 32%에서 반대편 반쪽가슴 침범이 나타나며, 최대 24.4%에서 복막 침범이 나타난다. 진행 병기에서는 심장(심장막 삼출 및 부정맥을 동반), 위대정맥, 척수, 식도 같은 주변 구조물을 침범하는 악성 침윤이 흔하다. 흉곽외 질환, 예를 들어 환자 중 3%에서 나타나는 뇌 병변은 부검에서는 볼 수 있지만, 임상적으로는 거의 나타나지 않는다.

바늘 경로 전이(needle tract metastasis): 중피종은 특히 가슴막 중재, 예를 들어 배액관 삽입이나 수술 후 가슴막 표면이 뚫린 부위를 따라 파종하는 경향이 높다. 가슴막 술기 200건 이상을 연구한 결과에 따르면, 바늘 경로 전이의 위험은 가슴막 천공의 크기와 상관관계가 있었으며, 가슴막천자 후 4%에서 가슴절개술 후 25%까지 다양하다. 유치 가슴막 도관(indwelling pleural catheter)으로 치료한 악성 가슴막 삼출액 환자 107명을 대상으로 한 최근 연구에 따르면, 도관 경로 전이는 전이 샘암종에 비해 중피종에서 유의미하게 더 많았다. 가슴막 중재술을 현명하게 사용하면 위험을 최소화하는데 도움이 될 수 있다(임상 사례 1 참고).

진단

설명할 수 없는 삼출물성 가슴막 삼출이 있는 모든 환자에서 중피종을 고려해야 한다. 석면 노출 이력이 있으면 의심해 볼 수 있다. 소량에 노출된 환자는 이후 긴 잠복 기간으로 인해 초기에는 대부분이 석면 노출을 기억하지 못한다. 신체 검사에서 대부분 한쪽 가슴막 삼출을 확인할 수 있으며, 간혹 흉벽 덩이가 있을 수도 있다.

영상

흉부 방사선 사진과 가슴막 초음파에서는 일반적으로 가슴막 삼출액을 볼 수 있다. 가슴막 두꺼워짐이나 덩이가 명백할 수도 있다. 이전 석면 접촉의 지표, 특히 가슴막 반(pleural plaque)을 주목해야 한다(그림 46.1).

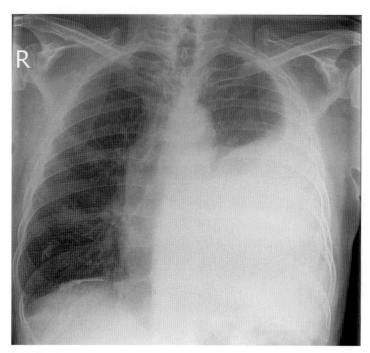

그림 46.1 대량의 왼쪽 가슴막 삼출과 반대편 가로막의 가슴막 반을 보여주는 뒤앞 방향 흉부 방사선 사진

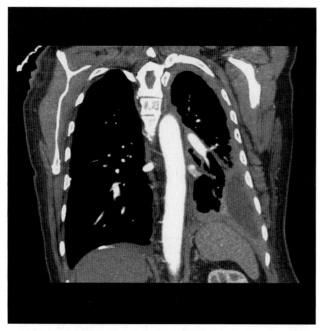

그림 46.2 주변을 둘러싸는 결절 가슴막 두꺼워짐, 왼쪽 아래부분의 가슴막 삼출, 반대편 가로막의 가슴막 반을 보여주는 흉부 CT 영상

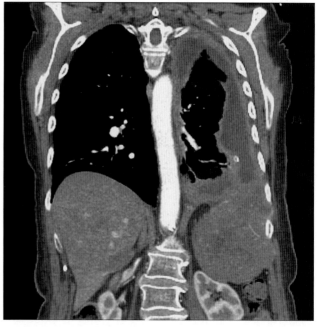

그림 46.3 같은 쪽 신장을 압박하는 왼쪽 중피종의 흉벽 및 가로막 확장을 보여주는 흉부 CT 영상

CT에 나타나는 여러 가지 특징들이 악성 가슴막 질환을 시사할 수 있지만, 중피종과 전이 암종을 확실하게 구별하지는 못한다. 이러한 특징에는 가슴막 결절, 가슴막 두꺼워짐이 1 cm 이상, 주변을 둘러싸는 가슴막 두꺼워짐, 세로칸 가슴막 침범 등이 있다. 가슴막 반이 없어도 중피종은 배제할 수 없다. CT는 주변 장기 혹은 원거리 장기로의 종양 침범을 정의하는데 유용하며, 생검 접근을 유도할 수도 있다(그림 46.2, 그림 46.3).

중피종 관리에서 18FDG-PET의 역할은 진화하고 있다. PET은 다른 양성 질환 혹은 가슴막 악성 질환과 중피종을 구별하는데는 유용하지 않다. 그러나, 일부 사례에서 PET-CT는 피부경유 생검을 유도할 수 있으며, 특히 상당한 가슴막 두꺼워짐이 있는 환자에서 생검을 유도할 수 있다(그림 46.4). PET 영상의 총당분해량(total glycolytic volume, TGV)은 중피종의 예후에 영향을 미치는 것으로 밝혀졌다. 중피종에서 조직 저산소증, 세포자멸사, 타이미딘 통합(thymidine incorporation) 등을

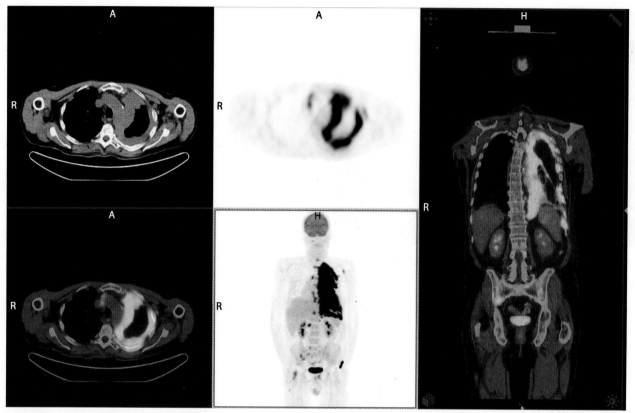

그림 46.4 강한 FDG 흡수 부위를 동반한 주변을 둘러싸는 가슴막 두꺼워짐을 보여주는 중피종 환자의 PET-CT

표적으로 하는 다른 PET 추적자를 이용한 고급 연구가 현재 진행 중이다.

표준 MRI는 중피종 관리에서는 역할이 제한된다. 동적 MRI는 현재 평가 중이다.

가슴막 체액 분석

일반적으로 첫 번째 진단 검사는 가슴막 체액 분석이다. 정상, 반응성, 악성 중피 세포의 감별은 어려울 수 있다. 세포 분석의 진단 민감도는 전적으로 세포분석 전문가의 전문성과 중피종의 아형에 달려 있다. 문헌에서 진단 민감도는 20-75% 사이로 다양하며, 상피모양 중피종에서 훨씬 더 높다.

가슴막 생검

세포분석 모양이 결정적이지 못하다면, 확진을 위해 비정상 세포에 의한 조직 침범을 입증해야 한다. 이를 위해서는 가슴막 생검이 필요하다.

가슴막 이상이 보이는 곳에서 CT나 초음파를 이용한 영상 유도 피부경유 가슴막 생검을 시행할 수 있으며, 이는 Abram

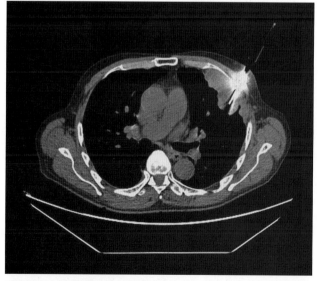

그림 46.5 CT 유도 피부경유 바늘 생검

생검 바늘 등을 이용한 가슴막 맹생검(blind biopsy)보다 진단 수율이 높다(그림 46.5).

비디오 보조 흉강경 수술이나 가슴막경(pleuroscopy)을 이용한 조직 생검은 수율이 높다(그림 46.6). 악성 질환, 특히 중피종 중 최대 10%에서 거짓 음성 결과가 나올 수 있다. 생검 결과가 음성이며, 가슴막 삼출액의 다른 원인이 없는 환자는 감시를

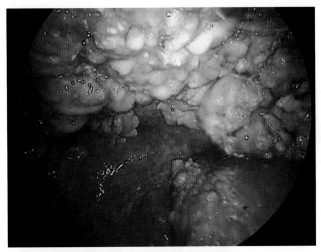

그림 46.6 중피종 환자의 왼쪽 반쪽가슴을 흉강경으로 관찰한 모습. 흉벽과 가로막 가슴막(diaphragmatic pleura)을 덮고 있는 결절 가슴막 두꺼워짐을 볼 수 있다.

계속해야 하며, 가슴막 유착술(pleurodesis)은 시행하지 않아야 한다. 영상 추적 관찰 및 반복 생검 시도에 방해가 될 수 있기 때문이다.

병리

중피종을 진단하기 위해서는 면역조직화학 염색이 반드시 필요하다. 중피종은 조직학적으로 60%를 차지하는 상피모양(epithelioid) 아형과 10%를 차지하는 육종모양(sarcomatoid) 아형으로 나뉘며, 이상 종양(biphasic tumor)은 두 아형을 최소 10% 포함하고 있다(그림 46.7-그림 46.9). 중피종의 다른 조직학적 아형과 패턴은 표 46.1에 요약되어 있다.

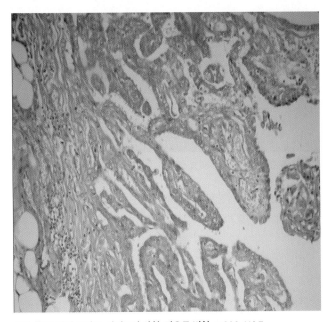

그림 46.7 악성 중피종, 상피모양 아형, 관유두 변형. ×200, H&E

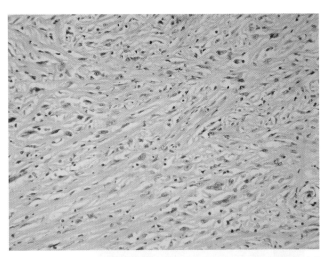

그림 46.8 악성 중피종, 육종모양 아형. 아교질 버팀질(collagenous stroma)에 있는 비정형 방추 세포. ×200, H&E

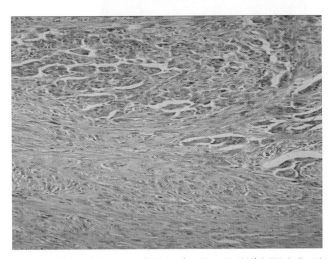

그림 46.9 악성 중피종, 상피모양(위쪽 부분)과 육종모양 아형(아래쪽의 세포 방추 요소)의 특징을 모두 가지고 있는 이상 아형. ×200, H&E. (Courtesy of R.L. Attanoos.)

상피모양 중피종은 일반적으로 관유두(tubulopapillary) 및 샘종모양(adenomatoid) 구조를 형성하는 원주형/입방형 세포를 보여준다. 육종모양 중피종은 주로 섬유 조직 사이에 있는, 섬유육종과 닮은 방추 형태의 세포 다발을 보여준다.

샘암종과 중피종을 감별하기 위해서는 사이토케라틴(cytokeratin) 5/6, 칼레티닌(calretinin), 상피 막 항원 같은 중피 표지자를 통한 면역반응성 검사가 필요하며, 샘암종 표지자에 대한 염색은 음성이어야 한다. 섬유조직형성(desmoplastic) 중피종 같은 드문 아형도 있으며 진단하기 어려울 수 있다.

생체표지자

중피종에서 진단, 예후, 그리고 치료 반응 측정에 도움이 되는 생체표지자를 찾는 일은 화제가 되었다. 제안된 후보물질 중

표 46.1 악성 가슴막 중피종의 흔한 조직 아형

상피모양
- 꽈리
- 샘낭종
- 샘종모양
- 투명 세포
- 탈락모양
- 미세유두
- 다형
- 막대모양
- 인장 반지 세포
- 소세포
- 고형
- 기둥
- 관유두

육종모양
- 보편적으로 방추 세포
- 섬유조직형성
- 비균질
- 림프조직구모양(상피모양으로 분류될 수도 있음)

이상/혼합

가용성 메소텔린 관련 펩타이드(mesothelin-related peptide)가 가장 많이 평가되었으며, FDA (Food and Drug Administration)에서 임상 사용을 승인했다.

진단되지 않은 가슴막 삼출액이 있는 환자에서 가슴막 삼출액 혹은 혈청 메소텔린 수치 증가는 가슴막 악성종양을 강하게 암시하며, 대부분은 중피종에서 비롯된 것이다. 그러나, 메소텔린 수치가 정상이라고 하여도 중피종은 배제할 수 없으며, 특히 질병 초기에는 더더욱 배제할 수 없다. 대다수 육종모양 중피종 아형은 메소텔린을 과다발현하지 않는다.

병기

중피종에는 IMIG (International Mesothelioma Interest Group)의 TNM 체계(표 46.2) 같은 여러 가지 병기 설정 방법이 있지만, 이는 임상 치료보다는 연구를 위한 것이다.

예후

중피종은 개인차가 있지만 평균 생존 기간은 9-12개월로 예후가 좋지 않다. 개별 환자의 정확한 생존 기간은 예측이 불가능하다.

양호한 수행도와 상피모양 조직소견이 더 나은 생존 기간과 관련이 있다. 육종모양 아형이 있는 환자는 평균 생존 기간이 4-6개월로 상당히 짧다. 남자, 75세 이상, 진단 시 진행 질환, 가슴 통증, 혈소판 증가증, 백혈구 증가증, 빈혈, 높은 가슴막 삼출액 젖산 탈수소효소(lactate dehydrogenase, LDH) 수치 또한 나쁜 예후로 이어진다.

표 46.2 가슴막 중피종에 대한 TNM 분류

1차 종양(T)
T0 1차 종양의 근거 없음
T1 세로칸 가슴막 침범을 동반한/동반하지 않은 혹은 가로막 가슴막 침범을 동반한/동반하지 않은 한 쪽 벽 가슴막에 국한된 종양
T1a 내장 가슴막을 침범하지 않은 종양
T1b 내장 가슴막을 침범한 종양
T2 같은 쪽 가슴막 표면(벽 가슴막, 세로칸 가슴막, 가로막 가슴막, 내장 가슴막) 중 하나 이상을 침범하고 다음 중 한 가지 이상에 해당하는 종양
- 가로막 근육 침범
- 내장 가슴막에서 그 아래의 폐 실질로 종양 확장
T3 모든 같은 쪽 가슴막 표면(벽 가슴막, 세로칸 가슴막, 가로막 가슴막, 내장 가슴막)을 침범하고 다음 중 한 가지 이상에 해당하는 국소 진행 종양
- 흉곽내 근막 침범
- 세로칸 지방으로 확장
- 흉벽의 연부 조직으로 확장한 종양의 고형 병터
- 벽경유 이외의 심장막 침범
T4 모든 같은 쪽 가슴막 표면(벽 가슴막, 세로칸 가슴막, 가로막 가슴막, 내장 가슴막)을 침범하고 다음 중 한 가지 이상에 해당하는 국소 진행 종양
- 관련 갈비뼈 파괴를 동반한/동반하지 않은 흉벽 침범
- 직접 가로막 확장을 통한 복막 침범
- 반대 쪽 가슴막으로 확장
- 세로칸 기관으로 직접 확장
- 척추 침범
- 심장막 삼출액을 동반한/동반하지 않은 심장막 침범 혹은 심근 침범

구역 림프절(N)
N0 국소 림프절 전이 없음
N1 같은 쪽 기관지폐 혹은 폐문 림프절로 전이
N2 같은 쪽 속가슴(internal mammary) 림프절 및 가로막 주변 림프절을 포함한 용골밑 혹은 같은 쪽 세로칸 림프절로 전이
N3 반대 쪽 세로칸 림프절, 반대 쪽 속가슴 림프절 혹은 빗장밑 림프절로 전이

원격 전이(M)
MX 전이 여부 평가 불가
M0 원격 전이 없음
M1 원격 전이 있음

중피종이 어떻게 사망을 유발하는지는 아직 알려지지 않았다. 중피종 환자 318명을 부검한 연구에서 사례 중 19.8%에서만 정확한 사망 원인을 확인할 수 있었다. 흥미롭게도 확인 가능한 구조적 사망 원인이 없었던 환자는 체질량 지수가 유의미하게 낮았다(18.8 ± 4.3 vs. 21.0 ± 4.7).

관리

수많은 화학 요법 제제와 다양한 수술 및 방사선 전략에도 불구하고 중피종은 치료가 불가능하다.

관리는 즉각적인 증상 조절과 삶의 질 향상을 목표로 해야 한다. 환자와 간병인을 위한 신체적, 심리적, 사회적, 의료법적 지원을 함께 보장하기 위한 다학제 팀 접근이 가장 중요하다. 중피종을 전문으로 하는 완화 치료 팀의 초기 투입을 권장한다.

중피종은 여러 측면에서 다른 암과 다르다. 중피종은 고립 덩이로 자라기보다는 장막 표면(serosal surface)을 따라 퍼지는 경향이 있으며, 초기에 더 깊은 곳에 있는 구조물을 침범한다. 이러한 특징으로 인해 완전 절제가 불가능하다. 마찬가지로, 광범위한 벽 가슴막, 가로막 가슴막, 내장 가슴막 표면은 치료 적용에 필요한 방사선 요법의 조사 부위를 비현실적으로 크게 만든다. 중피종에 충분한 세포독성 활성을 보이는 화학 요법 제제는 거의 없으며, 가슴막 종양에 영향을 미칠 수 있을 정도로 충분한 고농도 약물을 전달하기도 어렵다.

내과 관리

호흡 곤란

가슴막 삼출액이 증상을 유발하는 환자에게는 가슴막 유착술이나 유치 가슴막 도관을 삽입해야 한다. 중피종 환자에 관한 최근 연구에 따르면 수술적 혹은 침상 화학적 가슴막 유착술은 165명 중 68%에서 평생 삼출액 조절 효과를 보여주었다. 유치 가슴막 도관은 가슴막 유착술과 유사한 증상 호전을 보여주며, 여러 무작위 연구에서 더 짧은 입원 기간과 관련이 있었다. 유치 가슴막 도관은 특히 갇힌 폐(trapped lung)가 있는 환자에게 더 유용했다.

호흡 곤란의 동시 원인, 예를 들어 폐 색전, 심장막 삼출, 빈혈 등을 해결해야 한다.

항불안제(아편제나 Benzodiazepine) 같은 약리학적 조치와 비약리학적 보조 조치(휴대용 선풍기 제공)는 조기에 제공해야 한다.

통증

중피종 환자의 통증은 복잡하며 조절하기 어렵다. WHO (World Health Organization) 진통제 사다리의 단계를 높일 때는 더 낮은 문턱값(threshold)을 적용해야 한다. 신경병증 통증이 있으면 항경련제 같은 보조 제제도 고려해야 한다. 표적 방사선 요법은 흉벽 침윤이나 경로 전이(tract metastasis)로 인한 통증을 완화할 수 있다. 일부 환자에게 척수시상로(spinothalamic tract)의 감각 경로를 절제하는 목 척수시상로절단술(cervical cordotomy)이나 지역 신경 차단술을 사용할 수도 있다. 피부경유 전기 신경 자극과 침술(acupuncture)도 시도해 볼 수 있다.

심리 관리

석면에 노출된 환자는 수십 년 동안 이와 관련한 질병이 발병하지는 않을까 불안해하며 살아왔을 것이다. 중피종을 확진받은 환자는 대부분 이전 고용주에게 분노를 표출하며, 비록 적절하지는 못하지만 때로는 이전 석면 접촉을 후회하고 죄책감을 느끼기도 한다. 의료 분쟁 과정에서 발생하는 부담도 스트레스를 더할 수 있다. 전문적인 완화 심리 지원이 매우 중요하다.

화학 요법

무작위 연구의 최종 연구에서 다중표적 엽산대항제(antifolate)와 Cisplatin을 이용한 병용 화학 요법은 환자의 생존 기간을 연장하는 것으로 밝혀졌다. Vogelzang 등은 Cisplatin 단독 사용보다 Cisplatin-Pemetrexed 병용 요법이 평균 생존 기간을 연장한다는 사실을 입증했다(9.3개월 vs. 12.1개월). 그 뒤로 Van Meerbeeck 등은 Cisplatin-Raltitrexed 병용 요법으로 유사한 이점을 보여주었다(8.8개월 vs. 11.4개월). 환자의 질병 반응은 두 연구 모두에서 유의미하게 개선되었다(각각 16.7% vs. 41.3%와 13.6% vs. 23.6%). 그러나, 병용 요법을 사용할 때 부작용이 더 많았다. 최적의 치료 주기 횟수는 아직 밝혀지지 않았지만, 임상 및 영상 반응을 길잡이로 삼아야 한다. Scherpeel 등은 최근 다기관 무작위 연구에서 Cisplatin-Pemetrexed 병용 요법에 Bevacizumab을 추가하면 수용 가능한 부작용으로 평균 생존 기간을 16.1개월에서 18.8개월로 더욱 향상할 수 있음을 보여주었다.

중피종을 치료하기 위해 여러 가지 다른 약물을 시도해보았지만, 이점이 없었으며 가슴막 내부 화학 요법은 연구 결과가 실망스러웠다.

방사선 요법

치유 목적의 방사선 요법은 중피종에서 역할이 없으며, 수용 불가능한 부작용을 유발한다.

그러나, 완화 방사선 요법은 증상이 있는 국소 질환에 유용하다. 예를 들어, 통증 조절이나 중요한 구조물의 감압 등에 유용하다.

바늘 경로 전이를 방지하기 위해 가슴막 중재 부위에 예방 방사선요법을 사용하는 것은 무작위 시험에서 상반되는 결과를 보여주었으며, 현재 일상적으로는 시행하지 않는다.

수술

중피종의 근치 절제는 논란이 많은 치료법이며, 일부 센터에서 계속 시행 중이다. 그러나, 근치 수술의 해로운 영향을 보여주는 무작위 시험 2건이 공개되면서 전 세계적으로 이 접근법은 이용이 상당히 감소했다.

가슴막 바깥 전폐절제술(extrapleural pneumonectomy, EPP)은 가장 철저한 수술 접근법이며, 폐, 벽 가슴막, 가로막, 심장막, 구역 림프절을 모두 절제한다. 수술 전후 사망률은 선택된 환자에게서도 5-20%로 높으며, 치명적인 합병증 발생률은 25%에 달한다. 종양은 EPP 후에도 불가피하게 재발한다. 삼중 요법을 이용한 보조 화학방사선 요법으로도 치유할 수 없으며, 오히려 합병증만 증가한다. MARS (Mesothelioma and Radical Surgery) 타당성 시험에 따르면, 무작위로 EPP에 배정된 환자는 평균 생존 기간이 14.4개월이었으며, EPP를 받지 않은 환자의 평균 생존 기간인 19.5개월보다 생존 기간이 유의미하게 짧았다. EPP를 받은 환자들은 삶의 질도 더 나빴으며, 삶의 질은 2년 뒤에도 그대로 머물러 있었다.

종양 부피를 감량하기 위한 덜 근치적인, 확장 가슴막절제/피질제거술(pleurectomy/decortication, P/D)을 포함한 폐 보존 수술 방법이 제안되었다. 이 방법은 EPP보다 부작용이 적었다. 그러나, 확장 가슴막절제/피질제거술을 포함한 비디오 보조 흉강경 수술과 활석(talc) 가슴막 유착술 단독을 비교하는 MesoVATS 시험에서는 생존에 이점이 없었다. 가슴막절제/피질제거술을 포함한 비디오보조 흉강경 수술은 합병증 비율이 높았으며, 입원 기간이 길었으며, 비용도 많이 들었다.

표 46.3은 현재까지 진행된 무작위 대조군 중피종 수술 연구의 결과를 보여준다.

표 46.3 악성 가슴막 중피종에서 근치 수술에 관한 2가지 무작위 임상 시험의 요약

	MARS 시험 (Lacet 2011)	MesoVATS 시험 (Lancet 2014)
무작위 치료 방법	가슴막 바깥 전폐절제술 vs. 가슴막 바깥 전폐절제술을 시행하지 않음	비디오보조 흉강경 가슴막절제/피질제거술 vs. 활석 가슴막 유착술
환자 수	50	196
나이, 평균(표준 편차), 년	61.5 (4.4)	69 (7.4)
1년 생존율, % (95% 신뢰 구간)	52.2 (30.5-70) vs. 73.1 (51.7-86.2)[a] 비수술 우세	52 (41-66) vs. 57 (46-66); p = 0.81
평균 입원 기간 (사분 범위), 일	언급 없음	활석 우세: 7 (5-11) vs. 3 (2-5)[a]
합병증 (%) 　전체 　심각한 부작용 　재입원	 10 (43.4) vs. 2 (7.7) 8 (34.8) vs. 1 (3.8) 언급 없음	활석 우세: 24 (31) vs. 10 (14) 13 (17) vs. 8 (11) 3 (4) vs. 0
삶의 질	가슴막 바깥 전폐절제술 군에서 평균 삶의 질이 낮았다.	EORTC QLQ-C30 점수와 QLQ-LC13 점수에 차이가 없었다. 1, 3, 6개월의 EQ-5D는 유의미한 차이가 없었다. 12개월에서 가슴막절제/피질제거술이 우세: 평균 차이가 0.19점 (95% 신뢰구간. 0.05-0.32)[a]
비용, 평균(표준 오차), GBP£	언급 없음	활석 우세: 10,436 (14.4) vs. 14,252 (14.4)

참고: EORTC (European Organization for the Research and Treatment of Cancer), QLQ-C30 (Quality of Life Questionnaire-C30), QLQ-LC13 (Quality of Life Questionnaire-Lung Cancer 13), EQ-5D (EuroQol Five Dimensions Scale), GBP£ (영국 파운드 스털링, 1GBP£=약 1,600원)
[a] 통계적으로 의미 있음.

기타

빛역학 요법(photodynamic therapy), 유전자 요법, 면역 요법, 근접 요법 등을 포함한 많은 다른 접근법이 시도되었지만, 반응은 제한적이었다.

산업재해 보상

보상 자격은 국가마다 다르다. 영국에서는 1979년 제정된 진폐증 등(근로자 재해보상)에 관한 법률 혹은 2008년 광범위 중피종 제도에 따라 산업 장애 혜택 혹은 일회성 지불에 대해 정부에 청구할 수 있다. 관습법에 따라 전 고용주 혹은 책임 있는 당사자에게 보상을 요청할 수 있다.

추후 방향

예방

중피종 발생률을 감소시키기 위해서는 1차 예방이 핵심이다. 개발 도상국에서 많은 사람들이 보호장치 없이 석면을 사용하는 것은 매우 우려스러운 일이다. 보다 많은 국가에서 석면을 채굴하고 수출하고 있다. 향후 수십 년 동안 전 세계적으로 예상되는 중피종 및 석면 관련 폐암 부담은 대재앙일 것이다. 따라서 시급한 입법과 집단 교육이 중요하다.

중피종 및 다른 석면 합병증의 위험을 감소시키기 위해 노출된 사람에게 시행하는 2차 예방은 조사가 필요하다. 최근 연구된 비타민 A 예방 요법은 이점을 보여주지 못했다.

중피종 선별검사

중피종 선별검사는 많은 논쟁이 있다. 고위험 석면 노출 환자는 식별할 수 있으며, 선별검사를 위한 유용한 기반을 제공할 수 있다. 그러나 선별검사 프로그램을 설정하기 위한 기준에는 효과적인 치료법이 있는지와 조기 진단이 환자 결과, 예를 들어 질병별 생존율을 개선한다는 근거가 포함되어야 한다. 중피종은 이 점이 명백하게 부족하다. 반면, 연구자들은 종양 부하가 낮을 때 조기에 발견하면 치료 중재를 통해 더 나은 결과를 얻을 수 있다고 주장한다.

효과적인 선별검사 도구 확인은 중피종에서 활발한 연구 주제다. 학자들은 혈청 생체표지자를 선호한다. 메소텔린 자체 혹은 메소텔린 수치의 종단 변화는 어느 정도 예측 가치가 있지만, 확인이 필요하다. 영상 기법은 흉강경 검사에서 보이는 작은 결절 같은 초기 질환을 감지할 정도로 민감도가 충분하지 않다.

치료

많은 수의 화학 요법 제제, 면역 제제, 생물학적 제제가 다양한 임상 시험 단계에 있다. 열 충격 단백질 90 억제제인 Ganetespib과 COMMAND (Control Of Mesothelioma with MAiNtenance Defactinib) 시험에서 연구 중인 국소 접착 인산화효소(focal adhesion kinase, FAK) 억제제를 비롯한 여러 가지 약제가 평가되고 있다. HSV1716 및 가슴막 내부 홍역 바이러스 같은 종양세포 붕괴 바이러스(oncolytic virus) 투여, 면역요법, 온열 흉곽내 화학 요법(hyperthermic intrathoracic chemotherapy, HITOC) 관류 같은 생물학적 치료는 활발한 연구가 진행 중인 영역이다. 그러나 이러한 시도는 중피종의 독특한 병리생물학적 특성으로 인해 앞서 언급한 난제에 직면할 것이다.

임상 사례 1

악성 가슴막 중피종은 비교적 독특한 합병증을 동반한다.

상당한 석면 노출 이력이 있는 은퇴한 71세 목수가 지난 4주 동안 있었던 호흡 곤란을 주요 호소 증상으로 내원하였다.

가슴막 체액 세포 검사는 진단에 도움이 되지 않았지만, 흉강경 가슴막 생검에서 이상 중피종(biphasic mesothelioma)을 확진하였다. 환자는 호흡 곤란이 호전되었지만, 흉강경 흉터 부위에 통증을 유발하는 덩이가 발생했다(그림 46.10, 화살표). 완화 방사선 요법으로 증상이 호전되었지만, 환자는 진단으로부터 11개월 후 사망하였다.

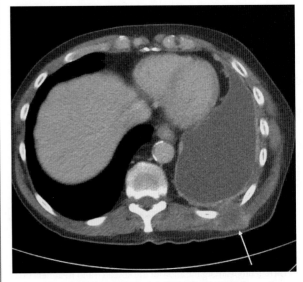

그림 46.10 중재 경로 전이를 보여주는 CT 영상

임상 사례 2

의사는 악성 가슴막 중피종이 호흡 곤란을 유발하는 여러 가지 기전에 주의해야 한다.

62세 전기기사가 8개월 전부터 시작된 오른쪽 가슴벽 통증을 주요 호소 증상으로 내원하였다. CT에서 오른쪽 가슴막 두꺼워짐과 가슴막 삼출을 확인하였다. CT 유도 생검에서 상피모양 중피종을 확진하였다.

환자는 완화 화학 요법을 거부하였으며, 증상 완화를 위해 유치 가슴막 도관을 삽입하였다. 진단으로부터 8개월 후, 환자는 호흡 곤란 악화 및 실신전(presyncope) 상태로 갑자기 내원하였다. 다시 촬영한 CT 영상에서 대량 심장막 삼출 및 명백한 질병 진행을 확인할 수 있었다(그림 46.11). 심장막 천자를 시행하였다. 환자는 그로부터 5주 뒤에 사망했다.

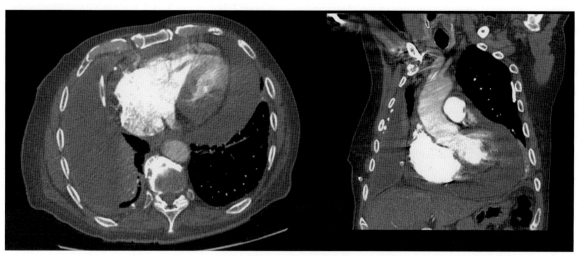

그림 46.11 대량의 심장막 삼출 및 그 결과 발생한 가로막 압박과 오른쪽 가슴막 질환의 진행을 보여주는 CT 영상

더 읽을거리

Clive AO, Taylor H, Dobson L, Wilson P, de Winton E, Panakis N, Pepperell J, Howell T, Stewart SA, Penz E, Jordan N, Morley AJ, Zahan-Evans N, Smith S, Batchelor TJP, Marchbank A, Bishop L, Ionescu AA, Bayne M, Cooper S, Kerry A, Jenkins P, Toy E, Vigneswaran V, Gildersleve J, Ahmed M, McDonald F, Button M, Lewanski C, Comins C, Dakshinamoorthy M, Lee YCG, Rahman NM, Maskell NA. Prophylactic radiotherapy for the prevention of procedure-tract metastases after surgical and large-bore pleural procedures in malignant pleural mesothelioma (SMART): A multicenter, open-label, phase 3, randomized controlled trial. Lancet Oncol 2016; 17(8):1094-104.

Finn RS, Brims FJH, Gandhi A, Olsen N, Musk AW, Maskell NA, Lee YCG. Postmortem findings of malignant pleural mesothelioma: A two-center study of 318 patients. Chest 2012; 142(5):1267-73.

Husain AN, Colby T, Ordonez N Krausz T, Attanoos R,Beasley MB, Borczuk AC, Butnor K, Cagle PT, Chirieac LR,Churg A, Dacic S, Fraire A, Galateau-Salle F, Gibbs A, Gown A, Hammar S, Litzky L, Marchevsky AM, Nicholson AG, Roggli V, Travis WD, Wick M. Guidelines for pathologic diagnosis of malignant mesothelioma: 2012 update of the consensus statement from the International Mesothelioma Interest Group. Arch Pathol Lab Med 2013;137(5):647-67.

Lee YC. Surgical resection of mesothelioma: an evidence-free practice. Lancet 2014; 384(9948):1080-1.

van Meerbeeck JP, Gaafar R,Manegold C, van Klaveren RJ, van Marc EA, Vincent M, Legrand C, Bottomley A, Debruyne C, Giaccone G. Randomized phase III study of cisplatin with or without raltitrexed in patients with malignant pleural mesothelioma: An intergroup study of the European Organisation for Research and Treatment of Cancer Lung Cancer Group and the National Cancer Institute of Canada. J Clin Oncol 2005;23(28):6881-9.

Rintoul RC, Ritchie AJ, Edwards JG, Waller DA, Coonar AS, Bennett M, Lovato E, Hughes V, Fox-Rushby JA, Sharples LD. Efficacy and cost of video-assisted thoracoscopic partial pleurectomy versus talc pleurodesis in patients with malignant pleural mesothelioma (MesoVATS): An open-label randomised, controlled trial. Lancet 2014; 384:1118-27.

Robinson BW, Lake RA. Advances in malignant mesothelioma. N Engl J Med 2005;353:1591-603.

Treasure T, Lang-Lazdunski L,Waller D, Bliss JM, Tan C, Entwisle J, Snee M, O'Brien M, Thomas G, Senan S, O'Byrne K, Kilburn LS, Spicer J, Landau D, Edwards J, Coombes J, Darlison L, Peto J. Extra-pleural pneumonectomy versus no extra-pneumonectomy for patients with malignant pleural mesothelioma: Clinical outcomes of the Mesothelioma and Radical Surgery (MARS) randomised feasibility study. Lancet Oncol 2011; 12:763-72.

Vogelzang NJ, Rusthoven JJ, Symanowski J, Denham C, Kaukel E, Ruffie P, Gatzemeier U, Boyer M, Emri S, Manegold C, Niyikiza C, Paoletti P. Phase III study of pemetrexed in combination with cisplatin versus cisplatin alone in patients with malignant pleural mesothelioma. J Clin Oncol 2003;21(14):2636-44.

Zalcman G, Mazieres J, Margery J, Greillier L, Audigier-Valette C, Moro-Sibilot D, Molinier O, Corre R, Monnet I, Gounant V, Rivière F, Janicot H, Gervais R, Locher C, Milleron B, Tran Q, Lebitasy MP, Morin F, Creveuil C, Parienti JJ, Scherpereel A. Bevacizumab for newly diagnosed pleural mesothelioma in the Mesothelioma Avastin Cisplatin Pemetrexed Study (MAPS): A randomized, controlled, open-label, phase 3 trial. Lancet 2016;387(10026):1405-14.

PART 14

폐 혈관 질환

47 폐 고혈압 및 기타 폐 혈관 질환   586
Peter M. George, Laura Price, and S. John Wort

48 폐 색전증   604
Michael Kreuter and Benjamin Egenlauf

폐 고혈압 및 기타 폐 혈관 질환

PETER M. GEORGE, LAURA PRICE, AND S. JOHN WORT

정의

폐 고혈압(pulmonary hypertension, PH)은 많은 임상 상태를 복잡하게 만들 수 있는 병태생리학적 장애다. PH는 오른쪽 심장 도관삽입(right heart catheterization, RHC)으로 평가한 안정 시 폐 동맥 압력이 25 mmHg 이상임을 의미하는 혈류역학 정의다. PH는 혈류역학 관점에서 오른쪽 심장 도관삽입으로 측정한 폐동맥 쐐기압(pulmonary artery wedge pressure, PAWP)이 15 mmHg를 기준으로 이보다 낮으면 모세혈관전(precapillary) PH로, 이보다 높으면 모세혈관후(postcapillary) PH로 더 세분할 수 있다. WHO에서는 PH 환자를 신체 활동 제한 정도에 따라 4등급으로 분류한다(표 47.1). 임상적으로 PH는 유사한 병태생리학적 특징과 치료에 대한 예상 반응을 공유하는 질병군 5개로 분류한다(표 47.2).

역학 및 병인

역학

PH의 정확한 발생률은 확인하기 어렵지만, 성인에서 매년 100만 명당 5-10건으로 추정되며, 남녀 비율은 1:2에 가깝다. 2군 PH(왼쪽 심장병으로 인한 PH)가 가장 일반적이라 생각되며, 그 뒤로 3군 PH(호흡기 질환 및/또는 저산소혈증으로 인한 PH)가 뒤따른다. 예를 들어, 심각한 좌심실 수축 장애가 있는 환자 중 최대 60%는 PH가 있다. 중증 만성 폐쇄 폐 질환 및 사이질 폐 질환 환자 중 대부분에서 PH가 발생하지만, 대다수에서 PH는 경미하다. 그럼에도 불구하고 2군 및 3군 PH의 임상 과정 및 병인에 대한 정보는 상대적으로 거의 없다. 반대로, 1군 PH, 즉 폐 동맥 고혈압(pulmonary arterial hypertension, PAH)에 대해서는 우수한 국제 등록기관 자료가 있다. 영국의 PH 국정 감사에 따르면, PH의 유병률은 인구 100만 명당 49-52명이며, 1군에 해당하는 PAH의 유병률은 인구 100만 명당 14-26명으로 추정된다. 특발 폐동맥 고혈압의 발생률은 매년 인구 100만 명당 1건이다. 1군의 다른 2가지 큰 하위집단에는 결합조직 질환, 주로 피부경화증(scleroderma)과 관련된 폐동맥 고혈압과 선천 심장병, 주로 Eisenmenger 증후군과 관련된 폐동맥 고혈압이 있다. 4군 PH에는 중요한 질환인 만성 혈전색전 PH (chronic thromboembolic PH, CTEPH)가 포함된다. 보고에 따르면 CTEPH는 증상이 있는 폐동맥 색전 환자 중 0.5-9%에서 약 2년 뒤에 발생한다. 현재 영국에서 인구 100만 명당 16건인 유병률은 과소평가되었을 가능성이 크다.

2군 및 3군과 관련된 PH는 주로 기저 질환의 병태생리 기전이 발병 원인이다. 즉, 2군은 좌심방 압력 상승이 발병 원인이며, 3군은 저산소혈증이 발병 원인이다. PH의 정도가 기저 질환과 비례하지 않는 드문 예외도 있다. 이러한 기저 질환에서는 1군과 더 유사한 표현형이 관찰된다. 이러한 환자는 이번 장에서 앞으로 다룰 다른 위험 요인을 공유하고 있을 수도 있다.

1군
특발 폐동맥 고혈압, 유전 폐동맥 고혈압, 약물 및 독소 유발 폐동맥 고혈압

특발 폐동맥 고혈압은 드물며, 발생률은 매년 인구 100만 명당 1-2명으로 추정되며, 남녀 비율은 1:2.3으로 여자에게 더 많이 발생한다. 20대에서 50대 사이의 환자에게 주로 영향을 미치지만, 고령 환자에게도 영향을 미칠 수 있다는 인식이 커지고 있다. 폐동맥 고혈압 발생에서 약물 및 독소는 중요하고 예방 가능한 원인이다. Fenfluramine과 Dexfenfluramine 같은 Amphetamine 기반 식욕억제제는 1970년대에 유행한 폐동맥 고혈압의 원인이다. Amphetamine은 폐동맥 고혈압과 관련이 있는 것으로 알려져 있으며, 최근에는 타이로신 인산화 효소 수용체 억제제인 Dasatinib과 1형 인터페론이 모두 폐동맥 고혈압 발생에 영향을 미치는 것으로 밝혀졌다. 유전 요인은 유전 폐동맥 고혈압에서 중요한 역할을 한다. 이는 특발 폐동맥 고혈압 사례 중 10% 미만으로 드물지만, 영향을 받을 가능성이 있는 가족 구성원의 선별검사와 관련한 의미를 고려

표 47.1 WHO에서 1998년에 발표한 NYHA 기능 분류 이후 수정된 PH의 기능 분류.

WHO 기능 분류	
등급 I	폐 고혈압이 있지만 이로 인한 신체 활동 제한이 없는 환자. 일상적인 신체 활동이 과도한 호흡 곤란, 피로, 가슴 통증, 혹은 실신에 가까운 증상을 유발하지 않는다.
등급 II	폐 고혈압이 있으며, 이로 인한 약간의 신체 활동 제한이 있는 환자. 안정 중에는 문제가 발생하지 않는다. 일상적인 신체 활동이 과도한 호흡 곤란, 피로, 가슴 통증, 혹은 실신에 가까운 증상을 유발한다.
등급 III	폐 고혈압이 있으며, 이로 인한 현저한 신체 활동 제한이 있는 환자. 안정 중에는 문제가 발생하지 않는다. 일상적인 신체 활동 이하의 활동으로도 과도한 호흡 곤란, 피로, 가슴 통증, 혹은 실신에 가까운 증상이 나타난다.
등급 IV	폐 고혈압이 있으며, 모든 신체 활동이 증상을 유발한다. 우심부전의 징후가 나타난다. 안정 중에도 호흡 곤란 및/또는 피로가 나타날 수 있다. 모든 신체 활동이 불편감을 증가시킨다.

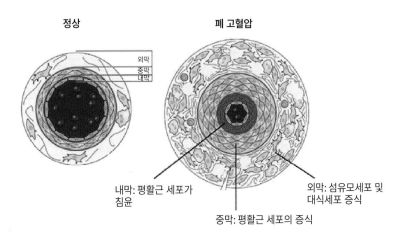

그림 47.1 조절되지 않은 혈관 재형성 때문에 내강이 폐쇄되고 특징적인 얼기 모양 병변이 발생한 PH 환자의 세동맥과 정상 세동맥의 모식도

할 때 중요한 진단이다. 가장 잘 규명된 유전 돌연변이는 2번 염색체의 장완에 있는 2형 뼈 형태발생 단백질 수용체(bone morphogenetic protein type II receptor, BMPR-II)의 돌연변이다. BMPR-II 돌연변이가 있는 유전 폐동맥 고혈압 가족에서는 침투율(penetrance)이 20%로 감소한 상염색체 우성 유전 패턴을 볼 수 있다. 대부분이 무의미 돌연변이(nonsense mutation) 혹은 틀이동 돌연변이(frameshift mutation)인 BMPR-II의 돌연변이는 유전 폐동맥 고혈압 환자 중 약 75%에 존재한다. 이 외에 중요하지만 돌연변이가 드물게 발생하는 유전자 혹은 단백질에는 엔도글린(endoglin), SMAD9, 카베올린1 (caveolin 1), KCNK3, 액티빈 수용체 유사 인산화효소-1 (activin receptor-like kinase-1, ALK-1) 등이 있다. 엔도글린(endoglin) 돌연변이는 일반적으로 유전 출혈 모세혈관 확장증(hereditary hemorrhagic telangiectasia, HHT)에서 볼 수 있다.

폐정맥 폐쇄 질환(pulmonary venoocclusive disease, PVOD)은 매우 드물며, 주로 모세혈관 후 세정맥(postcapillary venule)의 재형성 및 섬유증이 특징이다. 이는 특발 혹은 유전(EI-F2AK4 돌연변이의 기저 돌연변이와 관련)일 수 있으며, 약물 노출, 독소 및 방사선, 결합 조직 질환, 사람 면역 결핍 바이러스(HIV) 감염 등과 관련이 있을 수도 있다. 폐 모세혈관 혈관 종증(hemangiomatosis)은 모세혈관 재형성과 관련이 있지만, PVOD의 범주에 포함될 수 있다.

폐동맥 고혈압과 관련된 질환
결합 조직 질환

결합 조직 질환은 폐동맥 고혈압과 밀접한 관련이 있으며, 그 중에서 전신 경화증이 가장 흔하다. 사이질 폐 질환이 없는 전신 경화증 환자에서 폐동맥 고혈압의 발생률은 약 12-15%로 추정된다. 폐동맥 고혈압과 관련된 다른 결합 조직 질환에는 다발근육염, 피부근염, 혼합 결합 조직 질환, 전신 홍반 루푸스 등이 있으며, 드물게는 류마티스 관절염도 폐동맥 고혈압과 관련될 수 있다.

사람 면역결핍 바이러스

만성 바이러스 감염은 폐동맥 고혈압과 관련이 있다. 보고에 따르면 사람 포진 바이러스 8 (HHV-8)도 관련이 있지만, 지금까지 가장 흔한 관련성은 HIV에서 볼 수 있으며, 200명 중 1명에서 폐동맥 고혈압이 발병하는 것으로 추정된다. HIV 관련 폐동맥 고혈압은 발병기전을 알 수 없으며, Nef, Tat, Gp120 같은 바이러스 단백질이 연루되어 있지만, 바이러스 자체는 영향을 받는 환자의 폐혈관계에서 분리(isolated)된 적이 없다. 따라서,

표 47.2 2015년 ERS (European Respiratory Society)/ESC (European Society of Cardiology)에서 발표한 폐 고혈압의 포괄적 임상 분류

1. 폐동맥 고혈압
1.1 특발
1.2 유전
  1.2.1 BMPR2 돌연변이
  1.2.2 기타 돌연변이
1.3 약물 및 독소 유발
1.4 다음과 관련:
  1.4.1 결합 조직 질환
  1.4.2 사람 면역 결핍 바이러스(HIV) 감염
  1.4.3 문맥 고혈압
  1.4.4 선천 심장병
  1.4.5 주혈흡충증

1'. 폐 정맥폐쇄 질환 및/또는 폐 모세혈관 혈관종증
1'.1 특발
1'.2 유전
  1'.2.1 EIF2AK4 돌연변이
  1'.2.2 기타 돌연변이
1'.3 약물, 독소, 방사선 유발
1'.4 다음과 관련
  1'.4.1 결합 조직 질환
  1'.4.2 사람 면역 결핍 바이러스 감염

1". 신생아의 지속 폐 고혈압

2. 왼쪽 심장 질환으로 인한 폐 고혈압
2.1 좌심실 수축기 기능장애
2.2 좌심실 확장기 기능장애
2.3 판막 질환
2.4 선천/후천 왼쪽 심장 유입구/유출구 폐쇄 및 선천 심근병증
2.5 선천/후천 폐정맥 협착

3. 폐 질환 및/또는 저산소증으로 인한 폐 고혈압
3.1 만성 폐쇄 폐 질환
3.2 사이질 폐 질환
3.3 기타 제한 및 폐쇄 패턴이 혼합된 폐 질환
3.4 수면 호흡 장애
3.5 폐포 저환기 장애
3.6 높은 고도에 만성 노출
3.7 발달 폐 질환

4. 만성 혈전색전 폐 고혈압 및 기타 폐동맥 폐쇄
4.1 만성 혈전색전 폐 고혈압
4.2 기타 폐동맥 폐쇄
  4.2.1 혈관육종
  4.2.2 기타 혈관내 종양
  4.2.3 동맥염
  4.2.4 선천 폐동맥 협착
  4.2.5 기생충(포충증)

5. 불확실한 기전 및/또는 여러 가지 기전으로 인한 폐 고혈압
5.1 혈액학 장애: 만성 용혈 빈혈, 골수 증식 장애, 비장절제
5.2 전신 질환: 육종증, 폐 조직구증, 림프관평활근종증, 신경섬유종증
5.3 대사 장애: 당원 축적병, Gaucher 병, 갑상샘 질환
5.4 기타: 폐 종양 혈전 미세혈관병증, 섬유화 세로칸염, 투석을 하는/하지 않는 만성 신부전, 폐 구역 고혈압

출처: Galiè N et al., Eur Respir J, 46, 903-75, 2015.
참고: BMPR2, 2형 뼈 형태발생 단백질 수용체(bone morphogenetic protein receptor type II); EIF2AK4, 진핵 유전자부호 해독 시작 인자2 알파 인산화효소 4(eukaryotic translation initiation factor 2 alpha kinase 4)

장기간의 바이러스 감염과 관련된 만성 염증 및 면역 조절 장애는 바이러스가 혈관병증 작용을 유발하는 수단일 수도 있다고 가정할 수 있다.

문맥폐 고혈압

문맥폐 고혈압(portopulmonary hypertension, PoPH)은 간 이식을 평가 중인 말기 간 질환 환자 중 약 4-5%에 영향을 미친다. 문맥폐 고혈압 환자 중 약 10%는 간 경화증이 없다. 문맥폐 고혈압은 기저 간질환의 중증도와 관련이 없으며, 문맥폐 고혈압의 중증도는 문맥 고혈압의 중증도와도 관련이 없다. 자가면역 질환과 여성이 위험요인으로 보인다.

선천 심장병

선천 심장병(congenital heart disease, CHD)은 폐동맥 고혈압의 주요 원인 중 하나이며, 전체 폐동맥 고혈압의 원인 중에서 20-30%를 차지한다. 커다란 심장 내부 혹은 심장 외부 연결이 폐동맥 순환에 제한 없는 압력 과부하와 용량 과부하를 초래하는 모든 선천 심장 결손은 혈관 재형성과 폐동맥 고혈압을 유발할 수 있다. Eisenmenger 증후군은 우좌션트가 원인이며, 우좌션트는 청색증 및 모든 관련 증상을 유발한다. 성인 선천 심장병 집단에서 폐동맥 고혈압의 정확한 유병률은 알 수 없으며, 모든 폐동맥 고혈압으로 보면 10% 수준으로 높을 수도 있지만, Eisenmenger 증후군은 이보다는 낮다.

주혈흡충증

주혈흡충증(schistosomiasis)은 전 세계적으로 2억 명에게 영향을 미치는 것으로 생각된다. 만성으로 감염된 환자 중 10%에서 간비장 주혈흡충증이 발생하며, 이 중 5%에서 폐동맥 고혈압이 발생할 수 있다. 이 때문에 전 세계적으로 폐동맥 고혈압의 가장 흔한 원인은 주혈흡충증이다. 이는 문맥폐 고혈압과 유사한 혈류역학 특성을 공유한다. 정확한 발병기전은 완전히 밝혀지지 않았지만, 주혈흡충의 충란이 기계적 폐쇄를 유발하지는 않는다. 문맥폐 고혈압 및 염증 재형성은 기여할 수도 있다.

2군

PH는 좌심실 수축기 기능장애 및 확장기 기능장애가 모두 있는 환자에게 매우 흔하며, 아마도 전세계적으로 PH의 가장 흔한 원인일 것이다. 또한, PH는 증상이 있는 승모판 질환 환자 대부분에게서 볼 수 있으며, 증상이 있는 대동맥판 협착증 환자에게 매우 흔하다. PH 발생의 유발점은 좌심방 압력 상승일 가능성이 크다.

3군

만성 폐 질환 환자에서는 경미한 PH가 매우 흔하며, 근본 폐 질환의 중증도에 따라 PH의 유병률 및 정도가 증가한다. 심각한 PH는 드물고 발생 원인은 현재 잘 알려져 있지 않으며, 특히 폐 질환에 비교적 영향을 받지 않는 환자에게 발생한다면 원인을 알 수 없다. PH의 발병에 저산소혈증은 분명히 중요하며 일반적으로 근본 폐 질환의 정도와 관련이 있지만, 많은 연구에 따르면 이러한 요인은 일부 환자에게서 발생하는 PH를 완전하게 설명하지 못한다. 만성 폐쇄 폐 질환 및 중증 PH가 있는 환자에서 PH의 정도는 실제 혈관 재형성의 정도와 확실하게 비례한다.

4군

만성 혈전색전 폐 고혈압(chronic thromboembolic pulmonary hypertension, CTEPH)은 폐 색전증의 잘 알려진 합병증이며, 급성 혈전색전 질환이 있었던 환자 중 최대 0.5-9%에서 발생한다. 그러나, 대규모 등록기관에 따르면 CTEPH 환자 중 최소 25%는 이전에 정맥 혈전색전증 병력이 없는 것으로 밝혀졌다. CTEPH는 일반적으로 루푸스 항응고인자 및 항카디오리핀 항체(anticardiolipin antibody)를 제외하고는 정맥 혈전색전증과 동일한 혈전성향 위험 요인을 공유하지 않는다. CTEPH는 비장절제, 악성종양, 감염된 심장 박동조율기 선, 심실-심방 션트, 염증 장 질환, O형 이외의 혈액형 같은 병력이 있는 환자에게 더 흔하다.

5군

이 군에는 전반적으로 여러 가지 기전으로 PH가 발생하는 질환이 포함된다. 유육종증이 전형적인 예다. 동맥 및 정맥에 크기가 다양한 육아종 질환을 형성할 뿐만 아니라 심실, 폐, 혈관 외 구조물에 직접 영향을 미쳐 모세혈관전 PH 및 모세혈관후 PH를 모두 유발할 수 있기 때문이다.

병리 및 진행 과정

건강한 사람에게서 정상 폐혈관의 긴장도는 엄격하게 조절되는 항상성 균형으로 유지된다. 즉, 강력한 혈관수축 호르몬인 엔도텔린-1 (endothelin-1, ET-1) 수치는 혈관 확장 호르몬인 산화 질소(nitric oxide, NO) 및 프로스타사이클린 E2 (prostacyclin E2, PGE2)에 의해 균형을 유지한다. 고혈압 폐에서는 상대적으로 ET-1이 증가하고 NO 및 PGE2는 감소하여 혈관수축 및 혈관 재형성으로 이어진다(그림 47.1). 조직 수준에서, 폐동맥 고혈압은 내피 기능장애와 평활근 증식이 특징이며, 이는 작은 주변부 폐동맥과 세동맥의 근육화로 이어져, 결국에는 이 혈관들이 폐쇄된다. 형태학적으로는 폐동맥 고혈압의 특징인 특유의 얼기 모양 병변 및 염증 침윤을 동반한 내막의 섬유증이 있다(그림 47.1). 결과적으로 폐 혈관 저항이 증가하여 우심실에 압력과 부하를 유발한다. 시간이 지남에 따라, 만성적이고 점진적으로 증가한 폐 혈관 저항으로 인해 우심실이 확장되고 불가피하게 우심실 부전이 시작되며, 임상 양상을 유발하기 시작하며, 치료하지 않는 경우 대부분 치명적이다(그림 47.2). 임상 과정은 기저 질환을 비롯한 여러 가지 요인에 영향을 받는다. 예를 들어, 성인기에 폐 혈관병증이 발생한 특발 폐동맥 고혈압 환자의 예후는 Eisenmenger 증후군 같은 선천 질환 환자의 예후보다 훨씬 더 나쁘다. 이는 Eisenmenger 증후군에서 보존되는 높은 후부하에 익숙한 우심실 태아 표현형과 관련이 있을 수 있다.

임상 양상

임상 과정은 느린 경향이 있으며, 평균적으로 증상 시작과 진

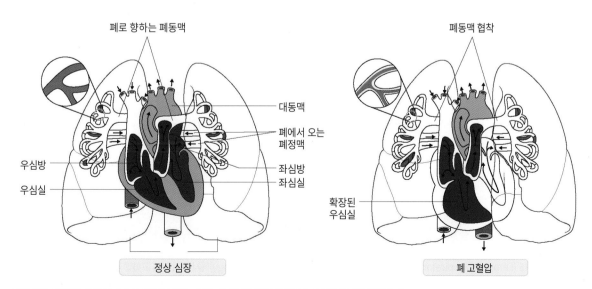

폐로 향하는 폐동맥

대동맥

폐에서 오는 폐정맥

우심방

좌심방
좌심실

우심실

정상 심장

폐동맥 협착

확장된 우심실

폐 고혈압

그림 47.2 폐 혈관 저항 증가가 우심실에 미치는 영향. 우심실은 결국 확장되고 우심실 부전이 발생한다.

단 사이에는 약 1-2년 정도 지연이 있다. 흔한 증상에는 운동 중 호흡 곤란, 피로, 두근거림, 가슴 통증 등이 있다. 환자가 전문 진료소에 내원할 즈음에는 운동 중 실신 같은 증상이나 말초 부종 및 복수 같은 우심부전의 징후가 나타날 수 있다. 안정 시 저산소혈증은 낮은 심장 박출량으로 인한 낮은 혼합 정맥 산소 포화도(SvO_2)나 열린 타원 구멍(patent foramen ovale)을 통한 우좌 션트와 관련이 있을 수 있다. 중심 청색증은 선천 심장병과 관련한 폐동맥 고혈압에서 더 자주 관찰되는 특징이다. 목정맥 압력(jugular venous pressure, JVP)은 대부분 상승하며,

우심방 압력 상승을 의미한다. 심장 청진에서는 제2심음 중 폐 구성요소(P2)가 더 크게 들릴 수 있다. 목정맥 압력에서 큰 "V" 파와 관련이 있을 수 있는 삼첨판 역류 때문에 수축기 잡음이 흔하다.

진단 및 검사

설명할 수 없는 호흡 곤란이나 저산소증이 있는 모든 환자에게는 항상 PH를 고려해야 한다. 이를 위해 일단은 폐 질환과 좌

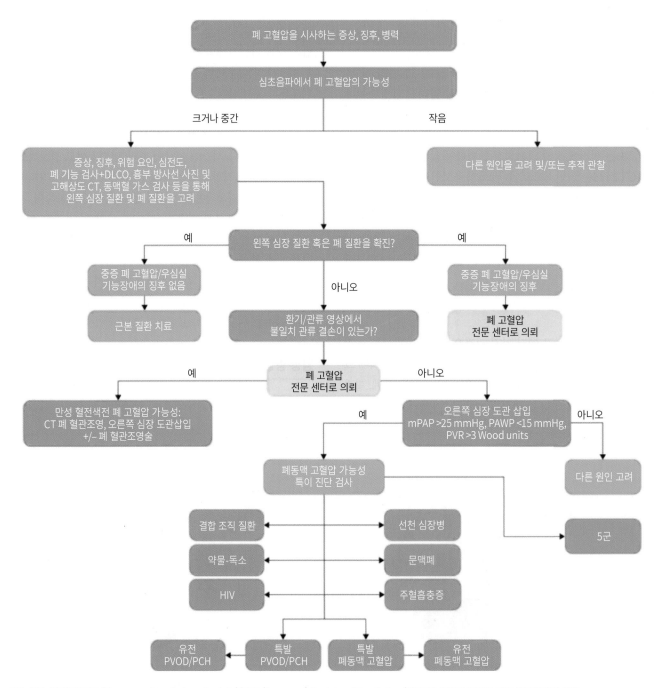

그림 47.3 2015년 ERS (European Respiratory Society)/ESC (European Society of Cardiology)에서 제시한 폐 고혈압 진단 알고리듬의 요약
약자: DLCO, 일산화탄소 확산능력; HIV 사람 면역결핍 바이러스; mPAP 평균 폐동맥 압력; PAWP, 폐동맥 쐐기압; PVR, 폐혈관 저항; PVOD/PCH, 폐정맥 폐쇄 질환/폐 모세혈관 혈관 종증. (From Galiè N et al., Eur Respir J, 46, 903-75, 2015; adapted from 2015 ESC/ERS diagnostic algorithm.)

심실 기능장애를 배제해야 한다. 2차 진료에서 호흡 곤란 혹은 저산소증 환자를 체계적으로 검사하기 위한 접근법은 혈전색전 질환을 배제하기 위한 CT 폐혈관조영술(CT pulmonary angiogram, CTPA)로 이어지는 경향이 있다. 폐 색전을 배제하였더라도, 확장된 주 폐동맥 혹은 우심실 확장 소견이 있으면 폐동맥 고혈압을 의심해볼 수 있으며, 이 경우 앞으로 설명할 더 자세한 검사를 진행해야 한다. 전문 PH 센터에서는 치료 가능한 원인이 누락되지 않도록 체계적인 접근 방식으로 검사를 진행한다. 특발 폐동맥 고혈압은 배제 진단 중 하나이며, 모든 가능한 병인을 고려하고 배제한 후에만 진단할 수 있다. 2015년 ERS (European Respiratory Society)/ESC (European Society of Cardiology)에서 제시한 진단 알고리듬이 그림 47.3에 요약되어있다.

혈액 검사

전체 혈구 계산으로 장기간의 저산소증과 관련 있을 수도 있는 2차 적혈구 증가증을 확인할 수도 있다. 철분 검사를 시행한다. 폐동맥 고혈압 환자는 철분 결핍이 흔하기 때문이다. 자가 면역 질환과의 밀접한 관련성, 특히 전신 경화증과의 밀접한 관련성을 감안하여 기저 자가 면역 질환을 배제하기 위한 자가항체를 검사해야 한다. 국한 피부경화증은 항중심절(anticentromere), 항-Ro, dsDNA, U3-RNP, B23, Th/To, U1- RNP 등을 포함하는 항핵항체가 특징이다. 광범위 피부경화증은 항-U3-RNP와 관련이 있다. 갑상샘 기능도 확인해야 한다. 갑상샘 저하증 및 갑상샘 항진증 모두와 관련이 있기 때문이다. HIV는 폐동맥 고혈압의 알려진 위험 요인이며, 정기적인 검사가 필요하다. 간 기능 검사에서 기저 간 질환을 발견할 수도 있으며, 이 경우 간염

검사 같은 추가 검사를 진행해야 한다. CTEPH가 의심되는 환자에게는 완전한 응고 검사를 시행해야 하지만, 환자가 이미 Warfarin이나 단백질 C 및 S, 혹은 항트롬빈(antithrombin)-3 등으로 치료 중이라면 대부분은 신뢰할 수 없다. 항인지질 항체(antiphospholipid antibody), 항카디오리핀 항체(anticardiolipin antibody), 루푸스 항응고인자(lupus anticoagulant) 등도 검사해야 한다. 혈청 뇌 나트륨배설 펩타이드(brain natriuretic peptide, BNP) 수치는 유용하다. BNP는 심실 기능장애의 유용한 표지자이며, 따라서 질병 반응과 치료 반응의 유용한 생체표지자이기 때문이다.

심전도

심전도(electrocardiogram, ECG)는 정상일 수도 있지만 일반적으로 우축 편위(right axis deviation) 및 우심 비대를 보여주며, 이는 V1에서 우세한 R파와 V5 및 V6에서 우세한 S파 형태로 나타난다. 하부 유도(II, III, aVF)에서 나타나는 높은 P파(tall P wave)는 우심방 확장을 암시한다. 우각차단도 흔히 볼 수 있다. 그림 47.4를 참고한다.

영상

PH 환자는 대부분 진단 시 일반 흉부 방사선 사진에 이상 소견이 있다. 이는 사이질 폐 질환이나 만성 폐쇄 폐 질환 같은 기저 폐 질환과 왼쪽 심장 질환으로 인한 폐정맥 울혈의 유무를 평가하기 위한 중요한 검사 도구다. 일반 흉부 방사선 사진에서 근위부 폐동맥은 대부분 확장되어 있으며, 이로 인해 양쪽 폐문이 커진 것처럼 보일 수 있다. 폐 주변부 혈관이 감소하여 혈

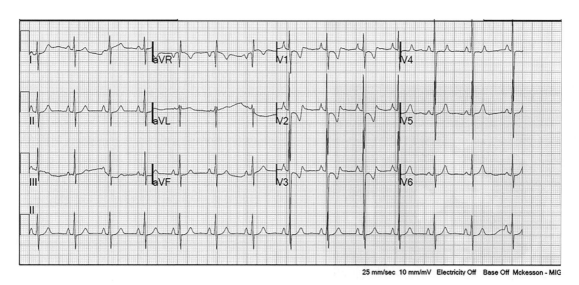

25 mm/sec 10 mm/mV Electricity Off Base Off Mckesson - MIG

그림 47.4 폐동맥 고혈압 환자의 심전도. 이 환자의 경우, 유도 V1에서 우세한 R파와 함께 우축 편위가 있으며, 유도 II에서 가장 현저한 높은 P파를 볼 수 있다. 여러 유도에 T파 역전도 있다.

액량이 감소한 것처럼 보일 수 있다. 우심방과 우심실이 확장되었다면, 흉부 방사선 사진에서 우심방의 경계가 척추 오른쪽으로 부풀어 오를 수 있다. 우심실의 앞쪽 확장은 매우 확장되었을 때만, 그리고 가쪽 영상에서만 볼 수 있다. 그림 47.5를 참고한다.

조영증강 CTPA에서는 다중검출 CT로 구역아래(sub-segmental) 수준까지 충전 결손을 확인할 수 있을 뿐만 아니라 심실 중격 이동, 벽 비대, 우심실 확장 등에 관한 유용한 정보를 확인할 수 있다. PH에서 조영증강된 주 폐동맥은 일반적으로 인접한 상행 대동맥보다 크며, 폐동맥/상행 대동맥의 비가 1 이상이면 PH와 일치하는 폐동맥 압력 상승을 의미한다. 섬유화 폐 질환 환자라면 이 징후를 항상 신뢰할 수는 없다. 그림

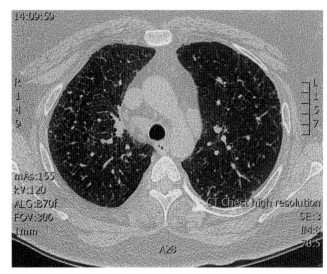

그림 47.7 우상엽의 모자이크 변화를 보여주는 폐정맥 폐쇄 질환 환자의 CT 영상

47.6을 참고한다.

모자이크 감쇠 패턴은 폐혈관 질환, 특히 CTEPH에서 두드러지는 특징이며, 관류가 이질적인 부위를 반영한다. 폐 동정맥 기형(pulmonary arteriovenous malformation, PAVM)은 조영증강 CT 영상에서 식별할 수 있다. 고해상도 CT 영상은 폐기종, 기관지 확장증, 폐 섬유증 같은 기저 폐 질환의 변화를 포함한 폐 실질 변화 식별에 중요하다. 섬유증의 고해상도 CT 패턴은 PH를 유발할 가능성이 있는 원인을 식별하는데 유용하며, 이는 치료 선택지에도 영향을 미친다. 예를 들어, 비특이 사이질 폐렴 패턴은 기저 결합 조직 질환과 관련이 있을 수 있다. 폐정맥 폐쇄 질환이 있다면, 고해상도 CT에서 간유리 음영, 모자이크 변화, 세로칸 림프절병증, 가슴막 밑 두꺼워짐, 소엽사이 중격 두꺼워짐 같은 특징적인 변화를 볼 수 있다. 그림 47.7을 참고한다.

환기/관류 영상은 CTEPH를 진단할 때 민감도가 높은 비침습 방법이기 때문에 진단 알고리듬의 일부분으로 시행한다. 환기/관류 영상이 음성이면 사실상 CTEPH를 배제할 수 있다. 환기/관류 영상이 양성이라면, CTPA, 자기 공명 폐혈관조영술(magnetic resonance pulmonary angiogram, MRPA), 침습 폐혈관조영술 등으로 추가 검사를 진행해야 한다. 환자 중 일부는 환기/관류 영상이 양성임에도 불구하고 CTPA는 음성일 수 있다. 환기/관류 영상에서 구역아래 결손이 있는 경우, 이는 원위부 CTEPH를 나타낼 가능성이 높다. 그러나, 특발 폐동맥 고혈압 환자는 환기/관류 영상에 간혹 "좀먹은(moth-eaten)" 모양이 나타날 수 있으며, 전문가라도 이 둘은 구별이 어려울 수 있다는 점을 유의해야 한다.

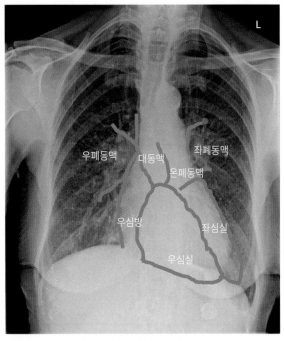

그림 47.5 폐동맥 고혈압 환자의 일반 흉부 방사선 사진

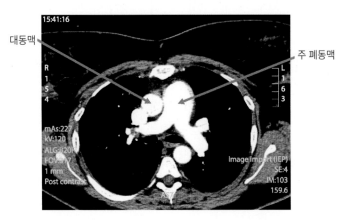

그림 47.6 폐동맥 고혈압 환자의 흉부 조영증강 CT 영상. 폐동맥/상행 대동맥 비율 증가도 판독지에 있었다.

폐 기능 검사

폐 기능 검사는 만성 폐쇄 폐 질환 및 폐 섬유증 같은 잠재적인 기저 호흡기 질환을 식별할 때 중요하다. 만성 폐쇄 폐 질환은 폐활량 검사에서 폐쇄 패턴이 나타나며, FEV_1/FVC가 예측치의 70% 아래로 측정되며, 폐 섬유증은 제한 생리를 보여주며, 폐용량이 적으며 FEV_1/FVC가 예측치의 70% 이상이다. 폐동맥 고혈압에서는 폐용량이 경미하게 감소할 수 있으며 폐활량 검사는 대부분 정상이지만, 간혹 폐 주변부 기도 폐쇄가 감지된다. 일산화탄소 확산능력(DLCO)은 정상일 수 있지만, 특발 폐동맥 고혈압 환자에서는 일반적으로 경미하게 감소한다. DLCO가 상당히 감소하면 기저 폐 질환, 폐내 션트, 혹은 폐정맥 폐쇄 질환을 고려해야 한다. DLCO가 예측치의 45% 이하로 감소하면 예후가 불량하다. 폐기종과 섬유증이 동시에 있으면 폐용량의 거짓정상화가 나타날 수 있으며, 대부분 중증 폐동맥 고혈압과 관련이 있다. 폐동맥 고혈압 환자는 야간 저산소 혈증 및 중심 수면 무호흡이 흔하다. 이는 치료하지 않으면 질병을 악화시킬 수 있으며, 따라서 의심되는 병력이 있다면 산소포화도 및 수면다원검사(polysomnography)를 포함한 야간 검사를 시행해야 한다. 폐동맥 고혈압에서는 폐포 과다환기로 인해 안정 시 PaO_2는 일반적으로 정상이거나 경미하게 감소하며, $PaCO_2$는 감소한다.

심장 검사

심초음파는 PH의 평가에 이용할 수 있는 가장 가치있는 선별 도구다. 심장의 구조와 기능을 확실하게 평가할 수 있는, 폭넓게 사용 가능한 비침습 방법이기 때문이다. 심초음파는 수축기 및 확장기 모두에서 선천 심장 결함, 판막 질환, 심각한 심실 기능장애 등을 가진 환자를 대부분 확인할 수 있다. 또한, 삼첨판 역류 분사(tricuspid regurgitation jet)의 최대 유속으로 우심실 수축기 압력(RVSP)을 추정할 수 있다. 이는 $RVSP = 4 \times v^2 + RAP$로 나타낼 수 있으며, v는 삼첨판 역류 분사 속도, RAP는 우심방 압력을 의미한다. 유의미한 유출 압력 기울기가 없다면, RVSP는 폐동맥 수축기 압력(pulmonary artery systolic pressure, PASP)과 같지만, 평균 폐동맥 압력(mean pulmonary arterial pressure)과 혼동하지 않아야 한다. PH의 다른 징후 없이 삼첨판 역류 분사 속도(tricuspid regurgitant jet velocity, TRJv)가 2.8 m/sec 이하라면 PH일 가능성은 극도로 작다. TRJv가 3.4 m/sec (RAP + 46 mmHg에 해당) 이상이라면 PH일 가능성이 매우 크다. 2.8 m/sec과 3.4 m/sec 사이는 가능성이 중간이며, 우심실/좌심실 바닥 직경 비율이 1 이상, 수축기 및/또는 이완기의 심실 중격 편평화, 폐동맥 가속 시간(pulmonary acceleration time)이 105 ms 미만으로 단축, 우심방 면적이 18 cm^2 이상 같은 추가 징후에 따라 PH를 진단할 수 있다. 심장막 삼출이 있으면 예후가 불량하다. 1:5 cm 이상이 되어야 하는 삼첨판륜의 수축기 이동값(tricuspid annular plane systolic excursion, TAPSE) 등을 포함한 여러 가지 방법으로 우심실 기능을 평가할 수 있다. 그림 47.8을 참고한다.

발포 식염수(agitated saline)를 사용하는 공기방울 조영 심초음파(bubble contrast echocardiography)는 도플러를 사용했을 때 보이지 않는 작은 중격 결손과 폐 동정맥 기형을 평가할 때 유용한 방법이다. 정맥으로 주입된 작은 공기방울은 오른쪽 심장으로 이동하며 일반적으로 폐에서 흡수된다. 공기방울이 왼쪽 심장으로 통과하는 것이 보이면 검사 결과는 양성이며, 공기 방울이 나타나는 시기가 중요하다. 주입 즉시 공기 방울이 좌심방에서 보이면 열린 타원 구멍(patent foramen ovale) 같은 심장 내 션트가 있음을 암시한다. 우심방 음영이 나타나고 좌심방에 공기방울이 도달하기까지 3-8회의 심주기 혹은 2-5초 정도 시

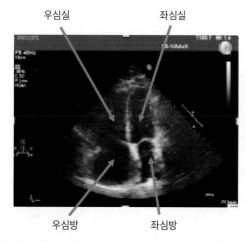
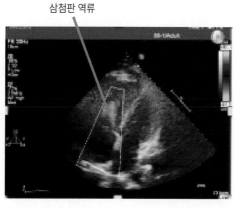

우심실　　　좌심실　　　　　　　　삼첨판 역류

우심방　　　좌심방

그림 47.8 중증 폐동맥 고혈압 환자의 심초음파 영상. 왼쪽에 있는 4강 단면도(four-chamber view)에서 심각하게 확장된 우심방과 우심실, 그리고 활처럼 휘어 있는 중격을 볼 수 있다. 도플러 유량측정(Doppler flowmetry)으로 본 오른쪽에 있는 동일한 4강 단면도에서 상당한 삼첨판 역류를 확인할 수 있다.

간이 지연된다면, 폐 동정맥 기형 같은 폐내 션트가 있음을 암시한다.

심장 MRI는 심초음파를 보완한다. 이는 우심실 박출률 및 우심실-폐동맥 결합(right ventriculo-arterial coupling, RV-PA) 같은 중요한 기능 정보를 제공할 뿐만 아니라 우심실의 3차원 형태를 평가하기 위한 최적 표준으로 여겨진다. 단점은 접근성, 비용, 검사 시간 등이 있다.

심장 도관삽입은 PH를 진단하기 위한 최적 표준 검사법이다. 이는 전문 센터에서 시행할 수 있다. PH는 안정 시 최소 25 mmHg 이상 상승한 평균 폐동맥 압력으로 정의한다. 폐 모세혈관 쐐기 압력이 15 mmHg 이하라면, 진단은 "모세혈관 전 PH"이며, 중요한 폐동맥 고혈압을 포함한다. 쐐기 압력이 15 mmHg 이상으로 증가하면 "모세혈관후 PH"로 진단하며, 이는 앞서 언급한 다양한 질환으로 인해 발생할 수 있는 좌심방 압력 상승을 의미한다. 좌심실 확장기 기능장애가 의심되는 경우, 수액 일시용량(fluid bolus) 주입으로 충만압 상승을 확인할 수 있다. 심장 박출량은 열희석법 및 직접 Fick 방법(Fick method)을 포함한 다양한 방법으로 측정할 수 있다. 폐혈관 저항은 폐내외 압력차이(transpulmonary pressure), 즉 평균 폐동맥 압력(mean PAP)과 폐동맥 쐐기 압력(PAWP)의 차이(mean PAP-PAWP)와 심장 박출량의 비율로 계산할 수 있다. 폐동맥 고혈압을 진단하기 위해서는 폐혈관 저항이 3 Wood unit 이상이어야 한다. 특발 폐동맥 고혈압이 의심되는 환자는 산화질소(NO)나 IV PGE2를 이용하여 혈관반응성을 검사해야 한다. 특발 폐동맥 고혈압 환자 중 10% 미만이 혈관 확장제에 바로 반응한다. 심장 박출량 감소 없이 평균 폐동맥 압력이 최소 10 mmHg 이상 감소하여 40 mmHg 이하로 내려가면 양성이라 정의한다. 이러한 환자는 예후가 양호하며, 칼슘 통로 차단제(calcium channel blockers, CCB)로 성공적으로 치료할 수 있기 때문에 이는 중요한 검사. 오른쪽 심장 도관삽입으로 측정할 수 있는 우심방 압력, 심장박출 지수(cardiac index), 혼합 정맥 산소 포화도(SvO2) 같은 다른 혈류역학 결과는 예후와 중요한 관계가 있다.

관리

폐동맥 고혈압 관리는 3가지 분야로 나눌 수 있다.

1. 일반적인 방법 및 지지 요법
2. 칼슘 통로 차단제나 폐동맥 고혈압에 승인된 약물을 이용한 초기 치료
3. 초기 치료에 대한 반응 감시. 적절한 반응이 없다면, 지속 IV

요법, 심방 중격절개술(septostomy), 폐 이식 등을 포함한 병용 요법을 사용한다.

일반적인 방법 및 지지 요법

모든 폐동맥 고혈압 환자는 장기 관리를 위해 전문 센터에 의뢰해야 한다.

폐동맥 고혈압 환자는 가능하면 공식 운동 훈련 및 재활에 등록해야 한다. 이를 용이하게 하고 호흡 재활을 안전하고 효과적으로 진행하기 위해서 폐동맥 고혈압 환자의 산소 요구량을 안정 시 및 운동 중 모두에서 평가해야 한다. 안정 시 PaO2를 최소 8 kPa (≒60 mmHg) 수준으로 유지하는 것이 산소 요법의 목표다. 특발 폐동맥 고혈압 환자에게는 Warfarin을 이용한 항응고치료를 시작해야 하며, 폐동맥 고혈압에서 흔히 볼 수 있는 부정맥의 일반적인 관리도 적절하게 진행해야 한다. 심율동전환(cardioversion)이나 도관 절제술(catheter ablation)은 안전하게 시행한다면 약물보다 결과가 우수하다. 고리작용 이뇨제(loop diuretic)와 알도스테론 수용체 대항제(aldosterone receptor antagonist)로 체액 평형(fluid balance)도 유지해야 한다. 결과가 개선되고 있다는 근거에도 불구하고, 임신은 산모와 태아 모두에게 상당한 이환과 사망을 유발한다. 가임기 여성에게는 임신과 출산에 잠재한 위험에 대해 조언해야 한다. 폐동맥 고혈압 환자는 정신사회적 지원이 필요하며, 인플루엔자 및 폐렴알균 예방접종을 받아야 한다. WHO 기능 분류에서 등급 III 및 등급 IV에 해당하며(표 47.1), PaO2가 지속해서 8 kPa (≒60 mmHg) 미만인 환자는 항공기 여행시 보충 산소를 고려해야 한다.

칼슘 통로 차단제 및 폐동맥 고혈압에 승인된 약물을 이용한 초기 치료

모든 특발 폐동맥 고혈압 환자는 혈관반응성 검사를 받아야 한다. 비록 10% 미만으로 소수이지만, 반응이 양성인 환자는 고용량 칼슘 통로 차단제로 장기간 관리할 수 있으며 반응이 음성인 환자보다 예후가 양호하다. 칼슘 통로 차단제의 선택은 기준선 심박수에 따라 달라진다. 심박수가 상대적으로 느리면 Amlodipine과 Nifedipine을 사용하며, 심박수가 빠른 환자에게는 Diltiazem이 더 적절하다. 칼슘 통로 차단제의 용량은 저용량에서 시작하여 환자의 내약성이 허용하는 범위 내에서 점진적으로 늘려간다. Nifedipine의 경우 매일 최대 120-240 mg이며, Diltiazem은 240-720 mg, Amlodipine은 20 mg이다. 초기에 혈관반응성이 있었던 환자 중 약 50%는 약 3개월 뒤에 반응이 사라진다. 따라서, 추적 관찰 검사가 반드시 필요하다.

폐 고혈압과 관련된 분자 경로 및 승인된 약물

엔도텔린

폐동맥 고혈압 환자에서는 엔도텔린-1 (endothelin-1, ET-1) 경로가 활성화되어 폐혈관 수축 및 혈관 재형성을 유발한다는 사실은 잘 알려져 있다. ET-1 수치는 폐동맥 고혈압 환자에서 상승하며, 따라서 ET-1 수용체를 차단하는 방법은 중요한 치료 전략이다. 엔도텔린-1 수용체에는 A (ETAR), B (ETBR) 등 여러 가지가 있으며, 이 중에서 A만을 차단할 수도 있으며, A와 B를 동시에 차단할 수도 있다. Bosentan, Ambrisentan, Macitentan이 현재 승인된 3가지 ET-1 수용체 대항제다.

산화 질소

산화질소(nitric oxide, NO) 생성 장애는 폐동맥 고혈압 발병에서 중심 역할을 한다. 약리학적으로 이 NO 결핍은 고리 일인산 구아노신(cyclic guanosine monophosphate, cGMP) 분해 효소인 포스포다이에스터 분해효소(phosphodiesterase, PDE)-5 억제제 혹은 가용성 구아닐산 고리화효소(soluble guanylate cyclase, sGC) 자극제를 투여하여 해결할 수 있다. 현재 폐동맥 고혈압의 치료에 승인된 PDE-5 억제제는 Sildenafil, Tadalafil, Vardenafil이며, 이 제제들은 모두 혈관 확장 능력을 유지할 뿐만 아니라 항증식 효과(antiproliferative effect)도 나타낸다. 현 시점에서 사용 가능한 유일한 sGC 자극제는 Riociguat다. sGC

자극제의 잠재적 장점은 작용의 일부가 내인(endogenous) NO와 무관하다는 점이다.

프로스타사이클린

프로스타사이클린(prostacyclin)은 강력한 혈관 확장제 및 혈소판 응집 억제제이며, 항증식 능력 및 세포보호 특성을 지니고 있다. 폐동맥 고혈압 환자는 PGE2 경로가 하향조절 된다는 사실이 입증된 바 있다. PGE2 경로는 외부 프로스타노이드(prostanoid) 투여로 강화할 수 있다. Epoprostenol (PGE2)은 반감기가 매우 짧으며, 따라서 유치 도관을 통해 지속해서 주입해야 한다. 다른 유사체는 반감기가 길기 때문에, IV, 연무(Iloprost), 혹은 피하(Trepostinil)로 투여할 수 있다. Beroprost 같은 경구 프로스타노이드는 내약성이 좋지 않지만, 새로운 경구 제제인 Selexipag (PGE2 IP 수용체 작용제)은 유망해 보인다.

사용하는 폐혈관 확장제는 기저 폐동맥 고혈압의 중증도에 따라 다르다. WHO 기능 등급 II-III에 속하는 기준선 "위험"이 낮은 환자(표 47.3)는 단일 요법을 고려해볼 수 있다(그림 47.9). 위험이 높은 환자는 사전 경구 병용 요법을 고려할 수 있다(그림 47.9). 명백하게 위험이 높은 WHO 기능 등급 IV에 속하는 환자에게는 IV PGE2가 가장 좋은 치료법이다.

표 47.3 폐 고혈압의 진단 및 치료에 대한 2015 ESC/ERS 지침에서 발췌한 위험 평가 길잡이

예후 결정[a](추정 1년 사망률)	저위험 < 5%	중위험 5-10%	고위험 > 10%
우심부전의 임상적 징후	없음	없음	있음
증상 진행	없음	느림	빠름
실신	없음	때때로 실신[b]	반복 실신[c]
WHO 기능 등급	I, II	III	IV
6분 걷기 검사	> 440 m	165-440 m	< 165 m
심폐 운동 검사	최고 VO_2 > 15 mL/min/kg (예측치의 65% 이상) VE/VCO₂ 기울기 < 36	최고 VO_2 11-15 mL/min/kg (예측치의 35%-65%) VE/VCO₂ 기울기 36-44.9	최고 VO_2 < 11 mL/min/kg (예측치의 35% 미만) VE/VCO₂ 기울기 > 45
혈장 NT-proBNP 수치	BNP < 50 ng/L NT-proBNP < 300 ng/mL	BNP 50-300 ng/L NT-proBNP 300-1,400 ng/mL	BNP > 300 ng/L NT-proBNP > 1,400 ng/mL
영상(심초음파, CMR 영상)	우심방 구역 < 18 cm² 심장막 삼출액 없음	우심방 구역 18-26 cm² 심장막 삼출액이 없거나 최소한	우심방 구역 > 26 cm² 심장막 삼출액이 있음
혈류역학	우심방 압력 < 8 mmHg 심장 박출지수 ≥ 2.5 L/min/m² SvO₂ >65%	우심방 압력 8-14 mmHg 심장 박출지수 2.0-2.4 L/min/m² SvO₂ 60-65%	우심방 압력 > 14 mm Hg 심장 박출지수 < 2.0 L/min/m² SvO₂ < 60%

출처: Galiè N et al., Eur Respir J, 46, 903-75, 2015.

참고: CMR, 심장 자기 공명 영상; SvO₂, 혼합 정맥 산소 포화도; VCO₂, 날숨 이산화탄소; VE, 운동 중 최대 환기; VO₂, 산소 소비량

[a] 제안된 변수 및 절단 값(cut-off value) 중 대부분은 전문가 견해를 기반으로 하고 있다. 이 값들은 예후 정보를 제공할 수도 있으며, 치료 결정의 길잡이로 사용할 수도 있지만, 개별 환자에게 적용할 때는 신중하게 판단해야 한다. 이러한 변수 중 대부분은 주로 특발 폐동맥 고혈압에서 검증되었으며, 따라서 표에서 사용한 절단 값 수준이 다른 폐동맥 고혈압에는 적용되지 않을 수도 있다. 또한, 승인된 치료법 사용과 치료법이 변수에 미치는 영향도 위험 평가에서 고려해야 한다.

[b] 안정적인 환자에서 활발한 운동 혹은 격렬한 운동 중 간혹 나타나는 실신, 또는 간혹 나타나는 기립 실신

[c] 최소한의 혹은 일상적인 신체 활동에서도 반복되는 실신

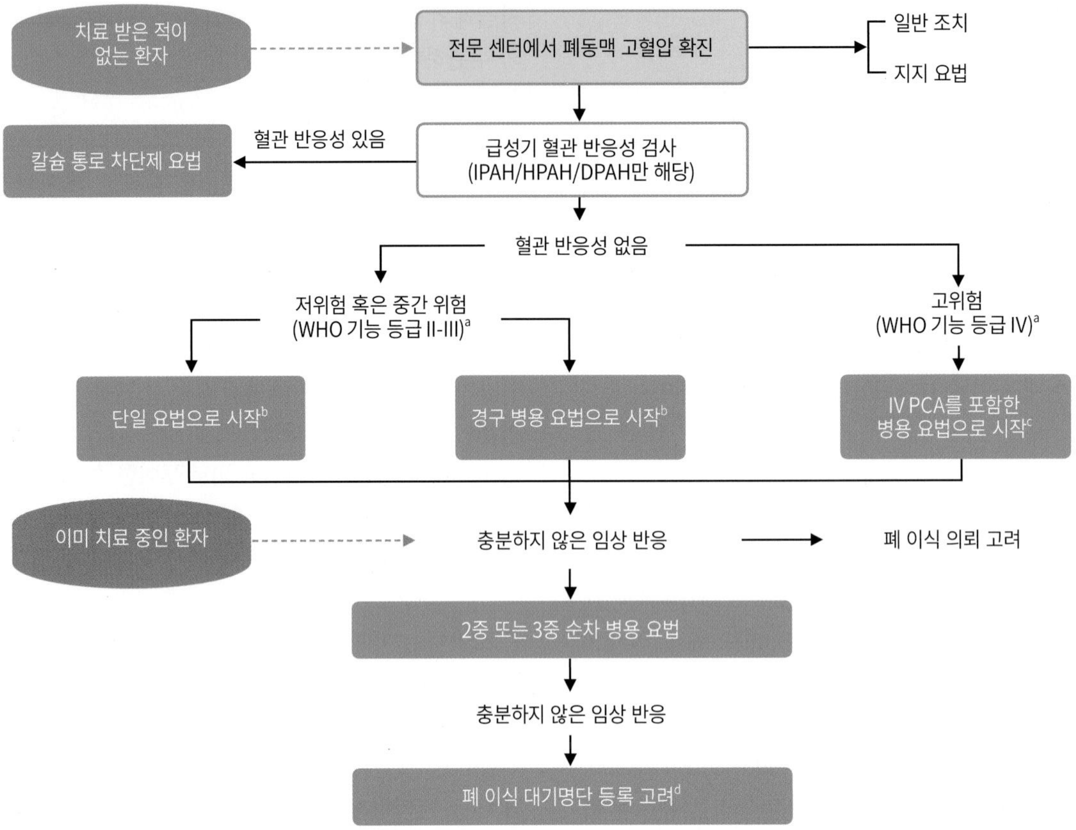

그림 47.9 폐동맥 고혈압 환자에 대한 근거 기반 치료 알고리듬

DPAH, 약물 유발 폐동맥 고혈압; HPAH, 유전 폐동맥 고혈압; IPAH, 특발 폐동맥 고혈압; PCA, 프로스타사이클린 유사체

[a] WHO 기능 등급 III 환자 중 일부는 고위험 군일 수도 있다.

[b] Ambrisentan에 Tadalafil를 추가한 초기 병용요법은 Ambrisentan이나 Tadalafil 초기 단독 요법에 비해 임상 부전(clinical failure) 지연에 더 우수한 것으로 입증되었다.

[c] IV Epoprostenol을 우선 순위에 두어야 한다. 단독 요법으로도 고위험 폐동맥 고혈압 환자의 3개월 사망률을 감소시키기 때문이다.

[d] 풍선 심방 중격절개술도 고려해야 한다. (From Galiè N et al., Eur Respir J, 46, 903-75, 2015.)

더 자세한 정보는 최신 ERS/ESC 지침을 참고하기 바란다.

임상 반응 평가

3개월이 된 시점에서 수용 가능한 반응이 있으면 저위험 군으로 전환할 수 있다(표 47.3). 반응이 관찰되지 않는다면, 2중 혹은 3중 순차 병용 요법을 고려한다. 이식 조건이 된다면, 환자를 이식 센터에 의뢰해야 한다.

만성 혈전색전 폐 고혈압의 관리

폐동맥 내막 절제술

폐동맥 내막 절제술(pulmonary endarterectomy, PEA)은 CTEPH 환자의 근위부 폐 동맥에서 혈전색전 물질을 제거하는 수술 기법이다. 이는 전문 센터에서만 시행할 수 있는 복잡한 수술이며, 정중 복장뼈절개(median sternotomy) 후 심폐기(cardiopulmonary bypass machine)를 배치해야 한다. 회복 기간에는 이환을 동반하는 중환자실 치료가 필요하지만, 최근 몇년 동안 수술 기법 및 수술전후 관리가 발전하여 이 방법은 대다수 CTEPH 환자를 위한 대표적인 치료법이 되었다. 따라서, PH에 대한 검사를 받는 모든 환자에게서 CTEPH를 반드시 배제해야만 한다. CTEPH가 의심되는 환자는 적절한 전문 센터에 의뢰해야 한다(그림 47.10).

폐혈관 확장제

폐동맥 내막 절제술 후에도 지속되는 PH가 있는 CTEPH 환자 혹은 주로 원위부 CTEPH 등으로 인해 수술이 불가능한 환자에게는 sGC 자극제인 Riociguat가 혈류역학, 6분 걷기 검사 결과, 기능 분류 등급을 개선하는 것으로 밝혀졌다. CTEPH가 있는 다른 모든 환자에서는 폐혈관 확장제 사용을 뒷받침하는 근거는 없지만, 국가지정 수술 센터로 의뢰된 환자 중 60% 이상이 폐혈관 확장제를 사용 중이었다.

풍선 폐혈관 성형술

풍선 폐혈관 성형술(balloon pulmonary angioplasty, BPA)은 CTEPH를 치료하기 위한 새로운 도관 기반 술기다. 문화적인

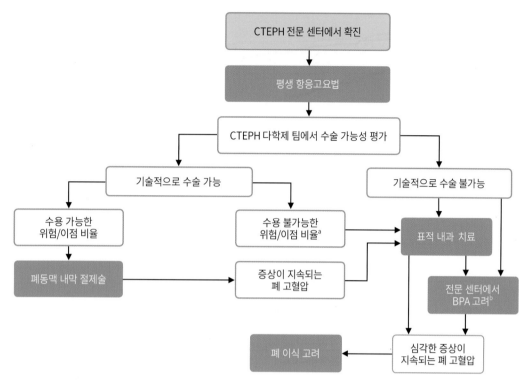

그림 47.10 CTEPH의 치료 알고리듬

[a] 기술적으로 위험/이점 비율이 수용하기 힘들지만 수술이 가능한 환자에게는 풍선 폐 혈관성형술(balloon pulmonary angioplasty, BPA)도 고려해 볼 수 있다.
[b] 일부 센터에서는 내과 치료 및 풍선 폐 혈관성형술을 동시에 시작한다.

이유로 폐동맥 내막 절제술이 자주 시행되지 않는 일본에서는 BPA 건수가 상당히 많지만, 전 세계적으로 BPA는 역할이 명확하지 않다. BPA는 혈관 성형술에 적합한 접근 가능한 병변이 있지만 폐동맥 내막 절제술에는 적합하지 않은 사례, 그리고 수술을 원하지 않는 환자에게 사용될 가능성이 크다.

폐동맥 고혈압 치료를 위한 수술 술기

심방 중격절개술

심방 중격절개술은 일반적으로 이식까지의 가교 혹은 완화 목적으로 사용되며, 피부경유 기법을 이용하여 심방사이에 우좌 션트를 생성하는 방법이다. 이는 우심실 과부하를 줄여주며, 따라서 심장 박출량을 개선하지만, 산소공급은 희생된다. 이 기술에 경험이 충분한 전문 센터에서만 시행해야 한다.

이식

말기 폐동맥 고혈압에서 이식의 역할 및 특성은 계속 진화하고 있다. 장기 부족은 몇몇 대형 센터를 제외하고는 자료와 경험이 계속 제한된다는 것을 의미한다. 폐동맥 고혈압에서 이식은 현재 대부분 양쪽 폐 이식술로 시행되고 있으며, 일부에서만 심

장-폐 동시 이식이 시행되고 있다. 우심실은 역 재형성(reverse remodeling)에 괄목할 만한 능력을 지니고 있지만, 수술 전후로 체외막 산소공급이나 Navalung 같은 체외 보조가 필요할 수 있다. 폐동맥 고혈압 환자는 폐 이식 후 생존율이 향상된다. 가장 최근의 추정 생존율은 10년 후 45-66%다.

폐동맥 고혈압 및 만성 혈전색전 폐 고혈압의 치료 결과

과거 대조군과 비교하여 현대의 "폐혈관 확장제 시대"에서 사망률이 개선되었음을 의미하는 여러 국가의 등록기관 자료가 있다. 최근 3년간의 생존율 예시는 2014년 영국 국립 폐 고혈압 감사에서 볼 수 있다(그림 47.11). 이는 특발 폐동맥 고혈압을 치료하지 않았을 때의 3년 평균 생존율인 50%와 비교해야 한다. 앞서 언급했듯이, 전반적으로 선천 심장병으로 인한 폐동맥 고혈압 환자는 생존율이 보다 높으며, 역사가 말해주듯이 결합조직 질환으로 인한 폐동맥 고혈압 환자는 생존율이 이보다 낮으며, 특발 폐동맥 고혈압과 생존율이 비슷하다. 폐동맥 내막 절제술을 시행한 CTEPH 환자는 수술을 받지 않은 환자보다 예후가 훨씬 양호하다는 점은 명백하다. 폐동맥 고혈압 환자의 결과 개선에도 불구하고, 이 파괴적인 상태의 전망을 개선하기 위해 해야 할 일이 많다.

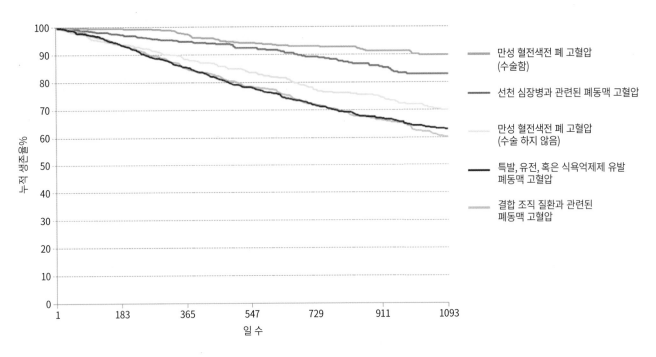

그림 47.11 2014년 영국 감사에서 발췌한 폐동맥 고혈압 환자의 생존율

폐 동정맥 기형

폐 동정맥 기형(pulmonary arteriovenous malformation, PAVM)은 폐동맥과 폐정맥 사이의 고유량, 저저항 연결이다. PAVM 환자 중 최대 90%는 유전 출혈 모세혈관 확장증(hereditary hemorrhagic telangiectasia, HHT)이 원인이다. 후천 원인에는 외상, 악성종양, 간-폐 증후군, 심장 수술 등이 있다. 간-폐 증후군에서, 그리고 선천 심장 기형에서 션트 수술 후 발생한 PAVM은 프로스타글랜딘(prostaglandin) 같은 폐 혈관활성 물질의 간 청소(hepatic clearance) 감소와 관련이 있을 수도 있다. PAVM 환자는 산소화 되지 못한 혈액이 전신 순환으로 이동하기 때문에 저산소혈증이 나타날 수 있다. 또한, PAVM 환자는 미세혈전이 정상 폐 여과를 우회하기 때문에 뇌졸중과 뇌 고름집(brain abscess)을 포함한 신경학적 합병증이 발생할 위험이 있다.

HHT는 상염색체 우성으로 유전되는 질환이며, 5,000명에서 10,000명 중 1명에게 발생한다. HHT의 진단은 Curacao 기준을 기반으로 한다. (1) 자발 재발 코피, (2) 여러 부위의 모세혈관 확장증, (3) 입증된 내장(폐, 간, 뇌, 척수 등) 동정맥 기형, (4) HHT가 있는 1차 가족 구성원(부모, 형제, 자녀). 이 기준 중 3가지를 만족하면 확진할 수 있다. 기준 중 2가지가 있다면 HHT의 가능성이 있다. 기준 중 1가지만 있다면 진단 가능성이 작다. PAVM 환자 중 80-90%는 HHT가 있다. 그러나, HHT 환자는 15-25%만 PAVM이 있다. HHT의 아형에는

HHT1, HHT2가 있다. HHT1은 엔도글린(endoglin) 유전자 돌연변이가 있으며 폐 침범이 더 많으며, HHT2는 ALK 유전자 돌연변이와 관련이 있다. 두 유전자 돌연변이는 모두 전환 성장 인자 베타(transforming growth factor-beta, TGF-β) 신호 전달에 조절장애를 유발하며, 이는 내피 세포의 비정상 유착, 이동, 증식으로 이어져 특징적인 기형 및 광범위한 모세혈관 확장증을 형성한다.

대다수 HHT 환자는 보편적으로 자발 및 야간 코피를 주요 호소 증상으로 내원하며, 평균 발병 연령은 12세다. 누우면 호흡 곤란이 완화되는 편평호흡(platypnea)과 누워있을 때보다 등을 세우고 앉아있을 때 산소 포화도가 감소하는 직립저산소혈증(orthodeoxia)은 모든 PAVM에서 볼 수 있으며, PAVM이 큰 경우 잡음(bruit)도 들을 수 있다. PAVM이 2 cm 이상이 되지 않는 한 일반적으로 저산소혈증으로 인한 증상은 나타나지 않는다. 질병 진행상의 특성으로 인해 충분한 보상성 2차 적혈구 증가증이 나타나지만, 이는 재발하는 코피나 15-30%에서 존재하는 만성 위장관 출혈로 인해 가려질 수 있다. PAVM 환자는 대부분 고출력 심부전(high output heart failure)이 있으며, 폐압력은 낮거나 정상이며, 일반적으로 ALK-1 돌연변이가 있는 환자 중 극소수에서만 폐동맥 고혈압이 발생한다. 전반적으로 HHT 환자 중 23%는 뇌혈관 기형 혹은 척수 혈관 기형이 있다.

션트 생리의 유무는 앉은 자세, 누운 자세, 운동 후 맥박 산소 측정법 등으로 추측해볼 수 있다. 션트 정도는 가슴경유 공

기방울 조영 심초음파, 100% 산소 방법, 핵의학의 대응집 혈청 알부민(macroaggregated serum albumin) 같은 여러 가지 기법으로 정량화할 수 있다. 큰 PAVM은 일반 흉부 방사선 사진에서도 식별할 수 있지만, 조영증강 흉부 CT와 숨을 참고 촬영한 자기공명 혈관조영술이 더 정확하다.

신경학적 합병증은 PAVM으로의 공급 혈관이 3 mm 이상인 사례 중 30-40%에서 나타난다. 따라서, 이러한 모든 기형은 증상과 관계없이 치료해야 한다. PAVM은 역사적으로 수술 절제로 치료했지만, 혈관내 영상의학 기법이 발전함에 따라 현재는 코일을 이용한 색전술이 치료의 주류가 되었다. 색전술은 성공률이 95% 이상이지만, 재개통 될 수도 있다. PAVM 관리의 다른 중요한 측면에는 적절한 혈색소 수치 및 철분 수치를 통한 조직 산소 공급 유지, 치과 방문 같은 시술 시 예방 항생제, 척수 AVM을 포함한 임신 전 AVM 확인 등이 있다. 마지막으로 HHT가 있는 1차 가족 구성원 중 최대 35%는 PAVM이 있기 때문에, 예방 중재를 위한 선별검사가 반드시 필요하다.

임상 사례 1

55세 여자 환자가 2년 동안 지속된 진행하는 호흡 곤란 및 피로를 주요 호소 증상으로 내원하였다. 환자는 흡연력이 25갑년이었으며 현재는 금연하였다. 경도 만성 폐쇄 폐 질환 때문에 발생한 호흡 곤란이라 생각하고 일반의가 치료했지만 호흡 곤란은 호전되지 않았다. 그 후 3개월 동안 호흡 곤란은 계속 진행하였으며, 최소한으로 움직였음에도 실신 전 사건(presyncope episode)이 두 번 있었다. 지역 순환기 내과에서 평가를 진행하였다. 산소 포화도는 실내 공기에서 90%였으며, 심전도에 오른쪽 심장 긴장(strain)이 보였다. 폐 기능 검사에서 폐 용량은 정상이었으며, 폐활량 검사에서 가스 교환이 경미하게 감소했다. 일반 흉부 방사선 사진에서 폐는 깨끗하였으며, 현저한 근위부 폐 동맥을 볼 수 있었다(그림 47.12a). 심초음파에서 폐 고혈압의 징후가 있었으며, 환자를 국가지정 폐 고혈압 센터에 의뢰하였다.

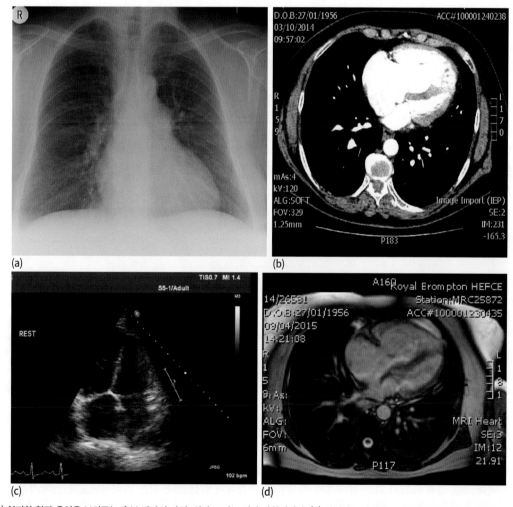

그림 47. 12 (a) 현저한 혈관 음영을 보여주는 흉부 방사선 사진. 심장 크기는 정상 상한선이다. (b) 좌심실을 압박하는 D-모양의 중격 이동이 있는 현저한 우심방 및 우심실 확장을 보여주는 CTPA. (c) 우심방 및 우심실 확장을 보여주는 식도경유 심초음파의 4강 단면도. (d) 심각한 삼첨판 역류, 우심실 확장, 우심실 비대로 인해 우심실로 역류하는 조영제를 보여주는 CMR.

폐고혈압 센터에서 평가: 환자는 WHO 기능 분류 등급 III이었다. 6분 걷기 검사 거리는 300 m였으며, 실내 공기에서 산소 포화도가 85%로 감소했다. 우심부전의 임상 징후는 없었다. BNP는 515 ng/L(정상범위는 20 ng/L 미만)였다. 심초음파에서 상당히 확장된 우심실과 우심실 기능 감소를 확인했다. 우심방은 중등도로 확장되어 있었다(그림 47.12c). 삼첨판 역류 속도는 4 m/s였으며, 우심방 압력을 더한 우심실 수축기 압력은 74 mmHg였다. 심장막 삼출은 없었으며, 좌심실 확장기 기능장애도 없었다. 환기/관류 영상은 정상이었으며, CT 영상에서 폐기종은 없었지만, 폐동맥이 확장되어 있었으며(그림 47.12b), 이는 심장 MRI에서도 확인할 수 있었다(그림 47.12d). 오른쪽 심장 도관삽입에서 우심방 압력은 9 mmHg, 평균 폐동맥 압력은 33 mmHg, 폐 모세혈관 쐐기 압력은 10 mmHg였으며, 심장 박출량은 1.76 L/min이었고 유의미한 혈관반응성은 관찰되지 않았다. 폐혈관 저항은 13 Wood unit으로 계산되었다. 다른 관련 질환은 없었다.

진단: 특발 폐동맥 고혈압. 환자의 위험도는 중등도로 결정되었다. 1년 예상 사망률은 5-10%다. 2015년 갱신된 폐동맥 고혈압 지침에 나와있는 표 47.3에 따른 위험 평가표를 사용하면 위험 정도를 추정할 수 있다.

관리: Warfarin, 이뇨제, 휴대용 산소 요법을 포함한 지지 요법을 시작하였다. 첫 입원 시에 Sildenafil 투여를 시작했다. 단일 요법에 반응이 충분하지 못했기 때문에, 3개월 후 Macitentan을 추가했다. 환자는 내약성이 좋았으며, 3개월 후 추적관찰에서 호흡 곤란 증상이 WHO 기능 등급 II까지 개선되었으며, 삶의 질 점수, BNP, 심초음파 매개변수들도 개선되었다.

임상 사례 2

24세 간호사가 특발 폐동맥 고혈압을 진단받았다. 환자는 진단 후 2년 동안 Sildenafil 및 엔도텔린 수용체 대항제인 Bosentan 투여로 안정적으로 지내왔다. 진료소에 방문했을 때, 환자는 임상적으로 악화되기 시작했으며, WHO 기능 등급 III에 속했다. 6분 걷기 검사 거리는 270 m였으며, 실내 공기에서 산소 포화도가 93%에서 73%로 현저하게 감소했다. 혈청 BNP는 500 ng/L(정상범위는 20 ng/L 미만)였으며, 심초음파에서 중증 폐 고혈압이 있었다. 이는 다시 시행한 오른쪽 심장 도관삽입에서도 확인할 수 있었으며, 평균 폐동맥 압력은 42 mmHg, 폐 모세혈관 쐐기 압력은 9 mmHg, 심장 박출량은 3.3 L/min, 폐혈관 저항은 10 Wood unit이었다. 폐 기능 검사에서 FEV_1은 2.63 L로 예측치의 84%, FVC는 3.06 L로 예측치의 85%, DLCO는 예측치의 25%, 폐포 용적에 대한 DLCO의 보정 값인 Kco는 예측치의 31%, 실내 공기에서 PaO_2는 6.6 kPa (≒50 mmHg), $PaCO_2$는 4.7kPa (≒35 mmHg)로 확인되었다.

환자와 상의하여 폐 고혈압 치료를 확장하여 IV PGE2 사용을 결정하였다. 중재 영상의학과에서 터널식 중심 정맥 도관을 삽입하였다. 환자는 준중환자실에 입원하여 Veletri (Epoprostenol) 투여를 시작하였다. 턱 통증, 두통, 홍조, 구역, 설사 같은 PGE2의 부작용이 허용하는 한도 내에서 며칠에 걸쳐 투여 용량을 1 ng/kg/min에서 10 ng/kg/min으로 증량하였다. 환자의 안정 시 산소 포화도는 92%였으나, 그 후 며칠 동안 호흡 곤란 증가와 함께 산소 포화도가 감소하였고, SaO2를 90% 이상으로 유지하기 위해 추가 산소 4L/min가 필요했다. IV PGE2 투여 전 흉부 방사선 사진과, 투여 5일 후 흉부 방사선 사진, 투여 7일 후 고해상도 CT 영상은 그림 47.13에 나와있다.

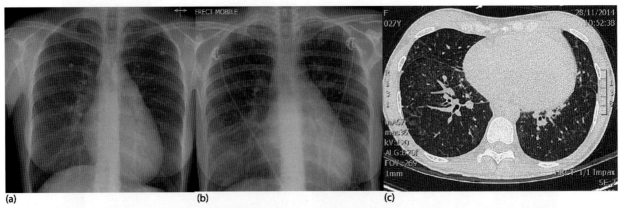

그림 47.13 (a) 입원 시 촬영한 흉부 방사선 사진. (b) 폐 부종 발생을 보여주는 IV PGE2를 5일간 투여한 후 촬영한 흉부 방사선 사진. (c) 고해상도CT: 폐 전반에 걸친 희미한 간유리 결절 음영과 폐 기저부에 현저하게 두꺼워진 소엽사이 중격이 일부 있지만, 가슴막 삼출은 없다.

진단: 폐정맥 폐쇄 질환. PGE2 사용 후 발생한 폐 부종과 고해상도CT에 나타나는 특징적인 변화를 기반으로 진단할 수 있다. 폐 부종은 작은 폐정맥에 고정 혈류 폐쇄가 있는 상태에서 폐 혈류가 증가하여 발생한다. 이는 임상적으로 진단하기 어려우며, 대부분은 부검에서 진단된다. 폐정맥 폐쇄 질환은 소엽사이 중격 두꺼워짐, 세로칸 림프절병증, 간유리 음영, 현저한 모자이크 변화 같은 전형적인 고해상도 CT 소견, 매우 낮은 가스 교환을 동반한 폐 고혈압, 현저한 운동 중 산소 포화도 감소 등이 특징이다. 폐 모세혈관 쐐기 압력은 정상이다. 이 질환은 좌심방 압력 상승 때문이 아니라 작은 폐정맥의 폐쇄가 원인이기 때문이다. 폐동맥 쐐기 압력

은 큰 폐정맥에 있는 혈액량을 반영한다. 2015 ERS/ESC 폐 고혈압 지침에서는 이러한 상태에 대한 인식 증가를 반영하여 폐정맥 폐쇄 질환의 원인을 세분화했다. 예를 들어, 폐정맥 폐쇄 질환 및/또는 폐 모세혈관 혈관종증(pulmonary capillary hemangiomatosis, PCH)은 폐 고혈압 군 중에서 특발성인 1'.1, 유전성인 1'.2, 약물, 독소, 방사선 유발성인 1'.3, 결합조직과 관련한 1'.4.1, HIV와 관련한 1'.4.2로 나눌 수 있다(표 47.2, Eur. Respir. J., 46, 903-75, 2015).

관리: PGE2는 더 이상 증량하지 않았다. IV 이뇨제 요법을 사용하였고, 환자는 산소 포화도가 개선되면서 안정을 찾았다. 환자는 PGE2 10 ng/kg/min, 이중 경구 폐 고혈압 요법, 고용량 이뇨제를 투여하면서 집으로 퇴원하였다. 환자는 삼중 폐 고혈압 요법으로 몇 달 동안 증상이 안정화되었지만, 더 이상은 치료법이 없으며, 치료에 대한 반응도 제한적이다. 긴급 양쪽 폐 이식 대기자 명단에 이름을 올렸다.

임상 사례 3

48세 여자 환자가 원인을 알 수 없는 대량 폐 색전으로 입원하였다. 혈전용해술을 시행하였고, 퇴원할 때 장기간 Rivaroxaban을 처방하였다. 환자는 그로부터 18개월 뒤 다시 내원하였으며, 최근 6개월 동안 진행하는 호흡 곤란 및 다리 부종을 호소하였다. 6분 걷기 검사에서 300 m를 걸었으며, 산소 포화도는 93%에서 85%까지 감소하였다. 심초음파에서 중증 폐 고혈압을 확인하였다. CTPA 및 환기/관류 영상을 촬영하였으며, CTEPH일 가능성이 컸다(그림 47.14). 혈전성향 검사는 음성이었다. 유발 위험 요인도 확인되지 않았다.

오른쪽 심장 도관삽입에서 모세혈관전 폐 고혈압을 진단하였고, 따라서 CTEPH를 확진하였다.

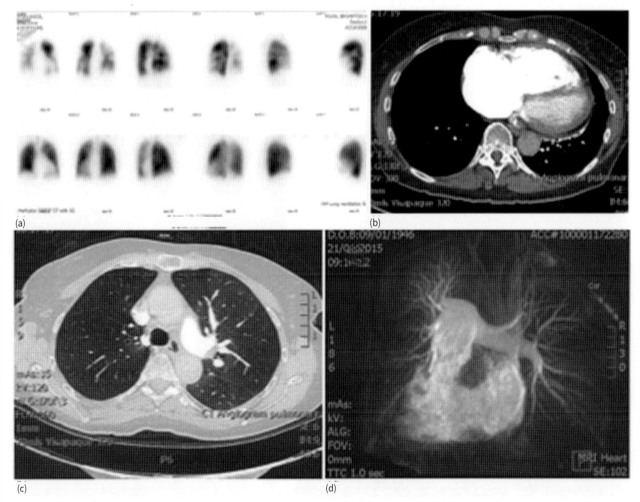

그림 47.14 (a) 양쪽 폐 색전과 일치하는 오른쪽 위쪽 구역 및 중간 구역과 왼쪽 중간 및 아래쪽 구역의 관류 불일치를 보여주는 환기/관류 영상. (b) 상당한 우심방 및 우심실 확장을 보여주는 CTPA. (c) 폐의 모자이크 변화를 보여주는 CTPA. 폐 색전이 있는 부위는 관류가 감소하여 과투과(hyperlucent) 양상을 나타내며, 이에 인접한 정상 부위는 관류가 증가하여 마치 모자이크 같은 모양이 나타난다. (d) 폐 색전이 있는 부위와 일치하는 오른쪽 폐 관류의 급격한 감소를 보여주는 MR 폐 혈관조영술.

진단: 이전 폐 색전 후에 발생한 CTEPH.

관리: Sildenafil과 이뇨제로 치료를 시작하였으며, WHO 기능 등급이 개선되었다. BNP도 감소하였고, 심초음파 매개변수도 약간 개선되었다. 폐동맥 내막 절제술을 위해 환자를 국립 센터에 의뢰하였으며, 다학제팀 평가를 거친 후, 수술로 접근이 가능한 "근위부" 질환인 점을 감안하여 폐동맥 내막 절제술을 시행하기로 의견이 모아졌다. 폐동맥 내막 절제술을 시행하였고, 수술 시야에 있는 모든 혈전을 제거할 수 있었다. 수술 후 회복도 양호하였으며, 수술 후 7일째에 퇴원하면서 Sildenafil도 중단하였다. 3개월 후, 6분 걷기 검사 결과와 WHO 기능 등급이 개선되었으며, 오른쪽 심장 도관삽입에서는 폐 고혈압이 최소한으로만 남아 있었다.

임상 사례 4

병력에서 폐 및 피부 유육종증이 있는 비만 체형인 50세 남자 환자가 최근 1년 동안 지속된 점진적인 호흡 곤란을 주요 호소 증상으로 내원하였다. 환자는 상당한 애연가였으며, 다른 호흡기 노출 이력은 없었다. 혈액검사에서 BNP가 1,134 ng/L (정상범위는 20 ng/L 미만)로 증가해 있었으며, 안지오텐신 전환 효소(ACE) 및 적혈구 침강 속도(ESR)는 정상이었으며, 혈색소(Hb)는 17.5 g/dL, 농축세포용적(packed cell volume, PCV)은 0.54였다. 안정 시 SaO_2는 90%로 저산소혈증이 있었다. 6분 걷기 검사 거리는 374 m로 감소했으며, 실내 공기에서 산소 포화도는 90%에서 85%로 떨어졌다. 폐 기능 검사에서 총 폐용량(TLC)은 예측치의 83%, FEV_1은 1.16 L로 예측치의 37%, FVC는 2.45 L로 예측치의 67%, FEV_1/FVC는 예측치의 47%, DLCO는 예측치의 67%, Kco는 예측치의 99%로 심각한 기류 제한이 있었다. 실내 공기에서 pCO_2는 7.39 kPa(≒55 mmHg), pO_2는 7.89 kP(≒59 mmHg), HCO_3^-는 33 mEq/L이었다. CT에서 결절 실질 유육종증과 일치하는 기관지혈관주위 결절의 뭉침을 양쪽 상엽에서 볼 수 있었으며 섬유증은 없었다. 또한 폐기종도 약간 확인할 수 있었으며, 상당히 확장된 우심방 및 우심실과 근위부 폐 동맥도 볼 수 있었다. CT에서 큰 폐정맥 및 작은 폐정맥 침범은 의심되지 않았다. 심초음파에서 심각하게 확장된 우심실, 단축 우심실 기능(short-axis RV function) 감소(기능 부위가 23%로 감소, 정상은 35% 이상), 삼첨판 역류 속도 3.6 m/sec(확장된 우심방 압력이 15 mmHg라고 가정하면, 우심방 수축

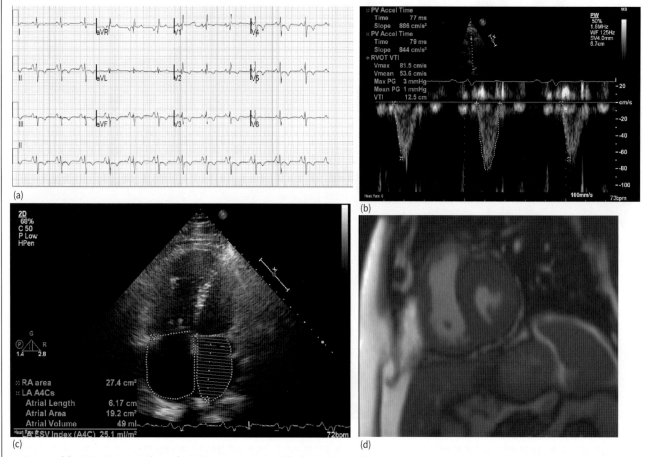

그림 47.15 (a) 오른쪽 심장의 긴장(strain) 징후를 보여주는 심전도. (b) 폐동맥 가속 시간(pulmonary acceleration time)의 단축, 추정 우심방 수축기 압력이 66 mmHg, 삼첨판 역류를 보여주는 심초음파. (c) 중격 휘어짐, 상당히 확장된 우심실, 27 cm²로 확장된 우심방 등을 비롯한 중증 폐 고혈압의 징후를 보여주는 심초음파. (d) 수축기 끝에서 D-모양 중격을 보여주는 심장 MR.

기 압력은 66 mmHg가 된다), 정상 좌심실 충만압 같은 중증 폐 고혈압의 징후를 볼 수 있었다(그림 47.15b, 그림 47.15c). 심장 MR에서 심장 유육종증은 배제할 수 있었으며, 중격 편평화 및 우심실 용적 감소로 폐 고혈압의 징후를 확인할 수 있었다(그림 47.15d). 환자는 현저한 주간 졸음 증상이 있었으며, 수면 검사에서 무호흡 호흡저하 지수(apnea hypopnea index)가 40인 중증 폐쇄 수면 무호흡이 있었다.

진단: 폐쇄 폐 질환 및 호흡 부전과 관련된 3군 폐 고혈압과 유육종증 관련 폐동맥 고혈압이 동시에 있다는 점을 감안하여 여러 기전으로 인한 폐 고혈압, 즉 5군 폐 고혈압을 진단할 수 있다.

관리: 폐 고혈압에 대한 관리 측면에서, 고급 폐 고혈압 요법을 고려하기에 앞서 기저 폐 질환의 치료를 목표로 해야 한다. 먼저, 중증 폐쇄 수면 무호흡에 대한 이상 기도 양압(bilevel positive airway pressure)을 시작하였다. 환자는 금연하였고, 흡입기 치료를 강화했다. 조절되지 않는 폐쇄 수면 무호흡은 폐 고혈압의 잘 알려진 원인이며, 폐쇄 수면 무호흡 및 야간 저산소혈증/고이산화탄소혈증을 교정하면 임상, BNP, 심초음파 매개변수가 빠르게 회복된다. 6주 후 다음 임상 평가에서 진행한 심초음파 검사에서 환자의 오른쪽 심장 기능은 현저하게 호전되었다. 환자의 우심실은 여전히 확장된 상태였지만, 우심실 기능은 정상으로 돌아왔다. 환자의 삼첨판 역류 속도도 현저하게 감소하였다. 폐동맥 압력의 감소를 시사하는 이러한 극적인 효과는 단순히 환자의 수면 장애 치료를 극대화한 다음에 나타났다. 환자를 면밀히 감시하여야 하며, 이러한 접근에도 불구하고 폐 고혈압 매개변수가 악화된다면, 오른쪽 심장 도관삽입을 통한 추가 폐 고혈압 평가를 고려해볼 수 있으며, 또한 폐혈관 확장제를 이용한 유육종증 관련 폐 고혈압의 치료가 필요할 수도 있다. 이 사례의 학습 요점은 3군 폐 고혈압의 상태를 개선하기 위해서는 우선 기저 폐 질환 치료의 극대화가 중요하다는 점이다.

더 읽을거리

Galiè N, Corris PA, Frost A, Girgis RE, Granton J, Jing ZC et al. Updated treatment algorithm of pulmonary arterial hypertension. J Am Coll Cardiol 2013;62(25 Suppl):D60-72.

Galiè N, Humbert M, Vachiery JL, Gibbs S, Lang I, Torbicki A et al. 2015 ESC/ERS Guidelines for the diagnosis and treatment of pulmonary hypertension: The Joint Task Force for the Diagnosis and Treatment of Pulmonary Hypertension of the European Society of Cardiology (ESC) and the European Respiratory Society (ERS): Endorsed by: Association for European Paediatric and Congenital Cardiology (AEPC), International Society for Heart and Lung Transplantation (ISHLT). Eur Respir J 2015;46(4):903-75.

Humbert M, Sitbon O, Chaouat A, Bertocchi M, Habib G, Gressin V et al. Survival in patients with idiopathic, familial, and anorexigen-associated pulmonary arterial hypertension in the modern management era. Circulation 2010;122(2):156-63.

Shovlin CL. Pulmonary arteriovenous malformations. Am J Respir Crit Care Med 2014;190(11):1217-28.

48

폐 색전증

MICHAEL KREUTER AND BENJAMIN EGENLAUF

정의

폐 색전증(pulmonary embolism, PE)은 주로 혈전뿐만 아니라 종양 물질, 공기, 지방 등에 의한 폐동맥 혹은 그 분지의 폐쇄로 정의한다.

역학

정맥 혈전색전 질환(venous thromboembolic diseases, VTD), 깊은 정맥 혈전증(deep vein thrombosis, DVT), 폐 색전증의 발생률은 매년 인구 10만 명당 100-200건이며, 3번째로 흔한 심혈관 질환이다.[1] 그러나, 많은 환자가 무증상이며 우연히 진단되는 경우가 많기 때문에 실제 발생률은 평가하기 어렵다. 최근 추정에 따르면 매년 유럽 6개국에서 인구 4억 5400만 명당 약 32만 명이 VTD로 사망했으며, 이는 폐 색전증이 이환, 입원 기간, 특히 사망의 주요 원인 중 하나임을 보여준다. 이러한 환자 중 1/3은 돌연사하며, 이중 60%는 진단되지 않은 VTD의 결과다.[2] 발생률은 노인과 남자에서 증가한다.

병인

다양한 요인이 VTD 발병 위험과 관련 있다(표 48.1). 수술, 특히 관절 치환술이나 외상 같은 정형외과 수술은 VTD를 유발하는 강력한 요인이다.[3] 또한, 악성종양도 암의 유형에 따라 VTD의 위험이 높다. 폐암(그림 48.1), 위장관암(특히 췌장암), 신장암, 전립선암, 뇌종양, 혈액암 환자는 VTD의 위험이 높다.[4] 임신과 경구 피임제는 VTD의 다른 흔한 위험 요인이지만[5], 폐경후 여성의 호르몬 대체 요법은 사용하는 제제에 따라 다르다. 또한, 감염 및 내과 환자에게도 정맥 혈전색전증이 흔히 발생한다.[3] 다른 중요한 요인은 VTD 환자 중 최대 35%에서 볼 수 있는 유전 혈전성향이다. 가장 흔한 요인은 활성 C 단백질 내성(activated protein c resistance)과 동의어인 응고인자 V Leiden 돌연변이(Factor V Leiden mutation)이며, 사례 중 약 40-50%를 차지한다. 다른 중요한 요인은 프로트롬빈 유전자 돌연변이 G20210A, 항트롬빈(antithrombin) III 결핍, C 단백질 결핍, S 단백질 결핍 등이다.[6] 1차 혹은 전신 홍반 루푸스와 관련된 항인지질 항체 증후군(antiphospholipid antibody syndrome)은 재발 정맥 혈전증이나 재발 심방 혈전증 및/또는 유산 같은 양상으로 나타나며, VTD 중 10%를 차지한다.[7]

임상 양상 및 진단

폐 색전증과 관련된 증상은 주로 비특이적이고 일반적으로 발현이 빠르지만, 일부에서는 며칠에서 몇 주에 걸쳐 서서히 나타날 수도 있다. 전형적인 증상에는 빠르게 나타나는 호흡 곤란, 가슴 압박감 혹은 (가슴막염) 통증, 객혈 등이 있으며, 심각한 경우에는 실신도 나타날 수 있다(표 48.2). 치명적인 폐 색전증의 징후에는 저혈압(수축기 혈압 90 mmHg 이하)과 혈류역학 쇼크가 있다. 그러나, 많은 환자에서 증상은 매우 비특이적이거나 없을 수 있으며, 폐 색전증은 우연히 발견된다.

급성 폐 색전증에서 혈액 가스 분석으로 저산소혈증을 확인할 수도 있지만, 환자 중 약 40%는 안정 시 정상 산소 수준을 유지한다.[8] 호흡 곤란과 관련된 과다환기 때문에 저이산화탄소혈증도 나타날 수 있다.

폐 색전증의 심전도 징후는 S1Q3 패턴, 우각차단, 기타 오른쪽 심장의 스트레스 징후, 동빈맥(sinus tachycardia) 등이 있으며, 심지어는 심방 세동 같은 심방 부정맥도 나타날 수 있다.

폐 색전증의 가능성을 평가하기 위해 증상과 임상 소견을 조합하여 사전 검사로 사용할 수 있다. Wells 점수는 추후 검사의 길잡이로 사용되는 간단한 검사법이다(표 48.3).[9]

D-이합체(D-dimer)는 섬유소 분해 산물이므로 급성 혈전 색전증이 있는 경우 상승한다. D-이합체는 음성 예측치가 높

표 48.1 폐 색전증의 주요 위험 요인

획득 위험 요인
- 암
- 혈액암
- 수술, 주로 엉덩관절(hip joint) 치환 및 무릎 관절 치환
- 주요 외상
- 척수 손상
- 임신
- 경구 피임제
- 체외 수정
- 호르몬 대체 요법, 제형에 따라 다름
- 이전 정맥 혈전색전증
- 심부전, 심근 경색, 호흡 부전 같은 내과적 이유로 입원
- 감염(폐렴, HIV, 요로 감염)
- 마비 뇌졸중
- 신증후군
- 염증 장 질환
- 자가면역 질환
- 항인지질 항체 증후군
- 중심 정맥 도관

유전 혈전성향
- 응고인자 V Leiden 돌연변이(활성 단백질 C 내성)
- 프로트롬빈 유전자 돌연변이 G20210A
- C 단백질 결핍
- S 단백질 결핍
- 항트롬빈 III 결핍

다. 따라서, 결과가 음성이면 정맥 혈전색전증일 가능성이 작다. 그러나, D-이합체는 수술, 외상, 암 같은 다양한 다른 질환에서도 증가하기 때문에, D-이합체 증가를 폐 색전증 확진으로 간주해서는 안된다. 폐 색전증에서 흔히 볼 수 있는 다른 요인에는 뇌 나트륨배설 펩타이드(brain natriuretic peptide, BNP)와 트로포닌(troponin) 수치 상승이 있으며, 이 둘은 모두 민감도와 특이도가 떨어지며, 우심실 기능장애를 반영한다.

영상 진단

다중검출 CT 혈관조영술은 폐 색전증이 의심되는 환자를 평가하기 위한 최적 표준이 되었다. 폐 색전의 영상이외에도(그림 48.2), 쐐기 모양을 한 가슴막 기저부 경화, 즉 Hampton 혹(Hampton's hump)이 있을 수도 있다(그림 48.3). CT는 민감도가 약 83%, 특이도는 약 96%이며[10], 폐 색전증의 임상 가능성에 따라 다르다. 이는 또한 폐 색전증의 임상 가능성이 낮으며 CT가 음성인 환자라면 대부분 폐 색전증을 배제할 수 있지만, 임상 평가 후 폐 색전증의 가능성이 높지만 CT가 음성인 환자라면 추가 검사를 고려해야 함을 의미한다.

한 가지 가능성은 초음파 사용이다. 폐 색전증 감지를 위한 영상 기법으로서의 흉부 초음파는 민감도가 70-94%이며, 특이도는 70-95%이며, 정확도는 84-91%다. 색전 대응물(counterpart)은 폐 주변부에 있는, 가슴막 기저부에 있는, 쐐기 모양 혹은 삼각형 모양을 한, 조영증강이 되지 않는 작은 병변이다. 중

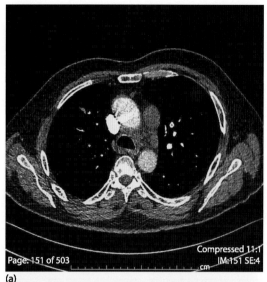

(a)

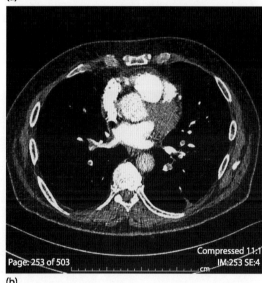

(b)

그림 48.1 폐암 환자의 예시. (a) 세로칸 림프절 전이. (b) 급성 폐 색전증

표 48.2 급성 폐 색전증의 임상 특징

- 호흡 곤란
- 빠른 호흡 및 빠른 맥
- 가슴 통증
- 가슴막염 통증
- 기침
- 객혈
- 실신
- 다리 통증 및 부기(swelling)

출처: Task Force for the Diagnosis and Management of Acute Pulmonary Embolism of the European Society of Cardiology, Eur. Heart J., 35, 3033-80, 2014.

심 색전은 감지할 수 없지만, 말초 징후는 사례 중 70-80%에서 감지할 수 있다[11]. 폐 색전증은 약 90%가 다리의 깊은 정맥 혈전증에서 기원하기 때문에, 다리 정맥 압박 이중 초음파검사(compression duplex sonography)로 흉부 초음파 검사를 완료하

표 48.3 Wells 점수: 폐 색전증의 임상 가능성을 평가하기 위한 점수

Wells 점수	
항목	점수
깊은 정맥 혈전증의 임상 징후 및 증상	+3
폐 색전증 이외의 다른 대체 진단의 가능성이 낮다.	+3
심박수 100회/분 이상	+1.5
최근 28일 내의 수술 혹은 와상 상태	+1.5
폐 색전증 혹은 깊은 정맥 혈전증의 병력	+1.5
객혈	+1
활동 악성 질환	+1
Wells 점수에 따른 폐 색전증의 임상 가능성	
평가	점수
낮음	0-1
중간	2-6
높음	≥7

출처: Modified according to Wells PS, Hirsh J, Anderson DR, Lensing AW, Foster G, Kearon C, Weitz J, D'Ovidio R, Cogo A, Prandoni P, Lancet, 345, 1326-1330, 1995.

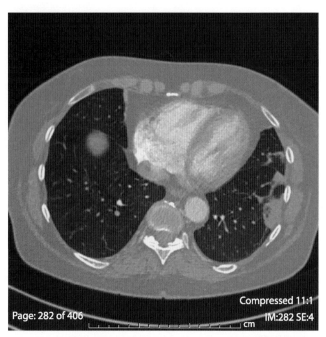

그림 48.3 폐 색전증 환자에서 경색 부위를 나타내는 전형적인 삼각형 혹은 쐐기 모양의 가슴막 기저부 경화를 보여주는 흉부 CT 영상. 이를 Hampton 혹 (Hampton's hump)이라고도 한다.

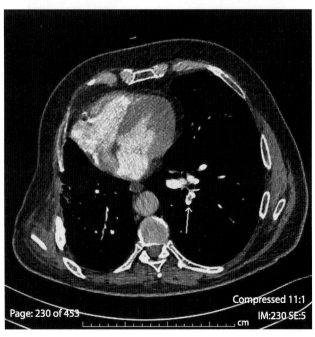

그림 48.2 왼쪽 구역밑(subsegmental) 폐 색전증

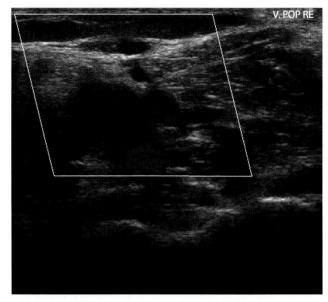

그림 48.4 폐 색전증 환자에서 오른쪽 오금 정맥(popliteal vein)의 피떡(clot) 형성(화살표)을 보여주는 일반적인 다리 정맥 압박 이중 초음파 검사의 예시

며(그림 48.4), 민감도는 90%, 특이도는 95%다. 깊은 정맥 혈전증이 있으면 영상에서 혈전과 혈류 부재를 직접 볼 수 있다. 간접 징후에는 주로 초음파 탐색자로 압박했을 때 압박되지 않는 정맥과 호흡과 일치하지 않는 혈류 신호가 있다. 이를 대체하기 위한 CT 정맥조영술 사용은 주로 방사선 조사 및 유사한 특이도로 인해 권장하지 않는다.[12] 환기/관류 섬광조영술(V/Q scintigraphy)은 폐 색전증을 식별하기 위한 다른 대체 방법이다. 이 검사법은 폐 관류를 보기 위하여 테크네튬(Tc)-99를 부착한 대응집 알부민 입자를 IV로 주입하며, 알부민 입자는 Tc-99가 부착된 공기입자나 탄소 입자와 결합한다(그림 48.5). 폐 혈관조영술은 수년간 최적 표준이었지만, CT로 대체되었다. 현재 폐 혈관조영술의 주요 적응증은 폐 색전증의 피부경유 도관 유도 치료에서 길잡이 역할이다. 방사선 피폭이 없는 대체 검사법에는 자기 공명 혈관조영술이 있다.[13] 자기 공명 영상은 흉부 초음파 검사처럼 몇 가지 한계점이 있지만, 임신부에게는 대안이 될 수도 있다(그림 48.6).

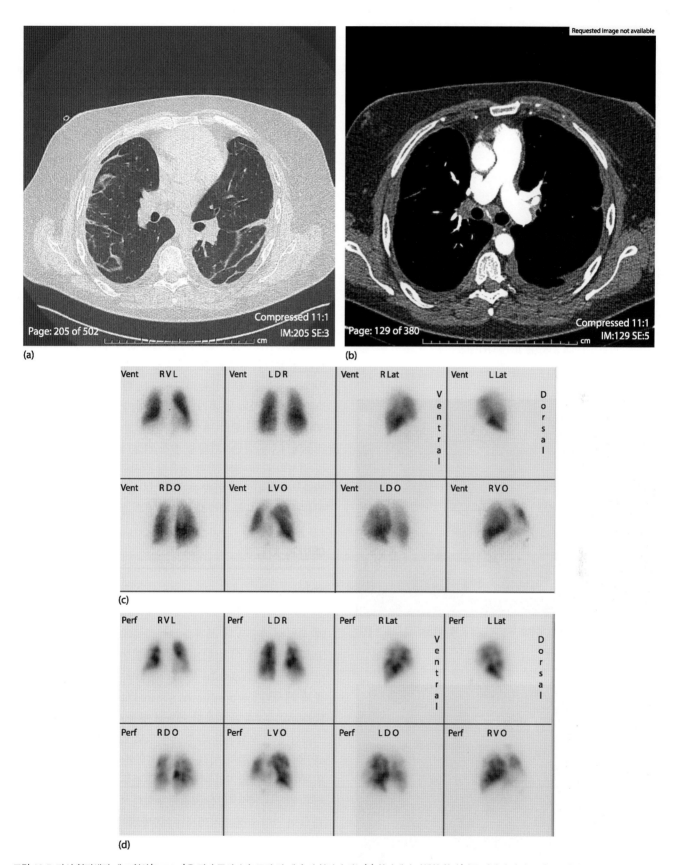

그림 48.5 만성 혈전색전 폐 고혈압(CTEPH)을 평가 중인 호흡 곤란 및 폐 흉터 형성이 있는(a) 환자에서 시행한 환기/관류 영상의 양성 소견. CT에서는 폐 색전을 볼 수 없었으며(b), 환기/관류 영상에서 환기는 균일하지만(c), 관류는 극도로 이질적이며 여러 부위에서 관류 결손을 볼 수 있다(d).

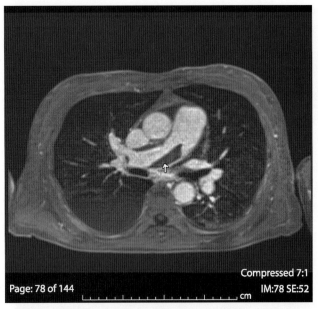

그림 48.6 CT 조영제가 금기인 폐 색전증이 의심되는 환자에서 촬영한 MRI. 화살표는 중앙에 위치한 벽에 붙어있는 혈전을 나타낸다.

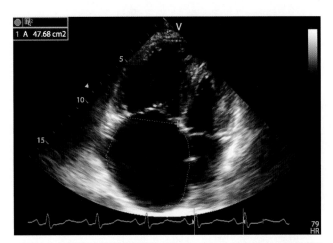

그림 48.7 우심방의 광범위한 확장을 유발하는 급성 폐 색전증으로 내원한 환자의 심초음파 영상

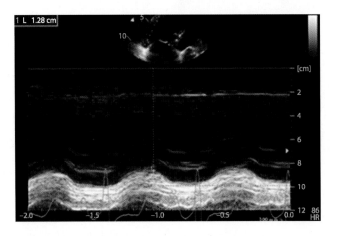

그림 48.8 1.28 cm로 감소한 삼첨판륜의 수축기 이동값(tricuspid annular plane systolic excursion, TAPSE)으로 측정한 우심실 기능장애

심초음파는 아광범위(submassive) 폐 색전증이 의심되는 환자에게 유용한 검사법이지만, 혈류역학적으로 안정적인 환자에서 심초음파의 역할은 명확하지 않다.[12] 심초음파는 특히 혈류역학 불안정과 관련 있는 폐 색전증에서 오른쪽 심장 과부하, 확장(그림 48.7) 및 기능장애(그림 48.8)의 징후를 확인할 수 있다. 또한, 일반적으로 증가한 삼첨판 역류 분사(tricuspid regurgitation jet, 그림 48.9)와 들숨 시 함몰되지 않는 확장된 아래대정맥(inferior vena cava)도 관찰할 수 있다. 그러나, 민감도가 60-70%로 낮기 때문에 심초음파가 정상이라도 폐 색전증은 배제할 수 없다.

임상 알고리듬

폐 색전증이 의심될 때 임상 알고리듬은 혈류역학에 따라 다르다. 혈류역학이 불안정한, 즉 생명이 위독한 환자의 경우(그림 48.10), 심초음파가 가장 적절한 진단 술기이며, 여기서 심초음파가 정상이면 광범위 폐 색전증을 배제할 수 있다. 심폐 기능이 안정적인 환자의 경우(그림 48.11), 한계점을 고려하더라도 D-이합체 검사와 임상 가능성의 조합이 첫 번째 단계이며, 약 30%에서 폐 색전증을 배제할 수 있다. 영상 기법으로는 대다수 지침에서 CT 혈관조영술을 먼저 권장하고 있지만, 흉부 초음파 검사와 다리 정맥 압박 초음파 검사를 먼저 고려해볼 수도 있다.[11,12] 다리 정맥 압박 초음파 검사는 조영제 알레르기 같은 이유로 CT 검사를 진행하지 못할 경우 유용하다.

예방과 치료

예방

폐 색전증 예방은 폐 색전증의 이환율과 사망률을 줄이기 위한 주요 목표다. 여기에는 위험성이 있는 환자에 대한 저분자량 헤파린(low molecular weight heparin, LMWH), 저용량 미분획 헤파린(low dose unfractionated heparin, LDUH) 혹은 Fondaparinux 등을 이용한 예방적 항응고 요법과 단계별 압박 스타킹 등이 포함된다. 급성 질환으로 입원한 환자, 추가 위험 요인이 있는 암 환자, 이전 정맥 혈전색전증 때문에 폐 색전증의 위험이 증가한 장거리 여행자, 수술 전후, 특히 정형외과 수술 전후 등에는 예방요법을 고려해야 한다.[14] 그러나, 다른 환자, 예를 들어 만성 와상 환자에게는 예방요법이 적절하지 않다.

치료

폐 색전증의 급성기 치료는 환자의 혈류역학 상태에 따라 다르다(그림 48.12).

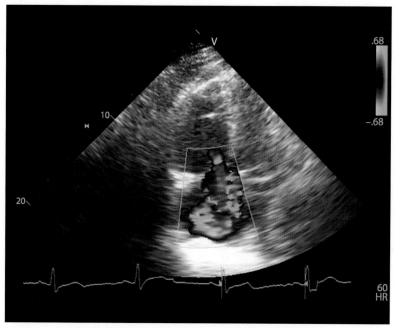

그림 48.9 급성 폐 색전증에서 증가한 삼첨판 역류 분사를 보여주는 심초음파 영상

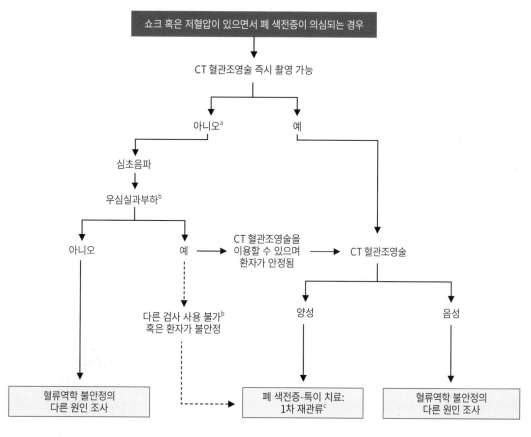

그림 48.10 2014년 ESC (European Society of Cardiology) 지침에 따른 고위험 폐 색전증이 의심되는 환자, 즉 쇼크 혹은 저혈압이 있는 환자에 대하여 제안된 진단 알고리듬

[a] 환자 상태가 심각하여 침상 진단 검사만 가능한 경우를 포함.

[b] 우심실 기능장애의 진단과는 별도로, 침상 가슴경유 심초음파는 일부 사례에서 오른쪽 심장의 강(chamber)에 있는 움직이는 혈전을 확인하여 직접 폐 색전증을 확진할 수도 있다. 보조 침상 영상 검사에는 폐동맥과 폐동맥의 주요 분지에 있는 색전을 감지할 수도 있는 식도경유 심초음파, 깊은 정맥 혈전증을 확인하여 응급 관리 결정에 도움이 되는 양쪽 다리 정맥 압박 초음파 검사 등이 있다.

[c] 혈전용해: 다른 방법으로는 수술 색전제거술 혹은 도관 유도 치료 등이 있다.

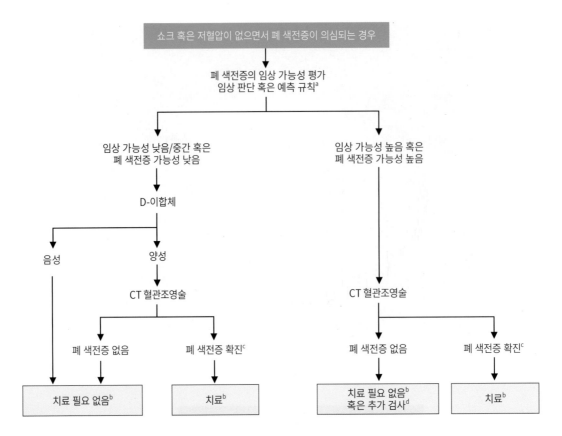

그림 48.11 2014년 ESC 지침에 따른 폐 색전증이 의심되지만 혈류역학적으로 안정적인 환자에 대하여 제안된 진단 알고리듬

[a] 임상 가능성 평가를 위해 두 가지 다른 분류 체계를 사용할 수 있다. 즉, 임상 가능성을 낮음, 중간, 높음으로 정의하는 3단계 체계 또는 폐 색전증의 가능성을 낮음과 높음으로 분류하는 2단계 체계를 사용할 수 있다. 민감도가 중등도인 분석법을 사용하는 경우, D-이합체(dimer) 측정은 임상 가능성이 낮은 환자 혹은 폐 색전증의 가능성이 낮은 환자로 한정해야 한다. 반대로, 민감도가 높은 분석법은 폐 색전증의 임상 가능성이 중간인 환자에게 사용한다. 혈장 D-이합체 측정은 입원 환자에게서 폐 색전증이 의심되는 사례에서만 제한적으로 사용된다는 점을 주목한다.

[b] 치료는 폐 색전증의 항응고 치료를 의미한다.

[c] CT 혈관조영술은 구역 혹은 더 근위부 수준에서 폐 색전증을 보여주기 때문에, 폐 색전증을 진단할 수 있다.

[d] 임상 가능성이 높은 환자에서 CT 혈관조영술이 음성인 경우, 폐 색전증 특이 치료를 보류하기 전에 추가 검사를 고려해볼 수 있다.

광범위(massive) 혹은 아광범위(submassive) 폐 색전증에서, 예를 들어 환자가 쇼크나 저혈압 상태라면 즉시 미분획 헤파린을 투여해야 하며 소생술 및 재관류 요법을 포함한 침상 응급 처치가 가장 적절한 치료법이다. 이는 항응고제 단독 요법에 비해 폐 관류를 더 빠르게 회복시키기 때문이다. 전신 혈전 용해 요법은 주로 지속하는 저혈압이나 쇼크가 있을 때 사용한다.[14] 다른 적응증에는 심폐소생술, 자유 부유 오른쪽 심장 혈전(free-floating right heart thrombi, 그림 48.13), 오른쪽 심장 기능장애 등이 있다. 혈전용해제에는 재조합 조직 섬유소분해효소전구체 활성제(recombinant tissue plasminogen activator, rtPA), 재조합 사람 유로인산화효소(recombinant human urokinase), Streptokinase 등이 있다. 또한, Reteplase, Lanetoplase, Tenecteplase 등도 사용할 수 있다. 금기는 표 48.4에 나와있다. 증상 발현 후 첫 48시간 이내에 가장 큰 치료 효과를 얻을 수 있다. 혈전용해 요법은 사망률을 감소시키지만,[15] 상당한 출혈 위험을 감수해야 한다. 수술을 통한 색전제거술이나 회전식

(rotational), 흡입식(suction), 혹은 용해식(rheolytic) 혈전제거술을 이용한 혈전 파쇄 같은 피부 경유 도관 유도 치료법은 중증 급성 폐 색전증 치료에서 또 다른 선택지가 될 수 있다.

쇼크나 저혈압이 없는 환자라면, 즉시 경구 항응고 요법을 시작해야 한다. 저분자량 헤파린이나 피부밑 Fondaparinux가 바람직하다. 미분획 헤파린과 비교하여 헤파린 유도 혈소판 감소증(heparin induced thrombocytopenia, HIT) 및 주요 출혈의 위험이 낮기 때문이다. 항-Xa 활성(anti-Xa activity)의 일상 감시는 권장하지 않지만, 임신 중에는 고려해볼 수 있다. 고위험 폐 색전증에서 언급했던 재관류 요법은 우심실 기능장애가 확인된 환자, 트로포닌이 양성인 환자 같은 중위험 환자에게도 고려해볼 수 있지만, 출혈 위험과 균형을 유지해야 한다. 따라서, 혈류역학 불안정의 징후가 있는 경우에만 고려해야 한다.[12]

급성 폐 색전증 후에는 효과적인 항응고 요법을 시행해야

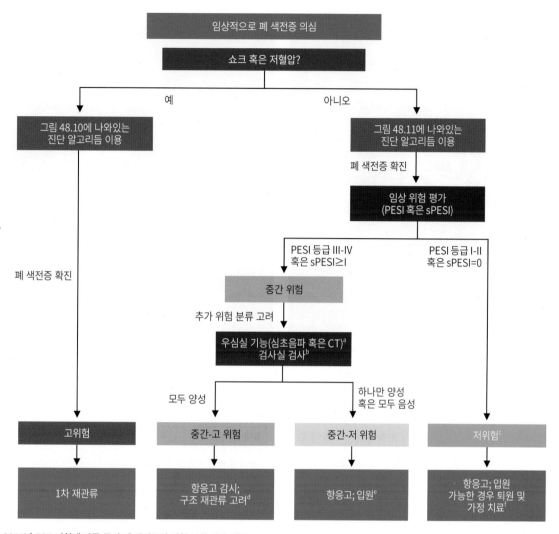

그림 48.12 2014년 ESC 지침에 따른 급성 폐 색전증의 위험 보정 관리 전략

PESI = 폐 색전증 중증도 지수(pulmonary embolism severity index); sPESI = 단순 폐 색전증 중증도 지수(simplified pulmonary embolism severity index).

[a] 폐 색전증의 진단 과정에서 이미 심초음파를 시행하여 우심실 기능장애를 확인한 경우, 진단 과정에서 이미 CT를 촬영하여 우심실 확장(우심실/좌심실 비율≥0.9)을 확인한 경우, 중증 동반 질환 혹은 제한적인 기대 수명으로 인해 1차 관류가 치료 선택지가 아닌 경우를 제외하고는 심장 트로포닌(troponin) 검사를 시행해야 한다.

[b] 혈장에서 심장 트로포닌 I 혹은 T 같은 심근 손상 표지자의 농도 상승, 혹은 혈장에서 (우)심실 기능장애의 결과로 인한 나트륨배설 펩타이드 같은 심부전 표지자의 농도 상승. 초기 진단 검사 과정에서 검사실 검사로 심장 생체표지자를 이미 확인하였고 검사가 양성이라면 우심실 기능을 평가하기 위한 심초음파를 고려해야 하며, 혹은 CT에서 우심실 크기를 (재)평가해야 한다.

[c] PESI 등급 I-II 혹은 sPESI 점수가 0이지만, 심장 생체표지자가 상승했거나 영상 검사에서 우심실 기능장애의 징후가 있는 환자는 중간-저 위험 분류로도 분류할 수 있다. 이는 임상 중증도 지수를 계산하기 전에 영상 혹은 생체표지자 결과를 사용할 수 있는 경우에 적용할 수 있다. 이러한 환자는 가정 치료 대상이 아닐 수도 있다.

[d] 혈류역학 보상실패의 임상 징후가 나타난다면, 가능한 빠르게 혈전용해술을 시행해야 한다. 수술 폐 색전제거술 혹은 피부경유 도관 유도 치료는, 특히 출혈 위험이 높은 경우, 전신 혈전용해술을 대체하는 선택지로 고려해볼 수 있다.

[e] 폐 색전증이 있으며 트로포닌 검사가 양성인 환자에게는 심초음파나 CT에서 우심실 기능장애의 근거가 없을 지라도 감시를 고려해야 한다.

[f] sPESI는 가정 치료 시험에서 검증되지 않았다. PESI 이외의 포함 기준은 비무작위 단일군 관리 연구 2건에서 사용되었다.

한다. 조기 사망 및 폐 색전증 재발을 예방하기 때문이다. 다른 치료에 비해 경구 항응고 요법이 장기간 항응고 요법으로 바람 직하며, 대다수 환자에게 조기에 시작해야 한다. 국제 표준화 비율(international normalized ratio, INR) 2.0-3.0을 목표로 하 는 Warfarin, Phenprocoumon 같은 비타민 K 대항제는 최근까 지 최적 표준이었다.[12,14] 최근 새로운 경구 항응고제가 출시되 었으며, 폐 색전증 치료에도 사용이 승인되었다.[16] 여기에는 직 접 트롬빈 억제제인 Dabigatran이 있으며, 임상 시험 2건에서

Warfarin에 뒤처지지 않는다는 것을 보여주었다. 주요 출혈은 차이가 없지만, 모든 출혈 사건은 더 적었다.[17,18] 다른 새로운 경구 항응고제는 직접 응고인자 Xa 억제제인 Rivaroxaban이다. 이 또한 임상 시험에서 표준 항응고요법에 뒤처지지 않으며 Ri- varoxaban 치료 후 주요 출혈이 드물다는 점이 입증되었다.[19,20] 다른 직접 응고인자 Xa 억제제에는 Apixaban과 Edoxaban이 있 다.[21,22] 전반적으로, 이러한 새로운 경구 항응고제는 효과 측면 에서 비타민 K 대항제보다 뒤처지지 않으며, 안전성은 더 우수

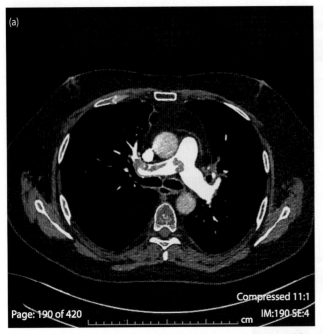
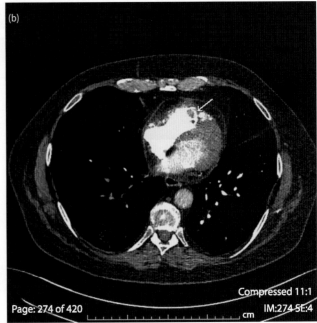

그림 48.13 광범위한, 치명적인 폐 색전증 환자에서 폐동맥 줄기(a)와 우심실(b)의 피떡(clot)을 보여주는 흉부 CT 영상

할 수도 있다.[12] 한 가지 주된 한계점은 이러한 항응고제는 출혈이 발생했을 때 사용할 수 있는 상쇄작용을 하는 약물이 없다는 점이지만, 최근에 상쇄작용 약물에 대한 유망한 연구 결과가 나왔다.

항응고 요법의 기간

현재 지침에 따르면, 항응고 요법의 기간은 폐 색전증 재발의 위험과 항응고 요법의 위험에 따라 달라진다.[12,14] 수술, 외상, 임신 같은 일시적 혹은 가역적 위험 요인으로 인한, 유발원인이 있는 폐 색전증은 3-6개월 동안 항응고 요법을 시행해야 한다. 암 환자는 첫 사건 이후에 기한을 두지 않고 계속 치료해야 한다. 유발원인이 없는 폐 색전증은 여러 가지 요인에 따라 기간이 달라진다. 요약하자면, 이러한 환자들은 최소 3-6개월 동안 항응고치료를 받아야 하며, 그 후 추가 치료 여부를 결정하기 위해 재발 위험과 출혈 위험 사이의 위험 평가를 진행해야 한다. 첫 번째 폐 색전증의 유발원인이 없었던 환자는 무기한 치료를, 두 번째 폐 색전증의 유발원인이 없었던 환자도 평생 치료를 고려해야 한다. 유전 혹은 획득 혈전성향이 있는 환자, 특히 루푸스 항응고인자, C 단백질, 및/또는 S 단백질 결핍을 동반한 환자나 동종접합 응고인자 V Leiden 돌연변이 또는 프로트롬빈 G20210A 돌연변이가 있는 환자도 무기한 치료를 고려해야 한다.

항응고 요법의 절대 금기가 있는 급성 폐 색전증 환자 혹은

표 48.4 혈전용해 요법의 금기

절대 금기
- 이전의 출혈 뇌졸중
- 구조적 뇌 혈관 병변
- 최근 6개월 내의 허혈 뇌졸중
- 머리 속 암
- 활성 출혈 혹은 출혈 체질
- 최근 3주 내의 주요 수술, 외상, 혹은 머리 손상
- 최근 4주 이내의 위장관 출혈

상대적 금기
- 현재 경구 항응고요법 사용 중
- 중증 조절불가 고혈압
- 최근 3개월에서 6개월 이내의 일과성 허혈 발작
- 임신
- 진행한 간 질환
- 활성 소화 궤양
- 압박할 수 없는 혈관 천자

출처: Task Force for the Diagnosis and Management of AcutePulmonary Embolism of the European Society of Cardiology, Eur. Heart J., 35, 3033-80, 2014; and Guyatt GH, Akl EA, Crowther M, Gutterman DD, Schünemann HJ; for the American College of Chest Physicians Antithrombotic Therapy and Prevention of Thrombosis Panel, Chest, 141, 7S-47S, 2012.

효과적인 항응고 요법을 시행했음에도 불구하고 급성 폐 색전증의 재발이 확인된 환자에게는 아래대정맥 거름망(inferior vena cava filter)을 고려할 수 있다.[12]

예후 및 추적 관찰

급성 폐 색전증 이후에도 지속하는 혈전은 약 30%에서 발생하며,[23] 만성 혈전색전 폐 고혈압은 약 1.5%에서 발생한다.[24] 만성

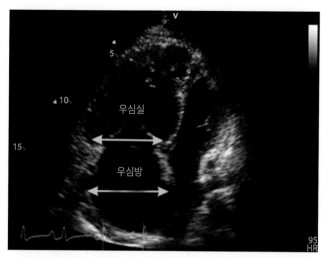

그림 48.14 급성 폐 색전증의 후기 합병증으로 만성 혈전색전 폐 고혈압이 발생한 환자의 심초음파 영상. 상당한 우심방 및 우심실 확장을 확인할 수 있다.

혈전색전 폐 고혈압에 대해서는 47장을 참고하기 바란다. 환자 중 약 8%는 6개월 후 정맥 혈전색전증이 재발하며, 이 위험은 첫 2주 동안 가장 높다.[25] 30일 후 모든 원인으로 인한 정맥 혈전색전증 환자의 사망률은 약 10%이며, 3개월 후 사망률은 약 9-17%다.[26] 또한, 주로 환자가 항응고 요법을 중단한 다음 발생하는 후기 재발은 환자에게 상당한 위협이 되며, 10년 후 최대 30%에서 나타난다.[27]

추적 관찰

폐 색전증의 초기 합병증은 주로 진단 후 첫 2주 동안 나타나며, 재발이 대부분을 차지한다. 재발의 원인, 예를 들어 치료 범위에 못 미치는 항응고 요법 같은 원인을 조사해야 한다. 항응고 요법의 치료 수준 감시는 미분획 헤파린이나 비타민 K 대항제를 투여 중인 폐 색전증 환자에서만 시행하지만, 출혈 위험은 모든 환자에서 평가해야 한다. 재발 및 만성 혈전색전 폐 고혈압을 포함한 후기 합병증은 주로 첫 2년 동안 발생한다(그림 48.14). 따라서, 환자가 매번 내원할 때마다 이러한 합병증과 관계가 있을 수도 있는 새로운 증상을 감시해야 한다.

참고 문헌

1. Heit JA. The epidemiology of venous thromboembolism in the community. Arterioscler Thromb Vasc Biol 2008;28(3):370-2.

2. Cohen AT, Agnelli G, Anderson FA, Arcelus JI, Bergqvist D, Brecht JG, Greer IA, Heit JA, Hutchinson JL, Kakkar AK, Mottier D, Oger E, Samama MM, Spannagl M. Venous thromboembolism (VTE) in Europe. The number of VTE events and associated morbidity and mortality. Thromb Haemost 2007;98(4):756-64.

3. Rogers MA, Levine DA, Blumberg N, Flanders SA, Chopra V, Langa KM. Triggers of hospitalization for venous thromboembolism. Circulation 2012;125(17):2092-9.

4. Timp JF, Braekkan SK, Versteeg HH, Cannegieter SC. Epidemiology of cancer-associated venous thrombosis. Blood 2013;122(10):1712-23.

5. Blanco-Molina A, Rota LL, Di Micco P, Brenner B, Trujillo-Santos J, Ruiz-Gamietea A, Monreal M. Venous thromboembolism during pregnancy, postpartum or during contraceptive use. Thromb Haemost 2010;103(2):306-11.

6. Crowther MA, Kelton JG. Congenital thrombophilic states associated with venous thrombosis: A qualitative overview and proposed classification system. Ann Intern Med 2003;138:128-34.

7. Barbhaiya M, Erkan D. Top 10 clinical research developments in antiphospholipid syndrome. Curr Rheumatol Rep 2013;15(10):367.

8. Stein PD, Henry JW. Clinical characteristics of patients with acute pulmonary embolism stratified according to their presenting syndromes. Chest 1997;112(4):974-9.

9. Wells PS, Hirsh J, Anderson DR, Lensing AW, Foster G, Kearon C, Weitz J, D'Ovidio R, Cogo A, Prandoni P. Accuracy of clinical assessment of deep-vein thrombosis. Lancet 1995;345:1326-1330.

10. Stein PD, Fowler SE, Goodman LR, Gottschalk A, Hales CA, Hull RD, Leeper KV Jr., Popovich J Jr., Quinn DA, Sos TA, Sostman HD, Tapson VF, Wakefield TW, Weg JG, Woodard PK. Multidetector computed tomography for acute pulmonary embolism. N Engl J Med 2006;354(22):2317-27.

11. Kreuter M., Mathis G. Emergency ultrasound of the chest. Respiration 2014;87:89-97.

12. Task Force for the Diagnosis and Management of Acute Pulmonary Embolism of the European Society of Cardiology. 2014 ESC Guidelines on the diagnosis and management of acute pulmonary embolism. Eur Heart J 2014;35:3033-80.

13. Stein PD, Chenevert TL, Fowler SE, Goodman LR, Gottschalk A, Hales CA, Hull RD, Jablonski KA, Leeper KV Jr., Naidich DP, Sak DJ, Sostman HD, Tapson VF, Weg JG, Woodard PK. Gadolinium-enhanced magnetic resonance angiography (MRI) for pulmonary embolism: A multicenter prospective study (PIOPED III). Ann Intern Med 2010;152(7):434-W143.

14. Guyatt GH, Akl EA, Crowther M, Gutterman DD, Schünemann HJ; for the American College of Chest Physicians Antithrombotic Therapy and Prevention of Thrombosis Panel. Antithrombotic therapy and prevention of thrombosis, 9th ed: American College of Chest Physicians evidence-based clinical practice guidelines. Chest 2012;141(2)(Suppl):7S-47S.

15. Meyer G, Vicaut E, Danays T, Agnelli G, Becattini C, Beyer-Westendorf J, Bluhmki E, Bouvaist H, Brenner B, Couturaud F, Dellas C, Empen K, Franca A, Galiè N, Geibel A, Goldhaber SZ, Jimenez D, Kozak M, Kupatt C, Kucher N, Lang IM, Lankeit M, Meneveau N, Pacouret G, Palazzini M, Petris A, Pruszczyk P, Rugolotto M, Salvi A, Schellong S, Sebbane M, Sobkowicz B, Stefanovic BS, Thiele H, Torbicki A, Verschuren F, Konstantinides SV. Fibrinolysis for patients with intermediate-risk pulmonary embolism. N Engl J Med 2014;370(15) 1402-11.

16. Kakkos SK, Kirkilesis GI, Tsolakis IA. Efficacy and safety of the new oral anticoagulants dabigatran, rivaroxaban, apixaban, and edoxaban in the treatment and secondary prevention of venous thromboembolism: A systematic review and meta-analysis of phase III trials. Eur J Vasc Endovasc Surg 2014;48(5):565-7.

17. Schulman S, Kearon C, Kakkar AK, Mismetti P, Schellong S, Eriksson H, Baanstra D, Schnee J, Goldhaber SZ. Dabigatran versus warfarin in the treatment of acute venous thromboembolism. N Engl J Med 2009;361(24):2342-52.

18. Schulman S, Kakkar AK, Goldhaber SZ, Schellong S, Eriksson H, Mismetti P, Christiansen AV, Friedman J, Le MF, Peter N, Kearon C. Treatment of acute venous thromboembolism with dabigatran or warfarin and pooled analysis. Circulation 2014;129(7):764-72.

19. Bauersachs R, Berkowitz SD, Brenner B, Buller HR, Decousus H, Gallus AS, Lensing AW, Misselwitz F, Prins MH, Raskob GE, Segers A, Verhamme P, Wells P, Agnelli G, Bounameaux H, Cohen A, Davidson BL,

Piovella F, Schellong S. Oral rivaroxaban for symptomatic venous thrombo-embolism. N Engl J Med 2010;363(26):2499-510.

20. Buller HR, Prins MH, Lensin AW, Decousus H, Jacobson BF, Minar E, Chlumsky J, Verhamme P, Wells P, Agnelli G, Cohen A, Berkowitz SD, Bounameaux H, Davidson BL, Misselwitz F, Gallus AS, Raskob GE, Schellong S, Segers A. Oral rivaroxaban for the treatment of symptomatic pulmonary embolism. N Engl J Med 2012;366(14):1287-97.

21. Agnelli G, Buller HR, Cohen A, Curto M, Gallus AS, Johnson M, Masiukiewicz U, Pak R, Thompson J, Raskob GE, Weitz JI. Oral apixaban for the treatment of acute venous thromboembolism. N Engl J Med 2013;369(9):799-808.

22. Buller HR, Decousus H, Grosso MA, Mercuri M, Middeldorp S, Prins MH, Raskob GE, Schellong SM, Schwocho L, Segers A, Shi M, Verhamme P, Wells P. Edoxaban versus warfarin for the treatment of symptomatic venous thromboembolism. N Engl J Med 2013;369(15):1406-15.

23. Cosmi B, Nijkeuter M, Valentino M, Huisman MV, Barozzi L, Palareti G. Residual emboli on lung perfusion scan or multidetector computed tomography after a first episode of acute pulmonary embolism. Intern Emerg Med 2011;6(6):521-8.

24. Pengo V, Lensing AW, Prins MH, Marchiori A, Davidson BL, Tiozzo F, Albanese P, Biasiolo A, Pegoraro C, Iliceto S, Prandoni P. Incidence of chronic thromboembolic pulmonary hypertension after pulmonary embolism. N Engl J Med 2004;350(22):2257-64.

25. Kyrle PA, Rosendaal FR, Eichinger S. Risk assessment for recurrent venous thrombosis. Lancet 2010;376(9757):2032-9.

26. Goldhaber SZ, Visani L, De Rosa M. Acute pulmonary embolism: Clinical outcomes in the International Cooperative Pulmonary Embolism Registry (ICOPER). Lancet 1999;353(9162):1386-9.

27. Heit JA. Predicting the risk of venous thromboembolism recurrence. Am J Hematol 2012;87(Suppl 1):S63-7.

PART 15

중환자 치료

49 급성 호흡 곤란 증후군   616
Laurie E. Kilpatrick, Chandra Dass, He Wang, and Gerard J. Criner

50 중환자 치료에서 감염: 환기기 관련 폐렴   626
Daniel Salerno

급성 호흡 곤란 증후군

LAURIE E. KILPATRICK, CHANDRA DASS, HE WANG, AND GERARD J. CRINER

급성 호흡 곤란 증후군(acute respiratory distress syndrome, ARDS)은 감염 혹은 손상에 대한 압도적인 염증 반응이 광범위 폐포 손상 및 폐포-모세혈관 장벽 투과성 증가를 유발하여 폐 부종, 산소공급 장애, 저산소혈증 등이 나타나는 매우 치명적인 증후군이다. ARDS는 주요 공중 보건 문제이며, 중환자실 사망의 주요 원인 중 하나다. ARDS는 세균 폐렴 혹은 흡인으로 인한 직접 폐 손상으로도 발생할 수 있지만, 세균 패혈증, 외상, 상당한 실혈(blood loss) 등과 관련된 간접 폐 손상 후에도 발생할 수 있다. ARDS를 유발할 수 있는 직접 및 간접 폐 손상의 흔한 원인은 표 49.1에 나열되어 있다.

역학, 발생률, 사망률

미국에서는 매년 약 20만 명이 ARDS를 진단받으며, 사망률은 26%에서 44% 사이다. 사망률은 유발 사건에 따라 다르며, 일반적으로 젊으며 만성 내과 질환이 없는 외상 환자는 대부분이 고령인 패혈증 환자보다 관리가 더 수월한 경우가 많다. ARDS의 발생률과 ARDS로 인한 사망률은 75-84세 사이의 고령 환자에서 유의미하게 더 높다. 유전 변이는 ARDS의 발병 및 임상 결과에 영향을 미칠 수 있으며, ARDS의 기저 병태생리에 기여하는 중요한 구성 요소인 염증, 내피 투과성, 응고를 조절하는 다양한 후보 유전자가 확인되었다. 다른 기여 요인에는 감염균의 발병력(virulence)이 있다. 인종 차이도 ARDS의 이환율과 사망률에 중요한 역할을 할 수 있다. 최근 연구에 따르면 ARDS가 있는 아프리카계 미국인 환자는 사망률이 높았으며, 이는 입원 시 이미 중증도가 높았기 때문일 수도 있다. ARDS 환자가 호흡 부전으로 사망하는 일은 거의 없으며, 대부분은 다기관 부전(multiple organ failure)으로 사망하며, 질병 초기 단계에서 사망한 환자는 선행 유발 사건 때문에 사망한다. ARDS의 후기 단계에 사망하는 환자에서는 패혈증과 병원내 폐렴이 주요 사망 원인이다. 비만, 만성 간 질환, 사람 면역 결핍 바이러스, 만성 폐쇄 폐 질환, 알코올 중독, 면역억제 같은 기존에 가지고 있는 만성 내과 질환도 ARDS의 발병 및 중증도에

영향을 미칠 수 있다. 기계 환기도 압력 손상이나 병원내 폐렴 같은 합병증을 유발할 수 있다.

ARDS 환자는 일반적으로 중환자실 입실 기간이 길기 때문에 ARDS의 치료에는 상당한 의료 자원이 필요하다. 중환자실 입실 기간이 길어질수록 도관 관련 감염, 깊은 정맥 혈전증(deep vein thrombosis), 영양 부족, 섬망 같은 추가 합병증이 발생할 가능성도 커진다. 생존한 환자는 일반적으로 장기간 이환상태로 있으며, 상당한 재활이 필요하다. ARDS의 생존자는 대부분 근육 약화와 관련한 비정상 운동 내성 및 장애를 가지고 있다. 폐 기능도 수년간 손상된다. 또한, 이 환자 집단에서는 인지 기능 장애, 우울증, 불안, 그리고 때로는 외상 후 스트레스 장애 등을 포함한 상당한 심리적 이환도 나타난다.

ARDS는 1967년 Ashbaugh 등이 처음 보고하였으며, 이들은 산소 보충에 반응하지 않는 저산소혈증, 폐 순응도 감소, 흉부 방사선 사진에 양쪽 폐 침윤이 있는 환자 12명에 대해 설명했다. 1994년, AECC (American European Consensus Conference)는 생리적 이상, 영상 이상, 임상 이상을 기반으로 표준 정의를 제안했다. 급성 폐 손상(acute lung injury, ALI)과 ARDS에 대해서 PaO_2/FiO_2 비율이 300 mmHg보다 낮은 동맥혈 저산소혈증은 ALI로, 200 mmHg보다 낮은 동맥혈 저산소혈증은 ARDS로 정의했다. ARDS의 영상에서는 좌심방 고혈압의 근거가 없는 상태에서 양쪽 폐에 음영이 나타난다. AECC는 2012년에 ARDS의 진단 기준을 개정했다. ARDS의 베를린 정의에서는 이 질환을 "정맥 혼합 증가, 생리학적 사강 증가 그리고 폐 순응도 감소와 관련된 저산소혈증 및 영상에 나타나는 양쪽 폐의 음영을 동반한 폐 혈관 투과성 증가, 폐 중량 증가, 환기되는 폐 조직 감소를 유발하는 급성으로 발생하는 광범위 염증 폐 손상"으로 정의했다(Ranieri et al. 2012). 급성기의 형태학적 특징은 광범위 폐포 손상이다. ALI와 ARDS는 근본 병태생리 변화가 같기 때문에 새로운 베를린 정의에서는 ALI라는 용어를 삭제했다. 흡입한 산소의 분율(fraction of inspired oxy-

표 49.1 ARDS 발병의 위험 요인

직접 폐 손상	간접 폐 손상
폐렴	패혈증(폐 이외의 원인)
위 내용물 흡인	외상
재관류 손상	출혈 쇼크
익사 직전	화상
독성 흡입 손상	췌장염
폐 타박상	약물 과다투여
지방 색전	심폐 우회술
	여러 차례 수혈

표 49.2 ARDS의 진단 기준: 베를린 정의

1. 급성 발현 - 임상 손상 혹은 새로운/악화하는 호흡기 증상으로부터 7일 이내로 정의
2. 흉부 방사선 사진이나 CT 영상에 가슴막 삼출액, 폐 허탈, 폐 결절 같은 다른 폐 질환으로 설명할 수 없는 폐 부종과 일치하는 양쪽 폐 음영이 존재
3. 급성 호흡 곤란 증후군의 위험 요인이 없는 경우, 폐 부종의 원인으로 심부전 혹은 혈액량 과부하를 배제해야 한다.
4. 중증도 분류: 다음과 같은 산소공급 기준을 기반으로 분류
   a. 경도: PEEP 혹은 CPAP가 5 cmH2O 이상에서 PaO_2/FiO_2가 200 mmHg 초과 300 mmHg 미만
   b. 중등도: PEEP 5 cmH2O 이상에서 PaO_2/FiO_2가 100 mmHg 초과 200 mmHg 미만
   c. 중증: PEEP 5 cmH2O 이상에서 PaO_2/FiO_2가 100 mmHg 미만

출처: Adapted from Ranieri, VM, Rubenfeld, GD, Thompson, BT et al., JAMA, 307, 2526-2533, 2012.
참고: CPAP, 지속 기도 양압; FiO2 흡입한 산소의 분율; PaO2, 동맥혈 산소 분압; PEEP, 날숨 끝 양압.

gen, FiO2)에 대한 동맥혈 산소 분압(PaO2), 즉 PaO_2/FiO_2으로 정의하기 때문에 중등도에서 중증의 산소공급 장애가 반드시 존재해야 한다. 저산소혈증의 중증도로 ARDS의 중증도를 정의한다. 새로운 공식에서는 ARDS를 경도, 중등도, 중증으로 분류한다. PaO_2/FiO_2가 200-300 mmHg라면 경도로 분류하며, 예전에는 ALI로 분류했었다. PaO_2/FiO_2가 100-200 mmHg라면 중등도로 분류하며, PaO_2/FiO_2가 100 mmHg 이하라면 중증으로 분류한다(표 49.2).

병태생리

ARDS는 폐포 모세혈관 장벽 투과성 증가로 이어지는 압도적인 염증 반응이 특징이다. 이러한 초기 특징과 관계없이, 직접 폐 손상 혹은 간접 폐 손상 여부와 관계없이, 감염의 결과이든 혹은 손상의 결과이든 관계없이, 병리 양상은 놀랍게도 유사하며 이는 공통 경로가 있음을 암시한다(그림 49.1). 모든 유발 사건의 공통점은 감염에서 병원체 관련 분자 패턴(pathogen associated molecular patterns, PAMP), 손상에 반응하는 손상 관련 분자 패턴(damage associated molecular patterns, DAMP), 기타 염증 사건 같은 "위험 신호"에 대한 반응으로 선천 면역이 활성화된다는 것이다. PAMP와 DAMP는 폐포 대식 세포 같은 면역 세포뿐만 아니라 내피 세포 및 상피 세포에 있는 유사한 패턴 인식 수용체(pattern recognition receptors, PRR)와 결합한다. 이러한 패턴 인식 수용체에는 톨 유사 수용체(toll-like receptor, TLR), NOD 유사 수용체(nucleotide-binding oligomerization domain-like receptor, NLR), RIG-I 유사 수용체(retinoic acid-inducible gene I-like receptor) 등이 있다. PRR이 활성화되면 염증전 신호전달과 대식 세포뿐만 아니라 상피 세포와 내피 세포에 있는 전사 인자, NKxB (nuclear factor κB), AP-1 (activator protein 1), C/EBP-β (CCAAT-enhancer-binding protein) 등이 활성화되어, 사이토카인과 케모카인 생성, 부착 분자 발현, 폐로의 백혈구, 특히 중성구 보충을 유발한다. ARDS에서는 종양 괴사 인자, 인터루킨(interleukin, IL)-1, IL-6, IL-8, IL-10 등을 포함한 여러 가지 염증전 및 항염증 사이토카인이 증가한다. CXCL 8 (C-X-C motif ligand 8)이라고도 하는 핵심 케모카인인 IL-8은 ARDS 환자의 폐에서 증가하며, 중성구 보충과 관련이 있다.

폐로의 중성구 이동은 ARDS의 특징이다. ARDS 환자의 기관지폐포 세척액에서 중성구 농도 증가는 질병의 중증도 및 예후와 상관관계가 있다. 이러한 임상 상관관계 이외에도 대다수 동물 모델에서 감염이나 손상 전에 중성구가 고갈되면 폐 손상의 중증도가 유의미하게 감소했다. 주의할 점은 중성구 감소 환자에게서도 ARDS가 보고되었으며 이는 다른 기전도 있음을 암시한다는 점이다. 폐포 대식 세포 같은 다른 세포도 폐 조직에 손상을 유발하며 ARDS 발병에 기여하는 염증 매개물질을 방출한다. 중성구는 병원체 제거 및 조직 복구에 필요하지만, 적절하게 조절되지 않으면, 산소기(oxygen radical), 단백질 분해효소, 지질 매개물질(lipid mediator), 염증전 매개물질 등이 조절되지 않고 방출되어 내피-상피 장벽의 온전성을 파괴할 수 있으며, 조직 손상과 세포사를 유발할 수 있다. 활성화된 중성구는 핵 염색질(nuclear chromatin), 히스톤(histone), 단백질 분해효소를 방출하여 중성구 세포바깥 함정(neutrophil extracellular trap, NET)을 형성할 수 있다. 이러한 NET는 병원체 포획에 중요하지만, 동시에 내피 손상과 장벽 투과성 증가를 유발할 수 있다. 최근 연구에 따르면 혈소판이 중성구 매개 폐 손상에서 중요한 역할을 한다. 활성화된 혈소판은 사이토카인을 방출하며 중성구 및 단핵구와 직간접적으로 상호작용할 수 있다. 혈소판-중성구 상호작용은 폐 내피 세포에 대한 중성구의 조직 손상 효과를 증폭할 수 있으며, 내피 세포 투과성도 증가시킬 수 있다. ARDS의 동물 모델에서 혈소판이 고갈되었을 때 폐 손상이 현저하게 감소했다.

장벽 기능장애는 ARDS의 발병에서 중요한 변화다. ARDS에서 조절되지 않은 응고 또한 폐포-모세혈관 장벽의 파괴에

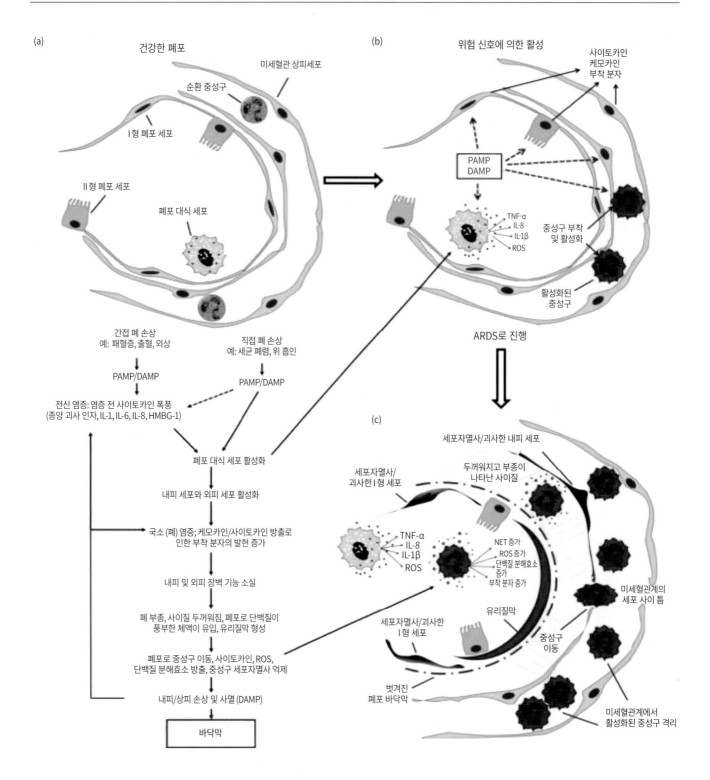

그림 49.1 ARDS의 병태생리. ARDS의 발병기전에서 중요한 사건 중 일부에 대한 모식도. (a) I형 및 II형 상피세포, 상주 폐 대식 세포, 모세혈관 내피 세포, 순환 중성구가 있는 정상 폐포. (b) 직접 및 간접 폐 손상(PAMP/DAMP)으로 선천 면역 체계가 활성화되면 폐포 대식 세포가 염증전 사이토카인과 반응 산소종(reactive oxygen species ROS)을 방출한다. 폐 내피와 폐 상피가 활성화되면 사이토카인 발현과 부착 분자 발현이 더욱 증폭되어 중성구 부착과 활성을 촉진한다. (c) 염증전 연쇄반응은 두꺼워진 부종성 사이질 및 폐포 공간으로 강한 중성구 이동을 유발한다. 보충된 염증 세포가 방출하는 독성 매개물질은 세포사와 폐 조직 손상을 유발한다. 상피의 장벽 기능 소실은 유리질막(hyaline membrane) 형성과 폐포의 체액 범람을 유발하며, 따라서 가스 교환을 손상시킨다.

DAMP, 손상 관련 분자 패턴(damage associated molecular pattern); HMBG-1(High-mobility group box 1); IL, 인터루킨; NET, 중성구 세포바깥 함정(neutrophil extracellular trap); PAMP, 병원체 관련 분자 패턴(pathogen associated molecular patterns); ROS, 반응 산소종; TNF-α, 종양 괴사 인자-α. (From Mondrinos, MJ, Kennedy, PA, Lyons, M, Deutschman, CS, Kilpatrick, LE, Shock, 39, 467-479, 2013. Reprinted with permission.)

기여한다. 여기에는 응고촉진 단백질 발현 증가, 항섬유용해 단백질 발현 증가, 항응고 수준 저하 때문에 발생하는 모세혈관 혈전증이 중요한 역할을 한다. 염증에 반응하여 내피 세포 및 상피 세포가 활성화되면 이음부 복합체 단백질(junctional complex protein)이 하향 조절되어 투과성이 증가한다. 중성구가 매개하는 미세혈관 내피 세포 손상과 폐포 상피 세포 손상은 세포자멸사 및 괴사 같은 세포사와 DAMP 방출 증가로 이어져 염증 반응 및 중성구 보충을 더욱 증폭한다. 상피 세포가 죽으면 벗겨진 바닥막이 노출되고 유리질막(hyaline membrane)이 형성된다. 상피 세포의 기능 소실은 이온 교환 장애, 표면활성물질(surfactant) 고갈, 폐포 안정성 감소 및 표면 장력 저하를 유발한다. 이러한 II형 상피 세포의 손상은 폐포 허탈 및 무기폐 발생에 기여할 수 있다. 상피 세포 손상이 복구되지 않으면 섬유증이 발생할 수 있으며, 과도한 아교질(collagen) 및 세포바깥바탕질(extracellular matrix) 침착으로 이어질 수 있다. ARDS 환자에게 높은 일회 호흡량과 높은 기도 압력을 사용하는 기계 환기를 적용하면 생체역학 스트레스 때문에 상피 세포 손상이 증가할 수 있다. 마지막으로, 폐포 모세혈관 장벽이 손상되면 투과성이 증가하며, 이 때문에 ARDS의 특징인 중성구, 다른 혈액 세포, 적혈구, 단백질이 풍부한 부종액(edema fluid) 등이 유입된다.

병리

ARDS는 삼출물 단계, 증식 단계, 섬유화 단계라는 3가지 뚜렷한 질병 단계가 특징이다.

삼출물 단계

5-7일간 지속하는 초기 염증 혹은 삼출물 단계는 광범위 폐포 손상이 특징이다(그림 49.2a, 그림 49.2b). 이 단계의 형태학적 특징은 벗겨진 폐포 표면에 발생하는 유리질막이며, 혈장 단백질, 섬유소, 세포 조직파편(cellular debris) 등으로 구성된다. 이 염증 단계 동안 폐포로 이동한 중성구, 대식세포, 적혈구가 축적된다. 내피 세포 손상과 상피 세포 손상이 있으며 이는 괴사 혹은 세포자멸사한 I형 폐포 세포의 허물 벗기(sloughing)와 관련이 있다. 일반적으로 세포 조직파편이 폐포에 축적되며, 사이질 부종과 폐포 부종이 존재한다.

증식 단계

삼출물 단계 뒤로 증식 단계가 이어지며, 일반적으로 7-14일간 지속한다. 이 단계 동안, 염증 부위에 광범위한 재형성이 일어난다. 특징적으로, 유리질막은 대식 세포에 의해 제거되거나, 섬

유모세포 증식과 아교질 침착 때문에 육아 조직으로 변한다(그림 49.2c). 폐포 부종의 해소와 II형 폐포 상피 세포의 증식도 두드러진다. ARDS의 해소 단계 동안 (1) 부종액 제거, (2) 염증 세포 제거, (3) 내피 및 상피 장벽 복구라는 3가지 핵심 과정이 반드시 나타난다. 이 단계 동안, Na^+ 및 Cl^-이 공간(airspace) 밖으로 능동 수송되고, 그 뒤로 대부분 I형 세포에 위치한 아쿠아포린(aquaporin)을 통해 물이 수동 확산된다. 불용성 단백질은 대식 세포의 포식작용이나 내피 세포의 세포내 섭취(phagocytosis)로 인해 제거되며, 가용성 단백질은 확산을 통해 제거된다. 대식 세포 포식작용에 의한 염증 세포(특히 세포자멸사한 중성구) 제거는 염증 해소에 중요하다. I형 세포로 분화하는 II형 폐포 상피 세포가 증식하여 상피가 재생되며 벗겨진 폐포 공간이 복구된다. 최근의 연구는 폐포 구조 복구와 수액 수송 회복에서 줄기 세포 증식의 역할을 보여준다.

섬유화 단계

대다수 ARDS 환자에서 손상 해소, 폐포-모세혈관 장벽 복구, 폐포 기능 복귀가 나타난다. 이러한 환자는 폐 기능을 회복하며 일반적으로 영구적인 폐 기능장애의 징후가 나타나지 않는다. 그러나, 일부 환자는 지속하는 염증 때문에 폐 손상이 진행된다. 조직 복구가 실패하면 폐 섬유증이 발생할 수 있다. 폐 섬유증은 흉터 조직 발달과 섬유증 발달로 이어지는 폐포 세포 증식, 섬유모세포 증식, 과도한 아교질 침착, 세포바깥 바탕질 침착이 특징이다(그림 49.2d). 섬유화 단계는 지속하는 저산소혈증, 환기기 의존, 사강 증가, 폐 고혈압, 폐 순응도 감소가 특징이다.

임상 진단

현재는 ARDS를 식별할 수 있는 특이 검사가 없으며 임상 검사, 영상에 나타나는 양쪽 폐 음영, 환기/관류 불일치를 동반한 증가하는 저산소혈증 등으로 진단한다. 이러한 광범위한 ARDS의 진단 기준 때문에 ARDS는 폐 변화 양상은 유사하지만, 폐 손상 유형은 다양한 이질적인 환자군으로 구성된다. ARDS는 급성 발현, 유발 사건(즉, 직간접 폐 손상)이 발생한 후 6-72시간 이내에 나타나는 임상 양상, 급격한 증상 악화가 특징이다. 패혈증 같은 유발 사건과 관련된 임상 양상도 나타날 수 있다. 호흡 곤란은 ARDS의 특징이며, 빠른 호흡, 괴로운 호흡, 부적절한 산소공급으로 인한 청색증, 폐 청진 시 광범위한 거품소리(rale), 보조 호흡근 사용 같은 양상으로 나타난다. 동맥혈 가스 분석은 저산소혈증을 확인하기 위해 사용하며, 초기에는 호흡 알칼리증이 나타날 수도 있으며, 폐포-동맥혈 산소 기울기가 증가할 수도 있다. 적절한 산소공급을 유지하기 위

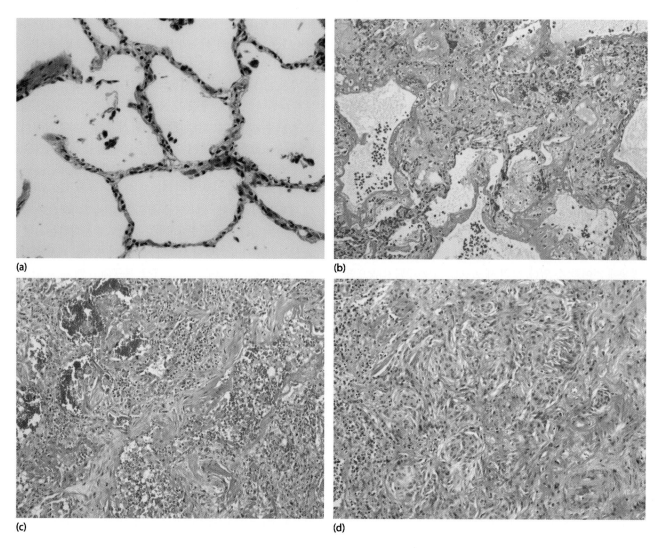

그림 49.2 ARDS의 병리 - 삼출물 단계, 증식 단계, 섬유화 단계. (a) 정상 폐 조직. 폐포 벽은 모세혈관, 편평화 I형 폐포 세포, 드문드문 있는 II형 폐포 세포로 구성된다. 간 간이 있는 폐포 내부 대식 세포는 일반적인 소견이다. 원본 배율 ×200. (b) ARDS의 삼출물 단계. 혈장 단백질과 세포 조직파편으로 구성된 호산구 유리질막은 일반적으로 최초 손상 후 4-5일 경에 정점에 달하며, 주로 폐포 중격과 폐포 관(alveolar duct)을 둘러싸고 있다. 막 내부 및 주변에 있는 염증 세포를 주목한다. 원본 배율 ×200. (c) ARDS의 증식 단계. 점액처럼 보이는 섬유모세포 조직 때문에 폐포 중격이 확장되며, 현저한 II형 폐포 세포 증식이 있으며, 잔여 유리질막을 흔히 볼 수 있다. 원본 배율 ×200. (d) ARDS의 섬유화 단계. 폐포 세포 증식, 섬유모세포 증식, 과도한 아교질 침착, 세포바깥 바탕질 침착이 특징인 사이질 섬유증과 폐포 내부 섬유증. 원본 배율 ×200.

해 일반적으로 산소 보충이 필요하며, 대다수 환자는 결국 기계 환기가 필요하다.

주요 영상 소견은 앞서 설명한 ARDS의 병태생리 단계에 따라 달라지며, ARDS의 특정 병인과 관계없이 일정한 패턴으로 나타난다(표 49.3). ARDS의 원인이 폐 외부에 있는 경우, 일반적으로 초기 방사선 사진은 정상이다(그림 49.3a). 영상 소견은 증상이 발현되고 12-24시간 뒤에 나타난다. 삼출물 단계의 영상 소견은 혈관 투과성이 증가하여 공간(airspace)으로 누출되는 단백성 체액(proteinaceous fluid), 즉 투과성 부종을 반영하며, 일반적으로 폐 주변부에 분포하는, 시간이 흐름에 따라 합쳐지는, 양쪽 반점 경화 양상으로 나타난다(그림 49.3b, 그림 49.3c). 중력의존 무기폐가 자주 발생하며, 가슴막 삼출액도

표 49.3 ARDS의 일반적인 영상 단계

ARDS 단계	시간 경과	주요 영상 소견
1. 삼출물 단계	초기 손상 후 1일-1주	양쪽 반점 및 융합 경화
2. 수복 단계	1-2주 후	경화가 그물망 음영으로 해소
3. 후기 단계	2-3주 후	다양한 수준의 폐 섬유증으로 완전 해소

소량 볼 수 있다. 또한, 폐 문제로 인한 ARDS에서는 원인이 되는 폐 질환의 양상도 볼 수 있다. 영상 소견은 일반적으로 5-7일 경에 안정화된다. 환자가 생존한 경우, 영상 소견은 대부분 10-14일 내로 호전되기 시작한다. 수복 단계 동안 경화는 천천히 간유리 음영과 그물망 음영으로 해소되기 시작한다. 수주 후, 후기 영상은 정상처럼 보이는 완전히 회복된 폐에서부터 수복

과정의 완전성과 초기 손상의 수준에 따라 달라지는 다양한 수준의 사이질 섬유증까지 다양하다(그림 49.4). 용적 소실, 그물망 증가, 벌집 모양, 구조 왜곡은 폐의 비중력의존 구역에 잘 나타나는 섬유증 양상이다(그림 49.4b). 모든 영상 소견은 흉부 방사선 사진보다 CT에서 더 높은 민감도 및 특이도로 식별할 수 있다(그림 49.5).

ARDS의 초기 임상 양상은 비교적 비특이적이기 때문에, 호흡 부전의 다른 원인을 배제할 필요가 있다. 영상에서 주로

감별해야 할 소견은 정수압 부종(hydrostatic edema), 즉 심장성 부종이며, ARDS의 시간 경과는 감별진단에 도움이 될 수 있다. 정수압 부종과 비교하여, ARDS의 영상 양상은 유발 손상이 발생한 다음 몇 시간 뒤로 지연되며, 영상 소견은 시간이 지남에 따라 더 천천히 변한다. ARDS에서는 경화 반점이 주로 폐 주변부에 나타난다. ARDS에서는 공기 기관지조영(air bronchogram)이 더 흔하며, 두꺼워진 중격선, 즉 Kerly 선(Kerly line)은 드물다. 심장비대, 울혈 혈관 음영, 가슴막 삼출은 ARDS에서 두드러지지 않는다. 때로는 신경성 폐 부종, 재팽창 부종, 재

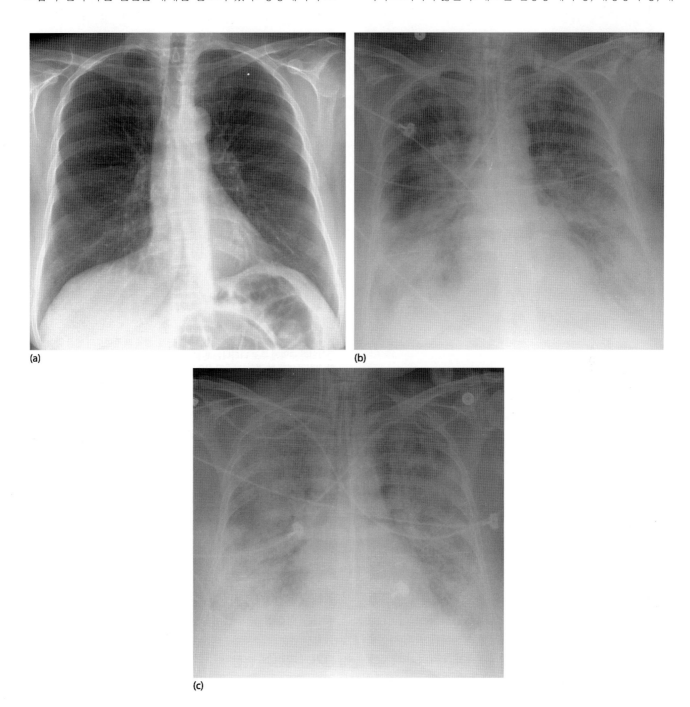

(a)

(b)

(c)

그림 49.3 패혈증 때문에 발생한 ARDS. (a) 입원 당시 촬영한 초기 정상 흉부 방사선 사진. (b) ARDS의 삼출물 단계. 입원 2일 후 폐 주변부에 더 많이 분포하는 양쪽 반점 경화. 기관내 관(endotracheal tube)이 있다. (c) ARDS의 삼출물 단계. 더 진행한 양쪽 반점 및 융합 경화. 심장 크기는 정상이며, 가슴막 삼출은 없다.

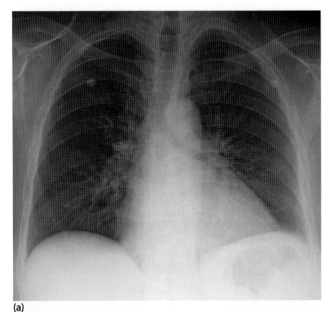

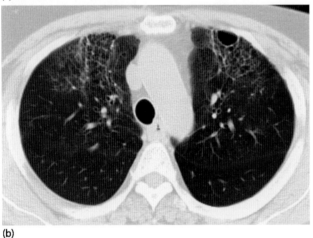

그림 49.4 후기 ARDS. (a) 양쪽 폐 중간 구역에서 사이질 섬유증과 일치하는 그물망 증가를 보여주는 흉부 방사선 사진. (b) 주로 비중력 의존 구역에 발생한 폐 섬유증으로 인한 구조 왜곡과 압력손상으로 인한 왼쪽 앞쪽 가슴막밑 큰 공기집 (bulla)을 보여주는 축방향 CT 영상.

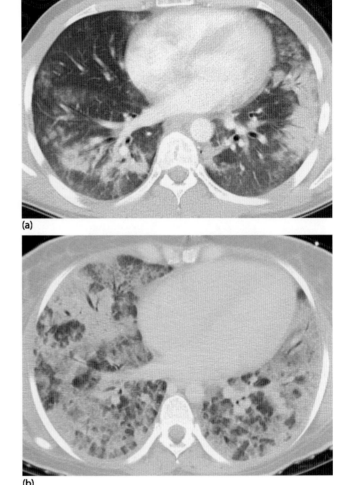

그림 49.5 ARDS의 CT 소견. (a) 삼출물 단계. 양쪽 폐 주변부의 반점 경화, 특히 중력의존 구역에 주로 나타나는 반점 경화를 보여주는 축방향 CT 영상. (b) 진행한 광범위 양쪽 폐 경화. 가슴막 삼출은 없다.

관류 부종, 분만 후 상태처럼 정수압 및 투과성 기전이 같이 작용할 때, 투과성 증가와 심장성 부종이 중복되는 영상 소견이 나타나기도 한다. 또한, 중증도가 낮은 ARDS 환자에서는 영상 양상이 정수압 부종과 유사할 수도 있다. 유사한 임상 양상을 나타내는 다른 질환에는 광범위 폐렴과 폐포 출혈이 있으며, 드물지만 급성 사이질 폐 질환, 독소 손상, 신경성 폐 부종 등도 유사한 임상 양상을 나타낼 수 있다. 기관지 내시경은 항균 요법의 표적을 좁히고 면역 세포 구성을 식별하기 위해 사용할 수 있다. ARDS의 초기 단계에서는 중성구가 우세하기 때문에, 호산구가 있다면 호산구 폐렴을 의미할 수도 있다.

급성 호흡 곤란 증후군의 치료법

현재는 ARDS 환자를 지지 요법으로 관리하며, 여전히 잘 알려지지 않은 근본 병태생리에 대한 특정 치료법은 없다. 따라서, 치료는 기저 유발 질환, 즉 직간접 폐 손상(표 49.1)의 관리에 중점을 두고 있으며, 지지 요법은 기계 환기를 통한 충분한 산소 공급과 적절한 수액 관리를 통한 충분한 조직 관류가 중심이다.

환기기 관련 폐 손상

ARDS 환자는 대부분 기계 환기가 필요하지만, 폐 손상의 원인이 다양하기 때문에 환기가 어려우며 추가 폐 손상을 유발할 수도 있다. 폐의 정상 구역과 비교하여 영향을 받은 부위는 폐 순응도가 상당히 다를 수 있기 때문에, 경화된 구역을 완전히 팽창시키기 위한 노력은 건강한 폐 조직의 과잉확장과 손상으로 이어질 수 있다. 기계적 신전이 증가하면 상피 세포 및 내피 세포가 활성화되어 염증전 매개물질이 방출될 수 있으며 그 정도가 너무 심한 경우, 높은 용적과 압력 때문에 세포사 및 추가 DAMP 방출이 일어날 수 있다. DAMP는 염증을 악화시키고 폐로의 염증 면역 세포 보충을 증가시킨다. 따라서, 높은 일회 호흡량과 팽창 압력을 적용한 기계 환기는 이러한 환자군에서 폐 손상을 악화시킬 수 있다. 또한, 폐에서 증가한 염증 반응은 염증전 매개물질이 전신 순환으로 방출되는 계기가 될 수 있으며, 장기 손상 및 사망을 유발할 수 있다. ARDS에서 환기기 관련 폐 손상을 예방하기 위해서 현재는 폐 보호 환기 전략을 사용하고 있다.

폐 보호 기계 환기

현재까지 ARDS에서 사망률을 감소시키는 것으로 확인된 단 한 가지 치료 전략은 낮은 일회 호흡량을 적용한 기계 환기다. ARDS 환자에서 기계 환기의 주요 목표는 충분한 산소공급과 환자 지지다. 그러나, ARDS는 폐 손상의 본질이 매우 다양하기 때문에, 보편적인 기계 환기 동안 폐의 일부 구역은 과도한 양의 공기를 받아 용적손상(volutrauma)과 과잉확장이 나타날 수 있으며, 이는 압력손상(barotrauma)과 추가 폐 손상으로 이어질 수 있다. 임상 시험에 따르면 4-6 mL/kg(예상 체중) 수준의 낮은 일회 호흡량을 적용한 폐 보호 환기는 12 mL/kg를 적용한 표준 환기와 비교할 때 생존율이 개선된다. 따라서, 폐 보호 환기 보조는 과잉확장과 압력손상을 방지함으로써, 폐 상피 세포 및 내피 세포에 추가 손상을 예방하고, 염증전 매개물질 방출을 감소시키며, 장벽 기능을 보존하며, 폐 부종을 감소시킨다. 단, 이 치료 접근법은 추가 폐 손상은 예방하지만, ARDS 의 근변 병태생리는 해결하지 못한다는 점을 주의해야 한다.

환기를 개선하기 위한 다른 유형의 중재

날숨 끝 양압

ARDS에서 폐 부종과 감소한 표면활성물질 수치는 폐 순응도를 감소시키며, 상당한 폐포 허탈 및 가스 교환 감소를 유발한다. 날숨 끝 양압(positive end- expiratory pressure, PEEP)은 기능 잔기 용량을 늘려 산소 공급을 증가시킴으로써 기계 환기 동안 폐 손상을 감소시키기 위해 사용한다. PEEP은 양압 환기 동안 무기폐 폐 단위(atelectatic lung unit)의 주기적 개방을 줄임으로써 추가 폐 손상을 예방할 수 있다. 그러나, 환기기를 적용 중인 ARDS 환자에 대한 최적의 PEEP 수준은 여전히 의견이

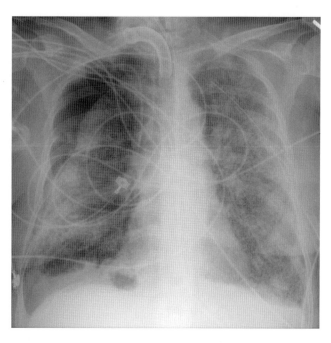

그림 49.6 압력손상으로 인한 대량의 오른쪽 기흉. 제자리에 있는 기관절개 관 (tracheostomy tube).

분분하며, PEEP 수준이 높으면 사이질 폐기종, 공기 낭종 형성 (pneumatocele formation), 가슴막밑 폐기종, 세로칸공기증, 기흉, 피부밑 기종 같은 압력손상 변화가 발생하며, 이는 대부분 중환자실에서 정기적으로 촬영하는 영상에서 먼저 발견된다 (그림 49.6). PEEP은 또한 심장 박출량과 혈압을 감소시킬 수 있다. 6 mL/kg(예상 체중) 수준으로 낮은 일회 호흡량과 충분한 산소공급을 유지하기 위한 가장 낮은 PEEP-FiO2 조합은 상당한 치료 이점이 있음을 시사한다. 그러나, 임상 시험에서 PEEP을 더 높였을 때 사망률에 미치는 이점은 입증하지 못했다. 그러나, 중등도에서 중증 ARDS 환자, 즉 PaO2/FiO2가 200 미만인 환자 집단은 예외였으며, PEEP을 높였을 때 이점이 있었다.

엎드린 자세, 고빈도 환기(high frequency ventilation), 신경근육 차단, 체외막 산소공급(extracorporeal membrane oxygenation, ECMO) 같은 다른 유형의 환기 보조는 임상 연구에서 시험되었으며, 산소공급에 약간의 개선이 입증되었지만, 현재까지는 ARDS 환자에서 생존 이점은 입증되지 않았다. 이러한 치료법은 심각한 저산소혈증이 있는 환자에게 구조 요법으로 유용할 수 있다.

급성 호흡 곤란 증후군에서 수액 관리

ARDS 환자는 수액 관리가 어렵다. 투과성 증가와 부종 증가를 유발하는 폐포-모세혈관 장벽의 파괴가 원인이기 때문이다. 수액 과부하는 정수압을 상승시키며, 그 결과 혈관 투과성이

증가하며, 폐 부종이 악화된다. 반대로, 순환 혈액량 감소는 심장 박출량과 주요 장기로의 산소 전달에 영향을 미칠 수 있으며, 신장 기능을 손상시킨다. 임상 시험에 따르면 초기 수액 소생 후에는 보존적 수액 보충 전략을 취해야 한다. 이 접근법은 중환자실에서 기계 환기 감소 및 입실 기간 감소와 관련이 있지만, 사망률에는 유의미한 영향을 미치지 못한다.

항염증 치료의 접근법

앞서 언급했듯이, 현재는 ARDS를 지지 요법으로 치료하며, 폐포-모세혈관 장벽의 파괴, 폐 부종, 가스 교환 손상을 유발하는 근본 병태생리의 압도적인 염증은 다루지 못한다. 항산화제, 흡입 산화 질소, 스타틴(statin) 계열 약물, 프로스타글랜딘, 어유(fish oil), 베타-작용제, Ibuprofen, Lisofylline, Ketoconazole, 중성구 탄력소분해효소 억제제(neutrophil elastase inhibitor), 표면 활성물질 같은 항염증 치료법을 사용한 여러 가지 임상 시험이 최근 수년간 진행되었다. 안타깝게도, 이러한 시험은 대부분이 성공하지 못하였으며, 환자의 이환율과 사망률에서 유의미한 개선을 입증할 수 없었다. ARDS 환자에서 코르티코스테로이드 요법의 이점은 논란의 여지가 있다. 여러 연구에서 ARDS의 초기 단계 및 후기 단계에서 코르티코스테로이드 사용을 시험했다. 대다수 연구에서 이점을 입증하지 못했으며, ARDS의 후기 단계인 질병 발병 후 14일 뒤에 코르티코스테로이드를 사용하면 오히려 해로울 수도 있다.

향후 방향과 새로운 치료 전략

ARDS 치료에서 줄기 세포를 사용하는 세포 기반 전략과 성장 인자를 이용하는 재생의학은 손상된 폐 조직의 복구를 자극하는 상대적으로 새로운 접근법이다. 폐 조직 복구를 위한 동종 골수 유래 사람 중피 줄기(버팀질) 세포[mesenchymal stem (stromal) cell, MSC]를 이용한 임상전 연구 및 초기 임상 시험에서 유망한 결과가 입증되었다. MSC는 면역원성이 낮으며, 다양한 세포 유형으로 분화할 수 있는 다능 버팀질 세포다. MSC의 항염증 및 재생 능력은 주로 안지오포이에틴 (angiopoietin)과 각질형성세포 성장 인자(keratinocyte growth factor, KGF) 같은 성장 인자, 항염증 사이토카인, 항균 펩타이드의 분비가 매개한다.

과립구 대식 세포 집락 자극 인자(granulocyte macrophage colony-stimulating factor, GM-CSF)와 KGF 같은 유사분열촉진 사이토카인도 상피 세포 복구와 폐 부종 해소를 돕는 치료 후보제다. GM-CSF는 대식 세포 숙주 방어 능력을 향상시킬 수 있으며, 상피 세포 손상을 제한할 수 있다. KGF는 II형 폐 세

포의 증식을 향상한다. 또한, KGF는 내피 투과성 감소와 체액 제거 향상을 통해 폐 부종을 감소시킨다. 반대로, 혈관 내피 성장 인자(vascular endothelial growth factor, VEGF)는 ARDS에서 해로울 수 있으며, ARDS 환자에서 수치 증가를 확인할 수 있다. VEGF는 혈관 투과성과 관련이 있으며, VEGF 억제제는 치료 표적으로서 관심을 끌 수도 있다.

ARDS는 다양한 손상과 감염이 원인이 되어 발생하는 이질적인 질병이다. 최근 연구에 따르면 ARDS 환자에게는 근본 감염이나 손상의 기원에 따라 달라지는 뚜렷한 표현형이 있다. 직접 폐 손상, 예를 들어 폐렴으로 인한 ARDS 환자는 상피 세포 손상이 증가하며, 이와 비교하여 간접 폐 손상, 예를 들어 패혈증 때문에 ARDS가 발병한 환자는 내피 세포 손상이 증가하고 전신 염증이 있다. 이는 근본 병태생리가 다르다는 점을 시사한다. 이러한 뚜렷한 환자 표현형을 식별함으로써 서로 다른 병리를 가진 ARDS 환자가 같은 군으로 편성되었던 수많은 임상 시험이 실패한 이유를 설명할 수 있다. 향후 임상 시험은 환자의 표현형을 계산해야 하며, 유발 사건이 손상 기원인지 감염 기원인지도 고려해야 한다. ARDS 환자에서 질병 표현형을 조기에 진단하고 식별할 수 있는 특이 생체표지자를 반드시 찾아야 한다. 위험성이 있는 환자를 조기에 식별할 수 있으면 조절되지 않은 염증을 표적으로 하며, 폐 복구를 강화하는 치료 전략을 크게 개선할 수 있다.

문제

1. 다음 중 ARDS의 주요 특징은?
   ① 폐포-모세혈관 투과성 증가
   ② 폐 호산구 침윤 증가
   ③ 폐 순응도 증가
   ④ 점액 생성 증가

2. ARDS의 해소는 다단계 과정이다. 이 과정에 속하는 것은?
   ① 폐포에서 부종액 제거
   ② 폐포에서 염증 세포 제거
   ③ 폐 상피 및 내피 장벽 복구
   ④ 모두 다 맞다.

3. 다음 중 ARDS에서 사망률 감소가 입증된 치료법은?
   ① 높은 일회 호흡량 기계 환기
   ② 낮은 일회 호흡량 기계 환기
   ③ 고빈도 환기
   ④ ECMO

4. 다음 중 ARDS의 삼출물 단계에서 볼 수 있는 조직학적 특징은?
   ① 유리질 막
   ② 육아 조직
   ③ 사이질 및 폐포 내부 섬유증
   ④ 폐포 세포 증식, 섬유모세포 증식, 과도한 아교질 침착과 세포바깥 버팀질 침착

더 읽을거리

The Acute Respiratory Distress Syndrome Network. Ventilation with lower tidal volumes as compared with traditional tidal volumes for acute lung injury and the acute respiratory distress syndrome. N Engl J Med 2000;342:1301-8.

Ashbaugh DG, Bigelow DB, Petty TL, Levine BE. Acute respiratory distress in adults. Lancet 1967;290:319-23.

Fanelli V, Vlachou A, Ghannadian S, Simonetti U, Slutsky AS, Zhang H. Acute respiratory distress syndrome: New definition, current and future therapeutic options. J Thorac Dis 2013;5:326-34.

Grommes J, Soehnlein O. Contribution of neutrophils to acute lung injury. Mol Med 2011;17:293-307.

Hedenstierna G, Mancebo J, Brochard L, Pinsky MR, Orfanos SE, Mavrommati I, Korovesi I, Roussos C. Pulmonary endothelium in acute lung injury: From basic science to the critically ill. In Applied Physiology in Intensive Care Medicine. Berlin Heidelberg: Springer; 2009: (eds: Pinsky MR, Brochard L, Mancebo J, Hedenstierna G), 215-27.

Matthay MA, Ware LB, Zimmerman GA. The acute respiratory distress syndrome. J Clin Invest 2012;122:2731-40.

Matthay MA, Zemans RL. The acute respiratory distress syndrome: Pathogenesis and treatment. Annu Rev Pathol 2011;6:147-63.

Mondrinos MJ, Kennedy PA, Lyons M, Deutschman CS, Kilpatrick LE. Protein kinase C and acute respiratory distress syndrome. Shock 2013;39:467-79.

The National Heart Lung Blood Institute Acute Respiratory Distress Syndrome Clinical Trials, Network. Efficacy and safety of corticosteroids for persistent acute respiratory distress syndrome. N Engl J Med 2006;354:1671-84.

Ranieri VM, Rubenfeld GD, Thompson BT, Ferguson ND, Caldwell E, Fan E, Camporota L, Slutsky AS. Acute respiratory distress syndrome: The Berlin Definition. JAMA 2012;307:2526-33.

Villar JS, Sulemanji D, Kacmarek RM. The acute respiratory distress syndrome: Incidence and mortality, has it changed? Curr Opin Crit Care 2014;20:3-9.

Ware LB, Matthay MA. The acute respiratory distress syndrome. N Engl J Med 2000;342:1334-49.

Wheeler AP, Bernard GR. Acute lung injury and the acute respiratory distress syndrome: A clinical review. Lancet 2007;369:1553-64.

Williams AE, Chambers RC. The mercurial nature of neutrophils: Still an enigma in ARDS? Am J Physiol Lung Cell Mol Physiol 2014;306:L217-30.

50

중환자 치료에서 감염: 환기기 관련 폐렴

DANIEL SALERNO

정의

환기기 관련 폐렴(ventilator-associated pneumonia, VAP)은 중환자실 입실이 필요한 환자에서 가장 흔한 치명적인 감염이다.[1] 임상적으로 흉부 방사선 사진에서 볼 수 있는 새로운 혹은 지속하는 침윤, 고름 기관 분비물, 혈액 백혈구 증가증이나 백혈구 감소증, 발열 중 2개 이상이 있을 때 VAP로 정의한다.[2,3] 발생 시간을 고려하면, VAP는 기계 환기가 필요한 환자에게서 입원 후 48시간 이후에 발생하는 폐 실질 감염이다.[4] 이는 또한 병원 획득 폐렴(hospital-acquired pneumonia, HAP)의 일종으로 간주하며, HAP는 입원 후 2일 이상이 지난 다음에 발생한 폐 감염으로 정의한다. 일부 환자에서는 HAP가 VAP로 진화할 수 있으므로 VAP 환자와 관리 방식이 비슷해야 한다. 일반적으로 HAP 발병이 입원일에 가까울수록, 병원체가 다약제 내성(multidrug resistant, MDR)이 아닐 가능성이 크다. 이번 장의 목적을 위해서, 면역이 정상인 환자에서 발생한 VAP도 같이 다루고 있다.

2013년 미국의 CDC (Centers for Disease Control)는 기계 환기 치료 중인 환자를 감시하기위해 새로운 정의를 제안했다.[5] 새로운 제안이 필요한 이유 중 일부는 VAP 진단을 위한 일부 임상 매개변수가 부분적으로 주관적이었다는 점이다(이전 단락 참고). 이 정의는 VAP의 단독 설명에서 벗어나 보다 광범위한 기계 환기 합병증으로 이동했다. 이러한 변화에 대한 합리적인 이유 중 일부는 VAP의 예방에 더 중점을 두겠다는 것이다. 표 50.1에 새로운 CDC 정의가 나와 있다. 향후 전자 의료 기록과 환자 변수를 분석하는 소프트웨어가 더 널리 사용된다면, 일상 임상 진료에서 이 정의를 사용하는 것이 더 타당해질 수도 있다. 이때 이 분류는 감시 및 질 향상에 더 적합할 것이다. 이 일련의 정의는 VAP의 임상 정의에 필요한 요구사항이었던 영상 변화를 포함하고 있지 않다는 점을 주목해야 한다.

앞서 설명한 VAP 정의의 한계점을 이해하는 것이 중요하다.[6] 심장성 폐 부종, 급성 호흡 곤란 증후군, 무기폐 같은 중환자에서 볼 수 있는 많은 비감염 질환은 VAP 기준을 일부 모방하고 충족할 수 있다. 또한, VAP를 진단받고 사망한 환자를 대상으로 한 사후 연구에서는 상당한 수준의 거짓 양성 및 거짓 음성 결과를 볼 수 있었다.

발생률

VAP는 기계 환기를 적용중인 환자 중 9-27%에서 발생한다.[7] VAP는 두 번째로 흔한 병원내 감염이며, 기계 환기를 적용중인 환자에서는 가장 흔한 병원내 감염이며, 중환자실에서 엄청난 양의 항생제를 사용하게 만드는 원인이다.[4] VAP의 위험은 기계 환기를 적용하고 첫 며칠이 약 3% 수준으로 가장 높으며[8], 기관 내 삽관 후 VAP 발생까지의 평균 기간은 3.3일이다. 이에 대한 가능성 있는 설명은 기관내 삽관 자체가 VAP의 발병기전에 기여하는 방법이다. 일반적으로 VAP가 발생하면 입원 기간이 평균 7-9일 연장된다.[7]

2013년 NHSN (National Healthcare Safety Network) 보고 자료 요약에는 환기기 관련 사건(ventilator-associated event, VAE)이라는 개념이 도입되었기 때문에 VAP의 발생률은 없었다. 2011년 미국에서 발표한 가장 최근 자료에 따르면 내과계 중환자실에서는 1,000 환기기 일당(ventilator day) VAP 사례는 평균 1건이며, 외과계 중환자실에서는 1,000 환기기 일당 약 2.5건이다. 예상대로 VAE를 분석한 2014년 자료에서는[9] 이 비율이 매우 다양했다. 유럽의 경우, 보고된 비율은 1,000 환기기 일당 5건에 근접했다.[10] VAP가 원인이 될 수 있는 추정 사망률은 9% 혹은 이보다 약간 더 높다.[11,12] 최근 메타 분석에서는 9% 대신 13%를 제안했다.[11] 세균혈증(bacteremia)이 있거나, 분리균이 Pseudomonas aeruginosa 혹은 Acinetobacter라면 더 높을 수도 있다.[13]

미국에서는 VAP 보고 체계에 대해 문제가 제기되었으며, 최

표 50.1 환기기 관련 사건

환기기 관련 질환 (ventilator-associated condition, VAC)	• 2일 이상 변함없는 낮은 일일 최소 PEEP 혹은 일일 최소 FiO_2를 유지하다가, 일일 최소 PEEP이 3 cmH_2O 이상 증가 혹은 일일 최소 FiO_2가 20 이상 상승 • 2일 이상 지속
감염 연관 환기기 관련 합병증 (infection-related ventilator associated complication, IVAC)	• VAC에 추가로 체온 36℃ 미만 혹은 38℃ 이상, 혹은 백혈구 수 4,000/mm^3 이하 혹은 12,000/mm^3 이상, 여기에 추가로 VAC 발병 전후 역일(calendar day) 기준 2일 이내에 하나 이상의 새로운 항생제를 최소 4일간 유지한 경우. 단, 기계 환기 첫 2일은 제외한다.
폐렴의 가능성 (possible pneumonia)	• IVAC에 추가로 기관지폐포 세척액 혹은 기관내 흡인물의 그람 염색. • VAC 발병 전후 역일 기준 2일 이내에 저배율 시야에서 중성구가 25개 이상이고 상피 세포가 10개 미만, 혹은 잠재적 병원체에 대한 배양양성. 단, 기계 환기 첫 2일은 제외한다.
폐렴의 개연성 (probable pneumonia)	• IVAC에 추가로 기관지폐포 세척액 혹은 기관내 흡인물의 그람 염색. • VAC 발병 전후 역일 기준 2일 이내에 저배율 시야에서 중성구가 25개 이상이고 상피 세포가 10개 미만, 여기에 더하여 기관내 흡인물에서 10^5 CFU/mL 이상, 혹은 기관지폐포 세척액 배양에 10^4 CFU/mL 이상, 혹은 기관내 흡인물이나 기관지 폐포 세척액의 반정량적 등가물. 단, 기계 환기 첫 2일은 제외한다.

출처: Modified from Klompas, M, N Engl J Med, 368, 1472-5, 2013.
참고: CFU, 집락 형성 단위(colony-forming unit); FiO_2, 흡입한 산소의 분율; PEEP, 날숨 끝 양압.

근 수년간 나타난 감소가 실제인지 아니면 인위적인 결과인지는 명확하지 않다. 규제 기관은 일선 병원에 VAP 비율을 최소화해야 한다는 강한 압박을 주고 있으며, 이 때문에 이러한 감소를 달성하기 위해 주관적 기준을 다르게 적용했을 수도 있다. 한편, 부검 연구에서 VAP의 임상 기준을 충족하는 환자 중 대다수에서 생검으로 증명된 VAP가 없었음이 밝혀진 것 또한 사실이다.[14]

발병기전

VAP 발병에 가장 중요한 위험 요인은 기관내 삽관(intubation) 그 자체이며, 그 다음은 기관내 관(endotracheal tube, ETT)의 존재다.[15] ETT의 팽창된 커프(cuff)에는 주름이 있으며, 이는 혼합 입인두 분비물의 미세흡인을 유발한다. 또한, 하기도에서 세균 집락형성 유지에 도움이 되는 균막(biofilm)이 기관내 관의 내부 표면에 형성된다.[16] 환기기의 양압은 균막을 하부 기도로 나아가게 할 수 있다. 모든 미세흡인이 VAP를 유발하지 않는다는 점도 사실이다. 환기기를 적용했던 환자의 부검에서 비감염 세기관지염이 발견되기도 한다.[6]

숙주 관점에서 보면, 중환자실에서 바로 누워 있는 환자는 최근 중환자실 문헌에서 밝혀졌듯이 호흡기 분비물의 점액섬모 청소에 장애가 있으며, VAP 이전에도 나타날 수 있는 기능 면역억제(functional immunosuppression)가 있다.[18-20]

진단

광범위한 연구와 중환자실 환자에 대한 중요한 문제임에도 불구하고, VAP를 진단하기 위한 "최적 표준"은 아직 없다. 현재는 미국의 일선 병원에서 사용하도록 제안된 감시 자료에 VAE가 도입되면서, 문제가 훨씬 더 복잡해질 수 있다. 전부는 아니지만, 일부 VAE는 시간이 지남에 따라 VAP로 진행하기 때문이다.

2005년 ATS (American Thoracic Society)와 IDSA (Infectious Disease Society of America)는 지침에서 VAP를 진단하기 위한 임상 기준을 제시했다.[2] 일반적으로 VAP는 감염의 일반적인 징후, 흉부 방사선 사진에서 확인할 수 있는 새로 나타났거나 악화되는 폐 침윤, 폐 실질 감염의 세균학적 근거라는 3가지 구성요소를 기반으로 진단한다.[7]

임상 폐 감염 점수(clinical pulmonary infection score, CPIS)는 1991년 처음 도입되었다.[21] CPIS는 점수를 결정하기 위해 표 50.2에서 볼 수 있는 것처럼 여러 가지 구성요소를 사용하고 있다. 점수는 0점에서 12점 사이며, 6점 이상이면 일반적으로 VAP를 진단할 수 있다.[22-24] 도입 후, CPIS는 전향 연구에서 평가되었으며[25], 최근에는 메타 분석에서 평가되었다.[26] 일반적으로 사용되고 있음에도 불구하고, CPIS의 진단 정확도는 민감도가 65%, 특이도는 64%로 그다지 좋지 않다. 시간 경과에 따른 CPIS의 변화는 예후 예측과[25] 항생제 감량에도 사용되는 등[27], CPIS는 진단 자체를 넘어서는 용도로 사용되었다. 가장 최근의 ATS/IDSA 지침에서는 VAP의 치료 시작 여부를 결정할 때 임상 기준과 CPIS를 같이 사용하기보다 임상 기준만 사용할 것을 권장하고 있다.[28]

VAP의 미생물 확인을 위한 검체는 침습 혹은 비침습 방법으로 획득할 수 있다. 침습 검체 채취 방법에는 기관지폐포 세척(bronchoalveolar lavage, BAL)과 검체 보호 솔질(protected specimen brush, PSB) 등이 있으며, 이는 내시경으로 획득할 수 있지만, 최근에는 기관지 내시경 없이도 검체를 채취할 수 있는 "간이 BAL(mini BAL)"을 이용할 수도 있다. 간이 BAL은 ETT를 통해 직접 보지 않고 삽입하는 특수 도관을 이용한다.[29] 비

표 50.2 임상 폐 감염 점수

매개변수	결과	점수
체온(°C)	36.5-38.4°C	0
	38.5-38.9°C	1
	36°C 이하 혹은 39°C 이상	2
백혈구 수 (cells/mm^3)	4,000-11,000/mm^3	0
	4,000/mm^3 미만 혹은 11,000/mm^3 이상	1
	띠모양핵 세포 500개 이상	2
기관 분비물	없음	0
	경도/비고름	1
	고름	2
영상 소견	침윤 없음	0
	광범위/반점 침윤	1
	국소 침윤	2
기관내 흡인물 배양	음성 혹은 경도 배양	0
	중등도 혹은 밝은 적색으로 배양	1
	중등도 혹은 밝은 적색으로 배양되면서 그람 염색과 일치하는 병원체	2
PaO$_2$/FiO$_2$ 비율	240 초과 혹은 ARDS	0
	240 이하 및 ARDS 없음	2

출처: Pugin, J, Auckenthaler, R, Mili, N, Janssens, JP, Lew, PD, Suter, PM, Am. Rev Respir Dis, 143, 1121-9, 1991.
참고: FiO$_2$, 흡입한 산소의 분율; PaO$_2$, 동맥혈 산소 분압

침습 검체 채취는 기관 흡인물을 이용한다. 미생물 검사실에서는 발견된 세균의 양을 보고할 때 정량 혹은 반정량 값을 이용할 수 있다.

사용하는 기법이 다르기 때문에, 이러한 검체는 VAP의 원인으로 판단하기 위해 필요한 병원성균의 정량 문턱값(threshold)이 서로 다르다. 그렇기 때문에, 필요한 집락 형성 단위(colony forming unit, CFU)의 수는 각 검사마다 다르다. PSB는 10^3, BAL은 10^4, 기관 흡인물은 10^{5}이 필요하다. 일반적으로 VAP는 폐 전체에 영향을 미치지 않는다는 점을 인식해야 한다. 그렇기 때문에, 이러한 검체는 검체를 채취한 폐 구역에 따라 민감도가 달라질 수 있다.[22,30]

대다수 무작위 임상 시험에 따르면[31-34], VAP를 진단하기 위한 방법으로 침습 기법과 비침습 기법을 비교했을 때 사망률, 기계 환기의 필요 여부, 입원 기간 같은 중요한 결과에 유의미한 차이는 없었다. 또한, VAP 진단에 있어 정량 배양 결과도 반정량 배양 결과에 비해 우수한 점이 없었다.

감별 진단

중환자실 의사가 흔히 마주하게 되는 수많은 질환이 VAP와 유사할 수 있다. 이러한 질환에는 울혈 심부전, VAP 자체가 원인이 아닌 급성 호흡 곤란 증후군, 폐 출혈, 무기폐, 비감염 폐렴, 폐 경색 등이 있다. 또한, 고름 기관 분비물이 반드시 VAP를 의미하지는 않는다. 이는 기계 환기를 사용하는 중환자실에서 더

흔한 순수한 감염 기관기관지염을 의미할 수도 있다. 고름 기관 분비물은 VAP에서 영상 이상이 발생하기 전에도 나타날 수 있다는 점을 유의해야 한다. 이 모든 내용은 VAP 진단에서 의사가 체계적이고 포괄적이어야 한다는 점을 강조한다.

위험 요인

VAP의 정의 및 발병기전과 본질적으로 관련된 주요 위험 요인은 기관내 삽관이다.[15] 기관내 삽관이 미세흡인으로부터 하부 기도를 보호하는 수많은 생리 기전에 상당한 장애를 유발한다는 점을 기억해야 한다. 따라서, 비침습 환기를 사용하면 VAP의 위험이 감소하며,[35,36] 재삽관은 VAP의 위험을 증가시킨다.[37] 다른 위험 요인에는 미세 흡인 위험을 더 높이는 바로 누운 자세, 장관 영양의 유형과 기간, 기계 환기의 기간(발생률 부분 참고) 등이 있다.

새로운 VAE를 사용한 최근 후향 분석에서는 필수 모드(mandatory mode) 환기와 양성 체액 균형(positive fluid balance)이 환기기 관련 질환의 위험 요인이라고 결론을 내렸다.[38] 또한, Benzodiazepine, 아편 유사제, 마비 약물 사용은 IVAC의 위험 요인일 가능성이 있다. 앞으로는 전향 분석으로 이러한 결과를 검증해야 한다.

생체표지자

현재의 VAP 진단 체계는 진단을 위한 최적 표준이 없기 때문에 기반이 탄탄하지 않다. 따라서, VAP 진단을 보조하기 위한 수많은 생체표지자(biomarker)가 연구되었다. 프로칼시토닌(procalcitonin)은 세균 감염에서 증가하는 호르몬인 칼시토닌의 흔한 전구체다. 이는 VAP에서 민감도 및 특이도가 입증된 표지자가 아니지만, 무작위 연구에서 밝혀진 바와 같이 시간 경과에 따라 측정한 경우 항생제 감량을 결정할 때 도움이 될 수 있다.[39] VAP에서 연구된 다른 생체표지자에는 가용성 TREM-1 (triggering receptor expressed on myeloid cells type 1)과 C 반응 단백질이 있다.[3]

병인

전반적으로 VAP 치료에 있어 의사에게 가장 중요한 문제는 개별 사례에서 MDR 세균이 있을 가능성이 얼마나 큰지를 결정하는 것이다. 최근 ATS/IDSA 지침에서는[28] 체계적인 문헌 조사 후에, MDR 세균에 의한 VAP의 위험 증가와 관련된 요인은 승산비(odds ratio)에 따라 내림차순으로 지난 90일간 IV 항생제 사용, VAP 발생 전 5일 이상 입원, VAP 발생 시점에 패혈

표 50.3 다약제 내성 병원체의 위험 요인

다약제 내성 VAP의 위험 요인	3개월 이내로 IV 항생제 사용 VAP 발생 전 5일 이상 입원 VAP 발병 시 패혈 쇼크 VAP 이전에 급성 호흡 곤란 증후군 VAP 발병 전 급성 신장 대체 요법
MRSA VAP의 위험 요인	3개월 이내로 IV 항생제 사용
다약제 내성 Pseudomonas VAP의 위험 요인	3개월 이내로 IV 항생제 사용

출처: Modified from Kalil, AC, Metersky, ML, Klompas, M, Muscedere, J, Sweeney, DA, Palmer, LB, et al. Clin Infect Dis, 63, 575-82, 2016.

쇼크, VAP 발생 전 급성 호흡 곤란 증후군, VAP 발생 전 신장 대체 요법(renal replacement therapy) 순이라고 정리하였다. 놀랍게도, 전신 코르티코스테로이드 사용은 VAP와 큰 관계가 없었다. 표 50.3에는 VAP에서 MDR 병원체의 위험 요인이 요약되어 있다.

VAP는 기관내 삽관 이후의 시간을 기준으로 조기 발병 VAP와 후기 발병 VAP로 분류한다. 후기 발병 VAP는 기관내 삽관으로부터 4일 전후로 발병하는 VAP로 정의한다. 일반적으로, 조기 발병은 항생제 민감균과 더 관련이 있으며, 후기 발병은 MDR 병원체와 더 관련이 있다.[3] 그러나, 기관내 삽관 전에 많은 시간을 의료 기관에서 보낸 환자는 이러한 기준을 따르지 않을 수도 있다. MDR 세균이 지속해서 집락을 형성하고 있을 수도 있기 때문이다. 현재는 VAP의 병인에서 발병 시기보다는 앞 단락에서 설명한 MDR 세균의 위험 요인이 더 중요하다고 보고 있다.

특정 병인은 몇 가지 중요한 문제가 있다. 일부 연구에서 MSSA (methicillin sensitive Staphylococcus aureus)가 코나 입인두에 집락을 형성하면 폐렴 환자에서 MRSA를 발견할 가능성이 높아짐을 보여주었지만,[40,41] 다른 연구에서는 그렇지 못했다.[42] P. aeruginosa에 대해서는 이전에 만성 폐쇄 폐 질환, 기관지 확장증 같은 폐 구조 질환이 있었던 환자는 MDR P. aeruginosa의 위험이 증가한다는 것을 시사하는 자료가 있다.[28]

미국의 역학 자료와 감시 자료에 따르면, VAP 중 20-30%는 S. aureus, 10-20%는 P. aeruginosa, 20-40%는 장내 그람 음성 막대균, 5-10%는 Acinetobacter baumannii가 원인이다.[43]

치료

중환자에서 VAP가 의심된다면, 광범위 항생제 투여를 시작해야 하며, 가능한 경우 해당 지역의 항생제 내성 패턴에 주의를 기울여야 한다. 각 병원이 지역 항생제 감수성 자료를 작성하고 갱신하는 것이 매우 중요하다. MDR 패턴은 국가, 병원, 심지어는 같은 병원 내의 다른 중환자실 사이에서도 매우 다르다. VAP에서는 항생제 치료가 지연되면 사망률이 증가하는 것으로 밝혀졌다.[44]

2016년 ATS/IDSA 지침에서 권장하는 VAP에 대한 초기 경험적 항생제의 적용 범위는 표 50.4에서 볼 수 있다. MRSA의 유병률이 10-20% 이상인 병동 혹은 MRSA의 유병률이 알려지지 않은 중환자실에 입원한 항균제 내성의 위험 요인이 있는 환자에게는(병인 부분 참고) MRSA를 치료할 수 있는 항생제를 사용해야 한다. 두 종류의 항녹농균 제제로 경험적 치료를 시작할 때도 비슷한 사항을 고려해야 한다. 이러한 고려가 필요하지 않다면, 경험적 치료는 두 가지 제제보다는 MSSA와 P. aeruginosa를 치료할 수 있는 한 가지 활성 제제로 시작해야 한다.

메타 분석에 따르면 Vancomycin과 Linezolid는 MRSA에 대한 초기 치료에서 효과가 동등했다.[45,46] MRSA 폐렴을 치료할 때 폐 조직에서 치료 농도를 달성하기 위해 Vancomycin을 최저치(15-20 mg/L)로 사용하는 것은 문헌이 뒷받침한다.[47] 현재의 자료에 따르면, VAP에서 초기 경험적 그람 음성 치료에 한 가지 항생제를 사용했을 때와 두 가지 항생제를 사용했을 때, 사망률, 임상 반응, 부작용, 내성 같은 결과에 차이가 없었지만[28], 앞 단락에서 언급한 고려가 필요한 경우, 아직은 두 가지 항생제로 치료를 시작할 것을 권장한다. 또한, 패혈 쇼크 환자에게도 경험적 그람 음성 치료에 사용하는 두 가지 제제를 사용해야 한다.

기관 흡인물, 혈액 배양, 기관지 내시경 검체 등으로 미생물이 확인되고, 환자가 임상적으로 호전을 보인다면 항생제는 범위를 좁혀야 한다. 분리균의 항생제 감수성 패턴은 마지막으로 치료 범위를 좁히는 결정에 사용해야 한다. 지침에서는 항생제 감량은 항균 내성, 부작용, 비용 등을 줄이는데 중요하다고 제안하지만, 임상 시험은 이러한 진술이 항상 옳지는 않다는 것을 보여주었다.[48]

향후 연구에서 흥미로운 영역은 VAP에서 흡입 항생제 사용이다. 이 방법은 Aminoglycoside 계열과 Polymyxin 계열에만 감수성이 있는 그람 음성균이 있는 환자에게 전신 항생제와 같이 사용하면 이점이 있을 수도 있다.[49]

2016년 ATS/IDSA 지침에서는 VAP에 대한 항생제 치료는 장기간보다 7일 과정을 강하게 권장하고 있다.[28] 2013년의 메타 분석에서는[50] 10-15일의 장기간 항생제 사용보다 7-8일의 단기

표 50.4 경험적 MRSA 치료 및 이중 항녹농균/그람음성 치료가 필요하다고 추정되는 병동에서 임상적으로 의심되는 VAP에 권장하는 경험적 치료의 선택지

1. MRSA 활성이 있는 그람 양성 항생제	2. 항녹농균 활성이 있는 그람 음성 항생제: β-lactam 기반 제제	3. 항녹농균 활성이 있는 그람 음성 항생제: 비 β-lactam 기반 제제
Glycopeptide[a] 8-12시간마다 Vancomycin 15 mg/kg IV (중증 질환은 25-30 mg/kg의 부하 용량을 고려)	항녹농균 Penicillin[b] 6시간마다 Piperacillin-tazobactam 4.5 g IV[b]	Fluoroquinolone 8시간마다 Ciprofloxacin 400 mg IV 24시간마다 Levofloxacin 750 mg IV
Oxazolidinone 12시간마다 Linezolid 600 mg IV	Cephalosporin[b] 8시간마다 Cefepime 2 g IV 8시간마다 Ceftazidime 2 g IV	Aminoglycoside[a] 24시간마다 Amikacin 15-20 mg/kg IV 24시간마다 Gentamicin 5-7 mg/kg IV 24시간마다 Tobramycin 5-7 mg/kg IV
	Carbapenem[b] 6시간마다 Imipenem 500 mg IV[c] 8시간마다 Meropenem 1 g IV	Polymyxin[d] Colistin 5 mg/kg IV (부하 용량), 그 후 12시간마다 2.5 mg × (1.5 × CrCl + 30) IV (유지 용량) Polymyxin B 2.5-3.0 mg/kg를 하루에 두 번 나누어서 IV로 투여
	Monobactam[e] 8시간마다 Aztreonam 2 g IV	

출처: Modified from Kalil, AC, Metersky, ML, Klompas, M, Muscedere, J, Sweeney, DA, Palmer, LB, et al. Clin Infect Dis, 63, 575-82, 2016.

참고: 1번 항목에서 한 가지 그람 양성 항생제, 2번 항목에서 한 가지 그람 음성 항생제, 3번 항목에서 한 가지 그람 음성 항생제를 선택한다. 이 표에서 제안하고 있는 초기 용량은 간 기능장애 혹은 신장 기능장애가 있는 환자에서는 수정할 필요가 있다는 점을 주목한다. CrCl, 크레아티닌 청소율(creatinine clearance); MRSA (methicillin-resistant Staphylococcus aureus)

[a] 약물 농도 조정, 용량 및/또는 간격 조정이 필요.

[b] 주입 연장이 적절할 수도 있음.

[c] 체중이 70 kg 미만인 환자에서는 발작을 예방하기 위해서 용량을 줄여야 할 수도 있다.

[d] Polymyxin은 다약제 내성의 유병률이 높은 경우와 이 약물 사용에 대한 현지 전문 지식이 있는 경우를 위해 보류해야 한다. 용량은 Colistin 기반 활성을 기준으로 한다.

[e] 다른 선택지가 없는 경우, Aztreonam을 다른 β-lactam 기반 제제와 함께 보조제로 사용할 수 있다. 세균의 세포 벽 안에서 표적이 다르기 때문이다.

간 항생제 사용이 사망률, 기계 환기 기간, 중환자실 입실 기간 같은 다른 중요한 결과에 영향을 미치지 않으면서 항생제를 사용하지 않는 기간을 증가시킨다는 사실을 보여주었다.

예방

VAP로 인한 사망의 위험이 최근 수년간 상당히 감소했다는 사실은 보다 광범위한 예방 조치 사용과 적어도 부분적으로는 관련이 있다. 병원 실무에서 VAP를 방지하기 위한 몇 가지 조치가 "VAP 예방 묶음(VAP bundle)"에 포함되어 있다.[51] 일부 학자는 이 묶음에 있는 모든 조치가 반드시 효과적인 것은 아니라고 주장하면서 이러한 접근 방식을 비판했다.

VAP의 발병기전에 대한 현재의 지식을 기반으로 몇 가지 중재법이 연구되었다. 이 중 대다수는 오염된 입인두 분비물의 흡인 예방이 목적이었다. 이와 관련하여 최근 메타 분석에서는 Chlorhexidine을 이용한 입안 관리(oral care)를 연구했다.[52] 공개 연구에서는 VAP 발생률이 낮아졌다고 보고했지만, 눈가림 연구(blinded study)에서는 그렇지 못했다. 성문밑 분비물 배액은 VAP 발생을 감소시킬 수도 있지만[53], 환기기 일수와 사망률은 감소시키지 못한다.[54] VAP 예방을 위한 침상 머리 상승은 근거가 탄탄하지 않지만, 그럼에도 불구하고 이미 널리 활용되고 있는 간단한 방법이며, 환자에게 해로울 가능성은 거의 없다.[55]

흥미롭게도, 일부 저자는 VAP를 예방하기 위해 반 엎드린 자세(lateral recumbent position)를 연구했다.[52]

조기 기관절개술은 VAP 발생률을 감소시키지 못하며, 기계 환기 기간과 사망률에 영향을 미친다.[56] 최근 임상 연구에서 볼 수 있듯이, 보존적 체액 균형 전략은 VAP의 위험을 낮출 수 있다.[57]

참고 문헌

1. Bonten MJ, Kollef MH, Hall JB. Risk factors for ventilatorassociated pneumonia: From epidemiology to patient management. Clin Infect Dis 2004;38(8):1141-9.

2. American Thoracic Society, Infectious Diseases Society of America. Guidelines for the management of adults with hospital-acquired, ventilator-associated, and healthcareassociated pneumonia. Am J Respir Crit Care Med 2005; 171(4):388-416.

3. Hunter JD. Ventilator associated pneumonia. BMJ 2012;344:e3325.

4. Kollef MH. What is ventilator-associated pneumonia and why is it important? Respir Care 2005;50(6):714-21; discussion 721-4.

5. Klompas M. Complications of mechanical ventilation—The CDC's new surveillance paradigm. N Engl J Med 2013;368(16):1472-5.

6. Klompas M. Does this patient have ventilator-associated pneumonia? JAMA 2007;297(14):1583-93.

7. Chastre J, Fagon JY. Ventilator-associated pneumonia. Am J Respir Crit Care Med 2002;165(7):867-903.

8. Rello J, Ollendorf DA, Oster G, Vera-Llonch M, Bellm L, Redman R et al.

Epidemiology and outcomes of ventilatorassociated pneumonia in a large US database. Chest 2002;122(6):2115-21.

9. Magill SS, Li Q, Gross C, Dudeck M, Allen-Bridson K, Edwards JR. Incidence and characteristics of ventilatorassociated events reported to the National Healthcare Safety Network in 2014. Crit Care Med 2016;44(12):2154-62.

10. Vincent JL, Bihari DJ, Suter PM, Bruining HA, White J, Nicolas-Chanoin MH et al. The prevalence of nosocomial infection in intensive care units in Europe. Results of the European Prevalence of Infection in Intensive Care (EPIC) Study. EPIC International Advisory Committee. JAMA 1995;274(8):639-44.

11. Melsen WG, Rovers MM, Groenwold RH, Bergmans DC, Camus C, Bauer TT et al. Attributable mortality of ventilator-associated pneumonia: A meta-analysis of individual patient data from randomised prevention studies. Lancet Infect Dis 2013;13(8):665-71.

12. Melsen WG, Rovers MM, Koeman M, Bonten MJ. Estimating the attributable mortality of ventilator-associated pneumonia from randomized prevention studies. Crit Care Med 2011;39(12):2736-42.

13. Fagon JY, Chastre J, Vuagnat A, Trouillet JL, Novara A, Gibert C. Nosocomial pneumonia and mortality among patients in intensive care units. JAMA 1996;275(11):866-9.

14. Tejerina E, Esteban A, Fernandez-Segoviano P, Frutos-Vivar F, Aramburu J, Ballesteros D et al. Accuracy of clinical definitions of ventilator-associated pneumonia: Comparison with autopsy findings. J Crit Care 2010;25(1):62-8.

15. Zolfaghari PS, Wyncoll DL. The tracheal tube: Gateway to ventilator-associated pneumonia. Crit Care 2011;15(5):310.

16. Adair CG, Gorman SP, Feron BM, Byers LM, Jones DS, Goldsmith CE et al. Implications of endotracheal tube biofilm for ventilator-associated pneumonia. Intensive Care Med 1999;25(10):1072-6.

17. Mietto C, Pinciroli R, Patel N, Berra L. Ventilator associated pneumonia: Evolving definitions and preventive strategies. Respir Care 2013;58(6):990-1007.

18. Boomer JS, To K, Chang KC, Takasu O, Osborne DF, Walton AH et al. Immunosuppression in patients who die of sepsis and multiple organ failure. JAMA 2011;306(23):2594-605.

19. Morris AC, Brittan M, Wilkinson TS, McAuley DF, Antonelli J, McCulloch C et al. C5a-mediated neutrophil dysfunction is RhoA-dependent and predicts infection in critically ill patients. Blood 2011;117(19):5178-88.

20. Conway Morris A, Anderson N, Brittan M, Wilkinson TS, McAuley DF, Antonelli J et al. Combined dysfunctions of immune cells predict nosocomial infection in critically ill patients. Br J Anaesth 2013;111(5):778-87.

21. Pugin J, Auckenthaler R, Mili N, Janssens JP, Lew PD, Suter PM. Diagnosis of ventilator-associated pneumonia by bacteriologic analysis of bronchoscopic and nonbronchoscopic "blind" bronchoalveolar lavage fluid. Am Rev Respir Dis 1991;143(5 Pt 1):1121-9.

22. Papazian L, Thomas P, Garbe L, Guignon I, Thirion X, Charrel J et al. Bronchoscopic or blind sampling techniques for the diagnosis of ventilator-associated pneumonia. Am J Respir Crit Care Med 1995;152(6 Pt 1):1982-91.

23. Fabregas N, Ewig S, Torres A, El-Ebiary M, Ramirez J, de La Bellacasa JP et al. Clinical diagnosis of ventilator associated pneumonia revisited: Comparative validation using immediate post-mortem lung biopsies. Thorax 1999;54(10):867-73.

24. Bregeon F, Papazian L, Thomas P, Carret V, Garbe L, Saux P et al. Diagnostic accuracy of protected catheter sampling in ventilator-associated bacterial pneumonia. Eur Respir J 2000;16(5):969-75.

25. Luna CM, Blanzaco D, Niederman MS, Matarucco W, Baredes NC, Desmery P et al. Resolution of ventilator-associated pneumonia: Prospective evaluation of the clinical pulmonary infection score as an early clinical predictor of outcome. Crit Care Med 2003;31(3):676-82.

26. Shan J, Chen HL, Zhu JH. Diagnostic accuracy of clinical pulmonary infection score for ventilator-associated pneumonia: A meta-analysis. Respir Care 2011;56(8):1087-94.

27. Singh N, Rogers P, Atwood CW, Wagener MM, Yu VL. Shortcourse empiric antibiotic therapy for patients with pulmonary infiltrates in the intensive care unit. A proposed solution for indiscriminate antibiotic prescription. Am J Respir Crit Care Med 2000;162(2 Pt 1):505-11.

28. Kalil AC, Metersky ML, Klompas M, Muscedere J, Sweeney DA, Palmer LB et al. Executive summary: Management of adults with hospital-acquired and ventilator-associated pneumonia: 2016 clinical practice guidelines by the Infectious Diseases Society of America and the American Thoracic Society. Clin Infect Dis 2016;63(5):575-82.

29. Kollef MH, Bock KR, Richards RD, Hearns ML. The safety and diagnostic accuracy of minibronchoalveolar lavage in patients with suspected ventilator-associated pneumonia. Ann Intern Med 1995;122(10):743-8.

30. Marquette CH, Copin MC, Wallet F, Neviere R, Saulnier F, Mathieu D et al. Diagnostic tests for pneumonia in ventilated patients: Prospective evaluation of diagnostic accuracy using histology as a diagnostic gold standard. Am J Respir Crit Care Med 1995;151(6):1878-88.

31. Fagon JY, Chastre J, Wolff M, Gervais C, Parer-Aubas S, Stephan F et al. Invasive and noninvasive strategies for management of suspected ventilator-associated pneumonia. A randomized trial. Ann Intern Med 2000;132(8):621-30.

32. Muscedere J, Dodek P, Keenan S, Fowler R, Cook D, Heyland D et al. Comprehensive evidence-based clinical practice guidelines for ventilator-associated pneumonia: Prevention. J Crit Care 2008;23(1):126-37.

33. Canadian Critical Care Trials Group. A randomized trial of diagnostic techniques for ventilator-associated pneumonia. N Engl J Med 2006;355(25):2619-30.

34. Berton DC, Kalil AC, Teixeira PJ. Quantitative versus qualitative cultures of respiratory secretions for clinical outcomes in patients with ventilator-associated pneumonia. Cochrane Database Syst Rev 2012;1:CD006482.

35. Girou E, Schortgen F, Delclaux C, Brun-Buisson C, Blot F, Lefort Y et al. Association of noninvasive ventilation with nosocomial infections and survival in critically ill patients. JAMA 2000;284(18):2361-7.

36. Nourdine K, Combes P, Carton MJ, Beuret P, Cannamela A, Ducreux JC. Does noninvasive ventilation reduce the ICU nosocomial infection risk? A prospective clinical survey. Intensive Care Med 1999;25(6):567-73.

37. Torres A, Gatell JM, Aznar E, el-Ebiary M, Puig de la Bellacasa J, Gonzalez J et al. Re-intubation increases the risk of nosocomial pneumonia in patients needing mechanical ventilation. Am J Respir Crit Care Med 1995;152(1):137-41.

38. Lewis SC, Li L, Murphy MV, Klompas M, CDC Prevention Epicenters. Risk factors for ventilator-associated events: A case-control multivariable analysis. Crit Care Med 2014;42(8):1839-48.

39. Stolz D, Smyrnios N, Eggimann P, Pargger H, Thakkar N, Siegemund M et al. Procalcitonin for reduced antibiotic exposure in ventilator-associated pneumonia: A randomised study. Eur Respir J 2009;34(6):1364-75.

40. Dangerfield B, Chung A, Webb B, Seville MT. Predictive value of methicillin-resistant Staphylococcus aureus (MRSA) nasal swab PCR assay for MRSA pneumonia. Antimicrob Agents Chemother 2014;58(2):859-64.

41. Bai AD, Burry L, Showler A, Steinberg M, Ricciuto D, Fernandes T et al. Usefulness of previous methicillin-resistant Staphylococcus aureus screening results in guiding empirical therapy for S aureus bacteremia. Can J Infect Dis Med Microbiol 2015;26(4):201-6.

42. Sarikonda KV, Micek ST, Doherty JA, Reichley RM, Warren D, Kollef MH. Methicillin-resistant Staphylococcus aureus nasal colonization is a poor predictor of intensive care unit-acquired methicillin-resistant Staphylococcus aureus infections requiring antibiotic treatment. Crit Care Med 2010;38(10):1991-5.

43. Sievert DM, Ricks P, Edwards JR, Schneider A, Patel J, Srinivasan A et al. Antimicrobial-resistant pathogens associated with healthcare-associated infections: Summary of data reported to the National Healthcare Safety Network at the Centers for Disease Control and Prevention, 2009-2010. Infect Control Hosp Epidemiol 2013;34(1):1-14.

44. Iregui M, Ward S, Sherman G, Fraser VJ, Kollef MH. Clinical importance of delays in the initiation of appropriate antibiotic treatment for ventilator-associated pneumonia. Chest 2002;122(1):262-8.

45. Kalil AC, Klompas M, Haynatzki G, Rupp ME. Treatment of hospital-acquired pneumonia with linezolid or vancomycin: A systematic review and meta-analysis. BMJ Open 2013;3(10):e003912-2013-003912.

46. Kalil AC, Murthy MH, Hermsen ED, Neto FK, Sun J, Rupp ME. Linezolid versus vancomycin or teicoplanin for nosocomial pneumonia: A systematic review and meta-analysis. Crit Care Med 2010;38(9):1802-8.

47. Rybak MJ, Lomaestro BM, Rotschafer JC, Moellering RC, Craig WA, Billeter M et al. Vancomycin therapeutic guidelines: A summary of consensus recommendations from the infectious diseases Society of America, the American Society of Health-System Pharmacists, and the Society of Infectious Diseases Pharmacists. Clin Infect Dis 2009;49(3):325-7.

48. Niederman MS, Soulountsi V. De-escalation therapy: Is it valuable for the management of ventilator-associated pneumonia? Clin Chest Med 2011;32(3):517-34.

49. Tumbarello M, De Pascale G, Trecarichi EM, De Martino S, Bello G, Maviglia R et al. Effect of aerosolized colistin as adjunctive treatment on the outcomes of microbiologically documented ventilator-associated pneumonia caused by colistin-only susceptible Gram-negative bacteria. Chest 2013;144(6):1768-75.

50. Dimopoulos G, Poulakou G, Pneumatikos IA, Armaganidis A, Kollef MH, Matthaiou DK. Short- vs long-duration antibiotic regimens for ventilator-associated pneumonia: A systematic review and meta-analysis. Chest 2013;144(6):1759-67.

51. Morris AC, Hay AW, Swann DG, Everingham K, McCulloch C, McNulty J et al. Reducing ventilatorassociated pneumonia in intensive care: impact of implementing a care bundle. Crit Care Med 2011;39(10):2218-24.

52. Klompas M, Speck K, Howell MD, Greene LR, Berenholtz SM. Reappraisal of routine oral care with chlorhexidine gluconate for patients receiving mechanical ventilation: Systematic review and meta-analysis. JAMA Intern Med 2014;174(5):751-61.

53. Damas P, Frippiat F, Ancion A, Canivet JL, Lambermont B, Layios N et al. Prevention of ventilator-associated pneumonia and ventilator-associated conditions: A randomized controlled trial with subglottic secretion suctioning. Crit Care Med 2015;43(1):22-30.

54. Caroff DA, Li L, Muscedere J, Klompas M. Subglottic secretion drainage and objective outcomes: A systematic review and meta-analysis. Crit Care Med 2016;44(4):830-40.

55. Klompas M. Potential strategies to prevent ventilatorassociated events. Am J Respir Crit Care Med 2015;192(12):1420-30.

56. Wang F, Wu Y, Bo L, Lou J, Zhu J, Chen F et al. The timing of tracheotomy in critically ill patients undergoing mechanical ventilation: A systematic review and meta-analysis of randomized controlled trials. Chest 2011;140(6):1456-65.

57. Mekontso Dessap A, Katsahian S, Roche-Campo F, Varet H, Kouatchet A, Tomicic V et al. Ventilator-associated pneumonia during weaning from mechanical ventilation: Role of fluid management. Chest 2014;146(1):58-65.

PART 16

발달 장애

51 성인의 발달 장애   634
Andrew Bush

성인의 발달 장애

ANDREW BUSH

도입

만성 폐쇄 폐 질환 같은 성인 질환으로 이어지는, 어린 시절에 발생한 사건의 중요성이 점점 더 강조되고 있다. 또한, 전 연령대에 걸쳐있는 질환도 많이 있다. 이번 장은 성인기에 발생하는 질환의 발달 측면, 특히 기도 질환, 조산의 결과, 선천 흉부 기형(congenital thoracic malformation, CTM), 사이질 폐 질환(interstitial lung disease, ILD)의 발달 측면에 중점을 두고 있다.

일반 원칙

소아과 지식이 호흡기내과 의사에게 중요한 이유

소아 호흡기 의학의 지식은 성인 호흡기내과 의사에게 점점 더 중요해지고 있다(표 51.1). 안타깝게도, 성인 호흡기내과 의사가 환자에게 어린 시절의 일에 대해 질문하는 일은 거의 없다.

질병의 발달 측면: 소아과의 문제 그 이상

건강과 질병에서 폐 성장과 노화의 궤적도 중요하다. 연령에 따른 폐활량 검사의 정상 변화는 GLI (Global Lung Initiative)의 자료에 가장 잘 설명되어 있다(그림 51.1, http://www.lungfunction.org).[1] 이 자료에서는 건강한 비흡연자 74,187명의 자료(55.3%가 여자)를 통합하여 3세에서 95세 사이의 정상 하한을 포함한 다민족 참조 방정식을 도출했다. 일련의 중복되는 출생 집단에 따르면 처음 4년에서 6년 사이가 주요 발달 기간이며, 그 이후에는 일반적으로 폐활량 검사에서 따라잡을 수 없는 성장은 거의 없다. 다양한 요인의 조합 때문에 호흡 장애로 이어지는 폐활량 검사의 문턱값(threshold)을 조기에 넘어설 수도 있다.

1. 오염물질 노출이나 임신 중 흡연 같은 산전 사건 때문에 아기가 기류 폐쇄를 가지고 태어난다.

2. 예를 들어, 천식이나 대기 오염 때문에 소아기 폐 성장이 감소한다. 산전 장애와 소아기 성장 장애의 조합은 폐활량 검사에서 정상 정점(normal plateau)에 도달하지 못한다는 것을 의미한다.

3. 성인에서 폐 노화는 점점 빨라진다. 소아기 쌕쌕거림 질환(wheezing disease)은 폐활량 검사에서 점점 빨라지는 감소와 관련이 있을 수도 있다.

따라서, 10대의 폐활량 검사에서 상대적으로 사소한 감소로 보이는 것이 나이가 들어감에 따라 점점 더 중요해질 수 있다. 게다가 1초간 노력 날숨량(FEV₁)/노력 폐활량(FVC) 비율이 50%로 고정된 10대는 성인기에도 계속해서 기류 폐쇄가 남을 것이다.

소아 기도 질환: "천식" 그 이상

안타깝게도, "천식"이라는 오래된 포괄적인 용어는 소아과에서 매우 부정확하게 사용되기 때문에, "천식"이 있는 10대를 성인 진료로 전환할 때 비판적으로 재평가해야 한다.

1. 기록된 비정상 호흡음이 정말 쌕쌕거림인가? 쌕쌕거림을 직접 들어보았는가?

2. 비정상 호흡음이 진단되지 않은 큰 기도 폐쇄 혹은 다른 특정 진단 때문일 가능성은 없는가?

3. 기도의 병리생물적 구성요소는 무엇인가? 고정 및 가변 기류 폐쇄, 감염이나 염증의 특성 등(표 51.2). 이는 치료에 영향을 미친다.

이는 특히 후기 성인기에 증상과 고정 기류 폐쇄가 있는 환자에게 중요하다. 물론 만성 폐쇄 폐 질환, 더 정확하게는 조기 기류 폐쇄는 흡연력이 긴 환자에서 가장 흔하다. 그러나, 폐쇄 세기관지염 같은 흡연의 결과와 조산은 모두 FEV₁/FVC 비율이 감소하지만, 모두 같은 방식으로 치료해야 한다고 가정하는 것은 잘못이다. 이는 증상과 FEV_1/FVC 비율이 70% 미만인 모든 환자를 동일한 "만성 폐쇄 폐 질환"이라는 테두리로 묶어야 한다는 인식체계에 문제를 제기한다.

표 51.1 소아과 지식이 성인 호흡기내과 의사에게 중요한 이유

- 낭성 섬유증, Duchenne 근 디스트로피 같은 전통적인 소아과 질환이 있던 소아가 이제는 생존하여 성인이 되었다.
- 특히 소아기 초기의 고용량 Prednisolone 치료는 성인기의 폐 건강에 영향을 미칠 수도 있다.
- 의료 발전으로 인해 새로운 호흡기 문제가 발생하고 있다. 예: 조산의 생존자
- 성인에게도 "소아과" 질환이 있을 수 있다.
- 보다 넓은 가족 구성원의 소아기 사건에 관한 정보는 중요한 진단 단서를 제공할 수도 있다.
- 만성 폐쇄 폐 질환의 본질처럼, 소아기 질환은 성인 질병의 개념에 문제를 제기할 수도 있다.

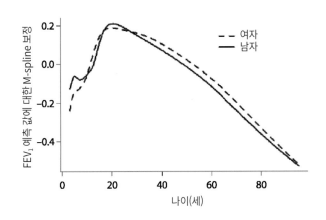

그림 51.1 GLI (Global Lung Initiative)에서 통합한 2.5세에서 95세 사이의 FEV_1 변화 자료를 나타내는 곡선(From Quanjer, PH, Stanojevic, S, Cole, TJ, Baur, X, Hall, GL, Culver, BH, Enright, PL, Hankinson, JL, Ip, M.S., Zheng, J, Stocks, J, ERS Global Lung Function Initiative, Eur Respir J, 40, 1324-1343, 2012.)

조산의 결과

임상 사례 1 - 문제

23세 남자 환자가 호흡기 검사를 위해 입원했다. 예리한 전공의는 평소보다 더 철저하게 병력을 청취했으며, 환자가 임신 26주에 태어났으며, 출생체중은 720 g, 신생아 중환자실에 6주 동안 있었던 사실을 확인했다. 환자는 현재 여자친구와 동거 중이며 정보기술 분야에서 정규직으로 일하고 있었다. 추가 검사에서 FEV_1/FVC 비율은 52%였으며, CT 영상은 매우 비정상이었다(그림 51.2). 이는 출생과 관련이 있는가? 환자에게 어떻게 설명할 것인가?

이러한 문제의 본질은 신생아 중환자 치료가 변화함에 따라 변하고 있다. 소위 오래된 기관지폐 형성이상(bronchopulmonary dysplasia, BPD)은 표면활성물질(surfactant)이 생성되기 전에 비교적 높은 압력과 느린 속도로 환기를 한 신생아에게서 관찰되며, 폐쇄 기도 질환이 특징이다. 산전 스테로이드, 산후 표면활성물질의 개발, 빠른 속도와 낮은 압력을 적용하는 환기 덕분에 출생 체중이 500 g 미만인 이전보다 더 작은 신생아도 이제는 생존할 수 있지만, 폐포 발달은 멈추기 때문에 폐 형성저하증이 나타나게 되었다. 성인 호흡기내과 의사에게 어려운 점은 오래된 BPD의 결과가 거의 인정되지 않는다는 맥락에서 새로운 BPD 생존자에 관한 새로운 지식을 배워야 할 수도 있다는 점이다. 이 아주 작은 생존자 중 대다수는 아직 성인이 되지 않았다. 조산에서 살아남은 신생아에서 중요한 문제는 표 51.3에 요약되어 있다.

여러 연구에 따르면 조산의 생존자는 FEV_1/FVC 비율이 감소하며, 대다수는 다양한 기류 폐쇄가 있다. 날숨 응축물(exhaled breath condensate)을 이용한 한 연구에서는 산화 스트레스가 있다고 보고했지만, 날숨 온도와 날숨 산화 질소를 측정했을 때 기도 염증은 없었다. 따라서, 이러한 환자에게는 치료에 이점이 있는 아토피 천식 같은 다른 기도 질환이 없는 한, 흡

표 51.2 소아 쌕쌕거림 질환의 표현형

질병	염증?	가변 기류 폐쇄?	고정 기류 폐쇄?	감염?	치료
여러 유발요인으로 인한 쌕쌕거림	호산구	있음, 기관지수축	+/-	바이러스 및 세균 유발요인	흡입 스테로이드, 기관지 확장제
낭성 섬유증, 1차 섬모 운동이상증	중성구	있음, 점액 폐쇄	일반적으로 있음	세균 우세	항생제, 점액용해제, 기도 청소
단편적인 바이러스 쌕쌕거림	비 만성	있음, 기관지수축	+/-	바이러스 및 세균 유발요인	기관지 확장제
폐쇄 세기관지염	없음	없음	있음	없음	지지 요법
낫적혈구 빈혈	없음	없음	있음	알려진 바 없음	지지 요법
조산 후	없음	있음, 기관지수축	있음	알려진 바 없음	기관지 확장제
NEHI로 인한 쌕쌕거림	없음	있음, 기관지수축	있음	알려진 바 없음	기관지 확장제

참고: 소아에서 천식 유발 경로는 다양하기 때문에 경로에 따라 다르게 접근해야 한다. NEHI, 소아의 신경내분비 세포 증식(neuroendocrine cell hyperplasia of infancy). 소아의 신경내분비 세포 증식 부분을 참고.

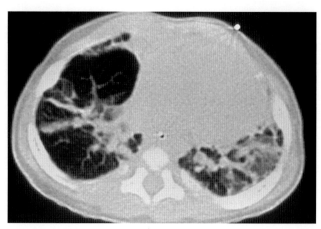

그림 51.2 폐 파괴 부위와 과다 팽창 부위의 조합, 무기폐, 거친 섬유화 띠를 보여주는 조산에서 살아남은 환자의 CT 영상

표 51.3 성인 호흡기내과 의사에게 조산이 중요한 이유

- 조산은 전 세계의 많은 지역에서 증가하고 있는 문제다.
- 기관지폐 형성이상 생존자의 본질은 신생아 집중 치료가 진보함에 따라 변하고 있다.
- 중재가 필요하지 않은 조산의 생존자라도 지속하는 기류 폐쇄가 있다.
- 최대 임신 37주에서 38주까지 만삭이 지나서 출생한 신생아에게도 지속 기류 폐쇄가 있을 수 있으며, "천식" 부담이 증가한다.
- 성인이 된 조산의 생존자는 지속 기류 폐쇄가 있으며, 호흡기 이환율이 증가한다.
- 기관내 삽관 때문에 발생하는 성문밑 협착, 열린 동맥관(patent ductus arteriosus, PDA) 수술로 인한 되돌이 후두 신경 손상 같은 큰 기도 폐쇄의 호흡기 원인을 기억한다.

입 코르티코스테로이드 치료는 근거가 없다. 이러한 환자의 폐 노화 속도에 대해서는 알려진 바가 없다.

임상 사례 1 - 해답

호흡기 감염으로 인한 입원 위험 증가, 비정상 영상 소견, 조기 기류 폐쇄 등은 환자의 출생과 매우 관계가 높다. 환자에게 매년 인플루엔자를 포함한 완전한 예방접종, 가능한 담배 연기, 직업 오염물질과 기타 오염물질에 대한 노출 회피, 운동을 포함한 건강한 생활 방식 같은 일반적인 호흡기 관리 방법을 조언해야 한다. 아토피의 근거가 없는 한 흡입 코르티코스테로이드는 처방하지 않아야 하며, 명백한 치료 이점이 없는 이상 기관지 확장제도 처방하지 않아야 한다. 환자는 분명히 조기 호흡기 장애가 발생할 위험이 있으며, 추적 관찰해야 한다.

다른 문제는 조산이 기도 이외에도 영향을 미칠 수 있다는 점이다. 뼈 질환, 신경발달 장애, 미숙아 망막병증으로 인한 실명, 신장 질환을 포함한 중요한 동반 질환이 나타날 수 있다. 안타깝게도, 이러한 환자를 위한 통합 성인 의료 서비스는 없다.

선천 흉부 기형

임상 사례 2 - 문제

임신 20주에 시행한 산전 기형 검사에서 세로칸 변위를 동반한 큰 낭성 선천 흉부 기형을 확인하였다. 순차 검사에서 덩이는 크기가 줄어들었다. 태아는 만삭으로 태어났으며, 건강하게 잘 자랐다. 흉부 방사선 사진 및 고해상도 CT에서 선천 낭성 기형을 확인할 수 있었으며(그림 51.3), 환아는 3세에 폐엽 절제술을 받았다. 환아는 그 후에도 별 문제없이 성장했다. 환자는 27세에 진료소에 방문하였고, 자신이 임신하면 태아에게 같은 상태가 나타날 가능성이 있는지 질문했다. 병리과 전문의는 슬라이드를 검토한 다음 이 병변을 가슴막폐모세포종(pleuropulmonary blastoma)으로 변할 수 있는 전암 병변으로 재분류해야 한다고 판단했다. 환자에게 어떻게 설명할 것인가?

선천 흉부 기형(congenital thoracic malformation, CTM)은 임상적 혹은 병리학적으로 정의할 수 있다(표 51.4). 그러나 절제한 기형 조직에서는 다른 병리 소견도 흔하기 때문에, 일반 용어인 선천 흉부 기형이 바람직한 용어다. 성인에서 문제는 (1) CTM을 치유한 환자의 관리, (2) 치료가 보존적이거나 불완전한 수술 절제로 인해 여전히 기형이 있는 환자의 관리, (3) 성인기에 처음으로 기형이 발견된 환자의 관리 등이 있다.

CTM의 유병률은 판단하기 어렵다. 캐나다의 인구 자료에서는 1만 2천명당 1건으로 추정된다. 병리학 전문의는 선천 낭성 샘종모양 기형(congenital cystic adenomatoid malformations, CCAM), 기관지 폐쇄증(bronchial atresia), 선천 낭종 등으로 기술하지만, 이는 별개의 질병명이 아니며 같은 CTM에서도 2-3가지 병리학적 특징이 공존할 수 있다.

소아기 초기의 폐엽 절제술은 장기적인 영향이 거의 없으며,

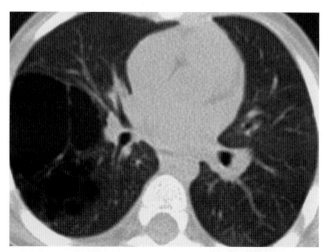

그림 51.3 다낭성(multicystic) CTM을 보여주는 CT 영상. 폐엽 절제술로 치료하였다.

표 51.4 선천 흉부 기형의 병리학적 분류

선천 낭성 샘종모양 기형	0형 - 신생아 시기에 치명적 1형 - 지름이 2 cm 이상인 큰 낭종, 일반적으로 단일 폐엽을 침범하며, 드물게 세기관지 세포 암종과 중복 2형 - 여러 개의 작은 낭종, 다른 선천 기형과 관련 3형 - 고형 병변, 일반적으로 남아에게 많으며, 폐엽 전체를 침범하며 주변 폐를 압박 4형 - 폐 주변부의 벽이 얇은 낭종이며, 일반적으로 여러 개의 방을 형성. 이 병변과 1형 폐 모세포종 사이에 다양한 질환이 있을 수 있다.
폐엽 분리증	엽내 - 더 흔하며, 폐 안, 특히 좌하엽에 있는 경우가 많다. 선천 이상과 관련이 있을 수 있다. 엽외 - 좌하엽과 가로막 사이에 위치한 경우가 가장 많으며, 자체 가슴막 구성을 지니고 있다. 15%는 복부에 발생한다.
기관지 폐쇄증	일반적으로 다른 낭성 선천 흉부 기형과는 병리 소견으로만 구별할 수 있다.
선천 낭종	기관지 - 벽에 연골을 함유 식도 - 벽내, 편평 혹은 호흡 상피 위장 - 위 혹은 장 점막
선천 거대 과투과 폐엽 (선천 폐엽 폐기종)	신생아 시기에 증상이 있는 경우만 절제가 필요하며, 그 외에는 필요하지 않다.

더 광범위한 절제가 필요한 경우는 매우 드물다. 일부 드문 사례에서만 척주옆굽음증이나 가슴벽 기형이 남으며, 이는 보편적인 방법으로 관리해야 한다. 무증상 CTM에서 합병증이 발생할 위험에 관한 자료는 없다. 전반적으로 신생아기에 수술을 받지 않은 환자에게 합병증이 발생할 위험은 3-5%이며, 이 수치가 소아에서 가장 좋은 추정치다. CTM을 절제하지 않고 소아기를 보낸 환자는 합병증이 발생하지 않는 한, 성인이 되어도 수술이 필요할 가능성은 거의 없다. CTM에서 합병증은 의심할 여지없이 발생하지만, 합병증이 성인기에 나타날 위험에 관한 자료는 없다.

합병증은 드물지만, 주로 발생할 가능성이 높은 합병증에는 감염(그림 51.4), 출혈, 기흉, 공기 색전, 악성 변형 등이 있다. 마지막에 언급한 악성 변형이 가장 우려되지만, 실제로 이런 사례는 매우 드물다. 양쪽 CTM이 있는 환자, 소아 암의 가족력이 있는 환자, 특히 Wilms 종양(Wilms' tumor) 혹은 속질모세포종(medulloblastoma)의 가족력이 있는 환자 등이 위험이 높다. 절제한 CTM 부위로부터 먼 곳에서 암이 발생한 사례가 보여주듯이, CTM을 절제해도 이 위험은 사라지지 않는다. 이러한 소아가 성인이 되었을 때, 최적의 추적 관찰 방법과 감시 방법은 알려진 바가 없다.

임상 사례 2 - 해답

상당히 어렵다! 새로 발견한 소견을 환자에게 숨길 수 없지만, 완전 절제 후 몇 년이 지난 다음에 암이 재발할 위험은 실제로는 매우 낮다. 다른 가족력이 없다면, 환자의 아기에게 같은 문제가 발생할 가능성은 증가하지 않는다.

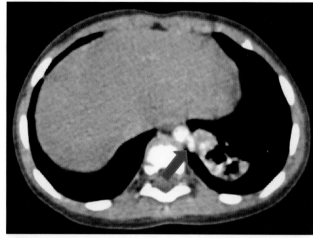

(a)

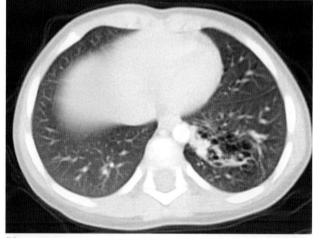

(b)

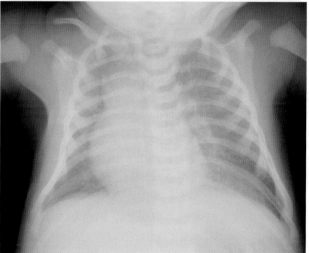

(c)

그림 51.4 CTM에서 발생한 감염. (a) 좌하엽의 다낭성 CTM을 보여주는 CT 영상. 대동맥폐동맥 곁가지(aortopulmonary collateral, 화살표)를 주목한다. (b) 고형 구성요소가 포함된 다낭성 기형을 보여주는 폐 창. (c) 기형과 같은 부위에 발생한 좌하엽 폐렴을 보여주는 후속 흉부 방사선 사진. 환아는 그 후 폐엽 절제술을 받았다.

사이질 폐 질환

이는 소아에서 드물며, 추정 유병률은 다양하지만 10만 명당 약 1건이며, 원인은 200가지 이상이다. 성인기에서 특히 중요한 원인은 소아의 신경내분비 세포 증식(neuroendocrine cell hyperplasia of infancy, NEHI)과 표면활성물질 단백질(surfactant protein, SP) 대사 장애다.

소아의 신경내분비 세포 증식

이는 생애 초기에 호흡 장애로 나타나며, 고해상도 CT에는 전형적인 모양이 나타난다. 폐 생검을 시행했다면, 원위부 기도에서 증가한 봄베신(bombesin) 양성 세포가 유일한 비정상 소견이다(그림 51.5).[2] 장기간 산소 치료가 필요할 수 있지만, 일반적으로 성인기에 들어서기 훨씬 전에 완화된다. 이러한 소아에게는 기관지 확장제에 가역성이 있는 폐쇄 기도 질환이 남게 되지만, 호산구 염증은 없다. 이 질환이 성인기에서 어떻게 진화하

는지는 알려진 바가 없다.

표면활성물질 단백질 이상

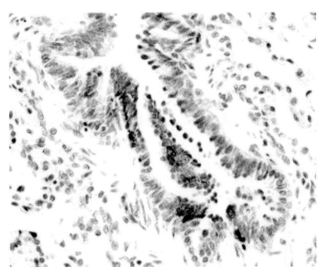

그림 51.5 빠른 호흡이 있는 환아에서 시행한 폐 생검. 폐 구조는 거의 정상이지만, 기도 내부에 과도한 봄베신(bombesin) 양성 세포가 있다. (From Yancheva SG, Velani A, Rice A, Montero A, Hansell DM, Koo S, Thia L, Bush A, Nicholson AG, Histopathology, 67, 501-8, 2015.)

> **임상 사례 3**
>
> 1964년, 근친 결혼이 아닌 건강한 부모의 5번째 아이로 태어난 건강한 영아가 저산소혈증과 호흡 곤란으로 상태가 나빠졌다. 병력은 주목할 만했다. 친척 중 2명이 "Hamman-Rich 증후군"으로 생후 1년 째에 사망했기 때문이다. 환아는 백일해와 유사한 질병이 발병하기 전까지 몇 년 동안 산소에 의존했지만, 모두가 놀랄 정도로 산소가 필요없게 되었고 완전히 회복했다. 이제 성인이 된 소녀는 폐 기능이 정상이며, 건강한 아이를 출산했다. 환자의 사촌은 태어날 때부터 산소 의존도가 높은 아기를 출산했고, 이 아기는 5세 때 폐 이식을 받았다. 환자의 오빠는 50대에 사이질 폐 질환이 발병했으며, 역시 폐 이식을 받았다. 이 사례에서 공통 특징은 표면활성물질 단백질 C 돌연변이이며, 이는 매우 다양한 표현형을 나타낸다.

표면 활성 단백질은 Sp-B와 Sp-C며, Sp-A와 Sp-D는 선천 면역과 관련된 콜렉틴 계(collectin family)의 일부분이다. ABCA3 (ATP-binding cassette subfamily A member 3)는 표면활성물질의 전사 후 과정에서 중요하며, TTF-1 (thyroid transcription factor 1)은 3가지 유전자(Sp-B, Sp-C, ABCA3) 모두의 전사 인자다(표 51.5). 과립구 대식 세포 집락 자극 인자(granulocyte macrophage colony stimulating factor, GM-CSF)는 폐포 공간에서 표면활성물질을 제거할 때 중요하다. 주로 성인기에 나타나는 GM-CSF 자가항체 질환과 비교하여 GM-CSF 수용체(GM-CSFR)의 α 사슬 및 β 사슬에 발생한 돌연변이는 소아기에 발현하는 폐포 단백질증(pulmonary alveolar proteinosis)을 유발한다. Sp-B 유전자 돌연변이는 일반적으로 만삭아에서 계속해서 진행하는 호흡 부전 및 사망으로 나타난다. Sp-C 돌연변이, ABCA-3 돌연변이, 그리고 Nkx2라고도 하며, 뇌-갑상샘-폐 증후군과 관련이 있는 TTF-1 돌연변이는 어느 연령대에서나 나타날 수 있으며, 특히 Sp-C 돌연변이가 있

표 51.5 표면활성물질 경로에 있는 유전자에 발생한 돌연변이의 양상

돌연변이	Sp-B	Sp-C	ABCA3	TTF-1
유전	상염색체 열성	상염색체 우성	상염색체 열성	상염색체 우성
염색체	2	8	16	14
알려진 돌연변이	30가지 이상, 가장 흔한 유형은 121ins2	30가지 이상	150가지 이상	20가지 이상
발현 나이	신생아 시기	모든 연령대 일부 "성인 전용" 돌연변이도 보고됨	모든 연령대	모든 연령대
관련 특징	알려진 바 없음	알려진 바 없음	오목 가슴과 관련 있을 수 있다.	뇌 및 갑상샘 질환, 그러나 폐 질환이 유일한 양상일 수도 있다.
예후	모두 생애 초기에 치명적	장기간 안정적일 수 있다.	장기간 안정적일 수 있다.	장기간 안정적일 수 있다.

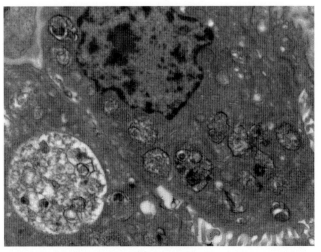

그림 51.6 표면활성물질 단백질 돌연변이의 특징인 매우 비정상적인 층판체를 보여주는 전자 현미경 사진. 환자는 표면활성물질 단백질 B 돌연변이로 사망했다.

는 가족의 친척에서 나타난 사례가 보고된 적이 있다. 양상은 발달에 따라 달라진다. 소아에서는 일반적으로 폐포 단백질증으로 나타나는 반면, 성인에서는 보통 사이질 폐렴과 유사한 양상을 볼 수 있다. 일반적으로 Sp-C, ABCA3, TTF-1 돌연변이는 거의 모든 조직 패턴으로 나타날 수 있다. 진단에 중요한 단서는 전자현미경에서 볼 수 있는 층판체(lamellar body) 이상이다(그림 51.6). 따라서, 자세한 가족력은 성인 사이질 폐 질환을 검사할 때 필요하다. 이러한 유전 장애는 특별한 치료법이 없다.

요약 및 결론

소아 폐 질환과 성인 폐 질환이라는 잘못된 분류를 타파해야 한다. 전문 분야 사이에 공통점이 증가하고 있으며, 전문 분야 사이의 긴밀한 협력은 이점이 될 수 있다.

참고 문헌

1. Quanjer PH, Stanojevic S, Cole TJ, Baur X, Hall GL, Culver BH, Enright PL, Hankinson JL, Ip MS, Zheng J, Stocks J; ERS Global Lung Function Initiative. Multi-ethnic reference values for spirometry for the 3-95-yr age range: The global lung function 2012 equations. Eur Respir J, 2012;40:1324-43.

2. Yancheva SG, Velani S, Rice A, Montero A, Hansell DM, Koo S, Thia L, Bush A, Nicholson AG. Bombesin staining in neuroendocrine cell hyperplasia of infancy (NEHI) and other childhood interstitial lung diseases (chILD). Histopathology 2015;67:501-8.

PART 17

폐외 질환의 호흡기 양상

52 골수 이식과 혈액 질환   642
Chloe Anthias and Michael N. Potter

53 뼈대 장애와 신경근육병   653
Anita K. Simonds

54 심혈관 질환   660
Resham Baruah and Rakesh Sharma

55 폐 신장 증후군   680
Aron Chakera and Chris O'Callaghan

골수 이식과 혈액 질환

CHLOE ANTHIAS AND MICHAEL N. POTTER

혈액암

분류

혈액암은 전체 암 중에서 약 10%를 차지하며, 2008년 WHO (World Health Organization) 기준에 따라 분류한다. 이는 기원, 통합 임상, 형태학, 면역표현형, 유전 특징에 따라 진단을 정의한다. 기원에 따른 흔한 혈액암은 그림 52.1에서 확인할 수 있다.

혈액암의 임상 양상

표 52.1에서 볼 수 있듯이, 임상 양상에 따라 크게 급성으로 나타나는 질환과 보다 천천히 발현하는 질환으로 나눌 수 있다. 급성 백혈병, 고등급 림프종 같은 급성으로 나타나는 질환은 며칠에서 수주 안으로 치료가 필요하다. 천천히 발현하는 질환의 예로는 저등급 림프종이 있으며, 수개월에서 수년 동안 치료가 필요하지 않을 수도 있지만, 치료하면 완화/재발 과정을 보이는 경향이 있다.

혈액암의 호흡기 합병증

혈액암 환자에서 호흡기 합병증은 이환율과 사망률의 주요 원인이며, 원인에 따라 감염과 비감염으로 나눌 수 있다.

혈액암의 감염 합병증

혈액암 및 이에 대한 치료는 흔히 백혈구 감소증과 현저한 면역 억제를 유발한다. 따라서, 감염은 혈액암 치료의 가장 흔한 합병증이다.

질병 및 그 치료에서 발생하는 면역결핍 유형이 가능성 높은 병원체를 결정한다. 치료 중 많은 환자에게 명백한 패혈증이 나타나며, 항생제 치료는 일반적으로 경험적 요법으로 시작하기 때문에, 이를 이해하는 것이 중요하다.

T-세포 결함	급성 림프모구 백혈병 림프종, 특히 호지킨 림프종
B-세포 결함	다발 골수종 만성 림프구 백혈병
중성구감소	급성 백혈병 골수형성이상 증후군

혈액암이나 조혈세포 이식 환자에서 호흡기 억제가 있을 때의 진단 접근법

- 혈액 배양
- 많은 환자에서 마른 가래가 나타나기 때문에, 가능한 경우, 가래 현미경 배양 및 감수성 검사.
- 지역사회 호흡기 바이러스에 대한 면역형광검사 혹은 다중 중합효소 사슬 반응(polymerase chain reaction, PCR)을 위한 양쪽 코인두 및 목구멍 면봉채취 혹은 코인두 흡인.
- 침습 곰팡이 감염의 위험이 있는 경우, 갈락토만난(galacto-mannan) 항원 검사
- 침습 곰팡이 감염의 위험이 있는 경우, β-D-글루칸 분석.
- Alemtuzumab으로 치료한 경우나 동종이계 조혈세포 이식의 수용자(recipient)인 경우, 거대세포 바이러스 PCR.
- 소변 Legionella
- 흉부 방사선 사진
  - 추가 검사의 길잡이가 되고 비호흡기 원인을 배제하는데 도움이 되지만, 호흡기 질환의 특정 진단은 거의 내릴 수 없다.
- 흉부 고해상도 CT 영상
  - 일반적으로 72시간 이내에 광범위 항생제에 반응하지 않는 중성구 감소증 환자에게 시행한다.
  - 급성 백혈병이나 조혈세포 이식을 위한 집중 화학 요법을 시행하는 환자에서, 고해상도 CT 영상은 폐렴의 감지에 있어서 매우 높은 민감도와 음성 예측치를 가지지만, 특정 패턴이 진단에 도움이 되는 일은 거의 없다.
- 기관지 내시경 및 기관지폐포 세척
  - 환자가 빠르게 악화되는 경우가 많으며, 기관내 삽관을 할 때까지 방치할 경우 견디지 못하는 경우가 많으므로 조기 고려가 반드시 필요하다.
  - 비감염 병인이 의심되는 경우 폐쇄 패턴과 제한 패턴을 감별하기 위한 폐 기능 검사를 위해 평가해야 한다.

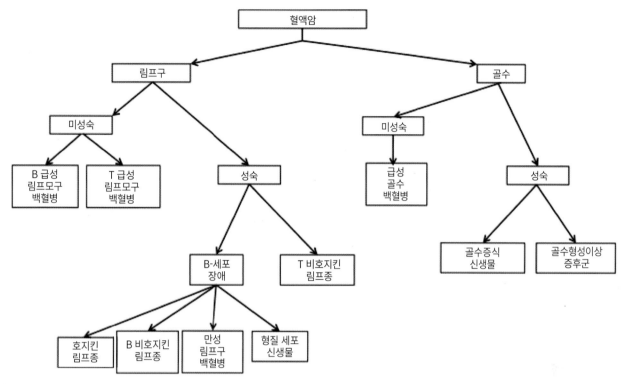

그림 52.1 기원에 따른 흔한 혈액암의 분류

권장하는 기관지폐포 세척액 분석:

1. 그람 염색, 곰팡이 염색, 항산균(acid fast bacilli) 염색
2. 세균, 곰팡이, 마이코박테리아 배양
3. 바이러스 면역형광검사 및 배양: 호흡기 세포융합 바이러스(respiratory syncytial virus, RSV), 파라인플루엔자(parainfluenza), 아데노바이러스(adenovirus), 인플루엔자(influenza) A와 B
4. 거대세포 바이러스(cytomegalovirus, CMV) 및 아데노바이러스 PCR
5. *Pneumocystis jirovecii* 분석
6. 갈락토만난(galactomannan) 항원
7. 세포 검사

혈액암의 비감염 합병증
폐 백혈병 침윤

폐 백혈병 침윤(pulmonary leukemic infiltration)은 급성 림프구 백혈병보다 급성 골수 백혈병에서 더 흔하며, 항상 그런 것은 아니지만, 일반적으로 백혈구과다증가(hyperleukocytosis)와 관련이 있다. 발열을 동반한/동반하지 않은 진행하는 저산소증이 나타나며, 폐렴이나 폐 부종과 유사한 양상을 보인다. 영상에서는 광범위한 간유리 음영, 기관지혈관 다발의 두꺼워짐, 두드러진 폐동맥 등을 볼 수 있다. 치료로는 신속한 화학 요법 시작과 필요에 따른 호흡기 지지 제공 등이 있다. 환기기가 필요한 경

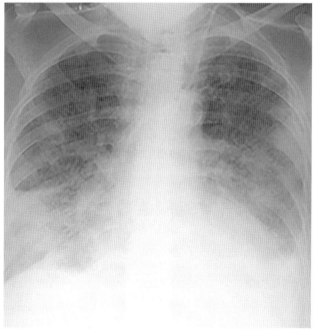

그림 52.2 폐 백혈병 침윤을 보여주는 새롭게 급성 골수 백혈병을 진단받은 저산소증 환자의 흉부 방사선 사진.

우는 예후가 극도로 나쁘다(그림 52.2).

폐 백혈구 울혈

백혈구 울혈(leukostasis)은 미세혈관 순환에서 비정상 백혈구의 응집형성(sludging) 때문에 발생하며, 일반적으로 폐, 중추

신경계, 심혈관계에 영향을 미친다. 항상 백혈구과다증가와 관련이 있다는 점에서 백혈병 침윤과는 다르다. 다시 한번 언급하지만, 일반적으로 백혈구 수가 50×10^9/L (50,000/μL) 이상인 급성 골수 백혈병에서 주로 볼 수 있으며, 특히 골수단핵구(myelomonocytic), 단핵구(monocytic) 혹은 변형 급성 전골수세포 백혈병(variant acute promyelocytic leukemia) 같은 아형에서 주로 볼 수 있다. 드물게는 백혈구 수가 200×10^9/L (200,000/μL) 이상인 급성 림프구 백혈병이나 만성 림프구 백혈병에서도 나타날 수 있다.

임상 양상은 다음과 같다:

- 중추 신경계 증상: 두통, 혼란, 의식 수준 감소, 망막 출혈, 뇌내 출혈
- 심혈관계 증상: 심근경색 혹은 심장 과부하
- 지속발기증(priapism)

치료는 화학 요법이나 백혈구 성분채집술(leukapheresis)을 이용한 긴급 세포수감소(cytoreduction)다.

폐 색전증

많은 혈액암에서 혈전 합병증보다는 출혈 합병증이 더 큰 위험 요인이지만, 광범위한 중심 정맥 도관(central venous catheters,

표 52.1 흔한 혈액암의 임상 양상 및 치료 선택지

	발병률	핵심 임상 양상	치료
급성 백혈병 급성 골수 백혈병(AML)	5/100,000, 나이가 들수록 발병률 증가	말초 혈액 혈구감소증 백혈구 과다증가(드묾)	유도 화학 요법, 그 후 추가 화학요법 (± 유지 화학 요법) 혹은 동종이계 조혈 세포 이식을 통한 "강화 요법"
급성 림프모구 백혈병(ALL)	1/100,000, 정점은 5세 미만과 40세 이상		
골수형성이상 증후군(MDS)	2/100,000, 나이가 들수록 발병률 증가	말초 혈액 혈구감소증 이전 방사선 요법/화학 요법 때문에 발생할 수도 있다. 느린 진행에서부터 AML로 빠른 진행까지 다양한 임상 변이	저위험 - 경과 관찰 중위험 혹은 고위험 - 화학 요법 고위험 환자 중 적합한 환자의 경우 동종이계 조혈 세포 이식
고등급 비호지킨 림프종 광범위 거대 B-세포 림프종 Burkitt 림프종 말초 T-세포 림프종	9/100,000	무통 림프절병증 야간 발한 체중 감소 질병 부위와 관련된 증상	화학 요법 ± 표적 요법 ± 방사선 요법 고위험/재발 환자의 경우, 자가 조혈 세포 이식 치료 내성이 매우 강한 질병이 있는 소수 환자의 경우, 동종이계 조혈 세포 이식
호지킨 림프종 4가지 아형 결절 경화형이 가장 흔하다	2.5/100,000 두봉우리 분포: 첫 고점은 20-24세, 두 번째 고점은 중년 후기	무통 림프절병증 (환자 중 70%, 일반적으로 목) 세로칸 덩이 형태로 나타날 수도 있다. 야간 발한 체중 감소	화학 요법 ± 방사선 요법 (치유 비율 >80%) 재발: 구조 화학 요법 혹은 표적 치료 + 자가 조혈 세포 이식 치료 내성이 매우 강한 질병이 있는 소수 환자의 경우, 동종이계 조혈 세포 이식
저등급 비호지킨 림프종 소포 림프종 림프형질세포 림프종	11/100,000, 나이가 들수록 발병률 증가	느리게 자라는 림프절병증, 간비장 비대 말초 혈액 혈구감소증	대부분의 경우 경과 관찰 치료가 필요한 경우, 보편적 화학 요법 + 단클론 항체
만성 림프구 백혈병(CLL)	5/100,000, 나이가 들수록 발병률 증가	느리게 자라는 림프절병증, 간비장 비대 말초 혈액 혈구감소증	보편적 화학 요법 + 단클론 항체 혹은 분자 요법
골수증식 신생물 본태 혈소판 감소증 진성 적혈구 증가증 특발 골수섬유증 만성 골수 백혈병(CML)	2/100,000, 나이가 들수록 발병률 증가	일반적으로 비정상 혈구수를 통해 우연히 발견 동맥 혹은 정맥 혈전증(본태 혈소판 감소증/진성 적혈구 증가증) 출혈 비장비대 체중 감소, 야간 발한 가려움 모든 골수증식 신생물은 질병 변형을 일으키기 쉽다.	세포수 감소(본태 혈소판 감소증/진성 적혈구 증가증) 표적 분자 치료(골수섬유증과 만성 골수 백혈병)
형질 세포 장애 골수종	8/100,000, 나이가 들수록 발병률 증가	골용해 병변으로 인한 뼈 통증 신장 부전 혈청이나 소변에 단클론 단백질이나 경쇄(light chain)가 존재 고칼슘혈증 말초 혈액 혈구감소증	치료 시작을 위한 적응증이 있다. 보편적 화학 요법, 면역조절 약물 + 고용량 스테로이드 자가 조혈 세포 이식

CVC) 사용, 질병 자체, 치료 등이 원인인 혈전색전 합병증도 이 환율의 주요 원인이며 관리하기 어려울 수 있다.

유발 요인은 다음과 같다:

- 골수종 – 특히 Thalidomide나 Lenalidomide로 치료한 경우
- 골수증식 질환
- 중심 정맥 도관
- 급성 백혈병 – 모세포가 생성하는 트롬빈 때문에 발생하는 응고항진 상태(hypercoagulable state)는 활성 질환에서 볼 수 있으며, 파종 혈관내 응고(DIC)를 유발한다. 급성 림프구 백혈병의 치료에 사용하는 Asperaginase는 후천 항트롬빈 결핍을 유발한다.

치료는 저분자량 헤파린이 주를 이루고 있으며, 일반적으로 치료 용량을 투여하기 위해 혈소판 수혈이 필요하다. 중심 정맥 도관은 혈전과 관계된 경우 대부분 제거한다.

세로칸 덩이

호지킨 림프종과 성인 비호지킨 림프종 중 2-4%를 차지하는 드문 T 림프모구 림프종은 세로칸 덩이와 유사한 증상을 나타

낼 수 있다.

방사선 폐렴

일반적으로 방사선 폐렴의 위험이 있는 호지킨 림프종 혹은 비호지킨 림프종 환자에게는 흉부 방사선 요법이 제한된다. 일부 환자에서 동종이계 이식을 위한 조건화(conditioning) 동안 전신 조사(total body irradiation, TBI)를 시행하지만, 이러한 환자에서 방사선 폐렴이 발생하는 일은 드물다.

화학 요법의 폐 독성

화학 요법의 호흡기 합병증은 사용하는 제제에 따라 급성, 아급성 혹은 만성으로 나타날 수 있다. 대다수 사례에서 독성은 용량 의존성이며 일반적으로 치료 후 수주 뒤에 발생한다. 치료 중에 독성이 나타났다면, 원인 약물을 반드시 중단해야 하며, 독성이 완전히 해소되더라도 재투여를 시도해서는 안 된다. 이는 일반적으로 배제 진단이다. 일부 사례에서는 고용량 스테로이드에 반응하기도 한다.

주로 폐 독성과 관련 있는 제제는 표 52.2에서 확인할 수 있다.

표 52.2 폐 독성을 유발하는 화학요법 제제

화학 요법 제제	발생률	병태생리 및 시기	치료
Bortezomib	5%	주기 후 4-12일 경에 폐렴	한정적인 정보만 이용 가능
Lenalidomide	10%	림프구 폐포염을 동반한 폐렴	스테로이드가 효과가 있을 수 있다.
Fludarabine	2-8%	치료 중 혹은 치료 종료 후 초기	일반적으로 중단하면 사라지지만, 필요한 경우 스테로이드가 효과가 있을 수 있다.
Rituximab	< 1%	폐 섬유증	
ATRA (All-trans-retinoic acid) 혹은 삼산화 비소	20%	분화 증후군(사이질 침윤)	일반적으로 Dexamethasone을 이용한 즉각적인 치료가 효과가 있다.
Bleomycin	40세 이상은 최대 10% 이상 위험이 높다.	섬유화 폐포염 기질화 폐렴 혹은 비특이 사이질 폐렴 일반적으로 치료 종료 후 1-6개월 뒤에 발생하지만, 더 늦게 나타날 수도 있다.	환자 중 50% 이상에서 스테로이드가 효과가 있다.
Busulfan	5%	고용량 치료 후 30일에서 1년 사이	지지 요법. 증상이 빠르게 악화되는 환자는 스테로이드를 고려
Cyclophosphamide	< 1%	6-12개월 이내 혹은 고용량 치료 중 발생한 급성 폐렴은 일반적으로 가역적이다. 후기 섬유증은 장기간 저용량을 사용한 경우에 볼 수 있으며, 일반적으로 진행성이며 비가역적이다.	
Methotrexate	최대 10%	아급성이 가장 흔하지만, 급성 혹은 만성으로 나타날 수도 있다. 일반적으로 말초 호산구 증가증을 동반한 과민 폐렴 양상 기질화 폐렴 및 섬유증도 보고되었다.	일반적으로 약물을 중단하면 호전된다. 증상이 빠르게 악화되는 환자는 스테로이드를 고려
Gemcitabine	1-2%	사이질 폐렴 일반적으로 수주에서 수개월 내에 나타난다.	일반적으로 약물을 중단하면 해소된다.
Carmustine/Lomustine	누적 용량과 관계	폐 섬유증 치료 후 수년 뒤에도 나타날 수 있다.	

조혈 세포 이식

조혈 세포 이식(hematopoietic cell transplantation, HCT)은 화학 요법 혹은 방사선 요법을 이용한 "조건화(conditioning)"와 그 후 조혈 선조 세포(hematopoietic progenitor cell, HPC) 주입으로 구성된다.

자가 HCT에서는 HPC를 환자에게서 미리 채취하며, 이식 과정의 치료 효과는 단순히 고용량 화학 요법 혹은 방사선 요법을 이용한 "조건화"의 전달에 달려 있다. 그 후 혈액학적 회복은 HPC 주입 없이는 나타나지 않을 수도 있다. 이 방법의 주요 적응증은 다발 골수종과 림프종이다.

동종이계 HCT는 다른 사람, 즉 친족 생체 기증자, 친족 이외의 생체 기증자, 혹은 냉동 탯줄혈액(cryopreserved cord blood) 등에서 획득한 HPC 주입을 의미하며, 광범위한 혈액암과 골수 부전 증후군, 면역결핍, 혈색소병증을 포함하는 비악성 질환이 있는 환자에 대한 표준 치료가 되었다. 동종 HPC 이식에서는 고용량 화학요법 혹은 방사선 요법의 전달 이외에도, 악성 질환의 재발을 줄여주는 면역학적으로 매개된 "이식편 대 종양(graft-versus-tumor)" 효과가 추가로 나타난다. 그러나, 이 면역반응이 조절되지 않는다면 공유되지 않은 수용자 항원에 특이성을 가진 기증자 T-세포가 활성화되어 조직 손상을 유발한다. 이를 이식편 대 숙주 병(graft-versus-host disease, GVHD)이라고 하며 동종이계 이식의 주요 합병증이다. 대부분 칼시뉴린(calcineurin) 억제제를 사용하는 면역억제 요법을 통한 GVHD 예방은 일반적으로 3개월간 지속하며, 그 후 악성 질환 환자에서는 GVHD가 발병하지 않는 이상 중단하며, 비악성 질환 환

자에서는 최대 1년간 지속한다.

GVHD는 보편적으로 이식 후 100일 이내에 발생하는 급성(aGVHD)과 이식 후 100일 이후에 발생하는 만성(cGVHD)으로 분류한다. 그러나 현재 NIH (National Institutes of Health) 분류에서는 임상적/병리적 특성에 기반하여 100일 후에 발생하는 "지속 급성" 혹은 "후기 급성 GVHD"라는 분류를 사용한다. aGVHD는 일반적으로 피부, 위장관, 또는 간에 국한되는 반면, cGVHD는 더 넓은 범위의 기관, 주로 피부, 입, 눈, 생식기, 간, 위장관, 폐에 영향을 미칠 수 있다. 급성 및 만성 GVHD 모두에서 치료의 주축은 전신 면역억제제. cGVHD는 조건화, GVHD 예방제 투여, 기증자와 수용자 사이의 유전 불균형 정도 등에 따라 다르지만, 동종이계 HCT를 받은 환자 중 최대 60%에 영향을 미치며, 여전히 후기 비재발 사망률 및 장기 이환율의 주요 원인으로 남아있다.

동종이계 조혈 세포 이식의 호흡기 합병증

호흡기 합병증은 동종이계 HCT 수용자 중 최대 60%에서 발생한다. 감염 폐렴은 광범위한 기회 병원체로 인해 발생할 수 있으며, 이 중 중요한 병원체는 그림 52.3에 요약되어 있다. 중요한 비감염 합병증도 상당수 발생하지만 이에 대해서는 알려진 바가 거의 없다.

폐 이식편 대 숙주 병

폐쇄 세기관지염 증후군(bronchiolitis obliterans syndrome, BOS)은 폐 GVHD를 진단할 수 있는 유일한 징후이며, 대부분은 다

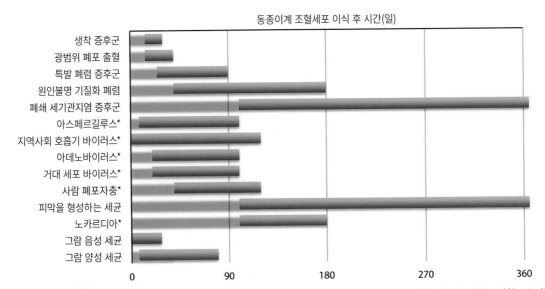

그림 52.3 동종이계 조혈 세포 이식에서 감염 및 비감염 호흡기 합병증의 시간선. *cGVHD 때문에 면역억제를 유지하는 환자는 합병증 위험도 유지된다.

른 기관에 영향을 미치는 cGVHD가 있는 환자에서 관찰된다. 이는 전형적으로 느린 임상 발현을 보이는 새로운 폐쇄 폐 결함의 발병이 특징이며, 초기 단계에서는 증상이 없기 때문에 보편적으로 과소진단되어 왔다. BOS는 치료에 내성이 있으며 그에 따른 나쁜 예후를 감안하여, 다른 기관에 cGVHD가 있는 모든 환자에게는 임상 평가 및 기본 폐활량 검사를 이용하여 폐 GVHD에 대한 선별검사를 정기적으로 시행해야 한다. 가장 민감도가 높은 표지자는 1초간 노력 날숨량(FEV$_1$) 감소이며, 예측치에서, 혹은 이식 전 기준선에서 20%가 감소한 모든 환자에게는 추가 검사를 권장한다.

> ### 학습 요점
> 모든 만성 GVHD 환자에게는 3-6개월마다 폐 기능 검사를 이용하여 선별검사를 진행해야 한다.

폐 이식편 대 숙주 병이 의심되는 환자의 검사

모든 환자를 호흡기내과에 의뢰해야 한다. 폐 GVHD의 가능성이 있는 환자는 대부분 cGVHD에 대한 면역억제 치료를 받

폐 GVHD의 진단 및 관리

폐 GVHD의 NIH 기준
- FEV$_1$/FVC 비율이 0.7 미만
- FEV$_1$이 예측치의 75% 이하, FEV$_1$이 2년 이상에 걸쳐 10% 이상 감소
- 감염의 근거 없음
- BOS를 뒷받침하는 특성이나 cGVHD의 독특한 양상

뒷받침하는 특성
- 날숨 CT에서 공기 걸림의 근거 혹은 고해상도 CT에서 작은 기도 두꺼워짐의 근거나 기관지 확장증의 근거
- 폐 기능 검사에 따른 공기 걸림의 근거: 잔기량이 120% 이상 혹은 잔기량/총 폐용량 비율이 예측치의 120% 이상

BOS의 관리
- 스테로이드 흡입제
- 매주 3회 Azithromycin 250 mg. 이는 항염증 효과와 항생 효과를 모두 가지고 있다.
- Montelukast
- 전신 코르티코스테로이드: 여전히 1차 치료이며, 1 mg/kg 속도로 지속 주입하거나 고용량 펄스 요법으로 투여한다.
- 코르티코스테로이드에 반응하지 않는 환자에게는 Imatinib을 권장한다.
- IV 면역글로불린 대체법은 혈청 면역글로불린 G 수치가 5 미만인 환자에게 권장한다.
- 진행 질환이 있는 환자에게는 폐 이식만이 유일한 치유법이다. 그러나, 암의 최초 진단으로부터의 시간 및 기타 건강 문제에 관한 기준 때문에 일부 환자만이 폐 이식 후보자가 될 수 있다.

고 있기 때문에 감염 배제가 필요하다. 참고로, 이 환자군에서는 합병증 발생률이 높기 때문에 폐 생검은 더 이상 일상적으로 권장하지 않는다.

권장하는 검사에는 공기 걸림(air trapping)의 근거를 확인하기 위한 날숨 고해상도 CT와 기관지폐포 세척을 포함한 감염에 대한 평가 등이 있다.

> ### 학습 요점
> 폐 GVHD가 의심되는 모든 환자에게는 스테로이드 흡입제, Azithromycin, Montelukast를 처방해야 한다. 독성이 없으며, 일부 연구에 따르면 코르티코스테로이드 사용을 줄이며, 결과를 개선하기 때문이다.

특발 폐렴 증후군

특발 폐렴 증후군(idiopathic pneumonia syndrome, IPS)은 심장성 체액 과부하, 신장성 체액 과부하, 의인 체액 과부하, 혹은 감염 없이 발생하는 광범위한 폐포 손상이 특징이며, 일반적으로 동종이계 조혈세포 이식 후 100일 이내에 발생한다. 보고된 발생률은 다양하지만 7-15% 수준으로 높다. 강도 감소 조건화(reduced intensity conditioning)보다는 완전 강도 조건화(full intensity conditioning), 나이, aGVHD 등이 위험 요인이다.

IPS의 진단 기준은 다음과 같다:

1. 광범위 폐포 손상의 근거
   1) 흉부 방사선 사진이나 CT에서 양쪽, 여러 폐엽, 혹은 광범위 침윤
   2) 실내 공기에서 SaO$_2$ 93% 이하, 혹은 93% 이상으로 유지하기 위해 산소 보충이 필요한 경우
2. 기관지폐포 세척액 분석에 기반한 활성 하기도 감염이 없음

IPS의 정확한 병인은 잘 알려지지 않았다. 그러나, aGVHD와의 관련성은 면역학적으로 매개된 기전임을 시사한다. 많은 연구가 발병기전에서 종양 괴사 인자-α (tumor necrosis factor-α, TNF-α)에 중점을 두었으며, 치료 선택지로 TNF-α 억제를 조사했으나 결과는 다양했다. IPS는 스테로이드에 거의 반응하지 않으며, 사례 중 50% 이상이 치명적이었다.

광범위 폐포 출혈

광범위 폐포 출혈(diffuse alveolar hemorrhage, DAH)은 자가 조혈 세포 이식 수용자와 동종이계 조혈 세포 이식 수용자 중 최

대 5%에서 발생한다. 사례 중 90% 이상이 조혈 세포 이식 후 30일 이내에 발생하지만, 발병기전은 완전히 알려지지 않았으며, 주로 이식 조건화 요법에 대한 염증 반응으로 여겨지며, 이는 폐포, 모세혈관, 내피의 활성화 및 기능장애를 유발한다.

임상 양상에는 마른 기침, 저산소증, 흉부 방사선 사진에 나타나는 여러 폐엽 침윤 등이 있다. 명백한 객혈은 일반적인 양상이 아니다. 계속해서 피가 섞여 돌아오며, 혈철소(hemosiderin) 함유 대식 세포의 증가를 흔히 보여주는 기관지 폐포 세척액 검사로 진단한다.

DAH의 치료는 즉각적인 고용량 전신 코르티코스테로이드 투여와 지지 요법이다. 예후는 불량하며, 특히 동종이계 조혈 세포 이식 수용자는 대다수 사례에서 환자 중 50% 이상이 다기관 부전 및 사망으로 진행했다. 일부 연구에서 재조합 응고인자 VIIa (recombinant factor VIIa, rVIIa)를 투여한 환자에게 생존에 이점이 있었다는 보고가 있다.

만성 기질화 폐렴

이전에는 폐쇄 세기관지염 기질화 폐렴으로 알려졌던 만성 기질화 폐렴(chronic organizing pneumonia, COP)은 발열, 마른 기침, 폐포 관(alveolar duct) 및 폐포의 육아종 조직을 동반한 증식 세기관지염 등이 특징이다. 발생률은 동종이계 조혈 세포 이식 후에 1% 정도이며, 이식 후 평균 100일경에 발생한다. 이는 GVHD와 일부 관련이 있으며, 현재 기준에서는 폐 GVHD로 인식되지 않지만, 일부 전문가들은 만성 기질화 폐렴을 폐 GVHD의 대체 양상이라 간주한다.

다른 호흡기 합병증과 마찬가지로 감염은 반드시 배제해야 한다. 만성 기질화 폐렴에서 기관지폐포 세척액은 일반적으로 림프구증가를 나타낸다. 폐 기능 검사로 만성 기질화 폐렴과 폐쇄 세기관지염 증후군을 감별할 수 있으며, 만성 기질화 폐렴은 일반적으로 일산화탄소 확산능력(DLCO) 감소를 동반한 제한 결함이 나타난다.

만성 기질화 폐렴은 코르티코스테로이드로 치료하며, 중단 시 재발하는 경향 때문에 일반적으로 수개월에 걸쳐 천천히 줄여간다.

생착 증후군

이는 거의 알려진 바가 없으며, 정의도 어려운 자가 조혈 세포 이식 혹은 동종이계 조혈 세포 이식 후에 생착 기간 전후로 발생하는 폐 침윤, 발열, 체중 증가, 피부 발진을 포함하는 합병증이다. 부분적으로는 동종이계 조혈 세포 이식은 aGVHD와 임상 양상이 중복된다는 사실 때문에, 자가 조혈 세포 이식 후에 더 흔히 볼 수 있다. 확실한 진단 기준이 없기 때문에 보고된 발생률은 매우 다양하다.

환자 중 1/3에서 자연 해소가 나타나며, 그 외의 환자는 대부분 높은 스테로이드 반응성을 보인다. 치료는 일반적으로 매일 Methylprednisolone 1 mg/kg으로 시작하며, 반응이 보이면 빠르게 점감한다. 다른 치료 중재를 뒷받침하는 자료는 없다.

표 52.3 혈액암 치료에서 흔한 병원체

	면역 체계에 미치는 영향	세균	바이러스	곰팡이	기타
보편적 (집중) 화학 요법	중성구 감소증	그람 양성 그람 음성	지역사회 호흡기 바이러스	Candida Aspergillus(중성구 감소증이 지속할 경우)	마이코박테리아
코르티코스테로이드	T-세포 결함 기능 중성구 감소증	그람 음성	지역사회 호흡기 바이러스	Candida Aspergillus(계속 사용하는 경우) P. jirovecii(계속 사용하는 경우)	
자가 조혈 세포 이식	중성구 감소증	그람 양성 그람 음성	지역사회 호흡기 바이러스 단순 포진 바이러스 재활성	Candida(중성구 감소증 단계) Aspergillus(중성구 감소증이 지속할 경우) P. jirovecii(저위험)	
동종이계 조혈 세포 이식	중성구 감소증 B-세포 고갈 T-세포 고갈	그람 양성 그람 음성 노카르디아	거대세포 바이러스, Epstein-Barr 바이러스, 아데노바이러스, 단순 포진 바이러스, 수두 대상포진 바이러스 재활성 지역사회 호흡기 바이러스	Aspergillus P. jirovecii Candida 기타 곰팡이	마이코박테리아 톡소플라스마
항-CD20 항체	B-세포 고갈	피막을 형성하는 세균	간염 바이러스 혹은 Epstein-Barr 바이러스 재활성		
Alemtuzumab (항-CD52 항체)	T-세포 고갈		거대세포 바이러스 재활성 지역사회 호흡기 바이러스	Aspergillus P. jirovecii	

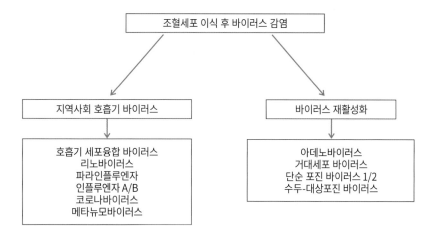

그림 52.4 동종이계 조혈세포 이식 수용자에서 바이러스 하기도 감염의 흔한 병원체

조혈 세포 이식 후에 발생한 호흡기 감염

동종이계 조혈 세포 이식은 상당한, 장기간 면역결핍을 유발하며, 그 정도는 이식편의 종류, GVHD의 존재, GVHD 감소를 목표로 하는 이식 전후 T-세포 고갈 전략의 사용 등에 따라 어느 정도 달라진다. 대다수 환자는 거의 완전한 림프구 고갈이 나타나기 때문에, 림프구 재구성은 주로 기증자의 전구체 T-세포에 의존한다.

표 52.3과 그림 52.4에서 볼 수 있듯이, 광범위한 병원체가 동종이계 조혈 세포이식 수용자에게 하기도 감염을 유발할 수 있다.

동종이계 조혈세포 이식 후 면역억제는 4단계로 고려할 수 있다.

1. 생착 전: 중성구 감소 단계
2. 생착에서 100일까지: 세포 면역 결핍. 또한, 환자는 일반적으로 면역억제를 받거나 중지한다. 추가 억제는 GVHD가 발생한 환자에게 투여한다. 이 기간 동안 환자는 바이러스 질환과 곰팡이 질환에 매우 취약하다.
3. 3개월부터 세포 면역이 회복되는 6개월에서 12개월까지: 이 단계는 cGVHD가 발생한 환자에서 연장된다.
4. 12개월 이후: 체액 면역 재구성은 최대 2년이 걸릴 수도 있으며, 이 동안 환자에게는 피막을 형성하는 세균의 위험이 남아 있다. 또한, 고용량 전신 조사를 받은 수용자는 비장 기능이 계속 감소하며, 가슴샘(thymus) 기능이 결여된 고령 환자는 광범위한 T-세포 목록을 완전히 재구성하지 못할 가능성이 높다.

동종이계 조혈세포 이식 후에 발생한 바이러스 호흡기 감염

기회 감염의 치료 및 예방 전략 발전과 관련된 생존 이점에도 불구하고, 호흡기 바이러스는 여전히 동종이계 조혈세포 이식 수용자에게서 이환과 사망의 주요 원인으로 남아있다.

모든 지역사회 호흡기 바이러스는 이 집단에서 하기도 감염을 유발할 수 있으며, 진행에 가장 중요한 위험 요인은 림프구 감소증이다(표 52.4). 이에 앞서 상기도 감염 증상이 나타날 수도 나타나지 않을 수도 있다. 주로 포진 바이러스(herpes virus)군에 의한 바이러스 재활성도 하기도 감염을 유발할 수 있으며, 이러한 바이러스에 대한 혈청 PCR 검사가 음성이라도 폐렴은 배제할 수 없다.

비악성 혈액 질환의 호흡기 합병증

낫적혈구병

이 용어는 아프리카와 중동 일부 지역에서 빈발하는 여러 가지 변이 낫적혈구화 혈색소병증(sickling hemoglobinopathy)을 포함한다. 낫적혈구 빈혈(sickle cell anemia)은 유럽과 미국에서 흔한 유전 질환 중 하나다. 낫적혈구병(sickle cell disease, SCD)은 낫적혈구 혈색소(sickle hemoglobin, Hb S)라는 비정상 혈색소 생성이 특징이며, 탈산소시 중합되어 적혈구가 낫 모양으로 변한다. 적혈구의 모양 변화와 혈관 내피에 대한 부착성 증가는 미세혈관에 혈류 장애를 유발하며, 이는 혈관폐쇄 합병증으로 이어진다. 낫적혈구병의 다른 주목할 만한 특징에는 빈혈과 만성 용혈이 있다.

표 52.4 동종이계 조혈세포 이식 후 바이러스 하기도 감염의 발생률과 치료.

	동종이계 조혈 세포 이식 수용자에서 지역사회 호흡기 바이러스 감염의 발생률	하기도 감염으로 진행하는 비율	하기도 감염으로 인한 사망률	치료
호흡기 세포융합 바이러스(RSV)	2-17%	18-55%	7-33%	연무 혹은 전신 Ribavirin IV 면역글로불린
인플루엔자 A/B	1.3-2.6%	7-35%	15-28%	환자와 가족에게 예방접종으로 예방 뉴라민산기 제거효소 억제제
파라인플루엔자	4-7%	13-43%	12-50%	Ribavirin (RSV보다 근거가 약함)
리노바이러스	10-30%	0-5%	10-40%	
코로나바이러스	5-15%	0-5%	드물다	
메타뉴모바이러스	5-9%	21-40%	알려진 바 없음	
보카바이러스	0-3%	알려진 바 없음	알려진 바 없음	
아데노바이러스	10-30%	22-25%	40-50%	Cidofovir
거대세포 바이러스	해당사항 없음. 일반적으로 재활성 때문에 발생한다.	< 5%	20-30%	중합효소 사슬반응 감시 및 선제 치료 Ganciclovir Foscarnet (2차 약제)

재발하는 혈관폐쇄 손상은 여러 가지 심각한 급성 영향과 장기 영향을 나타내며, 이 중 폐 합병증이 가장 흔한 사망 원인이다.

급성 가슴 증후군

급성 가슴 증후군은 혈관막힘 통증 위기(vasooclusive pain crisis) 후 24-48시간 동안 발생하는 흉벽 통증, 발열, 호흡 곤란을 포함하며, 보편적으로 주요 사망 원인 중 하나이며, 사망률은 30% 수준으로 높다. 폐 혈관폐쇄, 골수 경색 때문에 지방 세포가 혈류로 방출되는 지방 색전, 감염 등이 원인이다.

환자는 저산소증이 계속해서 악화되며 영상에서는 새로운 폐 침윤이 나타난다. 빠른 인식이 중요하며, 필요에 따라 단순 또는 교환 적혈구 수혈, 산소 및 호흡기 보조로 치료를 시작한다.

감염

대다수 낫적혈구병 환자는 비장 안에 있는 낫적혈구 때문에 비장 경색이 반복되면 소아기 초기에 기능 무비장(functional asplenia) 상태가 된다. 피막을 형성하는 세균에 대한 예방요법이 필요하다.

폐 고혈압

낫적혈구병에서 폐 고혈압의 발병기전에는 여러 가지 요인이 관여하며, 산화질소 고갈, 내피 손상, 재발하는 혈관막힘 위기 등의 조합 때문에 발생한다. 만성 용혈로 방출된 과도한 자유 혈색소 때문에 산화 질소가 고갈된다. 심초음파를 통한 특정 선별검사가 필요하다. 치료 선택지에는 폐 혈관확장제, 만성 수혈 요법, Hydroxycarbamide 같은 질병 수정 치료 등이 있다.

사례

임상 사례 1

동종이계 조혈 세포 이식 후 2개월이 지난 64세 여자 환자가 광범위 항생제 요법에도 불구하고 지속하는 발열을 주요 호소 증상으로 내원하였다.

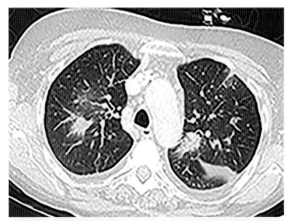

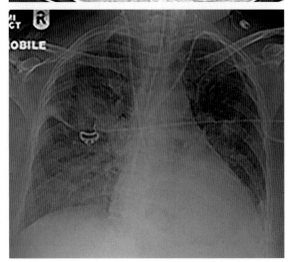

해설: 이 환자는 동종이계 조혈 세포 이식을 받고 얼마 지나지 않았으며, 비정형 감염의 위험이 극도로 높다. 고해상도 CT에서 간유리 음영의 달무리(halo) 징후를 동반한 여러 개의 둥근 음영을 볼 수 있으며, 곰팡이 질환이 강하게 의심된다.

임상 사례 2

점막피부 cGVHD 때문에 면역억제 중인 동종이계 조혈 세포 이식 후 10개월이 지난 34세 남자 환자가 지난 2개월 동안 진행하는 호흡 곤란과 최근 1주일 동안 발생한 호흡 곤란 악화를 주요 호소 증상으로 내원하였다.

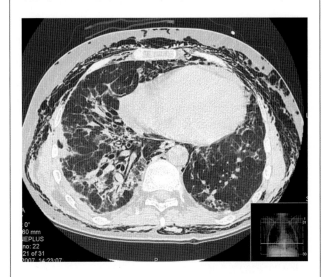

해설: 병력에서 폐쇄 세기관지염 증후군이 의심된다. 폐쇄 결함을 확인하기 위한 폐 기능 검사를 시행해야 하며, 국소 및 전신 스테로이드 요법과 지지 요법을 고려하기 전에 감염을 배제하기 위해 기관지폐포 세척 검사가 필요하다.

임상 사례 3

이전에 건강했던 29세 남자 환자가 야간 발한과 진행하는 호흡 곤란을 주요 호소 증상으로 내원하였다. 흉부 방사선 사진에서 세로칸 덩이를 볼 수 있었다. 혈구 계산은 정상이었으며, 골수 흡인물에서 T-급성 림프모구 백혈병과 1% 침윤을 볼 수 있었다.

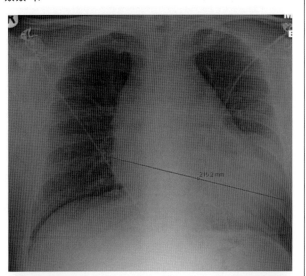

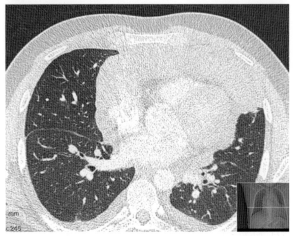

해설: 이번 사례는 T 림프모구 백혈병/림프종과 일치하는 클론(clone)을 보여주는 골수의 면역표현형으로 진단했다. 이러한 골수 소견이 없으면 확진을 위해 세로칸 덩이의 생검이 필요하다.

급성 골수 백혈병으로 동종이계 조혈세포 이식 후 1개월이 지난 41세 남자 환자가 범혈구 감소증이 있었으며, 혈소판 수혈에 반응하지 않았다. 환자는 빠르게 나타난 호흡 악화로 중환자실에 입원하였다.

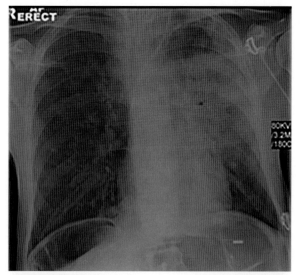

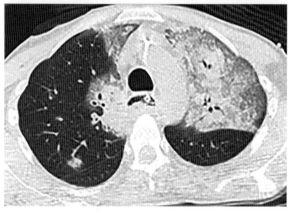

해설: 이 환자는 간유리 음영을 동반한 좌상엽의 밀도가 높은 경화를 감안할 때, 폐 출혈이 우려된다.

더 읽을거리

Boeckh M. The challenge of respiratory virus infections in hematopoietic cell transplant recipients. Br J Haematol 2008;143:1-13.

Buchanan GR, Yawn BP. National Heart, Lung, and Blood Institute. Evidence-Based Management of Sickle Cell Disease: Expert Panel Report, 2014.

Cooke KR, Yanik G. Acute lung injury after allogeneic stem cell transplantation: Is the lung a target of acute graft-versus-host disease? Bone Marrow Transplant 2004;34(9):753-65.

Hildebrandt GC, Fazekas T, Lawitschka A, Bertz H, Greinix H, Halter J, Pavletic S, Holler E, Wolff D. Diagnosis and treatment of pulmonary chronic GVHD: Report from the consensus conference on clinical practice in chronic GVHD. Bone Marrow Transplant 2011;46(10):1283-95.

Klings ES, Machado RF, Barst RJ, Morris CR, Mubarak KK, Gordeuk VR, Kato GJ, Ataga KL, Castro D Hsu L, Telen MJ, Krishnamurti L, Steinberg MH, Gladwin MT. An official American Thoracic Society clinical practice guideline: Diagnosis, risk stratification, and management of pulmonary hypertension of sickle cell disease. Am J Respir Crit Care Med 2014;189:727-40.

Panoskaltsis-Mortari A, Griese M, Madtes DK, Belperio JA, Haddad IY, Folz RJ, Cooke KR. An Official American Thoracic Society research statement: Noninfectious lung injury after hematopoietic stem cell transplantation: Idiopathic pneumonia syndrome. Am J Respir Crit Care Med 2011;183(9):1262-79.

Thompson PA, Lim A, Panek-Hudson Y, Tacey M, Hijazi R, Ng AP, Szer J, Ritchie D, Naiel A. Screening with spirometry is a useful predictor of later development of noninfectious pulmonary syndromes in patients undergoing allogeneic stem cell transplantation. Biol Blood Marrow Transplant 2014;20(6):781-6.

Yoshihara S, Yanik G, Cooke KR, Mineishi S. Bronchiolitis obliterans syndrome (BOS), Bronchiolitis obliterans organizing pneumonia (BOOP), and other late-onset noninfectious pulmonary complications following allogeneic hematopoietic stem cell transplantation. Biol Blood Marrow Transplant 2007;13(7):749-59.

53

뼈대 장애와 신경근육병

ANITA K. SIMONDS

척추와 흉곽에 영향을 미치는 뼈대 장애(skeletal disorder)는 척주옆굽음증(scoliosis), 척주뒤굽음증(kyphosis), 척주앞굽음증(lordosis), 가슴 이상(pectus abnormality) 등으로 크게 분류한다. 척주옆굽음증에서 가쪽굽이(lateral curvature)의 정도는 그림 53.1과 같이 바로 선 자세의 관상면 영상에서 계산하는 Cobb 각도로 표현한다. 척주뒤굽음증은 앞뒤면, 즉 정중면 영상에서 뒤쪽굽이를 의미하며, 척주앞굽음증은 앞쪽굽이를 의미한다. 사실, 대다수 특발 흉곽 척주옆굽음증은 척주앞굽음 요소 및 회전 요소를 포함한다. 가슴 이상에는 오목 가슴(pectus excavatum, sunken chest)과 새가슴(pectus carinatum, pigeon chest)이 있다. 뼈대 장애의 분류는 표 53.1에서 볼 수 있다.

신경근육병(neuromuscular disorder)은 기원에 따라 유전 혹은 후천으로 분류할 수 있으며, 앞 뿔 세포(anterior horn cell), 말초 신경 혹은 신경뿌리, 신경근육 접합부, 또는 근육에 영향을 미치는 병변 때문에 발생한다(표 53.2).

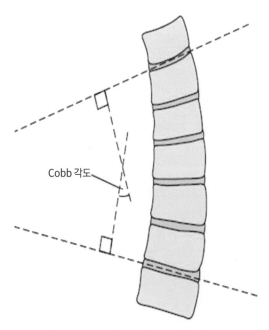

그림 53.1 Cobb 각도를 이용한 척주옆굽음증 측정

흉곽 및 척주 근육에 영향을 미치는 근육 약화가 청소년기 이전 나타난 환자에게는 2차(마비) 척주옆굽음증이 발병할 수 있으며, 척주옆굽음증 자체가 호흡근의 기계적 효율성을 감소시킬 수 있다는 점에서 뼈대 장애와 신경근육병은 겹치는 부분이 있다. 두 질환은 모두 제한 환기 결함을 유발하며, 이는 환기 보상실패(decompensation)로 이어질 수 있다.

뼈대 장애의 분류와 유병률

척주옆굽음증

척주옆굽음증은 원인에 따라 선천성, 신경병증성, 증후군성으로 분류한다. 각각은 특정 폐 문제를 유발한다. 그러나 현재까지 가장 흔한 아형은 75%를 차지하는 특발 척주옆굽음증이며, 이러한 굽이는 대부분이 청소년기에 나타난다.

청소년 특발 척주옆굽음증은 10세에서 18세 사이에 진단된다. 굽이가 10°에서 20° 사이면 발생률이 3%이며, 굽이가 30° 이상이면 발생률은 0.3%다. 굽이가 30° 이상이라면, 남녀 비율은 1:10이다. 소아 특발 척주옆굽음증은 3세에서 10세 사이의 소아에서 발생하며, 전체 척주옆굽음증 중 15%를 차지한다. 청소년기에 발현하는 척주옆굽음증보다 진행할 가능성이 더 크며, 척수공동증(syringomyelia)과 Arnold-Chiari 증후군 같은 신경축 질환과 관련이 있을 수도 있다. 영아 척주옆굽음증은 3세 이전에 발생하며, 비교적 드문 질환으로 전체 척주옆굽음증 중 4%를 차지한다. 청소년기 및 소아기에 발병하는 척주옆굽음증과 달리 남아에게 더 흔하며, 굽이가 오른쪽보다는 왼쪽을 향할 가능성이 더 크다(그림 53.2). 특히 이러한 조기 발현 척주옆굽음증은 폐 형성 저하증 및 흉곽 이상과 연결될 수 있으며, 장기적으로 심폐 합병증이 발생할 위험을 증가시킨다(아랫부분 참고). 선천 척주옆굽음증은 출생 시 명백하게 나타나며, 인구 중 1-4%에 영향을 미치며, 임신 4주에서 6주 사이에 정상 척추 발달이 실패하여 발생한다. 반척추뼈증(hemivertebra)과 관련이

표 53.1 뼈대 장애의 분류

- 특발 척주옆굽음증
- 특발 척주뒤굽음증
- 선천 척주옆굽음증, 척주뒤굽음증, 척주앞굽음증
- 척수 변형. 예: 척수형성이상
- 선천 척주 변형이 흔한 증후군. 예: Goldenhar 증후군, Klippel–Feil 증후군
- 신경근육 척주옆굽음증. 예: 뇌성마비, 회색질척수염, 근 디스트로피, Frederich 실조증
- 중피 변형. 예: 뼈 형성이상, 대사 뼈 질환, 골다공증
- 외상으로 인한 변형, 감염으로 인한 변형(예: Potts 척주뒤굽음증), 척수 종양, 흉부 수술(예: 흉부 성형)
- 척추전방전위증: 형성이상, 퇴행

표 53.2 일반적으로 폐 기능에 영향을 미치는 신경근육병의 분류

질병 부위	질환
근육	선천 근병증, 산성 엿당분해효소 결핍, 근 디스트로피(Duchenne, Becker, 사지 대, 선천)
신경근육 접합부	선천 및 면역 유발 근무력증
말초 신경 혹은 신경 뿌리	Guillain-Barré 증후군, 유전 감각 신경병증 (예: Charcot-Tooth 증후군)
앞 뿔 세포	I형 및 II형 척수 근위축증, 근위축 측삭경화증 (운동 신경세포 병)

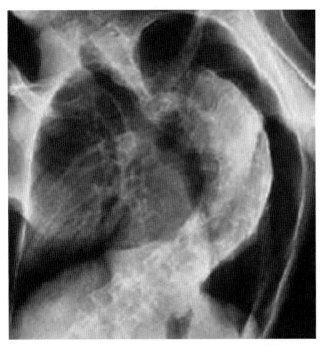

그림 53.2 선천 척주옆굽음증의 예시

있을 수 있으며, 약 10%는 Klippel-Feil 증후군, Goldenhar 증후군, 선천 심장 결손 같은 다양한 질환과 관련이 있을 수 있다.

신경성 척주옆굽음증은 굽이가 뇌성 마비, 근 디스트로피(muscular dystrophy), 척수 근위축증 같은 근본 신경학적 질환 혹은 신경근육병과 관련이 있다. 특발 척주옆굽음증과 반대로

신경성 척주옆굽음증은 더 빠르게 진행할 수 있으며, 성숙기 후에도 진행할 수 있다. 또한, 폐 기능은 흉벽 제한과 관련이 있지만, 근본적인 호흡근 약화가 있다면 이와도 관련이 있다.

후천 구조 척주옆굽음증은 척수 성장이 종료되기 전인 초기 소아기에 겪은 흉부 수술, 외상으로 인한 척수 마비, 가슴 척추에 영향을 미치는 종양, 척수 방사선 요법 등으로 인해 발생할 수 있다.

척주뒤굽음증

특발 척주뒤굽음증은 드물다. 가슴 척주뒤굽음증은 노화와 함께 증가하며, 경구 코르티코스테로이드 요법 같은 골다공증 경향을 증가시키는 요인은 척주뒤굽음증을 악화시킨다. 척수의 Pott 결핵은 후천 척주뒤굽음증의 잘 알려진 원인이다.

가슴 이상

오목 가슴(pectus excavatum, sunken chest)은 신생아 중 0.3%에서 발생하며 남녀 비율은 9:1 이다. 앞쪽 흉벽이 오목하게 함몰되면 신체 겉모습에 문제가 발생하며, 심한 경우 운동 제한과 폐활량 검사에서 제한 패턴이 나타난다. 매우 드물지만, 우심실이 압박받을 수도 있다. 새가슴은(pectus carinatum)은 일반적으로 호흡 문제와 관련이 없다. 신경근육병에서 나타나는 가슴의 발육 불량도 가슴 변형을 유발할 수 있으며, 그 예로는 1형 척수 근위축증과 일부 선천 근병증에서 볼 수 있는 종 모양 가슴(bell-shaped chest)이 있다(그림 53.3).

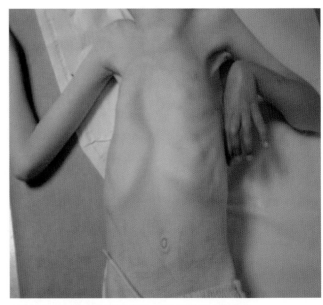

그림 53.3 선천 근병증 소아에서 볼 수 있는 가슴 및 흉벽 이상

신경근육병: 분류와 유병률

주로 폐 문제를 유발하는 유전 신경근육병에는 근 디스트로피, 근병증, 척수 근위축증 등이 있다. 후천 장애에는 근위축 측삭경화증(amyotrophic lateral sclerosis, ALS) 혹은 Lou Gehrig 병이라고도 하는 운동 신경세포 병(motor neuron disease), 염증 다발신경병증, 회색질척수염(poliomyelitis), 가로막 신경 병변, 목가슴 척수 손상(cervicothoracic spinal cord injury) 등이 있다(표 53.2). 유전 신경근육병의 전반적인 유병률은 3,000명 중 1건이며, Duchenne 근 디스트로피, 척수 근위축증, 선천 근 디스트로피, 근병증이 흔하다. 가로막 신경 손상은 특발성일 수도 있지만, 승모판 수술, 관상동맥 혈관 재형성, 심방세동에 대한 절제 수술 같은 심장 수술 도중 발생한 손상이나 외상 때문에 발생할 수도 있다.

ALS의 발생률은 인구 10만 명당 2.2건이며, 유병률은 전체 인구 10만 명당 약 6건이다. ALS는 주로 중년에게 영향을 미치며, 사례 중 약 10%는 가족성이다. 변형에는 진행 근위축, 진행 숨뇌 마비(bulbar palsy), 1차 측삭경화증 등이 있다. 숨뇌 근육 침범은 다양하며, 호흡기 합병증이 가장 흔한 사망 원인이다.

병태생리

흉벽 변형 질환과 신경근육병이 폐 기능 및 심장 기능에 미치는 영향

뼈대 흉벽 질환 및 신경근육병은 폐 기능에 주로 제한 환기 결함을 유발한다. 상당한 척주옆굽음증이나 척주뒤굽음증이 있으면 키가 작아지므로, 폐 용적을 예측하기 위해서는 팔 길이가 필요하다. 일반적으로 가슴 척추의 Cobb 각도가 70° 이상인 환자는 심각한 환기 제한이 발생한다. 조기 발현 척주옆굽음증이 있는 소아는 굽이가 30° 미만이라면 심각한 환기 제한이 발생할 가능성은 작다. 허리 척추나 아래쪽 가슴 척추의 굽이는 폐 기능 장애를 유발할 가능성이 작다.

폐 용적

척주옆굽음증과 척주뒤굽음증은 모두 폐 용적을 감소시켜서 제한 환기 결함을 유발하지만, 가쪽 굽이가 흉벽 역학에 더 큰 영향을 미친다. 제한 결함은 1초간 노력 환기량(FEV$_1$)과 노력 폐활량(FVC)이 모두 감소하지만 FEV$_1$/FVC 비율은 정상으로 유지됨을 의미한다. 총 폐용량은 모든 흉벽 질환에서 감소한다. 합병증이 없는 척주옆굽음증에서는 폐활량(vital capacity, VC)과 날숨 예비량(expiratory reserve volume)이 모두 감소하지만, 잔기량(residual volume)은 비교적 보존된다. 척주옆굽음증

폐 기능	값
1초간 노력 날숨량(FEV$_1$)	감소
노력 폐활량(FVC)	감소
FEV$_1$/FVC 비율	정상
총 폐용량(TLC)	감소
잔기 용량	감소
일산화탄소 확산능력(DLCO)	감소
일산화탄소 전달계수(Kco)	정상 이상(supranormal)

그림 53.4 척주옆굽음증에서 나타나는 특징적인 폐 기능 검사 결과

이 폐 기능에 미치는 영향은 그림 53.4에 요약되어 있다. 천식, 만성 폐쇄 폐 질환, 혹은 상기도 폐쇄를 동반하지 않는 한 척주옆굽음증과 척주뒤굽음증이 있는 성인에서 상당한 폐쇄 환기 결함은 드물다. 그러나, 척주옆굽음증이나 척주앞굽음증이 있는 환자 중 일부에서 인접한 척추 때문에 기관지 꼬임(bronchial torsion)이나 기관지 압박이 발생할 수 있다(그림 53.5).

폐 기능장애와 변형 사이의 관계는 복잡하며, Cobb 각도만으로는 정확하게 예측할 수 없다. 폐활량 감소를 주로 결정하는 4가지 근본 요인은 (1) 굽이에 포함된 척추의 수, (2) 굽이의 머리쪽 위치(cephalic position), (3) Cobb 각도, (4) 정상적인 가슴 척주뒤굽음의 소실 정도다. 마비 척주옆굽음증에서 폐 용적은 흉벽 제한뿐만 아니라 들숨 근육 약화 모두로 인해 감소한다.

가스 전달/확산 계수(Kco)는 척주옆굽음증 환자에게 낮은 가스 전달/확산 요인이 있을 때 상승하는 경향이 있다. 흉곽외 압박이 폐에서 혈액보다 더 많은 공기를 짜내서, 접근 가능한 폐포 용적이 감소하기 때문이다. Kco가 낮다면, 폐 고혈압이나 폐내 질환을 암시한다.

흉벽 역학

흉벽 순응도(chest wall compliance, Ccw)는 폐 용량과 호흡일을 결정하는 중요한 요소다. Cobb 각도가 50° 미만인 환자는 흉벽 순응도 감소가 최소이지만, Cobb 각도가 100° 이상인 환자는 흉벽 순응도가 상당히 감소할 가능성이 크다. Cobb 각도와 흉벽 순응도의 직접적인 관계는 신경근육병 환자에서는 볼 수 없다. 호흡근 약화는 흉벽 강직과는 별개로 기여하기 때문이다. 척주옆굽음증이 없는 만성 호흡근 약화 환자도 흉벽 순응도가 감소하기 때문에, 척주옆굽음증의 기계적 변형만으로는 흉벽의 특성 변화에 기여할 수 없다.

폐 순응도

흉벽 특성 때문에 폐 팽창이 억제되지만, 성인 특발 척주옆굽음증 환자에서 1차 폐 질환은 드물다. 그러나 압력-용적 곡선이

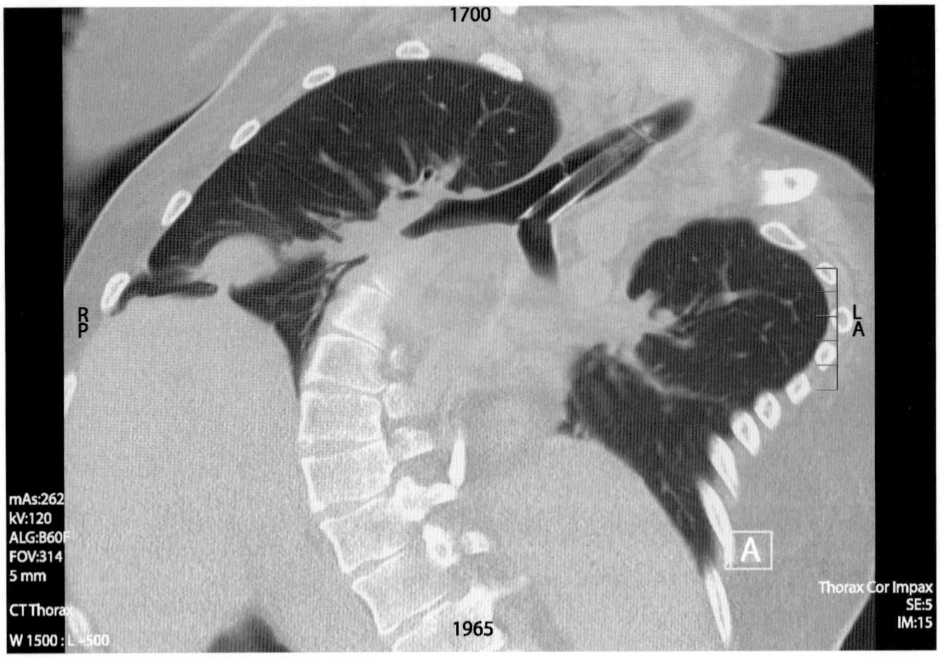

그림 53.5 심각한 척주앞굽음증 환자에서 좁아진 오른쪽 기관지를 보여주는 흉부 CT 영상

오른쪽으로 이동하기 때문에 폐 순응도는 감소한다. 이러한 폐 특성 변화는 대부분 만성 저환기로 인한 폐포의 장력 변화에서 발생한다. 신경근육병 환자에서는 미세무기폐와 거대무기폐 양상을 복잡하게 만들 수 있다. 그러나, 호흡근 약화가 있는 환자 중 극소수에서만 정밀 CT 영상에 무기폐 영역이 나타나듯이, 미세무기폐는 상대적으로 드물어 보인다. 조기 발현 척주옆굽음증에서는 폐 형성 저하증과 폐혈관 체계의 발육부전이 나타날 수 있다. 가로막 약화와 폐 "신전(stretch)" 소실은 태아기와 생애 초기에 폐포 발달을 억제할 수 있으며, 폐 용적과 가스 교환 능력이 추가로 소실 될 수 있다. 재발 폐렴은 숨뇌 약화가 있거나 기침을 효과적으로 하지 못하는 신경근육병 환자에서 나타날 수 있다. 과거 결핵을 앓았던 환자에서는 폐 섬유증을 볼 수 있으며, 기관지 확장증도 있을 수도 있다. 낭성 폐 변화는 신경섬유종증이나 Marfan 증후군이 있는 환자 중 일부에게 영향을 미친다.

수면 중 호흡근 운동과 흉곽 운동

흉벽 모양이 변하면 호흡근이 기계적 단점을 가지고 움직이기 때문에, 특발 척주옆굽음증에서는 호흡근의 기능장애가 예상된다. 척주옆굽음증이 있거나 흉부성형(thoracoplasty)을 받은 환자에서 가로막 경유 압력과 정적 호흡 입안 압력(static respiratory mouth pressure)의 감소가 입증되었다. 이러한 소견은 호흡근의 효율성은 상대적으로 작은 흉벽 변형에도 영향을 받을 수 있다는 주장을 뒷받침하는 경향이 있다. 추가 호흡 부하를 보상하는 능력이 줄어들고 급속 눈 운동(rapid eye

movement, REM) 수면 동안 갈비사이 근육 긴장도(intercostal muscle tone)가 사라지기 때문에 호흡근 활동이 더욱 감소한다. 흉벽 제한을 동반한/동반하지 않은 호흡근 약화 환자는 폐활량이 예측치의 60% 아래로 떨어지면 REM 수면 동안 야간 저환기가 나타나며, 이는 비REM 수면으로 확장하는 경향이 있다. 즉, 폐활량이 예측치의 40% 미만이면 수면 주기 동안 계속해서 야간 저환기가 나타난다. 야간 고이산화탄소혈증은 주간 염기 과잉(base excess)이 증가하기 때문에 발생하며, 호흡근 장애와 흉벽 장애를 동시에 가지고 있는 환자군에서 환자 중 70%는 증상이 있는 야간 저환기가 처음 나타난 후 12개월 이내에, 90%는 2년 이내에 주간 환기 부전으로 진행한다. 따라서, 야간 저환기는 야간 비침습 환기(noninvasive ventilation, NIV)의 적응증이다.

관리

뼈대 장애 - 고위험 사례 식별

가슴 척추 굽이가 있는 환자 중 대부분은 굽이가 작아서 심폐 문제가 발생하지 않으며, 청소년기에 발현할 가능성이 더 커서 장기간의 호흡기 추적 관찰은 필요하지 않다. 문제가 발생할 위험이 있는 소수를 식별하여 적절한 감시와 시기적절한 치료 중재를 제공하는 것은 확실히 중요하다. 치료하지 않은 특발 가슴 척추 척주옆굽음증 환자 102명에 관한 연구에서는 폐심장증(cor pulmonale)이 주요 사망 원인이었다. 척주옆굽음증 때문에 심폐 문제가 발생한 환자는 척주옆굽음증이 발병한 나이가 매우 중요하다. 90%는 조기 발현 굽이가 있었다. 폐활량 예측치의 50%는 중요한 결정점(cutoff point)이다. 내원 시 폐활량이 예측치의 50% 미만인 환자는 폐 용적이 더 큰 환자보다 호흡기 보상실패가 나타날 가능성이 더 크기 때문이다. 치료하지 않은 특발 척주옆굽음증 집단을 20년간 추적한 결과, 25%에서 호흡부전이 나타났으며, 이들은 모두 폐활량이 예측치의 45% 미만이었으며, 가슴 척추 Cobb 각도는 110° 이상이었다.

신경근육병 - 고위험 사례 식별

호흡기 합병증이 발생할 가능성은 진단, 유전형, 나이에 따라 다양하다. Duchenne 근 디스트로피에서는 일반적으로 10대 후반 혹은 20대 초반에 불가피한 호흡 부전이 발생하며, I형 및 II형 척수 근위축증 환자와 선천 근 디스트로피 환자는 소아기에 호흡 부전이 발생할 수도 있다. 매우 가변적인 질환에는 Pompe 병이라고도 하는 산성 엿당분해효소 결핍(acid maltase deficiency), 네말린 근병증(nemaline myopathy), 사지 대 근 디스트로피(limb girdle muscular dystrophy), 기타 근병증 등이 있다. 대다수 환자는 일련의 야간 저환기를 거쳐 주간 환기 부전으로 진행한다. 진행 속도는 호흡근, 숨뇌 근육, 근력에 영향을 미치는 질병의 진행 과정과 척주옆굽음증, 일반적인 영양 상태 같은 기타 요인에 따라 달라진다.

고위험 환자 감시

폐 기능 검사, 동맥혈 가스 검사, 입안 압력을 이용한 호흡 근력 평가는 특히 신경근육병 환자에게 도움이 된다. 바로 누운 자세를 가정할 때, 폐활량 감소가 예측치의 15% 이상이면 상당한 가로막 약화를 시사한다. 주간 고이산화탄소혈증은 들숨 입안 압력이 예측치의 30% 미만이면 나타날 수 있다. 환자에게 호흡 곤란 및 운동 내성에 관한 질문뿐만 아니라 야간 저환기의 증상에 대해서도 질문해야 한다. 야간 저환기의 증상에는 아침 두통, 수면의 질 저하, 빈번한 각성, 야간 혼란, 아침 식욕 부진 등이 있다. 만약 이 중에 하나라도 있다면, 수면 중 호흡 감시를 진행해야 한다. 야간 저환기는 그림 53.6에서 볼 수 있듯이 일반적으로 산소포화도 감소와 이산화탄소 정체가 특징이다.

치료

척추 변형의 관리

관리는 수술과 비수술로 나눌 수 있다. 비수술/보존 치료의 목표는 굽이의 진행 예방이다. 수술 치료의 목표는 굽이의 교정과 유지다. 척주옆굽음증의 일부 변형에서 보조기를 사용했지만, 근거 기반은 저등급이다.

척주옆굽음증의 수술

보조 기구를 이용한 수술 치료의 주요 목표는 (1) 진행을 멈추고, (2) 3차원적으로 변형을 최대한 영구적으로 교정하고, (3) 흉곽의 균형을 맞춰서 겉모습을 개선하고, (4) 장기 및 단기 합병증을 최소화하는 것이다. 청소년기의 수술에 대해 학자들이 일반적으로 동의하는 적응증은 Cobb 각도가 45° 이상인 1차 굽이다. 성인에서 수술 적응증은 비수술 관리에 반응하지 않는

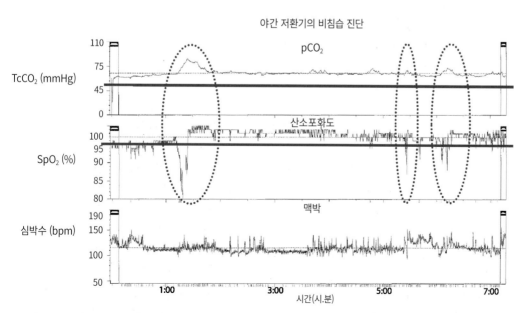

그림 53.6 동맥혈 산소 포화도(SpO$_2$) 감소와 피부경유 pCO$_2$ (TcCO$_2$) 상승이 특징인 야간 저환기(점선 원)를 보여주는 수면 연구

굽이와 관련한 통증, 증상과 기능 능력을 악화시키는 굽이의 진행 등이다. 일반적으로 수술은 환자가 받아들이기 힘든 변형을 교정하고 진행을 예방하기 위해 시행한다. 환기 기능을 개선하기 위해서 시행하지는 않는다.

환기 장애

호흡기능 최적화

환자에게 흡연과 비만의 부작용을 반드시 교육해야 한다. 환기 제한이 있는 환자에게는 인플루엔자와 폐렴알균 예방접종을 권장한다. 폐경 후 여성과 고령 남성은 뼈 밀도를 검사하여 Bisphosphonate를 적시에 투여하면 척주옆굽음증의 진행을 빠르게 하는 골다공증이 발생할 위험을 줄일 수 있다.

환기 부전

흉벽 질환과 호흡근 장애가 있는 환자의 환기 부전은 야간 NIV를 사용하면 성공적으로 치료할 수 있다는 것을 보여주는 근거가 있다. 척주옆굽음증 환자의 5년 생존율은 80%이며, 이전에 회색질척수염(poliomyelitis)이 있었던 환자의 5년 생존율은 100%이며, 이전에 결핵을 앓았던 환자의 5년 생존율은 90% 이상이다. 난치 폐 고혈압이나 폐심장증(cor pulmonale)이 발생하기 전에 NIV를 도입하면, 질환이 진행하지 않는 환자는 정상 혹은 정상에 가까운 수명을 누릴 가능성이 크다. 심장의 보상 실패는 이제는 거의 볼 수 없다.

Duchenne 근 디스트로피는 환기 보조가 없다면 예후가 좋지 않으며, FVC가 1 L 미만이라면 5년 생존율은 8%다. 이제는 NIV 사용으로 많은 환자가 30대에서 40대까지 생존하지만, 환기 보조가 없다면 평균 생존 기간은 18년에서 20년 사이다. 근위축 측삭경화증(amyotrophic lateral sclerosis, ALS) 환자와 경도 혹은 중등도 숨뇌 침범이 있는 환자에서 NIV는 평균 생존 기간을 약 7개월 정도 연장하며, 많은 환자에서 삶의 질을 개선한다. 그림 53.7에서 볼 수 있듯이 신경근육병이 있는 소아에게 NIV를 사용했을 때 장기 생존이 관찰되었다. 기계적 흡입-강제 날숨(mechanical insufflation–exsufflation, MI-E) 장비 같은 기침 보조 기구는 NIV를 보조하는 귀중한 장비이며, 최대 기침 유량이 감소한 신경근육병 환자에서 기침 효율을 개선한다.

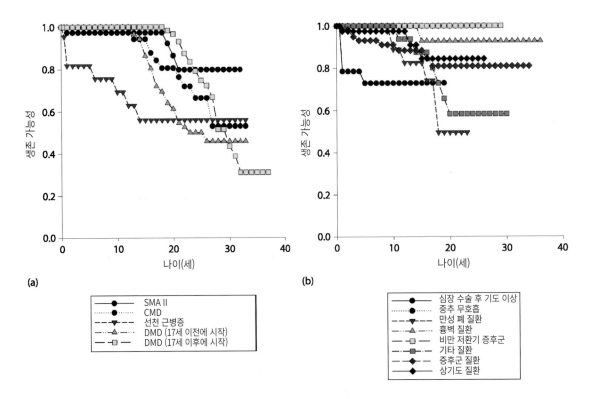

그림 53.7 NIV를 이용하는 신경근육병 환자의 생존 가능성. (a) 17세 이전에 NIV를 시작한 선천 근 디스트로피(CMD), 선천 근병증, II형 척수 근위축증(SMA II), Duchenne 근 디스트로피(DMD) 환자와 17세 이후에 NIV를 시작한 Duchenne 근 디스트로피 환자의 생존 가능성. (b) 심장 수술 후 기도 이상, 중추 무호흡, 만성 폐 질환, 흉벽 질환, 비만 저환기 증후군, 다른 군에 속하지 않는 기타 질환, 증후군 질환, 상기도 질환 환자의 생존 가능성.

더 읽을거리

Bergofsky EH. Thoracic deformities. In: The Thorax Part C: Disease, 2nd ed. Roussos C (Ed.). New York: Marcel Dekker; 1995:1915-49.

Bourke SC, Tomlinson M, Williams TL, Bullock RE, Shaw PJ, Gibson GJ. Effects of non-invasive ventilation on survival and quality of life in patients with amyotrophic lateral scoliosis: A randomised controlled trial. Lancet Neurol 2006;5:140-7.

Branthwaite MA. Cardiorespiratory consequences of unfused idiopathic scoliosis. Br J Dis Chest 1986;80:360-9.

Chatwin M, Tan LB, Bush A, Rosenthal M, Simonds AK. Long term non-invasive ventilation in children: Impact on survival and transition to adult care. PLoS One 2015;10:e0125839.

Dubowitz V. The muscular dystrophies. In Muscle Disorders in Childhood, 2nd ed. Dubowitz V (Ed.). London: W.B. Saunders; 1995:34-133.

Eagle M, Baudouin S, Chandler C, Giddings D, Bullock R, Bushby K. Survival in Duchenne muscular dystrophy: Improvements in life expectancy since 1967 and the impact of home nocturnal ventilation. Neuromusc Disord 2002;12:926-9.

Hull J, Aniapravan R, Chan E, Chatwin M, Forton J, Gallagher J, Gibson N, Gordon J, Hughes I, McCulloch R, Ross Russell R, Simonds A. Guidelines for respiratory management of children with neuromuscular weakness. Thorax 2012;67(Suppl 1):i1-40.

Kearon C, Guillermo RV, Kirkly A, Killian KJ. Factors determining pulmonary function in adolescent idiopathic thoracic scoliosis. Am Rev Respir Dis 1993;148:288-94.

Pehrsson K, Bake B, Larsson S, Nachemson A. Lung function in adult idiopathic scoliosis: A 20 year follow up. Thorax 1991;46:474-8.

Ragette R, Mellies U, Schwake C, Voit T, Teschler H. Patterns and predictors of sleep disordered breathing in primary myopathies. Thorax 2002;57:724-8.

Simonds AK, Elliott MW. Outcome of domiciliary nasal intermittent positive pressure ventilation in restrictive and obstructive disorders. Thorax 1995;50:604-9.

Ward SA, Chatwin M, Heather S, Simonds AK. Randomised controlled trial of non-invasive ventilation (NIV) for nocturnal hypoventilation in neuromuscular and chest wall disease patients with daytime normocapnia. Thorax 2005;60:1019-24.

Weinstein SL, Dolan LA, Cheng JCY, Danielsson A, Morcuende JA. Adolescent idiopathic scoliosis. Lancet 2008;371:1527-37.

54

심혈관 질환

RESHAM BARUAH AND RAKESH SHARMA

도입

폐와 심장은 구조와 생리가 서로 연결되어 있어서 한 장기의 심각한 기능 장애는 항상 다른 장기에 영향을 미친다.

심부전

심부전은 생리적 순환을 지원하는 펌프인 심장의 장애 때문에 발생하는 여러 가지 증상과 징후가 복잡하게 엮인 임상 증후군이다.

좌심실 우세, 우심실 우세 혹은 양심실 형태로 나타날 수 있다. 좌심실 기능장애가 흔하며 영국에서 유병률은 0.8%다.

심부전의 병인

좌심실 기능장애의 병인에는 여러 요인이 작용하며(표 54.1), 호흡 곤란, 앉아 숨쉬기(orthopnea), 돌발 야간 호흡 곤란 같은 증상이 나타나며, 폐 혈압이 상승한 경우 말초 부종이 나타난다. 심부전을 분류하는 방법은 여러 가지가 있으며, 아마도 모든 방법에 고유한 어려움이 있음을 반영한 결과라고 추정된다. 그러나, 실용적인 면에서 심부전은 주로 박출률이 40% 이하인 박출률이 감소한 심부전과 박출률이 50% 이상인, 이전에는 확장기 심부전이라고 불렸던 박출률이 보존된 심부전으로 나눌 수 있다. 이 분류는 이제까지 박출률이 감소한 심부전에만 적용되었던, 예후에 미치는 이점이 입증된 근거를 모두 이용하는 치료를 바탕으로 하고 있다.

박출률이 감소한 심부전

이는 일반적으로 확장말기 용적과 수축말기 용적이 증가하고 따라서 박출률이 40%보다 낮아지는, 불리하게 재형성되고 확장된 좌심실에서 나타난다(그림 54.1). 반지름 방향 수축(radial contraction), 세로축 방향 수축(longitudinal contraction), 꼬임(torsion), 비틀림(twist) 같은 모든 심근 수축 형태에 장애가 발생한다. 예후에 이점이 있으며 현재 사용이 승인된 치료법 및 이와 관련된 주요 임상 시험은 표 54.2에 정리되어 있다.

박출률이 보존된 심부전

실제 1회 박출량은 감소하지만, 일반적으로 내강(cavity)이 작으며 내강의 벽이 두껍기 때문에 박출률은 보존된다(그림 54.2). 이는 박출률이 배출된 혈액의 비율이라는 사실 때문이지만, 세로축 기능 이상 때문에 실제 수축도 완전히 정상은 아니다. 두꺼워진 벽은 굳어 있으며 순응도가 낮기 때문에 심실 충만에 장애가 발생하며, 이는 심방 확장을 유발하여 결국에는 충만을 제한한다. 전향 연구와 인구 연구에 따르면, 현재 심부전 환자 중 약 50%는 박출률이 보존된다고 알려져 있다. 이 질환은 여자와 평균 연령이 73-79세 사이인 노인에서 더 흔하다. 흔한 원인은 고혈압이며, 동시에 당뇨병이나 비만이 있을 가능성이 크다.

심부전에서 폐 이상

만성 심부전에서는 호흡 곤란과 피로 같은 호흡기 증상이 주로 나타나며, 처음에는 운동 중에만 나타나지만, 심부전이 진행하면서 점점 더 낮은 활동 수준에서도 나타나며, 심한 경우 휴식 중에도 나타난다(그림 54.3).

좌심실 부전이 발생하면 좌심실 확장말기 압력이 상승하여 좌심방, 폐정맥, 폐 모세혈관 압력이 상승한다.[1] 폐 혈관은 중막 및 내막이 두꺼워지면서 이렇게 만성적으로 증가한 압력에 적응한다.[2] 초기에는 폐 울혈이 증가하여도 림프 배액이 증가하기 때문에 사이질 부종은 발생하지 않는다. 림프 배액 능력을 초과했을 때만 기관지주위 조직, 혈관 주위 조직, 사이질 공간에 체액이 축적되기 시작한다. 체액 축적이 지속되면 섬유모세포 증식과 폐포-모세혈관 막의 재형성을 동반한 섬유증을 촉진한

표 54.1 심부전의 병인

좌심실 기능장애 우세
관상동맥 질환. 예: 급성 심근 경색의 결과
만성 고혈압
심근병증. 예: 확장, 비대, 제한, 특발
판막 기능장애. 예: 대동맥 판막 질환 및 승모판막 질환
심장 부정맥/전도 장애. 예: 빈맥 심근병증, 심장 차단, 심방 세동
감염. 예: 류마티스 열, Chagas 병, 바이러스 심근염, HIV
침윤. 예: 아밀로이드증, 유육종증, 혈색소증

우심실 기능장애 우세
폐 고혈압. 예: 폐 색전증, 폐심장증
삼첨판 부전

심장막 질환
심장막 협착 - 일반적으로 결핵 감염 후
심장 눌림증

"고박출" 심부전
빈혈, 갑상선 항진증, 동정맥 샛길, Paget 병

표 54.2 심부전 치료법에 대한 주요 임상 시험

치료법	주요 임상 시험
안지오텐신 전환효소 억제제	CONSENSUS, SOLVD, SAVE
안지오텐신 수용체 차단제	Val-HeFT, CHARM-Added, CHARM-Alternative, CHARM-Preserved, I-PRESERVE, HEAAL
베타 차단제	US Carvedilol Heart Failure Study, CIBIS-II, MERIT-HF, CAPRICORN, COPERNICUS, COMET, SENIOR
무기질 부신피질 호르몬 수용체 대항제	RALES, EPHESUS, EMPHASIS-HF
Nitrate와 Hydralazine	V-HeFT, A-HeFT
Neprilysin 억제제	PARADIGM-HF
심장 재동기화 치료	MUSTIC, MIRACLE, MIRACLE-ICD, COMPANION, CARE-HF, RethinQ, MADIT-CRT, RAFT, BLOCK heart failure
삽입형 제세동기	MADIT, AVID, MADIT-II, DEFINITE, SCD-HeFT

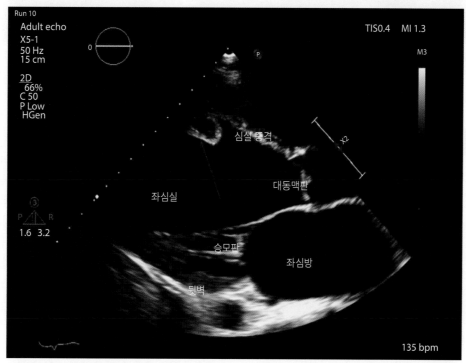

그림 54.1 바이러스 심근병증이 원인으로 추정되는 확장 심근병증 환자의 복장 곁 긴축 단면도(parasternal long axis view) 영상. 좌심실은 벽이 얇아져 있고, 전반적인 저운동증(global hypokinesia)이 있으며 현저하게 확장되어 있다. 빨간색 화살표는 좌심실 혈전이다.

다.[3] 계속 진행하면, 마지막에는 폐포 부종이 발생한다.[4] 이는 폐활량 검사에서 폐활량 감소로 반영되는 폐 순응도 감소를 유발하여 호흡일이 증가하며, 따라서 대사 요구가 높아진다.

심부전은 운동에 대한 병리 반응으로 간주할 수 있으며, 처음에는 운동 중에만 폐동맥 압력이 상승한다.[5] 만성 심부전 환자에서 시행한 단순 폐활량 검사에서는 폐활량(VC) 감소, 1초간 노력 날숨량(FEV_1) 감소, 노력 폐활량(FVC) 감소, 총 폐용량 감소를 볼 수 있으며, 노력 날숨 폐활량(forced expiratory VC)은

상대적으로 보존되기 때문에 제한 패턴이 나타난다. 이는 사이질 부종 및 폐포 부종 때문이라고 여겨지며, 더 적게는 심장비대로 인한 압박과 가슴막 삼출 때문이라고 여겨진다.[6-8] 총 폐용량 감소는 내과 치료나[9] 심장 이식으로[10] 폐 모세혈관 쐐기압이 감소하면 역전되며, 이는 총 폐용량 감소가 폐의 실질 변화 및 구조 변화보다는 주로 체액 축적으로 인한 것임을 암시한다. 반대로, 급성 심부전이나 보상실패 만성 심부전에서는 환자에게 주로 폐쇄 패턴이 나타나며, 이는 기도 저항을 증가시키는 기관지주변 혈관 울혈 때문일 수 있다.[2,4] 만성 심부전에서는 가

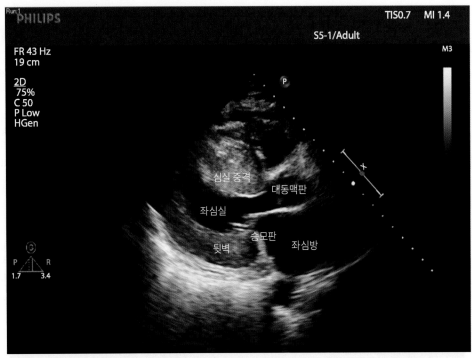

그림 54.2 비대 심근병증 환자의 복장 곁 긴축 단면도 영상. 이 확장말기 영상에서 뒷벽보다 심실 중격이 더 두꺼워진 현저한 비대칭 중격 비대를 볼 수 있다. 좌심실 내강 (cavity) 자체가 작기 때문에, 박출률이 보존됨에도 불구하고 전반적인 심장 박출량은 감소한다.

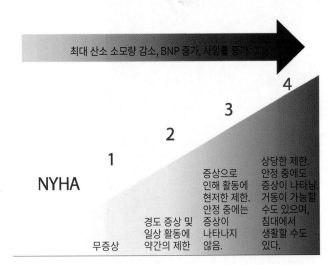

그림 54.3 심부전의 NYHA (New York Heart Association) 분류

스 교환이 감소한다.[2,8] 환자는 모세혈관 경유 일산화탄소 확산 (DLCO)을 이용하여 측정했을 때, 폐포경유 확산(transalveolar diffusion)에 장애가 있으며,[11] 이는 운동 내성[12] 및 운동 시 증가하는 환기 반응과 직접적인 관련이 있다. 이는 증가한 실질 체액(parenchymal fluid)의 효과로는 보이지 않는다. 초미세 여과 (ultrafiltration)로는 개선되지 않지만,[13] 안지오텐신 전환효소 억제제(angiotensin converting enzyme inhibitor, ACEi)와[14] 운동 훈련으로는[15] 개선되기 때문이다.

심부전에서는 가로막과 다른 호흡기 근육을 포함한 뼈대근육(skeletal muscle)에 현저한 이상이 나타나며, 이는 심부전에서 볼 수 있는 운동 중 두드러지는 호흡 곤란에 기여할 수도 있다. 이상은 질병 진행 초기에 발생하며, 근육의 구조, 기능, 부피, 대사 능력에 영향을 미친다. 혈액에서 산소를 추출하는 능력에도 장애가 생기며, 무산소 대사 쪽으로 더 크게 이동하지만, 이는 혈류감소와는 무관하다.[16] 실제로, 정상 수축 기능을 가진 정상 피험자에서는 결국 심장 박출량이 운동을 제한하는 것처럼 보이며, 운동 검사에서 피험자가 최대 다리 운동을 하는 동안 팔 운동을 추가해도 더 이상 최고 산소 소모량(peak oxygen consumption, VO_2)이 증가하지 않는다. 이를 운동을 더 추가하면 최고 산소 소모량이 더욱 증가하는 심부전 환자와 비교하면, 이러한 환자에서 심장 박출량은 제한 요인이 아니며, 그보다는 근육의 산소 추출 능력이 제한 요인이라는 점을 암시한다.[17]

심부전의 검사

급성 심부전에서 완벽하게 정상인 심전도는 음성 예측치가 높으며, 환자 중 약 2%만 심전도가 완벽하게 정상이다. 심전도는 또한 심방세동에 대한 박동수 조절과 항응고 요법, 느린 맥에 대한 조율, 각차단(bundle branch block, BBB)에 대한 심장 재동기화 치료(cardiac resynchronization therapy, CRT)처럼 치료 결정에 중요한 정보도 제공한다. 심전도는 생존 가능한 심근의 소실을 의미하는 Q파나 심실 비대의 근거도 보여주며, 심부전의 병인을 가리킬 수도 있는 단서를 제공한다.

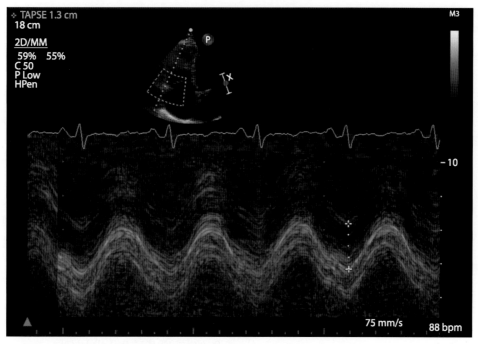

그림 54.4 삼첨판 고리의 수축기 이동값(TAPSE)을 측정하면 우심실 기능을 평가할 수 있다.

심초음파는 심부전 검사에서 기본적인 도구이며, 심강(cardiac chamber)과 판막의 구조 및 기능을 평가할 수 있다. 폐동맥 압력은 일반적으로 심초음파로 추정할 수 있으며, 삼첨판 역류가 있다면 이를 이용하거나 폐동맥 판막 역류, 폐 혈관 저항, 폐 동맥 가속 시간 등을 이용해 측정할 수 있다. 그림 54.4처럼 삼첨판 고리(tricuspid annulus) 수준에서 RV가 이동한 세로 방향 거리, 즉 삼첨판륜의 수축기 이동값(tricuspid annular plane systolic excursion, TAPSE)을 측정하여 우심실 장축 기능도 평가할 수 있다.

나트륨배설 펩타이드(natriuretic peptides)는 이전에 치료를 받지 않은 환자에서 심부전을 배제할 때 유용하다. 이는 폐심장증(cor pulmonale)의 합병증으로 만성 호흡 부전이 발생한 환자에서 증가할 수 있다(그림 54.5).[18]

심부전 환자에게는 운동 호흡 곤란이나 피로도 증가뿐만 아니라, 운동에 대한 비정상 생리 반사 반응도 있다.

울혈이 증가한 진행하는 심부전에서 흉부 방사선 사진은 다음과 같은 순서로 변화한다.

1. 양쪽 폐의 상엽을 향하는 혈관 음영 "재분포"와 상엽의 폐 정맥 확장(그림 54.6)
2. 폐문 구조물의 확장 및 선명도 소실(그림 54.6)
3. Kerley A선(Kerley A line)과 Kerley B 선으로 나타나는 아래

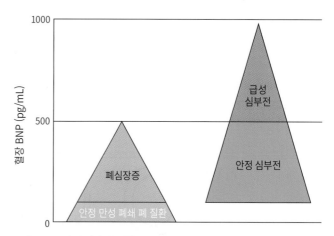

그림 54.5 만성 폐쇄 폐 질환과 심부전에서 뇌 나트륨배설 펩타이드(BNP). (Modified from Hawkins, NM, Virani, S, Ceconi, C, Eur Heart J, 2013.)

쪽 폐에 있는 중격선
4. 경계부위가 넓어지고 희미해지는 기관지주변 침윤 및 혈관 주변 침윤
5. 폐엽사이 틈새(fissure)의 두꺼워짐과 가슴막 밑 체액 축적
6. 중앙 혹은 아래쪽으로 분포하며, 공기 기관지조영(air bronchogram)이 없으며, 일반적으로 양쪽 폐야에 대칭 형태로 나타나는 실질 음영(parenchymal opacity)을 동반한 폐포 부종

동시에 존재하는 만성 폐쇄 폐 질환은 불규칙한 부종 분포에 영향을 미칠 수 있다. 체액은 장기의 구조가 파괴되지 않은 폐 부위로 누출되는 경향이 있기 때문이다. 폐기종 폐에서는

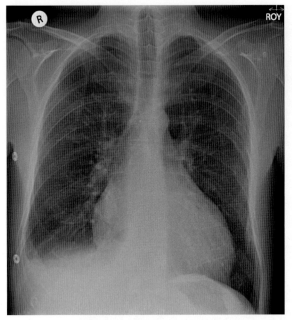

그림 54.6 심장비대와 상엽 혈류 분포를 보여주는 흉부 방사선 사진

몇 시간, 심지어는 며칠이 지나도 여전히 영상에 남아 있을 수 있다.

흉부 방사선 사진에 보이는 심장 비대로 좌심실 박출률 감소를 예측한다면, 흉부 방사선 사진의 민감도는 79%, 특이도는 80%, 양성 예측치는 80%다. 이에 비해 상엽 혈류 분포(그림 54.6)로 좌심실 박출률 감소를 예측하면 민감도(40%)는 훨씬 더 낮지만, 특이도(90%)가 더 높아서 상쇄된다.[19]

심장 자기 공명 영상(cardiac magnetic resonance imaging, CMR)은 용적, 질량, 벽 운동의 정확도 및 재현성 면에서 최적 표준이다. CMR은 대다수 환자에서 영상 품질이 좋기 때문에 심초음파로는 심내막을 선명하게 확인하기 어려운 만성 폐쇄 폐 질환 환자나 비만 저환기 증후군 환자에게 가장 좋은 대체 영상 기법이다. CMR은 경색, 침윤, 염증 후, 혹은 심근염 과정을 암시하는 전형적인 패턴을 보여주기 때문에, 심부전의 병인을 설명할 때 특히 유용하다(그림 54.7).

심부전을 확진 받은 환자 중 일부에게는 수면 호흡 장애를 확인하기 위한 선별검사를 권장한다.[20]

심폐 운동 검사는 심부전을 평가하고 운동 제한의 기전을 확인할 때 유용할 수 있다(표 54.3).

과잉팽창 부위에 있는 폐포가 파괴되기 때문에 폐포 공간의 부종은 영상에서 볼 수 없지만, 울혈로 인한 사이질 징후는 흉부 방사선 사진에서 여전히 강조되어 보인다.

흉부 방사선 사진에서 울혈의 영상 근거는 임상 증상보다 먼저 나타날 수도 있으며, 반대로 폐 부종은 혈류역학 회복 후

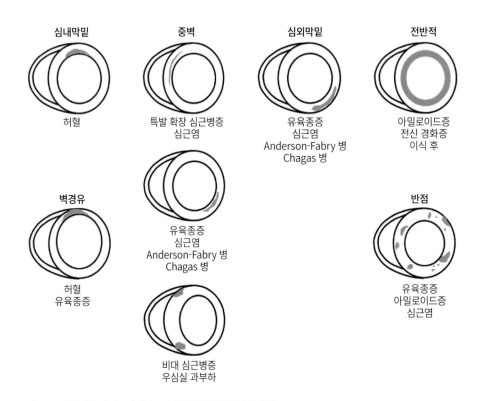

그림 54.7 지연 가돌리늄(gadolinium) 조영 증강의 특징적인 패턴

표 54.3 심부전과 만성 폐쇄 폐 질환이 심폐 운동 매개변수에 미치는 영향

	심혈관 운동 제한	호흡 운동 제한
운동을 멈추는 이유	다리 피로는 심혈관 문제인 경우가 많다.	호흡 곤란은 호흡기 문제인 경우가 많다.
최대 예측 심박수	예측치의 80% 미만(220-나이)	예측치의 80% 이상(220-나이)
산소 포화도	안정	감소
날숨끝 이산화탄소 분압	감소	떨어지지 않음
환기 예비량(최대 환기/최대 자발 환기)	정상	감소
심박수 vs. 산소 섭취량 기울기	비정상 - 느린 맥과 빠른 맥에 따라 다르다.	정상
최대 산소 섭취량(VO$_2$max, mL/kg/min)	감소, 14 mL/kg/min 미만은 불량한 예후를 의미한다.	감소
산소 섭취 효율 기울기(Oxygen uptake efficiency slope, OUES)	감소	감소
젖산 산증이 발생하지 않으면서 유지할 수 있는 환기 문턱값(threshold) 혹은 최대 VO$_2$	최대 VO$_2$ 30% 미만에서 일찍 발생 (심부전에서는 항상 정확하게 측정할 수는 없다)	정상(최대 VO$_2$의 40%-60%)
최대 산소 섭취 vs. 운동 속도 기울기	기울기 감소 < 10	기울기 감소 < 10
환기 효율 기울기(VE/VCO$_2$)	30 이상 증가는 비효율이 크다는 점을 암시하며, 50 이상 증가는 폐 고혈압을 시사한다.	30 이상 증가는 비효율이 크다는 점을 암시하며, 50 이상 증가는 폐 고혈압을 시사한다.
운동 진동 환기	심부전의 질병특유 양상	없음

참고: VE, 분당 환기량(minute ventilation); VCO$_2$, 이산화탄소 배출량

우심부전

우심실 부전의 가장 흔한 원인은 좌심실 부전으로 인한 폐동맥 압력 상승이며, 신장 관류 저하, 염분 및 수분 저류, 전신 순환에 체액 축적, 즉 폐심장증(cor pulmonale)으로 이어진다. 우심실 부전은 좌심실 부전처럼 흔할 뿐만 아니라 우심실 단독 부전은 좌심실 단독 부전보다 예후가 더 나쁘다.[21] 우심실 내강이 확장되면 삼첨판 고리도 확장되며, 이는 삼첨판 역류를 유발하여 확장이 더욱 심해진다. 시간이 지남에 따라, 증가한 벽 스트레스에 대한 자연스러운 반응으로 비대가 발생한다. 우심실이 확장함에 따라, 우심실 내강에서 초승달 모양이 사라진다(그림 54.8). 또한, 심실 중격이 좌심실 내강 쪽으로 부풀어 오른다. 이는 심장 확장에 필요한 공간을 심장막이 제한하기 때문에 발생하며, 따라서, 우심실 용적이 증가하면 좌심실 용적을 감소시켜 공간을 제공할 수밖에 없다. 중격 이동은 좌심실 충만을 방해하며, 따라서 좌심실 기능장애를 유발한다. 이 현상을 심실 상호의존이라고 한다. 좌심실 부전이 발생함에 따라 전신 관류압 및 우관상동맥 관류압이 감소하며, 이는 우심실을 더욱 억제한다.

심부전의 치료

안지오텐신 전환효소 억제제(angiotensin converting enzyme inhibitor, ACEi), 안지오텐신 II 수용체 대항제, 베타 차단제, 무기질 부신피질 호르몬 수용체 대항제(mineralocorticoid receptor antagonist), 네프릴리신 억제제(neprilysin inhibitor)는 모두 심부전에서 증상을 개선하며, 수명을 연장하는 것으로 입증되었다(표 54.2). 이러한 제제는 낮은 용량으로 시작해야 하며, 최대 허용 용량까지 서서히 양을 늘려가야 한다.

호흡기내과 전문의가 주목할 부분은 심부전 환자 중 1/3은 동시에 만성 폐쇄 폐 질환을 가지고 있다는 점이다. 무작위 시험 20건에 대한 Cochrane Library의 메타 분석은 만성 폐쇄 폐 질환에서 장기간의 심장선택성 베타 차단제는 안전하고 내약성이 좋다고 결론 내렸다. 그러나 심부전 환자는 이 분석에 포함되지 않았다. 심부전 및 만성 폐쇄 폐 질환이 있는 환자에 대한 관찰 자료는 베타 차단제를 복용한 환자의 예후가 더 좋음을 암시한다. 따라서, 만성 폐쇄 폐 질환은 베타 차단제의 금기가 아니며, 최신 지침에 따르면, 폐 기능이 경미하게 감소하고 증상이 있더라도 약물을 바로 중단해서는 안 된다.

삽입형 제세동기, 제세동기를 이용한 심장 재동기화 치료, 혹은 단독 심장 재동기화 치료 등은 좌심실 기능장애가 있으며 좌심실 박출률이 35% 이하인 심부전 환자에 대한 치료 선택지다(표 54.4).

판막 질환

왼쪽 판막 질환은 호흡 곤란을 유발할 수 있으며, 합병증으로 폐 고혈압을 유발할 수 있다. 급성 판막 역류는 응급 안정화 및 잠재적으로 판막 중재가 필요한 폐 부종을 유발할 수 있다. 가슴경유 심초음파는 판막 질환에서 여전히 가장 좋은 검사법이

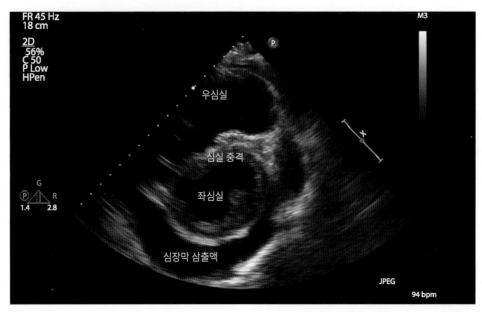

그림 54.8 폐 고혈압 환자의 짧은 축 영상. 수축기와 확장기 모두에서 심실 중격 편평화가 관찰되며, 심장막 삼출액이 있다. 수축기 심실 중격 편평화는 우심실의 압력 과부하 때문에 발생하며, 확장기 심실 중격 편평화는 우심실의 용적 부하 때문에 발생한다.

다(그림 54.9-그림 54.15). 표 54.5에는 최신 모범 진료가 요약되어 있다.

심초음파를 이용하여 추정하는 소위 압력 감소 혹은 압력 기울기는 모두 도플러로 속도를 측정한 다음 이를 단순화한 베르누이 방정식(Bernoulli's equation)에 대입하여 압력으로 "변환"한다.

$$P = 4v^2$$

대동맥판 협착증에서 대동맥 판막 면적은 좌심실 유출로(LV outflow tract, LVOT)의 지름으로 추정할 수 있으며, 좌심실 유출로 면적은 $πr^2$를 이용하여 측정한다. 따라서, 대동맥 판막 면적은 방정식으로 LVOT를 지나는 혈류 속도와 혈류의 최대 가속도를 비교하면 추정할 수 있다. 예를 들어, 최대 속도(가장 좁은 지점, 즉 협착 부위로 가정)가 LVOT 속도의 2배라면 대동맥 판막 면적은 LVOT 면적의 절반이라고 추정할 수 있다.

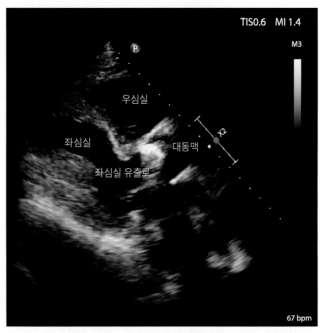

그림 54.9 대동맥판 협착증, 좌심실 비대, 대동맥 판막의 상당한 석회화가 있는 환자의 복장 곁 긴축 단면도 영상

표 54.4 좌심실 기능장애가 있으면서 좌심실 박출률이 35% 이하인 심부전 환자에게 심장 재동기화 치료 혹은 삽입형 제세동기를 이용할 때, NYHA 등급, QRS 간격, 좌각차단의 존재 여부에 따른 치료 선택지

QRS 간격	NYHA 등급 I	NYHA 등급 II	NYHA 등급 III	NYHA 등급 IV
< 120 ms		심장 돌연사의 위험이 높은 경우 ICD		ICD와 CRT의 임상 적응이 아님
120-149 ms 및 좌각차단 없음	ICD	ICD	ICD	CRT-P
120-149 ms 및 좌각차단 있음	ICD	CRT-D	CRT-P 혹은 CRT-D	CRT-P
좌각차단 여부와 관계없이 ≥ 150 ms	CRT-D	CRT-D	CRT-P 혹은 CRT-D	CRT-P

출처: https://www.nice.org.uk/guidance/ta314/chapter/1-Guidance
참고: CRT, 심장 재동기화 치료(cardiac resynchronization therapy); CRT-D, 제세동기를 이용한 심장 재동기화 치료; CRT-P, 박동조율기를 이용한 심장 재동기화 치료; ICD, 삽입형 제세동기(implantable cardioverter defibrillator).

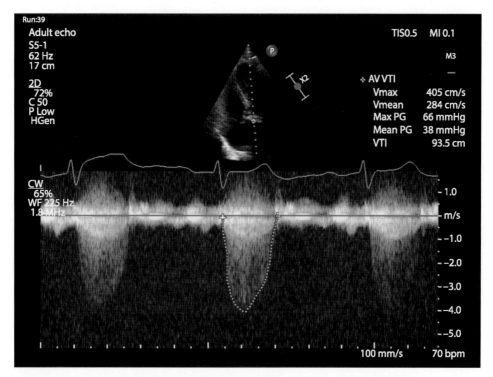

그림 54.10　최대 속도 및 평균 속도를 측정하고 압력과 면적을 추정할 수 있는 속도 시간 적분 도플러 측정

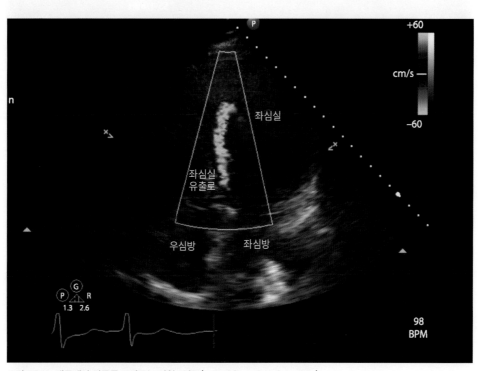

그림 54.11　대동맥판 역류를 보여주는 심첨 5강도(apical five-chamber view)

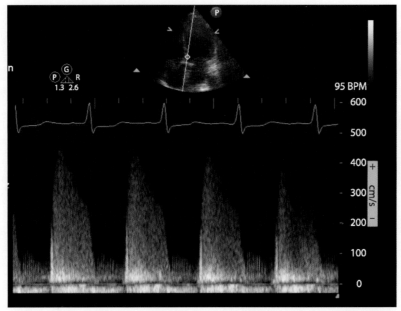

그림 54.12 대동맥과 좌심실 사이의 압력이 빠르게 같아지는 급성 중증 대동맥판 역류의 도플러 특징

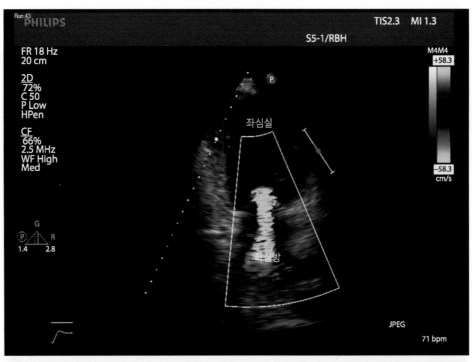

그림 54.13 좌심실에서 좌심방으로 향하는 소용돌이 흐름(turbulent flow)으로 승모판 역류를 보여주는 색 도플러 영상

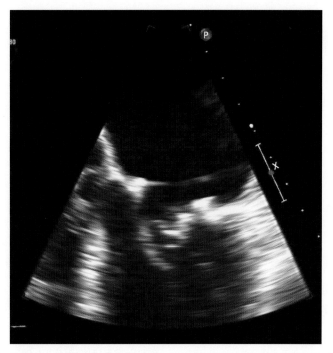

그림 54.14 두꺼워지고 제한된 승모판 첨판(leaflet)이 있는 승모판 협착을 보여주는 식도경유 초음파 영상

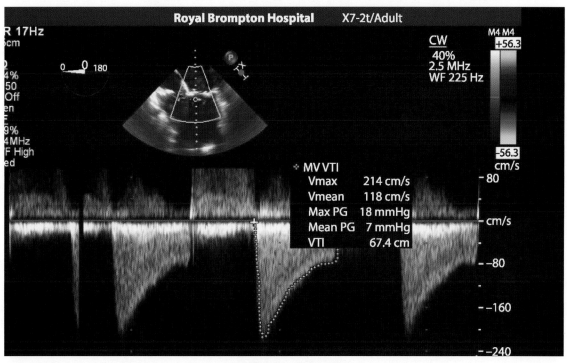

그림 54.15 중등도 승모판 협착을 보여주는 그림 54.14의 승모판에서 측정한 맥박 도플러

표 54.5 ESC (European Society of Cardiology) 지침을 기반으로 한 판막 심장병에 대한 최신 모범 진료

	대동맥판 협착증	대동맥판 역류	승모판 역류	승모판 협착
병인	• 선천 • 류마티스 • 퇴행/석회화 • 70세 미만: 50% 이상이 선천 원인이 있음 • 70세 이상: 50%는 퇴행으로 인해 발생한다	• 특발 기시부 확장 • 선천 이상(이첨 판막) • 류마티스 심장병 • 감염 심내막염 • 대동맥염 • 퇴행 판막 질환	1차 승모판 역류 • 승모판 탈출 • 감염 심내막염 • 건삭 파열 • 류마티스 심장병 • 노화/퇴행 • 선천 혹은 유전 장애: Ehlers-Danlos 증후군, 비대 심근병증, Marfan 증후군 • 외상 • 방사선 손상 • 선천 낙하산 승모판 2차 승모판 역류 • 허혈 혹은 비허혈 심근병증으로 인한 심실 확장 • 허혈 심장병으로 인한 파열 가능성을 동반한 유두근 허혈 혹은 경색	• 류마티스 심장병: 전체 사례 중 77-99% • 감염 심내막염: 3.3% • 승모판 고리 석회화: 2.7%
증상	• 실신: (운동 중) • 협심증: (심근 산소 요구량 증가: 수요/공급 불일치) • 호흡 곤란: 운동 중. 수축기 및 확장기 심부전이 원인 • 돌연사	• 40-50대 전까지 무증상 • 진행 비율: 매년 4-6% • 진행하는 증상: 운동 중 호흡 곤란, 앉아 숨쉬기, 돌발 호흡 곤란, 야간 호흡 곤란	• 급성: 호흡 곤란, 피로, 앉아 숨쉬기, 폐 부종(일반적으로 초기 양상) • 만성: 수년간 무증상일 수도 있으며, 좌심실 수축기 기능장애가 나타나기 전까지는 운동 내성이 정상일 수 있다. 심방 세동이 발생하면 두근거림, 좌심실이 확장되면 증상을 동반한 심부전	• 진행하는 호흡 곤란(70%): 좌심방 확장, 폐울혈 • 심방 세동이 발생하면 두근거림 • 폐 정맥 고혈압으로 인한 우심부전 증상 • 폐혈관 압력 상승으로 인한 기관지 혈관 파열이 유발하는 객혈
신체 검사	• 느리게 상승하는 목동맥 맥박(지맥, pulsus tardus) 및 맥박 진폭 감소(pulsus parvus) • 심음: 약하고 분열 - 좌심실 비대로 인한 제2심음, S4 말굽심음 • 수축기 박출 잡음: 증가-감소 형태. 협착의 중증도가 증가하는 후기에 정점에 달한다. • 잡음의 크기는 중증도에 대한 어떠한 정보도 제공하지 않는다.	• 넓은 맥압: 가장 민감도가 높음 • 과다활동 및 위치가 변한 심첨부 박동 • 청진: 왼쪽 복장뼈 경계에서 확장기 휘파람 잡음(blowing murmur) • Austin Flint 잡음(심첨부): 역류 분사가 앞 승모판 첨판에 부딪혀 첨판이 진동하게 만든다. • 수축기 박출 잡음: 대동맥 판막을 가로지르는 혈류로 인해 발생	• 심첨부에서 겨드랑으로 방사하는 약한 S1 및 온수축기(holosystolic) 잡음 • S3 (울혈 심부전/좌심방 과부하) • 만성 승모판 역류에서 심잡음의 강도는 중증도와 상관 관계가 있다.	• 목정맥 맥박에서 현저한 "a" 파 • 우심부전의 징후: 진행한 승모판 역류증에서 발생 • 승모판 얼굴: 승모판 협착이 상당하며, 심장 박출량이 감소한 경우 • 확장기 잡음: 심첨부에서 가장 현저한 저음 확장기 우르렁 소리(rumble). 환자가 왼쪽 옆으로 누운 자세에서 숨을 내쉬고 참은 상태에서 가장 잘 들린다. • 확장기 잡음의 강도는 협착의 중증도와 상관 관계가 없다. 큰 S1 개방음: 첨판이 여전히 움직일 때 심첨부에서 들을 수 있다. 초기 급속 개방 후 첨판 끝 부분의 융합으로 인해 확장기 초기에 첨판이 갑자기 멈추기 때문에 발생한다. 개방음보다 짧은 S2는 더 중증 질환을 의미한다.

중증도를 결정하는 심초음파 매개변수	• 판막 면적(cm²) < 1.0
	• 지표 판막 면적(cm²/m² BSA) < 0.6
	• 평균 압력 기울기(mmHg) > 40
	• 최대 분사 속도(m/s) > 4.0
	• 속도 비 < 0.25
		• 비정상/동요/큰 접합 결함
		• 하행 대동맥의 온확장기 혈류 역전
		• 축류폭(vena contracta width) > 6 mm
		• 압력 반감기 < 200 ms
		• 역류 용량 > 60 mL/beat
		• 좌심실 확장
			• 동요 첨판/파열된 유두근/큰 접합 결함
			• 색상 혈류: 좌심방의 뒷벽으로 도달, 부착, 소용돌이가 치는 매우 큰 중심 분사 혹은 편심 분사
			• 역류 분사의 지속파 신호: 밀도가 높은/삼각형
			  축류폭(vena contracta width) > 7 mm
			  폐정맥 흐름 역전
			• 역류 용량:
			  1차의 경우, ≥ 60mL/beat
			  2차의 경우, > 30 mL/beat
			• 좌심실 및 좌심방 확장
				• 판막 면적 < 1 cm²
				• 평균 압력 경사 10 mmHg(중증)
				• 압력 반감기 200 ms 이상은 중증 승모판 협착을 시사한다.
				• 피부경유 승모판 연결부절개(percutaneous mitral commissurotomy, PMC) 여부를 평가하기 위해 Wilkin 점수를 이용할 수 있다.

표 54.5 (이어서) ESC (European Society of Cardiology) 지침을 기반으로 한 판막 심장병에 대한 최신 모범 진료

	대동맥판 협착증	대동맥판 역류	승모판 역류	승모판 협착
관리	•내과 관리 - 역할이 한정적. 중증 대동맥판 협착에서 혈관 확장제는 상대적으로 금기다. 대동맥 판막 풍선 판막절개는 이점이 작다. •수술을 통한 치환술: 가장 좋은 치료법	•혈관확장제/수축촉진 제제는 수술 전 심부전 환자에게 짧은 기간 동안 사용할 수 있다. •심부전 및 중증 대동맥판 역류가 있는 환자에게는 안지오텐신 전환효소 억제제 및 안지오텐신 수용체 차단제를 사용한다. •Marfan 증후군의 경우, 베타 차단제는 대동맥 기시부 확장을 지연할 수도 있다. •대동맥 기시부가 확장된 환자에게는 격렬한 운동, 경쟁하는 운동, 등척성 운동은 피할 것을 조언해야 한다. •Marfan 증후군, 이첨 대동맥 판막, 대동맥 기시부 질환이 있는 환자의 경우 가족 선별검사를 고려해야 한다.	•급성 승모판 역류: 대동맥내 풍선 펌프, 양성 수축제, Nitroprusside, 응급수술 •내과 관리: 혈관 확장제, 항응고제, 심방 세동의 심박수 조절, 체액 과부하에 대한 이뇨제 •심부전 환자의 경우, 안지오텐신 전환효소 억제제, 베타 차단제, 무기질 부신피질 호르몬 수용체 대항제를 사용한다.	•이뇨제/지속 작용 Nitrate는 일시적으로 호흡 곤란을 개선한다. •베타-차단제/칼슘 통로 차단제는 운동 내성을 개선한다. •심방 세동 환자에게는 항응고 요법을 사용한다. •동리듬인 경우, 이전 색전증 혹은 좌심방 내에 혈전이 있는 경우 항응고 요법을 사용하며, 식도경유 심초음파에서 밀도가 높은 자발 에코 대조(echo contrast) 혹은 좌심방 확장이 보인다면 항응고 요법을 고려해야 한다. •판막 특성이 양호하지만, 수술 위험성이 너무 높은 경우, 판막 면적이 15 cm² 이하라면 피부경유 승모판 연결부절개를 고려한다. 혈전색전 및 혈류역학 보상실패(안정 시 수축기 폐혈관 압력 > 50 mmHg, 주요 비심장 수술이 필요한 경우, 임신을 원하는 경우)의 위험이 높지만 무증상인 환자의 경우, 피부경유 승모판 연결부절개를 고려한다.
감시	•경도: 5년마다 •중등도: 2년마다 •중증: 6개월에서 1년마다	•경도에서 중증도: 1년마다 감시하며 심초음파는 2년마다 •중증이지만 좌심실 기능이 정상인 경우: 6개월마다 •Marfan 증후군/이첨 대동맥 판막: 1년마다	•무증상이면서 중등도, 좌심실 기능이 보존된 경우: 1년마다, 심초음파는 2년마다 •무증상이면서 중증, 좌심실 기능이 보존된 경우: 6개월마다, 심초음파는 1년마다 •기능 상태에 변화가 발생하면 즉시 알리도록 환자를 교육	•중재를 받지 않은, 임상적으로 유의미한 승모판 협착이 있는 무증상 환자: 심각하지 않은 협착이 있다면, 1년마다, 초음파는 2년에서 3년마다 •피부경유 승모판 연결부절개가 실패했으며 증상이 지속되는 경우, 특별한 금기가 없는 이상은 조기에 수술을 고려해야 한다.
수술 적응증	•운동 중 증상 발현을 비롯한 증상이 있는 모든 중증 대동맥판 협착증 환자 •박출률이 감소한 모든 환자 •중등도 혹은 중증 대동맥판 협착증이 있으면서 관상동맥 우회술이 필요한 모든 환자	•증상이 있는 환자 혹은 박출률이 50% 이하인 무증상 환자 •상행 대동맥, 다른 판막, 관상동맥 우회술이 예정된 환자 •심각한 좌심실 확장이 있으면서 안정 시 박출률이 50% 이상인 무증상 환자의 경우, 수술을 고려해야 한다. - 심각한 좌심실 확장의 기준: 좌심실 확장말기 직경(LVEDD) > 70 mm 혹은 좌심실 수축말기 직경(LVESD) > 50 mm 혹은 좌심실 수축말기 직경 > 25 mm/m² BSA •대동맥판 역류의 중증도와 관계없이 대동맥 기시부 질환이 있는 환자의 수술 적응증 - Marfan 증후군 환자의 경우 상행 대동맥 최대 직경이 50 mm 이상이면서 대동맥 기시부 질환이 있는 경우 - 상행 대동맥 최대 직경이 다음과 같으면서 대동맥 기시부 질환이 있는 경우: 　•위험 요인을 동반한 Marfan 증후군이 있으면서 45 mm 이상 　•위험 요인을 동반한 이첨 대동맥 판막이 있으면서 50 mm 이상 　•55 mm 이상인 모든 환자	**1차 승모판 역류** •증상이 있으면서 좌심실 박출률이 30% 이상 및 좌심실 수축 말기 직경이 55 mm 이하인 경우 •무증상이면서 좌심실 박출률이 60% 이하인 좌심실 기능장애, 새로 나타난 심방 세동, 폐 고혈압(안정 시 수축기 폐혈관 압력이 50 mmHg 이상), 동요 첨판이 있는 경우 •좌심실 박출률 30% 미만 및/또는 좌심실 수축 말기 직경이 55 mm 이상인 심각한 좌심실 장애가 있는 경우 •좌심실 기능이 보존된 무증상 환자이면서 좌심방 확장, 및 동리듬/운동 중 폐 고혈압(운동 중 폐혈관 수축기압이 60 mmHg 이상)이 있는 경우 **2차 승모판 역류** •좌심실 박출률이 30% 이상이면서 관상동맥 우회술을 시행 예정인 중증 승모판 역류 환자. 관상동맥 우회술을 시행 예정인 중등도 승모판 역류 환자는 수술을 고려해볼 수 있다. •좌심실 박출률 30% 미만, 혈관 재형성 예정, 생존 가능성의 근거가 있는 중증 승모판 역류 •혈관 재형성의 적응이 아닌 경우, 최적의 내과 관리(필요한 경우 심장 재동기화 요법을 포함)에도 불구하고 증상이 있으며, 좌심실 박출률이 30% 이상이며, 동반질병이 적은 중증 승모판 역류 환자에게는 수술을 고려해볼 수 있다.	•피부경유 승모판 연결부절개가 적합하지 않은 환자에게는 수술이 바람직하다. •승모판 협착이 있지만 무증상인 환자의 경우, 수술은 피부경유 승모판 연결부절개의 금기(예: 좌심방 혈전)인 환자와 합병증의 위험이 높은 환자로 한정된다. •중증 및 중등도 대동맥판 질환을 동반한 중증 승모판 협착 환자는 수술이 바람직하다. •드물게 발생하는 연결부 융합이 없는 비류마티스 기원의 중증 승모판 협착은 판막 치환술이 유일한 치료 방법이다.

참고: BSA, 체표면적(body surface area)

심장 및 호흡기 양상을 나타내는 다체계 근병증

다발근육염과 피부근염

다발근육염(polymyositis)과 피부근염(dermatomyositis) 같은 만성 염증 근육 질환은 사이질 질환과 심장 침범 양상으로 나타날 수 있다. 자가항체가 흔히 존재하며, 일부는 근육염에 더 특이적이며, 이 중 가장 흔한 항체는 항-아미노아실 tRNA 합성효소(anti-aminoacyl tRNA synthetase, ARS) 항체이며, 이 중에서도 히스티딜-tRNA 합성효소 항체(histidyl-tRNA synthetase antibody, anti-Jo-1)가 가장 흔하며, 다발근육염 혹은 피부근염 환자 중 최대 20%에 존재한다.[22,23] 일부 연구에 따르면, 항-신호 인식 입자(signal recognition particle, SRP) 항체가 있으면 심장을 침범할 위험이 증가한다.[24]

심장 양상은 비교적 드물지만, 심전도 이상은 대부분에서 나타난다(표 54.6). 임상적으로 가장 흔한 양상은 심부전이며, 보고된 유병률은 3-45%로 범위가 매우 다양하며, 대부분은 박출률이 보존된 확장기 심부전이다. 일반 인구와 비교하여, 관상동맥 질환 및 관상동맥 연축(spasm)의 발생률은 확실하지 않다. 염증 근병증 환자에서 심장막염은 드물며, 빈도는 약 10%로 보고된다.[25]

심근염의 조직병리는 뼈대 근육 염증과 유사하며, 단핵 염증 세포 침윤이 근육내막과 혈관주변 부위에 국한되며, 심장 근육 세포가 퇴행한다. 심부전은 질병의 근병증 패턴뿐만 아니라, 혈관 내막 증식을 동반한 혈관염, 중막 경화, 혈관연축 협심증을 동반한 미세혈관 질환과 관련되어 나타날 수도 있다.

환자에게 안정 시 심전도 검사, 심초음파 검사, 트로포닌 I(troponin-I, cTnI)검사를 시행해야 한다. 트로포닌 I는 심근 침범에 대한 특이도가 매우 높으며, 염증 근육 질환 환자에서 심근 손상을 감지하기 위한 가장 신뢰할 수 있는 혈청 표지자다. 진행하는 염증을 평가하기 위해 Holter 감시(Holter monitoring), CMR, PET-CT도 고려해볼 수 있다.

전신 경화증

전신 경화증 환자 중 일부만 1차 심장 침범이 있으며, 심근 침범, 전도계 섬유증, 심장막 질환, 그리고 드물지만 판막 질환 양상으로 나타날 수 있다. 폐동맥 고혈압이나 사이질 폐 질환은 우심실 부전이나 부정맥을 유발할 수 있다. 박출률이 감소한 심부전은 이 환자군에서는 드물며, 환자 중 단 1-2%에만 영향을 미친다.[26] 그러나, CMR은 대다수 환자에서 무증상 이상소

표 54.6 다발근육염과 피부근염에서 볼 수 있는 심전도 이상

- 심방 및 심실 부정맥
- 각차단
- 방실 차단
- 고등급 심장 차단
- PR 간격 연장
- 심실 이소성 박동
- 좌심방 확장
- 비정상 Q-파
- 비특이 ST-T파 변화

표 54.7 전신 경화증의 심장 양상

심내막	판막 증식, 판막의 결절 두꺼워짐
심근	섬유증과 심근염을 포함한 혈관염
심외막	심장막 삼출액, 심장막염, 심장막 섬유증, 협착 심장막염

견(subclinical abnormality)을 감지할 수 있다.[27]

심근 침범의 발병기전은 심장외 질환과 같다고 추정되며, 미세혈관 변화(처음에는 기능적 혈관연축, 후기에는 형태학적 혈관 손상), 활성화된 섬유모세포에 의한 아교질(collagen) 축적, 복잡한 면역 교란 등을 통해 발병한다. 이는 심근 섬유증의 반점 혹은 모자이크 패턴으로 이어진다. 경색은 죽상경화 질환의 결과가 아니라 혈관염 질환의 결과인 경향이 있다. 생검으로 입증된 염증 심근염도 관찰되며, 이는 면역억제 요법에 반응한다. 전도 이상은 반점 섬유화 과정의 결과이며, 흔하지 않으며, 안정 시 심전도 이상은 환자 중 50% 미만에서만 나타난다.[28] 그러나, 이 환자군에서는 심실위 빈맥(supraventricular tachycardia)이 흔하며, 대다수 환자에게 영향을 미친다(표 54.7).[29]

전신 경화증 환자에 대한 일상 검사에는 Holter 감시, 심초음파, 나트륨배설 펩타이드 검사 등이 있다.

유전 근병증

흔한 유전 근병증의 심장 양상은 표 54.8에 요약되어 있다.

혈관염 유발 심근병증

다양한 혈관염에서 심근병증은 흔하며, 작은 심외막 혈관의 혈관염으로 인한 광범위한 심근 허혈, 혹은 혈관염의 유형에 따른 침윤 등이 원인이다(표 54.9).

심장 유육종증

유육종증은 원인을 알 수 없는 다체계 육아종 질환이며, 비치즈 육아종이 특징이다.

표 54.8 흔한 유전 근병증과 심장 양상

근병증	유전	발생률/유병률	심장 양상	심장 예후	심장 관리
Duchenne 근 디스트로피(DMD)	X-연관 열성(Xp21)	발생률: 1/3,000(남아). 발현: 3-7세	확장 심근병증 심실 부정맥	심실 부정맥 및 심장 돌연사에 대한 자료 없음	
Becker 근 디스트로피(BMD)	X-연관 열성(Xp21)	유병률: 1/30,000 10대에 발현	확장 심근병증: 50-70% 심실 부정맥	최대 50%가 심장 원인(심부전)으로 사망	확장 심근병증 치료- 심장 이식을 고려할 수 있음
Emery-Dreifuss 근 디스트로피(EDMD)	X-연관 열성(EDMD1은 Xq28, EDMD6은 Xq26) 상염색체 우성(EDMD2는 1q21에 있는 LMNA 유전자) 드문 상염색체 열성 (EDMD3도 1q21에 있는 LMNA 유전자를 침범)	통합 유병률: 1-2/100,000 성인에서 나타날 수도 있음	확장 심근병증 방실 전도 이상 심방 정지, 심방 조동, 심방 세동 돌연사, 때로는 최소한의 뼈대 근병증을 동반	심장병이 가장 흔한 사망 원인	영구 박동조율기 및/또는 삽입형 제세동기(특히 확장 심근병증을 동반한 EDMD2 환자)를 고려 심방 기능장애가 있으면 항응고요법을 고려
사지 대 근 디스트로피 (LGDM)	일반적으로 상염색체 열성 드물게 상염색체 우성 (LGMD1B, lamin A/C를 부호화 하는 LMNA 유전자의 돌연변이가 원인)	추정 유병률은 1/14,500 에서 1/123,000 범위	확장 심근병증: 우심실 및 좌심실 지방 침윤, 전도 장애. 비균질형인 경우, 심장 기능장애가 질병의 유일한 징후일 수도 있다.	다양 - lamin A/C에서는 부정맥을 포함한 심장 침범이 흔하며, 질병의 유일한 양상일 수도 있다.	lamin A/C 환자에게는 삽입 제세동기를 권장한다.
근긴장 디스트로피 (DM)	상염색체 우성	1형의 유병률: 1/20,000 2형은 성인기에 발현하며 임상 과정이 보다 양호하다.	부정맥, 전도 결함, 심근병증	1형 환자 중 20-30%는 심장 원인으로 사망하며, 이 중 1/3은 심장 돌연사다.	느린맥/심실 부정맥의 위험이 높은 환자에게는 영구 박동조율기/삽입형 제세동기를 고려

참고: LMNA, lamin A/C

유육종증을 진단받고 사망한 환자의 부검에서 환자 중 약 25%는 무증상 심장 질환이 명백히 있었지만,[30] 임상적으로 명백한 심장 유육종증은 환자 중 최대 5%에만 영향을 미친다(표 54.10).

심장 유육종증은 다음과 같은 양상을 나타낼 수 있다.

- 전도 장애
- 부정맥
- 심부전
- 폐 고혈압 및 폐심장증(표 54.11)

유육종증 진단을 위한 모범 진료: 2014 HRS (Heart Rhythm Society) 전문가 합의 권장사항

심장 유육종증을 진단하는 방법에는 두 가지가 있다.

1. 심근 조직을 통한 조직학적 진단. 심근 조직 검사에서 다른 대체 원인이 확인되지 않으면서(적용 가능한 경우 유기체 염색 음성을 포함), 비치즈 육아종이 있으면 심장 유육종을 진단할 수 있다.
2. 침습 및 비침습 검사로 임상 진단. 아래에 해당하는 경우 심장 유육종증이 있을 개연성(probable)*이 있다.
   * 일반적으로 "침범의 개연성"은 심장 유육종증의 임상 진

단 확립에 충분한 것으로 간주한다.
1) 심장외 유육종증의 조직학적 진단이 있으며
2) 다음 중 하나 이상에 해당하는 경우
   - 스테로이드 ± 면역억제제에 반응을 보이는 심근병증이나 심장 차단
   - 이유를 설명할 수 없는 40% 미만으로 감소한 좌심실 박출률
   - 이유를 설명할 수 없는 지속하는 자발 혹은 유발 심실 빈맥
   - Mobitz II형 2도 심장 차단 혹은 3도 심장 차단
   - 심장 특수 PET에서 심장 유육종증과 일치하는 패턴을 가진 반점 흡수
   - CMR에서 지연 가돌리늄(gadolinium) 조영증강이 심장 유육종증과 일치하는 패턴
   - 심장 유육종증과 일치하는 패턴을 보이는 갈륨(gallium) 흡수 양성
3) 심장 양상의 다른 원인을 합리적으로 배제한 경우

심내막 심근 생검(endomyocardial biopsy)은 위험이 따르며, 보고된 위험은 1%에서 3% 사이이다. 심내막 심근 생검의 합병증은 표 54.12에 요약되어 있다.[31]

또한, 질병의 반점 특성 때문에 생검에서 음성이 나와도 심장 침범을 완전히 배제할 수는 없다. 따라서, 저자가 근무하는

표 54.9 전신 혈관염과 심장 양상

Takayasu 동맥염	범동맥염 관상동맥염: 15-25% 폐동맥염: 15-70%, 폐 고혈압 및 우심부전을 유발할 수 있다. 폐동맥 동맥류 폐동맥과 기관지 동맥, 관상 동맥, 대동맥 사이에 샛길(fistula)이 흔하다.
거대 세포 동맥염	큰 혈관 혈관염 흉부 대동맥류 대동맥 박리 관상동맥염 및 심근 경색
결절 다발동맥염	중간 크기 및 작은 혈관의 괴사 동맥염 관상동맥염 신장 동맥염은 악성 고혈압을 유발할 수 있다.
미세 다발혈관염	거의 항상 작은 혈관에 영향을 미치지만, 중간 크기 혈관도 침범할 수 있다. 약 50%에서 심장 양상이 나타난다. 심장막염 심부전 고혈압
Kawasaki 병	중간 크기 혈관염 관상동맥염 부정맥과 관련된 심근염 심부전 판막 이상 환자 중 1/3에서 심장막염
육아종증 다발혈관염(GPA), 이전의 Wegener병	중간 크기 및 작은 혈관의 괴사 혈관염 육아종 침윤 심장막염 관상동맥염 대동맥판 역류 심장 차단 대동맥류
호산구 육아종증 다발혈관염(EGPA), 이전의 Churg-Strauss 증후군	작은 혈관의 괴사 혈관염 육아종 침윤 호산구 증가증 심장 침범: 15-90% 심근염 및 관상동맥염: 치료하지 않은 경우 사망률 50% 호산구 심내막심근염 및 혈전 형성을 동반한 섬유증(드묾) 심장막 삼출액: 22% 심부전 심장 차단(일시적일 수도 있음)

표 54.10 보고된 자료에 따른 유육종증의 심장 양상

	연구에서 유병률(%)
방실 차단	26-62
각차단	12-61
심실위 빈맥	0-15
심실 빈맥	2-42
심부전	10-30
심장 돌연사	12-65

표 54.11 유육종증 관련 폐 고혈압

유형	병리
1형 1A 스테로이드 반응 1B 스테로이드 무반응	 육아종 혈관염 유육종 혈관병증
2형	폐의 섬유화 파괴
3형	유육종의 근육 침윤으로 인한 심근 기능장애
4형	폐 정맥폐쇄 질환

표 54.12 심근 생검의 초기 및 후기 합병증

초기 합병증	후기 합병증
심장막 눌림증(tamponade)을 동반한 천공 심실 부정맥 심실위 부정맥 심장 차단 기흉 중심 혈관 천자 폐 색전 신경 불완전마비 정맥 혈종 삼첨판 손상 동정맥 샛길 생성	접근 부위 출혈 삼첨판 손상 심장막 눌림증 깊은 정맥 혈전증

병원에서는 임상 진료에서 심장 유육종증을 진단하기 위해 그림 54.16과 같은 프로토콜을 채택했다.

심장 유육종증의 치료

치료 목표는 염증을 감소시키고, 이를 통해 섬유증으로의 진행을 줄여 돌연사를 포함한 심혈관 위험을 줄이는 것이다. 코르티코스테로이드는 면역억제 요법의 주춧돌이며, 일반적으로 장기간 투여하며, 스테로이드 보존 제제인 Methotrexate, Azathioprine, Hydroxychloroquine, Cyclophosphamide 등을 같이 사용한다(그림 54.17).

연구에 따르면, 스테로이드로 치료한 환자는 5년 생존율이 75%였으며, 치료하지 않은 환자는 10%였다. 심부전의 중증도는 이러한 환자에서 중요한 독립 예측요인 중 하나이며, 따라서 스테로이드는 수축기 기능장애가 나타나기 전에 투여해야 하며,[32] 스테로이드 치료는 최소 18개월 동안 지속해야 하지만, 많은 사례에서 더 오랫동안 치료를 지속한다. 스테로이드 중단 기간 동안 재발이 흔하기 때문이다. 방실 차단 중 약 50%는 스테로이드 요법으로 해소됨에도 불구하고, 느린 맥은 여전히 심장 돌연사의 위험 요인이며, 삽입형 제세동기를 삽입하면 심실 부정맥을 상당히 감소시킬 수 있다.[33] 따라서, Royal Brompton NHS Foundation Trust에서는 심장 유육종증 환자 중 박동조

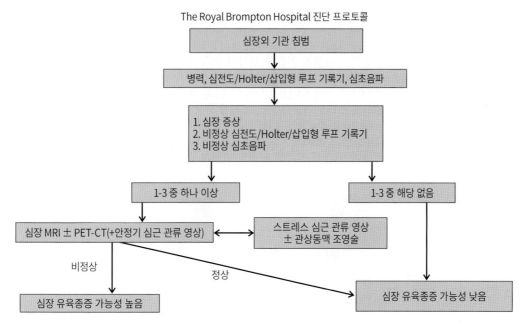

그림 54.16 심장 유육종증을 진단하기 위한 Royal Brompton and Harefield NHS Foundation Trust의 프로토콜

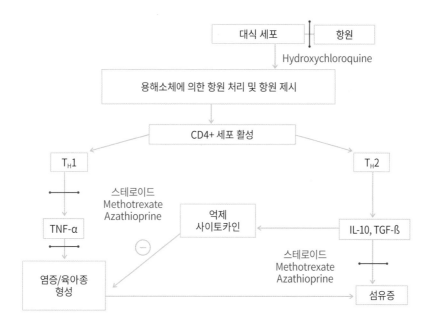

그림 54.17 유육종증의 발병기전과 면역억제제가 작용하는 부위. IL, 인터루킨; TGF-ß, 전환 성장 인자-ß (transforming growth factor beta); TNF-α, 종양 괴사 인자-α (tumor necrosis factor alpha).

율기 삽입 기준을 충족하는 환자에게는 박동 조율뿐만 아니라 치명적인 부정맥도 치료할 수 있는 삽입형 제세동기를 삽입한다. 또한, 수축기 기능장애가 있는 환자에게는 제세동기를 이용한 심장 재동기화 치료를 시행한다.

선천 심장병

선천 심장병은 정상 출산 1,000명 중 약 8명에게 발생하는 흔한 질환이다.[34] 1차 진료 의사가 선천 심장병의 가능성에 대해 주의를 기울여야 할 몇 가지 징후는 다음과 같다.

- 심장 잡음, 특히 지속하는 잡음
- 청색증, 곤봉증
- 우각차단(right bundle branch block, RBBB) - 이는 병이 없는 중년 중 약 1%에서 나타난다. 심장 잡음과 같이 있다면, 심초음파 검사를 의뢰해야 한다.

병원 도착 전 심정지가 있었던 50세 남자 환자가 내원하였다. 환자의 관상동맥은 정상이었으며, 비특이적 심실사이 전도 지연이 있었으며, 가슴경유 심초음파(TTE)에서 전반적인 세로축 긴장을 포함한 수축기 기능장애가 있었다. 심장 자기공명 영상에서 짧은 반전시간 회복기법(short TI inversion recovery, STIR)에 양성이었으며 지연 가돌리늄(gadolinium) 조영증강은 전형적인 유육종증이었다. 면역억제제 투여 전후의 PET-CT는 그림 54.18과 같았다. 환자 관리는 전문 센터에 기반을 둔 다학제 팀이 맡았으며, 심장과 심장외 질환 모두를 치료하기 위하여 스테로이드와 기타 제제를 이용한 면역억제에 중점을 두었다. 안지오텐신 전환효소 억제제(angiotensin converting enzyme inhibitor, ACEi), 베타 차단제, 무기질 부신피질 호르몬 수용체(mineralocorticoid receptor) 대항제를 이용하여 심부전도 치료하였다. 제세동기를 이용한 심장 재동기화 치료도 시행했다. 심장 이식 같은 고급 치료도 고려해볼 수 있지만, 심장외 질환이 있으며, 기증자 장기에 재발할 위험이 있기 때문에 이식 대기자 명단에 등록하지 못할 수도 있다.

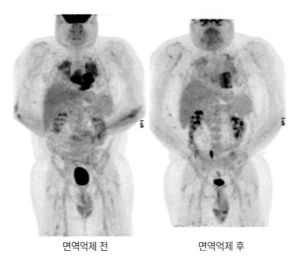

면역억제 전   면역억제 후

그림 54.18 면역억제 전과 후의 PET-CT 영상

션트

선천 심장병이 있는 성인 중 대다수는 션트 때문에 병원을 찾는다. 좌우 션트(left-to-right shunt)는 산소를 공급받은 폐정맥 혈액이 전신으로 이동하지 않고 폐 순환으로 다시 돌아가며, 따라서 전신 심장 박출량이 감소하며, 거의 대부분은 심부전 증상으로 내원한다. 이와 반대로 우좌 션트는 산소를 소모하고 전신 정맥에서 돌아온 혈액이 폐를 우회하여 산소를 공급받지 못하고 다시 전신 순환으로 이동하며, 따라서 거의 대부분은 호흡 곤란과 청색증을 주요 호소 증상으로 내원한다.

심방 중격 결손

그림 54.19에서 볼 수 있듯이 심방 중격 결손(atrial septal defects, ASD)에는 많은 유형이 있다. 정맥동(sinus venosus)형 ASD는 부분 폐정맥 환류 이상(partial anomalous pulmonary venous return, PAPVR) 및 좌위대정맥 존속(persistent left superior vena cava, PLSVC)과 관련이 있다. 1차 구멍(ostium primum)형 ASD는 상당한 방실 판막 이상과 관련이 있으며, 21 3염색체(trisomy 21)에서 흔하다. 2차 구멍(secundum)형 ASD는 팔 변형, Holt-Oram 증후군 같은 심장-손 증후군(heart-hand

syndrome)과 관련이 있을 수 있다. 대다수 환자는 40대 이후에 증상이 나타난다. 기대 수명이 감소하지만, 생존 기간은 이전에 가정한 기간보다 훨씬 늘어났다. 폐동맥 압력은 나이와 함께 증가하지만, 중증 폐 혈관 질환은 드물며 5% 미만에서 발생한다. 노화와 함께 심방조동 같은 빠른 부정맥(tachyarrhythmia)이 더 흔해진다.

수축기와 확장기 모두에서 결손 부위를 가로지르는 혈류가 나타난다. 대다수 환자에서 혈류는 주로 왼쪽에서 오른쪽으로 흐르지만, 일시적인 우좌 션트는 흔히 나타나며, 특히 등척 긴장(isometric strain)에서 흔하다. 혈류의 방향은 양쪽 심장의 상대적 순응도에 따라 다르다. 좌우 흐름이 있으면 오른쪽 심장으로 향하는 혈류가 증가하여 우심실이 확장된다. 이는 폐 혈류 증가와 폐동맥 확장을 유발할 수 있다. 시간이 흐름에 따라, 왼쪽 심장을 통과하는 혈류가 감소할 수 있으며, 결과적으로 대동맥과 좌심실이 위축되고 폐혈관 저항이 증가하여 Eisenmenger 증후군이 발생할 수 있다.

심방 중격 결손 확인

환자는 내원 시 일반적으로 중년이며, 호흡 곤란과 피로를 호소한다. 심방조동 같은 부정맥 때문에 증상이 나타나거나 악화될

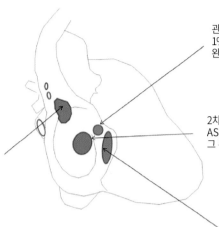

관상 정맥동형 ASD/지붕 없는 관상동맥형 ASD.
1% 이상에서 발생하며 좌심방과 관상 정맥 사이의 중격은
완전히 없을 수도 있으며, 일부분만 없을 수도 있다.

2차 구멍형 ASD.
ASD 중 80%를 차지하며, 난원와(fossa ovalis) 부위와
그 주변 구조물에 위치한다.

정맥동형 ASD.
우심방과 대정맥의 접합부에 위치한다.
5%는 위대정맥 입구 근처에 위치하며
1% 미만이 아래대정맥 입구 근처에 위치한다.

1차 구멍형 ASD/ 방실관(AV canal)형 ASD.
심장 십자부 근처에 위치하며, ASD 중 5%를 차지한다.
일반적으로 방실 판막에 기형이 있으며,
그 결과 다양한 수준의 역류를 유발한다.

그림 54.19 심방 중격 결손이 발생하는 부위

수 있다. 임상 징후에는 넓고 고정된 제2심음 분열, 폐동맥 판막
을 가로지르는 높은 혈류로 인한 수축기 심장 잡음 등이 있다.
1차 구멍형 ASD는 승모판 역류를 동반하는 경우가 많다.

심전도에서 우각차단, 우심실 비대가 나타날 수 있으며,
2차 구멍형 ASD에서는 우축편위(right axis deviation), 1차 구멍
형 ASD에서는 좌축편위가 나타날 수 있다. 흉부 방사선 사진
에서는 현저한 폐동맥 줄기(pulmonary trunk)와 심장비대를 볼
수 있다(그림 54.20).

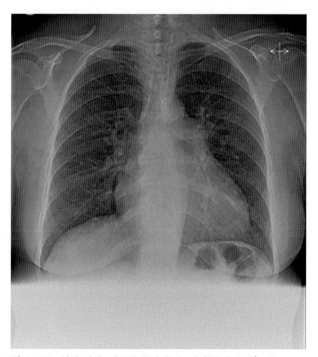

**그림 54.20 심장 비대, 폐동맥 줄기 확장, 폐 혈류량 증가(pulmonary
plethora)를 보여주는 심방 중격 결손 환자의 흉부 방사선 사진**

심실 중격 결손

심실 중격 결손(ventricular septal defect, VSD)은 소아에서 볼 수
있는 가장 흔한 선천 심장 결손이다. 작은 혹은 제한(restrictive)
VSD는 일반적으로 무증상이며, 정상적인 삶을 살 수 있다. 약
40%는 소아기 초기에 자연히 폐쇄된다.

VSD에는 4가지 유형이 있다.

- 막양부 VSD
- 입구 VSD
- 근성부 VSD
- 대혈관 판막 아래 혹은 출구 VSD

막양부(perimembranous) VSD와 근성부(muscular) VSD가
흔하다. 대혈관 판막 아래(subarterial, juxtaarterial, subpulmonic)
혹은 출구(outlet) VSD에서는 대동맥 첨판 중 하나가 VSD로
돌출하며, 이로 인한 자발 폐쇄 때문에 합병증이 나타날 수 있
으므로, 이와 관련한 대동맥판 역류를 추적 관찰해야 한다.

발병기전

션트의 규모는 결손 크기와 수축기의 주요 혈류에 대한 좌심
실과 우심실의 순응도에 따라 달라지며, 수축기의 주요 혈류
는 상류 협착(upstream stenosis)이나 폐혈관 저항 증가에 영향
을 받는다. 우심실과 좌심실 사이의 압력이 같아지고 큰 좌우
션트가 있기에, 혈류는 더 큰 결손 또는 "비제한(nonrestrictive)
VSD"를 쉽게 가로지른다. 이는 심장의 왼쪽 편으로 더 많은 폐
혈류와 정맥 환류를 유발하여 좌심실 심장 박출량이 높아진다.
VSD는 Eisenmenger 증후군의 가장 흔한 원인이다.

증상

소아기, 청소년기, 성인기 동안 무증상이라면, 폐 혈관 저항이 높아졌을 때, 호흡 곤란, 피로, 청색증을 주요 호소 증상으로 내원할 수 있다. 이는 운동 실신, 재발 객혈, 심부전으로 진행할 수 있다.

징후

심첨부 박동이 수축기 떨림(thrill)을 동반한 과다운동 양상을 보일 수 있다. 고전적 징후는 큰 범수축기 잡음이며, 일반적으로 심첨부에서 확장중기 잡음을 들을 수 있다. 이는 승모판을 통과하는 혈류가 많기 때문이다. VSD가 작으면 작을수록 심장 잡음은 더 커진다. 매우 작은 VSD는 촉지할 수 있는 떨림, 즉 흉벽에 진동을 유발할 수도 있다. 큰 심장 잡음을 동반한 작은 VSD는 프랑스어로 "Roger 병(Maladie de Roger)"이라고 한다.

폐혈관 저항이 증가한 환자에서는 우심실 비대가 명확하며, 제2심음의 폐 구성요소가 증강되며, 그 후 폐동맥판 역류 때문에 확장초기 심장 잡음이 나타난다.

VSD가 작은 경우, 심전도는 일반적으로 정상이다. VSD가 큰 경우, 유도 V1-V6에서 높은 R파와 깊은 S파 같은 양심실 확장의 근거를 볼 수 있으며, 이는 특히 폐혈관 저항이 높은 경우 명확하다. 이와 비슷하게, 결손이 작다면 흉부 방사선 사진은 정상이지만, 결손이 크다면 흉부 방사선 사진에서 심장 비대와 현저한 폐 혈관을 볼 수 있다.

협착 병변

이첨 대동맥 판막

이첨 대동맥 판막(bicuspid aortic valve, BAV)은 가장 흔한 선천 심장 이상이며 일반 인구 중 약 1-2%에게 영향을 미친다. 이는 일반적으로 가족 질환이며, 1차 친척, 즉 부모, 형제, 자녀가 영향을 받을 확률은 10%로[35] 추정되며, 대동맥병증을 포함할 경우 20-30%로 추정된다.[36] 또한, NOTCH1 같은 유전자 돌연변이도 확인되었다. BAV 환자 중 33% 이상에서 심각한 합병증이 발생하며, 이첨 판막은 다른 모든 선천 심장 결손의 복합적인 영향보다 더 많은 사망과 이환을 유발할 수 있다.[37] 이첨 판막의 주요 합병증은 다음과 같다.

- 대동맥판 협착: 가장 흔한 합병증이며, 대부분은 중년에 수술이 필요하다. BAV 환자 중 단 15%만이 50대까지 정상 기능을 유지한다.[38]
- 대동맥판 역류: BAV에서 대동맥판 역류의 기전을 설명하기

위해 첨판 탈출(cusp prolapse), 심내막염, 대동맥 기시부(aortic root) 확장, 판막의 점액유사 변성(myxoid degeneration) 등을 포함하는 수많은 병인이 제안되었다.

- 대동맥병증: 대동맥 확장은 BAV 환자 중 최대 80%에서 발생한다. 이는 대동맥류, 대동맥 박리, 대동맥 파열로 이어질 수 있으며, 명백한 판막 질환이 없더라도 예후를 나타내는 표지자다.
- 심내막염: 구조적으로 정상인 대동맥 판막보다 BAV에서 더 흔하다. 발생률은 서로 다른 연구에서 2% 미만으로 추정되지만, 정상 판막에 비해 심내막염의 예후가 나쁜 경향이 있다.

대동맥 축착

대동맥 축착(coarctation of the aorta)은 대동맥과 관련 없는 관 조직(ductal tissue) 때문에 대동맥 내강이 국소적으로 좁아지는 질환이다. 이는 복부 기관과 다리의 관류이상, 고혈압, 좌심실 비대 등을 유발한다. 선천 심장병 중 약 7%를 차지한다. 증상은 무증상, 두통, 가슴 통증, 수족 냉증, 피로, 다리 절뚝거림(claudication)에서부터 전격 심부전 및 쇼크까지 다양하다. 성인에서는 2차 고혈압을 평가하는 중에 우연히 발견되는 일이 많다. 대동맥 축착 환자 중 약 50-85%는 동시에 이첨 대동맥 판막을 가지고 있다. Turner 증후군 환자 중 약 10-20%에서 발생하며, 남녀 비율은 2:1이다. 축착 부위에서 부드러운 잡음(soft bruit)이 들릴 수도 있다. 심초음파, CT, 자기공명 혈관조영으로 진단할 수 있다. 치료는 스텐트 삽입을 겸한 풍선 혈관성형술이나 수술 교정이다.

참고 문헌

1. Gazetopoulos N, Davies H, Oliver C, Deuchar D. Ventilation and haemodynamics in heart disease. Br Heart J 1966;28:1-15.

2. Smith RC, Burchell HB, Edwards JE. Pathology of the pulmonary vascular tree IV. Structural changes in the pulmonary vessels in chronic left ventricular failure. Circulation 1954;10:801-8.

3. Guazzi M. Alveolar-capillary membrane dysfunction in heart failure: Evidence of a pathophysiologic role. Chest 2003;124:1090-102.

4. Chua TP, Coats AJ. The lungs in chronic heart failure. Eur Heart J 1995;16(7):882-7.

5. Sullivan MJ, Higginbotham MB, Cobb FR. Increased exercise ventilation in patients with chronic heart failure: Intact ventilatory control despite hemodynamic and pulmonary abnormalities. Circulation 1988;77:552-9.

6. Wasserman K, Zhang YY, Gitt A, Belardinelli R, Koike A, Lubarsky L, Agostoni PG. Lung function and exercise gas exchange in chronic heart failure. Circulation 1997;96: 2221-7.

7. Collins JV, Clark TJH, Brown DJ. Airway function in healthy subjects and patients with left heart disease. Clin Sci Mol Med 1975;49:217-28.

8. Wright RS, Levine MS, Bellamy PE, Simmons MS, Batra P, Stevenson LW. Ventilatory and diffusion abnormalities in potential heart transplant

recipients. Chest 1990;98:816-20.

9. Faggiano P, Lombardi C, Sorgato A, Ghizzoni G, Spedini C, Rusconi C. Pulmonary function tests in patients with congestive heart failure: Effects of medical therapy. Cardiology 1993;83:30-5.

10. Hosenpud JD, Stibolt TA, Atwal K, Shelley D. Abnormal pulmonary function specifically related to congestive heart failure: Comparison of patients before and after cardiac transplantation. Am J Med 1990;88:493-6.

11. Puri S, Baker BL, Oakley CM, Hughes JM, Cleland JG. Increased alveolar/capillary membrane resistance to gas transfer in patients with chronic heart failure. Br Heart J 1994;72:140-4.

12. Puri S, Baker BL, Dutka DP, Oakley CM, Hughes JM, Cleland JG. Reduced alveolar - capillary membrane diffusing capacity in chronic heart failure: Its pathophysiological relevance and relationship to exercise performance. Circulation 1995;91:2769-74.

13. Agostoni PG, Guazzi M, Bussotti M, Grazi M, Palermo P, Marenzi G. Lack of improvement of lung diffusing capacity following fluid withdrawal by ultrafiltration in chronic heart failure J Am Coll Cardiol 2000;36:1600-4.

14. Guazzi M, Marenzi G, Alimento M, Contini M, Agostoni P. Improvement of alveolar-capillary membrane diffusing capacity with enalapril in chronic heart failure and counteracting effect of aspirin. Circulation 1997;95:1930-6.

15. Guazzi M, Reina G, Tumminello G, Guazzi MD. Improvement of alveolar-capillary membrane diffusing capacity with exercise training in chronic heart failure J Appl Physiol 2004;97:1866-73.

16. Massie BM, Conway M, Rajagopalan B, Yonge R, Frostick S, Ledingham J, Sleight P, Radda G. Skeletal muscle metabolism during exercise under ischemic conditions in congestive heart failure. Evidence for abnormalities unrelated to blood flow. Circulation 1988;78(2):320-6.

17. Jondeau G, Katz SD, Zohman L, Goldberger M, McCarthy M, Bourdarias JP, LeJemtel TH. Active skeletal muscle mass and cardiopulmonary reserve. Failure to attain peak aerobic capacity during maximal bicycle exercise in patients with severe congestive heart failure. Circulation 1992;86(5): 1351-6.

18. Bando M, Ishii Y, Sugiyama Y, Kitamura S. Elevated plasma brain natriuretic peptide levels in chronic respiratory failure with cor pulmonale. Respir Med 1999;93(7):507-14.

19. Knudsen CW, Omland T, Clopton P, Westheim A, Nowak RM, Aumont MC, Duc P, Hollander JE, Wu AH, McCullough P, Maisel AS. Diagnostic value of B-type natriuretic peptide and chest radiographic findings in patientswith acute dyspnoea.AmJ Med 2004;116(6):363-8.

20. Hunt SA, Abraham WT, Chin MH, Feldman AM, Francis GS, Ganiats TG, Jessup M, Konstam MA, Mancini DM, Michl K, Oates JA, Rahko PS, Silver MA, Stevenson LW, Yancy CW, and the American College of Cardiology Foundation; American Heart Association. 2009 Focused update incorporated into the ACC/AHA 2005 guidelines for the diagnosis and management of heart failure in adults: A report of the American College of Cardiology Foundation/American Heart Association Task Force on practice guidelines developed in collaboration with the International Society for Heart and Lung Transplantation. J Am Coll Cardiol 2009;53(15):e1-90.

21. Mehta SR, Eikelboom JW, Natarajan MK, Diaz R, Yi C, Gibbons RJ, Yusuf S. Impact of right ventricular involvement on mortality and morbidity in patients with inferior myocardial infarction. J Am Coll Cardiol 2001;37:37-43.

22. Love LA, Leff RL, Fraser DD, Targoff IN, Dalakas M, Plotz PH, Miller FW. A new approach to the classification of idiopathic inflammatory myopathy: Myositis-specific autoantibodies define useful homogeneous patient groups. Medicine 1991;70:360-74.

23. Brouwer R, Hengstman GJ, Vree Egberts W, Ehrfeld H, Bozic B, Ghirardello A, Grøndal G, Hietarinta M, Isenberg D, Kalden JR, Lundberg I, Moutsopoulos H, Roux-Lombard P, Vencovsky J, Wikman A, Seelig HP, van Engelen BG, van Venrooij WJ. Autoantibody profiles in the sera of European patients with myositis. Ann Rheum Dis 2001;60:116-23.

24. Hengstman GJ, Ter Laak HJ, Vree Egberts WT, Lundberg IE, Moutsopoulos HM, Vencovsky J, Doria A, Mosca M, van Venrooij WJ, van Engelen BGM. Anti-signal recognition particle autoantibodies, marker of a necrotizing myopathy. Ann Rheum Dis 2006;65(12):1635-8.

25. Gonzales Lopez L, Gamez-Nava JI, Sanchez L, Rosas E, Suarez-Almazor M, Cardona-Muñoz C, Ramos-Remus C. Cardiac manifestations in dermatopolymyositis. Clin Exp Rheumatol 1996;14:373-9.

26. de Groote P, Gressin V, Hachulla E, Carpentier P, Guillevin L, Kahan A, Cabane J, Francès C, Lamblin N, Diot E, Patat F, Sibilia J, Petit H, Cracowski JL, Clerson P, Humbert M; ItinerAIR-Scleroderma Investigators. Evaluation of cardiac abnormalities by Doppler echocardiography in a large nationwide multicentric cohort of patients with systemic sclerosis. Ann Rheum Dis 2008;67:31-6.

27. Hachulla AL, Launay D, Gaxotte V, de Groote P, Lamblin N, Devos P, Hatron PY, Beregi JP, Hachulla E. Cardiac magnetic resonance imaging in systemic sclerosis: A crosssectional observational study of 52 patients. Ann Rheum Dis 2009;68:1878-84.

28. Follansbee WP, Curtiss EI, Rahko PS, Medsger TA, Lavine SJ, Owens GR, Steen VD. The electrocardiogram in systemic sclerosis (scleroderma). Study of 102 consecutive cases with functional correlations and review of the literature. Am J Med 1985;79:183-92.

29. Clements PJ, Furst DE, Cabeen W, Tashkin D, Paulus HE, Roberts N. The relationship arrhythmias and conduction disturbances to other manifestations of cardiopulmonary disease in progressive systemic sclerosis (PSS). Am J Med 1981;71:38-46.

30. Perry A, Vuitch F. Causes of death in patients with sarcoidosis: A morphologic study of 38 autopsies with clinicopathologic correlations. Arch Pathol Lab Med 1995;119:167-72.

31. Cooper LT, Baughman KL, Feldman AM et al; American Heart Association; American College of Cardiology; European Society of Cardiology; Heart Failure Society of America; Heart Failure Association of the European Society of Cardiology. The role of endomyocardial biopsy in the management of cardiovascular disease: A scientific statement from the American Heart Association, the American College of Cardiology, and the European Society of Cardiology. Endorsed by the Heart Failure Society of America and the Heart Failure Association of the European Society of Cardiology. J Am Coll Cardiol 2007;50(19):1914-31.

32. Yazaki Y, Isobe M, Hiroe M, Morimoto S, Hiramitsu S, Nakano T, Izumi T, Sekiguchi M; Central Japan Heart Study Group. Prognostic determinants of long-term survival in Japanese patients with cardiac sarcoidosis treated with prednisone. Am J Cardiol 2001;88(9):1006-10.

33. Aizer A, Stern EH, Gomes JA, Teirstein AS, Eckart RE, Mehta D. Usefulness of programmed ventricular stimulation in predicting future arrhythmic events in patients with cardiac sarcoidosis. Am J Cardiol 2005;96(2):276-82.

34. Hoffman JL. Incidence of congenital heart disease, I: Postnatal incidence. Pediatr Cardiol 1995;16:103-13.

35. Cripe L, Andelfinger G, Martin LJ, Shooner K, Benson DW. Bicuspid aortic valve is heritable. J Am Coll Cardiol 2004;44(1):138-43.

36. Biner S, Rafique AR, Ray I, Cuk O, Siegel RJ, Tolstrup K. Aortopathy is prevalent in relatives of bicuspid aortic valve patients. J Am Coll Cardiol 2009;53(24):2288-95.

37. Ward C. Clinical significance of the bicuspid aortic valve. Heart 2000;83:81-5.

38. Roberts WC, Ko JM. Frequency by decades of unicuspid, bicuspid, and tricuspid aortic valves in adults having isolated aortic valve replacement for aortic stenosis, with or without associated aortic regurgitation. Circulation 2005;111:920-5.

55

폐 신장 증후군

ARON CHAKERA AND CHRIS O'CALLAGHAN

도입

광범위한 질환이 폐와 신장 모두에 병리를 유발할 수 있다(표 55.1). 임상 양상은 더 넓은 전신 장애의 일부를 형성할 수도 있으며, 두 부위 모두에서 발현되는 공통 항원의 존재로 인해 상대적으로 조직 특이적일 수도 있다. 신장이나 폐 기능의 심각한 장애는 산-염기 대사, 산소공급, 체액량 조절에서 두 장기가 가지는 역할로 인해 서로에게 불가피한 영향을 미친다.

폐 신장 증후군이라는 용어는 일반적으로 비록 드물게 발생하지만 파국으로 치달을 수 있는 자가면역 질환을 의미한다. 따라서 이번 장은 이러한 상태, 특히 Goodpasture 증후군이라고도 하는 항사구체 바닥막(anti-glomerular basement membrane, anti-GBM) 질환과 작은 혈관 혈관염을 대표하는 항중성구 세포질 항체(antineutrophil cytoplasmic antibody, ANCA) 관련 혈관염 증후군에 중점을 둘 것이다.

GOODPASTURE 증후군(ANTI-GBM)

배경

Goodpasture 증후군 혹은 항사구체 바닥막 항체 증후군은 1919년에 처음 확인되었다. 이는 빠르게 진행하는 신장 손상과 광범위한 폐 출혈의 조합이 특징이다. 보편적으로, 치료를 하지 않을 경우 예후는 불량하다. 폐와 신장 모두에서 볼 수 있는 질병특유 조직 변화는 각각 폐포와 사구체 바닥막을 따라 선형으로 침착되는 면역글로불린이다. 이러한 이유 때문에, 일반적으로 항사구체 바닥막(anti-glomerular basement membrane) 질환 혹은 항-GBM 질환이라는 용어를 사용한다. 폐 질환이 없는 신장 질환, 즉 신장 국한 Goodpasture 증후군도 잘 알려져 있으며, 고령 환자에서 더 흔하다.

역학

이 증후군은 드물며, 추정 발생률은 매년 인구 100만 명당 1명이며, 20-30대와 60-70대에 정점을 보이는 두봉우리 분포를 나타낸다. 여자보다 남자가, 흑인보다 백인이 영향을 더 많이 받는다. 젊은 연령군은 폐 침범이 발생할 가능성이 더 크다.

병인

질병에 영향을 받은 환자에서 HLA-DR15, DRB1*03, DRB1*04는 빈도가 증가하며, DRB1*01과 DRB1*07은 빈도가 감소한다. 폐 질환은 전형적으로 흡연, 호흡기 감염, 용매 흡입(solvent inhalation), 혹은 코카인 이용 등으로 인한 폐 손상과 관련하여 발생하며, 손상이 항원을 노출시키는 것으로 생각된다.

발병기전

Goodpasture 증후군은 원형 자가항체(prototypic autoantibody) 매개 질환이며, 환자의 항체는 실험 동물에서도 질병을 유발한다. 항체가 바닥막에 침착하면 보체 활성화와 조직 손상을 일으킨다. 신장에서 이는 빠르게 진행하는 초승달 사구체신염으로 나타나며, 폐에서는 광범위한 폐포 출혈로 나타난다. 표적 항원은 일반적으로 IV형 아교질(collagen)에 있는 알파3 사슬의 비아교질 영역에 속하는 아단위(subunit), 즉 alpha3(IV) NC1이다. 일부 사례에서는 귀에 있는 아교질과 교차 반응을 일으켜 자가면역 귀 질환이 발생한다.

임상 양상

임상 양상은 다양하다. 전신 증상으로는 피로, 발열, 전반적인 병감 등이 있다. 폐 질환이 있다면, 객혈, 녹이 쓴 듯한 갈색 가래(rusty brown sputum), 명백한 혈액을 동반한 기침이 나타날 수 있다. 심각한 폐 출혈이 있다면 호흡 부전이 발생한다. 신장

표 55.1 폐 신장 증후군의 원인

자가 면역 질환	항 사구체 바닥막 질환 항중성구 세포질 항체 관련 혈관염 전신 홍반 루푸스 Lane-Hamilton 증후군, 폐 혈철소증, 복강 질환, 면역글로불린 A 신병증
약물 및 독소	화학요법 제제. 예: VEGF 억제제, Gemcitabine Levamisole 파라콰트(그라목손) 중독
감염(주로 감염 후 사구체신염을 유발)	중증 세균 폐렴 렙토스피라증 사람 면역결핍 바이러스 한타바이러스 C형 간염 바이러스 한랭글로불린혈증
선천 질환	유전 출혈 모세혈관확장증/동정맥 기형
악성 질환	전이 신장 세포 암종 림프종
응고 장애	신장 정맥 혈전증 및 폐 색전
보체 조절 장애	비정형 용혈 요독 증후군

참고: VEGF, 혈관 내피 성장 인자(vascular endothelial growth factor).

병은 짙은 갈색을 띠는 "코카콜라" 소변 형태로 나타날 수 있으며, 매우 빠르게 진행하는 질환에서는 무뇨증 형태로 나타난다. 만약 귀 질환이 있다면 청력 소실, 현기증, 귀울림 등으로 나타날 수 있다.

신체 징후에는 폐 기저부의 거품소리(crackle), 청색증, 빈혈, 빠른 호흡 등이 있다. 신장병의 징후로는 고혈압이 있을 수 있다. 소변 검사에서는 전형적으로 혈액과 단백질이 양성이며, 현미경 검사에서 적혈구 원주(red cell cast)가 보일 수도 있다. 혈액 검사에서 크레아티닌(creatinine)과 요소(urea)가 상승할 수 있으며 혈색소(hemoglobin)는 감소할 수 있다. 신장병의 중증도

에 따라 고포타슘혈증(hyperpotassemia)과 대사 산증도 나타날 수 있다. 적절한 임상 상황에서 항-GBM 항체 수치 상승은 진단 가치가 매우 높지만, 치료의 특성을 감안하여, 일반적으로 확진을 위해 신장 생검을 시행한다. 일부 환자는 골수세포 과산화효소(myeloperoxidase, MPO)에 특이성을 지니는 ANCA를 지니고 있다. 흉부 방사선 사진이나 단면 영상에서 출혈과 관련한 변화를 볼 수 있다. 흔한 소견으로는 양쪽 폐 음영이나 경화 등이 있다. 염증 출혈 폐포에 있는 혈액과 일산화탄소의 상호작용 때문에 폐 기능 검사에서 일산화탄소 확산능력(DLCO)의 거짓 증가가 나타날 수도 있다.

신장 생검에서는 일반적으로 급성기에는 증식 초승달 사구체신염을 볼 수 있으며, 시간이 지남에 따라 섬유화 변화와 세관 위축(tubular atrophy)이 발생한다. 핵심 변화는 사구체 바닥막에 선형으로 침착되는 면역글로불린 G와 C3다(그림 55.1). 만약 폐 생검을 시행한다면 비슷한 변화를 확인할 수 있다.

치료

치료에는 3가지 접근법이 있다. 조직 염증을 줄이기 위해 스테로이드를 투여하며, 병원성 항체를 제거하기 위해 혈장 교환술을 이용할 수 있으며, 항체 생성과 면역 세포 증식을 억제하기 위해 세포독성 제제, 일반적으로 급성기에 Cyclophosphamide를 사용할 수 있다. 항-GBM에 대한 기존 관리법은 이 3가지 접근법의 조합이다. B-세포 고갈 단클론 항체인 Rituximab도 일부 이점이 있었다. 신장 이식은 일반적으로 항-GBM이 혈액에서 검출되지 않는 시점에서부터 최소 12개월 이상 지연한다. 임상적으로 중요한 재발은 드물다.

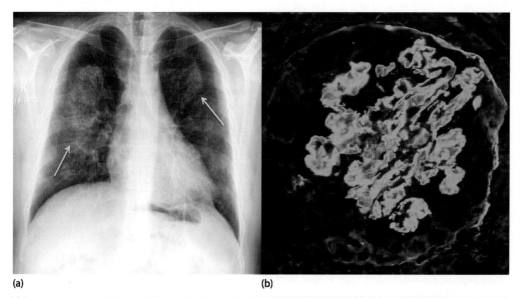

(a) (b)

그림 55.1 (a) Goodpasture 증후군에서 폐 출혈. 노란색 화살표는 폐포에 혈액이 있음을 나타낸다. (b) 사구체에서 볼 수 있는 면역글로불린의 선형 침착

항중성구 세포질 항체 관련 혈관염 증후군

배경

작은 혈관 혈관염은 동맥보다 작은 혈관, 즉 세동맥과 모세혈관을 침범하는 일반적으로 괴사와 관련된 혈관벽 염증 질환을 총칭하는 질병군이다. 작은 혈관의 염증과 호흡기 및 신장 기능장애 사이의 관계는 70년 이상 인식되어 왔으며, 현재는 3가지 뚜렷한 작은 혈관 혈관염 증후군이 인정받고 있다. 육아종 변화와 관계 있는 혈관염, 즉 육아종증 다발혈관염(granulomatosis with polyangiitis, GPA)은 이전에는 Wegener 병이라고 불렀다. 미세 다발혈관염(microscopic polyangiitis, MPA)과 이전에는 Churg-Strauss 증후군이라고 불렸던 호산구 육아종증 다발혈관염(eosinophilic granulomatosis with polyangiitis, EGPA)은 일반적으로 천식 증후군과 관련이 있다. 한랭 글로불린혈증(cryoglobulinemia)처럼 작은 혈관에 염증을 유발하는 다른 질환과는 다르게, 이러한 질환들은 혈관에서 면역 복합체 염색의 부족(pauci-immune)과 흔한 소견인 중성구 과립의 구성요소에 대한 항체로 구별할 수 있으며, 따라서, 이러한 증후군을 ANCA 혈관염이라고도 한다. 중성구에 있는 표적 단백질은 단백질분해효소3(proteinase 3, PR3)와 MPO다. GPA는 주로 PR3에 대한 항체와 관련이 있으며, MPA는 골수세포 과산화효소(myeloperoxidase, MPO)에 대한 항체와 관련이 있다. EGPA에서 중성구에 대한 자가항체는 사례 중 최대 30%에서만 발견된다(표 55.2).

역학

항체 관련 혈관염(antibody-associated vasculitis, AAV)은 매년 인구 100만 명당 약 20명에서 발생한다. 발생률은 65-75세 연령군에서 정점에 달한다. 비록 남녀 모두에게 영향을 미치지만, 남자에서 발생률이 약간 더 높다. 또한, 백인이 아프리카계 미국인보다 위험이 더 높은 것으로 보인다. 지리 패턴과 계절 패턴이 모두 있으며, MPO 질환은 남반구 위도가 높을수록 발생률이 더 높다.

병인

계절 변이와 위도에 따른 임상 발현의 차이는 환경 요인도 중요할 수 있다는 점을 시사한다. 그람 음성 감염처럼 코 안의 Staphylococcus aureus도 역할을 하는 것으로 상정되었다. AAV 환자 중 일부에서 용해소체 관련 막 펩타이드-2(lysosomal associated membrane peptide-2, LAMP-2)에 대한 항체가 발견되었으며, LAMP-2는 세균 단백질 FimH와 분자 유사성을 보

표 55.2 항체 관련 혈관염의 아형에서 자가항체를 가지고 있는 환자의 비율

	GPA	MPA	EGPA
PR3-ANCA	75%	40%	5%
MPO-ANCA	20%	50%	40%
음성	5%	10%	55%

여준다.

여러 약물, 특히 Propylthiouracil, Hydralazine, Levamisole이 AAV 발생과 관련이 있다. 이러한 경우, 환자는 일반적으로 MPO와 PR3 모두에 대한 항체를 가지고 있다.

항-GBM 질환과 마찬가지로, AAV는 단백질 발현 형태의 변화가 이전에는 숨겨져 있던 항원결정부위(epitope)를 노출시키는 형태병증으로 보인다. 항원결정부위는 MPO의 질병관련 항원결정부위 2처럼 면역 반응의 중심이다. 전체 유전체 상관분석 연구에서는 사람 백혈구 항원(human leukocyte antigen, HLA) II 등급 다형성과 AAV의 관련성을 보여주었으며, 또한 GPA와 MPA는 별개의 질환이라는 근거도 제시하였다.

발병기전

Goodpasture 증후군과는 반대로 AAV에서 질병 발병은 바닥막에 대한 항체 결합이나 상당한 면역글로불린 침착과 관련이 없다. 그 대신, 중성구에서 ANCA 유발로 방출되는 반응 산소종 및 다른 독성 과립이 조직 손상과 결과적으로 장기 기능장애를 일으키는 것처럼 보인다.

임상 양상

AAV 환자는 일반적으로 장기-특이 증상이 나타나기 전에 전신 증상이 나타난 병력이 있다. 폐와 신장 침범이외에, 일반적인 양상으로는 근육통, 관절염, 발진, 다발 단일신경염(mononeuritis multiplex)으로 인한 말초 신경병증이 있다. 발진은 피부 세정맥염(venulitis)에서 발생할 수 있으며, 결절과 궤양으로 진행할 수도 있다. 상기도 증상으로는 부비동염이 나타날 수 있으며, 드물지만 조직 손상이 코 변형을 유발할 수도 있다. 성문밑 협착은 과소 진단될 수 있다. 폐 침범은 숨가쁨이나 가슴 통증, 객혈로 나타날 수 있으며, 폐 기능 검사에서 기류 폐쇄의 근거를 볼 수도 있으며, 이는 기관(trachea) 침범을 암시한다. 임상이나 영상 근거에서 폐 출혈이 의심되는 경우, 앞서 설명한 항-GBM 질환과 마찬가지로 일산화탄소 확산능력(DLCO) 평가가 유용하다. 흉부 영상은 중요한 검사법으로, GPA 환자에서 출혈이 있을 때 광범위한 폐포 음영이 나타나며, 공동화 병

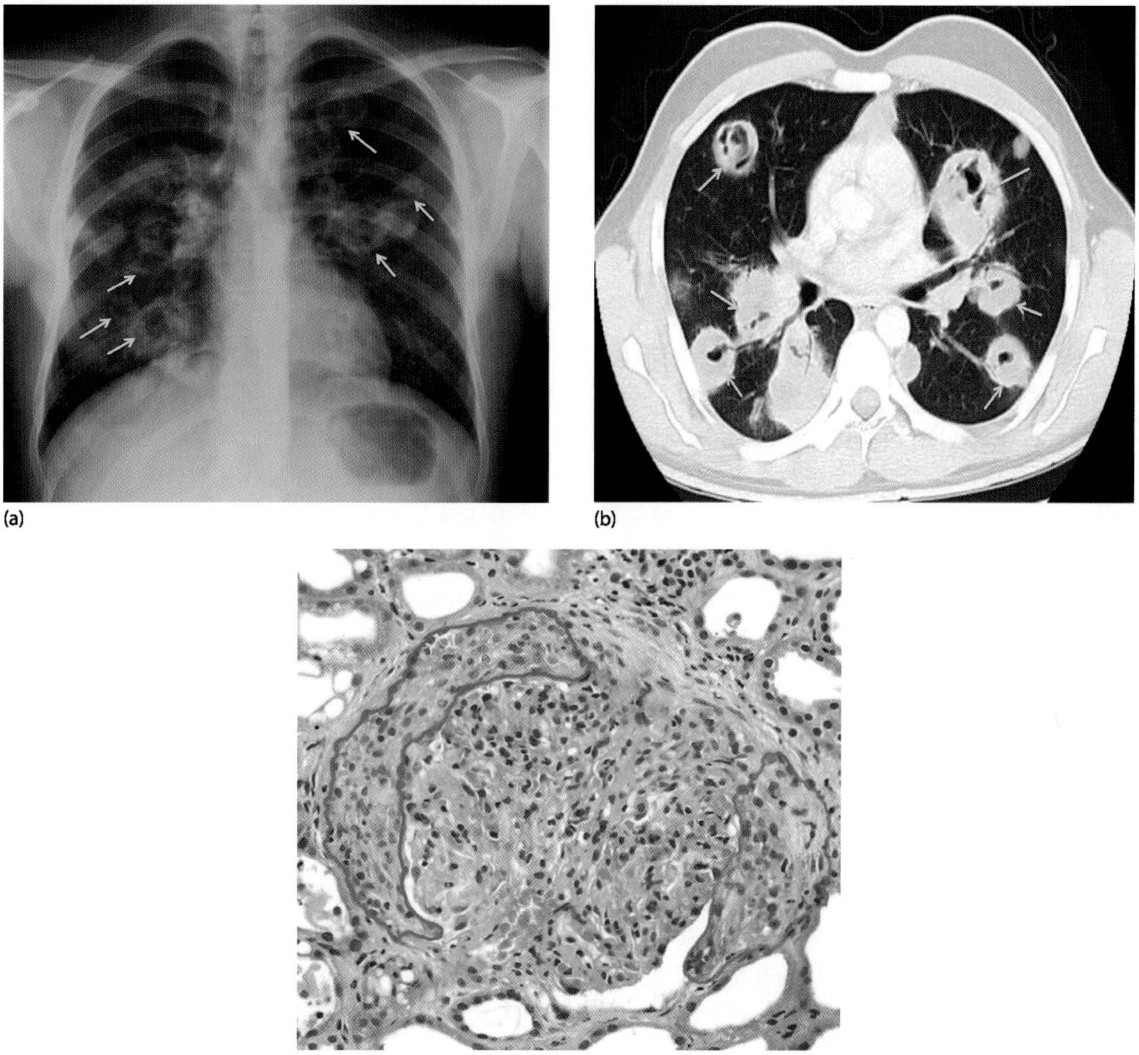

그림 55.2 (a, b) GPA 환자에서 수많은 공동화 병변을 보여주는 흉부 방사선 사진과 CT 영상. (c) 빨간색 테두리로 강조한 초승달 대형을 보여주는 초승달 사구체신염

변도 볼 수 있다(그림 55.2a, 그림 55.2b). 또한, AAV, 특히 MPA 는 사이질 폐 질환과 관련이 있으며, 사이질 섬유증은 MPO-ANCA를 확인하기 전에 나타날 수도 있다.

신장에서 광학 현미경으로 볼 수 있는 AAV의 전형적 소견 은 일반적으로 초승달 대형을 하고 있는 국소 괴사 사구체신 염이다(그림 55.2c). 이는 벽 상피 세포가 증식하여 나타나는 Bowman 공간의 세포성 증가 때문이다. 신장 전반에 걸친 병변 의 분포는 일반적으로 "산탄총 모양(shotgun appearance)"이며, 일부 사구체는 보존되어 조직 소견이 정상처럼 보인다. 사구체 질환 이외에도 신장 혈관 침범이 흔하며, 동맥염을 유발한다. GPA 환자에서는 육아종이 보일 수도 있다. 항-GBM 질환과는 반대로, 면역형광 검사에서 면역글로불린 염색은 없거나 최소 한이다.

AAV 환자는 항 섬유소분해효소 전구체(plasminogen) 항체

가 있을 수도 있으며, 이를 통해 이러한 질환에서 혈전증의 위 험이 증가하는 이유를 설명할 수 있다. 일반적으로 MPO-AAV 환자는 신장병이 중증일 가능성이 크지만, 재발 가능성은 PR3-AAV 환자가 더 크다.

치료

AAV에서 질병 유발 과정을 더 잘 이해할 수 있게 되었지만, 치 료는 여전히 비특이적이며 유도와 유지라는 2단계로 나뉜다. 유도 단계에서 치료 목표는 순환 자가항체 제거와 자가활성 B-세포/혈장 세포 억제/제거다. 현재의 근거 중심 치료에서는 유 도 요법으로 IV Cyclophosphamide나 Rituximab을 코르티코 스테로이드와 병용하여 사용하고 있으며, 두 제제는 모두 첫 6-12개월에 완화율이 최대 60-70%에 달한다. 크레아티닌 수치 가 500 μmol/L (6.56 mg/dL) 이상인 더 심각한 신장병이 있는 경우, 혈장 교환술은 말기 신장병의 위험을 줄일 수 있으며, 일

반적으로 14일 동안 7번 교환을 시행한다. 현재, PEXIVAS 시험에서 유도 요법에서 혈장 교환과 IV Methylprednisolone의 조합에 추가 이점이 있는지 여부를 평가하고 있다.

최근까지 표준 유지 요법은 Azathioprine이었으며, 이는 Mycophenolate보다 더 효과적이며 적어도 Methotrexate 만큼 효과적인 것으로 입증되었다. 그러나, 장기간 면역억제에 뒤따르는 감염과 암의 위험 증가 같은 합병증 때문에 대체 치료 선택지를 모색하게 되었다. 최근 보고된 MAINRITSAN 시험에서는 유도 요법을 종료할 때와 그 후 6개월, 12월, 18개월에 Rituximab을 투여한 환자가 Azathioprine으로 치료한 환자보다 결과가 우수하다는 사실, 즉 주요 재발이 없을 가능성이 크다는 것을 입증했다. 일부 의사는 재발 가능성이 작다는 사실에 근거하여 MPO 혈관염 환자에서 유지 면역억제의 조기 중단을 고려하기도 한다.

요약

폐-신장 증후군은 질병 과정에서 폐와 신장을 동시에 침범하며, 두 장기의 기능에 상당한 장애를 유발한다. 폐와 신장 양쪽의 침범은 감별 진단을 좁히는 중요한 임상 소견이며, 추가 표적 검사를 시행해야 한다. 산 염기 항상성에서 두 장기가 공유하는 역할과 두 장기에 존재하는 공통 항원으로 인해 여러 가지 과정이 폐 신장 질환으로 이어질 수 있다. 가장 잘 규명된 원인 중 일부는 자가면역 손상으로 인한 것이며, 폐포 출혈 및/또는 급성 신장 손상으로 나타나는 경우가 많다. 이러한 경우, 조기 발견과 진단이 중요하지만 초기 증상이 미묘할 수 있기 때문에 높은 의심 지수가 필요하다. 비록 발생률은 낮지만, 이러한 질환을 치료하지 않고 방치하면 그 결과가 파국으로 치달을 수 있기 때문이다.

문제

1. 다음 중 항-GBM 질환에서 폐 출혈의 위험 증가와 관련 있는 것을 모두 고르시오.
   ① 알코올 복용
   ② 호흡기 감염
   ③ C형 간염 바이러스
   ④ 흡연
   ⑤ 용매 흡입

2. 다음 중 폐 출혈을 시사하는 소견은?
   ① 노력 폐활량(FVC) 증가
   ② 최고 날숨 유속(PEFR) 증가

   ③ 가스 전달(DLCO) 증가
   ④ 가스 전달 계수(Kco) 감소
   ⑤ 잔기량(RV) 증가

3. 폐 출혈이 있는 환자에 대한 다음 진술 중 옳은 것은?
   ① 반드시 스테로이드를 투여해야 한다.
   ② 1차 자가면역 원인은 항상 가역적이다.
   ③ 면역글로불린 A 신병증이 가장 흔한 원인이다.
   ④ ANCA 검사가 양성일 수 있다.
   ⑤ 3개월 이내의 사망은 피할 수 없다.

4. 다음 중 ANCA 관련 혈관염 질환에 관한 설명 중 옳은 것을 모두 고르시오.
   ① MPO-ANCA는 항-GBM 질환의 원인이다.
   ② MPO는 적혈구 항원이다.
   ③ PR3는 호흡기 상피에 있는 면역 표적이다.
   ④ GPA는 일반적으로 PR3-ANCA와 관련 있다.
   ⑤ MPA는 일반적으로 MPO-ANCA와 관련 있다.

5. 다음 중 폐 출혈의 관점에서 ANCA 관련 혈관염과 일치하는 임상 소견을 모두 고르시오.
   ① 관절염
   ② 포도막염
   ③ 자반 발진
   ④ 소변 현미경 검사에서 적혈구 원주
   ⑤ 소변 검사에서 혈액 및 단백질

폐 신장 증후군 실전 요점

- 폐 신장 증후군은 드문 질환이지만, 치료하지 않고 방치할 경우 일반적으로 빠르게 진행하며 치명적이다. 신장 부전과 호흡 부전이 동시에 존재하는 환자에게는 높은 의심 지수가 필요하다.
- 현재는 자가항체 검사의 민감도와 특이도가 제한적이며 거짓 양성과 거짓 음성이 모두 발생하기 때문에, 가능하다면, 치료를 시작하기 전에 조직으로 진단해야 한다.
- MPO 항체와 PR3 항체 양쪽의 역가가 높다면, 약물 유발 병인일 가능성이 높다.
- 항-GBM 질환이 있는 젊은 환자는 첫 내원 시 믿을 수 없을 정도로 상태가 양호할 수 있지만, 질병이 빠르게 진행할 수 있다.

더 읽을거리

Ando M, Miyazaki E, Ishii T, Mukai Y, Yamasue M, Fujisaki H, Ito T, Nureki S, Kumamoto T. Incidence of myeloperoxidase anti-neutrophil cytoplasmic antibody positivity and microscopic polyangitis in the course of idiopathic pulmonary fibrosis. Respir Med 2013;107(4):608-15.

Berden AE, Nolan SL, Morris HL, Bertina RM, Erasmus DD, Hagen EC, Hayes DP, van Tilburg NH, Bruijn JA, Savage COS, Bajema IM, Hewins P. Anti-plasminogen antibodies compromise fibrinolysis and associate with renal histology in ANCAassociated vasculitis. J Am Soc Nephrol 2010;21(12):2169-79.

Burns AP, Fisher M, Li P, Pusey CD, Rees AJ. Molecular analysis of HLA class II genes in Goodpasture's disease. QJM 1995;88(2):93-100.

Comarmond C, Crestani B, Tazi A, Hervier B, Adam-Marchand S, Nunes H, Cohen-Aubart F, Wislez M, Cadranel J, Housset B, Lloret-Linares C, Sève P, Pagnoux C, Abad S, Camuset J, Bienvenu B, Duruisseaux M, Hachulla E, Arlet JB, Hamidou M, Mahr A, Resche-Rigon M, Brun AL, Grenier P, Cacoub P, Saadoun D. Pulmonary fibrosis in antineutrophil cytoplasmic antibodies (ANCA)-associated vasculitis: A series of 49 patients and review of the literature. Medicine (Baltimore) 2014;93(24):340-9.

Falk RJ, Terrell RS, Charles LA, Jennette JC. Anti-neutrophil cytoplasmic autoantibodies induce neutrophils to degranulate and produce oxygen radicals in vitro. Proc Natl Acad Sci USA 1990;87(11):4115-19.

Furuta S, Jayne D. Emerging therapies in antineutrophil cytoplasm antibody-associated vasculitis. Curr Opin Rheumatol 2014;26(1):1-6.

Gao Y, Zhao MH. Review article: Drug-induced anti-neutrophil cytoplasmic antibody-associated vasculitis. Nephrology (Carlton) 2009;14(1):33-41.

Goodnow CC. Multistep pathogenesis of autoimmune disease. Cell 2007; 130(1):25-35.

Goodpasture EW. The significance of certain pulmonary lesions in relation to the etiology of influenza. Am J Med Sci 1919;158(6):863-70.

Guillevin L , Pagnoux C, Karras A, Khouatra C, Aumaître O, Cohen P, Maurier F, Decaux O, Ninet J, Gobert P, Quémeneur T, Blanchard-Delaunay C, Godmer P, Puéchal X, Carron P-L, Hatron P-Y, Limal N, Hamidou M, Ducret M, Daugas E, Papo T, Bonnotte B, Mahr A, Ravaud P, Mouthon L, for the French Vasculitis Study Group. Rituximab versus azathioprine for maintenance in ANCA-associated vasculitis. N Engl J Med 2014;371(19):1771-80.

Hao J, Wang C, Gou SJ, Zhao MH, Chen M. The association between anti-plasminogen antibodies and disease activity in ANCA-associated vasculitis. Rheumatology (Oxford) 2014;53(2):300-6.

Hiemstra TF, Walsh M, Mahr A, Savage CO, De Groot K, Harper L, Hauser T, Neumann I, Tesar V, Wissing KM, Pagnoux C, Schmitt W, Jayne D. European Vasculitis Study Group (EUVAS). Mycophenolate mofetil vs azathioprine for remission maintenance in antineutrophil cytoplasmic antibody-associated vasculitis. JAMA 2020;304(21):2381-8.

Hilhorst M, van Paassen P, Tervaert JW, for the Limburg Renal Registry Proteinase 3-ANCA vasculitis versus myeloperoxidase-ANCA vasculitis. J Am Soc Nephrol 2015;26(10):2314-27.

Hogan SL, Nachman PH, Wilkman AS, Jennette JC, Falk RJ. Prognostic markers in patients with antineutrophil cytoplasmic autoantibody-associated microscopic polyangiitis and glomerulonephritis. J Am Soc Nephrol 1996;7(1):23-32.

Jayne DRW, Gaskin G, Rasmussen N, Abramowicz D, Ferrario F, Guillevin L, Mirapeix E, Savage CO, Sinico RA, Stegeman CA, Westman KW, van der Woude FJ, de Lind van Wijngaarden RA, Pusey CD. European Vasculitis Study Group. Randomized trial of plasma exchange or high-dosage methylprednisolone as adjunctive therapy for severe renal vasculitis. J Am Soc Nephrol 2007;18(7):2180-8.

Jones RB, Furuta S, Tervaert J W, Hauser T, Luqmani R, Morgan MD, Peh CA, Savage CO, Segelmark M, Tesar V, van Paassen P, Walsh M, Westman K, Jayne DR, European Vasculitis Study Group. Rituximab versus cyclophosphamide in ANCAassociated renal vasculitis. N Engl J Med 2010;363(3):211-20.

Kain R, Matsui K, Exner M, Binder S, Schaffner G, Sommer EM, Kerjaschki D. A novel class of autoantigens of anti-neutrophil cytoplasmic antibodies in necrotizing and crescentic glomerulonephritis: The lysosomal membrane glycoprotein h-lamp-2 in neutrophil granulocytes and a related membrane protein in glomerular endothelial cells. J Exp Med 1995;181(2):585-97.

Kain R, Tadema H, McKinney EF, Benharkou A, Brandes R, Peschel A, Hubert V, Feenstra T, Sengölge G, Stegeman C, Heeringa P, Lyons PA, Smith KG, Kallenberg C, Rees AJ. High prevalence of autoantibodies to hLAMP-2 in anti-neutrophil cytoplasmic antibody-associated vasculitis. J Am Soc Nephrol 2012;23(3):556-66.

Langford CA, Sneller MC, Hallahan CW, Hoffman GS, Kammerer WA, Talar-Williams C, Fauci AS, Lebovics RS. Clinical features and therapeutic management of subglottic stenosis in patients with Wegener's granulomatosis. Arthritis Rheum 1996;39(10):1754-60.

Lerner RA, Glassock RJ, Dixon FJ. The role of anti-glomerular basement membrane antibody in the pathogenesis of human glomerulonephritis. J Exp Med 1967;126(6):989-1004.

Lyons PA, Rayner TF, Trivedi S, Holle JU, Watts RA, Jayne DRW, Baslund B, Brenchley P, Bruchfeld A, Chaudhry AN, Tervaert JWC, Deloukas P, Feighery C, Gross WL, Guillevin L, Gunnarsson I, Harper L, Hrušková Z, Little MA, Martorana D, Neumann T, Ohlsson S, Padmanabhan S, Pusey CD, Salama AD, Sanders JF, Savage CO, Segelmark M, Stegeman CA, Tesař V, Vaglio A, Wieczorek S, Wilde B, Zwerina J, Rees AJ, Clayton DG, Smith KGC. Genetically distinct subsets within ANCAassociated vasculitis. N Engl J Med 2012;367(3):214-23.

Nachman PH, Hogan SL, Jennette JC, Falk RJ. Treatment response and relapse in antineutrophil cytoplasmic autoantibodyassociated microscopic polyangiitis and glomerulonephritis. J Am Soc Nephrol 1996;7(1):33-9.

Ntatsaki E, Watts RA, Scott DG. Epidemiology of ANCA-associated vasculitis. Rheum Dis Clin North Am 2010;36(3):447-61.

Pagnoux C, Mahr A, Hamidou MA, Boffa JJ, Ruivard M, Ducroix JP, Kyndt X, Lifermann F, Papo T, Lambert M, Le Noach J, Khellaf M, Merrien D, Puéchal X, Vinzio S, Cohen P, Mouthon L, Cordier JF, Guillevin L, French Vasculitis Study Group. Azathioprine or methotrexate maintenance for ANCAassociated vasculitis. N Engl J Med 2008;359(26):2790-803.

Phelps RG, Jones V, Turner AN, Rees AJ. Properties of HLA class II molecules divergently associated with Goodpasture's disease. Int Immunol 2000;12(8):1135-43.

Popa ER, Stegeman CA, Kallenberg CG, Tervaert JW. Staphylococcus aureus and Wegener's granulomatosis. Arthritis Res 2002;4(2):77-9.

Roth AJ, Brown MC, Smith RN, Badhwar AK, Parente O, Chung HC, Bunch DO, McGregor JG, Hogan SL, Hu Y, Yang JJ, Berg EA, Niles J, Jennette JC, Preston GA, Falk RJ. Anti-LAMP-2 antibodies are not prevalent in patients with antineutrophil cytoplasmic autoantibody glomerulonephritis. J Am Soc Nephrol 2012;23(3):545-55.

Roth AJ, Ooi JD, Hess JJ, van Timmeren MM, Berg EA, Poulton CE, McGregor J, Burkart M, Hogan SL, Hu Y, Winnik W, Nachman PH, Stegeman CA, Niles J, Heeringa P, Kitching AR, Holdsworth S, Jennette JC, Preston GA, Falk RJ. Epitope specificity determines pathogenicity and detectability in ANCA-associated vasculitis. J Clin Invest 2013;123(4):1773-83.

Schirmer JH, Wright MN, Vonthein R, Herrmann K, Nölle B, Both M, Henes FO, Arlt A, Gross WL, Schinke S, Reinhold-Keller E, Moosig F, Holle JU. Clinical presentation and longterm outcome of 144 patients with microscopic polyangiitis in a monocentric German cohort. Rheumatology (Oxford) 2015.

Stone JH, Merkel PA, Spiera R, Seo P, Langford CA, Hoffman GS, KallenbergCGM, St. Clair EW, TurkiewiczA, TchaoNK,Webber L, Ding L, Sejismundo LP, Mieras K, Weitzenkamp D, Ikle D, Seyfert-Margolis V, Mueller M, Brunetta P, Allen NB, Fervenza FC, Geetha D, Keogh KA, Kissin EY, Monach PA, Peikert T, Stegeman C, Ytterberg SR, Specks U, for the RAVE–ITN Research Group. Rituximab versus cyclophosphamide for ANCA-associated vasculitis.NEngl J Med 2010;363(3):221-32.

Tidman M, Olander R, Svalander C, Danielsson D. Patients hospitalized because of small vessel vasculitides with renal involvement in the period 1975-95: Organ involvement, antineutrophil cytoplasmic antibodies patterns, seasonal attack rates and fluctuation of annual frequencies. J Intern Med 1998;244(2):133-41.

van der Woude FJ, Rasmussen N, Lobatto S, Wiik A, Permin H, van Es LA, van der Giessen M, van der Hem GK, The TH. Autoantibodies against neutrophils and monocytes: Tool for diagnosis and marker of disease activity in Wegener's granulomatosis. Lancet 1985;1(8426):425-9.

Walsh M, Merkel PA, Peh CA, Szpirt W, Guillevin L, Pusey CD, De Zoysa J, Ives N, Clark WF, Quillen K, Winters JL, Wheatley K, Jayne D PEXIVAS Investigators. Plasma exchange and glucocorticoid dosing in the treatment of anti-neutrophil cytoplasm antibody associated vasculitis (PEXIVAS): Protocol for a randomized controlled trial. Trials 2013;14:73.

Watts RA, Lane SE, Scott DG, Koldingsnes W, Nossent H, Gonzalez-Gay MA, Garcia-Porrua C, Bentham GA. Epidemiology of vasculitis in Europe. Ann Rheum Dis 2001;60(12):1156-7.

Wegener F. About the unusual rhinogenic granulomatose with specific regard for the involvement of arteric systems as well as the kidneys. Beitrage zur Pathologischen Anatomie und zur Allgemeinen Pathologie 1939;102(1):36-68.

해답

1장

1. ②
2. ③
3. ④
4. ④
5. ③

2장

1. ②
2. ⑤
3. ②
4. ④
5. ⑤
6. ①
7. ②
8. ③
9. ④
10. ⑤

3장

1. ③ 환자의 임상 양상은 중등도 흡연력이 있는, 초기에 발생한 중증 만성 폐쇄 폐 질환이다. 혈청 알파-1 항트립신(alpha-1 antitrypsin) 수치는 임상 양상과 일치하는 중증 결핍을 의미한다. 따라서, ①은 정답이 아니다. 검사에서 알파-1 항트립신이 측정되었지만, 동종접합 삭제 변이(homozygous null variant)로 인한 중증 A1ATD에서는 단백질을 확인할 수 없다. 따라서 ④를 제거할 수 있다. 알파-1 단백질 수치와 유전형(genotype) 사이의 불일치는 중증 A1ATD 사례 중 약 4%에서 나타난다. 상업 분석법은 일반적으로 중합효소 사슬반응(polymerase chain reaction, PCR) 기술을 기반으로 하여 가장 흔한 맞섬 유전자(allele), 즉 PI Z, S, M을 평가한다. 따라서, 흔하지 않은 변이나 새로운 변이는 이 방법으로 평가할 수 없다. 이러한 경우, 일반적으로 젤 전기영동법(gel electrophoresis)을 사용한 등전점 전기영동(isoelectric focusing)으로 드문 변이를 확인한다. 비정형 변이가 확인되면 확진을 위해 서열분석을 진행할 수 있다. 이 환자는 SERPINA1 유전자의 희귀한 변이 혹은 비정형 변이가 가장 가능성이 큰 진단이다. 따라서 ③이 가장 가능성이 크다. 만성 폐쇄 폐 질환에 민감한 유전자에 생긴 흔한 변이는 이 환자에서 관찰되는 것처럼 알파-1 항트립신 단백질 수치에 중증 결핍을 유발하지 않는 것으로 보고되고 있다. 따라서 ⑤는 정답이 아니다. 여담으로, HHIP의 동종접합(homozygous)이 없는 쥐는 출생 전후로 사망하며, 따라서 성인에서 발병하는 질환과는 관련이 있을 가능성이 없다.

2. ② 후보 유전자 연구 방법은 질병 기전 혹은 변이의 기능적 영향에 대한 연구자의 지식에 근거하여, 유전자 연관성이 있을 가능성이 높은, 제한된 숫자의 유전자 변이를 평가한다. 따라서 ①은 옳은 말이다. 후보 유전자 연구가 성공할 가능성은 다양하지만, 간혹 연구 사이의 재현성이 부족한 경우가 있다. 일반적으로 수천에서 수백만 개의 SNP를 검사하는 "가설 없는" 전체 유전체 상관분석 연구는 전반적인 I형 오류에 대한 엄격한 통제가 필요하다. 5×10^{-8} 미만의 P-값은 표준 SNP 기반 전체 유전체 상관분석 연구에서 의미가 있음을 나타내기 위해 사용하는 일반적인 문턱값(threshold)이다. 따라서 ④는 맞는 말이다. 중요성에 대한 엄격한 통계적 문턱값 때문에, GWAS가 적절한 검증력을 가지기 위해서는 표본 크기와 집단이 커야 한다. GWAS는 복잡 형질 질환(complex trait disease)에서 중간 정도 효과 크기(modest effect size)를 가진 흔한 유전 변이(common genetic variant)를 밝혀내는 데 성공했다. 따라서

③도 옳은 말이다. 연관 분석은 위험성이 있는 맞섬유전자(allele)의 전파를 검사하기 때문에, 가족 기반 연구에서만 진행할 수 있다. 따라서, ②는 틀린 말이다.

3. 거짓. 동종접합(homozygous) PI Z가 있는 사람은 COPD와 간 질환이 발생할 확률이 높다. 하지만, PI ZZ가 있는 사람이 모두 병이 발생하는 것은 아니며, 흡연을 해도 마찬가지다. 심지어, 멘델 유전질환에서조차 다양한 침투율(penetrance)이 관찰된다. 임상적으로 진단된 A1ATD 사례는 집단에서 PI Z 맞섬유전자(allele)가 나타날 빈도를 기반으로 예상한 것보다 훨씬 적다. 환경 및 유전자 변형자(genetic modifier)의 존재가 질병 발병에 영향을 미친다.

4. ③ 이 문제에 나온 모든 질환은 유전율(heritability)에 대한 근거, 즉 유전 기여성이 있다. 하지만, 서열기반 유전 진단 센터에 의뢰가 유용한지의 여부는 (1) 임상 질환에서 강한, 유전적 요소가 존재할 가능성이 얼마나 되는지, (2) 이 조사를 통해서 표준 검사를 통해 얻을 수 있는 결과보다 더 많은 정보를 얻을 수 있는지에 달려있다. ① 환자는 낭성 섬유증(cystic fibrosis)을 유발하는 가장 흔한 맞섬유전자(allele)가 있으며, 임상 양상은 고전적인 낭성 섬유증과 일치한다. 서열 기반 유전 검사를 의뢰해서 치료에 도움이 될 가능성은 없다. ② 환자는 흡연력을 고려하면 중증 COPD가 있다. 임상 양상은 비A1ATD연관 COPD (non-A1ATD-associated COPD)와 가장 부합한다. COPD는 복잡 형질(complex trait)이며, 이 경우 서열분석은 유용성이 제한된다. ④ 환자도 같은 경우다. 천식은 복잡 형질이기 때문에, 질병의 중증도가 높음에도 불구하고 서열분석은 유용성이 떨어진다. ③ 환자는 멘델 유전 유사 증후군(Mendelian-like syndrome)의 가능성이 크기 때문에, 서열분석 기반 분석으로 혜택을 볼 가능성이 가장 크다. 환자의 임상 양상은 TERT 유전자 같은 특정 유전자에 돌연변이가 있을 가능성이 큰, 짧은 끝분절 증후군(short telomere syndrome)과 가장 일치한다. 이 정보는 환자의 가족 구성원과 자손들에게서 위험성을 평가할 때도 유용할 수 있다.

8장

1. FDG는 포도당 유사체로 방사성동위원소 플루오린18(F18)을 포함하고 있으며, PET-CT 촬영에 흔히 활용된다. 18F-FDG는 세포 안으로 이송된 후, 인산화되며 정상 조직보다 종양 세포에서 더 높은 농도를 유지한다. FDG 축적 정도는 혈액 공급과 특정 조직의 당분해 활동 수준에 따라 달라진다.

2. 촬영 전 4시간에서 6시간 정도 금식한다. 혈당수치를 확인하여 150 mg/dL 이하로 유지한다. FDG 투여 전에는 인슐린과 당뇨약을 피한다. 근육의 추적자(tracer) 흡수가 증가할 수 있기 때문에 촬영 24시간 전에는 격렬한 운동을 피한다. 촬영 후 몇 시간 동안은 임신부나 소아와 장시간 접촉을 피한다. 촬영 후 충분한 수분 섭취를 권장한다.

3. SUV는 흡수된 추적자의 양, 투여한 방사성표지(radio-labeled) 동위원소의 양, 환자 체중을 고려해 계산한다. 정상 범위는 0.5-2.5다. 대다수 종양은 SUV 값이 최소 2.5-3 사이이다.

$$SUV = \frac{r}{(d/w)}$$

R = 관심영역(region of interest, ROI) 안의 방사능(radioactivity) 농도 (kBq/mL)
D = 방사성표지 FDG의 투여 용량 (kBq)
W = 환자 체중 (g)

4. 육아종 질환, 염증 변화, 방사선요법 후 감염, 폐렴

5. 8 mm

9장

1. ⑤
2. ①
3. ②, ④, ⑤
4. ②, ③
5. ①, ③, ④

12장

1. ③ 영상에서 가슴막 둘레가 두꺼워져 있으며, 가슴막 삼출은 보이지 않는다. 따라서 가슴막천자나 배액관 삽입은 적합하지 않다. PET 영상에서 가슴막이 두꺼워진 부위 중 FDG 흡수가 증가한 곳이 보이며, 따라서 CT나 초음파 같은 영상 유도 생검이 적합하다. 이번 사례는 영상 유도 생검이 흉강경이나 비디오 보조 흉강경 수술보다 덜 침습적이며, 위험성도 적다. 초음파 유도 가슴막 생검을 시행하였고(그림 12.25), 결핵을 확진하였다.

2. ⑤ ①부터 ④까지의 설명은 모두 흉부 방사선 사진에서 기흉과 같은 모양을 보인다. 이러한 가능성을 구분하기 위해서는 배액관이 어떻게 기능하는지를 평가해야 한다. 밀

봉된 배액 기구와 연결했을 때, 갇힌 폐가 있다면 터널식 가슴막 도관 안의 물기둥은 움직이지만, 공기 방울은 나오지 않는다. 시술 중 가슴막 공간으로 공기가 들어갔다면, 폐가 재확장될 때까지 일시적으로 공기 방울이 나온다. 만약, 지속적인 공기 누출이 있다면, 의인(iatrogenic) 내장 가슴막 손상이나 배액 중 내장 가슴막 결손이 발생했을 가능성이 있으며, 손상 부위가 치유될 때까지 유치 가슴막 도관에서 계속 해서 공기 방울이 나온다. 갇힌 폐를 확인하기 위해 중간중간 흉부 방사선 사진을 촬영할 수도 있다.

3. ④ 2 cm 미만의 오른쪽 기흉. 병력상 중증 만성 폐쇄 폐질환이 있으며 반대편에 기흉이 있었기 때문에 환자가 무증상이라고 하더라도, 향후 재발을 방지하기 위해 배액관 삽입 및 화학적 가슴막 유착술을 시행하는 것이 이상적이다. 기흉은 2 cm 미만으로 크기가 작으며, 따라서 바늘과 확장자(dilator)를 사용하는 Seldinger 기법은 이미 기종 변화가 있는 폐에 추가 손상을 입힐 위험성이 크다. 이 경우는 무딘 박리법이 안전한 방법이다. 구경이 큰 배액관을 삽입할 필요는 없다. 그러나, 무딘 박리로 만드는 가슴막 구멍의 크기는 피부밑 기종(subcutaneous emphysema)을 예방하기 위해 삽입할 배액관보다 크지 않아야 한다.

4. ⑤ 모든 삼출액이 배액 되었기 때문에 배액이 멈췄을 가능성이 있다. 그러나, 일반적으로 정확한 위치에 있고 개방된 배액관은 물기둥이 움직인다. 일반적으로 갈비사이 도관이 가슴막 공간 밖으로 나왔거나 특정 지점에서 배액이 막혔을 때 물기둥의 움직임이 사라진다. 가장 마지막에 있는 곁 구멍(side hole)에서부터 3방향 밸브 접속부위를 포함한 배액 기구 전반에 걸쳐 배액이 막힐 수 있다. 가슴막 공간 안에서 폐나 흉벽 사이에 배액관이 끼이거나, 섬유소(fibrin) 때문에 막힐 수도 있다. 배액관의 위치를 확인하고, 배액관 경로를 따라 특정 부위가 꺾이거나 막히지 않았는지 확인해야 한다.

5. ③ 가슴막 압력 변화에 따른 물기둥 움직임이 사라졌다는 것은 가슴막 공간 외부의 시스템에 누출이 있음을 암시한다. 누출이 있으면 주변 공기가 배액 시스템으로 들어갈 수 있으며, 내장 가슴막 공기 누출과 비슷한 양상을 보인다. 특히 가슴막 압력으로 인한 물기둥 움직임이 없는 상태에서 공기 누출이 지속된다면, 내장 가슴막 이외의 시스템에서 누출 부위를 주의 깊게 확인해야 한다. 이는 가슴관의 곁 구멍(side hole)이 의도하지 않게 피부 밖으로 빠져서 발생할 수도 있다. 삼출액이 배액되기 때문에 가슴관이 가슴막 공간에 있으며 완전히 막히지 않았음을 추측할 수 있으며, 따라서 세척은 바람직하지 않다.

1. ③ 이번 사례는 1차 Sjögren 증후군과 일치한다. 국소 림프구 침샘염(sialadenitis)을 보여주는 작은 침샘 생검이 없을지라도 항핵항체, 류마티스 인자, 항-SSA 항체, 항-SSB 항체가 모두 양성인 특징적인 혈청 검사 결과는 이 질병과 임상적으로 일치한다. 진단에 대한 다른 단서에는 귀밑샘(parotid gland) 비대와 고감마글로불린혈증 등이 있다.

2. ③ 이 환자는 항합성효소 증후군이 부분적으로 나타났을 가능성이 크다. 항합성효소 증후군은 발열과 체중 감소 같은 전신 증상, 근염, Raynaud 현상, 기계공 손, 비미란 관절염(nonerosive arthritis), ILD가 특징이다. 연보라 발진(heliotrope rash), Gottron 구진(Gottron's papules), 위식도 역류병 같은 다른 특징도 나타날 수 있다. 또한, 일부 특징은 때로는 Gottron 구진의 전형적 양상이 없는 손 관절의 발진, 기계공 손의 갈라짐 대신에 손가락의 거침처럼 비정형적일 수 있다. 특히 코르티코스테로이드로 치료한 환자에서는 이 증후군이 "불완전한" 형태로 나타나기에 일부 환자에게서 근염이나 ILD, 혹은 앞서 언급한 다른 특징 중 일부가 나타나지 않는 것은 드문 일이 아니다. 이번 사례에서 재발 기질화 폐렴과 기계공 손의 피부 특징, Gottron 구진, Raynaud 현상과 위식도 역류병의 조합은 항합성효소 증후군의 진단 가능성을 높인다. 항-Jo1은 가장 흔히 식별할 수 있는 항합성효소 항체이며, 따라서 ③이 정답이다. 항합성효소 항체는 핵이 아닌 세포질이며 결과적으로 항합성효소 증후군이 있는 환자는 일반적으로 항핵항체(ANA)가 음성이라는 사실을 기억해야 한다.

3. ⑤ CTD 환자는 특히 폐 질환과 ILD의 위험이 있지만, 폐 이상에 대한 여러 가지 다른 위험 요인도 가지고 있다. 약물 관련 폐렴은 흡연 관련 ILD와 같이 감별 진단에 포함된다. 대다수 CTD는 위식도 역류병과 관련이 있을 수 있으며 흡인이 흔하다. 가장 중요한 점은 CTD 환자는 자가면역 조절장애 및 복용 중인 면역억제제로 인해 감염의 위험이 높다는 사실이며, 따라서 감염 증상이 현저하지 않더라도 가장 먼저 배제해야 하는 진단이다. 또한, CTD 환자에서는 흡연 관련 폐 질환 같은 다른 범주의 질병도 나타날 수 있다. 새롭게 발생한 폐 이상이 있는 모든 CTD 환자는 철저한 평가가 필요하다. 이번에 설명한 사례에서 보기에 나와있는 진단은 모두 타당하며 정확한 진단을 위해서는 추가 평가가 필요하다.

4. ③ 전신경화증 환자는 ILD와 폐동맥 고혈압의 위험이 높다. 이번 사례에서는 폐 생리 검사 혹은 영상에서 ILD는 진행하지 않은 것으로 보이며, 폐동맥 고혈압을 시사하는 심초음파 소견과 FVC 감소와 비례하지 않는 DLCO 감소 같은 폐동맥 고혈압을 더 암시하는 특징이 있다. 비

침습 평가를 기반으로 폐동맥 고혈압이 의심된다면, 확진을 위해서 오른쪽 심장 도관삽입이 필요하다. 임상 병력과 임상 평가는 흡인 혹은 감염 폐렴을 뒷받침할 수 없으며, 폐동맥 고혈압의 진행 이외에 전신경화증의 진행을 시사하는 소견은 없다.

5.　④ 이 환자는 전신경화증 관련 ILD가 진행한 명백한 근거가 있으며, 면역억제 요법으로 치료를 시작해야 한다. 다른 CTD와 달리 고용량 코르티코스테로이드는 신장 위기와의 관련성 때문에 전신경화증에서는 일반적으로 금기다. 대조군 시험에서 얻은 현존하는 자료에 근거하여, 전신경화증 관련 ILD에서 가장 좋은 치료법은 Cyclophosphamide이며, Mycophenolate mofetil도 Cyclophosphamide에 뒤처지지 않는다. Rituximab이 가지는 역할을 제안하는 소규모 연구가 있지만, 전신경화증 치료에 있어 좋은 첫 번째 선택은 아니다. 비록 폐동맥 고혈압을 항상 염두에 두어야 하지만, 이번 임상 사례는 폐동맥 고혈압의 진행이 아닌 ILD의 진행을 시사한다. 마지막으로, 전신경화증 환자에게는 일반적으로 위바닥 주름형성술을 시행하지 않는다. 이 시술이 식도 운동장애를 악화시킬 수 있다는 우려가 있기 때문이다.

49장

1.　①
2.　④
3.　②
4.　①

55장

1.　②, ④, ⑤ 일반적으로 항-GBM에서 폐 질환은 폐에 특정한 손상이 있을 때 발생하며, 주요 원인은 독성 흡입, 감염, 흡연 등이다.

2.　③ 가스 전달은 일산화탄소를 소량 흡입하여 측정한다. 일산화탄소는 모든 혈색소에 강력하게 부착하며, 따라서 폐포 출혈이 있다면, 폐포로 누출된 혈액에 있는 혈색소가 일산화탄소와 결합하기 때문에 가스 전달 추정값을 거짓으로 증가시킨다.

3.　④ 자가면역 질환으로 인한 폐 출혈에는 스테로이드를 사용하는 경우가 많다. 폐 출혈은 원인이 다양하지만 이러한 원인들이 모두 1차 자가면역 질환은 아니다. 특히, 약물, 독소, 감염도 광범위 폐 손상과 출혈을 유발할 수 있다. ANCA 검사는 ANCA 관련 혈관염 환자 중 일부에서 양성일 수 있다. 광범위 폐포 출혈로 인한 사망률은 상당하지만, 적절하게 치료하면 대다수 환자가 잘 반응한다.

4.　④, ⑤ 항-GBM 질환에서 병의 원인은 폐와 신장에 있는 GBM에 대한 항체 생성이다. GPA는 주로 PR3에 대한 항체와 관련 있으며, MPA는 주로 MPO에 대한 항체와 관련 있다.

5.　①, ②, ③, ④, ⑤ ANCA 관련 혈관염은 매우 다양한 임상 양상으로 나타날 수 있으며, 이러한 양상은 치료하지 않은 질병의 진행 과정, 치료 중, 치료 후 재발 등에서 다르게 나타날 수 있다.

찾아보기

1차 결핵, 383
1차 섬모 운동이상증, 233, 295
1차 자발 기흉, 566, 567, 568-573
1차 폐 림프종, 359
1차 폐 윤활 암종, 357, 358
1차 폐 평활근육종, 357
1차 폐 혈관 육종, 357
1차 항체 결핍, 296t
1차 화학 요법, 347
1초간 노력 날숨량, 14, 39, 40t, 196,
    204, 250, 257, 511, 513f
1형 신경섬유종증, 501
    진단, 501
2차 자발 기흉, 566, 567, 568-573
2형 뼈형성단백질 수용체, 588
2형 신경섬유종증, 368
가는 바늘 흡인, 내시경 초음파, 147,
    151
가래 유도/기관지내시경/위 세척, 결핵,
    389, 390
가래, 291, 294
    호산구, 261
    검체 채취, 결핵, 389
가로막 기능, 초음파, 83-84, 83f
가로막 기능장애, 191
가로막, 흉부 컴퓨터 단층촬영, 80
가로막밑 부위
    흉부 방사선 사진 평가, 61
    흉부 컴퓨터 단층촬영, 80
가상 기관지 내시경, 126
가설 없는 접근법, 39
가속 규폐증, 529
가스 전달 측정법, 112

가슴 통증, 46, 46t
가슴경유 초음파, 악성 가슴막 삼출액,
    556, 557
가슴고름집
    기관지가슴막 샛길, 159
    정의, 553
    내과적 흉강경 검사, 169
    단계, 183
가슴관 삽입 후 관리, 감시159-161
가슴관 삽입 후 제거, 관리, 159-161,
    163
가슴관
    흉부 방사선 사진, 156f, 158f
    기관지가슴막 샛길을 동반한 가슴고
        름집, 159, 163f
    적응증, 157, 157t
    구경이 큰 가슴관, 161, 166f
    관리, 161, 162
    가슴막 삼출액 환자, 157, 164f
    모양과 크기, 160, 164f
    가슴막 중재술 후에 발생한 표면 출
        혈, 159f, 163f
가슴막 감염, 552-555
    항생제 및 배액, 554
    원인균, 553
    분류, 553
    병인, 552, 553
    섬유용해제, 554
    영상, 553, 554t
    영양, 555
    개요, 552
    양상, 553
    위험도 분류, 554

    수술, 555
    치료, 554, 555
가슴막 감염, 배액, 554
가슴막 공간 가슴막천자, 152-156
가슴막 두꺼워짐, 519-524
가슴막 바깥 전폐절제술, 581
가슴막 반, 519f, 523
가슴막 삼출액 검사
    악성 가슴막 중피종, 577, 578
    누출액성 가슴막 삼출액, 550, 551
가슴막 삼출액, 360
    양성 석면 가슴막 삼출액, 519, 524
    콜레스테롤, 564f, 565t
    삼출물성, 552-566
        악성 가슴막 삼출액, 555-560
        가슴막 감염, 552-555
        드문 원인, 560-566
    악성, 171
    폐로 전이하는 암종, 360
    재발, 169
    누출액성, 550-552
        간 경화, 551-552
        저단백혈증, 552
        좌심실 부전, 551
        개요, 550
        가슴막 삼출액 검사, 551
    드문 원인, 560-566
        아밀로이드증 관련 가슴막 삼출액,
            564, 565, 566t
        암죽가슴증, 561-563, 563f, 564t,
            564f, 571
        약물 관련 가슴막 삼출액, 564
        폐 색전, 561

거짓 암죽가슴증, 563, 564t, 564f
류마티스 관절염 관련 삼출액/가슴
막염, 563, 564, 565t
전신 홍반 루푸스 관련 삼출액, 564
가슴막 생검, 391, 520, 524
폐쇄, 166, 167, 169
영상 유도, 163, 164, 165f
악성 가슴막 중피종, 577, 578
흉강경과 외과적 중재, 169
가슴막 소리, 56
가슴막 술기, 152-168
생검 방법, 162-164, 163f
영상 유도 가슴막 생검, 163, 164,
164f
흉강경과 외과적 중재, 164
가슴관
흉부 방사선 사진, 156f, 158f
기관지가슴막 샛길을 동반한 가슴
고름집, 159f
적응증, 157
구경이 큰 가슴관, 161, 166f
관리, 161-162
가슴막 삼출액 환자, 157, 164f
크기와 모양, 157, 161f
가슴막 중재술 후 발생한 표면 출혈,
159f, 163f
개요, 152
가슴막천자, 152-156
합병증, 155, 156t
흉부 방사선 사진, 153, 155f
정의, 152
진단 가슴막천자, 154
도구, 157
결과, 159, 160f
시술 중 환자 체위, 158, 159f
기흉, 158
터널식 가슴막 도관, 165, 166, 168f,
169f, 170f
초음파 유도, 157-159
가슴막 유착술
화학, 556, 557, 559, 560
경화제, 152
가슴막 조사, 결핵, 391
가슴막 질환, 550-573

석면 관련, 522-526
양성, 522-525
삼출물성 가슴막 삼출액552-566
악성 가슴막 삼출액, 555-560
가슴막 삼출, 드문 원인, 560-566
가슴막 감염, 552-555
악성 중피종, 520, 522, 524
개요, 552, 553t
기흉, 566-570, 573
외래에서의 관리, 568
병인, 566, 567
내과적 관리 실패, 568
내과 치료 선택지, 568-570
개요, 566
양상 및 초기 관리, 567, 568
재발률, 568
수술 치료의 선택지, 568
누출액성 가슴막 삼출액, 550-552
간 경화, 551-552
저단백혈증, 552
좌심실 부전, 551
개요, 550-551
가슴막 삼출액 검사, 551
가슴막 초음파, 악성 가슴막 중피종,
555, 556
가슴막
구조, 2, 3f
흉부 컴퓨터 단층촬영, 74
가슴막경 검사, 정의 169
가슴막염 통증, 421
가슴막염, 523
가슴막천자
합병증, 155, 156t
흉부 방사선 사진, 153f
정의, 152
진단, 552
진단적, 152, 154f
가슴막천자 후 호흡 곤란, 155
장비, 153
적응증, 551t
악성 가슴막 삼출액, 557
결과, 154, 155f
환자 체위, 152, 154f
가슴막 술기, 152-156, 163-165

기흉, 158, 160
가슴막천자, 가슴막 공간, 177
가슴샘 주머니, 363
가슴샘종과 가슴샘 암종
임상 양상, 365
진단, 365
복시와 눈꺼풀 처짐, 365
내분비 질환, 365
역학, 364
혈액 질환, 365
신경 및 신경근육 증후군, 365
신생물 딸림 자가면역 질환, 365
발병기전, 364
병리, 364, 365
예후, 366
치료, 365-366
가슴소리, 56
가슴속 갑상샘, 363
가슴절개술, 기흉, 568
가용성 구아닐산 고리화효소, 595
가정 수면 검사, 239
가족 투영, 흉부 방사선 사진, 57, 59f
각섬석, 574
각성 유지 검사, 199
각질형성세포 성장 인자, 급성 호흡 곤
란 증후군, 624
각질화, 329, 330f
간 기능 검사, 결핵 치료, 393
간 이식, 간 경화, 552
간기능 장애, 378
간담도 질환, 316
간독성, 394
간유리 음영, 486
간접 타진, 54-55
간접 흡연과 폐암, 326-327
간-폐 증후군, 598
간헐 천식, 261
갈색 폐 질환, 530
감각 섬유, 10
감각 수용체, 폐, 10
감기, 호흡기 양상, 417
감수성, 약물 유발 호흡기 질환, 533
감염 연관 환기기 관련 합병증, 627t

감염
　가슴막천자 후, 163
　핵의학 영상, 95, 96f
강직 척추염, 294
객혈, 45-46, 46t, 314, 332
　원인, 46t
　치명적인, 181
거대 세포 사이질 폐렴, 520
거대세포 바이러스 질환, 424
거짓샘 단계, 12
거짓 암죽가슴증, 원인, 563, 565, 564f, 564t
건강 보조식품, 약물 유발 호흡기 질환, 538
건조 분말 흡입제, 267
검사, 폐 고혈압, 590-594
　심장 검사, 593-594
　심전도, 591, 591f
　영상, 591-592
　폐 기능 검사, 593
　관련 혈액 검사, 591
검은 폐 질환, 527
검체 보호 솔질, 환기기 관련 폐렴, 627
검토 영역, 61
　흉부 방사선 사진 평가, 61-63
견인 기관지 확장증, 296
결합 조직 질환 관련 사이질 폐 질환, 470
결합 조직 질환, 484
　모세혈관 현미경 검사에서 볼 수 있는 비정상 모세혈관, 473f
　항합성효소 손, 473f
　특징적인 양상, 472t
　임상 사례, 471, 474
　임상 양상, 470–474
　장애 평가, 476
　　폐 기능 검사, 476
　　6분 걷기 검사, 476
　　주관적 평가, 476
　　흉부 고해상도 컴퓨터 단층촬영, 476
　진단
　　평가를 위한 접근 방법, 474–476
　　다학제 평가, 474

호흡 곤란, 감별 진단, 475t
　역학, 470
　섬유화 비특이 사이질 폐렴, 473f
　위식도 역류병, 치료 방법, 479t
　예방접종 일정, 481t
　사이질 폐 질환
　　추정 유병률, 471t
　　면역억제 요법, 476
　　관리 알고리듬, 477f
　　흉곽외 증상의 치료, 477-478
　자가면역 특성을 동반한 사이질 폐렴, 474t
　사이질 폐렴, 471t
　폐 질환, 470
　림프구 사이질 폐렴, 475f
　기계공 손, 473f
　비약물 요법/전략
　　사이질 폐 질환의 급성 악화, 480
　　뼈 건강 대책, 480
　　심폐 재활, 479
　　위식도 역류병, 480
　　예방접종/금연, 480
　　폐 이식, 480
　　산소 보충, 479
　　폐 고혈압 감시 및 치료, 480
　　폐포자충 예방, 480
　비특이 사이질 폐렴, 475f
　기질화 폐렴, 475f
　폐동맥 고혈압, 587
　손바닥 모세혈관 확장증, 473f
　약물 요법, 478-479
　치료, 477-478
　유형, 471t
결핵, 383
　진단, 386
　　아우라민 및 아우라민 형광 염색, 387f
　　공동 및 주변 염증, 흉부 컴퓨터 단층 촬영, 391f
　　흉부 방사선 사진, 390f, 391f
　　컴퓨터 단층촬영, 390-391
　　림프절 검체 채취, 391
　　미생물학, 386-389
　　좁쌀 결핵, 390, 390f

　　가슴막 조사, 391
　　양전자 단층촬영, 391
　　영상의학, 390
　　부위별 특정 검사 방법, 387t
　　가래 유도/기관지 내시경/위 세척, 389
　　가래 검체 채취, 389
　발생 부위, 386f
　위험 증가, 528
　역학, 383
　잠복 결핵, 383-386
　진행 과정, 383
　가슴막 삼출액, 563
　1차 결핵, 383
　재활성/활동 질환, 385-386
　치료, 392
　　활동 결핵, 393
　　접촉자 추적, 395
　　약물 내성 결핵, 395-396
　　폐외 결핵, 393
　　간독성, 394
　　감염 관리, 395
　　치료 시작, 393
　　잠복 결핵, 392, 392t
　　감시, 394-395
　　반응, 394-395
결핵에서 가슴막 체액, 391
경구 약물
　코르티코스테로이드, 281
　포스포다이에스터분해효소-4 억제제, 281
경구 프로스타노이드, 폐동맥 고혈압, 595
경구 항곰팡이 약, 266
경도 지속 천식, 261-262
경직 기관지 내시경, 125-126
경직 흉강경, 내과적 흉강경, 기구, 170
경험과 설정, 비침습 환기, 216
경화 세로칸염, 547
고강도 비침습 양압 환기, 220
고령, 가슴막 감염, 553
고립 폐 결절, 103-104, 103f-104f
고분자 물질, 직업 천식, 510, 511t
고분화 신경내분비 종양, 354

고유량 코 삽입관, 216
고이산화탄소혈증 호흡 부전, 382
고이산화탄소혈증, 218, 220, 242, 243
고장성 식염수, 251
고전 대식 세포, 19
고전 멘델 유전, 37
고전압 및 저전압, 흉부 방사선 사진,
   60t
고주파 절제술, 241
  폐 종양, 178-180
  고해상도 컴퓨터 단층촬영, 66-67,
    67f, 95, 394, 440, 470, 493, 642
  모양, 643
  석면증, 519, 520f
  광부의 결절 중격 진폐증, 517f
  약물 유발 호흡기 질환, 533
  폐 고혈압, 596
  진폐증, 515-518
  규폐증, 528
고혈압, 239
고형장기 이식, 침습 아스페르길루스증,
  위험 요인, 401t
고활성 항레트로바이러스 요법, 433
  요법, 393, 394
곤봉증, 52, 53f
  원인, 52t
  단계, 53t
골다공증, 277
골수
  생검, 359
  분화, 253
골수세포 과산화효소 혈관염, 483
골염, 232
곰팡이 감염, 306
곰팡이 비부비동염, 232
곰팡이 호흡기 질환, 399
  항곰팡이 요법, 399-400
  아스페르길루스증, 400
    만성 폐 아스페르길루스증, 403-406
    침습/준침습 아스페르길루스증,
      401-403
    우상엽 공동 내부 연부 조직 감쇠,
      고해상도 컴퓨터 단층 촬영, 404f
  흉부 방사선 사진, 405f

역학, 399
조혈 줄기세포 이식, 침습 아스페르길
  루스증, 401t
급성 침습 아스페르길루스증, 역 달무
  리 징후, 402f
침습 칸디다증, 406
아스페르길루스 이외의 새로운 곰팡
  이 감염, 406
털곰팡이증, 406-407
고형장기 이식, 침습 아스페르길루스
  증, 위험 요인, 401t
아급성 털곰팡이증, 컴퓨터 단층촬영
  영상, 408f
공기 부목, 240
공기 색전증, 176
공기방울 조영 심초음파, 593
공동화 및 주변 염증, 379
공동화 폐 아스페르길루스증, 만성, 403
과거력, 46
과립구 대식세포 집락 자극 인자 수용
  체, 638
과립구 대식세포 집락 자극 인자, 253,
  403, 624, 638
  자가항체, 496
  질병, 638
과민 폐렴, 30, 30f, 460, 515
  임상 특징, 462-463, 463t
   급성, 463
   아급성, 463
   만성, 463, 465
  임상 사례, 465
  정의, 460
  진단, 463
   기관지폐포 세척, 466
   조직병리, 466-467
   고해상도 컴퓨터 단층촬영, 463-
    465, 465f
   폐 기능 검사, 465
  역학, 460
  병인, 460, 461t
  조직병리 특징, 466f
  사이질 폐 질환의 범주, 460f
  검사, 464t
  발병기전, 461-462

   경로/사이토카인, 462f
   2회 충격 가설, 461f
  예후, 469
  아급성/만성 과민 폐렴의 진단 알고
   리듬, 464f
  치료, 467
과분할 가속 방사선 요법, 345
과산화효소, 17
과오종, 359-360
관내 위장관 질환, 317
관련 혈액 검사, 폐 고혈압, 591
관류 영상, 86
관상동맥 질환, 237
광범위 가슴막 두꺼워짐, 519, 520, 524
광범위 가슴막 섬유증, 522
광범위 기관지 확장증, 290
광범위 중피종 제도 582
광범위 특발 신경내분비 증식증, 353,
  355f
광범위 폐포 손상, 29, 537
광범위 폐포 출혈, 483, 484
광범위약제 내성 결핵, 383, 395
  치료, 396
광부 진폐증, 515, 516, 516f, 527, 528–
  529
교감 신경 섬유, 10
교육, 자가 관리, 209, 210
교통사고, 200, 201
구역절제술, 유암종 종양, 355
구조 및 발생, 2-14
  기도, 2
   분류, 5-8, 6f-7f, 6t
   좌우 주기관지, 5, 5f, 6f
   기관, 2, 4, 4f
   폐포 모세혈관 단위, 8-9, 8f, 9f
   흉벽, 176
  폐
   폐포 단계, 13
   기관지폐 구역, 2, 4f
   소관 단계, 13
   발달 단계, 11-13, 11f, 12t
   배아 단계, 11-12, 12f
   성장 요인, 13
   신경분포, 10-11, 10t

폐엽 및 가슴막, 2, 3f
　조산의 결과, 14
　거짓샘 단계, 12, 12f
　소낭 단계, 13
　구심 수용체에 대한 자극과 반사 10, 10t
　폐 순환, 9-10, 9f
　호흡기계의 림프관, 10, 10f
국소 담관성 간경화증, 307
국소 림프절 배액, 386
굴곡 기관지내시경, 124-125, 125f, 126f
규폐증, 516, 516f, 527, 528–530
균막 형성, 305-306, 305f
균열 폐, 538
그렁거림, 56
극초단파 절제, 179
근골격계, 전신 조사, 48
근위축 측삭 경화증, 654t
근육 소모/근섬유다발수축, 50
근육, 호흡, 51t
근접요법, 140, 345
근치 가슴막절제, 560
근치 가슴막절제, 악성 가슴막 삼출액, 560
금속 가공 유체 관련 과민 폐렴, 514-515
금연, 506
　새로운 접근법, 508
　약물 요법, 507
급성 가슴 증후군, 539
급성 고이산화탄소혈증 호흡부전, 220
급성 규폐증, 517, 517f, 528-529
급성 기관지연축, 완화, 217
급성 기침, 44
급성 비부비동염, 229
급성 사이질 폐렴, 29, 29f
급성 악화, 281, 297b, 454
　기관지 확장증, 299
　만성 폐쇄 폐 질환, 220, 277
급성 중증 천식, 264-265
급성 췌장염, 316
급성 폐 손상, 급성 호흡 곤란 증후군, 622-624
급성 호산구 폐렴(AEP), 491

급성 호흡 곤란 증후군, 9f, 17, 616-625
　원인, 617t
　임상 진단, 619-622
　정의, 616
　역학, 발생률, 사망률, 616-617
　향후 방향과 새로운 치료 전략, 624
　비침습 환기, 221
　개요, 616
　병리
　　삼출물 단계, 619, 620f, 620t
　　섬유화 단계, 619, 620f, 620t
　　증식 단계, 619, 620f, 620t
　병태생리, 617-619
　치료법, 622-624
　　항 염증 치료의 접근법, 624
　　수액 관리, 623-624
　　폐 보호 기계 환기, 623
　　날숨 끝 양압, 623
　　환기기 관련 손상, 622-623
급성 호흡 곤란 증후군에서 항 염증 치료의 접근법, 624
급성 호흡 곤란 증후군의 새로운 치료 전략, 624
급성 호흡 부전, 219, 219f
급성 흡입 손상, 531
급성기 상황에서 비침습 환기 사용을 위한 환자 선택, 215-216
급속 안구 운동 수면, 242
기관
　이상, 4
　구조, 2, 4, 4f
　뒷벽, 4
기관기관지염, 호흡기 양상, 417
기관내 관, 627
기관절개술, 193
기관지 과민성, 434
기관지 관련 림프 조직, 19
기관지 내시경 기술, 폐암, 345
기관지 내시경 온열 증기 소작, 140
기관지 내시경 폐용적 축소, 282-283
기관지 내시경, 124-142, 295
　고급 진단 기관지 내시경
　　자가형광 및 협대역 영상, 137
　기도 구조, 5, 6f

금기, 127
진단 검체 채취 기법
　기관지 솔질, 134-135, 136f
　기관지 세척, 132
　기관지폐포 세척, 132-133
　기관지내 생검, 133
　바늘 흡인, 135-137, 136f
　기관지경유 생검, 133-134
소독, 126
굴곡, 126, 126f
적응증, 126
림프절 위치, 130-132
개요, 124
환자 준비, 진정, 마취, 127-128
세로칸공기증, 544-545
경직, 125-126
치료, 137-141
　근접 요법, 139-140
　기관지 열 성형술, 140
　냉동 요법, 138-139
　전지지짐, 아르곤 플라즈마 응고, 138
　내시경 폐용적 축소, 140
　레이저 요법, 138
　빛역학 요법, 139
　스텐트 삽입, 139
유형, 124-126
가상, 126
기관지 내시경, 소독 프로토콜, 126
기관지 동맥 색전술, 187, 188–189, 190f
기관지 동맥 색전술, 181-185, 406
기관지 동맥 순환, 9, 9f
기관지 세척, 132
기관지 솔질, 134-135, 136f
기관지 열성형술, 140
기관지 유발 검사, 114-116
　직접, 114-116
　간접, 116
　해석, 116b
기관지 유발, 250-251
기관지 초음파, 442
　생검, 389
　완전한 세로칸 병기 결정, 147
　합병증, 148
　폐암의 진단 및 병기 결정, 147

폐내 폐 종양의 진단, 147-148
폐암, 338
방사형 소형 탐침, 144
개요, 145
검사법, 144-146
　전반적 검사법, 144-145
　세로칸 내시경초음파를 위한 해부
　　학, 145-146
　기관지경유 바늘 흡인, 144
기관지 확장제 치료, 247, 249
　폐 기능 검사 중 반응, 250
기관지 확장제, 279-281
　가역성, 247
기관지 확장증, 34, 35f, 291, 292f, 531,
　541f
　환자 평가, 296b
　분류 체계, 290
　임상 양상, 291
　진단, 291-293
　분포 패턴, 293t
　병인, 291
　고해상도 단층 촬영 모양, 292f
　고해상도 단층 촬영 소견, 292b
　영상, 293
　　흉부 방사선 사진, 291-292
　　단층 촬영, 292-293
　검사실 검사, 293-294
　　기관지 내시경, 294
　　폐 기능 검사, 294
　　가래, 294
　관리, 297-298
　　급성 악화, 297
　　억제 전략, 297-298
　발병기전, 289-291
　특이 질환, 296
　　알레르기 기관지폐 아스페르길루스
　　　증, 294
　　알파1 항트립신 결핍, 294
　　낭성 섬유증, 295
　　사람 면역결핍 바이러스, 295
　　면역결핍 질환, 295
　　염증 장 질환, 296
　　중엽 증후군, 297
　　비결핵 마이코박테리아, 295

1차 섬모 운동이상증, 295
　류마티스 관절염, 295-296
　유육종증, 296
　영 증후군, 297
　수술, 299
기관지, 15, 16f
기관지가슴막 샛길, 가슴고름집, 159
기관지경유 바늘 흡인, 선형, 기관지 초
　음파, 143, 144b, 149
기관지경유 생검, 133-134
기관지내 생검, 133
기관지내 치료법, 폐암, 349
기관지내 코일, 283
기관지내 폐쇄 병변, 332
기관지내 폐쇄, 354
기관지내, 442
기관지섬모 청소, 방사선 유발 폐 손상,
　542
기관지소리, 55
기관지수축, 218, 251
기관지유래 암종, 526, 527
기관지주위 섬유증, 298
기관지폐 구역, 구조, 2, 4f
기관지폐 형성이상, 269
기관지폐 형성이상, 635, 636t
기관지폐포 세척, 464, 132-133, 306,
　403, 451, 647, 651
　약물 유발 호흡기 질환, 진단, 537,
　　538, 539, 540
　환기기 관련 폐렴, 628
기능 내시경 부비동 수술
　코 용종을 동반하지 않은 만성 비부
　　비동염, 233
　코 용종을 동반한 만성 비부비동염,
　　233-234
기능 잔기용량, 112
기도 감염, 급성, 416
기도 과민성, 114
기도 양압 적용, 219
기도 양압, 240
　적용, 219
기도 질환, 308
　알레르기 기관지폐 아스페르길루스
　　증, 313

진행 폐 질환, 314
　임종 치료, 315
　객혈, 314
　하기도 질환, 308-313
　기흉, 313
　이식, 314-315
기도 표면 액체 층, 303
기도
　구조, 2
　　기관지 내시경 전문가를 위한, 128-
　　　130
　　전도 구역, 5, 6f
　　분류, 5-8, 6f-7f, 6t
　　좌우 주 기관지, 5, 5f, 6f
　　호흡 섬모, 7, 7f
　　호흡 구역, 5, 6f
　　기관, 2, 4, 4f
　　이행 구역, 5
　　벽, 세포 구성, 7-8, 7f
　　점액 마개, 251f
　　세포 체계, 15, 16f
　　청소 요법, 311-312
　　흉부 방사선 사진 평가, 61-63
　과민성, 247, 251
　염증, 255, 256, 258
　협착, 251
　폐쇄, 251, 254
　흉부 단층촬영, 74
기류 폐쇄, 위험 요인, 269t
바닥 세포, 7, 15, 16f
기존 선량 컴퓨터 단층촬영, 70, 64f
기준 표지자, 180-181
기침, 44-45, 251
　급성, 44
　관련 증상, 45
　원인, 45t
　만성, 44
　약물 이력, 44
　소아 만성 비부비동염의 두드러지는
　　특징
　젖은 기침, 332
기침이 주 증상, 247
기흉, 2, 3f, 313, 539
　외래에서의 관리, 568

큰 공기집 제거술, 568
흉부 방사선 사진, 314
만성 폐쇄 폐 질환, 568
병인, 566-567, 567t
내과적 관리 실패, 568
내과 치료 선택지, 568-570, 569f
개요, 566
비행기 여행, 197
양상 및 초기 관리, 567-568
1차 자발 기흉, 566
재발률, 568
자발, 169
2차 자발 기흉, 566
수술 치료 선택지, 568
가슴막천자, 155, 157
가슴절개술, 568
초음파, 83, 82f
기흉, 외래에서의 관리, 568
꼭대기쪽 종양, 332
꽃가루 식품 증후군, 224
끝분절효소 역전사효소 유전자, 39
끝이 막힌 폴리에틸렌 관, 기관지 내시
경, 345
나선형 컴퓨터 단층촬영, 64f, 65
나이트로사민, 327
나트륨배설 펩타이드, 672
날숨 기도 양압, 218
날숨끝 양압, 217, 222, 623, 627t
낫적혈구병, 650
낭성 섬유증 막경유 전도 조절, 303
기능 장애와 관련된 가설, 303t
조절제, 320f
돌연변이 등급, 303t
낭성 섬유증 관련 당뇨병, 317f
낭성 섬유증, 17, 251, 295
기도 미생물 무리, 306
알고리듬, 307f
치료, 322-323, 323t
낭성 섬유증 치료 제공
벤치마킹, 322
등록 기관, 322
질병 상태 감시, 322-323
다학제 치료, 323
동료 검토, 322

표준 치료, 322
치료 이행, 323
진단, 306-309
돌연변이 분석, 308
신생아 선별검사, 309
코 전위차, 309
땀 염소, 307-308
역학, 301
고령 인구, 301-303
성인기까지 생존, 301
폐외 질환
내분비 및 대사 질환, 317-319
생식능력 및 생식, 318-319
간담도 질환, 316
관내 위장관 질환, 317
췌장 기능과 영양, 315-316
신장병, 319
상기도 질환, 315
폐 질환, 치료 전략, 309f
대사 뼈 질환, 318
병태생리
미생물, 304-306
심리적 측면
충실도, 319
정신 건강, 319
삶의 질, 319
심리 증상, 예측 요인, 319t
호흡기 질환, 309
알레르기 기관지폐 아스페르길루스
증, 313
진행 폐 질환, 314
임종 치료, 315
객혈, 314
하기도 질환, 308-313
기흉, 313
이식, 314-315
새로운 치료법, 319
유전 요법, 322
무의미 돌연변이, 321
내과 관리
악성 가슴막 중피종
호흡 곤란, 580
통증, 580
기흉, 내과적 관리 실패, 568

내과적 흉강경 검사, 169-173
합병증, 172
장비 선택, 170
경직 흉강경, 170
반경직 흉강경, 170
적응증
가슴고름집, 169
악성 가슴막 삼출, 169
재발 가슴막 삼출, 169
자발 기흉, 169
개요, 169
기법, 170-172
마취, 170
흉벽의 구조, 170
술기, 171
내독소, 515
내분비 및 대사 질환, 317-318
내시경 폐용적 축소, 137, 140
내피 세포, 17
만성 폐쇄 폐 질환에서의 역할, 17, 18t
냉동 요법, 138-139
냉동 절제, 179
냉동 절제, 폐 종양, 180
노력 날숨 시간, 금속 가공 유체 관련 과
민 폐렴, 514b
노력 폐활량, 39, 40t, 277, 442, 456, 476,
661
녹황색 이중 굴절, 565
뇌 나트륨배설 펩타이드, 591
뇌 전이, 332
뇌-갑상샘-폐 증후군, 638
뇌졸중, 237
뇌파도 주파수, 238
누출액성 가슴막 삼출액, 550-552
간 경화, 551-552
저단백혈증, 552
좌심실 부전, 551
개요, 550
가슴막 삼출액 검사, 551
니켈 노출과 폐암, 327
니코틴 대체 요법, 507-508
니코틴 아세틸콜린 수용체, 506
다리 불안 증후군, 199
다발 경화증, 인터페론, 538

다약제 내성 결핵, 383, 395
　치료, 396
다약제 내성 병원체, 626, 629
다중 검사, 39
다중 영국 코호트 연구, 254
다중검출 컴퓨터 단층촬영, 64-65, 65f
다학제 토론, 26
다학제 팀, 206
다학제 팀, 451
다학제 호흡 재활팀, 205-206
다환 방향족 탄화수소, 327
단계적 치료, 천식, 261
단백질 분해효소, 273
단백질 분해효소-항단백질 분해효소
　불균형, 273-274
단세포군 감마글로불린병증, 359
단순 규폐증, 528
단순 폐 기능 검사, 110-114
　임상 사례, 113
　가스 전달 측정, 111-112, 112t
　폐 기능 해석 방법, 114, 115f
　폐용적 측정, 112-114, 114f
　폐활량 검사, 110-111, 111t, 111f
단일 광자 단층 촬영, 85
단일 뉴클레오타이드 다형성, 37
단조로운 세포 모양, 355f
단조로운 종양 세포, 354f
단클론 항체
　약물, 234
　천식 치료에서 표적, 263f
당질 코르티코스테로이드, 393
당질부신피질호르몬 요법, 세로칸 섬유
　증, 547
당화 혈색소, 318
대기 오염, 254
대동맥, 축착, 678
대사 등가물, 192
대사 산증, 217
대식 세포, 19, 254, 272, 290
　대체 활성, 19
　고전, 19
　분류, 19
　만성 폐쇄 폐 질환에서 역할, 21, 22f
대체 활성(M2) 대식 세포, 19, 21

도관
　중심 정맥, 186-187
　유도 혈전용해술, 185
　유치 가슴막 도관
　　영상 유도 가슴 중재, 153, 159, 161
　　악성 가슴막 중피종, 574-584
　　가슴막 질환, 551, 552, 559, 560,
　　564
　터널식 가슴막 도관, 156, 165, 169,
　　187f
독소 유발 폐동맥 고혈압, 역학 및 병인,
　586, 587
돌연변이 분석, 308
돌조각 보도 패턴, 532
동맥혈 가스 검체, 378
동맥혈 산소 분압, 195
동반 질환, 천식, 260
동적 관류 컴퓨터 단층촬영, 72
동적 기술, 85, 96
동적 폐 순응도, 116
돼지 인플루엔자, 422
돼지풀, 224f
둔한 가슴 통증, 332
뒤앞 투영, 흉부 방사선 사진, 57, 58f,
　58t
들숨 기도 양압, 215
디지털 단층영상합성, 60
디지털 방사선 사진, 58, 60
땀 염소, 307, 308
라돈 노출과 폐암, 327
라돈, 531
락토페린, 17
레이저 요법, 138
레티노산 유도 유전자-1 유사 수용체,
　19, 617
레티노산, 13
렙틴, 238
로열 젤리, 538
루푸스 항응고인자, 591
류마티스 관절염, 295-296, 530
　가슴막 삼출액, 563
　관련 삼출액/가슴막염, 564, 566t
류마티스 인자, 472t
류코트라이엔, 262

조절제, 263
　경로, 262f
　상향 조절, 230
림프계, 폐, 구조, 10, 10f
림프관염 암종증, 332f, 360
림프관평활근종증, 31, 31f, 500
림프구 사이질 폐렴, 435
림프구 침윤, 365
림프구, 20-21, 252
　분포, 19
　표현형, 19
림프섬광조영술, 562
림프절 검체 채취, 결핵, 391
림프절 위치, 기관지 내시경, 130, 130f-
　132f
림프절, 10, 10f
림프절병증, 358, 391
림프종, 363
마취
　기관지 내시경, 127-128, 127f
　적합성, 190-194
　　수술 후 호흡기 합병증의 위험 평가,
　　192-193
　개요
　　수술 전 후 호흡기 위험 평가, 191-
　　192
　위험 분류 체계, 190-191
　내과적 흉강경 검사, 170
만성 과다팽창, 275
만성 규폐증, 529
만성 기관지염, 32-33, 33f, 270, 272,
　274f
만성 기질화 폐렴, 648
만성 기침, 44, 275
만성 베릴륨 질환, 530-531
만성 비부비동염, 229-232
　임상 양상 및 진단, 230, 231
　합병증, 232
　정의, 229
　역학, 229
　병인, 229-230
　하기도, 관리, 233-235
　병리, 230
　소아 만성 비부비동염, 232

만성 상기도 기침 증후군, 247
만성 심부전, 661
만성 염증 과정, 289
만성 염증, 251
만성 폐 색전증, 88
만성 폐 아스페르길루스증, 403
　위험 요인, 403
만성 폐쇄 폐 질환, 17, 31, 247, 250, 251,
　　268, 327, 375, 423, 434, 635, 665
　알파1항트립신 결핍, 37, 42, 283
　　임상 양상, 285
　　진단, 285
　　역학, 283-284
　　병태생리, 284-285
　　치료, 285-286
　기도 상피 세포의 역할, 21, 23f
　뇌 나트륨배설 펩타이드, 663f
　세포 반응, 21, 22f
　세포 기전, 21, 23-24, 22f, 23f, 24f
　흡연, 23, 23f, 24f
　임상 양상, 274, 275t
　　동반 질환, 276-277
　　악화, 275-276
　　병력, 277
　　신체 검사, 275
　진단, 277
　　증상 평가, 278
　　운동 검사, 278
　　영상, 278
　　폐 기능 검사, 278
　　폐활량 검사, 277
　동적 과다팽창, 208
　역학, 268-269
　악화, 275t
　　급성 고이산화탄소혈증 호흡 부전,
　　　218
　　요점, 218
　유전자 자리, 41t
　유전 위험 요인, 37
　유전성, 37
　사이질 폐 질환, 588
　흡입 손상, 515
　백혈구의 역할, 18, 18t
　대식 세포의 역할, 22, 24f

중성구의 역할, 23, 24f
만성 호흡 부전에서 비침습 환기, 220
산화 스트레스, 21, 22f
비행기 여행, 197
발병기전, 272
　염증 세포, 273
　산화 스트레스, 273
　단백질 분해효소-항단백질 분해효
　　소 균형, 273-274
병리
　만성 세기관지염, 271-272
　폐기종, 271
병태생리, 271-274
폐 고혈압, 593
신체 활동, 204, 205f
생리, 274
진폐증, 527
세로칸공기증, 발병, 544
기흉, 566
수술전 호흡기 위험 평가, 191-192
호흡 재활, 208, 209, 210
발달 위험 요인
　천식 및 기관지 과민성, 270
　성별과 나이, 270
　유전 요인, 269
　신생아기와 소아기 발달, 269-270
환경 위험 요인
　생물자원 연료와 직업 노출, 270
　감염, 270-271
　흡연 노출, 270
치료, 278
　급성 악화, 281-282
　장기 산소 요법, 281
　완화 치료, 283
　약물 치료, 279-281
　호흡 재활, 279
　금연, 278-279
　수술, 기관지 내시경 폐용적 축소,
　　이식, 282-243
　백신, 279
만성 항생제 치료, 310-311
만성 혈전색전 폐 고혈압
　임상 사례, 605
　폐 색전증의 합병증, 589

영상, 595
관리, 596, 597
치료의 결과, 597, 598f
개요, 586
만성 호산구 폐렴, 492-493
　조직병리 소견, 492
만성 호흡 부전
　관리, 218
　비침습 환기, 220
　제한 폐 질환 및 신경근육 폐 질환,
　　220
말초 및 중심 림프절병증, 386
말초 신경병증, 333
말초 신경집, 368
말초 징후, 시진, 49, 51t
망막모세포종 유전자와 흡연자, 328
맞섬유전자 빈도, 37
　집단 유전학에서, 37-39, 38f
맞섬유전자 이질성, 38
맞섬유전자, 37
매일 유지 요법, 256
메소텔린, 582
메스암페타민, 약물 유발 호흡기 질환,
　538
면역 결핍 질환, 295
면역 반응 과다, 289
면역 분석법, 419
면역 재구성 염증 증후군, 431
면역약화 환자, 220
면역학적 검사, 406
　알레르기 항원, 233
면폐증, 530
모낭염, 537
모래 뿜기, 517, 527, 528
모집단 기인 위험성, 37
목 림프절병증, 377
목 척수시상로절단술, 580
목, 시진, 53-54, 54f
목소리 진동감, 54
목소리, 56
목정맥경유 간내 문맥전신순환 션트,
　552
목젖입천장인두성형, 241
무의미 돌연변이, 321

무작위 대조군 시험, 비침습 환기, 218
무정자증, 297
무호흡 문턱값, 242
무호흡 호흡저하 지수, 236t
문맥폐 고혈압, 590f
물리요법, 312
미생물 내성, 백혈구의 역할, 18, 18t
미세 다발혈관염, 682
미세 무기폐, 656
미세부수체, 39
미주 신경, 10
민감물질, 267
민감화, 베릴륨, 530-531
바늘 흡인, 135-137, 143f
바늘
  위내시경, 148
  경로 전이, 581
바이러스 간염, 인터페론, 538
바이러스 감염
  임상 양상, 417-418
    흉곽외 증상, 418
    호흡기 양상, 417-418
  진단, 418
    영상, 418-419
    검사실 진단, 419-420
  새로운 호흡기 바이러스, 421
    중동 호흡기 증후군 코로나 바이러스, 422
    중증 급성 호흡기 증후군 코로나 바이러스, 421
  역학, 416
  상피 및 내피 세포에 미치는 영향, 418f
  병인, 416
  인플루엔자 관리
    영국 공중 보건국 치료 알고리듬, 420f
  관리, 420
    항바이러스 제제, 421
    인플루엔자, 420-421
    예방접종, 421
  발병기전, 416
  호흡기 증후군
    원인, 417t

  흉곽외 증상, 419t
  중증 면역손상 환자, 421t
    위험군, 421t
  전파, 416
  바이러스 검사, 419
바이러스 재활성화, 650
바이러스 혈청 검사, 420
바퀴벌레 알레르기 항원, 254
바탕질 금속단백질 분해효소 발현, 255
바탕질 금속단백질 분해효소-2, 21
박리 사이질 폐렴, 29f, 30
반경직 흉강경, 170
반사 효과, 폐의 주요 구심 수용체, 10t
반응 기도 질환 증후군, 531
반응 산소종, 16
  만성 폐쇄 폐 질환, 21, 23
  약물 유발 호흡기 질환, 533
반응성, 천식, 263–264
발달 장애
  비정상 층판체, 전자 현미경 사진, 639f
  선천 낭성 샘종모양 기형, 637t
  소아 기도 질환, 천식, 634-635
  만성 폐쇄 폐 질환, 635
  선천 흉부 기형, 감염, 637f
  1초간 노력 날숨량, 635f
  사이질 폐 질환, 639
  돌연변이, 638t
  소아의 신경내분비 세포 증식, 638
  소아 호흡기 내과
    질병 측면, 634
    중요성, 634, 635t
    소아 쌕쌕거림 질환의 표현형, 635t
  조산의 생존자
    컴퓨터 단층촬영 소견, 636f
    중요성, 636t
  표면활성물질 단백질 이상, 638-639
발암 물질, 327
발진, 신체 검사, 53, 53t
발칸 토착 신병증, 530
방법론 설계, 유전 위험 인자 확인, 39
방사선 안전, 핵의학, 88
방사선 요법, 104
  중피종, 526

악성 가슴막 중피종, 583
방사선 요법과 관련한 독성, 345
방사선 유발 폐 손상, 540-541
  개요, 540
  영상의학, 541
  위험 요인, 540-541
  치료, 541
방사선 의약품, 85
방사선
  노출, 327
  악성 가슴막 중피종, 578
방사성추적자, 85t
방실 차단, 677
배아 단계, 11, 12f
백색광 기관지 내시경, 137
백신/예방 접종, 279
  폐렴알균, 521, 552
  소아마비, 213
  방사선 유발 폐 손상, 541
백혈구 감소증, 378
백혈구 울혈, 643
백혈구, 17-18
  만성 폐쇄 폐 질환, 천식, 미생물 내성에서 역할, 18, 18t
범소엽 폐기종, 271, 272f, 273f
법적 고려사항, 운전과 졸음, 200
베릴륨 노출과 폐암, 327
베릴륨 림프구 증식 검사, 530-531
베릴륨 민감화, 530-531
베릴륨 중독증, 517f, 529b
베타 디펜신, 17
베타 락탐, 가슴막 감염, 554
베타 아드레날린 수용체, 262
베타 작용제, 280
  급성 호흡 부전 증후군, 629
병기결정
  폐암
    진단, 333-342, 335-337f
    기관지초음파와 위내시경 초음파, 147
    분류, 340t
    악성 가슴막 중피종, 582
병력, 44-48
  석면증, 522

가족력, 46
과거력, 46
약물 이력, 46, 47t
비침습 환기, 218
직업 천식, 510
개요, 44
폐 고혈압, 593–594
불편 호소, 44
호흡 곤란, 44, 45t
가슴 통증, 46, 46t
기침, 44-45, 45t
객혈, 45-46, 46t
사회력, 47, 47t
전신 조사, 48
병리, 15-36
급성 호흡 곤란 증후군, 8
삼출물 단계, 625, 623f, 620t
섬유화 단계, 625, 623f, 620t
증식 단계, 625, 623f, 620t
세포 생물학과 면역 방어 기전
천식, 24, 26f
폐 질환의 세포 기전, 21-26
만성 폐쇄 폐 질환, 21, 23, 22f, 23f, 24f
특발 폐 섬유증, 23-24, 25f
폐 세포 손상, 16-17
폐 세포와 기도 세포 구성, 15, 16f
호흡기 방어와 염증, 17-21
만성 비부비동염, 233-234
약물 유발 호흡기 질환, 534
사이질 폐 질환
원인불명 기질화 폐렴, 28-29, 29f
박리 사이질 폐렴, 29, 30f
광범위 폐포 손상/급성 사이질 폐렴, 29, 29f
과민 폐렴, 30, 30f
특발 사이질 폐렴, 감별 진단, 26-27
특발 폐 섬유증/보통 사이질 폐렴, 27-28, 27f
림프관평활근종증, 31, 31f
특발 사이질 폐렴을 진단하기 위한 다학제 접근, 26-27, 26t
비특이 사이질 폐렴, 28, 28f
정상 조직학, 26, 26f

호흡 세기관지염 사이질 폐 질환, 29-30
유육종증, 30-31, 30f
흡연 관련, 29
악성 가슴막 중피종, 581, 581t
직업 천식, 510, 511f
폐쇄 폐 질환
천식, 33-34, 34f
기관지 확장증, 34, 35f
만성 세기관지염, 33, 33f
만성 폐쇄 폐 질환, 31
폐기종, 32-33, 32f
폐 고혈압, 589
진폐증, 517
병용 백금 기반 화학 요법, 346
병용 요법, 281, 507
병용 화학 요법, 349
병원내 폐렴, 616
병원체 관련 분자 패턴, 623
병원획득 폐렴, 정의, 626
보상 자격, 582
보통 사이질 폐렴, 463, 27-28, 27f, 449
복잡 형질 질환, 37
복장 밑 갑상샘종, 363
복제 수 변이, 37
복합양식 요법, 348
부 맞섬유전자, 37
부갑상샘종, 363
부교감 신경섬유, 10
부분 용적 평균화, 64
부비동염, 258t
부싯돌 병, 530
부위별 특정 검사, 결핵, 387t
부정맥, 관리, 594
부폐렴 삼출액, 377, 553t
분획 날숨 산화질소, 258
불규칙 폐기종, 272
불법 약물
약물 유발 호흡기 질환
코카인 및 메스암페타민, 538
헤로인과 아편제제, 538
세로칸공기증, 발병, 544
불안 및 우울, 277
불연속 컴퓨터 단층촬영, 66-67, 67f

불편, 비침습 환기, 합병증, 221
불포화지방산 산화효소 억제제, 263
비가역적 전기천공법, 179
폐 종양의 절제, 178
비결핵 마이코박테리아, 295, 388
비낭성 섬유증 기관지 확장증, 375
비뇨기계, 전신 조사, 48
비대 골관절병증, 332, 333f
비디오 기관지 내시경, 124
비디오 보조 흉강경 수술, 152, 164, 169, 364, 555, 560t, 577, 581
비디오 보조 흉강경, 343
비만 저환기 증후군, 242
비만
천식, 255-256, 259
수술 후 호흡기 합병증의 위험, 192-193
수면 호흡 장애, 241
비부비동염, 229-235
급성 비부비동염, 229
만성 비부비동염, 229-232
하기도, 관리, 233-234
정의, 229
곰팡이, 232
개요, 229
소아 만성 비부비동염, 232
비소 노출 및 폐암, 327
비소세포 폐암
화학 요법, 346
면역요법, 347-348
분자 표적, 346-347
복합양식 치료법, 348-349
흉곽외 병기결정, 101-102
재발과 예후, 102, 102f
흉부 병기결정, 100-101, 102f
세로칸 병기결정, 147
방사선 요법, 343
아형, 329b
수술, 343
비스 클로로메틸 에테르 노출과 폐암, 327
비스테로이드 소염제, 251
알레르기 비염, 228
만성 비부비동염, 229

약물 유발 호흡기 질환, 535t, 537
비심장성 폐 부종, 발생, 538
비아드레날린성 비콜린성 체계, 11
비아토피 천식, 34
비약물치료, 천식, 258
　천식 행동 계획, 258
　분획 날숨 산화질소, 258
　가래 호산구, 258
비염, 256, 510
　약물 비염, 227
비전형성의 정도, 365
비정상 기관지 음영, 291
비정형 폐렴, 377
비조영증강 컴퓨터 단층촬영, 67, 68f
비종양학적 폐 핵의학, 85-97
　심장 유육종, 94, 95f
　만성 폐 색전증, 88
　동적 기술, 96
　감염, 95
　개요, 85
　사이질 폐 질환, 미래, 95, 96f
　임신, 88, 89f
　폐 색전증, 86
　　임상 사례, 87, 88f
　　보고 기준, 87t
　　환기 관류 영상과 컴퓨터 단층촬영
　　　폐 혈관조영술 비교, 87, 89t
　원인불명 열, 95, 96f
　방사선 안전, 88
　방사선 의약품, 85
　환기 관류 영상, 85, 85t
　　적응증, 86b
　　표준 기법, 86b
　환기 관류 섬광조영술
　　폐기종, 90, 90f
　　염증 및 감염 질환, 93-94, 94f
　　폐용적 축소술, 91, 91f
　　소아 폐 및 선천 심장병, 92, 92f
　　우좌 션트 평가, 93, 93f
　　환기 관류 단일 광자 단층 촬영, 85
비침습 양압 환기, 213-214, 214t
비침습 외부 음압 환기, 214-215, 214t, 215t
비침습 환기 실패의 예측 요인, 217

비침습 환기 적용을 위한 실전 요점, 218
비침습 환기, 213-221, 382, 657
　비침습 환기 적용을 위한 실전 요점, 218
　천식, 217-218
　이상 기도 양압, 215
　합병증, 220-221
　　압력 손상, 221
　　이산화탄소 재호흡, 221
　　폐소공포증, 221
　　불편, 221
　　안면 피부 병변, 221
　　혈류역학 영향, 221
　　폐렴, 220
　만성 폐쇄 폐 질환 악화
　　급성 고이산화탄소혈증 호흡 부전, 218
　　요점, 218
　지속 기도 양압, 214t
　정의, 213
　외부 음압 환기, 214-215, 214t, 215t
　실패, 예측 요인, 217
　역사, 213
　저산소혈증 호흡 부전, 216-217
　면역약화 환자, 219
　비침습 양압 환기, 213-214, 214t
　개요, 213
　폐렴, 220
　수술 후 호흡 부전, 219-220
　폐 부종, 219
　호흡 부전, 218
　급성 호흡 부전, 215-216
　　절대 금기, 216
　　의사의 경험과 설정, 216
　　환자 선택, 216
　　환자 선택 기준, 216
　　상대적 금기, 216
　만성 호흡 부전
　　만성 폐쇄 폐 질환, 220
　　제한 및 신경근육 폐 질환, 220
비침습 환기의 절대 금기, 216
비타민, 방사선 유발 폐 손상, 541
비특이 기관지 과민성, 511

비특이 사이질 폐렴, 28, 28f, 470
비편평 종양, 347
비행 적합성, 195-197
　천식, 196
　만성 폐쇄 폐 질환, 196
　사이질 폐 질환, 196-197
　폐쇄 수면 무호흡, 196
　개요, 195
　기흉, 196
　폐 혈전색전 질환, 197
　폐 결핵, 196
　유육종증, 196
　외상 기흉, 196
비혈관 술기, 영상 유도 흉부 중재, 174-181
　폐 종양의 절제, 178-180
　　합병증, 180
　　냉동 절제, 179
　　정의, 178
　　비가역적 전기천공법, 179-180
　　극초단파 절제, 179
　　개요, 78
　　절제 후 영상, 180
　　고주파 절제, 179
　　기준 표지자, 180-181
　가슴막 공간 가슴막천자, 177
　피부경유 가슴경유 폐 생검, 174-177
　　생검 기법, 175, 175f, 176f
　　합병증, 176
　　금기, 174, 174t
　　적응증, 174, 174t
　　합병증 관리, 176
　　개요, 174
비호지킨 림프종, 359, 433
빗장위 림프절과 앞목 림프절, 332
빛역학 요법, 139
뼈 촬영, 105
뼈
　흉부 방사선 사진 평가, 61
　흉부 단층 촬영, 80
뼈대 장애, 653-659
　분류/발생률, 653
　　척추후만증, 654
　　가슴 이상, 654

척추측만증, 653-654
변형, 분류, 654t
고위험 사례 식별, 656-657
가슴 및 흉벽 이상, 654f
선천 척추측만증, 654f
뼈형성단백질 신호, 13
사강, 213
사구체신염, 486
유형, 530
사람 메타뉴모바이러스, 417t, 421
사람 면역결핍 바이러스, 270, 291, 295,
423
천식, 434
기관지 과민성, 434
기관지 확장증, 434
지역사회 획득 폐렴, 위험 요인, 425t
임상, 영상, 조직 특징, 435t
만성 폐쇄 폐 질환, 434
컴퓨터 단층촬영 영상, 430f
흉부 방사선 사진, 426f, 427f, 430f
곰팡이 결절, 431f
곰팡이 폐 감염, 431
아스페르길루스증, 431
크립토코쿠스증, 432
감염, 327
사이질 폐 질환, 434
정맥 약물, 424
폐, 비소세포 암종, 434
폐암, 432
림프종
1차 삼출액 림프종, 434
폐동맥 고혈압, 591, 593, 594
사람 폐포자충 폐렴
예방, 적응증, 429t
치료, 428t
호흡기 합병증, 423
초기 검사, 424
추가 검사, 424
폐 고혈압, 434
폐 감염, 425
세균 지역사회 획득 폐렴, 425
지역사회 획득 폐렴, 치료, 426
합병증, 425t
병인, 425

면역 재구성 염증 증후군, 431
검사, 426
미생물 진단, 428
중등도 및 중증 폐포자충 폐렴에서
스테로이드의 역할, 429
결과, 426
폐포자충 폐렴 예방, 429
폐렴알균 백신, 427
폐포자충, 427-429
폐 결핵, 429-431
호흡 부전, 429
치료, 428
폐 음영, 430f, 431f
폐 질환에 대한 위험 요인, 423
폐엽 폐렴, 426f
결핵
임상 양상, 429t
영상 특징, 430t
사람 백혈구 항원, 682
사람 유전자 변이, 37
사람 융모 생식샘 자극 호르몬, 365
사람 폐포자충 폐렴 감염, 96
사람 폐포자충 폐렴
감염, 427
예방, 429
위험 요인, 427
사람 포진바이러스 8 감염, 548
사망률
급성 호흡 곤란 증후군, 623
세로칸 섬유증, 547
중피종, 525
사이질 폐 질환, 243, 249, 444, 470, 498,
639
범주, 460f
화학요법 제제, 539
만성 폐쇄 폐 질환, 590
약물 관련, 46, 47t
비행기 여행, 196
병리
원인불명 기질화 폐렴, 28-29, 29f
박리 사이질 폐렴, 29, 30f
광범위 폐포 손상/급성 사이질 폐렴,
29, 29f
과민 폐렴, 30, 30f

특발 사이질 폐렴, 감별 진단, 26-27
특발 폐 섬유증/보통 사이질 폐렴,
27-28, 27f
림프관평활근종증, 31, 31f
특발 사이질 폐렴을 진단하기 위한
다학제 접근, 26-27, 26t
비특이 사이질 폐렴, 28, 28f
정상 조직, 26, 26f
호흡 세기관지염-사이질 폐 질환,
29-30
유육종증, 30-31, 30f
흡연 관련, 29
사이토카인, 17, 18
사카린 검사, 231, 295
산소 요법, 46, 243
세균 폐 감염, 381-382
산소 포화도 감소, 236
산업 장애 혜택, 582
산업안전 보건국, 527
산화 스트레스, 16, 273
만성 폐쇄 폐 질환, 21, 22f
산화 질소, 11
폐동맥 고혈압, 595
혈관확장 호르몬, 589
산화혈색소 포화도, 242
삶의 질 분석, 347
삼중 배제 평가, 72
삼첨판 역류 분사 속도, 593
삼첨판륜의 수축기 이동값, 593, 608
삼출물 단계, 급성 호흡 곤란 증후군의
병리, 619, 620f, 620t
삼출물성 가슴막 삼출액, 552-566
악성 가슴막 삼출액, 555-560
원인, 555
임상 양상, 556
진단, 557, 559f
병인 및 발병 기전, 555-556
영상, 556, 557, 557f
관리, 557, 559, 560 559f, 559t, 560t
개요, 555
가슴막 삼출액, 드문 원인, 560-566
아밀로이드증 관련 가슴막 삼출,
564, 565, 566t
암죽가슴증, 561, 562, 563

약물 관련 가슴막 삼출, 564
폐 색전으로 인한 가슴막 삼출, 561
면역글로불린G4 관련 질환으로 인한 가슴막 삼출, 565, 566, 565t, 565f
거짓 암죽가슴증, 563, 566f, 564t, 564f
류마티스 관절염 관련 가슴막 삼출/가슴막염, 563, 564, 568t
전신 홍반 루푸스 관련 가슴막 삼출, 564
가슴막 감염, 552-555
항생제 및 배액, 554
원인균, 553
분류, 553
병인, 552, 553
섬유소 용해제, 554
영상, 553, 554t
영양, 555
개요, 552
양상, 553
위험도 분류, 554
수술, 555
치료, 554, 555
삼킴 검사, 세로칸공기증, 544
삼킴 곤란, 189
삼환계 항우울제, 227
삽입한 기준 표지자, 343
삽입형 제세동기, 673t
상기도 감염 증상, 359
상기도 질환, 315
상기도, 223–244
임상 사례, 236-237
감염, 192
상기도막힘증, 호흡기 양상, 419
상대적 금기, 비침습 환기, 216
상피-내피 방어벽, 416
상피모양 중피종, 583
상피모양 혈관 내피종, 357
상하악 전진술, 241
새로운 방사선 사진 기술, 62-63, 61f, 62f
새로운 컴퓨터 단층촬영 기술
이중 에너지, 73, 78f

동적 관류, 72
색전 감염, 376, 377
샘낭 암종, 356, 357f
샘암종, 329, 330f
생검
약물 유발 호흡기 질환, 진단, 539, 430
영상 유도 Tru-Cut 바늘, 163
가슴막, 520, 524, 526
폐쇄 가슴막 생검, 162-163, 164f, 171f
영상 유도 가슴막 생검, 163, 164, 165f
악성 중피종, 577-578, 581f
흉강경과 외과적 중재, 164
기법, 피부경유 가슴경유 폐 생검, 175, 176f
생물제제, 535t, 537, 538
생물학적 대조 자료, 109
생식능력 및 생식, 318
생체 표지자
악성 가슴막 중피종, 578, 579
환기기 관련 폐렴, 628
생물자원 연료, 270
직업 노출, 270
서열 기반 접근법, 40
서열분석 기법, 40
석면 노출과 폐암, 327
석면
내열성, 574
악성 중피종, 원인, 574-575
석면증, 449, 522-527
임상 사례, 523
임상 양상, 522
정의, 522
역학과 역사, 522
병태생리, 522
사이질 폐 질환, 526
개요, 522
가슴막 질환, 522-525
양성, 522-525
악성 중피종, 525, 526
진단 후 권장사항, 527
관련 폐 질환, 518-520

석분증, 530
선별 검사
만성 비부비동염, 233
악성 가슴막 중피종, 582
선천 낭성 샘종모양 기형, 637t
선천 림프모양 세포, 21
선천 심장병, 675
심장 중격 결손, 676-677
인식, 682
폐동맥 고혈압, 593
션트, 676
심실 중격 결손
발병기전, 677
징후, 678
증상, 678
선천 양쪽 정관 결손, 308
선천 흉부 기형, 636-637
합병증, 637
선행 방사선 요법, 343
선행 화학 요법, 343
선행보조 화학 요법, 346
섬광체, 60
섬모 세포, 15, 16f
섬유모세포 성장 인자, 13
섬유소 용해제, 가슴막 감염, 554
섬유육종, 363
섬유종, 363
섬유화 단계, 급성 호흡 곤란 증후군의 병리, 619, 620f
섬유화 세로칸염, 547
성대 기능장애, 249
성장 인자, 급성 호흡 곤란 증후군, 624
성장호르몬억제인자 유사체, 유암종 종양, 354
성장호르몬억제인자, 562
세균 감염, 309
세균 병원체, 308
세균 폐 감염
항균 숙주 방어 기전, 376f
혈액 검사, 378
원인균, 375t
역학, 374
병인, 374, 375, 375t
향후 전망, 382

영상 377, 378f, 379f, 380f
미생물 검사, 380
병태생리, 375-377
임상 양상, 377
영상 이상, 379t
중증도 점수, 381
치료, 381-382, 382t
세균 폐렴, 374, 374f
세균과 중성구 이동, 377
세균독성 펩타이드, 376
세기관지 염증, 297
세기관지, 8, 15, 16f
세기관지염, 호흡 양상, 417, 418
세로칸 고환종, 367
세로칸 기형종, 366, 367
세로칸 내시경술, 364, 391
　폐암, 342
세로칸 림프절, 343
세로칸 림프종, 369
세로칸 비고환종 종자 세포 종양, 367
세로칸 비호지킨 림프종, 369
세로칸 신경모세포 종양, 369
세로칸 신경섬유종, 368
세로칸 종양
　임상 관리, 363-364
　임상 양상, 363
　세로칸 종자 세포 종양, 366-367
　세로칸 림프종, 369-370
　세로칸, 구조, 363
　신경기원 종양, 368-369
　가슴샘종과 가슴샘 암종, 364-366
세로칸 종자 세포 종양
　분류, 366-367
　세로칸 비고환종 종자 세포 종양, 367
　세로칸 고환종, 367
　세로칸 기형종, 366-367
세로칸 질환, 544-548
　섬유증, 547
　세로칸염, 545, 546, 546f
　개요, 544, 545f
　세로칸공기증, 544, 545, 548f
세로칸 폐기종, 544-545, 548f
세로칸 호지킨 림프종, 369
세로칸

구조, 363
흉부 방사선 사진 평가, 62-63
흉부 컴퓨터 단층촬영, 79-80
세로칸공기증, 544-545, 548f
세로칸염, 545, 546, 546f
세포 검사, 악성 가슴막 삼출액, 557
세포 생물학과 면역 방어 기전
　폐 질환의 세포 기전, 21-25
　　천식, 24, 26f
　　만성 폐쇄 폐 질환, 21, 23, 22f, 23f
　　특발 폐 섬유증, 23-24, 25f
　폐 세포 손상, 16-17
　폐 세포 및 기도 세포 구성, 15, 16f
　폐 방어 및 염증, 17-21
　　상피 세포, 17-18
　　선천 림프모양 세포, 21
　　림프구, 20-21
　　대식 세포, 19
　　자연 살해 세포, 21
　　중성구, 18-19, 18t
세포바깥 바탕질, 15
세포예정사-1 축, 347
세포질 항중성구 세포질 항체, 285
소관 단계, 13
소낭 단계, 13
소마토스타틴, 562
소세포 암종, 332, 330f
소세포 폐암
　화학 요법, 349
　방사선 요법, 349-350
　수술, 350
　표적 요법과 면역 요법, 350
소아 만성 비부비동염, 232
소아 천식, 266-267
소아 폐 및 선천 심장병의 섬광조영술, 92, 92f
소아기에 발현하는 폐포 단백질증, 638
소아마비 백신, 213
소아의 신경내분비 세포 증식, 638
소염제, 312
소형 초음파 탐침, 방사형, 기관지 초음파, 144
속효 기관지 확장제, 275
속효 베타 작용제, 250, 256, 261

속효 항콜린제, 261
손가락 곤봉증, 249, 332, 332f
손상 관련 분자 패턴, 618, 438
손상
　흡입, 515
　폐 세포, 16-17
수막탈출증, 363
수면 관련 저산소혈증, 243
수면 몽타주의 호흡 부분, 239f
수면 무호흡과 운전, 199
수면 유발 저산소혈증, 243
수면 장애 사건, 236f
수면 중 인두 함몰, 237
수면 호흡 장애, 201
　중추 수면 무호흡, 242-243
　비만 저환기 증후군, 242
　폐쇄 수면 무호흡, 236-242
　중증도, 236t
　수면 유발 저산소혈증, 243
수면다원검사, 240
수분공급 요법 혹은 삼투 요법, 312
수상돌기 세포, 254
수술 후 폐 기능 예측, 343
수술 후 호흡 부전, 비침습 환기, 219
수술 후 호흡기 합병증, 195, 196-197
수술 후 호흡기 합병증의 위험 평가, 192-193
수술
　기관지 내시경 폐용적 축소, 이식, 282
　중재, 흉강경, 164
　악성 가슴막 중피종, 581
　폐 고혈압
　　심방 중격절개술, 597
　　이식, 597
　가슴막 감염, 555
　기흉, 568
　술기, 폐 고혈압과 폐동맥 고혈압
　　심방 중격절개술, 597
　　이식, 597
수술전후 호흡기 위험 평가, 191-192
수압 파쇄, 이산화규소 노출의 원인, 527
수액 관리, 급성 호흡 곤란 증후군, 622

수용체 동형 이합체화 반응, 327
술잔 세포, 7, 8, 15
스타틴 계열 약물, 급성 호흡 곤란 증후
　군, 624
스테로이드 요법
　코 용종을 동반한 만성 비부비동염,
　　233
　약물 유발 호흡기 질환, 537, 539
　세로칸 섬유증, 547
　피부 바늘따끔 검사, 227
　방사선 유발 폐 손상, 540
스텐트
　삽입, 기관지 내시경, 139
　위 대정맥, 185-186, 186f
습진, 249
　천식, 249f
시간차 감산 방사선 사진, 61, 62f
시기, 호흡 재활, 206
시스테인 류코트라이엔, 230
시진
　호흡 패턴, 49, 52f
　흉곽 형태, 49, 50t
　곤봉증, 52, 53f
　청색증, 53
　일반적인 관찰, 49
　목, 얼굴, 흉부, 53-54, 54f
　말초 징후, 49, 50, 51, 52, 53, 51t, 53f,
　　53t
　발진 및 피부 변화, 53, 53t
식이 염분, 간경화, 552
식품 알레르기, 비염의 원인, 224
신경계, 전신 조사, 48
신경근육병, 220, 653-659
　분류와 유병률, 655
　고위험 사례 식별, 657
　관리, 656
　고위험 환자 감시, 657
　야간 저환기, 수면 연구, 657f
　병태생리, 655-656
　　흉벽 변형, 655
　　흉벽 역학, 655
　　폐용적, 655
　　폐 순응도, 655-656
　　수면 중 호흡 근육 운동 및 흉곽 운

동, 656
척추측만증
　특징적인 폐 기능 검사 결과, 655t
　수술, 657-658
척추 변형, 관리, 657
생존 가능성, 658f
흉부 컴퓨터 단층촬영, 656f
환기 부전, 658
환기 장애, 658
호흡기능 최적화, 658
신경기원 종양, 368
　세로칸
　　양성 세로칸 말초신경집 종양, 368
　　악성 세로칸 말초신경집 종양, 368-
　　369
　　세로칸 신경모세포종, 369
신경모세포 종양, 368
신경병증 통증에 대한 항경련제, 580
신경조절물질 혈관작용 펩타이드, 11
신경초종, 368
신경학적 증후군, 333
신대체 요법, 환기기 관련 폐렴, 629
신생물 딸림 증후군, 폐암, 332-333
신생아 선별검사, 308
신생아 호흡 곤란 증후군, 214
신장 생검, 681
신장병, 319, 683
실리콘 스텐트, 139
실질 감염, 376
실질 견인력, 238
심근 경색 혹은 심정지, 191t
심근 경색, 251
심내막 심근 생검, 674
심리적 관리, 악성 가슴막 중피종, 580
심방 세동, 276
심방 중격 결손, 676
심방 중격절개술, 폐동맥 고혈압, 597
심부전, 249, 660
　급성 중증 대동맥판 역류, 도플러 특
　　징, 667f
　심첨 강도, 대동맥판 역류, 667f
　전신 경화증의 심장 양상, 672t
　만성 폐쇄 폐 질환에서의 심폐 운동
　　매개변수, 665t

심장 재동기화 치료, 삽입형 제세동기
　를 이용한 치료 선택지, 666t
　병인, 660, 661t
　박출률이 보존된, 660
　박출률이 감소한, 660
　가돌리늄 조영 증강의 특징 패턴,
　　664f
　비대 심근병증, 662f
　유전 심근병증/심장 양상, 673t
　검사, 662-664
　대동맥 협착과 관련된 좌심실 비대,
　　666f
　소용돌이 흐름을 동반한 승모판 역
　　류, 668f
　승모판 협착, 식도경유 초음파 영상,
　　669f
　심근 생검, 674t
　다발근육염/피부근염, 심전도 이상,
　　672t
　폐 이상, 660-662
　폐 고혈압, 짧은 축 영상, 666f
　맥박 도플러, 669f
　우심실 부전, 665
　삼첨판 고리의 수축기 이동값, 663f
　유육종증, 심장 양상, 674t
　유육종증 관련 폐 고혈압, 674t
　전신 혈관염/심장 양상, 674t
　치료, 661t, 665, 666t
　판막 질환, 665, 666
　속도 시간 적분 도플러, 667f
심장 검사, 폐 고혈압, 진단 및 검사,
　593-594
심장 도관 삽입술, 폐 고혈압 진단, 594
심장 동기, 71-72, 71f
심장 보상실패, 658
심장 양상, 672
심장 유육종, 94
심장 자기공명영상, 폐 고혈압 평가, 594
심장 재동기화 치료, 665
심장
　촉진, 54
　흉부 컴퓨터 단층촬영, 79
심장/호흡기 양상,
　다체계 근병증, 672

유전 근병증, 672
  다발근육염/피부근염, 672
  전신 경화증, 672
심장막, 흉부 컴퓨터 단층촬영, 79-80
심장성 폐 부종, 219
심전도, 591, 591f
심전도, 심장 동기, 71
심초음파
  폐 색전증, 608, 609f
  폐 고혈압, 진단 및 검사, 590-594
심폐 운동 검사, 119-120, 120f
심혈관 질환
  대동맥 축착, 678
  심방 중격 결손
    흉부 방사선 사진, 677f
    부위, 677f
  다체계 근병증의 심장/호흡기 양상
    672
    유전 근병증, 677
    다발근육염/피부근염, 672
    전신 경화증, 672
  선천 심장병, 675
    심방 중격 결손, 676-677
    션트, 676
    심실 중격 결손, 677-678
  심부전, 660
    바이러스 심근병증으로 인한 확장
      심근병증, 661
    병인, 660, 661t
    비대 심근병증, 662f
    검사, 662-664
    박출률이 보존된, 660
    폐 이상, 660-662
    박출률이 감소된, 660
    우심실 부전, 665
    우심실 장축 이동 거리, 666f
    치료, 661t, 665
    판막 질환, 665, 666
  대사 증후군, 276
  유육종증, 다체계 육아종 질환, 672-
    675
    임상 사례, 673
    진단, 673
    치료, 674-675

유육종증, 발병기전, 675f
  협착 병변
    이첨 대동맥 판막, 678
    혈관염 유발 심근병증, 672, 674t
심혈관계, 전신 조사, 48
쌕쌕거림, 55, 249, 251, 267, 275
아다만탄, 420
아데노신 아미노기 제거효소, 391
아데노이드 비대증, 232
아데노이드 절제술, 232
아래턱후퇴, 237
아르곤 플라즈마 응고, 138
아마메시바, 538
아밀로이드증 관련 가슴막 삼출액, 564,
  566t
아스페르길루스 결절, 403
아스페르길루스 관련 질환, 401
아스페르길루스 침전물, 466
아스페르길루스 특이 신속 진단 검사,
  403
아스페르길루스 항체, 265
아스페르길루스증, 400
  만성 폐 아스페르길루스증, 403-406,
    404f
  침습/준침습 아스페르길루스증, 401-
    403
  우상엽 공동내 연부 조직 감쇠, 고해
    상도 단층촬영, 404f
아우라민 및 아우라민-형광 염색, 결핵,
  388, 387f
아토피 천식, 34
아편 유사제, 환기기 관련 폐렴, 628
아편제제, 538
악성 가슴막 삼출액, 175, 555-560
  원인, 560, 558
  임상 양상, 556
  진단, 557, 559, 559f, 559f
  병인 및 발병기전, 555
  영상, 556-558, 560f
  관리, 557, 559, 560, 559t, 560f, 560t
  개요, 555
악성 가슴막 중피종, 574-584
  임상 사례, 582-583
  임상 양상, 575

  보상, 582
  진단, 575-579
  역학, 574
  병인, 574-575
  추후 방향, 582
  관리, 580-582
  개요, 574
  예후, 579-580
악성 섬유 조직구종, 357
악성 세로칸 말초 신경집 종양, 368-369
악성 중피종
  석면 관련 폐 질환, 518, 527, 518-520
악화, 298-299
  만성 폐쇄 폐 질환, 220
  위험, 277
안면 마스크, 267
안면 전체 마스크, 240, 240f
안면 피부 병변, 비침습 환기, 합병증,
  221
안지오텐신 전환 효소 억제제, 45, 671,
  535t, 537, 541
알도스테론 수용체 대항제, 594
알레르기 곰팡이 비부비동염, 231
알레르기 기관지폐 아스페르길루스증,
  265-266, 289, 294, 306, 313
알레르기 비염, 224-229, 247, 251
  진단, 226-227
  감별 진단, 227, 232t
  역학, 224
  병인, 224
  관리, 230, 231, 227-229
    알레르기 항원 회피, 227-228
    알레르기 항원 면역요법, 228-229
    알레르기약, 228
  개요, 224
  발병기전, 225-226, 225f, 226f
  증상, 229
알레르기 천식, 세로칸공기증의 발병,
  544
알레르기 항원, 251, 258
  회피, 227-228
  면역요법, 228-229
  저농도, 225
알레르기약, 228

알파 태아 단백, 364
알파-1 항트립신 결핍, 271, 285, 294
　임상 양상, 286
　진단, 286
　역학, 285
　병태생리, 285–286
　치료, 286–287
알파-1 항트립신 결핍, 37
　만성 폐쇄 폐 질환의 발병, 37, 38
암죽, 561, 152
암죽가슴증, 원인, 561, 564, 561f, 562f
암죽모양, 563, 565, 566f, 566t, 567f
압력 보조 환기, 214
압력 설정 환기, 214
압력 저하, 673
압력 조절 환기, 214
압력손상
　급성 호흡 부전 증후군, 629
　비침습 환기, 합병증, 225
액티빈 수용체 유사 인산화효소-1, 587
야간 비침습 환기, 이점, 656
야간 저환기, 656
약물 관련 가슴막 삼출, 564
약물 유발 천식, 34
약물 유발 폐동맥 고혈압, 역학 및 병인,
　586-587
약물 유발 호흡기 질환, 533-540
　진단, 540
　역학, 533
　전망, 540
　초기 평가, 533-534
　개요, 533
　패턴, 534
　위험 요인/감수성, 533
　특정 약물 및 관련 증후군, 534–540
　　생물제제, 535t, 537
　　화학 요법, 536t, 539–540
　　약초 및 건강 보조식품, 538
　　불법 약물, 538-539
　　인터페론, 535t, 538
　　희귀 약물, 538
　치료, 540
　약물 이력, 46, 47t
　약물 이력, 기침, 45

약물 치료
　만성 폐쇄 폐 질환, 279–281
　천식
　　급성 중증 천식, 264–265
　　간헐 천식, 261
　　경도 지속 천식, 261-262
　　중도 지속 천식, 262-263
　　중증 지속 천식, 263–264
약물유전학, 40
약초 보조식품, 약물 유발 호흡기 질환,
　538
양성 가슴막 질환, 522-525
양성 석면 가슴막 삼출, 519, 524
양성 세로칸 말초 신경집 종양, 368
양압 환기, 비침습 양압 환기, 213–214,
　214t
양전자 방출 단층촬영
　장점과 단점, 99t
　적응증, 100b
　비종양학적 폐 핵의학, 85
　종양학적 폐 핵의학, 98–108
　　장점과 단점, 99t
　　뼈 촬영, 105, 105f
　　임상 사례, 106–107
　　향후 개발, 105
　　비소세포 폐암, 100–102, 100f–101f,
　　　100b
　　개요, 102
　　촬영, 98–100, 98b
　　가슴막 중피종, 104
　　준비사항, 98b
　　방사선요법 계획수립, 104
　　소세포 폐암, 102–103, 103f
　　고립 폐 결절, 103–104, 103f–104f
　　준비사항, 103b
　　유육종 종양, 353–356
　　석면증, 518, 522
　　중피종, 525, 578, 576f-577f
　　악성 가슴막 삼출액, 555, 558f
　　방사선 유발 폐 손상, 540
　　결핵, 392
어유, 급성 호흡 곤란 증후군,
억제 전략, 기관지 확장증, 297
얼굴, 시진, 51t

에리오나이트 575
에오탁신, 226
엔도글린, 587
엔도텔린-1, 589, 595
여드름, 치료, 537
역설적 반응, 395
역형성 림프종 인산화효소 유전자, 327,
　346
연구 설계, 유전 위험 요인 확인, 39
연부 조직
　흉부 방사선 사진 평가, 62
　흉부 컴퓨터 단층촬영, 80
염색체 재배열, 327
염증 상태, 핵의학 영상, 93, 94f
염증 세포, 273
염증 장 질환, 296
염증 표지자, 298
염증전 사이토카인, 17, 19
염화 비닐 노출과 폐암, 327
영상 소견, 급성 호흡 부전 증후군, 621
영상 유도 가슴 중재술, 174-188
　비혈관 술기, 174–181
　　폐 종양의 절제, 178–180
　　기준 표지자, 180-181
　　가슴막 공간 가슴막천자, 177
　　피부경유 가슴경유 폐 생검, 175
　개요, 174
　혈관 술기, 181–188
　　기관지 동맥 색전술, 181–185, 184f
　　중심 정맥 도관, 186-187
　　위 대정맥 스텐트, 185, 186f
　　폐 색전증에 대한 혈전제거술, 185
영상 유도 생검, 391
　가슴막, 163, 164, 165f
영상 저장 및 전송 시스템, 60
영상 진단, 폐 색전증, 605-606, 608,
　606f-609f
영상 투영, 흉부 방사선 사진
　앞뒤 투영, 57, 58f
　전면 투영, 57, 58f–59f, 58t
　가쪽 투영, 57, 59f
　다른 투영법, 57, 58t, 59ff
　뒤앞 투영과 앞뒤 투영 비교, 57, 58t,
　　59f

뒤앞 투영, 57, 58f
영상
  악성 가슴막 중피종, 575-577
  방사선 유발 폐 손상, 541
영상/영상 기법, 58-87
  흉부 방사선 사진, 57-62
  암죽가슴증, 561
  컴퓨터 단층촬영, 63-73
  깊은 정맥 혈전증, 611
  유도 피부경유 가슴막 생검,
    악성 가슴막 중피종, 577, 577f
  흉부 방사선 사진과 흉부 컴퓨터 단
    층촬영 판독, 74-80
  자기공명 영상, 83-84
  악성 가슴막 삼출액, 558-560, 560f
  폐 색전증, 608-612, 611f
  폐 고혈압, 595-597
  가슴막 감염, 552-553, 554t
  폐 종양 절제 후, 180
  초음파, 81-83
영양, 가슴막 감염, 555
예방적 머리 속 방사선 요법, 349
오른쪽 주 기관지, 5, 5f-6f
오존 흡입, 폐 세포 손상, 16
온석면, 574
완전한 세로칸 병기 결정, 기관지 내시
  경 초음파와 위내시경 초음파, 147
완화 방사선 요법, 악성 가슴막 중피종,
  581
완화 요법
  폐암, 349
  침샘 유형 암종, 356
완화 요법, 210, 284
완화 화학 요법, 346
외래 환자 약물 치료, 259
외부 음압 환기, 비침습, 214, 215t
외상 기흉, 196
왼쪽 주 기관지, 5, 5f-6f
요로감염, 537
용균효소, 17
용량 설정 환기기, 214
용량 제한 환기기, 214
용적측정 컴퓨터 단층촬영, 66-67, 67f
용접과 폐, 521

우심실 부전, 665
우심실 수축기 압력, 593
우좌 션트, 산소공급 우회, 93, 93f
운동 검사, 118-122, 118b
  심폐, 119-120, 120f
  역할, 120
운동 호흡 곤란, 439
운동 훈련, 호흡 재활, 207-208, 207f
운동,
운전 면허청, 201
운전과 졸음에 대한 지침, 198-201
  졸음으로 인한 운전 관련 위험 평가,
    199
  효과, 201
  면허와 법적 고려 사항, 200
  개요, 198
  위험 집단, 198-199
  수면 무호흡과 운전, 199
  폐쇄 수면 무호흡과 자가보고 졸음에
    대한 특수한 상황, 200
  졸음운전 및 이와 관련된 교통사고를
    줄이고 예방하기 위한 전략, 200
울혈 심부전, 217, 219, 237, 276
원숭이 바이러스 575
원심 운동 섬유, 10
원위 장 폐쇄 증후군, 307, 317
원인균, 가슴막 감염, 553
원인불명 열, 핵의학 영상, 95, 96f
원인불명 기질화 폐렴, 28, 26f
원형 무기폐, 522-525
위 대정맥 스텐트, 185, 186f
위내시경 초음파, 393
  완전한 세로칸 병기 결정, 147
  합병증, 148
  폐암의 진단 및 병기 결정, 147
  폐내 폐 종양의 진단, 147
  위내시경 초음파 가는 바늘 흡인,
    143,
  폐암, 338
  검사법, 144-148
    전반적 검사법, 144
    폐암의 원격 전이, 148
    세로칸 내시경초음파를 위한 해부
      학, 145-146

위식도 역류병, 254, 255, 276, 317, 480
위장관계, 전신 조사, 48
위험이 불량한 종자 세포 종양, 367
위험이 양호한 종자 세포 종양, 367
유기 분진 독성 증후군, 515
유도 가래, 428
유성형 유방, 367
유암종 종양
  유암종 증후군, 354-355
  광범위 특발 신경내분비 증식증, 355,
    353f
  점액낭종, 354f
  기관지내 폐쇄, 332
  폐 보존 쐐기 절제, 355
  단조로운 세포 모양, 355f
  단조로운 종양 세포, 354f
  양전자 방출 단층촬영 영상, 355
  희귀 폐 종양, 353-362
  구역절제술, 355
  성장호르몬억제인자 유사체, 354
  치료, 355
  종양/림프절/전이 병기 기준,
    유형, 350
  고분화 신경내분비 종양, 353
유육종증, 30, 30f, 152, 196, 249, 296,
  438, 589
  유전자 자리, 41t
  다체계 육아종 질환, 672-675
    임상 사례, 676
    진단, 673
    치료, 674
유전 질환의 영역, 38f
유전 출혈 모세혈관확장증, 587, 598
유전율, 37
유전자 요법, 322
유전자 자리, 41t
유전자형분석, 39
유치 가슴막 도관
  영상 유도 가슴막 중재, 153, 164,
    166, 168f, 169f, 170f
  악성 가슴막 중피종, 578, 582
  가슴막 질환, 553, 554, 560, 564
육아종증 다발혈관염, 682
  병리 특징, 486

폐 혈관염, 484f
육종모양 중피종, 578, 579
음압 환기, 비침습, 외부, 214, 214t
의인 물체
　흉부 방사선 사진 평가, 62
　흉부 컴퓨터 단층촬영, 75
이뇨제, 간경화, 554
이동식 산소 발생기, 195
이동식 연무기, 196
이동식 흉부 방사선 사진, 60
이산화규소, 520
이산화규소, 노출 허용 한도, 527
이산화탄소 재호흡, 비침습 환기의 합병
　증, 221
이산화토륨, 575
이상 기도 양압, 215, 240
이소사이안산, 510, 511f
이소성 갑상샘 조직, 363
이식, 314
　폐동맥 고혈압, 597
이식편 대 숙주병, 647
이중 검사 방법, 63
이중 에너지 감산 방사선 사진, 61, 62f
이중 에너지 컴퓨터 단층촬영, 64–65,
　64f, 73–74, 78f
이첨 대동맥 판막, 678
　대동맥 역류, 678
　대동맥 협착, 678
　대동맥병증, 678
　심내막염, 678
이행 구역, 기도, 5
이환율, 세로칸 섬유증, 547
인두 저항, 239
인두, 238
인듐 주석 산화물, 531
인듐 폐 질환, 531
인식 장애, 237
인장 반지, 293f
인터페론, 537t, 538
인플루엔자 관리 알고리듬, 420
인플루엔자 백신, 421
인플루엔자, 호흡기 양상, 417
일반적인 압박 이중 초음파 검사, 폐 색
　전증, 605

일산화탄소 확산능력, 278, 442, 593
임상 검사, 44-48
　청진, 55, 56t
　　가슴막 소리, 56
　　호흡 중 들리는 소리, 55
　　목소리, 56
　　호흡기 질환의 심장 징후, 56, 56t
　시진
　　호흡 패턴, 49, 51t
　　　일반적인 관찰, 49
　　　목, 얼굴, 흉부, 53–54, 52f
　　　말초 징후, 49-52, 51t, 53f, 52t
　　개요, 49
　　촉진, 54
　　　확장, 54
　　　목소리 진동감, 54
　　타진, 54–55, 56t
　　목적,
임상 징후, 세로칸염, 545
임상 폐 감염 점수, 627, 628t
임신, 핵의학, 88, 89f
임종 치료, 315
입 알레르기 증후군, 224
입천장 이식술, 241
자가 관리 교육과 행동 변화, 209
자가면역 세로칸 섬유증, 547
자가면역 질환, 530
　폐 신장 증후군, 680
자가형광 기관지 내시경, 137–138
자가확장형 금속 스텐트, 139
자기 공명 영상, 83-84
　석면증, 520, 524
　심장, 594
　만성 비부비동염, 233
　세로칸 섬유증, 547
　세로칸 종양, 363
　중피종, 577
　폐 색전증, 608f
자동 조절, 240
자발 기흉, 169
자발 세균 가슴막염, 552
자연 살해 세포, 21
자율신경계, 폐의 신경분포, 10–11, 10t
자일리톨, 233

자전거 근육힘기록기 운동 훈련, 119,
　208f
잔기량, 112
잔차 표준편차, 110
잠복 감염, 383
잠복 결핵 감염
　진단, 385–391
　재활성에 관여하는 요인, 386f
　결핵 노출의 면역 검사 방법, 385t
　위험, 383
장기 산소 요법, 281
장애보정 생존년, 246, 269
장액 세포, 15, 16f
재관류 요법, 폐 색전증, 610
재발 가슴막 삼출액, 175
재발 다발연골염, 294
재발과 예후, 비소세포 폐암, 102, 102f
재발률, 기흉, 568
재향 군인, 209
저단백혈증, 누출액성 삼출액, 552
저분자 물질, 직업 천식, 510, 511t
저산소 유발 검사, 196
저산소 흡입 유발 검사, 116–117, 119f
저산소증의 정도, 429
저산소혈증, 216–219, 589, 590, 604
저선량 컴퓨터 단층 촬영, 57, 66f
저압 저산소증, 117
저용량 가설, 303
저이산화탄소혈증, 604
적응 서보 환기, 243
전기지짐, 139
전도 구역, 기도, 5, 6f
전면 투영, 흉부 방사선 사진, 58, 59f-
　60f, 59t
　앞뒤 영상, 58f, 58f
　뒤앞 영상과 앞뒤 영상 비교, 58f, 60t
　뒤앞 영상, 58f, 59f
전문 폐 기능 검사
　기관지유발 검사, 116, 117
　　임상 사례, 116,117
　　저산소 흡입 유발 검사, 116–117,
　　119f
　　호흡 근력 검사, 116, 119f
　　폐 순응도 측정, 116

전문가 책임, 200
전신 경화증, 591
전신 조사, 48
전신 조사, 649
전신 혈전용해 요법, 폐 색전증, 610
전신 홍반 루푸스, 291, 481, 550f, 566
전이 질환, 332
　국소 림프절 확산, 356
　폐로 전이, 360f
　　림프관염 암종증, 360
　　폐로 전이한 골육종, 361, 361f
　　가슴막 삼출, 360
　　방사선 영상, 360, 361f
　　확산 경로, 360
　　치료, 360
전자 담배, 270
전체유전체 상관분석연구, 39
전폐절제술, 174
전하 결합 소자, 124
절제 후 영상, 폐 종양, 180
점액 과다분비, 251
점액 관련 림프 조직 림프종 조직, 359
점액 관련 림프 조직 림프종, 493
점액 마개, 251f
점액
　과다분비, 218, 251
　분비, 251
점액낭종, 232
점액섬모 상승운동, 15
점액소 당단백질, 17
점액용해제, 312
점액표피모양 암종, 356
정맥 진정, 기관지내시경, 130-131
정맥 혈전색전 질환,
　발생률, 604
　위험 요인, 604
정맥 혈전색전증, 604, 608, 613
　유전자 자리, 41t
정밀 의학, 40
정신사회 요소, 호흡 재활, 210
정신운동 각성 검사, 198
정위 절제 방사선요법, 343
정적 폐 순응도, 116
젖산 탈수소효소, 424

제한 폐 질환, 220
조기 발현 알레르기 천식, 255
조산의 영향, 14
조영 증강 컴퓨터 단층촬영, 68-70, 69b
　시기, 68-70
조영 증강 흉부 컴퓨터 단층촬영 영상,
　악성 가슴막 삼출액, 555
조절되지 않은 응고, 급성 호흡 곤란 증
　후군, 622
조직 섬유소분해효소전구체 활성제, 가
　슴막 감염, 554
조직병리, 진폐증, 515, 516f, 517f
조혈 조상 세포, 649
조혈 줄기 세포 이식, 399
조혈줄기 세포 이식, 침습 아스페르길루
　스증, 401t
졸음 운전 감소를 위한 전략, 200
졸음 운전 예방 전략, 200
좁쌀 혹은 파종 결핵, 390, 390f
종양 괴사 인자, 383
종양 억제 유전자, 327
종양학적 폐 핵의학, 98-108, 99t
　장점과 단점, 99t
　뼈 촬영, 105
　임상 사례, 106-107
　향후 개발, 105
　비소세포 폐암, 100-102, 100f-102f,
　　100b
　개요, 98
　촬영, 98-100, 99b
　가슴막 중피종, 104, 105f
　준비사항, 98b
　방사선요법 계획수립, 104
　소세포 폐암, 102-103, 103f
　고립 폐 결절, 103, 103f-104f
종자 세포 종양 표지자, 366
좌심실 부전, 551, 551f
좌심실 유출로 지름, 666
좌우 주 기관지, 5, 5f, 6f
주간 기면, 237
주요 맞섬유전자, 37
주혈흡충증, 폐동맥 고혈압, 588
중격주위 폐기종, 271, 273f
중등도 지속 천식, 262

중성구 매개 반응, 376
중성구 세포바깥 함정, 416, 617
중성구 우세, 255
중성구 탄력소분해효소 억제제, 급성
　호흡 곤란 증후군, 624
중성구 탄력소분해효소, 23, 273
중성구, 18-19, 18t, 290, 376
　급성 호흡 곤란 증후군, 622-624
　만성 폐쇄 폐 질환에서 역할, 21, 22f-
　　24f
중심 정맥 도관, 186-187
중심 청색증, 50
중심소엽 폐기종, 32, 271, 272f
중엽 증후군, 297
중증 근무력증 자가항체, 363
중증 급성 호흡 증후군, 416
중증 지속 천식, 263-264
중증 지역사회 획득 폐렴 점수, 381, 381f
중증도, 천식, 256
중추 수면 무호흡, 242-243, 242f
중피 줄기(버팀질) 세포, 급성 호흡 곤란
　증후군, 624
중피, 2
중피종, 근치 수술, 581
중피종, 악성
　석면 관련 폐 질환, 518-520
중합효소 사슬 반응 기반 검사, 407
중합효소 사슬 반응, 416
중환자실 사망의 주요 원인, 616
중환자실 환경, 399
증강 요법, 286
증식 단계, 급성 호흡 부전 증후군의 병
　리, 619, 620f, 620t
지방육종, 363
지방종, 363
지속 공기 누출, 568
지속 기도 양압, 240f, 240-243
　기계, 196
　비침습 환기, 발전, 213, 215, 216
　요법, 199
지속 작용 베타 작용제, 250, 262
지역사회 획득 폐렴, 217, 279, 425
　연간 발생률, 425
지지 요법, 폐 고혈압, 594

지질단백질 물질의 축적, 496
직립저산소혈증, 598
직업 천식, 267, 510–514
　임상 사례, 512, 514
　임상 양상, 510
　진단, 510, 511, 512f, 513f
　병인, 510, 511t
　고분자 물질과 저물자 물질, 510, 511t
　진행 과정, 510
　병리, 510, 511f
　치료, 511, 512, 513f
직업 폐 질환, 47t, 510–521
　급성 흡입 손상, 531
　베릴륨 민감화와 만성 베릴륨 질환,
　　530–531
　초경합급 폐 질환, 520
　과민 폐렴, 515
　인듐 폐 질환, 531-532
　흡입 손상, 515
　직업 천식과 기타 기도 질환, 510-514
　　임상 사례, 512, 514f
　　임상 양상, 510
　　진단, 510, 511, 512f, 513f
　　병인, 510, 511t
　　진행 과정, 510
　　병리, 510, 511f
　　치료, 511, 512, 513f
　기타, 530-532
　진폐증, 515–517, 527–530
　　급성 규폐증, 517, 523f, 528
　　임상 사례, 518f
　　규폐증과 광부 진폐증의 진단,
　　　528–529, 529f
　　병인과 역학, 527
　　폐외 양상, 530
　　조직병리 소견, 516, 516f
　　기타, 529
　　기타 폐 양상, 529
　　개요, 515, 527
　　발병기전, 527–528
　　병리, 516
　　치료, 530
　　주요 형태, 515
　　라돈, 531

용접과 폐, 521
직접 방사선 사진 시스템, 60
직접 타진, 54
진균독소, 515
진단 후 권장사항, 석면증, 527
진정, 기관지 내시경, 130–131, 132f
진폐증, 515–517, 527–530
　급성 규폐증, 517, 523f, 528
　임상 사례, 518f
　규폐증과 광부 진폐증의 진단, 528–
　　529, 529f
　병인과 역학, 527
　폐외 양상, 530
　조직병리 소견, 516, 516f
　기타 폐 양상, 529
　개요, 515, 527
　발병기전, 527–528
　병리, 516
　치료, 530
　형태, 515
진행 거대 섬유증, 516, 517f, 528, 529
진행 과정, 결핵, 383
진행 폐 질환, 314
질 관리와 신뢰성, 109
질병 변형 항류마티스 약물, 477, 479
집단 유전학
　맞섬유전자 빈도, 37–39, 38f
　정의, 37
　효과 크기, 37–39, 38f
차별 환기 관류, 343
차아염소산 나트륨, 233
책임
　전문가, 200
　환자, 200-201
척주뒤옆굽음증, 377
천식 조절 검사, 257
천식 조절 설문지, 259
천식 치료 평가 설문지, 260
천식 행동 계획, 259f
천식, 17, 33, 34f, 434
　기도 염증, 26f
　기전, 252–254
　알레르기 기관지폐 아스페르길루스
　　증, 265–266

알레르기 표현형, 247
평가
　동반 질환, 256-258
　중증도, 256
　수정 가능한 위험 요인, 256
아토피, 34
기관지 과민성, 270
세포 기전, 21-23, 26f
소아 기도 질환, 634-635
소아 천식, 634-635
임상 양상, 247–249
조절, 259-260
조절 평가, 259t
발달에 기여하는 요인, 254
진단 알고리듬, 248f
약물 유발, 34
환경 요인, 254
역학, 246
악화, 255
유전자 위치, 40t
유전, 37
이질성, 255
조직 변화, 252f
검사, 251
기관지 유발, 250-251
최대 유량, 250
폐활량 검사, 250
백혈구의 역할, 18, 18t
비침습 환기, 220–221
비아토피, 34
비약물 치료, 258
천식 행동 계획, 259
가래 호산구 증가증, 261
직업 천식, 267
비행기 여행, 197
발병기전, 34
병태생리, 251
약물 요법
　급성 중증 천식, 264–265
　간헐 천식, 261
　경도 지속 천식, 261-262
　중증도 지속 천식, 262-263
　중증 지속 천식, 263-264
표현형, 254, 254t

대체 조직 표현형, 255
조기 발병 알레르기, 255
호산구증가 표현형, 255
후기 발병 호산구 증가증, 255
비만 표현형, 255-256
세로칸공기증, 발병, 544-545
미국의 유병률, 247f
반응성, 260-261
단계적 치료, 261
치료, 260f
유형, 34
철침착층, 530
청바지 모래 뿜기, 이산화규소 노출의
　원인, 527
청색증, 49
청석면, 574-575
청진, 55, 56t, 275
　가슴막 소리, 56
　호흡 중 들리는 소리, 55
　목소리, 56
체계적 평가
　흉부 방사선 사진, 61-63
　　기도, 세로칸, 폐문, 62-63
　　뼈, 63
　　의인 물체, 62
　　첫 단계, 61-62, 61b
　　폐 및 검토 영역, 63, 63b
　　연부조직과 가로막밑 부위, 62
　흉부 컴퓨터 단층촬영, 74-80
　　기도, 76-77
　　점검 목록, 80f
　　가로막, 가로막밑 부위, 연부 조직,
　　　뼈, 80
　　의인 물체, 75
　　첫 단계, 75
　　폐, 77-79
　　세로칸과 폐문, 79
　　가슴막과 심장막, 79-80
　　혈관과 심장, 79
체부 정위방사선 요법, 180
체액 분석, 가슴막
　악성 가슴막 중피종, 577
　누출액성 가슴막 삼출액, 550-553
체외막 산소공급, 623

체위 기구, 241f
체질량 지수, 237, 255, 315
초경합금 폐, 520
초음파 고슴도치 신호, 13
초음파 유도 조직 생검, 폐암, 341
초음파, 80-83
　적응증
　　가로막 기능, 83
　　주변부 병변과 세로칸 병변, 82
　　가슴막 축적물, 81, 82f
　　기흉, 82, 82f
　좌심실 부전, 551
　악성 가슴막 삼출액, 555-560
　악성 가슴막 중피종, 574-582
　가슴막, 156, 157f
　가슴막 감염, 552
　가슴막 공간 가슴막천자, 177
　피부경유 가슴경유 폐 생검, 174
　기법, 81, 81b, 81f
　흉부, 가슴막 감염, 552-555
초저선량 컴퓨터 단층촬영, 70
촉진, 54
　확장, 54
　심장, 54
　목소리 진동감, 54
총당분해량, 576
총 폐용량, 112, 442, 661
최대 유량, 250
추적 관찰, 폐 색전증, 613
출혈, 실질내, 180
췌장 기능과 영양, 315-316
췌장 부전, 301
췌장 효소, 315
취약성, 개념, 190
치료 기관지 내시경, 137-140, 137t
　근접 요법, 139-140
　기관지 열성형술, 140
　냉동요법, 138-139
　전기 지짐과 아르곤 플라즈마 응고,
　　138
　내시경 폐용적 축소, 140
　레이저 요법, 138
　빛역학 요법, 139
　스텐트 삽입, 139

치료 반응성, 천식, 261
치명적인 객혈, 정의, 181
침샘 유형 암종
　샘낭 암종, 356, 356f
　헤마톡실린-에오신 염색, 356
　전이 암종 혹은 국소 림프절 확산,
　　356
　점액표피모양 암종, 356
　완화 요법, 357
침습 아스페르길루스증, 급성, 역 달무
　리 징후, 402f
침습 칸디다증, 406
　아스페르길루스 이외의 새로운 곰팡
　　이 감염, 406
　풍토 진균증, 408-409
　털곰팡이증, 406-407
카드뮴 노출과 폐암, 327
카텝신, 23
칼슘 통로 차단제, 594-596
칼시토닌, 628
칼코플루오르 화이트 형광염색, 407
캘리퍼스, 49
컴퓨터 단층촬영 유도 생검, 폐암, 341
컴퓨터 단층촬영 폐 동맥조영술, 67
　폐 고혈압, 593, 596, 596f
　환기 관류 영상과 비교, 86, 85t
컴퓨터 단층촬영, 63-73, 85, 292-293
　촬영 방법, 66, 64f
　급성 호흡 곤란 증후군, 623-624
　석면증, 518
　배경, 63
　베릴륨 민감화, 만성 베릴륨 질환, 530
　광부의 결절 중격 진폐증, 515-516,
　　517f
　만성 비부비동염, 233-234, 232f
　광범위 내장 가슴막 두꺼워짐, 524
　약물 유발 호흡기 질환, 533
　좌심실 부전, 551
　세로칸 섬유증, 547
　세로칸염, 545, 546f
　중피종, 526
　악성 가슴막 삼출액, 555
　악성 가슴막 중피종, 574, 577f

금속 가공 유체 관련 과민 폐렴, 514, 515

새로운 컴퓨터 단층 촬영 기법
이중 에너지, 72–74, 80f
동적 관류, 71–72
폐 색전증, 604
가슴막 감염, 552
가슴막 공간 가슴막천자, 177
세로칸공기증, 544-545
피부경유 가슴경유 폐 생검, 174
방사선 유발 폐 손상, 540
체계적 평가, 74–80
기도, 76-77
가로막, 가로막밑 부위, 연부 조직, 뼈, 80
의인 물체, 75
첫 단계, 75
폐, 77-78
세로칸과 폐문, 79
가슴막과 심장막, 79-80
혈관과 심장, 79
기술적 측면
기본 원리, 63-64
이중 에너지, 64–65, 64f
다중 검출, 64–65, 65f
나선형, 64–65, 64f
흉부, 66f
추가 촬영, 70-71, 70f–71f
심장 혹은 호흡기 동기, 71-72, 71f
기존 선량 vs. 저선량, 70, 70f
후처리 기술, 72, 72t,
프로토콜과 기법, 65-72
체계적 평가, 74-80
조영증강 시점, 68–70, 69b, 68f, 69f, 70f
비조영증강 vs 조영증강, 67, 67b
용적측정, 불연속, 고해상도, 66–67, 64f
창 설정, 65t
결핵, 392
컴퓨터 방사선 사진, 58
컴퓨터 보조 감지, 61
케모카인, 18
코 마스크, 240, 240f

코 받침 인터페이스, 240f
코 삽입관과 같은 인터페이스, 240
코 용종
알레르기 비염이 있는 천식 환자, 249f
코 용종을 동반하지 않은 만성 비부비동염, 233, 234, 235, 236
코 용종을 동반한 만성 비부비동염, 233, 236, 237
등급, 234, 235t
코 용종을 동반하지 않은 만성 비부비동염, 233, 235
코 용종을 동반한 만성 부비동염, 233, 234
코 울혈, 241
코 이상, 237
코 전위차, 307, 308
코골이 방지 기구, 241f
코골이, 239f
코르티코스테로이드, 263, 275, 280, 313, 478
급성 호흡 부전 증후군, 622
급성 비부비동염, 229
만성 베릴륨 질환, 530-531
과민 폐렴, 515
코안
알레르기 비염, 224-229
코 용종을 동반하지 않은 만성 비부비동염, 236
코 용종을 동반한 만성 비부비동염, 237
비부비동염, 229-234
호흡 재활, 204
전신 홍반 루푸스 관련 삼출액, 564
환기기 관련 폐렴, 626
코카인, 227, 538
코카콜라 소변, 681
코펜하겐 소아마비 전염병, 213
콕시디오이데스진균증, 408
콜레스테롤 가슴막 삼출액, 563, 565, 566f, 566t, 567f
콜렉틴 단백질, 18
콧속 코르티코스테로이드
알레르기 비염, 228
코 용종을 동반하지 않은 만성 비부

비동염, 233
코 용종을 동반한 만성 비부비동염, 233
비부비동염, 229
크랙 코카인, 538
크롬 노출과 폐암, 327
크립토코쿠스 수막뇌염, 432
큰 공기집 제거술, 기흉, 568
큰 혀, 237
클라라 세포, 8, 14, 6f
타이로신 인산화효소, 327
타진, 54–55, 56t
직접, 54
간접, 54
타진음, 55
탄화 텅스텐, 521
터널식 가슴막 도관, 152, 156f, 161-162, 164, 162f, 163f
틸곰팡이증, 컴퓨터 단층촬영 영상, 407f
톨 유사 수용체, 19, 438, 617
통증, 악성 가슴막 중피종, 580
트레드밀 운동 훈련, 208, 208f
트로포닌, 672
특발 사이질 폐렴, 449
급성 사이질 폐렴, 29, 29f
분류, 26t
원인불명 기질화 폐렴, 28-29, 29f
감별 진단
과민 폐렴, 30, 30f
림프관평활근종증, 31, 31f
유육종증, 30-31, 30f
광범위 폐포 손상, 29
특발 폐 섬유증/보통 사이질 폐렴, 27-28, 27f
다학제 접근, 26,
비특이 사이질 폐렴, 28, 28f
특발 사이질 폐렴을 진단하기 위한 다학제 접근, 26, 26t
특발 폐 섬유증, 17, 23–24, 26f, 449
급성 악화, 진단, 455t
바닥에 우세한, 435f
세포 기전, 21–23, 22f
임상 사례, 458-459

진단, 450
　임상 관점, 451
　조직, 452-453
　영상, 451-452
합병증, 451
광범위 폐 실질 질환의 분류, 450f
임종 치료, 457
역학, 449
병인, 449
운동, 457
가족력, 453f
전망, 457
보통 사이질 폐렴 패턴의 조직병리 기
　준, 453t
고해상도 컴퓨터 단층촬영 및 수술
　폐 생검, 454t
관리, 456
　항섬유화 요법, 456
진행과정, 450, 454
　급성 악화, 454-455
　감염, 455
　1차 폐암, 455-456
　폐 고혈압, 455
산소, 457
발병기전, 449-450, 451f, 458f
약물요법, 456-457
잠재적 임상 과정, 454f
권장하는 진단 알고리듬, 451f
수술 폐 생검의 고배율 현미경 사진,
　453f
증상 기반 요법, 456-457
증상, 450
이식, 457
특발 폐 혈철소증, 500-501
특발 폐동맥 고혈압
　임상 사례, 599-603
　진단, 590
　역학 및 병인, 586-590
　발생률, 586
특정 흡입 유발, 511
틈새, 폐, 2, 3f
파라인플루엔자, 421
파라콕시디오이데스진균증, 409
판초 싸개 환기기, 214

팔 근육힘기록기 운동 시험, 208, 209f
팔 신경얼기, 332
패턴 인식 수용체, 19, 617
패턴, 약물 유발 호흡기 질환, 533
패혈증, 619
편도 비대, 237
편평 세포 암종, 329, 330f
편평호흡, 598
평판 패널 검출기, 60
폐
　구조
　　기관지폐 구역, 2, 4f
　　폐엽과 가슴막, 2, 3f
　　주요 구심 수용체에 대한 자극 및
　　　반사 효과, 11, 10t
　　흉부 방사선 사진 평가, 61b
　방어와 염증, 17-21
　　상피 세포, 17-18
　　선천 림프모양 세포, 21
　　림프구, 20
　　대식 세포, 19
　　자연 살해 세포, 20-21
　　중성구, 18, 18t
　발생 단계, 11-13, 11f, 12t
　　폐포 단계, 13
　　소관 단계, 13
　　배아 단계, 11-12, 12f
　　거짓샘 단계, 12, 12f
　　소낭 단계, 13
　조직, 26, 26f
　신경분포, 10-11, 10t
　흉부 컴퓨터 단층촬영, 79, 80
폐 결핵, 196
폐 고혈압, 193, 423, 434, 439, 586-599
　임상 사례, 599-603
　　임상 양상, 589-590
　　만성 혈전색전 폐 고혈압, 596-597
　　정의, 586
　　진단 및 검사, 590-594
　　　심장 검사, 593-594
　　　심전도, 591, 591f
　　　영상 591-592, 952f
　　　폐 기능 검사, 593
　　　관련 혈액 검사, 591

역학 및 병인, 586-590
　선천 심장병, 588
　결합 조직 질환, 587
　사람 면역 결핍 바이러스, 587-588
　문맥폐 고혈압, 588
　주혈흡충증, 588
　포괄적 임상 분류, 588t
　폐동맥 고혈압과 관련된 질환, 587-
　　589
군, 588-589
기능 분류, 587t
유전자 자리, 41t
관리, 594-597
　임상 반응 평가, 596, 595t
　풍선 폐 혈관성형술, 596-597
　칼슘 통로 차단제와 폐동맥 고혈압
　　에 승인받은 약물, 594-596
　만성 혈전색전 폐 고혈압, 596-597
　엔도텔린, 595
　일반적인 방법 및 지지 요법, 594
　폐동맥 고혈압과 관련된 분자 경로,
　　595
　산화 질소, 595
　폐 동맥내막절제술, 596, 597f
　프로스타사이클린, 595, 595t, 596f
　폐 혈관확장제 치료, 596
　치료 결과, 597, 598f,
　병리 및 진행 과정, 589
　병태생리학적 특성, 586, 588f
수술 술기
　심방 중격절개술, 597
　이식, 597
폐 과오종, 359-360
폐 기능 검사, 109, 294, 343, 496
　운동 검사, 118-120
　　심폐 운동 검사, 119-120, 120f
　금속 가공 유체 관련 폐렴, 514, 515
　폐 고혈압, 586
　질 관리와 신뢰성, 109
　역할, 109
　단순 폐 기능 검사, 110-114
　　임상 사례, 113
　　가스 전달 측정, 111-112, 112t
　　폐 기능 해석 방법, 114, 115f

폐용적 측정, 112–114, 114f
폐활량 검사, 110–111, 111f, 111t, 112f
전문 폐 기능 검사
　기관지유발 검사, 114, 116
　임상 사례, 117
　저산소 흡입 유발 검사, 116–118, 119f
　호흡 근력 검사, 116, 118f
　폐 순응도 측정, 116
석면증, 522
규폐증과 광부 진폐증, 528–529
폐 동맥내막절제술, 596, 597f
폐 동정맥 기형, 598–603
폐 모세포종, 358–359, 359f
폐 보존 쐐기 절제술, 355
폐 보호 기계 환기, 628
폐 부종, 219
폐 색전증, 86–87, 249, 604–613
　항응고 요법, 기간, 612
　가슴막 삼출액의 원인, 560, 561
　만성 폐 색전증, 88
　임상 사례, 87, 88f
　임상 양상 및 진단, 60–608
　　임상 알고리듬, 608, 609f, 610f
　　개요, 604, 610, 611t
　　영상 진단, 605–608, 609f
　정의, 604
　역학, 604
　병인, 604, 605f, 605t
　추적 관찰, 613
　예방, 608
　예후, 612–613
　보고 기준, 87t
　혈전제거술, 185
　치료, 608–612
　환기관류 영상과 컴퓨터 단층촬영 폐
　　혈관조영술 비교, 85, 85t
폐 색전증의 임상 알고리듬, 608, 609f, 610f
폐 섬유증, 327
　유전자 자리, 41t
폐 섬유증, 광범위 가슴막 섬유증, 519
폐 세포, 15, 16f

기도 세포 체계, 15, 16f
　손상, 16–17
폐 순응도 측정, 116
　동적, 116
　정적, 116
폐 순환계, 구조, 8–9, 9f
폐 신장 증후군, 680–684
　항체 관련 혈관염
　　항중성구 세포질, 682
　　자가항체, 682t
　　배경, 682
　　임상 양상, 682–683
　　역학, 682
　　병인, 682
　　발병기전, 682
　　치료, 683–684
　자가 면역 질환, 681t
　원인, 681t
　항사구체 바닥막 항체 증후군
　　배경, 680
　　임상 양상, 680–681
　　역학, 680
　　병인, 680
　　출혈, 681f
　　발병기전, 680
　　치료, 681
　실전 요점, 684
폐 유육종증
　보조 진단 검사, 441
　　생검, 442
　　기관지 내시경, 442
　　심초음파, 442
　　기관지내 초음파, 442
　　세척, 442
　　폐 기능 검사, 441–442
　　혈액 검사, 441
　기관지 내시경, 447f
　흉부 방사선 사진, 양쪽 폐문 림프절
　　병증, 445f
　분류, 440t
　임상 사례, 445–448
　임상 양상, 439
　　기도, 439
　　실질, 439–440

　상기도, 439
　정의, 438
　진단, 440–441
　역학, 438
　병인, 438–439
　환자 평가, 440
　폐문 림프절병증, 447f
　섬유화 유육종, 447f
　영상, 441
　폐 기능 검사, 448t
　스테로이드 보존 제제, 443
　치료, 442–443
　　항 종양 괴사 인자 요법, 444
　　코르티코스테로이드, 443
　　폐 이식, 444
　　치료 적응증, 442–443
폐 육아종, 439
폐 육종
　보조 방사선, 358
　화학 요법, 358
　진단, 357–358
　폐 상피모양 혈관 내피종, 357
　1차 악성 섬유 조직구종, 357
　1차 폐 평활근육종, 357–358
　1차 폐 윤활 암종, 357–358
　1차 폐 혈관 육종, 357–358
　폐 혈관 육종, 358–358
　폐 윤활 육종, 357–358
　혈관 육종, 357–358
폐 이식
　금기, 315t
폐 점액 관련 림프 조직 림프종, 495
폐 정맥, 9
폐 종양의 절제, 178–180
　합병증, 180
　냉동, 179
　정의, 178
　비가역적 전기천공법, 179–180
　극초단파 절제, 179
　개요, 180
　절제 후 영상, 180
　고주파 절제, 179
폐 질환
　진행, 314

초경합금, 520
인듐, 531-532
제한 및 신경근육, 220
폐 질환의 유전학, 37-41
　맞섬유전자 빈도와 효과 크기, 37-39, 38f
　유전 연구의 임상 응용, 40
　사람 유전자 변이, 37
　개요, 37
　위험 요인 확인
　　연구 설계, 39
　　방법론 설계, 39
　　분석 설계, 39
　폐활량 검사법의 폐 기능, 39, 40t, 41t
폐 침윤, 537
폐 칸디다증, 406
폐 표면활성물질, 8
폐 혈관염, 483
　항중성구 세포질 항체 관련 혈관염, 484f
　생검, 486
　흉부 영상, 486
　흉부 방사선 사진, 487f
　임상 사례, 489
　임상 양상, 483–486
　광범위 폐포 출혈, 484f
　　광범위 반점 공간 음영, 484f
　　호산구 육아종증 다발혈관염, 487
　　역학, 484
　간유리 음영
　　공동화 병변, 487f
　　다발 결절, 487f
　　반점 부위, 488f
　육아종증 다발혈관염, 487, 488f
　　안장코 변형, 485f
　미세 다발혈관염, 487-488
　창백하지 않은 자반 발진, 484f
　발병기전, 483
　만성 염증을 동반한 호흡기 점막, 488f
　혈청검사, 486
　부비동 컴퓨터 단층촬영, 485f
　치료, 488–489
　혈관염 명명법, 489t

폐 혈관육종, 357
폐 혈관확장제 치료, 596
폐 혈전색전 질환, 197
폐기종, 32-33, 32f, 268, 271, 271f
　유전자 자리, 41t
　폐용적 축소술, 90-91, 90f
　세로칸, 544–545, 545f
　환기 관류 섬광조영술, 90, 94f
폐내 폐 종양, 기관지 초음파 및 위내시경 초음파, 147-148
폐동맥 고혈압
　관련된 질환, 587-589
　　선천 심장병, 588
　　결합 조직 질환, 557
　　사람 면역 결핍 바이러스, 587-588
　　문맥폐 고혈압, 588
　　주혈흡충증, 588
　국제 등록기관 자료, 587t
　유전 폐동맥 고혈압, 특발 폐동맥 고혈압, 약물 유발 폐동맥 고혈압, 독소 유발 폐동맥 고혈압, 586-587
　치료 결과, 597, 598f
　수술 술기
　　심방 중격절개술, 597
　　이식, 597
폐동맥 고혈압과 관련된 분자 경로, 595
폐동맥 수축기 압력, 593
폐동맥, 9
폐렴 가능성, 627t
폐렴 개연성, 627t
폐렴 중증도 지수, 380-381
폐렴
　원인, 220
　거대세포 사이질 폐렴, 520
　병원획득 폐렴, 626
　비침습 환기, 합병증, 220
　병원내, 616
　가능성, 627t
　개연성, 627t
　호흡기 양상, 417-418
　호산구, 534
폐렴알균 백신, 427, 521, 552
폐로 전이한 골육종, 361f
폐문, 2

흉부 방사선 사진 평가, 61
흉부 컴퓨터 단층촬영, 79
폐소공포증, 비침습 환기의 합병증, 221
폐쇄 가슴막 생검, 162-163, 163f, 164f
폐쇄 기도 질환, 호흡기 양상, 417
폐쇄 무정자증, 297, 307
폐쇄 세기관지염 증후군, 652
폐쇄 세기관지염, 531
폐쇄 수면 무호흡, 276-277
　임상 양상 236-237
　정의, 236
　진단, 239
　운전, 199
　비행기 여행, 196
　발병기전, 237-239
　유병률, 237
　위험, 237
　자가보고 졸음에 대한 특수한 상황, 200
　치료, 213, 239–242
폐쇄 수면 무호흡과 자가보고 졸음에 대한 특수한 상황, 200
폐쇄 폐 질환의 병리 소견
　천식, 33-34, 34f
　기관지 확장증, 34–35, 35f
　만성 세기관지염, 33, 33f
　만성 폐쇄 폐 질환, 31
　폐기종, 32–33, 32f
폐암, 277
　석면증, 518–520
　임상 양상, 331–333, 331t
　사망, 누적 위험, 326t
　진단, 333–342
　호흡 곤란의 기전, 331b
　진단 및 병기 결정을 위한 기관지 초음파 및 위내시경 초음파, 147
　역학, 327
　병인, 326–327
　원격 전이에 대한 위내시경 초음파 검사, 148
　유전자 위치, 41t
　유전 감수성, 328
　발생률, 사망률 및 누적 발병 가능성, 326t

폐내, 기관지 초음파 및 위내시경 초음파, 147
세로칸 림프절 전이, 604, 605f
분자 역학, 327–328
비전이 양상, 333t
비소세포 폐암, 치료
  화학 요법, 346
  면역요법, 347-348
  분자 표적, 346-347
  복합양식 치료법, 348-349
  방사선 요법, 343
  수술, 343
  종양유전자의 역할, 327f
  발병기전, 327
  병리, 328-329
  진폐증, 527
  예후, 350-351
  라돈 농도, 531
  소세포 폐암, 치료
    화학 요법, 349
    방사선 요법, 349-350
    수술, 350
    표적 요법과 면역요법, 350
  선별 검사, 351
폐암의 원격 전이, 위내시경 초음파, 148
폐엽, 구조, 2, 3f
폐외 양상
  진폐증, 530
  폐외 질환
    내분비 및 대사 질환, 317-318
    생식능력 및 생식, 318-319
    간담도 질환, 317-318
    관내 위장관 질환, 317
    췌장 기능과 영양, 315-316
    신장병, 319
    상기도 질환, 315
폐용적 축소술, 91, 91f, 282
폐용적 측정, 112–114, 114f
폐의 발달 단계, 11–13, 11f, 12t
  폐포 단계, 13
  소관 단계, 13
  배아 단계, 11, 12f
  거짓샘 단계, 12, 12f
  소낭 단계, 13

폐의 주요 구심 수용체에 대한 자극, 10t
폐정맥 폐쇄 질환, 587
폐정맥, 9
폐포 단계, 13
폐포 단백질증, 528, 531
폐포 대식 세포, 376
폐포 미세결석증, 진단, 503
폐포 부종, 8, 9f
폐포 세포, 8, 17, 15, 16f
폐포 저환기, 242
폐포 파열, 544
폐포 환기, 217
폐포, 8
  상피, 15, 16f
폐포-모세혈관 단위, 구조, 8, 8f, 9f
폐포자충 예방, 480
폐포자충, 536
폐활량 검사 호흡기 동기, 71-72
폐활량 검사, 39, 110–111, 110b, 111f, 250, 530
  임상 사례, 117
  유량 용량 고리, 113f, 114
  변수의 정의, 111t
폐활량 검사법의 폐 기능, 39
  관련된 유전자 자리, 39, 40t, 41t
포스포다이에스터 분해효소-5, 595
폴리비닐 알코올, 182, 183
표면활성물질 단백질 대사, 638
표면활성물질 단백질, 17
표면활성물질, 급성 호흡 곤란 증후군, 623
표준섭취계수, 99
표준편차, 109
표피 성장 인자 수용체, 327, 328f, 537
표현형, 천식, 254-255, 254t
  다른 조직학적 표현형, 255
  조기 발병 알레르기, 255
  호산구 증가 표현형, 258-259
  후기 발병 호산구증가증, 255
  비만 표현형, 255-256
푸사리움증, 408
풍선 혈관성형술, 위 대정맥 협착, 185
풍성 폐 혈관성형술, 596
프로스타글랜딘, 급성 호흡 곤란 증후

군, 624
프로스타사이클린
  폐동맥 고혈압, 595, 595t, 596f
  혈관확장 호르몬, 589
프로칼시토닌, 628
피부 바늘따끔 검사, 227, 235
피부 변화, 신체 검사, 53, 53t
피부 병변, 비침습 환기, 합병증, 221
피부, 전신 조사, 48
피부경유 가슴경유 폐 생검, 174-177
  생검 기법, 175, 176f
  합병증, 176
  금기, 174, 174t
  적응증, 174, 174t
  합병증 관리, 176-177
  개요, 174
피부경화증, 특징, 591
필름-스크린 방사선 사진, 57, 60t
하기도 감염, 649
하기도 질환, 308–309
하기도, 만성 비부비동염 관리
  코 용종을 동반하지 않은 만성 비부비동염, 233
  코 용종을 동반한 만성 비부비동염, 233-234
  기타 치료, 234
한쪽 소모, 50
항 결핵 화학 요법, 394
항 근육 특이 인산화효소, 364
항 종양 괴사 인자 단클론 항체, 384
항 종양 괴사 인자
  요법, 444
항고리 시트룰린 펩타이드 항체, 474
항고혈압 약물, 알레르기 비염, 227
항곰팡이 요법, 399-400
  세로칸 섬유증, 547
항단백질 분해효소 483
항류코트라이엔
  알레르기 비염, 228
항머스카린 제제, 280
항사구체 바닥막 질환, 486, 680
항사구체 바닥막 항체 증후군, 680
항산화제
  급성 호흡 부전 증후군, 624

방사선 유발 폐 손상, 541
항생제 근절 요법, 310f
항생제 치료, 309
　세균 폐 감염, 381, 382t
항생제, 282
　간경화, 552
　세로칸염, 546
　가슴막 감염, 553, 554
　가슴막 공간 가슴막천자, 177
　세로칸공기증, 545
　처방전, 209
　환기기 관련 폐렴, 630
항우울제, 삼환계, 227
항원 검출 검사, 419
항응고요법, 폐 색전증
　기간 612
　요법, 185
항응고제, 폐 색전증, 612, 611
항인지질 증후군, 604
항인지질 항체, 472, 591
항중성구 세포질 항체 관련 혈관염,
　483, 682
항체 결핍, 296t
항체 관련 혈관염, 682
　항중성구 세포질, 682
　배경, 682
　임상 양상, 682-683
　역학, 692
　병인, 692
　발병기전, 692
　치료, 693-684
　항체, 682t
항카디오리핀 항체, 589, 591
항콜린 약물, 228
항히스타민, 227, 228, 233
핵의학, 85
　비종양학적 적응증, 85
　종양학적 폐 핵의학, 98-105
행동 변화, 교육, 209-210
허혈 심근병증, 247
헤로인, 538
헤마톡실린-에오신 염색, 356
헤파린 유발 혈소판감소증, 폐 색전증,
　610

헬리옥스, 265
혈관 내피 성장 인자, 급성 호흡 곤란 증
　후군, 624, 500
혈관 술기, 영상 유도 가슴 중재, 187,
　188-192
　기관지 동맥 색전술, 1871-185, 184f
　중심 정맥 도관, 186-187
　위 대정맥 스텐트, 185, 186f
　혈전제거술, 폐 색전증, 185
혈관 육종, 357
혈관, 흉부 컴퓨터 단층촬영, 79
혈관낭포 증식, 547
혈관염 유발 심근병증, 672, 674t
혈관조영술, 단층 촬영, 세로칸 섬유증,
　547
혈관종, 363
혈류역학 영향, 비침습 환기, 합병증,
　221
혈소판-중성구 상호작용, 617
혈액 검사, 관련한, 591
혈액 질환
　동종이계 조혈세포 이식, 호흡기 합병
　　증, 646
　　폐 이식편 대 숙주병, 646-647, 646f
　　호흡기 감염, 649
　　바이러스 감염, 649, 649f
　기관지폐포 세척액 분석, 648
　화학 요법 유발 폐 독성, 645t
　만성 기질화 폐렴, 648
　분류, 646
　임상 사례, 650-652
　호흡 억제에 대한 진단 접근법, 642
　광범위 폐포 출혈, 647-648
　생착 증후군, 648
　조혈세포 이식, 646
　특발 폐렴 증후군, 647
　혈액 암의 비감염 합병증
　　세로칸 덩이, 645
　　폐 색전증, 644-645
　　폐 백혈구 울혈, 643-644
　　방사선 폐렴, 645
　혈액 암의 호흡기 합병증
　기원에 따른 흔한 혈액암의 분류,
　　643f

　　임상 양상, 642, 643t
　　감염 합병증, 642-643
　　치료 선택지, 644t
　비악성 혈액 질환의 호흡기 합병증,
　　649
　　급성 가슴 증후군, 650
　　감염, 650
　　폐 고혈압, 650
　　낫적혈구병, 649
　혈액암 치료에서 흔한 병원체, 648t
　동종이계 조혈세포 이식 후 바이러
　　스 하기도 감염의 발생률과 치료,
　　650t
혈액 호산구 수치, 276
혈액-가스 장벽, 13
혈전용해술, 도관, 185
혈전제거술, 폐 색전증, 185
혈청 과립구 대식세포 집락 자극 인자
　자가항체, 496
혈청 단백질 전기영동, 283
혈청 크립토코쿠스 항원, 432
혈행 전파, 383
협대역 영상, 137
협착 병변, 이첨 대동맥 판막, 678
　대동맥 역류, 678
　대동맥 협착, 678
　대동맥병증, 678
　심내막염, 678
혜성꼬리 징후, 525
호산구 우세 염증, 255
호산구 우세 천식환자, 258
호산구 육아종 염증, 489
호산구 육아종증 다발혈관염, 483
호산구 증가 표현형, 천식, 256-258
호산구 증가증을 동반한 폐 침윤, 534
호산구 폐렴, 534
호산구, 252
호지킨 림프종, 369, 495
호흡 곤란 증후군, 14
호흡 곤란, 249, 274, 332, 421, 449
　가슴막천자 후, 155
　개선, 206
　관리, 580
　중피종, 임상 양상, 575

폐동맥 고혈압, 591
폐 색전증, 임상 양상과 진단, 604
자가보고, 207
호흡 곤란, 44
  관련 증상, 44
  원인, 45t
  시작과 기간, 44
  중증도, 46
호흡 곤란, 급성 호흡 곤란 증후군, 특징, 619
호흡 구역, 기도, 5, 6f
호흡 근력 검사, 116, 118f
호흡 근육 휴식, 220
호흡 근육, 51t
호흡 동기, 71-72, 71f
호흡 부전, 421
  급성, 비침습 환기, 213-214
    절대적 금기, 216
    의사의 경험과 설정, 216
    환자 선택, 216
    환자 선택 기준, 216
    상대적 금기, 216
  급성 고이산화탄소혈증, 218
  정의, 213
  저산소혈증, 216-217
  수술 후, 비침습 환기, 219
호흡 섬모, 기도, 7, 7f
호흡 세기관지염-사이질 폐 질환, 29-30
호흡 장애, 638
호흡 장애의 개선, 242
호흡 재활 프로그램, 279
호흡 재활, 204-211, 279
  추가 개념, 205b
  금기, 205
  현재 문제, 211
  정의와 개념, 204, 205t
  결과, 210
  과정, 207-210
    운동 훈련, 207-208, 209f
    초기 평가, 207
    다른 구성요소, 210
    자가 관리 교육과 행동 변화, 209
  선택 기준, 204-502
  설정 및 시기, 206

다학제팀, 205-206
호흡 재활, 초기 평가, 207
호흡 재활에 관한 성명, 204
호흡 재활의 현재 문제, 211
호흡 중 들리는 소리, 55-56
호흡 패턴, 시진, 49, 50t
호흡기 내과, 내시경초음파, 적응증, 147-149
  기관지내시경 초음파와 위내시경 초음파
    완전한 세로칸 병기결정, 147
    폐암의 진단 및 병기결정, 147
    폐내 폐 종양 진단, 147-148
    폐암에서 원격 전이에 대한 위내시경 초음파 시술, 148
    유육종증, 147
호흡기 불편호소, 44
  호흡 곤란, 44, 45t
  가슴 통증, 46, 46t
  기침, 44-45, 45t
  객혈, 45-46, 46t
호흡기 세포융합 바이러스, 백신, 421
호흡기 신경계, 10
호흡기 질환에서 심장 징후, 56, 56t
호흡음 소실, 249
호흡저하, 236, 243
혼합 스텐트, 139
홍반 루푸스 세포, 전신 홍반 루푸스 관련 삼출, 564
화학 요법
  유발 약물 관련 호흡기 질환, 535t-536t, 533-540
  중피종, 526
  악성 가슴막 중피종, 580
화학쏠림, 376
화학유인물질, 18
확실한 수면 무호흡, 236
확장, 평가, 54
확장되어 막힌 구역 기관지, 293f
환경요인, 폐 세포 손상, 16-17
환기 관류 섬광조영술
  폐기종, 90, 90f
  염증 및 감염 질환, 93-94, 94f
  폐용적 축소 수술, 91, 91f

소아 폐 및 선천 심장병, 92, 92f
우좌 션트 평가, 93, 93f
환기 관류 영상
  결손의 감별진단, 87t
  컴퓨터 단층촬영 폐 혈관조영술과 비교, 87, 89t
환기 관류 영상, 86, 86t
  적응증, 86b
  표준 기법, 86b
환기 관류 영상과 컴퓨터 단층촬영 폐 혈관조영술 비교, 87, 89t
환기 영상, 86
환기
  조절, 242
  폐 보호 기계 환기, 623
환기/관류 영상
  폐 색전증, 606, 607f
  폐 고혈압, 592
환기기 관련 사건, 626, 627t
환기기 관련 상태, 627t
환기기 관련 폐렴, 626-630
  생체 표지자, 628
  정의, 626
  진단, 627-628
  감별 진단, 628
  병인, 628-629
  발생률, 626-627
  개요, 626, 627t
  발병기전, 627
  예방, 630
  위험 요인, 628
  치료, 629, 629t
환기기 보조와 산소 보조, 282
환자 선택
  기준, 216
  급성기 상황에서 비침습 환기 사용, 215-216
환자 준비, 기관지 내시경, 127-128, 127f
환자의 책임, 200-201
환자-환기기 비동조, 214
활동 결핵, 383, 384f
활동 결핵의 방사선 사진, 389
활석 가슴막 유착술, 559, 560
황색 손톱 증후군, 294

효과 크기, 집단 유전학, 37–39, 38f
후기 발병 호산구증가증, 천식, 255
후두 칸디다증, 262f
후두인두염, 호흡기 양상, 417
후보 유전자 연구, 39
후천 면역결핍 증후군, 289
훈련, 위내시경 초음파, 150
흉강경 검사
　경직, 170
　외과적 중재, 169
흉곽, 시진, 49, 50f
　형태, 49, 50t
흉곽내 양압, 216
흉곽외 병기 결정, 비소세포 폐암, 101-102
흉벽 구조, 170
흉벽 순응도, 655
흉부 방사선 사진
　석면증, 519, 519f, 520
　큰 오른쪽 악성 가슴막 삼출액, 155f, 162
　좌심실 부전, 551
　세로칸 섬유증, 547
　세로칸염, 546, 546f
　악성 가슴막 삼출액, 556
　악성 가슴막 중피종, 575, 576f
　소아 만성 비부비동염, 232
　폐 고혈압, 591, 592
　가슴막 삼출액, 556
　가슴막 감염, 553
　가슴막 반, 523
　진폐증, 516, 517f
　세로칸공기증, 544, 545t, 545f
　기흉, 196
　규폐증과 광부 폐, 528, 529, 530
　가슴막천자, 155f, 164f
흉부 방사선 사진, 57–63, 291
　고전압과 저전압 흉부 방사선 사진, 57, 60t
　영상 투영 유형, 전면 투영, 57, 58f-59f, 58t
　기타 투영, 57, 58t, 59f
　뒤앞 영상과 앞뒤 영상 비교, 57, 58t, 59f

체계적 평가, 61-63
　기도, 세로칸, 폐문, 62-63
　뼈, 63
　의인 물체, 62
　첫 단계, 61–62, 61b
　폐 및 검토 영역, 63, 63b
　연부조직과 가로막밑 부위, 62
기술적 고려사항
　디지털 방사선 사진, 58, 60
　필름-스크린 방사선 사진, 57, 60t
　새로운 방사선 사진 기술, 60, 61f, 62f
　이동식 흉부 방사선 사진, 60
　흉부 컴퓨터 단층촬영, 판독, 74-81
　흉부 컴퓨터 단층촬영 결핵, 391, 391f
흉부 방사선 사진, 앞뒤 투영, 57, 58f, 58t
흉부 방사선 사진, 폐암, 332, 331f
흉부 병기결정, 비소세포 폐암, 100, 102f
흉부 초음파, 가슴막 감염, 553
흉부 초음파, 폐 색전증, 606
흉부 컴퓨터 단층촬영, 66f
　추가 촬영, 70-71, 70f-71f
　심장 혹은 호흡 동기, 71-72, 71f
　기존 선량과 저선량 비교, 70, 70f
　후처리 기술, 72, 72t, 73f, 74f, 75f, 77f, 78f
　프로토콜과 기법, 65-72
　전신 평가, 75-80
　기도, 76-77
　점검 목록, 80f
　가로막, 가로막밑 부위, 연부 조직, 뼈, 80
　의인 물체, 75
　첫 단계, 75
　폐, 77-79
　세로칸과 폐문, 79
　가슴막과 심장막, 79-80
　혈관과 심장, 79
　조영증강의 시점, 68-70, 69b, 69f, 70f
비 조영증강과 조영 증강 비교, 67, 67b

용적측정, 불연속, 고해상도, 66–67, 67f
　창 설정, 65t
흉부 컴퓨터 단층촬영, 세로칸 종양, 363
흔한 질병-흔한 변이 가설, 37
흡수장애, 429
흡연 관련 사이질 폐 질환, 29
　박리 사이질 폐렴, 30, 29f
　호흡 세기관지염-사이질 폐 질환, 29-30
흡연 노출, 270
흡연, 254
　사이질 폐 질환과 관련, 29
　박리 사이질 폐렴, 30, 29f
　호흡 세기관지염-사이질 폐 질환, 29-30
　만성 폐쇄 폐 질환의 주 원인, 21-23, 23f, 24f
　폐 세포 손상, 16
흡연, 270
　금연, 278
　금연, 호흡 재활, 279
　금연 상담, 527
　폐암, 326
　위험, 520, 526
　메스암페타민, 538-539
　세로칸공기증, 발병, 544
　이전/현재 흡연력, 533
　관련 손상, 328
　담배, 악성 가슴막 중피종, 575
흡연, 274
　악성 가슴막 중피종, 575
흡연과 폐암, 326
흡연력, 47
흡입 결정질 이산화규소 노출, 528
흡입 산화 질소, 급성 호흡 곤란 증후군, 624
흡입 손상, 515, 531
흡입 스테로이드 요법, 261–262, 261t, 262f
흡입, 가슴관 삽입 후 관리, 159-161, 160f, 167f
희귀 폐 종양, 353–360

유암종 종양, 353–356
과오종, 359-360
1차 폐 림프종, 359
폐 모세포종, 358-359
폐 육종, 357–358
침샘 유형 암종, 356-357
희귀 폐 질환
　급성 호산구 폐렴
　　원인, 492t
　　고해상도 흉부 컴퓨터 단층촬영,
　　　492f
　아밀로이드증, 497-498
　만성 호산구 폐렴, 492f
　광범위 낭성 폐 질환의 주요 원인,
　　500t

광범위 사이질 폐 아밀로이드증, 498f
호산구 폐렴, 491
　급성, 491-492
　만성, 492
특발 폐 혈철소증, 500-501
림프관평활근종증/결절 경화증, 499-
　500
　고해상도 흉부 컴퓨터 단층촬영,
　　500f
림프구 사이질 폐렴, 고해상도 흉부
　컴퓨터 단층촬영, 494f
지질 축적 장애, 501-502
림프구증식 질환, 493, 493t
　림프구 사이질 폐렴, 493-494
　점액 관련 림프 조직 림프종, 495

1차 폐 림프종, 495
　흉부 컴퓨터 단층촬영, 495f
신경섬유종증, 501
폐포 단백질증, 495–497
　흉부 방사선 사진, 496f
　고해상도 흉부 컴퓨터 단층촬영,
　　497f
　조직병리, 496f
폐포 미세결석증, 503
　고해상도 흉부 컴퓨터 단층촬영,
　　503f
히스타민 유발 검사, 510
히스토플라스마증, 404
히스패닉 역설, 246